AF559246

Vithoulkas

Meister der klassischen Homöopathie

Materia Medica Viva

Georgos Vithoulkas

Meister der klassischen Homöopathie

Materia Medica Viva

Homöopathische Arzneimittel
Abies canadensis – Euphrasia officinalis

2. Auflage

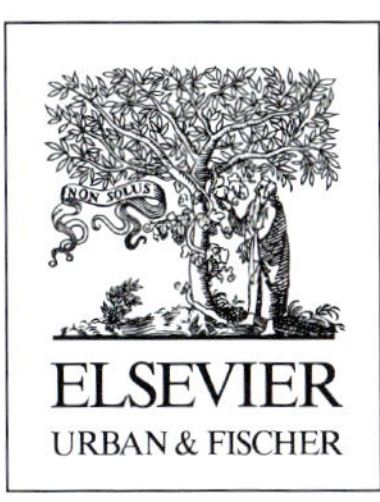

URBAN & FISCHER München

Zuschriften an:
Elsevier GmbH, Urban & Fischer Verlag, Hackerbrücke 6, 80335 München

Titel der Originalausgabe:
Vithoulkas G., Materia Medica Viva
Volume 1–11
Erschienen © G. Vithoulkas 1995–2009 bei International Academy
of Classical Homeopathy, Alonissos, Greece

Wichtiger Hinweis für den Benutzer
Die Erkenntnisse in der Medizin unterliegen laufendem Wandel durch Forschung und klinische Erfahrungen. Autor und Übersetzer dieses Werkes haben große Sorgfalt darauf verwendet, dass die in diesem Werk gemachten therapeutischen Angaben (insbesondere hinsichtlich Indikation, Dosierung und unerwünschter Wirkungen) dem derzeitigen Wissensstand entsprechen. Das entbindet den Nutzer dieses Werkes aber nicht von der Verpflichtung, anhand weiterer schriftlicher Informationsquellen zu überprüfen, ob die dort gemachten Angaben von denen in diesem Werk abweichen, und seine Verordnung in eigener Verantwortung zu treffen.
Für die Vollständigkeit und Auswahl der aufgeführten Medikamente übernimmt der Verlag keine Gewähr.
Geschützte Warennamen (Warenzeichen) werden in der Regel besonders kenntlich gemacht (®). Aus dem Fehlen eines solchen Hinweises kann jedoch nicht automatisch geschlossen werden, dass es sich um einen freien Warennamen handelt. Hinweise zu Diagnose und Therapie können sich von den in Deutschland üblichen Standards unterscheiden. Achtung: Die bei den genannten Arzneimitteln angegebenen Dosierungen und Anwendungshinweise können von der deutschen Zulassung abweichen.

Bibliografische Information der Deutschen Nationalbibliothek
Die Deutsche Nationalbibliothek verzeichnet diese Publikation in der Deutschen Nationalbibliografie; detaillierte bibliografische Daten sind im Internet über http://www.dnb.de abrufbar.

1. Auflage
Burgdorf Verlag, Göttingen 1995–2009
2. Auflage 2015

Der Urban & Fischer Verlag ist ein Imprint der Elsevier GmbH.

15 16 17 18 19 5 4 3 2 1

Um den Textfluss nicht zu stören, wurde bei Patienten und Berufsbezeichnungen die grammatikalisch maskuline Form gewählt. Selbstverständlich sind in diesen Fällen immer Frauen und Männer gemeint.

Planung: Sonja Frankl
Projektmanagement: Dr. Andreas Dubitzky; Martha Kürzl-Harrison
Redaktion: Christel Hämmerle, München
Satz: abavo GmbH, Buchloe/Deutschland; TnQ, Chennai/Indien
Druck und Bindung: Drukarnia Dimograf, Bielsko-Biała/Polen
Umschlaggestaltung und Grafik: SpieszDesign, Neu-Ulm

ISBN Print 978-3-437-55062-1
ISBN e-Book 978-3-437-18745-2

Aktuelle Informationen finden Sie im Internet unter **www.elsevier.de** und **www.elsevier.com**

Inhaltsverzeichnis

Vorwort

Den Anstoß dazu, selbst eine Materia Medica zu verfassen, erhielt ich 1979. Viele professionelle Homöopathen hatten mich bereits einige Jahre lang darum gebeten, mein Wissen über homöopathische Arzneimittel und deren pathognomonische Bilder niederzuschreiben. Das erschien mir zunächst unnötig, da ich damals nicht glaubte, der umfangreichen, bereits bestehenden Menge an Informationen noch etwas hinzufügen zu können.

Dann musste ich allerdings die Erfahrung machen, dass Notizen meiner Vorlesungen entwendet und auf dem Schwarzmarkt als *Die gestohlenen Essenzen* (*The Stolen Essences*) verkauft wurden. Zwei meiner besten Schüler zu der Zeit, Bill Gray und Roger Morrisson, überzeugten mich daraufhin von der Wichtigkeit, eine vollständige eigene Materia Medica zu verfassen. Eine Materia Medica, in der nicht nur ein lückenhafter Teil, sondern alle Informationen und mein ganzes Verständnis von damals 20 Jahren Praxis enthalten waren. Ich verstand, dass ein wirklicher Bedarf dafür vorhanden war und entschied mich dazu, diese Herkules-Aufgabe anzunehmen.

Seitdem sind 36 Jahre vergangen und im Laufe dieser vielen Jahre sind 12 Bände der Materia Medica Viva erschienen. 10 davon wurden bis heute ins Deutsche übersetzt. Sie halten eine gesammelte Ausgabe mit den Bänden 1-10 in den Händen. Ich hoffe, dass auch die Bände 11 und 12 noch übersetzt werden und den Homöopathen in Deutschland zukünftig zur Verfügung stehen.

Ich möchte von vorneherein klarstellen, dass die in diesem Werk enthaltenen Informationen keinen Anspruch auf absolute Vollständigkeit oder alleinige Gültigkeit haben. Für einen einzelnen Menschen ist es ein Ding der Unmöglichkeit, zu allen hier aufgeführten Symptomen einen absoluten Nachweis zu erbringen. Meine Absicht ist es immer gewesen, die bereits bestehende Materia Medica zu vervollständigen, sie jedoch keinesfalls zu ersetzen oder gar aufzuheben.

Darüber hinaus möchte ich mit der gebotenen Deutlichkeit zum Ausdruck bringen, dass ich nicht alle existierenden Informationen zu den Arzneimitteln niedergeschrieben habe. Eine solche Anforderung ist unmöglich zu erfüllen. Stattdessen habe ich alles aufgeführt, was mir notwendig und angemessen erschien. Andere Homöopathen heben möglicherweise andere Aspekte derselben Arzneimittel hervor. Es ist eine allseits bekannte Tatsache, dass jedes Mittel eine Vielzahl von Facetten besitzt.

Ich glaube fest daran, dass meine Nachfolger, meine besten Schüler, meine Arbeit in naher Zukunft vervollständigen und berichtigen werden.

Deshalb gab ich diesem lebendigen Werk den Titel: *Materia Medica Viva* oder *Lebendige Materia Medica*

Mit Spannung blicke ich dem Tag entgegen, an dem uns, als homöopathischer Gemeinschaft, die Mittel zur Verfügung stehen, wirklich groß angelegte homöopathische Forschung zu betreiben. Forschung, mit dem Ziel, unser Wissen über unsere Arzneimittel zu erweitern und korrekte und verlässliche Informationen über deren Wirkung auf den menschlichen Organismus zu erhalten. Mit den Ergebnissen dieser wissenschaftlich fundierten Studien werden wir dem unfassbaren Wildwuchs innerhalb der homöopathischen Richtungen entgegenwirken können und die Homöopathie zu dem Erfolg und zu dem Ansehen verhelfen, die ihr gebühren.

Die Internationale Akademie für klassische Homöopathie in Alonissos, die seit 1995 besteht, ist darauf vorbereitet, im Zentrum dieser Aktivitäten zu stehen.

Die Quellen

Folgende Quellen wurden von mir herangezogen:

1. Aus der bestehenden Materia Medica: Allen's *Enzyclopädie* and Hering's *Leitsymptome*, Hahnemann's *Reine Arzneimittellehre*, J. T. Kent und Boericke.
   In allen anderen Materia Medicae wurde gründlich recherchiert, um keine wichtigen Informationen zu übersehen. Durch diese Recherchearbeit wurde es offensichtlich, dass alle Autoren, die eine eigene Materia Medica verfasst hatten, auf die o. g. Quellen zurückgegriffen hatten, ohne diesen etwas bedeutendes hinzufügen zu können. Abge-

sehen von einigen Informationen, die nicht verlässlich oder sogar irrelevant waren – zumindest nach meinem Verständnis.
2. Meine Erfahrung und mein Verständnis über die Arzneimittel im Allgemeinen.
3. Informationen aus Papier-Fällen, die überwiegend vom Zentrum für homöopathische Medizin in Athen und aus alten Journalen stammen.
4. Informationen aus Video-Fällen, die den lebendigsten Teil dieser Arbeit darstellen.
5. Informationen aus alten und neuen Journalen, wann immer ich Punkte gefunden habe, die es Wert waren erwähnt zu werden.

Der Aufbau

Ich habe diese Materia Medica so strukturiert und aufgebaut, dass sie sowohl zum Studium als auch als Nachschlagewerk genutzt werden kann.

1. In den essenziellen Merkmalen, die ich als „Herz eines Arzneimittels" bezeichnen möchte, vermittle ich zum größten Teil meine eigenen Erfahrungen und mein Verständnis des Mittels. In diesem Teil habe ich versucht, die Einzigartigkeit eines jeden Mittels zu erfassen; die charakteristischen Eigenschaften, die ein Mittel von einem anderen unterscheiden, damit dem Studierenden dabei geholfen wird, die Essenz des Arzneimittels zu verstehen.
   Dieser Teil sollte gründlich studiert werden.
2. Im zweiten Teil werden allgemeine Symptome und Schlüsselsymptome der verschiedenen Bereiche aufgeführt. Dieser Teil soll beim Fallstudium als Referenz verwendet werden.

Punkte, die ich in den verschiedenen Bereichen eines Mittels als hervorstechend betrachte, habe ich im Text markiert. Aber auch damit sollte vorsichtig umgegangen werden, da es lediglich meine persönliche Einschätzung oder Beurteilung darstellt und nicht in jedem einzelnen Fall auch meine eigene Erfahrung.

Ein wichtiger Hinweis: Man sollte immer versuchen, das Muster eines Arzneimittels zu erkennen, nicht nur die einzelnen Symptome. Dabei muss man sich jedoch Mühe geben, das tatsächlich vorliegende Bild zu sehen und kein imaginäres, das theoretischen Überlegungen entsprungen ist. Hat man das Muster eines Arzneimittels einmal verstanden, fällt es einem viel leichter, es später auch am Patienten zu sehen.

Danksagung

Eine solche Aufgabe ist derart umfangreich und mühevoll, dass ich niemals auch nur hätte beginnen können, wenn sie nicht aus der gegenseitigen Liebe zwischen einigen meiner Schüler und mir genährt worden wäre.

Für dieses Maß an Unterstützung, das mir meine Schüler aus aller Welt bis heute entgegenbringen, bin ich unendlich dankbar. Ihre fortdauernde Hingabe an die Homöopathie bewegt mich zutiefst.

Ein letzter Satz: Dieses Werk hätte ich ohne die Liebe zu meiner Frau Zissula auf keinen Fall schreiben können. Ihre unerschöpfliche Liebe und Opferbereitschaft ist durch nichts aufzuwiegen.

Georgos Vithoulkas
Alonissos im März 2015

KAPITEL

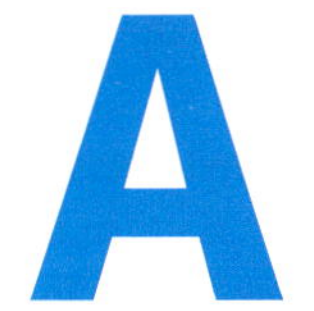

A Abies canadensis – Aurum sulfuratum

Abies canadensis

Essenzielle Merkmale

Dieses Mittel wurde noch nicht ausreichend geprüft, um die mental-emotionale Symptomatologie klar herauszubringen; trotzdem gibt es ein eindeutiges Mittelbild, auf welches hin es verschrieben werden kann. Es ist recht wahrscheinlich, dass Abies canadensis in Fällen angezeigt sein wird, in denen andere Mittel wie NUX VOMICA, SEPIA, CHELIDONIUM und LYCOPODIUM zuvor erfolglos verschrieben wurden.

Verdauungssystem: nagender Hunger und Entkräftung

Das Verdauungssystem ist das Hauptzentrum der Beschwerden dieser Patienten, wobei zuerst die Schleimhäute des Magens angegriffen werden. Es tritt ein verstärkter Fluss von Verdauungssäften auf, der zu einem sehr ausgeprägten, **nagenden Hungergefühl** führt. Der Patient kann dieses Gefühl nicht ertragen; er hat das Gefühl, sein Magen werde angefressen, und er muss sofort etwas essen, um den nagenden Schmerz zu lindern. Das Leeregefühl im Magen kann durch keinerlei Nahrungsmenge gelindert werden. Als Folge davon ist es möglich, dass der Patient **viel mehr isst, als er verdauen** kann, was schließlich zu einer Überladung des Magens führt. Dieser **rasende Appetit,** dieses nagende Hungergefühl ist eines der Leitsymptome für die Wahl des Mittels und geht einher mit einem **Schwächegefühl, das vom Epigastrium aufsteigt.** Der Patient fühlt sich benommen und so, als würde er ohnmächtig, ihm ist schwummrig im Kopf. Oft wird dies als beschwipstes Gefühl im Kopf beschrieben.

Zusammen mit der beschriebenen Symptomatologie tritt beim Abies-canadensis-Patienten eine Tendenz auf, sich leicht müde und erschöpft zu fühlen; ein Gefühl der Entkräftung, welches dazu führt, dass er sich **hinlegen will** und die ganze Zeit ruhen will. Ein anderes Keynote ist, dass er mit **angezogenen Beinen liegen** will. Es ist, als versuche der Organismus zu verhindern, dass es zu einem abwärtsdrängenden Gefühl in den Därmen kommt – ein Schwächegefühl, das alle inneren Organe durchdringt. Bei Frauen finden wir **Uterusprolaps** oder **Gebärmutterverlagerung** (SEPIA), was als die Empfindung beschrieben wird, der Uterus sei schwach und weich.

Verdauungssystem: Leber, mangelnde Assimilation der Nahrung

Schließlich wird die Leber angegriffen, sie arbeitet träge, und der Patient hat das **Gefühl, die Leber sei klein und hart.** Manchmal breitet sich der Schmerz vom rechten Hypochondrium zum rechten Schulterblatt hin aus (CHELIDONIUM). Oft tritt Obstipation mit einem **brennenden Gefühl im Rektum** auf. Es kommt zu Auftreibung des Magens mit Aufstoßen, ebenso zu Kollern und Auftreibung im Abdomen, die das Herz und die Atmung beeinträchtigen; die Auftreibung von Magen und Bauch ruft heftiges Herzklopfen und angestrengtes Atmen nach dem Essen hervor.

Die Trägheit der Leber und die allgemeine Schwäche deuten auf eine unzureichende Assimilation der Nahrung hin, eine Funktionsstörung, die durch die eigentümliche Nahrung, nach der Verlangen besteht, verschlimmert wird: derbe Speisen wie **Rettich, Pickles** (in Essig Eingelegtes), **Steckrüben, Artischocken, Fleisch,** kräftig gewürzte Speisen. Es kann jedoch auch eine Abneigung gegen solche Speisen vorhanden sein, und es besteht eindeutig eine Abneigung gegen saure Speisen (NUX VOMICA).

Reizbarkeit, geistige Erschöpfung

Im Zusammenhang mit dieser Symptomatologie treten weitere Symptome auf: Der Patient wird reizbar und schlecht gelaunt, er ist mürrisch und sauer, quengelig, nervös, bissig und schnippisch. Geistig ähnelt er dem NUX-VOMICA-Patienten, aber er ist weder so ungeduldig noch so reizbar und unbeherrscht wie dieser; der Abies-canadensis-Patient ist im Vergleich dazu quengeliger und weniger aktiv, außerdem mangelt es ihm an Durchhaltevermögen und Antrieb. Es ist eine tiefgreifende Trägheit vorhanden, der nicht wie bei NUX VOMICA durch das Essen von anregenden Speisen entgegengewirkt werden kann.

Bei Abies canadensis finden wir kein Sodbrennen, wie es so oft bei aktiven Personen vorkommt und bei NUX VOMICA so hervorsticht. Abies-canadensis-Patienten sind viel ruhiger, manchmal entsteht der Eindruck von Gleichgültigkeit gegenüber den Dingen des Lebens. Besonders hervorstechend ist die Tatsache, dass diese Patienten sowohl **körperlich** als auch **geistig müde** sind – sie fühlen sich **geistig erschöpft,** verwirrt, und sie wirken wie benommen. Abies canadensis ist ein Mittel, das bei geistiger Erschöpfung und Leere aufgrund von gestörter Leberfunktion und unzureichender Assimilation der Nahrung angezeigt sein kann. Man kann alle möglichen Auswirkungen von Leberfunktionsstörungen finden. Das Mittel hat eine konkrete physische Symptomatologie, zu welcher Krankheiten wie Zwölffingerdarmgeschwüre, Gastritis, Leber- und Gallenblasenerkrankungen, Hypoglykämie etc. gehören können.

Gefühl, Blut ist aus Eiswasser

Abies canadensis ist im Allgemeinen ein **frostiges Mittel,** doch besonders eigentümlich ist ein kaltes Gefühl im Blutstrom, als sei das **Blut aus Eiswasser.** Die **Kälte** wird hauptsächlich **zwischen den Schulterblättern** gespürt, wo eine **Empfindung auftritt, als läge dort ein nasses Tuch.** Dies ist ein Leitsymptom bei akuten Atmungsbeschwerden oder Grippe. Bei Grippefällen werden homöopathische Ärzte oft statt Abies canadensis GELSEMIUM verschreiben, denn bei beiden treten Erschöpfung und lähmungsartige Schwäche auf, doch die tiefgreifende Kälte und besonders die Empfindung eines nassen Tuchs auf dem Rücken gehören zu Abies canadensis. So sehen wir also, dass, obwohl ein vollständiges Symptomenbild erst noch entwickelt werden muss, dieses Mittel doch mit einer Reihe eigentümlicher Symptome ausgestattet ist, die zu seiner korrekten Verschreibung hinleiten können.

Allgemeinsymptome und Keynotes

- Abies canadensis ist ein kaltes Mittel mit Kälteschauern und einem Gefühl von Kälte in den Blutgefäßen, **als sei das Blut Eiswasser.** Kälte in der Dorsalregion **zwischen den Schulterblättern,** als sei dort **kaltes Wasser** oder **ein nasses Stück Stoff.** Kalte Schauer laufen den Rücken hinab. Die Hände sind kalt, runzelig und geschrumpft. Die Haut ist klamm und klebrig.
- Schwäche, Abgespanntheit, Hinfälligkeit mit der Neigung, **sich hinzulegen** und **mit angezogenen Gliedmaßen zu ruhen.** Er mag nicht längere Zeit stehen, und tagsüber fühlt er sich schläfrig und muss oft gähnen. Sehr schwach, als sei der Kopf im oberen Bereich kongestioniert; benommenes Gefühl, wie betrunken, mit einer Empfindung von Schwindel im Kopf. Wegen des beschwipsten Gefühls im Kopf kann dieses Mittel für die Folgen von Trunkenheit angezeigt sein.
- Man kann Abies canadensis mit einem recht hohen Grade an Sicherheit verschreiben, wenn die Hauptbeschwerde des Patienten in einem gesteigerten Hunger, einem **nagenden, rasenden, exzessiven Appetit** besteht, der von einem Leere- und Schwächegefühl im Epigastrium begleitet ist.
- Der Abies-canadensis-Patient hat ein **Verlangen nach deftiger Nahrung;** nach Fleisch, sauer Eingelegtem, Rettich, Steckrüben, Artischocken und unverdaulichen Speisen, wobei all dies seine Beschwerden verschlimmern kann. Darüber hinaus hat er die Tendenz, weit über seine Verdauungsfähigkeit hinaus zu essen. Als Folge davon treten Flatulenz und Auftreibung des Magens und Abdomens auf und rufen Herzklopfen und erschwerte Atmung hervor (**Roemheld-Syndrom**).
- Empfindung, als sei die **Leber klein und hart.** Die Leber ist empfindlich und fühlt sich hart an, verbunden mit einem **Schmerz unter dem rechten Schulterblatt.**
- Nach T. F. Allen ist Abies canadensis besonders nützlich bei **Frauen mit Gebärmutterverlagerung,** die von einem flauen Schwächegefühl im Becken und einem Hunger- und Schwächegefühl mit Verlangen nach unverdaulichen oder unbekömmlichen Speisen begleitet wird. Im Uterusbereich besteht eine Empfindung von Erweichung und Schwäche mit Empfindlichkeit des Fundus,

die durch Druck gebessert wird. Wegen der Schwäche und Erschlaffung ihrer inneren Genitalien hat die Patientin das Bedürfnis, sich mit angezogenen Beinen hinzulegen.

Abies nigra

Essenzielle Merkmale

Beide Abies-Arten wirken sich auf das Verdauungssystem aus, jede in ihrer einzigartigen Weise. Während der Schwerpunkt von ABIES CANADENSIS auf dem Leeregefühl des Magens und dem vom Epigastrium aufsteigenden Schwäche- und Ohnmachtsgefühl liegt, ist bei Abies nigra das Leitsymptom, welches ebenfalls im Magen lokalisiert ist, ein Gefühl, als sei ein **hartgekochtes Ei im Bereich des Magenmundes** steckengeblieben. Selbst wenn dieses Symptom nicht immer so lebendig und präzise beschrieben werden wird, ist dieses Thema für das Mittel doch zentral, wie verschieden es auch ausgedrückt wird. Es mag als ein **Zusammenschnürungsgefühl** in dieser Gegend beschrieben werden, als ein **unverdauter Speiseklumpen,** der in der Kardia feststeckt, als ein vages Unbehagen oder als ein Knoten etc. Eine Vorbedingung für eine erfolgreiche Verschreibung von Abies nigra ist eine Verdauungsstörung – ein Magen, der überlastet und leicht verstimmt ist, wie man es oft bei älteren Personen vorfindet.

Hysterische und hypochondrische Züge

Dieses Mittel ist von einer Art Hysterie durchzogen, die dazu führt, dass die Empfindung einer Zusammenschnürung, eines Klumpens oder einer harten, runden Substanz auch noch in anderen Teilen des Körpers auftritt, wie in den Lungen oder im Hals. Diese Charakteristik und das Fehlen einer bestimmbaren Pathologie bei einem Patienten, der nichtsdestoweniger bitter über seine Beschwerden klagt, werden an IGNATIA erinnern. In der Tat gibt es einen ziemlich hypochondrischen Zug bei Abies nigra, den der Arzt an der Art erkennen kann, wie der Patient die Symptome schildert: übermäßig ins Detail gehend und mit Schwermut und Mutlosigkeit. Dieses Verhalten zeigt, dass er besorgt ist, etwas sehr Schwerwiegendes sei mit seiner Gesundheit nicht in Ordnung.

Abies nigra ist sehr häufig bei **älteren Menschen** angezeigt, die eine schwache Verdauung haben und ein rotes Gesicht aufweisen, eine Neigung besitzen, zuviel Tee zu trinken und zu viel Tabak zu rauchen – was beides ihre Beschwerden verschlimmert –, sowie an Schlaflosigkeit in der Nacht und Schläfrigkeit den ganzen Tag hindurch leiden.

Diese Patienten sind nie optimistisch und normalerweise niedergeschlagen und bedrückt, in variierendem Ausmaß. **Sobald sie ihren gewohnten Tee trinken, befällt sie Sodbrennen** und schließlich eine darauf folgende Verkrampfung oder **Zusammenschnürung** des Magens. Dieses Zusammenschnürungsgefühl tritt **besonders nach dem Essen** auf, denn hauptsächlich nach dem Füllen des Magens stellen sich bei Abies nigra die Symptome ein. Das Essen bleibt als ein großer Klumpen im Magen liegen. Nach jedem Essen treten Magenschmerzen auf, und danach häufiges saures Aufstoßen und oft auch Erbrechen, was auf das Ausmaß der Verdauungsschwäche hinweist.

Morgens möchten diese Patienten niemals etwas essen, sie haben nicht den geringsten Appetit, doch kommt der Appetit im Verlauf des Tages zurück, und sie können dann sogar ziemlich viel essen. Nachts im Bett schließlich kann ihr Appetit so groß sein, dass sie von einem lästigen Hunger wachgehalten und unruhig werden. Doch leiden Abies-nigra-Patienten nicht an dem schrecklich leeren, nagenden Gefühl im Magen, wie man es bei ABIES CANADENSIS findet. Dieser Unterschied kann, trotz aller Ähnlichkeiten, jegliche Verwechslungsgefahr bei diesen beiden Mitteln ausschließen – sofern man es versteht, den Patienten richtig zu befragen und diese entscheidenden Informationen auch zu bekommen.

Die Symptome dieser Patienten, besonders das Gefühl eines Klumpens, erzeugen bei ihnen die Sorge, Krebs zu haben – eine verständliche Sorge, denn das Gefühl ist wirklich dem eines Tumors recht ähnlich. In der Sprechstunde werden sie keine große Angst um ihre Gesundheit zum Ausdruck bringen oder zugeben, jedoch wird die Art, wie sie ihre Symptome beschreiben, ein **hypochondrisches** Element ans Licht bringen. Auch ist es interessant zu beobachten, dass Abies-nigra-Patienten, wann immer sie das **Gefühl eines Klumpens** oder einer harten, kugelartigen Substanz in irgendeinem Teil des Körpers spüren, **dazu neigen,** diesen Klumpen **auszuwerfen,** als handle es sich um einen feststeckenden Fremdkörper; wird er z. B. in den Lungen gefühlt, so ist der Drang vorhanden, ihn auszuhusten.

Weitere Merkmale

Abies-nigra-Patienten neigen auch zu Herzbeschwerden, die mit dem Magen zusammenhängen – das Herz fühlt sich an, als arbeite es zu langsam, als liege eine Schwere des Herzens vor. Eine entsprechende Bradykardie trifft man oft an; auch eine Tachykardie kommt manchmal vor.

Darüber hinaus wird Abies nigra auch in Fällen angezeigt sein, in denen der Patient das Gefühl hat, **geistig gealtert** zu sein; dabei ist er sich der Abnahme seiner geistigen Agilität, seiner Fähigkeit, Gedanken aufzunehmen und zu verarbeiten, bewußt. Er hat Schwierigkeiten, eine Diskussion zu verfolgen, zu denken, seinen Geist in Bewegung zu setzen; und diese geistigen Einschränkungen verhindern jedes ernsthafte Lernen oder Nachdenken. Niedergeschlagenheit und Traurigkeit sind die Folgen.

In gewisser Weise sind bei Abies nigra die pathologischen Prozesse, die den Magen, und diejenigen, die das Gehirn angreifen, von ähnlicher Natur – es ist eine sowohl gastrische als auch geistige Verdauungsschwierigkeit vorhanden, sowohl die Verarbeitung von physischer als auch die von geistiger Nahrung, von Information, fällt bei Abies nigra schwer.

Allgemeinsymptome und Keynotes

- Ein Großteil der Symptome, wenn nicht gar die gesamte Symptomatologie des Abies-nigra-Patienten ist eng mit gastrischen Störungen verbunden. Das Hauptthema dieses Mittels ist die Verdauungsschwäche, die Dyspepsie, wie man sie meist bei älteren Menschen findet.
- Das große Leitsymptom ist die Empfindung, **als säße ein Klumpen unverdauter Nahrung oder ein hartgekochtes Ei in der Kardia** fest. (Ein ähnliches Gefühl von Enge und Zusammenschnürung kann auch im Hals auftreten.) Die andere höchst charakteristische Indikation ist ein dauerndes Zusammenschnürungsgefühl direkt über der Magengrube, **als sei dort alles verknotet.**
- Alle Magensymptome sind **schlimmer nach dem Essen.** Heftiger Schmerz oder die Empfindung eines Steins treten sofort nach dem Essen auf, nicht wie bei NUX VOMICA erst nach einer Stunde.
- Der **Appetit fehlt morgens völlig,** nimmt im Laufe des Tages zu und kann **nachts** so **übermäßig** werden, dass er den Patienten **vom Schlaf abhält.**
- Nachts hat dieser Patient manchmal böse, unangenehme Träume, oder er ist schlaflos und ruhelos, er kann nicht schlafen und möchte etwas essen, während er den ganzen Tag über dumpf und schläfrig war. Übrigens ist Abies nigra eines der wenigen Mittel mit einem Verlangen nach Gurken.
- Die dyspeptischen Symptome werden oft von einer schrecklichen Pein im Kopf und geröteten Wangen begleitet.
- Die Kombination von **Dyspepsie und funktionellen Herzstörungen oder Atemnot,** besonders bei älteren Menschen, ist ein guter Hinweis auf Abies nigra.
- Schwerer und langsamer Herzschlag; Bradykardie oder Tachykardie; scharfer, schneidender Schmerz im Herzen.
- Dyspnoe verschlimmert sich beim Hinlegen; Erstickungsgefühl, als sei die Lunge zusammengedrückt und könne sich nicht richtig ausdehnen; Gefühl, als sitze ein harter Klumpen in der Brust fest, den der Patient aushusten will; Sodbrennen nach dem Husten.
- Das Mittel hat sich auch oft bei **Dyspepsie** nach **Tee** oder **Tabak** als heilend erwiesen.
- Fast alle Symptome von Abies nigra zentrieren sich um den Magen. Sogar chronisches intermittierendes Fieber wird von Magenschmerzen begleitet.

Abrotanum

Essenzielle Merkmale

Abrotanum ist das Mittel, an welches man als Erstes denken muss, wenn ein Fall ein klar umrissenes Bild von „**Metastasieren**“ oder **Abwechseln pathologischer Zustände** bietet. Eine Diarrhö z. B. hört plötzlich auf, und Rheumatismus oder eine Arthritis urica (Gichtarthritis) setzt ein. Später können sich die rheumatischen Schmerzen legen, um dann von Herzbeschwerden gefolgt zu werden. Eine Schwellung der Parotis verschwindet und wird von einer Erkrankung der Hoden oder der Mammae abgelöst. Eine Diarrhö wird unterdrückt, und im Harn erscheint Blut, oder Angst und Zittern mit Anzeichen lähmungsartiger Schwäche treten auf, oder auch eine andere Pathologie.

Absonderungen, Folgen von unterdrückten Absonderungen

Abrotanum-Patienten reagieren besonders **empfindlich auf das Aufhören oder Unterdrücken von Absonderungen;** es ist häufig zu beobachten, dass sogleich nach einem solchen Verschwinden ein neuer, tiefgreifender und eindeutig ernsterer innerer Krankheitszustand entsteht. Beispielsweise manifestiert sich nach der Unterdrückung von Hämorrhoiden ein Herzproblem, oder eine ulzeröse Colitis erscheint.

Der Abrotanum-Patient fühlt sich, auch wenn er an einer chronischen **Diarrhö** leidet, im Allgemeinen gar nicht schlecht damit; auf das **plötzliche Verschwinden** der Diarrhö jedoch reagiert er äußerst empfindlich, wodurch auch immer dieses Verschwinden verursacht worden ist, ob durch ein starkes Medikament oder irgendetwas anderes. Wenn eine solche Unterdrückung vorliegt, mit **unmittelbar darauf folgendem** Auftreten von Hämorrhoiden, Magenschmerzen, rheumatischen Zuständen oder Herzbeschwerden, und wenn die Diarrhö, zufällig oder infolge medizinischer Einwirkung, wiederhergestellt wird und das innerliche Problem sich daraufhin sofort bessert, dann ist Abrotanum das angezeigte Mittel. – In der Tat, **Diarrhö führt** bei diesem Patienten **zu einer beträchtlichen Besserung;** und solange er weiche Stühle hat, fühlt der Abrotanum-Patient sich wohl.

Dieses Mittel braucht einen Auslass, ein Ventil, braucht die Ausscheidung, und es ist eines der Hauptmittel für leicht eintretende Absonderungen und Exsudationen. Die charakteristischste **Absonderung** ist die **aus dem Nabel,** besonders bei Neugeborenen. Es kommt leicht zu einer Exsudation von Blut und manchmal auch zu einer Geschwürbildung des Nabels des Babys. Es besteht eine starke Tendenz zu Pleuraexsudaten bei Pleuritis oder zu Gelenkexsudaten bei arthritischen Zuständen.

Abmagerung von unten nach oben

Der nächste hervorstechende und eigentümliche Zustand, den man bei diesem Mittel antrifft, ist eine schnelle **Abmagerung,** die in den **unteren Extremitäten** ihren Anfang nimmt und nach oben hin fortschreitet. (Das Umgekehrte gilt für LYCOPODIUM und NATRIUM MURIATICUM.) Die Nahrungsassimilation ist gestört; diese Störung kann in ihrem vollen Ausmaß bei dem „**Marasmus**“ von Neugeborenen beobachtet werden: Der Kopf des Babys kippt um, weil der Hals so mager und schwach ist, das Gesicht sieht alt aus, schon ein kleines Kind sieht aus wie ein alter Mann. Der ganze Körper dieser Kinder ist abgemagert, ausgezehrt, sie sehen unterernährt aus, ihre Haut ist schrumpelig, und am Nabel treten Exsudate oder Geschwürbildungen auf. Abrotanum ist eines der Hauptmittel, die man bei diesem Zustand in Betracht ziehen sollte – neben SULFUR, CALCIUM CARBONICUM, JODUM, SILICEA, SARSAPARILLA, NATRIUM MURIATICUM, AETHUSA, BARYTA CARBONICA und, wenn der Marasmus durch Syphilis ausgelöst ist, auch AURUM MURIATICUM. Die **Abmagerung** von Abrotanum vollzieht sich **trotz** der Tatsache, dass der **Appetit übermäßig** groß ist und der Patient ziemlich viel isst.

Geist und Gemüt

Der Abrotanum-Patient ist eine **zornige,** nicht besonders leichtlebige Person, manchmal auch **boshaft,** und er neigt dazu, in seinem Verhalten zu einem gewissen Grade auch **Grausamkeit** zu zeigen. Er verspürt wenig moralische Skrupel, anderen Schmerz zuzufügen. Er kann sehr mürrisch und schlecht gelaunt sein. Wenn ihm jemand in die Quere kommt, kann er richtig giftig, unversöhnlich und rachsüchtig, gehässig, wild und heftig werden – und manchmal, wenn er seinen Zorn nicht zurückhält, auch **gewalttätig.** Andere sehen in ihm eine reizbare, ständig gereizte Person, die ungesellig ist und nicht an Gesprächen teilnehmen und nicht mit anderen reden will. Ein andermal kann er sich sehr nett betragen, besonders bei Menschen, die er mag; dann kann er heiter und gesprächig sein. Es ist also ein Wechsel der Stimmungen und Launen bei diesem Mittel vorhanden. In einigen Fällen können wir auch ein Element von Hysterie antreffen.

Abrotanum-Patienten sind ängstliche, besorgte Menschen. Ihre größte Furcht ist, dass ihr Gehirn seine Kraft verliert, dass sie senil werden. Diese Furcht tritt auf, weil sie eine Tendenz zur Vergesslichkeit und zum Versagen des Gedächtnisses bemerken oder weil sie die Schwäche und Dumpfheit ihres Verstandes spüren, ihre Unfähigkeit zu denken. Sie haben das Gefühl, geistige Anstrengung nicht ertragen zu können. Die geringste geistige Tätigkeit, selbst ein Gespräch, eine Unterhaltung, ermüdet sie; sie fühlen sich zu jeglicher geistigen Arbeit unfähig.

Diese Menschen haben ängstliche Träume, die sie erschrecken können, und sie können außerdem erschreckt durch einen solchen Traum aufwachen. Schließlich kann eine Furcht oder Angst sie überwältigen und inneres Zittern hervorrufen.

Wenn diese Patienten im Bett liegen, hören sie möglicherweise ein Geräusch wie entferntes Sprechen; dies bessert sich, wenn sie genau hinhören, kommt aber zurück, wenn sie ihr Denken und Gemüt davon abwenden.

Weitere Merkmale

- Abrotanum-Patienten können auch paralytische Zustände entwickeln, in denen der Kopf vor Schwäche nicht aufrechtgehalten werden kann und nach unten kippt oder die Hände die Kraft verlieren, einen Gegenstand festzuhalten.
- Abrotanum-**Kinder** sind reizbar, widerspenstig und melancholisch. Sie können sich von anderen absondern und näheren Kontakt mit anderen Kindern vermeiden. Sie fühlen sich benommen und träge und begreifen nur langsam.

Allgemeinsymptome und Keynotes

- Eines der bekanntesten Symptome von Abrotanum ist die Abmagerung, die sich als **Marasmus bei Kindern** oder als **Kachexie bei Erwachsenen** zeigen kann. Die **Abmagerung** entwickelt sich manchmal sehr schnell, und sie **beginnt** meist **an den unteren Extremitäten** und **wandert allmählich aufwärts,** sodass das Gesicht zuletzt betroffen ist. Dennoch ist aber oft das **Abdomen** vergrößert, **gebläht** und aufgetrieben.
- Das nächste Keynote ist die **Abmagerung mit rasendem,** nagendem **Heißhunger, Gewichtsverlust trotz guten Essens** (CALCIUM CARBONICUM, JODUM, NATRIUM MURIATICUM, TUBERCULINUM etc.). Zum Beispiel schreit ein Baby den ganzen Tag nach Milch und trinkt eine Menge davon, doch die Nahrung wird nicht richtig assimiliert und geht in großen, häufigen und unverdauten Stühlen ab. In einigen Fällen kann aber auch völliger Appetitverlust vorkommen.
- Kinder sind zuerst vorwiegend mürrisch, reizbar und schreien ständig, aber besonders wenn die Abmagerung fortschreitet, werden sie traurig, deprimiert, mutlos und verzweifelt. Ihre **Haut** wird **schlaff,** wie **lose** und **schrumpelig** und liegt in Falten. Das Gesicht wird faltig, trocken, blass und kalt, mit blauen Ringen um die stumpfen, eingesunkenen Augen und aufgetriebenen Venen an der Stirn. Es ist ein **altes Gesicht** – es sieht viel älter aus, als der Patient tatsächlich ist.
- Auch die **Schwäche** tritt immer deutlicher hervor. Die Patienten werden **unfähig,** zu stehen oder – wegen der Kraftlosigkeit der Halsmuskulatur – den **Kopf aufrechtzuhalten** (AETHUSA, CALCIUM PHOSPHORICUM).
- Dieser gesamte Zustand, der sich natürlich nicht immer in dieser deutlichen Ausprägung zeigt, kann viele verschiedenartige Erkrankungen begleiten, z. B. eine chronische Tuberkulose oder kanzeröse Peritonitis mit vergrößerten Abdominaldrüsen. (Abrotanum hat eine besondere Beziehung zu den mesenterialen Lymphknoten.) Der Name bzw. die genaue Art der Krankheit spielt dabei keine Rolle, solange die charakteristischen Symptome vorhanden sind.
- Die **Schwäche** und Erschöpfung zusammen mit einer Art auszehrenden Fiebers kann übrigens auch **nach einer Influenza** auftreten, besonders bei Kindern. (Man sollte in diesem Fall also nicht nur an Mittel wie GELSEMIUM, CHINA etc. denken.)
- Abrotanum ist nicht nur ein wichtiges Mittel bei Marasmus und Schwäche bei Kindern, sondern es ist auch bei anderen Kindererkrankungen wertvoll, wie z. B. bei Hydrozele oder Nasenbluten bei kleinen Jungen.
- Wenn die Allgemeinsymptome zumindest teilweise vorhanden sind, ist Abrotanum fast ein

Spezifikum bei **Nabelabsonderungen bei Neugeborenen** mit Heraussickern von seröser oder blutiger Flüssigkeit (CALCIUM CARBONICUM, CALCIUM PHOSPHORICUM).

- Ein großes Charakteristikum besteht im sogenannten „**Metastasieren**" oder **Alternieren zwischen verschiedenen Krankheitserscheinungen,** d. h. dass ein Krankheitszustand völlig verschwindet und ein anderer seinen Platz einnimmt.
  - Entzündung der Parotis verlagert sich auf die Hoden oder die Brustdrüsen (PULSATILLA).
  - Hydrozele nach unterdrückten Ausschlägen.
  - Kopfschmerzen wechseln ab mit Hämorrhoiden.
  - Hämorrhoiden alternieren mit Rheumatismus.
  - Rheumatismus alterniert mit Diarrhö oder Dysenterie.
  - Diarrhö wechselt mit Verstopfung ab.
- Ein weiteres großes Charakteristikum von Abrotanum ist, dass Beschwerden oder **Erkrankungen nach der Unterdrückung von Absonderungen** folgen, insbesondere **nach plötzlich gestoppter Diarrhö.**
  - Diese Unterdrückungen können nach medizinischer Behandlung auftreten, aber auch spontan, d. h. die Absonderung oder Diarrhö kann ohne sichtbaren Grund von selbst verschwinden.
  - Die Folgen sind unterschiedlich, z. B.: allgemeine Schwäche, Abmagerung, Nasenbluten oder Blutungen des Urogenitaltrakts, trockener Husten, gastrische Störungen, Rheumatismus etc.
- Ein Abrotanum-Patient, der krank ist, kann es oft nicht ertragen, wenn er keinen weichen Stuhlgang hat, und eine **Diarrhö bessert** oft all seine anderen Beschwerden (NATRIUM SULFURICUM, ZINCUM).
- Auch nach der **Unterdrückung von Hämorrhoiden,** nach deren Exstirpation z. B., können andere, innere Erkrankungen auftreten. Die Hämorrhoiden selbst sind entzündet, stehen vor und brennen bei Berührung oder beim Pressen zum Stuhl, und sie sind wie bei AESCULUS und NUX VOMICA von Schmerzen im Sakrum begleitet. Manchmal haben diese Patienten häufigen Stuhldrang, doch außer Blut geht kaum etwas ab. Während einer „Hämorrhoidalkolik" ist der Patient ruhelos, schlaflos, und in manchen Fällen kann man auch Hitzewallungen beobachten, verbunden mit allgemeiner Hitze und aufgetriebenen Venen an Stirn und Händen.
- **Plötzlich unterdrücktes Rheuma** oder zurückgehende Gicht bilden eine andere wichtige Ursache für viele Beschwerden. Auch dies kann sowohl spontan auftreten als auch nach örtlicher unterdrückender Behandlung mit stark wirkenden Salben, Einreibungen oder Injektionen in das kranke Gelenk.
  - Eine der häufigsten Folgen sind mehr oder weniger ernste Herzbeschwerden, besonders Endokarditis mit manchmal heftigen Schmerzen. Aber auch katarrhalische Symptome wie Heiserkeit mit Halsschmerzen sowie Pleuritis, Bronchitis und viele andere Krankheiten sind möglich.
  - Hat man in dieser Situation eine hohe Potenz von Abrotanum gegeben und sieht nun, dass die inneren Beschwerden besser werden, während die Gelenkschmerzen sich verschlimmern, darf man nicht die Arznei wechseln, sondern muss abwarten. Oft wird man dann nach einigen Tagen oder Wochen feststellen, dass auch der Rheumatismus verschwindet.
  - Von den rheumatischen Beschwerden können alle Gelenke betroffen sein: Schultern, Ellenbogen, Hüften und Knie, Hände, Füße und insbesondere die Handwurzelgelenke und Fußknöchel.
  - Die **Gelenke** sind **entzündet, schmerzhaft** oder geschwollen und **steif,** mit einer kribbelnden Empfindung.
- Ein anderer Aspekt dieser Arznei ist bisher nicht ausreichend in Betracht gezogen worden – ich denke hierbei an die **Störungen des Nervensystems,** die möglicherweise zentralen Ursprungs sind und **eine Art Lähmung** und **Anästhesie** hervorrufen.
  - Die Gliedmaßen können sehr schwach und lahm sein, wie gelähmt. Der Arm fühlt sich an wie an den Körper gezogen, und es kann beinahe unmöglich sein, die Arme oder Beine zu bewegen. (Dieses Symptom kann auch durch starke rheumatische Schmerzen hervorgerufen werden.) Gleichzeitig, zusammen mit dieser Parese, tritt eine Taubheit der Arme oder Bei-

ne auf, mit Kribbeln, Taubheit und Kälte der Finger oder Zehen.
  - Morgens beim Erwachen sind alle Glieder schmerzhaft und lahm, was sich nur bessert, wenn der Patient aufsteht und Arme und Beine bewegt.
  - Auch starke neuralgische Schmerzen, die große Unruhe hervorrufen, werden nur durch Bewegung gebessert.
  - Der Rücken ist ebenfalls schwach und lahm, und auch die plötzlichen Rückenschmerzen in der Nacht werden bei Bewegung besser.
  - Schließlich ist Abrotanum auch bei plötzlich auftretender Myelitis und Rückenmarksentzündung angewandt worden. Daran sollte man denken, wenn man einen Patienten mit spinalen Symptomen antrifft, die nach der Unterdrückung eines Gelenkrheumatismus aufgetreten sind.
- Seit langer Zeit ist bekannt, dass Abrotanum eine deutliche Wirkung auf die Haut hat, die offenbar hauptsächlich mit den **Kapillaren der Kutis** zu tun hat. Phytotherapeuten haben z. B. die Tinktur innerlich und äußerlich gegen kupferfarbene Nase und **Naevus flammeus** angewandt und berichten davon, oft nach einigen Wochen oder Monaten Erfolge festgestellt zu haben. Auch Homöopathen haben erfolgreich Angiome des Gesichtes behandelt, insbesondere **Hämangiome** bei Kindern. Weiterhin ist beobachtet worden, dass die Haut purpurrot wird, wenn ein Ausschlag des Gesichts unterdrückt wurde. Schließlich scheinen auch die homöopathischen Prüfungen diese empirischen Erkenntnisse zu bestätigen. Abrotanum ruft blaurote, fleckige, unscharf begrenzte Verfärbungen auf den Wangen hervor, mit einer feinen venösen Zeichnung (Teleangiektasie) des betroffenen Gebietes. Darüber hinaus hat dieses Mittel auch bei juckenden **Frostbeulen** oft seinen Wert erwiesen.
- Abrotanum ist ein kaltes Mittel; der Patient ist empfindlich gegen kalte Luft und feucht-kaltes oder nebliges Wetter, und viele Symptome (wenn auch natürlich nicht alle) sind in der Nacht schlimmer.
- Diese Arznei hat noch einige andere Indikationen – wie z. B. nächtliche Magenschmerzen oder Pleuritis, wenn auf der betroffenen Seite ein drückendes Gefühl bleibt, das die Atmung behindert.
- Zum Schluss möchte ich noch ein paar Symptome herausgreifen, die so spezifisch und eigenartig sind, dass sie erwähnt werden sollten:
  - Empfindung wie von kriechendem Frost entlang der Gehirnwindungen, begleitet von Kribbeln.
  - Als ob Wind aus dem rechten Ohr rausche.
  - Empfindung, als hänge oder schwimme der Magen in Wasser, mit einer eigenartigen Kälteempfindung (…).
  - Empfindung, als könnten die Eingeweide nur am Austreten aus dem Anus gehindert werden, indem man die Beine eng zusammenhält.

Absinthium

Es ist interessant zu sehen, wie jedes unserer Mittel vorzugsweise einen bestimmten Bereich bzw. ein bestimmtes Organ oder System des Körpers angreift oder beeinträchtigt. Absinthium hat eine deutliche Wirkung auf das zentrale Nervensystem und löst fast ausschließlich dort Störungen aus, und zwar in allen möglichen Heftigkeitsgraden. Es ist ein sehr dynamisches Mittel, das ein lebhaftes Symptomenbild erzeugt, doch ist es, da es nicht in der richtigen Weise verstanden wurde, bisher vernachlässigt worden.

Absinthium ist in Fällen angezeigt, in denen das Nervensystem der schwache Punkt des Patienten ist. Diese Schwäche manifestiert sich in den im Folgenden aufgeführten vier verschiedenen Stadien: **Schwindelgefühl, Konvulsionen, Delirium** und schließlich **Stupor** oder **Bewusstlosigkeit.** Jedes einzelne Stadium hat seine speziellen Eigentümlichkeiten.

Stadium I: Schwindelgefühle

Geht es um die hervorstechendsten Charakteristika des ersten Stadiums, so sollte man daran denken, dass das Schwindelgefühl plötzlich einsetzt, beim Aufstehen, und dass der Patient dabei **die Tendenz hat, nach hinten zu fallen.** Die Betonung liegt hierbei auf der Richtung des Fallens: rückwärts, nach hinten. Oft ist das Schwindelgefühl eine Art epileptischer Schwindel oder eine vorübergehende Geistesabwesenheit.

Stadium II: Konvulsionen

Im nächsten Stadium, dem der Konvulsionen, liegt das Besondere weniger in den Konvulsionen per se als vielmehr in der Tatsache, dass diesen Konvulsionen ein **nervöser Tremor** und **Muskelzittern** oder ein **Zittern einzelner Körperteile** vorausgeht, etwa der Hände, der Lippen, der Zunge oder des Herzens, mit unregelmäßigem, stürmischem Herzklopfen.

Die Konvulsionen **beginnen im Gesicht** mit Verzerrungen und Grimassen; dann breiten sie sich zum Rumpf und zu den Gliedmaßen hin aus, die zuerst steif sind und danach von klonischen Spasmen befallen werden. Die Patienten fallen mit einem Schrei zu Boden, ihr Gesicht ist bläulich, zyanotisch verfärbt. Sie werfen sich herum, beißen sich auf die Zunge, mit blutigem Schaum vor dem Mund, fest fixierten Kiefern und unregelmäßiger, röchelnder Atmung.

Eine große Anzahl epileptischer Anfälle **folgt schnell aufeinander** – einer nach dem anderen – innerhalb eines kurzen Zeitraums. Zwischendurch hören die Anfälle für einige Zeit auf, nur um später in gleicher Weise wiederzukehren. So kann es ein paar Stunden weitergehen – häufige Anfälle, ohne dass der Patient dabei völlig das Bewusstsein verliert. Nach dem **epileptischen Anfall** wirkt der Patient ziemlich benommen. Er weiß nicht, was passiert ist; er zeigt einen dummen, blöden Gesichtsausdruck, während er versucht, wieder zur Besinnung zu kommen. Es kann sein, dass er Fragen beantwortet, doch ist es recht offensichtlich, dass er noch nicht wieder voll da ist. Für ziemlich lange Zeit ist er unfähig, sich an irgendetwas zu erinnern. Es handelt sich um einen dumpfen, stumpfen Geisteszustand mit gestörter Empfindungsfähigkeit und einem **vollständigen Gedächtnisverlust.**

Auch häufige hysterische Krämpfe können vorkommen, die von Steifheit der Gliedmaßen, einigen unregelmäßigen Bewegungen und manchmal sogar von Opisthotonus begleitet sind.

Stadium III: Delirium

Das Delirium ist geprägt von einer **ungeheuren Ruhelosigkeit,** die dem Patienten nicht erlaubt, auch nur einen Augenblick lang stillzusitzen. **Er muss ständig umhergehen.** Gequält läuft er herum, er hat bösartige, **schreckliche Wahnvorstellungen,** und Visionen von Dämonen, nackten Frauen, grotesken Tieren, Katzen und Ratten in allen Farben, die ihm große Angst einjagen, verfolgen ihn. Angesichts dieser Symptomatologie (Tremor und Delirium) ist es naheliegend, dass dieses Mittel eines der nützlichsten bei der Behandlung der letzten Stadien von Alkoholismus und auch bei manchen Pilzvergiftungen sein kann.Es ist charakteristisch für Absinthium, dass **nach einem epileptischen Anfall** (oder hysterischen Krämpfen) nicht nur Stupidität und Gedächtnisverlust, sondern auch ein **Delirium** folgen kann.

Stadium IV: Stupor oder Bewusstlosigkeit

Im vierten Stadium kommt es zu **plötzlichen Anfällen** von Stupor oder Bewusstlosigkeit. Aber sobald der Patient wieder zu sich kommt, wird er reizbar, extrem erregt oder gar **gewalttätig** und brutal. In älteren homöopathischen Werken wird dieser Zustand als **geistige Betäubung, abwechselnd mit gefährlicher Gewalttätigkeit,** beschrieben. Auch hier können wir sehen, wie sehr diese Symptome den Wirkungen des Alkoholrausches und dem Verhalten von Säufern ähneln.

Geist und Gemüt

Im geistig-emotionalen Bereich ist manchmal ebenfalls eine interessante Symptomatologie zu beobachten.

- Der Absinthium-Patient ist ein Mensch, der keine Gesellschaft mag. **Er möchte mit niemandem etwas zu tun haben,** er hat eine Abneigung gegen jedermann, weil niemand ihm das geben kann, was er in Wirklichkeit will: Frieden und Trost. Dieser ungesellige Zustand ist besonders deutlich während der Zeit der Rekonvaleszenz. Dann ist er in einer traurigen, weinerlichen Stimmung und wünscht sich den Tod. Es kann aber auch sein, dass es ihm egal ist, ob er stirbt oder nicht.
- In Zeiten ernster Krankheit, besonders wenn der Patient an Konvulsionen oder epileptischen Anfällen leidet, werden alle seine Emotionen intensiver. Entweder tritt in einer solchen Situation die oben beschriebene weinerliche Stimmung auf, oder der Patient gerät in einen Zustand, in dem er unfähig ist, überhaupt irgendwelche Gefühle zu empfinden. Er wird geistig stumpf und träge, **geradezu schwachsinnig.** Er vergisst, was er gerade getan hat, er hat Schwierigkeiten, auch nur irgendetwas zu begreifen, und er wird allem gegenüber gleichgültig. Seine Sprechweise ist

zögernd, die Stimme zittert ein wenig, und hin und wieder kann er nicht deutlich sprechen, weil seine Zunge sich dick anfühlt oder aus dem Mund hervortritt. Aber in manchen Fällen wechselt diese geistige Betäubung mit außerordentlich heftigen Emotionen ab, und dann benimmt er sich gegenüber anderen Menschen unmenschlich und grausam.

Absinthium gehört auch zu den wenigen Mitteln, bei denen **Kleptomanie** beobachtet wurde.

Viele der bisher beschriebenen Symptome scheinen die früheren Stadien der geistigen Pathologie des Absinthium-Patienten zu prägen; diese Pathologie kann jedoch zu einem tieferen, ernsteren Zustand hin fortschreiten, bis sich schließlich eine echte Geisteskrankheit oder, genauer gesagt, ein **Verfolgungswahn** entwickelt. In diesem Zustand ist der Patient fest davon überzeugt, dass er verfolgt wird. Er hat große Angst, dass er einem Mordanschlag zum Opfer fallen wird. Seine Feinde sind hinter ihm her! Sie wollen ihn umbringen und haben Soldaten ausgeschickt, die ihn töten sollen. Er kann aber auch Angst davor haben, selbst jemanden zu töten. Seine Phantasien sind unterschiedlich.

Ebenso ist es möglich, dass der Patient folgende Art von verrücktem Benehmen zeigt: Er ist ständig beschäftigt, bringt aber nichts zustande. Bei anderen Gelegenheiten wiederum hat er ein Gefühl, **als sei er in** einem Traum, **einem wunderschönen Traum,** völlig von der Wirklichkeit losgelöst. Gleichzeitig fühlt er sich besänftigt und sehr ruhig, als sei sein Gehirn ganz rund und symmetrisch. Akustische Halluzinationen können ebenfalls auftreten, und höchstwahrscheinlich hört der Patient auch Stimmen. Das Ende dieser ganzen Entwicklung ist manchmal ein Zustand stark ausgeprägter **Imbezillität** oder geistiger Behinderung.

Acalypha indica

Essenzielle Merkmale

Acalypha ist ein ungeprüftes Mittel; nichtsdestoweniger besitzt es einige definitive Symptome, auf die hin es verschrieben werden kann. Es ist ein Mittel, welches hauptsächlich von indischen Homöopathen in Fällen von Tuberkulose benutzt wurde und das bei **Atmungsbeschwerden** angezeigt ist, vor allem aber bei **Hämoptyse** tuberkulöser Patienten. Acalypha-Patienten weisen eine große Prädisposition zu Blutungen auf, eine hämorrhagische Idiosynkrasie, die entweder die Lungen oder den Verdauungstrakt betrifft.

Wenn ein Fall erfolglos mit Mitteln wie KALIUM CARBONICUM, PHOSPHORUS, DROSERA, BRYONIA etc. behandelt wurde und der Patient ernsthaft krank aussieht, an **heftigem, hartem, trockenem, quälendem Husten,** gefolgt von **blutigem Auswurf** oder **Hämoptyse** leidet, über beständige, **gleich bleibend** heftige Schmerzen in der Brust klagt und **hauptsächlich morgens sehr erschöpft** ist, jedoch mit wenig Fieber, und wenn zudem im Laufe des Tages seine Kraft zunimmt, wird Acalypha höchstwahrscheinlich helfen. Der Puls ist meist klein, weich und leicht unterdrückbar, aber sehr beschleunigt während der Hämoptyse.

T. F. Allen schreibt in seinem *Handbook of Materia medica:* **„Schwerer Anfall von trockenem Husten, gefolgt von Blutspucken.** Dieses Symptom, zweifellos eine klinische Beobachtung, ermöglichte es Dr. Holcomb, einem Arzt aus New Orleans, einen Fall hartnäckigster Hämoptyse zu heilen, nachdem andere Maßnahmen fehlgeschlagen waren."

Acalypha wird weiterhin bestätigt, wenn der Auswurf **morgens hellrotes Blut** enthält und nachmittags oder **abends dunkles, klumpig-geronnenes Blut,** ebenso, wenn der Husten nachts oder morgens viel schlimmer ist und der Patient, der abgemagert wirkt, **fortlaufend an Gewicht verliert** und an Nachtschweiß leidet. Bei Perkussion kann man eine Dämpfung der Brust feststellen. Das Hauptaugenmerk sollte hier auf den harten, trockenen, quälenden Husten, den blutigen Auswurf und die morgendliche Verschlimmerung gerichtet sein.

Im Hinblick auf den Verdauungstrakt findet man bei Acalypha **Auftreibung und Kollern** im Abdomen, ständigen Tenesmus und eine **herausspritzende Diarrhö** mit **kräftigem** Abgang von **geräuschvollen Winden,** PODOPHYLLUM sehr ähnlich. Es treten auch Rektumblutungen auf. Dieses gastrointestinale Syndrom wird von kolikartigen oder brennenden Schmerzen im Abdomen begleitet, und es kann auch brennender Schmerz in Magen und Ösophagus vorhanden sein. Auch bei den Verdauungssymptomen sehen wir, wie schon bei den Lungenbeschwerden, die morgendliche Verschlimmerung, die für Acalypha so charakteristisch ist.

Fluor, manchmal dick, manchmal wässrig, bei einer schwindsüchtigen Patientin.

Der Acalypha-Patient hat manchmal ein gelbes, gelbsüchtiges Gesicht und ist normalerweise trübsinnig, ermattet, niedergeschlagen; jedoch hat er den Wunsch zu leben, er entwickelt keine negative Lebenshaltung.

Allgemeinsymptome und Keynotes

Da ich oben bereits alle wichtigen Symptome dieses kleinen Mittels angeführt habe, möchte ich hier einen sehr interessanten Fall berichten, den ich in dem Buch von Edward P. Anshutz *New, Old and Forgotten Remedies* gelesen habe: „ … Zu dieser Zeit hatte ich den Fall einer Rektumblutung, den ich schon einige Monate lang vergeblich behandelt hatte. Soweit ich sehen konnte, hatte keine Arznei den Fall auch nur im geringsten gebessert … Ich hatte alle Blutungsmittel gegeben, die ich kannte oder über die ich mir Informationen verschaffen konnte. Dennoch kam die Blutung immer noch genauso oft wie zuvor, und mit zunehmender Schwere. Jedesmal war die Patientin fest davon überzeugt, dass sie sich ‚zu Tode bluten' würde, und ich war mir nicht ganz sicher, ob ich sie in diesem Punkt würde enttäuschen können … **Sie magerte ab**, und im selben Maße schrumpfte der noch nicht probierte Vorrat an Blutungsmitteln, und wie bei den zehn kleinen Negerlein würde bald das letzte verschwunden und schließlich keines mehr übriggeblieben sein. Als ich dann Dr. Jones' Monografie über Acalypha indica gelesen hatte, entschloss ich mich sofort, es zu versuchen. Sie hatte alle diese Symptome – **hellrotes Blut morgens; dunkles und klumpiges nachmittags und abends; schwach und matt vormittags, kräftiger nachmittags** – bis auf eines: Das Blut kam nämlich nicht aus der Lunge, sondern aus den Blutgefäßen im Bereich des Anus. Ich beschaffte mir eine C6-Dilution und gab sie in Wasser. Es kam zu einer schnellen, beinahe unmittelbaren Besserung. Jede folgende Attacke war weniger reichlich und kam in längeren Abständen. Jetzt hat sie seit zwei Monaten keinen Anfall mehr gehabt, während sie vorher sieben … in der Woche haben konnte. Sie nimmt wieder zu, ist in jeder Hinsicht gebessert und hat Acalypha indica ständig bei sich."

Acetanilidum (Antifebrinum)

Essenzielle Merkmale

Dieses kleine Mittel war schon bei einigen Gelegenheiten meine Rettung in schwierigen Fällen. Obwohl fast nichts über seine mental-emotionale Pathologie bekannt ist, besitzt es doch ein sehr deutliches und auch erkennbares Profil, das zur richtigen Arzneimittelwahl führen kann. Ich meine, wir müssen noch viel mehr über dieses Mittel herausfinden, denn ich glaube, dass es öfter verschrieben werden sollte, als das bislang geschieht.

Acetanilidum-Patienten werden immer den Eindruck vermitteln, dass sie **sehr müde** sind und dass es ihnen an Lebenskraft und **Stehvermögen fehlt;** es scheint **kein Leben in ihnen** zu stecken. Während der Anamnese werden sie in ermüdender, beschwerlicher Weise beschreiben, wie **müde** sie sind, wie schlapp und lustlos und wie gleichgültig dem Leben gegenüber. Sie haben keinerlei wirkliche Freude im Leben. Es handelt sich hierbei nicht um eine Depression per se, aber das Verhalten dieser Patienten und ihre Art zu sprechen, vermitteln doch den Eindruck, dass sie ziemlich niedergeschlagen und deprimiert sind.

Sie sind **anämisch,** blass und **erschöpft,** mit **niedrigem Blutdruck** und **schwachem Puls,** der unregelmäßig und unfühlbar sein kann. Die **Körpertemperatur** ist deutlich **niedriger** als normal, und insgesamt bekommt man den Eindruck, dass **der ganze Organismus** solcher Patienten **nur sehr verlangsamt arbeitet.**

Aufgrund der Anämie, der schwachen Herztätigkeit, des niedrigen Blutdrucks etc. neigen diese Patienten zu **Ohnmachtsanfällen.** Sie bekommen auch leicht Erkältungen und fühlen sich während dieser akuten Beschwerden völlig erschöpft.

Die Symptome dieser Patienten werden niemals auf lebhafte Art geschildert werden, sondern, wie gesagt, in einer müden und leblosen Weise.

Allgemeinsymptome und Keynotes

Um dieses Arzneimittel richtig zu verstehen, sollte man etwas über seine Herstellung und Geschichte wissen. Wie man schon am Namen erkennen kann, ist Acetanilidum eine Kombination aus ACETICUM ACIDUM und ANILINUM, beides Mittel, die ebenfalls in der Homöopathie angewendet werden. Obwohl diese drei Arzneien – besonders ANILINUM und Acetanilidum – viele gemeinsame Symptome aufweisen, sind sie doch so unterschiedlich, dass man nicht einfach das eine durch das andere ersetzen kann.

Acetanilidum ist eine allopathische Arznei, die in der Vergangenheit nicht nur als Schmerzmittel (bei Kopfschmerzen, Migräne, Dysmenorrhö, Arthralgie, Myalgie und ähnlichen Störungen), sondern auch gegen Fieber eingesetzt wurde. Aufgrund dieser Wirkung wurde es zunächst unter der Bezeichnung „Antifebrin“ in die Medizin eingeführt. (Auch in der älteren homöopathischen Literatur wird dieses Mittel meist „Antifebrinum“ genannt.) Doch sehr schnell wurden viele Vergiftungssymptome bekannt, die hauptsächlich bei denjenigen Patienten sichtbar wurden, die diese Arznei in zu hohen Dosen oder über einen sehr langen Zeitraum eingenommen hatten. Aber abgesehen davon wurde auch eine beträchtliche individuelle Empfindlichkeit gegenüber diesem Mittel festgestellt, d. h. eine Dosis, die bei einem Patienten toxisch wirkte, konnte für einen anderen harmlos sein. Soweit mir bekannt ist, haben die Homöopathen diese Arznei nie in hoher Potenzierung geprüft. Sie haben lediglich die Beobachtungen der allopathischen Ärzte übernommen, und daher besteht das homöopathische Arzneimittelbild von Acetanilidum fast ausschließlich aus Vergiftungssymptomen. Das bedeutet, dass all die sogenannten Nebenwirkungen der allopathischen Arznei Acetanilidum exakt die Symptome darstellen, nach denen die homöopathische Arznei Acetanilidum verschrieben wird. Ich werde das an einem Beispiel zu verdeutlichen versuchen: Zyanose ist ein deutliches und auffälliges Symptom einer Acetanilid-Vergiftung. (Man sollte in der Tat zögern, eine Acetanilid-Vergiftung zu diagnostizieren, wenn dieses Symptom nicht vorhanden ist.) Nichtsdestoweniger kann – nach den Gesetzen der Homöopathie – Acetanilidum bei zyanotischen Patienten von großem Nutzen sein. Ein weiteres Beispiel: Das allopathische Medikament Acetanilidum kann Kreislaufkollaps oder einen Schock hervorrufen. Daher benutzen die Homöopathen Hochpotenzen von Acetanilidum bei Kollapspatienten, vor allem, wenn diese gleichzeitig auch zyanotisch sind.

Anämie

Acetanilidum und auch einige andere chemische Substanzen, wie z. B. Anilin und seine Derivate, können die Umwandlung von Hämoglobin in Methämoglobin (Hämiglobin) fördern, welches die Fähigkeit zur Sauerstoffübertragung eingebüßt hat. Das Ergebnis ist eine **Methämoglobinämie** (aus diesem Grund kann das Blut in schweren Vergiftungsfällen sogar schokoladenbraun gefärbt sein) sowie eine mehr oder weniger deutliche Zyanose. Aber diese Verfärbung der Haut und der Schleimhäute kann selbst dann vorhanden sein, wenn nur eine geringe Menge Methämoglobin im Blut festgestellt wird.

- Die **Zyanose** besitzt zwei Besonderheiten, die sich in der homöopathischen Beschreibung dieses Mittels manchmal als Leitsymptome erwiesen haben:
  - Erstens ist sie meist **gräulich getönt oder schattiert, schieferfarben, grau-blau** oder **grau-violett,** obwohl sie manchmal auch nur als livide, bläulich oder blau beschrieben wird.
  - Und zweitens ist diese Verfärbung anfangs nur an den **peripheren Körperteilen** sichtbar, vor allem an den Fingern und Fingernägeln, an den Zehen, den Ohren und der Nase. Sie kann aber auch im Bereich der Schläfen auftreten, an den Augenlidern, den Wangen, am Kinn und an den Lippen sowie schließlich auf der ganzen Körperoberfläche.
- **Anämie** ist ein weiteres sehr wichtiges Symptom. Aufgrund der Verringerung der Hämoglobinmenge, die im Blut für den Sauerstofftransport zur Verfügung steht, ruft die Methämoglobinämie eine funktionale Anämie hervor. Aber Acetanilidum hat auch einen hämolytischen Effekt. Es verkürzt die Lebensdauer der roten Blutkörperchen (hohe Konzentrationen dieses Arzneimittels können gelegentlich sogar ihre gänzliche Zerstörung auslösen), was manchmal in einer hämolytischen Anämie mit all ihren bekannten Symptomen resultiert. Man sollte sich stets dessen bewusst sein, dass viele Symptome von Ace-

tanilidum, wie z. B. Blässe, Schwindel, Schwäche, Dyspnoe, Herzklopfen, anginöse Herzschmerzen etc., auf eine beständig fortschreitende Anämie zurückgeführt werden können.

Allgemeine Depression und Schwächung

Die Acetanilid-Vergiftung kann akut oder auch chronisch sein (letzteres ist häufiger der Fall gewesen), aber in beiden Fällen ist der Haupteffekt eine allgemeine Depression und Schwächung. Acetanilidum-Patienten sind meist **sehr erschöpft,** anämisch, **blass** oder zyanotisch und in chronischen Zuständen manchmal auch ohne Appetit, hager und abgemagert. Sie sind **kälteempfindlich,** und selbst ihre **Körpertemperatur** kann unnormal **niedrig** sein. Häufig klagen sie über **Kurzatmigkeit** mit schneller und oberflächlicher Atmung, über **Atemschwierigkeiten** und Beklemmungen, besonders bei Anstrengung, und die Dyspnoe kann sogar ein Gefühl des bevorstehenden Todes hervorrufen.

Herz-Kreislauf-System

Das Herz-Kreislauf-System dieser Patienten ist oft ebenfalls gestört. Die **Herztätigkeit** kann **geschwächt** sein, in einigen Fällen sind die Füße und Knöchel ödematös angeschwollen, und der **Blutdruck** ist meistens sehr **niedrig.** Zusammen mit der Anämie ist dies einer der Gründe, warumso häufig Kopfschmerzen, Schwindel mit Singen in den Ohren und Pochen in den Schläfen sowie **Müdigkeit, Schwäche** und **Kraftlosigkeit** auftreten. Der Puls ist meist schnell, schwach und oft unregelmäßig, aber besonders wenn die Erweiterung der Blutgefäße ausgeprägt ist und ein Schockzustand eintritt, ist auch ein sehr langsamer oder nicht zählbarer Puls möglich. Schwächeanfälle und besonders Kreislaufkollaps mit Kälte des Körpers, Schweiß, Blässe und der oben beschriebenen Zyanose sind typische Symptome von Acetanilidum.

Nieren

Bei einigen Fällen ist die Funktion der Nieren ernsthaft beeinträchtigt. Der Urin ist manchmal von bräunlicher Farbe und kann Methämoglobin, Albumin, Zylinder und rote Blutkörperchen enthalten; Hämaturie, Oligurie oder Anurie können auftreten. Wegen der großen Ähnlichkeit mit Phenacetin (p-Äthoxy-acetanilid) besteht vielleicht auch die Möglichkeit, dass eine langdauernde Acetanilidvergiftung eine chronische interstitielle Nephritis hervorrufen kann, mit Papillennekrose, Niereninsuffizienz und Tumoren des Nierenbeckens oder des Harntrakts.

Augen

Auch die Augen sind manchmal betroffen. Die Pupillen können verengt oder erweitert sein, obwohl Mydriasis häufiger zu sein scheint. Am Augenhintergrund kann man in manchen Fällen eine blasse Papille mit schrumpfenden retinalen Gefäßen sehen, und das Gesichtsfeld kann eingeschränkt sein. Andere mögliche Symptome sind z. B. Schlaflosigkeit, Appetitmangel, Verdauungsstörungen und Gelbsucht.

Bei schweren Vergiftungen können Erregung und Delirien, gefolgt von Depression, Stupor und Somnolenz auftreten; selbst Atemlähmung und terminale asphyktische Konvulsionen sind beobachtet worden. Dem Tode des Patienten geht meist eine Periode von Kollaps und Koma voraus, und er tritt plötzlich oder mit einigen Tagen Verzögerung ein.

Symptome akuter Vergiftungsfälle

Bis heute wird Acetanilidum nur äußerst selten angewandt. Viele seiner spezifischen Symptome sind nahezu unbekannt, und auch in der homöopathischen Literatur ist die Beschreibung dieses Mittels bisher noch sehr unvollständig. Daher ist es sicherlich nützlich, im folgenden einige akute Vergiftungsfälle zu beschreiben, die durch eine Überdosis Methylacetanilid (Exalgin), ein Derivat von Acetanilid, verursacht wurden, das nach Clarke eine nahezu identische Wirkung hat.

- „… Die ersten wahrgenommenen Symptome waren Bläue der Lippen und Wangen und kleiner, unterdrückbarer Puls; ihr war übel und schwindlig, sie sah unscharf, und es trat ein Gefühl eines Gewichts im Epigastrium auf. Amylnitrit wurde als Inhalation gegeben, wodurch aber die Zyanose verschlimmert wurde. Nach 5 Stunden erbrach die Patientin, gefolgt von noch weiterer Zunahme der Zyanose und Delirium, dabei schaumiger Speichelfluß. Temperatur stieg auf 37,7 °C (99,8 °F), Puls auf 144, klein und unterdrückbar, aber regelmäßig …“ (Brit. Med. Journ., 1890)
- „… Sie nahm eine 7. Dosis und hatte nach 15 Minuten das Gefühl, als stehe der Tod bevor, konnte

nicht sprechen, rang nach Luft, intensive Blässe, erweiterte Pupillen; Glieder wurden ziemlich steif, Herzklopfen; sie fühlte sich vollkommen kraftlos und hatte einen reichlichen Schweißausbruch. Mit Hilfe von frischer Luft, Stimulantien etc. ging der Anfall innerhalb von 15 Minuten vorüber und hinterließ bei ihr große Entkräftung, mit klingelnden Geräuschen in den Ohren." (Lancet, 1891)

- „... Sie hatte bald ein Gefühl völliger Erschöpfung, ihre Glieder wurden kraftlos, aber nicht steif, sie hatte die Empfindung, als sinke sie durch das Bett, und sie dachte, sie sterbe. Leichter Schweiß war vorhanden, die Atmung war schwach und oberflächlich, und die Patientin war fast pulslos. Senf, Hitze und Stimulantien brachten sie über den Berg, aber sie fühlte sich danach noch viele Tage lang schwach." (Lancet, 1891)
- „... Ein Mediziner nahm ein Gr. Exalgin um 21:30 Uhr und eine dreiviertel Stunde später weitere zwei Gr. in etwas Whisky. Kurz danach beklagte er sich über eine leichte Schwummrigkeit und sagte mehrfach, sein Kopf fühle sich so groß an, als fülle er den ganzen Raum. Trotzdem spielte er weiter Karten bis 23 Uhr; zu diesem Zeitpunkt kollabierte er ohne Vorwarnung in seinem Lehnsessel, erschöpft, ganz unfähig, sich zu bewegen oder zu sprechen, und rang nach Luft. Er blieb länger als eine halbe Stunde in diesem Zustand, bis er sich etwas besser fühlte und zwischen einzelnen Atemzügen einige Worte hervorbringen konnte; er sagte, er sei nicht stark genug, sich zu bewegen, und jeder Atemzug sei ihm eine fürchterliche Anstrengung. In dieser Verfassung wurde er hinauf in sein Schlafzimmer getragen und hingelegt; da er sich aber nicht in der Lage fühlte, im Liegen zu atmen, wurde er wieder in seinen Lehnstuhl vor den Kamin gesetzt und gut zugedeckt. Es war geradezu schmerzhaft, sein Atmen mit anzusehen; er ergriff und drückte die Hände der Umstehenden; er ähnelte in vieler Hinsicht einem Menschen, der einen schweren Asthmaanfall erleidet. Die Atemfrequenz betrug 38 pro Minute, er rang nach Luft, die Atmung war oberflächlich; Puls recht schwach; Körperoberfläche sehr kalt, Gesicht blass, aber nicht zyanotisch. Sein Zustand wurde besser, als er nach zwei Stunden etwas Whisky erbrach, aber ihm war weiterhin übel, düselig und schwach, und eine Stunde lang litt er an häufiger und schmerzhafter Strangurie. Dann ging er ins Bett und schlief gut ... Am folgenden Tage war er leicht gelbsüchtig. Während des ganzen Anfalles hatte er keine Schmerzen, sondern überall eine Taubheitsempfindung und das Gefühl, als habe sein Zwerchfell die Arbeit eingestellt, sodass er um jeden Preis aus eigener Kraft atmen müsse. Er leidet sonst überhaupt nicht an Asthma." (Brit. Med. Journ., 1890)

Aceticum acidum

Essenzielle Merkmale

Man muss Aceticum acidum bei Patienten in Betracht ziehen, die eine mit **progressivem Gewichtsverlust** verbundene, **ausgeprägte Anämie** aufweisen, welche zu Abmagerung, Anorexie und Kachexie führt. Ergänzt man diese Symptome noch durch **Nachtschweiße,** brennenden **Durst,** übermäßige **Blässe** des Gesichtes, große **Schwäche,** einen kurzen, trockenen, chronischen **Husten,** chronische **Diarrhö,** häufiges **Erbrechen** und reichliches **Urinieren,** so hat man schon ein recht gutes Bild dieses Mittels.

Zehrende Krankheiten

Es ist leicht ersichtlich, dass die Symptome dieses Mittels sehr gut mit denen verschiedener abzehrender Krankheiten übereinstimmen, wie Tuberkulose, Diabetes mellitus, Hypoproteinämie, perniziöse Anämie, Blutungen jeden Ursprungs, ulzeröse Colitis und Krebs. Vor allem jedoch passt dieses Bild auf das **AIDS-Syndrom.** Aceticum acidum ist auch ein wichtiges Mittel für **Opium**-Abhängige, weil es bei ihnen nicht nur die Kopfschmerzen, sondern auch den Allgemeinzustand bessern kann.

Seine Prüfungssymptome machen Aceticum acidum zu einem sehr interessanten Mittel in der heutigen Zeit. Bereits Kent schrieb vor fast 90 Jahren: „Es ist ein tiefwirkendes, konstitutionelles Mittel und wird, wenn es genau studiert wird, sehr nützlich sein."

Unglücklicherweise gehört Aceticum acidum zu den Mitteln, die bis heute vernachlässigt und nur selten verschrieben wurden, obwohl es doch überaus gut auf Fälle wie die oben beschriebenen zu passen scheint. Allerdings muss das gesamte Mittelbild mit dem Fall übereinstimmen, damit man eine Wirkung erwarten kann.

Geist und Gemüt

Betrachten wir nun das mental-emotionale Bild von Aceticum acidum, um die Psychopathologie dieses Mittels besser verstehen zu lernen. Es ist wichtig zu wissen, dass sich viele seelisch-geistige Symptome von Aceticum acidum in erster Linie als Folge der körperlichen Beschwerden entwickeln. Das heißt: Geistige und seelische Probleme treten dann auf, wenn die Patienten feststellen, dass sie begonnen haben, an Gewicht zu verlieren, wenn sie sich schnell erschöpft fühlen und wenn sie merken, dass ihr Appetit sich verringert. Je mehr sie an Gewicht verlieren, desto besorgter sind sie, dass es sich um etwas Ernstes handeln könnte. Wenn sie irgendeine Art von Magenschmerzen bekommen, sind sie sofort davon überzeugt, Krebs zu haben. (Es ist tatsächlich so, dass sich bei Patienten mit einer Aceticum-acidum-Konstitution Magenkrebs entwickeln kann, und dieses Mittel kann helfen, die qualvollen, brennenden Magenschmerzen zu lindern, wenn die Patienten sehr geschwächt, blass und abgemagert sind.)

Aceticum-acidum-Patienten können mit der Tatsache, dass mit ihrer Gesundheit etwas nicht in Ordnung ist, einfach nicht fertigwerden, und daher machen sie sich dauernd Sorgen und beklagen sich darüber bei anderen in einer negativen und mürrischen Art und Weise. Wenn sie keine Probleme haben, so werden sie schon welche entdecken, nur um sich beklagen zu können. Sie fangen dann auch an, sich um andere, vor allem **um ihre eigenen Kinder Sorgen zu machen.** Ihre Besorgnis kreist darum, was aus ihren Kindern wird, wenn sie selbst einmal gestorben sind. Leicht werden sie durch alles, was um sie herum geschieht, beunruhigt. **Jede emotionale Erregung bringt sie aus der Fassung,** und besonders wenn sie Kopfschmerzen oder abdominale Beschwerden haben, werden sie sehr nervös oder äußerst reizbar. Ihr Nervensystem steht kurz vor einem Zusammenbruch, und es fehlt ihnen jedes emotionale Stehvermögen.

Diese Patienten sind oft auch sehr ängstlich, befürchten, dass etwas Verhängnisvolles geschehen wird, und die Furcht vor Menschen oder davor, dass sich ihnen jemand nähert, ist manchmal sehr ausgeprägt. Darüber hinaus können sie **Anfälle von quälender Angst** bekommen, die so schrecklich sind, dass sie **fast nicht atmen können.** Zu anderen Zeiten fühlen sie sich deprimiert, niedergeschlagen, und ihr Kopf ist dumpf und schwer. Sie können nichts zustande bringen, haben einen Widerwillen dagegen, ihren Geist anzustrengen, und machen Fehler bei der Arbeit oder beim Sprechen. Auch ihr Gedächtnis nimmt ab; sie vergessen, was vor kurzem geschehen ist, und sich an Personen zu erinnern, ist manchmal sehr schwierig für sie. Schließlich mangelt es ihnen nicht nur an Ideen, sondern auch ihr Verstand ist wie benebelt, und sie können sich kaum ausdrücken. Eine Art dumpfe Verwirrung und eine Gleichgültigkeit gegenüber allem haben die Oberhand gewonnen.

Dieses geistige Bild sollte im Zusammenhang gesehen werden mit der allgemein wächsern-blassen Erscheinung der Aceticum-acidum-Patienten, ihrer fortschreitenden Abzehrung, ihrer großen Schwäche

Weitere Merkmale

- Einige Fälle können auch ein hysterisches Element aufweisen, verbunden mit großer Schwäche. Die Ursache scheint eine Anämie zu sein, und die Patienten haben häufig plötzliche Schwäche- und Ohnmachtsanfälle. Besonders diese Patienten leiden an den Folgen von **Kummer** und Verdruss.
- In akuten Fällen, besonders bei Fieber, kann man manchmal eine Art Verwirrung beobachten, in der die Patienten **niemanden erkennen, nicht einmal ihre eigenen Kinder.** Sie befinden sich in einem stuporartigen Zustand, der nur unterbrochen wird durch deliröses Reden. Aber auch Konvulsionen sind möglich, die dermaßen heftig sein können, dass der Patient wie ein Verrückter aus dem Bett springt und, brüllend vor Schmerzen, auf dem Boden umherkriecht.

Aceticum-acidum-Kinder

Aceticum-acidum-Kinder sind (z. B. wenn sie eine Darmentzündung haben) kümmerlich, ohne Appetit, blass, leicht reizbar. Sie mögen es nicht, wenn man ihren Kopf berührt. Sie sind reizbar, beklagen sich und wollen getragen werden, wie CHAMOMILLA-

Kinder. Bei stark abgemagerten Kindern mit chronischer Diarrhö sollte man an dieses Mittel denken.

Allgemeinsymptome und Keynotes

Aceticum acidum ist eine sehr tiefwirkende Arznei. Obwohl man es erfolgreich bei plötzlichen, akuten Erkrankungen wie **Kollaps-Zuständen, Schock** und **starker Erschöpfung nach Verletzungen, Operationen, Anästhesien, Karbolsäure**- oder **Wurstvergiftungen** anwenden kann, handelt es sich in erster Linie um ein Mittel für Patienten, deren Lebenskraft seit vielen Jahren geschwächt ist. Viele der sogenannten akuten Beschwerden scheinen nur akute Verschlimmerungen eines latenten Zustands zu sein, der schon lange Zeit besteht.

Einige Schlagwörter, die einen wichtigen Zug dieses Mittels beschreiben, sind **langsam voranschreitende Schwächung, Kraftlosigkeit, Erschöpfung** und Verfall. Es ist, als verlasse die ganze Lebenskraft den Körper und hinterlasse ein Wrack, einen zusammengebrochenen, erschöpften, sehr kranken Menschen. Die ganze Tendenz dieser Säure geht eindeutig in Richtung auf Sterben und Tod. Sogar **Scheintod** kann eine Indikation für dieses Mittel sein. Wahrscheinlich ist Aceticum acidum heutzutage sehr viel wichtiger als in früheren Zeiten, denn die langsam fortschreitenden auszehrenden Krankheiten, wie z. B. AIDS und Krebs, scheinen mehr und mehr zuzunehmen.

Äußere Erscheinung

Der Gesichtsausdruck der Aceticum-acidum-Patienten ist manchmal sehr eindrücklich. Besonders in den späteren Stadien der Krankheit sieht das Gesicht erschreckend krank und hinfällig aus. Es ist meist sehr **abgemagert, wachsartig blass,** mit **eingesunkenen Augen,** die **von dunklen Ringen umgeben** sind, und kalten Schweißtropfen auf der Stirn. Die Blutgefäße an den Schläfen sind aufgetrieben, die Lippen sind trocken, schälen sich in Flocken ab und haben manchmal eine tiefe Purpurfärbung. (Bei akuten Erkrankungen kann sich das Gesicht möglicherweise ändern und einen wilden Ausdruck mit hervorquellenden Augen und erweiterten Pupillen annehmen. Im Fieber ist häufig **eine Wange** – meist die linke – **rot** und die andere blass.) Die beschriebene Art des eingefallenen, hageren, abgezehrten Gesichts kann man gewöhnlich erst nach einer langen Leidensgeschichte beobachten.

Fortschreitende Schwäche mit Verlust von Körperflüssigkeiten

Anfangs empfinden die Patienten nur eine innerlich fortschreitende Schwäche; sie spüren intuitiv, dass etwas mit ihnen vorgeht. Zuerst können sie vielleicht noch mit großer Reizbarkeit reagieren, oder sie sind durch alles und jedes aufgeregt, fühlen sich schlechter durch jede Aufregung, oder sie reagieren mit quälender Angst, schrecklichen Angstanfällen, während derer sie kaum atmen können. Aber mit der Zeit werden sie mehr und mehr bedrückt, grämen sich und seufzen häufig, machen sich ständig Sorgen und beklagen sich, sind besorgt um ihren Gesundheitszustand, ihr Geschäft und ihre Kinder. Ihre geistige Kraft nimmt mehr und mehr ab, sie werden verwirrt, und ihr Intellekt kann so umwölkt werden, dass sie sich kaum noch ausdrücken können. Schließlich kann es sogar möglich sein, dass sie nicht mehr wissen, was in den vorangegangenen Stunden geschehen ist, oder dass sie niemanden mehr erkennen, nicht einmal ihre eigenen Kinder.

Die Reizbarkeit, die Angst und der Kummer können gleichzeitig bestehen oder miteinander abwechseln.

Bei akuten Verschlimmerungen können die Patienten sogar in einen Zustand ohne jede körperliche oder geistige Aktivität geraten, der nur von delirösem Reden unterbrochen wird. Der Stupor und das Delirium erscheinen manchmal in Verbindung mit aufgetriebenem Abdomen und hartnäckiger Verstopfung.

Aber nicht nur auf der geistigen, sondern auch auf der körperlichen Ebene können wir den Verfall beobachten. Die Patienten sind oft **hochgradig anämisch, verlieren zunehmend ihre Kräfte und ihre Lebenswärme,** leiden unter häufigen **Schwäche- und Ohnmachtsanfällen** und **magern mehr und mehr** ab. Auch die Atmung wird immer mühsamer, und besonders beim Treppensteigen müssen sie stehenbleiben, um sich auszuruhen. **Alle Krankheiten haben eine kräfteraubende, auszehrende Wirkung.** Es ist, als habe alles die Tendenz, nach außen zu gehen, den Körper zu verlassen:

- **Blutungen** und Hämorrhagien aus beinahe jeder Körperöffnung (Nase, Lunge, Magen, Intestinum und Uterus)

- **Erbrechen** nach jeder Art Nahrung
- Wasseraufschwulken und profuser **Speichelfluss,** Tag und Nacht
- Reichlicher und erschöpfender Durchfall
- Große **Mengen blassen Urins**
- Sehr **schwächende nächtliche Pollutionen.** Der Samen geht beim Stuhlgang ab
- Reichliche Schweiße, kalte Schweißausbrüche, besonders nachts ist alles durchnässt.

Dieser Verlust von Körperflüssigkeiten ist wahrscheinlich der Grund für den extrem **großen, brennenden Durst** der Aceticum-acidum-Patienten. Ihr **Durst ist unstillbar, obwohl sie große Mengen trinken.** Eigenartigerweise haben sie aber oft **keinen Durst bei Fieber,** und häufig **können sie nichts Kaltes trinken,** weil es Unbehagen hervorruft und wie ein Gewicht im Magen liegt. Heftiger brennender Schmerz im Magen und in der Brust, gefolgt von Kälte der Haut und kaltem Schweiß auf der Stirn.

Ödeme, Wassersucht

Obwohl, wie gerade beschrieben, normalerweise alles die Tendenz zu haben scheint, den Körper zu verlassen, ist der Flüssigkeitshaushalt manchmal so gestört, dass sich zugleich **Wassersucht** und Anasarka entwickeln können. Auch ein Aszites kann vorhanden sein, wobei die Patienten manchmal nur in aufrecht sitzender Position atmen können (Aszites mit heftiger Orthopnoe), aber meistens sind es nur die **Beine** – von den Füßen hinauf zu den Knien –, die **ödematös geschwollen** sind. Diese Ödeme erscheinen in Verbindung mit vielen verschiedenen Krankheiten, wie Tuberkulose, Diabetes mellitus, Anämie, nach Scharlach, etc.

Die Patienten sind schwach, abgemagert, und ihre Haut ist **wächsern-blass wie Alabaster.** Häufig haben sie zusätzlich gastrointestinale Beschwerden, wie saures Aufstoßen, Wasseraufschwulken, Diarrhö etc. Es ist auffallend, dass ihre Füße und Beine ödematös geschwollen sind, während gleichzeitig ein langandauernder, reichlicher Durchfall besteht. **Wassersucht mit Durchfall.** Zudem würde man eigentlich erwarten, dass ein Patient, der voller Wasser ist, nicht trinken will. Aber Aceticum-acidum-Patienten haben dennoch einen sehr intensiven Durst. **Wassersucht mit Durst.**

Weitere Merkmale

- In einigen Fällen kann man eine chronische Bronchitis vorfinden, mit leichtem Fieber, nicht sehr hoch, aber schleichend und auszehrend. Hektisches Fieber mit Husten, Dyspnoe, Diarrhö, Nachtschweißen, Ödemen und Abmagerung.
- Aceticum acidum scheint einen Einfluss auf kanzeröses Gewebe zu haben, und angeblich hat es die Kraft, „Krebszellen aufzulösen". Wie dem auch sei, jedenfalls ist dieses Mittel in Krebsfällen angewendet worden, hauptsächlich bei Magenkrebs und Szirrhus des Pylorus (mit geschwürigen nagenden oder brennenden Schmerzen), aber auch bei Leukämie, Gehirntumoren und Epitheliom. Höchstwahrscheinlich kann es die Schmerzen und den Allgemeinzustand kachektischer Krebspatienten bessern.
- Andere Indikationen sind Kondylome, Warzen und besonders Naevi.
- Bevor ich die Beschreibung dieses Mittels abschließe, möchte ich noch ein wichtiges Allgemeinsymptom herausstellen.
- Einige Patienten **können nicht auf dem Rücken liegen** und **fühlen sich besser, wenn sie auf dem Bauch liegen.** Sie können nicht auf dem Rücken liegend schlafen, weil sie die Empfindung haben, das Abdomen sinke ein, was das Atmen erschwert. Sie müssen sich auf den Bauch drehen und finden nur dann Ruhe. Viele Symptome werden beim Liegen auf dem Bauch gebessert, wie z. B. die Rückenschmerzen oder die brennenden Schmerzen im Magen oder im Bauch.

Aconitum napellus

Essenzielle Merkmale

Wie die meisten Homöopathen auf der Welt habe auch ich in den ersten Jahren meiner Praxis Aconitum nur bei akuten entzündlichen Zuständen angewandt. Die Annahme, dass Aconitum nur in akuten, fiebrigen Fällen angezeigt sei, ist aber völlig falsch. Es dauerte eine ganze Weile, bis ich entdeckte, dass es auch bei als chronisch zu bezeichnenden Erkrankungen sehr nützlich ist, besonders bei chronischen Phobien und Angstzuständen. Seitdem benutzen wir es am *Center of Homeopathic Medicine* in Athen recht häufig und mit sehr guten Erfolgen bei solchen chronischen Erkrankungen.

Folgen von kaltem Wind, Folgen von Schreck
Es gibt Mittel, bei denen der auslösende Faktor von überragender Bedeutung für die Mittelwahl ist; Aconitum ist eines davon. Das zentrale Thema, das sich durch die Symptomatologie von Aconitum hindurchzieht, ist die übermäßige Erregbarkeit des Nerven- und Gefäßsystems. Das Gleichgewicht dieser Organsysteme kann durch verschiedene Stimuli leicht gestört werden. Die moderne Zivilisation ist voll von unzähligen Belastungen – Enttäuschungen, Kummer aus Einsamkeit, Verlust des Geliebten, eines Kindes oder eines Elternteils, Ängste, Schrecken, Scheitern im Beruf oder in Prüfungen, finanzielle Unsicherheiten oder finanzieller Ruin, Belastungen durch das Wetter, chemische und medizinische Stimuli, Umweltverschmutzung etc. –, die einen Menschen in seiner Gesundheit erschüttern können, wenn sie stark genug sind. Nun wird sich nicht aus all diesen Belastungen ein Aconitum-Fall entwickeln, sondern nur durch einige ganz bestimmte. So ist Aconitum z. B. bestens dafür bekannt, dass durch die Einwirkung von **kalten, trockenen Winden** Entzündungen entstehen können. Und ganz offensichtlich gibt es noch einen anderen Stimulus, der einen Aconitum-Zustand hervorrufen kann, nämlich **plötzlicher Schreck.**

Um Aconitum zu verschreiben, ist es jedoch nicht notwendig, dass ein plötzlicher Schreck in der Krankengeschichte vorkommt; man sollte aber, wenn eine solche Causa (auslösender Faktor) in dem gerade untersuchten Fall vorliegt, dieses Mittel ernsthaft in Betracht ziehen. Die übrige Symptomatologie wird natürlich die endgültige Entscheidung beeinflussen.

Zu Kents Zeiten waren Aconitum-Patienten typischerweise vollblütig, kräftig und plethorisch, und Kent hat sie anschaulich in dieser Weise beschrieben. Die typischen Aconitum-Patienten von heute haben sich demgegenüber jedoch sehr verändert. Natürlich entsprechen einige von ihnen immer noch der Kentschen Beschreibung. Es sind gewöhnlich lebhafte, teilnahmsvolle und extrovertierte Menschen, jedoch sind sie, im Gegensatz zu der offensichtlichen Robustheit ihrer Erscheinung, ungemein empfindlich gegen seelische Erschütterungen oder plötzlichen Schreck.

Eine Aconitum-Symptomatologie wird sich aber nicht bei Erschütterungen oder Schocks entwickeln, die durch finanziellen Ruin, Nichtbestehen einer Prüfung, eine unglückliche Liebesbeziehung o. ä. ausgelöst werden. Vielmehr sind Aconitum-Patienten besonders durch plötzliche Belastungen verletzbar, die gleichzeitig eine Übererregung sowohl des Kreislauf- als auch des Nervensystems hervorrufen können. Einfacher ausgedrückt können wir sagen, dass sich ein Aconitum-Zustand dann entwickeln kann, wenn der Organismus dem Schock eines **Schrecks** oder **eisiger Kälte, starken Frierens** ausgesetzt wird. „Erschreckende" Schocks beeinflussen oder stimulieren hierbei offensichtlich primär das Nervensystem und sekundär das Gefäßsystem, während beim „Frieren" primär das Gefäßsystem betroffen ist – durch die Kontraktion der Gefäße – und sekundär das Nervensystem.

Wichtig ist in beiden Fällen, dass diese Organsysteme leicht übererregt werden können. Dies bedeutet, dass diejenigen Menschen, die unter solchen spezifischen Belastungen einen chronischen Aconitum-Zustand entwickeln, bestimmte inhärente Prädispositionen für diese Schwäche ihres Nerven- und Gefäßsystems haben, die vielleicht sogar in ihrer genetischen Struktur verankert und somit vererbt sein können. Nicht jeder, der ähnlichen Schocks und Erschütterungen ausgesetzt ist, wird die gleiche Symptomatologie entwickeln, und deshalb wird nicht jeder das gleiche Mittel benötigen.

Folgendes muss dabei klar verstanden werden: Wenn wir von einer „Aconitum-Konstitution" sprechen, die „kalten Winden" ausgesetzt gewesen ist und „plötzlich" reagiert, so beziehen wir uns auf die Empfindung, „extrem zu frieren"; der Patient fühlt sich dann, als sei er dem Tode sehr nahe gekommen, und reagiert heftig. Umgekehrt macht ein Aconitum-Patient, wenn er dem Tod tatsächlich oder vermeintlich ins Auge sieht, eine „eisige Todeserfahrung" durch. Es ist interessant, die darauffolgende Reaktion, die die Aconitum-Symptomatik vervollständigt, zu beachten und zu verstehen: die plötzliche Mobilisierung des Gefäßsystems – eine plötzliche, intensive Konstriktion oder Dilatation – als Resultat eines kräftigen Stimulus.

Die Schwäche von Aconitum ist bedingt durch die leichte Mobilisierung dieser Organsysteme, ihre Prädisposition zu stürmischem Aufruhr. Ein so leicht beeinflussbares Gefäßsystem trifft man, wie Kent beobachtete, oft bei plethorischen oder lebhaften, vollblütigen Individuen an; es ist jedoch, wie ich vorher schon erwähnt habe, beim heutigen Aconitum-Patienten wesentlich unwahrscheinlicher, dass er derart vital ist. Seine robuste Natur ist durch die gefährlichen Risiken unserer modernen Zivilisation schon geschädigt worden: falsche Diät, Umweltverschmutzung, ständiger Gebrauch chemischer Drogen etc. So wie der plethorische Aconitum-Patient immer seltener wird, sehen wir auch immer seltener fiebrige Aconitum-Zustände alter Menschen. Stattdessen sind wir heute häufiger mit mentalen und emotionalen Störungen konfrontiert, die für die heutzutage üblicheren chronischen Aconitum-Fälle charakteristisch sind.

Heftigkeit und Plötzlichkeit

Das Symptomenbild von Aconitum scheint sich besonders nach heftigen Ereignissen zu entwickeln, Ereignissen, in denen der Patient die **Furcht vor unmittelbar bevorstehendem Tod** erlebt, wie z. B., wenn er bei einem Raubüberfall **mit einer Pistole bedroht** wird. **Autounfälle** und **Erdbeben** stellen ebensolche Belastungen dar, die den Aconitum-Zustand in besonderer Weise hervorrufen können. Das Erdbeben in Athen 1982 lieferte uns überreichliche Beispiele für diese Beobachtung. Es gab nach diesem Erdbeben viele Aconitum-Fälle, und die Ängste der betroffenen Patienten nahmen panische Dimensionen an; diese Ängste wurden begleitet von Zittern, Ruhelosigkeit und Erschöpfung durch die ständige Furcht vor einem erneuten Erdbeben. Aconitum C 30 als Einzelgabe verschaffte diesen Personen beträchtliche Linderung.

Es gibt noch eine ganze Reihe von weiteren belastenden Situationen, die einen Aconitum-Zustand auslösen können, wie **im Aufzug eingeschlossen zu werden,** in einem **Zug durch einen dunklen Tunnel zu fahren** oder **plötzlich einen Stromausfall** mitzuerleben (die bloße Befürchtung, ein solches Ereignis könne stattfinden, kann schon einen ausreichenden Stimulus darstellen). Des weiteren: als Patient **vor einer größeren Operation darüber informiert zu werden, dass sie tödlich enden kann;** das **eigene Kind in einer gefährlichen Situation** zu sehen und die Nähe des Todes zu ahnen. Dieser letztgenannte Anlass wird durch den folgenden Fall veranschaulicht: „Ein kleines Mädchen wurde versehentlich durch eine Pistole verwundet. Die Mutter erlitt einen Schock, wurde blass und hatte Schwäche- und Ohnmachtsanfälle, besonders bei dem Versuch, sich im Sitzen aufzurichten; starke Besorgnis um die Folgen. Nach einer Gabe Aconitum gebessert." (J. C. Morgan, M. D.) Das wichtige Element in all diesen Situationen ist die **plötzliche Furcht, dass der Tod die eigene Person oder einen geliebten Menschen in jedem Augenblick ereilen kann.**

Aconitum besitzt in seiner Causa dieses Element in ausgeprägter Form. In Fieberzuständen ist es genau der gleiche Gedanke, der einen Aconitum-Patienten überwältigt. Das Fieber ist so heftig, so plötzlich, dass der Patient überzeugt ist, dass er nicht überleben und bald sterben wird. Verallgemeinert können wir sagen, dass, wann immer eine Person **der Kälte ausgesetzt** ist und darauf, gleich an welchem Organ, **sofort und heftig entzündlich reagiert,** wir an Aconitum denken sollten. Das Gift ist tödlich, die Wirkung tritt unmittelbar ein, und das Ergebnis ist verheerend, zerstörerisch – das sind die Charakteristika von Aconitum.

Lassen Sie uns nun die Aconitum-Symptomatik betrachten, wie wir sie beim Patienten von heute zu sehen bekommen. Weil sich heutzutage Aconitum-Fälle so selten mit den traditionellen physischen Entzündungsreaktionen präsentieren, wie sie früher typisch waren, ist es von entscheidender Bedeutung, die innere mental-emotionale Struktur des Mittels zu verstehen. Man kann die gegenwärtigen Indikationen dann besser erkennen.

Charakteristika: Ruhelosigkeit und Ängstlichkeit

In einem Aconitum-Fall wird ein Mensch, sein ganzer Körper und Geist durch die belastenden Situationen, die für diese Patienten Schocks bedeuten, heftig erschüttert und vollständig durchdrungen. Der gesamte Organismus erschaudert, und der Patient verfällt in extremes Zittern mit **ungeheurer Ruhelosigkeit,** die durch keinen Lagewechsel gebessert wird, und in eine **qualvolle Todesfurcht.** Durch den Schock können Phobien, besonders Furcht vor dem Tod, entstehen, die über Jahre Bestand haben können. Es entsteht die **Furcht, der Tod werde plötzlich eintreten,** wenn er am wenigsten erwartet wird; dieser krankhafte **Angstzustand ist nicht ständig vorhanden, sondern tritt eher anfallsweise auf.**

A

Die Furcht lässt sich am präzisesten als eine **Furcht vor drohendem, nahe bevorstehendem Tod** beschreiben. Wir beobachten dieses Krankheitsbild heute bei Patienten, die an Angstneurosen leiden. Schon bei geringfügigem Anlass, oder auch ganz ohne jede Provokation, kommt es zu dieser akuten, überfallartigen Symptomatik mit den oben beschriebenen Charakteristika.

In den Prüfungen und bei Vergiftungen erzeugte Aconitum eine plötzliche, stürmische Stimulation des Gefäß- und Nervensystems, die mit Furcht, Hitze, Rotwerden, kräftigem Herzklopfen oder Arrhythmien einherging und schließlich zu Kälte und Blaufärbung, kleinem Puls und Tod führen konnte. Schwindel und oft **einseitige Taubheit** von Gesicht oder Körper können entstehen. Die Taubheit kann stark ausgeprägt sein oder einem Kribbeln ähneln; sie kann den ganzen Körper betreffen. Aconitum-Patienten werden an **episodischen Anfällen** einiger oder aller der genannten Symptome leiden; das heißt, die Pathologie nimmt die Form einzelner, getrennter Krisen an, die nur wenige Augenblicke oder auch einige Stunden andauern können.

Die **Krisen** treten **nicht regelmäßig** oder ständig auf, noch sind sie gleich bleibend; sie **kommen anfallsweise,** als plötzliche, akute Attacken und können zu jeder Zeit und als Folge jedweder Stimuli auftreten. Der wichtigste Punkt ist, dass wir in fast allen Fällen eine ungeheure Todesfurcht sehen, die manchmal **panische** Dimensionen annimmt, zusätzlich zu dem Gefühl, der **Tod stehe nahe bevor.** Ein Arzt, der bei einer Krise eines Aconitum-Patienten zugegen ist, bekommt möglicherweise vom Patienten zu hören, er sei „zu spät gekommen“ und er, der Patient, werde „bald sterben“, worin sich wieder einmal die Vorahnung des Todes ausdrückt. In der Literatur steht: „Sagt die Zeit seines Todes voraus.“ Wenn es auch nicht immer in exakt diesen Worten gesagt wird, so werden die Bemerkungen des Patienten doch diese Bedeutung haben. Diesem Symptom begegnet man sowohl bei akuten Entzündungen als auch während der oben geschilderten wiederkehrenden Attacken. Ähnlich kann die **Todesfurcht während der Schwangerschaft oder der Wehen** auftreten. Dies ist ein Keynote von Aconitum.

Der chronisch erkrankte Aconitum-Patient wird den Tod nicht derart vorhersagen; er hat einfach eine allgemeine Vorahnung, dass der Tod bald und plötzlich eintreten wird. Eine Frau, z. B., mag sich fürchten, dass sie sterben werde, bevor sie ihre Kinder großziehen kann. Dies kann u. U. eine fast **hellsichtige Wahrnehmung** sein, und tatsächlich ist dieses Mittel schon oft in Fällen mit **Hellsichtigkeitserfahrungen** angewandt worden, besonders bei **hellsichtigen Träumen.**

Der **Angstzustand** von Aconitum-Patienten kann sich in vielen Symptomen widerspiegeln. Hier einige Beispiele:

- Er muss auf sein Herz drücken und gleichzeitig tief atmen, aus Angst, sein Herz werde explodieren.
- Plötzlich, im Gehen oder Sitzen, überkommt ihn ein Gefühl von Ohnmacht und intensiver Schwäche, das ein oder zwei Tage lang anhalten kann.
- Er hat ein Gefühl, als stoße ihn etwas ins Herz, und eine überwältigende Furcht steigt auf. In diesem Zustand will er nichts tun, und wenn er dazu gezwungen wird, wird er die Tendenz haben, Dinge, die er in die Hand nimmt, zu zerbrechen. Jede Art von äußerem Druck gibt ihm das Gefühl, er werde gleich einen Hirnschlag oder eine Herzattacke erleiden.

Auch in Form von Wut und Gereiztheit kann sich eine Aconitum-Symptomatologie ausdrücken: Früher liebte sie ihre Familie, ihre Kinder, ihren Ehemann etc., doch nun meidet sie sie, denn sie fühlt sich durch sie gereizt, und sie kann keinerlei Widerspruch von ihnen ertragen. Alles, was der Ehemann tut, ist falsch. Sie weiß nicht, warum sie sich so benimmt, sie kann es jedoch nicht verhindern. Sie versucht, ihren Ärger zu unterdrücken, doch fühlt sie eine solche Wut in sich, dass sie jemanden töten möchte. Obwohl sie ihren Mann liebt, möchte sie ihn töten.

Hier sollte angemerkt werden, dass Aconitum-Patienten das **Verlangen haben, immer die Ersten zu sein,** egal was sie tun; es fällt ihnen schwer, diese Neigung zu unterdrücken. Wenn sie dieses Verlangen nach Erfolg aber dennoch zu unterdrücken versuchen, ist oft erst recht ein großtuerisches, prahlerisches Gehabe die Folge. Zu einem ähnlichen Ergebnis führt die Unterdrückung von Absonderungen: Eine Verschlimmerung auf einer anderen, meist schwerwiegenderen Ebene der Pathologie kann dadurch hervorgerufen werden. Auch die Unterdrückung von Zorn kann nachteilige Folgen haben.

Diese Patienten geraten außer sich, wenn einer ihrer Wünsche nicht unmittelbar befriedigt wird. Große **Ungeduld** ist charakteristisch für dieses Mittel; beim Warten scheint die Zeit zu langsam zu vergehen.

Charakteristika: Gleichgültigkeit

Aconitum napellus kann auch ein völlig anderes Bild zeigen, das sehr viel weniger bekannt ist als das der Angst und Unruhe. Viele Homöopathen würden nie an Aconitum denken, wenn sie eine Person sehen, die sehr **traurig** oder apathisch und **allem gegenüber gleichgültig** ist. In dieser speziellen Geistesverfassung wimmert der Patient erbärmlich, er weint brüllend, heulend und ohne erkennbaren Grund. **Musik ist ihm unerträglich,** weil sie ihn noch trauriger macht. Er möchte allein sein, meidet andere Menschen, **möchte nicht sprechen,** und wenn ihm jemand eine Frage stellt, **antwortet er nur mit ja oder nein.** Es ist, als ob er **jede Zuneigung zu irgendjemandem verloren** hätte, und er wird gleichgültig gegenüber den Menschen, die ihm nahestehen, gegenüber seinen Freunden, gegenüber denen, die er eigentlich liebt. Er mag sogar darüber nachdenken, sich umzubringen, indem er von einem hochgelegenen Ort oder von einem Zug springt.

Dieser Gemütszustand entwickelt sich manchmal nach einer langen Periode mit sehr schweren Angstanfällen. Er scheint eine Art Reaktion auf diese panische Angst zu sein, die der Patient einfach nicht mehr ertragen kann, weshalb er in eine emotionale Gleichgültigkeit flüchtet oder im Selbstmord den einzigen Ausweg sieht. Hier ist es wichtig, die Polarität zu beachten, die recht oft in Aconitum-Fällen auftritt. Die meisten Patienten fürchten den Tod und leiden unter quälender Ruhelosigkeit, doch einige werden genau das entgegengesetzte Extrem zeigen und sich wirklich den Tod wünschen. Manchmal wechseln die beiden Zustände einander ab. Einen ähnlich polaren Gegensatz kann man bei Fieberpatienten sehen. Wir beobachten dann anstatt der Ruhelosigkeit und Furcht, die gewöhnlich als Begleitsymptome des hohen Fiebers auftreten, in diesen Fällen Gleichgültigkeit, Erschöpfung und Schläfrigkeit, oder auch Benommenheit, Stumpfheit und ein Gefühl von Beschwipstheit. Der Patient ist „groggy".

Zustände und Symptome für eine Aconitum-Verordnung

Man muss nicht notwendigerweise all die oben beschriebenen Symptome bei einem Individuum antreffen, um ihm Aconitum zu verschreiben.

- Einige Patienten werden Furcht vor dem Tod, Schwindel, Furcht vor Ohnmacht und Tachykardie haben; andere Zittern, Arrhythmie, Schweiß, einseitige Gefühllosigkeit (z. B. Taubheit einer Gesichtshälfte) etc.
- Andere Aconitum-Patienten können eine Art extremer psychogener Dyspnoe erleiden. Dieser Zustand ähnelt LOBELIA, ist aber noch heftiger; die Patienten haben große Angst und atmen tief und laut ein.
- Ebenso können Hitzewallungen in einzelnen Körperregionen auftreten, insbesondere aber im Bereich des Kopfes. Nach den Hitzewallungen können allergische Ausschläge auftreten.
- Im Allgemeinen verschlimmert sich der Zustand des Patienten nachts, z. B. von Mitternacht bis 4 Uhr morgens. Ebenso tritt allgemein eine Verschlimmerung durch plötzliche Temperaturveränderungen ein. Wenn sich der chronische Aconitum-Zustand erst einmal entwickelt und etabliert hat, können akute Verschlimmerungen oder Krisen sowohl durch plötzliche trockene Kälte als auch durch trockene Hitze, Überhitzung oder zu warme Zimmer ausgelöst werden.
- Hält man sich einen Aconitum-Patienten mit seinen derart intensiven Ängsten, der hämmernden Tachykardie, den Arrhythmien oder seinen anderen heftigen Symptomen vor Augen, würde man vielleicht einen überaus mitteilsamen Patienten im Behandlungszimmer erwarten, aber das ist nicht der Fall. **Wenn er sich nicht in einer Krisensituation befindet, wird ein** Aconitum-**Patient ruhig und still sein.** Er wird ziemlich normal erscheinen. Selbst seine Krisen wird er nicht sehr eindringlich beschreiben. Wenn es allerdings zu einer Krise kommt, ist die Symptomatik heftig und intensiv, und in einem unglaublichen Ausmaß treten Panik und Furcht auf. Diese plötzlichen Angstanfälle sind von solcher Intensität und so überwältigend, dass sie normalerweise überhaupt nicht unter Kontrolle gehalten werden können. Sie sind wie ein Sturm, der sich im Inneren erhebt, ein Sturm, der die Psyche überwältigt

und einen schrecklichen Zustand panischer Furcht hervorruft. Doch trotz ihrer Angst werden die Patienten versuchen, diese Furcht unter Kontrolle zu bringen, und wenn sie das – unter Aufbietung großer Anstrengung – schaffen, entsteht manchmal eine Art inneres Zittern und Beben, das eine andere Person zwar nicht sehen, aber dennoch deutlich fühlen kann. In dieser Situation ist es daher selbst während der Krise nicht immer notwendig, den Patienten ruhelos umhergehen oder sich herumwerfen zu sehen, sondern es genügt, wenn man diese Empfindung der Qual und Verzweiflung wahrnimmt, die von den Patienten ausstrahlt, um Aconitum zu verschreiben.

- Chronische Aconitum-Zustände sind durch solche intensiven Verschlimmerungen mit dazwischenliegenden Intervallen, die völlig symptomfrei und normal sind, gekennzeichnet. Es ist, als ob die Aconitum-Anfälle einfach deshalb nicht die ganze Zeit auftreten, weil sie so stark, dermaßen schrecklich sind, dass der Patient sie in ständiger Aufeinanderfolge überhaupt nicht aushalten und überleben könnte.

Differenzialdiagnose: Angst um andere

Aconitum-Patienten sind sehr teilnahmsvolle, mitfühlende Menschen. Sie brauchen Gesellschaft, sind meistens extrovertiert, aber sie mögen keinen Trost. Sie zeigen ihre Gefühle. Ihre Anteilnahme führt zu einem Zustand der Angst um andere. Sie sind sehr um ihre Verwandten und Freunde besorgt, und sie reagieren übertrieben, wenn jemandem, den sie mögen, etwas passiert. Es kommt zu einem Gefühlsausbruch, wenn sie davon erfahren, dass einem Freund etwas Schlimmes zugestoßen ist. Diese Reaktion steht in keinem Verhältnis zur Bedeutung des Ereignisses. Deshalb, aufgrund ihrer großen Anteilnahme, wollen Aconitum-Patienten keine schlechten Nachrichten hören. (Man sollte Aconitum in der Rubrik „Beschwerden durch schlechte Nachrichten" ergänzen.) Jedoch sollte man sich nicht dazu verleiten lassen, Aconitum zu verschreiben, nur weil ein Patient ein solches Symptom hat. Das ganze Bild muss gesehen werden, um die Verschreibung dieses Mittels zu rechtfertigen – die heftige, krisenhafte Situation mit Panik, Todesfurcht, Tachykardie, Schweiß etc. Allein aufgrund eines Symptoms wie „Angst um andere" Aconitum zu verschreiben ist ein Beispiel „eindimensionalen" Verschreibens, das nicht nur in die Irre führt, sondern schlicht verkehrt ist. Selbst wenn nur ein Symptom existiert, aufgrund dessen man verschreiben kann, so muss es in einem „dreidimensionalen" Kontext betrachtet werden, wenn bei einer solchen Verordnung nach Keynotes überhaupt eine Hoffnung auf Erfolg bestehen soll.

Um einen Eindruck davon zu gewinnen, was mit dreidimensionaler Verschreibung gemeint ist, soll im folgenden die **Differenzialdiagnose** eines Symptoms, der **„Angst um andere"**, mit den damit korrespondierenden Mitteln betrachtet werden:

- Die Anteilnahme von Aconitum-Patienten ist reaktiv. Sie äußert sich in einem explosiven Gefühlsausbruch, wie z. B.: „Oh, mein Gott! Was sollen wir tun?" Zu einer solchen Reaktion kommt es insbesondere, wenn der Patient plötzlich mit einem ernsten gesundheitlichen Problem oder, noch schlimmer, mit einem Unfall eines Verwandten konfrontiert ist. Aconitum-Patienten haben besonders Angst vor Unfällen und überreagieren dementsprechend, wenn sie von ihnen hören. Die Angst um andere ist sehr stark und der realen Situation nicht angemessen. Stoizismus passt nicht in das Repertoire von Aconitum; vielmehr reagiert der Patient unmittelbar und übertrieben.
- SULFUR-Patienten werden keine solche Angst zeigen. Sie werden sich nur in bestimmten Situationen Sorgen machen. Der SULFUR-Patient hat Angst um seine Kinder. Es ist sehr selten, dass er sich um irgendjemand sonst Sorgen macht, da er in seinem innersten Wesen recht egozentrisch, d. h. ziemlich auf sich bedacht ist. Aber wenn sein Kind sich auf dem Heimweg verspätet hat, beginnt er sich Sorgen zu machen. Er wird nicht schlafen können, wird auf und ab laufen und sich vorstellen, dass dem Kind ein Unfall oder irgendein anderes Unglück widerfahren sei. Wenn sein Sohn oder seine Tochter dann in die Einfahrt fährt, verflüchtigen sich alle Sorgen, und er schläft ein.
- Ein PHOSPHOR-Patient wird eine vollständig andere Angst haben. Er zeigt große Anteilnahme und sorgt sich um jeden; dies gilt selbst für kürzlich gemachte Bekanntschaften. Er ist besonders besorgt und aufmerksam, wenn er von gesundheitlichen Problemen hört. Seine Betroffenheit ist

echt, sein Mitgefühl groß. Der Phosphor-Patient weist nicht die eingebildete Besorgnis des SULFUR-Patienten auf; er leidet nur, wenn er der realen Situation, dem tatsächlichen Leid eines anderen Menschen begegnet, und fühlt dann intensives Mitleid. Ein Phosphor-Patient, der ins Krankenhaus eingewiesen wurde, wird den Schmerz seines Zimmergenossen nicht aushalten können; er wird die Schwester hartnäckig darum bitten, dessen Schmerzen zu lindern. Eine PHOSPHOR-Mutter wacht jede Nacht auf und muss nachsehen, ob mit ihren schlafenden Kindern alles in Ordnung ist, ob sie richtig atmen etc.

- Auch CAUSTICUM-Patienten können eine unglaubliche Angst um andere haben, in erster Linie ihres großen Mitgefühls wegen, aber auch wegen ihrer eingebildeten Ängste, dass etwas Schreckliches passieren wird. Wenn ihr Mann oder ihr Kind nicht zur rechten Zeit nach Hause kommt, macht sich eine CAUSTICUM-Patientin große Sorgen und fürchtet das Schlimmste; sie denkt, dass ihnen etwas sehr Schlimmes widerfahren sei, ein Autounfall oder eine ähnliche Katastrophe (so wie bei SULFUR). Ist jemand in der Familie krank, dann ist das Mitgefühl dieses Menschen und seine Identifikation mit dem Kranken so groß, dass er beinahe die gleichen Symptome bekommt. (In dieser Hinsicht ist CAUSTICUM PHOSPHOR sehr ähnlich.) Aber seine Angst und sein Mitgefühl für andere können sogar noch weiter gehen. Für ihn ist es manchmal schon genug, in der Zeitung zu lesen oder im Fernsehen zu sehen, dass Menschen in einem fremden Land hungern müssen oder von der Regierung unterdrückt werden, ins Gefängnis geworfen werden etc. Das Leiden dieser Menschen ergreift ihn so tief, dass er weinen muss und sich außerordentlich erregt über diese Ungerechtigkeit.
- Auch der ARSENICUM-Patient hat Angst um andere. In diesem Fall ist es eine innere Ängstlichkeit. Die Objekte seiner Angst sind die ihm nahestehenden Personen – Vater, Mutter, Bruder usw. Diese Personen geben ihm ein Gefühl der Sicherheit; folglich fühlt er sich selbst bedroht, wenn es ihnen nicht gut geht. Es ist eine eigennützige Angst um andere; er möchte, dass es ihnen gut geht, damit sie ihm helfen können.
- Der BARYTA-CARBONICA-Patient zeigt ein liebevolles Interesse an Menschen, die sich um ihn kümmern. Er ist sehr besorgt, dass diesen Menschen irgendetwas geschehen könne, gleichwohl fühlt er sich völlig unfähig, in irgendeiner Weise helfend einzugreifen. Baryta-carbonica-Patienten werden anderen eine stille, mitfühlende Besorgnis vermitteln, aber unterschwellig haben sie panische Angst, dass den Menschen, die für sie sorgen oder sie beschützen, etwas zustoßen könnte. Diese echte Besorgnis rührt jedoch bei BARYTA-CARBONICA-Patienten von einem Gefühl der Unsicherheit, Minderwertigkeit und Hilflosigkeit her. Diese Menschen befürchten, falls ihren Beschützern etwas zustoßen sollte, völlig unbeschützt zurückgelassen zu werden, unfähig, für sich selbst zu sorgen. Sie vermeiden es, auch nur an eine solche Möglichkeit zu denken.
- Der COCCULUS-Patient hat eine passive Angst um andere – eine Art Angst, die ihn die ganze Nacht, ohne einen Augenblick zu schlafen, an der Seite eines Verwandten im Krankenhaus bleiben lässt. Seine Angst, der Verwandte könne sterben, ist so groß, dass er sich keinen Augenblick der Entspannung gönnt. Der COCCULUS-Patient denkt nicht nach, er handelt stattdessen fast instinktiv, wenn jemand, den er liebt, in Gefahr ist. Er scheint keine Müdigkeit zu spüren, während er völlig von der Angst um andere und deren Wohlergehen eingenommen ist. Seine Angst beschränkt sich jedoch auf diejenigen, die er liebt.

Charakteristika: Furcht und Angst

Nach diesem Beispiel einer Differenzialdiagnose kehre ich nun zu der Furcht des Aconitum-Patienten zurück. Im akuten Stadium fürchten die Patienten, wie bereits erwähnt, „zu irgendeinem Zeitpunkt plötzlich zu sterben". Im chronischen Aconitum-Zustand besteht die Furcht darin, dass der Tod näher kommt; es ist die Furcht, der Tod werde innerhalb der nächsten Monate (bis zu etwa einem Jahr) eintreten. Es kann auch vorkommen – allerdings geschieht das nur selten –, dass ein Aconitum-Patient seinen Tod zu einem bestimmten Zeitpunkt vorhersagt, etwa in der Art: „Wenn die Uhr acht schlägt, werde ich sterben." Diese Patienten sind sich aufgrund ihres Zustands absolut sicher, dass sie nicht mehr lange leben werden. Sie bereiten sich auf den

Tod vor, schreiben z. B. ihr Testament o. ä. Wenn man nicht weiß, dass dieses Verhalten zur Pathologie von Aconitum gehört, denkt man vielleicht, dieser Mensch sei nur umsichtig, wenn er solche Vorkehrungen trifft. Aber in solchen Fällen ist es die Furcht vor dem Sterben, die den Patienten dazu treibt, eine Furcht, die durch die tatsächliche Pathologie des Falles nicht gerechtfertigt wird. Diese Überzeugung, dass der Tod nahe bevorstehe, hat mit der Wirklichkeit nichts zu tun und ist als Symptom zu betrachten.

Weitere Ängste

Aconitum kann auch **Klaustrophobie** hervorrufen; diese kann in einer Menschenmenge auftreten, im Zug, im Flugzeug oder im Bus. Bei düsterem oder bewölktem Himmel verschlimmert sich die Klaustrophobie und kann in einer Panikattacke enden. Furcht vor der Dunkelheit, Furcht vor dem Ersticken und besonders **Furcht vor Menschenmengen** sind für dieses Mittel charakteristisch. Aconitum-Patienten werden an keiner Demonstration teilnehmen, bei der sie sich gezwungenermaßen in unmittelbarer Nähe zu einer großen Menschenmenge aufhalten müssten. Ein charakteristischer Fall, den ich einmal sah, veranschaulicht die mögliche Intensität der Klaustrophobie und der Furcht vor Menschenmengen: Die Klaustrophobie war so stark, dass die Patientin schon bei Anwesenheit von nur sechs oder sieben Personen in einem Raum das Zimmer verlassen mußte. Infolgedessen konnte sie nicht mehr alle Verwandten am selben Tag zu sich nach Hause einladen.

In Theatern sitzen manche Aconitum-Patienten lieber hinten, damit sie im Notfall leichter zum Ausgang heraus können. **Furcht vor dem Ersticken** kommt besonders an warmen, geschlossenen Orten auf. Wenn sie in einem Verkehrsstau steckenbleiben, kann sie eine solche Panik überkommen, dass sie gezwungen sind, das Auto oder die Untergrundbahn zu verlassen. Manchmal wird man, interessanterweise, das glatte Gegenteil antreffen – eine **Furcht vor freiem Raum:** Diese Patienten können nicht auf einer **Schnellstraße** oder **Autobahn fahren,** während sie beim Fahren in der Stadt keine Probleme haben. In dem Moment, in dem sie auf die Autobahn oder Schnellstraße kommen, sind sie vor Angst gelähmt. Auch können sie eine **Furcht** davor haben, **das Haus zu verlassen** oder die **Straße zu überqueren.**

Aconitum-Patienten können oft nicht im Dunkeln schlafen. **Dunkelheit** verschlimmert und ruft ein Erstickungsgefühl hervor. Sie werden weder durch **Tunnels** fahren (dunkle und geschlossene Orte), noch werden sie den **Aufzug** benutzen, der Strom könnte ja ausfallen und sie in einem „dunklen, geschlossenen Ort" einsperren, wo sie ersticken könnten; eher gehen sie fünf Stockwerke zu Fuß, als einen Aufzug zu betreten. Dieselbe Furcht hält sie auch davon ab, ein **Flugzeug** zu benutzen. Die Furcht vor **Unfällen** kann bei Aconitum-Patienten so stark sein, dass sie sich weigern, alleine Auto zu fahren; sie **brauchen jemanden, der sie begleitet.**

Aconitum-Patienten **fürchten** sich auch **vor Krankheiten** (dies sollte im Repertorium ergänzt werden), vor unmittelbar bevorstehender Krankheit, wie **Hirnschlag** und **Herzerkrankungen.** So fürchten sie, ihr Herz werde aufhören zu schlagen und sie würden tot zu Boden fallen, oder ihr Herz werde explodieren. Es scheint, dass diese Ängste normalerweise im Verborgenen schlummern, jedoch bei der geringsten Veranlassung mit beeindruckender Intensität zutage treten. Diese ganze Symptomatik kann in unseren modernen Städten, mit ihrer unmenschlichen Aggressivität und Gewalt, ziemlich leicht auftauchen; infolgedessen wird dieses Mittel immer häufiger benötigt werden.

Nächtliche Verschlimmerung, Verschlimmerung in der Dämmerung

Einige Aconitum-Fälle zeigen mit ihrer charakteristischen nächtlichen Verschlimmerung eine große Ähnlichkeit zu Lachesis: **Nachdem** sie zu Bett gegangen sind und **zehn bis fünfzehn Minuten geschlafen haben, erwachen** diese Patienten **plötzlich mit einer ungeheuren Furcht** und springen in Panik auf.

- Bei Lachesis handelt es sich aber nicht um eine Furcht vor dem Tod; der Lachesis-Patient hat eher eine Furcht vor dem Ersticken, weil er nicht atmen kann. Dies ist die Folge einer momentanen Lähmung des Vagusnervs **beim** Einschlafen.
- Bei Aconitum ist es Furcht vor dem Tod, die zehn bis fünfzehn Minuten **nach** dem Einschlafen auftritt. Es ist wichtig, besonders auf diese Unterschiede zu achten, man bringt sonst leicht Mittel mit ähnlicher Symptomatologie durcheinander.

Beim Aconitum-Patienten tauchen die unterbewussten Ängste auf, sobald der Schlaf die Kontrolle des logischen Verstandes aufhebt. Das Unterbewusste ist mit Ängsten überfrachtet. Diese Ängste überkommen den Patienten plötzlich und mit solcher Intensität, dass er panikartig im Bett hochspringt und zitternd und ängstlich zu sterben meint. Möglicherweise hängt diese Symptomatik bei Aconitum auch mit der Verschlimmerung durch Hitze zusammen, und der Panikzustand wird hervorgerufen, sobald dem Patienten im Bett warm wird.

Manchmal tauchen diese Ängste anstatt in der gerade geschilderten Weise in Form von schrecklichen **Alpträumen** auf.

Ich habe Aconitum-Patienten gesehen, die jeden Abend bei Dämmerung in einen Zustand entsetzlicher Qual gerieten. **Sie erlebten intensive Angst und schluchzten so heftig, dass es wie das Bellen eines Hundes klang.** Eine Frau, der ich begegnete, war so verängstigt, dass sie während der Attacke vor lauter Angst unfähig war, irgendwelche Gefühle zu artikulieren; sie konnte nur schluchzen. Sie schluchzte so laut, dass man sie in den Nachbarwohnungen hören konnte. Einmal wurde ich während der Anamnese Zeuge einer solchen Attacke; es war ein schreckliches Erlebnis.

Für Aconitum-Patienten ist eine der Verschlimmerungszeiten die **Dämmerung,** und die **Verschlimmerung kann bis Mitternacht anhalten.**

Weitere Merkmale

- Ein weiterer Zustand, den man bei Aconitum antreffen kann, ist ein **Lähmungszustand beim Erwachen** (PHOSPHOR, LACHESIS, SULFUR, MEDORRHINUM); die Patienten sind nicht in der Lage, ihre Extremitäten zu bewegen, und geraten deshalb in extreme Panik.
- Wie oben beschrieben wurde, reagieren Aconitum-Patienten sehr stark auf Erdbeben; und es ist ein interessantes und sehr passendes Analogon dazu, wie ein Simile, dass **der innere Zustand** von Aconitum-Patienten **einem Erdbeben gleichkommt.** Der Kreislauf ist in einem solchen Aufruhr, als fände ein Erdbeben im Inneren des Körpers statt. Manchmal ist die Empfindung eines inneren Erdbebens so stark, dass diese Patienten mit dem Gefühl aus dem Schlaf gerissen werden, es ereigne sich ein wirkliches Erdbeben und die Zimmerdecke könne auf sie herabfallen. Eine ungeheure Erschütterung geht im Inneren dieser Patienten vor sich; sie kann beim chronischen Aconitum-Patienten so stark sein, dass der Anblick für den Arzt entsetzlich ist.
- Aconitum-Zustände können eine breitgefächerte Symptomatik beinhalten. Die Symptome können von relativ milden Tachykardien, Arrhythmien, Taubheit, Kribbeln etc. bis zu Ängsten, Phobien, ungeheurer Panik und schließlich Kälte, extremer Erschöpfung und Kollaps mit Blaufärbung und Kälte des ganzen Körpers variieren. Für den Studenten der Homöopathie ist es wichtig zu verstehen, dass ein Fall, der Aconitum braucht, in beeindruckender Weise **ganz allein von diesem Mittel geheilt** werden wird; **kein anderes Mittel kann seinen Platz einnehmen,** gleichgültig, ob es sich um einen akuten oder um einen chronischen Fall handelt. Zögern Sie nicht, es zu verschreiben, wenn die Symptome übereinstimmen, egal wie schwerwiegend die Pathologie zu sein scheint. Ich wiederhole, die Information der alten Homöopathen, dass Aconitum **nur in den Anfangsstadien akuter Zustände indiziert sei, ist völlig irreführend.**

Einige allgemeine Bemerkungen: Es ist wichtig, die Mittel in ihrer allgemeinen Wirkung auf den menschlichen Organismus zu verstehen und dieses Wissen auf die zu behandelnden Krankheiten anzuwenden. Man sollte die Falle vermeiden, bei kleinen Details steckenzubleiben, und stattdessen versuchen, das allgemeine Bild des Patienten wahrzunehmen und dann dementsprechend zu verschreiben. Der Student der Homöopathie sollte sichergehen, dass er eine große Anzahl homöopathischer Mittel gut kennt, bevor er versucht, eine Differenzialdiagnose zu stellen; ansonsten wird er dazu tendieren, bei allen seinen Patienten die Charakteristika der wenigen Mittel zu finden, die er kennt.

Aconitum-Kinder

Ein paar Beobachtungen an Aconitum-Kindern sind vielleicht hilfreich: Diese Kinder können zu plötzlicher Wut, zu Anfällen von Raserei und nächtlicher Enuresis neigen; hierzu kommt es, wenn ein Elternteil oder beide Eltern sich aggressiv verhalten oder wenn das Kind sich erschreckt. Das Mittel kann auch hilfreich sein bei **Konvulsionen** nach plötzlichen nervlichen Schocks oder bei Krämpfen zahnender Kinder mit Rucken und Zucken einzelner Muskeln, hohem Fieber, trockener und heißer Haut; das Kind knabbert an seinen Fäusten, ist unruhig und schreit.

Das Mittel wird oft bei **Neugeborenen** benutzt, bei **Ikterus** oder **Harnretention** aufgrund des Geburtstraumas oder der plötzlichen Kälte der neuen Umwelt.

Wenn Aconitum-Kinder schmerzhafte Erkrankungen haben, so fühlen sie die **Schmerzen so heftig,** dass sie dazu neigen, die schmerzhafte Stelle mit den Händen zu schützen. Bei einer Zystitis z. B. fassen die Kinder mit den Händen an die Genitalien und schreien auf.

Zusammenfassung

Folgende Symptome sind besonders wichtige Charakteristika von Aconitum:

- Beschwerden durch Schreck.
- Furcht vor drohendem Tod.
- Chronisch rezidivierendes Paniksyndrom (infolge von Schreck), charakterisiert durch: Furcht vor dem Tod, Hitzewallungen, Herzklopfen, Arrhythmien, Taubheit einzelner Körperteile, Dyspnoe.
- Phobien: Klaustrophobie, Agoraphobie, Unfälle, Dunkelheit, Menschenmengen, Flugzeuge, Herzerkrankungen, Apoplex.
- Ängstliche Ruhelosigkeit.
- Schlechter durch Trockenheit, Kälte (oder Überhitzung).
- Schlechter durch Dämmerung und/oder Mitternacht bis 4 Uhr morgens.
- Einseitige Taubheit (Gesicht).
- Plötzliches hohes Fieber mit Ruhelosigkeit, Todesfurcht, trockener, heißer Haut; oder: hohes Fieber mit Gleichgültigkeit, Erschöpfung, Schläfrigkeit, Durstlosigkeit und benommenem Gesichtsausdruck.

Actaea spicata

Essenzielle Merkmale

Actaea spicata ist ein vernachlässigtes Mittel; häufig werden andere Mittel wie CAULOPHYLLUM, SABINA, VIOLA ODORATA, BRYONIA, STICTA etc. verschrieben, wo Actaea spicata angezeigt wäre. Es ist uns als rheumatisches Mittel überliefert worden, doch ist es ebenso indiziert bei Gesichts- oder Zahnneuralgien, Magenerkrankungen, sogar kanzerösen, ferner bei Gicht, Kopfschmerzen, Angst etc. Sein „weibliches" Gegenstück ist ACTAEA RACEMOSA, das unter Homöopathen besser unter dem Namen CIMICIFUGA bekannt ist. Actaea spicata ist meistens bei Männern angezeigt, ACTAEA RACEMOSA (CIMICIFUGA) mehr bei Frauen.

Kleine Gelenke, Verschlimmerung durch Anstrengung

Actaea spicata greift hauptsächlich die **kleinen Gelenke** an, mit einer Bevorzugung der **Handgelenke,** wo reißende Schmerzen und plötzliche enorme Schwellungen charakteristisch sind. Auch auf Gichtarthritis kann man bei diesem Mittel treffen.

Bei Actaea spicata ist eine starke **Verschlimmerung durch Anstrengung** vorhanden. Ein Mann mag z. B. ein Tennismatch beginnen und sich dabei gut fühlen; schon nach vergleichsweise geringer Anstrengung beginnen jedoch die Schmerzen, und die Gelenke schwellen an. Höchstwahrscheinlich wird er gezwungen sein, aufzuhören und sich auszuruhen, da im Zuge der fortschreitenden Schwellung jegliche Bewegung unerträglich wird. Der Schmerz hat eine paralytische Qualität, besonders wenn die Hände davon betroffen sind.

Geist und Gemüt

Die mentale und emotionale Struktur von konstitutionellen Actaea-spicata-Patienten ist recht interessant. Diese Personen haben eine hohe Meinung von sich selbst; sie versuchen, in einer Gruppe immer im Zentrum der Aufmerksamkeit zu stehen, und sie brauchen ständig jemanden, dem sie von sich erzählen können. Sie können leicht Kontakt mit anderen bekommen, besonders mit dem anderen Geschlecht. Andererseits handelt es sich jedoch um leicht einzuschüchternde und zu erschreckende Menschen, auf die der Schreck auch eine tiefgreifende Wirkung ausübt. Sie schrecken sehr leicht auf, besonders wenn sie allein sind und ein plötzliches Geräusch auftritt. Sie fühlen sich eindeutig **besser, wenn sie Gesellschaft haben;** dann sehen sie glücklich und zufrieden aus; doch sobald sie allein sind, beginnen ihre Probleme.

Sie hassen die Einsamkeit, da sich ihre mental-emotionalen Probleme steigern, wenn sie allein sind.

Sie entwickeln einen **anhaltenden Zustand der Besorgnis,** der Furcht; und sie neigen nicht nur dazu, leicht zu erschrecken, sondern **durch Furcht oder Schreck** kann auch ihre Symptomatologie **stark verschlimmert** werden. Die Schwellungen und die Schmerzen können durch Schreck schlimmer werden; bei Frauen kann auch Unterdrückung der Menses durch Furcht oder Schreck vorkommen.

Actaea-spicata-Männer neigen aufgrund der Tatsache, dass sie leicht guten Kontakt zum anderen Geschlecht bekommen, recht stark zum Flirten mit vielen Frauen und zum Schürzenjäger, sie können den Frauen sogar so lebhaft nachstellen, dass es zu Ausschweifungen kommt und sie zu Wüstlingen werden. In diesem Stadium kann es dann vorkommen, dass sie eine **Selbsttäuschung,** eine Selbstüberschätzung entwickeln, egozentrisch und egoistisch werden.

Entsprechend ihrem Egozentrismus, ihrem **kapriziösen, unbeständigen** Benehmen und der Unzuverlässigkeit, die sie in ihren Beziehungen zu anderen zeigen, ist ihr Kontakt zu ihrer Umgebung meist eher oberflächlich. Sie sind leichtlebig und genießen die guten Dinge des Lebens, mit minimaler Anstrengung und ohne viel darüber nachzudenken.

In der Tat haben sie eine **Abneigung gegen Denken** – dagegen, sich mit Problemen auseinanderzusetzen. Durch jegliche Geistesanstrengung fühlen sie sich schlechter, und in jeder Hinsicht **ermüden** sie **leicht:** körperlich, geistig und auch emotional. Sie hassen Anstrengung jeglicher Art, und wenn Dinge nicht nach ihrer Vorstellung laufen, nicht leicht vorangehen, werden sie wütend, reizbar, starrsinnig und beklagen sich.

Ein interessantes Keynote dieses Mittels ist, dass, wenn diese Patienten nach einem gelungenen Tag nach Hause kommen, um sich auszuruhen, eine Art von **Angst** entsteht, **sobald sie sich hinlegen,** eine Angst, die sie dazu zwingt, aufzustehen und umherzugehen, um sich Linderung zu verschaffen (wie MAGNESIA MURIATICA), weil die **Bewegung die Angst bessert.** Ebenso steigt **während der Nacht,** besonders wenn sie allein schlafen, eine **Furcht zu sterben** auf, die sie wachhält und den Schlaf im Keim erstickt. Und morgens nach dem Schlaf hören sie ein Murmeln in den Ohren, das durch ihre Angst entschieden verschlimmert wird.

Actaea-Zustand bei fortschreitender Pathologie
In dem Maße, wie die Pathologie fortschreitet, spüren diese Patienten, dass ihr Verstand langsamer arbeitet, dass das Denken schwer fällt. Sie fühlen sich verwirrt und unfähig, selbst kleine Entscheidungen zu treffen; ihr Gedächtnis lässt sie im Stich, und sie werden **zerstreut,** unaufmerksam und unkonzentriert, ihr Urteilsvermögen ist getrübt, und sie sind ganz **konfus.** In ihrer **Verwirrung** fühlen sie sich vollständig unfähig, auch nur im geringsten Grade irgendetwas geistig zu verarbeiten; an diesem Punkt kommt ihnen der Gedanke, dass sie verrückt werden könnten. Dies ist keine wirkliche Furcht vor Geisteskrankheit, sondern das Resultat der bewussten Wahrnehmung ihres geistigen Verfalls.

Schließlich gelangen diese Patienten zu der **Überzeugung,** dass **alles, was sie unternehmen, schiefgehen wird.** Infolgedessen fühlen sie sich **hoffnungslos** und beginnen zu seufzen. Während dieser Zeit macht jede Anstrengung, jegliche Ermüdung oder jeder Schreck ihre Lage schlechter. Schließlich können sie in einen Zustand von Niedergeschlagenheit, Schwermut, Unzufriedenheit und Verzagtheit versinken und später sogar Abscheu vor dem Leben entwickeln. Sie fühlen sich dann nicht mehr in der Lage, ihre Schwellungen und Schmerzen zu ertragen und die Beschränkungen auszuhalten, die ihre Krankheit ihnen auferlegt. Im Fieber können sie in ein rasendes Delirium geraten und schließlich das Bewusstsein verlieren.

Allgemeinsymptome und Keynotes

- Bei Actaea-spicata-Patienten wird das Befinden im Allgemeinen **durch Kälte verschlechtert,** durch kalte Luft sowie auch durch Veränderung von Temperatur oder Wetter.
- Sie fühlen sich **sehr leicht erschöpft.** Eine plötzliche, unvorhersehbare Schwäche oder Ermattung überkommt sie beim Gehen in der frischen Luft. Auch nach einem Wechsel der Temperatur oder des Wetters werden ihre Knie schwach, und sogar nach dem Essen oder nach vielem Reden können sie sich müde und schwach fühlen.
- Eine leichte Anstrengung von Körper oder Geist ruft oft einen kalten, klebrig-zähen Schweiß hervor; wenn dieser Schweiß aber unterdrückt wird, können sie einen Rheumaanfall bekommen.

- Diese Arznei hat eine besondere Affinität zu den **kleinen Gelenken,** vor allem zum **Handgelenk** und zu den Gelenken der **Finger** (insbesondere des Zeigefingers), aber auch zu den Knöcheln, Füßen und Zehen.
- Die Schmerzen haben oft einen ziehenden, reißenden Charakter, und besonders die schmerzenden Gelenke werden durch **Bewegung verschlimmert,** ebenso durch Berührung oder Druck, und manchmal nachts. (Man beachte aber, dass die Angst durch Bewegung gebessert wird.)
- Sehr charakteristisch für diese Arznei ist, dass schon **nach der leichtesten Anstrengung** oder Beanspruchung die **Gelenke schmerzhaft werden und anschwellen.** Der Patient geht aus und fühlt sich ganz erträglich, aber nachdem er eine Weile gegangen ist, eine kleine Arbeit ausgeführt oder sonst eine kleine Anstrengung unternommen hat, fangen seine Gelenke an, wehzutun und anzuschwellen.
  - Die Schwellung und der Schmerz im rechten Handgelenk können z. B. so unerträglich werden, dass der Patient seine Hand nicht bewegen kann, und der leichteste Druck auf die Handfläche in der Nähe des kleinen Fingers läßt ihn schon aufschreien. Diese Symptome können zusammen mit einem lahmen Gefühl des rechten Armes und lähmungsartiger Schwäche der schmerzenden Hände auftreten. Die Finger sind oft entfärbt, kalt und taub. (Actaea spicata ist auch schon bei klimakterischer deformierender Arthropathie der Fingergelenke gegeben worden.)
  - Andere Symptome, die man bei rheumatischen Patienten beobachtet hat, sind Ungeduld und Unruhe mit beschleunigtem Puls oder auch Ziegelmehlsediment im Urin.
  - Ebenfalls eine gute Kombination zweier Symptomengruppen bei diesem Mittel sind rheumatische Symptome, die zusammen mit einer ausgeprägten gastrischen Störung, wie Abneigung gegen Speisen, Übelkeit, saures Erbrechen etc. auftreten.
- Im Bereich des **Kopfes** tauchen viele Symptome auf: Schwindel mit Trübsehen oder Schwarzwerden vor den Augen, Schwindeligkeit und Schwanken, besonders an der frischen Luft, zusammen mit einem Trunkenheitsgefühl oder einem Leeregefühl in der Stirn beim Bücken.
  - Die Kopfschmerzen treten oft periodisch auf und verschlimmern sich nachts oder beim Gehen. Nachdem er sich der Sonne ausgesetzt hat, oder auch einfach nur durch helles Tageslicht, fühlt dieser Patient einen Druck in der Stirn. Die Kopfschmerzen können so schlimm sein, dass er völlig verzweifelt ist, besonders bei folternden, qualvollen Schmerzen, die sich vom Scheitel bis zu den Augenbrauen erstrecken.
  - „Blutandrang zum Kopf, erregt durch Kaffee" ist ein Symptom von Boericke, zu dem ich eine Anmerkung machen möchte: Einige erfahrene französische Homöopathen haben beobachtet, dass Actaea spicata eines der wenigen Mittel ist, die eine **Besserung** des Kopfschmerzes nach Kaffee aufweisen.
  - Diese Patienten können auch eine Art Rheuma oder Neuralgie des Gesichtes haben: ziehende, reißende Schmerzen, die von einem schlecht gewordenen, verfallenden Zahn ausgehen und sich zu den Schläfen erstrecken, verschlimmert durch die leichteste Berührung oder Muskelbewegung.
- **Magen:** Dieselbe Kapriziosität, die wir im Charakter des Patienten sehen, können wir auch im Hinblick auf den Magen beobachten:
  - Hunger mit Abneigung gegen Nahrung, Hunger mit fehlendem Appetit, oder auch ein Leere- und Schwächegefühl im Magen ohne Hunger. Der Patient hat einen Ekel vor Nahrung, schaudert nach dem Trinken, und sein Magen gerät nach dem Genuss von gesalzenem Fleisch oder Früchten in Unordnung. Auch Rauchen und Biertrinken bekommen dem Actaea-spicata-Patienten nicht.
  - Krampfartige Magenschmerzen mit erschwerter Atmung. Stiche oder ein schmerzhafter Schlag im Epigastrium bei tiefem Einatmen. Reißende, schießende Schmerzen im Epigastrium mit Erbrechen. Übelkeit und saures Erbrechen.
  - All diese Symptome weisen darauf hin, dass Actaea spicata auch bei Magenkrebs von Nutzen sein kann.

- Actaea spicata hat noch einige **weitere** eigentümliche **Symptome**, die ich noch nicht erwähnt habe:
  - Gefühl von Gänsehaut auf dem Kopf, auf der behaarten Kopfhaut.
  - Warmer Kopfschweiß, besonders an der Stirn.
  - Die Wange, auf der er liegt, schwitzt.
  - Gegenstände erscheinen blaugefärbt.
  - Drängendes Gefühl im Herzen zum Abdomen und zur Lebergegend hin, mit großer Angst nachts.
  - Klopfen, Pulsieren im rechten Hypochondrium oder in der Nierengegend.
  - Zerschlagenheits- oder Prellungsschmerz in der Sakralgegend beim Liegen auf der Seite.
  - Man beachte, wie viele Symptome durch Bewegung, leichte Anstrengung oder Gehen verschlechtert werden, obwohl Actaea-spicata-Patienten oft ein großes Bedürfnis haben, zu arbeiten, und sogar gerne Körperübungen machen.

Adonis

Essenzielle Merkmale

Dieses Mittel wird meist bei mittelschweren oder sogar bei ganz massiven **pathologischen Zuständen des Herzens** benötigt, besonders wenn die Erkrankung **mit Nierenproblemen oder rheumatischen Zuständen** (rheumatischen Herzleiden) verbunden ist. In die spezielle Wirkungssphäre dieses Mittels gehören Fälle von Perikarditis, Myokarditis, Endokarditis, Rückstrom des Blutes bei Mitral- und Aortenklappeninsuffizienz, Asthma cardiale, chronischer Aortitis etc.

Herzerkrankungen infolge Myokardschwäche
Adonis ist besonders dann indiziert, wenn das **Myokard geschwächt** ist, ihm seine normale Kontraktionskraft fehlt; als Folge davon können sich Stauungshydrops (Herzwassersucht), Asthma cardiale, Herzerweiterung etc. entwickeln. Herzkrankheiten, die nach Rheumatismus, Influenza oder der Bright Krankheit (Nierenentzündung) auftreten.

Adonis sollte in Betracht gezogen werden, wenn bei Herzerkrankungen andere Mittel versagt haben und sich das Herz in einem bedenklichen Zustand befindet, mit besorgniserregenden Zeichen und Symptomen wie **Arrhythmie, schwachem** und **schnellem Puls, Präkordialschmerz** oder einem **Gefühl der Beklemmung in der Brust, das zu Dyspnoe führt,** welche den Patienten zwingt, **lange, tiefe Atemzüge** zu tun. Schließlich kann sich Asthma cardiale (paroxysmale Dyspnoe) entwickeln. „Hale berichtet von einer wunderbaren Heilung unter der Wirkung von Adonis bei einem Arbeiter, der unter chronischer Herzklappenerkrankung mit Dilatation des Herzens litt. Der Umfang des Herzens verringerte sich, die Kongestion der Lungen verschwand, ebenso die Ödeme in den Beinen, und das Herzklopfen sowie die Dyspnoe hörten auf." (N.M. Choudhari) „Cash bewirkte große Erleichterung bei einem 74-jährigen wassersüchtigen Patienten mit Mitralklappeninsuffizienz durch Gaben von jeweils 1 Gran Adonidin in achtstündigen Abständen, nachdem ARSENICUM und DIGITALIS versagt hatten." (J.H. Clarke)

Erschöpfung, Ängstlichkeit
Der Allgemeinzustand des Patienten ist durch **große Schwäche** gekennzeichnet, und man hat allen Grund, ein Herzversagen zu befürchten. Der Patient erwacht morgens schon **erschöpft** und mit **geschwollenen Extremitäten;** in den meisten Fällen ist sein **Puls schwach, kraftlos** und **schnell** (man findet allerdings manchmal auch einen langsamen Puls vor). Die Nierenfunktion ist gestört, der spärliche Harn enthält Albumin und Zylinder, und der Organismus neigt zur Wasseransammlung. Zusätzlich zu seiner Erschöpfung ist der Patient **ängstlich und ruhelos.** Er ist entweder schlaflos, liegt mit umherschweifenden Gedanken wach, oder sein Schlaf wird durch schreckliche Träume gestört.

In solchen Fällen fangen diese Patienten erst an, sich **besser** zu fühlen, **nachdem sie sich angestrengt haben.** Tatsächlich fühlt sich der Adonis-vernalis-Patient **schlechter in Ruhe** und im Liegen; es scheint, als sei die Herzaktion in der Ruhe weniger dynamisch, als gerate das Herz dann wie in eine Sackgasse oder an einen toten Punkt und benötige einen Ansporn, eine Stimulation, um effektiver zu arbeiten.

Bei all diesen Unregelmäßigkeiten der Herzfunktionen kommt es zu Schwindel, der sich verschlimmert beim Aufstehen aus dem Bett, bei plötzlichem Drehen des Kopfes und beim Hinlegen. Der Patient fühlt sich besser, wenn er im Freien spazieren geht.

A

Mit der oben beschriebenen Symptomatologie verbunden ist ein **flaues Gefühl, ein Schwächegefühl** im Epigastrium, ein Gefühl, als verließen den Patienten seine Lebenskräfte durch den Magen hindurch. Manchmal werden Adonis-Patienten in ihrem geschwächten Zustand, bei schnellem, schwachem Puls, eine unbeschreibliche Angst empfinden, die vom Magen aufzusteigen scheint. Dieses Gefühl ist meist mit Herzfunktionsstörungen verbunden.

Wenn die Pathologie des Herzens weit fortgeschritten ist, setzen auch Niedergeschlagenheit und geistige Trägheit ein; der Verstand scheint sehr langsam zu arbeiten. Ein Gefühl von Betrunkenheit stellt sich ein.

Allgemeinsymptome und Keynotes

Obwohl Adonis vernalis schon seit längerem in der Homöopathie angewandt wird, ist es doch im Grunde eher als ein phytotherapeutisches Mittel benutzt worden. Es ist eines der vielen „Herzmittel", die die Homöopathie zumindest teilweise von der Phytotherapie übernommen hat, wie z. B. auch APOCYNUM, CRATAEGUS, CONVALLARIA, DIGITALIS, LEONURUS CARDIACA, LYCOPUS VIRGINICUS, OLEANDER, SCILLA, SPARTIUM SCOPARIUM, STROPHANTHUS etc. Viele dieser Mittel – wie eben auch Adonis – werden hauptsächlich in sehr niedrigen Potenzen oder in der Urtinktur verschrieben. Dennoch hat aber jede dieser Pflanzen ihre Besonderheiten, die man sorgfältig in Betracht ziehen sollte, selbst wenn man „nur" die Urtinktur verschreibt.

- Eine der Hauptindikationen für Adonis ist ein **schwaches Herz,** eine mittelschwere **Herzinsuffizienz** mit beginnender kardialer Dekompensation. Aber auch in sehr schweren Fällen von Schwäche des Myokard kann Adonis große Dienste zur Besserung des Zustands des Patienten leisten, obwohl es meist nicht ausreicht, um einen so fortgeschrittenen Zustand völlig zu heilen.
- Eiweißhaltiger Urin und ganz besonders eine sehr **spärliche Urinausscheidung** mit der **Neigung zu Stauungshydrops** (Herzwassersucht), Anasarka und Ödemen sind sehr typisch für Fälle, in denen Adonis helfen kann. Die **Ödeme** können überall entstehen: Schwellungen der Extremitäten, besonders der Beine, Flüssigkeitsansammlungen in der Brust (Hydrothorax), im Abdomen (Aszites) und wegen der starken Beziehung zu den Nieren wahrscheinlich auch im Gesicht.
- Adonis **stärkt** nicht nur **das Myokard** und verbessert so die kardiale Kontraktion und den arteriellen Blutdruck, sondern hat auch einen starken **diuretischen Effekt.** Es ist manchmal erstaunlich, wie schnell die Wirkung einsetzt – viel schneller als z. B. bei DIGITALIS. Sie ist meist aber nicht sehr dauerhaft, und es kann nötig sein, die Arzneimittelgabe recht häufig zu wiederholen. (Adonis hat übrigens, im Gegensatz zu DIGITALIS, den großen Vorteil, dass es im Körper fast überhaupt nicht akkumuliert.)
- Ein anderes Charakteristikum dieses Mittels ist meist ein **schneller, aber schwacher Puls.** Das geschwächte Herz versucht, den Blutausstoß zu erhöhen, aber wegen seiner geschwächten Kontraktionsfähigkeit kann es nur die Schlagfrequenz steigern, woraus dieser schnelle, aber schwache Puls resultiert, der zusätzlich auch oft unregelmäßig ist.
- Im Gegensatz zu einigen anderen sogenannten „Herzmitteln" ist **Herzinsuffizienz in Verbindung mit vermindertem Urin, Ödemen, Tachykardie und Arrhythmie** sehr charakteristisch für Adonis. Die Herzschwäche und die Tachykardie können viele verschiedene **Ursachen** haben: Herzklappendefekte mit Stenose oder Insuffizienz der Mitral- und Aortenklappen, z. B. als Folge von rheumatischem Fieber, Entzündung des Myokards oder einer Art toxischer Schädigung des Herzens nach infektiösen Krankheiten, Grippe, Pneumonie, Nephritis etc.
- Abgesehen von diesen Indikationen hat Adonis auch in zweifacher Hinsicht einen **sedativen Effekt.** Es beruhigt nicht nur die **nervösen Herzbeschwerden** mit Tachykardie, Arrhythmie und Extrasystolen, sondern hat auch eine Wirkung auf die innere Anspannung, **die Erwartungsspannung, Angst und Ruhelosigkeit,** wie sie bei so vielen Patienten anzutreffen sind, die unter Herzerkrankungen leiden. Aus diesem Grunde hat man Adonis auch bei hyperthyreotischen Patienten mit nervösen Herzstörungen angewandt

(LEONURUS, LYCOPUS etc.). Daneben kann es wegen seines dilatierenden Effektes auf die Herzkranzgefäße bei Angina pectoris von Nutzen sein.

- Fast alle anderen Symptome in den verschiedenen Körperregionen sind mehr oder weniger mit dem Herzen verbunden. Adonis weist im Bereich des Sensoriums einen **Schwindel** auf, der meist zusammen mit Herzklopfen erscheint und **bei Bewegung schlimmer** wird, etwa beim Aufstehen, bei schnellem Drehen des Kopfes oder beim Hinlegen. Weiterhin ist der Schwindel oft verbunden mit einem Schwächegefühl im Epigastrium und bessert sich an der frischen Luft.
- Adonis hat auch einen charakteristischen Kopfschmerz, nämlich einen **Schmerz vom Hinterkopf um die Schläfen herum zu den Augen.**
- Auch die respiratorischen Symptome sind meist durch Herzerkrankungen bedingt. Der Patient kann einen trockenen, kitzelnden Herzhusten haben, oder **Herzasthma** mit dem Gefühl eines Gewichts auf der Brust und dem häufigen Verlangen, einen tiefen Atemzug zu tun. Diese **Dyspnoe,** die oft in Verbindung mit präkordialen Schmerzen und Herzklopfen auftritt, ist in besonderer Weise **schlimmer, wenn jemand den Rücken** des Patienten **berührt.**
- Im Bereich des Abdomens ist noch ein auffallendes Symptom vorhanden. Es handelt sich dabei um ein Gefühl, **als ob die Eingeweide brechen würden,** besonders **beim Beugen nach vorne.**
- Wie oben schon erwähnt, sind die wichtigsten Symptome der *Nieren* ein verminderter, manchmal eiweißhaltiger Urin und die Neigung zu Ödemen. Die zunehmende Urinmenge nach der Gabe von Adonis wird nicht nur durch die Besserung der Herzschwäche, sondern auch durch eine direkte Wirkung auf die Nieren hervorgerufen. In manchen Fällen kann man außerdem ein öliges Häutchen auf der Oberfläche des Urins feststellen.
- Zusätzliche Symptome, die vielleicht helfen können, Adonis von anderen „Herzmitteln" zu unterscheiden, sind z. B. ein Engegefühl der Kopfhaut, eine wundschmerzende, wie verbrühte Zunge, eine Steifheit der Wirbelsäule und ein schmerzender, müder Rücken.
- Adonis-Patienten haben manchmal kein Verlangen, etwas zu trinken. Wenn gleichzeitig Ödeme oder Wasseransammlungen im Körper vorhanden sind, kann das Symptom „Durstlosigkeit" hilfreich sein, um Adonis von z. B. APOCYNUM zu unterscheiden, da „Wassersucht mit großem Durst" ein charakteristisches Symptom für APOCYNUM ist.
- Der Allgemeinzustand ist oft schlechter im Liegen und besser bei Anstrengung. Auch Kälte kann verschlimmern.

Aesculus hippocastanum

Aesculus hat einen ausgezeichneten Ruf – und dies zu Recht – in bezug auf die Behandlung von **Hämorrhoiden,** die **schmerzhaft** sind, **sehr stark hervortreten, eine Purpurfärbung zeigen,** und die eine Reflex-Wirkung auf die **sakrale, die lumbosakrale oder die iliosakrale Region** ausüben und dabei fürchterliche, qualvolle Schmerzen hervorrufen. Diese beiden Bereiche, das Rektum und die Kreuzbeingegend, können nacheinander in Mitleidenschaft gezogen werden – entweder ist die Kreuzbeingegend zuerst angegriffen, mit nachfolgendem Auftreten von Hämorrhoiden, oder die schmerzhaften Hämorrhoiden treten zuerst hervor und werden von reflektorischen Schmerzen in der Kreuzbeingegend gefolgt. Bluten tritt normalerweise nicht auf, falls dies aber doch geschieht, so lindert es den Schmerz etwas. Diese Symptomatologie wird als ein „Keynote-Syndrom" dieses Mittels betrachtet, ein Syndrom, auf das hin Aesculus mit großer Zuversicht verschrieben werden kann – doch es kann noch viel mehr heilen als nur dies.

Venöse Stase mit venöser Kongestion

Aesculus hat, wie jedes andere Mittel unserer Materia medica auch, eine konkrete, definitive und einzigartige Wirkung auf die Konstitution. Diese Wirkung kann beschrieben werden als eine venöse Stase mit venöser Kongestion. Das venöse System ist in einem Zustand der Erschlaffung, der Stockung und Trägheit, der den gesamten Organismus durchdringt. Man kann ohne Übertreibung sagen, dass die Patienten, die dieses Mittel benötigen, voller „hämorrhoidaler" Venen stecken, die **erschlafft** und **mit Blut prall gefüllt** sind. Das Rektum und das

Pfortadersystem sind besonders empfindlich gegenüber den Wirkungen dieses Mittels. Die Kongestion der Leber ruft ein Völlegefühl hervor; die Leber selbst ist träge und schmerzhaft, ihre Funktion ist verlangsamt.

Diese Trägheit, die Völle und Blutstockung wirken sich jedoch nicht nur auf das Rektum und das Pfortadersystem aus; die Funktion von Augen, Magen, Eingeweiden, Herz, Verstand und Emotionen ist in ähnlicher Weise betroffen – überall kann diese Stase und Trägheit spürbar sein.

- Es ist beeindruckend, den Zustand zu beobachten, in dem sich diese Patienten nach einigen Stunden Schlaf befinden: Sie **wachen** in einem **benommenem Zustand auf,** völlig verwirrt in Bezug darauf, **wo sie sind;** sie erkennen weder ihre Umwelt, noch können sie Geschehnisse um sich herum genau wahrnehmen, solange nicht eine beträchtliche Zeit verstrichen ist und sie ein wenig umhergegangen sind. Sie erwachen aus Träumen und fühlen sich so verloren, dass sie sich nicht sicher sind, ob sie noch träumen oder nicht. Sie wachen mitten in der Nacht mit einem Gefühl der Furcht auf, mit einer unbeschreiblichen Angst ohne erkennbaren Grund.
- **Schlaf verschlimmert** die Trägheit und Erschlaffung des Gefäßsystems bei Aesculus-Patienten, verlangsamt seine Funktion noch weiter, was noch stärkere Blutstockung verursacht, daher ist **im und nach dem Schlaf** eine Verschlimmerung zu verzeichnen. Diese Verschlimmerung kann sowohl bei akuten als auch bei chronischen Zuständen beobachtet werden. Bei Fieber z. B. wird der Patient in einem dumpfen, benommenen Zustand aufwachen und niemanden im Zimmer erkennen; er kann die **Wahnidee** haben, **er sei verloren,** und da er nicht weiß, wo er ist, versucht er möglicherweise, aus dem Fenster seines Zimmers zu fliehen. Diese Art der Desorientierung ist bei Aesculus sehr stark vorhanden.
- Liegen fördert die venöse Stase, die **Gefäßträgheit** dieses Mittels. Es ist wirklich ein Teufelskreis: **Je mehr der Patient liegt** (etwas, wonach er Verlangen hat), **desto phlegmatischer werden Körper, Geist und Emotionen.** Er weiß, dass das Beste, was er für sich tun kann, darin besteht, seinen Körper durch energische Anstrengung und seinen Verstand durch intensives Denken anzuregen. Je heftiger die Anstrengung, desto besser fühlt er sich. Tatsächlich geht es ihm am besten, wenn er geistig angeregt wird, z. B. wenn er an einem lebhaften Gespräch in einer ihm zusagenden Atmosphäre teilnimmt. In solchen Momenten kann er feststellen, dass ihm eine Menge einfällt; sein Verstand wird klar und aktiv; und glücklich und zufrieden, wie er ist, wird er für andere zu einer angenehmen Gesellschaft.

Geist und Gemüt

In diesem Stadium kann der Aesculus-Patient als eine intelligente, nette Person mit viel Sinn für Humor erscheinen. Doch wenn das Gegenteil geschieht, wenn er vor seiner „Stase", seiner Faulheit kapituliert, wird sein Verstand zunehmend schwerfällig, und er fühlt sich dumm, unzufrieden, elend und **reizbar.** Besonders **mürrisch und verärgert** wird er, **wenn er mit etwas nicht einverstanden ist, was ein anderer gerade tut.** Wenn er sehr verärgert ist, kann er auch heftig werden, und er braucht lange, um seinen Zorn zu überwinden.

Aesculus-Patienten sind sehr schwer zu irgendwelchen körperlichen Aktivitäten zu überreden, obwohl sie sich der günstigen Wirkung von Bewegung auf ihre Konstitution bewusst sind und wissen, dass sie sich danach viel besser fühlen. Meist wollen sie ihre Ruhe haben und sich einfach nicht mit körperlichen Übungen abgeben; es ist ihnen zu mühsam – sie kennen ihre eigene Faulheit! Und wenn sie körperliches Unbehagen verspüren, wenn z. B. ihr Rücken zu schmerzen beginnt, dann geben sie sehr schnell auf, wollen sich nur hinlegen und ausruhen; sie **wollen nicht zur Arbeit gehen,** sie haben kein Verlangen, ihren Geschäften nachzugehen, und mit dieser Trägheit beginnt der heimtückische Teufelskreis. Erfahren sie eine Enttäuschung, so werden sie schnell faul und gleichgültig gegenüber ihrer Arbeit und sogar gegenüber ihrem Aussehen, ihrer äußeren Erscheinung.

Schließlich entwickelt der Aesculus-Patient eine definitive Aversion gegen jede geistige oder körperliche Arbeit, er wird immer fauler und inaktiver und infolgedessen zunehmend niedergeschlagen und deprimiert. Er verliert die Freude am Leben, seine Ausgeglichenheit. Traurigkeit, Verzagtheit, Niedergeschlagenheit führen schließlich zu geistiger Verwirrung, dem Endstadium von Aesculus. Sie werden zerstreut, sie können sich nicht konzentrieren und sie kümmern sich um nichts. Ihr **Gedächtnis** wird **schwächer,** und sie werden stumpf, konfus und träge, aber auch zugleich reizbar und unzufrieden, vor allem deshalb, weil sie sich selbst in einem solchen Zustand nicht ausstehen können. Sie befinden sich in einem Zustand der Verwirrung, bringen die Orte durcheinander und haben Schwierigkeiten, sich zu orientieren.

Man muss sich diese Personen vorstellen, um sich das Bild von Aesculus einzuprägen: Plethorisch, mit lebhaftem Verstand und lebhaften Gedanken, aktiv und engagiert, werden sie plötzlich von Hämorrhoiden heimgesucht, mit schmerzhaften, angestauten, riesigen, purpurroten Venen; dann beginnt die Stasis, in der sich nichts mehr bewegt; und dann setzen Rückenschmerzen ein, wodurch die Patienten sich ganz elend fühlen. Jetzt verlieren sie sehr leicht die Beherrschung und geraten in Wut, besonders wenn sie sich in unangenehmer Umgebung befinden, und sie bleiben über lange Zeit in diesem verärgerten Zustand; zudem können sie sich nicht mehr konzentrieren, nicht mehr klar denken. In diesem Stadium haben sie so etwas wie ein Todesgefühl; hierbei handelt es sich aber nicht um eine Furcht vor dem Sterben, sondern eher um eine Empfindung, als sei der Tod nahe (jedoch nicht mit dem Gefühl, dass er zu einer bestimmten Zeit eintreten werde, wie bei ACONITUM und ARGENTUM NITRICUM).

Aethusa cynapium

Essenzielle Merkmale

Leider finden wir nirgends in unserer homöopathischen Literatur eine klare Beschreibung der chronischen Zustände des Mittels Aethusa. Man zog dieses Mittel hauptsächlich bei akuten Zuständen heran. Fraglos hat Kent das akute Bild dieses Mittels wundervoll beschrieben: Aggressive, gereizte Zustände des Magens und Darms, in denen „das Kind aussieht, als sterbe es, mit blassem, hippokratischem Gesicht…“. Wie auch immer, bestimmte Hinweise, die in der Materia medica, im Repertorium und anderen Quellen auftauchen, verknüpft mit aus klinischen Fällen gewonnenen Informationen, halfen ein Bild des chronischen Zustands von Aethusa zu gewinnen.

Geistig-emotionales Bild

Wenn wir die mental-emotionalen Charakteristika betrachten, finden wir häufig, dass ein Aethusa-Patient von anderen abgesondert bleibt – **ein abseits stehender Mensch, ein Einzelgänger.** Er ist zurückgezogen, doch in einer sehr eigentümlichen Weise. Im Inneren erlebt er Erfahrungen sehr **tief, er hat intensive Emotionen, doch teilt er diese Gefühle anderen Personen nicht mit.** Er mag zu Tränen gerührt sein, doch es kommen keine Tränen. Er mag freundschaftlich empfinden, doch er erscheint distanziert.

Es scheint, dass das Aethusa-Individuum sich an einem bestimmten Punkt seiner psychopathologischen Entwicklung **entschlossen hat, von der Kommunikation mit anderen Personen Abstand zu nehmen.** Die emotionale Verletzung oder Enttäuschung, die diesen Rückzug auslöst, kann erstaunlich gering sein. Bei Aethusa finden wir keine langdauernde Vorgeschichte vieler bitterer Enttäuschungen und Kümmernisse, die solche Introversion oder solchen Rückzug erklären könnte. Meist ist ein zurückliegender Stress vorhanden, der aber nicht sehr bedeutend erscheint. Der Patient kann z. B. sagen: „Ich bin in keiner glücklichen Familie aufgewachsen“ oder eine ähnlich vage Aussage machen; doch scheint sich nichts Bestimmtes ereignet zu haben, was diesen entschiedenen Rückzug erklären könnte. Dieses Fehlen einer bestimmten und ausreichenden Causa und diese eigenartige Auswirkung sind eine Besonderheit von Aethusa.

In anderen Fällen finden wir stattdessen eine langsam wachsende Desillusionierung, ein Gefühl, niemand habe die intensiven Gefühle des Patienten völlig verstanden oder entsprechend auf sie reagiert. Auf diese Weise kann der Patient das Gefühl haben, dass es sich einfach nicht lohne, mit anderen Personen zu kommunizieren, dass es nicht der Mühe wert sei. Einige Patienten können dann ein Gefühl der Entfremdung erfahren. Sie spüren, dass für ihre Gefühle keinerlei Weg nach außen existiert, dass keine andere Person die starken Gefühle, die sie im Inneren spüren, wirklich verstehen kann. Dementsprechend können sie im Anamnesegespräch etwas sagen wie: „Ich bin anders als die anderen Menschen.“

Auf diese Weise wird der Aethusa-Patient zum **Einzelgänger.** Dabei handelt es sich nicht etwa um eine Unfähigkeit zur Kommunikation; während des Interviews kann er sogar in der Tat recht kommunikativ sein. Er ist weder unsicher in der Gegenwart anderer, noch hat er Angst davor, wie sie auf ihn reagieren könnten; es scheint eher, als habe er die grundsätzliche Überzeugung gewonnen, dass die Kommunikation mit anderen Menschen auf einer tieferen Ebene praktisch unmöglich sei.

Man sollte Aethusa nicht mit bestimmten anderen verschlossenen Persönlichkeitstypen verwechseln, wie IGNATIA oder NATRIUM MURIATICUM.

- Die beiden letztgenannten Typen sind höchst verfeinerte, überempfindliche, fast hysterische Personen, bei denen Verletzungen und Kümmernisse eine Art emotionelle Verkrampfung oder Verhärtung hervorrufen.
- Der Aethusa-Typ ist nicht hypersensitiv, nicht so verfeinert, nicht hysterisch. Er hat intensive Gefühle, die eher kräftig und ursprünglich sind – wie die Gefühle eines Kindes.

Intensive Gefühle und ausgeprägte Tierliebe

Aethusa-Patienten haben zu lebendige Gefühle, um sich zu verkrampfen; Verbitterung ist unwahrscheinlich, und die fragilen, hysterischen Elemente von IGNATIA und NATRIUM MURIATICUM sind bei diesem Mittel nicht zu finden. Solch intensive Gefühle müssen jedoch ihren Ausdruck finden, und der Aethusa-Patient scheint zu einem eigentümlichen „Auslassventil“ hingezogen zu sein: zu **Tieren.** Diese Person, die mit anderen Menschen nicht kommunizieren will, kann eine **außerordentliche Kommunikation mit Tieren** unterhalten. Sie kann z. B. eine übertriebene Zuneigung zu Tieren entwickeln und ihren Haustieren alle ihre eingepferchten Gefühle mitteilen. Aus unserem früheren Vergleich der ursprünglichen Gefühle von Aethusa-Patienten mit denen eines Kindes können wir diese Tierliebe verstehen, wenn wir uns an die Liebe erinnern, die bestimmte Kinder für ihre Haustiere entwickeln. Eine Aethusa-Persönlichkeit kann evtl. Tiere mehr lieben als irgendeinen Menschen. Der Patient sagt sogar manchmal: „**Mich interessiert die Liebe von Menschen nicht, nur die von Tieren**.“ Er spricht mit Tieren, als seien sie Menschen, und er erfährt große emotionale Befriedigung in dieser Kommunikation. In manchen Fällen kann er sogar **Dutzende von Tieren bei sich ansammeln;** er wird zum **Tierschützer.** Sollte jemand einen Steinbrocken auf eines seiner Haustiere werfen, so würde er vor Wut erbleichen und buchstäblich das Verlangen haben, den Missetäter umzubringen. Die Verbundenheit des Patienten mit seinen Tieren kann im Extremfall so weit gehen, dass er sogar daran denkt, ihnen seinen Grundbesitz testamentarisch zu vermachen.

Es ist interessant, dass sowohl in den Prüfungen als auch in Kents Repertorium Aethusa in der Rubrik „Wahnideen von Tieren“ genannt wird. Einige Patienten sehen z. B. nichtvorhandene Katzen und Hunde, oder eine Frau hat die fixe Idee, dass eine Maus oder eine Ratte im Zimmer herumrennt. Solche Wahnideen lassen vermuten, dass, selbst wenn der logische Verstand nicht mehr arbeitet, **eine tiefe unterbewusste Verbindung mit Tieren** bestehen bleibt. In diesen fortgeschrittenen pathologischen Geisteszuständen oder Delirien existiert keine Angst vor den Tieren, die in den Halluzinationen gesehen werden; das Unterbewusste projiziert lediglich Tierbilder.

Man könnte einwenden, dass Tierliebe etwas Natürliches sei, und das ist sie ja wirklich, aber die Liebe von Aethusa-Patienten ist übertrieben. Nach der Behandlung mit Aethusa fangen diese Tiersammler an, ihre Tiere wegzugeben; der Grad ihrer Zuneigung reduziert sich auf ein normales Maß. Diese Verhaltensänderung demonstriert die pathologische Natur dieser Verbundenheit mit Tieren. Der Aethusa-Patient kann nach der Behandlung das Gefühl haben, als sei sein Abschied von seinem zurückgezogenen Zustand wie das Auftauchen aus einem Traum.

Intensive Gefühle und andere Menschen

Es gibt einen alternativen Weg, die emotionale Energie herauszulassen: Der Patient engagiert sich extrem in der **Sozialarbeit.** Hierbei besteht eine große Ähnlichkeit zu der Tendenz, sich um Tiere zu kümmern. Durch die Sozialarbeit bringt der Aethusa-Patient seine Liebe zum Ausdruck, ohne jedoch seine Gefühle anderen Personen direkt mitteilen zu müssen. Der Patient kann im Gespräch paradoxerweise sagen: „Ich bin fertig mit den Menschen.“ Und trotzdem kann er zu einem anderen Zeitpunkt auch sagen, dass er Momente hat, in denen er „die ganze

Welt umarmen möchte". Er ist fähig, große Liebe zu empfinden. Gerade diese Diskrepanz ist es, die den Aethusa-Fall charakterisiert.

Entwicklung der Aethusa-Pathologie

Nun kann man sich leicht vorstellen, dass, wenn nur ungenügende Ventile für diese intensive Emotionalität gefunden werden, wenn die Gefühle zurückgehalten bleiben, sie das Unterbewusste überladen können. Diese Überladung bestimmt den Zustand und das Entwicklungsstadium eines großen Teils der Pathologie von Aethusa.

- Sobald das bis zum Rand gefüllte Unterbewusste überfließt, können wir oft erleben, dass der Patient anfängt, mit **sich selbst zu sprechen.** Er nimmt vielleicht nicht einmal die Menschen um sich herum wahr, wenn er seine Gedanken laut ausspricht. Es ist ein „Ausströmen" – ein symbolisches Äquivalent zum Erbrechen und der Diarrhö dieses Mittels. Auch der STAPHISAGRIA-Patient spricht zuweilen mit sich selbst, er ist sehr gefühlsbetont und braucht emotionalen Austausch; wenn aber etwas auch nur ein bisschen Aggressives zu ihm gesagt wird, zieht er sich sofort zurück, geht nach Hause und spricht zu seinem Spiegelbild.
- Personen mit einer solchen Überladung des Unterbewussten wie im Fall von Aethusa tendieren dazu, eine Reihe von Symptomen nachts hervorzubringen, besonders vor dem Einschlafen. Beim Aethusa-Patienten tritt durch Dunkelheit eine Verschlimmerung ein. Die Dunkelheit scheint sein Wesen, seine Persönlichkeit zu durchdringen und dabei ein Schweregefühl in der Brust zu bewirken. Der Patient fürchtet, im **Dunkeln zu ersticken,** und muss infolgedessen das Licht einschalten und das Fenster öffnen.
- Auch **fürchtet** er **sich vor dem Tod;** diese Furcht des Aethusa-Patienten ist dadurch besonders eigentümlich und erstaunlich, dass sie **genau im Moment des Einschlafens** auftritt. Er schrickt auf und ist wieder wach. In dem Augenblick, in dem der Patient die rationale Kontrolle über seinen Verstand loslässt, scheint sich die Kraft seines überladenen Unterbewusstseins in ihrer Gesamtheit geltend zu machen. Genau in dem Moment, in dem er einschläft, drängen unterschwellige, ungestüme Emotionen ins Bewusstsein, drohen ihn zu überwältigen, und er fährt auf, mit ausgeprägter Todesangst.
- Im Repertorium ist Aethusa das einzige Mittel in der Rubrik „**Furcht vor dem Schlaf – Furcht, die Augen zu schließen, er könnte vielleicht nie wieder aufwachen**" – eine sehr beeindruckende Furcht, die für dieses Mittel enorm charakteristisch ist. In vielen Fällen will der Aethusa-Patient nicht schlafen. Er hat Angst vor dem Schlafengehen, er fürchtet, er werde aus irgendeinem Grund im Schlaf sterben. Eine Folge dieser Furcht ist seine **Furcht vor chirurgischen Eingriffen;** der Patient fürchtet, dass er aus der Anästhesie nicht wieder aufwachen werde – ein Ausdruck der Kombination von Furcht vor dem Ersticken mit Furcht vor dem Schlafengehen. Wenn er schließlich doch einschläft, ist sein Schlaf ruhelos und oft durch häufiges Auffahren unterbrochen; er spricht im Schlaf und kann sogar zu Somnambulismus neigen.

Es gibt eine weitere eigentümliche Furcht bei Aethusa. Wie schon erwähnt, hat der Aethusa-Patient sehr tiefe Emotionen; und er kann, auch wenn er dies nicht zum Ausdruck bringt, eine starke Zuneigung zu seiner Familie empfinden. Er könnte z. B. **Grauen vor dem Gedanken empfinden, dass ein Familienmitglied sterben könnte.** Die Gefühle, die er in seine Familie investiert, können so intensiv sein, dass er buchstäblich fühlt, dass er mit einer solchen Eventualität nicht fertig werden könnte. Er fürchtet, ein solcher Kummer würde dazu führen, dass er die Kontrolle über seine Gefühle verlöre, dass er verrückt würde. **Jedoch existiert, trotz solch einer starken Zuneigung zu seinen Verwandten, ein direkter emotionaler Kontakt zwischen ihm und seiner Familie fast gar nicht.**

In ähnlicher Weise ist der Patient unfähig, andere Situationen auszuhalten, die seine Emotionen verstärken könnten. Er sagt z. B.: „Ich kann keine Arztpraxis betreten, wenn viele kranke Patienten dort sind. Ich kann es nicht ertragen, jemanden leiden zu sehen." Der Aethusa-Patient kann sehr wohl mitleidsvoll erscheinen, doch wird er dies niemals direkt zeigen; er wird eher **distanziert** bleiben und die **Intensität seiner Gefühle verstecken.**

Die Gemütsebene von Aethusa ist wie ein Vulkan. Die im Inneren brodelnde Aktivität verkündet einen Ausbruch, jedoch kommt es nie dazu. Stattdessen findet der Aethusa-Patient andere Ventile, Auslässe im physischen Organismus, am deutlichsten sichtbar in Erbrechen oder Diarrhö. Das **Erbrechen** und die **Diarrhö** von Aethusa besitzen eine extreme Intensität, sie grenzen an **Gewaltsamkeit,** eine Gewalt, die höchstwahrscheinlich proportional zu der nicht zum Ausdruck kommenden Intensität auf der Gemütsebene ist.

Es ist interessant, die Heftigkeit zu beobachten, mit der Nahrung, besonders Milch, die kurz zuvor aufgenommen wurde, kraftvoll ausgeworfen wird. Der Organismus sinkt schnell in einen fast todesartigen Zustand herab, so schlimm, so schwerwiegend ist das Erbrechen. Man hat intuitiv das Gefühl, dass ein ähnliches Abführen der Emotionen beim Patienten stattfinden könnte, eine Entleerung, die so heftig, so gewaltig sein könnte, dass Selbstauslöschung drohen würde – und damit der Tod.

Wenn die Emotionen für beträchtliche Zeit kontrolliert werden und ohne Ventile bleiben, kann eine große Reizbarkeit entstehen, eine Reizbarkeit, die bis zur Raserei führen kann.

Frauen können beim Herannahen der Menses einen ständigen Anstieg ihrer Reizbarkeit zeigen. Ungeheure Reizbarkeit kann von zwei Tagen vor bis zu zwei Tagen nach dem Einsetzen der Menses auftreten. Sobald der Menstruationsfluss allmählich zu versiegen beginnt, fängt der gesamte Organismus an, sich zu entspannen. Einige Frauen sagen, dass sie sehr starkes sexuelles Verlangen verspüren, wenn es zu dieser Entspannung kommt. Im Verlauf des Monats verringert sich das sexuelle Verlangen, bis es zu Beginn des nächsten Menstruationszyklus völlig verschwunden ist.

Sexualität

Das Leben von Aethusa-Patienten ist meist relativ frei von sexuellen Belangen. Nicht dass sie asexuell wären, sie kümmern sich einfach nicht um Sex, denken nicht mehr darüber nach. Die sexuelle Aktivität ist aus ihrem Leben ebenso **allmählich** verschwunden, wie die Kommunikation mit anderen Menschen allmählich nachgelassen hat. Es ist, als hätten sie ihre sexuelle Energie sublimiert und in ihre Sozialarbeit oder ihre Tierliebe umgeleitet. Solche Sublimierung geschieht nicht dramatisch; es ist im Gegenteil ein allmählicher, langsam fortschreitender, nahezu unbewusster Prozess, ein Prozess, der nach einer ernsthaften Enttäuschung in der Liebe folgen kann. Gewöhnlich scheinen sich diese Patienten nach einer Reihe von kleinen, aber sich aufstauenden Enttäuschungen eher in ein Leben ohne Sexualität zurückzuziehen, als eine unmittelbare, kräftige Reaktion auf eine erlittene Desillusionierung zu zeigen. Dieses Zurückhalten ihrer Sexualität lässt sie in den Augen anderer als ziemlich ernste und unglückliche Individuen erscheinen. Es kann sogar zu einer völligen Aversion gegen Sex kommen. Eine Frau sagte: „Anfangs hatte ich großes Verlangen nach Sex, doch mein Mann war nicht so daran interessiert, und so entwickelte ich dann schließlich eine Abneigung gegen Sex.“ Allgemein gesprochen, besteht also bei Aethusa im Grunde ein kräftiges sexuelles Verlangen; jedoch kann es, ebenso wie andere Formen der Kommunikation zurückgehalten werden, auch ein **Zurückhalten der sexuellen Gefühle** geben. Infolgedessen kann es passieren, dass sich diese Patienten ziemlich aufregen oder beunruhigt sind, wenn sie einen schlüpfrigen oder zweideutigen Witz hören. Sie können nichts vertragen, was ihren bereits angespannten inneren Gemütszustand erregt.

Äußere Erscheinung

Der Aethusa-Patient scheint allzu ernsthaft zu sein. Er wird den Eindruck eines Menschen vermitteln, der die ganze Zeit hindurch ernsthaft nachdenkt. Diese stark nachdenkliche Haltung zeigt sich in der **Linea nasalis,** die sehr tief und ausgeprägt ist und den Eindruck höheren Alters und einer Art von Weisheit vermittelt. Das Aethusa-Gesicht ist ein altes, weises Gesicht mit tiefen Falten. Ein guter Homöopath sollte alle Beobachtungen dieser Art mit in Betracht ziehen, denn manchmal werden sie ihm helfen, eine Verschreibung zu finden, auf die er sonst nicht hätte kommen können. Einmal behandelte ich einen indischen Philosophen, der die ganze Welt bereist hatte, um die besten Homöopathen seiner Zeit aufzusuchen. Seiner Einschätzung nach war nie jemand fähig gewesen, ihm wesentlich zu helfen. Ich war ein junger Homöopath, als er mich einlud, ihn zu behandeln. Er nahm damals eine große Zahl allopathischer Mittel ein. Er erzählte mir seine Krankengeschichte, und ich wurde nicht schlau daraus. Wie auch immer, ich bemerkte, dass sein Gesicht der Beschreibung von Aethusa ähnelte; dann betrachtete ich genau seine Nasenspitze. Dort sah ich einen Ausschlag, der dem typischen Nasenausschlag dieses Mittels glich. Danach war ich in der Lage, den Fall korrekt zu beginnen und erfolgreich seine chronische Bronchitis sowie eine Unzahl ziemlich lästiger Symptome zu behandeln.

Unfähigkeit zu denken, mangelnde Aufmerksamkeit

Aethusa betäubt den Verstand, sodass der Kopf, das Gedächtnis sich leer anfühlt und unfähig ist, Informationen aufzunehmen, zu behalten oder zu verarbeiten. Schüler oder **Studenten können sich nicht auf ihre Arbeit konzentrieren.** Es scheint ihnen schier unmöglich, sich auf eine Prüfung vorzubereiten, weil sie nicht fähig sind, irgendetwas zu lesen; sie sind **unfähig** zu **denken** oder **ihre Aufmerksamkeit auf etwas zu richten.** Ihr Kopf ist wirr, das Gehirn fühlt sich an wie gefesselt, und manchmal haben sie das Gefühl einer Art Betäubung, als sei eine Barriere zwischen ihren Sinnesorganen und der Außenwelt. Dieser Zustand tritt insbesondere nach Überbeanspruchung durch geistige Anstrengung ein. Früher gab ich in solchen Fällen fast immer PICRICUM ACIDUM, bis ich Zeuge davon wurde, welche Ergebnisse Aethusa erzielen kann. Die Anstrengung, die diese Personen bei der Bewältigung ihrer geistigen Arbeit unternehmen, während sie gleichzeitig intellektuell derart hilflos sind, lässt sie extrem müde und erschöpft aussehen.

Aethusa-Kinder

Aethusa-Kinder können CALCIUM PHOSPHORICUM ähneln, denn bei beiden Mitteln können Kopfschmerzen auftreten, die mit der Unfähigkeit, sich zu konzentrieren und zu lernen, verbunden sind.

Der Verstand, das Gemüt, der Geisteszustand des Aethusa-Patienten wird schwach, jede Anstrengung, effektiv zu arbeiten, scheint aufgegeben worden zu sein, und zwar in einer sehr ähnlichen Weise, wie auch die Emotionen und das sexuelle Verlangen ohne beachtenswerten Widerstand aufgegeben wurden. Die Grundidee hierbei ist die, dass der Organismus schon bei einem relativ geringfügigen Anlass resigniert. Aethusa wird z. B. mit großer Wahrscheinlichkeit angezeigt sein, wenn ein Student Ihnen mitteilt, dass er nicht weiterstudieren kann, obwohl er sich, nach eigener Einschätzung, nicht besonders überanstrengt hat.

Eine eigentümliche Angst und Ruhelosigkeit tritt auf, die einsetzt, sobald der Verstand aufzugeben scheint; dann kommt es zu einer Form der Schlaflosigkeit, die mit der eigentümlichen Furcht verbunden ist, nicht mehr aufzuwachen, falls er einschläft. Der Patient ist erschöpft, und doch kommt der Schlaf nicht. Tagsüber zeigt er manchmal reaktive Phasen extremer Raserei, die schnell kommen und gehen. Seine Erregbarkeit verschlimmert sich besonders beim Gehen im Freien; im Haus fühlt er sich besser.

Agaricus muscarius

Essenzielle Merkmale

Agaricus ist ein Mittel, das heutzutage viel öfter gebraucht wird als früher, da sein psychisches Bild eng mit den vielen Angstzuständen übereinstimmt, die man heute mit zunehmender Häufigkeit antrifft. Bei Agaricus handelt es sich um einen halluzinogenen Pilz, der als Droge benutzt werden kann; wahrscheinlich passt Agaricus deswegen zu den Ängsten unserer Gesellschaft, die doch sehr stark zu einer drogenorientierten Gesellschaft geworden ist.

Abhängige Persönlichkeit

Die psychische Pathologie von Agaricus manifestiert sich typischerweise in abhängigen, **willensschwachen** Individuen. Diese Personen haben von früh an ein Verhaltensmuster entwickelt, das nach der Führung und dem Beherrschtwerden durch eine stärkere Person verlangt. Dieses Verlangen nach Abhängigkeit erwächst aus einer Unfähigkeit oder einer Weigerung, die Initiative zu ergreifen, zu handeln oder Verantwortung zu übernehmen. Es ist, als sei eine Lähmung des Willens und der Denkkraft vorhanden; diese Patienten können nicht genug Willenskraft aufbringen, um sich den Situationen des Lebens zu stellen. Stattdessen werden sie, indem sie ihren Lehrer und Beschützer mit Liebe und Hingabe überschütten, versuchen, diese stärkere Person dazu zu verführen, die Verantwortung für die schwierigen Entscheidungen in ihrem Leben für sie zu übernehmen und zu tragen. So mag z. B. ein Mann mit fast absoluter Treue und Ergebenheit an seiner Mutter hängen und ihr gehorchen, und später im Leben wird seine Freundin oder Frau diese Stellung einnehmen. Es sind willensschwache Menschen, die jeden um Rat fragen: „Was soll ich tun?"

Ebenso kann man bei diesen Fällen häufig beobachten, dass **wütende Gefühle** gegen andere sogleich **unterdrückt** werden, aus Furcht davor, was passieren könnte, wenn man Stärke zeigt. Ein Agaricus-Patient kann beträchtliche Aggressivität an den Tag legen, nachdem er korrekt mit diesem Mittel behandelt worden ist. Es scheint, als ob in all den Jahren, in denen der Patient sich in diesem Agaricus-Zustand befand und nicht die Kraft oder den Willen hatte, seine Wut auszudrücken, die **unterdrückte Wut** tief im Unterbewussten versteckt war und schlummerte. Es ist wirklich erstaunlich zu sehen, wie viel Spott diese Personen von ihren Eltern, Frauen, Vorgesetzten, Lehrern etc. ertragen können, ohne Widerspruch oder Wut zum Ausdruck zu bringen. Ihre liebe, verhaltene, nichtaggressive Art hat Ähnlichkeit mit der von STAPHISAGRIA und BARYTA CARBONICA. In der Tat wird der Arzt manchmal beim Nachsinnen über solch einen Patienten denken: „Was für ein lieber, netter Mann!"

Anstatt dass diese Patienten ihre Wut ausdrücken, zucken ihre Gesichtsmuskeln; Agaricus-Patienten entwickeln manchmal choreatische Bewegungen und unwillkürliche Muskelkrämpfe. Auch Angst in Bezug auf die Gesundheit kann daraus resultieren, ebenso Obstipation, Heuschnupfen oder auch andere Symptome.

In ihrer Schwäche suchen sie sich oft einen Sündenbock, dem sie für alle zukünftigen Schwierigkeiten, die ihnen begegnen könnten, die Schuld geben können. Ständig sind sie bemüht, **Verantwortung zu vermeiden.** Sie sind verzärtelte Personen, die ihr Leben so geschützt und bequem gestalten, wie ihr soziales Umfeld es nur erlaubt. Nichtsdestoweniger holen die Folgen ihrer Ablehnung von Verantwortung sie auf der einen oder anderen Ebene immer wieder ein. Obgleich das kräftige Einwirken der vielen Beanspruchungen des Lebens vielleicht ihre Psyche nicht durchdringen kann, ist es doch mehr als wahrscheinlich, dass es auf der Ebene des peripheren oder des zentralen Nervensystems zu spüren sein wird.

Angst um Gesundheit

Obwohl Agaricus-Patienten ein behütetes Leben führen, ist doch eine Beeinflussung durch Streß letztlich nicht zu vermeiden. Zu irgendeinem Zeitpunkt werden diese Personen **mit dem Tod konfrontiert,** entweder dem Tod einer Person aus ihrer unmittelbaren Umgebung oder eines Familienmitglieds. Auf ein solches Ereignis sind sie jedoch überhaupt nicht gefasst, und infolgedessen können sie leicht von der **Furcht überwältigt werden, eine ähnliche Tragödie könnte sie selber treffen.** Sie reagieren besonders **empfindlich auf verfrühten, plötzlichen Tod** und **Krebstod.** Der Gedanke an Tod und Verwesung dringt in ihr bequemes, leichtes, einfaches Leben ein. Am Ende beschäftigen sie sich laufend mit **Gedanken an Tod und Krankheit,** mit morbiden Gedanken. Ihnen fehlt die Willenskraft, solche Gedanken aus ihrem Kopf zu verbannen. Es ist, als sei ihr Verstand „anämisch", blutarm geworden.

Angst um Gesundheit: Angst vor Krebs

Häufig werden Agaricus-Patienten von extremer Angst um ihre Gesundheit gequält, oder, zu anderen Zeiten, von einer übertriebenen Beschäftigung mit den Krankheiten der Menschen um sie herum. Die für Agaricus typische Angst um die Gesundheit kreist um eine **ungeheure Furcht vor Krebs.** Mit dem Gedanken an die Möglichkeit, Krebs zu haben, werden diese Patienten schlaflose Nächte verbringen. Die Intensität dieser Furcht kann dazu verleiten, dass man Mittel wie NITRICUM ACIDUM, ARSENICUM ALBUM, PHOSPHOR oder KALIUM ARSENICOSUM verschreibt – mit nur geringer oder gar keiner Besserung. **Die Furcht ist so überwältigend, dass die Patienten das Gefühl haben, davon verrückt zu werden.** Es gibt kaum einen Augenblick tagsüber oder nachts, in dem sie nicht an diese Möglichkeit denken. Diese extreme Angst wird normalerweise schon durch sehr milde Schmerzen ausgelöst und veranlasst den Patienten dazu, in einer sehr übersteigerten Weise zu klagen. Er kann vielleicht so triviale Beschwerden haben, dass es dem Arzt schwerfällt zu verstehen, warum er sich so darüber aufregt.

Noch erstaunlicher ist die Tatsache, dass manche Agaricus-Patienten, obwohl sie über ein medizinisches Fachwissen verfügen, das dem eines Arztes ebenbürtig ist, den Arzt hartnäckig mit ängstlichen

Fragen plagen werden, ob ihre Symptome nun auf Krebs hindeuten oder nicht. Das Symptom, das sie haben, mag dabei so winzig sein, dass sich ein anderer überhaupt nicht darum kümmern würde. Sie klagen mit solch unglaublicher Intensität, dass der Arzt mit Sicherheit begreifen wird, für wie ernst sie ihr Problem halten. Dabei sind sie bereits zu dem Schluss gekommen, dass ihre Symptome die Folge irgendeiner Art von Krebs sind, ob sie dies nun auch so aussprechen oder nicht. Infolgedessen kann man z. B. einen Patienten vor sich haben, der leichte Lumbago hat und mitleiderregend schluchzt: „Sie wissen gar nicht, wie sehr ich leide. Warum habe ich diese Schmerzen? Warum schmerzt mein Rücken? Warum findet kein Arzt heraus, woher das kommt? Ich will einfach nicht mehr leben!" Während des Anamnesegesprächs können Agaricus-Patienten wegen ihrer Angst ohne Unterlass weinen. Ihre **Krebsangst** führt dazu, dass sie **bereits beim geringsten Leiden weinen.** Diese Auftritte rufen sofort das Bild eines „**heulenden Babys**" hervor; es sind ganz erstaunliche Vorführungen, die darauf ausgerichtet sind, einerseits den Patienten selbst darin zu bestätigen, wie ernst seine Krankheit sei, und andererseits zu erreichen, dass sich der Arzt für ihn verantwortlich fühlt. Diese Patienten fordern keine Besserung in der Weise, wie es bei KALIUM ARSENICOSUM, NITRICUM ACIDUM und ARSENICUM ALBUM der Fall ist, sondern sie neigen eher dazu, selbstmitleidig zu schluchzen. Sie **können oft nicht aussprechen, dass sie fürchten, Krebs zu haben,** aber sie zeigen eine Qual, die sich deutlich in ihrem Gesicht abzeichnet. Es ist, als hätten sie Angst, das Wort „Krebs" auch nur auszusprechen. Zu Hause können Agaricus-Patienten durch ihre ständigen **Sorgen,** ihr **Klagen** und **Stöhnen** allen das Leben zur Qual machen. Oft ist sich nahezu jeder in ihrer unmittelbaren Umgebung ihres Leidens bewusst. Eine Agaricus-Frau formulierte es kurz und bündig: „Ich spüre, dass mein Mann genug von mir hat; ich habe ihm und meinen Kindern das Leben durch mein ständiges Jammern verleidet."

Vielleicht hat ein Patient nur eine kleine Hämorrhoide, die zwei- oder dreimal eine geringe Blutung verursacht hat. Plötzlich ergreift diesen Patienten eine überwältigende Furcht, er habe Mastdarmkrebs. Der Arzt untersucht ihn und versichert ihm, dass er nur eine einfache Hämorrhoide habe, und empfiehlt häufige Sitzbäder. Trotzdem, sobald die Blutung einmal wiederkehrt, kann sich der Patient der Furcht nicht erwehren. „Jetzt bin ich verloren. Es gibt keine Hoffnung mehr; es ist sicher Krebs!" denkt er. Er wird von einer ungeheuren Furcht vor Krebs überwältigt. Es ist eigenartig, dass sich diese Furcht bei Agaricus fast ausschließlich um Krebs dreht, im Unterschied zu anderen Mitteln, wo sich die Patienten vor einer größeren Anzahl von Krankheiten fürchten (ARSENICUM ALBUM, NITRICUM ACIDUM). In einem anderen Fall wird eine Patientin vielleicht übermäßig über einen Schmerz in ihrer Mamma klagen. Sie drückt die Mamma wieder und wieder, und es ist offensichtlich, dass sie nicht aufhören kann, sie zu berühren oder an sie zu denken. Sie berührt sie so oft und sucht nach Knoten, dass sie das Gewebe reizt und so wirkliche Schmerzen in diesem Bereich hervorruft. Sie mag vielleicht auch schon von einem anderen Arzt untersucht worden sein, doch obwohl alle Tests und vielleicht selbst Biopsien ohne Befund waren, bleibt sie voller Furcht. Der Gedanke, sie könne Krebs entwickeln, bleibt in ihrem Kopf, in ihren Vorstellungen eingenistet. Im Verlauf der Interaktion mit einer solchen Patientin wird der Arzt eine vorherrschende **Selbstsucht** aufspüren können; diese Frau wird ihm den Eindruck vermitteln, dass sie sich **nur um sich selbst kümmert** und ständig **nur an ihre eigene Verfassung,** ihr eigenes Befinden **denkt.**

Angst um Gesundheit: Beschäftigung mit Krankheit und Tod

Ein anderes Mal werden Agaricus-Patienten vielleicht völlig von den **Leiden der Menschen in ihrer Umgebung beherrscht und verfolgt** sein. Sie scheinen Informationen über jegliche Art von Unfällen und Tragödien zu sammeln, besonders Krebsfälle. Entsprechend liefern diese Patienten im Anamnesegespräch endlose Berichte von solchen Ereignissen: „Ich habe einen Freund, der war in einem Autowrack und hat beide Beine amputiert bekommen… In unserer Nachbarschaft gibt es einen Jungen, bei dem gerade Dickdarmkrebs festgestellt wurde… Die Freundin meines Freundes, die erst dreißig ist, stirbt an Gebärmutterkrebs…", usw. Es fällt schwer, nachzuvollziehen, wie diese Patienten überhaupt so viele Menschen in solch schrecklichen Zuständen kennen können, und tatsächlich: Die „Freundschaften", auf die sie sich in diesem Zusammenhang beziehen, haben oft keine weitere Grundlage als ihre übertriebene Beschäftigung mit der Krankheit ihres „Freundes“. Nachdem man solchen Personen eine Zeitlang zugehört hat, ist man über die Tatsache schockiert, dass sie **von nichts als Tragödien sprechen.** Agaricus-Patienten scheinen voll und ganz von solchen schrecklichen Ereignissen in Anspruch genommen zu sein. Sie schenken solchen Tragödien eine so unangemessene Aufmerksamkeit, weil sie höchstwahrscheinlich unterbewusst fürchten, eine ähnliche Tragödie könne auch sie treffen.

Anders als es bei anderen Mitteln der Fall ist, die auch „Angst um die eigene Gesundheit“ als Symptom aufweisen, haben Agaricus-Patienten jedoch trotz ihrer Furcht **keine Aversion dagegen, Menschen, die im Sterben liegen oder schwerkrank** und von wirklich erschreckenden Krankheitserscheinungen entstellt sind, **zu besuchen oder** ihnen sogar **zu helfen.** Ganz im Gegenteil scheinen Agaricus-Patienten fähig zu sein, mit schrecklichen Krankheiten fertig zu werden, und sie können selbst in die Wohnung leidender Personen gehen, um bei der Pflege zu helfen. In solchen Situationen zeigen sie einen eigentümlichen Mut. Ihre Furcht richtet sich auf „Krebs“ – seine „Endgültigkeit“, nicht auf andere Erkrankungen. Sie können z.B. einen sterbenden älteren Menschen besuchen, der in einer dreckigen, ekelerregenden Umgebung oder Situation von allen anderen verlassen wurde. Sie drücken sich nicht vor Tätigkeiten wie dem Baden von Patienten mit faulenden Geschwüren, dem Wechseln verunreinigter Laken, dem Ausleeren der Bettschüssel etc.

Zugegebenerweise ist ein idealistisches Element in solcher Arbeit enthalten, ein Verlangen zu helfen und auch ein Element des Mutes; nichtsdestotrotz mag wohl doch noch ein tieferer Beweggrund beteiligt sein. Agaricus-Patienten können ein gewisses Verlangen verspüren, „gute Taten“ zu vollbringen, um eine Art von Versicherung zu erlangen, für das Leben nach dem Tode sozusagen. Die Mühe, die in das Vollbringen guter Taten gesteckt wird, mag dazu gedacht sein, einer vagen abergläubischen Furcht vor der Hölle entgegenzusteuern – eine Furcht, die man bei diesen Patienten manchmal finden kann.

Im Gespräch werden sie vielleicht diese Pflegeerfahrungen in einem ziemlich weinerlichen und angeekelten Ton bis ins kleinste Detail beschreiben. Obwohl sie Ekel empfinden, hindert dieser Ekel ihren nahezu unfehlbaren Instinkt nicht daran, die verzweifeltsten Krebspatienten im Endstadium aufzuspüren; solche Fälle scheinen ihre Ängste zu stimulieren und zum Zentrum ihrer Gedanken zu werden. Sobald ein Fall aus ihren Gedanken verschwindet, taucht ein anderer auf.

Diese ständige Beschäftigung mit Tod und Krankheit hat noch eine andere Facette, nämlich die des **Versinkens in morbiden Gedanken.** Der Verstand, das Gemüt von Agaricus-Patienten wendet sich schnell Themen wie dem **Tod, Gespenstern, Gräbern** und **Friedhöfen** zu. Man kann z.B. auf eine Frau treffen, die eine **„gespenstische“** Qualität an sich hat. Im Urlaub kann es ihr passieren, dass sie ihr Hotelbett sieht und davon beunruhigt wird; etwas am Licht oder an der Position des Bettes regt sie auf. „Das Bett sieht aus wie ein Grab“, stellt sie fest, oder ein normales Auto sieht aus wie ein Leichenwagen. Möglicherweise spricht sie von Gespenstern oder bösen Geistern, als kenne sie diese ziemlich gut.

Manchmal drückt sich diese morbide Qualität subtiler aus. Zum Beispiel wird einer Patientin mitgeteilt, sie habe Sinusitis mit Eiter in der Stirnhöhle; das wird ihre Einbildung dazu veranlassen, sie glauben zu machen, sie habe etwas Verfaultes in ihrer Stirnhöhle, das sich zersetzt und stinkt.

Außerkörperliche Erfahrung

Ein anderer Aspekt dieser gespenstischen Qualität ist die erstaunliche Tendenz dieser Patienten, Erfahrungen „außerhalb des Körpers“ zu machen. Im Gegensatz zu anderen Mitteln, die ebenfalls diese Tendenz aufweisen und wo die Patienten eine enorme Furcht entwickeln, während eines solchen Erlebnisses zu sterben, können Agaricus-Patienten diese Zustände tatsächlich genießen und sogar versuchen, sie hervorzurufen. (CANNABIS-INDICA-Patienten können zwar ebenso ihre Erfahrungen außerhalb des Körpers genießen, doch haben sie die meiste Zeit über ungeheure Angst, entweder zu sterben oder verrückt zu werden.) In der Tat finden Agaricus-Patienten oft, dass ihr allgemeiner seelischer Zustand während solcher Körperlosigkeits-Erfahrungen verbessert ist. Zu dieser Gruppe von Symptomen gehört schnelles, hysterisches Ohnmächtigwerden, zu dem es nach dem Orgasmus kommen kann, besonders bei hysterischen jungen Frauen.

Euphorie, Geschwätzigkeit, Heiterkeit

Es gibt Zeiten, in denen die Angst von Agaricus versiegt und eine **extreme Euphorie** und **Fröhlichkeit** an ihre Stelle tritt. Diese Euphorie kann eine sehr mächtige Erfahrung sein, die die Patienten selbst als anormal ansehen. Sie fühlen sich **unnatürlich stark,** mit einem Gefühl, alles tun zu können. Vielleicht spielen sie auch manchmal auf diese ekstatischen Momente an, als seien es Anzeichen spiritueller Erfüllung. Aber selbst während dieser Episoden bleibt das Gefühl bestehen, etwas stimme nicht, und schließlich kehrt die Angst wieder zurück. Es kann sogar sein, dass sie überzeugt sind, der Tod sei nicht mehr fern, gerade weil sie sich so glücklich und voller Kraft fühlen. Abwechselnde Zustände von Fröhlichkeit und Niedergeschlagenheit kommen ebenfalls vor.

Auf einer anderen Ebene kann es zu einer fortgeschrittenen geistigen Störung kommen, die durch übermäßige **Geschwätzigkeit** gekennzeichnet ist. In einem solchen Fall redet der Patient, tief in seine eigene Welt versunken, ununterbrochen; sein Geplapper ist unwillkürlich und unzusammenhängend. Es besteht kein wirklicher Kontakt zum Arzt, und wenn der Patient etwas gefragt wird, antwortet er nicht – er wird einfach weiterreden, dabei von einem Thema zum nächsten springend.

Er ist in einem Zustand **alberner Heiterkeit;** er tanzt, singt und lacht ohne jeden Grund. Er umarmt Menschen und küsst deren Hände in lächerlicher Weise. In diesem fröhlichen Zustand singt oder pfeift er völlig unangemessen und unangebracht; in seiner Begeisterung macht er Reime und Prophezeiungen, besonders abends und nachts.

Insgesamt gesehen ist seine Art, sich auszudrücken, eigentümlich, und zwar in dem Sinn, dass er seinen Standpunkt, seine Sache zu übertreiben scheint, sie überzieht und überstrapaziert oder die Grenzen der Vernunft überschreitet. Eine **verrückte Furchtlosigkeit** herrscht z. B. vor in Situationen, in denen Gefahren von ihm nicht wahrgenommen oder nicht ganz erkannt werden, was ihm ein Gefühl extremer geistiger und physischer Kraft verschafft.

Wahnideen, Delirium

Menschen, die den Agaricus-Pilz gegessen haben, können auch andere seltsame Erfahrungen haben, die an die Effekte halluzinogener Drogen erinnern. Hier einige Beispiele aus der alten Literatur: „Bildet sich ein, an der Höllenpforte zu stehen und dass der Pilz ihm befiehlt, auf die Knie zu fallen und seine Sünden zu bekennen, was er tut. Phantasie, er sähe seine tote Schwester im Himmel. Ruft nach seinem Kriegsbeil, abwechselnd mit religiöser Erregung. Berauscht, sie tragen schwere Lasten, machen lange Schritte und springen über kleine Gegenstände wie über dicke Baumstämme. Ein kleines Loch erscheint wie ein tiefer Abgrund und ein Löffel voll Wasser wie ein unvorstellbarer See. Gelächter über ihre Unfähigkeit, gerade stehen und gehen zu können.“

In **Fieberzuständen** beobachten wir entweder einen Zustand rasenden Deliriums oder geistiger Trägheit. Das **Delirium** ist voller Heftigkeit und Manie, eine Raserei, die dazu führt, dass der Patient versucht, sich zu verletzen – z. B. will er sich vielleicht die Eingeweide herausreißen. Oder er versucht aus dem Bett zu kommen, erkennt seine Angehörigen nicht und wirft seine Arznei nach der Schwester. Im Zustand **geistiger Trägheit** kann der Agaricus-Patient ein Stadium erreichen, in dem er fast stumpfsinnig und geistig beschränkt aussieht und seine Umgebung ihm gleichgültig ist; dieser Zustand kann leicht in ein fröhliches, geschwätziges Delirium übergehen. Diese gesamte Befindlichkeit des Patienten erweckt den Eindruck eines Rauschzustands, und daher ist Agaricus auch erfolgreich bei Delirium tremens verschrieben worden.

Wechsel von physischen und mentalen Symptomen

Diese ungewöhnlichen Charakteristika vervollständigen die eigentümliche Art der Verknüpfung von Symptomen, die viele Agaricus-Patienten kennzeichnet. Eine interessante Beobachtung ist, dass der typische ängstliche und niedergeschlagene, deprimierte Seelenzustand von Agaricus in bestimmten Augenblicken verschwinden kann. Es kommt zu diesem Wechsel, wenn ein Aspekt der physischen Pathologie mehr Gewicht bekommt. Wenn z. B. bei Lumbago der Schmerz besonders stark wird, so wird eine schon vorher existierende Angst vor

Krebs minimal werden. Dieser Wechsel von physischen und mentalen Symptomen ähnelt dem bei PLATINUM und CIMICIFUGA. (Bei CIMICIFUGA kann man z.B. erleben, wie Lumbago oder Ischialgie mit Niedergeschlagenheit abwechselt.) Die Krankheit scheint sich vorübergehend stärker zur Peripherie hin zu bewegen, indem sich der körperliche Schmerz intensiviert und der innere psychische Zustand ruhiger wird. Nach der Einnahme von Agaricus kann es vorkommen, dass verschiedene Symptome auf der körperlichen Ebene erscheinen, während sich der emotionale und geistige Zustand der Patienten bessert.

Agaricus-Kinder

Agaricus-Kinder sind zuweilen geistig etwas „zurückgeblieben" und **langsam im Gehenlernen, Sprechenlernen** und **Lernen** überhaupt. Ihr Verstand scheint sich langsam zu entwickeln, weshalb sie beim Sprechen und später beim Schreiben leicht Fehler machen. Sie haben ein schlechtes Gedächtnis. Sie verstehen nur langsam und haben Schwierigkeiten, Entscheidungen zu treffen. Sie fühlen sich schwach, und sie hängen sehr an ihren Eltern und sind von ihnen abhängig. Dies ist der Grund, warum sie eventuell **Chorea** oder **Konvulsionen** entwickeln können, **wenn** sie von ihren Eltern oder Lehrern schlimm beleidigt oder **getadelt** worden sind. (Den klassischen Beginn der Chorea bei Kindern beschreibt M.L. Tyler[1] sehr lebendig: „Das Kind wird ausgeschimpft, weil es Grimassen schneidet, dann fängt es sich eine Ohrfeige, weil es Tasse und Untertasse zerbrochen hat, und schließlich dämmert es sogar dem Unaufmerksamsten, dass es sich nicht um Böswilligkeit handelt, sondern um den Veitstanz...")

Diese Kinder sind **plump, unbeholfen,** schüchtern, und sie sehen etwas zurückgeblieben aus. Sie neigen zu roten Nasen und dazu, an Frostbeulen der Ohren und gelegentlichen **Zuckungen** des Gesichts zu leiden. Es besteht eine Tendenz zu Konvulsionen. Bei Meningitis rollen diese Kinder den Kopf und beißen sich selbst oder versuchen sich auf andere Weise zu verletzen.

[1] M.L. Tyler: Homöopathische Arzneimittelbilder, Burgdorf, Göttingen, 1991

Zusammenfassung

- Abhängige, willensschwache Persönlichkeit.
- Intensive Furcht vor Krebs, oft begleitet von übertriebenem, mitleiderregendem Klagen.
- Zustände von Niedergeschlagenheit wechseln mit Erregungszuständen ab. Dies ist in gewisser Weise mit manisch-depressiven Zuständen ähnlich.
- Physische (oft neuralgische) Beschwerden, charakterisiert durch Zuckungen, Rucke, Zittern und Konvulsionen.
- Zucken der Lider, besonders vor Gewittern.
- Verschlimmerung nach Koitus (Ohnmacht).
- Lumbago und Ischialgie durch Hinlegen gebessert.
- Diagonale Schmerzen – links oben, rechts unten.
- Heuschnupfen mit Jucken der oberen Luftwege und der Ohren.
- Kälte an einzelnen Körperstellen und allgemeine Kälte.

Agnus castus

Essenzielle Merkmale

Agnus castus ist ein Mittel, das, wie ich glaube, in modernen Gesellschaften in steigendem Maße benötigt werden wird, vor allem von der jungen Generation und besonders auch von Homosexuellen. Es ist ein Mittel, bei dem **die sexuelle Ebene zuerst bis zum Grade der Perversion erregt und schließlich niedergedrückt** wird, was zu einem Nachlassen der Potenz und sexuellen Erfüllung sowie zu einem Schwund der Körperflüssigkeiten führt. Ein solcher Mensch spürt, dass er seine „Lebenssäfte" vergeudet hat, dass er nichts mehr zu geben hat, vertrocknet ist, innerlich völlig leer; er fühlt sich, als existiere er fast nicht mehr, und hat den Eindruck, dass der Tod schnell herannahe.

Der Agnus-Patient wird das Opfer pervertierter Verlangen und stellt später fest, dass er unfähig ist, normalen Geschlechtsverkehr zu haben. Mit dieser Unfähigkeit sind mangelnde Lebensfreude, Ermattung, Niedergeschlagenheit, Entmutigung verbunden – und obendrein noch ein Gefühl der Müdigkeit sowie das **Gefühl,** die **besten Jahre seines Lebens verschwendet** zu haben.

Folgen von Ausschweifungen

Dieses Mittel ist nach allen Arten von Ausschweifungen angezeigt, wie sie unter vielen jungen Menschen heute üblich sind, besonders unter Homosexuellen; wie z. B. sexuelle Exzesse, der Gebrauch von psychoaktiven Drogen, Schlafmangel, ständige Erregung, falsche Ernährung etc. Solche Menschen sind leicht zu erregen und geben sich vielen dieser Aktivitäten über lange Zeiträume hinweg hin. Später werden sie blaß, anämisch, verlieren Gewicht, sind schnell erschöpft und werden zerstreut; diese allgemeine Verschlechterung führt zu der **Empfindung, der Tod sei nahe.** Das Bild von Agnus kann oft dem von AIDS ähneln. Damit jedoch in solchen Fällen eine Verordnung gerechtfertigt ist, sollten die für Agnus bezeichnenden Eigentümlichkeiten vorhanden sein.

Schließlich beginnen diese Menschen wahrzunehmen, dass ihre gesamte Konstitution verfällt. Sie entwickeln die Furcht, dass sie in einigen Jahren oder Monaten sterben werden. Sie spüren, dass sie sich überanstrengt und ihre Lebensenergien bis zu dem Grade vergeudet haben, dass ihr ganzer Organismus ruiniert ist.

Solche jungen Menschen erreichen ein Stadium, in dem sie unfähig sind, sich auf ihre Studien oder ihre Alltagspflichten zu konzentrieren. Sie sind sehr **geistesabwesend,** vergesslich, können sich nicht an Dinge erinnern, und um zu verstehen, was sie gerade lesen, müssen sie es immer wieder und wieder lesen. Sie sind **unfähig, ihre Aufmerksamkeit** auf das zu Lesende **zu richten** (wie auch bei PHOSPHORICUM ACIDUM), und gleichzeitig fühlen sie eine Art Dumpfheit im Kopf. Sie fühlen sich geistig und körperlich alt. Zusätzlich werden sie **impotent,** und sie sind von diesem Problem sehr in Anspruch genommen, ständig damit beschäftigt. Sie entwickeln die Überzeugung, ihre Gesundheit ruiniert zu haben, und glauben, kurz vor einem Nervenzusammenbruch zu stehen, oder dass die lebenswichtigen Organe im Begriff sind, zu versagen, ihre Funktion aufzugeben. Diese Sorge von Agnus-castus-Patienten wird so groß, dass sie die Ausmaße ernsthafter, ausgeprägter **Angst um die Gesundheit** annimmt und manchmal zur Hypochondrie wird. (Nach meinen Erfahrungen sollte man Agnus castus im Repertorium in den Rubriken „Angst um die Gesundheit" und „Hypochondrische Angst" ergänzen.) In diesem Stadium verschließen sie sich in sich selbst, sie wollen nicht sprechen, fühlen sich bei allem unsicher und entwickeln eine Art Unentschlossenheit.

Missbrauch der Sexualkraft

Der Sexualbereich ist natürlich das wichtigste Gebiet von Agnus castus. Wenn ihre Konstitution nach zahlreichen Exzessen zusammenbricht, werden diese Menschen sexuell impotent; trotzdem fahren sie fort, **sehr erregende sexuelle Phantasien** zu pflegen. Infolgedessen nehmen sie Zuflucht zur **Masturbation,** entweder als ihr einziges sexuelles Ventil oder zusammen mit anderen sexuellen Aktivitäten. Der Agnus-castus-Mann kann sexuell so schwach und gleichzeitig so übermäßig erregt sein, dass er schon **allein beim Umarmen einer Frau eine Ejakulation** hat. Während sich die Impotenz verstärkt, entwickelt er wollüstige Phantasien, jedoch ohne jede Erektion. In anderen Fällen kann es zu verfrühter Ejakulation ohne Erektion kommen.

- Am Beginn ihrer Impotenz sind diese Patienten darüber so erschrocken, dass sie versuchen, zu masturbieren, um zu sehen, ob sie noch eine Erektion haben können, aber die Folgen des Masturbierens sind verheerend, sie fühlen sich total erschöpft.
- Am Ende können solche Männer ihr sexuelles Verlangen völlig verlieren. Sie werden unfähig zu sexueller Erregung. Den letztgenannten Zustand trifft man besonders in der Ehe an; nach vielen Jahren der Ausschweifung heiratet ein solcher Mann schließlich eine schöne Frau – und stellt fest, dass er **völlig impotent** ist (LYCOPODIUM). Die **Genitalien** sind **kalt** und **erschlafft,** als fehle es an der natürlichen Blutzirkulation. Dies ist ein Zustand, den man nicht selten bei älteren Männern antrifft, die sich das ganze Leben lang sexuell überfüttert und verausgabt haben.

Bei Agnus castus haben wir also ein erregbares und sexuell leicht anzuregendes Individuum vor uns, das sich sexuell verausgabt und dann zusammenbricht, dabei zuerst wollüstige Phantasien entwickelt, ohne Erektion, und schließlich das sexuelle Verlangen völlig verliert. Man findet auch übermäßiges Verlangen mit wollüstigen Gedanken beim morgendlichen

Aufstehen und später am Tag dann Impotenz. Dabei ist es interessant zu sehen, was der lateinische Name „Agnus castus" bedeutet: wörtlich „keusches Lamm", es bezeichnet also jemanden, der rein und keusch ist! Ist es möglich, dass die Menschen des Altertums, die diesen Namen geprägt haben, herausgefunden hatten, dass promiskuitive Personen, wenn sie die Beeren von Agnus castus aßen, wieder keusch wurden? Könnte es sein, dass das Mittel benutzt wurde, um sexuelles Verlangen zu unterdrücken? Vom Namen und den historischen Schilderungen dieses Mittels her ist eine solche Annahme nicht nur plausibel, sondern gut begründet. Hierzu ein Zitat nach Hughes/Dake aus Lindrows „Venusspiegel": „Um in seiner Ehe kinderlos zu bleiben, nahm ein Mann drei Monate lang morgens und abends je zwölf Samen von Agnus castus, wovon er so geschwächt wurde, dass er nicht nur eine Behinderung der Erektion empfand, sondern auch – ganz wie er gewünscht hatte – seinen Samen völlig verlor und niemals Kinder zeugte."

Agnus castus eignet sich also für promiskuitive junge Menschen, die durch zahlreiche entweder homo- oder heterosexuelle Kontakte ihre sexuellen Energien missbraucht und sich wiederholt Geschlechtskrankheiten zugezogen haben, besonders Gonorrhö. Schließlich verlieren sie ihre sexuelle Kraft, männliche Patienten verlieren die Fähigkeit zur Ejakulation; stattdessen **tröpfelt das Sperma langsam ab,** während ihr Verlangen nach Sex steigt. Diese Personen werden zerstreut und schwach; sie verzweifeln, können sich nicht konzentrieren und an Dinge erinnern; sie fühlen, dass **der Tod** sich ihnen **mit großer Geschwindigkeit nähert.** In akuten Zuständen wie Fieber wird der Patient **wieder und wieder sagen, dass er bald sterben werde** und dass es keinen Sinn habe, zu versuchen, irgendetwas zu tun, um ihn zu retten (ARGENTUM NITRICUM).

Manchmal tritt der Verlust der sexuellen Kraft langsam über eine längere Zeit hinweg ein, ohne vorhergehende sexuelle Ausschweifungen. In solchen Fällen ist die Konstitution genetisch schwach. Es handelt sich hierbei um mürrische, schwache Individuen, die traurig und leicht entmutigt sind und an einem Gefühl der Wertlosigkeit leiden. Ihrem Aussehen und ihrem Verhalten nach wirken sie **älter, als sie wirklich sind,** sie altern frühzeitig, woraus sich die Eignung dieses Mittels bei Beschwerden alter Menschen ergibt.

Geist und Gemüt

Agnus-castus-Patienten neigen dazu, über ihr vergeudetes Leben zu lamentieren, sind blass, anämisch, ermüdet und ängstlich, als fehle es ihnen an Mut. Sie sehen, wie gesagt, früh gealtert aus, infolge ihrer früheren sexuellen Ausschweifungen. Ihre Augen sind empfindlich gegen Licht, die Pupillen sind geweitet, und sie verderben sich den Magen leicht durch Essen, schon wenn es auch nur ein ganz klein wenig schwerverdaulich ist.

Auch Frauen können Agnus castus benötigen, jedoch in geringerem Ausmaß als Männer. In solchen Fällen sind die Frauen sehr lasziv, fast hysterisch in ihrem Verlangen nach Sex. Unfähig, durch normale Beziehungen befriedigt zu werden, flüchten sie sich in ihre Phantasien und in exzessive Masturbation. Und interessanterweise werden sie, falls sie schließlich heiraten, niedergeschlagen und frigide, und jedes sexuelle Interesse fehlt ihnen dann.

Agnus castus ist ein Mittel für junge Menschen, die schwach und impotent sind, die einen heruntergekommenen Eindruck machen, ein blasses Gesicht haben, manchmal frühzeitig gealtert aussehen und die versuchen, ihre Schwäche und Impotenz durch **exzentrisches Verhalten** zu verstecken – sie umgeben sich in der Anwesenheit anderer mit einem Flair von **Überlegenheit** und Überheblichkeit. Doch dieselben Menschen werden, sobald sie allein sind, über ihre moralische Verkommenheit nachdenken, über die Masturbation, zu der sie so extrem hingezogen sind, und sie werden verdrossen, unzufrieden werden und sich selbst verachten.

Auch kommt es, wie schon angedeutet, vor, dass der Agnus-castus-Patient auf andere Art zusammenbricht: Er fühlt sich wertlos, absolut nutzlos. Eine tiefe, passive Depression steigt auf, ein Gefühl, **als existiere nichts und niemand um ihn herum.** Dieses Gefühl der Nichtexistenz ist so schlimm, so intensiv, dass er wünschte, er wäre lieber tot, als dieses Gefühl länger ertragen zu müssen. Und dann, nach einer gewissen Zeit, kommt eine andere Phase – dann hat er die **Wahnidee,** er **sei** ein berühmter Mann, **jemand ganz Besonderes,** z. B. sehr wohlhabend. Das Gefühl seiner eigenen Wichtigkeit schwillt beträchtlich an, und seine Energie steigt in großem

Maße. Diese beiden Zustände können alternieren, daher die Nützlichkeit von Agnus castus bei manisch-depressiven Zuständen.

Eine andere Variation des oben beschriebenen manisch-depressiven Zustands ist ein Stadium völliger Gleichgültigkeit, extremer Apathie (PHOSPHORICUM ACIDUM), in dem dieser Patient ein Gefühl hat, als habe niemals irgendetwas existiert. In diesem Stadium hat er keine Entschlusskraft, keinerlei Initiative und keinen Mut, irgendetwas zu unternehmen; er bleibt daheim und tut überhaupt nichts, **es fehlt ihm** selbst **die Energie,** sich **anzuziehen** und **einen Spaziergang** zu machen (MURIATICUM ACIDUM). Schließlich taucht er aus diesem Zustand auf und gelangt in ein Stadium extremer Fröhlichkeit und Überschwänglichkeit, es ist ein ekstaseähnlicher Zustand, der durch die Umstände nicht gerechtfertigt ist.

Zusammenfassung

Zusammenfassend die hervorstechenden Charakteristika von Agnus castus:

- Verfall des Organismus nach Ausschweifungen (Drogen, Sex, Schlafmangel, falsche Ernährung).
- Blässe, Anämie, Entkräftung, Zerstreutheit.
- Vorahnung frühen Todes; Angst um die Gesundheit.
- Sexuelle Erregbarkeit in frühen Stadien, später gefolgt von verfrühter Ejakulation/sexueller Impotenz (mit Phantasien). Letztendlich vollständiger Verlust des sexuellen Interesses (bei beiden Geschlechtern).
- Kalte, erschlaffte Genitalien.

Ailanthus

Essenzielle Merkmale

Ailanthus wurde uns mit dem Ruf überliefert, bei Fällen von **malignem Scharlach** zu wirken, bei denen das normale Exanthem nicht erscheint und der Scharlach stattdessen durch spärliche Hautflecke von bläulicher oder dunkelroter Farbe wie Mahagoni sowie durch zerebrale Symptome charakterisiert ist. Doch kann dieses Mittel, wie jedes andere auch, sowohl bei chronischen als auch bei akuten Zuständen angezeigt sein, solange die allgemeine Symptomatologie des Patienten mit dem Bild des Mittels übereinstimmt. Es ist sehr bedauerlich, dass viele unserer alten Meister uns so wenig von ihren persönlichen Erfahrungen bezüglich der Mittelwirkungen jenseits der wiederkehrenden Charakteristika, die schon immer in der Literatur erschienen sind, hinterlassen haben.

Nach meinem Verständnis ist Ailanthus ein Mittel, das man in akuten Fällen leicht mit BAPTISIA und in chronischen Fällen leicht mit LACHESIS verwechseln kann. Zuerst sollen nun die chronischen Zustände von Ailanthus diskutiert werden, später dann die akuten Krankheiten.

Apoplexie, mahagoniefarbenes Gesicht

Ailanthus ist ein Mittel, an das man bei vielen Krankheitsbildern denken muss: Bluthochdruck, kongestive Kopfschmerzen, Schlaganfall, Schwindel, Schilddrüsenstörungen, Heuschnupfen, allergische Hauterkrankungen, Akne etc. Doch alle diese verschiedenen Diagnosen sind nicht so wichtig wie das charakteristische Erscheinungsbild des Ailanthus-Typus. In einigen seltenen Fällen kann der Patient zwar nervös und empfindlich sein, aber meist wird es sich um einen beleibten, robusten Menschen mit einer „**apoplektischen Völle**", wie es in der Literatur genannt wird, handeln. Alles Blut scheint in den Kopf zu strömen und ruft ein Völlegefühl, eine beinahe brennende Hitze im Kopf mit stark erweiterten Pupillen und geröteten, **kongestionierten Augen** hervor.

Auch das **Gesicht** hat das gleiche Aussehen wie bei Menschen mit chronischem Bluthochdruck, die kurz vor einem Schlaganfall stehen. Es ist **rot** und **heiß, dunkel wie Mahagoni** oder **purpurfarben.** Manchmal ist es etwas geschwollen oder **aufgedunsen** und **sieht aus wie bei einem Betrunkenen** mit unregelmäßigen Flecken von kapillären Kongestionen, wie nach einem Trinkgelage. (Übrigens haben Ailanthus-Patienten manchmal auch ein Verlangen nach Branntwein und werden nach einem Glas Wein schläfrig.) Wegen der **bläulich-roten Flecken** hat das Gesicht ein **scheckiges** Aussehen. Diese Verfärbung kann auch noch andere Gründe haben, wie z.B. einen falsch behandelten Hautausschlag oder eine allergische Hautreaktion, und auch während akuter Krankheiten ist die Gesichtsfarbe in dieser charakteristischen Weise verändert.

Dieses sehr auffallende Gesicht ist eines der Hauptmerkmale von Ailanthus. (In einigen Krankheitszuständen können die Patienten auch blass, bleich sein, mit dunkelblauen Ringen um die Augen, aber das ist nur von Bedeutung, wenn andere Leitsymptome des Mittels ebenfalls vorhanden sind.)

Abnehmende geistige Fähigkeiten

Gleichzeitig mit den gerade beschriebenen Symptomen beklagen sich die Patienten über eine **extreme Abnahme ihrer geistigen Fähigkeiten.** Ihr Geist wird stumpf und träge, sie sind fast unfähig zu denken, und sie beginnen Schwierigkeiten zu haben, eine Diskussion zu verfolgen, verstehen nicht, was gesagt wird, und können nicht richtig antworten. Es fällt ihnen schwer, sich auf etwas zu konzentrieren. Sie können die einfachsten Rechenaufgaben nicht mehr lösen; es ist ihnen fast unmöglich, ein paar Zahlen zu addieren, und sie müssen einen Absatz mehrmals lesen, um wenigstens einen Schimmer davon zu bekommen, worum es geht. Jede kleine geistige Anstrengung fordert ihnen große Mühen ab, und so überrascht es nicht, dass sie eine Aversion gegen geistige Arbeit entwickeln und am liebsten überhaupt nicht denken würden.

Mit der Zeit wird die geistige Entkräftung und Erschöpfung so ausgeprägt, dass sich schließlich eine besondere Art der **geistigen Verwirrung,** ein **Geisteszustand wie im Traum** entwickelt: Sie fühlen sich schwindlig, verwirrt wie betrunken, als sei alles unwirklich, als lebten sie in einem Traum, und auch alles, was in der Vergangenheit geschehen ist, erscheint ihnen unwirklich, wie ein Traum.

Das **Gedächtnis verfällt** gleichzeitig ebenfalls rapide. Die Patienten vergessen beinahe alles: was sie gerade gesagt haben, was gestern geschah, sogar Dinge, von denen einen Moment vorher die Rede war. So findet man bei Hering (*Guiding Symptoms*): „Alle vergangenen Ereignisse sind vergessen, werden als zu jemand anderem gehörig erinnert, oder als Gelesenes." Es kann auch sein, dass sie nicht einmal mehr Menschen erkennen, die ihnen eigentlich seit langem bekannt sind. Man sollte an diese Arznei bei Fällen Alzheimerscher Krankheit denken, wenn man die oben beschriebene Erscheinung des Ailanthus-Typus mit hohem Blutdruck vor sich hat.

Stumpfheit, Schwermut, Apathie

In ähnlicher Weise wird auch ihre **Sinneswahrnehmung stumpf,** sie werden fast empfindungslos und reagieren langsam und träge. Im Gesicht dieser Patienten wird man einen **ängstlichen Ausdruck** wahrnehmen, eine Art offensichtlicher Qual, und besonders, wenn sie aus ihrem schläfrigen Zustand aufgerüttelt werden, sehen sie sehr erschreckt aus.

Es kann vorkommen, dass sie die ganze Zeit weinen wollen, scheinbar ohne Grund; in Wirklichkeit jedoch werden diese Anfälle durch das manchmal intensive und quälende Bewusstsein ihres geistigen Verfalls, ihrer Verwirrung ausgelöst. Schließlich werden sie sehr deprimiert, niedergeschlagen und kümmern sich weder um gegenwärtige noch zukünftige Ereignisse. Es ist ein Zustand der Schwermut, Apathie und Indifferenz mit **ständigem Seufzen.** Man muss sich in acht nehmen, in Fällen von Kummer zusammen mit Seufzen nicht automatisch IGNATIA zu geben, denn auch andere Mittel, wie Ailanthus, zeigen dauerndes Seufzen nach Kummer; um jedoch die Verschreibung von Ailanthus rechtfertigen zu können, sollten seine essenziellen Charakteristika vorhanden sein – das psychisch-geistige Bild, die Benommenheit des Gehirns, die dunkle Röte des Gesichts, das Völlegefühl des Kopfes etc.

Für den Studenten der Homöopathie ist es wichtig, die eigentümliche Wirkung jedes Mittels auf die verschiedenen Systeme oder Körperorgane zu erkennen und dementsprechend zu verschreiben. Ailanthus übt eine spezifische Wirkung auf das Gehirn aus, die der Student der Homöopathie klar wahrnehmen muss, bevor er es mit einer gewissen Sicherheit und Genauigkeit dem Kranken verschreiben kann.

Weitere Merkmale

Es gibt einige eigentümliche Symptome von Ailanthus, die Erwähnung verdienen.

- Eines davon ist die **Empfindung von elektrischem Strom,** der durch den Körper fließt – die Patienten können es auch als elektrische **Schauder** beschreiben, die im Kopf beginnen und sich bis in die Fingerspitzen erstrecken. (Obwohl in den homöopathischen Prüfungen von Ailanthus keine Konvulsionen beobachtet worden sind, legen diese Symptome nahe, dass es bei epileptischen Konvulsionen von Nutzen sein könnte. Und in der Tat hat Ailanthus einen zehn Jahre alten Jungen geheilt, der an sich ungefähr wöchentlich in den Morgenstunden zwischen etwa 4 und 6 Uhr wiederholenden epileptischen Anfällen litt. Während der Anfälle hatte er heftig zu kämpfen, seine Atmung war beeinträchtigt, sein Gesicht war aufgedunsen und livide, die Daumen eingeschlagen und er hatte Schaum vor dem Mund.)

- Ebenso kann ein kribbelndes Gefühl auftreten, besonders an den Beinen; es ist ein Gefühl, als **krieche** eine Schlange oder irgendein **kleines Tier nach oben.** In Fieberzuständen erreicht diese Empfindung halluzinatorische Dimensionen.

Manchmal verschlimmert sich die Symptomatologie von Ailanthus unmittelbar vor dem Einschlafen. Auch beim Erwachen, wenn sie etwas geschlafen haben, fühlen sich die Patienten schlechter, und morgens nach dem Aufstehen hält die Verschlechterung noch einige Zeit an. Die Verschlechterung ihres Zustands ist oft mit einer akuten Angst verbunden. Einige Patienten **schlafen am besten, wenn sie auf der rechten Seite liegen.** (Bei all diesen Symptomen erkennt man die Ähnlichkeit mit LACHESIS.)

Der Schlaf selbst ist meist unerfrischend, entweder tief und schwer oder unterbrochen und ruhelos. Es tritt dauerndes Stöhnen, Ächzen oder **Reden im Schlaf** auf. (Ich habe beobachtet, dass Patienten mit fortgeschrittener Arteriosklerose dazu neigen, im Schlaf sehr laut zu reden, als Reaktion auf die lebhaften Traumvorstellungen, denen sie ausgesetzt sind.) Während einer akuten fieberhaften Erkrankung kann es manchmal passieren, dass der Schlaf in ein Delirium oder in einen komatösen Zustand übergeht.

Akute fieberhafte Infektionskrankheiten

In Bezug auf akute Zustände ist Ailanthus ein Mittel, das besonders von Kinderärzten und Allgemeinärzten studiert werden sollte, da es Fällen bösartig verlaufender fieberhafter Infektionskrankheiten entspricht, wie sie bei Scharlach oder Diphtherie vorkommen können, ebenso bei Meningitis und follikulärer Angina; bei Typhus, infektiöser Mononukleose, Kindbettfieber etc. Man sollte Ailanthus besonders dann in Betracht ziehen, wenn ein Ausschlag zu erwarten wäre, wie bei Masern oder Scharlach, der jedoch aus dem einen oder anderen Grund partiell unterdrückt wird. Kent schreibt: „Diese Arznei paßt besonders bei zymotischen Fiebern, wie wir sie bei Diphtherie und Scharlach finden … Der Ausschlag entwickelt sich nicht, sondern stattdessen erscheinen rote, roseolenartige Flecke; die normale gleichmäßige Ausbreitung des Ausschlages hat nicht stattgefunden oder wurde unterdrückt, der Patient blutet aus Nase und Zahnfleisch, und der Hals ist stark angeschwollen … Es scheint starke Erschöpfung zu bestehen, aber in Wirklichkeit ist es eine Betäubung; er erscheint dumm und benommen. Sieht man in den Rachen, findet man ihn mit kleinen purpurfarbenen Flecken bedeckt, dazu ein ödematöses Aussehen, wie bei BAPTISIA … Das heraussickernde Blut ist schwarz. Das Kind verfällt in ein Stadium des Stupors und kann nur schwer daraus aufgerüttelt werden. Manchmal bilden sich Bläschen an den Fingerenden oder hier und da am Körper. Aus Mund und Nase kommen fötide Gerüche. Das Kind verfällt mit großer Geschwindigkeit einer malignen Erkrankung. Manchmal beginnt sie wie ein leichter Fieberanfall, aber durch eine Erkältung und daraus resultierende Unterdrückung der natürlichen Krankheitserscheinungen nimmt der Fall eine schleichende Form an, und wo man zuerst nur einen einfachen Rückfall vor sich hatte, nimmt der Fall nun einen Zustand der Erschöpfung an, mit sehr schnellem Puls, Foetor, rötlicher oder bläulicher Verfärbung, einer passiven Kongestion mit roten Hautflecken, die die Haut unregelmäßig gescheckt erscheinen lassen. Wenn sich ein Fall so plötzlich wendet, geht die Blutvergiftung voran und ein typhusähnliches Bild entwickelt sich."

N. M. Choudhari beschreibt ganz ausgezeichnet das akute Krankheitsbild: „Das Mittel ist sehr nützlich bei einigen dieser hartnäckigen Halsentzündungen, die Scharlach, Masern oder andere Ausschlagserkrankungen begleiten. In einem solchen Falle versuchte ich Ailanthus zum ersten Male. Das Ergebnis übertraf meine optimistischsten Erwartungen. Das Fieber war sehr hoch und der Patient in einem Zustand stuporösen Deliriums. Der ganze Körper war mit einer Art dunklen Miliarausschlags bedeckt. Der innere Hals war geschwollen und livide. Die Mandeln sahen unerhört geschwollen aus und waren dicht an dicht mit böse aussehenden Geschwüren bedeckt, die eine stinkende, eitrige Flüssigkeit absonderten. Die Zunge sah genauso übel aus – rissig, trocken und ausgedörrt. Die Zellgewebe um den Hals herum waren inflitriert. Die Zähne waren von braunen Auflagerungen bedeckt. Aus der Nase floß eine dünne eitrige, blutige Absonderung. Alle Symptome deuteten auf einen tödlichen Ausgang. Die von Anfang an sehr ausgeprägte Erschöpfung schritt rapide voran. Dieser plötzliche und ernste Verfall der Lebenskräfte, der für Ailanthus so typisch ist, ließ mich an dieses Mittel denken, und da es die meisten Symptome des Patienten deckte, gab ich es."

Die Hauptmerkmale, die man sich für solche akuten Fälle merken sollte, sind:

- Das Krankheitsstadium der zerebralen Intoxikation tritt sehr **früh** auf, entwickelt sich dann sehr schnell in einen **adynamischen** Zustand. **Stupor** oder murmelndes **Delirium** (BAPTISIA) erscheinen, und schließlich sogar Bewusstlosigkeit.
  Im Delirium erkennt der Patient niemanden; er sieht sehr müde und schläfrig, völlig ausgelaugt aus, doch trotz der Erschöpfung ist manchmal große Ruhelosigkeit vorhanden. Er kann nicht schlafen, hat Wahnideen von kleinen Tieren, wie von **Mäusen oder Ratten, die durch den Raum** oder **sein Bein herauf** und über seinen Körper **laufen,** oder er denkt, eine Schlange krieche sein Bein herauf.
  In manchen Fällen kann man auch ein manisches, rasendes Delirium mit glänzenden Augen antreffen (BELLADONNA).
- Schnelle und extreme Erschöpfung bei Fieber mit kleinem, schnellem Puls, Übelkeit und Erbrechen.
- Das **Gesicht** wird im Fieber **rot, lila,** wie berauscht (BAPTISIA, LACHESIS, OPIUM), oder es entwickeln sich lila oder blaue Flecke; die **Augen sind sehr stark kongestioniert** (BELLADONNA), bis zu einem Grad, dass sie manchmal tatsächlich **bluten.**
- **Gestank** aus Mund und Nase (BAPTISIA).
- Ein erwarteter **Ausschlag** bei epidemischen Krankheiten **kommt nicht heraus** oder erscheint in einer anderen Form (teilweise unterdrückter Ausschlag).
  Kranke Kinder stöhnen, schreien und weinen die ganze Zeit.

Aletris farinosa

Essenzielle Merkmale

An Aletris farinosa sollte man in allen Fällen von **Gebärmuttervorfall** denken, wenn SEPIA zwar gut indiziert erschien, aber keine Wirkung zeigte. Die Ähnlichkeiten mit SEPIA sind allerdings noch sehr viel umfassender, sie beschränken sich nicht auf den Prolaps, wie wir bei der Darlegung des Mittels noch sehen werden.

Schwäche, Müdigkeit und Störungen im Bereich der weiblichen Fortpflanzungsorgane

Aletris ist hauptsächlich ein Frauenmittel, das sich für **anämische** und **geschwächte Frauen** eignet, die über wenig Durchhaltevermögen des Körpers sowie auch von Geist und Gemüt verfügen und bei denen die Fortpflanzungsorgane gestört, schlaff und schwer sind, sehr ähnlich wie bei SEPIA. **Unfruchtbarkeit** aufgrund von Gebärmutterschwäche ist bei diesem Mittel weit verbreitet. Wenn es aber zu einer Schwangerschaft kommt, so wird es eine sehr **problematische Schwangerschaft** sein, weil die Muskelfasern des Uterus kaum dazu in der Lage sind, das zusätzliche Gewicht des Fötus zu tragen und zu halten. Infolgedessen werden Aletris-farinosa-Patientinnen oftmals Krankengeschichten mit **häufigen Fehlgeburten,** Gebärmutterprolaps oder -verlagerung etc. aufweisen. Selbst wenn sich die Schwangerschaft relativ normal entwickelt und weiter fortschreitet, herrschen **allgemeine Schwäche** und **Muskelschmerzen** vor, die Senkungswehen vortäuschen können, und darüber hinaus leiden diese Patientinnen beträchtlich an **hartnäckigem Erbrechen** und einem quälenden, **bedrückenden Gefühl im Rektum.** Es ist das unangenehme Gefühl, dass das Rektum voll ist von angesammeltem Stuhl und nicht die Möglichkeit hat, sich zu entleeren.

Der **Uterus fühlt sich schwer an** und prolabiert leicht – eine erstaunliche Ähnlichkeit mit SEPIA, obwohl bei SEPIA das Gefühl, dass die inneren Organe nach unten drängen, viel stärker betont ist. Bei Aletris ist es die Empfindung eines Gewichts, einer Schwere, aber nicht die übermäßige abwärtsdrängende Empfindung von SEPIA.

Oft wird man bei Aletris auch **Fluor** beobachten, der jedoch nicht dick und gelblich sein muss, wie es oftmals bei SEPIA der Fall ist; meist ist er vielmehr weiß und fadenziehend, z. B. bei Frauen mit habituellem Abort. Bei Endometritis, Gebärmutterprolaps oder Reizung des rechten Ovars kommt es oft zu einem Schmerz in der rechten Leistengegend, der sich zum Oberschenkel hinunter ausbreitet.

Mitten in der Nacht treten bei Aletris-farinosa-Patientinnen ausgiebige, **profuse Blutungen aus dem Uterus** auf, wodurch sie morgens so erschöpft sind, dass sie kaum sprechen können. Auch zu häufige Menses sieht man bei diesem Mittel – oder auch, bei anämischen Patientinnen, ein völliges **Fehlen der Menses.**

Es scheint eine Verbindung zwischen den Störungen der Fortpflanzungsorgane und dem Magen zu bestehen. Die Aletris-Patientin wird leicht den Appetit verlieren, wenn mit ihren Geschlechtsorganen etwas nicht in Ordnung ist. In Fällen von Menstruationsunregelmäßigkeiten, wie den oben genannten, wird das geringste bisschen unbekömmlicher Speise ihr den Magen verderben; das Essen liegt wie eine schwere Last im Magen. Auch ein Ekel vor Speisen tritt bei diesem Mittel auf, und **schaumiger Speichelfluss** sowie s**chaumiges Aufstoßen** sind charakteristisch für Aletris farinosa.

Geist und Gemüt

Diese Patienten verlieren leicht Gewicht, sind dünn, abgemagert und anämisch und neigen zu Schwindel und Ohnmacht. Im Falle, dass sie anämisch sind, können sie sich nicht konzentrieren, sie fühlen sich verwirrt und können nicht lernen. Der Geist, der Verstand scheint seine Kraft verloren zu haben – obwohl viele Gedanken und Ideen aufsteigen, die gewöhnlich auch angenehm sind –, denn er schweift umher, beschäftigt sich mit den verschiedensten Dingen und verweilt nur für kurze Zeit bei einer Sache. Schließlich entsteht eine Unzufriedenheit, ein Gefühl des Unbefriedigtseins.

Eine genauere Kenntnis der Geistes- und Gemütsebene ist allerdings noch nicht vorhanden, das wirkliche geistig-emotionale Bild dieses Mittels kennen wir bislang noch nicht. Am besten eignet sich der Ausdruck **Adynamie** zur Beschreibung des Bildes von Aletris: Es ist eine Schwäche, eine Kraftlosigkeit vorhanden, die hauptsächlich die Schwangerschaft betrifft, das Tragen und Erhalten neuen Lebens; Adynamie der Fortpflanzungsorgane und auch allgemeine Adynamie sind festzustellen.

Man kann Aletris-farinosa-Fälle auch bei langdauernder Rekonvaleszenz nach akuter Krankheit antreffen: Der Patient scheint sich nicht schnell genug zu erholen; sein Appetit kehrt nicht wieder, und schon die geringste Nahrungsmenge verursacht eine Magenverstimmung; er fühlt sich sehr geschwächt und leidet an Schwindel- und an leicht auftretenden Ohnmachtsgefühlen; er hat das Gefühl, als seien alle Muskeln und inneren Organe schlaff und schwach. Einen ähnlichen Zustand von Schwäche, Erschöpfung und schwieriger Rekonvaleszenz wird man bei Frauen nach spontanem Abort antreffen.

Allgemeinsymptome und Keynotes

Aletris farinosa ist eine Arznei, die hauptsächlich bei **Frauen** indiziert ist und hier vor allem bei gynäkologischen Fällen verordnet wird. Sie hat drei oder vier wesentliche Charakteristika.

- Das erste Charakteristikum ist **ständige Müdigkeit.** Man kann sich unschwer vorstellen, was eine Frau tun möchte, die sich dauernd müde fühlt: nämlich gar nichts oder zumindest so wenig wie möglich. Sie möchte weder in der Küche arbeiten noch jeden Tag saubermachen oder groß einkaufen gehen. Vielmehr möchte sie zu Hause bleiben, sich hinlegen und immer nur ruhen. Schon morgens beim Erwachen kann die Aletris-Patientin Kopfschmerzen haben, und beim Aufstehen aus dem Bett hat sie ein Übelkeits- und Schwächegefühl im Magen, ein Gefühl, alles sei hin. Sie fühlt sich so müde, dumpf, schwer und verwirrt, dass sie unfähig ist, ihre Aufmerksamkeit auf irgendetwas zu richten. Fast all ihre Kraft und Energie ist dahin, und nach einer Gebärmutterblutung kann sie sogar so erschöpft sein, dass sie unfähig ist, zu sprechen. Wenn sie in der Praxis von ihrer **Abgespanntheit** und **Schwäche** erzählt, wird man sie wahrscheinlich gründlich untersuchen, meistens aber **keine klare Ursache für ihre Schwäche** finden – **keine ernste organische Erkrankung.** Führt man aber einen Bluttest durch, so wird man oft finden, dass die Hämoglobin- und Eisenwerte zu niedrig sind; diese Art der **Anämie** ist häufig durch uterine Hämorrhagien bedingt. Manchmal fehlt dieser Patientin die Energie auch wegen der **langwierigen Rekonvaleszenz nach einer Erkrankung** (oder auch z. B. nach einem Abort oder nach einer Entbindung), von der sie sich nicht erholen kann. Es kann auch sein, dass die Schwäche von **unzureichender Ernährung** herrührt; diese Menschen haben oft wenig Appetit, essen wenig und sind daher manchmal sehr abgemagert.

- Das zweite Charakteristikum ist ein **Gefühl der Schwere** oder eines Gewichts.
  - Die Patientin fühlt sich nicht nur insgesamt müde und schwer, sondern auch in vielen Regionen des Körpers liegt diese Schwere vor: Sie hat ein Gefühl von Schwere, von Gewicht und Druck über den Augen. Gefühl, als würden die Augenlider heruntergedrückt. Auch Schweregefühl am Scheitel ist möglich.
  - **Schwere, als ziehe ein Gewicht den Hinterkopf nach hinten** und als habe der Nacken nicht die Kraft, das zu verhindern (zusammen mit einem Gefühl, als kontrahiere sich die Kopfhaut und ziehe so die Seiten des Hinterkopfes zusammen). Diese Empfindung tritt oft morgens auf und wird manchmal während des Frühstücks besser. Dieses Gefühl des „schweren Hinterkopfes" ist gar nicht selten bei Frauen mit Gebärmuttererkrankungen.
  - Selbst eine kleine Nahrungsmenge liegt schwer im Magen.
  - Empfindung, als wären alle Eingeweide ins untere Abdomen herabgesunken.
  - Schwere in der Uterusregion, der Uterus fühlt sich schwer an.
  - Rückenschmerz mit Ziehen in der Sakralgegend.
- Das dritte und wahrscheinlich wichtigste Charakteristikum ist, dass sich die Hauptbeschwerden auf die **weiblichen Genitalorgane** konzentrieren. Auch alle anderen Krankheiten sind mehr oder weniger mit dem Uterus verbunden.
  - Im **Uterusbereich** besteht eine Empfindung des **Nachuntendrängens,** als wollte der Inhalt des Beckens nach unten heraustreten. Diese Empfindung wird sehr stark verschlimmert durch Gehen und ist oft mit einem Ziehen in der Sakralregion verbunden. Aletris ist ein wichtiges Mittel für **Prolaps** oder Verlagerung **des Uterus** aufgrund der Schwäche und Erschlaffung der Genitalorgane. Darüber hinaus haben diese Frauen oft eine **Leukorrhö,** die meist farblos ist, oder weiß und fadenziehend.
  - Die schon oben erwähnte **Empfindung eines schweren Uterus** ist zumindest teilweise durch einen Blutandrang, eine Ansammlung von zu viel Blut im Uterus bedingt. Der Ausgang scheint oft von Klumpen verschlossen zu sein, und die **Uterusblutung** – Metrorrhagie oder Menorrhagie – beginnt oft mit dunklen oder schwarzen Klumpen, die von reichlichem, ausgiebigem Bluten gefolgt werden. Die Blutung kann recht lange anhalten, und sie hört auch nach dem normalen Ende der Menstruation nicht ganz auf, sondern wird zu einem wässrigen Sickern, unterbrochen von plötzlichen erneuten Güssen mit Klumpen oder geronnenem Blut. Diese Art der Blutung zusammen mit der Schwäche der Patientin kann man oft vor oder während der Menopause sehen.
  - Die **Menstruation** kommt **zu früh** und **zu reichlich,** mit **wehenartigen Schmerzen,** und ist meistens mit dem Gefühl des Herabdrängens oder mit Uterusprolaps verbunden.
  - Aber auch **spärliche,** fast schwarze **Regelblutungen** und sogar Amenorrhö können auf Aletris hinweisen, wenn sie mit allgemeiner Schwäche und Anämie verbunden sind.
  - Ein Quetschungsschmerz im rechten Ovar oder ein kneifender, wie zugreifender Schmerz in der rechten Leistengegend, der sich den Oberschenkel hinab erstreckt, kann in der Zeit der Menses auftreten. Die **krampfenden Bauchschmerzen** verschlimmern sich beim Nachvornebeugen, und die Patientin **beugt sich nach hinten, um den Schmerz zu lindern.** Diese **Koliken** können auch unabhängig von den Menses auftreten (z. B. bei Verstopfung) und werden oft **besser durch spärlichen,** diarrhöischen **Stuhl.** (Übrigens wird auch ein Schmerz des Trapezius-Muskels, der bei Aletris farinosa auftritt, schlimmer beim Vorwärtsbeugen des Kopfes und gebessert durch Zurückbeugen.)
  - Manchmal haben diese Frauen vor den Menses ein auffallendes Symptom: Es ist ein dauernder, trockener, harter, beinahe spasmodischer **Husten,** der sofort **besser** wird, **sobald die Menstruation eintritt.**
  - Ein anderes interessantes Symptom ist ein scharfer **Schmerz in der linken Brust,** als würde mit einem Messer hineingestochen, der sich durch den Rücken **zum** linken unteren Teil des **rechten Schulterblattes erstreckt.**

(Ein scharfer Schmerz vom unteren Bereich des linken Schulterblattes aus zur linken Brust hindurch kann auch vorkommen.)

- Eine sehr wichtige Zeit für Aletris ist die **Schwangerschaft,** weil sich in ihr viele Symptome entwickeln. Sehr oft können diese Frauen wegen der Atonie des Uterus nicht schwanger werden, oder sie haben eine starke Tendenz, das Kind zu verlieren. Diese **Aborte** treten ebenfalls aufgrund des schwachen und erschlafften Zustands des Uterus ein, und nach einem Abort wird man oft Uterusblutungen mit den oben beschriebenen Besonderheiten sehen.
- Wenn es aber doch zu einer Schwangerschaft kommt und diese auch nicht durch einen Abort beendet wird, so stechen nicht nur die **Schwäche** und die **Anämie** hervor, sondern oft treten auch Magenstörungen auf.
- Meistens hat die Patientin einen Ekel vor Speisen, und sie bekommt **Magenprobleme,** nachdem sie nur ein kleines bisschen gegessen hat. Selbst der Anblick von oder der Gedanke an Fett verursacht Brechreiz; sie fühlt sich krank, verspürt Übelkeit und beginnt zu würgen. Reichliches **schaumiges Aufstoßen** tritt auf, mit starker Ansammlung von **schaumigem Speichel,** und sie muss sich viel übergeben. Dieses **hartnäckige Erbrechen** schwächt sie noch zusätzlich.
- Manchmal aber kann die Übelkeit nach einer Mahlzeit besser sein, und ebenso ist das morgendliche Schwächegefühl, ein Gefühl, dass alles hin sei, nach dem Essen manchmal gebessert.

• Das vierte Charakteristikum von Aletris ist, dass der schwache, erschlaffte Zustand sich nicht auf den Uterus beschränkt, sondern sich auch auf die anderen Organe im unteren Abdomen erstreckt.
  - Die *Blase* ist schwach und kann den Urin nicht halten.
  - Jedes Mal, wenn diese Patientin sich erkältet, hat sie eine **Blaseninkontinenz,** und bei schnellem Gehen, beim Husten oder Niesen und sogar im Schlaf verliert sie Urin.
  - Besonders das *Rektum* ist so schwach, als sei es fast gelähmt. Die **Verstopfung** ist bei Aletris so schlimm wie bei ALUMINA. Das Rektum ist mit Stuhl gefüllt und **kann nur mit großer Anstrengung entleert werden,** und dabei hat die Aletris-Patientin oft schreckliche **Schmerzen,** so als würde etwas durch das verschlossene Rektum gedrückt. Manchmal muss sie so stark drücken, dass sie Kopfschmerzen bekommt, besonders am Scheitel. Die Stühle sind gewöhnlich sehr groß und hart.
  - Diese Art der Verstopfung ist zusammen mit der allgemeinen Müdigkeit und ein oder zwei Symptomen der Genitalorgane meist schon ausreichend, um die Verschreibung von Aletris farinosa zu rechtfertigen.

Allium cepa

Essenzielle Merkmale

Allium cepa hat sich einen unbestrittenen Ruf erworben, auf die oberen Atemwege zu wirken und **gewöhnliche Erkältungen** zu heilen, die sich in der Nase festsetzen und nach unten wandern, mit einer **wässrigen, scharfen Absonderung aus der Nase** und zugleich mit Röte der Augen und **mildem Tränenfluss.** Es wirkt zunächst hauptsächlich auf die linke Seite der Nase, später verschiebt sich die Wirkung auf die rechte Seite. Die Symptome **verschlimmern sich in warmen Räumen** und **am Abend;** sie **bessern sich im Freien.** Trotz seiner unbestrittenen Effizienz bei gewöhnlichen Erkältungen ist meiner Erfahrung nach Allium cepa bei diesen Beschwerden doch missbraucht worden, indem es zu häufig verschrieben wurde, wenn andere Mittel indiziert gewesen wären.

Eine Warnung: Bei besonders empfindlichen Personen, die eine Tendenz zu allergischem Asthma zeigen, habe ich eine tiefgreifende Verschlimmerung der Atembeschwerden durch eine falsche Verschreibung von Allium cepa beobachtet. Diese Beobachtung ist leicht zu verstehen, da dieses Mittel in den Prüfungen die Tendenz hat, Entzündungen vom obersten Teil der Atemwege – der Nase – nach unten zum Kehlkopf und zu den Bronchien zu treiben. Deshalb möchte ich davor warnen, hohe Potenzen bei Patienten zu benutzen, die eine solche Empfindlichkeit vermuten lassen und wenn man sich über das Mittel nicht sicher ist.

Ich habe festgestellt, dass neben den oben genannten Lokalsymptomen eine zusätzliche Symptomatologie des Kopfes und des gesamten Organismus vorhanden sein muss, wenn dieses Mittel wirklich angezeigt ist: Der Patient wird sich richtig scheußlich fühlen, mit Benommenheit, Stumpfheit, Schwierigkeiten beim Denken und großer Schläfrigkeit. – Bei einem Patienten mit Erkältung, der nur an lokalen Nasen- oder Kehlkopfsymptomen leidet, aber einen klaren Kopf und keine allgemeine Schwäche hat, ist es dagegen relativ unwahrscheinlich, dass er auf dieses Mittel ansprechen wird.

Katarrhalische Zustände

Allium cepa gehört, ebenso wie PULSATILLA, CHAMOMILLA, BELLADONNA, MERCURIUS und NITRICUM ACIDUM, zu den Hauptmitteln bei gewöhnlichen Erkältungen, die sich leicht zu den Ohren ausbreiten und viel Schmerz hervorrufen. Doch abgesehen von dieser Ausbreitungsrichtung, ist Allium cepa auch dann angezeigt, wenn sich die Erkältung nach unten zum Kehlkopf hin ausbreitet und dort eine heftige **Laryngitis** hervorruft, bei der der Schmerz beim Husten sich anfühlt, als ob jemand mit Haken im Hals reißen und ziehen würde. Kinder mit Keuchhusten können manchmal beim Husten einen so schrecklichen Schmerz empfinden, dass sie dazu gezwungen sind, sich an den Kehlkopf zu fassen; zugleich haben sie oft einen verdorbenen Magen, mit Erbrechen und viel Flatulenz.

Allium cepa kann bei Nasenpolypen nützlich sein und manchmal auch in Fällen von Konjunktivitis mit übermäßigem Tränenfluss, bei dem die Augen so sehr schmerzen, als ob das Brennen in den Augen von Rauch verursacht wäre.

Oft weisen die Atemwege bei Allium-cepa-Patienten einen anhaltenden Katarrh auf, der sich abends verschlimmert. Der Katarrh der Nase ist fast immer scharf und wässrig und fließt ständig. Allium cepa ist auch ein wichtiges Mittel bei **Heuschnupfen,** wenn dabei genau diese Art von Katarrh jedes Jahr im **August** (also im wärmsten Monat des Jahres) zusammen mit heftigem Niesen auftritt, mit **Verschlimmerung im warmen Zimmer** und **abends,** aber **Besserung im Freien.** Diese Symptome sind sehr ähnlich wie bei PULSATILLA, mit Ausnahme des Schnupfens, der bei Pulsatilla mild ist und nicht ätzend oder scharf.

Auch chronische, insbesondere katarrhalische Kopfschmerzen können auf Allium cepa hinweisen, wenn sie ähnliche Modalitäten haben: schlimmer abends, schlimmer in einem warmen Zimmer, besser im Freien. Die Kopfschmerzen werden hauptsächlich in der Stirn gespürt und können sich zu den Schläfen oder abwärts zu den Augen und ins Gesicht ausbreiten.

Neuralgien können ebenfalls in den Wirkungsbereich von Allium cepa fallen, Neuralgien, die „**fadenartige**" Schmerzen aufweisen. Es ist besonders angezeigt bei sehr beschwerlichen **Neuralgien nach Amputation,** wo die Schmerzen sich so ausdehnen, dass es sich anfühlt, als sei das amputierte Glied noch vorhanden – „Stumpfneuralgie" oder „Phantomschmerzen". Diese Schmerzen sind unerträglich und bringen den Patienten zur Verzweiflung. Es handelt sich um eine traumatische, meist chronische Neuritis. Auch linksseitige Gesichtslähmung kann vorkommen.

Geist und Gemüt: Stumpfheit, Schläfrigkeit

Die mental-emotionale Sphäre dieses Mittels bietet ein sehr interessantes Bild. Allium cepa hat eine eindeutige Wirkung auf das **Gehirn,** es löst einen Zustand der **Zerstreutheit mit großer Schläfrigkeit** aus. Das Gehirn scheint leicht abzustumpfen, besonders unter dem Einfluss von etwas Wein oder Kaffee. Der Geist wird verwirrt – es ist eine vollständig passive Verwirrung, der Patient kümmert sich um nichts und achtet nicht darauf, was um ihn herum geschieht. Es scheint, als sei er **an gar nichts interessiert.**

Es ist eine große geistige Stumpfheit vorhanden, mit einer manchmal recht deutlichen Verschlimmerung am Nachmittag. Unfähig, sich zu konzentrieren, beginnt der Patient bei seiner Arbeit Fehler zu machen; er wirkt **verwirrt,** als stehe sein Geist unter dem Einfluss von Barbituraten. Er erscheint **schläfrig** und desinteressiert und gähnt ständig. Zudem macht er viele Fehler beim Buchstabieren, stellt Wörter an die falsche Stelle etc. Doch die Idee, um die es hier geht, ist die eines **schläfrigen Gehirns;** das ist der Hauptgedanke hinter der seelisch-geistigen Symptomatologie dieses Mittels, die sich durch **Schläfrigkeit mit Gleichgültigkeit** auszeichnet. Das Symptom der Schläfrigkeit steht in sehr guter Übereinstimmung mit der Pathogenese dieses Mittels im

Hinblick darauf, dass die Zwiebel seit dem Altertum als Hypnagogum bekannt war und zur Behandlung von Schlaflosigkeit benutzt wurde. Es ist eigentümlich, dass diese Eigenschaft in vielen homöopathischen Werken nicht erwähnt wird, tauchen die Symptome „Schläfrigkeit" und „Schlafsucht" doch schon in den Prüfungen Herings auf. Wenn jemand viele Zwiebeln isst, so gehören zu den ersten Symptomen, die danach auftreten können, Lethargie und Schläfrigkeit. Wegen dieser Wirkung der Zwiebel auf das Gehirn hatte man im Altertum Angst, sie im Übermaß zu benutzen.

Geist und Gemüt: passive Geisteskrankheit

Es gibt noch einen weiteren Zustand, den Allium cepa manifestieren kann, einen Zustand ernsthafter Geisteskrankheit: Es scheint dem Patienten recht gut zu gehen, doch dann plötzlich, nachdem er eine Enttäuschung oder eine Beleidigung erlitten hat, gerät sein Gemüts- und Geisteszustand völlig aus dem Gleichgewicht und eine regelrechte Geisteskrankheit kommt zum Vorschein – eine vollkommen passive Geisteskrankheit, in der das Gehirn überhaupt nicht funktioniert. Es ist ein Zustand, der plötzlich und überraschend bei einem Menschen auftreten kann, der zuvor sehr ausgeglichen war, sehr gewissenhaft und peinlich genau in puncto Sauberkeit, bei einem Menschen mit sehr herzlicher Rücksichtnahme auf seine Verwandten, sehr anteilnehmend und sorgsam, und mit einem sehr offenen, direkten Wesen, ohne jegliche hinterhältigen Absichten. Dann verändert sich sein Verhalten plötzlich von einem Tag zum anderen.

- Er **erkennt Menschen nicht** mehr, die er zuvor sehr gut gekannt hat, und er ist gegenüber den Menschen, mit denen er zusammenlebt, gegenüber seiner Frau oder seinen Eltern, völlig **gleichgültig.** Er versteht die Bedeutung von Dingen nicht mehr. Wenn man ihm z. B. Geld gibt, versteht er dessen Zweck nicht. Auch wiederholte Erklärungen fruchten nicht, so unzulänglich ist sein Auffassungsvermögen.
- Er ist dann sehr müde und lethargisch, und es scheint, dass Schlafen das einzige ist, was er will. Sein Schlafbedürfnis kann so überwältigend sein, dass er augenblicklich einschläft, sobald er sich hinsetzt oder hinlegt. Er **schläft und schläft,** und es ist sehr schwierig, ihn aufzuwecken. Es handelt sich um einen **tiefen, schweren Schlaf.** Sogar Sopor ist möglich.

Wenn jemand solch eine Geschichte hören würde, ohne das seelisch-geistige Bild von Allium cepa zu kennen, würde er dazu neigen, OPIUM oder NUX MOSCHATA zu geben, doch Allium cepa entspricht dieser mentalen Pathologie in stärkerem Maße. Es ist interessant, dass in unserer Literatur Allium cepa bei Geisteskrankheit aufgeführt wird – doch nirgends konnte ich irgendwelche Angaben über die Art der Geisteskrankheit finden.

- Das geisteskranke Verhalten des Allium-cepa-Patienten ist auf verschiedene Weise bemerkenswert. Er schneidet nicht nur **närrische Grimassen** und macht närrische Gesten, sondern auch sein ganzes **Verhalten wird närrisch.** Er kann z. B. einen Fremden auf der Straße aufziehen, indem er irgendwelche lächerlichen Gesten vollführt, oder bei einer Zugfahrt gestikulieren, als fange er einen Vogel, usw. Er achtet wenig auf andere, alle Hemmungen hat er verloren. Es ist sogar möglich, dass er vor aller Augen uriniert, obwohl er doch früher ein sehr zaghafter und zurückhaltender Mensch war.
- Es ist interessant, dass auch seine Art zu gehen betroffen ist: Er **geht auf den Zehenspitzen,** oder er tritt nur auf die Seitenkanten der Füße. Wenn er über irgendetwas oder irgendjemanden sauer wird, geht er einfach weg; er will niemanden sehen und geht spazieren, um allein zu sein. Dieses Verhalten gibt uns einen kleinen Einblick in etwas, was sich als ein starkes Element seiner Persönlichkeit herausstellen wird: Misanthropie, Menschenfeindlichkeit.

Die Angehörigen des Patienten werden ihn als sehr ernst oder niedergeschlagen beschreiben; sie werden berichten, dass er sehr wenig spricht, völlig in sich zurückgezogen zu sein scheint und misanthropisch geworden ist. Aber trotz seiner vollständigen Verwirrung und seines Rückzugs auf sich selbst ist er in der Lage, sich um seine einfachen Lebensbedürfnisse zu kümmern.

Der Patient hat vermehrten Appetit und großes **Verlangen nach Zwiebeln,** z. B. nach Zwiebeln mit Olivenöl. Er kann eine Menge rohe Zwiebeln essen; manchmal kann er überhaupt keine andere Nahrung als Zwiebeln zu sich nehmen. Dieses Verlangen kann viele Jahre vor dem Auftreten der Geisteskrankheit zu sehen sein und auf die Prädisposition zur Allium-cepa-Pathologie hindeuten. Gewöhnlich vermeidet er es, Gurken zu essen, da ihm davon übel wird.

Nach der obigen Beschreibung der konstitutionellen Charakteristika von Allium cepa dürfte es klar sein, dass es ein sehr tiefwirkendes Mittel sein kann, wenn es wirklich angezeigt ist.

Allium sativum

Essenzielle Merkmale

Allium sativum ist ein weiteres vernachlässigtes Mittel in unserer Materia medica. Ich halte es für eine wichtige und wertvolle Arznei bei bestimmten Fällen, in denen man heute meist Mittel wie BRYONIA, KALIUM BICHROMICUM, SULFUR, LACHESIS, BELLADONNA etc. gibt.

Verdauungsstörungen, Bronchialkatarrh

Dieses Mittel passt zu beleibten Personen mit riesigem, gierigem Appetit, die an chronischer **spastischer Colitis** mit viel Flatus leiden, der nicht herausgebracht werden kann und Schmerzen verursacht; diese **Schmerzen** werden **verschlimmert durch Auftreten,** was wahnsinnige Schmerzen hervorruft (BELLADONNA). **Um Linderung zu erreichen, müssen** diese Patienten **sich hinlegen** oder **vorgebeugt sitzen** und **mit beiden Händen** gegen den Bauch **drücken.**

Es sind Menschen, die immer die gleiche Diät essen müssen; **falls sie auch nur im geringsten von ihren üblichen Essgewohnheiten abweichen,** werden sich sofort ihre **Verdauungsstörungen** verschlimmern. Sie bekommen dann Sodbrennen, abdominale Winde, Aufstoßen mit viel Speichel und stark drückende Schmerzen, die oft den Charakter von Auftreibungsschmerzen haben, d. h. von innen nach außen drücken. Diese Patienten haben ein Gefühl, als **dränge im Abdomen alles abwärts** (SEPIA).

Dieses Mittel wird auch bei chronischem **Bronchialkatarrh mit Dyspnöe** angezeigt sein – wobei es sich um einen anhaltenden Husten handelt, verbunden mit **sehr stinkendem Atem während des Hustens** (CAPSICUM), mit Auswurf fadenziehenden, **dickflüssig-zähen Schleims** (KALIUM BICHROMICUM) und mit trockenen Lippen. In manchen Fällen können wir hier auch noch einen anderen Patiententypus vor uns haben, einen Patienten, der abgemagert und hypotonisch ist, mit einem Leeregefühl im Magen, das ihn trotz mangelnden Appetits zu essen zwingt – er hat etwas von einem tuberkulinischen Patienten.

Schwäche der unteren Extremitäten

Allium sativum kann auch bei einer besonderen Art neurologischer Symptome von Nutzen sein, die sich vorwiegend als Schlaffheit und Schwäche der unteren Extremitäten zeigt. Diese eigenartige Muskelschwäche der Beine ist manchmal so groß, dass es dem Patienten schon zu viel sein kann, auch nur ein paar Stufen hinaufzusteigen.

Auch eine Art allgemeiner Schlaffheit und Torpidität ist beobachtet worden. Besonders bei manchen **Kindern** wirkt fast alles langsam und schwach. Sie sind meist sehr blaß, stellenweise abgemagert (Muskelatrophie der unteren Extremitäten), der Darm arbeitet nur träge, und **es scheint sogar so, als würden die Beine nicht so schnell wachsen wie der übrige Körper;** darüber hinaus kann auch der **Rücken so schwach** sein, **dass sie nicht laufen lernen.** Diese Kinder sind manchmal so schläfrig und träge, dass sie wie leblos erscheinen.

Spezifische Modalitäten

- Wenn wir dieses Mittel mit anderen vergleichen, so erkennen wir, dass Allium sativum, trotz seiner Ähnlichkeiten mit anderen Mitteln, seine eigene, einzigartige Symptomatologie besitzt. Beispielsweise hat Allium sativum, trotz der Verschlimmerung durch Auftreten, nicht die allgemeine Empfindlichkeit gegen Erschütterung von BELLADONNA. Bei Allium sativum geschieht es nur im Gehen, nur **beim Auftreten,** dass die Schmerzen so stark werden; der Patient hat das Gefühl, dass **alles im Inneren des Abdomens auseinandergerissen wird.**
- Wenn wir Allium sativum mit LACHESIS vergleichen, so finden wir bei beiden eine **allgemeine Besserung bei Einsetzen des Menstruationsflusses;** jedoch stellen wir fest, dass bei Allium sativum die **Symptome zurückkehren, sobald sich der Fluss verringert,** wäh-

rend sie bei LACHESIS für einige Zeit gebessert bleiben. Bei Allium sativum ist diese Art der Besserung sehr hervorstechend in Bezug auf **Kopfschmerzen** und **Schwindel,** während diese bei LACHESIS auch die psychischen und die abdominalen Symptome betrifft.

- Ein weiteres interessantes Symptom ist die Verschlimmerung beim Lesen. In dem Moment, in dem der Patient versucht, seinen Blick zu fixieren, um ein Buch zu lesen, treten Symptome auf, besonders der Augen und des Mundes.

Ruhelosigkeit, Reizbarkeit

Der Allium-sativum-Patient ist **ruhelos** und **ängstlich,** und seine Ruhelosigkeit wird schlimmer, wenn er allein ist. Er entwickelt manchmal regelrecht den **Impuls, wegzurennen.** Diese Tendenz ist analog dem seelischen Drang, vor unangenehmen Situationen zu **fliehen.**

Viele dieser Patienten sind empfindliche, reizbare und ungeduldige Menschen, die schwer zufriedenzustellen sind und nicht zu wissen scheinen, was sie wollen. In dieser Hinsicht ähneln sie CINA, jedoch in sehr viel milderer Form.

Misstrauen, Furcht, Medizin einzunehmen

Der charakteristischste Zug der Allium-sativum-Patienten ist ihr Misstrauen in Bezug auf Dinge, die ihre eigene Gesundheit betreffen. Sie beschäftigen sich so viel mit diesem Thema, dass sie schließlich zu einer ganz speziellen Art von Hypochondern werden. Sie gehen von Arzt zu Arzt, nehmen alle möglichen Ratschläge entgegen, aber wenn man ihnen eine Arznei anbietet, sehen sie einen voller Misstrauen an und sind **sehr vorsichtig damit, die** verschriebene **Arznei einzunehmen,** selbst wenn man ihnen erklärt, dass sie harmlos ist. Zu Hause nehmen sie dann die Tabletten oder Tropfen vielleicht ein paar Tage lang, aber das scheint ihre **hypochondrische Angst** und Verzweiflung nur noch zu vermehren. „Diese Pillen helfen mir überhaupt nicht. Sie sind für meinen Körper nicht gut … Kann es nicht sein, dass die Arznei mich vergiftet? … Ich kann schon fühlen, wie sie mir schadet. Ich muss damit vorsichtig sein und darf nicht zu viel davon nehmen … Nein, es ist besser, wenn ich mit diesem Gift sofort aufhöre! Ich kann keinerlei Medizin vertragen. Ich weiß das … Nichts kann mir helfen. Nichts kann für mich getan werden. Ich werde nie wieder gesund. Ich bin unheilbar. Ich kann ja nicht einmal Medizin nehmen! Was soll ich bloß tun?“

Obwohl diese Patienten manchmal wirklich sehr krank sind, nicht etwa nur eingebildet, **können sie keinerlei Arznei ertragen,** und deshalb entsteht schließlich die **Furcht** oder **Überzeugung,** dass ihnen nichts helfen kann und **sie nie wieder gesund werden.** Hauptsächlich in diesem Zustand, in dieser Situation sind sie **ruhelos, traurig** und niedergeschlagen, besonders **wenn** sie **allein** sind und nicht durch andere von ihren ängstlichen, wandernden Gedanken abgelenkt werden. Und dann kommt der **Impuls, wegzulaufen,** um all dem zu entfliehen. Sogar der **Schlaf** ist häufig sehr unruhig, und allem Anschein nach ist alles **gestört,** was damit zu tun hat. Manchmal kann es vorkommen, dass es dem Patienten unmöglich ist, zu schlafen, wegen schießender Schmerzen in der Brust oder wegen der Empfindung eines Gewichts im Magen oder einfach deshalb, weil er durstig ist. Beim Einschlafen beginnen seine Muskeln zu zucken, und er fühlt Stöße in den Füßen. Auch der Schlaf selbst ist in vielen Fällen gestört. Der Patient weint nicht nur im Schlaf, sondern er hat auch ein Druckgefühl in der Brust, oder er wacht häufig auf wegen eines Kältegefühls.

Die allgemeine Ruhelosigkeit kommt auch in den Träumen zum Ausdruck. Er hat erschreckende, ängstliche Träume, oder er träumt z. B. von schnellen Ortswechseln oder von Wasser und Sturm. Selbst nach dem Erwachen setzen sich die Träume noch fort.

Allgemeinsymptome und Keynotes

Der Knoblauch ist eine sehr alte Arznei. Schon in der alten indischen, ägyptischen, römischen und griechischen Medizin war er als ein sehr potentes Mittel gegen viele Krankheiten bekannt. Der einzige Grund, warum er in der Homöopathie nicht häufiger eingesetzt wird, scheint die ungenügende Erfahrung zu sein, die wir mit dieser Pflanze haben. Seit Allium sativum 1852 von Petroz und Teste geprüft wurde, haben es die Homöopathen hauptsächlich bei chronischer Dyspepsie und chronischen Bronchialkatarrhen angewandt. Wir können jedoch auch an

A

anderen Körperteilen, wie z. B. im Bereich des Kopfes und im Bereich der unteren Extremitäten, interessante Symptome finden.

- Die klassische Beschreibung von Allium sativum ist, dass es sich um eine wohlgenährte Person dunklen Hauttyps handelt, mit kräftiger Konstitution und festem Muskelgewebe, die aber dennoch eine Disposition zu **Korpulenz** und Fettsucht aufweisen kann. Dieser Mensch **liebt das gute Leben, liebt es sehr, zu essen,** was in der Tat sogar eine seiner Lieblingsbeschäftigungen ist, der er sich mit exzessiver Hingabe widmen kann. Dennoch ist er aber meistens eher ein Schlemmer als ein Vielfraß. Meist macht er sich nicht allzu viel aus vegetarischen Speisen, sondern **bevorzugt Fleisch,** ein gutes saftiges Steak z. B., und er hat auch ein Verlangen nach Butter. Doch zu seinem großen Bedauern kommt er irgendwann in seinem Leben an einen Punkt, wo er dieses „gute Leben" nicht mehr vertragen kann.
  - Zuerst hat er nur **Beschwerden, wenn er zu viel gegessen hat,** aber schon sehr bald ist er **zu einer speziellen Diät gezwungen,** denn schon bei der **kleinsten Abweichung** davon, schon bei der geringsten Änderung **in seiner gewohnten Ernährung** bekommt er **Magen- oder Darmstörungen.** Er kann sogar Beschwerden entwickeln, wenn er Wasser trinkt, das nicht sauber genug ist.
  - Nach dem Essen muss er aufstoßen, hat Sodbrennen und **brennendes Aufstoßen,** das **reichlichen Speichelfluss** hervorruft. Der Speichel ist oft **süßlich** und sammelt sich in großen Mengen im Mund an, besonders nach dem Abendessen und nachts, obwohl die Zunge nachts auch trocken sein kann. Manchmal hat er auch die Empfindung, als ob etwas Kaltes und dann wieder etwas Heißes und Brennendes im Ösophagus aufsteige.
  - Der Patient fühlt ein Brennen im **Magen,** welcher **sehr empfindlich gegen den geringsten Druck** ist, aber schmerzfrei, solange der Bauch nicht berührt wird. Oder er hat drückende **Schmerzen wie von einem Stein** oder Gewicht im Magen.
  - Auch im Hypogastrium, im Bereich des unteren Abdomens, spürt er direkt nach dem Essen etwas wie ein Gewicht, und **alles im Abdomen scheint nach unten zu ziehen.**
  - **Nach dem Essen** ist er sehr schläfrig, klagt über **Brustbeschwerden** wie **Herzklopfen** oder **trockenen Husten,** die vermutlich durch Gasbildung im Abdomen bedingt sind. Diese **Flatulenz** ist verbunden mit dem unvollständigen Abgang übelriechender Winde, als würden die Gase im Darm zurückgehalten.
  - Die abdominalen Schmerzen können wirklich furchtbar sein, besonders die **Blähungskolik.** Sehr ähnlich wie bei YCOPODIUM und OMORDICA beklagt sich der Patient über **Schmerzen direkt unterhalb der linken Rippen** im Bereich des querverlaufenden und absteigenden Kolons. Oder er fühlt einen Druck **im oberen Teil des Abdomens** – im Epigastrium und querverlaufenden Kolon –, was ihn **zwingt, sich nach vorne zu krümmen** und **mit beiden Händen darauf zu drücken,** um Erleichterung zu bekommen (wie bei OLOCYNTHIS), und diese Schmerzen werden **beim Umhergehen unerträglich. Jeder Schritt ruft einen qualvollen, peinigenden Schmerz hervor, als würde das Intestinum auseinandergerissen,** und **er muss sich hinlegen,** damit es besser wird.
  - Sogar eine **Verstopfung** wird von **beinahe konstant anhaltenden, dumpfen Schmerzen im Darm** begleitet. Der **Stuhl** selbst ist zuerst mehr oder weniger normal, dann **wässrig** und **heiß.** Auch Analprolaps kann vorkommen.
  - Wie bei chronischen Magen- und Darmstörungen nicht anders zu erwarten, ist das Aussehen der **Zunge** meist nicht normal. Sie ist entweder weiß belegt oder **blass mit roten Papillen** oder glatt mit verminderten Papillen.
  - Wenn diese Art der Dyspepsie über eine lange Zeit bestanden hat und chronisch geworden ist, entwickelt der Patient die **Angst, nie wieder gesund werden zu können,** besonders weil jeder kleine Wechsel in seiner gewohnten Lebensweise die Beschwerden von neuem verstärkt.
  - Ist er nun allein, so fühlt er sich unwohl, deprimiert, ruhelos und wird mehr und mehr von Angst um seine Gesundheit erfüllt. Aber seltsamerweise wird er, wenn er zu einer

Untersuchung beim Arzt war, die verschriebene Medizin entweder überhaupt nicht oder nur für eine kurze Zeit einnehmen, als hätte er **Angst, vergiftet zu werden:** „Was soll ich mit diesem Zeug? Ich kann nichts einnehmen, ich vertrage ja nicht mal meine gewohnten Speisen; **umso weniger kann ich irgendwelche Arzneien ertragen.**" Er möchte der ganzen Situation entkommen, aber er sieht keinerlei Ausweg. Diese Allium-sativum-Persönlichkeit, die früher das gute Leben so sehr liebte, wird schließlich zu einem **überempfindlichen, hypochondrischen** Patienten, ruhelos, ängstlich, ungeduldig, **mit nichts zufrieden,** weder mit seiner Nahrung noch mit seiner Medizin. Natürlich können all diese psychisch-geistigen Symptome auch bei anderen chronischen Erkrankungen auftreten, aber sie scheinen besonders bei gastrointestinalen Störungen typisch zu sein.

- Eine andere Hauptindikation für Allium sativum sind **Krankheiten des Respirationstrakts**. In früheren Zeiten wurde Knoblauch nicht nur als Prophylaktikum, sondern auch als keimtötendes Expektorans bei chronischer Bronchialkongestion mit Schleimabsonderung, z. B. bei Tracheitis, Bronchitis, Bronchiektasie, pulmonalem Emphysem, Asthma und sogar bei Tuberkulose angewandt. Übrigens berichten die alten Kräuterheiler, dass Knoblauch besonders nützlich sei bei allgemeinen Beschwerden wie Husten und Erkältungskrankheiten, die **durch kalte Luft,** Nebel, feuchtes oder **feucht-kaltes Wetter** und stickig-dunstige Luft **hervorgerufen** wurden. Unverständlicherweise aber benutzen wir den Knoblauch trotz all dieser empirischen Kenntnisse nie bei diesen Krankheiten, obwohl er auch in den homöopathischen Prüfungen sehr klare Symptome hervorgerufen hat:
  - Bei **Schnupfen** tritt entweder vermehrte Sekretion mit leichter Verstopfung beider Nasenlöcher auf, oder es ist ein eher trockener als fließender Schnupfen **mit drückendem Schmerz von oberhalb der Nasenwurzel** her; Schwere in der Stirn; von innen nach außen drückender Kopfschmerz. – Diese Symptome zeigen, dass Allium sativum höchstwahrscheinlich eine gute Arznei bei frontaler Sinusitis ist.
  - Katarrhalische Taubheit des linken Ohrs; darüber hinaus sind manchmal die Gehörgänge von verhärtetem Ohrenschmalz oder verhärteten Krusten verstopft.
  - Ansammlung von **Schleim im Rachen** mit Schwere des Kopfes am Morgen. Stimme rauh und heiser.
  - **Chronischer Katarrh der Luftröhre** ohne Fieber, aber mit erschwerter Atmung und feuchtem Husten.
  - Bei der **chronischen Bronchitis** mit beinahe ständigem Schleimrasseln tritt ein **Auswurf von extrem reichlichem Schleim** auf, **besonders morgens nach dem Verlassen des Schlafzimmers.** Bei diesem Auswurf kann es sich um dünnen, gelblichen, eitrig aussehenden, blutgestreiften Schleim von faulig stinkendem Geruch handeln, aber oft ist das Sputum **zäh, klebrig** oder sogar **fadenziehend** und sehr **schwer heraufzubringen.**
  - Auch wenn nicht viel Auswurf vorhanden ist, **ruft der Husten** einen wahrnehmbar **üblen Geruch** hervor.
  - Der Husten selbst verschlimmert sich nicht nur morgens, sondern auch beim Beugen des Kopfes, nach dem Essen und an der frischen Luft. Besonders **beim Rauchen** einer Zigarette hat der Patient **plötzliche Anfälle eines harten, trockenen Hustens.** (Auch in der Phytotherapie wird Knoblauch als eine Art Antidot gegen die Folgen chronischen Rauchens verwendet.)
- Im Bereich des **Kopfes** finden sich ebenfalls einige Keynotes, z. B. **dumpfer Schmerz im Hinterkopf morgens beim Liegen auf dem Rücken.** Das ist interessant, weil es ein pathognomonisches Symptom des Bluthochdrucks ist. Und tatsächlich ist Knoblauch eine der wenigen Pflanzen, die für ihren Einfluss auf den Bluthochdruck bekannt sind. Aber auch niedriger Blutdruck mit vorübergehendem Schwindel beim Aufstehen aus dem Sitzen ist möglich.
- Ein anderes wichtiges Symptom ist eine Schwere des Kopfes, besonders in der Stirn, die fast das Öffnen der Augen unmöglich macht. Bei Frauen verschwindet die Kopfschwere mit dem Beginn der Menses und kommt wieder, wenn der Menstruationsfluss aufhört.

- Auch der **Schwindel bessert sich, sobald die Menses eintreten.** Ein anderes charakteristisches Symptom ist, dass der **Schwindel** auftritt, **wenn** der Patient **lange und konstant irgendetwas anschaut,** wenn also die Augen auf einen Punkt fixiert oder überanstrengt werden (wie bei NATRIUM MURIATICUM und PHOSPHOR).
- Aber nicht nur der Schwindel, sondern auch einige **katarrhalische Augensymptome** mit verklebten Lidern und schmerzendem, brennendem Tränenfluss können durch **Überanstrengung der Augen bei** nächtlichem **Lesen** hervorgerufen oder zumindest verschlimmert werden.
- Sogar einige **Mundsymptome,** wie Ziehen in den Zähnen, geschwollenes Zahnfleisch und die Empfindung eines Haares auf der Zunge, können **durch Lesen verschlimmert** werden.
- Heutzutage ist es wahrscheinlich möglich, dass all diese Symptome auch beim dauernden Blicken auf einen Computerbildschirm oder beim Fernsehen auftreten. (Wie man sieht, ist Knoblauch also nicht nur gut gegen Graf Dracula und andere Vampire…)
- Die **Empfindung eines Haares auf der Zunge** ist ein weiteres Keynote (wie bei KALIUM BICHROMICUM und SILICEA), das z. B. während der Nacht oder morgens, besonders beim Erwachen, auftreten kann.
- Einige Symptome der **Blase** und der **weiblichen Genitalien** sind ebenfalls erwähnenswert.
  - Die Blase ist aufgetrieben, kann keinen Druck vertragen; es ist beständiger Harndrang vorhanden, doch nur einige Tropfen können gelassen werden.
  - Blasenulcera, hervorgerufen durch Steine. (Dies ist nur eines der vielen Symptome, die Eingang in das Kent Repertorium gefunden haben, obwohl sie nicht von Homöopathen beobachtet wurden, sondern aus der „Alten Schule“, d. h. von Pflanzenheilkundigen stammen.)
- Während der Menses können sich Pusteln oder eine Wundheit an der Vulva und der Innenseite der Oberschenkel entwickeln. Auch hellrote Flecke mit schmerzendem Jucken auf der Innenseite der großen Labien und am Eingang der Vagina sind wiederholt beobachtet worden. Die Brüste können geschwollen sein und bei Berührung schmerzen.
- Außer den schon im ersten Teil beschriebenen Symptomen der **unteren Extremitäten** sollte noch eine spezielle Art des **Hüftschmerzes** erwähnt werden, gegen die wir nicht viele Arzneien haben.
- Allium sativum hat eine besondere Beziehung zu rheumatischen, manchmal reißenden Schmerzen in der Hüfte, vor allem wenn sie mit Schmerzen in der gemeinsamen Sehne von Musculus iliacus und Musculus psoas verbunden sind. **Beim Versuch, die Beine übereinanderzuschlagen,** werden die **Schmerzen in der Sehne des Musculus iliopsoas** so stark, dass der Patient aufschreien muss. Auch **beim Liegen im Bett kann er nicht ohne Schmerzen seine Lage verändern,** sich z. B. auf die andere Seite drehen. **Die geringste aktive Bewegung,** d. h. jede aktive Anspannung der betroffenen Muskeln, **ruft den Schmerz hervor oder verschlimmert ihn. Bei passiver Bewegung** hat der Patient **keine Schmerzen,** z. B. wenn er sein Bein sanft mit den Händen anhebt.
- Einige Schmerzen der Beine sind schlimmer bei Temperaturwechsel und feuchter Wärme. Aber auch feucht-kaltes Wetter kann Reißen und Stechen in verschiedenen Bereichen des Körpers hervorrufen.
- Die interessantesten Symptome der **oberen Extremitäten** sind vermutlich die reißenden Schmerzen in den Fingern, die sich bis unter die Nägel erstrecken, die trockene Hitze auf dem Handrücken und das Abschälen der Haut an den Händen.
- Zum Schluss dieser Beschreibung von Allium sativum möchte ich noch auf die Bedeutung dieses Mittels für **alte Menschen** hinweisen. In fast jedem Land, selbst in der alten indischen Medizin, ist Knoblauch als eine verjüngende und lebensverlängernde Pflanze bekannt. Auch die modernen Phytotherapeuten bezeichnen Knoblauch oft als ein Geriatricum mit einer deutlichen Wirkung auf Arteriosklerose, hohen Blutdruck, Hypercholesterinämie, Diabetes mellitus, Magen- und Darmstörungen und andere Krankheiten alter Menschen.

Aloe

Essenzielle Merkmale

Aloe wirkt hauptsächlich auf das Verdauungssystem, besonders auf das untere Ende des Dickdarms. Die Tendenz dieses Mittels, venöse Blutstauungen hervorzurufen, führt zu einem Völlegefühl im ganzen Körper, vor allem in der Bauch- und Rektumgegend und im Bereich der Leber. Seine primäre pathologische Indikation ist eine ulzeröse oder **spastische** Colitis.

Es ist ein großes Charakteristikum dieses Mittels, dass sich der Patient **ständig mit seinem Verdauungstrakt** und allem, was damit zu tun hat, **beschäftigt.** Sowohl das Zusichnehmen und die Verdauung der Nahrung als auch die Ausscheidung der Abbauprodukte können den Aloe-Patienten sehr leicht beeinträchtigen.

Hypochondrische Haltung

Manchmal kann es vorkommen, dass man einen Aloe-Patienten schon eine ganze Zeit behandelt hat, ehe man die hypochondrische Haltung des Patienten in Bezug auf seinen „Stuhlgang" und die damit verbundenen Störungen erkennt. Aber meist wird er immer wieder über seine Unfähigkeit klagen, einen normalen Stuhlgang zu haben; selbst wenn mehrmals pro Tag Stuhl abgeht, ist er immer noch nicht zufrieden.

Tatsächlich kann Aloe einen Zustand hervorrufen, in dem der Darm ein paar Tage lang so lebhaft und intensiv arbeitet, als sei er entzündet, mit mehreren Stühlen am Tag; und dann wiederum kommt es für eine bestimmte Zeit zu einer völligen Untätigkeit des Darmes. Der Stuhl ist oft nicht richtig durchfällig, aber doch ziemlich weich und ungeformt; einige Tage lang kann er mit zunehmender Häufigkeit abgehen, mit mehreren Stühlen am Morgen, in einer Art Crescendo – also z. B. drei Stuhlgänge am ersten Tag, vier am zweiten, fünf am dritten, und so fort. Danach aber kommt es für zwei oder drei Wochen zu einer Periode hartnäckiger Obstipation, in der kein Stuhl abgeht oder nur sehr wenig, und auch das nur unter großen Schwierigkeiten. In Verbindung mit der obengenannten Diarrhöähnlichen Phase oder anderen ähnlichen Störungen erlebt der Patient ein Gefühl der Unsicherheit des Rektums. Oft, wenn Wind abgeht, kommt unwillkürlich gleichzeitig etwas weicher Stuhl mit dem Wind heraus. Der Patient ist sich dieses Problems deutlich bewusst, dass Stuhl unwillkürlich abgehen kann, und er versucht es unter Kontrolle zu halten. Aber sein Abdomen ist sehr gebläht, voller Gas mit viel Rumoren und Gluckern, und mit dem Stuhl geht jedes Mal viel Wind ab, was aber nur wenig Linderung verschafft. Man wird dazu neigen, in solchen Fällen PODOPHYLLUM oder LYCOPODIUM oder ein ähnliches Mittel zu verschreiben, jedoch mit nur geringer oder auch gar keiner Wirkung.

Diese ganze Situation ist dem Patienten ungeheuer lästig. Er wird wütend über seine Krankheit und ist fast ständig mit seiner Darmtätigkeit beschäftigt: „Warum kann ich keinen normalen Stuhl haben? Wohin führt dieser Zustand? Werde ich wieder normalen Stuhl haben oder nicht? Heute hatte ich überhaupt keinen Stuhl!" – usw. und so fort. Er beschäftigt sich so stark damit, dass er den Eindruck vermittelt, ängstlich um seine Gesundheit besorgt zu sein. Wenn man ihn direkt fragt, ob er vielleicht Angst hat, Krebs zu haben, so wird er dies abstreiten, jedoch wird er zugeben, dass ihm die ganze Situation ungeheuer lästig ist und ihn doch etwas ängstlich macht.

Störendes Gefühl im Rektum

Es scheint ein äußerst störendes Gefühl vom Rektum auszugehen – ob dieses Gefühl nun von **heftigem Jucken tief im Rektum** herrührt oder von einem **Völlegefühl** verursacht wird, z.B. infolge von Stuhl, der nicht ausgeschieden werden kann, oder von tiefgehenden Schmerzen durch Hämorrhoiden, von Schleim im Stuhl oder unwillkürlichem Abgang von Stuhl oder Schleim etc., das Resultat ist immer das gleiche: eine **ungeheure Belästigung,** eine Plage, die ihn zur Verzweiflung treibt, und manchmal steckt er den Finger ins Rektum, um das quälende Gefühl zu lindern.

Die wichtigste Beobachtung bei einem Aloe-Patienten wird jedoch in jedem Fall sein, dass ihn schließlich **sein „Stuhl und Rektum" ständig so beschäftigen, dass er an nichts anderes denken kann** – wenigstens ist das der Eindruck, den man von ihm bekommt.

Eine großes Leitsymptom von Aloe sowohl bei akuten als auch bei chronischen Zuständen ist der

Mangel an Kontrolle über den Afterschließmuskel. Kent beschreibt dies wunderbar für den akuten Zustand: „Dysenterische und Durchfallbeschwerden. Bei den Anfällen von Diarrhö kommt es zu einem Herausspritzen von dünnem, gelbem, übelriechendem, wundfressendem Kot, der wie Feuer brennt, und der Anus ist wund. Er **kann den Stuhl schwer halten,** wagt es nicht, seine Gedanken an den Schließmuskel loszulassen, denn sobald er dies tut, wird der **Stuhl abgehen.** Er kann nicht den geringsten Wind abgehen lassen, denn mit ihm wird ein Schwall von Faeces abgehen. Bei der Diarrhö von Aloe ist das Abdomen von Wind aufgetrieben, was zu einem Gefühl der Völle und Gespanntheit führt, und er muss oft auf die Toilette. Kleine Kinder werden, bald nachdem sie zu laufen beginnen, unwillkürlich über den ganzen Teppich kleine gelbe Tropfen von Schleim und Faeces fallen lassen … Es ist eine mangelnde Kontrolle des Schließmuskels vorhanden. Dieser Zustand ist nicht immer auf Diarrhö beschränkt, denn manchmal werden Kinder herumlaufen und dabei unwillkürlich kleine harte, runde, murmelartige Stücke Stuhl herausfallen lassen. Sie merken nicht einmal, dass Stuhl abgegangen ist…"

Vor einiger Zeit hatte ich einen Fall von chronischer spastischer Colitis zu behandeln. Die Patientin beklagte sich über viel Rumoren, Flatus und Auftreibung mit etwas Schmerz im Abdomen und einer Besserung am Abend. Ich verschrieb LYCOPODIUM in verschiedenen Potenzen mit sehr geringer Wirkung. Auch GAMBOGIA und PODOPHYLLUM brachten keinen Erfolg. Ich nahm den Fall immer wieder neu auf, bis ich durch eine direkte Frage herausfand, dass der Patientin manchmal unwillkürlich etwas Stuhl abging, wobei sie dachte, es sei nur Wind. Und nicht nur das; sie gestand auch, dass ihr in den letzten paar Jahren mindestens dreimal im Schlaf unbemerkt und unwillkürlich ein kompletter Stuhl abgegangen sei. Sie war zu schüchtern, um mir dies alles gleich anfangs zu erzählen, und sie dachte, dass es nicht wichtig sei, weil es nicht so oft vorgekommen sei. Aloe bewirkte nicht nur eine Besserung der spastischen Colitis, sondern auch ihres mentalen Zustands.

Verdauungsprozess und Verschlechterung der emotionalen Symptome

Die Aloe-Patienten haben nicht nur Probleme mit ihrem Stuhlgang, sondern fühlen sich auch in der Zeit **nach dem Essen** eindeutig **schlechter.** Sofort nach dem Essen **wechselt ihre Stimmung.** Sie wollen allein sein, wollen still und schweigsam sein, in ihre eigenen Gedanken versunken. Oft sind sie auch in einer unbeteiligten, gleichgültigen Stimmung, nichts kann ihre Aufmerksamkeit erregen und sie sind allem abgeneigt und alles widert sie an. Ein ähnlicher Zustand kann eintreten, wenn sie keinen normalen oder ausreichenden Stuhlgang haben.

Der wichtige Punkt, den man sich einprägen sollte, ist, dass sich die Stimmung des Patienten ändert, sobald der Verdauungsprozess beginnt, und dass diese Veränderung genau so lange anhält, bis der Prozess der Verdauung abgeschlossen ist. Das ist natürlich ein bisschen übertrieben, aber das zugrundeliegende Muster, die Grundidee, ist richtig. Der Aloe-Organismus hat große Mühe, die Nahrung zu verdauen und die Abfallprodukte auszuscheiden.

Auch vor dem Stuhlgang und bei ungenügendem Stuhlgang fühlen sich die Patienten schlechter – sie sind z. B. reizbar vor dem Stuhlgang –, aber man sieht nicht die wirkliche Besserung nach Stuhl wie bei NATRIUM SULFURICUM oder CALCIUM CARBONICUM. Im Gegenteil kann man oft eine allgemeine Schwäche, ein Ohnmachtsgefühl nach dem Stuhl beobachten, und in akuten Fällen kann der Patient nach Stuhlgang sogar das Bewusstsein verlieren.

Geist und Gemüt

Aloe scheint für Patienten zu passen, deren Organismus **leicht auf und ab schwankt;** und es treten recht häufig auch einander **abwechselnde Zustände** auf. Beispielsweise kann der Patient leicht erregt werden, sein Gesicht rötet und erhitzt sich, sein Verstand jagt von einem Gedanken zum nächsten; aber dann – nach einiger Zeit – wird er gleichgültig, müde und matt. Er kann zunächst **voller Aktivität sein,** will etwas tun, will arbeiten, aber nach einer Weile fühlt er sich dann erschöpft, wird **faul, träge,** möchte nicht mehr arbeiten und hat besonders **gegen geistige Arbeit** eine **große Abneigung;** jede geistige Anstrengung verschlimmert nun seinen Zustand. Man könnte fast sagen, dass „der Geist wie das Rektum funktioniert": viele aufeinanderfolgende Stuhlgänge, gefolgt von einer Periode der Obstipation.

Ein anderer sehr wichtiger Aspekt des Aloe-Patienten ist seine ausgeprägte Reizbarkeit. Er kann manchmal **extrem unzufrieden, erregt** und **ärger-**

lich sein, **besonders wenn er irgendwelche Schmerzen oder Verdauungsprobleme** hat, wie z. B. ein von Blähungen aufgetriebenes Abdomen, kolikartige oder schneidende Bauchschmerzen, Probleme mit dem Stuhlgang, Schmerzen in der Sakralgegend etc. Wenn er in einer solch schlechten Gesundheitsverfassung ist, ist es schwierig, mit ihm auszukommen.

Alles ekelt ihn an. Er möchte niemanden sehen, und er kann es nicht ertragen, wenn andere ihn besuchen, weil er sie widerlich und abstoßend findet. Er streitet mit jedem, der ihm widerspricht; es scheint, als würde er sich eher in Stücke reißen lassen, als von seinem Standpunkt abzuweichen. Er kann sogar voller **Hass** sein, **stößt jeden zurück,** schimpft und flucht, und manchmal ist er so wütend – besonders wenn jemand eine eigene Meinung zum Ausdruck bringt – dass er an sich halten muss, um nicht gewalttätig zu werden und die andere Person zu schlagen. Am liebsten würde er das Objekt seines Zornes vernichten. Es ist ein leicht aufzubringender, zorniger, rachsüchtiger Gemütszustand.

Ein ähnlicher Zustand kann auch ohne Grund auftreten, und dann ist der Patient übellaunig und wütend auf sich selbst. Besonders bei wolkigem, kaltem und regnerischem Wetter ist er mürrisch und unzufrieden.

Sehr häufig sind diese Patienten in dieser erregten, emotional aufgewühlten Verfassung, weil sie körperliche Beschwerden und Schmerzen haben. Es kann aber auch genau umgekehrt sein, nämlich, dass Aufregung die körperlichen Symptome hervorruft. Der Patient **weiß, dass er** viel **zu leiden haben wird, wenn er so erregt und ärgerlich** wird. Dieser innere Aufruhr kann ihn tatsächlich so enorm durcheinanderbringen, dass er beinahe jede Art Schmerzen und Bauchbeschwerden bekommt, die er sich nur vorstellen kann: Schmerzen im Abdomen setzen ein, greifende, krampfhafte, schneidende Schmerzen; sein Bauch ist voller Gas, wird mehr und mehr gebläht; und dann muss er zur Toilette eilen, weil eine Diarrhö einsetzt. All das treibt ihn zur Verzweiflung, und er wird noch reizbarer und hat dann noch mehr Schmerzen, noch mehr Blähungen, noch mehr Durchfall etc. – es ist ein Teufelskreis.

Aber – und das ist wichtig zu wissen – trotz all dieser Reizbarkeit, trotz all dieser inneren Erregung, **erscheint** der Aloe-Patient sehr oft als ein recht **ruhiger und stiller** Zeitgenosse. Für andere **sieht** er oft **ruhig und zufrieden** aus und scheint eine gelassene, beinahe philosophische Haltung zu haben.

Aber darunter liegt, tiefer innen, oft ein Zustand der **Gleichgültigkeit.** Viele Male habe ich eine Art **Resignation,** eine Art **Lebensmüdigkeit** beobachtet – eine Haltung etwa in dem Sinne: „Ich weiß, es gibt keine Hoffnung. Ich werde bald sterben, aber das macht gar nichts." Es ist eine Art Lebensüberdruss, als sei der Patient am Weiterleben, daran, sein Leben fortzusetzen, nicht interessiert, obwohl die Pathologie diese Haltung nicht im geringsten rechtfertigt.

In Herings *Guiding Symptoms* findet sich das Symptom: „Sie wußte, sie würde innerhalb einer Woche sterben", aber dieses Symptom in dieser Weise ausgedrückt wird man meist nur in akuten Stadien antreffen.

Die Zeit der **Besserung** der mentalen Symptome ist **der Abend:** Die Trägheit, die Abneigung gegen Arbeit, die Reizbarkeit, die Unzufriedenheit und die unglückliche Stimmung, bessern sich abends.

Alumen

Essenzielle Merkmale

Dieses Mittel sollte man in der Weise verstehen, dass es hauptsächlich **zwei Phasen** hat, zwei Zustände pathologischer Wirkungen auf den menschlichen Organismus.

- In der ersten Phase bringt es Zustände hervor, in denen eine **extreme Trockenheit** der Schleimhäute (Koitus ist dadurch fast unmöglich) sowie auch der Haut, die rauh wird, auftritt; außerdem eine Induration, eine **Verhärtung verschiedener Drüsen** und **Gewebe** – Zunge, Rektum, Uterus, Mammae etc. – mit einer **Tendenz zur Bösartigkeit,** Geschwüre mit verhärteter Basis, Epitheliome, Szirrhus etc. Bei diesem Mittel ist auch eine Tendenz vorhanden, gräuliche oder schwarze Manifestationen zu produzieren – schwarze Stühle, schmutzig-graue Beläge auf dem Zahnfleisch, dunkle Pseudomembranen innen im Hals.
- Die zweite Phase ist ein Zustand der Paralyse – eine **lähmungsartige Schwäche,** besonders des

Rektums (starke Obstipation) und der Blase (keine Kraft, den Harn auszuscheiden, der daher senkrecht nach unten rinnt), mit Zusammenschnürungsgefühlen, als sei eine Kordel oder eine Schnur um die Extremitäten gebunden; Pare-se; träge Muskeltätigkeit; variköse Venen, die schlaff werden und bluten; **Hämorrhagien** verschiedener Art, besonders Rektumblutungen etc.

Manchmal sehen wir auch eine Kombination beider Phasen, wie bei der schweren **Obstipation,** die das Mittel hervorruft. Hierbei sind die Schleimhäute trocken, der Stuhl ist trocken und hart, und es ist keine Peristaltik vorhanden, eine Art Lähmung des Rektums tritt auf: Mehrere Tage vergehen, ohne dass der Patient Stuhldrang verspürt. Es ist **unmöglich, den Stuhl auszuscheiden,** der **hart wie Stein** ist und aus kleinen, trockenen Kugeln besteht, wie Schafkot, wobei die Kugeln aneinanderhaften und nur in großen Massen herauskommen, was einen unerträglichen, qualvollen Schmerz hervorruft, der sich vom Rektum bis zu den Oberschenkeln hinunter erstreckt.

Erregbarkeit, Nervosität, mangelnde Belastbarkeit

Alumen schwächt den Organismus, sodass der Patient sehr **erregbar,** sehr nervös wird, leicht weint oder lacht, wobei es sich oft um ein spasmodisches Lachen handelt. Solche Personen können keinen Stress ertragen, keiner Belastung standhalten; sobald sie etwas Schlimmes hören, etwas, was sie auch nur ein wenig erregt, bekommen sie ein **nervöses Zittern.** Wenn sie glauben, etwas sei mit ihrer **Gesundheit nicht in Ordnung,** so werden sie in einen Zustand von kräftigem **Herzklopfen,** Schwäche und Zittern versetzt; ähnlich ist es, **wenn sie an ihre Krankheit denken:** Sofort bekommen sie dann Herzklopfen.

Alumen-Patienten sind sehr ängstlich, und in ihrer Verzweiflung bringen sie ihren Unglauben an das Medikament, das sie bekommen, zum Ausdruck; sie sind sich fast sicher, dass **das Medikament ihnen nicht helfen** wird. Ein Beispiel: Sie haben einen Fall mit Rektumkarzinom oder sehr schmerzhaften Hämorrhoiden. Sie sind zu der Überzeugung gelangt, dass das richtige Mittel Alumen ist, und teilen Ihrem Patienten zufrieden mit, dass Sie Ihre Wahl getroffen haben; er jedoch glaubt nicht, dass er dadurch irgendeine Besserung erfährt. Durch eine solche Haltung des Patienten wird Ihre Arzneimittelwahl zusätzlich bestätigt.

Diese Menschen haben **kein Stehvermögen** und neigen dazu, ohne sichtbaren Grund **den ganzen Tag im Bett zu bleiben.** Die ganze Familie wird in Aufregung sein; sie werden wissen wollen, was los ist, warum ihr Familienmitglied sich in einem solchen Zustand befindet, doch sie werden keine zufriedenstellende Antwort erhalten. Der eigentliche Grund ist eine Angst, eine Besorgnis; der Patient hat das Gefühl, er müsse den ganzen Tag im Bett bleiben, sonst könne er sich nicht erholen, infolgedessen will er nicht aufstehen und nichts tun.

Niedergeschlagen, Abneigung gegen Arbeit

Morgens erwachen diese Patienten niedergeschlagen und **deprimiert,** doch ihre schlimmste Zeit ist **zwischen 9 Uhr vormittags und 12 Uhr mittags;** in dieser Zeit besteht eine starke Neigung zum Weinen. Abends können sie in einen Zustand geraten, in dem sie ihr Leben verabscheuen, und nachts können sie großer Angst ausgesetzt sein. Sie sind sehr bedrückt und ängstlich, mit einem Gefühl der Schwere, so als läge ein schwerer Stein auf ihrer Brust, und dem Verlangen, tief durchzuatmen. Sie haben eine Abneigung dagegen, überhaupt irgendetwas zu tun, eine **Abneigung sowohl gegen körperliche als auch gegen geistige Arbeit;** sie wollen einfach im Bett bleiben.

Von Zeit zu Zeit erleben Alumen-Patienten starke Ohnmachtsanfälle, die normalerweise mit Magenstörungen einhergehen.

Weitere Merkmale

- Es treten **plötzliche Hitzewallungen** auf, die sehr intensiv sind und **zum Kopf hinauf jagen,** sowie auch plötzliche Anfälle von Herzklopfen oder Herzflattern. Nachts werden diese Patienten von einer Empfindung wachgehalten, dass das Blut stürmisch durch ihren Körper jage. Während solcher Hitzewallungen fühlen sie sich **ängstlich** und **furchtsam.** Diese besondere Art von Beschwerden kommt meist plötzlich und verschwindet schnell wieder.
- Es ist ziemlich viel unterdrückte Aggression in diesen Menschen; sie drücken ihre Aggressionen nicht aus, sondern halten sie so lange zurück, bis

sie plötzlich in rasende Wut geraten, und während dieser Zornanfälle haben sie einen wilden Gesichtsausdruck. In ihrer Wut können sie sogar andere Menschen angreifen.

- Eine kurze Beschreibung des typischen Alumen-Syndroms könnte so aussehen: Dünne, nervöse, **erregbare** Personen, die sich leicht erschrecken, keinen Appetit haben, an Magenschmerzen leiden, keine Nahrung zu sich nehmen können und **obstipiert** sind, mit harten, schwarzen Stühlen, wie Schafkot, in großen oder kleinen Mengen, die unter allergrößter Schwierigkeit ausgeschieden werden.

Alumen-Kinder

Alumen-Kinder können ungeheuer **vergrößerte** und **verhärtete Mandeln** (BARYTA CARBONICA, BARYTA MURIATICA), eine vergrößerte Uvula und Obstipation haben; auch sie sind dünn und nervös, haben keinen Appetit und bekommen leicht und wiederholt Erkältungen.

So sehen wir also bei Alumen eine Symptomatologie, die zwar der von ALUMINA ähnelt, jedoch ein ausgeprägtes eigenes Bild besitzt.

Allgemeinsymptome und Keynotes

Schon allein aufgrund der Tatsache, dass Alumen aus homöopathisch so wichtigen Elementen wie Aluminium, Kalium und Schwefel zusammengesetzt ist (Aluminiumsulfat und Pottaschensulfat), muss dieses Mittel von weitreichender und tiefer Wirkung sein. Erstaunlicherweise aber wird diese Arznei bei weitem nicht so oft verschrieben, wie dies der Fall sein sollte.

Alumen kann unter Umständen den Eindruck erwecken, als habe es zwei ganz verschiedene Seiten, die voneinander unabhängig seien.

- Die eine ist die gefühlsmäßige Erregbarkeit, die Ruhelosigkeit, das nervöse Zittern, das Herzklopfen nach Aufregung, die plötzlichen Blutwallungen, die plötzlichen Hitzewallungen zum Kopf, plötzliche Übelkeit und Schwächegefühl. Wenn wir nur diese Seite der Arznei sehen, könnten wir denken, sie sei nur für **plötzliche akute Beschwerden** indiziert. Das ist aber keineswegs der Fall.
- Alumen ist auch, oder vielmehr sogar hauptsächlich, ein sehr wichtiges Mittel für **tiefsitzende chronische Krankheiten** bei Patienten mit schwacher oder gar fehlender Selbstheilungskraft.

Alle obengenannten Symptome sollten daher nicht isoliert betrachtet, sondern im Zusammenhang mit diesem chronischen Zustand gesehen werden. Einige der Hauptcharakteristika der Wirkung von Alumen auf den Körper kann man in sieben Begriffen zusammenfassen:

- Alumen hat eine adstringierende Wirkung. Es kontrahiert die Kapillaren, und wahrscheinlich deswegen ruft es eine **Trockenheit,** oder die Empfindung von Trockenheit, der Schleimhäute hervor – der Schleimhäute von Nase, Mund, Zunge, Hals und Rachen, Magen, Rektum, Vagina – und eine Trockenheit der Haut allgemein.
- Diese Trockenheit geht oft einher mit einem **Katarrh** der Schleimhäute – von Augen, Hals und Rachen, Bronchien, Magen, Blase, Urethra, Vagina.
- Der Katarrh hat die Tendenz, in die Tiefe zu gehen. Die Folge davon sind **Ulzerationen** und Ulcera – an Augen, Mund, Rachen, Magen, Darm, Rektum, Hämorrhoiden, Uterus, Zervix, Urethra, Vagina und Venen.
- Die varikösen Venen der entzündeten Partien und der Geschwüre beginnen oft zu bluten, und so treten **Blutungen** auf (Hämorrhagien von Zahnfleisch, Lungen, Magen, Darm, Rektum etc.).
- Mit der Zeit werden die Ulcera hart, und sie verhärten sich an der Basis. Aber auch an anderen Stellen, wo immer sich entzündete Gewebe befinden, können sich Infiltrationen und **Verhärtungen** entwickeln (Verhärtungen von Lymphknoten, Brustdrüsen, Uterus, Tonsillen, Zunge, Magen- und Darmwänden).
- In dieser Neigung zu Verhärtungen liegt der Grund für die Prädisposition der Alumen-Menschen zu bösartigen Gewebsveränderungen, Epitheliomen und **Krebs,** besonders Szirrhus (davon betroffen sind Zunge, Magen, Rektum, Nase, Lungen, Brustdrüsen und Uterus).
- Schließlich ist die ganze Verfassung des Körpers geprägt von Pare-se und **paralytischer Schwäche** (der Muskeln in allen Teilen des Körpers, der

Arme und Beine, des Ösophagus, des Rektums und der Blase).

Diese sieben Charakteristika sollte man immer vor Augen haben, wenn man die Alumen-Wirkungen auf die verschiedenen Körpersysteme studiert. Sie erklären auch, warum Alumen ein so wichtiges Mittel für so viele **chronische Krankheiten alter Menschen** ist.

Alumen-Patienten sind oft dünne, hagere, trockene Personen, die **empfindlich** sind gegen Wetterwechsel und ganz besonders **gegen Kälte.** Sie **erkälten sich sehr leicht.** Jede Erkältung setzt sich im Hals, im Kehlkopf oder in den Bronchien fest. Sie haben kalte Hände, die Füße sind kalt bis hinauf zum Knie, selbst wenn sie warm zugedeckt sind, und die Haut wird rau und bekommt Risse, wenn sie kalter Luft ausgesetzt wird.

Lokalsymptome

Schwindel Der Schwindel, das Schwindelgefühl der Alumen-Patienten, das oft auftritt in Verbindung mit Übelkeit oder Schwäche in der Magengrube, hat einige klare Modalitäten: Es wird **verschlimmert durch Liegen auf dem Rücken** und **gebessert durch Öffnen der Augen** sowie dadurch, dass der Patient **sich auf die rechte Seite dreht.** Schwindel beim Nachuntensehen, als ob er nach vorne fallen würde.

Kopfschmerz Alumen hat auch einen sehr charakteristischen Kopfschmerz, nämlich einen **brennenden Schmerz oben auf dem Kopf,** am Scheitel, begleitet von einem Gefühl, **als drücke ein schweres Gewicht** in den knöchernen Schädel **hinein.** Dieser Schmerz wird **durch starken Druck** und **eiskalte Anwendungen gebessert,** die häufig gewechselt werden müssen, um wirksam zu bleiben. Manchmal wollen die Patienten während dieser Kopfschmerzen auch sehr kaltes Wasser trinken, was den Schmerz ebenfalls zu lindern scheint. Darüber hinaus kann der pressende Kopfschmerz am Scheitel mit einer Zystitis oder Reizblase abwechseln.

Stechen am Scheitel beim Bücken. Das **Blut drängt** mit solcher Geschwindigkeit und Kraft **zum Kopf,** dass die Patientin kaum den Kopf aufrecht- oder die Augen offenhalten kann. Schießender Schmerz von einer Schläfe zur anderen.

Augen Entzündung der Augen mit einer Tendenz zur Ulzeration. Alte Menschen mit chronischen gelben, milden Absonderungen aus den Augen und varizenähnlichen Gebilden der Konjunktiven. Eitrige Ophthalmie bei Kindern. Schielen, das rechte Auge rutscht zur Nase hin. Staphyloma corneae. Prolapsus iridis nach Kataraktoperation.

Ohren Eitrige Absonderung aus dem Ohr (Otorrhö). Um Mitternacht Hitze in beiden Ohren und auf der linken Seite des Gesichts, die verschwindet, wenn man zu Bett geht.

Nase Große Trockenheit der Nase und der Choanae. Linksseitiger Nasenpolyp. Lupus oder Krebs der Nase.

Mund Der Mund und die **Zunge** sind sehr **trocken,** und die Schleimhäute neigen zu Ulzerationen. Sich ausbreitende **Ulcera** im Mund. Reichlicher Speichelfluss mit einem trockenen Gefühl auf der Zunge. Das **Zahnfleisch** ist geschwollen, entzündet, schwammig-weich und mit einem **grauen, schmutzigen Belag** überzogen. Das Zahnfleisch blutet und zieht sich von den Zähnen zurück, die von wildem Fleisch umgeben sind und lose werden. Szirrhus der Zunge.

Hals Auch der gesamte Hals ist sehr trocken, und die **Trockenheit** kann sich nach unten erstrecken oder hinauf zu den hinteren Nasenöffnungen (Choanae). Die Patienten haben ein dauerndes Verlangen zu trinken, besonders eiskaltes Wasser. Später sind dann die **Venen des Rachens aufgetrieben,** der Hals wird wund und schmerzhaft beim Sprechen oder beim Schlucken von Flüssigkeiten, und die Schleimhäute können eine Neigung zur Ulzeration zeigen.

Es besteht eine starke Prädisposition zu chronischen Affektionen des Halses. **Jede Erkältung setzt sich im Hals fest,** und besonders bei Kindern entzünden sich die **Tonsillen** und werden **enorm vergrößert und sehr hart.** Das gleiche kann man auch an den Lymphknoten beobachten. Der ganze Hals kann zusätzlich noch mit Schleim bedeckt sein, der einen sehr unangenehmen Husten hervorruft.

Pharynx Außer diesen Symptomen besitzt Alumen auch eine besondere Affinität zur Uvula. Es ist eine gute Arznei für die **erschlaffte und verlängerte Uvula** bei Halsentzündung oder nach einem Katarrh. Der **untere Teil der Uvula sieht aus wie eine Beere, die an einem Faden** von dem oberen Teil **herabhängt.**

Heiserkeit, schlimmer durch Reden. Stimme heiser und schrill, wechselhaft, manchmal hoch, manchmal tief, kann nicht laut sprechen. Auch komplette Aphonie ist möglich: **Chronischer Verlust der Stimme** durch eine chronische Schwäche und durch häufige Erkältungen.

Ösophagus Schlucken ist fast unmöglich aufgrund einer **spasmodischen Konstriktion des** Ösophagus; selbst Flüssigkeiten können kaum geschluckt werden.

Respirationsorgane Manchmal wird man alte Menschen sehen, die an einem **chronischen Husten** leiden, der **jeden Morgen** anfallsweise auftritt, mit **Kratzen unter dem Sternum** und **reichlicher fadenziehender Expektoration,** die von Zeit zu Zeit etwas Blut enthält. Es ist für sie **schwierig, den Schleim auszuwerfen,** aufgrund der großen Schwäche der Brust. Wenn diese alten Menschen erzählen, dass sie ihr ganzes Leben lang Verstopfung hatten, dass sie schwach und nervös sind, leicht zittern und oft Herzklopfen haben, und wenn sie zusätzlich noch in der Vergangenheit eine unterdrückte Gonorrhö hatten und jetzt Schwierigkeiten haben, Urin zu lassen, weil eine Striktur der Urethra besteht, dann haben wir einen völlig klaren Fall von Alumen vor uns.

- Der Husten der Alumen-Patienten bei der chronischen Bronchitis scheint oft durch kleine Ulcera im Respirationstrakt bedingt zu sein.
- Husten morgens, sofort nach dem **Aufstehen, erregt durch einen Kitzel im Hals,** besonders schlimm während des Frühstücks, aber danach gebessert.
- Husten von einem Kitzel im Larynx, durch Sprechen erregt.
- Husten mit Schmerz in der Leistengegend oder in der Ovarialregion.
- Trockener Husten abends nach dem Hinlegen.

Abszesse der Lunge oder **Lungenkrebs** mit Hämoptyse. Beim Einatmen entsteht ein Schmerz unter der rechten Klavikula und in der rechten Schulter. Stechen vom oberen Teil der linken Brust hindurch zum Rücken zwischen die Schulterblätter, es verstärkt sich beim Liegen auf der linken Seite. Schmerzen in der rechten oder linken Seite der Brust, besonders beim Zusammenkrümmen oder Nachvornebeugen.

Herz Ein wichtiges Charakteristikum von Alumen ist das **Herzklopfen.** Wenn die Umstände, die dieses Herzklopfen auslösen, mit denen des Patienten übereinstimmen, sollte man an dieses Mittel denken. Um klar zu machen, wie lebendig und eindrucksvoll die Beschreibungen der Patienten hiervon sein können, genügt es, etwas aus den Prüfungssymptomen zu zitieren:

- „**Nach einer plötzlichen Erregung** begann das Herz heftig zu schlagen."
- „**Wenn sie anfängt, über ihre Krankheit nachzudenken,** fühlt sie, dass das Herz so klopft, dass es die ganze Brust zu bewegen scheint; und doch, wenn sie ihre Hand darauf legt, scheint es nur ein kleines bisschen stärker als sonst zu schlagen; und zu anderen Zeiten ist seine Bewegung kaum wahrnehmbar."
- „Herzflattern, **plötzliche Anfälle,** verschwinden so schnell, wie sie kamen."
- „Schnelles und heftiges Herzklopfen, schlimmer beim Liegen auf der rechten Seite; ebenfalls schlimmer, wenn er eine gewisse Zeit in ein und derselben Position liegt, muss sich im Bett herumwerfen."
- „Wahrnehmbar starkes Herzklopfen und starke Pulsation durch den ganzen Körper, **wenn** man **eine Zeitlang am selben Fleck gestanden** hat."
- „Gepackt von einem Pochen des Herzens, das schweren Schlägen mit einem Hammer ähnelt, mit langen Intervallen."

Magen Alumen kann sehr hilfreich bei vielen **Beschwerden des** Magens sein. Hier einige Beispiele:

- Übelkeit und Schwäche, begleitet von einem kneifenden Übelkeitsschmerz im Magen und Ekel vor Speisen.
- Schmerz und Übelkeit im Magen **mit Blutandrang zum Kopf.**
- Schwäche in der Magengrube **mit Schwindel.**
- Plötzlicher ruckender Schmerz vom Magen hinauf zum Schlund, **mit Zucken der Unterlippe;** schlimmer beim Sitzen und besser beim Umhergehen.

- Nausea morgens, und solche Schwäche, dass die Patientin sich nicht aufsetzen kann, mit Hitze im Magen, die gebessert wird durch das Trinken kalten Wassers.
- **Flaues Gefühl** im Magen **um 11 Uhr vormittags, besser nach dem Essen** (SULFUR), aber heftiges Pulsieren, nachdem sie etwas gegessen hat.
- Drückender Schmerz in der Magengrube, gefolgt von einer Empfindung von Pulsieren und Pochen, abends beim Liegen auf dem Rücken.
- Schmerzen in der Magengrube beim Gehen, schlimmer durch jeden Schritt, gebessert durch Stillstehen, Zusammenkrümmen und Drücken mit den Händen auf die Magengrube.
- Mittags, gerade als sie aus der Schule nach Hause gekommen war, hatte sie plötzlich einen Anfall von äußerst scharfem, stechendem Schmerz im Magen; ihre Mutter hatte den Eindruck gehabt, sie sehe völlig gesund aus, und innerhalb von weniger als fünf Minuten sah sie sie **zusammengekrümmt sitzen, mit den Knien gegen die Brust gepreßt** und einem Gesicht wie dem einer Toten: **tödliche Blässe, Lippen blau.**
- Ungefähr um 15 Uhr 30 und 16 Uhr nachmittags, als sie in der Kirche saß, wurde sie von einem scharfen, dauerhaften Schmerz im Magen überfallen, der von einer höchst **todesartigen Schwäche** mit extremer Übelkeit und sofortigem Kraftverlust begleitet war, mit **kaltem Schweiß,** tödlich blassem Gesicht, **kalten Extremitäten;** und sie wurde so schwach, dass sie jeden Moment damit rechnete, von ihrem Sitz zu fallen.

Alumen hat sich auch als nützlich erwiesen bei Menschen, die infolge eines hohen Alkoholkonsums Blut erbrechen. In den klassischen Homöopathiebüchern kann man lesen: „**Habituelles Bluterbrechen bei harten Trinkern**". Die dahinterstehende Idee ist, dass sich in den Schleimhäuten des Magens kleine **Ulcera** befinden, die unter dem Einfluss von Alkohol leicht bluten.

- Atonisches Bluterbrechen.
- Erbricht alles, was er isst.
- Erbricht große Mengen klebrigen Schleim oder zähen, farblosen, sauren Schleim.

Abdomen Im Abdomen finden sich nicht so viele gute Symptome wie in der Magenregion, aber einige sind wirklich auffallend: Flatulenz und spasmodische Krämpfe der Eingeweide, mit kolikartigen Schmerzen. Während der Kolik ist das **Abdomen sehr berührungsempfindlich, aber der Kolikschmerz ist besser durch Druck.** Ruckende Kontraktionen der Abdominalmuskeln von beiden Seiten her zur Linea alba hin. Retraktion der harten Abdominalmuskeln und Einziehung des Nabels zum Rückgrat hin. Diese Symptome zeigen, dass Alumen auch ein sehr wichtiges Mittel bei **Bleikolik** sein kann (wobei die Zunge sehr trocken, faltig und schwarz sein kann). Stiche die Medianlinie hinunter in den Penis hinein, als folgten sie einem Faden.

Rektum Die wichtigsten oder zumindest die bekanntesten Symptome finden wir im Bereich des Rektums. Eines der führenden Symptome ist hier eine sehr hartnäckige **Verstopfung der allerschlimmsten Art.**

- Das Rektum scheint nicht die Fähigkeit zu haben, den Stuhl herauszubringen, und daher sammelt sich dieser mehr und mehr im Rektum an. Die Patienten haben entweder absolut keinen Stuhldrang, oder sie versuchen es wieder und wieder, strengen sich sehr an, haben aber viele Tage lang keinen Erfolg.
- Wenn es schließlich gelingt, Stuhl hervorzubringen, dann kommt er als eine Ansammlung **großer Mengen kleiner, harter Bälle, die** alle **aneinanderkleben.** Diese kleinen Bälle sind ähnlich wie Schafskot, aber sie sind trocken und sehr hart, sogar **steinhart** und meistens **schwarz** – wie schwarze Steinmurmeln.
- Doch auch nach dem Absetzen des Stuhles tritt keine große Erleichterung ein, weil immer noch die Empfindung da ist, das Rektum sei voller Stuhl.
- Darüber hinaus ist der **Abgang des Stuhles** oft **sehr schmerzhaft.** Heftige Schmerzen können nach oben ziehen oder vom Rektum aus die Oberschenkel hinab, und **nach dem Stuhlgang** kann ein Klopfen, ein Pochen im Anus auftreten oder **kaum erträgliche Schmerzen,** die recht lange anhalten können. Diese **Rektalschmerzen** werden **besser durch Nachvornebeugen** oder durch zusammengekrümmtes Sitzen. Sie **verschlimmern sich** besonders **beim Liegen auf der Seite** und sind ein bisschen besser beim Liegen auf dem Rücken. Für diese Schmerzen gibt es verschiedene Gründe, aber alle scheinen etwas gemeinsam zu haben, nämlich **Ulzerationen.** Es

kann sich um Ulcera im Rektum handeln, um entzündete, ulzerierte Hämorrhoiden oder um Krebs des Rektums mit Ulzerationen. Tatsächlich ist diese Arznei mehrfach erfolgreich verordnet worden bei Obstipation infolge bösartiger Tumoren des Rektums.

Aber nicht nur Obstipation kann auftreten (obwohl das oft eines der Hauptsymptome sein kann, die an Alumen denken lassen), sondern auch gelbe, schleimige oder eitrig-ichoröse, blutige Diarrhö, die große Erschöpfung hervorruft.

Ein anderes wichtiges Symptom des Rektums sind Blutungen. Bei typhoiden Hämorrhagien z. B. sind einige Homöopathen wie Nash der Meinung, dass „es eine exellente Arznei ist", besonders wenn „die **Stühle aus dunklem, verklumptem Blut bestehen, in großen Mengen**". In der Tat sind Massen von koaguliertem Blut bei Typhus abdominalis früher ein Leitsymptom für Alumen gewesen. Auch Anusblutungen nach Wein oder Whisky treten bei Patienten mit Hämorrhoiden nicht selten auf.

Harnorgane Im Bereich der Blase sehen wir beinahe die gleiche Situation wie beim Rektum. Es besteht der gleiche Zustand von **Paralyse oder paralytischer Schwäche,** in dem der Urin nur mit großer Schwierigkeit ausgeschieden werden kann. Der Patient kann häufigen und schmerzhaften Harndrang haben, aber dennoch muss er einige Zeit warten, bis schließlich eine kleine Menge Urin abgehen kann. Es ist manchmal schmerzhaft, diesen spärlichen Urin zu lassen, der hin und wieder auch etwas blutig sein oder sogar Blutklumpen enthalten kann. Die paralytische Schwäche der Blase wird allmählich so schlimm, dass der **Urin schwach und kraftlos aus der Blase herausrinnt** und **senkrecht herabfällt.** Nach dem Urinieren hat der Patient oft das Gefühl, dass er die Blase nur halb leeren konnte.

Diesen gesamten Zustand sieht man besonders oft bei alten Menschen mit einer chronisch schwachen Blase.

Auch der Urin selbst besitzt einige hervorstechende Merkmale: Wenn er einige Stunden in einem Gefäß steht, sieht man manchmal ein dünnes, buntscheckiges Häutchen oder einen bläulichen, irisierenden Film auf der Oberfläche. Der Urin kann auch weiß und wolkig aussehen oder so, als wäre geronnene Milch daruntergerührt worden.

Geschlechtsorgane Kent gibt uns die beste Beschreibung: „Katarrhalische Zustände wiegen bei diesem Arzneimittel vor … **Chronische gelbe** Absonderungen aus der Vagina und bei Männern aus der Urethra; chronische schmerzlose Gonorrhö. Zusätzlich zu den katarrhalischen Absonderungen besteht eine Tendenz zur Ulzeration, sodass kleine ulzerative Flecken in der Vagina auftreten, kleine aphthöse Flecken in der Vagina und an der Zervix des Uterus. Wenn ein Patient an **chronischer** Gonorrhö leidet, wird die Absonderung nicht weiß, wie bei Harnröhrenausfluss, sondern bleibt gelb, und es gibt **kleine Verhärtungen entlang der Urethra**, welche der Patient dem Arzt als ‚Klumpen' beschreiben wird. Absonderung mit ‚kleinen Klümpchen' entlang der Urethra. Hierbei handelt es sich um kleine Ulcera, unter denen sich Verhärtungen befinden. Wenn Sie auf diesen Zustand treffen, haben Sie eine Alumen-Gonorrhö vor sich. Nach kurzer Zeit wird der Patient zwei oder drei Strikturen in der Harnröhre bekommen – es sei denn, er erhält diese Arznei –, weil jedes dieser kleinen Ulcera zu einer Striktur werden wird, die den Harnkanal verengt."

Ulcera, Verhärtungen und Szirrhus des Uterus. Empfindliche, entzündete Brustwarzen. Brustkrebs.

Rücken und Extremitäten Es ist auffallend, wie viele **Rückenschmerzen in der Gegend der** Schulterblätter auftreten. Stechen zwischen den Schulterblättern. Nachts im Bett erwacht der Patient wegen stechender Schmerzen, die sich von der oberen linken Brust hindurch zum Rücken zwischen die Schulterblätter ziehen. Schmerz am Rande des rechten Schulterblattes in der Nähe der Wirbelsäule. **Bei jedem tiefen Einatmen** Schmerzen auf beiden Seiten der Wirbelsäule, auf einer Linie, die durch die unteren Ecken der Schulterblätter markiert wird, den ganzen Abend über. Reißender Schmerz an den unteren Winkeln der Schulterblätter, **schlimmer beim Stillsitzen, besser bei Bewegung.** Große Schwäche in der Region der Schulterblätter, mit der Neigung, sich nach vorne zu beugen, was bessert.

Schwäche des Rückens. Als ob ihr Rücken brechen wollte, kann kaum aufstehen. Wahrscheinlich das beste Symptom ist das **Gefühl, als ob kaltes Wasser den Rücken hinuntergegossen würde.** Diese Empfindung kann zusammen mit einer Schwäche der Wirbelsäule auftreten oder z. B. auch während eines Kopfschmerzes.

Das Keynote im Bereich der Extremitäten ist eine **Empfindung, als ob eine Kordel oder ein Band um die Arme oder Beine gebunden sei:** Zwischen 3 und 4 Uhr fühlte ich einen Schmerz in meinem rechten Arm, gerade unter der Schulter, als ob ein Band fest um ihn herumgebunden sei, was große Völle der Blutgefäße hervorrief und eine Abnahme der Kraft. Die Schmerzen waren dumpf und schwer und erstreckten sich in verschiedene Richtungen von dieser Ligatur aus, die den Arm abzuschnüren schien. Empfindung, als wäre eine Kordel unter dem rechten Knie um das Bein gebunden; der Schmerz erstreckt sich abwärts und aufwärts, bleibt aber auf den Unterschenkel beschränkt.

Kribbeln und Prickeln der Extremitäten. Paralytische Muskelschwäche der Arme und Beine.

Während der Menses **Schwäche der Hände,** und die Patientin **lässt** leicht **Dinge fallen,** die sie in den Händen hat. Taubheit und Schlaffheit der unteren Extremitäten. Die Fußsohlen sind druckempfindlich und empfindlich beim Gehen. Stiche im unteren Bereich des großen Zehs beim Gehen.

Schlaf Sehr leichter Schlaf nachts; hört beinahe alles, was vorgeht. In der Nacht, halb wachend, halb träumend, hört sie, was um sie herum vorgeht, träumt aber von Leichen, davon, dass ihr Vater gestorben sei; empfindet dabei große Furcht; möchte sich auf die Seite drehen, schafft es aber nicht, fühlt sich so schwer in den Knochen; im Traum erscheint es ihr, als ob der Traum bald vorübergehen würde, wenn sie sich auf die rechte Seite drehen könnte, aber sie ist unfähig, das zu tun (um 4 Uhr nachts).

Wir verfügen also über eine Fülle eigenartiger und besonderer Symptome bei diesem Mittel, das bislang so sehr vernachlässigt wurde und fast schon in Vergessenheit geraten ist.

Alumina

Essenzielle Merkmale

Alumina gehört zu den schwierig zu diagnostizierenden Mitteln. Häufig sucht man bei der Aufnahme einer homöopathischen Anamnese nach positiven Symptomen, auf denen eine Diagnose aufgebaut werden kann. Bei Alumina wird jedoch, vielleicht wegen der charakteristischen **Vagheit der Beschreibungen seitens des Patienten,** dieser Weg oft nicht zu den benötigten Informationen führen. Stattdessen wird es nötig sein, den Patienten im ganzen zu beobachten, also sowohl die spezifische Symptomatologie als auch den damit verbundenen kontextuellen Hintergrund.

Entwicklung der Alumina-Pathologie

Man kann sagen, dass sich die Pathologie von Alumina aus zwei verschiedenen Tendenzen entwickelt: **Verwirrung** und **Retention,** Zurückhaltung.

- Im Nervensystem finden wir eine Verwirrung der neuralen Impulse, was zu Inkoordination, Ataxie und schließlich Paralyse führt. Alumina ist eines unserer nützlichsten Mittel für tiefverwurzelte Störungen des Nervensystems wie multiple Sklerose, Myasthenia gravis, amyotrophische Lateralsklerose, Tabes dorsalis und selbst für akute Formen der Paralyse wie das Guillain-Barré-Syndrom.
- Auf der mentalen Ebene findet man fast unweigerlich eine Trübung des Verstandes und eine Schwerfälligkeit beim Denken. Schreitet die mentale Pathologie fort, so wird die Verwirrung so tiefgreifend, dass sie zu Imbezillität oder in die Nähe psychotischer Zustände führt.

Die Alumina-Tendenz zur Zurückhaltung, zum Einbehalten ist umfassend; sowohl die Ausdrucksfähigkeit als auch die normalen Ausscheidungsprozesse scheinen zurückgehalten zu werden. Der Patient vermittelt den Eindruck, sehr verschlossen und auf Selbstschutz bedacht zu sein. Er scheint nicht gewillt oder oft auch **unfähig** zu sein, **seine Gedanken und Emotionen zu äußern.** Selbst in seiner Sexualität ist das Loslassenkönnen, das Erleben des Orgasmus verzögert oder gar nicht möglich. Auf der körperlichen Ebene ist zu sehen, dass die normalen Ausscheidungen, wie z. B. die Menses, unterdrückt werden oder spärlich sind. Schweiß und andere befeuchtende Sekretionen sind ebenso spärlich, was zu der **großen Trockenheit der Schleimhäute und der Haut** führt, die so charakteristisch für Alumina ist. Auch für hochgradige Obstipation ohne Stuhldrang ist Alumina natürlich bekannt. So findet man immer dasselbe Thema bei allen normalen Auslässen des Organismus wiederholt: **Zurückhaltung, Schwierigkeit des Nachaußenbringens und des Vorwärtsbewegens – bis hin zur Lähmung.** Es ist, als bewege sich der gesamte Organismus in Zeitlupe.

- Die Pathologie dieses Mittels scheint sich hauptsächlich auf die **geistige und körperliche Ebene** zu konzentrieren und die Emotionen dabei weniger zu beeinflussen.
- Auf der mentalen, der geistigen Ebene zeigt der Alumina-Patient fast unweigerlich eine **ausgeprägte Schwerfälligkeit und ein langsames Auffassungsvermögen.** Während der Anamnese macht er seine Angaben sehr langsam und in vagen, verschwommenen Formulierungen. Natürlich findet man, wie bei allen Mitteln, ein breites Spektrum sehr verschiedener dazugehöriger Patienten, das von Intellektuellen bis zu einfacheren, ursprünglicheren Persönlichkeitstypen reicht. Patienten dieser beiden Extreme werden sich recht unterschiedlich präsentieren.

Verhalten der Patienten während der Anamnese

Der Intellektuelle wird mit sorgfältig vorbereiteten Notizen in die Praxis kommen. Er hat erkannt, dass er Schwierigkeiten hat, benötigte Informationen aus seinem Gedächtnis abzurufen, also nimmt er alles schriftlich mit. Er gibt diese Informationen sehr langsam, als sei er sehr darum besorgt, exakt zu sein. Jedoch, selbst während er seine Symptome beschreibt, scheint er nicht wirklich am Gespräch beteiligt zu sein. Er schleppt sich eher mühsam vorwärts, spricht dabei mit farbloser, monotoner Stimme, gibt nur minimale Antworten, ohne sie näher auszuführen, sogar bis zum Grade einsilbiger Erwiderungen. Dem Homöopathen kann es dabei leicht danach zumute sein, über den Schreibtisch zu langen und seinen Patienten zu schütteln, nur um irgendeine Art von Interaktion zu provozieren. Selbst wenn sich der Arzt auf den Patienten regelrecht „einschießt" und dessen Zustand exakt beschreibt, so wird dieser Patient möglicherweise ausdruckslos antworten: „Ja, das stimmt." Er mag über das Wissen des Arztes über ihn vielleicht ein wenig verblüfft erscheinen, doch zeigt er nichts von der Erregung oder Erleichterung, die ein Patient normalerweise zum Ausdruck bringt, wenn er sieht, dass er so vollständig verstanden wird.

Der einfachere oder ursprünglichere Patienten-Typ am anderen Ende des Spektrums bietet sogar ein noch extremeres Bild. Die Bemühung, sich zu beschreiben, kann für ihn sichtlich zu einer geradezu quälenden Anstrengung werden. Er scheint nicht die Kraft zu haben, zu beschreiben, was er fühlt. Trotz Nachforschens und Fragens seitens des Arztes könnte ein solches Gespräch dem folgenden ähneln:
Arzt: „Können Sie mir sagen, wie Sie sich fühlen?"
Patient: „Oh... ähh... hmmm... ich... ich fühle mich nicht gut."
Arzt: „Fühlen Sie sich ängstlich?"
Patient: „Ich... ohh... ich glaube .... hmmm ... ja." (Bei einer solchen Reaktion mag man sich fragen, ob die Antwort bejahend war oder nicht.)
Arzt: „Haben Sie Angst? Fühlen Sie Angst?"
Patient: „Ahh ...... Angst? Hmmm .... ähhh ...... ich glaube ...... ich fühle ...... hmmm .... ich fühle mich nicht gut." (Und so weiter.)

Schaut man währenddessen in das Gesicht des Patienten, kann man möglicherweise einen tiefgreifenden Kampf und ein Gefühl der Qual beobachten. **Er kämpft darum, Worte zu finden, um sich zu beschreiben,** oder noch genauer: **Er kämpft darum, zu verstehen, was überhaupt mit ihm geschehen ist.** Er reibt sich die Stirn, muss sich anstrengen, selbst die einfachste Frage zu beantworten (als wäre der Verstand verstopft). Jedoch kommt selbst dieser Kampf nicht lebhaft zum Ausdruck. Er wirkt eher wie die Bemühung, aus einem ängstlichen Traum aufzuwachen – ein nebulöser, unergründlicher Kampf.

Langsamkeit

An dieser Stelle muss bemerkt werden, dass die **Vorstellungskraft, die Denkfähigkeit** eines Alumina-Patienten **extrem beschränkt** zu sein **scheint,** seine Gedanken und Vorstellungen sind sehr vage, sehr verschwommen, nebelhaft, wie unklare, unscharf abgegrenzte Schattenbilder; und deshalb hat dieser Mensch Schwierigkeiten, Entscheidungen zu treffen, Dinge in ihrem vollen Umfang wahrzunehmen und abstrakte oder komplizierte Vorstellungen zu verstehen. Er sitzt still da und versucht angestrengt, zu verstehen, wovon die anderen alle reden, wobei sein Gesicht, für ein geschultes Auge, einen Ausdruck anhaltender Verwirrung zeigt. Seine assoziativen Fähigkeiten sind minimiert oder verloren, sein Urteilsvermögen ist lahmgelegt, verkrüppelt.

Wegen dieser geistigen Langsamkeit scheint der Alumina-Patient einen langsamen, beständigen Lebensstil nötig zu haben. **Er kann keinen Druck ertragen, besonders keinen Zeitdruck.** Wird ihm zugestanden, mit der ihm gewohnten geringen Geschwindigkeit zu arbeiten, dann kann er ein fleißiger, fähiger Arbeiter sein. Doch muss er alles in seiner eigenen Geschwindigkeit erledigen und nach einer ihm geläufigen Vorgehensweise. Wenn man einen solchen Menschen zur Eile antreibt, z. B. durch jemanden, der hektisch sagt: „Wir müssen in fünfzehn Minuten hier weg sein!", wird das eine große Verwirrung bei ihm zur Folge haben. Er verliert dann jedes Gefühl für Organisation und läuft hektisch herum, fast hysterisch, rasend. Obwohl er körperlich und geistig in der Lage wäre, in der verbleibenden Zeit alle notwendigen Aufgaben zu erledigen, wird das Gefühl, unter Druck zu stehen, ihm effektiv alle Arbeitsfähigkeit nehmen. Er wird dadurch lahmgelegt und verwirrt, fast paralysiert. Es handelt sich hier um eine langsame Geistestätigkeit, eine Arbeitsfähigkeit, die nur dann richtig funktioniert, wenn die Person langsam arbeiten kann; wenn sie zu höherer Geschwindigkeit angetrieben wird, bricht die Arbeitsfähigkeit völlig zusammen.

Eine interessante Konsequenz dieser geistigen Langsamkeit und Verwirrung von Alumina-Patienten ist ihr gestörtes Zeitgefühl – die **Zeit vergeht zu langsam** (MEDORRHINUM), eine Stunde kommt ihnen vor wie ein halber Tag.

Oft erkennt der Alumina-Patient seine geistige Unzulänglichkeit. Er mag hart daran arbeiten, seine Schwäche dadurch zu überwinden, dass er sich Notizen macht und seine Aufgaben in einer organisierten, systematischen Art und Weise ausführt, doch trotzdem bleibt die **Besorgnis, er könne** Dinge vielleicht nicht rechtzeitig zu Ende bringen, **Aufgaben nicht rechtzeitig erledigen.** Es ist, als bewege sich der Patient in einem langsameren Rhythmus als der Rest der Welt. Bei der geringsten Herausforderung fühlt er sich gehetzt. Er mag über bestimmte Angelegenheiten ganz genau Bescheid wissen, doch wenn irgendjemand sagen würde: „Schnell, erzähl mir etwas über diese Sache!", so würde ihn das schon verwirren und unfähig machen, klar zu denken.

Aus dem oben Gesagten ist leicht zu verstehen, dass der Alumina-Patient keine Überraschungen oder Aufregungen mag. Er kann dazu neigen, ziemlich ungesellig zu sein; er ist nicht gern mit vielen Menschen gleichzeitig zusammen, sondern bevorzugt kleine Gruppen von Menschen oder Interaktionen unter vier Augen. Besonders morgens beim Erwachen kann eine **große Abneigung gegen Gespräche,** gegen Kommunikation mit anderen vorhanden sein. Interessanterweise können Alumina-Frauen während der Menses offener sein und mehr aus sich herausgehen, als ob der Fluss ihrer Emotionen parallel zu ihrem Monatsfluss stattfände.

Manchmal, vor allem wenn sie sich unter Druck gesetzt fühlen, können Alumina-Patienten auch extrem gereizt reagieren, **hartnäckig,** aufsässig und **widerspenstig.** Dieses Verhalten scheint eine Art Selbstschutz zu sein, eine Art Abwehr gegenüber den Wünschen und Forderungen anderer. Seltsamerweise kann es vorkommen, dass ihre Ohrläppchen heiß werden, wenn sie in einer ärgerlichen und weinerlichen Stimmung sind.

Zurückhaltung der Gefühle

In der Regel schützt sich der Alumina-Patient emotional; er hält seine Gefühle zurück, bis er sicher ist, dass seine Zuneigung erwidert wird. Er unterdrückt seinen Zorn und richtet ihn möglicherweise später gegen Mitglieder seiner Familie. Auch hierin erkennt man wieder die Retention, das Zurückhalten, das für Alumina so typisch ist.

Oft wird man Alumina-Patienten antreffen, die übermäßig in ihrer Einbildung leben. Sie werden alle möglichen Arten von Tagträumen und Phantasien pflegen, aber wiederum dazu neigen, diese für sich zu behalten.

Manchmal wird der Geist dieses Patienten, wird sein Denken an einem Thema hängenbleiben, und er wird immer wieder und wieder bei diesem einen Gedanken verweilen. Sein Verstand ist schwach, und der Patient macht alberne, dumme Bemerkungen. Zu anderen Zeiten wird er auch streitsüchtig und macht dann dumme, lächerliche Einwände in einer Diskussion geltend. Über manche dieser törichten Behauptungen möchte man einfach ungläubig den Kopf schütteln.

Langsam fortschreitender geistiger Verfall

Der geistige Verfall schreitet bei Alumina sehr langsam fort und vollzieht sich stufenweise. Zu Beginn zeigt der Patient lediglich eine gewisse Langsamkeit im Denken. Dann scheint er seine Fähigkeit, sich auszudrücken und mitzuteilen, zu verlieren und die Tendenz zur Retention zu entwickeln. Sein Geist ermüdet leicht, ist unfähig, einem Gedankengang zu folgen, und **schließlich wird es ihm zu einer großen Anstrengung, überhaupt noch zu denken.** Der Patient wird besonders verwirrt, wenn er zu lesen versucht; sein Verstand wird schwerfällig und nimmt den Lesestoff nicht auf. In diesem Stadium beantwortet er Fragen etwas vage, reibt sich die Stirn und denkt lange nach, um eine Antwort zu finden. Manchmal macht er auch Fehler beim Sprechen, benutzt falsche Worte und verwendet andere Ausdrücke und Redewendungen, als er eigentlich wollte. Darüber hinaus **verfällt seine Gedächtniskraft immer mehr,** bis er sich schließlich kaum noch an seinen eigenen Namen erinnern kann.

Wenn ein Fall sich bis zu diesem Stadium entwickelt hat, wird der Arzt beträchtliche Schwierigkeiten haben, das Arzneimittel zu diagnostizieren. Häufig wird der Homöopath so sehr damit beschäftigt sein, spezifische Symptome aufzunehmen, dass es ihm vielleicht entgehen wird, wie dieser Patient zögert und sich den Kopf zerbrechen muss, bevor er es fertigbringt, auch nur eine ganz einfache Beobachtung an sich selbst mitzuteilen, ob er etwa eher warm oder eher frostig ist, etc.

In diesem Stadium bemerkt der Patient, dass etwas mit seinen geistigen Funktionen nicht stimmt: „Ich fürchte und habe Angst davor, dass ich nicht das tun werde, was ich selbst wirklich tun möchte", oder vielleicht: „**Ich bin nicht der, der ich zu sein glaube**." Die letztere Formulierung veranschaulicht ein eigentümliches **Gefühl der Unwirklichkeit,** das die Verwirrung von Alumina begleiten kann, besonders in Bezug auf das Empfinden des Patienten **hinsichtlich seiner eigenen Identität.** Die Patientin kann z. B. sagen, dass sie, **wenn sie spricht, denkt, jemand anderes spreche,** oder, sogar noch eigenartiger, dass sie nicht selbst hören könne, sondern nur mit den Ohren anderer. Dazu ein Prüfungssymptom aus Hahnemann, CK II, Symptom Nr. 55: „Eine solche Eingenommenheit des Kopfes, als wenn sein Bewußtseyn außer seinem Körper wäre; wenn er etwas spricht, ist es ihm, als habe es ein Anderer gesagt, und wenn er etwas sieht, als wenn es ein Anderer sähe, oder, als wenn er sich in einen Anderen versetzen könnte, und erst dann sähe." Der Patient wird allerdings solche Informationen nicht einfach freiwillig geben; sie müssen, sobald man einen Alumina-Fall vermutet, durch direkte Fragen herausgelockt werden.

Als Konsequenz seiner sich entwickelnden Verwirrung kann der Alumina-Patient beginnen, sich **ziemlich unsicher in Bezug auf seine geistigen Fähigkeiten** zu fühlen, wobei er, manchmal etwas ängstlich, den Verdacht hat, er könne verrückt werden. Dies ist aber nicht wirklich eine Furcht vor Geisteskrankheit, wie bei anderen Mitteln, sondern es ist eher eine konkrete, begründete **Furcht** dieses Menschen, **seinen Verstand zu verlieren,** seine Denk- und Verständnisfähigkeit, seine Vernunft.

Diese Unsicherheit und Verwirrung kann auch zu einer Abhängigkeit von anderen Menschen führen; die sich entwickelnde Unsicherheit und Unentschlossenheit zwingt ihn dazu, sich abhängig an eine Person zu klammern, der er vertraut (an einen Elternteil, an den Ehepartner etc.). In dem Maße, wie der geistige Verfall fortschreitet, wird, wie schon erwähnt, der Verstand immer träger, sodass schließlich fast alle Fähigkeit zu logischem Denken verlorengeht. Alumina steht hervorgehoben im Repertorium unter der Rubrik „Geistige Erschöpfung" („Prostration of Mind"). (Bei Frauen ist diese Erschöpfung oft nach den Menses verschlimmert.) Das Endstadium von Alumina entspricht der Imbezillität oder – was wir heute so häufig antreffen – der Alzheimerschen Krankheit. Es ist eines der am häufigsten angewandten Mittel bei Senilität (ARGENTUM NITRICUM, BARYTA CARBONICA, PLUMBUM, SECALE).

Seitdem man bei vielen – allerdings nicht allen – verstorbenen Alzheimer-Patienten erhöhte Aluminiumkonzentrationen in den Gehirnzellen gefunden hat, vermutet man einen zumindest indirekten Zusammenhang zwischen Aluminium und dieser Erkrankung. Auch in Tierversuchen wurde nach intrazerebraler und zerebrospinaler Injektion von Aluminiumverbindungen eine Enzephalopathie und neurofibrilläre Degeneration festgestellt, die mit den histologischen Veränderungen bei der Alzheimerschen Erkrankung vergleichbar ist.

Einem Bericht des Wissenschaftsmagazins *New Scientist* vom 19.1.1991 zufolge injizierten Ärzte der Universität Toronto einer Gruppe von Kranken das Medikament Desferrioxamin. Diese Substanz fischt sozusagen die Aluminiumionen aus dem Blut heraus und hält sie durch eine chemische Bindung fest. Dadurch kann dieses Metall die Kerne der Nervenzellen im Gehirn nicht mehr erreichen. Nach einer Beobachtungszeit von etwa zwei Jahren stellte man fest, dass bei den unbehandelten Personen die Alzheimer-Krankheit um die Hälfte schneller fortzuschreiten scheint als bei denjenigen, denen das Desferrioxamin injiziert wurde.

Emotionale Pathologie: Ängste, Schuldgefühle
Obwohl die emotionale Ebene bei Alumina weniger angegriffen ist als die mentale und die physische, kann man dennoch auch eine signifikante emotionale Pathologie antreffen. Der Alumina-Patient entwickelt oft große **Angst,** am häufigsten **morgens beim Erwachen.** Er kann mit dem Gefühl aufwachen, etwas Schreckliches werde gleich geschehen. Er verspürt eine Furcht, eine Qual, die er sich nicht erklären kann. Häufig erwacht der Patient frühmorgens von dieser inneren Qual, besonders um 4 Uhr morgens. Während der Morgen verstreicht, verringert sich die Angst, und bis zum Abend ist sie bedeutend gebessert.

Oft kann dieser Patient auch **Schuldgefühle** empfinden, die zu einer Art unbeschreiblicher Angst führen – aber trotzdem wird er diese Gefühle nur mit großen Schwierigkeiten beschreiben oder schildern können (ARSENICUM ALBUM, AURUM, CHELIDONIUM, DIGITALIS, PSORINUM, SULFUR).

Emotionale Pathologie: Furcht vor Messern, Furcht vor Blut
Alumina kann sehr klar bestimmte Ängste und Phobien haben. Die vielleicht erstaunlichste Furcht ist die **Furcht vor Messern** (ARSENICUM, CHINA, HYOSCYAMUS, LYSSINUM) oder vor spitz zulaufenden Gegenständen. Die Alumina-Furcht unterscheidet sich aber von der Furcht vor kleinen, spitzen Gegenständen, die man bei SPIGELIA und SILICEA findet; es ist bei Alumina eher eine Furcht vor großen Messern, oder manchmal auch ein Widerwille dagegen, ein Abscheu vor solchen Gegenständen. Das Entscheidende daran, das, was den Alumina-Patienten beunruhigt, ihn in Aufruhr versetzt, ist der Gedanke, dass der betreffende Gegenstand potenziell tödlich ist. Manchmal hat der Patient den Gedanken, „jemand könnte mit diesem Instrument verletzt werden". Dieses Symptom zeigt sich aber oft nicht so klar. Es kann auch, wie gesagt, einfach nur ein Widerwille beim Anblick eines solchen Gegenstandes vorhanden sein, eine instinktive Abneigung. Zu anderen Zeiten können momentane Impulse auftreten, ein Messer zu benutzen, oder es können dem Patienten Bilder davon durch den Kopf schießen, wie dieses Instrument dazu benutzt wird, jemand anderen oder ihn selbst zu verletzen. Es gibt also eine ganze Skala unformulierter Ängste und Impulse in Bezug auf Messer und spitze Instrumente.

Eine andere Phobie ist die **Furcht beim Anblick von Blut.** Der Alumina-Patient kann sogar **in Ohnmacht fallen, wenn er Blut sieht** (NUX MOSCHATA, VERATRUM ALBUM).

Emotionale Pathologie: weitere Ängste
Die Furcht vor Geisteskrankheit oder, besser gesagt, davor, **den Verstand zu verlieren,** ist ziemlich stark, und es kann auch **Furcht vor Krankheiten** im Allgemeinen vorhanden sein, die den Patienten dazu bringt, von einem Arzt zum anderen zu gehen. Auch eine **Furcht, er könne einen epileptischen Anfall bekommen,** kann man antreffen (ARGENTUM NITRICUM, MERCURIUS), sowie **Furcht vor Unheil** (CALCIUM CARBONICUM, CHININUM SULPHURICUM, PSORINUM, PHOSPHORUS). Hierbei handelt es sich um eine Art Unbehagen, als stehe irgendein Unheil bevor, ohne zu wissen, worin es genau bestehen könnte. Dies ist die einzige Furcht, die bei Einbruch der Dämmerung aufkommen kann, wenn es dunkel wird (GRAPHITES, SULFUR).

Ansonsten scheinen solche Ängste hauptsächlich morgens aufzukommen, wenn der Verstand träge und schwach ist und nicht zu funktionieren scheint. (Auch vor Kakerlaken kann Alumina eine große Furcht entwickeln.)

An einem bestimmten Punkt scheint der Patient bei der vagen Erkenntnis anzulangen, dass etwas mit seinem Organismus, irgendetwas in seinem Inneren ernsthaft nicht in Ordnung ist. Er sucht nach einer Antwort und konsultiert deshalb mehrere Ärzte. Wenn er sieht, dass keiner zu verstehen scheint, was ihm fehlt, **verzweifelt** er und glaubt, **niemals wieder zu genesen.**

Emotionale Pathologie: Depression
So gelangt der Patient immer tiefer in die Depression hinein, sogar bis zu dem Punkt, dass er **Selbstmordimpulse** hat, besonders **beim Anblick eines Messers** (MERCURIUS) oder von Blut. Es ist eher ein kurzer Impuls als eine logische, von langem und erschöpfendem Leiden herrührende Entscheidung. Der Geist, das Gemüt dieses Menschen ist so schwach, dass er diesen Selbstmordgedanken, die ihn so plötzlich überkommen, keinen Widerstand entgegensetzen kann. Sein Verstand weist den Gedanken an Selbstmord zurück, doch sobald der Patient das Messer erblickt, kommt der Impuls automatisch auf. Allerdings ist die Vorstellung, verwundet zu sein und zu bluten, für ihn ein abstoßender, abscheulicher Gedanke.

Die **Depression** von Alumina kann als eine „**Düsterkeit**" beschrieben werden; es gibt kein Licht. Vor allem **morgens beim Erwachen** ist dieser Mensch sehr traurig und entmutigt, Kleinigkeiten kommen ihm unüberwindbar vor, und seine traurigen Gedanken können ihn dazu bringen, dass er gegen seinen Willen anfängt zu weinen.

Dieser Patient beklagt sich gegenüber dem Arzt, doch nicht in aufdringlicher Weise; seine Verzweiflung drückt er nicht aus. Stattdessen ist es Sache des Arztes, diese Verzweiflung im Verhalten des Patienten zu erkennen, zu beobachten. Seine Krankheit ist langsam immer weiter fortgeschritten und hat so tiefe Wurzeln geschlagen, dass der Patient keine Möglichkeit der Genesung sieht. **Er will allein sein,** ungestört von anderen Menschen; dieser Abneigung gegen Gesellschaft liegt seine Unfähigkeit zugrunde, mit sensorischer Stimulation, mit jeglichen Sinnesreizen fertigzuwerden und sie zu verarbeiten. Ein Gefühl der Unwirklichkeit herrscht vor, er verzweifelt und findet sich resignierend mit seinem Zustand ab.

Allgemeinsymptome und Keynotes

Alumina-Patienten sind häufig ältere, ziemlich dünne und magere Menschen, die einen irgendwie **ausgetrockneten** Eindruck machen. Ihre Gesichtsfarbe ist meist **blass** mit einem Stich ins Graue oder weißlich, als widerstehe ihre Haut den Sonnenstrahlen und werde nicht leicht braun. Die Haut ist sehr trocken, leicht gerunzelt mit sehr feinen Fältchen, und diese Menschen sehen müde und **vorzeitig gealtert** aus. Es kommt hin und wieder vor, dass sie eine rötliche Nase, Fissuren an der Nasenspitze haben, und auch ihre Lippen und Hände können aufgesprungen sein.

Langsamkeit im Denken und Handeln
Bei manchen Patienten scheint alles verlangsamt zu sein. Sie denken langsam, sie sprechen langsam, und sie bewegen sich langsam. Auch ihr Gang ist dementsprechend langsam, ein bisschen schwankend und zuweilen sogar eindeutig aus der Balance geraten, unkoordiniert und ataktisch. Natürlich ist dieses äußere Erscheinungsbild keine Vorbedingung für die erfolgreiche Verschreibung von Alumina, aber in einigen seltenen Fällen kann es möglich sein, den Alumina-Patienten allein an seiner äußeren Erscheinung zu erkennen, ohne dass man etwas über seine Beschwerden weiß.

Vielen dieser Patienten **mangelt es an Energie und Kraft;** jede körperliche oder geistige Anstrengung verschlechtert ihr Befinden. Wenn sie versuchen, ihren Zustand, ihre Beschwerden und Symptome zu beschreiben, kann die bloße **Anstrengung des Redens sie so sehr ermüden,** dass sie kaum sprechen können. Diese Art der Erschöpfung ist besonders ausgeprägt bei Frauen während der oder nach den Menses.

Die meiste Zeit fühlen sie sich schwach und müde. Manchmal ist es eine fast **lähmungsartige Schwäche,** die so massiv sein kann, dass der Patient am ganzen Körper zittert. Besonders längeres **Stehen** können sie nicht gut ertragen, weil es Übelkeit oder ein **Schwäche**- und **Ohnmachtsgefühl erregt.** Sie müssen sich unbedingt hinsetzen, und auch ihr unwiderstehliches Bedürfnis, sich hinzulegen, ist eine logische Folge ihrer Schwäche. (Seltsamerweise ist es aber trotzdem möglich, dass Liegen ihre Schwäche und Müdigkeit noch verstärkt.)

Obwohl sich diese Patienten nach leichter, vorsichtiger Bewegung in frischer Luft meist besser und erfrischter fühlen, kann sogar ein kurzer Spaziergang schon eine Anstrengung sein, die sie sehr erschöpft.

Verhalten während der Anamnese

Bei einigen Alumina-Patienten kann man eine sehr ungewöhnliche, wischende Handbewegung beobachten. Während der Anamnese **wischen** sie z. B. wieder und wieder **über ihr Gesicht** oder **reiben sich die Stirn** oder **die Augen.** Spricht man sie darauf an, was sie da tun, erhält man die unterschiedlichsten Antworten. Einige werden sagen, dass sie ein so unangenehmes Kribbeln und Jucken im Gesicht haben, dass sie nicht davon lassen können und sich kratzen müssen. Ein anderer Patient wird sagen, dass er ein Spannungsgefühl im Gesicht habe, als klebe **eingetrocknetes Eiweiß** oder eine **Spinnwebe** auf seinem Gesicht, die er wegwischen möchte.

Es kann auch sein, dass manche Patienten sich dauernd die Augen reiben, weil das ein unangenehmes Schwindelgefühl bessert, das sie verspüren. Oder sie haben das Gefühl, als sei eine Feder oder ein Haar vor ihren Augen, das sie entfernen möchten. Wieder ein anderer Patient wird antworten, dass er nicht klar sehen könne, dass seine Sicht trüb sei, als sehe er durch einen Nebel hindurch, und dass er deswegen seine Augen reiben müsse, um besser zu sehen. Manchmal hat man fast den Eindruck, als hätten diese Patienten auch Spinnweben oder Nebel in ihrem Gehirn, was sie daran hindert, klar zu denken. Wenn sie ihren Geist auch nur ein bisschen anstrengen müssen, wenn sie versuchen, zu denken oder sich an etwas zu erinnern, reiben sie sich reflexartig die Stirn, als wollten sie damit die Blutzirkulation in ihrem Gehirn anregen und die Stumpfheit ihres Verstandes wegwischen.

Mangel an Lebenswärme

Nahezu alle Homöopathen, z. B. Allen, Boericke, Clarke und Kent, beschreiben Alumina als ein kaltes, frostiges Mittel, mit großem Mangel an Körperwärme; der Patient muss sich warm anziehen und warmhalten, er erkältet sich ständig, es geht ihm schlechter in kalter Luft, allgemein besser durch Wärme, usw. Obwohl diese Beschreibungen zweifellos richtig sind, habe ich die Erfahrung gemacht, dass viele Alumina-Patienten auch warmblütig sein können, und besonders das Hautjucken wird durch Hitze und durch Bettwärme stark verschlimmert. Diese Verschlimmerung könnte vielleicht mit dem austrocknenden Effekt der Wärme zu erklären sein, der möglicherweise auch der Grund dafür sein könnte, dass sich einige Alumina-Patienten bei heißem Sommerwetter sehr schwach fühlen. Übrigens habe ich bei manchen Patienten auch eine Besserung durch Schnee beobachtet.

Ich denke, dass Alumina-Patienten sehr unterschiedlich auf Wärme und Kälte reagieren können. Es kann sogar möglich sein, dass ein frostiger Patient mit Mangel an Lebenswärme durch Wärme eine Verschlechterung seines Befindens erfährt.

Modalitäten, Periodizität

Was die Zeitmodalitäten betrifft, kann man meist eine allgemeine **Verschlechterung morgens beim Erwachen** beobachten. Zu dieser Zeit können die Patienten nicht klar denken, sind verwirrt und wissen nicht, wo sie sich befinden. Oder auch: Sie erwachen in einer traurigen, düsteren Stimmung, sind ängstlich oder mürrisch, möchten allein sein und glauben, dass sie die Anforderungen, die Arbeiten dieses Tages nicht werden bewältigen können. Es ist, als brauche der Körper einige Zeit, um seine Funktionen aufzunehmen. Die Patienten müssen eine ganze Weile pressen, ehe sie etwas Urin lassen können, der Hals und die Glieder sind steifer als tagsüber, oder die Patienten klagen über Schwindel, Kopfschmerzen, brennende oder verklebte Augen, Husten, Übelkeit etc.

Viele dieser Symptome bessern sich im Laufe des Vormittags oder des Tages, und Alumina ist eines der wenigen Mittel mit einer klaren **Besserung abends** oder nachts (wie auch MEDORRHINUM). Aber trotz dieser häufig beobachteten Besserung kann es dennoch sein, dass andere, besonders körperliche Symptome abends schlimmer sind.

16 Uhr nachmittags ist eine weitere Zeit, die in einigen Fällen von Bedeutung sein kann. Entweder verschlimmern sich die Symptome um 16 Uhr oder von 16 bis 20 Uhr, wie bei LYCOPODIUM, oder die Patienten fangen ab 16 Uhr an, sich besser zu fühlen.

Alumina kann eine ausgeprägte **Periodizität** zeigen, mit Symptomen, die jeden zweiten Tag wiederkehren; die Intervalle können jedoch auch länger sein.

Auch Verschlimmerung zu Neu- und Vollmond ist möglich. (Einige hartnäckige Ekzemfälle sind hauptsächlich aufgrund dieser Modalität geheilt worden.)

Ausgeprägte Trockenheit der Haut und Schleimhäute
Alumina ist eines der trockensten Mittel der gesamten Materia medica, und die **große Trockenheit** der Haut und der Schleimhäute ist eines der wichtigsten Allgemeinsymptome.

Alles ist trocken: Haare, Augen, Nase, Mund, Hals, Ösophagus, Rektum usw., sogar die inneren Organe, das Gehirn und das Rückenmark scheinen „ausgetrocknet". Die Patienten neigen zu trockenen Schleimhautkatarrhen, die Haut hat die Fähigkeit zur Transpiration verloren, und viele Beschwerden werden durch diese Trockenheit hervorgerufen. Obwohl der ganze Körper ausgetrocknet zu sein scheint, ist aber das Trinkverlangen häufig normal und nicht auffällig erhöht; sogar Durstlosigkeit bei Fieber ist möglich.

Diese allgemeine Trockenheit erklärt auch die manchmal vorhandene Verschlechterung durch trockenes und die Besserung durch nasses, feuchtes Wetter. Auch Waschen und Befeuchten des betroffenen Körperteils kann bessern.

Wirkung auf das zerebrospinale Nervensystem
Ein sehr wichtiger allgemeiner Aspekt von Alumina ist seine Wirkung auf das **zerebrospinale Nervensystem.** Alumina ist bei verschiedenen Erkrankungen des Nervensystems angewandt worden, und eines seiner Hauptcharakteristika scheint eine Verlangsamung der neuralen Impulse zu sein. Dies kann diverse Folgen haben: Sensibilitätsstörungen, Hemmung der Motorik, Lähmung und lähmungsartige Zustände der verschiedensten Muskeln und Organe, Gleichgewichtsstörungen, Ataxie etc. Über die spezifischen, charakteristischen Symptome werde ich in den späteren Abschnitten sprechen.

Weder die geistige noch die körperliche **Symptomatologie** von Alumina treten über Nacht, von einem Tag auf den anderen auf, sondern sie **entwickeln sich** meist **sehr langsam** über viele Wochen, Monate oder sogar Jahre. Zuweilen ist diese Langsamkeit so ausgeprägt, dass der Patient sich gar nicht dessen bewusst ist, dass er kränker und kränker wird. Er kann sich an alle diese kleinen Gesundheitsstörungen eventuell derartig gewöhnen, dass er lange Zeit überhaupt nicht wahrnimmt, dass etwas nicht in Ordnung ist.

Gerade weil sich die Beschwerden so langsam entwickeln, ist auch eine lange Zeit erforderlich, um sie auszuheilen, was besonders der Fall ist, wenn bereits organische Veränderungen eingetreten sind. Aus diesem Grunde kann der Zeitraum, der nötig ist, bis man sicher weiß, dass aufgrund der homöopathischen Verschreibung positive Wirkungen eingetreten sind, länger sein als sonst (ebenso auch bei CALCIUM PHOSPHORICUM und SILICEA).

Auslösende Faktoren
Es gibt viele auslösende Faktoren, die einen Alumina-Zustand hervorrufen können: eine lange Vorgeschichte allopathischer Arzneibehandlung, künstliche Babynahrung, langer Gebrauch von Aluminium-Kochgeräten, Bleivergiftung, heftiger, intensiver Ärger, langdauernde geistige Überanstrengung, eine zerebrovaskuläre Veränderung (z. B. durch einen Schlaganfall), oder einfach das Alter.

Lokalsymptome

Schwindel Alumina bringt nicht nur ein Ohnmachtsgefühl beim Stehen hervor, sondern auch einen regelrechten Schwindel, bei dem die **Gegenstände herumzuwirbeln** scheinen; alles, sogar das ganze Zimmer scheint sich im Kreis zu drehen, oder der Patient glaubt, er selbst drehe sich. Diese Art des Schwindels wird oft von einem Schwäche- oder Übelkeitsgefühl begleitet; es kann z. B. am frühen Morgen auftreten und bessert sich dann oft nach dem Frühstück. Während des Schwindels sieht der Patient manchmal ein Flimmern oder weiße Sterne vor den Augen, sein Kopf ist wie benebelt, berauscht, und er fürchtet, nach vorne zu fallen. Dieser Zustand verschlimmert sich beim Bücken und kann durch Wein oder andere alkoholische Getränke hervorgerufen werden.

- Ein hervorstechendes Symptom ist, dass der Schwindel sich, wie schon erwähnt, in manchen Fällen **durch Reiben oder Wischen der Augen bessert.**
- Es ist wichtig zu wissen, dass verschiedene Formen des Schwindels auftreten können, die **sich entweder durch Öffnen oder Schließen der Augen bessern.** Bei lokomotorischer Ataxie oder einigen spinalen Erkrankungen ist es z. B. möglich, dass der Patient **nur mit geöffneten Augen**

und nur bei Tage **gehen kann.** Wenn seine Augen geschlossen sind, taumelt und schwankt der ganze Körper, und der Patient fällt hin, wenn man ihn nicht ganz fest hält. Aus diesem Grunde ist Alumina nützlich bei Fällen von gestörter Propriozeption und Störungen der Tiefensensibilität, die ein positives Rombergsches Zeichen hervorrufen, also eine Fallneigung bei geschlossenen Augen. (Alumina kann bei neurologischen Störungen des peripheren Nervensystems und der Hinterstränge des Rückenmarks angezeigt sein.)

- Schwindel bei alten, schwachen und gebrechlichen Menschen mit steifem Hals oder Arteriosklerose der zerebralen Blutgefäße ist ebenfalls eine Indikation für Alumina.

Kopf Die Kopfschmerzen treten häufig periodisch auf, z. B. jeden zweiten Tag, sind schlimmer nachts im Bett, morgens beim Erwachen oder in der Zeit von 10 bis 14 Uhr. Sie verschlimmern sich manchmal nach dem Essen und werden meist schlimmer durch Umhergehen und besser im Liegen. Einige Begleitsymptome sind z. B. Schmerzen im Genick, Übelkeit, Erbrechen oder Verstopfung. Viele Kopfschmerzen werden auch durch eine Erkältung hervorgerufen, und eine frontale Sinusitis kann sich entwickeln, sobald die dicke, gelbe Nasenabsonderung unterdrückt wird oder eine wässrige Konsistenz annimmt.

Es gibt noch viele andere Arten von Kopfschmerzen, so z. B. Schmerzen, als würde man an den Haaren gezogen; pulsierende Schmerzen am Scheitel; Empfindung, als sei der Inhalt des Kopfes in einen Schraubstock gespannt, mit einem Gewicht obenauf; heftige stechende Schmerzen im Gehirn; Druck auf die Stirn und den Hinterkopf wie von einem zu engen Hut; brennender und drückender Schmerz in der Stirn nach dem Essen, beim Stehen oder Sitzen; usw.

Das Haar ist sehr trocken und fällt aus. Taubheit der Kopfhaut oder Kribbeln und starkes Jucken, aber (außer trockenen, weißen Schuppen) ohne Ausschlag. Wie bei allen Hautzuständen von Alumina treibt das Jucken den Patienten dazu, zu kratzen, bis es blutet, und danach bilden sich Krusten.

Augen Alumina ist ein nützliches Mittel für **ältere Menschen mit chronischen Augenbeschwerden,** wie Blepharitis oder Konjunktivitis, aber ohne Gewebszerstörungen. (Nur die Konjunktiven können manchmal etwas ulzeriert sein.)

Die **Trockenheit der Augen** ist sehr ausgeprägt. Das ganze Auge kann trocken sein. Wenn überhaupt, tränen die Augen nur tagsüber, und nachts oder morgens beim Erwachen sind sie verklebt. Hauptsächlich wegen dieser Trockenheit entzünden sich die Augen, schmerzen und brennen besonders beim Öffnen und beim Aufwärtssehen, sind lichtempfindlich, und die **inneren Canthi jucken** heftig. Die Augenlider fühlen sich steif an, brennen und können sogar rissig werden, weil sie so trocken sind. Alumina kann auch Ausfall der Wimpern, granuläre Gebilde der Lidränder, Chalazion und vor allem **Verdickung der Lider** hervorrufen.

Eine andere wichtige Wirkung von Alumina auf die Augen ist eine **Schwächung,** oder gar eine Lähmung, **der Augenmuskeln.** Sind die Ziliarmuskeln betroffen, so ist die Akkommodation gestört, was zur Folge hat, dass das Sehen schwach und wechselnd ist. Wenn die Muskeln des Augapfels geschwächt sind, entwickelt sich Strabismus (z. B. bei zahnenden Kindern), wobei besonders der innere Musculus rectus betroffen ist. (Sogar beide Augen können schielen.) Außerdem können auch die Oberlider wie gelähmt herabhängen, sodass es schwierig ist, sie zu heben.

Das **Sehen** ist **trüb,** wie wenn man durch einen Nebel oder Schleier schauen würde, oder als seien **Federn** vor den Augen, was den Patienten dazu zwingt, sich ständig die Augen zu wischen. Manchmal sehen die Patienten einen **gelben Hof um Lichter herum** (z. B. wenn die Augen entzündet sind), oder feurige Flecke (z. B. bei spinalen Erkrankungen), oder kleine, weiße Sterne (z. B. bei Schwindel oder nach dem Naseputzen), oder die Gegenstände erscheinen gelb (z. B. bei Leberbeschwerden).

Ohren Die Ohrensymptome sind nicht sehr zahlreich. Das hervorstechendste Symptom sind wahrscheinlich die heißen Ohrläppchen bei mürrischer und weinerlicher Stimmung.

Ein Ohr kann rot und heiß sein. Jucken der Ohren. Stechende Ohrenschmerzen von innen nach außen. Manchmal begegnet man eitriger Otorrhö, auch Tinnitus. Knistern in den Ohren beim Schlucken oder Kauen.

Nase Alumina ist eines der Hauptmittel für häufig wiederkehrende Erkältungen. Diese Neigung scheint von der trägen neuralen und zirkulatorischen Reaktion der Schleimhäute des Nasopharynx herzurühren. (Bei den akuten Infekten reagiert der Patient oft gut auf BRYONIA, welches als das akute Komplementärmittel zu Alumina gilt.)

- Die Schleimhaut der Nase ist sehr trocken, die Nase ist verstopft und fühlt sich an, als sei sie voller kleiner Stöckchen, weil sich **trockene, harte Krusten** bilden, die oft nur durch die Choanen, die hinteren Nasenöffnungen abgesondert werden können.
- Auch die „vordere" Absonderung der Nase, durch die Nasenlöcher, ist trocken, hart, gelb oder grün. Der Schleim ist oft so **dick und zäh,** dass er schwer zu entfernen ist. Die wunden Nasenlöcher sind schorfig, und das Septum ist geschwollen, rot und schmerzhaft bei Berührung.
- Alumina ist eine nützliche Arznei bei Rhinitis atrophica oder bei **chronischem Schnupfen älterer Patienten** mit vermindertem Geruchsvermögen und einer irgendwie geschwollenen und **rot verfärbten Nase** oder Nasenspitze.
- Schließlich können noch Risse oder **Fissuren an der Nasenspitze** auftreten.

Gesicht Über das Aussehen des Gesichtes und die anderen Symptome in dieser Körperregion habe ich ausführlich im Abschnitt „Allgemeinsymptome" gesprochen. Ich möchte nur an die **Spinnweben** und die **Spannung der Gesichtshaut, als sei Eiweiß darauf angetrocknet,** erinnern, welche zu den vielen Leitsymptomen dieses Mittels gehören.

Mund Morgens beim Erwachen ist der Mund trocken, und die Zunge klebt am Gaumen. **Trockenheit im Mund,** obwohl genug Speichel vorhanden ist, oder Empfindung von Trockenheit im Mund, **obwohl der Speichel vermehrt ist.** Trockene, **aufgesprungene Lippen.** Kleine Geschwüre im Mund; ein Geschwür am Zahnfleisch sondert Blut mit salzigem Geschmack ab.

Kribbeln in der Zunge. Das Jucken in der Zungenspitze ist so schlimm, dass er sie in Stücke kratzen möchte.

Hals Alumina ist sehr wirksam bei **chronischen Halsentzündungen** – z. B. bei Menschen, die sehr viel sprechen müssen – mit großer Trockenheit der Schleimhäute, die rot, entzündet und wie ausgedörrt aussehen.

Beim Erwachen und besonders abends ist die Trockenheit des Halses sehr ausgeprägt und ruft eine ständige Neigung zum Räuspern hervor. Dieses häufige Räuspern kann auch durch einen dicken, klebrigen, sehr **schwer zu lösenden Schleim** erregt werden, der manchmal von den hinteren Nasenöffnungen herabläuft und sich im Halse festsetzt. Er kann nur mit großer Anstrengung ausgespuckt werden, und danach fühlt sich der Hals oft sehr schmerzhaft und wund an. Besonders beim Schlucken von Speisen kann der Patient auch eine Empfindung von Splittern haben, als sei der Hals voller kleiner Stöckchen. Alle diese Symptome sind meist vorübergehend **besser,** wenn man die trockenen, wunden Körperteile anfeuchtet, und **durch warme Getränke.**

Manche Patienten beklagen sich über ein unangenehmes Kitzeln im Hals, als hänge ein loses Stück Haut dort, oder sie haben das Gefühl, als hänge die Uvula weit herab, was Husten hervorruft.

Die Stimme kann schwach und heiser werden, oder sie versagt völlig bei Erkältung, nach vielem Reden oder Singen. Aber der wichtigste Grund scheint eine **Schwäche** oder sogar eine Lähmung **der Stimmbänder** zu sein.

Atmungsorgane Alumina ist eine nützliche Arznei bei chronischem Husten alter Menschen, der schon Monate oder Jahre andauern kann. Es ist ein beinahe **ständiger, kurzer, trockener Husten,** der sich gewöhnlich **jeden Morgen** bald nach dem Erwachen verschlimmert. Zu dieser Zeit haben die Patienten dann einen längeren Hustenanfall, der sich erst dann bessert, wenn sie schließlich eine kleine Menge fest anhaftenden, zähen Schleims ausgeworfen haben.

Der Husten wird manchmal von häufigem Niesen oder unwillkürlichem Urinabgang begleitet und kann so schwer sein, dass der Patient **erbrechen muss, nicht genug Luft bekommt** und beinahe zu ersticken scheint.

Zusammenschnürungsgefühl, Enge oder **bedrückender Schmerz in der Brust,** besonders nachts und **wenn der Patient den Kopf nach vorn beugt,** sich bückt oder krumm sitzt.

Trockenheitsgefühl in beiden Seiten der Brust. Empfindung bedrückender Trockenheit unter dem Sternum. Sprechen vermehrt die Wundheit der Brust, die stechenden Schmerzen unter dem Sternum und den Husten.

Ösophagus Wie überall im Körper kann Alumina auch im Ösophagus große Trockenheit und einen paralytischen Zustand hervorrufen. Der Patient kann nur mit Schwierigkeiten schlucken. Er empfindet einen **krampfhaften, zusammenschnürenden, heftig drückenden Schmerz** im Ösophagus, vom Pharynx hinab bis zum Magen, wenn er Flüssigkeiten oder Festes **schluckt.** Besonders das Schlucken von festen Speisen ist behindert oder beinahe unmöglich, und er **kann die ganze Länge des Ösophagus hinab spüren, wie sich die Speise durch ihn hinunterbewegt.** Aber auch wenn er nicht schluckt, kann diese zusammenschnürende Empfindung auftreten, z. B. morgens beim Erwachen.

Essen und Trinken In Bezug auf das Essen und die Nahrung kann der Alumina-Patient sehr unterschiedlich reagieren.

- Einige Patienten haben einen **Heißhunger** und **zittern und bibbern am ganzen Körper, fühlen sich sehr schwach** und elend, **wenn sie hungrig sind.** Diese Patienten könnten immerfort essen und fühlen sich beim Essen besser.
- Aber andere Patienten haben **überhaupt keinen Hunger,** keinen Geschmack an Speisen oder sogar eine Abneigung gegen Essen und bekommen **Verdauungsstörungen selbst nach der einfachsten Nahrung.** Diese Patienten brauchen den ganzen Tag nichts zu essen und sind schon satt, wenn sie Speisen nur ansehen.
- Es ist auch möglich, dass Alumina-Patienten einen wechselhaften Appetit haben, d. h. einmal zu wenig und dann wieder zu viel. Oder sie können Hunger haben, aber zugleich keinen Appetit, oder auch gleichzeitig Hunger und Abneigung gegen Speisen, oder sie haben ein Leeregefühl im Magen, ohne Hunger zu haben.

Alumina kann ein ungewöhnliches **Verlangen nach trockenen Speisen** haben, wie trockenem Reis, Stärke etc. Dies ist umso befremdlicher, wenn man die allgemeine Trockenheit der Alumina-Konstitution in Betracht zieht. Ein anderes auffallendes Symptom, das man manchmal beobachten kann, ist ein abnormes **Verlangen nach** mehr oder weniger **unverdaulichen Dingen,** wie Gewürznelken, Kaffee- oder Teesatz, Schiefergriffeln, Kalk, Kreide, Schmutz, sogar Kohle, Holzkohle oder Lumpen. (Dieses Verlangen kann z. B. bei anämischen Frauen oder Kindern auftreten, deren Körper es an Mineralien mangelt.) Die Patienten haben oft eine Abneigung gegen Fleisch und ein Verlangen nach Obst und Gemüse.

Eines der besten bestätigenden Leitsymptome für dieses Mittel ist eine ausgeprägte **Verschlimmerung durch Kartoffeln.** Sie verschlechtern nicht nur den Allgemeinzustand, sondern können auch Verdauungsstörungen, Magenschmerzen, Druck im Magen, Übelkeit, Sodbrennen, bitteres Aufstoßen, Blähungen, Kolik, Diarrhö oder Husten hervorrufen. Auch Zwiebeln und alle reizenden Speisen, wie Essig, Pfeffer und Salz, verschlimmern manchmal und können z. B. sofort Husten auslösen. Daneben können viele Patienten Wein, Bier oder auch selbst **die schwächsten alkoholischen Getränke nicht vertragen,** weil sie sehr leicht betrunken, verwirrt und schwindlig werden.

Magen Einer der Hauptgründe für viele der im Abschnitt „Essen und Trinken" beschriebenen Symptome scheint die Trockenheit der Magenschleimhäute und die mangelnde Sekretion der Magensäfte zu sein. Es kann vorkommen, dass Patienten ihren Magen und ihre mangelnde Magensaftsekretion stimulieren wollen, aber in seinem kranken Zustand kann der Magen diese Belastung nicht verkraften und reagiert mit einem Katarrh, Verdauungsstörungen durch die einfachste Nahrung, Sodbrennen (sogar nach Wassertrinken), Aufstoßen, Schluckauf etc. Diese Patienten haben eine Neigung zu Übelkeit und Erbrechen: ohnmachtsartige Übelkeit begleitet von Schwindel; Übelkeit morgens beim Erwachen, um 4 Uhr morgens oder abends; Übelkeit beim Sprechen, Stehen oder beim Betreten eines warmen Raums nach einem Spaziergang. Saures und bitteres Aufstoßen. Erbrechen von Speisen, Schleim oder Galle.

Empfindung von Druck oder Zusammenschnürung in der Magengegend, die sich den Ösophagus hinauf erstreckt, in Brust und Hals hinein oder zwischen die Schulterblätter.

Geschwürige Wundheit in der Magengrube, früh am Morgen beim Umdrehen im Bett. (M. Blackie schreibt in einem ihrer Bücher, dass die Magen- und Zwölffingerdarmgeschwüre in der englischen Marine um 50 % zurückgingen, als man Aluminiumkochgeräte aus den Kombüsen verbannte!)

Abdomen In den Arzneimittelprüfungen hat diese Arznei eine Menge Symptome im Abdominalbereich hervorgerufen, wie Auftreibung des Abdomens, Rumpeln, Kollern und Knurren, Blähungskolik und viele verschiedene Arten von Schmerz (krampfend, kneifend, stechend, schneidend, ziehend, reißend, drückend, brennend etc.).

Alumina ist eines der Hauptmittel **gegen die chronischen Folgen von Bleivergiftung,** wie paralytische Schwäche, Bauchschmerzen und Kolik. Es hat auch einen deutlichen Einfluss auf die Leber und das rechte Hypochondrium. Die wichtigsten Symptome scheinen die folgenden zu sein: langanhaltendes Brennen und Stiche in der Gegend des rechten Hypochondriums, als schneide dort ein Band tief ein. Leberschmerzen wie gequetscht beim Bücken, heftige Stiche, die den Atem nehmen, wenn sich der Patient vom Bücken wieder aufrichtet. Schmerzhafte Leistenhernie; stechender, auswärts drückender Schmerz.

Rektum Wie schon erwähnt, ist Alumina eines der bekanntesten Mittel für **Verstopfung.**

- Das Rektum ist völlig passiv und inaktiv, und seine Schleimhaut ist oft extrem **trocken.** Der Patient **müht sich und schwitzt bei der Anstrengung, den Stuhl herauszubringen,** er muss sich am Toilettensitz festhalten und ist schließlich gezwungen, den Stuhl mit den Fingern herauszuholen, **obwohl der Stuhl meistens weich ist.**
- Aber trotz dieser Anstrengungen ist die Darmentleerung unbefriedigend. Selbst nach sichtbarem Erfolg bleibt das frustrierende Gefühl zurück, dass er seinen Darm nicht vollständig leeren konnte. Es ist fast, **als sei das Rektum gelähmt.**
- Obwohl der Stuhl meist weich und anhaftend wie Lehm ist, kann auch ein **trockener, harter und knotiger** Stuhl für Alumina typisch sein. Besonders diese Art Stuhl wird häufig von Wundheit, schneidendem oder brennendem Schmerz begleitet und gefolgt von Blutungen aus dem Rektum, weil der harte Stuhl die trockene, teilweise rissige Schleimhaut verletzt. Der Stuhl kann auch mit Schleim bedeckt sein oder wie Schafkot aussehen, oder er ist lang und dünn, wie ein Bleistift.
- Man muss sich gut merken, dass, obwohl nahezu alle Fälle der Alumina-Verstopfung keinen Stuhldrang aufweisen, es in manchen Fällen doch auch zu vergeblichem Drang kommen kann. Es kann sogar vorkommen, dass der Patient zehn bis fünfzehn Tage ohne Stuhl bleibt. In einigen Fällen ist es für den Stuhlabgang förderlich, wenn der Patient ihn während des Urinierens herbeizuführen versucht; oder er kann nur im Stehen Stuhlgang haben.
- Alumina ist nicht nur ein wichtiges Mittel für die Verstopfung bei alten Menschen und bei Frauen während der Schwangerschaft, sondern es ist auch bekannt als eines der besten Mittel für die **Verstopfung bei Flaschenkindern** und kleinen Kindern, wenn einige der obengenannten Symptome vorhanden sind. (Dieses Kinder haben oft einen trockenen, chronischen Nasenkatarrh. „Mein Kind ist verstopft und hat Schnupfen.")

Obwohl die Patienten normalerweise verstopft sind, kann Alumina auch bei chronischen Durchfällen angezeigt sein, die jeden zweiten Tag auftreten, besonders wenn die Patientin erzählt, dass der **Durchfall jedesmal beim Urinieren** kommt.

Blase Der gleiche Lähmungszustand und die gleiche Neigung zur Retention wie im Rektum zeigen sich auch in der Blase. Besonders **morgens** nach dem Erwachen ist der **Urinstrahl schwach,** und der Patient muss lange pressen, bis er Wasser lassen kann. Er **muss sich** sehr stark **anstrengen,** muss pressen **wie zum Stuhl,** und manchmal **kann er den Urin nur während des Stuhlgangs lassen.** Es kann aber auch sein, dass der Urin beim Pressen zum Stuhl oder beim Husten unwillkürlich abgeht. In einigen Fällen (z. B. bei alten Menschen) ist häufiges Urinieren in kleinen Mengen möglich, z. B. nachts oder vor den und während der Menses. (Insbesondere während der Menses ist der Urin manchmal scharf und ätzend.)

Männliche Genitalien Anfangs können männliche Alumina-Patienten ein exzessives sexuelles Verlangen haben, das in einigen Fällen zu Masturbation mit sexuellen Phantasien führt. Diese Männer haben tagsüber Erektionen und Pollutionen und nachts laszive Träume. Nach einer Zeit bekommen sie aber zahlreiche Beschwerden nach den Pollutionen, die Erektionen werden schwächer und schwächer, ihre sexuelle Kraft schwindet, und schließlich vermindert sich auch das sexuelle Verlangen mehr und mehr. Am Ende scheinen ihre Genitalien beinahe wie gelähmt.

Alumina ist besonders indiziert bei **sexueller Schwäche** und Impotenz nach sexuellen Exzessen und bei älteren Menschen **mit unwillkürlichen Emissionen beim Drücken zum Stuhl.** Eine andere gute Indikation sind alte Fälle von Gonorrhö mit schmerzloser, chronischer **Absonderung von gelber oder gelblicher Farbe** bei müden, erschöpften Männern und Frauen. Einige weitere Symptome:

- Jucken und Kribbeln der Genitalien. Zusammenziehender Schmerz im rechten Samenleiter, gleichzeitig ist der rechte Hoden hochgezogen, wund und schmerzhaft. (Kryptorchismus.)
- Härte des linken Hodens mit unbeschreiblichem Schmerz bei Berührung.
- Alumina wirkt auch auf die **Prostata**: Hypertrophie oder chronische Prostatitis mit einem Völlegefühl im Perineum und verzögertem Urinieren. Vorübergehender Druck im Perineum beim Naseputzen und heftiger Druck im Perineum zu Beginn einer Erektion und während des Koitus.

Weibliche Genitalien Die Patientin kann große Schwierigkeiten haben, über ihr Sexualleben zu sprechen. Sie wird meist sagen, dass ihr sexuelles Verlangen „normal" sei; jedoch kann sie oft eine aktive sexuelle Vorstellungskraft haben, aber sie drückt ihre Wünsche nur wenig aus. Sie nimmt gern aktiv am Vorspiel teil, aber erlaubt sich selten, einen Orgasmus zu erleben. Wie eine Patientin sagte: „Ich möchte das Vorspiel in Zeitlupe, aber nicht den Orgasmus."

Die **Menstruation** ist meistens **blass** und **schwach** und **dauert** häufig **nur einen Tag;** trotzdem sind die Frauen **nach den Menses geistig und körperlich völlig erschöpft.** Aufgrund dieser Schwäche sind sie kaum fähig, zu sprechen oder zu gehen.

Einige Patientinnen beklagen sich auch über einen sehr starken **Fluor,** der so **reichlich** sein kann, wie eigentlich die Menses sein sollten. Häufig tritt der Fluor nur tagsüber auf, ist schlimmer im Gehen oder Stehen, **läuft die Beine herab bis zu den Fersen,** wenn die Patientin nicht ständig eine Binde oder einen Tampon trägt. Diese vaginale Absonderung ist manchmal sehr erschöpfend, begleitet von Tremor, Schlaffheit und einer Empfindung, als wolle alles aus dem Abdomen herausfallen. Zusätzlich kann der Fluor so **scharf** und **ätzend** sein, dass sich die Teile, mit denen er in Berührung kommt, entzünden und wund werden. Daher schmerzt das Gehen, und die Patientinnen waschen die schmerzhaften Stellen mit kaltem Wasser, um das Brennen zu lindern. Die Farbe der Absonderung ist unterschiedlich. Sie kann **gelb** oder gelblich-weiß oder **durchsichtig** wie Eiweiß sein. Manchmal ist sie von dünner Konsistenz, aber oft auch dick oder zäh und fadenziehend. Selbst wenn der Schleim durchsichtig ist, kann er die Wäsche steif machen. Die Leukorrhö kann z. B. in der Schwangerschaft auftreten oder in Verbindung mit einem Uterusprolaps, der bei Alumina-Frauen häufig besteht.

Bei älteren Frauen kann man manchmal beobachten, dass eine Gruppe von Symptomen, die sich auf die Genitalorgane bezogen, nach der Menopause verschwunden ist, um von einer anderen Symptomengruppe abgelöst zu werden; wie Dyspepsie mit Blutandrang zum Gesicht nach dem Essen, flechtenartige Röte der Nasenspitze und des Kinns, saures Aufstoßen und Erbrechen mit einem Gefühl der Atemnot oder Erstickungsanfällen.

Rücken Der Rücken, genauer gesagt, die Wirbelsäule spielt eine sehr wichtige Rolle bei dieser Arznei.

- Alumina **wirkt auf das Rückenmark und die Nerven, die aus ihm entspringen.** Vor allem aus diesem Grund kann es eine lähmungsartige Schwäche fast aller Muskeln des Körpers hervorrufen, und viele andere Symptome sind hierdurch zu erklären. (Tierversuche haben eine Degeneration der Hirnnerven, der Seiten- und Hinterstränge des Rückenmarks, der Pyramidenbahn sowie der vorderen und hinteren Wurzeln der Spinalnerven gezeigt.)

- Alumina und Aluminium metallicum sind erfolgreich bei vielen neurologischen Erkrankungen, besonders solchen spinalen Ursprungs, angewendet worden. Kent schreibt z. B., dass „diese Arznei bei **Myelitis** ein wunderbares Werk verrichtet“. Und tatsächlich hat Alumina all die Symptome, die man bei dieser Krankheit beobachtet: Rückenschmerzen, Sensibilitätsstörungen und Parästhesien der Extremitäten, auch das „Reifengefühl“ (Gefühl einer Bandage oder eines engen Bandes um den Rücken oder die Glieder), zunehmende Lähmung, Miktionsstörungen etc.
- Zerschlagenheitsgefühl und stechende, schneidende, reißende oder nagende Schmerzen im Rücken. Blitzartige Schmerzen schießen hin und her.
- Schmerzen das Rückgrat entlang mit lähmungsartiger Schwäche. Brennen in der Wirbelsäule. Heftiger stechender, zuckender Schmerz den ganzen Rücken entlang, kann sich nicht bücken und nichts mit den Händen aufnehmen, vermehrt beim Einatmen.
- Schmerzhafte Steifheit des Halses, kann den Kopf nicht nach links drehen. Spannung und Steifheit des Halses im Schlaf. Die Nackenmuskeln ziehen im Schlaf den Kopf nach hinten.
- Schmerzhafte Steifheit zwischen den Schulterblättern. Brennen am oberen Ende des linken Schulterblatts, etwas gebessert durch Reiben.

Schwäche in der Lumbalregion, Zerschlagenheitsgefühl oder reißend-stechender Schmerz. **Schmerz, als würde ein heißes Eisen durch die untersten Wirbel gestoßen.** Plötzliche scharfe Schmerzen wie von einem Dolchstoß im unteren Teil des Rückens.

Extremitäten Alumina ist, wie schon erwähnt, eine wichtige Arznei bei **Lähmung** der Extremitäten infolge von spinalen Erkrankungen oder anderen degenerativen neurologischen Zuständen. Die unteren Gliedmaßen sind normalerweise häufiger und stärker gelähmt als die oberen. Alumina scheint eher eine Beziehung zu den Beinen zu haben, obwohl ein Lähmungsgefühl oder eine lähmungsartige Schwere auch in den Armen auftreten kann. Sowohl die Extensoren als auch die Flexoren können betroffen sein, und ein auffallendes Symptom ist in manchen Fällen auch eine **Hitze im gelähmten Körperteil.**

- Alumina ist z. B. bei multipler Sklerose angezeigt, wenn die Krankheit beständig, ohne nachzulassen, in Richtung auf die Lähmung hin fortschreitet – eine langsame, allmählich zunehmende Lähmung.
- Darüber hinaus ist Alumina eine der besten Arzneien bei lokomotorischer **Ataxie.**
- Alumina (besonders Aluminium metallicum) hat oft die **lanzinierenden** und **blitzartigen Schmerzen** bei Tabes dorsalis gebessert.

Der Patient verliert leicht das Gleichgewicht, und besonders **im Dunkeln** oder **mit geschlossenen Augen** ist er unfähig zu gehen. Er muss sich an etwas festhalten, um nicht hinzufallen. Sein Gang ist unkoordiniert, langsam und schwankend, seine Knie zittern, und er hat ein Gefühl, **als gehe er auf Kissen.** Die **Beine sind manchmal so schwer, dass er sie kaum nachziehen kann,** und **beim Gehen taumelt er** so, dass er sich hinsetzen muss. Aber sogar **im Sitzen empfindet er eine große Mattigkeit in seinen Beinen.** (Einige dieser Symptome kann man auch zu Beginn einer Lähmung beobachten.) Überall in den oberen oder unteren Extremitäten können die verschiedensten **Sensibilitätsstörungen** auftreten.

Die Reflexe sind oft abgeschwächt, und in manchen Fällen ist die Übertragung der sensorischen Nervenimpulse zum Gehirn verlangsamt, weswegen auch die **Reaktion auf einen Nadelstich verzögert** ist (COCCULUS, PLUMBUM).

Die Arme und Beine schlafen leicht ein, z. B. beim Sitzen oder wenn sie gegen etwas gedrückt werden. Empfindungen wie Kribbeln, Prickeln, **Ameisenlaufen** oder Taubheit und Gefühllosigkeit sind normalerweise durch Durchblutungsstörungen bedingt, aber bei Alumina haben sie oft auch neurologische Ursachen. Im Allgemeinen entwickeln sich alle diese Zustände langsam; anfangs kann eine Empfindung von Kribbeln, Taubheit und Schwere auftreten, später Inkoordination oder ataktischer Gang, und möglicherweise als letzter Schritt völlige Lähmung.

Bei Alumina finden sich so viele Arten von Schmerz, dass nur einige Erwähnung finden können: Schmerzen in den Gliedern, als würden die Knochen immer enger zusammengequetscht, mit Druck in den Gelenken. Schmerz wie von einer Verrenkung im Schultergelenk, besonders beim Heben des Armes. Brennen der Arme und Finger wie von einem glühenden Eisen. Langanhaltende Spannung, beinahe wie ein Krampf, in den Oberschenkeln und Beinen, die sich nach unten ausbreitet. Heftiger Schmerz in der Kniebeuge, der sich bis zur Ferse erstreckt. Reißen in den Knien und der Patella. Heftiges Reißen, beginnt in den Knien und geht zu den Zehen heraus.

Wenn man sich die Hände von Alumina-Patienten ansieht, kann man manchmal viele gute Hinweise bekommen. Die Durchblutung ist oft so schwach, dass die Hände und besonders die Handrücken bei kaltem Wetter dauernd kalt sind. Sie sind oft rau, **aufgesprungen** und **rissig,** besonders im Winter. Die kleinen Risse bluten manchmal und werden nach dem Waschen schlimmer. Auch die Fingernägel und die Haut an den Fingerspitzen sind brüchig und spröde, und die Fingerspitzen können darüber hinaus zur Geschwürbildung neigen. Möglicherweise beklagt sich der Patient auch über einen nagenden Schmerz unter den Fingernägeln, aber das seltsamste Symptom ist das folgende: Wenn er etwas mit den Fingern berührt, hat er das Gefühl, als würde er **elektrisiert.**

Auch im Bereich der Füße gibt es einige interessante Symptome: Abends sind die **Zehen** rot und **jucken, als seien sie erfroren,** was sich nach dem Kratzen sogar noch verschlimmert. Stechen, Kitzeln und Prickeln in den Fußsohlen. Taubheit der Fußsohlen und **Taubheit der Fersen beim Auftreten.** Schmerz in der **Fußsohle** beim Auftreten, **als sei sie zu weich und geschwollen.** Die Fußsohlen können beim Gehen auch schmerzen, weil die harte Haut der Sohlen sehr berührungsempfindlich ist. (Schmerzhaft empfindliche Hornhaut und Hühneraugen.)

Schlaf Beim Einschlafen werden die Alumina-Patienten manchmal durch plötzliches Auffahren und Zuckungen der Glieder gestört. Auch der Schlaf selbst ist oft ruhelos und durch häufiges Erwachen mit Herzklopfen unterbrochen. In dieser Weise gestört ist der Schlaf besonders vor den Menses. Manchmal weinen, ächzen und wimmern die Patienten im Schlaf, oder sie sprechen laut und lachen. Ihre Träume sind häufig verworren und angsterfüllt, und Träume von Räubern und Dieben scheinen recht oft vorzukommen (MAGNESIA CARBONICA, NATRIUM MURIATICUM). (Ein Junge wurde beobachtet, wie er – ohne sich dessen bewusst zu sein – von Zimmer zu Zimmer ging und sich dabei dauernd seine fest geschlossenen Augen rieb.)

Morgens erwachen sie unerfrischt, das Aufwachen ist schwierig, und sie fühlen sich, wie schon mehrfach beschrieben, verwirrt, traurig, ängstlich oder gereizt.

Haut Eines der wichtigsten Merkmale der Haut ist ihre **große Trockenheit.**

- Die Alumina-Patienten sind meistens **unfähig zu schwitzen.** Sogar nach einer physischen Anstrengung oder wenn sie erhitzt sind, bleibt ihre Haut völlig trocken oder wird höchstens ein bisschen feucht.
- Die Haut ist spröde, faltig und ausgetrocknet, und daher wundert es nicht, dass sie sehr leicht **aufgesprungen** und **rissig** wird und sich fast überall blutende Fissuren und Rhagaden entwickeln können. Auch kleine Verletzungen brauchen manchmal eine ganze Weile zum Abheilen, und Ulzerationen oder Verdickungen und Verhärtungen der Haut gehören ebenfalls zum Alumina-Bild.
- Aber ein anderes Symptom ist vielleicht sogar noch wichtiger, nämlich **Jucken ohne Hautausschlag.** Dieses Jucken ist manchmal so unerträglich, dass es den Patienten fast verrückt macht. Er kratzt sich dauernd, immer wieder, bis die Haut rau und schmerzhaft wird und zu bluten beginnt. Erst dann findet er Erleichterung. Dieses kribbelnde Jucken ist besonders verschlimmert, wenn er warm wird, z. B. abends im Bett. Die Folgen dieses Kratzens sind oft nicht nur Schuppen, sondern auch Krusten und Ausschläge, die anfangs nicht vorhanden waren.
- Diese **Ekzeme** sind meist trocken, rissig und haben die gleichen Merkmale wie das Jucken, d. h. sie jucken in der Bettwärme und bluten nach dem Kratzen. Außerdem sind sie oft schlimmer im Winter und manchmal auch schlimmer bei Voll- oder Neumond.

Fieber Das Fieber ist bei Alumina-Patienten meist nicht sehr hoch. Die Temperatur ist meist nur leicht erhöht, und weder das Hitze- noch das Froststadium sind sehr ausgeprägt. Möglicherweise schwitzen die Patienten nachts oder am frühen Morgen etwas, aber meistens bleibt ihre Haut trocken. Man hat manchmal den Eindruck, als hätte der Organismus nicht die Kraft, richtig zu reagieren. Aber trotz dieser Art der „Verhaltung" gibt es doch einige hervorstechende Symptome:

- Innere Kälte und Frieren mit Verlangen nach dem warmen Ofen; schlimmer nach warmen Getränken.
- Kein Durst im Fieber.
- Frösteln des ganzen Körpers, die Hände und Füße sind kalt wie Eis, aber Hitze im Kopf mit heißen, roten Wangen.
- Inneres Frieren mit heißen Händen und heißen Ohrläppchen.
- Hitze manchmal nur auf der rechten Körperseite.
- Schweiß nur auf der rechten Seite des Gesichtes.

Alumina silicata

Essenzielle Merkmale

Dies ist ein weiteres interessantes Mittel, über das wir nicht genügend Informationen haben. Der größte Teil der im folgenden dargestellten Symptomatologie stammt von Kent und aus den wenigen Fällen, in denen ich es verschrieben habe. Ich bin aber überzeugt davon, dass dieses Mittel einen sehr hohen Stellenwert erlangen wird, sobald wir mehr darüber wissen.

Hierbei handelt es sich um ein Medikament, das für die **tiefsten** und **hartnäckigsten,** zähesten **Fälle** benötigt wird, denen man in seiner homöopathischen Laufbahn begegnet. Die Prüfungssymptome von Alumina silicata enthalten Elemente von allen drei chemisch mit ihm verwandten Mitteln: ALUMEN, ALUMINA und SILICEA – und dennoch besitzt es seine eigene Individualität. Eine erstaunliche Beobachtung aus meiner Erfahrung ist, dass diejenigen Patienten, die dieses Mittel benötigen, Symptome aufweisen, die zwar nach außen hin nicht sehr dramatisch oder hervorstechend sind, jedoch durch ihre **Tiefe** und ihre **Beständigkeit** beunruhigen.

Sich langsam entwickelnde, hartnäckige Pathologien

Es scheint, dass die Alumina-silicata-Symptomatologie, sobald sie sich einmal festgesetzt hat, permanent bestehen bleibt, ohne irgendwelche Zeitintervalle; das Leiden dieser Patienten ist sehr beständig, Tag und Nacht gleich bleibend, ohne Unterbrechung. Der Patient wird Opfer der tiefsten und lästigsten Symptomatologie. Das daraus resultierende schleichende, aber unablässige Leiden ist ein auffallendes Element dieses Mittels. Ein Beispiel hierfür ist der Fall einer Frau, die über eine unbestimmte Mattigkeit klagte und jahrelang die meiste Zeit des Tages im Bett verbrachte.

So verlangsamt Alumina silicata die Tätigkeit des Organismus und beeinträchtigt seine Abwehrmechanismen, was den Patienten in einem elenden Zustand zurücklässt. Das **Gehirn** scheint überhaupt nicht oder nur sehr **langsam zu arbeiten,** als sei der Verstand ständig getrübt. Es gibt keinen einzigen Moment, in dem der Verstand klar zu sein scheint, und nur abends tritt eine ganz geringe Besserung ein. Der Patient klagt darüber, dass seine **Gedankentätigkeit** sich in solchem Maße **vermindert** habe, dass er sich als ein völlig nutzloses Individuum fühlt. Ein typischer Ausdruck ist: „Ich bin ein Invalide geworden." Er **verabscheut jede geistige Arbeit,** und nach und nach gibt er seine alltäglichen Aktivitäten auf, eine nach der anderen. Dieser Prozess dauert eine lange Zeit, der Alumina-silicata-Zustand braucht Jahre, um sich zu entwickeln, doch es ist ein stetiger, unbeirrbar fortschreitender Verfall des Organismus.

Eine Warnung bezüglich dieses Mittels sei an dieser Stelle angebracht: **Wechseln Sie das Mittel nicht voreilig, wenn Sie innerhalb von zwei oder gar drei Monaten noch keine deutlichen Wirkungen sehen.** Ebenso wie der Organismus lange braucht, um die Störung zu manifestieren, wird auch der Heilungsprozess viel Zeit benötigen. Jedoch sollten, um solch langes Warten zu rechtfertigen, in der ersten Zeit nach der Mittelgabe doch schon einige subtile, wenn auch ganz geringfügige Veränderungen beobachtet werden, besonders in Bezug auf das Energieniveau und die geistige Klarheit.

Betroffene Organe und Organsysteme

- Dieser langsame Entwicklungsprozess der Pathologie betrifft auch das periphere Nervensystem, in dem wir ein sehr langsames, graduelles Fortschreiten von Paralyse beobachten. Die Extremitäten werden immer schwerer; der Körper fühlt sich von Tag zu Tag schwerer an, sodass der Patient schließlich seine Beine nicht mehr stark genug anheben kann, um ein paar Stufen hinaufzugehen. Seine Trägheit wird so groß, dass sie ihn ins Bett zwingt.

- Ein ähnliches Muster gilt für die Obstipation von Alumina silicata, die so hartnäckig, so zäh und beharrlich ist, dass nichts hilft. Diese Patienten werden die Geschichte einer **progressiven Obstipation** beschreiben, die zu Anfang gar nicht so beschwerlich war, schließlich dann aber bis zu dem Grade fortgeschritten ist, dass Laxative keinerlei Besserung mehr bewirken. Selbst bei weichem Stuhl müssen sich die Patienten sehr anstrengen, und es wird nur eine kleine, unbefriedigende Menge hervorgebracht.
- Verbunden mit diesen Zuständen kann man **chronische hartnäckige Kopfschmerzen** vorfinden, wobei der Patient über unbestimmte Kopfschmerzen klagt, die zwar nicht heftig, nicht unerträglich sind, aber seine geistigen Fähigkeiten zu lähmen scheinen, ihn eben „nutzlos" machen. Solche Kopfschmerzen können so beharrlich und lästig sein, dass diese Menschen selbst ihren Alltagsverrichtungen nicht mehr nachkommen können; ihr Geistes- und Gemütszustand ist wie benebelt, und sie werden reizbar, jähzornig und unzufrieden. In solchen Fällen bekommt der Arzt den Eindruck, dass die Leber des Patienten nicht richtig funktioniert, dass sie träge und schwerfällig arbeitet und kongestioniert ist, sich das Blut darin angestaut hat. Auch im Zusammenhang mit Gallenbeschwerden können bei Alumina silicata Kopfschmerzen auftreten.

Der Patient kann keinerlei schwere Speisen zu sich nehmen, und die Erfahrung lehrt ihn, gut darauf zu achten, dass alles, was er zu sich nimmt, rein, einfach und leicht verdaulich ist. Oft muss er vollständig fasten, um einen erträglichen Gesundheitszustand aufrechtzuerhalten. Das Fasten scheint die Kopfschmerzen, die Obstipation, die Trägheit der Leber sowie die Benebelung von Geist und Gemüt zu bessern – es scheint generell die allgemeine Kongestion des Organismus zu lindern.

Man ist erstaunt, wie diese Menschen ihre Situation ertragen, wie sie geduldig ausharren, während sie laufend Gewicht verlieren, ausgezehrt und anämisch werden, durch jegliche zu schwere Speise sowie durch kaltes oder nasses Wetter Beeinträchtigungen hinnehmen müssen, ständig müde sind und häufige Ruhepausen brauchen. **Ruhe** und **Wärme** verschaffen diesen Patienten ihre größte **Besserung,** obwohl sie auch Hitze im Kopf verspüren und Verlangen nach frischer Luft haben können. Jede starke Erregung oder kräftige Bewegung wird ihren Zustand verschlimmern.

Geist und Gemüt

Alumina-silicata-Patienten sind verschlossen, und Jahr für Jahr werden sie fortschreitend verzagter, introvertierter, reservierter und immer unfähiger, sich den Anforderungen des Lebens zu stellen. Sie sind sehr empfindlich gegen Kritik und leicht beleidigt, verstecken jedoch ihre Empfindlichkeit; sie leiden im stillen und in der Tiefe und machen aus ihrem Leiden kein großes Thema. Sie suchen die Einsamkeit, die Anwesenheit anderer Menschen verschlimmert ihre Symptome. Nur wenn sie sehr **niedergeschlagen** sind, verschafft ihnen das **Gespräch mit einem Freund** über ihr Elend und ihre Niedergeschlagenheit etwas **Erleichterung.** Aber Menschenmengen mögen sie auch dann nicht, nur die Gesellschaft einer einzigen Person. Dieses Verlangen nach Einsamkeit ähnelt dem von SEPIA. Alumina-silicata-Patienten fühlen sich besser, wenn sie allein sind, und haben überhaupt in einigen Aspekten Ähnlichkeit mit SEPIA-Patienten, besonders was den allgemeinen Energiezustand betrifft.

Alumina-silicata-Patienten sind **reizbar, kritisch und unzufrieden,** niemals glücklich oder zufriedengestellt. Sie scheinen unfähig zu sein, die guten, die schönen Dinge des Lebens zu genießen; an irgendetwas nehmen sie immer Anstoß, sie sind eben einfach mit allem unzufrieden. Sie können **keinen Widerspruch ertragen,** und infolge ihrer leichten Verletzlichkeit weinen sie häufig. Sie mögen es nicht, in Streitgespräche verwickelt zu werden, denn sie wissen, dass sie, wenn sie wütend werden oder sich aufregen, einen hohen Preis bezahlen werden – noch mehr Kopfschmerzen, mehr Zusammenschnürungsgefühle, verschlimmerte geistige Benebelung, allgemein größeres Elend. Allmählich werden sie immer mürrischer, gereizter und schlechter gelaunt.

Weil sie nicht klar denken können, ihre geistigen Fähigkeiten abnehmen, werden diese Personen **unentschlossen** und entwickeln, wie schon erwähnt, eine **Abneigung gegen Arbeit.** Sie fühlen sich geistig ermüdet, erschöpft. Wenn sie sich zum Lernen oder zu irgendeiner **geistigen Arbeit** zwingen, **verschlimmert** sich ihr Zustand; durch geistige Arbeit können sich sogar Symptome entwickeln.

Benommenheit, **Schwierigkeiten beim Denken** und Verstehen, schwierige Konzentration – all dies ist charakteristisch für Alumina silicata, aber **die schlimmste Zeit ist morgens beim Erwachen.** Zu dieser Zeit fühlen sich die Patienten sehr verwirrt, als sei ihr Gehirn kongestioniert und schwerfällig. Sie sind zerstreut und werden von Gedächtnisschwäche und **Gedankenarmut** geplagt. Sie neigen dazu, **beim Sprechen** und **Schreiben Fehler** zu machen, sie benutzen falsche Worte. Als wäre dies noch nicht genug, entwickeln sie mitten in dieser geistigen Verwirrung eine **Angst,** als seien sie schuldig, als hätten sie ein Verbrechen begangen. Sie machen sich ständig Vorwürfe und neigen zur Reue. Sie entwickeln auch eine Angst um ihre Gesundheit, die, obwohl sie oft gar nicht wahrgenommen, nicht bewusst wird, sich doch in ihrem Verhalten zeigt. Abends, in der Nacht und nach dem Schlaf sind sie ängstlich. Schließlich werden sie von Furcht erfüllt, befinden sich in einem beständigen Zustand von Furcht, besonders morgens beim Erwachen. Sie beginnen zu befürchten, dass sie den Verstand verlieren. Diese **Angst um** ihre **geistige Gesundheit** steigt ebenfalls hauptsächlich **morgens beim Erwachen** herauf, wenn sie am stärksten verwirrt sind. Eine solche Patientin denkt dann z. B., sie werde kleiner und werde hinfallen, wenn sie sich auf die Füße stelle.

Bei all diesen Problemen überrascht es nicht, dass ein Alumina-silicata-Patient häufig apathisch wird und schließlich so niedergeschlagen ist, dass er das Gefühl hat, so nicht weiterleben zu können. Er möchte sterben; er verabscheut sein Leben und hegt Selbstmordgedanken.

Schließlich entwickelt sich möglicherweise eine passive Geisteskrankheit mit großer geistiger Schwäche, religiösen Neurosen oder Erregungszuständen und hysterischem Lachen.

Auswahl an Symptomen: Allgemeinsymptome und Keynotes

- Der Alumina-silicata-Patient hat ein Verlangen nach frischer Luft, aber kalte Luft sowie **Kälte** im Allgemeinen **verschlimmern** alle Beschwerden; es geht ihm sehr viel schlechter, wenn ihm kalt wird, nach Kälteeinwirkung. Starke Kälteempfindung während der Schmerzen. Sogar Frösteln nach dem Essen oder **beim Stuhlgang** kann vorkommen. (Aber kalte Anwendungen bessern den Kopfschmerz und das Jucken und Kribbeln der weiblichen Genitalien.)
- Verschlechterung durch kalte Getränke – kaltes Wasser, Milch –, aber auch durch zu heißes Essen.
- **Wärme** und warme Anwendungen **bessern,** aber ein geschlossener warmer Raum verschlechtert, und die extreme Sommerhitze nimmt diesen Patienten die Kraft. Sie möchten am Körper warm eingepackt sein, aber den Kopf in der kalten Luft haben.
- Alle Schmerzen werden durch **Aufregung** und **Bewegung schlimmer** und **bessern** sich durch vollständige **Ruhe,** vor allem Bettruhe. (Doch werden einige Symptome auch schlimmer durch Bettruhe oder beim Liegen auf dem Rücken.)
- Schnelles Gehen, Heben und einfach **jedwede Anstrengung verschlimmert,** sogar Stehen, Aufstehen vom Stuhl oder aus dem Bett sowie Treppensteigen.
- Das Gehirn, die Wirbelsäule und die abdominalen Gewebe sind äußerst **empfindlich gegen Erschütterung,** z. B. beim Fahren im Auto oder mit der Eisenbahn. Druck kann den Schmerz bessern oder auch verschlimmern.
- Der Patient erfährt eine **Besserung durch Fasten;** seine allgemeine Verfassung bessert sich, wenn er nichts oder nur sehr, sehr kleine Mengen isst – und das tut er auch, ganz streng und eisern.
- **Konstriktion** ist ein Allgemeinsymptom, das man in allen Teilen des Körpers finden kann; charakteristisch ist auch ein Zusammenschnürungsgefühl der Körperöffnungen oder Organmündungen. Empfindung von Völle im ganzen Körper, mit angeschwollenen, aufgetriebenen Venen und begleitet von Schwächezuständen.
- Alumina silicata weist viele neurologische Symptome auf und ist höchstwahrscheinlich ein sehr wichtiges Mittel für **chronische Erkrankungen des Gehirns, des Rückenmarks und der Nerven:**
  - Epileptische und epileptiforme Konvulsionen.
  - Multiple Neuritis, Multiple Sklerose, lokomotorische Ataxie.

A

- – Nervenentzündungen.
- – Zittern und Zuckungen überall.
- – **Paralyse der unteren Körperhälfte:** schmerzhafte oder schmerzlose Lähmung der Beine, Lähmung des Rektums, paralytische Blasenschwäche.
- – Der ganze Körper ist gegen Druck und Berührung empfindlich; brennende, stechende, reißende Schmerzen wandern von einer Stelle zur anderen.
- – **Schmerzen** in den unteren Extremitäten **durch Aufregung;** brennende Schmerzen in den Armen durch Aufregung.
- – Empfindung von Krabbeln, als seien Ameisen im Gehirn; diese Empfindung zieht durch den ganzen Körper und verlässt ihn durch die Zehen.
- – Reißende Schmerzen, schmerzhaftes Jucken und **Ameisenlaufen entlang der Nervenbahnen.**
- – Prickeln, Kribbeln und heftiges Jucken ohne Hautausschlag. **Taubheit** einzelner Körperstellen und schmerzender Körperteile.
- – Taubheit aller Glieder, der Hände und Finger, Füße und Fersen. Taubheit der ersten beiden Zehen des rechten Fußes beim Liegen auf dem Rücken.

- Schwäche und Ungeschicklichkeit der Gliedmaßen. Er ist unfähig, Treppen hochzusteigen, es scheint ihm, als könne er seinen Körper nicht auf die nächste Stufe heben. Große **Schwäche** und **Steifheit des Rückens,** die die Patientin zwingen, im Bett zu bleiben. Wehtun und Brennen der Wirbelsäule. Rückenschmerzen bei Bewegung, beim Aufstehen vom Sitzen, beim Bücken oder Gehen; besser durch völliges Stilliegen. Prickeln wie von Nadeln in der Lumbalregion bei Anstrengung, besser durch Ruhe.
- Schwindel beim Augenschließen, mit der Tendenz, nach vorne zu fallen; beim Drehen des Kopfes Tendenz, in die Richtung zu fallen, in die der Kopf gedreht wird.
- Blutandrang zum Kopf mit siedendem, brodelndem Gefühl und mit Kälte des Hinterkopfs.
- Geräusche machen ihr sehr zu schaffen, wenn sie Kopfschmerzen hat, der Kopfschmerz wird dadurch pulsierend, und wenn etwas auf den Boden fällt, hat sie das Gefühl, es falle auf ihren schmerzenden Kopf.
- Wenn ein lanzinierender, ein bohrender, stechender Schmerz im Kopf auftritt, wird der Mund so trocken, dass die Lippen zusammenkleben.
- Dumpfer Schmerz in der Nase beim Einatmen, erstreckt sich aufwärts bis zur Mitte des Scheitels.
- Liegen auf der rechten Seite verursacht Hustenanfälle. Husten nach dem Essen und bei Kopfschmerz.
- Gesteigerter Appetit, aber bereits der erste Bissen verursacht Übelkeit. Der Anblick von Speisen oder auch schon der Gedanke daran ruft Übelkeit hervor. Speisen sind geschmacklos. Wasser schmeckt wie verdorben.
- Die Nägel werden brüchig; die Hände sind ständig aufgesprungen; Kälte der Hände, Beine und Füße; die Hände sind eiskalt, die Finger blau. Ulzerationen um die Nägel herum. Wunden heilen langsam.

Der Schlaf ist ruhelos mit häufigem Erwachen, voller Alpträume, mit Sprechen oder Weinen im Schlaf.

Ambra grisea

Essenzielle Merkmale

Das Schlüsselwort, das den geistig-emotionalen Zustand des Ambra-Patienten am besten beschreibt, ist **Hemmung.** Der größte Teil der Symptomatologie dieses Mittels dreht sich um die Thematik der Unfähigkeit, sich **in Gesellschaft anderer** zu lockern, zu entspannen und mit anderen in einen Austausch zu treten – eine Unfähigkeit, sich gehen zu lassen.

Wenn wir jedoch Kents exzellente Beschreibung dieser Arznei lesen, werden wir diese Idee nicht klar dargestellt finden, weil Kent sehr nachdrücklich einen Zustand beschreibt, in dem der Patient redet und redet, ohne eigentlich zu wissen wovon. Er stellt Fragen, ohne auf die Antwort zu warten, und springt von einem Gegenstand zum anderen. Ich glaube, dass diese Beschreibung dem Lernenden einen falschen Eindruck vermitteln kann. Mir ging es jedenfalls so, bis ich einige äußerst zurückhaltende Patienten sah, die sich nicht öffnen konnten und nichts über sich erzählten und die dennoch konstitutionelle Ambra-Patienten waren. Diese Patienten haben mir geholfen, die innere Struktur dieser Arznei besser zu verstehen.

Angst zu versagen, Schüchternheit

Ein Ambra-Fall manifestiert sich, sobald eine Person mit der Idee des „Versagens" konfrontiert wird. Diese kann Ambra-Patienten recht leicht von anderen aufgezwungen werden, besonders **wenn** sie mehrfach von anderen **herabgesetzt** werden, oder es kann sich auch um ein objektives Versagen handeln, so etwa, wenn sie einen schweren Verlust in ihren Geschäften erleiden oder **bei ihrer Arbeit etwas schiefgeht.** Sie scheinen beinahe sofort ihr Selbstvertrauen zu verlieren, ziehen sich auf sich selbst zurück und entwickeln schließlich eine ungeheure **Scheu,** eine ausgeprägte **Schüchternheit,** wenn sie mit anderen zusammen sind. Es ist, als seien sie gleichsam innerlich verknotet, der Geist scheint die Arbeit einzustellen, und es wird ihnen **unmöglich, irgendetwas auszudrücken.** Tatsächlich fließen die Gedanken einfach nicht, wenn sie sich in Gegenwart anderer befinden. Der Geist wird verkrampft, gehemmt, die Wahrnehmung hört auf, und der Ausdruck wird gegen Null reduziert. Es ist ihnen unmöglich, mit anderen in Konversation zu treten, besonders wenn sie die anderen nicht gut kennen. Bei Hering heißt es: „Gesprächen abgeneigt", aber der wirkliche Grund dafür ist ihr Geisteszustand. Die Patienten sind unfähig, die Situation wahrzunehmen und zu reflektieren.

Aber Ambra-Patienten sind emotionale, gefühlsbetonte Menschen, und leiden daher schrecklich unter dieser Hemmung. Sie brauchen eine Möglichkeit, sich auszudrücken, aber wenn sie in Gesellschaft anderer Menschen sind, werden sie still. Sie werden dann in Phantasien ausweichen, um ihre psychischen Bedürfnisse auszugleichen. Diese Menschen sind sehr leicht erregbar und sehr leicht deprimiert. Es ist nicht schwer, die Wechselhaftigkeit ihrer Neigungen wahrzunehmen.

Empfindlich gegenüber Musik

Ambra-Patienten sind besonders empfindlich gegenüber Musik. „Die Töne schienen materielle Substanzen zu sein, die ihn ergriffen." Kent schrieb die Verschlechterung ihres Zustands durch Musik auch dem Umstand zu, dass ihr Gehör vermindert sei, aber von den Fällen her, die ich gesehen habe, verstehe ich diese Verschlechterung in einer anderen Weise: Da Musik eine emotionale Reaktion hervorruft und die Patienten sich nicht in der Lage fühlen, mit einer solchen Reaktion natürlich umzugehen, nämlich die Emotionen auszudrücken, die von den Tönen der Musik aufgewühlt werden, sind sie innerlich in einem tiefen Zwiespalt, und daher haben sie das Gefühl, dass sie Musik nicht ertragen können, dass ihr Zustand durch **Musik extrem verschlechtert** wird. Sie **zittern,** haben **Herzklopfen** und sogar **Rückenschmerzen** wie von Hammerschlägen, und eine Menge anderer Beschwerden entwickelt sich, wenn sie Musik hören. Manchmal sind die Emotionen auch so stark aufgewühlt, dass sie die ganze Zeit **weinen** könnten. Dieses letztere Symptom zeigt, wie tief Musik sie berührt.

Sexualität

Kommen wir nun zur Sexualität der Ambra-grisea-Patienten. Wenn wir ihr geistig-emotionales Bild berücksichtigen, werden wir die Probleme, denen sie in ihrem Sexualleben begegnen, gut verstehen. Da sie leicht erregbar sind (allgemein, aber auch im sexuellen Sinn) und zu Phantasien neigen, aber unfähig sind, eine echte Beziehung aufzunehmen und zu unterhalten, ist es verständlich, dass sie dazu tendieren, sich auf Masturbation zurückzuziehen. Es ist eine verzweifelte Situation, weil sie **fühlen, dass sie den physischen Kontakt brauchen.** Sie haben laszive Gedanken, laszive Vorstellungen sogar in ihren Träumen; **dennoch** sind sie so gehemmt, schüchtern und verlegen, dass **es sehr schwierig für sie ist, eine Beziehung einzugehen.** Aus diesem Grunde sehen wir bei ihnen dauernde **Masturbation** über lange Zeit **mit Schuldgefühlen.**

Entwicklung der Ambra-Pathologie

In der heutigen Zeit ist es wahrscheinlich, dass beinahe alle diese Patienten schon etliche Male **bei einem Psychiater** oder, eher noch, bei einem **Psychologen** waren. Am Ende kann es schließlich sein, dass sie selbst Psychologen werden. So groß ist die Qual, der sie in ihrem sozialen Leben ausgesetzt sind. Wir hatten z. B. eine Psychologin zu behandeln, für die wir die richtige Arznei nicht finden konnten, da sie weder ihre Symptome schildern konnte noch den

A

Auslöser ihrer chronischen Colitis kannte, bis ich tiefer nachforschte und diese ungeheure Hemmung fand, die mich auf die richtige Spur führte. Sogar jetzt, wo sie etliche ihrer Ausdrucksschwierigkeiten überwunden zu haben scheint, neigt sie dazu, zu rationalisieren und nur solche Symptome darzustellen, die ihre wirklichen mentalen oder emotionalen Probleme nicht berühren.

Ambra-Patienten können in der Vergangenheit Menschen mit viel Selbstvertrauen gewesen sein, tatsächlich sogar beinahe egoistisch – und doch sind sie **nach** einem **„Versagen"** oder nach einer Belastung durch eine **verletzende Bemerkung,** durch den Druck eines **geschäftlichen Einbruchs** oder durch den Tod einer Reihe von Menschen, auf die sie sich verlassen haben, in eine entgegengesetzte Verfassung geraten. Sie fangen an, ernstlich ihre geistigen Fähigkeiten in Frage zu stellen, sie **verlieren ihr Selbstvertrauen** völlig, sie verlieren ihre Selbstachtung, und ihr Geist wird geradezu gelähmt durch Gedanken über ihre Unfähigkeit. Von diesem Punkt an wird man bemerken, dass sie **beginnen, das Zusammentreffen mit anderen Menschen zu meiden.** Die bloße Vorstellung, einen neuen Menschen bei einer geschäftlichen Verabredung oder auf sozialer Ebene kennenzulernen, bringt sie ganz durcheinander. Die Erwartung, Leute zu treffen, ist eine Qual für sie. Sie merken, dass sie sich zu ihrer geistigen Arbeit nicht aufraffen können, werden physisch empfindungslos und schwach, nervös und zappelig, und Geräusche verschlimmern ihren Zustand. Sie können nicht in den Schlaf finden. Es ist ihnen eine schreckliche **Anstrengung,** ihrerseits **eine Konversation aufrechtzuerhalten;** sie haben tatsächlich das Gefühl, dass ihre eigene Persönlichkeit bei der Unterhaltung gar nicht anwesend sei, sie zittern, ihr Gesicht zuckt, ein träumerischer oder benommener Zustand überkommt sie, und alle Ideen, die sie vielleicht hatten, scheinen zu schwinden. Die Repertoriumsrubriken „Unterhaltung verschlimmert" und „Abneigung gegen Unterhaltung" sind in diesem Kontext zu verstehen.

Bei Ambra-Patienten besteht eine derartige **Schwierigkeit,** mit anderen auf irgendeiner Ebene **zu kommunizieren,** dass **sie eine Abneigung empfinden, wenn sie Menschen lachen sehen** – beinahe bis hin zum **Abscheu.** Dieses Symptom kann man nicht verstehen, ohne das ganze Bild dieser Arznei wahrzunehmen. Lachen ist ein freier Ausdruck von Emotionen und tritt auf, wenn sich jemand in einem gegebenen Moment frei fühlt, seinen emotionalen Zustand völlig offen zu zeigen. Und es ist ein Ausdruck des Inneren, der eine Teilnahme der anderen Person geradezu fordert. Doch die innere Verfassung des Ambra-Patienten **erlaubt ihm nicht, „loszulassen"** und zu einer Haltung zu kommen, die ihn in die Lage versetzt, sich einer solchen, völlig natürlichen Situation zu öffnen. Natürlich fühlen sich die Patienten deswegen sehr schlecht; sie sind verwirrt, und ihr Zustand ist allgemein verschlechtert.

Man darf aber nun nicht etwa annehmen, dass Ambra-Patienten niemals lachen. Sobald jedoch bei einer sozialen Zusammenkunft auch Fremde anwesend sind, ist ihr Geist so verwirrt, dass sie nicht gleich mitkriegen, wenn jemand einen Witz macht, und dass sie den Witz nicht sofort verstehen – und das ist dann die Situation, in der sie es hassen, andere lachen zu sehen. Es ist ein Zustand der Verlegenheit. In dieser Weise müssen wir das Symptom **„Ekel, wenn er andere lachen sieht"** verstehen, dem wir in unserer Materia medica begegnen.

Die **Schüchternheit,** die **Scheu** und die **Hemmung** sind unglaublich. Ambra wird nicht selten mit BARYTA CARBONICA, GELSEMIUM oder ALUMINA verwechselt. Wenn Ambra-Patienten sich schämen, wird ihr Gesicht rot und heiß, als koche es. Sie **erröten** sehr leicht.

In der Öffentlichkeit, im Kontakt mit anderen

Es ist ihnen unmöglich, in der Öffentlichkeit aufzutreten und einen Vortrag zu halten. Oft sehen wir auch eine **Klaustrophobie** – sie mögen nicht an Orte gehen, an denen sich viele Menschen aufhalten, und ebenso wenig mögen sie enge Räume.

In der Gegenwart anderer Menschen scheint ihre Persönlichkeit auf ein Minimum reduziert und schließlich beinahe völlig eliminiert zu sein – sie werden „nicht-existent". Sie fühlen sich völlig **gehemmt,** irgendetwas auszudrücken, und daher scheint jede **Konversation,** die ja eine gewisse Geistesgegenwart erfordert, ihren Zustand zu **verschlimmern.** Während einer Unterhaltung werden sie **reizbar, ruhelos** und **ängstlich,** und wenn sie irgendwo Schmerzen haben, fühlen sie diese viel stärker. Wenn Ambra-Patienten emotional aufgewühlt sind, teilen sie diese Gefühle nicht anderen Menschen mit, sondern bekommen davon körperliche Schmerzen und Unwohlsein. Diese geistig-emotionale Schwäche ist Zeichen eines geistigen Zusammenbruchs und **vorzeitiger Alterung.** Dauert ein solcher Zustand an, wird man schließlich z. B. eine ältere Dame sehen, die sich ihr ganzes Leben lang bewusst darum bemüht hat, am sozialen Leben teilzunehmen, die sich aber nun allmählich von der Realität zu entfernen scheint und in einen **Geisteszustand wie im Traum** verfällt. In der Unterhaltung wird sie Bizarres von sich geben, von einem Gegenstand zum anderen springen, eine Frage nach der anderen stellen, ohne eine Antwort zu erwarten. Dieses Verhalten kann man als eine Art Geisteskrankheit betrachten. Die Person befindet sich in einem unausgeglichenen Geisteszustand. Sie hat sich vor dem Zusammentreffen mit anderen Menschen, die ihr fremd sind, dazu entschlossen, sich „sozial" zu verhalten, mit jedem zu reden, die Schüchternheit zu überwinden etc. Sobald sie jedoch in der Gegenwart anderer ist, umwölkt sich der Geist, wird schwach und unklar, die Hände zittern, das Gesicht zuckt – es wird ihr unmöglich, eine richtige Unterhaltung aufrechtzuerhalten. Kent beschreibt diesen Zustand sehr schön: „Wir sehen Zittern und eine besondere Art von Gebrechlichkeit, die man nicht anders beschreiben kann als mit dem Wort ‚Senilität'. Es handelt sich nicht um die Verwirrung, die zu einer Krankheit gehört, sondern um den besonderen Zustand, den wir bei alten Menschen gegen Ende ihres Lebens sehen – Zittern und Taumeln und eine verschwommene Geistesverfassung mit Vergesslichkeit. Er springt von einem Gegenstand zum anderen, stellt eine Frage, und ehe er eine Antwort abgewartet hat, stellt er die nächste. Und so springt er von einem Thema zum anderen. Man kann es kaum als Verwirrung bezeichnen, es ist ein verschwommener Zustand der Unklarheit, eben Senilität. Ambra ist nützlich, wenn man einen solchen Zustand bei jungen Menschen vorfindet, wenn keine Geisteskrankheit vorliegt, aber der Geist dennoch schwach ist. Es ist besonders indiziert bei Menschen, die eine vorübergehende, flüchtige Neugierde entwickeln, bei der sie von einem Gegenstand zum anderen springen." Dennoch wird es in der täglichen Praxis kaum vorkommen, dass ein Patient erzählt: „Ich stelle dauernd Fragen, ohne auf eine Antwort zu warten", oder: „Ich springe von einem Gegenstand zum anderen." Wenn einem diese Arznei aber während des Anamnesegespräches in den Sinn gekommen ist und man dem Patienten beschreibt, was er tut, wird er es sofort zugeben.

Bei einem konstitutionellen Ambra-grisea-Fall wird man aber aus dem, was der Patient erzählt, leicht erkennen, dass das hervorstechendste Element der mental-emotionalen Symptomatologie die **Schüchternheit** und **Hemmung** ist, und der Zustand, der dadurch charakterisiert ist, tritt viel früher ein als der verschwommene Geisteszustand, dieser Zustand der Unklarheit wie im Traume.

Die Qual, mit anderen zusammen zu sein oder in der Öffentlichkeit auftreten zu müssen, ist so groß, dass viele Ambra-Patienten schließlich **menschenfeindlich** werden. Sie werden nur noch selten mit Fremden ausgehen und immer in Gesellschaft solcher Menschen bleiben, bei denen sie sich sicher fühlen.

Schwierigkeiten bei der Stuhlentleerung

Die Hauptidee, die wir bis jetzt beschrieben haben, insbesondere die **Hemmung,** tritt auch **in Bezug auf den Stuhlgang** auf. Wenn irgendjemand dabei anwesend ist, ist es den Ambra-Patienten unmöglich, „loszulassen" und den Darm zu entleeren. Sind sie im Krankenhaus, können sie in Anwesenheit der Schwester nicht defäkieren; sind sie im Hause eines Freundes, können sie es wegen der bloßen Vorstellung nicht, sie könnten dabei gehört werden. Selbst wenn sie bei sich zu Hause sind und jemand in der Nähe der Toilette ist, der die Geräusche dieser natürlichen Entleerung hören könnte, können sie auf der Toilette in einen **Angstzustand mit vergeblichem Stuhldrang** geraten. Der Organismus scheint **nicht in der Lage** zu sein, **sich zu entspannen und den Stuhl „gehen zu lassen".** Um einen normalen Stuhlgang zu haben, müssen sie in Ruhe und allein im Hause sein. Das gleiche gilt für das Urinieren und das Lösen von Winden.

Jeder Student der Homöopathie weiß, dass dies ein Schlüsselsymptom der Arznei ist, aber wir müssen immer das Gesamtbild der Arznei betrachten, wenn wir ein einzelnes Symptom richtig verstehen wollen. Es liegt in der Natur der Ambra-Patienten, sich schreckliche **Sorgen um die Meinung** zu machen, **die andere von ihnen haben:** „Was werden sie über mich sagen?“ oder: „**Was werden sie über mich denken?**“, besonders wenn etwas „**Schlechtes**“ herauskommt. Diese Vorstellung durchdringt alle Ebenen, und sie scheint die Patienten so tief zu betreffen, dass jeder natürliche Ausdruck, alle natürlichen Entleerungen zurückgehalten werden.

Es kann z. B. auch sein, dass Ambra-grisea-Patienten schwitzen und sich dabei ohne Grund **ängstlich** fühlen oder auch deshalb, weil der Schweiß ja übelriechend sein könnte und sie dadurch andere stören könnten. Sie tun alles, um andere zu erfreuen, sie nicht zu verletzen oder zu verstimmen. **Sie können nie „nein“ sagen.** „Manchmal beschließe ich, ‚nein‘ zu sagen, und im entscheidenden Moment kann ich es dann nicht. Einmal habe ich es doch getan, und nachher ging es mir schlecht.“ Die Vorstellung, **andere könnten sie** durch eine kränkende Bemerkung **herabsetzen,** ist ihnen unerträglich. So werden sie versuchen, es allen recht zu machen – außer sich selbst.

Abnehmende geistige Fähigkeiten

Man kann nun leicht verstehen, dass die geistigen Fähigkeiten der Patienten abnehmen werden, wenn dieser Zustand sich weiterentwickelt. Es kommt zu **Vergesslichkeit, Stumpfheit,** ein **Torpor des Geistes** stellt sich ein, in dem die Ambra-Patienten nicht verstehen, was sie lesen, und daher **einen Satz zwei- oder dreimal lesen müssen,** um den Sinn zu erfassen. Sie sind **unfähig zu rechnen.** Der Patient hat Schwierigkeiten, zu denken und zu verstehen. „Er muss mehrfach eine ungewöhnliche Anstrengung auf sich nehmen, um seine Gedanken wieder auf die Reihe zu kriegen, ehe er sich so weit konzentrieren kann, dass er über einen Gegenstand nachdenken kann.“ „Er steht morgens mit Verwirrung und Dumpfheit des Geistes auf und ist in einem Zustand der Verträumtheit, und gegen Abend zeigt er Symptome von Geisteskrankheit.“ (Kent). Die Fähigkeit zur Reflektion ist verloren und die Kraft zu geistiger Tätigkeit nur noch minimal.

Gleichgültigkeit, Depression

Schließlich fallen diese vormals erregbaren Menschen in eine Gleichgültigkeit, in der sie sich um nichts mehr kümmern; einen Zustand der Gleichgültigkeit gegenüber allen Dingen, gegenüber Kummer oder Freude, Menschen etc., und sie behandeln Dinge, die einer ausgeglichenen Person das Herz brechen würden, mit völliger Gleichgültigkeit. Der Patient wundert sich nicht einmal, warum ihn diese wunderbaren Dinge nicht begeistern, so ausgeprägt ist die Gleichgültigkeit.

Perioden der Erregbarkeit und Perioden der Gleichgültigkeit wechseln eine Zeitlang **einander ab,** bis Traurigkeit, **Depression** und Verzweiflung überwiegen und die meiste Zeit vorhanden sind. In diesem Zustand haben die Ambra-Patienten das Gefühl, verrückt zu werden, sie sind verzweifelt, weinen die ganze Zeit und möchten nicht mehr leben; es kann zu Abscheu vor dem Leben kommen. Manchmal, z. B. **abends im Bett,** haben sie große **Angst,** können nicht schlafen und haben eigentümliche **Einbildungen:** Zerrbilder, Fratzen, Teufelsgesichter bemächtigen sich ihrer Phantasie, und sie können sie nicht loswerden. Sie liegen wach im Bett und sind sehr verstört. Diese scheußlichen Visionen sind meist nicht die wirklichen Wahnideen von Geisteskranken, sondern eher Phantasiegebilde, die erscheinen, wenn sie müde und im Halbschlaf sind. (Der Patient denkt beim Einschlafen, es sei zuviel Licht im Zimmer. Beim Einschlafen sieht die Patientin, wie sie selbst etwas tut. Beim Erwachen sieht sie die Fenster voller Leute, sie sieht seltsame Lichter etc., und diese Visionen erschrecken sie.)

Sind Ambra-Patienten einmal in den depressiven Zustand geraten, so sitzen sie in tiefe, traurige Gedanken vergraben da und nehmen von ihrer Umgebung keine Notiz, sie **brüten** dauernd **über ihren vergangenen Erfahrungen.** Vorfälle, die sich vor langer Zeit zugetragen haben, erscheinen ihnen weiter als lebendige Realität. Alle unangenehmen Dinge der Vergangenheit **drängen sich dem Geiste auf.** Der Patient kann über alte **Verletzungen** nicht hinwegkommen, sein Geist kommt immer und immer wieder darauf zurück und wird davon gequält. Das ist ähnlich wie bei NATRIUM MURIATICUM, aber NATRIUM-MURIATICUM-Patienten lieben es, sich in solchen schmerzhaften Erfahrungen zu baden, während Ambra-Patienten „von hartnäckigen unangenehmen Dingen gejagt werden“.

Diese Niedergeschlagenheit und Traurigkeit des Ambra-Patienten wird manchmal von Reizbarkeit und **Heftigkeit** abgelöst. Sie sind sehr erregt, ungeduldig und streitbar, verhalten sich nahezu geisteskrank, und schließlich fürchten sie selbst, dass sie verrückt werden. Es handelt sich um einen Zustand, der der manischen Depression ähnelt.

Meine Schilderung des geistig-emotionalen Bildes von Ambra grisea möchte ich mit einer Bemerkung beenden: Einige unserer Arzneimittellehren betonen den **hysterischen** Aspekt dieses Mittels, den ich in den Fällen, die ich bisher gesehen habe, nicht wiederfinden konnte; vielmehr bin ich nur den Aspekten begegnet, die ich oben beschrieben habe. Ich erwähne dies, damit man daran denkt, wenn man dem typischen hysterischen Ambra-grisea-Patienten begegnet, den ich selbst noch nicht gesehen habe.

Ambrosia

Ambrosia gehört zur selben Gruppe wie ARALIA, ALLIUM CEPA, ARUNDO, ARSENICUM JODATUM, DULCAMARA, SABADILLA, WYETHIA etc., die alle beinahe als spezifische Heuschnupfenmittel bezeichnet werden können.

Was Ambrosia aber bei Heuschnupfen, über die gewöhnlichen Symptome dieser Krankheit hinaus, charakterisiert, ist ein **unerträgliches Jucken der Augenlider** und ein Gefühl, als sei **der ganze Atmungstrakt verstopft** und blockiert. An diese Arznei sollte man denken, wenn die obengenannten Mittel, besonders in **Heuschnupfen**-Fällen **mit** der Tendenz zu **Asthma,** erfolglos gegeben worden sind.

Diarrhö, besonders in den Sommermonaten bei Patienten mit Atemnot oder Heuschnupfen, allergische Patienten, bei denen DULCAMARA versagt hat.

Heuschnupfen mit wässrigem Katarrh, Niesen, brennenden Augen, Tränenfluss und **unerträglichem Jucken der Augenlider.** Die Reizung hat die Tendenz, abwärts zu ziehen und auch die Trachea und die Bronchien zu affizieren, wobei keuchender Husten und Atemnot hervorgerufen werden; die Atemnot kann so schlimm sein, dass der Patient sich aufsetzen muss, um bequem atmen zu können.

Ambrosia ruft **im gesamten Atmungstrakt** (Nase, Trachea, Bronchien) und auch **im Kopf** (besonders in den Stirnhöhlen) das Gefühl hervor, alles sei **verstopft.** Normalerweise haben Ambrosia-Patienten aber trotz dieses Gefühls in den Lungen keinen Auswurf.

In den Prüfungen von E. E. Holman trat dunkelrotes Gesicht mit rot-kongestionierten Augen und roter, geschwollener Nase auf.

Ammoniacum gummi (dorema)

Essenzielle Merkmale

Ammoniacum gummi wird häufig nicht verschrieben, wenn es angezeigt wäre, stattdessen wird oft zu ANTIMONIUM TARTARICUM gegriffen. Es ist bei Zuständen von Adynamie geeignet, bei denen der untere Atemtrakt mit betroffen ist. Das gilt z. B. für chronische Bronchitis, wenn es den Anschein hat, dass der Organismus so geschwächt ist, dass der Patient sie nicht wieder los wird. Ammoniacum gummi wird hauptsächlich bei **älteren Menschen** angezeigt sein, oder auch bei Patienten, deren Organismus einen **Alterungsprozess** durchgemacht hat und bei denen Erkrankungen der Bronchien und der Augen auftreten.

Das ganze Arzneimittelbild beschreibt einen solchen Alterungsprozess, mit geistiger Schwerfälligkeit und Schwierigkeiten beim Denken und Verstehen – eine auffallende geistige Trägheit von einer Art, wie sie vor allem bei älteren Menschen anzutreffen ist.

Diese Patienten verlieren jegliche Lebensfreude, sie werden mürrisch, schlecht gelaunt und verdrießlich, nichts, was um sie herum geschieht, gefällt ihnen, sie sind ständig unzufrieden. Schließlich werden sie apathisch, träge, sind zu keinerlei geistiger Arbeit in der Lage und gleichgültig gegenüber allem, was um sie herum passiert. Dann beginnt die Depression.

Es handelt sich bei diesen Menschen nicht in erster Linie um eine eigentliche Arteriosklerose, sondern eher um einen Zustand allgemeiner Schwäche im gesamten Organismus – eben das, was oben als Alterungsprozess bezeichnet wurde. Sie fühlen sich nicht imstande zu geistiger Arbeit. Tagsüber sind sie schläfrig, aber wenn sie abends zu Bett gehen, spüren sie eine eigenartige Erregung, ohne dass ein besonderer Grund vorliegt, und dadurch liegen sie unruhig wach. Morgens erwachen sie nur langsam, fühlen sich träge, wie benommen und schläfrig, sie wollen am liebsten gar nichts tun.

Ammoniacum gummi hat sich in akuten Fällen von **Bronchopneumonie** als nützlich erwiesen, bei denen der Patient erschöpft wirkt, hohes Fieber hat und die ganze Nacht heftig hustet. Die Verschlimmerung setzt abends gegen 21 Uhr ein und hält die ganze Nacht an, bis zum frühen Morgen gegen 5 Uhr.

Durch den Husten wird viel **fadenziehender Schleim** ausgeworfen, der leicht und ungehindert heraufgebracht wird. In der Nacht kann sich eine ganze Schale voll ausgeworfenen Schleims ansammeln. Der Patient ist dyspnoisch, fühlt eine Beklemmung in der Brust und, besonders links, stechende Schmerzen. Kennt man den Patienten bereits, wird einem auffallen, dass er in diesem akuten Stadium tatsächlich viel älter aussieht. Sein Geist wirkt lethargisch, er ist mürrisch und launisch und scheint an nichts Interesse zu haben. Er achtet kaum auf denjenigen, der ihn behandelt, oder darauf, dass dieser ihm helfen will; man hat das Gefühl, dass ihm gar nichts daran liegt, seine Symptome mitzuteilen. Oft wird in einem solchen Fall irrtümlich BRYONIA oder ANTIMONIUM TARTARICUM verschrieben. Aus solchen Fehlern lernt man, die richtigen Mittel zur rechten Zeit einzusetzen.

Mit einer ähnlichen Situation kann man es bei Asthma humidum mit Schleimrasseln zu tun haben, wenn bei alten Menschen jeden Winter eine Bronchorrhö auftritt, die sie, wenn sie einmal angefangen hat, nicht wieder loswerden und bei der nachts viel fadenziehender Schleim ausgeworfen wird, mit heftigem Husten, beschleunigtem Puls, Beklemmung der Brust sowie Atembeschwerden mit Beängstigung. Diese Dyspnoe führt aber nicht zur völligen Unterbindung der Atmung; vielmehr gewinnt man den Eindruck, dass der Organismus einfach zu schwach ist, um den zwar nicht sehr schweren, aber doch jedes Jahr wiederkehrenden Bronchialkatarrh loszuwerden.

Allgemeinsymptome und Keynotes

- Ammoniacum gummi wirkt auf die Schleimhäute, indem es die Sekretion zunächst vermindert und sie dann **verstärkt.** Es wirkt am besten bei **älteren Menschen.**
- Die Symptome verschlimmern sich an kalter Luft und bei wolkigem Wetter, bei nasskaltem Wetter und **im Winter.** Auch körperliche Anstrengung verschlimmert den Zustand des Patienten. Die Zeit der Verschlimmerung ist nachts.
- Trägheit des Körpers morgens beim Aufstehen.
- Schwäche durch Bewegung und beim Aufstehen.
- Die Beschwerden treten mit jährlicher Periodizität auf, wobei der Winter die schlimmste Zeit ist.

Lokalsymptome

Kopf Der Patient leidet unter Kopfschmerzen, die mit Stirnhöhlenentzündung einhergehen und sehr an KALIUM BICHROMICUM erinnern. Periodische Kopfschmerzen. Schwere Kopfschmerzen, die die ganze Nacht anhalten und den Patienten am Schlaf hindern.

Verwirrung und Schläfrigkeit, mit einem Zerschlagenheitsgefühl in den Extremitäten. Kopfschmerzen in der Stirn, mit Verwirrung im ganzen Kopf und solcher Schläfrigkeit, dass jede Anstrengung oder Arbeit völlig unmöglich ist. Verwirrung in der Stirn, mit schwachem Sehvermögen und Schwere in den Leisten.

Reißende Schmerzen in der linken Kopfseite. Vorübergehende stechende Schmerzen in der Gegend der linken Schläfe. Stechende Schmerzen durch den Kopf. Häufig wiederkehrende Stiche, wie von einem Messer, in der Mitte der Kopfhaut. Pelziges Gefühl am Hinterkopf. Pusteln am Hinterkopf. Isolierte Pusteln am Haaransatz.

Augen Der Zustand der Augen ähnelt einer Kombination der Symptome von RUTA- und BELLADONNA-Patienten. Die folgenden Augensymptome kann man zusammenfassen als **Symptome eines Alterungsprozesses.**

- Die Augen ermüden und schmerzen stark, wenn sie beansprucht werden, wie beim Lesen.
- Vor den Augen bewegen sich eine Menge Sterne, farbige Kreise, **feurige Punkte,** besonders abends und wenn der Patient müde ist.
- Lichtstrahlen und Funken vor den Augen. Vor den Augen bewegt sich ständig eine Staubwolke.

- Trübes, verdunkeltes Sehen abends, fast bis zur Blindheit. Trübes, nebliges Sehen, am Abend und vor allem morgens beim Aufstehen, mit verstärkter Wärme in den Augen.

Gefühl von Trockenheit im Auge. Gefühl, als sei ein Fremdkörper unter dem linken Oberlid. Photophobie selbst bei wolkigem Wetter.

Druck auf den Augen, mit einem dumpfen Stechen, besonders beim Bücken.

Morgens beim Erwachen eitrige Substanz in den inneren Augenwinkeln, besonders rechts.

Gefühl einer Schwellung unter dem Tarsus palpebrae.

Ohren Einzelne, vorübergehende Stiche im rechten Ohr. Summen im Ohr, so laut, dass es das Hören beeinträchtigt.

Nase Ständige **fächelnde Bewegung der Nasenflügel** bei Pneumonie. Schnupfen mit reichlicher Schleimabsonderung und häufigem Niesen. Trockenheit in der Nase, die die Patientin nachts aufwachen lässt.

Gesicht Blasses Gesicht. Trockene und brennende Lippen. Gesicht wechselt häufig die Farbe. Dunkles Gesicht, ängstliches, ausgetrocknetes Aussehen.

Mund Trockenheit im Mund beim Erwachen. Gelblicher Belag auf der Zunge mit bitterem Geschmack. Fader Geschmack im Mund. Trockene Rauheit an der Zungenspitze und am Zahnfleisch. Zahnschmerzen, die bis zum Ohr ausstrahlen.

Hals Trockenheit am Morgen und beim Einatmen frischer Luft. Kratzende, brennende Empfindung in Hals und Ösophagus. Gefühl, als stecke etwas tief im Hals oder im Ösophagus, das zum Schlucken veranlasst. Nach dem Schlucken eine Empfindung wie von trockenem Husten. Leichte Rauheit im Hals.

Atmung Große Ansammlung von eitriger Substanz, schwache Expektoration. Katarrh; rasselnde Atmung; rasselnder Husten; bei älteren Menschen. Katarrh abwechselnd mit Durchfall. Atembeschwerden durch Schleim in der **Trachea.** Chronische Bronchitis. Kurze Atmung, mehr im oberen Teil der Lungen, mit Ängstlichkeit und Unbehagen.

Tiefsitzender Husten. Essen bessert den Husten. Eigentümliche Empfindung im Hals, die Husten auslöst; besser nach dem Essen. Lockerer Husten ohne Auswurf. **Reichlicher Auswurf.** Auswerfen schwierig; bei älteren Menschen. Kitzeln im Hals, ohne Husten.

Brust Beklemmung in der Brust, mit Stichen in der linken Brusthälfte, beim Einatmen. Zusammenschnürung, mit Schmerzen. Ängstlichkeit und Beklemmung in der Brust. Schwäche wird in der Brust gespürt. Leichte, ruckende Stiche um die kurzen Rippen, links.

Herz und Puls **Nachts** beim Liegen **pochen Herz und Arterien;** ungewöhnliche Erschöpfung der Augen nach Lesen; kann nicht einschlafen. Herzklopfen, wenn der Patient auf dem Rücken liegt; im Liegen auf der linken Seite. Herzschlag stärker, aber nicht schneller; breitet sich in die Magengrube aus; schlimmer abends beim Schlafengehen und beim Liegen auf dem Rücken oder der linken Seite.

Puls klein und gespannt; beschleunigt und hart.

Magen Appetitlosigkeit während der Regel. Heftiges Aufstoßen. Aufstoßen mit starkem, harzartigem, bitterem Geschmack. Hitzegefühl und leichtes Brennen in der Magengrube. Schmerzen in der Magengrube; Magenschmerzen nach dem Abendessen. Abneigung gegen Milch.

Abdomen Im Abdomen tritt ein eigentümliches Symptom auf, nämlich: **Kollern** mit weichem Stuhl und viel Blähungen, **mit einem Gefühl von Verwirrung im Kopf,** schlimmer nachmittags. Morgens reichlicher Abgang von sauer riechenden Winden. Viele der Schmerzen treten im Hypogastrium auf:

- Anhaltend dumpfer Schmerz im Hypogastrium. Stechender Schmerz im Hypogastrium in der rechten Leistengegend. Schwere im Hypogastrium wie von einer Last.
- Frösteln und wandernde Schmerzen im Abdomen.
- Anhaltend dumpfer Schmerz in der Ileozökalregion, der schlimmer wird, wenn der Patient sich auf die rechte Seite dreht. Dumpfer, stechender, ruckender Schmerz in der Gegend des Zäkum.

Einzelne, flüchtige Stiche in der Gegend des Zäkum.

- Vorübergehende Stiche unter den Rippen und über dem Nabel, vor allem links. Schmerz und Spannung unter dem Nabel, auf der linken Seite. Vorübergehender, schneidender Schmerz um den Nabel.
- Wiederholtes Stechen in der rechten Leiste. Heftige, schneidende Kolik. Ziehender Schmerz in der Leistengegend. Zucken und Rucken in der Leistengegend. Jucken in der Leistengegend, schlimmer rechts.
- Schwere und Schmerzen in der Schamgegend.

Rektum und Stuhl Verstopfung, zwei bis drei Tage lang kein Stuhlgang. Durchfall mit viel Schleim. Druck auf dem Rektum im Sitzen. Der Stuhl ist breiig; reichlich. Weicher, dünner, flüssiger Stuhl. Reichlicher Stuhl mit Schleim, nach Frösteln und wandernden Schmerzen im Abdomen.

Harnorgane Erhöhte Absonderung von Urin und Schweiß bei verringerter Stuhlentleerung. Unterbrochenes Urinieren. Brennen in der Harnröhre beim Wasserlassen. Harntröpfeln nach dem Wasserlassen.

Männliche Genitalien Mehrere flüchtige Stiche durch die Fossa navicularis. Beständiges Ziehen im rechten Samenstrang. Ziehen in der Gegend des linken Samenstrangs, das häufig wiederkehrt. Schießende Schmerzen an der Peniswurzel. Ziehende Schmerzen in den Samensträngen am Abend. Ziehende Schmerzen in den Hoden. Stechende Schmerzen im rechten Samenstrang, abends; beim Laufen.

Weibliche Genitalien Regel ausbleibend; unregelmäßig; schmerzhaft:

Rücken Jucken in der Zervikalregion. Schmerzen in der Lendenregion **beim Atmen.**

Extremitäten Ammoniacum-gummi-Patienten haben zahlreiche rheumatische Schmerzen und Schwäche in den Extremitäten.

- Rheumatische Schmerzen in der rechten Schulter; in der linken Schulter, im Ellbogen; im Handgelenk, im Zeigefinger, in der Hüfte, an der Innenseite des Oberschenkels, über dem Knie, im Knie, im Fuß, in den Fußsohlen.
- Schwere in den Extremitäten, müde Glieder; abends. Die Schmerzen sind ziehend, drückend, wund, wie gequetscht oder geprellt.
- Reißende Schmerzen in Knöcheln und Handgelenken, gefolgt von geschwollenen Zehen und Fingern. Anschwellen der Finger, des Knies, der Zehen. Empfindung von Zerschlagenheit im linken Handgelenk.
- Stiche im rechten Hüftgelenk; Stiche über dem rechten Hüftgelenk, zwingen den Patienten zum Humpeln. Lahmheit, besonders in den Beinen, beim Laufen. Schwellungsgefühl im Knie; im Sitzen. Spannung im Knie beim Laufen. Reißende Schmerzen im Knöchel, bevor der Patient zu Bett geht. Der Fuß schläft ein, der Patient spürt ein Kribbeln und Prickeln. Jucken an der Fußsohle. Gichtige Schmerzen in den Gelenken des großen Zehs.

Schlaf Der Patient ist tagsüber schläfrig und leidet nachts an Schlaflosigkeit. Schläfrigkeit morgens beim Aufstehen. Schlaflosigkeit durch Kopfschmerzen. Schlaflosigkeit durch Pulsieren; durch Schwäche.

Unerfrischender Schlaf. Häufiges Aufwachen. Häufiges Gähnen. Der Schlaf wird durch Träume gestört; Aufwachen durch erschreckende Träume. Viele verworrene Träume und unruhiger Schlaf. Angstvolle und verworrene Träume. Alpträume.

Fieber und Frost **Neigung zum Schwitzen.** Ein Frösteln läuft von den Füßen den Rücken hinauf.

Ammonium bromatum

Essenzielle Merkmale

Die Wirkung von Ammonium bromatum konzentriert sich hauptsächlich auf den Larynx und das Nervensystem; die Ovarien und die Augen sind ebenfalls betroffen.

Die Kombination der unten aufgeführten auffallendsten und hervorstechendsten Symptome ist es, die uns – neben der spezifischen Psychopathologie –

den Weg zu der Einzigartigkeit des Mittels zeigen kann. Denn wir neigen oft dazu, uns in einer Unzahl nutzloser Symptome zu verstricken, und verlieren die über alles wichtige Einzigartigkeit des Mittels aus den Augen. Versuchen Sie in Ihren Studien immer die einmalige Individualität des Mittels zu erkennen, denn wenn Sie die begriffen haben, dann werden sich Ihre Verschreibungen unglaublich verbessern.

Laryngitis, Keuchhusten und die Furcht zu ersticken

Das Hauptcharakteristikum ist ein Gefühl des Erstickens oder eine Furcht zu ersticken – ein Keynote dieses Mittels. Am häufigsten wird dieses Mittel bei Fällen von akuter oder chronischer Laryngitis und bei Keuchhusten eingesetzt, wenn ein plötzliches Verlangen zu husten vorhanden ist, und zwar so plötzlich, dass es den Atem zu rauben scheint – der Patient hat das Gefühl, dass er keine Luft bekommt, nicht atmen kann; er muss aufspringen und umhergehen, aus Angst, sonst zu ersticken.

Man wird wahrscheinlich so gut wie nie auf die Idee kommen, Ammonium bromatum als erstes Mittel einzusetzen. Wenn man aber einen Patienten vor sich hat, der an einem schlimmen chronischen oder einem sich lange hinziehenden Husten mit in etwa den oben genannten Charakteristika leidet, kann man dieses Mittel in Betracht ziehen. In der Vergangenheit wurde es von einigen für die „beste Hustenmedizin" gehalten. Eine solch allgemeine Bewertung ist natürlich unhomöopathisch und unsinnig, und eine dementsprechend routinemäßige Anwendung dieses Mittels wird wohl bei vielen Fällen zu Unterdrückungen führen und nur sehr wenige wirklich heilen.

Bei Ammonium-bromatum-Patienten tritt eine Verschlimmerung ein beim Aufwachen aus dem Schlaf **um 3 Uhr morgens,** der üblichen Verschlimmerungszeit bei allen Ammonium-Verbindungen. Wir müssen lernen, auch an die Ammonium- und nicht nur an die KALIUM-Verbindungen zu denken, wenn die Zeit der Verschlimmerung zwischen 3 und 4 Uhr morgens liegt.

Weitere Merkmale

- Epilepsie ist ein weiterer Zustand, bei dem man an Ammonium bromatum denken kann, wenn die Aura als ein Erstickungs- oder Ohnmachtsgefühl beginnt, das im Epigastrium seinen Ursprung hat und auf beiden Seiten des Brustbeins zum Hals hinaufsteigt.
- Der **Magen** scheint ein besonders **empfindlicher Bereich** von Ammonium bromatum zu sein; wenn der Patient Schmerzen in dieser Gegend spürt, steigt eine Angst in ihm auf, er könne sterben. Es handelt sich um ein Todesgefühl, das vom Magen aufsteigt, als Folge einer Magenstörung. In dieser Beziehung ähnelt dieses Mittel KALIUM CARBONICUM.
- Die Schmerzen der Ammonium-bromatum-Patienten scheinen von tiefer, qualvoller Natur zu sein, sehr ähnlich denen von BROMIUM. Wiederum ist bei solchen Schmerzen ein Gefühl des Erstickens vorhanden.
- Ein weiteres Keynote dieses Mittels ist ein Reizungsgefühl unter den **Fingernägeln,** das nur dann besser wird, wenn der Patient sich auf die Fingernägel beißt. Wie auch immer der pathologische Zustand sein mag, wenn man dieser Kombination von Symptomen begegnet – Erstickungsangst und Reizungsgefühl unter den Fingernägeln – sollte man sofort an dieses Mittel denken. Wenn zusätzlich eine Verschlimmerung des Zustands um etwa 3 Uhr morgens vorhanden ist, dann ist Ammonium bromatum eindeutig das angezeigte Mittel.

Geist und Gemüt

Bei Ammonium-bromatum-Patienten handelt es sich, wie bei allen Ammonium-Patienten, um **furchtsame,** schüchterne Menschen, der Patient will allein sein, zieht sich zurück. Es **fehlt** ihm an **Selbstsicherheit,** und er hat eine Abneigung gegen soziale Interaktion, eine **Abneigung gegen Gesellschaft** und dagegen, **Fremden zu begegnen.**

Dies ist also nicht gerade der Typ Mensch, der die Gesellschaft anderer genießen könnte, sondern es handelt sich um verschlossene, leicht verletzliche Menschen, die sich leicht durch andere und deren „Schwingungen" beeinträchtigt fühlen und die sich nicht selbst in gesellschaftliche Situationen und Positionen drängen werden. Sehr schnell sind sie verletzt und entmutigt, sobald sie kritisiert werden, und sie neigen dazu, sich zurückzuziehen und zu schmollen. Sie werden deprimiert und geistig lethargisch, ihr Gedächtnis lässt nach, und sie machen Fehler beim Schreiben.

A

Allgemeinsymptome und Keynotes

- Viele Ammonium-bromatum-Patienten neigen zu Fettleibigkeit (wie es auch bei AMMONIUM CARBONICUM und AMMONIUM MURIATICUM der Fall ist), und sie sind oft empfindlich gegen kalte Luft.
- Ihre Hauptverschlimmerungszeit ist um 3 Uhr nachts, aber einige Symptome verschlimmern sich auch abends oder morgens.
- Ammonium bromatum ist eine nützliche Arznei bei chronischer Laryngitis oder **chronischem Kehlkopfkatarrh** bei Rednern. Diese Patienten haben dann einen trockenen, spasmodischen Husten, der zu fast ununterbrochenem Husten wird, besonders nachts beim Hinlegen. Sie müssen oft husten wegen eines Kitzelgefühls im Hals, direkt unter den Mandeln, und werfen einen weißen, klebrig-zähen Schleim aus. Dieser Husten tritt sehr plötzlich auf und kann sogar ein **Gefühl des Erstickens** oder Erdrosseltwerdens hervorrufen. Aber nicht nur im Hals oder in den Lungen, sondern auch in zwei weiteren Bereichen des Körpers können ähnliche „strangulierungsartige" Gefühle auftreten:
  - Gefühl, als ob ein **Band** um den Kopf geschnürt sei, welches am stärksten direkt über den Ohren drückt.
  - Schmerz wie von einem um die Mitte des Oberschenkels gebundenen **Strick,** der ein Humpeln verursacht.
  - Dieser Schmerz wie von einer Schnur kann auch um das Bein unterhalb des Knies gefühlt werden, um die Fußknöchel herum oder auch um den Fuß.
- In den Prüfungen von Ammonium bromatum wurden drei ganz besonders interessante Symptomenkomplexe im Bereich des Magens hervorgerufen. Sie scheinen mir drei verschiedene Variationen ein und desselben Zustands zu sein.
  - Ein Gefühl der Schwäche oder des Erstickens beginnt im Epigastrium und steigt auf beiden Seiten des Brustbeins zum Hals auf, was den Patienten dazu veranlasst, zu seufzen und im Zimmer umherzugehen, mit der Angst, er könne sterben.
  - Er hat das Gefühl, als ob etwas von der Magengrube heraufsteige, was ihm fast den Atem nimmt und ein sehr unangenehmes Schwächegefühl hervorruft, welches sich durch Aufstoßen teilweise bessert.
  - Aufgrund eines furchtbaren, quälenden Schmerzes im oberen Bereich des Epigastriums, der bis zum Rücken und zu beiden Hypochondrien hin ausstrahlt, bekommt er kaum Luft, beginnt zu schwitzen, ist unfähig stillzusitzen und muss rülpsend im Zimmer umhergehen.
- Abschließend möchte ich noch einige bemerkenswerte Symptome erwähnen:
  - Schmerz in der Seite des Kopfes in der Nähe des Auges, als ob ein Nagel hineingetrieben würde.
  - Vergrößerungs- oder Ausdehnungsgefühl der Augen am Abend, verbunden mit verschwommenem Sehen.
  - Jeden Abend ermüden die Augenlider und hängen kraftlos herab, und es ist schwierig und schmerzhaft, sie zu heben.
  - Niesen beim Heben der Arme, beim Umhergehen in einem kalten Raum, oder beim Betreten eines warmen Raums.
  - Stechender Schmerz in der Zunge, als ob sie verbrannt sei, am Morgen.
  - Dumpfer, anhaltender Schmerz sowie harte Schwellung im linken Eierstock.
  - Und vor allem sollte man das auffälligste Keynote dieses Mittels niemals vergessen: **Reizungsgefühl unter den Fingernägeln, welches sich nur durch Daraufbeißen bessert.**

Ammonium carbonicum

Essenzielle Merkmale

Dies ist ein komplexes Mittel und zugleich eines, das sehr wenig verstanden und daher selten angewandt wird. Zweifellos wird man dazu neigen, stattdessen eins der Kali-Mittel, besonders KALIUM CARBONICUM oder ANTIMONIUM TARTARICUM oder auch CARBO VEGETABILIS zu verschreiben.

In seiner Symptomatologie scheint es sehr komplex zu sein, viele Bereiche pathologischer Zustände abzudecken, und dennoch ist es in seiner Einzigartigkeit schwer zu erfassen. Kent nennt es ein „tief wirkendes, konstitutionelles Mittel, ein Antipsoricum".

Zu dem Begriff „konstitutionelles Mittel", den Kent hier benutzt, sind meines Erachtens einige grundsätzliche Anmerkungen nötig. Wenn dieser Begriff im unterscheidenden Sinne gebraucht wird, wenn also gemeint ist, dass dieses bestimmte Mittel, anders als andere Arzneien, ein konstitutionelles Mittel ist und daher tief wirkt, halte ich ihn für falsch. Ich bin zu der Erkenntnis gelangt, dass alle Mittel konstitutionelle Mittel mit entsprechend tiefer Wirkung sein können, wenn sie wirklich, im Sinne des Ausdrucks „Simillimum" in unserer Terminologie, angezeigt sind und dementsprechend angemessen verordnet werden.

Alle Mittel können auf einer oberflächlichen Ebene verschrieben werden und wirken dann partiell, und entsprechend können alle Mittel auf einer tieferen Ebene verschrieben werden, gemäß der gesamten Veranlagung, und können dann als konstitutionelle Mittel bezeichnet werden. Das Merkwürdige ist, dass man oft zunächst „oberflächlich" verschreiben muss, bevor man zum wirklich konstitutionellen Mittel durchdringen kann. Ich glaube, dass Kent die gleichen Gedankengänge hatte, wenn er von einem konstitutionellen Mittel sprach. Es sind eher seine Nachfolger, die ihn manchmal missverstanden haben und damit eine gewisse Verwirrung in Bezug auf die Bedeutung des Begriffs „konstitutionelles Mittel" gestiftet haben.

Pathologische Herzbefunde bei ausgeprägter Fettleibigkeit

Ammonium carbonicum ist bei Patienten angezeigt, die **schlaff** und **fettleibig** veranlagt sind, dem Syndrom sehr ähnlich, das wir heutzutage häufig bei den Patienten sehen, die Cortison einnehmen. Das Gesicht ist blass, aufgetrieben und gedunsen, und das Gewebe ist auffallend weich. Diese Schlaffheit und Weichheit scheinen bei Ammonium-carbonicum-Patienten zu überwiegen.

Es sind fett**leibige Menschen mit schwachem Herzen** und einem noch schwächeren Atemsystem. Als Folge davon werden wir Fälle von Herzleiden, Angina pectoris, Herzvergrößerung, Herzversagen etc. beobachten, und zudem ein Gefühl, dass das Herz ganz allgemein in einem instabilen Zustand ist. Der Patient fühlt sich entkräftet, und jede Bewegung erzeugt ein heftiges, beinahe hörbares Herzklopfen, das ihn zwingt, sich hinzulegen, und mit großer Todesangst verbunden ist. Er muss die ganze Zeit ruhen, um sich wohl zu fühlen; die geringste Anstrengung erzeugt dieses heftige Herzklopfen mit einem Gefühl von Entkräftung und einer Empfindung, als ob er ersticken würde.

Aber diese Symptome können **mit oder ohne** einen deutlich pathologischen Herzbefund auftreten. Es handelt sich einfach um eine Herzschwäche, die bei diesem Mittel frühzeitig auftaucht, doch das gleiche Mittel mit den gleichen Symptomen wird auch für **schwere pathologische Zustände** nützlich sein, wie z. B. in den letzten Stadien von Lungenentzündung mit Herzversagen. Es sollte bei akuten Lungenödemen in Betracht gezogen werden.

Kent schreibt: „Man beobachtet ‚Herzversagen', wie es in der Literatur der Alten Schule (Allopathie, G. Vithoulkas) erwähnt wird. Dort heißt es, der Patient habe gute Fortschritte gemacht, sei jedoch schließlich an Herzversagen gestorben. In sehr vielen Fällen könnte Ammonium carbonicum lebensrettend sein, wenn es rechtzeitig verabreicht würde." Normalerweise beobachtet man bei einer Symptomatologie dieser Art Anzeichen von **Zyanose.** Leider ist das Sterben den Menschen in unserer westlichen Medizin nur unter allopathischer Behandlung gestattet, sodass homöopathische Ärzte gar nicht die Möglichkeit haben, so schwere Pathologien mit homöopathischen Mitteln zu behandeln, vor allem da auch keine homöopathischen Kliniken verfügbar sind, die solche Fälle aufnehmen könnten. Daher können wir die Kenntnis unserer Mittel nicht wirklich voll entwickeln, und es wird sehr lange dauern, bis ihre vollständige Pathogenese erkennbar und verlässlich sein wird.

Atemnot durch Herzschwäche

Ammonium carbonicum erzeugt Atemnot, die durch eine Herzschwäche ausgelöst wird, und daher liegt es nahe, dass **Herzasthma** auftreten kann, aber es hat sich ebenso bei **Bronchialasthma** mit schwerer Pathologie, wie z. B. Emphysem, als nützlich erwiesen. Nehmen wir einen Fall mit folgendem Bild an: Der Patient ist in arger Bedrängnis, mit Erstickungsgefühl beim Atmen und sehr geräuschvollem Luftholen, Zyanose der Lippen, der Nase und sogar der Fingerspitzen, er sieht ängstlich aus und hat das

Gefühl, etwas Schlimmes stehe bevor. Die Stimme des Patienten ist sehr schwach, matt und heiser, die Nase ist kalt, obwohl Körper und Füße sich warm anfühlen, und der Puls ist extrem schnell und schwach. In einem solchen Fall sollte man an Ammonium carbonicum denken, und nicht an CARBO VEGETABILIS oder ANTIMONIUM TARTARICUM. Bei der Arbeit im Krankenhaus, wo Patienten in dem beschriebenen Zustand eintreffen können, wird Ammonium carbonicum daher nützlich sein.

Asthmatische Patienten müssen sich ungeheuer anstrengen, um auch nur ein paar Treppenstufen zu steigen, ihr Zustand verschlimmert sich sehr im warmen Zimmer, und sie können an der frischen, sauberen Luft besser atmen. Diese Menschen sind es, die am meisten unter der Luftverschmutzung durch die Autoabgase in großen Städten leiden.

Rezidivierende Erkältungen

In diesen Fällen von Störungen der Atmungsorgane wird man Patienten mit einer langen Vorgeschichte von wiederholten Anfällen von **Erkältung** begegnen, wiederholtem Schnupfen mit **scharfem** Katarrh aus der Nase, die nachts im Bett vollkommen verstopft ist. Der Patient wacht häufig auf, weil er nicht imstande ist, zu atmen. Die Erkältungen wandern den Hals hinunter und setzen sich schließlich in den Bronchien fest, wo ein trockener, kitzelnder Husten auftritt, fast immer in Verbindung mit Heiserkeit und sehr starker Beklemmung, die auf eine Ansammlung zähen, klebrigen Schleims in der Brust zurückzuführen ist.

Diese Erkältungen treten Jahr für Jahr häufiger und stärker auf, mit der Folge, dass die Brust geschwächt wird. Dies kann dazu führen, dass die Erkältung sich schließlich in den Bronchien festsetzt und von dort nicht mehr wegzubringen ist; dann beginnt die Dyspnoe. Es besteht eine sehr schwer auszuwerfende Ansammlung von Schleim, bis zum Schluss das Emphysem so groß wird, dass man nur noch eine ausgeprägte Dyspnoe ohne Husten oder Rasselgeräusche feststellen kann.

Es ist nicht unwahrscheinlich, dass man einen Ammonium-carbonicum-Fall erst als solchen erkennt, nachdem man jahrelang andere Mittel verschrieben hat, etwa ALLIUM CEPA, ARSENICUM, DULCAMARA, ARUM TRIPHYLLUM, und später CARBO VEGETABILIS, ANTIMONIUM TARTARICUM und KALIUM CARBONICUM, jeweils mit geringem oder nur partiellem Erfolg.

Scharfe und ätzende Absonderungen

Ein bedeutendes Charakteristikum dieses Mittels ist, dass **alle Absonderungen scharf und ätzend** sind. Sie verhalten sich wie Ammoniak selbst in seiner Rohform, das immer einen stechenden Geruch ausströmt. Ammonium carbonicum **scheidet Säure aus, sowohl körperlich als auch geistig.**

- Der Speichel wird ätzend und macht die Lippen wund, die in den Mundwinkeln und in der Mitte rissig werden. Die Augenlider eitern und werden trocken durch die **wundmachenden Flüssigkeiten** aus den Augen.
- Der **Stuhl ist ätzend** und macht den Anus wund.
- Der **Menstruationsfluss,** die **Leukorrhö** und die **Absonderungen von Geschwüren sind scharf und ätzend** und lassen die weiblichen Geschlechtsorgane bzw. die Gegend um das Geschwür herum wund werden. Die psychische und geistige Pathologie, die damit in Verbindung gebracht werden kann, werden wir unten behandeln.

Blutungen

Das Zahnfleisch geht zurück, blutet und wird porös, die Zähne lockern sich und fallen aus. Die Nase blutet schnell beim Waschen des Gesichts und der Hände sowie beim Essen. Wegen seiner Tendenz, Blutungen auszulösen, sollte Ammonium carbonicum bei Tuberkulose in Erwägung gezogen werden.

Die Mandeln und der Hals vereitern leicht.

Wirkung auf die Haut

Ein weiteres Charakteristikum von Ammonium carbonicum besteht in seiner Wirkung auf die Haut. Es hat die Tendenz, dunkelrötliche Ausschläge hervorzurufen: Der Körper ist **rot, wie mit Scharlach überzogen.** Maligner Scharlach, mit tiefem Schlaf, röchelnder Atmung und Aufschrecken aus dem Schlaf. Erysipel. Schlangenbisse. Kent schreibt: „Es verursacht schnelle Blutveränderungen, es bringt den gesamten Organismus durcheinander, und es erzeugt eine skorbutische Verfassung … Zu diesem Mittel gehören Blutungen von schwarzem Blut, häufig von flüssigem Blut, das nicht gerinnt … Das Blut ist dunkel und weist auf eine schwere Störung im

Blutkreislauf hin … Wenn man die Erscheinung von Menschen, die von Schlangen gebissen wurden, mit der Pathogenese dieses Mittels vergleicht, so stößt man dabei auf große Ähnlichkeit. Es ist allgemein bekannt, dass dieses Mittel wiederholt bei Schlangenbissen angewandt wurde … Man sollte es nicht als ein Antidot per se geben, sondern wenn es angezeigt ist bei Blutvergiftungen und Bissen von Tieren mit Infektionen, mit einer Neigung zu schwarzen, flüssigen Blutungen, wie bei Elaps."

Überwältigende Erschöpfung

Ein weiterer Aspekt von Ammonium carbonicum ist die Erschöpfung, die durch Herz- oder Atembeschwerden hervorgerufen wird. Es handelt sich um eine ungeheure Erschöpfung. Die Patienten versuchen aus dem Bett aufzustehen und fallen gleich wieder hinein, das Herz pumpt sehr stark, und bei Fällen von Herzbeschwerden oder Lungenemphysem besteht eine unbeschreibliche Müdigkeit. Der Patient ist dyspnoisch, kann den offenbar vorhandenen Schleim nicht auswerfen, Atmen ist praktisch unmöglich.

Erschöpfung tritt auch mit dem Beginn jeder Menstruation auf. Sie geht einher mit Erbrechen und Durchfall, Kälte des Körpers, blauer Verfärbung der Haut und Dyspnoe.

Abneigung gegen nasskaltes Wetter

Ammonium-carbonicum-Patienten können kaltes Wetter, vor allem wenn es auch nass und stürmisch ist, nicht ertragen. Sobald ihr Körper irgendwie nass wird, fühlen sie sich unwohl. Infolgedessen entwickeln sie eine Abneigung dagegen, ein Bad zu nehmen, und werden schließlich unreinlich. Ihre körperliche Ungepflegtheit scheint sie nicht zu stören; anscheinend ist mangelnde Sauberkeit für sie leichter zu ertragen als die Verschlimmerung ihres Zustands, unter der sie durch Wasser zu leiden haben. Wenn man sich über diese Unreinlichkeit Gedanken macht, sollte man aber nicht vergessen, dass sie mit ihren Atembeschwerden leben müssen; sie können sich leicht erkälten, und sie wissen, dass Baden ihre Probleme mit der Brust verschlimmert. Sie spüren, dass ihr Herz schwach ist und leicht versagen kann, und unter diesen Umständen haben sie das Gefühl, dass kaltes Wetter oder kaltes Wasser sie umbringt. In dieser Hinsicht ähnelt Ammonium carbonicum RHUS TOXICODENDRON; die Ähnlichkeit bezieht sich auch auf die Tatsache, dass beide Knochenschmerzen haben, die sich bei kaltem Wetter verschlimmern, sowie chronische Verstauchungen und Kontrakturen der Kniesehnen.

Geist und Gemüt

Um die geistigen und emotionalen Zustände von Ammonium carbonicum zu verstehen, muss man die körperliche Verfassung, in der die Patienten sich befinden, mit berücksichtigen. Ich würde dieses Mittel bei rein psychischen Störungen nicht verschreiben, weil wir bisher über kein klar abgegrenztes geistig-psychisches Bild dieses Mittels verfügen. Allerdings haben wir einige grundlegende Charakteristika seiner Mentalität und Psychologie.

Grundsätzlich müssen wir die Psychologie der Ammonium-carbonicum-Patienten und ihre Entwicklung unter dem Gesichtspunkt der scharfen, beißenden Absonderungen betrachten, die wir oben erwähnt haben. Wir dürfen nicht vergessen, dass wir es mit einer Person zu tun haben, die unter all ihren Erkältungen, Schnupfen, Atembeschwerden, Husten usw. außerordentlich leidet, zudem ein Schwächegefühl im Herzen hat und sich zugleich wegen ihrer steifen Sehnen usw. in ihren Aktivitäten eingeschränkt fühlt. Unter diesen Umständen entwickelt der Ammonium-carbonicum-Patient einen **bissigen Charakter** im Kontakt zu anderen. Er wird **reizbar, unfreundlich** und oftmals **beleidigend.**

Er hat schlechte Laune, eine Tendenz, „sauer zu sein", wird verdrießlich und still und antwortet nicht auf Fragen. Wenn er andere sprechen hört, geht es ihm noch schlechter, und er ist überempfindlich gegen jede Art von Kritik, nicht nur gegen sich selbst, sondern auch gegen andere. Er wird **eigensinnig** und befolgt ungern Anweisungen. Eine Alternative zu diesem Gemütszustand kann Gleichgültigkeit sein.

Es sind Menschen, die nicht leicht etwas mit anderen teilen können, besonders nicht ihre Emotionen. Sie sind nicht zum Reden aufgelegt und sehnen sich danach, still und schweigsam zu sein, vor allem während der Regel. Ihre Haltung scheint zu sagen: „Lassen Sie mich doch bitte in Ruhe." Es kommt zu übermäßiger Wut und zu Jähzorn, besonders bei Kopfschmerzen. Und die Patienten bekommen wirklich starke Kopfschmerzen, die sich auf die Stirn konzentrieren – noch spezifischer: **auf die Nasenwurzel.** Kopfschmerzen, die sich anfühlen, **als würde der Kopf zerspringen.** Auch bei kaltem und nassem Wetter und während der Abendstunden sind sie reizbar.

Im Allgemeinen handelt es sich um **schüchterne Menschen,** die sich zurückhalten und Menschenansammlungen meiden. Sie können sich nur in einer Diskussion ereifern, die unter vier Augen über ein Thema geführt wird, das ihnen gefällt. Sie neigen dazu, zu glauben, dass sie kein Glück haben, dass irgendwann ein **Unglück** eintreten wird.

Ein anderer Aspekt dieses Mittels ist die hysterische, zur Ohnmacht neigende Frau.

Die Ammonium-carbonicum-Menschen scheinen für Eindrücke empfänglich zu sein. Ihr Unterbewusstsein ist mit dem beschäftigt, was tagsüber nicht zu Ende geführt wurde, mit Dingen, die sie hätten sagen sollen, aber nicht gesagt haben, und nachts reden sie im Schlaf ziemlich deutlich und **offenbaren dabei Dinge,** die sie eigentlich als **Geheimnisse** betrachtet hatten. Sie äußern tatsächlich Gedanken, die sie in wachem Zustand nie mitteilen würden. Bei vielen Gelegenheiten **wachen sie mit Schrecken auf,** entsetzt.

Das Gefühl eines drohenden Unglücks manifestiert sich vor allem morgens, während sich abends eine eigenartige **Angst und Furcht** einschleicht, bei der ihnen zum Weinen zumute ist.

Sie werden traurig, deprimiert und fühlen sich elend, vor allem bei bedecktem und nassem Wetter.

Morgens sind sie schlecht gelaunt. Sie neigen zum **Weinen,** besonders morgens beim Aufstehen, und sie weinen wirklich viel. Diese weinerliche Stimmung bessert sich zum Abend hin.

Manchmal steht ihnen der Sinn nach einem Spaziergang, aber **durch das Laufen geht es ihnen schlechter,** und all ihre traurigen Erinnerungen steigen in ihnen auf, Dinge, die sie in der Vergangenheit geärgert haben, und infolgedessen werden sie deprimiert und **mutlos.**

Schließlich werden die intellektuellen Fähigkeiten der Patienten beeinträchtigt. Beim Denken verlieren sie den Faden; sie haben Konzentrationsschwierigkeiten. Sie werden missmutig, ihr Gedächtnis wird schwach, sie werden geistesabwesend. Sie machen **Fehler beim Rechnen, Sprechen und Schreiben.** Sie benutzen falsche Worte.

Wenn man es mit einem solchen Fall zu tun hat und ihn lange mit den falschen Mitteln behandelt, wird man diesen ganzen Degenerationsprozess beobachten und sich nicht imstande fühlen, ihn aufzuhalten. Die verabreichten Mittel wirken nur oberflächlich und lindernd, gehen aber nicht tief genug, um die erwünschte Besserung zu bringen. Plötzlich erkennt man seinen Irrtum, und sobald man es mit Ammonium carbonicum versucht, sieht man, welch erstaunliche Änderungen eintreten können. Menschen, die beinahe Invaliden waren, können nun neue Lebenszuversicht bekommen.

Ammonium-carbonicum-Menschen haben kein übermäßiges sexuelles Verlangen, sind aber sehr empfänglich für sinnliche Eindrücke. Ihre Phantasien können leicht angeregt werden. Man kann hysterische Reaktionen auf sexuelle Stimulationen beobachten, die von einer Empfindlichkeit der weiblichen Klitoris herrühren. Doch wenn die körperlichen Beschwerden wirklich lästig werden, geht jegliches Interesse am sexuellen Verkehr verloren. Frauen können sogar eine regelrechte **Abneigung gegen Sex** entwickeln, während Männer zwar noch Erektionen haben können, das Verlangen jedoch verlieren. Von den älteren Männern unter meinen Ammonium-carbonicum-Fällen waren die meisten nicht verheiratet. Das kann natürlich auch Zufall sein, ich sehe es jedoch als erwähnenswert an.

Die Unreinlichkeit, die Abneigung, sich anderen auf einer emotionalen Ebene mitzuteilen, die Neigung, allein und ohne Verpflichtung zu leben (wegen ihres schlechten Gesundheitszustands), das ständige Leiden, das durch die schwache Atmung und das schwache Herz bewirkt wird – das sind einige der Gründe, die für die Entscheidung ausschlaggebend sein könnten, nicht zu heiraten.

Allgemeinsymptome und Keynotes

- Ammonium carbonicum ist angezeigt bei Konstitutionen, die Schwierigkeiten mit der Sauerstoffversorgung des Blutes haben, und daher wird es das als erstes indizierte Mittel bei einer Asphyxie durch Kohlendunst sein. Der Kreislauf wird träge.
- Eines der besten Mittel bei Emphysem mit Zyanose.
- Es ist angezeigt, wenn eine **unzulängliche Reaktion** auf schwere fieberhafte Krankheiten wie Ty-

phus, Diphtherie, bösartigen Scharlach, Erysipel usw. besteht, wenn man verschiedene Mittel verordnet hat, der Fall aber nicht eindeutig scheint, und wenn der Patient erschöpft aussieht, mit **schwachem Herzen** und fast keinem Puls.

- Man sollte das Mittel in Fällen von zerebrospinaler Meningitis in Betracht ziehen, wenn der Patient in einen semi-komatösen, reaktionslosen Zustand verfällt. **Der Körper ist kalt, der Puls sehr schwach, die Körperoberfläche zyanotisch.** Ammonium carbonicum wird helfen, eine Reaktion hervorzurufen.
- Ein weiteres charakteristisches Merkmal dieses Mittels ist seine Tendenz zu **dunklen, manchmal schwarzen Blutungen,** das Blut gerinnt nicht.
- Ammonium-carbonicum-Patienten geht es bei kaltem und nassem Wetter wesentlich schlechter, ebenso wenn es stürmisch oder bedeckt ist, mit Ausnahme ihrer Dyspnoe, die im warmen Zimmer sehr viel schlimmer wird. Sie werden dann blass, und ihr Zustand verschlimmert sich so sehr, dass sie sich hinsetzen müssen und sich gar nicht mehr bewegen können. Durch einen Spaziergang an der frischen Luft fühlen sie sich besser.
- Wasser verschlimmert ebenfalls sehr, und sie entwickeln eine Abneigung gegen alles Nasse an ihrem Körper. Das ist auch der Grund dafür, dass sie sich nicht gerne waschen; dies kann soweit gehen, dass es für die mit ihnen Lebenden zum Problem wird.
- Bei Frauen **verschlimmert** sich der Zustand **während der Regel,** und viele müssen in dieser Zeit das Bett hüten. Es gibt Symptome, die der Cholera ähneln, mit andauerndem Durchfall und Erbrechen.
- Verschlimmerung durch Bewegung, durch Kauen oder durch Zusammenbeißen der Zähne und vom Bücken.
- Die schlimmste Zeit ist **zwischen 3 und 4 Uhr morgens.** Dies ist einer der Gründe, warum Lungenfälle mit dieser Verschlimmerungszeit sehr häufig KALIUM CARBONICUM statt Ammonium carbonicum bekommen.
- **Besserung** tritt ein, wenn sie sich **hinlegen,** vor allem **auf den Bauch,** und durch die **Bettwärme.** Besser durch Liegen auf der schmerzhaften Seite.
- Außerordentliche Empfindlichkeit gegenüber frischer Luft.
- Die rechte Körperhälfte scheint mehr betroffen zu sein als die linke.
- Die körperlichen Beschwerden und die Kopfschmerzen verschlimmern sich durch Kälte.
- Ohnmachtsanfälle, Angst, Unbehagen und Erschöpfung durch Bewegung.

Kopf Schwindeligkeit beim Sitzen und Lesen, besonders morgens. Schwindel mit Übelkeit am Morgen. Leere und Verwirrung im Kopf. Ein Gefühl, als ob das Gehirn locker im Kopf sei und nach der Seite falle, nach der er sich beugt.

Die bezeichnendste Kopfschmerzart ist ein drückender Kopfschmerz an der Nasenwurzel, mit dem Gefühl, **als würde die Stirn zerbersten.** Pulsierende, klopfende, pochende Kopfschmerzen vor allem in der Stirn, die sich nach dem Essen und beim Fahren in kalter Luft verschlimmern. **Kongestive Kopfschmerzen,** die sich bei feuchtem Wetter und beim Spazierengehen an der frischen Luft verstärken. Kopfschmerz wie von Klopfen oder Hacken mit einem scharfen Gegenstand. Kopfschmerz, als ob Wasser oder sonst irgendetwas im Kopf wäre. Die Kopfschmerzen sind schlimmer **beim Auftreten** und morgens beim Erwachen; besser durch Druck und im warmen Zimmer. Morgens Kopfschmerz mit Übelkeit. Ein pulsierendes Gefühl im Kopf, das sich im warmen Raum bessert.

Beim Zusammenbeißen der Zähne oder beim Kauen geht ein Stoß durch Kopf, Ohren und Nase. Ausschlag auf der Stirn, der aussieht wie kleine Eiterbläschen. Pickel an der Stirn und auf der Nasenspitze. Starkes Jucken der behaarten Kopfhaut, besonders am Hinterkopf. Das Haar schmerzt bei Berührung. Die rechte Kopfhälfte scheint schwerer als die linke zu sein.

Augen Brennen der Augen, mit Lichtscheu. Als ob Sand in den Augen wäre. Das rechte Auge fühlt sich an, als sei es in heißem Wasser gebadet. Die Augen sind schwach; das Kind blinzelt fortwährend. Beim Lesen tränen die Augen. Nach Überbeanspruchung muskuläre Asthenopie.

Frühmorgens sind die Augen verklebt. Die Augenlider schwellen an, trocknen und werden rissig von der **wundmachenden Flüssigkeit,** die aus den Augen tritt. Reichlicher Tränenfluss, besonders aus dem rechten Auge. Die Augen sind blutunterlaufen

A

und tränen. Sehr heftiges Zucken im rechten äußeren Augenwinkel. Entzündung des rechten inneren Augenwinkels, ohne Schmerz.

Funken vor den Augen, nachts beim Aufwachen. Doppeltsehen; große schwarze Flecken schweben vor den Augen nach dem Nähen. Katarakt im rechten Auge.

Ohren Harte Schwellung der Ohrspeicheldrüsen. Zucken und Spannung um das linke Ohr herum. Häufige und schmerzhafte Stiche im rechten Ohr. Jauchige, scharfe Absonderung aus den Ohren.

Verminderung des Gehörs. Schwerhörigkeit. Ein Schall in den Ohren wie von einem entfernten Schuss, mehrmals pro Stunde. Gehörtäuschung; er meint, Glockenläuten zu hören. Jeden Tag nach Mitternacht, ein Rauschen im (rechten) Ohr, auf dem er im Bett liegt. Stöße durch Ohren und Nase beim Zusammenbeißen der Zähne oder beim Kauen.

Nase Schnupfen bei hysterischen Frauen sowie bei schwächlichen oder älteren Menschen, mit Absonderung von **scharfem, beißendem, brennendem** Wasser.

Nachts verstopfte Nase, kann überhaupt nicht durch die Nase atmen, beide Nasenlöcher sind völlig verstopft. Die Nase ist sehr stark verstopft, ohne Schnupfen. Wasser tropft aus der Nase, ohne Schnupfen. Während der Regel läuft ätzendes Wasser aus der Nase, welches ein brennendes Gefühl auf der Oberlippe erregt.

Epistaxis, vor allem aus dem linken Nasenloch, beim Waschen von Händen und Gesicht am Morgen **und nach dem Essen.** Blutandrang in der Nasenspitze. Beim Bücken läuft das Blut in die Nasenspitze, die rot wird.

Häufiges Niesen frühmorgens im Bett. Linker Nasenflügel innerlich geschwollen und empfindlich. Trockenheit von Nase und Lippen.

Gesicht Blasses, aufgedunsenes Gesicht. Hitze im Gesicht beim Reden über ein Thema, das die Patienten erregt, und auch **während** und nach dem **Essen.**

Ausschlag um den Mund. Harte Anschwellung der Wangen. Pusteln und Eiterbeulen während der Regel. Die Mundwinkel sind wund, aufgesprungen und brennen, und gleichzeitig ist die Unterlippe in der Mitte durch ätzenden Speichel aufgesprungen. Zyanose der Lippen, der Nase und sogar der Fingerspitzen, bei Fällen von akutem Lungenödem oder Pneumonie.

Mund Rötung und Entzündung im Mundinneren und in der Kehle. Gefühl, als sei der Mund geschwollen. Innerliche Schwellung der Wangen.

Das Essen schmeckt nach Metall, säuerlich, nach Blut, bitter am Morgen. Große Trockenheit in Mund und Hals. Bläschen an den Rändern und der Spitze der Zunge.

Knacken im Kiefergelenk beim Kauen. Ziehender Zahnschmerz **während der Regel.** Die Zähne schmerzen **beim Zusammenbeißen.** Zusammenbeißen der Zähne lässt einen Stoß durch Kopf, Ohren und Nase fahren. Heftiger Zahnschmerz, sobald die Patientin abends zu Bett geht. Die Zähne fühlen sich oft an, als ob sie zu lang seien.

Hals Die Mandeln sind **hochgradig entzündet und sehen fast bläulich-purpurrot aus.** Neigung zu gangränöser Vereiterung der Mandeln mit großer allgemeiner Erschöpfung.

Die Zustände können von einfachen Halsschmerzen bis zu schweren Entzündungen mit purpurnem Rachen reichen. Schwellung der Drüsen an der Außenseite des Halses, sie sind vergrößert und fühlen sich wie Klumpen an. Wenn bei Diphtherie die Nase verstopft ist, schreckt das Kind aus dem Schlaf auf und ringt nach Luft, und dies passiert immer wieder, sobald es einschläft. Das Bild des Halses und der Haut von Ammonium carbonicum ähnelt sehr demjenigen von LACHESIS; wegen dieser Ähnlichkeiten ist Ammonium carbonicum LACHESIS gegenüber feindlich. Aber eigentlich kann man die beiden Mittel nicht verwechseln, weil sie weit entfernt voneinander sind.

Brennen im Hals und die Speiseröhre hinunter. Schmerzen im Hals beim Schlucken, als sei die rechte Mandel geschwollen. Trockener Husten von Kitzeln im Halse nach 3 Uhr morgens.

Atmung, Brust, Herz Fälle **älterer Menschen** mit einer langen Vorgeschichte von **ständigen Erkältungen, Schnupfen, Bronchitis** und schließlich Dyspnoe, Asthma und **Emphysem.** Wenn das Mittel in diesem Endstadium gegeben wird, wird es lindern, aber nicht wirklich heilen. Kent schreibt:

„Das Mittel hat viele katarrhalische Symptome und Husten, mit viel **Schleimrasseln in der Brust** und den Luftwegen. Atembeklemmung, katarrhalische Dyspnoe. Wenn die Symptome übereinstimmen, ist es besonders bei hypostatischer Lungenkongestion angezeigt, **wenn die Brust mit** schwer auszuwerfendem **Schleim gefüllt** ist … Ältere Menschen, die an Katarrh in der Brust leiden, haben um 3 Uhr nachts eine Verschlimmerung mit Herzklopfen und Erschöpfung, sie erwachen um diese Zeit mit kaltem Schweiß und Dyspnoe." (Hervorhebungen G. Vithoulkas) Seröse Flüssigkeit sammelt sich in den Lungen an, was mit starken Rasselgeräuschen verbunden ist, und kann infolge der allgemeinen Schwäche des Patienten nicht ausgehustet werden (ANTIMONIUM TARTARICUM). Eine weitere gute Beschreibung liefert Hering: „Dünnes, schaumiges Sputum; adynamischer Zustand mit Rasseln großer Blasen in der Brust. Bei Bronchitis älterer Menschen." Und: „Husten mit Blutspucken, vorherigem süßlichem Geschmack und starker Dyspnoe, mit Stichen im Kreuz und in der Magengrube."

Asthmatische Atmung besser an der frischen Luft, schlimmer im warmen Zimmer. Erschwerte Atmung im **warmen Zimmer,** wird dann leichenblass und muss sich ruhig verhalten. Asthma; wenn der Raum warm ist, steigert sich die Dyspnoe, bis es scheint, als drohe er zu ersticken, als werde er vor Luftmangel sterben.

Trockener, stoßweiser Husten, der sich nach Mitternacht und **um 3 Uhr morgens** verschlimmert. Husten durch Kratzen im Hals. Das Kind hustet sehr heftig, jede Nacht gegen 3 oder 4 Uhr morgens. Trockener Husten, besonders nachts, wie von Staubteilchen im Hals. Husten mit Auswurf blutigen Schleims.

Kardiale Dyspnoe infolge von Herzschwäche. Starkes Herzklopfen mit Retraktion des Epigastriums und Schwächegefühl in der Präkordialregion. **Hörbares Herzklopfen.**

Magen Schmerzen im Epigastrium wie von einem ständigen Gewicht, die sich nach dem Essen, besonders von Fleisch, verschlimmern. Krampfartige, zwickende, zusammenschnürende Magenschmerzen werden durch Druck besser. Drückender Schmerz im Magen durch Kleiderdruck. Empfindlichkeit und Schmerzen in der Magengrube mit Sodbrennen. Zusammenschnürender Schmerz in der Magengrube, mit Sodbrennen, Übelkeit, Aufschwulken und Frösteln, besser durch Hinlegen und Druck. Schmerzhaftigkeit des Magens bei Berührung.

Leeres, säuerliches Aufstoßen. Großer Appetit, der aber schnell befriedigt wird. Hat keinen Geschmack an den Speisen. Sehr heftiger Hunger und Appetit. Sobald sie eine Kleinigkeit gegessen hat, ist sie satt. Bis drei Stunden nach der Mahlzeit ein Gefühl, als sei der Magen überladen. Dyspepsie mit Blähungen. Verlangen nach **Zucker;** Abneigung gegen Milch.

Brechreiz ohne wirkliches Erbrechen. Übelkeit nach dem Essen. Starker Durst, besonders beim Essen.

Abdomen Krampfartige, kneifende Schmerzen in kalter Luft. Druckschmerz unter den rechten Rippen, in der Lebergegend. Geräusche und Schmerzen im Abdomen.

Elastische Schwellung in der linken Leistengegend **wie eine** aufgeblähte Hernie, abends nach dem Niederlegen, mit Schmerz wie zerschlagen an dieser Stelle. Beim Aufwachen sind Schwellung und Schmerz verschwunden. Abends viel Blähungen.

Rektum und Stuhl Schwieriger Stuhl, der hart und knotig ist. Blutabgang vor und nach dem Stuhl. Blutende Hämorrhoiden; schlimmer während der Regel. Vortretende Hämorrhoiden nach dem Stuhlgang. Schmerz im Rektum besser beim Liegen auf dem Rücken. Jucken am After. Scharfer, ätzender Durchfall mit Brennen am After.

Verstopfung, Entleerung schwierig. Verzögerter und harter Stuhlgang. Schmerzhafter Tenesmus während der Regel. Weicher Stuhl, davor und danach Schneiden im Bauch. Zurückhalten des Stuhls während der ersten Tage, worauf dann weicher Stuhl folgt. Durchfall und Erbrechen zu Beginn der Regel.

Harnorgane Blasser Urin mit weißer, sandiger Ablagerung. Häufiger Harndrang; nachts unwillkürlicher Harnabgang. Starker Tenesmus mit schneidendem Schmerz. Blutiger Urin.

A

Männliche Genitalien Die Patienten reagieren sehr **empfindlich auf sexuelle Reize,** was zu Masturbation und manchmal starkem sexuellem Verlangen ohne Erektion oder auch zu Erektionen ohne Verlangen führt. Jucken und Schmerzen am Hodensack und den Samensträngen. Würgender Schmerz im Hodensack.

Weibliche Genitalien Frauen leiden **besonders zu Beginn der Regel,** wenn der gesamte Abwehrmechanismus seinen niedrigsten Stand erreicht. Sie werden **depressiv, ermüden leicht, erkälten sich schnell, und ihr Verdauungssystem reagiert heftig mit Erbrechen, Durchfall oder beidem.**

- Choleraähnliche Symptome (Durchfall und Erbrechen) zu Beginn der Regel.
- Reizzustand der Klitoris mit Hysterie.
- Regelblutung reichlich nach Fahren in kalter Luft. Besonders stark nachts und beim Sitzen und Fahren; vorher kneifende Kolik. Beim Stehen verstärkt sich die Blutung. Häufige und reichliche Blutungen mit klumpigem, schwarzem Blut.
- Das Menstruationsblut ist schwärzlich, oft in Klumpen, geht mit krampfartigen Schmerzen im Bauch ab, sowie mit hartem Stuhl und Tenesmus. Das Menstruationsblut ist ätzend, macht die Oberschenkel wund.
- Starke Erkältung während der Regel. **Während der Regel große Müdigkeit,** besonders in den Oberschenkeln, mit Gähnen, Zahnschmerzen, Kreuzschmerzen und Frösteln.
- Jucken, Anschwellen und Brennen der Vulva.
- Brennende, scharfe, ätzende, wässrige Leukorrhö.
- Abneigung gegen das andere Geschlecht; Abneigung gegen Beischlaf.

Rücken Ziehende Schmerzen zwischen den Schulterblättern während der Regel.

Extremitäten Reißen in den Gelenken wird durch Bettwärme gelindert; Neigung, die Gelenke zu strecken. Chronische Folgen von Verstauchungen.

Krampf im rechten Arm, der den Arm nach hinten zieht. Zucken im rechten Oberarm. Der rechte Arm schien zentnerschwer und ohne Kraft zu sein. Aufgetriebene Adern und blaue Verfärbung der Hände; nach Waschen in kaltem Wasser.

Panaritium. Zusammen mit SULFUR, LACHESIS und MYRISTICA ist Ammonium carbonicum eines der wichtigsten Mittel, wenn bei einer Entzündung der Finger eine Blutvergiftung droht. Der Finger ist **hochgradig entzündet** und gerötet, mit tiefsitzendem periostalem Schmerz, wobei die Röte bis in den Arm ausstrahlt.

Unruhe in den Beinen. Waden- und Fußsohlenkrämpfe. Abends kalte Füße, besonders beim Zubettgehen. Der linke große Zeh fühlt sich heiß an und schmerzt, als wäre er verbrannt. Entzündung des großen Zehs.

Schlaf Schläfrigkeit am Tage. Unruhiger, unerfrischender Schlaf jede Nacht; er wirft sich herum. Er schreckt aus dem Schlaf auf wie von Schreck, mehrmals hintereinander nach Mitternacht, kann danach lange nicht wieder einschlafen.

Fieber und Frost Häufiges Frösteln mit Kopfschmerzen. Abendliche Frostanfälle. Frühmorgens Schweiß.

Haut Brennende Röte, wie Scharlach, in der rechten Kniebeuge und am Bein hinunter. Beim Auflegen kalter Hände verstärkt sich der Schmerz. Der Körper wird rot, wie mit Scharlach überzogen. Heftiges Jucken und brennende Blasen nach dem Kratzen. Jucken der behaarten Kopfhaut. Faulige, flache Geschwüre mit einem stechenden Gefühl. Bösartiger Scharlach mit Schläfrigkeit und Aufschrecken aus dem Schlaf. Erysipel bei älteren Menschen, wenn die zerebralen Symptome entwickelt sind. Ekzeme in den Beugen der Extremitäten, zwischen den Beinen, um den Anus und die Genitalien.

Ein geheilter Fall

„Es gab eine Frau in dieser Stadt, auf die eine solche Beschreibung genau zutraf. Ihr Zustand äußerte sich in einer eigentümlichen Herzschwäche mit Dyspnoe und Herzklopfen bei Bewegung. Ich hatte den Fall behandelt, aber nicht gänzlich studiert, und da sie bei meiner Behandlung keine Fortschritte machte, wurde sie zu einem unserer fähigsten Neurologen überwiesen, der ihr eine „Liegekur" verordnete und ihr innerhalb von sechs Wochen vollständige Besserung versprach. Da es ihr nach den sechs Wochen aber schlechter als je zuvor ging, wurde ein Herzspezialist zur Untersuchung herangezogen. Dieser bestätigte zwar, dass das Herz wirklich nicht besonders kräftig sei, da aber kein organisches Leiden vorliege, gehöre der Fall nicht in seinen Tätigkeitsbereich. Danach wurde ein Lungenspezialist befragt, und später wurde sie noch verschiedenen anderen Spezialisten vorgestellt. Alle ihre Organe wurden eingehend untersucht, und es zeigte sich, dass nichts Krankhaftes an ihnen festzustellen war; aber die arme Frau konnte wegen ihrer Beschwerden und wegen des Herzklopfens gar nicht mehr laufen. Sie hatte etwas trockenen, stoßweisen Husten, der nichts Besonderes war, aber dennoch wurde eine Untersuchung der Brust durchgeführt, die ohne klinischen Befund blieb.

Aber nachdem sie etwa drei Monate in diesem Zustand gelebt hatte und es ihr immer schlechter ging, setzten sich die Familienmitglieder durch, die auf meiner Seite standen, und ich beschäftigte mich erneut mit ihr. Ich setzte die Untersuchung des Falles fort, der extrem unklar war, da ich mich nur auf diese wenigen Symptome stützen konnte, und schließlich kam ich auf Ammonium carbonicum, und dieses Mittel bekommt sie jetzt seit achtzehn Monaten. Jetzt steigt sie auf Berge, tut alles, wozu sie Lust hat, und will auch wieder ihren Haushalt führen. Von einem Fall von nervöser Erschöpfung, geistiger Ermüdung und all dem, was sonst noch bei ihr diagnostiziert wurde, hat sie sich dank dieses einen Mittels zu einer ganz gesunden Frau entwickelt. Dies macht deutlich, wie tief das Mittel wirkt. Eine Dosis wirkt bei ihr normalerweise sechs bis acht Wochen und bringt ihr jedesmal kontinuierliche Besserung.“ (Kent, *Lectures on Homeopathic Materia medica*)

Ammonium causticum

Essenzielle Merkmale

Auch dieses Mittel ist noch unvollständig geprüft und wird selten benutzt. Wenn es jedoch erst einmal gelungen ist, sein Bild vollständig zu erforschen, wird es sich mit Sicherheit als sehr wichtiges Mittel erweisen. Man sollte Ammonium CAUSTICUM bei Fällen von **Aphonie** versuchen, wenn CAUSTICUM gegeben wurde und versagt hat. Es wird in solchen Fällen nicht klar sein, ob die Aphonie Folge einer Lähmung der Stimmbänder oder einer Entzündung ist, doch es wird eher so aussehen, als sei Lähmung die Ursache.

Das Mittel ist indiziert bei Patienten, deren Stimme so schwach, dass man sie kaum hören kann, und sehr undeutlich ist. Die Anstrengung, die der Patient unternimmt, um zu sprechen, ermüdet ihn, und gleichzeitig kann er einen Schmerz in der Brust spüren. Diese Müdigkeit beim Sprechen ähnelt der von STANNUM; und man sollte Ammonium CAUSTICUM wegen seiner Tendenz, das Atmungssystem anzugreifen und Blutungen hervorzurufen, auch bei Tuberkulose in Betracht ziehen.

Interessanterweise scheint bei Ammonium CAUSTICUM eine Lähmung des Ösophagus vorzuliegen; der Patient hat das Gefühl, er **könne kein Wasser schlucken,** obwohl er **sehr durstig** ist. In dieser Beziehung ähnelt es sehr CAUSTICUM mit seiner Tendenz zu lokaler Lähmung. Es sind auch starke Erschöpfung und Muskelschwäche vorhanden, was dafür spricht, dass dieses Mittel bei neuromuskulären Erkrankungen in Betracht gezogen werden sollte, besonders dann, wenn zu den hervorstechendsten Symptomen Schluckbeschwerden gehören. Die Ammonium-causticum-Patienten leiden an Beklemmung in der Brust mit Angst, sie haben das Gefühl, dass sie keine Luft bekommen, dass sie ersticken; große Schwierigkeiten beim Atmen. Sehr ähnlich wie die Lachesis-Patienten werden sie von einem Erstickungsgefühl aus dem Schlaf gerissen. Bei beiden Mitteln scheint der Auslöser eine momentane Paralyse des Vagusnervs zu sein.

Ein weiterer wichtiger Aspekt von Ammonium causticum ist seine Tendenz, das Epithel des oberen Verdauungskanals anzugreifen. Die Zunge, der Gaumen und die Speiseröhre sind weißlich und teilweise mit Bläschen bedeckt. Weiße Flecke treten auf der Zunge und an der Innenseite der Wangen auf und erinnern an die Symptome von AIDS. Tatsächlich weist das ganze Bild des Mittels – die extreme Erschöpfung, die Abmagerung, die Wirkung auf das Atmungssystem und die Schleimhäute etc. – auf eine mögliche Indikation bei AIDS-Patienten hin.

Stücke weißer Haut lösen sich von Zunge und Hals ab, und die darunterliegenden Stellen sind rot. Die gesamte Mundhöhle, Mund, Zunge, Hals und wahrscheinlich ein großer Teil des Ösophagus sind vom Epithel entblößt. Die Absonderungen sind scharf, wie auch bei den anderen Ammonium-Verbindungen. Es besteht eine starke Tendenz zu Blutungen aus allen Körperöffnungen, Blutungen der Schleimhäute mit Ohnmachtsneigung; infolgedessen kann sich dieses Mittel bei Colitis ulcerosa als nützlich erweisen. Auch Blutabsonderung aus dem Rektum mit starkem Tenesmus tritt auf.

Ammonium causticum wirkt auf die Nieren und ruft Albuminurie sowie hyaline Zylinder und roten Harn hervor. Es wirkt auch auf das Herz und ist als Herzstimulans bei schwachem Herzen mit langsamem, aussetzendem oder unregelmäßigem Puls eingesetzt worden.

Konvulsive Zuckungen treten auf, stärker am rechten Arm, ebenso Kontraktionen der Beugemuskeln und Zusammenziehung der Speiseröhre.

Auf der emotionalen Ebene ist – wie auch bei AMMONIUM CARBONICUM und AMMONIUM MURIATICUM – eine bemerkenswerte **Furchtsamkeit** festzustellen, mit einer Tendenz, sich **leicht zu erschrecken.**

Abends ist der Patient sehr erregt, mit Beklemmungsgefühl, und der Gesichtsausdruck zeigt große Angst, die zu einer wirklichen Qual werden kann. Verzweiflung und Mutlosigkeit stellen sich ein.

Allgemeinsymptome und Keynotes

Um die Erinnerung an einige charakteristische Symptome und Keynotes dieses Mittels zu erleichtern, werde ich im folgenden eine (scheinbar) theoretische Fallbeschreibung geben:

Stellen Sie sich vor, Sie werden zu einem **abgemagerten** Patienten gerufen, der so erschöpft ist und dessen Muskeln so schwach sind, dass er bei der geringsten Anstrengung zittert und sich, wenn er aus dem Bett aufsteht, nicht auf den Beinen halten kann.

Dieser Patient hat einen leidenden, ängstlichen Gesichtsausdruck, das Gesicht ist bedeckt mit feuchtkaltem Schweiß und im oberen Bereich rotviolett, im unteren Teil dagegen blass. (Es kann jedoch auch eine Röte über der Nase und den Stirnhöhlen vorhanden sein.)

In den entzündeten **Augen** kann man eine **gelbliche Chemosis** erkennen, aber die meiste Zeit über sind sie, unter geschlossenen Lidern, **spasmodisch nach oben gedreht.**

Die Lippen sind geschwollen, zyanotisch und livide, mit einem schwarzen Belag auf der Mitte der Unterlippe, und auch auf der Zungenspitze befindet sich ein schwarzer Belag. Wenn man tiefer in den Mund hineinschaut, sieht man, dass die **Zunge** weiß belegt, schmerzend und empfindlich ist, mit Stückchen abgelöster Schleimhaut. Der ganze Mund und der Hals sind dunkelrot und geschwollen, mit wunden Stellen und weißen Flecken auf der Innenseite der Wangen.

Der Patient versucht, Ihnen von den **brennenden Schmerzen** zu erzählen, die er im Mund, im Hals und in der Speiseröhre fühlt, so als ob alles vom Magen bis zum Mund hinauf in Flammen stehe, aber seine **Stimme ist sehr schwach, undeutlich, auf ein Flüstern reduziert.** Es ist sehr **ermüdend** für ihn, **zu sprechen,** und er spricht daher mit vielen Unterbrechungen.

Er ist sehr **durstig** und bittet um etwas Wasser, hat aber **große Schwierigkeiten,** es **zu schlucken,** und er scheint, wegen eines Würgegefühls beim Schlucken, fast gar nichts trinken zu können. Und bald **nachdem** er es geschafft hat, ein kleines bisschen zu **trinken,** bekommt er einen **erstickungsartigen Hustenanfall** mit **reichlichem Schleimauswurf.** Seine Atmung ist geräuschvoll, schnell und mühsam, und man kann **rauhes Schleimrasseln** im Kehlkopf und in der Luftröhre hören, ebenso ein Rasseln in der Brust. Das **Ringen nach Luft** wird schließlich so schlimm, dass man an einen **Krampf** (oder auch ein Ödem oder eine Lähmung) **der Glottis** denken muss, an dem der Patient jeden Moment zu ersticken scheint. Und als ob all dies noch nicht genug wäre, beginnt er auch noch zu **erbrechen** und wirft etwas Seifenlaugenähnliches aus oder zähen, blutgefärbten Schleim; dieses Erbrechen ist manchmal so heftig, dass eine brennende, weißliche Flüssigkeit **aus Mund und Nase** herauskommt.

Und wenn Sie ihm immer noch nicht die richtige Arznei gegeben haben, wird der Patient beginnen, **aus allen Körperöffnungen zu bluten,** aus Mund, Nase, Augen und Ohren, was Ohnmacht hervorruft, und schließlich fällt er in sein Bett zurück, **bewusstlos und mit halbgeöffneten Augen.**

Dieses Bild scheint sehr übertrieben, aber fast alle erwähnten Symptome können im Falle einer Ammonium-causticum-Vergiftung bei ein und derselben Person auftreten.

„Ammonium causticum ist eines der besten Mittel der gesamten Materia medica für **Aphonie**, besonders wenn das brennende Wundsein im Hals vorhanden ist.“ (E. A. Farrington; Hervorhebung G. Vithoulkas)

Ammonium muriaticum

Essenzielle Merkmale

Ammonium muriaticum hat viele Ähnlichkeiten mit Ammonium carbonicum. Die Wirkung beider Mittel auf die Schleimhäute ist fast identisch: Sie verursachen reichliche, **scharfe** Absonderungen. Das von ihnen hervorgerufene menstruelle Syndrom ist ebenfalls sehr ähnlich, mit Erschöpfung, Diarrhö, Erbrechen und dunklem, klumpigem Blut; allerdings hat die Ammonium-muriaticum-Patientin einen charakteristischen zusammenziehenden Schmerz in der Leiste, der sie **zwingt, gebeugt zu gehen.** Auch auf die Lungen wirken beide Mittel in ähnlicher Weise; bei Ammonium muriaticum ist diese Wirkung jedoch nicht so heftig. Die Folgen von Verstauchungen, die zurückbleibenden Schmerzen mit einem Zusammenziehungsgefühl, „als seien die Sehnen zu kurz“, sind für beide Mittel charakteristisch.

Während das Herz bei Ammonium muriaticum nicht so stark betroffen ist wie bei AMMONIUM CARBONICUM, scheint die Wirkung auf das Gefäßsystem drastisch zu sein; es kommt leicht zu einer Erhöhung des Blutdrucks. Ammonium muriaticum hat zwei große Charakteristika:

- Das eine ist ein **pochendes Gefühl an einzelnen Stellen,** wie in den **Lidern** oder den **Drüsen** etc.
- Das andere ist ein Gefühl von **Spannung und Straffheit in Muskeln und Sehnen, als seien sie zu kurz.**

Wann immer eines dieser Symptome beobachtet wird, sollte man an Ammonium muriaticum denken. Es ist z. B. folgender Fall möglich: Ein Patient hat **Monate nach einer Verstauchung** immer noch genauso schlimme Schmerzen wie am Anfang. RHUS TOXICODENDRON, BRYONIA, ARNICA und SULFURICUM ACIDUM sind ohne große Wirkung verschrieben worden. Der Patient klagt außerdem darüber, dass er sich überall steif fühlt und **häufige Anfälle von Lumbago und Ischialgie** erleidet, dass er sich nicht frei bewegen kann. Jede Bewegung tut ihm weh, aber es geht ihm wesentlich **besser, wenn er sich hinlegt;** wenn er dann außerdem das Gefühl hat, als seien seine **Muskeln gespannt,** dann handelt es sich wahrscheinlich um einen Ammonium-muriaticum-Fall.

Äußere Erscheinung

Ammonium-muriaticum-Menschen haben eine charakteristische Erscheinung, die auf den ersten Blick zu erkennen ist, besonders wenn man die Patienten im Sitzen sieht. Ihr Körper ist **korpulent, fettleibig** und der Bauch steht vor, was eine Erschlaffung der Bauchmuskulatur anzeigt; jedoch sind die **Beine** im Verhältnis **viel zu dünn;** auch ohne dass der Patient sich auszieht, ist diese Eigentümlichkeit deutlich zu sehen. Die Hose fällt in Falten um die sehr dünnen Beine; es scheint, als wären unter der Hose gar keine Beine vorhanden. Ein aufmerksamer Beobachter hat damit einen ersten Anhaltspunkt für Ammonium muriaticum.

Schüchternheit; Stolz und Verwundbarkeit

Wie die anderen Ammonium-Patienten sind auch Menschen, die Ammonium muriaticum benötigen, **schüchtern,** doch ich würde sagen, dass die Ammonium-muriaticum-Patienten die Intellektuellen der Ammonium-Gruppe sind. Es sind verschlossene Menschen, die sich gerne zurückziehen; sie lieben es, zu lesen und zu studieren, und erst hinterher reden sie gerne mit anderen über ihre Ideen und Ergebnisse. Ein Ammonium-muriaticum-Fall verschwendet seine Zeit nicht mit müßiger Konversation. Nur was ihm, seiner Bildung und seinem Verständnis entsprechend, wirklich wichtig und mitteilungsbedürftig erscheint, wird mit anderen besprochen.

Ammonium-muriaticum-Patienten können z. B. etwas dafür übrig haben, eine „wissenschaftliche Diskussion“ zu führen; sie führen zahlreiche Beweise für ihre Ansicht an, und es kommt zu einer lebhaften Debatte. Dann **regen sie sich auf** und werden **rot** im Gesicht. Sie sind hartnäckig und eigensinnig und nicht bereit, die Argumente ihrer Gegner unvoreingenommen anzuhören: **Sie sind im Recht.**

Obwohl sie öffentliche Auftritte vermeiden und es ihnen widerstrebt, zu viel Aufmerksamkeit auf sich zu ziehen, mögen sie es doch, wenn sie von anderen wegen ihrer hervorragenden wissenschaftlichen oder beruflichen Qualitäten bewundert werden. Sie sind gewissenhafte, ernsthafte, nachdenkliche Personen, die sich gern auf ihre eigenen Angelegenheiten konzentrieren. Dagegen sind sie keine gefühlsbetonten Menschen und werden nicht leicht ihre Gefühle zeigen, selbst gegenüber ihren engsten Verwandten nicht.

Überhaupt scheint es den Ammonium-Patienten allgemein an der emotionalen Wärme zu fehlen, die den Menschen liebenswert macht. Ammonium-muriaticum-Menschen im besonderen wollen bewundert, aber nicht geliebt werden, und sie mögen es nicht, wenn andere ihnen Gefühle entgegenbringen. Ein solcher Mensch wird als intelligent angesehen werden, aber auch als jemand von eigener Art, mit dem schwer zusammenzuleben ist. Manchmal wird er eine eigenartige Abneigung gegen bestimmte Personen entwickeln und sich weigern, sich mit diesen abzugeben. Er nennt dann keinen Grund für seine Abneigung gegen diese Personen; er scheint einfach empfindlich gegen ihre „Schwingungen" zu sein.

Ammonium-muriaticum-Patienten können recht grob und beleidigend sein, besonders wenn sie einen schwachen Punkt in der intellektuellen Argumentation eines anderen entdecken; sie können auch boshaft sein.

Ihr Charakter – eine Kombination von Schüchternheit, Stolz auf ihre intellektuellen Errungenschaften und Verwundbarkeit gegenüber anderen – lässt sie sehr reserviert, verschlossen und unzugänglich werden.

Kummer hat eine ungeheure Wirkung auf diese Menschen; sie reagieren dann sehr ähnlich wie NATRIUM-MURIATICUM-Patienten. Daher leiden Ammonium-muriaticum-Patienten an Beschwerden durch Kummer: Sie werden **still, schweigsam** und zurückgezogen und möchten mit niemandem sprechen. In Gedanken versunken können sie stundenlang auf einem Platz sitzen bleiben und kaum zum Reden bewegt werden. Sie sind voller Kummer und wollen weinen, aber es kommen keine Tränen. Eine natürliche Erleichterung durch Weinen ist ihnen versagt, sehr ähnlich wie bei NATRIUM MURIATICUM.

Ihre Gefühle und Emotionen sind nicht voll entwickelt. Sie sind schnell gereizt, haben diese Reizbarkeit jedoch meist unter Kontrolle, und nur gelegentlich bricht es aus ihnen heraus. Besonders wenn sie Kopfschmerzen haben, fühlen sie sich innerlich gereizt; dies wird, wie auch ihr allgemeiner Geistes- und Gemütszustand, nach dem Essen besser.

Ammonium-muriaticum-Patienten können eine Angst in Bezug auf ihre Arbeit, ihre Leistungen entwickeln. Schon durch Kleinigkeiten werden sie erschreckt. Es sind Menschen, die sich sozial schlecht durchsetzen können, weil sie leicht einen Schrecken bekommen und zusammenfahren. Sie wachen morgens mit Schreck auf, und abends beim Einschlafen fahren sie immer wieder auf.

Sie haben Angst in einer Menschenmenge und im Dunkeln; es muss ein Licht anbleiben. Manchmal kann sie eine Furcht beschleichen, die sie nur sehr selten zugeben werden – eine Furcht, jemanden zu töten, oder auch eine Furcht, von jemandem umgebracht zu werden.

Eine gründliche psychologische Untersuchung weist auf Angst- und Schuldgefühle im Unterbewusstsein hin. Ihre Symptomatologie zeigt, dass sie an Wahnvorstellungen leiden, es befinde sich jemand unter ihrem Bett – ein Feind oder jemand, der ihnen etwas antun will – oder ein Schwert hänge über ihrem Kopf usw.

Depressiver Zustand, Gleichgültigkeit und Apathie

Weil ihrem Charakter die Leichtigkeit fehlt und sie nicht in der Lage sind, das Leben auch einmal oberflächlich zu betrachten, kann eine Enttäuschung auf beruflicher oder emotionaler Ebene diese Menschen sehr rasch in einen Zustand der Depression führen. Von dieser werden sie jedoch nicht überwältigt, und Depressionen mit Selbstmordneigung kommen nicht vor. Sie werden von Grund auf unzufrieden, unbefriedigt und ungehalten über alles, was sie selbst tun oder was andere für sie tun. Sie haben das Gefühl, sie würden nicht genug anerkannt.

Wie gesagt, bedeuten für diese Menschen ihre intellektuellen Bestrebungen die größte Wohltat, doch wenn sie enttäuscht werden, wie es jedem von uns ab und zu passiert, trifft sie das ziemlich stark, sodass sie jegliches Interesse daran verlieren. Schließlich können sie in einen Zustand der **Gleichgültigkeit,** der **Apathie** geraten, mit einer Abneigung gegen jede Art von Kommunikation mit irgendjemandem, vor allem gegen Gespräche – **Abneigung**

gegen Gespräche. Sie werden unbeweglich; es scheint, als ziehe sie etwas nach innen und lähme gleichzeitig ihre Beweglichkeit, ihre Fähigkeit, sich mitzuteilen. Genauso wie ihre Muskeln und Sehnen im Körper angespannt und zusammengezogen werden, so fühlen sie sich auch geistig angespannt, eingeschnürt und beengt. Auf Herausforderungen reagieren sie nicht aktiv oder aggressiv, sondern passiv. Wenn sie jemanden nicht mögen, so sagen sie dies demjenigen nicht, sondern wenden sich einfach von ihm ab. Und wenn sie meinen, ungerecht behandelt worden zu sein, wehren sie sich nicht, sondern werden still und ziehen sich zurück.

Mit dem Fortschreiten des pathologischen Zustands gehen andere Veränderungen einher. Früher einmal waren die Ammonium-muriaticum-Patienten Menschen, die gerne über ihre Gedanken sprachen und dabei ein gewisses Maß an Erregung spüren ließen. Doch ganz plötzlich stellt man fest, dass sie nicht mehr gerne reden oder arbeiten. Sie werden, besonders morgens, **träge** und faul. Ihr Erinnerungsvermögen lässt nach, und geistige Verwirrung setzt ein. Sie beginnen beim Sprechen und Schreiben Fehler zu machen, und interessanterweise fühlen sie sich besser, wenn sie morgens für sich allein im Freien spazieren gehen. Es ist sehr wahrscheinlich, dass Ammonium muriaticum noch eine tiefere psychische Pathologie hat, die zu erforschen eine Aufgabe für die Zukunft bleibt.

Allgemeinsymptome und Keynotes

- Ammonium-muriaticum-Patienten sind besonders empfindlich an den **Schleimhäuten**, mit profusem Katarrh, der nicht ausgeworfen werden kann.
  - Sie bekommen Schleimrasseln mit Husten, begleitet von Leberbeschwerden.
  - Sie erkälten sich schnell, mit viel **ätzender** Absonderung. Die Erkältungen wandern abwärts, und schließlich können auch die Lungen mit betroffen werden, mit Husten, der nachts schlimmer wird, und profusem, zähem, **eiweißartigem** Schleim, der nur unter großen Schwierigkeiten herausgebracht werden kann.
  - Ihr Atmungssystem ist geschwächt. Sie müssen schon bei geringer Reizung durch Dämpfe oder austretende Gase husten.
- Die Patienten leiden unter **Kreislaufstörungen,** Blutwallungen, das Blut scheint in Aufruhr zu sein, mit Brennen und lokalem Pochen, und häufig ist der **Blutdruck erhöht.**
- Sie sind fast **ständig müde** und am ganzen Körper **empfindlich.** Schmerzen an den Fingerspitzen und in den Fersen, als ob dort Geschwüre säßen. Während akuter Phasen mit Fieber ist die Erschöpfung gewaltig, sehr ähnlich wie bei MURIATICUM-ACIDUM-Patienten.
- Die neuralgischen **Schmerzen an amputierten Gliedern** („Stumpfneuralgie", „Phantomschmerzen") ähneln sehr stark ALLIUM CEPA.
- Frauen leiden sehr während der Regel. **Eisige Kälte zwischen den Schulterblättern,** die auch nicht durch noch so viel Kleidung gelindert werden kann, ist eine charakteristische Begleiterscheinung vieler Beschwerden bei diesem Mittel.
- In Bezug auf die **Verschlimmerungszeit** kann man bei Ammonium muriaticum etwas Eigentümliches feststellen: Einige der Symptome werden vormittags (in den Morgenstunden) schlimmer, einige **nachmittags** und andere **abends** im Bett.
- Plötzliche Erschöpfung beim Spaziergang an der frischen Luft nach dem Abendessen.
- Allgemeine Verschlimmerung nach dem Aufstehen.
- Viele Symptomgruppen gehen mit Husten einher.
- Lipome.
- Fettleibigkeit.

Lokalsymptome

Kopf **Kongestive Kopfschmerzen** mit **glühendem Gesicht** und erweiterten Blutgefäßen. Kopfschmerz mit Schwindel, der beim Spazierengehen an der frischen Luft besser wird (PULSATILLA). Kopfschmerz am Scheitel, als ob der Kopf entzwei wäre. Der Hinterkopf schmerzt, als sei er in einen Schraubstock eingespannt. Rheumatische Kopfschmerzen mit Übelkeit.

Schmerzhaftes Zucken in die linke Schläfe hinauf. Schmerzhaftes Reißen in der rechten Schläfe und die Gesichtsseite hinunter. Gefühl von Völle und Zusammenpressung des Kopfs; schlimmer morgens. Gefühl von Hitze und Völle im Kopf, früh nach dem

Aufstehen. Ein Abwärtsdrücken in der Stirn zur Nasenwurzel hin, mit einem Gefühl, als sei das Gehirn zerrissen, früh nach dem Aufstehen.

Haarausfall mit Jucken und Schuppen.

Augen Heftiges Brennen im rechten Auge, das an der frischen Luft lange anhält. Verklebte Augen, morgens beim Erwachen, mit Brennen in den Augenwinkeln nach dem Waschen.

Optische Täuschungen bei beginnendem grauem Star. Optische Täuschungen bei dunklen Farben. Gelbe Flecken überall vor den Augen. Fliegende Flecken und Punkte vor den Augen. Nebel vor den Augen. Kann im Freien, selbst bei hellem Sonnenschein, weder in die Ferne noch in die Nähe deutlich sehen; besser im Zimmer.

Herzklopfen wird in den Augenlidern gefühlt. Zucken im linken Auge. Zucken in den unteren Augenlidern. Zucken im linken Augapfel, aber nicht im Lid; vergeht durch Reiben.

Die Augen sind trübe, glasig, wässrig. Ein Bläschen im Weißen des Auges.

Nase Ammonium muriaticum sollte öfter bei Grippefällen und Erkältungen mit trockenen, wunden Lippen verschrieben werden, bei denen NATRIUM MURIATICUM nur partiell wirkt. Jede Erkältung beginnt in der Nase, wandert dann abwärts und löst ständigen Husten aus. Wässrige, scharfe Absonderung aus der Nase, die die Lippen ätzt. Schnupfen bei Kindern, mit bläulicher Absonderung. Blutiger Schaum aus Mund und Nase.

Äußere Schwellung der linken Nasenseite mit Absonderung blutiger Krusten aus der Nase. Geschwürartiger Schmerz in der linken Nasenhöhle, empfindlich gegen Berührung.

Verlust des Geruchssinns mit Schnupfen und Verstopfung der Nase. Jucken der Nase und der Nasenhöhlen, mit Fremdkörpergefühl.

Gesicht Das Gesicht ist normalerweise blass, errötet aber leicht und wird schnell rot, wenn die Patienten sich aufregen. Verzerrte Gesichtszüge als Ausdruck größter Angst. Sehr blasses Gesicht. Blasses und aufgedunsenes Gesicht, das sich bei einer lebhaften Diskussion leicht erhitzt.

Wiederholtes Reißen in den Gesichtsknochen, besonders in Jochbein und Unterkiefer. Schwellung der Wange und Schwellung der Unterkieferdrüse mit pochendem Schmerz. Spannungsschmerz in den Kiefergelenken beim Kauen oder Öffnen des Mundes.

Rötlicher und brennender Ausschlag im Gesicht, besser durch feuchte, kalte Anwendungen.

Beide Lippen brennen wie Feuer. Mund und Lippen sind entzündet und wund. Geschwüre in den Mundwinkeln und an der Oberlippe. Die Lippen sind trocken und zusammengeschrumpft.

Mund Weiß belegte Zunge. Die Zunge ist geschwollen und pastös. Die Zunge und der Mund sind fleckenweise mit einem weißen, schleimigen Belag bedeckt, **wie eine Pseudomembran.** Bläschen an der Zungenspitze, die wie Feuer brennen.

Bitterer Geschmack im Mund während der Angstzustände und Übelkeit, bitteres Aufstoßen.

Hals Eines der großen Leitsymptome dieses Mittels ist, dass ein **Pulsieren** in **einzelnen Stellen** des Körpers zu spüren ist. Wenn solche Symptome in irgendeinem Körperteil auftreten, sollte man an Ammonium muriaticum denken.

- Pulsieren wird in den Mandeln und Halsschlagadern gespürt.
- Heftiges Pochen in den Halslymphknoten, ohne dass diese entzündet oder geschwollen sind; dazu kommen Hitzewallungen und Luftmangel.
- Folgendes **Syndrom** wird man in der Regel bei Halsentzündungen antreffen: allgemeine Halsschmerzen mit Brennen und Heiserkeit, zähflüssiger Speichel, **Pulsieren wird in den Halslymphknoten oder Mandeln gespürt,** Schwellung der Halslymphknoten, Stiche im Hals beim Schlucken, blasses Gesicht und Entkräftung.

Schwellung der Halslymphknoten. Äußere Schwellung am Hals. Schwellung des Halses mit **zähflüssigem, klebrigem** Schleim. Schluckbeschwerden. Schleim steckt im Hals und kann weder herausgebracht noch hinuntergeschluckt werden. Völle und Wundheit des Halses, mit zunehmendem, eiweißartigem Schleim und Schluckbeschwerden. Trockenheit im Hals.

Atmung, Brust, Herz Ein Leitsymptom in diesem Bereich ist **übermäßiger Speichelfluss beim Husten.**

Heiserkeit, mit Brennen in der Gegend des Kehlkopfes, den ganzen Nachmittag. Aphonie. Raue Stimme. Ständiges Räuspern, Ächzen und krähendes Geräusch von einem Kitzeln im Hals.

Täglich wiederkehrender, trockener, schneller Husten mit Erstickungsgefühl; unfähig, während der Anfälle auch nur ein Wort herauszubringen. Tiefsitzender und heftiger Husten. Heftiger Husten, abends im Bett, mit Aufschwulken von Wasser in den Mund. Husten beim tiefen Atmen, besonders beim Liegen auf der rechten Seite. Trockenes Hüsteln durch Kitzeln im Halse. Trockener Husten **die ganze Nacht.** Der Husten lockert sich nachmittags; mit profusem Auswurf und Schleimrasseln. Der Husten verschlimmert sich nach dem Essen.

Katarrhalische Pneumonie mit viel Rasseln, klebrigem und fadenziehendem Schleim, der schwer auszuhusten ist, gerötetem Gesicht, Husten mit profusem Speichelfluss, immer mit ungeheurer Erschöpfung verbunden.

Atembeschwerden bei Arbeit mit den Händen. Asthma bei kraftvollen Bewegungen der Arme und beim Bücken.

Die Lungen sind entzündet und schwach. Bei Lungenerkrankungen Kälte zwischen den Schulterblättern. Schmerzen im Schulterblatt beim Atmen.

Schwere und Beklemmung auf der Brust mit Atembeschwerden, an frischer oder kalter Luft. Schweregefühl auf der Brust, das den Patienten nachts aufwachen lässt, mit Ruhelosigkeit, sodass er nicht wieder einschlafen kann. Brennen an kleinen Stellen der Brust. Rote, pfenniggroße Flecken auf der linken Brustseite, die brennen und jucken und unter Druck erblassen. Plötzliche, feine Stiche aus der linken Brust. Wundheitsschmerz in der linken Brust. Klopfen, wie Puls, an einer kleinen Stelle in der linken Brust.

Schwacher, unregelmäßiger, schneller Puls. Aussetzender Puls. Beschleunigter Puls. Reißen in der Herzgegend, bis in den linken Arm ausstrahlend.

Magen **Erbrechen** und Durchfall **während der Regel.**

Brennen und Druckgefühl im Magen. Nagen im Magen, **wie von Würmern.** Leeregefühl im Magen ohne Appetit. Leere im Magen, die durch Essen nicht besser wird.

Appetitmangel abwechselnd mit riesigem Hunger. Sehr starker Durst, der nur durch Limonade gestillt werden kann. Unstillbarer Durst, nachmittags. Durstlosigkeit. Durst am Abend.

Nach dem Essen **Klopfen in der Brust nahe der Speiseröhre,** mit Hitze im Gesicht und unruhiger Stimmung. Aufschwulken des Gegessenen oder von bitterem, saurem Wasser. Bitteres, leeres Aufstoßen. Übelkeit nach jedem Essen, mit Schaudern.

Gefühl im Magen, als drehe sich alles herum. Nüchternheitsgefühl, und doch Völle im Magen. Häufiger Schluckauf. Hitze im Magen. Magenkrebs.

Abdomen **Vergrößerter Bauch,** wobei die **Beine im Verhältnis viel zu dünn sind.** Übermäßige Fettablagerungen am Bauch. Der Bauch ist voll und aufgetrieben.

Stechende Schmerzen in der Milzgegend, meistens morgens. Stiche in der Milz, sogar im Sitzen.

Heftiges Kneifen um den Nabel herum, mit nachfolgendem Durchfall. Schneiden und Stechen um den Nabel herum. Kollern und Gären in den Seiten des Abdomens. Kneifen im Bauch bei jedem Einatmen, das beim Ausatmen wieder vergeht.

Häufiger Abgang von stinkenden Blähungen, aber ohne das Gefühl von Blähungen. Viele Blähungen.

Schwere im Unterbauch wie von einer Last, mit Ängstlichkeit, als ob der Bauch zerspringen würde, vergeht im Schlaf.

Gefühl von Auftreibung in den Leisten, mit Spannung und Wühlen in der rechten Leiste. Schmerz wie von Verrenkung, in der linken Leistengegend, zwingt den Patienten, krumm zu gehen.

Ein Gefühl wie von Anspannung, Verstauchung in den Leisten während der Regel, das die Patientin zwingt, gebeugt zu gehen. Blut vom Anus oder Durchfall während der Regel. Schmerzen in Bauch und Rücken während der Regel. Die Leisten fühlen sich wund an und wie geschwollen. Abdominelle Symptome während der Schwangerschaft.

Chronische Kongestion der Leber. Vergrößerung der Leber mit Husten.

Rektum und Stuhl **Hämorrhoiden** sind entzündet und schmerzhaft. Hämorrhoiden nach unterdrückter Leukorrhö. Hämorrhoiden mit Brennen und Stechen im Rektum. Starkes Brennen im Rektum während und nach weichem Stuhl. Juckendes Wundsein des Rektums, mehrere Pusteln an der Seite.

Reißen im Perineum beim Laufen. Abends reißender, stechender Schmerz im Perineum.

Harte, krümelige Stühle, die nur mit größter Mühe herausgebracht werden können. Hartnäckige und extreme Verstopfung.

Harter Stuhl, mit Schleim überzogen. Wässriger Stuhl. Erster Teil des Stuhls fest, der Rest weich. Morgens leichter Durchfall, danach Schmerzen im Bauch, wie wund und zerschlagen. Schmerzen um den Nabel, danach normaler Stuhl. Stechen im Anus. Grüner, schleimiger Stuhl am Morgen. Glasiger, zäher Schleim im Stuhl.

Harnorgane Ständiger Tenesmus der Blase, von 4 Uhr morgens an. Harndrang, bei dem nur einige Tropfen abgingen, bei dem danach folgenden Stuhlgang wieder normaler Harnabgang. Vermehrter Urin, obwohl die Patientin wenig trinkt. Nachts profuse und häufige Absonderung.

Heißer Urin. Rötlicher, heller Urin, ohne Bodensatz oder Wolken. Hochgelber Urin, mit lockerer Wolke am Grunde. Lehmiger Bodensatz im Urin. Reichlicher Urin, **stark ammoniakalisch riechend,** manchmal moderig oder muffig.

Männliche Genitalien **Pulsieren** in den Samensträngen. Stechen und Schlagen im linken Samenstrang. Häufige Erektionen. Hypertrophie der Prostata. Strikturen und Zusammenziehung der Harnröhre.

Weibliche Genitalien Die **Menstruation ist eine sehr schwere Zeit** für die Ammonium-muriaticum-Patientinnen, sie geht einher mit sehr starken zusammenziehenden Schmerzen in der Leistengegend, als ob diese geschwollen sei, mit **Erbrechen, Durchfall** und **Blut im Stuhl.** Die Regel setzt zu früh ein, ist profus mit Klumpen und mit Schmerzen im Bauch (Leisten) und im Rücken, sodass die Patientin gebeugt gehen muss, sowie mit viel Kollern und Blähungen. Menstruationsfluss nachts stärker. Heftige Metrorrhagie.

Eiweißartige Leukorrhö nach Schmerzen in der Nabelgegend. Leukorrhö mit Anspannung des Unterleibes. Ständige Leukorrhö. Brauner, schleimiger, nicht schmerzhafter Fluor nach jedem Urinieren.

Die Patientin geht gebeugt, wegen Uterusprolaps. Hypertrophie des Uterus.

Rücken Spannung und **Steifheit im Genick,** mit Schmerzen beim Drehen, die bis zwischen die Schultern ausstrahlen. Der Patient kann sich nicht aufrichten, sondern muss gebeugt gehen; wenn er sich hinlegt, geht es ihm viel besser, solange er nicht versucht, sich umzudrehen. Der Patient kann nicht aufrecht gehen, durch einen Schmerz wie von einer Verrenkung in den Leisten.

Stechen im linken Schulterblatt und **Gefühl von Eiseskälte zwischen den Schulterblättern,** das durch warme Kleidung nicht gelindert wird.

Rückenschmerzen, wie zerschlagen. Schmerzhafte **Steifheit im Kreuz,** selbst im Sitzen, am meisten jedoch beim Aufrichten. Heftige Schmerzen in der Lumbosakralregion. Ungeheure Kreuzschmerzen wecken sie nachts, mit Lahmheitsschmerz in beiden Hüften und Oberschenkeln. Nach dem Gähnen ein Gefühl im Kreuz, als ob etwas Elastisches, wie Luft, dort herausdrücken würde.

Nachts besonders heftige Schmerzen im Rücken, wie zerschlagen und zertrümmert; die Patientin wacht davon auf und kann dann weder auf dem Rücken noch auf der Seite liegen, sondern muss sich ständig herumdrehen (RHUS TOXICODENDRON). Diese Modalität ist völlig gegensätzlich zu der sonst vorherrschenden starken Besserung beim Hinlegen.

Extremitäten Bei den Extremitäten muss man die folgenden Charakteristika beachten:

- das Gefühl, als seien die Sehnen oder Muskeln gespannt oder zu kurz
- die Besserung der Beschwerden durch Hinlegen
- die Schmerzen und Taubheit oder Kribbeln sind **besonders in den Finger- und Zehenspitzen** zu spüren
- Verschlimmerung der Schmerzen beim Sitzen

Spannungsgefühl in den Gelenken, **als seien die Muskeln verkürzt**- Abends reißender Schmerz in den Zehen, Zehenspitzen und Fingerspitzen. Reißen im linken Arm, wie in den Sehnen, bis in die Finger.

Stechende Schmerzen in den Fingergelenken, insbesondere des Daumens. Klopfen unter dem linken Daumennagel.

Reißen im letzten Glied des rechten Zeigefingers. Heftiges, lang andauerndes Jucken in der Spitze des Zeigefingers. Ameisenlaufen in den **Fingerspitzen,** schlimmer nachmittags.

Ischialgie, die sich im Sitzen verschlimmert, Ruhelosigkeit hervorruft und zum Spazierengehen veranlasst; durch die Bewegung wird es etwas besser; völlig gebessert durch Hinlegen. Schmerzen in der linken Hüfte, **als seien die Sehnen zu kurz,** sodass die Patientin beim Gehen hinken muss; im Sitzen dann nagender Schmerz im Knochen. Heftiges Jucken um die Hüfte herum, nachts und früh am Morgen.

Mattigkeit und Schwäche in den Beinen, den ganzen Tag. Reißender Schmerz im vorderen Teil der Oberschenkel, im Sitzen. Stiche in den Kniegelenken, **beim Sitzen,** abends.

Heftiges Reißen und Stechen mit Geschwürschmerz in den **Fersen,** manchmal durch Reiben vergehend; auch nachts im Bett. **Neuralgische** Schmerzen in den Stümpfen **amputierter** Glieder.

Stinkender Fußschweiß. Kalte Füße, besonders abends im Bett. Reißende oder stechende Schmerzen in den Zehen. Kribbeln und Taubheit in den Zehenspitzen.

Schlaf Früh am Abend große Schläfrigkeit, mit Zufallen der Augen. Die Patientin kann bis 3 Uhr morgens nicht einschlafen. Unruhiger Schlaf, nach Mitternacht, mit häufigem Erwachen.

Träume: dass sie sieht, wie ein Soldat erschossen wird; dass ein Pferd in seinen Arm beisst; ins Wasser zu fallen; ein lebendiges Kind zu finden; und andere beängstigende Träume; von Ärgernis und Furcht, dass sie sich im Wald verirrt; der ganze Körper sei mit Ausschlag bedeckt; wollüstige Träume.

Fieber und Frost Frösteln, abends nach dem Hinlegen und bei jedem Aufwachen, ohne Durst. Frost und Hitze im Wechsel. Frost und Hitze, am Schluss mit viel Schweiß. Schwitzen ohne Durst.

Haut Feiner Ausschlag über den ganzen Körper, wie Masern, so stark brennend, dass die ganze Zeit nasskalte Tücher aufgelegt werden müssen.

Ständiges subkutanes Ameisenlaufen am ganzen Körper.

Erbsengroße Blasen auf der rechten Schulter, spannend und brennend. Blasen an verschiedenen Körperteilen, mit Spannung, brennender Schorfbildung. Kleine Bläschen am Handgelenk, die erst jucken und nach dem Kratzen heftig brennen. Große Blasen mit harter Basis. Große Knoten, die tief in der Haut sitzen.

Amylenum nitrosum

Essenzielle Merkmale

Die Wirkung von Amylenum nitrosum zeigt sich am deutlichsten am Gefäßsystem, vor allem in der Dilatation der Arteriolen und Kapillaren. Und so treten **Hitzewallungen** auf; die geringste Gemütsregung verursacht starke **Hitzewallungen im Gesicht,** die dann auch auf andere Körperteile übergehen, wie z. B. den ganzen Kopf, den Magen und die Brust. Ein charakteristisches Merkmal dieser Hitzewallungen besteht darin, dass sie nur den **oberen Teil** des Körpers betreffen. Darauf folgt dann **reichlicher, heißer Schweiß.** Interessanterweise beschränkt sich die das Kreislaufsystem betreffende Wirkung des Mittels allgemein **auf den Oberkörper,** vor allem auf den **Kopf,** das **Gesicht,** den **Hals,** die **Brust** und den **Magen. Die Hitzewallungen kommen also nicht am Unterleib oder an den Extremitäten vor.** Weitere wichtige Charakteristika von Amylenum nitrosum sind **intensives und tiefes Gähnen,** das jedoch dem Patienten offenbar keine Befriedigung verschafft, sowie das Verlangen, sich zu **strecken.** Ständiges Strecken im Bett beim Erwachen am Morgen, oder beim Erwachen nach einigen Stunden Schlaf. Sie strecken sich immer wieder, und diese Neigung bleibt bestehen, aber die Patienten finden dabei weiterhin keine Befriedigung. Strecken und Gähnen mit Schluckauf.

Amylenum nitrosum hat zudem eine starke Neigung zum **Erröten.** Es handelt sich bei den Betreffenden um schüchterne Menschen, die darunter leiden, bei der **geringsten emotionalen Erregung** zu erröten. Es ist der Gedanke geäußert worden (dem ich zustimme), dass die Wirkung von Amylenum nitrosum auf die Arteriolen und Kapillaren demjenigen ähnelt, was als Scham bezeichnet wird. Wenn man Scham empfindet, sind die Bereiche, die am ehesten **rot werden** oder erröten, die gleichen, auf die dieses Mittel wirkt. Diese Überlegung und die dazugehörigen Symptome erleichtern dem homöopathischen Arzt die Differenzialdiagnose. Amylenum nitrosum muss vor allem von LACHESIS, PULSATILLA und GLONOINUM unterschieden werden.

Herzklopfen, Hitzewallungen

Bei der stürmischen Blutbewegung, die sich in den genannten Symptomen von Amylenum nitrosum manifestiert, liegt es nahe, dass **Herzklopfen** auftritt, sowie **Pochen** in verschiedenen Körperregionen und besonders **im Kopf.**

Durch diese spezielle Eigenschaft ist das Mittel besonders geeignet bei **Hitzewallungen während des Klimakteriums,** insbesondere bei plethorischen Frauen, oder auch bei pochenden Kopfschmerzen nach der Menopause. In Fällen, bei denen LACHESIS indiziert zu sein scheint, aber dennoch versagt hat, sollte der homöopathische Arzt Amylenum nitrosum in Erwägung ziehen. Im Hinblick auf die Hitzewallungen, das Herzklopfen, die Eifersucht und die Unverträglichkeit von enger Kleidung am Hals, die zur Pathogenese beider Mittel gehören, sind diese beiden Mittel leicht zu verwechseln. Wenn man auch keine feste Regel daraus machen kann, scheint es doch tendenziell so zu sein, dass die typischen Hitzewallungen bei Amylenum nitrosum eher lokal sind (wobei die umgebenden Partien kalt sein **können**) und zuerst im Gesicht auftreten, während es sich bei LACHESIS meist um eine allgemeine Hitze handelt.

Amylenum nitrosum unterscheidet sich jedoch von LACHESIS in seinem psychisch-geistigen Bild, wie wir es weiter unten beschreiben, und wenn man die eigentümlichen Symptome der beiden Mittel sammelt, sollte eine Differenzialdiagnose nicht mehr allzu schwierig sein.

Geistig emotionales Bild

Psychisch und emotional sind diese Menschen empfindlich und leicht erregbar; sie erröten sehr leicht und sind sehr besorgt um ihre Gesundheit. Diese Sorge kreist um die Angst, einen Hirnschlag oder eine Herzattacke zu erleiden. Wenn sie Kopfschmerzen haben oder ein Pochen im Kopf verspüren, meinen sie, ihr Gehirn sei nicht in Ordnung und sie würden bald einen Hirnschlag erleiden. Diese Angst steigert sich, bis sie meinen, **nicht mehr atmen zu können.** Sie müssen zum Fenster laufen, um frische Luft einzuatmen. Mit wachsender Angst verstärken sich die Hitzewallungen, und die Patienten sind immer mehr davon überzeugt, dass ihnen ein Hirnschlag droht.

Diese Aufregung ist besonders deutlich, wenn ein Amylenum-nitrosum-Patient im Sprechzimmer des Arztes sitzt und auf dessen Diagnose wartet. Man sieht ihm dann an, dass er völlig aus der Fassung ist, mit zitternden Lippen und zitternder Stimme, das Blut scheint ihm ins Gesicht gestiegen zu sein, er ist rot und erhitzt im Gesicht. Seine Augen glänzen und blicken erregt, und der Arzt kann die Angst des Patienten um seinen Gesundheitszustand deutlich spüren.

Diese Menschen haben großes Mitgefühl für die Leiden anderer und können es nicht ertragen, zu hören, dass es irgendjemandem schlecht geht. Sie haben wenig Mut, solchen Situationen ins Gesicht zu sehen.

Sie verlieren leicht den Mut. Es besteht **angstvolle Unruhe,** und sie haben das Gefühl, dass sie nirgendwo lange bleiben können, sondern ständig unterwegs sein müssen.

Vorahnung, dass etwas geschehen wird

Für das wichtigste Keynote bei Amylenum-nitrosum-Patienten halte ich das Gefühl einer **Vorahnung,** einen Sinn dafür, dass etwas Schreckliches **unmittelbar bevorsteht.** Sie erleben eine plötzliche, reale Angst, dass **jetzt** etwas passieren wird, und sie meinen etwas unternehmen zu müssen, um dies zu verhindern. Sie werden aufgeregt und laufen hin und her, stürzen schließlich zum Fenster, um einige tiefe Atemzüge zu nehmen, weil sie das Gefühl haben, zu ersticken. Dieses Syndrom unterscheidet sich von der Angst, „dass etwas Schlimmes geschehen wird", wie wir sie bei PHOSPHOR-Patienten beobachten; bei der PHOSPHOR-Angst handelt es sich nämlich um ein unbestimmtes Gefühl in Bezug auf den Zeitpunkt, wann etwas geschehen wird, und in Bezug auf den Gegenstand („was dies genau sein wird").

- Die gleiche Tendenz tritt bei Epilepsie auf, bei der der Patient **zwanzigmal am Tag** meint, **jetzt einen Anfall zu bekommen,** obwohl er rein verstandesmäßig weiß, dass so ein Anfall nur etwa einmal pro Woche eintritt.
- Amylenum nitrosum gehört auch zu den Mitteln, die man bei **Angina pectoris und akutem Herzinfarkt** in Betracht ziehen sollte, wenn der Pati-

ent das Gefühl hat, das Sternum presse nach hinten gegen die Wirbelsäule, oder die Brustgegend über dem Herzen sei geschwollen. Ebenso kommt es bei dem Gefühl einer **jeden Moment drohenden Herzattacke** in Frage.

Das Mittel sollte in die Rubrik „Angst um die eigene Gesundheit" aufgenommen werden (wo es im Repertorium bislang fehlt); bei Amylenum nitrosum ist diese Angst durch das Gefühl charakterisiert, dass etwas Schlimmes, was **ihre Gesundheit betrifft, unmittelbar** bevorstehe.

Ferner ist an die Verschreibung dieses Mittels zu denken, wenn Kongestion, Hitzegefühl, Unverträglichkeit von Hitze, Sonne oder sehr warmen Räumen anzutreffen sind; ebenso bei Völle des Kopfes und Pochen; bei Herzflattern bei der geringsten Erregung, Hitzewallungen etc.

Man sollte aber stets bemüht sein, über die bloßen Symptome hinaus zum Gesamtbild, zur Gesamttendenz des Mittels durchzudringen und diese mit der jeweils vorliegenden Pathologie zu vergleichen. Man stelle sich diese empfindsamen, erregbaren Personen mit ihrem pathologischen Kreislaufsystem und dessen Wirkung auf ihr Gehirn einmal vor. Sie sind **unruhig, erregbar,** Gedanken fließen leichter und intensiver, sie **fürchten, dass in unmittelbarer Zukunft etwas passieren wird.** Wärme im Zimmer stört sie, sie bekommen **Hitzewallungen und erröten,** und sie **sehnen sich nach frischer Luft,** weil sie meinen, sonst zu sterben. In einem solchen Fall kann man Amylenum nitrosum verschreiben, ohne sich durch die jeweilige klinische Erkrankung einschränken oder irritieren zu lassen. Wenn wir hingegen nicht von einem solchen Gesamtbild ausgehen, sondern z. B. sagen, dass dieses Mittel „gut für" Angina pectoris, epileptische Anfälle, klimakterische Störungen, Angst um die Gesundheit etc. ist, grenzen wir seinen Anwendungsbereich in einer unangemessenen Art und Weise ein.

Traumähnlicher Zustand

Ferner können wir mit Amylenum-nitrosum-Patienten zu tun haben, zu deren psychischen Symptomen ein traumähnlicher Zustand gehört; Verwirrung und Verlust des Bezugs zur Wirklichkeit. Zustand geistiger Abwesenheit. Dann treten Depressionen auf, der Verstand wird träge, aber die quälende Angst ist vergangen. Eine Melancholie ohne das Gefühl von quälender Angst. Der Geist wird als betäubt empfunden, während die Hitzewallungen andauern. Der Patient kann seiner Arbeit und seinen Geschäften nicht nachgehen.

Er kann in einen Wahnzustand verfallen und sehr erregbar werden, mit ungeheurer Ruhelosigkeit. Er kann sich nicht hinsetzen, um irgendetwas zu tun, er redet Unsinn und singt, während er gleichzeitig eine ungeheure, irrsinnige Eifersucht an den Tag legt – gerade so wie bei LACHESIS.

Arteriosklerose bei jungen Männern

Amylenum nitrosum erweist sich als sehr wirksam bei Fällen relativ junger Männer, die schon im Alter von 50 oder 55 Jahren an Arteriosklerose leiden, mit glühendem Gesicht und schwankendem Gang. Ihr Verstand ist nicht klar, sondern wirkt verwirrt, und wenn man mit ihnen spricht, hat man das Gefühl, sie seien gar nicht richtig an der Unterhaltung beteiligt, oder das, was man sagt, komme gar nicht richtig bei ihnen an. Sie vergessen, worüber gerade gesprochen wurde. Es besteht eine auffallende Ruhelosigkeit, die es ihnen nicht erlaubt, zu ruhen oder sich zu unterhalten. Man hat ständig das Gefühl, sie wollten nur eines: die Unterhaltung beenden und gehen. Es sind Männer, die ein sehr selbstsüchtiges Leben genossen haben, mit dem besten Essen, Delikatessen, den besten Getränken, viel Spaß am Sex mit vielen Frauen, und mit wenig Sorgen, kurz gesagt: leichtlebige Menschen. Im Alter von 50 Jahren haben sie ihren ersten Hirnschlag, vielleicht nur einen leichten, von dem sie sich durchaus wieder hätten erholen können.

Aber seit diesem Zeitpunkt geht es mit ihrer Gesundheit rapide abwärts, was dazu führt, dass sie unter entsetzlichen Angstzuständen leiden. Sie beginnen alles zu meiden, von dem sie glauben, es könne ihrem Gehirn schaden. Nach einigen Jahren beobachtet man dann eine Bewegung der Lippen, die den Eindruck erweckt, sie würden von etwas kosten, sowie eine ständige Bewegung des Unterkiefers, als ob sie kauen würden. Dies sind sichere Anzeichen einer ständig fortschreitenden Arteriosklerose.

Das Gesicht ist ungewöhnlich stark gerötet, und dies sollte ein Leitsymptom beim Verschreiben von Amylenum nitrosum in solchen Situationen sein. Eine solche Entwicklung zeigt sehr deutlich den Fehler, dessen man sich schuldig macht, wenn man den Patienten die ganze Zeit mit palliativen Arzneien behandelt, das richtige Mittel, nämlich Amylenum nitrosum, jedoch nie gegeben hat. Man kann es zwar auch in einem so späten Stadium noch verschreiben, eine wirkliche Heilung ist nun jedoch nicht mehr zu erwarten, sondern nur noch eine Linderung.

Weitere Krankheitsbilder und Behandlungsanlässe

- Amylenum nitrosum sollte auch bei einer Gehirnaffektion bedacht werden, wenn der Patient die ganze Zeit gähnt und sich streckt und wenn man außerdem die oben bereits genannten Symptome beobachtet, also die schmatzende Bewegung der Lippen und die Kaubewegung des Unterkiefers.
- Amylenum nitrosum kann ebenfalls bei Fällen von Kummer verwendet werden, bei denen sich das folgende Syndrom entwickelt: Die betreffende Person geht zu Bett, schläft nur eine Weile mit schrecklichen Träumen, wacht dann auf und verbringt den Rest der Nacht schlaflos, wobei sie dauernd über die verlorene Person nachdenkt.
- Die Patienten sind sehr leicht erregbar und ruhelos, sie verspüren Blutandrang im Kopf, und viele von ihnen haben etwas Blut im Stuhl; sie haben Hitzewallungen, Frauen leiden Tag und Nacht darunter. Schließlich werden diese Menschen apathisch und entsprechen dann dem Bild, das wir zuletzt beschrieben haben.

Allgemeinsymptome und Keynotes

- Unsichere, zittrige Empfindung am ganzen Körper.
- Extrem unruhig, kann nicht stillsitzen, muss ständig in Bewegung sein.
- Bei Bewegung an der **frischen Luft bessern** sich die Symptome. Sie werden schlimmer bei Hitze und in einem warmen Zimmer. Ein warmes Zimmer löst einen dumpfen Schmerz von der Schläfe bis zum Hinterkopf aus, zwei bis drei Stunden lang, der links schlimmer ist. Der Patient braucht dann unbedingt frische Luft.
- Blutwallungen, Hitzewallungen und Erröten.
- Innerliches Pulsieren und Pochen.
- Innerliches Völlegefühl. Äußerliche Konstriktion.
- Schwanken beim Gehen.
- Der Patient kann nicht stillsitzen.
- Schwäche durch Schwitzen. Schwäche nach Herzklopfen.
- Epileptiforme Konvulsionen mit vorhergehenden schrillen, durchdringenden Schreien.
- **Sonnenstich,** bei dem das Blut zum Kopf und ins Gesicht steigt.
- **Schwindelgefühl,** geistige Verwirrung und ein **traumähnlicher Zustand.**
- Schwindel, Kopfschmerz und Übelkeit beim Aufstehen. Schwindel **beim Schließen der Augen.** Schwindelgefühl mit leichter Übelkeit, schlimmer bei geschlossenen Augen. Schwindeligkeit und Völlegefühl im Kopf. Gefühl von Verwirrung nach Blutandrang im Kopf. Verwirrung im Kopf mit Schwindel und Schläfrigkeit.

Lokalsymptome

Kopf Das Hauptcharakteristikum ist hier ein **Aufwärtsströmen des Blutes** – eine stürmische Aktivität des Kreislaufs, eine heftige Bewegung des Blutes, das **nach oben strömt und den ganzen Kopf erröten lässt;** dadurch wird eine Angst ausgelöst, dass etwas Schlimmes passieren wird, und ein dringendes Verlangen nach frischer Luft. Diese heftige Aktivität ist es, die Amylenum nitrosum auszeichnet, nicht die Einzelheiten.

- Hitze des Kopfes mit Pochen und heftigen Hitzewallungen, die Ängstlichkeit und Furcht auslösen, der Patient muss ans Fenster stürzen, um frische Luft zu bekommen.
- Schwere und Druck nach außen in der Stirn und den Schläfen.
- Heftiger linksseitiger Kopfschmerz mit Erbrechen während der Regel, stärker oder schwächer je nach dem Stand der Sonne, je nach Tageszeit, morgens beginnend, mittags am schlimmsten, bis abends andauernd.
- Heftige Bewegung, eine Minute lang, erzeugte einen dumpfen Kopfschmerz.
- Migräne. Hemikranie, vor allem wenn die betroffene Seite blasser aussieht als die gesunde.
- Das Blut steigt zum Kopf und ins Gesicht, mit einem berstenden Gefühl im Kopf und den Ohren.
- Völlegefühl, Druck, Spannung und Pochen in den Schläfen. Hitze und Pochen im Kopf; Völlegefühl

wie zum Bersten. Ein Gefühl von Völle und Auftreibung des Kopfes, das sich schließlich zu einem starkem Schmerz entwickelt, begleitet von intensiver Rötung des Gesichts und beginnendem Schweiß an Kopf, Gesicht und Hals. Sichtbares Pulsieren in den Schläfen.

- Gefühl, als werde die Kopfhaut ruckweise vom Hinterkopf nach vorne zur Stirn gezogen, endet kurz bevor sie diese erreicht, mehrmals hintereinander.
- Gefühl, als dränge etwas aufwärts und poche im Scheitel.
- Berstendes Gefühl im Kopf und in den Ohren, als dränge das ganze Blut zum Kopf.
- Kopf fällt erst zur einen, dann zur anderen Seite.

Augen Augenschmerzen bei Sonnenlicht mit profusem Tränenfluss, gefolgt von Niesen.

Gerötete Bindehaut mit scharfem Schmerz. Schmerzen hinter den Augen, beim Anblicken naher Gegenstände. Blutunterlaufene Bindehaut. Plötzlicher stechender Schmerz in der Bindehaut, mit Gefäßinjektion beider Augen, mit undeutlichem Sehen, wie durch einen Film.

Plötzlicher scharfer Schmerz unter dem linken Auge. Momentanes Zucken und Kribbeln unter dem linken Auge.

Gegenstände erscheinen grün oder gelb. Alles scheint zu zittern und zu schwanken. Vorstehende, starrende Augen, glänzende Augen, Exophthalmus.

Ohren Berstendes Gefühl, als ob das Trommelfell mit jedem Herzschlag herausgetrieben werde. Pulsieren hinter dem Ohr. Pochen im Ohr. Hitze im linken Ohr. Die Ohren brennen. Summende Ohrgeräusche.

Nase Ständiges Verlangen zu niesen. Taubes Gefühl in den Nasenknochen, mehrere Stunden anhaltend.

Gesicht **Hitzewallungen bei jeder Gemütsregung,** besonders bei Herzleiden und im Klimakterium. Errötet sehr leicht. Das Gesicht glüht bei der geringsten Gemütsregung. Blut steigt heftig zum Kopf und ins Gesicht, mit Tränenfluss, Hitze und Röte. Chronisches Erröten in den Wechseljahren. Gesicht und sogar Handrücken sind tiefrot.

Brennendes Gefühl im Gesicht. Brennen der linken Wange, bis ins Auge und zum rechten Ohr hin ausstrahlend.

Der Patient wurde leichenblass, er fühlte sich sehr schwindlig, wurde zehn Minuten lang teilweise bewusstlos. Linke Gesichtshälfte blass und hager, bei Kopfschmerzen. Kribbeln in der linken Wange.

Mund Trockenheit der Lippen. Schmatzen der Lippen, als ob der Patient von etwas kosten würde. Automatische Kaubewegung des Unterkiefers.

Hals **Gefühl von Zusammenschnürung.** Unverträglichkeit enger Kleidung. **Würgegefühl.** Das Einschnürungsgefühl weitet sich auf die Brust aus und verursacht dort Dyspnoe und asthmatisches Gefühl im Kehlkopf und in der Luftröhre, mit dem Verlangen aufzustoßen.

Kinder können nicht schlucken, mit Bewusstlosigkeit, bei Konvulsionen.

Mandelentzündung. Die linke Mandel geschwollen und entzündet.

Als ob sich **Dampf** vom Hals aus zum Kopf hin ausbreiten würde, was die Patienten ein oder zwei Sekunden lang aller Kräfte beraubte. Ein Gefühl im Hals bewirkt einen Hustenreiz, ähnlich wie von Schwefeldämpfen (z. B. beim Anzünden eines Streichholzes). Würgegefühl im Hals, auf beiden Seiten der Luftröhre, an den Halsschlagadern entlang.

Hitze im Kopf und entlang der Speiseröhre, zum Magen hin, dreißig Minuten lang andauernd.

Atmung Der Patient atmet hastiger und tiefer. Beschleunigte Atmung. Gedrücktes, erschwertes und schnelles Atmen. Kardiale Dyspnoe mit sehr starker Anasarka, infolge eines erweiterten und hypertrophischen Herzens. Dyspnoe und asthmatisches Gefühl im Kehlkopf und in der Luftröhre. Dyspnoe, Zusammenschnürung von Hals und Herz; der Patient wird durch seine Furcht ans Fenster getrieben, um frische Luft zu holen.

Reizung der Bronchien, Husten. Reizung in den Luftwegen durch Husten.

Brust und Hitze **Präkordialangst.** Beklemmung der Brust. Gefühl, als schwelle die Vorderseite der Brust an, dringendes Verlangen nach frischer Luft, ein zusammenschnürendes Gefühl im Hals und im Herz. Zittern.

Blutwallung wird in der Brust gespürt. Angina pectoris mit Präkordialangst. Zusammenschnürung, Beklemmung in der Brust wie von einem Band. Herzflattern **bei der geringsten Erregung.** Stechende Schmerzen in der Herzgegend und ein Gefühl von Zusammenschnürung. **Stürmisches,** heftiges **Herzklopfen** und Pochen der Arterien mit einem Gefühl von Zusammenschnürung. Scharfer Schmerz in der Herzgegend, schlimmer durch Aufstoßen. Linksseitiger Schmerz, in der Herzgegend, zum Rücken hin ausstrahlend.

Plötzliches Schlagen der Karotiden, das bis in den Kopf und die Schläfen ausstrahlt, begleitet von Hitze und Röte im Gesicht und gefolgt von **Schweiß, der den Patienten schwächt.** Heftiges Pulsieren der Karotiden.

Magen Übelkeit mit **Trockenheit im Hals.** Übelkeit und Hitze im Magen mit Schmerzen. Völle und Druck im Magen, mit Aufstoßen. Heißes, brennendes Gefühl im Magen, mit leerem Aufstoßen. Schluckauf mit ständigem Strecken und Gähnen. Hitze vor allem im Magen, feuchte Haut.

Abdomen Krampfartige, kolikartige Schmerzen in der Nabelgegend und im Bauch, stärker beim Hinlegen. Leichte Auftreibung des Bauches, mit dumpfem Schmerz. Rumoren in den Gedärmen.

Harnorgane Helle Wolke von Oxalat und deutliche Spuren von Zucker. Klarer, scharfer Urin.

Weibliche Genitalien Kontraktion der Muskeln im unteren Teil des Abdomens, **als ob sie alle über der Uterusregion zusammengezogen würden.** Die Uterusregion, die Eileiter und die Eierstöcke fühlen sich auf Druck sehr hart an.

Während der Regel sehr heftiger linksseitiger Kopfschmerz, mit häufigem Erbrechen, morgens beginnend, am schlimmsten mittags, bis zum Abend andauernd. Neuralgie während der Regel. Klimakterischer Kopfschmerz und Hitzewallungen, mit Ängstlichkeit und Herzklopfen. Chronisches Erröten während der Wechseljahre. Blutung begleitet von Hitzewallungen im Gesicht.

Rücken Schmerz und Schwäche in der unteren Lendengegend. Hitze in der Nackengegend. Stechender Schmerz in der Nähe der Rückenwirbel. Anhaltender Schmerz in der Nackengegend, zum Hinterkopf hin ausstrahlend. Anhaltender Schmerz in der Lendengegend; morgens; im Liegen; nach dem Waschen.

Extremitäten Gelegentliche Hitzewallungen, eigentümlich scharf begrenzt, bis in die Oberschenkel, Knie oder Ellbogen reichend, wobei alles oberhalb davon sich brennend anfühlt, alles unterhalb davon eiskalt. Schwäche in den Gliedern. Lahmheit und Wundheit in den Arm- und Oberschenkelmuskeln. Müdigkeit in den Gliedern. Beim Schreiben wird die Hand sehr müde. Stundenlang ständiges Strecken.

Steifheit und Schmerz in der rechten Halsseite und der rechten Schulter, den rechten Arm hinunter bis ins Handgelenk ausstrahlend, neuralgisch oder rheumatisch. Die **rechte** Schulter und der **rechte** Arm sind bei **Angina pectoris** mit betroffen. Schwerer Präkordialschmerz, bis in den rechten Arm ausstrahlend. Schmerz und Steifheit im rechten Arm schlimmer durch Bewegung.

Die Venen der Hände sind erweitert, bis zum Doppelten der normalen Größe. Zittrige Hände. Bei Konvulsionen von Kindern zittern die Hände, es wirkt so, als versuchten sie nach etwas zu greifen. Krämpfe im Handgelenk, im Daumen beim Schreiben. Ziehender, spannender Schmerz im Handgelenk und den Fingergelenken der linken Hand. Taubheit in den Fingern. Pulsieren in den Fingerspitzen.

Schlaf Ständiges tiefes **Gähnen.** Angstträume. Unruhiger Schlaf. Schläfrigkeit bei Kopfschmerzen. Häufiges Aufwachen, mit starkem Schmerz in Schläfen, Magen und Gedärmen.

Fieber und Frost Frösteln mit Schweiß. Kalter, klammer Schweiß. Schwitzen schon bei geringer körperlicher Belastung. Schweiß bei Kälteschauern.

Wallungen oder „Hitzen“ von verschiedenen Stellen ausgehend, wie z.B. von Gesicht, Epigastrium etc., die sich von dort über einen größeren Teil des Körpers ausbreiten. Hitze mit starkem Pochen durch den ganzen Körper hindurch, und danach große

Erschöpfung, sodass die Patientin sich anscheinend kaum alleine aufraffen kann.

Anacardium orientale

Essenzielle Merkmale

Das Zentrale bei Anacardium ist der **innere Konflikt** oder die **psychische Spaltung.** Dieser Konflikt hat eine recht spezifische Dimension: Er kreist um das Verlangen des Individuums, sich gegenüber anderen, die ihm wichtig sind, und gegenüber der Welt zu beweisen. Der Konflikt entsteht, da dieser Mensch, trotz seines entschiedenen Willens, sich zu beweisen, an einem **tiefgreifenden Minderwertigkeitskomplex** leidet.

Innerer Konflikt: Hin- und Hergerissensein

Das Widerstreben des Anacardium-Patienten, seine Gefühle von Unzulänglichkeit einzugestehen, und die Anspannung, die durch seinen **Versuch** hervorgerufen wird, **seinen Mangel an Selbstvertrauen seinem Willen zum Erfolg zu unterwerfen,** führen zu einem äußerst qualvollen inneren Konflikt. Und dieser Konflikt ist es, der die betreffende Person sehr leiden lässt. Ein Beispiel: Ein Mann wird bei der Arbeit von seinem Vorgesetzten in irgendeiner Weise schlecht behandelt. Dadurch sind seine Gefühle verletzt worden, und er beginnt sich bei der Arbeit unwohl zu fühlen. Dieser Konflikt mit dem Vorgesetzten dauert an und nimmt schließlich den Charakter eines inneren Konfliktes an, in dem sich der Anacardium-Patient hin- und hergerissen fühlt: Soll er seinen Job aufgeben, oder soll er bleiben, um seinen Wert zu beweisen? Während sein rationaler Verstand ihn zum Gehen auffordert, beschwört ihn ein anderer Teil seiner selbst: „Nein. Du darfst nicht gehen. Du wirst bleiben, leiden, wenn es nötig ist, und beweisen, dass dein Vorgesetzter unrecht hat. Du bist wirklich fähig, wirklich gut. Du kannst dich beweisen!" Solch ein Konflikt kann eine sehr lange Zeit bestehen bleiben – mit furchtbaren Folgen für die Gesundheit der Person.

Ein anderes charakteristisches Beispiel: Eine Frau wird zuweilen von ihrem Mann kritisiert; er behandelt sie nicht besonders gut oder ist ungerecht. So etwas steigert sich bei einer Anacardium-Person ins Unermessliche. Sehr schnell bekommt diese Frau dann tiefgreifende Minderwertigkeitsgefühle, doch zugleich fasst sie den Entschluss, sich zu beweisen. Sie beginnt ein Programm der Weiterbildung und -entwicklung; sie fängt an, Seminare zu besuchen, zu studieren etc. Dennoch wird sie weiterhin das Gefühl haben, ihr Mann setze sie ständig herab. Daraufhin ist sie entmutigt, und ein innerer Konflikt entsteht. Sie sagt sich: „Ich muss ihn verlassen. Ich muss mich von ihm trennen und mich scheiden lassen. Ich werde verrückt; diese Situation ist unerträglich." Doch gleichzeitig **kann** sie **nicht weggehen,** sondern fährt damit fort, sich beweisen zu wollen, um ihr Gefühl von Unzulänglichkeit loszuwerden. Sie hält an diesem konfliktgeladenen Zustand fest und findet keine innere Ruhe, bis sie schließlich einen Nervenzusammenbruch hat, in einen Zustand der Depression gerät und am Ende **Selbstmord** begehen will, indem sie sich erschießt oder von hoch oben hinunterspringt.

Minderwertigkeitsgefühl und der Mangel an Selbstvertrauen

Zusammen mit dem Minderwertigkeitsgefühl besteht bei Anacardium-Patienten ein großer Mangel an Selbstvertrauen. Dies kann sich auf unterschiedliche Art und Weise äußern. Ein Student, der weiß, dass er sein Fach sorgfältig studiert hat und sich gut darin auskennt, kommt dennoch auf den Gedanken, er werde seine Prüfungen nicht bestehen. Er entwickelt eine so starke Angst, dass er dann tatsächlich bei seinen Prüfungen durchfällt. Sein Verstand ist blockiert, und es tritt eine fast hysterische Reaktion ein, mit Hitzewallungen, Magenbeschwerden, Schwere im ganzen Kopf etc. Er weiß, dass er fähig ist, er spricht mit seinen Lehrern oder Eltern und ist für den Augenblick auch überzeugt davon, aber nach einer Weile wird er wieder von diesen Gedanken gequält. Er fühlt sich allmählich wie ein Feigling.

Ein weiteres Beispiel ist das eines Arztes, eines Mikrobiologen, der einen verantwortungsvollen Posten im Krankenhaus hat und dem jeder großes Vertrauen entgegenbringt; dennoch denkt er jeden Morgen auf dem Weg ins Krankenhaus, dass er für diese Stellung nicht befähigt sei, dass er einen Fehler begehen und sich vor den Kollegen lächerlich machen werde. Er betritt das Krankenhaus mit der Erwartungshaltung, jeden Moment einen Fehler zu begehen, und gerade dann wird sein Verstand wirklich blockiert und er macht tatsächlich manchmal Fehler, was ihn in seinem Glauben nur festigt und bestärkt. Schließlich wird sein Leben unerträglich, er zieht sich von anderen Menschen zurück, er grübelt, wird mürrisch und depressiv.

Interessant ist dabei die Tatsache, dass diese Menschen häufig sagen, sie wüssten rein verstandesmäßig, **dass sie fähig sind** und dass sie sich in ihrem Fach gut auskennen, **dass aber die um ihr mangelndes Selbstbewusstsein kreisenden Gedanken immer wieder aufkommen und sie überwältigen.**

Für den Schüler der Homöopathie ist es wichtig zu verstehen, dass bei dieser bestimmten Art von Anacardium-Fällen die Pathologie des Mangels an Selbstvertrauen so tiefgehend und qualvoll ist, dass alles andere weniger wichtig ist. In einem solchen Fall wird es allein die Intensität dieses einen Symptoms sein, die uns veranlasst, Anacardium zu verschreiben; ungeachtet aller anderen Symptome. Aggressivität oder Grausamkeit wird man bei dieser Art von Anacardium-Fällen kaum finden; der Organismus ist auf einer sehr tiefen Ebene von dieser Pathologie betroffen.

Der **Mangel an Selbstvertrauen** kann sich jedoch in verschiedenen Stadien der Pathologie (vor allem wenn es sich dabei nicht um das Hauptsymptom handelt) unterschiedlich ausdrücken. Die Patienten werden nicht unbedingt sagen: „Ich habe zuwenig Selbstvertrauen", aber ihre Äußerungen zeugen von einer zugrundeliegenden Unsicherheit oder einem Minderwertigkeitskomplex. Solche Äußerungen könnten z. B. sein:

- Sehr schüchtern. Sie hatte das Gefühl, jeder schaue sie an, wenn sie durch die Straßen ging.
- „Ich kann mich nicht ausdrücken."
- Zu Hause fühlt sie sich eigentlich sicher, aber wenn sie allein in ihrem Zimmer ist, fürchtet sie, dass jemand eindringen und sie umbringen könnte.
- Sie hat Angst vor den Autos auf der Straße.
- Er will mit neuen Bekannten nicht reden. Er ist jedem gegenüber feindlich gesinnt.

Anacardium ist also das Hauptmittel bei Mangel an Selbstvertrauen; das andere wichtige Mittel bei diesem Symptom ist BARYTA CARBONICA. Bei beiden Mitteln tritt ein Minderwertigkeitskomplex auf; im direkten Vergleich sind sie jedoch völlig unterschiedlich.

Bei BARYTA-CARBONICA-Patienten offenbart sich von Anfang an – von der Kindheit an – bis ans Lebensende ein Minderwertigkeitskomplex. Der BARYTA-CARBONICA-Patient möchte nicht erwachsen werden und Verantwortung übernehmen, er hat das Gefühl, das sei zu viel für ihn, er möchte behütet bleiben wie ein Kind und meint, dass er nichts unternehmen und zustandebringen kann. BARYTA CARBONICA passt häufig bei älteren Menschen, die zugleich mit ihren geistigen Fähigkeiten auch ihr Selbstvertrauen verlieren. BARYTA-CARBONICA-Menschen sind sehr sanft, schüchtern und unentschlossen.

Unentschlossenheit tritt auch bei Anacardium-Patienten auf, aber sie sind nicht sanft. Es handelt sich um harte Menschen. Sie haben eine innere Härte in sich, die verhindert, dass sie sich in ihr Leid fügen, oder dass sie in einer konfliktgeladenen Situation ihrem Fluchtbedürfnis nachgeben. Sie berichten von ungeheurem Leid – z. B. dass ihr Ehepartner sie schlägt oder beschimpft etc. –, aber sie ertragen es, weil sie sich selbst beweisen wollen. Ihr Minderwertigkeitskomplex hält sie davon ab, sich um eine Verbesserung ihrer Situation zu bemühen, eine neue Beziehung einzugehen, eine neue Arbeit zu ergreifen etc.

Eine ähnliche Dynamik kann man feststellen, wenn man Anacardium-Menschen beim Diskutieren beobachtet. Sie haben die Veranlagung, eine aussichtslose Auseinandersetzung unsinnig auszudehnen, trotz ihrer offensichtlich schwachen und kenntnislosen Position.

Dieser Kern von Härte weitet sich mit der Zeit auf den gesamten Organismus aus. Diese Menschen werden immer härter, um mit ihren Lebensumständen zurechtzukommen. Auf andere wirken sie stark, kompromisslos, unnachgiebig und hart. Die Härte kann schließlich zu Grausamkeit ausarten.

Tendenz zur Misanthropie

Wenn sich die Betreffenden in dem oben beschriebenen Schwächezustand befinden, in dem ihnen jegliches Vertrauen fehlt, können sie auch überhaupt keine Liebe oder Wärme empfinden. Sie fühlen sich isoliert und schutzlos und brauchen vielleicht jemanden, der die ganze Zeit bei ihnen ist, um ihnen

Rückhalt zu geben. Und doch haben sie gleichzeitig auch eine Abneigung dagegen, mit Menschen zusammen zu sein – besonders mit Fremden: **Abneigung gegen Gesellschaft.** Anacardium-Individuen können **richtige Misanthropen** werden, mit einer Furcht davor, mit anderen zu verkehren.

Schließlich erreichen sie ein Stadium der Paranoia, in dem sie jeden verdächtigen und glauben, dass ihnen jemand nachgeht, dass sie von anderen verfolgt werden, die ihnen etwas antun wollen.

Härte und Grausamkeit

Anacardium ist auch eines der ersten Mittel, die bei Grausamkeit in Betracht zu ziehen sind. Diese Menschen können sowohl gegenüber Menschen als auch gegenüber Tieren extrem grausam sein. Sie sind in der Lage, Tiere zu quälen, und können auch **gleichgültig** gegenüber der Folterung von Menschen sein. Sie können es unter Umständen sogar genießen, andere Gewalt erleiden zu sehen. Es ist, als **fehlten ihnen jegliche moralischen und ethischen Empfindungen.** Natürlich gibt es bei Anacardium ein Spektrum von Graden der Härte, das die ganze Bandbreite hinaufreicht bis zu Menschen, die fähig sind, Folterungen durchzuführen. Nicht alle Anacardium-Patienten zeigen tatsächlich Grausamkeit, doch das Element der Härte ist bei diesem Mittel ziemlich verbreitet.

Die meisten dieser Menschen empfinden ein tiefes Gefühl der Minderwertigkeit und Unzulänglichkeit, dem sie nicht entfliehen können. Solch ein Minderwertigkeitsgefühl kann besänftigt werden durch das Gefühl der Macht, die einem durch eine Autorität verliehen wird; aus diesem Grund könnte man die Vermutung anstellen, dass viele der grausamen und sadistischen Personen, die für repressive politische Regimes Verhöre führen, kranke Menschen sein könnten, die Anacardium als ihr konstitutionelles Mittel benötigen. Durch das Arbeiten in solch einer Funktion können sie ihren Drang, andere zu unterwerfen und zu foltern, vollständig befriedigen. Es sind Menschen, denen etwas fehlt, die unter einem Mangel leiden, ohne Moral, jedoch voller Bosheit, die nun plötzlich ein Ventil finden, um diese Bosheit zum Ausdruck bringen zu können. Es ist ein pervertierter Zustand.

Es ist faszinierend, dass diese Menschen im Anamnesegespräch nicht so wirken, als seien sie zu Grausamkeiten fähig; sie scheinen sanft und nett. Man kann sogar geneigt sein, sie im ersten Gespräch mit STAPHISAGRIA-Patienten zu verwechseln.

Wenn sie jedoch von jemand anderem Autorität verliehen bekommen, dann kann die Grausamkeit hervorbrechen. Um es noch einmal zu sagen, **die Gewalttätigkeit** von Anacardium **wohnt im Inneren** dieser Menschen; **äußerlich erscheinen sie völlig friedfertig.**

Manchmal weicht die Härte und gibt den Weg frei für einen totalen Mangel an Selbstvertrauen, und eine Person, die für stark, hart oder sogar grausam gehalten wurde, verliert diese Charakteristika vollständig und wird zu einem „kleinen Nichts", ohne jede Zuversicht bei allem, was sie tut, und mit ständigem Verlangen nach Ermutigung und Anerkennung.

Doppelter Wille

Die Entwicklung des Anacardium-Bildes geht stufenweise vor sich. Es ist nicht so, dass die ganze Symptomatologie dieses Mittels von Anfang an zutage tritt. Der bekannte personifizierte doppelte Wille von Anacardium z. B. – ein **Engel** sitzt auf der rechten Schulter des Patienten und sagt ihm, was er tun soll, und ein **Dämon** auf der anderen verlangt genau das Gegenteil – entsteht nur in den späten Stadien der Pathologie, besonders zu Beginn der Schizophrenie. Es handelt sich um eine Wahnvorstellung. Dieses bekannte Thema wird in dieser Form, wie sie auch in der Literatur beschrieben wird, in der großen Mehrheit der Anacardium-Fälle nicht anzutreffen sein. Stattdessen wird sich der Konflikt öfter in anderer Weise und in unterschiedlichen Graden manifestieren, und zwar in Äußerungen wie den folgenden:

- „Ich hasse meine Schwester, und gleichzeitig liebe ich sie."
- „Ich bin zwei Personen; die eine kritisiert Menschen und die andere rechtfertigt und verteidigt sie."
- „Es ist ein Konflikt in mir zwischen der Liebe, die ich habe, und den Hassgefühlen, die von einer bestimmten Zeit in meinem Leben in meinem Inneren zurückgeblieben sind."
- Sie fürchtet, sie könne sich oder andere verletzen – was sie nicht will.
- „Ich bin wild geworden. Ich kann nichts ertragen. Ich fluche schrecklich über ganz banale Dinge,

oder ich sage sehr bittere Sachen, die andere tief verletzen."

- In einem Streit mit ihrem Bruder wollte sie ihn verletzen. Sie ergriff ein Messer, um damit nach ihm zu werfen; doch im gleichen Augenblick dachte sie: „Ich werde ihm etwas antun, und ich werde auch die Folgen tragen; ich werde ihn verletzen und danach mich selbst bestrafen."
- „Ich fühle mich, als sei mein Geist von meinem Körper getrennt."

Neigung, über ernste Dinge zu lachen, wohingegen er ernst bleiben kann, wenn er lachen sollte. Er lacht beim Begräbnis seines Vaters; er scherzt, wenn alle anderen durch eine Szene auf der Straße oder im Kino zu Tränen gerührt sind.

All diese Beispiele porträtieren, in unterschiedlichem Grade, dasselbe Thema: die Grundproblematik einer psychischen Spaltung oder eines starken inneren Konflikts.

Angst um die Zukunft

In den ersten Stadien der Entwicklung der Pathologie ruft das Leiden eine Angst um die Zukunft hervor. Die Patienten empfinden ein **ständiges Unsicherheitsgefühl.** Sie erwarten, dass kleine Probleme sich zu großen ausweiten werden. Die Angst, das Leiden und die Erschöpfung, die durch den immerwährenden inneren Konflikt entstehen, führen schließlich zu einem Verfall der geistigen Vitalität. Sie beginnen zu befürchten, dass alles schiefgehen werde, und werden misstrauisch gegenüber allem um sie herum.

Beginnender Gedächtnisverlust

Gedächtnisverlust ist ein weiteres Charakteristikum von Anacardium. Anfangs zeigt sich die Wirkung auf das Gedächtnis als Vergesslichkeit. Diese Menschen können sich nicht an das erinnern, was sie gelesen haben. Ihr Geist wird regelrecht leer durch die Anstrengung, die sie in den Versuch investieren, sich zu beweisen. Dies ähnelt einer Art geistiger Paralyse.

Es gibt einen ganz spezifischen Lebensschauplatz, der besonders dazu geeignet ist, das Anacardium-Bild hervorzurufen: die Schule bzw. Universität, besonders um Prüfungszeiten herum. Ein Schüler oder Student, der z. B. die Demütigung erlitten hat, von seinem Lehrer kritisiert zu werden, fasst den Entschluss, sich durch herausragende Leistungen bei den Prüfungen zu beweisen. Doch **mitten im Lernen wird er von einem plötzlichen tiefgreifenden Verlust seines Selbstvertrauens überwältigt.** Er fühlt sich dann nicht in der Lage, diese Prüfung zu absolvieren. Sein Geist ist wie leergefegt; er kann sich nicht an das erinnern, was er gelernt hat.

Es gibt noch andere Mittel, die in ähnlicher Weise bei Schwierigkeiten vor Prüfungen in Frage kommen. Im folgenden sollen einige davon in Form einer Gegenüberstellung kurz beschrieben werden. Anacardium zeichnet sich, um es noch einmal neu zu formulieren, durch den **Drang** aus, **der Erste** zu sein bzw. **sich zu beweisen,** und zwar **angesichts von Äußerungen,** die von diesen Menschen **als Kritik empfunden werden.** Ein typischer Satz eines Anacardium-Patienten wäre z. B.: „Meine Lehrer erkennen meine Fähigkeiten nicht an."

- GELSEMIUM dagegen bietet ein völlig anderes Bild. Menschen, die GELSEMIUM benötigen, verspüren bei dem Gedanken, zu einer Prüfung zu erscheinen, eine intensive Furcht; diese Erwartungsangst wird oft von Lähmungsgefühlen und Zittern begleitet. Anders als Anacardium-Patienten stoßen sie beim Lernen auf keine Schwierigkeiten; sie haben genügend Ausdauer und Stehvermögen und erleiden auch keinen vergleichbaren Gedächtnisverlust. Das Zentrum der Probleme von GELSEMIUM-Patienten ist die Vorstellung, vor dem Prüfer zu stehen, besonders bei einer mündlichen Prüfung; dieses Bild lähmt sie vor Furcht. Sie sagen dann: „Nein, ich kann es nicht. Es ist besser, ich gehe nicht hin. Ich gebe auf." GELSEMIUM-Patienten wollen aufgeben; sie sind weicher, weit weniger verhärtet und festgelegt als der Anacardium-Typus. Bei GELSEMIUM ist die Furcht ein Ausdruck der Feigheit.
  An dem Fall eines Wirtschaftsstudenten in England lässt sich das Dilemma von GELSEMIUM veranschaulichen. Er war der Sohn eines sehr reichen Mannes. Als ich ihn das erste Mal sah, war er kurz davor, sein Studium aufzugeben. Er war ziemlich faul und nicht in der Lage, seine Prüfungen zu bestehen, weil er es nicht schaffte, die Initiative zum Lernen aufzubringen. Stattdessen verbrachte er seine Zeit damit, ein sorgloses Leben zu führen, teure Autos zu fahren, Freundinnen auszuführen usw. Er hatte das Gefühl, dass er sich

nicht konzentrieren könne, dass seine Gedanken umherschweiften. Er wollte im Studium Erfolg haben, wollte lernen, doch er war einfach zu faul. Eine Gabe SULFUR hatte große Wirkung auf ihn. In der Folge war er in der Lage zu lernen und bestand eine Prüfung nach der anderen – bis er den Punkt erreicht hatte, wo er sein Studium hätte abschließen müssen. Das Studium war recht schwer, stellte hohe Anforderungen. Der Professor seines Abschlusskurses hatte ihn bereits dreimal durchfallen lassen. Er bekam Angst vor diesem Lehrer. Er rief seine Eltern an und sagte ihnen: „Ich habe alles in diesem Fach gelernt. Ich beherrsche es sehr gut, doch ich werde nicht zu der Prüfung gehen. Ich kann es nicht." Die Eltern riefen mich an und fragten, was sie tun könnten. Dies war nun eine völlig andere Situation als zuvor; da war nicht mehr die Faulheit von SULFUR, aber es fehlte der Mut, vor dem Lehrer zu erscheinen. Eine Wiederholung von SULFUR würde in diesem Fall mehr schaden als nützen. Dies war eine GELSEMIUM-Situation. Man muss sich solcher feinen Unterschiede bewusst sein, wenn man korrekt verschreiben will. Ich empfahl also, dass er am Tag vor der Prüfung eine Gabe GELSEMIUM M einnehmen solle. Dies tat er, und er erschien zur Prüfung und bestand sie sehr gut.

- PICRICUM ACIDUM ist ebenfalls häufig bei Schwierigkeiten vor Prüfungen angezeigt. Der auslösende Faktor bei PICRICUM ACIDUM ist Überanstrengung und Ermüdung des Verstandes. Es sind Menschen, die lange Zeit sehr eifrig und gewissenhaft gelernt und sich, als Folge davon, überanstrengt haben. Sie durchleben weder den Konflikt von Anacardium noch die Feigheit von GELSEMIUM, sondern leiden hauptsächlich an einer Müdigkeit des Geistes. Sie werden sagen: „Ich bin so müde. Ich fühle mich, als würde ich seit Ewigkeiten nachdenken." Das Gefühl geistiger Erschöpfung ist unerbittlich, und es wird diese Patienten dazu bringen, dass sie aufgeben und auf die Prüfung verzichten wollen. In diesem Zustand werden selbst fünf Minuten Lernen sie schon anstrengen und erschöpfen.

Man muss bei der Unterscheidung zwischen diesen Mitteln große Vorsicht walten lassen, da alle diese Patienten darüber klagen, dass sie erschöpft sind. Deshalb muss man tief in den jeweiligen Fall hineinblicken, um herauszubekommen, was wirklich zugrundeliegt. Im Anacardium-Fall wird dies höchstwahrscheinlich ein unter der Oberfläche schwelender Konflikt sein, ein starkes Verlangen, Erfolg zu haben, das von einem **plötzlichen** Verlust des Gedächtnisses gefolgt wird. Später, wenn der Fall in das nächste Stadium fortschreitet, können Verdrießlichkeit, Reizbarkeit und auch Gewalttätigkeit auftreten. Die Pathologie entwickelt sich progressiv: Sie beginnt hauptsächlich als Angst und Unsicherheit, später treten die Aspekte des Minderwertigkeitskomplexes, der Grausamkeit und des doppelten Willens stärker hervor.

Fortschreitender Gedächtnisverlust

Im zweiten Entwicklungsstadium verfällt das Gedächtnis immer mehr. Der Gedächtnisverlust kann so weit ausarten, dass diese Patienten fürchten, ihren Verstand zu verlieren. Dies ist keine Furcht vor dem Wahnsinn als solchem, sondern eher – angesichts des tiefgreifenden Verfalls ihres Gedächtnisses – eine Furcht, dass ihre Gesundheit eine verhängnisvolle Wendung zum Schlechteren nehmen wird, dass bald etwas sehr Schlimmes passieren wird. Sie erkennen plötzlich, dass sie nicht in der Lage sind, sich an irgendetwas zu erinnern, dass sie schon nach einer Minute alles vergessen haben. Einige werden diese Erfahrung so beschreiben: Es ist, „als halte irgendjemand oder irgendetwas mein Gehirn fest" und hindere es so daran, zu arbeiten. Der Verstand wird schwach; der Patient fühlt sich, als sei er in einem Traum und habe keinen direkten Zugang zur Wirklichkeit. Sein Verstand kommt ihm schwerfällig und benommen vor. Es ist ein Zustand, **der an Imbezillität grenzt.**

Es soll nochmals betont werden, dass dieser Gedächtnisverlust ein sehr wichtiges Charakteristikum von Anacardium ist und dass er sehr beschleunigt wird durch das Leid, das durch die Ängste und Unsicherheiten hervorgerufen wird. Ein Geschäftsmann z. B., dessen Geschäft bisher recht gut lief, beginnt plötzlich auf ein Problem nach dem anderen zu stoßen. Er wird ängstlich, und dann stellt er fest, dass er sich nichts mehr merken kann. Er muss sich Listen machen, um an bestimmte Dinge zu denken, sie nicht zu vergessen. Die Entwicklung dieser Symptomatik kann sich bei einer erst dreißigjährigen Person innerhalb einer Zeitspanne von sechs Monaten bis zu einem Jahr vollziehen. Es kommt zu **Vergesslichkeit am Morgen,** besonders beim Aufwachen.

Reizbarkeit und Gewalttätigkeit

Die **Reizbarkeit** von Anacardium tritt zutage, wenn diese Menschen die Kontrolle über sich zu verlieren beginnen. Das ständige Leiden, das durch ihren inneren Konflikt entsteht, ihren Kampf mit ihrem Minderwertigkeitsgefühl, zerstört langsam ihre Kontrolle und erlaubt der Reizbarkeit und der **Gewalttätigkeit,** an die Oberfläche zu treten. Die Patienten können in einem Streit alle Dinge um sich herum zerbrechen, wenn sie die beteiligte Person selbst nicht verletzen können.

Die Reizbarkeit und das Minderwertigkeitsgefühl sind oft miteinander verbunden; z. B. neigen diese Menschen dazu, das Verhalten eines anderen als eine absichtliche persönliche Kränkung misszuverstehen und mit Gereiztheit darauf zu reagieren. Wenn z. B. der Ehemann mit einem Blumenstrauß in der Hand hereinkommt, wird die Anacardium-Frau wahrscheinlich sagen: „Oh, du bringst deiner Tochter Blumen." In Wirklichkeit sind die Blumen womöglich für sie gedacht, doch ihre erste Reaktion besteht darin, zu akzeptieren, die Geste sei als absichtliche Beleidigung gemeint. Ihr Minderwertigkeitsgefühl erlaubt es ihr nicht, zu akzeptieren, dass jemand bereit ist, sich um sie zu kümmern oder nett zu ihr zu sein, ihr Liebe und Zuneigung zu zeigen.

In diesem Stadium der pathologischen Entwicklung von Anacardium haben diese Menschen keinen Glauben an die Liebe; sie glauben an brutale Gewalt. Diejenigen Anacardium-Patienten, die eher introvertiert und zur Selbstbeobachtung fähig sind, werden sich in folgender Weise beschreiben: „Ich habe die Kontrolle über mich verloren; ich will wirklich Schaden anrichten. Nichts kümmert mich mehr, mir ist alles egal." Sie werden diese Symptome schildern, als seien es keine natürlichen, ihnen innewohnenden Persönlichkeitsanteile, sondern etwas von ihnen Getrenntes. Die aggressiveren Anacardium-Patienten können nicht das geringste Ärgernis ertragen, ohne sofort in Zorn auszubrechen.

Eine der ersten Ausdrucksformen ihrer Reizbarkeit ist eine große **Neigung zu fluchen.** Diese Tendenz kann durchaus auch bei einer Person auftreten, die niemals zuvor auch nur daran dachte, zu fluchen. Beispielsweise kann es passieren, dass sich nach einem Schock ein Kopfschmerz entwickelt und mit ihm diese eigentümliche Neigung zutage tritt. Anacardium ist sogar eines der Hauptmittel für Menschen, die ein unwiderstehliches Verlangen haben, zu fluchen (zusammen mit NITRICUM ACIDUM, HYOSCYAMUS, NUX VOMICA).

Später kann, falls die Störung sich weiterentwickelt, ein zunehmender Drang zur Aggressivität auftreten, der dann immer feindseligere Aktionen heraufbeschwört; Teenager können z. B. zu jugendlichen Straftätern werden, die boshafte, gemeine Taten begehen, indem sie Autoreifen aufschlitzen, Menschen mit Ketten schlagen etc. Sie könnten sich auch randalierenden Gangs von Hooligans anschließen. Einige Anacardium-Patienten erzählen aber auch, dass sie nur gewalttätige Gedanken haben (z. B. Menschen zu erschießen oder zu erstechen), ohne aber jemals den Punkt zu erreichen, tatsächlich Gewalt auszuüben.

Als erstes verringern sich die natürlichen Empfindungen von Zärtlichkeit, Liebe und Mitgefühl, und zurück bleiben Dumpfheit, Leere und **Härte der Gefühle und Gedanken.** Dieser Torpor der Emotionen erfolgt als eine Konsequenz aus dem oben beschriebenen Leid, und die entstehende emotionale Leere ermöglicht das Auftauchen von Grausamkeit. Nach ständigen Erschütterungen, Enttäuschungen und Nöten werden die Patienten unempfindlich; ihre Emotionen stumpfen ab, und sie stellen fest, dass die erstarrten Gefühle nur durch die Ausführung grausamer Taten in gewisser Weise wiederbelebt werden können. Ihre Grausamkeit kann für sie fast eine Quelle der Freude werden. Dieser Mangel an emotionaler Lebendigkeit, diese Härte stellt eine signifikante Pathologie dar. Man kann dies mit einem harten Tumor vergleichen – es ist wie ein Tumor auf der emotionalen Ebene des Menschen.

Man könnte hier eine gewisse Ähnlichkeit zwischen der emotionalen Trägheit von Anacardium und der von SEPIA annehmen. SEPIA-Patienten werden es jedoch niemals genießen, jemandem Schaden zuzufügen. Sie werden sagen: „Ich habe keine Gefühle, es ist mir gleichgültig." Manchmal können sie so reizbar werden, dass sie ihre Kinder schlagen, doch sobald sie so etwas getan haben, werden sie es bereuen und sich emotional erschöpft und ausgelaugt fühlen. Dieser Zustand ist völlig anders als der von Anacardium.

Eine weitere Ähnlichkeit liegt darin, dass bei Anacardium, sobald die Emotionen einmal abgestumpft und verhärtet sind, eine Verminderung des sexuellen Interesses eintritt, die sich bis zu einer Abneigung gegen Sex entwickeln kann.

Paranoia und Persönlichkeitsspaltung

Grausame Anacardium-Patienten, die feindselige Gefühle gegenüber der Welt in sich beherbergen, können schließlich **Paranoia** entwickeln. Sie beginnen zu glauben, dass jeder Mensch ihr Feind sei und sie von Feinden verfolgt würden. Sie haben vor jedem Angst, selbst vor jemandem, der auf sie zukommt, um sie zu umarmen, und werden allem gegenüber misstrauisch.

Im fortgeschrittenen Stadium können diese Patienten in einen Wahnzustand geraten, in dem sie die Empfindung haben, **wie in einem Traum zu leben,** ein Gefühl, als sei alles fremd und unwirklich. Wirklichkeit und Träume vermischen sich in dem Maß, wie ihre Verwirrung anwächst. In diesem Stadium werden sie sagen: „Ich habe einen Engel auf der rechten Schulter, der mir sagt, ich soll das Richtige tun, und einen Dämon auf der linken, der sagt, ich soll das Falsche tun. Einer sagt mir, ich soll das eine tun, und jemand anders sagt mir, ich soll das Gegenteil machen."

Diese Wahnidee ist charakteristisch für einen Patienten, der sich dem Endstadium von Anacardium nähert. Nicht alle Anacardium-Patienten werden solch eine Spaltung zum Ausdruck bringen, ob nun in dieser Art oder so, wie es in der Literatur beschrieben ist; aber ein ähnlicher Grundgedanke liegt ihrer Symptomatologie zugrunde. Die Unentschlossenheit, das Zögern und der Mangel an Vertrauen und Zuversicht sind Manifestationen dieses Themas. Das ständige Hinterfragen jeder Handlung, das Infragestellen der eigenen Fähigkeiten etc., all das führt zu einer Spaltung, die progressiv zunimmt, bis sich am Ende ein **schizophrener Zustand** entwickelt. Es tauchen dann fixe Ideen auf, einschließlich des Glaubens, **sie seien doppelt,** hätten eine **dämonische Hälfte.** Sie sehen Teufel und Engel etc.; der Hauptgedanke dabei ist immer die Spaltung.

Religiöser Aspekt

Wenn man das Leben der meisten Anacardium-Patienten untersucht, würde man eigentlich nicht dazu neigen, sie als religiöse Menschen zu bezeichnen. Im Gegenteil, sie sind Menschen, die an menschliche Macht glauben. Mit fortschreitender Pathologie entsteht allerdings eine Tendenz zu einer **religiösen Umkehr.** Diese religiöse Haltung ist allerdings nicht durch wahren religiösen Geist motiviert, vielmehr handelt es sich um Menschen, die selbst sehr grausam waren, sich um andere nicht gekümmert und ein Leben der Härte gelebt haben, bis sie schließlich einen Punkt erreichen, an dem sie sich fragen: „Habe ich richtig oder falsch gehandelt?" Sie bekommen Angst vor Gott und den Engeln; sie fürchten die Folgen ihrer früheren Handlungen und machen sich Sorgen um ihre Erlösung. Und so können wir sehen, wie diese Menschen, die zuvor Grausamkeit, Härte und Gewalt als Teil ihrer Krankheit zur Schau gestellt haben, nun eine religiöse Haltung annehmen. Dies ist Pathologie, keine spirituelle Reife.

Man könnte nun eventuell dazu neigen, Anacardium mit LYCOPODIUM zu verwechseln. Es gibt hier aber mehrere Unterscheidungskriterien: Ein LYCOPODIUM-Patient wird keine Verantwortung übernehmen wollen; er wird versuchen, sie zu meiden. Selbst die Familie kann ihm zur Last werden, und er wird darüber nachdenken, sie zu verlassen. Dagegen bemüht sich der Anacardium-Mensch in sehr starkem Maße darum, Verantwortung zu übernehmen, weil er so versuchen kann, sich zu beweisen. Diese beiden Haltungen sind völlig verschieden.

Außerdem sind LYCOPODIUM-Personen nicht grausam, sondern feige. Sie haben Angst um ihre Gesundheit und Angst davor, Blut zu sehen. Ein Anacardium-Patient dagegen kann es sogar genießen, Blut zu sehen. Blut und Gewalt stimulieren ihn; seine verstummten Emotionen werden durch Gewalt belebt. In den späteren Stadien seiner Pathologie ist er unfähig, seine Gefühle auf andere, normalere Weise zu wecken. Er hat viel Leid erfahren, und als Folge davon sind seine Gefühle abgestumpft.

Dieses Szenario ist anders als bei LYCOPODIUM. LYCOPODIUM-Personen sind selbstsüchtig; sie wollen sich amüsieren. Sie gehören oft zu denen, die, wenn sie Seminare, Konferenzen o. ä. besuchen, keinerlei Zurückhaltung zeigen. Sie werden darauf aus sein, mit jeder Frau, von der sie sich angezogen fühlen, eine sexuelle Beziehung zu beginnen. Ihr Vergnügen hat stets Vorrang. Dies ist ein Aspekt von

LYCOPODIUM, an dem man sehr gut die signifikanten Unterschiede zwischen den beiden Mitteln veranschaulichen kann.

Um Anacardium-Patienten zuverlässig erkennen zu können, muss man besonders einen wichtigen Punkt im Auge behalten: Praktisch jeder Anacardium-Patient ist durch das Überwiegen eines der folgenden drei pathologischen Zustände gekennzeichnet: **Minderwertigkeitskomplex, Grausamkeit** oder **doppelter Wille.** Mindestens eine dieser Eigenschaften sollte klar ersichtlich sein, um die Verschreibung von Anacardium auf der Basis der psychischen Symptomatik zu rechtfertigen.

Allgemeinsymptome und Keynotes

- Natürlich ist Anacardium nicht nur bei psychischen, sondern auch bei körperlichen Störungen angezeigt; z. B. bei Magenbeschwerden, rheumatischen und arthritischen Zuständen, steifem Hals, Schwangerschaftserbrechen, Verstopfung, Zittern und lähmungsartiger Schwäche, Epilepsie etc. In vielen dieser Zustände ist das Gefühl eines **stumpfen Pflocks in dem betroffenen Körperteil** charakteristisch. Diese Empfindung kann überall auftreten – im Auge, im Kopf bei Kopfschmerzen, im Magen, im Rektum in Verbindung mit Obstipation, im Rückgrat. Dieses Pflockgefühl sollte weder mit dem ignatia-Gefühl einer eisernen Stange im Rektum verwechselt werden noch mit dem Gefühl eines Klumpens oder einer Kugel im rektalen/perinealen Bereich bei SEPIA.
- Eine andere Empfindung von Keynote-Charakter bei Anacardium-Patienten ist die eines **Bandes um ein Organ** oder ein Glied; Schmerzen in jedem Bereich können von dem Gefühl bandartiger Zusammenschnürung begleitet sein. Andere Mittel rufen eine ähnliche Empfindung hervor, doch jedes hat eine eigene, spezifische Qualität. Das Bandgefühl von Anacardium ähnelt dem Gefühl, das durch eine elastische Bandage hervorgerufen wird; diese elastische Empfindung ist sehr deutlich und ganz genau eingegrenzt. PLATINUM erzeugt ebenfalls ein Gefühl einer elastischen Bandage, doch ist das Gefühl diffuser als bei Anacardium. TUBERCULINUM ruft ein Gefühl wie von einem Reifen hervor, besonders um den Kopf herum, als schnüre ein nicht dehnbares, festes Eisenband den Kopf zusammen. CACTUS bewirkt schmerzhaftere, drahtartige Zusammenschnürungsgefühle.
- Eine Neigung zu seufzen und Besserung dadurch ist ein Symptom, das man oft bei Anacardium antrifft, besonders bei solchen Patienten, die scheu und schüchtern sind und denen es an Selbstvertrauen mangelt.
- Eine allgemeine **Besserung entsteht durch Essen.** Der Patient isst, und nach ein oder zwei Stunden ist er wieder hungrig und muss etwas essen, sonst fühlt er sich sehr schlecht. Manchmal tritt nicht lange nach dem Essen eine allgemeine Schwäche ein.
- Reiben und Schlafen in der Seitenlage verschlimmert.
- Eine andere Modalität von Anacardium, die es mit PULSATILLA und FERRUM gemein hat, ist eine Besserung durch langsames Umhergehen.
- Ruhelosigkeit, die alle zwei oder drei Tage auftritt.
- Symptome gehen von rechts nach links.
- Der Zustand des Patienten verschlimmert sich in der Regel durch Kälte, doch manchmal verschlimmert auch Hitze.

Lokalsymptome

Kopf Drückende Kopfschmerzen in verschiedenen Teilen des Kopfes, wie von einem stumpfen, eindrückenden Gegenstand, schlimmer bei Bewegung, geistiger Anstrengung, Husten und Zurückbeugen des Kopfes, besser durch Essen, durch harten Druck und durch Einschlafen. Das Gefühl eines Pflocks oder eines stumpfen Gegenstandes wird nicht immer mit den gleichen Worten beschrieben werden; es kann z. B. auch von einer Härte im Kopf oder von einem Schweregefühl an einer bestimmten Stelle die Rede sein, oder von dem Gefühl, ein Stück Metall oder Holz befinde sich dort usw. Kopfschmerzen durch starke Gerüche. Gastrische Kopfschmerzen. Periodische Kopfschmerzen.

Schwindel beim Bücken und Aufrichten, beim Laufen. Kleine Beulen auf der Kopfhaut, die sehr berührungsempfindlich sind.

Augen Stumpfer Druck, wie von einem Pflock, am oberen Rand der rechten Augenhöhle. Rheumatisch reißender Schmerz im linken Auge. Gegenstände erscheinen zu weit entfernt. Undeutliches Sehen. Blaue Ringe um die Augen.

Ohr Gefühl, als ob jemand in ihre Ohren flüstere. Verlust des Gehörs.

Schmerz wie von einem Pflock. Schmerzhaftes Zucken im linken Gehörgang, wie elektrische Schläge. Schmerz im Ohr beim Zusammenbeißen der Zähne. Verstopfungsgefühl, wie von Baumwolle, im linken Ohr.

Nase Verlust des Geruchssinns. Der Geruchssinn scheint fast verschwunden zu sein, obwohl die Nase nicht verstopft ist. Heuschnupfen. Geruchsillusionen, z. B. von brennendem Schwamm, morgens beim Aufstehen.

Gesicht Blass. Ausdrucksloses, kindliches Aussehen; Zucken von Mund und Fingern im Schlaf. Brennende Trockenheit der äußeren Lippenränder. Linke Gesichtsseite geschwollen und mit kleinen pockenartigen Bläschen übersät. Akutes Ekzem an Gesicht und Hals, mit Röte und kleinen Bläschen, intensives Jucken.

Atmung und Brust Atmung beim Husten, Schlucken oder Trinken unterbrochen (verschluckt sich). Dem Keuchhusten ähnlicher Husten, der durch Sprechen erregt wird. Husten nach Essen, mit Erbrechen des Gegessenen; Husten mit Schmerz im Hinterkopf.

Dumpfer Druck wie von einem Pflock in der rechten Brustseite. Beklemmung mit innerlicher Angst und Hitze.

Herz Herzklopfen bei älteren Menschen, das nach leichten akuten Beschwerden (wie Schnupfen) auftritt, mit qualvoller Pein. Das Herz fühlt sich plötzlich geschwollen an, mit großer Todesfurcht. Doppelte Stiche im Herzen – Stiche, die zweimal nacheinander auftreten, mit anschließender langer Pause.

Magen Die **allgemeine Besserung** durch Essen ist ein starkes Keynote, doch kehren die Symptome bald (etwa zwei Stunden nach dem Essen) wieder. Kopfschmerzen, trockener Hals, **Dyspepsie** usw. besser durch Essen, aber nach zwei Stunden wieder zurückkehrend.

Morgens starke Übelkeit, mit Nüchternheits-Gefühl im Magen. Schwangerschaftsübelkeit schlimmer vor und nach dem Essen, besser beim Essen.

Leeregefühl im Magen um 11 Uhr vormittags, ähnlich wie bei SULFUR. Magendrücken nach geistiger Anstrengung. Beim Einatmen starke Stiche in der Magengrube. Neigt beim Essen und Trinken dazu, sich zu verschlucken. Ständiger Durst; doch beim Schlucken benimmt es ihm den Atem, und er muss absetzen. Appetitlosigkeit wechselt mit übermäßigem Hunger.

Verlangen nach Süßigkeiten und Abneigung gegen Bohnen und Erbsen.

Abdomen Drückender Schmerz um den Nabel herum. Der Schmerz fühlt sich an wie ein stumpfer Pflock, der in die Eingeweide hineingedrückt wird. Hartes Abdomen. Schmerzhafte Flatulenz. Ständiges Knurren im Unterbauch, besonders in der Nabelgegend. Völle und Auftreibung des Abdomens, nach dem Essen.

Rektum und Stuhl Die Obstipation von Anacardium ähnelt der von NUX VOMICA.

Tagsüber häufiger Tenesmus, ohne irgendetwas ausscheiden zu können. Häufiger Stuhldrang nach dem Essen.

Inaktivität. Kraftloser Stuhldrang; ungenügender Stuhl. Rektum fühlt sich an wie mit einem Fremdkörper verstopft, ohne die Kraft zum Heraustreiben selbst weichen Stuhls. Heftiger und starker Stuhldrang, doch beim Pressen zum Stuhl vergeht der Stuhldrang ohne Entleerung. Jucken des Anus nach Koitus.

Sexualität Anacardium-Patienten können heftige sexuelle Leidenschaft mit sadistischen Tendenzen aufweisen und leben ihren Geschlechtstrieb manchmal extrem stark aus. Als Folge davon können sie später impotent werden, und gleichzeitig nehmen möglicherweise ihre sadistischen Neigungen zu. Es ist recht eigentümlich, dass ihr sexuelles Verlangen durch den Umstand, dass sie von ihrem Partner schlecht behandelt werden, überhaupt nicht beeinträchtigt wird; eine Frau kann weiterhin Geschlechtsverkehr mit ihrem Mann haben, obwohl dieser sie die ganze Zeit herabsetzt, sie beschimpft oder sogar schlägt. Die Frau kann ihn tatsächlich umbringen wollen, aber trotzdem wird sie den Sex mit ihm immer noch genießen.

Während der Phase der Impotenz können beim Stuhlgang oder im Schlaf (ohne dass der Patient davon träumt) Samenergüsse auftreten.

Rücken und Extremitäten Steifheit ist ein Charakteristikum, das mit den Rückenschmerzen einhergeht, besonders in der Nackengegend. Stumpfer Druck, wie von einer schweren Last, in der linken Schulter und auf der rechten Seite des Nackens. Krankheiten, die das Rückenmark angreifen, mit lähmungsartiger Schwäche; Zittern der Gliedmaßen, die Knie sind am stärksten betroffen; Empfindung eines Bandes um den Körper oder bestimmte Körperpartien herum; Empfindung eines Pflocks, der ins Innere getrieben wird, besonders bei Bewegung. Schmerzhafte Unruhe in den Beinen beim Sitzen, beim Gehen verschwindend.

Schlaf Gestörter Schlaf mit Schreien und sehr lebhaften Träumen, die am nächsten Morgen real wirken. Träume von Leichen, davon, andere umzubringen oder von anderen umgebracht zu werden, verfolgt zu werden, von Feuer, von vergangenen Ereignissen.

Morgens erwacht er müde und neigt dazu, wieder einzuschlafen.

Haut Es gibt verschiedene Typen von Hautausschlägen bei Anacardium:

- Der eine ist pustulös, ein anderer ist erysipelatös, und ein dritter ist eine Form von Neurodermitis, die aus kleinen, bläschenförmigen Läsionen besteht, die mit einer farblosen oder gelblich wässrigen Flüssigkeit gefüllt sind. Diese Läsionen liegen in Gruppen nahe beieinander. Der Ausschlag ist ziemlich trocken und juckt schrecklich. Das Jucken ist schlimmer abends im Bett.
- Brennendes Jucken, mit extremer Gereiztheit der Haut; der Patient gräbt seine Nägel in die Haut, um sich zu kratzen.
- Ausschläge, die wie Variola aussehen.
- Übermäßige Desquamation.
- Hautausschläge mit erysipelatösem Aussehen, die sich schnell ausbreiten und leicht Schwellungen verursachen.
- Warzen.

Zusammenfassung

Wichtige Aspekte von Anacardium:

- Innerer Konflikt, mit Leiden verbunden.
- Minderwertigkeitskomplex.
- Gedächtnisverlust, oft plötzlich.
- Härte und Grausamkeit.
- Empfindung eines stumpfen Pflocks.
- bandartige Empfindungen.
- Besserung durch Essen.

Anagallis arvensis

Essenzielle Merkmale

Anagallis ist ein recht selten angezeigtes Mittel. Wie die anderen sogenannten „kleinen Mittel“ ist es jedoch durch kein anderes zu ersetzen, wenn es wirklich benötigt wird. Die meisten Misserfolge in der homöopathischen Praxis sind nicht auf eine unzureichende Kenntnis der großen Polychreste zurückzuführen, sondern darauf, dass die Arzneimittelbilder kleiner Mittel nicht erkannt werden und daher statt des wirklich angezeigten Mittels ein Polychrest verordnet wird. Daher sollte ein guter homöopathischer Arzt möglichst viele Arzneimittel kennen und dabei alle Informationsquellen nutzen, die verfügbar sind.

Die pathogenen Symptome bei Anagallis arvensis betreffen vor allem die Haut und das Gehirn.

Ekzeme an Hand und Fingern
Es handelt sich um ein Mittel, das trockene, juckende, kreisförmige Hautausschläge hervorruft, vor allem an den Händen und Handflächen; bei Unterdrückung können sie zu biliösen Kopfschmerzen, Darmbeschwerden oder gar zu einer ernsthaften psychisch-geistigen Pathologie führen, ja selbst zu Konvulsionen (Epilepsie).

Nach meiner Erfahrung kann Anagallis arvensis Ekzeme heilen, die vor allem an den **Handflächen, Fingern** und Handrücken auftreten. Die Haut wird zunächst trocken, und bald treten **Ansammlungen** von Bläschen auf, gefüllt mit **sehr dünner Flüssigkeit,** dünner als Wasser. Rund um die ursprüngliche Kolonie entstehen immer mehr Bläschen, und die

Flüssigkeit vermehrt sich so lange, bis die Bläschen platzen. An diesen Stellen reißt die Haut auf und bleibt rau, als werde ihre oberste Schicht nicht erneuert, und dann fühlt sie sich ungeschützt und schmerzhaft an. Danach entsteht eine neue Bläschenkolonie an einer anderen Stelle, und so geht es immer weiter.

Kurz bevor die Bläschen platzen, juckt es sehr heftig. Ähnliches tritt an den Nägeln auf, und es scheint, als sei die **oberste Nagelschicht** zerstört und eingerissen. Die Haut um die Nägel herum ist ebenfalls betroffen.

Heiterkeit und geistige Aktivität

Anagallis passt bei empfindsamen und zur Hysterie neigenden Menschen, die geistig und emotional sehr leicht erregbar sind. Es wirkt auf eine sehr angenehme Art und Weise auf Geist und Gemüt, denn es erzeugt einen Zustand von Heiterkeit und intensiver geistiger Aktivität. Dabei handelt es sich jedoch um einen pathologischen Zustand, wie er bei manisch-depressiven Patienten auftritt.

Der Betreffende fühlt sich großartig, in Bestform, voller Selbstvertrauen und geistiger Kraft. Er hat das Gefühl, dass er alles wahrnimmt, was um ihn herum geschieht, und zugleich kommen ihm viele **Gedanken, die sich auf alles Mögliche beziehen.** Er ist **voller Freude, ausgelassen und übermütig** und **hat Spaß an allem, was er tut,** ist jedoch zu disziplinierter und konstruktiver geistiger Arbeit nicht in der Lage. Die Gedanken scheinen hin- und herzujagen und sich mit jedem nur denkbaren Thema zu beschäftigen, der Patient aber glaubt dennoch, geistig ganz klar und stark zu sein, und er behauptet, sich noch nie in seinem Leben so wohl gefühlt zu haben.

Einen solchen Zustand wird man nicht selten bei bestimmten jungen Menschen antreffen, die sich mit spirituellen Praktiken beschäftigen und ab einem gewissen Punkt das Gefühl haben, in einen Zustand des Überbewusstseins gelangt zu sein. Man kann zwar deutlich sehen, dass der Betreffende voller Freude zu sein scheint, aber es handelt sich dabei um einen ungesunden Zustand, der zu verantwortungslosem Verhalten führt. Es ist keine offenkundige Geisteskrankheit; dennoch ist klar zu erkennen, dass die Person aus dem Gleichgewicht geraten ist. Gewöhnlich nehmen diese Menschen für sich in Anspruch, ein hohes spirituelles Bewusstsein erreicht zu haben, weshalb es für sie nicht mehr notwendig sei, sich mit profanen „irdischen" oder praktischen Dingen abzugeben. Sie sprechen gerne und bereitwillig mit jedem beliebigen Menschen über ihren inneren spirituellen Zustand.

Beschleunigung der psychischen und geistigen Prozesse

Anagallis-Patienten kennen keine Selbstbeschränkung oder Mäßigung, ihr Geist scheint sich in einem Zustand höchster Aufregung zu befinden, jagt umher, ist einmal hier und einmal dort, unfähig, sich auf eine Sache zu konzentrieren. Es ist wie ein leichtes inneres Delirium.

Da diese Menschen so **erregbar** sind, wundert es nicht, dass sie ein verstärktes sexuelles Verlangen haben und ständig nach Gelegenheiten zu sexuellen Kontakten suchen. Es besteht bei ihnen auch manchmal eine Art Erethismus in der Harnröhre, ein Kitzeln oder Brennen, das sie zwanghaft dazu treibt, den Geschlechtsakt zu vollziehen.

Der Anagallis-Zustand gleicht dem Zustand, den man bei Konsumenten von „Speed" oder ähnlichen Drogen beobachten kann, und er hat auch genau diese Wirkung: eine Beschleunigung der psychischen und geistigen Prozesse. Ähnliche Zustände habe ich auch bei den manischen Phasen von AGARICUS beobachtet, und wohl jeder wird die Ähnlichkeit mit der Symptomatologie von COFFEA CRUDA erkennen.

Nach solch intensiver geistiger Aktivität scheint der gesamte Organismus eine Zeitlang sehr müde, fast erschöpft zu sein; allgemeine Schwäche durch geistige Anstrengung. Depression, Mutlosigkeit, Verzweiflung stellen sich ein, und es entwickelt sich eine Art Angst, die in der Brust gefühlt wird. Die Patienten zeigen eine hypochondrische Angst.

Allgemeinsymptome und Keynotes

- Zittern am ganzen Körper abends, im Bett. Zittrige Schwäche, Abgespanntheit.
- Was die Nervensymptome dieses Mittels betrifft, so beobachtet man ein gleichzeitiges Zittern und Frösteln; ein fröstelndes Zittern. Zittern, das im Herzen und am ganzen Körper gespürt wird, besonders abends im Bett. Klonische Konvulsionen, Epilepsie.

- Anagallis ist bekannt für die Austreibung von Splittern aus dem Körper, ganz ähnlich wie SILICEA. Diese Eigenschaft ist sehr wahrscheinlich auf die Tatsache zurückzuführen, dass in der Pathogenese von Anagallis **Schmerzen wie von Splittern** auftreten. Es heilt Wunden von Splittern.
- Blutiger Schweiß.

Lokalsymptome

Kopf Kopfschmerzen, die **in Verbindung mit Verdauungsstörungen** wie Aufstoßen und Rumoren im Abdomen auftreten. Heftige Kopfschmerzen mit Übelkeit und Schmerzen am ganzen Körper. Die Kopfschmerzen werden durch Kaffee gelindert.

Zusammenschnürung, Spannung in der Stirn, über den Augen. Jucken der Kopfhaut, heftiges Jucken an Scheitel und Hinterkopf. Schweiß auf der Stirn.

Auge Der Schmerz im rechten Augapfel verschlimmert sich bei Berührung des Lides. Jucken der Augenlider. Der Patient sieht bei Kerzenlicht glitzernde Gegenstände vor dem linken Auge. Gegenstände scheinen sich zu bewegen, hin- und herzutreiben.

Ohren Kitzeln und **Jucken** im **linken** Ohr. Summende Ohrgeräusche. Heftiges Stechen im rechten Ohr. Schmerz im rechten Ohr, als sei der Gehörgang verstopft.

Nase Häufiges Wasserlaufen aus der Nase. Reichliche Sekretion gelben Schleims. Unangenehmes Kitzeln an der Nasenspitze, mit heftigem Niesen. Nasenbluten.

Gesicht Herpes circinatus. Reißender Schmerz in der rechten Gesichtsseite. Kleieartige, ringförmige Flechten im Gesicht.

Mund Kältegefühl auf der Zunge; auch in der Nähe des Frenulum. Zähflüssiger Speichel im Mund, durch Husten heraufgebracht. Ansammlung von Wasser im Mund, mit leichten, reißenden Schmerzen in den Backenzähnen. Schwellung des Zahnfleischs um einen hohlen Zahn herum. Dumpfe Schmerzen im Zahnfleisch, begleitet von sehr harten Stühlen.

Hals Der Hals ist übermäßig **trocken** und **kratzt.** Kratzen und Schaben im Hals, vor allem nach den Mahlzeiten. Heiserkeit, von der Luftröhre ausgehend.

Atmung, Brust, Herz Trockener Husten. Angstgefühl in der Brust abends, im Bett. Jucken der linken Brustseite, hauptsächlich an der Brustwarze. Ausschlag auf der Brust. Druck auf der rechten Lunge nach dem Essen. Wundsein auf der Brust mit Fieber.

Zittern des Herzens. Herzklopfen.

Harnorgane Es besteht ein Reizzustand in der Harnröhre, der zum Beischlaf treibt.

Der Urin ist dunkel, manchmal strohfarben. Brennender Schmerz in der Harnröhre beim Harnlassen. Kribbeln im Meatus. Der Patient muss pressen, bevor er Urin lassen kann.

Männliche Genitalien Ziehende Schmerzen im rechten Hoden und Samenstrang. Reißende Schmerzen in den Samensträngen. Gonorrhö. Das Brennen in der Urethra während der Erektion vergeht beim Koitus. Beißende, gonorrhoische Absonderung. Gesteigertes sexuelles Verlangen.

Weibliche Genitalien Sterilität.

Rücken Kälte. Schmerzen auf der rechten Seite, gefolgt von heftigem Niesen. Schmerzen in der Sakralregion beim Heben. Drückender Schmerz in der Lendengegend.

Extremitäten **Die Hände** der Anagallis-Patienten sind **von den Ausschlägen am meisten betroffen;** ganz besonders die Handfläche und die Finger.

- Dort juckt es unerträglich, was **durch Reiben besser** wird. Es treten trockene, kleieähnliche Ausschläge auf, **Trichophytie** (Ringelflechte). Juckende; stechend schmerzende Ausschläge.
- Bläschen; Ansammlungen an den Händen, zwischen den Fingern, die in ununterbrochener Reihe auftreten: Sobald die alten verschwunden sind, erscheinen schon wieder neue Ansammlungen.
- Die Flechte an den Händen ist trocken, kleieähnlich, schuppenartig; oder in Gruppen auftretende kleine Bläschen, die stechend schmerzen und ju-

cken und aus denen beim Kratzen eine gelbbraune Lymphe austritt, die dann schnell zu Schorf wird; darunter erscheinen neue Bläschen.
- Trockene, kleieartige, schuppenartige Flechten an Händen und Fingern, hauptsächlich am Zeige- und Mittelfinger der rechten Hand. Hände und Finger sind **trocken,** klebrig und sehen sehr schmutzig aus.
- Gichtige Schwellung der Fingergelenke.

Wandernde Schmerzen in so gut wie allen Gelenken. Spannendes Ziehen von der linken Schulter zum Hals hinauf. Ziehende Schmerzen in den Muskeln des Oberarms, schlimmer bei Bewegung.

Hüftschmerz. Zittern der Beine bei Frösteln. Schwäche, wie Lahmheit, im rechten Bein, als wäre es zu kurz. Kribbelnde Schmerzen im rechten Bein und beim Darmbein. Schmerzen in der linken Kniekehle. Ein Gefühl wie Gespanntheit in der linken Kniekehle, als wäre dort etwas geschwollen oder wund.

Schlaf Erschöpft und schläfrig. Schläft spät ein; ruheloser Schlaf; wacht früh auf und fühlt sich unerfrischt. Erotische Träume; Angstträume; verworrene Träume.

Fieber und Frost Nach Frösteln folgt Hitze.

Haut Ausgeprägte Wirkung auf die Haut; dabei ist kennzeichnend, dass es stark **juckt** und überall kribbelt. Trockener, kleieähnlicher Ausschlag, vor allem **an Händen und Fingern;** die Handflächen sind besonders stark betroffen. Bläschen treten in Gruppen auf.

Die Austreibung von Splittern wird begünstigt. Geschwüre und Schwellungen an den Gelenken.

Anantherum muricatum

Essenzielle Merkmale

Anantherum ist eine Arznei, die die **Leidenschaften des Menschen stimuliert, insbesondere die sexuellen** – in so exzessiver Weise, dass es die betreffende Person in den Wahnsinn treiben kann.

Es ruft ein unstillbares Verlangen hervor, den Sexualtrieb zu befriedigen. Die Anantherum-Menschen werden wieder und wieder zu sexuellen Kontakten und, wenn dieser Drang nicht befriedigt werden kann, **zur Masturbation getrieben.** Dabei handelt es sich um ein pathologisches Verlangen, als habe der Organismus völlig sein Gleichgewicht verloren und folge einem blinden Zwang zu Handlungen, die zu schneller Selbstzerstörung führen.

An dieser Stelle sollte grundsätzlich gesagt werden, dass unsere Absicht hier (wie auch sonst) die Heilung von Menschen ist, deren Freiheit durch einen zwanghaften Trieb und ein zwanghaftes Verhalten eingeschränkt ist und die selbst unter diesem Verhalten leiden. Eine Materia medica kann und will keine Kritik der Sexualmoral, der sexuellen Orientierungen und Verhaltensweisen liefern; erst recht will sie keiner Diskriminierung z. B. von Homosexuellen Vorschub leisten. Es geht uns um eine Erhöhung und nicht um eine Einschränkung der menschlichen Freiheit.

Zwanghaftes sexuelles Verhalten

Ein solches zwanghaftes sexuelles Verhalten ist heute, im Zusammenhang mit der sexuellen Liberalisierung, häufiger anzutreffen als zu Zeiten, die durch einen restriktiveren Umgang mit Sexualität geprägt waren (und dadurch andere Pathologien begünstigt haben). Deshalb hat auch das Arzneimittel Anantherum heute eine größere Bedeutung als früher.

Das gilt auch für eine bestimmte Gruppe von (meist männlichen) Homosexuellen, nämlich diejenige, die unter einem zwanghaft promiskuitiven Verhalten leidet. Die Menschen, die hier gemeint sind, lassen sich wie folgt beschreiben: Die sexuelle Befriedigung stellt für sie alle anderen Ziele in den Schatten. Sie werden völlig und ausschließlich von ihrem sexuellen Verlangen getrieben. Obwohl sie tagsüber vielleicht zwei oder drei sexuelle Kontakte hatten, ist ihr Sexualtrieb nachts immer noch so stark erregt, dass sie nicht schlafen können und wieder aufstehen müssen, um noch einmal auf die Suche nach einem Sexualpartner zu gehen. Wenn das nicht gelingt oder nicht möglich ist, müssen sie zur Masturbation Zuflucht nehmen. Es scheint, dass der Sexualtrieb jeglicher Kontrolle entglitten ist und sich das ganze Leben nur noch um die sexuelle Befriedigung dreht. Dieser Zustand wird in der Literatur wie folgt beschrieben: „Geschlechtliches Verlangen wird durch jeden Befriedigungsversuch erhöht, bis der

Patient zu Masturbation und in einen Zustand von Geisteskrankheit getrieben wird." In solchen Fällen kann Anantherum helfen.

Das Mittel betrifft allgemein mehr Männer als Frauen. Allerdings denke ich, dass es auch für weibliche Homosexuelle angezeigt sein kann, wenn sie den beschriebenen zwanghaften, unaufhörlichen Drang nach Geschlechtsverkehr aufweisen und ihre eigenen Gefühle eher als „männlich" bewerten. Es ist wichtig zu verstehen, dass die **sexuelle Erregung** ungeheuer stark ist und diese Menschen regelrecht zu solcher Art sexueller Kontakte **treibt.** Sie werden von **heftigstem Verlangen** mit **heftigen Erektionen** und **Priapismus** getrieben, ein Zustand von **Monomanie.**

Es ist interessant, dass „Andropogon", ein anderer Name für Anantherum, im Griechischen jemanden mit einem starken männlichen Bartwuchs bezeichnet, als Folge einer Zunahme von männlichen Hormonen.

Der Verlust an Lebenskraft durch solche Praktiken ist so groß, dass diese Menschen schon in sehr jungen Jahren ausgelaugt und verbraucht sind und ein Zustand von **Geisteskrankheit** vorzuherrschen beginnt. Anantherum gehört zu den Hauptmitteln, die Wahnsinn nach exzessiver sexueller Aktivität und Promiskuität aufweisen. Es wird bei der beschriebenen Pathologie ein gewisses Gleichgewicht wiederherstellen, die sexuellen Bedürfnisse reduzieren und den Menschen insgesamt gesünder machen.

Wenn Homosexualität und überhaupt Sexualität in solch selbstzerstörerischer Weise ausgeübt wird, scheint mir dies die Folge unterdrückter Syphilis zu sein. Anantherum hat in seiner Pathogenese auch die Effekte der primären Syphilis: schankröse Geschwüre des Penis, wunde Stellen, Drüsenschwellungen und Abszesse; zudem auch das Kaposi-Sarkom. Es sollte daher bei AIDS-Fällen in Betracht gezogen werden, wenn der Patient ein ähnliches Verhalten zeigt wie oben beschrieben.

Anantherum ruft das Verlangen hervor, sich zum Ausgehen in **auffallender, grotesker Weise zu kleiden,** um durch diese schockierende Erscheinung andere zu beeindrucken. Es kann daher in bestimmten Fällen indiziert sein, wenn Menschen zugleich homosexuell sind und einen Zwang empfinden, sich auffällig, etwa wie „Punks" zu kleiden und zu erscheinen. Selbstverständlich ist Anantherum nicht bei allen auffallend gekleideten Personen angezeigt, sondern nur bei denjenigen, die sich **aus einem unwiderstehlichen inneren Drang,** in der Öffentlichkeit **grotesk** zu erscheinen, so kleiden.

Charakteristisch für diese Menschen ist ebenfalls, dass sie immer wieder zu den gleichen Orten zurückkehren, um genau die gleichen Dinge zu tun.

Selbstzufriedenheit

Ein weiterer Aspekt von Anantherum ist die Tendenz, einen Zustand der Selbstzufriedenheit, eine Art **Narzissmus** hervorzurufen, den wir wiederum in manchen Fällen männlicher Homosexueller recht hervorstechend beobachten können. Wie jederzeit zum Genuss aufgelegt, ohne einen Sinn für Verantwortung gegenüber sich selbst und anderen; alles auf der Welt ist nur zu ihrem eigenen Vergnügen da. Diese Menschen halten sich für intelligenter als andere, empfindsamer, fähiger in ihrer Arbeit und besser in der Lage, Sex zu genießen, als irgendjemand sonst. Sie **lieben es, zu reisen,** damit sie neue sexuelle Bekanntschaften machen können. Sie sind zufrieden mit sich, sie lachen und singen; und doch leben sie fern von der Realität, und es droht ihnen die Gefahr, in den Wahnsinn abzugleiten, was ein scharfer Beobachter frühzeitig erkennen kann.

Bei den Prüfungssymptomen heißt es: „Hohe Selbsteinschätzung; große Befriedigung über sich und seine Arbeit; innerliche Selbstgefälligkeit mit Lächeln. Törichte, **närrische Freude** und **absurde Selbstzufriedenheit.** Ausgelassene Stimmung mit der Neigung, zu lachen und zu singen. Heiter, gut aufgelegt, fröhlich."

Eifersucht als Folge des sexuellen Verhaltensmusters

Es gibt noch ein anderes Syndrom, das bei diesen Fällen auftritt, ein unvermeidbares Resultat des beschriebenen zwanghaften sexuellen Verhaltensmusters. Diese Menschen, die so sehr an den Objekten ihres Genusses hängen, werden schrecklich eifersüchtig, wenn andere etwas haben, was sie selbst nicht besitzen. In der Prüfung steht: „Unbeherrschbar eifersüchtig; alles ruft Eifersucht hervor." Sie hängen weniger an einem bestimmten Partner als vielmehr an der Absicht und dem Wunsch, sich zu vergnügen, und wenn jemand ihnen diese Möglichkeit nimmt, empfinden sie fürchterliche Eifersucht.

Todesfurcht und weitere Entwicklung der Pathologie

Als natürliche Folge dieses Lebensstils beobachten wir, dass sie, sobald einmal irgendeine Störung ihrer Gesundheit eintritt, von einer **Furcht vor dem Tode** überwältigt werden. Die Furcht, dass die Lust enden und das Leiden beginnen könnte, ist unerträglich. Sie werden ruhelos und empfinden **beständige Todesfurcht.**

In diesem Stadium können Anantherum-Patienten eine eigenartige Angst vor Wasser entwickeln und sind dann nicht in der Lage, es zu schlucken, selbst wenn sie durstig sind. Schon die Erwähnung des Wortes „Wasser“ ruft einen Spasmus und eine Enge im Hals hervor, die sie am Schlucken hindern. Tics (Tic convulsif) treten auf. Dazu kommt eine Furcht vor glänzenden Objekten, was eine Ähnlichkeit mit STRAMONIUM bewirkt; aber die zerstörerischen Impulse sind viel geringer als bei STRAMONIUM. Der Anantherum-Patient wird die Zerstörungen, die er in einem Wutanfall angerichtet hat, sehr bereuen.

Diese Arznei geht mit einer Menge Konvulsionen und Spasmen einher, und man sollte oft bei Epilepsie daran denken, besonders wenn die Moral des Kranken recht gering und das sexuelle Verlangen hoch ist.

Schließlich werden diese Menschen hypochondrisch und wollen nichts mehr hören oder sehen, sie suchen Einsamkeit und Dunkelheit. Sie haben Abneigung gegen Gesellschaft; sogar die bloße **Anwesenheit** anderer **Menschen verschlimmert** ihre Symptome. Sie verlieren vollständig ihr Selbstvertrauen und werden **misstrauisch** und **reizbar.**

In diesem Stadium können wir einen anderen Aspekt des Mittels erleben, wenn der Patient schrecklich ärgerlich und streitsüchtig wird, keinen Widerspruch verträgt und bereit ist, zuzuschlagen und Dinge zu zerstören. Ein Gefühl der Destruktivität wiegt in all seinem Denken und seinem Verhalten vor; es schließt auch Verlangen nach Selbstzerstörung ein.

Der Intellekt wird benommen und stumpf, das Erinnerungsvermögen lässt nach, und Depression und Selbstmordneigung treten ein; der Patient wird apathisch. Er neigt ständig zum Weinen, und Phantasien, Visionen und Halluzinationen setzen ein.

In diesem Stadium ist es möglich, dass Anantherum-Patienten versuchen, ihre rapide verfallende Gesundheit durch bestimmte Entschlüsse und Maßnahmen zu verbessern, aber die daraus resultierenden Taten haben denselben Charakter wie ihr früheres Verhalten. Sie entwickeln **Monomanien** für eine bestimmte Ernährungsweise, für bestimmte Übungen, an denen sie in unablässigem Bemühen ohne Rücksicht auf die tatsächlichen Ergebnisse festhalten.

Schließlich sehen wir Geistesverwirrung wie im Rausch, geistige Entfremdung und Idiotie.

Das ist die Geschichte dieser interessanten Arznei, die bisher völlig vernachlässigt wurde und die wir in unserer heutigen Zeit so dringend brauchen. Sie verlangt eine sorgfältige Differenzialdiagnose mit BUFO, PLATINUM, LACHESIS, STRAMONIUM, THUJA, CANNABIS INDICA usw.

Allgemeinsymptome und Keynotes

- Anantherum ist als Spezifikum bei bestimmten **Hautkrankheiten** betrachtet worden.
  - Seine Pathogenese beinhaltet krustige, flechtenartige Hautausschläge; granuläre Ausschläge; rote, scharlachartige Ausschläge; Flechten mit Wundheit und Schuppen, die ständig wieder auftreten.
  - Syphilitische Geschwüre.
  - Warzen. Abszesse, Vereiterungen, Drüsenentzündungen, Drüsenatrophie.
- Interessant ist bei Anantherum das **Gefühl harter Tumoren** an verschiedenen Körperteilen, vor allem an den Genitalien.
- Allgemeines Zittern.
- Allgemeine Erschöpfung.
- Anfälle von Stupor und Schwäche, gefolgt von einem Lähmungsgefühl der rechten Seite des Körpers, der Zunge und der oberen und unteren Extremitäten.
- **Unwohlsein und Schwäche,** mit ständiger Unruhe. Große körperliche und geistige Schwäche mit Melancholie, die mit Selbstmordgedanken und reichlich Schweiß bei der geringsten Bewegung einhergeht.
- Epileptische **Konvulsionen,** beginnend mit Traurigkeit, Unruhe, Schluckauf, Kontraktion des Zwerchfells, Brennen im Magen und Blutandrang zum Kopf; dann folgen Verlust des Bewusstseins, Hinfallen, heftige Bewegungen der Glieder, bluti-

ger Schaum vor dem Mund, Verlust von Samen sowie unwillkürlicher Stuhlgang und Urin.
- Verschiedene Arten von Krämpfen und Spasmen. Spasmodische Anfälle, mit Kontraktion der Glieder, der Augen und der Gesichtszüge. Eklamptische Konvulsionen und unwillkürliche Gliederbewegungen wie bei Chorea. Kälte der Haut während der Konvulsionen.
- Verschlimmerung nach Koitus, durch **Bewegung** und Hitze.

Lokalsymptome

Schwindel Hier kann man einen sehr stark ausgeprägten Aspekt von Anantherum beobachten, es erzeugt einen Zustand **wie betrunken,** berauscht. Schwindel mit Gefühl von Trunkenheit und taumelndem Gang.

Schwindel mit Schwäche und Benommenheit. Schwindel und Stumpfheit mit zerebraler Kongestion, rotem Gesicht und der Tendenz, nach hinten zu fallen. Schwindel mit Schwäche im Rücken und den unteren Extremitäten, der Patient kann sich nicht aufrecht halten. Schwindel mit Kontraktion und wühlender Empfindung in den inneren Augenwinkeln, bis ins Gehirn ausstrahlend.

Kopf In diesem Bereich gibt es mehrere Keynotes, die Anantherum in seiner Eigenart auszeichnen:
- Gefühl, als ob das Gehirn bloßliege und kalte Luft darüberziehe.
- Gefühl, als sei Wasser im Kopf, schlimmer beim Laufen.
- Gefühl, als bewegten sich schwere Gegenstände und Kugeln im Kopf, schlimmer nachts und beim Liegen auf der rechten Seite.
- Zitterndes Gefühl im Kopf.

Der Grundgedanke ist, dass bei Anantherum das Gefühl auftritt, es bewege sich etwas im Kopf. Als ob sich etwas im Kopf herumdrehen würde, mit Magenschmerzen, großem Appetit, Kolik, sexuellem Verlangen, Frösteln und Zittern.

Blutandrang zum Kopf, mit großer Hitze, Schwindeligkeit, Verlust des Bewusstseins und Nasenbluten. (Dieses Symptom weist ebenso wie einige Symptome, die unter Schwindel aufgeführt sind, darauf hin, dass sich Anantherum bei Bluthochdruck von sexuell übermäßig erregten Personen als nützlich erweisen kann.)

Neuralgische Schmerzen in den Schläfen, mit dem Gefühl, als ob spitze Eisen hineingestoßen würden, was Anfälle von Verrücktheit auslöst.

Schwere und Schwäche im Kopf, mit Druck am Hinterkopf, der Kopf fällt zur Seite.

Kopfschmerzen sind normalerweise rechtsseitig, brennend, bohrend, pulsierend, in der Stirn und der Schläfe, mit Übelkeit, Erbrechen und starkem Schweregefühl in den Augen. Kopfschmerzen allgemein schlimmer durch Licht und durch Lärm. Kopfschmerzen, als werde der Kopf zerquetscht, in Stücke zerschlagen.

Protuberanzen wie Exostosen. Geschwüre und Flechten auf der Kopfhaut, mit feuchtem Schorf und starkem Jucken. Jucken und Hitze im Kopf strahlen bis ins Gesicht aus.

Augen Auch an den Augenlidern und Augenbrauen treten charakteristische Merkmale auf:
- Warzen und Lupus in den Augenbrauen. Geschwürbildung am Tränenkanal. Geschwürbildung an den Lidrändern, es ist dem Patienten unmöglich, die Lider zu trennen.
- Einwärtsstülpung der Augenlider (Entropium). Gefühl eines schweren Gewichts auf den Lidern. Der Patient hat Schwierigkeiten beim Öffnen der Lider. Zittern der Lider
- Paralyse des Sehnervs, Amaurose.
- Spasmodische Kontraktion der Augen, die nach oben gedreht bleiben. Zusammengezogene oder erweiterte Pupillen. Spasmodische Bewegungen der Pupillen, die die Sicht ab und zu verdunkeln
- Photophobie. Licht provoziert Jucken im Auge. Von Gegenständen bleiben lästige Nachbilder zurück. Alles erscheint extrem hell und strahlend. Der Patient sieht feurige Kreise und schwarze Punkte. Mückensehen bei bemerkenswert jungen Menschen. Getrübtes Sehen, wie von Wasserdämpfen vor den Augen. Unsteter, wilder Blick.

Ohren Nachdem der Patient kurze Zeit zugehört hat, ermüdet sein Gehör, und die Worte werden verworren und undeutlich. Der Patient hört häufig ein Geräusch, als ob Wellen an ein Ufer schlagen würden, mit einem betäubenden Klang, sodass er überhaupt nichts mehr verstehen kann. Feuchtes Wetter verschlimmert das schlechte Hören.

Hitze im Inneren des Ohrs, mit Pulsieren und dem Gefühl, als seien Abszesse darin. Eitrige Absonderungen. Reißende Schmerzen hinter dem Ohr. Vermehrtes Ohrenschmalz.

Nase Anantherum weist auch einige charakteristische Nasensymptome auf:

- Stiche in der Nase mit einem Quetschungsgefühl an der Nasenwurzel. Fließschnupfen mit drückendem Schmerz in Kopf und Nasenwurzel.
- Die Nase ist vergrößert, rot und mit vielen Äderchen bedeckt. Eine Beule oder ein kleiner Tumor an der Nasenspitze. Geschwüre in den Nasenlöchern.
- Reichliche grünliche, eitrige, übelriechende Absonderung.
- Niesen an kalter Luft. Die Luft, die durch die Nasenlöcher strömt, scheint eiskalt zu sein und löst Niesen aus.
- Beim Versuch zu schlucken, tritt Flüssigkeit durch die Nase aus.
- Brennender, stechender Schmerz in der Nase

Gesicht Bei Schwindel wird das Gesicht rot, zyanotisch. Der Patient hat einen leeren Gesichtsausdruck. Zuckungen im Gesicht, konvulsive Bewegungen wie von Tic douloureux (Sicard-Syndrom) oder Trismus, mit Schmerzen in den Lippen und im Kinn. Knochenschmerzen in den Gesichtsknochen, als seien sie gequetscht oder verrenkt.

Gelbe oder rote Flecken. Miliare Ausschläge, Urtikaria, Pickel, Ausschläge, die krustig sind, schorfige Ausschläge, herpetische Ausschläge. Erysipelatöse Schwellungen. Abszesse.

Schwellung und Vereiterung der Unterkieferdrüsen. Geschwüre an den Lippen und an den Mundwinkeln.

Wenn stark ausgeprägte Haut- oder Augensymptome auftreten, ist normalerweise keine emotional-sexuelle Pathologie vorhanden.

Mund Beulen am Zahnfleisch. Geschwüre am Zahnfleisch. Häutung der Schleimhäute an verschiedenen Stellen der Mundhöhle. Die Zunge ist aufgesprungen, eingerissen und fühlt sich an den Rändern an wie abgeschnitten, mit reichlichem Speichelfluss und Schwäche. Zahnfleisch und Mund fühlen sich heiß an, mit Kältegefühl in den Zähnen. Schwellung des Zahnfleischs; der Zunge. Entzündung der Zunge. Gräulicher Belag auf der Zunge.

Schwierigkeiten beim Sprechen, durch Schwellung der Zunge. Stammeln. Ständige Neigung, die Zähne **zusammenzubeißen.** Knirschen und Klappern mit den Zähnen, sie zerbröckeln und brechen.

Zahnschmerzen, nachmittags, abends und nachts, schlimmer durch **Wetteränderung;** durch Kaffee; durch irgendetwas Kaltes; bei der geringsten Berührung; durch kalte Luft; durch Getränke; beim Essen; vom Kauen. Wein verschlimmert die Zahnschmerzen. Drückende Zahnschmerzen, als wären die Zähne verkeilt. Die Zahnschmerzen fühlen sich an, als würden die Zähne gezogen.

Hals Schmerzen beim Schlucken. Häufige und hartnäckige Abszesse auf den Mandeln.

Unfähigkeit zu trinken, trotz starken Durstes, infolge von Krämpfen im Hals, der sich zusammenzieht und eng anfühlt, sobald der Patient hört, dass in irgendeiner Weise über Wasser gesprochen wird, oder sobald er glänzende Gegenstände sieht. Schwierigkeiten beim Schlucken von Flüssigkeiten. Eingenommene Flüssigkeiten werden in die Nase gedrängt.

Gefühl wie von einem Pflock oder Klumpen im Hals. Manchmal ein Gefühl von brennender Hitze, manchmal von eisiger Kälte in der Speiseröhre. Gefühl von **Krabbeln, Kribbeln** in der Speiseröhre. Der Patient hat das Gefühl, als stecke ihm ein brennender Stock im Hals, der durch die Speiseröhre bis in den Magen reicht. Schwellung des Halses. Kitzeln im Hals, als sei etwas Lebendes in der Speiseröhre, mit Anfällen von erstickendem Husten.

Atmung Paroxysmaler Husten, spasmodisch, gefolgt von reichlichem Schleim. Grünlicher, eitriger Auswurf. Husten durch Kitzeln im Kehlkopf. Auszehrender, erstickungsähnlicher, heftiger Husten. Keuchhusten.

Brust und Herz Kontraktion und Obstruktion der Brust, sodass der Patient weder atmen noch essen kann. Atrophie der Mammae. Erysipel; Entzündung der Mammae. Exkoriation der Brustwarzen. Vermehrte Milchproduktion. Stechende, pulsierende und drückende Schmerzen in den Mammae.

Das Herz scheint wie gelähmt, als könne es nicht mehr schlagen, mit todesähnlicher Schwäche. Herzklopfen bei plötzlichem Erwachen. Heftiges Herzklopfen, mit Erstickungsanfällen bei der geringsten emotionalen Regung.

Magen Sehr schmerzhafter Druck, wie von einer Stange, auf dem Epigastrium, mit kurzer, angstvoller Atmung. Sehr schmerzhafte Kontraktionen in der Gegend des Epigastriums. Stechender Schmerz, der bis in die Brust ausstrahlt. Schmerzen, die ihm Tag und Nacht keine Ruhe lassen und ihn völlig in Anspruch nehmen. Zuckungen und Krämpfe im Magen behindern die Atmung.

Gefühl eines harten Tumors im Magen, der am Pylorus beginnt und sich bis zur Leber hin ausweitet. Empfindung im Magen, als sei er voller Geschwüre. Extreme Schwäche vom Magen her, die durch nichts gebessert werden kann. Brennen im Magen, wie Feuer. Die Magensymptome werden häufig von Kopfschmerzen begleitet.

Nachts verstärkter Hunger, sodass der Patient aufstehen muss, um etwas zu essen. Unstillbarer Durst. Verlangen nach kaltem Wasser, starken Likören, Apfelwein, sauren Getränken. Der Patient liebt starke Gerüche; Verlangen nach Knoblauch und Lorbeer. Verlangen nach aromatischen Getränken.

Hartnäckiges und schmerzhaftes Aufstoßen, vor allem nach dem Verzehr von Gemüse. Fauliges Aufstoßen.

Unaufhörliche Übelkeit und Neigung zum Erbrechen. Erbrechen bei Kopfschmerzen. Erbrechen mit ständiger Todesangst. Erbrechen von Galle oder Blut. Erbrechen von Nahrung, und oft auch von Blut, nach den Mahlzeiten. Erbrechen einer scharfen, brennenden Substanz, gefolgt von Galle und Blut. Erbrechen von unverdauter Nahrung.

Abdomen Tympanitische Auftreibung. Wassersucht, Ödeme.

Entzündung und Schwellung der Leber, mit **pulsierendem,** anhaltend dumpfem Schmerz in der Lebergegend. Entzündung und Schwellung der Leber wie von Abszessen verursacht, mit ödematöser Schwellung des Bauches und sogar des ganzen Körpers; Erschöpfung; Stuhl hart, schwierig, schwärzlich, bräunlich oder gräulich. Pulsierende, brennende, grabende Schmerzen in der Lebergegend.

Dumpfer Schmerz in der Milz. Brennender, pulsierender, lanzinierender Schmerz in der Milzgegend.

Drehende, windende, reißende Schmerzen in den Gedärmen mit Übelkeit und Erbrechen.

Pulsieren in den Hypochondrien; Schwellung der Drüsen in der Leistengegend; Schwellung der Milz.

Tumoren, wie eine Hernie, oder wie Lymphknotenschwellungen (Bubo) in der Leiste.

Rektum und Stuhl Große hämorrhoidale Tumoren und Abszesse. Pilzartige Tumoren am Anus. Eitrige Hämorrhoiden.

Hartnäckige Verstopfung. Der Stuhl ist knotig, wie Schafdung, hart. Prolapsus des Anus mit großen Schmerzen. Stuhl mit blutigem Schleim. Bräunlich-gelblicher Stuhl, sehr stinkend. Bei Durchfall und Erbrechen sind Nase und Ohren sehr kalt.

Harnorgane Häufiges Ablassen von Urin, der trüb ist oder bald trüb wird. Häufiger, vergeblicher Harndrang. Tröpfelndes Urinieren. Unwillkürliches Urinieren nachts im Schlaf, beim Husten oder beim Laufen. Klarer Urin mit kreideartiger Ablagerung, der wie Milch aussieht, wenn er geschüttelt wird. Klarer, reichlicher Urin, Tag und Nacht, mit Schwäche, großem Durst und Mundtrockenheit. Urin mit schillerndem Überzug. Dicker, roter und sehr sedimentärer Urin. Gefühl, als sei die Harnröhre von Tumoren und Wucherungen verstopft.

Stechende Schmerzen in den Harnleitern. Völle und Auftreibung der Blase, mit Unfähigkeit zu urinieren. Harnbrennen (Ardor urinae).

Männliche Genitalien Wie schon erwähnt, hat Anantherum eine eindeutige und starke Wirkung auf den sexuellen Bereich bei Männern, und in geringerem Maß auch bei Frauen.

- Männliche Patienten haben ein ins Unermessliche gesteigertes sexuelles Verlangen. In der Literatur heißt es dazu: **Heftige sexuelle Leidenschaft,** heftige Erektionen. Priapismus. Geschlechtliches Verlangen wird durch jeden Befriedigungsversuch erhöht, bis der Patient zu Masturbation und in einen Zustand von Geisteskrankheit getrieben wird. Während des Koitus hören all seine Leiden auf, um danach in verstärktem Maße wieder aufzutreten.

- Sexuelles Verlangen mit Anfällen von Impotenz. Dieses exzessive Sexualleben führt schließlich zu Impotenz; keine Erektionen, aber das Verlangen ist weiterhin stark. Dann verschwindet auch das Verlangen. Die Lust vergeht während des Koitus, und der Samenerguss ist schwierig und unvollständig.
- Nächtliche Samenergüsse; ohne Träume.
- Geschwüre und pustulöse, flechtenartige Akne rosaceae am Penis. Flechtenartige Ausschläge. Ausschläge an der Vorhaut. Syphilitische Geschwüre am Penis.
- Schwellung des Hodensacks, wie verursacht durch Serumakkumulation. Ein verhärtetes Geschwür, wie ein Schanker, am Penis. Entzündung und Schwellung der Hoden. Gefühl von harten Tumoren in den Hoden und Samensträngen, mit heftigen Schmerzen an diesen Stellen.

Dicke gelbe oder grüne Schleimabsonderung aus der Urethra, mit **Priapismus.**

Weibliche Genitalien Sterilität wie von Atrophie der Eierstöcke. Prolaps und Verlagerung des Uterus. Brennender Schmerz im Uterus, bis zu den Nieren ausstrahlend, mit großer allgemeiner Schwäche. **Verhärtung** der Cervix uteri. Kongestion des Uterus. Schwellung des Uterus. Harte Tumoren wie Szirrhus an der Cervix uteri.

Die Vulva ist entzündet und geschwürig. Weißliche und rötliche Ausschläge auf der Vulva. Pusteln wie zusammenfließende Pocken, wie Masern und Scharlach.

Brennende Schmerzen in den Eierstöcken. **Gefühl** wie von **Schwellung** in den Eierstöcken.

Verspätete Menstruation. Schwarzes, dickes Blut, gefolgt von übelriechender, hellgefärbter Leukorrhö. Völlige Unterdrückung der Regel. Fluor kann grünlich, milchig, stinkend, eitrig, dick, dünn, wässrig oder weiß sein. Laufen verschlimmert den **Fluor.** Hellrote Regelblutung.

Rücken Lanzinierender Schmerz in der Lendengegend. Steifheit in Rücken und Nacken. Kontraktion des Rumpfs mit dem Gefühl, als werde der Rücken gekrümmt. Gefühl wie von einem Stich zwischen die Rippen. Gefühl, als sei ein Nagel in die Nieren getrieben worden. Paralytische Schwäche der Wirbelsäule und der Extremitäten. Schmerzen, als seien die Schulterblätter gebrochen. Lumbago mit großer Schwäche.

Extremitäten Schwellung der Ganglien in den Achselhöhlen und an der Brust. Abszesse und Geschwüre an den Armen und Händen. Erysipelatöse Schwellung des Ellbogens. Paralytische Schwäche der Arme. Konvulsive Bewegungen der Arme, besonders der Unterarme. Erysipelatöse Schwellungen der Unterarme. Aufgesprungene Haut an den Händen. Brennender Schmerz in den Fingern. Pulsieren in den Fingern. Erkrankte und missgebildete **Nägel.**

Sehr schmerzhafte Beulen an den Beinen. Exkoriation zwischen den Oberschenkeln. Ausschlag am Fuß. Stinkender Fußschweiß. Ischiasschmerz, der sich in der Ferse lokalisiert. Rheumatische Schmerzen im Bein; in der **Ferse.** Beim Laufen akute Kontraktionen in den Zehenspitzen und unter den Nägeln, mit blutenden Rissen in den Füßen.

Schlaf und Träume Ständige Schläfrigkeit, mit der Neigung, zu Bett zu gehen, und mit Schwierigkeiten beim Sprechen. Der Patient wacht gegen Mitternacht auf und kann dann nicht wieder einschlafen. Unerfrischender Schlaf.

Träume von Epidemien, von ansteckenden Krankheiten und insbesondere von Tollwut. Schwelgen; von Reisen; von Diskussionen und Streitgesprächen.

Haut Die Hautsymptome sind besonders auffallend; sie sind gekennzeichnet durch **Abszesse, Beulen und Geschwüre.** Geschwüre sind gelblich, violett, geschwollen, nach außen gekehrt, syphilitisch und treten an verschiedenen Stellen auf.

Krustige, flechtenartige Ausschläge. Granulärer Ausschlag. Rote Pickel wie bei Urtikaria oder Miliaria, mit Jucken und Brennen. Die Haut ist scharlachrot und brennt ständig. Wässrige, flechtenartige, schuppige Ausschläge. Weißliche Ausschläge. Erysipel. Bläuliche, skorbutartige Flecken am ganzen Körper.

Überall extremes Jucken, besonders abends und nachts im Bett. Die Haut ist sehr empfindlich, sie bricht schnell auf, bildet Geschwüre und eitert leicht. Der Patient hat das Gefühl, als trage er ein haariges Hemd, das überall kratzt. Warzen. Kälte und Blässe der Haut.

A

Angustura vera

Essenzielle Merkmale

Angustura vera ist bekannt als eine Arznei für rheumatische Zustände mit Müdigkeit und Steifheit der Glieder, die an Lähmung grenzen. In Hahnemanns *Reiner Arzneimittellehre* (raml), Band VI, heisst es: „Kein Zutrauen zu sich selbst, die willkürlichen Bewegungen zu unternehmen und zu vollenden." (Eigene Beobachtungen, 95)

Im Laufe der Zeit wird man eine Tendenz zu **paralytischer Schwäche und Steifheit** erkennen, die rheumatischen Beschwerden werden mehr und mehr paralytisch.

- Es treten **Steifheit** oder Spannung oder ziehende Empfindungen in den Gelenken und Muskeln auf, mit **Krachen** in den Gelenken.
- Torticollis, der Kopf wird zu einer Seite gezogen. Tetanus. Tetanische Spasmen mit Verschlimmerung durch Berührung.
- „Kinnbackenverschließung mit weiter Öffnung der Lippen, sodass die vorderen Zähne ganz entblößt waren." (raml vi, S. 28). Zucken oder Rucken in den Muskeln, welches durch Berührung oder Geräusch schlimmer wird; wie durch elektrische Schläge.

Starke Emotionalität, Übererregbarkeit

Angustura-Patienten sind übererregbare, überlebhafte Menschen mit starker Emotionalität, die an Hysterie grenzt. Das ganze Nervensystem scheint in einem Zustand der Überempfindlichkeit und Erregbarkeit zu sein, die nicht kontrolliert werden kann. Es scheint, als sei der Wille gelähmt und nicht fähig, diese Übererregbarkeit zu kontrollieren, die bei jedem geringsten Anlass hervorbricht (NUX VOMICA). Selbst Kleinigkeiten, die jeden anderen unberührt lassen würden, führen zu einem Ausbruch, und der Patient gerät völlig außer Kontrolle, wenn jemand ihn beleidigt oder herabsetzt.

Der Angustura-Patient ist eine lebhafte Person, die angeregt an einer Konversation teilnimmt, mit vielen Ideen, ganz ähnlich wie der Coffea-Patient, und munter, froh und glücklich wirkt, doch dahinter steckt ein schwaches und weiches Naturell ohne Durchhaltevermögen, Beständigkeit, Zähigkeit und wirkliche Willenskraft. Sein Gemüt ist lebhaft, besonders nachmittags, aber ohne Ausdauer. Er ist geistig und seelisch so erregbar, dass er in ekstatische und hysterische Zustände geraten kann. Die Einbildungskraft wird lebhaft, die Erregung ist ungeheuer, aber man muss sehen, dass dahinter eine geistige Schwäche besteht. Die Gedanken wandern leicht. „Wenn er nichts Geistiges arbeitet, ist er ziemlich munter und lebhaft, doch es wird ihm düselig, wenn er etwas liest, und er schläft gleich ein." (raml vi, Beobachtungen anderer, 177)

Es handelt sich um eine Person, die sich für ein bestimmtes Projekt **leicht begeistern** kann und die die Entstehung dieses Projekts im Geiste bereits durchlebt, aber nicht die geistige Kraft hat, sich zu konzentrieren und fruchtbare Ergebnisse zu erzielen. Ein solcher Mensch wird denken und denken und große Dinge, die er zu tun sich befähigt fühlt, in die Zukunft projizieren, aber tatsächlich tut er dann überhaupt nichts. Statt sich wirklich an die Arbeit zu machen, neigt er mehr zum Theoretisieren.

Die Steifheit der Gelenke, die Schmerzen und die Spannung rufen eine ähnliche Unruhe hervor, wie man sie von RHUS TOXICODENDRON kennt, aber weniger stark ausgeprägt; und wenn der Patient aufgeregt ist, kann er sich nicht auf ein bestimmtes Projekt konzentrieren, und eine Menge Gedanken kommen und gehen in seinem Kopf. „... er begreift alles weit leichter als am ersten Tage und leichter als ehedem, ist aber nicht im Stande vor einem innerlichen **Unruh-Gefühle, wie bei einer bevorstehenden großen Freude** und vor projektierendem Ideendrange, bei seinem Gegenstande zu bleiben." (raml vi, Beobachtungen anderer, 8; Hervorhebung G. Vithoulkas)

Es ist interessant, dass dieses ganze Syndrom demjenigen von COFFEA-CRUDA-Patienten so sehr ähnelt, und in der Tat kann man bei Angustura-Patienten ein ungeheures **Verlangen nach Kaffee** feststellen. Wann immer der Geist dieser Patienten beginnt, träge und verwirrt zu werden, verstärkt sich dieses Verlangen nach Kaffee, um die angenehme Erregbarkeit des Geistes aufrechtzuerhalten. Kaffee wirkt auf diese Menschen stark, bringt eine angenehme Erregung hervor und wird die Mittelwirkung während der Behandlung prompt antidotieren. Der Patient reagiert generell sehr empfindlich auf Kaffee.

Auf der sexuellen Ebene finden wir leichte Erregbarkeit und großes Verlangen, aber bei Männern wenig Potenz; bei Frauen heftiges Verlangen mit unfreiwilligen Orgasmen.

Seelische Empfindlichkeit
Was den Angustura-Patienten auf der emotionalen Ebene entscheidend charakterisiert, ist die große seelische Empfindlichkeit.

Das wichtigste Keynote in diesem Bereich ist eine so ungeheure Empfindlichkeit gegenüber jeglicher Kritik, dass der Patient jede kleinste Bemerkung **sofort als Beleidigung** auffasst. Dem gleichen Bild ist es zuzuordnen, dass der Patient, wenn das periphere Nervensystem betroffen ist und Zuckungen oder Krämpfe auftreten, **keine Berührung ertragen kann,** weil die Krämpfe dadurch verschlimmert werden. Die emotionale Empfindlichkeit ist so groß, dass es auf den Patienten verheerend wirkt, wenn jemand auch nur irgend etwas gegen ihn sagt; das kann er dann tagelang nicht vergessen. „… **geringe Beleidigungen erfüllen ihn mit Bitterkeit.**“ (raml vi, Beobachtungen anderer, 199; Hervorhebung G. Vithoulkas)

Einige Autoren sehen eine Ähnlichkeit zwischen Angustura und NUX VOMICA, weil es bei beiden Mitteln eine Neigung gibt, leicht beleidigt zu sein, und wegen einiger anderer Ähnlichkeiten; wenn wir jedoch ihre psychische und emotionale Struktur analysieren, stellen wir fest, dass sie im Grunde völlig verschieden sind. Dem Angustura-Patienten fehlt die Verwegenheit und die aggressive Reizbarkeit des nux-vomica-Patienten, im Gegenteil, er ist furchtsam und schüchtern und verteidigt sich nicht. Er hat einen Zug von **Feigheit** in sich, der auf die Tatsache zurückzuführen ist, dass er kleinmütig, **weichlich** und schwach ist. Die Angustura-Persönlichkeit ähnelt mehr der von STAPHISAGRIA, hat aber nicht die Tendenz, Emotionen zu unterdrücken, sondern teilt sie vielmehr gerne mit, besonders wenn sie sich unter Freunden fühlt. Die Reizbarkeit ist eher eine Art Ärgerlichkeit oder **Verdruss** als eine wirkliche Reizbarkeit.

Unzufriedenheit, Schwerfälligkeit
Während die Patienten in einem Stadium der Pathologie die beschriebene Überstimulation des Geistes und die damit einhergehende Übererregung aufweisen, gibt es ein anderes Stadium, in dem sie **unzufrieden** werden und eine Art Unruhe und **Missvergnügen** herrscht.

Später werden sie geistesabwesend und bekommen Konzentrationsschwierigkeiten. Dazu kommt eine Verwirrung, als seien sie berauscht. Wenn sie versuchen, ihren Geist z. B. zum Lernen oder auch nur zum Lesen anzustrengen, fühlen sie sich wirr.

Geistige Anstrengung verschlimmert ihren Zustand. Dumpfheit, Schwerfälligkeit, Schwierigkeiten, zu denken und zu verstehen, alles wird nachmittags schlimmer. Sie werden ernsthaft und wollen keine Witze mehr reißen oder hören. Es besteht eine regelrechte Abscheu vor dem Leben. Schließlich fühlen sie sich, als lebten sie im Traum, sie verlieren ihr Selbstvertrauen vollständig, sind leicht entmutigt, werden unentschlossen, können sich nicht entscheiden, was sie wollen, und haben vielleicht sogar Wahnvorstellungen. Sie bekommen bei jeder Kleinigkeit Angst, **erschrecken sich sehr leicht** und werden außerordentlich misstrauisch.

Allgemeinsymptome und Keynotes

- Allgemeine Schwäche und **Steifheit,** als sei das Knochenmark steif.
- Lähmung verschiedener Körperteile. Beim Gehen ist eine Spannung in den Muskeln, als ob die Glieder gelähmt seien.
- Knacken in allen Gelenken.
- Tetanische Krämpfe können schon durch das Schlucken von lauwarmem Wasser ausgelöst werden; sie werden **schlimmer durch Berührung** irgendeines Körperteils.
- Karies und schmerzhafte Geschwüre an den Röhrenknochen, die diese perforieren.
- Hitzewallungen mit **Schweiß und Beängstigung.**
- Neigung zu beständigem Dehnen.
- Empfindung wie von elektrischen Schlägen.
- Angustura C 30 oder C 200 kann in einigen Fällen von rhus-toxicodendron-Vergiftungen eingesetzt werden, wenn zwar Symptome von RHUS TOXICODENDRON auftreten, aber keine Reaktion auf hohe Potenzen dieses Mittels zustandekommt.
- Zucken oder Rucken der Muskeln; Empfindlichkeit gegen Geräusche und Berührung; Katalepsie.

Lokalsymptome

Schwindel Der Angustura-Patient leidet unter einem Schwindel, der dem bei ARGENTUM-NITRI-

A

CUM-Fällen sehr ähnelt: nämlich beim **Überqueren einer Brücke** und beim **Anblick fließenden Wassers.** Er leidet sogar unter Schwindel, wenn er sich nur **in der Nähe** von fließendem Wasser befindet. Schwindel beim Lesen. Schwindel an der frischen Luft.

Kopf Kopfschmerzen stellen sich immer abends ein, **wenn es dunkel wird,** und dauern bis zum Einschlafen fort. Kopfschmerz **alternierend** mit Asthma. Drückender Schmerz im Hinterkopf, nachmittags. Ein von den Schläfen herab- und herauffahrender Stich, wie von Elektrizität. Ziehender Kopfschmerz am Morgen.

Kopfschmerzen werden beim Einschlafen gelindert. Heben des Kopfes und Luft lindern die Kopfschmerzen. Die Schmerzen in den Schläfen werden besser, wenn der Patient sich bückt. Legt der Patient den Kopf vorwärts auf den Tisch, so fühlt er außer einigem Spannen in der Stirn für den ersten Augenblick nichts, bald aber kommen die Schmerzen – allerdings weniger heftig – zurück, beim Aufrichten dagegen verschlimmern sie sich wieder bis zur vorherigen Stärke.

Muskelzucken in den Kopfseiten. Der Kopf wird zur Seite gezogen, erst nach rechts und dann nach links.

Bei Kopfschmerzen Hitzegefühl im Kopf. Hitze nachts. Spannender Schmerz in den Schläfenmuskeln beim Öffnen der Kiefer. Migräne. Druck in beiden Schläfen, als werde der Patient gleich ohnmächtig.

Augen Morgens und nachts sind die Augen verklebt. Röte der Augen. Kontraktion oder Erweiterung der Pupillen.

Brennender Schmerz in den inneren Augenwinkeln, nachmittags und abends. Drückender Schmerz am Abend. Spannung und Druck am Abend, als sei das Licht zu stark. Gefühl von Trockenheit unter den oberen Augenlidern.

Ohren Schnell vorübergehendes Ziehen, bald im rechten, bald im linken inneren Ohr, mehrmals. Empfindung, als sei etwas vor das Ohr getreten. Reißen in einer Beule über dem rechten Warzenfortsatz. Sehr schmerzhaftes, reißendes Zucken im inneren rechten Ohr, welches nach und nach in Ziehen übergeht.

Hitze an den Ohren und in beiden Wangen. Geräusche oder Klingen im rechten Ohr. Stechen und Kneifen im Ohr. Reißendes Zucken vor dem linken Ohr.

Verminderte Hörfähigkeit, aber auch scharfes Gehör.

Nase Beißende Wundheitsempfindung tief in der Nase.

Gesicht Schmerz in den Kaumuskeln der Wangen, als ob er zu stark gekaut und sie ermüdet hätte.

Exostose des Unterkiefers. Gefühl von Hitze in beiden Backen, ohne äußerlich fühlbare Wärme. Krampfartiger Schmerz im Backenknochen. Krampfartiger Schmerz in der Nähe der Kiefergelenke, in der Kaumuskulatur.

Hitzegefühl der Lippen. Große Trockenheit der Lippen. Ziehen in den Gesichtsmuskeln. Scharfe Schmerzen in den Wangen, gelegentlich durch Augäpfel und Schläfen schießend; schlimmer durch Bücken, Auftreten oder geistige Erregung.

Mund Weiße Verfärbung der Zunge. Trockenheit ohne Durst. Trockenheit von Mund und Lippen. Trockenheit der Zunge bei Nacht. **Brennen** auf der linken Seite der **Zunge,** fast am Rand derselben, wie von Pfeffer. Rauheit des Gaumens und der Zunge.

Salziger oder saurer Speichel. Bitterer Geschmack im Mund, nach dem Rauchen und nach dem Essen. Brot schmeckt sauer.

Geschwüre am Zahnfleisch. Karies. Zahnschmerzen in den Schneidezähnen; den Backenzähnen; den oberen Zähnen; den unteren Zähnen. Das Auflegen eines **kalten Fingers lindert die Zahnschmerzen.** Pulsierende Zahnschmerzen; ziehende Zahnschmerzen.

Hals Schleim in der Trachea. Kitzeln im Larynx; in der Trachea. Heiserkeit, durch viel Schleim in der Luftröhre erregt. Matte Stimme.

Atmung, Brust, Herz **Unregelmäßige, spasmodische Atmung.** Aussetzen der Atmung. Asthmatische Atmung, alternierend mit Kopfschmerzen. Rasselnde Atmung beim Gehen im Freien.

Husten von kitzelndem Reiz im Larynx. Schneidendes, stechendes Gefühl im Larynx vom Husten.

Keuchhusten. Husten mit Aufstoßen. Husten tagsüber; um 15 Uhr; beim Laufen an der frischen Luft. Kurzer, trockener Husten beim schnellen Laufen an der frischen Luft.

Zusammenschnürung, Spannung, Beklemmung in der Brust.

Beklemmung und Druck in der Brust beim Treppensteigen, oder bei schnellem Gehen. Drückender Schmerz in den Brustseiten beim Aushusten. Druck im oberen Teil der Brust, wie nach heftigem Laufen. Schneidender Druck in beiden Brustseiten, zuerst bloß beim Einatmen, später verstärkt zu schneidenden Stößen, welche selbst beim Anhalten des Atems fortdauern. Schmerzen in der Brust bei Bewegung der Arme. Bewegung verschlimmert das Zusammenschnürungsgefühl in der Brust. Spasmen der Brust.

Gefühl, als sei das **Herz geschwollen, mit großer Todesangst;** besser im Liegen auf der linken Seite. Beim Sitzen und Vorbeugen starkes Herzklopfen, mit der schmerzhaften Empfindung, das Herz ziehe sich zusammen.

Magen Leere, Schwäche, Hungergefühl nach der Mittagsruhe, mit Aufsteigen von geschmacklosem Wasser. Schmerzhaftes Spannen in der Magengrube.

Verlangen nach Kaffee. Verlangen nach kalten Getränken; nach flüssiger Nahrung. Der Patient verlangt auch nach warmen Getränken, hat nach dem Genuss von warmer Milch aber Schmerzen. Kein Verlangen zu trinken und kein Wohlgefallen daran, und dennoch Empfindung von Durst. Gesteigerter Appetit. Mittags appetitlos. Abneigung gegen fette und gehaltvolle Nahrung; gegen Schweinefleisch; feste Nahrung; Fleisch. Beim Spazierengehen Übelkeit, als wolle er in Ohnmacht fallen.

Schmerzen bei Anstrengung. Verdauungsstörungen, durch Azidität, belegte Zunge, breiigen, unangenehmen Geschmack und Appetitlosigkeit gekennzeichnet.

Abdomen Schmerzen im Nabel, bis zum Brustbein oder zur Brust ausstrahlend. Milch ruft Schmerzen hervor, besonders wenn sie warm ist. Gären und Kollern im Abdomen, wie von einem Abführmittel, mit Blähungen. Schneidender Schmerz im Hypogastrium; in der Leber. Auftreibung des Abdomens.

Rektum und Stuhl Äußerliche Hämorrhoiden. Große Hämorrhoiden. Schmerzen, Tenesmus beim Stuhlgang.

Beim Angustura-Patienten können sämtliche Stuhlarten auftreten: hart; knotig, klumpig; schleimig, weich; dünn, flüssig; wässrig; weiß; gelb. Chronische Diarrhö, mit Schwäche und Gewichtsverlust. Diarrhö, Tag und Nacht. Obstipation.

Harnorgane Häufiger Harndrang, mit wenig Urinabgang. Nach dem Harnlassen vergeblicher Drang. Dysurie. Blaß gefärbter Urin. Brennender Urin. Urin wird trüb, wenn man ihn stehen lässt.

Schwarz; dunkel; weiß; gelb; hell; orange gefärbter Urin. Farblos; reichlich; spärlich. Amorphes Sediment.

Männliche Genitalien Jucken des Penis und des Hodensacks, der gesamten Genitalgegend. Ziehender Schmerz im linken Samenstrang; im linken Hoden. Ruckender Schmerz im linken Samenstrang. Wollüstiges Jucken in der Spitze der Eichel, nötigt zum Reiben, beim Gehen im Freien. Schaudern.

Weibliche Genitalien Heftiges **sexuelles Verlangen mit unwillkürlichen Orgasmen.** Milchige Leukorrhö. Drückender Schmerz im rechten Eierstock. Empfindung, **als schlage der Uterus gegen den rechten Eierstock.**

Rücken Im Rücken treten Schmerzen, Zittern, Zucken usw. auf. Das periphere Nervensystem scheint erregbar zu sein, immer **schlimmer durch Berührung.** Die Nackengegend ist besonders stark betroffen, mit ziehenden Schmerzen und Steifheit, schlimmer durch Heben der Arme. Kopf und Rückgrat sind stark nach hinten gezogen. Zucken wie von **elektrischen Schlägen.** Der Rumpf wird von Zeit zu Zeit durch ein heftiges Zucken längs des Rückens, wie durch elektrische Schläge, erschüttert und etwas in die Höhe gehoben. Ein ziehender Stich im Nacken. Gefühl von Zittrigkeit in der Halsmuskulatur. Schmerzen in der Halsgegend, als sei alles verrenkt. Es tritt ein eigenartiges **Zucken** in der Nackengegend auf. Spinale Reizung; in der Nackengegend. Ziehender Schmerz zwischen den Schulterblättern, morgens im Bett.

Kreuzschmerzen, als sei alles gebrochen, morgens im Bett. Schmerzen im Kreuzbein, nachts im Bett, bessern sich beim Aufstehen und Laufen. Lahmheit in der Lendengegend beim Bücken.

Extremitäten Bei den Extremitäten scheinen Lähmungen eher potenziell vorhanden zu sein als akut aufzutreten. Krämpfe, Schwere und Schwäche stellen sich häufig ein. Angustura vera wirkt stark auf die Gelenke und ruft leicht Entzündungen hervor. **Knacken** in allen Gelenken ist ebenfalls charakteristisch. Ziehende Schmerzen in allen Extremitäten. **Karies** der Röhrenknochen, dringt durch bis ins Knochenmark.

Schwere in den Armen. Taubheit. Beim Ausstrecken des Armes Gefühl, als habe er ein schweres Gewicht lange in der Hand gehalten – eine Art Lähmung. Steifheit in den Ellenbogen. Kälte von Fingern und Händen.

Das Hüftgelenk ist schmerzhaft wie ausgerenkt, zum Gehen fast untauglich. Wenn der Patient etwas mehr als gewöhnlich läuft, ermüdet er leicht und spürt eine **Schwere in den Oberschenkeln,** eine Art **paralytische Schwäche.** Knoten in Beinen und Füßen. Krämpfe im Knie beim Stehen und beim Laufen. Schmerzen in den Knien. Exostose am Schienbein. Abszess im Knöchelgelenk. Lähmung in den Fußgelenken.

Schlaf Viele Träume. Lebhafte, teils unangenehme, teils ängstliche Träume, mit öfterem Aufwachen aus dem Schlaf. Schläfrigkeit am Vormittag; beim Lesen; im Sitzen.

Schlaflosigkeit. Häufiges Aufwachen. Spasmodisches Gähnen am Morgen.

Fieber und Frost **Frösteln um 15 Uhr;** um 9 Uhr morgens. Quotidianfieber. Periodizität regelmäßig und eindeutig. Schaudern morgens, beim Erwachen. Frösteln bei heißem Wetter, im Sommer. Berührung verschlimmert Frösteln. Frösteln wird an der frischen Luft besser.

Fieber um 3 Uhr nachts, mit oder ohne Frost. Fieber abends nach dem Essen. Fieber, das nachts mit Frösteln alterniert. Warmes Zimmer verschlimmert das Fieber.

Kälte, am gleichen Tag von Hitze gefolgt; kommt mal abends, mal mittags, und morgens wieder; mit Durst zu Beginn des Fiebers und mit Erbrechen von Galle; nach einer Reise durch Sümpfe in heißem Klima.

Anhalonium

Essenzielle Merkmale

Wenn es sich bei Anhalonium auch um ein bisher selten indiziertes Mittel handelt, so wird es doch in der Zukunft öfter angezeigt sein. Denn dieses Mittel ist in der Lage, ganz spezifische Bereiche des Gehirns zu aktivieren, diejenigen Bereiche nämlich, in denen die höheren und höchsten Hirnfunktionen angesiedelt sind – also das, was wir meist den spirituellen oder, genauer gesagt, den transzendenten Teil unserer Existenz nennen.

Meiner Ansicht nach werden diese Funktionen, diese Möglichkeiten, neue Dimensionen des Verstehens und des Bewusstseins zu erfahren und wahrzunehmen, heute in zunehmendem Maß aktiviert. Das geschieht entweder auf natürliche Weise, durch spirituelle Praktiken, spirituelle Erfahrungen und Bewusstheit, oder aber künstlich und manchmal gewaltsam durch starke halluzinogene Drogen wie eben Anhalonium.

Es ist ein Irrtum, zu glauben, dass Krankheit eine von uns Menschen abgetrennte, zusammenhanglose und abgetrennte Manifestation ist. Vielmehr entwickelt sie sich in einem lebendigen Kontinuum: sie wird beeinflusst und geformt durch unsere gesamte Lebensweise – und das ist die Art wie wir als Generation fühlen, denken und handeln.

Die zielgerichteten spirituellen Aktivitäten der Individuen einer ganzen Generation und höchstwahrscheinlich auch der kommenden Generationen, die Konzentration auf diese Bereiche und die dabei unternommenen Anstrengungen – all das wird schließlich das Gehirn zwingen, auf solche Stimuli zu reagieren, und zwar häufig auf eher ungesunde Weise.

Diese ungesunde Art zu reagieren wird bei unserer Erörterung der Anhalonium-Pathogenese im Mittelpunkt stehen.

Simulation transzendenter Zustände

Anhalonium ruft geistige Zustände hervor, die eine Simulation von „spirituellen" oder „transzendenten“ oder „mystischen“ Zuständen darstellen. Man könnte sie als **falsche** transzendente Zustände bezeichnen.

Bei der Beschäftigung mit Anhalonium-Patienten wird man zuweilen ratlos sein in Bezug auf das, was in ihnen vor sich geht: Handelt es sich um eine wirkliche spirituelle Erfahrung, die das Individuum macht, oder um eine schwerwiegende und gefährliche Pathologie, der sofort entgegengewirkt werden muss? Man wird vorwiegend zwei Gruppen von Anhalonium-Fällen antreffen: diejenigen, die auf einem spirituellen Wege sind und sich spirituell zu entwickeln versuchen, und diejenigen, die aus der Drogenkultur kommen und buchstäblich weiter nichts versuchen, als zu überleben. In beiden Gruppen wird man pathologische Fälle antreffen, die einer Behandlung mit spezifischen Arzneien bedürfen, von denen eine eben Anhalonium ist.

Bei Anhalonium-Fällen scheint das Gehirn ohne ersichtliche Ursache in bestimmten Bereichen stimuliert zu werden, die besonders das Unterbewusstsein betreffen. Das Unterbewusstsein gewinnt Kontrolle über das Individuum und bringt so dieses einzigartige pathologische Bild hervor.

Praktisch die gesamte bekannte Pathologie von Anhalonium zentriert sich um die geistigen Manifestationen und um eine gewisse motorische Inkoordination. Über die sonstige körperliche Pathologie dieser Arznei wissen wir nicht viel.

Anhalonium greift in die mentale Sphäre ein, indem es den logischen Geist, den Willen des Patienten, logisch zu denken, lähmt. Er erfährt durch lebhafte Visionen neue Dimensionen von Raum und Zeit.

Depersonalisation, Entwicklung ekstatischer Zustände

Anscheinend setzt Anhalonium zunächst unsere gewohnten Begriffe von Raum und Zeit außer Kraft; die Person erfährt etwas völlig Neues – als sei die Zeit gedehnt und der Raum aufgelöst. Der Patient macht Fehler in bezug auf Orte; in Bezug auf Raum und Zeit; Verlust des Zeitempfindens; es scheint, dass **Gegenwart und Ewigkeit verschmelzen.**

Diese anfängliche Reaktion ist begleitet von einem Gefühl persönlicher Zerrissenheit und Spaltung. Es kommt zu einer Empfindung von Depersonalisation, Verlust der Selbsterkenntnis und der Selbstkontrolle und Dissoziation von der Umwelt.

Mit der abnehmenden Willenskraft und dem Verlust der Selbstkontrolle geht bei den Anhalonium-Patienten eine vertiefte Einsicht in die inneren Vorgänge der individuellen Seele einher, sowie ein erweitertes Bewusstsein ihrer selbst. Das Körperbewusstsein ist ebenfalls erweitert. Das Individuum entwickelt hellseherische und manchmal prophetische Verhaltensweisen. Es ist, als habe der logische Verstand aufgegeben und das Unterbewusste oder manchmal auch ein Teil des Überbewussten habe die Kontrolle übernommen.

Bei dem Betreffenden besteht erhöhte Erregung, manchmal bis zur Ekstase, ein Zustand, der an AGARICUS-Patienten erinnert. Der Verstand wird sehr aktiv und aufnahmefähig, das Individuum hat das Gefühl, dass es geistige Inhalte sehr viel leichter begreift. Der Geist ist voller Ideen und Gedanken; er scheint außerordentlich klar und in der Lage zu sein, komplexe innere Themen wahrzunehmen. Aber die Ideen und Visionen strömen in schneller Abfolge durch das Bewusstsein und scheinen sich **dem Patienten aufzudrängen,** der **keine Kontrolle mehr darüber hat.** Er kann sich ihnen nicht widersetzen, muss ihnen nachgeben und sogar verbal auf sie reagieren und ihnen antworten. Obwohl der Patient weiß, dass die Visionen nicht real sind, scheint er sie zu erfahren und ihnen zu folgen, als seien sie Wirklichkeit.

Es besteht eine **Exaltation von Eingebungen, Phantasien,** als ob der Kreislauf plötzlich sehr stark aktiviert worden sei, und das Individuum scheint in eine Welt von **Visionen** und **Wahnideen** abzugleiten. Der Patient hat den Eindruck, **mit der Umwelt zu verschmelzen.** Er ist verwirrt in Bezug auf seine eigene Identität.

Durch diese übermächtigen visuellen Wahnvorstellungen fehlt dem Patienten jegliche Handlungsfähigkeit, er braucht dann jemanden, der bei ihm ist und dem er sich mitteilen kann, und sehnt sich nach einer solchen Person. Bei diesem Verlangen, sich selbst auszudrücken, spielt eindeutig ein Gefühl von Selbstsucht, von Egoismus mit, der Betreffende besteht darauf, dass andere ihm zuhören, was er über seine Visionen zu berichten hat. Es tritt sogar Geschwätzigkeit auf, manchmal mit hastiger oder zusammenhangloser Rede.

Visionen und Illusionen

Die Besonderheit bei Anhalonium ist, dass die farbenfrohen Visionen den Patienten nicht erschrecken. Anhalonium-Patienten haben gewöhnlich „**schöne**" Wahnvorstellungen, während die grotesken Erlebnisse viel weniger ausgeprägt sind. Die **Panik fehlt,** die bei solchen Zuständen normalerweise zu erwarten wäre. Es ist ungewöhnlich, dass ein Mensch, der so übermächtige Wahnvorstellungen hat, sich nicht fürchtet; da das aber bei den Anhalonium-Patienten der Fall ist, wird dieses Ausbleiben der Furcht zu einem charakteristischen Symptom des Mittels.

- Der Patient hat das starke Gefühl, dass seine Persönlichkeit vom Körper **abgetrennt** ist, dass der Körper immateriell ist, **dass er durch die Luft gleitet.**
- Außerdem empfindet er sich selbst, oder auch Gegenstände, als **doppelt,** oder er ist abgetrennt von der physischen Welt, auf die er von oben herabschaut.
- Der Patient hat **farbige Visionen,** sieht leuchtend bunte Gegenstände. Gegenstände erscheinen klein und in Bewegung; oder sie erscheinen zuerst vergrößert und dann verkleinert; Buchstaben erscheinen verkleinert; die Zeit dehnt sich, sie vergeht zu langsam. Alles scheint fremd, alles ist durchsichtig.
- Der Patient hat Wahnvorstellungen, in denen er Gestalten sieht, Gesichter von Menschen, die eine Maske tragen und ihr wahres Gesicht und ihre wahren Absichten nicht zeigen wollen, die Heuchler und Intriganten sind.
- Manchmal sieht er grausige, groteske Formen, auch Monster, aber das ist eher die Ausnahme.
- Wahnvorstellungen, berühmt und unsterblich zu sein; tot zu sein.
- Auch auditive Wahnvorstellungen treten auf, bei denen der Betreffende **Musik hört,** Geräusche und Stimmen.
- Der Patient hat das Gefühl, **zweierlei Willen** zu haben, oder dass sein Wille von seinem Denken getrennt ist.
- Es ist naheliegend, dass Anhalonium ein sehr wertvolles Mittel bei der Behandlung von Schizophrenie oder Hebephrenie ist.

Ein weiterer interessanter Aspekt solcher Fälle besteht darin, dass diese Menschen auf ihre Wahnvorstellungen reagieren, indem sie darüber **reden und sie kommentieren,** als seien sie Wirklichkeit. Sie nehmen an der Wahnvorstellung teil, indem sie darüber sprechen. Sie scheinen keine Angst zu empfinden oder äußern sie zumindest nicht, dennoch wollen sie jemanden bei sich haben, mit dem sie während ihrer Wahnvorstellungen reden können.

Auf Musik reagieren sie enorm stark, sie haben das Gefühl, als trage die Musik sie aus ihrem Körper heraus. Schlagzeug oder Trommeln können Euphorie auslösen.

Während ihrer Wahnvorstellungen wirkt Hautkontakt sehr stark auf diese Menschen; wenn jemand sie streichelt, werden die Visionen oder Töne verstärkt.

Es ist schon darauf hingewiesen worden, dass es für den homöopathischen Arzt manchmal nicht einfach ist, festzustellen, ob es sich bei solchen Zuständen wirklich um Pathologie handelt oder ob sie das Ergebnis eines bewussten Bemühens um spirituelle Entfaltung sind.

Ein Parameter für die Entscheidung, ob der Betreffende einer Behandlung bedarf, kann meiner Ansicht nach der Umstand sein, dass er sich von diesen Visionen belästigt fühlt, auch wenn sie ihn nicht wirklich in Schrecken versetzen, und dass er daher den homöopathischen Arzt zu Hilfe ruft.

In Fällen, in denen die Visionen von spiritueller Natur und daher nützlich sind, kann man feststellen, dass die Erlebnisse für den Betreffenden einen Sinn ergeben, weil er durch sie auf tiefsitzende unbewältigte Probleme stößt. Durch diese Visionen nimmt er die notwendigen transzendenten Informationen auf, die ihn dazu bringen, sich über seine Fehler klar zu werden und Entscheidungen über etwaige Verhaltensänderungen zu treffen.

Wenn ein Individuum sich trotz einer solchen Warnung nicht ändert, ist es meines Erachtens sehr wahrscheinlich, dass solche Erlebnisse gefährlich und verwirrend und schließlich ungeheuer störend für den Betreffenden werden, und natürlich auch sehr bedrohlich für seine geistig-psychische Gesundheit.

Ein homöopathischer Arzt sollte in einem solchen Fall sehr viel bedächtiger und aufmerksamer sein als ein herkömmlicher Arzt, der den Patienten angesichts solcher Phänomene höchstwahrscheinlich abstempeln, vielleicht in eine Anstalt einweisen und mit toxischen Mitteln „behandeln" und damit möglicherweise sein ganzes Leben ruinieren würde.

Wir dürfen nicht vergessen, dass wir in einer Zeit leben, in der die wesentlichen Bedürfnisse der Individuen spirituelle Sehnsüchte sind. Gerade wenn es um dieses Gebiet geht, müssen wir noch viel lernen und verstehen, bevor wir wirklich als Heilende für unsere Mitmenschen fungieren können.

In der heutigen Zeit verbreiten sich halluzinogene Drogen explosionsartig, und wenn wir in der Lage sein wollen, zu helfen, müssen wir versuchen, dieses Phänomen tiefgründig zu verstehen, anstatt es zu ignorieren oder die Benutzer solcher Drogen anzuklagen.

Anhalonium-Pathologie bei introspektiven Menschen

Wenn sich Anhalonium-Patienten nun gerade nicht in diesem sonderbaren Zustand von Visionen und Illusionen befinden, stellt man fest, dass sie introspektive, grübelnde und nicht sehr gesellige Menschen sind. Man könnte sie als egozentrische Personen bezeichnen, deren Stimmungen irrationalen Wechseln unterliegen.

Die Gegenwart anderer verschlimmert ihre Symptome, sie sehnen sich nach Einsamkeit. Sie verlieren ihr Selbstbewusstsein und wollen nicht sprechen oder angesprochen werden.

Angst tritt auf, Besorgnis, Furcht vor anderen Menschen und Menschenscheu, Anthropophobie. Sie fühlen sich isoliert und oftmals im Stich gelassen. Sie sind reizbar, zänkisch und oft ironisch sich selbst oder anderen gegenüber.

Die Anhalonium-Patienten gehören zu den Menschen, die sich schon in jungen Jahren nicht zur Gesellschaft zugehörig fühlen, sie stehen irgendwie abseits und entwickeln Misstrauen und Groll gegenüber der Gesellschaft. Sie sind es auch, die besonders oft unter sogenannter „existentieller Angst“ leiden. Diese jungen Menschen sind dann oft inspiriert und geneigt, sich auf den Weg der Prüfung und der **selbstlosen Entsagung** zu begeben. Eine solche Entscheidung kann natürlich tragische Auswirkungen nach sich ziehen, weil die Betroffenen häufig mit Drogen in Kontakt kommen und davon abhängig werden können.

Man könnte sich nun fragen, ob es eine zugrundeliegende geistig-psychische Pathologie sein kann, die jemanden dazu bringt, solche für sein Leben so folgenreichen Entscheidungen zu treffen. Aufgrund meiner Erfahrung muss ich leider sagen, dass das wirklich so sein kann, wenn auch natürlich nicht immer und in jedem Fall. Es gibt Menschen, die aus einem sehr gesunden Antrieb einen spirituellen Weg einschlagen möchten – aber ich hatte auch schon mit anderen zu tun, die geistig krank waren und sich selbst als **Sucher der Wahrheit** sahen, wo sie doch eigentlich **Sucher ihrer verlorenen geistigen Gesundheit** waren. Sie haben das Gefühl, ihr inneres Gleichgewicht verloren zu haben, und meinen, es durch eine spirituelle Befreiung wiedererlangen zu können. Meist befinden sich diese Menschen in einer ausweglosen Lage und bedürfen geradezu verzweifelt homöopathischer Behandlung.

Nehmen wir nun den Faden der Entwicklung der Anhalonium-Pathologie wieder auf: Im Endstadium werden die Patienten schließlich apathisch, geistige Ermüdung, Erschöpfung, Erlahmung setzen ein. Sie sind geistig verwirrt, haben Schwierigkeiten, Ereignisse zu rekapitulieren oder zusammenzufassen.

Es tritt Benommenheit auf, als sei das Gehirn berauscht. Der Geist wird stumpf und träge, die Patienten haben Schwierigkeiten beim Denken und Verstehen und sind oft in ihre eigenen Gedanken versunken. Sie können nicht geistig arbeiten, ihre Gedanken verlieren sich, und sie sind nicht mehr in der Lage, sich neuen Verhältnissen anzupassen. Monotonie der Gedanken. Mangel an Initiative, Unsicherheit, Unentschlossenheit, Unfähigkeit, sich zu entscheiden. Gedächtnisschwäche; sie können sich nicht an Wörter erinnern. Sie werden von Angst vor dem Tod gequält.

Und schließlich kommt es zu einer Art Absage an das Leben, die Patienten beginnen sich nach dem Tod zu sehnen und entwickeln eine suizidale Depression.

Im sexuellen Bereich kann es entweder zu einer Steigerung oder zu einer Verminderung des Verlangens kommen; Frauen können zudem zu lesbischer Liebe und zu Nymphomanie neigen.

Allgemeinsymptome und Keynotes

- Kältegefühl in den Blutgefäßen der inneren Organe. Mangel an Lebenswärme. Kältegefühl am ganzen Körper. Kalter Schweiß. Allgemeines Kältegefühl und Frösteln in der Haut.
- Hämmern, Klopfen und Hitzegefühl im ganzen Körper, Stromgefühl in den Beinen. Inneres Hitzegefühl. Anstieg der Körperwärme.
- Mattigkeit.

A

- Dunkelheit bessert, während Licht, vor allem Sonnenlicht, verschlimmert. Ruhiges Liegen bessert, Bewegung verschlimmert.
- Taubheitsgefühl der Haut und Schleimhäute.
- Erschlaffung der Muskeln.
- Gefühl von großer Muskelkraft.
- Zu den pathologischen Zuständen dieses Mittels gehören: Basedowsche Krankheit; Bluthochdruck; Paralyse, Paraplegie.

Lokalsymptome

Kopf Hinterkopfschmerzen mit Sehstörungen. Schwindel. Gefühl von Müdigkeit im Kopf.

Augen Gegenstände werden verkleinert gesehen, und oft sehr glänzend. Optische Halluzinationen. **Glänzende** Bilder vor den geschlossenen Augen, die nur schwierig wegzubekommen sind; es bedarf einer Willensanstrengung, die Augen zu öffnen. Geräusche oder Berührungen werden als farbige Vision empfunden. Doppeltsehen. Gegenstände erscheinen durchsichtig.

Erweiterung der Pupillen. Ptose der Augenlider.

Ohren Verstärkter Nachhall normaler Laute. Schärfe des Gehörs.

Duftillusionen. Abstumpfung des Geruchssinns.

Gesicht Linksseitige Trigeminusneuralgie, pulsierender, kongestiver Schmerz. Abneigung gegen die geringste Bewegung. Die Patienten bewegen beim Artikulieren kaum die Lippen und die Kiefer, den Mund. Zungenlähmung.

Magen Übelkeit, schlimmer durch Bewegung, **völlig gebessert durch Hinlegen.**

Männliche Genitalien Verminderte sexuelle Leidenschaft. Schwache erotische Sensibilität. Gesteigerte sexuelle Leidenschaft, besonders bei Homosexuellen.

Weibliche Genitalien Vermindertes sexuelles Verlangen. Homosexualität.

Schlaf **Schlaflosigkeit durch Phantasien,** durch Aktivität der Gedanken. Visionäre Träume.

Fallbeispiel

... Frau T., 82 Jahre alt, war eigentlich nie richtig krank gewesen. Sie fragte mich wegen eines extrem unangenehmen Symptoms um Rat, das sie als „Visionen" beschrieb und unter dem sie seit drei oder vier Monaten litt.

Wenn sie nachts aufwacht, aber auch tagsüber, wenn sie hellwach ist, glaubt sie, plötzlich nicht existierende Personen oder Gegenstände zu sehen, die schnell wieder verschwinden. Diese Visionen sind nie erschreckend oder feindlich, sondern eher seltsam, unerwartet und scheinbar sinnlos. Allgemein sind sie durch eine rhythmische Bewegung charakterisiert. Einmal sieht Frau T. einen Anstreicher, der den Spiegel über dem Kaminsims mit einem Staubwedel reinigt; ein anderes Mal ihre Schwiegertochter, wie sie ins Zimmer kommt; wiederum ein anderes Mal, wie die Gardinenschnur Tänze in der Luft vollführt. In der Regel erscheinen ihr Menschen, die ihr unbekannt sind. Die Illusion von Realität ist immer perfekt, und obwohl sie sich über die Absurdität der Vorgänge völlig im klaren ist, kann sie nicht zwischen den Visionen und der Realität unterscheiden. Die Visionen sind nie unbeweglich und dauern auch nie lange an. Manchmal sieht die Patientin Tiere nahe an sich vorbeiziehen. Es kommen auch auditive Halluzinationen vor, dass die Menschen singend oder murmelnd an ihr vorbeiziehen, aber dies ist nicht sehr häufig. Als sehr unangenehm empfindet Frau T. das Gefühl, es befinde sich etwas hinter ihr. Neben diesen Halluzinationen klagt sie auch über einen gewissen Grad an Agoraphobie. Sie fürchtet sich, das Haus zu verlassen. Draußen glaubt sie in Gefahr zu sein und hat ein Gefühl von Fremdheit, die Dinge haben ein unerwartetes, ungewohntes Aussehen. Sie ist oft sehr reizbar und ungeduldig und klagt darüber, sich sehr schnell zu langweilen. Da sie sich im Haus aufhalten muss und nicht lesen kann, weil sie schlecht sieht, ist sie zur Untätigkeit verdammt. Sie ist nicht gern allein und freut sich über Besuch, auch wenn sie das abends ermüdet.

Auf Nachfrage hin treten auch noch andere Symptome zutage: Schwindel, mit Tendenz, nach hinten zu fallen; Geräusche in den Ohren; fortgeschrittener bilateraler grauer Star; häufige Schlaflosigkeit; Flatulenz; leichte Neigung zu Verstopfung. Eine körperliche Untersuchung ergibt keine eindeutige Anomalie; leichte Viszeroptose und einige Krampfadern in den Beinen. Für ihr fortgeschrittenes Alter ist Frau T. erstaunlich gesund. Die Halluzinationen, unter denen sie leidet, sind anscheinend hauptsächlich auf Autointoxikation zurückzuführen. Dazu ist zu bemerken, dass die lentikuläre und aurikulare Sklerose wahrscheinlich die gleiche Ursache hat.

Clarke zählt zu den für Anhalonium charakteristischen Symptomen: farbige Visionen von extremer Intensität, verbunden mit sich bewegenden Formen von phantastischer Gestalt, die Bewegung ist in ihrem Zeitablauf gewissermaßen musikalisch bestimmt.

Diese Halluzinationen, die mehrere Monate andauerten und zu jeder Tageszeit auftraten, verschwanden gänzlich nach der ersten Gabe von Anhalonium C 30. Die Indikation hing vor allem von dem intensiven visuellen Charakter der Halluzinationen ab, die variierten und keine klare, deutlich erkennbare Wirkung auf die Patientin hatten.

- Die Halluzinationen bei ABSINTH, ARSENICUM, HYOSCYAMUS, KALIUM BROMATUM, OPIUM, PHOSPHOR, STRAMONIUM, LACHESIS, PLATINUM und ANTIPYRIN usw. sind alle von Sorge und Furcht begleitet und haben einen erschreckenden, furchterregenden Charakter.
- Mit den Halluzinationen von AMBRA, BELLADONNA, AGARICUS, CIMICIFUGA, SULFUR u. a. geht ein ausgeprägter Erregungszustand einher, und die Patienten neigen dazu, auf die Visionen zu reagieren.
- VALERIANA hat bis zu einem gewissen Grad variierende Halluzinationen, die den Patienten zwar in Unruhe versetzen, aber nicht besonders stark angreifen.
- Die Halluzinationen von COCAINUM sind immer durch Verfolgung gekennzeichnet; die von CANNABIS INDICA bringen Beängstigung mit sich, der Patient spricht mit den Erscheinungen, und ein besonderes Kennzeichen dieses Mittels ist außerdem, dass die normalen Proportionen von Raum und Zeit modifiziert werden. Zu derselben Kategorie gehört auch PLATINUM, das Dinge vergrößert, mit einem Gefühl von Stolz; während SULFUR sie verschönert.
- CIMICIFUGA und OPIUM haben Visionen von Ratten und Mäusen, ersteres mit mehr Erregung und Manie, das zweite phantastischer, mit fixen Ideen.
- Bei AGARICUS sollte man auf die ekstatischen Tendenzen achten, bei LACHESIS auf die Schwermut, bei ACONITUM, LACHESIS und ARSENICUM auf die Angst vor dem Tod, und bei KALIUM BROMATUM ist das Schuldgefühl wichtig.

Schließlich sollte bei der Bestimmung des Mittels auch NATRIUM SALICYLICUM bedacht werden. Es spricht oft auf den Beginn einer geistigen Störung an und hätte bei dem beschriebenen Fall die Ohrgeräusche und den Schwindel abgedeckt, aber das Delirium von NATRIUM SALICYLICUM ist ein wenig düster und schwermütig, und das Mittel weist auch einen Zustand von Mattigkeit und Schläfrigkeit auf, was der Wachheit und sogar Schlaflosigkeit der Patientin in unserem Fall entschieden widerspricht. Unter diesen Umständen, und nach dem aktuellen Kenntnisstand der Materia medica, stellte Anhalonium das Simillimum dar und heilte die Patientin.

Dennoch möchte ich gerne hinzufügen, dass, was meine eigene Erfahrung angeht, die Beschwerden, die in unseren Repertorien unter der Rubrik Geistes- und Gemütssymptome aufgeführt sind, durch unsere Mittel leichter geheilt werden, wenn ein eindeutiger Zusammenhang mit einem organischen Zustand besteht (Autointoxikation oder Zönästhesie). In dem hier erörterten Fall, bei dem die Beeinträchtigung von Sicht und Gehör allgemein organisch bedingt war, verloren die Symptome an effektivem Wert. Wenn dagegen die Pathogenese vor allem durch das psychische und Wahrnehmungselement beherrscht wird, ist eine Heilung allein mit medizinischen Mitteln schwieriger und unzuverlässiger. In solchen Fällen sollte man immer eine Heilung in Übereinstimmung mit dem Ähnlichkeitsgesetz anstreben; aber mit Unterstützung durch psychologische und psychoanalytische Methoden, die ich in solchen Fällen immer anwende. So kann man, durch Beobachtung der Abfolge von Aktion und Reaktion, die Kette der Ereignisse verfolgen, die den Patienten aus einem Zustand normaler Gesundheit in den gegenwärtigen Krankheitszustand geführt hat.

Aus: *The British Homoeopathic Journal*, Vol. 18, No. 1, S. 68–69.

A

Anthemis nobilis

Essenzielle Merkmale

Dieses Mittel sollte man bei Kindern in Erwägung ziehen, die unter kolikartigen Schmerzen und Durchfall leiden, besonders wenn dieser Zustand durch Darmparasiten wie z. B. Askariden ausgelöst ist. Wenn solche Fälle unbehandelt bleiben und dann **Konvulsionen** entwickeln, spricht das noch mehr für Anthemis nobilis, besonders wenn das Kind sehr unruhig und lustlos ist, sich auf nichts konzentrieren kann und nur ruhig bleibt, **wenn jemand ihm etwas vorliest.**

- Allgemein sind Konvulsionen, denen gastrointestinale Störungen vorangehen, ein Keynote dieses Mittels.
- Es sind einige eigentümliche Symptome anzutreffen, wie eine **Kälte tief im Abdomen** und eine Empfindung von **Kongestion** in der **Blase** mit Schmerzen, die sich zu den Samensträngen hin ausbreiten; sie gehören zu den Hauptcharakteristika von Anthemis nobilis.
- Eine Kombination von pathologischen Zuständen, die bei dieser Arznei auftreten kann, ist Leberkongestion mit spastischer Colitis und Kopfschmerzen.

Der Geistes- und Gemütszustand eines Anthemis-nobilis-Patienten ist geprägt von Angst und Schwäche. Er fühlt, dass er keine Kontrolle über sein eigenes Denken hat, so als ob die Gedanken von selbst kommen und gehen, wie sie wollen; der Geist schweift umher. Der Patient ist geistig träge, unfähig, sich auf ein bestimmtes Thema zu konzentrieren, und kann sich nicht zu einer anstrengenden geistigen Arbeit zwingen, wie z. B. zum Lernen. Schließlich entwickelt er eine Abneigung gegen jegliche Art von ernsthafter geistiger Tätigkeit, auch wenn er sie früher sogar sehr gern mochte und leicht ausüben konnte. Es handelt sich um einen passiven Gemütszustand, in dem der Patient nur angeregt werden kann, wenn der Reiz von außen kommt, wenn ihm z. B. eben jemand vorliest.

Er hat eine Art von Besorgnis, eine Furcht, dass ihm etwas Schreckliches zustoßen werde. Diese Besorgnis ist so bedrückend, dass er **in einen Raum gehen muss, wo er allein ist,** um sie dort **herauszuweinen. Weinen bessert** diese unerklärliche **Besorgnis.**

Auf der Straße ist der Anthemis-nobilis-Patient nervös und hat Angst, von einem Auto überfahren zu werden; dies ist ein weiteres Keynote dieses Mittels. Er sieht ein Auto, und sofort kommt diese Furcht auf. Nachts ist sie noch schlimmer. Sie kann manchmal ein solches Ausmaß erreichen, dass der Patient gezwungen ist, zu Hause zu bleiben. Schließlich kommt es zu Agoraphobie.

Meist ist das vorherrschende Gefühl bei diesem Patienten, dass er allein zu Hause sein möchte, nicht mit der Welt verkehren will. Dabei gilt seine Abneigung nicht dem Umgang mit Menschen, sondern vielmehr all der Bewegung, der Hektik und dem Lärm, die mit dem modernen Leben verbunden sind. Es handelt sich um einen Geisteszustand, der sich in die Richtung von Demenz entwickeln kann.

Anthemis nobilis ist in Fällen angezeigt, in deren Krankengeschichte eine Colitis, Amöbiasis oder intestinale Parasitose aufgetreten ist. Wenn nun die intestinalen Beschwerden nachgelassen haben, scheinen Geist und Gemüt ermüdet und unfähig zu sein, irgendeine Anstrengung zu unternehmen; große Angst und Furcht kommen auf, und der Patient erreicht den oben erwähnten, an Demenz grenzenden Zustand. Die Eindrücke der Außenwelt sind zu stark für ihn, er wird mit ihnen nicht fertig. Er wird mürrisch und niedergeschlagen; von 15 bis 17 Uhr verschlimmert sich sein Zustand. Nächtliche Ruhelosigkeit.

Wie wir sehen, besitzt diese Arznei ihre eigene, völlig einzigartige Persönlichkeitsstruktur. Wo Anthemis nobilis angezeigt wäre, wird jedoch oft SEPIA, PICRICUM ACIDUM oder PHOSPHORICUM ACIDUM verschrieben.

Allgemeinsymptome und Keynotes

- **Allgemeines Kältegefühl,** Empfindlichkeit gegen und Verschlimmerung durch Kälte.
- Schlimmer durch Berühren kalter Gegenstände.
- Lokale Kälte tief in den inneren Organen, vor allem im Abdomen.
- Allgemeine Schwäche und Entkräftung.
- Klonische Konvulsionen, denen gastrointestinale Symptome vorangehen.
- Puls schnell, voll und weich; Puls schnell, klein und schwach, nachmittags.

Lokalsymptome

Kopf Anhaltender Schmerz am Scheitel, als ob Druck von innen ausgeübt werde, mit einer Empfindung, als **werde der obere Teil des Kopfes weggesprengt.**

Leichter Stirnkopfschmerz, wie von Kongestion, **schlimmer durch Abwärtsbeugen des Kopfes.**

Augen Die Augen tränen nach dem Aufstehen aus dem Bett, besonders innerhalb des Hauses; zugleich läuft **klares Wasser** (nicht scharf oder ätzend) aus dem linken Nasenloch; Tränenfluss augenblicklich schlimmer, wenn der Patient ein Zimmer verlässt und ein kälteres betritt. Empfindlichkeit der Augäpfel gegen Druck.

Gesicht Blasses Gesicht; trockene Lippen. Schwellung der Parotis.

Mund Weiß belegte Zunge, mit roten Inseln.

Hals Der hintere Teil des Pharynx fühlt sich rau an. Etwas rauer Hals, mit einer Neigung, alle zwei oder drei Minuten Speichel zu schlucken, um die Rauheit zu lindern, ohne dass das den gewünschten Erfolg bringen würde. Schwierigkeiten beim Schlucken von Flüssigkeiten, aber nicht von fester Nahrung.

Atmung und Herz Trockener Husten, anfallsweise, nachmittags, ausgelöst durch ein Kitzeln im hinteren Teil des Larynx, das durch das Husten momentan gebessert wird; **der Husten wird unmittelbar schlimmer beim Betreten eines warmen Zimmers.** Husten, der sich an der frischen Luft bessert.

Zusammenschnürungsgefühl des Herzens.

Magen Appetitlosigkeit. Hitzewallungen im Magen. Angenehme innere Wärme, gefolgt von Verlangen nach Essen. Übelkeit besser an der frischen Luft. Verlangen nach Fleisch.

Abdomen, Rektum, Stuhl **Kälte tief im Abdomen.** Anhaltendes Jucken im Anus, wie von Askariden. Schmerzen im rechten Hypochondrium, wie von Auftreibung durch Stuhl, gefolgt von starkem Stuhldrang, aber es kann nur Schleim entleert werden. Stuhl wie Schafdung. Periodische Verstopfung, ein paar Tage lang, dann wieder weicher Stuhl.

Harnorgane Schmerz in und über der Blase, wie von Auftreibung oder Kongestion; strahlt zu den Samensträngen hin aus. Harndrang mit Schmerzen am Blasenhals. Häufiges Wasserlassen nachts. Brennender Schmerz in der Urethra während der Miktion.

Männliche Genitalien Schmerzen die Samenstränge entlang; diese fühlen sich wie krampfadrig an. Nächtliche Samenergüsse, nach Mitternacht. Häufige Erektionen.

Rücken **Kälte beim Ankleiden.** Schmerzen in der Lendengegend.

Extremitäten Extreme Kälte der Hände und Füße. Kälte in den Beinen beim Ankleiden. Jucken der Fußsohlen, wie von Frostbeulen.

Schlaf Erwacht häufig und geht im Zimmer umher.

Haut Ekchymosen. Beulen.

Anthracinum

Essenzielle Merkmale

Anthracinum ist bei Patienten angezeigt, die chronisch an Karbunkeln, Furunkeln, ödematösen Lymphadenopathien, Tumoren etc. leiden, wenn diese zu Bösartigkeit und rötlich-schwarzer Färbung neigen, ein sehr starkes Brenngefühl hervorrufen und **extrem schmerzhaft** sind. Dabei kommt es leicht zu Vereiterungen und zur Bildung von fressenden Geschwüren mit qualvollen, brennenden Schmerzen. Das Zellgewebe ist ödematös und verhärtet. In septischen Zuständen treten erhebliche Schwellungen mit unerträglich brennenden Schmerzen auf, wobei die betreffenden Stellen dunkelrot gefärbt sind; es handelt sich um einen Prozess leicht auftretender Eiterbildung und Sepsis.

Insgesamt stellen wir fest, dass sich der Grundgedanke bei Anthracinum auf dunkelrote oder **schwärzliche Abszesse** konzentriert, die unerträgliche Schmerzen hervorrufen und schwer aufzulösen sind, selbst nach tagelangen Absonderungen.

Eingeschränkter freier Ausdruck an Gefühlen

Auf der psychischen und emotionalen Ebene ruft Anthracinum ein ähnliches Bild hervor: Der Patient hat eine Art **Gefühlsabszess** tief im Inneren, der sehr schwer zu „öffnen" ist, einen bösartigen Abszess, der keine Hoffnung auf Genesung zulässt. Er wird nicht an die Oberfläche kommen und dort seinen Inhalt freigeben. Dieser „Gefühlsabszess" ist nach einer sehr schmerzhaften emotionalen Erfahrung entstanden.

- In konstitutioneller Hinsicht kann Anthracinum mit NATRIUM MURIATICUM verglichen werden. Allerdings besteht auch eine ganze Reihe von Unterschieden. Wie die NATRIUM-MURIATICUM-Patienten beherbergen auch die Anthracinum-Patienten einen sehr großen Kummer tief in ihrem Inneren. Bei ihnen ist dieser Kummer so groß und so tief, dass man Anthracinum vielleicht als das Mittel mit dem größten stillen Leiden bezeichnen kann, mit der düstersten und verborgensten emotionalen Wunde, die tief in der Seele vergraben ist. Es ist, als seien alle emotionalen und seelischen Leiden dieses Menschen in einer großen schwarzen Eiterbeule eingeschlossen.
- Ein Unterschied zu NATRIUM MURIATICUM besteht darin, dass der Anthracinum-Patient sein Leiden gar nicht wahrzunehmen scheint; es ist, als habe er sich damit abgefunden, so als ob dieses unerträgliche Leid schon zu seinem normalen Seinszustand geworden sei. Niemals würde er mit irgendjemandem darüber reden.

Das Mittel scheint den freien Ausdruck von Gefühlen dermaßen zu **beschränken,** dass der Patient viele, viele Jahre lang nicht über ein traumatisches Erlebnis spricht, das ihm zugestoßen ist. Das Interessante daran ist, dass der Patient sich kaum an die betreffende Begebenheit zu erinnern scheint, trotz der Auswirkungen, die ein solches emotionales Trauma auf sein Leben und seine Gesundheit hatte. Es scheint, dass dieses Erlebnis sofort ins Unterbewusstsein abgeschoben wurde und dort geblieben ist, dem Bewusstsein völlig unzugänglich, dennoch aber mit einer tiefgreifenden Wirkung auf die Gesundheit, auf den gesamten Organismus dieses Menschen. Die Folge einer solch leidvollen Erfahrung ist schließlich ein „**Verwelken**" der menschlichen Seele, es ist wie eine **Senilität auf der Gefühlsebene:** Jugendlichkeit und Freude gehen verloren, und nach kurzer Zeit überhaupt jede Ausdruckskraft. Der Patient ist dann **unfähig,** tiefe Gefühle **zu empfinden, auszudrücken** oder zu teilen. Er schleppt sich so dahin, fristet sein Leben wie in einem Verwirrungszustand – besonders in Bezug auf Gefühle –, in dem nichts klar ist, nichts richtig wahrgenommen wird und der Patient selbst nicht weiß, wie er sich fühlt. Es ist erstaunlich, wie dieses Mittel den Ausdruck von Gefühlen zurückhält und gleichzeitig die verletzten Gefühle in einer abgekapselten Wunde aufbewahrt, in einem bösartigen Abszess, der, wenn er erst einmal geöffnet ist, den Patienten dazu bringt, tagelang zu weinen, manchmal ohne dass er überhaupt weiß, warum.

Es ist interessant, in solchen Fällen zu beobachten, wie nach der Verordnung von Anthracinum die eingeschlossenen verletzten Gefühle, die jahrelang unausgedrückt geblieben waren, nun herausströmen, in Form von Tränen von solcher Intensität, dass man dabei an einen bösartigen Tumor denkt, der plötzlich geöffnet wird und endlose Mengen von Eiter (Tränen) absondert. Man könnte meinen, einen perfekten Fall von PULSATILLA vor sich zu haben. In solchen Fällen sollte man aber nicht vorschnell PULSATILLA verschreiben, sondern zunächst einmal abwarten – es kann sein, dass man ein oder zwei Monate täglichen Weinens abwarten muss, bis dieser düstere, unzugängliche Gefühlsabszess sich aufgelöst hat.

Wenn wir nicht lernen, die Entwicklung eines Falles korrekt zu bewerten und sich von selbst, ohne unser Eingreifen, entfalten zu lassen, werden wir bei schwierigen und komplizierten Fällen niemals eine wirkliche Heilung erreichen.

In der Tat haben Anthracinum-Patienten sehr oft die Sanftheit von PULSATILLA in Bezug auf ihr äußerlich sichtbares Verhalten, während sie innerlich die emotionale Erstarrung von NATRIUM MURIATICUM oder PHOSPHORICUM ACIDUM aufweisen.

Folgen lang anhaltenden Leidens

Wenn man das Gesicht dieser Anthracinum-Patienten beobachtet, mit den Zeichen langanhaltenden Leidens darin, dann ist eines klar: **Dieser Mensch**

wird einem nicht erzählen, dass er jemals ein tief traumatisches Erlebnis hatte. Es scheint, als ob diese Patienten sich damals selbst nicht voll darüber bewusst waren, dass sie von einem solchen Kummer überkommen wurden. Oder es ist, als ob nach diesem Erlebnis eine Verwirrung eingetreten sei, sodass sie sich gar nicht mehr daran erinnern können; nur das Unterbewusstsein hat es registriert und kann sich daran erinnern. Nach der Gabe von Anthracinum werden sich diese Menschen einer solchen Erfahrung dann bewusst, sie reden darüber und weinen sie aus.

Das traumatische Erlebnis hat meist mit zwischenmenschlichen Beziehungen zu tun, wie z. B. jemanden zu verlieren, den sie lieben oder dessen Hilfe oder Schutz sie sich anvertraut haben. Es ist ein Kummer durch Verlust des Geliebten, eines Elternteils, des Ehepartners; aber nicht so sehr eines Kindes.

Es ist bemerkenswert, dass diese Patienten aussehen und handeln, als seien sie alt und müde. Sie werden einem den Eindruck vermitteln (ohne dass sie das aber zugeben würden), dass sie ihr Elend und ihr Leid im Stillen ertragen, ohne zu klagen, ohne Aufhebens darum zu machen, im Inneren aber emotional regelrecht tot sind.

Von Zeit zu Zeit explodieren diese Patienten vor Wut, und sie können dann ziemlich heftig sein; bei Frauen ist dies besonders vor der Regel der Fall. Schon tagelang vor der Menstruation sind sie oft sehr nervös, reizbar, ungeduldig und schreien bei der geringsten Provokation los, besonders gegenüber ihren Kindern. Reizbarkeit besteht auch während der Nacht. Sobald der Menstruationsfluss einsetzt, tritt eine Besserung ein. In der Tat **bessern alle Absonderungen,** sowohl diejenigen aus einem Abszess als auch sonstige Absonderungen, ganz beträchtlich die konstitutionellen Symptome.

Im geistig-psychischen Bereich scheinen sich diese Menschen in einem Zustand der Verwirrung zu befinden, sie wissen nicht genau, was sie wollen oder tun sollen, und sie können sich auch nicht sehr tief in ihre Gefühle hineindenken und ihre eigenen Emotionen verstehen. Oft haben sie das Gefühl, dass der Tod herannahe. Ein anderes Mal stellt sich eine unerklärliche Angst ein, dass der Ehemann einen Unfall gehabt haben könnte, wenn er nur ein paar Minuten zu spät kommt. Die Patientin kann sich dann den Tod und seine Folgen richtig vorstellen, bis hin zur Beerdigung.

Sexualität

Auch die Wirkung der Anthracinum-Störung auf den sexuellen Bereich lässt sich in einen Zusammenhang mit dem beschriebenen emotionalen Bild bringen. Weil die Emotionen dieser Menschen in ihrem schmerzhaften, traumatischen Erlebnis gefangen und eingesperrt sind, ist der Ausdruck sexuellen Verlangens dermaßen gehemmt, dass **Sex** ihnen **völlig gleichgültig** geworden ist, sie ihn nicht mehr genießen können. Es ist, als ob diese Patienten den Geschlechtsakt nur noch über sich ergehen lassen, ohne aktiv daran teilzuhaben. Diese Gleichgültigkeit gegenüber Sex, dieses verringerte sexuelle Verlangen kann sich bis zu einer **Abneigung** gegen Sex entwickeln. Wir beobachten auf der sexuellen Ebene dasselbe **Verwelken und Schwinden,** wie wir es auch im emotionalen Bereich feststellen.

Dass die Patienten in gewisser Weise vorzeitig gealtert sind, sieht man auch, wie schon angedeutet, an ihrem Gesicht, das viel älter wirkt, als es ihrem tatsächlichen Alter entsprechen würde, und voller sehr feiner Fältchen ist.

Im Stadium des septischen Fiebers kann man möglicherweise auch eine Übererregung des Patienten feststellen, mit Verlangen zu beißen sowie mit Schwindelgefühl, Verwirrung und Unruhe. Schließlich kommt es zu Bewusstlosigkeit und Stupor.

Allgemeinsymptome und Keynotes

- Anthracinum kann kleine Geschwüre und blutige Infiltrationen in allen Schleimhäuten und Drüsen hervorrufen.
- Geschwüre sind tief und fressend und erscheinen schwärzlich. Übelriechende Abszesse mit beißendem Eiter.
- Schwarze Verfärbung äußerer Teile.
- Krebsige Affektionen, Drüsengeschwüre.
- Patienten in septischem Zustand, die leicht und schnell erschöpft sind, mit schwachem Puls, niedergeschlagen, ängstlich und unruhig. Hitze und Frost wechseln in kurzen Abständen.
- Ein Gefühl von Zusammenschnürung in der Präkordialregion, das mit Angst einhergeht.
- Manche Patienten haben eine lange Vorgeschichte einer **ununterbrochenen Reihe** von Furunkeln, Karbunkeln, Tumoren, Zysten, Ekzemen usw.

A

- Schwarze und blaue Blasen, Blutungen von schwarzem, dickem Blut. Die Blutungen bestehen aus dunklen Blutklumpen. Blutungen von nicht gerinnbarem Blut, Hämophilie.
- Blutungen von zähem, klebrigem, fadenziehendem Blut.
- Übermäßige Schwellungen der entzündeten Körperteile.
- Man sollte bei der Anamnese dieser Patienten versuchen, herauszufinden, ob sie mit **rohwollenen Materialien** zu tun gehabt haben, was bei der Diagnose ein bestätigender Faktor sein kann.
- Zitteranfälle. Zittern einzelner Muskeln. Epileptiforme Konvulsionen. Klonische **Konvulsionen.**
- Klonische Konvulsionen bei Trinkern.
- Beschwerden durch Unterdrückung von Schweiß.
- Gutartige Tumoren, Atherom, Steatom.

Lokalsymptome

Schwindel Schwindel bei Kopfschmerzen.

Kopf Unbeschreibliche, sehr schmerzhafte Kopfschmerzen. Kopfschmerzen mit Frost. Kopfschmerzen, **als ob Rauch** – mit Hitzeschmerz – **durch den Kopf ziehe.**

Nach Tod durch Milzbrand wurden kleine und große Blutungen embolischer Herkunft in allen Teilen des Gehirns festgestellt. Die Hirnhäute zeigen umschriebene oder symmetrisch ausgedehnte blutige Infiltrationen. Karbunkel nahe den Ohren und Schläfen. Erysipel.

Augen Starke Erweiterung der Pupillen.

Ohren Schwellung vor dem Ohr. Gangränöse Parotitis.

Nase Die rechte Seite der Nase ist rot, die Röte breitet sich bis zur Wange aus. Schwellung und Röte der Nase, von der übler Geruch ausgeht. Eingebildete und wirkliche faulige Gerüche.

Gesicht Abszesse an der Lippe. **Schwarze Pusteln an den Lippen.** Erysipelatöse, dunkelbraune Röte und Schwellung über die ganze rechte Gesichtshälfte, die Nase und einen Teil der linken Wange.

Unterkieferdrüsenkrebs. Schwellung der Unterkieferdrüsen. Steinharte Schwellung um den rechten Unterkiefer, ohne große Schmerzen, nicht gerötet, aber mit scharf abgegrenzten Rändern. Reißender Schmerz im rechten Unterkiefer. Kiefersperre. Der Patient kann kaum den Mund öffnen, um die Zungenspitze zu zeigen. Steifheit der Unterkiefermuskeln. Schwellung der Parotis nach Exanthem.

Mund Die Zunge ist mit einem dicken braunen Belag überzogen; trocken. Übler Mundgeruch. Absonderung von stinkendem braunem Ichor bei einem Schnitt in der Nähe des zweiten Backenzahns.

Ständige Blutungen, Blut gerinnt nicht. Sickern von Blut. Dunkelrote, blutige Ekchymosen im Mund. Schwierigkeiten, den Mund zu öffnen. Verstärkter Speichelfluss. Fader Geschmack im Mund.

Hals Mandelentzündung. Halsschmerzen. Schwellung, Infiltrationen und Hyperämie der Unterkiefer-, Laryngeal- und Retropharyngealdrüsen. Das Schlucken bereitet sehr große Schwierigkeiten, bei großem Durst. Der Hals ist von oberhalb des Kehlkopfs bis zum Mund geschwollen. Schmerzen in der rechten Mandel.

Atmung Atmung schnell und mühsam; schnell und spasmodisch.

Magen Appetitlosigkeit. Der Patient hat eine **Abneigung gegen Eier** und fühlt sich schlechter, wenn er sie trotzdem isst, besonders bei sehr weichen, schleimigen. Abneigung gegen Geruch von Eiern, Abneigung gegen Fett von Fleisch. Verlangen nach Süßigkeiten und Schokolade.

Hitzewallungen im Magen. Heftige Schmerzen; Druck und Brennen im Magen. Sehr starker Durst, kann aber kaum schlucken; Durst bei Hitze. Erbrechen mit nachfolgendem Durchfall; Erbrechen von biliösen, schleimigen Massen. Übelkeit und Erbrechen mit Frost.

Abdomen Plötzliche Erschöpfung mit starkem abdominalem Wundsein, vor allem im Epigastrium, mit Erbrechen, kalten Gliedern und Stumpfheit im Kopf.

Vergrößerung der Milz. Schwellung des Bauches. Anhaltender, dumpfer Schmerz im Bauch. Seröse und serohämorrhagische Infiltrationen der peritonealen und mesenterialen Gewebe der Magenwände und Eingeweide sowie der Schleimhäute.

Rektum und Stuhl Erbrechen, gefolgt von schmerzlosem, häufig blutigem Durchfall. Durchfall mit Bauchschmerzen. Bei Durchfall manchmal ein choleraartiger Kollaps. Breiiger, pastenartiger Stuhl. Weißer Stuhl.

Harnorgane Schwellung der Nieren, mit Ödemen, mit kleinen Flecken von Blutungen. Nachts reichlich klarer, wässriger Urin. Unterdrückung des Urins. Spärlicher Urin.

Rücken Das wichtigste Rückensymptom von Anthracinum sind die enorm großen Karbunkel mit unerträglichem Brennen, die die typischen Merkmale dieses Mittels aufweisen: die schwärzlich-rote Färbung, die übelriechenden Absonderungen und die allgemeine Bösartigkeit. Die Karbunkel am Rücken können eine Größe von bis zu ca. 23 mal 12 cm erreichen. Karbunkel in der Nackenregion, in der Nähe der Schultern, an den Rändern des Kapuzenmuskels. Die Achsellymphknoten sind geschwollen und schmerzen.

Extremitäten An den Extremitäten kann man besonders viele charakteristische Wirkungen von Anthracinum auf die Oberfläche des menschlichen Organismus beobachten. Man sollte immer an die Bösartigkeit denken, an die Heftigkeit des Auftretens, die typische Färbung, die so schnell auftretende, ungeheure Schwellung, die unerträglichen Schmerzen und die fressenden Geschwüre.

- Karbunkel. Die Extremitäten fühlen sich kalt an. Schwäche in den Gliedern. Gliederschmerzen bei Schwäche und Niedergeschlagenheit. Gangränartige Schwellungen der Extremitäten.
- Obere Extremitäten:
  - Schwellung der Arme; schwarze Pusteln an den Armen; Schuppen an den Armen.
  - Tetanische Spasmen der Arme.
  - Arme und Hände bedeckt mit krustigem Ausschlag, voller Risse, mit Absonderung von Eiter und einer beißenden Flüssigkeit, mit schmerzhaftem, unerträglichem Jucken.
  - Große Blase mitten auf der Handfläche, die beim Öffnen eine gelbe, wässrige Flüssigkeit absondert.
  - Gelbe Bläschen auf der Handfläche.
  - Die ganze linke Hand (außer den Fingern) ist geschwollen, stark gerötet, sehr schmerzhaft; die Röte reicht bis über das Handgelenk, und ein roter Streifen läuft über den Unterarm.
  - Scharfe Schmerzen in den Handknochen, mit Brennen hin zu den Fingerspitzen. Reißender Schmerz an der Spitze des Ringfingers.
  - **Milzbrand.**
  - Panaritium, beginnend im Nagel. Fressendes Panaritium, beginnend im Nagel. Bösartiges Panaritium mit Brennen (Onychie, Paronychie). Anthracinum ist in den schlimmsten Fällen von Panaritium angezeigt.
- Untere Extremitäten:
  - Bläulich-braune Flecken an den Beinen, die aufbrechen. Gangrän der Beine. Handgroße Geschwüre an den Beinen.
  - Die unteren Gliedmaßen haben Geschwüre mit schwarzer Basis.
  - Oberschenkel bis zum Gesäß livid, hart und schmerzhaft; Unterschenkel dunkelblau, Füße ödematös.
  - Schwarze Bläschen an den Oberschenkeln; große schwarze Blase an der Innenseite der Oberschenkels.
  - An der Außenseite des Knies große, fluktuierende Schwellung.
  - Brennende Geschwüre an den Unterschenkeln. Gangränöse Geschwüre am Unterschenkel. Furunkel am Unterschenkel. Geschwüre am Unterschenkel mit Schmerzen nachts.
  - Füße ödematös.

Schlaf Komatöser Schlaf; unruhiger Schlaf. Vor und während Frost schläft der Patient unruhig. Der Schlaf ist nicht erholsam.

Fieber und Frost Allgemeines Kältegefühl. Kriechender Frost, abwechselnd mit Hitze.

Septisches Fieber. Fieber am Abend. Anhaltendes Fieber, vom typhoiden Typ, mit schnell sinkendem Puls, Kräfteverlust, Schwächeanfällen, Delirium. Zymotisches Fieber. Schwäche während des Fiebers. Schwäche durch Schweiß. Nachtschweiß; kalter

A

Schweiß; **klebriger** Schweiß; Beschwerden durch unterdrückten Schweiß.

Haut **Schwarze Pusteln** auf der Haut. **Bösartige** Pusteln. Schwarze Geschwüre auf der Haut. Brennende Geschwüre auf der Haut. Bläulich-rote Flecken auf der Haut. Blaue Beulen auf der Haut.

Karbunkel. Schwarze Bläschen auf der Haut. **Bläuliche Bläschen** auf der Haut. Gelbe Bläschen auf der Haut. Erysipel. Gangränöses Erysipel. Jucken. Krebsige Geschwüre. Tiefe Geschwüre. Die Geschwüre haben schwärzliche, albuminöse, blutige Absonderungen; bräunliche albuminöse Absonderungen.

Faulige Geschwüre; gangränös; phagedänisch. Übelriechende Pusteln auf der Haut; juckende Pusteln; klumpige Pusteln.

Die Haut ist krustig und nässend. Der Patient hat ein Gefühl, als sei die Haut mit Brennesseln in Berührung gekommen.

Antimonium crudum

Essenzielle Merkmale

Antimonium crudum ist eine selten verschriebene Arznei, die in der homöopathischen Praxis häufiger gebraucht werden sollte. Im folgenden soll der konstitutionelle Antimonium-crudum-Patient beschrieben werden, der Persönlichkeitstypus, der im Laufe seines Lebens die Symptomatologie dieser Arznei entwickeln wird. Antimonium crudum affiziert vorzugsweise die emotionale Ebene.

Antimonium-crudum-Patienten sind Menschen mit einem unausgeglichenen Gefühlsleben, das zwischen **Sentimentalität** oder **Gefühlsseligkeit, die in extremer Weise ausgedrückt wird,** und einer zurückgezogenen Haltung der **Verschlossenheit,** Übellaunigkeit und **Verdrießlichkeit** hin und her schwankt.

Emotionalität und Sentimentalität

Antimonium crudum ist eines der emotionalsten und sentimentalsten Mittel der Materia medica, mit einem sanften, weichen und zuweilen melodramatischen Zug im Verhalten der Patienten. Ihre Empfindungen können überwältigend sein. Bei geringen Anlässen können diese Menschen vor Gefühlen förmlich anschwellen. (Übrigens gibt es auf der körperlichen Ebene ebenfalls einen solchen Druck „nach außen"; er zeigt sich in Kopfschmerzen und reichlichen Absonderungen sowie darin, dass schon geringer Druck die charakteristischen Verhärtungen und Wucherungen hervorbringt: Knoten, Schwielen, Warzen usw.) Ihre Emotionalität nimmt übermäßige Ausmaße an, es handelt sich um eine pathologische Sentimentalität. Und zugleich ist es eine Gefühlsseligkeit, die in den Menschen verborgen liegt. Alles scheint auf sie einen tiefen Eindruck zu machen; sie beobachten die Vorgänge in ihrer Umgebung zwar nur still, aber diese Vorgänge beeindrucken sie dennoch ganz außerordentlich.

Doch sie sind nicht extravertiert. ARGENTUM-NITRICUM-Patienten sind im Vergleich dazu zwar ebenfalls sentimental und gefühlsselig, aber auf eine impulsive und sehr expressive Art – sie sind ausgesprochen extravertiert. Bei denjenigen, die Antimonium crudum benötigen, ist die Sentimentalität dagegen innerlich, wird nur unter bestimmten Umständen zum Ausdruck gebracht und reflektiert eine schmerzhafte Empfindsamkeit gegenüber der Außenwelt.

Es handelt sich um verfeinerte, kultivierte, überempfindliche Menschen, mit großen Schwächen im emotionalen Bereich. Sie haben ein wankelmütiges Temperament, das auf der emotionalen Ebene durch einen **Mangel an Stetigkeit** und auf der körperlichen Ebene durch ein **ständiges Leiden in der Magengegend** charakterisiert ist.

Zieht man in Betracht, dass der Solarplexus der Sitz der Emotionen ist, so ist es nicht weiter überraschend, dass der Antimonium-crudum-Patient immer gerade in diesem Bereich Beschwerden bekommt – bei jeder verstimmenden Gemütsbewegung, bei jedem Streß, bei jeder gesundheitlichen Beeinträchtigung. Zuerst treten oft Krämpfe und krampfartige Schmerzen auf. Der Solarplexus scheint überempfindlich zu sein; er wird offenbar als erste Körperregion von allen Belastungen des Organismus in Mitleidenschaft gezogen.

In diesem Stadium wird der Patient vielleicht sagen, er habe eine Magenneurose, später wird er dann tatsächlich Dyspepsie, Gastritis oder **Zwölffingerdarmgeschwüre** entwickeln. Kent schreibt: „Wie auch immer die jeweiligen Beschwerden geartet sind, der Magen ist immer beteiligt."

Der Antimonium-crudum-Patient drückt seine **Sentimentalität** auf zwei verschiedene Arten aus.

- Einerseits zeigt er in Situationen, in denen er sich frei fühlt, seine Emotionen auszudrücken, ein außerordentliches Maß an melodramatischer Rührseligkeit – sehr romantisch, aber völlig unangebracht und kaum bezogen auf die Wirklichkeit.
- Andererseits neigt er nach solchen „romantischen" Situationen dazu, schmerzhafte emotionale Erfahrungen zu machen. Das wesentliche Muster bei Antimonium crudum besteht nämlich darin, dass gerade die Umstände, die seine empfindsamen emotionalen Reaktionen hervorrufen, die ihn gefühlsmäßig berühren, sich oft als schmerzhaft erweisen.

Seine Emotionen werden so leicht und so stark stimuliert, dass er sie nicht unter Kontrolle halten kann; sie sind aber nicht gewaltsam oder brutal, sondern verfeinert und kultiviert, nehmen einen romantischen, sanften Ton an. Diese Art der Sentimentalität ist nicht einfach zu beschreiben, sie kann – bei einem konstitutionellen Antimonium-crudum-Menschen – von der Art sein, wie sie oft bei Personen auftritt, die etwas zu viel Wein getrunken haben: Sie werden ein bisschen betrunken, sprechen dann in sehr emotionaler Weise über sich selbst und ihre Gefühle und zeigen ein sanftes, sentimentales Naturell, das dem nüchternen Beobachter ein bisschen lächerlich erscheint, aber immer die Sympathien der Zuhörer erwirbt. Es ist ein Zustand, in dem der Mensch seine Schutzmechanismen außer Acht lässt und seine allerinnersten Gefühle in einer entschieden sentimentalen und oft auch lächerlichen Weise preisgibt (dabei in Versen sprechend oder Gedichte rezitierend). Ganz sicher wird ihm das später leidtun. Und hiermit kommen wir zu der zweiten Phase im Gefühlsleben eines typischen Antimonium-crudum-Menschen, wenn er nämlich schmerzhafte emotionale Erfahrungen gemacht hat, mürrisch wird und sich zurückzieht.

Emotionale Unreife

Die Betreffenden weisen eine Art emotionale Unreife auf, wie man sie oft bei Kindern feststellt. In dieser Hinsicht ähnelt Antimonium crudum sehr BARYTA CARBONICA, und es wird dessen Wirkung auch manchmal komplementieren.

Nach meiner Erfahrung ist Antimonium crudum häufiger bei Kindern als bei Erwachsenen indiziert. Wenn man bei einem solchen unentwickelten, „unreifen" Kind Entzündungen und Röte der Augenlider sowie Risse in den Mundwinkeln sehen kann, zusammen mit einem pustulösen Ausschlag auf Wangen oder Kinn, hat man es mit einem Antimonium-crudum-Fall zu tun.

Genau wie BARYTA CARBONICA ist es aber auch oft bei älteren Menschen angezeigt.

Das Auftreten der Antimonium-crudum-Sentimentalität kann durch andere Stimuli beschleunigt werden, besonders durch **Fieber** oder die **Menses.** Jede Art Fieber kann bei Kindern und Erwachsenen ungeheure Sentimentalität hervorrufen. Bei Frauen wird sie vor oder während der Regel noch ausgeprägter. In solchen Fällen verdunkeln die Gefühle die Realitätswahrnehmung; die Patienten verlieben sich leicht und phantasieren unrealistische Liebesgeschichten zusammen.

Die oben beschriebene unvorsichtige, ungeschützte Äußerung von Gefühlen macht den Patienten natürlich auch sehr verletzlich, und dann verfällt er in das andere Extrem. Er verschließt sich, will mit niemandem mehr sprechen und nicht einmal mehr mit seinen engsten Freunden in Berührung kommen. In diesem zweiten Stadium wird er leicht deprimiert, denkt über Dinge nach, die ihm zugestoßen sind, und kann nicht darüber hinwegkommen. Er wird **verdrießlich, mürrisch,** unzufrieden, reizbar – aber nie aggressiv, sondern er verhält sich eher passiv. Er möchte am liebsten von der Bildfläche verschwinden, er zieht sich zurück, brütet und wird **schlechtgelaunt** und mürrisch.

Launenhaftigkeit, Abneigung gegen Berührung

Antimonium crudum ist das launischste, das am meisten **verstimmte** Mittel unserer Materia medica. Der Patient wird sozusagen „öffentlich" launisch und griesgrämig, er zeigt es, kann es nicht verbergen. Man merkt es sofort: Er ist verletzt und will deshalb keinen Kontakt. Er zieht ein langes Gesicht und mag es nicht, dass sich ihm jemand gefühlsmäßig nähert, wenn er in einem solchen Zustand ist; und er will dann erst recht nicht **berührt werden,** es reizt ihn schon, wenn ihn jemand nur **ansieht.** Das sind die Menschen, von denen Ehepartner oder -partnerin erzählen werden, dass sie, wenn sie ver-

A

letzt worden sind, schlechte Laune bekommen und mürrisch werden und es auch tage- und wochenlang bleiben.

Wenn der Antimonium-crudum-Patient in diesem Zustand ist, empfindet er sowohl körperliche als auch seelische Berührung als schmerzhaft. Er sieht elend und „empfindlich" aus, eben wie ein Individuum, das in dieser brutalen Welt einfach nicht leben kann. Zumindest denkt *er* so, seine Umgebung wird höchstwahrscheinlich ganz anders denken: dass nämlich *sie* nicht mit ihm leben kann.

- Im Repertorium erscheint Antimonium crudum als eines der vier dreiwertigen Mittel in der Rubrik „Abneigung gegen Berührung" (die anderen sind CHAMOMILLA, KALIUM CARBONICUM und TARENTULA). Zu jedem dieser vier Mittel gehört dieses Symptom aus einem ganz unterschiedlichen Grunde und unter ganz verschiedenen Umständen. Bei Antimonium crudum zeigen sich die Sentimentalität, die Emotionalität und die Abneigung gegen Berührung in erster Linie als ein psychischer Zustand. Antimonium-crudum-Kinder können ein Stadium erreichen, wo schon der Blick anderer für sie so unerträglich ist wie eine körperliche Berührung; daher wollen sie weder angesehen noch angefasst werden. Ist der Antimonium-crudum-Patient verstimmt, so weiß das jeder um ihn herum; er vermittelt den anderen das Gefühl: „Fass mich nicht an, komm mir nicht nahe, ich möchte nicht gestört werden."
- Solche Zustände treten vor allem bei Kindern manchmal ohne ersichtlichen Grund auf. Der Zustand des Nervensystems grenzt fast schon an Hysterie. Antimonium crudum ist vor allem bei Männern indiziert, die eine solche Gemütsverfassung aufweisen, und seltener bei Frauen.

Romantik

Wir müssen den Gemütszustand des Verliebtseins in Zusammenhang mit den Informationen aus der Literatur sehen, die ein Licht auf die Art der Emotionen werfen: „Sentimentale Anwandlungen bei Mondlicht" (Kent), „Ekstase und exaltierte Liebe, … schlimmer beim Spazierengehen bei Mondschein" (Hering), „der Ton der Glocken, wie der Anblick seiner ganzen Umgebung, rührt ihn zu Tränen" (Hahnemann), „plötzlich ganz entzückt durch mildes Licht, das durch bunte Scheiben fällt" (Kent).

Zwar wird man kaum von einem Patienten hören: „Mondlicht versetzt mich in Ekstase", aber man wird mit Sicherheit die Information bekommen, dass solche Umstände ihn irgendwie berühren, ihn beeinflussen. Es ist eine Tatsache, dass in den meisten Fällen der Patient eine besondere Beeinflussung durch Mondlicht eingesteht, und ganz besonders bei Vollmond. Es werden dann bestimmte starke Gefühle bei ihm hervorgerufen, die er auch wahrnehmen kann. Wächst der Patient dann heran, so wird er irgendwann seine erste tatsächliche Liebesgeschichte erleben, und da die Realität ganz anders ist als seine Phantasien, wird er für gewöhnlich tief verletzt.

Folgen enttäuschter Liebe

Antimonium crudum ist eins der Hauptmittel für enttäuschte Liebe. Man kann beinahe sicher sein, dass diese Menschen enttäuscht und verletzt werden; und genauso sicher ist es, dass sie dann Magenkrämpfe oder Kopfschmerzen entwickeln werden. Nach meiner Erfahrung leiden Antimonium-crudum-Patienten viel häufiger unter den Folgen von Kummer, als das Repertorium es anzeigt. Es sollte in der Rubrik „Beschwerden durch unglückliche Liebe" eine höhere Wertigkeit erhalten. Bei Antimonium crudum ist von den Folgen des Kummers wiederum meist der Magen betroffen, wie bei NATRIUM CARBONICUM.

Nach einer Enttäuschung verfällt der Patient dann wieder in das andere Extrem, wird verschlossen und düster, redet mit niemandem mehr und hat keinen Kontakt mehr zu anderen, aber die Emotionen sind weiterhin vorhanden, und sie sind stark. Der Unterschied besteht nur darin, dass sie jetzt negativ sind. Und so gerät er mehr und mehr in diesen Zustand des seelischen Ungleichgewichts, in dem er zwischen extremer Sentimentalität und Rührseligkeit, die sich in künstlerischer oder poetischer Form ausdrückt, und extremer Zurückgezogenheit, Depression und Verdrießlichkeit hin und her schwankt.

Der Antimonium-crudum-Patient fühlt sich meist von anderen schlecht behandelt und meint, etwas Besseres verdient zu haben, aber er leidet nur passiv, er beklagt sich nicht und ist nicht geneigt, sich darüber mit anderen auszusprechen und seinen Standpunkt mitzuteilen, weil er meint, dass ihn eigentlich ohnehin niemand verstehen werde und dass das Ganze daher nur Zeitverschwendung sei.

Wenn er einer Frau erotische Avancen macht, ist er dabei so gefühlvoll und rührselig, dass die Frau vor einem solch starken Gefühlsausbruch zurückschreckt und sich so verhält, als wäre mit ihm etwas nicht ganz in Ordnung. Der Antimonium-crudum-Patient merkt das und ist tief verletzt.

Geht er nachts mit seiner Freundin aus, dann hat das Mondlicht einen ungeheuren Einfluss auf ihn, er fühlt sich inspiriert, und seine Gefühle geraten in einen solchen Überschwang, dass er sie kaum noch beherrschen kann. Er versucht dann, sie künstlerisch oder poetisch auszudrücken. Und diese Neigung ist so stark, dass er ihr nachgibt, obwohl er sich bewusst ist, dass seine Freundin dieses Verhalten kaum verstehen wird und er sich nur lächerlich macht. In diesem Punkt werden andere ihn für „ein bisschen verrückt" halten.

Man kann aber nicht erwarten, dass der Antimonium-crudum-Patient einem erzählt, dass eines seiner Symptome darin besteht, bei Mondlicht sentimental zu werden, denn er hält dies für eine seiner ganz normalen Eigenschaften.

Nach einem solchen Vorfall geht er dann nach Hause und muss die ganze Zeit daran denken, und wenn er sich ins Bett legt, kann er nicht einschlafen, weil er sich so viele Gedanken macht. Er ist traurig, deprimiert, fühlt sich elend und möchte in dieser Welt nicht mehr leben. Und genau dann kommen die Magenkrämpfe oder -schmerzen, Hämorrhoiden plagen ihn, oder er bekommt Kopfschmerzen, und all die körperlichen Leiden kommen zu seinem Unglück noch hinzu. Er denkt sich, dass er in die heutige Welt nicht hineinpasst und besser ein Jahrhundert früher gelebt hätte, als die Menschen noch romantischer und gefühlvoller waren; er fragt sich, was bloß aus ihm werden soll und wo er noch enden wird, und er hat Angst um seine Zukunft. Wenn ihm so etwas schon öfter passiert ist, beginnt er das **Leben zu verabscheuen,** und ein regelrechter Todeswunsch steigt in ihm auf. Er geht zu Bett, und seine Gedanken drehen sich ständig um die Vorstellung, sich zu **erschießen.** Diese Todesgedanken sind manchmal so hartnäckig und quälend, dass er aufstehen und im Zimmer auf und ab gehen muss, um sie loszuwerden.

Manchmal schlafwandelt er auch. Dieses nächtliche Wandern sollte aber nicht zu der falschen Annahme verführen, dass Antimonium-crudum-Patienten sehr unruhig sind. Sie können sehr leicht erschöpft und schwach werden, aber nicht ruhelos. Diese Schwäche ähnelt der von STANNUM-Patienten, nicht der von ARSENICUM-Patienten. ARSENICUM hat eben große Ruhelosigkeit, Antimonium crudum aber nicht.

Erinnern wir uns daran, dass der Antimonium-crudum-Patient, wenn er einmal von seinen sentimentalen Gefühlen überwältigt ist, sie nicht mehr beherrschen kann – sie sind so stark, dass sie ihn beherrschen. Große Erregung überkommt ihn nachts im Bett. So kann es vorkommen, dass er mit hohem Fieber im Bett liegt und ein unwiderstehliches Verlangen verspürt, in Versen zu sprechen; er gibt diesem Verlangen nach und macht damit einen lächerlichen Eindruck auf die Umstehenden.

Sexualität

Die sexuelle Sphäre ist beim Antimonium-crudum-Patienten ziemlich stark ausgeprägt, weil die Sexualität eng mit den Emotionen verbunden ist. Hat man jemanden mit starken Gefühlen vor sich, kann man erwarten, dass er auch ein stark ausgeprägtes Sexualleben hat. Das Sexualverhalten kann bei Antimonium-crudum-Frauen die Ausmaße von Nymphomanie annehmen. Sie engagieren sich gefühlsmäßig so sehr, dass sie unvernünftig handeln können; wenn ihnen die Emotionen außer Kontrolle geraten, machen sie sich selbst zum Narren.

Im ersten Stadium von Antimonium crudum, also im Stadium der Sentimentalität und Romantik, ist die Sexualität bei Männern gesteigert – der Patient verspürt starkes Verlangen, ist leicht zu erregen, und bekommt leicht Erektionen. Seine Sexualität ist aber niemals aggressiv. Wenn er jedoch in das Stadium der Verdrießlichkeit und Zurückgezogenheit oder Depression eintritt, scheint die Potenz ihn zu verlassen, die Erektionen verringern sich oder bleiben ganz aus, er wird **impotent,** und sogar seine Genitalien werden schrumpelig und scheinen zu schrumpfen, beide **Testikel** und der **Penis** erscheinen **atrophiert.**

Die Virilität geht verloren, und der Patient hat das Gefühl, plötzlich alt geworden zu sein. Tatsächlich kann Antimonium crudum bei **älteren Menschen** angezeigt sein; ebenso auch bei Menschen, die sich aufgrund ihrer Pathologie alt fühlen.

In diesem Stadium finden wir extreme Reizbarkeit, und damit einhergehend dann möglicherweise auch einige Zeichen von Aggressivität.

Entwicklung der Antimon-crudum-Pathologie: Magenbeschwerden nach Kummer

Wir haben es also mit einem Menschen zu tun, der von einem emotionalen Extrem ins andere fällt, sehr unausgeglichen ist und dessen seelische Umwälzungen sich auf den Solarplexus, den Magen oder den ganzen Verdauungstrakt auswirken.

Das als erstes affizierte Organ ist der Magen. Arzneien, die Magenbeschwerden nach Kummer aufweisen können, sind, nach ihrer Häufigkeit geordnet: Antimonium crudum, NATRIUM CARBONICUM, NUX VOMICA, IGNATIA, COLOCYNTHIS, STAPHISAGRIA, ROBINIA etc. Die Differenzialdiagnose dieser Mittel muss man aufgrund genauer Kenntnis der Materia medica vornehmen. Haben wir z. B. einen Patienten mit einem Zwölffingerdarmgeschwür vor uns, denken wir sofort an NUX VOMICA, denn dieses Mittel hat die stärkste Tendenz, den Zwölffingerdarm in Mitleidenschaft zu ziehen. Sieht man dagegen dauerndes unerträgliches Sodbrennen, denkt man an ROBINIA.

Ebenso weist die Persönlichkeit des Patienten auf das eine oder andere Mittel hin. Weiß man in der Materia medica Bescheid, dann kann man einem Antimonium-crudum-Patienten nicht NUX VOMICA geben. NUX VOMICA ist ein Mittel, das sehr stark durch seine Reizbarkeit geprägt ist; selbst wenn sie latent ist, kann man sie deutlich wahrnehmen. Bei Antimonium crudum tritt die Reizbarkeit hingegen erst in dem oben beschriebenen Stadium auf – und insgesamt ergibt sich bei diesem Mittel ein völlig anderes Bild: Die Person ist lieb und nett, empfindsam, sentimental und darauf bedacht, andere nicht zu verletzen und nicht selbst verletzt zu werden, und sie hat Magenbeschwerden als Folge einer unglücklichen Liebesgeschichte oder eines Kummers.

Entwicklung der Antimon-crudum-Pathologie: Kontraktionen

Es gibt ein weiteres fortgeschrittenes pathologisches Stadium, in dem das Nervensystem angegriffen ist. Es treten spasmodische Kontraktionen in Extremitäten und Gesicht auf, besonders am Mund, verbunden mit Atembeschwerden, die zu Erstickungsgefühlen führen. Schließlich kommt es zu Konvulsionen und Chorea. Der Patient hat ein Rucken am ganzen Körper und jammert im Schlaf. Er kann **geistig zurückgeblieben** erscheinen (Imbezillität ist hier häufiger als eigentliche Geisteskrankheit); **Idiotie.** Dieser Zustand ähnelt der fortgeschrittenen psychisch-geistigen Verfassung von PULSATILLA-Patienten, in der diese völlig passiv sind und auf nichts mehr reagieren. Antimonium crudum kann diesem PULSATILLA-Zustand sehr nahe kommen, wird aber nicht diese extreme Passivität aufweisen.

In diesem Stadium verlässt die Antimonium-crudum-Person ihr Bett nicht, spricht ungefragt kein Wort, verlangt weder zu essen noch zu trinken, isst jedoch gerne, was man ihr gibt, wenn sie hungrig ist, und verweigert die Nahrung, wenn sie nicht hungrig ist. Sie zieht die ganze Zeit an ihrem Halstuch oder faltet ein Tuch und faltet es wieder auseinander. Sie ist physisch so empfindungslos, dass sie sich durch abgegangene Entleerungen an mehreren Stellen wundgelegen hat, ohne dies zu spüren und ohne je über Schmerzen zu klagen.

Bei Antimonium-crudum-Kindern kann eine Entwicklungsverzögerung eintreten, bei der die Fontanellen sehr lange offen bleiben.

Antimonium-crudum-Kinder

Es kann schon irritierend sein, einen vordem netten, empfindsamen Jungen in einen akuten Antimonium-crudum-Zustand – ausgelöst z. B. durch ein Fieber oder eine Erkältung – geraten zu sehen. Dies ist schlimmer als bei CHAMOMILLA-Kindern und natürlich viel schlimmer als bei CALCIUM-PHOSPHORICUM-Kindern. Das Kind weint, schreit, wird launisch und benimmt sich unmöglich. Die Mutter sagt, dass es sie zur Verzweiflung treibt, es will weder liegen noch sitzen, nicht spielen oder sprechen oder sonst irgendetwas tun. Ohne Unterlass weint es den ganzen Tag, brüllt, schimpft und schlägt abwehrend mit den Händen, wenn man sich ihm zuwendet, es anfasst oder anspricht. Kaum ist es endlich eingeschlafen, wacht es schon wieder auf und fängt an zu weinen und zu maulen. Seine Aufmerksamkeit kann immer nur für ein paar Sekunden erregt werden, und dann steigt die innere Qual, dieser innere Aufruhr wieder in ihm hoch, und das Weinen und Brüllen geht weiter. Das Kind kann hohes Fieber haben, das sich zu allem Möglichen entwickeln kann. In einem solchen Fall kann die Frage danach, was das Kind gerne isst, den Ausschlag für das richtige Mittel geben. Wenn es nämlich andauernd nach **Salatgurken** verlangt, dann handelt es sich um einen

Antimonium-crudum-Fall, gleichgültig ob sich das anfängliche Fieber zu Mumps, Scharlach, Masern, Windpocken, einer Lungenentzündung oder was auch immer entwickelt – dann braucht man nicht mehr zu zögern. Hat man diese Information aber nicht, wird man es wahrscheinlich erst einmal mit CHAMOMILLA, CALCIUM PHOSPHORICUM oder CINA versuchen – aber natürlich ohne Erfolg.

Ein solches Kind ist nicht aggressiv, geht nicht auf andere los oder schlägt sie, wie es beim CINA- oder noch mehr beim CURARE-Kind der Fall ist, das wie STRAMONIUM und TUBERCULINUM den Impuls hat, zu schlagen.

Es gibt jedoch auch Antimonium-crudum-Fälle, bei denen sich das Kind nicht so extrem verhält wie oben geschildert, insbesondere wenn es sich nicht um einen konstitutionellen Fall handelt, sondern das Kind das Mittel nur akut braucht. Dann sieht man nicht diese dramatische Charakterveränderung, sondern nur eine Zurückgezogenheit, eine mürrische Stimmung, eine Launenhaftigkeit und dieselbe zugrundeliegende Empfindlichkeit, aber viel weniger ausgeprägt und ausdrücklich. Der konstitutionelle Antimonium-crudum-Patient dagegen weist folgendes Bild auf: Als Junge lebt er seine romantischen Vorstellungen in der Phantasie aus. Er verliebt sich fast wie ein NATRIUM-MURIATICUM-Junge, hat dabei aber starke Gefühle, stellt sich eine Menge romantischer Szenen vor, erfindet Geschichten und lebt intensiv in diesen Phantasien. Er wagt es nicht, die Geliebte auf seine Liebe anzusprechen, aber nachts im Bett schmilzt er vor Liebe und romantischen Empfindungen nur so dahin. NATRIUM MURIATICUM, STAPHISAGRIA und Antimonium crudum sind sich in dieser Hinsicht recht ähnlich.

Allgemeinsymptome und Keynotes

- Es ist interessant, die innere emotionale Überaktivität der Antimonium-crudum-Patienten im Zusammenhang mit ihrer **Überempfindlichkeit** gegenüber **äußerer Hitze** zu betrachten. Äußere Hitze verschlimmert, besonders **Strahlungshitze** wie von einem offenen Feuer, ebenso wie warme Räume und Sonnenhitze. Bei Kent heißt es dazu: „Offenes Feuer wirkt sich in jeder Beziehung negativ auf den Antimonium-crudum-Patienten aus. Ein Kind mit Keuchhusten hustet noch stärker, wenn es in ein offenes Feuer geblickt hat. Solche Dinge sind kurios; sie sind so eigenartig, dass sie durch keine philosophische Hypothese erklärt werden können, keine Theorie kann aufgestellt werden, die einer Erklärung nahe käme. Es handelt sich jedoch um Tatsachen, die wir eben akzeptieren müssen."
- Durch Alkohol tritt eine Verschlimmerung ein, besonders durch Wein, und vor allem durch herben Wein.
  - Es scheint fast, als erzeuge der Alkohol eine innere Hitze, die dann wiederum den gefühlsmäßigen Zustand des Patienten verschlimmert, indem sie weinerliche Rührseligkeit, Lachen etc. hervorruft; später, d. h. am nächsten Tag oder vielleicht schon nach einer Stunde, leidet er dann unter Kopfschmerzen oder Magenbeschwerden, als Nachwirkungen des Alkohols.
  - Ein herber Wein verschlimmert deswegen besonders, weil der Betreffende überhaupt nichts Saures vertragen kann.
  - In seinem deprimierten Zustand ist es sehr wahrscheinlich, dass der Patient erschöpft ist und sich älter vorkommt, als er eigentlich ist, er fühlt sich emotional und körperlich am Ende. Dann werden seine Beschwerden noch viel schlimmer, die Kopfschmerzen, die Magenschmerzen, der Heuschnupfen, die arthritischen Zustände etc.
  - Wenn er in einem solchen Zustand auch nur ein bisschen Wein trinkt, verschlimmert sich seine gesamte Situation massiv, sowohl auf körperlicher als auch auf gefühlsmäßiger Ebene.
- Auch wenn er häufig danach verlangt, wird alles, was **sauer** ist, ob es sich dabei nun um Wein, Essig oder um saure Gurken handelt, **seinen Organismus völlig durcheinanderbringen.** Die Magenschmerzen, die Hämorrhoiden und auch die Kopfschmerzen werden schlimmer. Es gibt in der gesamten Materia medica kein weiteres Mittel, bei dem **Saures** den Patienten so **schlecht bekommt** wie bei Antimonium crudum.
- Paradoxerweise **vertragen** Antimonium-crudum-Patienten nicht nur keine äußere Hitze, sondern auch **keine kalten Bäder.** Ein kaltes Bad ruft Symptome wie Kopfschmerzen, arthritische Schmerzen, Magenschmerzen etc. hervor,

ähnlich wie bei BELLADONNA. Auch Kinder **wollen ihr gewohntes Bad nicht nehmen,** sie entwickeln eine Abneigung, so als ob sie verstünden, dass es ihnen nach dem Baden schlechter geht.

- Zudem treten die Beschwerden von Antimonium-crudum-Patienten meist **abends und beim Zubettgehen** auf – die Depressionen, die Selbstmordgedanken, die Ängstlichkeit und die **Erregung** etc. Was auch immer für den einzelnen Antimonium-crudum-Patienten charakteristisch ist, es besteht die Tendenz, dass es nachts im Bett verstärkt wird.
- Man neigt leicht dazu, Antimonium crudum mit SULFUR, BELLADONNA oder GLONOINUM zu verwechseln.
- Die Vorstellung, dass die Emotionen förmlich nach außen „schwellen", kann auch auf die körperliche Ebene übertragen werden: Kopfschmerzen, Bluthochdruck oder Absonderungen aus verschiedenen Körperöffnungen (Vagina, Rektum, Nase etc.) treten auf. Es handelt sich dabei um einen katarrhalischen Zustand, also ebenfalls eine Art Schwellung „nach außen", mit erhöhter Schleimabsonderung, der durch saure Speisen, sauren Wein oder Erkältungen ausgelöst werden kann. Man könnte hier den Eindruck haben, dass die Krankheit durch einen Überfluss an Absonderungen einen Weg nach draußen sucht. Ganz allgemein sind die Absonderungen sehr reichlich.
- Man sollte generell an „Klumpen" denken, wenn man Antimonium crudum als Arznei in Erwägung zieht. Es treten wässrige Stühle auf, die mit Klumpen fäkaler Substanz durchmischt sind, klumpige Leukorrhö und viele subkutane Knoten und klumpige Verhärtungen. Es besteht zudem eine starke Neigung zur Bildung von Schwielen, besonders unter den Fußsohlen, wo die Schwielen sehr empfindlich sind.
- **Laute Geräusche verschlimmern;** Lärm verschlimmert den psychischen Zustand, das Kopfweh, die Schmerzen etc.
- Und noch ein anderer wesentlicher Faktor gehört zur Beschreibung von Antimonium crudum – **Metastase.** Damit ist die Eigentümlichkeit gemeint, dass jeweils gegebene pathologische Zustände bei Antimonium crudum eine Tendenz aufweisen, in einen anderen pathologischen Zustand überzugehen; so werden z. B. **Kopfschmerzen durch Magenschmerzen ersetzt,** oder sobald die Magenschmerzen vorübergehen, setzen arthritische Schmerzen ein. Kent weist darauf hin, dass der Wechsel von einer Symptomengruppe zur anderen bei Antimonium crudum sehr dramatisch vor sich gehen kann: „Die ganze gichtige Natur eines Falles scheint sich so schnell zu ändern, dass man sich wundert, wo all die äußeren Symptome geblieben sind; denn ganz plötzlich, innerhalb einer Nacht oder eines Tages, beginnt der Patient zu erbrechen, und dieses Erbrechen kann tage- oder wochenlang andauern, bis dann die Gichtsymptome in den Extremitäten wieder auftreten. Es ist erstaunlich, wie schnell diese … Metastase erfolgen kann."
- Wenn der Patient seine Geschichte erzählt, so wird darin oft von Kopfschmerzen die Rede sein, die eine Weile anhalten, danach Magenschmerzen, mit deren Abklingen die Kopfschmerzen wiederkehren, dann rheumatische (oft gichtartige) Schmerzen, die wiederum die Kopfschmerzen ersetzen, und so geht es immer weiter in einem wechselnden Muster von Metastase (ABROTANUM). So fällt z. B. das Reitersche Syndrom in den Wirkungsbereich dieses Mittels, denn die drei charakteristischen pathologischen Zustände dieses Syndroms, arthritische Gelenkentzündung, Konjunktivitis und Urethritis, werden in zeitlicher Aufeinanderfolge bzw., wie wir in diesem Zusammenhang sagen können, in metastatischer Form hervorgerufen.
- Kopfschmerzen sind sehr häufig mit Magenbeschwerden **verbunden.** Der Patient kann eine chronische periodische Gastritis haben, und jedes Mal wenn sie wieder schlimmer wird, bekommt er auch Kopfschmerzen. Kopfschmerzen und gastrische Symptome können also unmittelbar miteinander verbunden sein, oder sie können **alternierend** auftreten. Doch all diese Variationen von Kopf-, gastrischen und rheumatischen Symptomen lassen immer klar und deutlich erkennen, dass die primäre Störung im Magen liegt.
- **Fettleibigkeit** ist häufig, vor allem bei jüngeren Menschen.
- Die **Haut** ist generell **sehr trocken** und aufgesprungen, wobei die Risse vor allem an den Nasenlöchern, am Mund und überall da auftreten, wo Schleimhäute und Haut zusammentreffen.

Auch an den Fingern ist eine besondere Eigentümlichkeit festzustellen: Die Haut bekommt dort Risse, wo sie an die Fingernägel angrenzt (an den Cuticulae). An den Wangen entstehen Ausschläge mit Unwohlsein (Schmerz, Reizung, Jucken, Eiter etc.), wenn sie der Wärmestrahlung eines offenen Feuers ausgesetzt sind.

- Periodizität; die Symptome treten nach jeweils drei Wochen erneut auf.
- Die Symptome treten nur linksseitig auf, oder über Kreuz: rechts oben und links unten.
- Schlimmer durch: Feuchtigkeit und Kälte; **kaltes Baden; saure Nahrung, Essig,** Süßigkeiten, Brot, Schweinefleisch; Mondlicht; **Berührung; Sommerhitze;** die **Hitze eines offenen Feuers,** der Sonne; wenn man ihn anblickt; übermäßiges Essen und Trinken.
- **Besser an der frischen Luft** und in Ruhe, durch Hinlegen.

Lokalsymptome

Kopf Der Kopf reagiert sowohl auf extreme Hitze als auch auf extreme Kälte empfindlich, es scheint, als könne er starke Reizung durch innere oder äußere Temperaturwechsel nicht ertragen. Die Kopfschmerzen kommen auf, wenn der Patient Sonnenbestrahlung oder Hitze ausgesetzt ist, wenn er innerlich erhitzt ist, wie durch Alkoholeinfluss, und wenn ihm kalt wird, wenn er sich erkältet oder fröstelt. Es kann sein, dass der Patient Kopfschmerzen bekommt, nachdem er ein **kaltes Bad** genommen hat; genauer gesagt: Er bekommt Kopfschmerzen, nachdem er durch ein kaltes Bad fröstelt. Manchmal können die Kopfschmerzen jedoch auch durch kalte Anwendungen gelindert werden. Diese Kombination von Hitze, Alkohol und kalten Bädern als auslösende Faktoren für Kopfschmerzen ist so nur bei Antimonium crudum zu beobachten. Und wenn die Kopfschmerzen dann auch noch von **Schmerzen in den unteren Gliedmaßen** begleitet oder gefolgt werden, dann handelt es sich definitiv um einen Antimonium-crudum-Fall.

Diesen Patienten geht es grundsätzlich **besser, wenn sie an der frischen Luft spazierengehen,** vor allem wenn es draußen kühl ist, und ganz speziell dann, wenn sie in der Kühle der Nacht bei Mondschein spazieren gehen. Bei Kent kann man dazu nachlesen: „Kopfneuralgien, zerschmetternde Kopfschmerzen und fürchterliche Übelkeit im Magen mit Erbrechen … durch eine Erkältung kommend, die den dicken Ausfluss aus der Nase verringert und Trockenheit auslöst … Manchmal vergehen diese Beschwerden nach einem heftigen Anfall von Erbrechen; manchmal aber auch nicht, und dann kann das Kopfweh tagelang anhalten, ohne durch Erbrechen gelindert zu werden; oder es wird nur durch lang anhaltendes Erbrechen besser."

Man sollte sehr darauf achten, Antimonium crudum sorgfältig von PULSATILLA zu unterscheiden, dem es in diesem Punkt sehr ähnelt. Betäubender Kopfschmerz, mit ausbrechendem Angstschweiß, beim Gehen im Freien.

- Kopfschmerzen, wenn die Absonderung aus der Nase unterdrückt wird. Kopfschmerzen nach Unterdrückung von Ausschlägen.
- Kopfschmerz, als wollte die Stirn bersten.
- Zwischen Kopf und Magen besteht eine Verbindung, und wann immer das eine verstimmt ist oder wehtut, ist auch das andere betroffen.
- Bei Kopfschmerzen wird das Kind gereizt und launisch, will nichts mehr essen, steht vom Tisch auf und geht zu Bett. **Völlige Appetitlosigkeit bei Kopfschmerzen.**
- Blutandrang zum Kopf.
- Blutandrang im Kopf mit Bluthochdruck und Nasenbluten bei fettleibigen Menschen mit rotem Gesicht.
- Jucken der Kopfhaut mit Haarausfall.

Augen Es kommt zu **Röte** und **Entzündungen der Augenlider** und der Konjunktiven, besonders der lateralen Konjunktiven. Der äußere Augenwinkel ist besonders stark betroffen; er reißt ein, brennt und ist wund. Es tritt Eiterung auf, nächtliches Zusammenkleben der Lider und morgens Photophobie. Pusteln auf den Augenlidern.

Blennorrhö der Konjunktiva. Chronische Konjunktivitis bei Kindern. (Andere Mittel, die zu subakuter Entzündung der Lidränder passen, sind TUBERCULINUM, CLEMATIS, GRAPHITES, EUPHRASIA, CHRYSAROBINUM etc.)

Entzündung der Tränendrüsen und der Tränenkanäle. Gerötete Augenlider mit feinen Stichen im Augapfel. Kleine, nässende Stelle am äußeren Augenwinkel, die heftig schmerzt, wenn Schweiß daran kommt.

Nase Verstopfte Nase, schlimmer nachts im Bett, schlimmer im warmen Zimmer. Sobald der Patient ein warmes Zimmer betritt, ist die Nase verstopft. Es sind **Krusten** in den Nasenlöchern, die wund und **aufgesprungen** sind. Beide Nasenlöcher sind aufgesprungen, mit Krustenbildung. Ekzeme der Nasenlöcher. Wundheitsgefühl in den Nasenlöchern beim Einatmen, vor allem im rechten Nasenloch, das auch etwas verstopft ist.

Nasenbluten mit Schwindel.

Gesicht Ein typisches Antimonium-crudum-Kind, bei dem die Störung nicht sehr tiefgreifend ist, sondern eher an der Oberfläche zutage tritt – an Haut und Schleimhäuten –, ist relativ leicht zu erkennen, wenn man ihm ins Gesicht schaut. Solche Kinder haben häufig Hautausschläge: an den **Augenlidern,** die rot und entzündet sind oder Pusteln aufweisen, und an Wangen oder Kinn, wo pustulöser (gelbkrustiger) **eiternder Ausschlag** auftritt. Die befallenen Hautregionen springen leicht auf, die Lippen sind trocken, die Mundwinkel sind eingerissen oder zeigen einen Ausschlag, die Nasenlöcher sind rissig mit Schorf und Krusten, und die äußeren Augenwinkel sind besonders stark von Rissen und Entzündungen betroffen. So sieht ein typisches Antimonium-crudum-Kind aus. Pickel, Pusteln und Beulen im Gesicht.

Bei Erwachsenen ist im Prinzip ein ähnliches Bild möglich. Man wird es aber nur selten antreffen, weil heutzutage in der westlichen Welt kaum jemand einen solchen Zustand der Gesichtshaut länger als ein paar Tage hinnehmen würde, ohne ihn mit kortisonhaltigen Cremes zu unterdrücken. Der Patient wird wahrscheinlich erst nach einer solchen Unterdrückung in die Sprechstunde kommen und dann unter arthritischen oder gichtischen Zuständen, Magenbeschwerden oder Kopfschmerzen leiden, oder gar unter psychischen Symptomen.

Mund Im Mund gibt es ein großes Keynote: einen dicken **weißen Belag** auf der Zunge, der **wie Schnee** aussieht. Kent schreibt: „Die Schleimhäute neigen dazu, eine milchige weiße Exsudation abzusondern oder abzulagern, was sich besonders auf der Zunge bemerkbar macht." (Hervorhebung G. Vithoulkas). Die Zunge eines typischen Antimonium-crudum-Patienten sieht so weiß aus, als sei sie von einer dicken Lage Schnee bedeckt.

- Gelbe Verfärbung der Zunge. Wundheitsgefühl und Röte am Zungenrand.
- Risse oder Beulen in den Mundwinkeln.
- Nachts Mundtrockenheit.
- Schweres Zahnfleischbluten.
- Speichelfluss und Mundgeruch wie bei Merkurial-Speichelfluss.
- Der Patient muss Mengen von dickem, gelblichem Schleim von den Choanen heraufziehen und ausspucken.

Hals Aphonie, **schmerzlos,** durch Überhitzung, besser nach Ausruhen. Heiserkeit oder Verlust der Stimme durch ein **kaltes Bad,** durch Überhitzung. Bei Kent kann man dazu lesen: „Er nimmt abends, bevor er zu Bett geht, ein kaltes Bad und kann dann morgens beim Aufstehen kein Wort mehr reden. Dies ist anscheinend schmerzlos aufgetreten; er merkt nichts davon, bis er morgens versucht zu sprechen."

Gefühl, als habe sich ein Fremdkörper im Hals festgesetzt, mit ständigen, vergeblichen Versuchen, ihn zu schlucken oder auszuwerfen.

Atmung, Brust, Herz Trockener, kurzer, spasmodischer Husten. Der Husten wird schlimmer, wenn der Patient in ein offenes Feuer schaut. Husten beim Betreten eines warmen Zimmers von draußen; mit brennendem Gefühl in der Brust. Husten in **Paroxysmen** auftretend, schlimmer morgens nach dem Aufstehen. Der erste Hustenanfall ist am schlimmsten, die folgenden **werden immer schwächer.** Kent schreibt: „Der erste Anfall kommt mit großer Heftigkeit, erschüttert den ganzen Körper und dauert eine kürzere oder längere Zeitspanne an, danach folgt ein weniger heftiger Anfall, und ein weiterer ist noch schwächer; nach vielleicht zwölf oder auch weniger Anfällen, die immer schwächer werden, endet es mit einem Hüsteln, das kein wirklicher Anfall mehr ist. Wenn dieser erste Hustenanfall, sei es nun Bronchitis oder Keuchhusten, den ganzen Körper schüttelt, die Zunge weiß ist und mehr oder weniger gastrische Symptome auftreten, dann ist Antimonium crudum das richtige Mittel. Es wird das gesamte Bild des Falles sofort ändern."

Dyspnoe; kurze, schwere Atmung. Schweratmigkeit nach dem Essen, nach der Abendmahlzeit, verbunden mit Magenbeschwerden. Zusammenschnürung der Brust fast bis zum Ersticken. Erstickendes Asthma. Starkes, anhaltendes Jucken auf der Brust, den ganzen Tag über. Heftiges **Jucken** auf der **Brust** weckt ihn nachts, und er fühlt Pickel an verschiedenen Stellen.

Heftiges Herzklopfen. Unregelmäßiger Puls.

Magen Wie schon mehrmals angemerkt wurde, ist der Magen eindeutig die Schwachstelle der Antimonium-crudum-Patienten, und Verstimmungen, Störungen oder Krämpfe werden immer zuerst dort verspürt. Ein typischer Antimonium-crudum-Patient fühlt sein ganzes Leben lang einen **Krampf** oder eine **Beklemmung** in der Magengegend. Im Magen sind alle Arten von Symptomen vorhanden, besonders Magenschmerzen, die mit Übelkeit und Kopfschmerzen verbunden sind.

- Brennend krampfhafter Schmerz in der Magengrube, in Anfällen, die ihn zur Verzweiflung treiben und zu dem Entschluss, sich zu ertränken.
- Der Patient kann nicht viel Nahrung aufnehmen und kann durch übermäßiges Essen, Säure, Wein etc. leicht Magenbeschwerden bekommen.
- Krampfartige Schmerzen, Gastritis.
- Ständige Übelkeit und die ganze Zeit ein Gefühl, er habe zu viel gegessen, obwohl er in Wirklichkeit gar nichts gegessen hat.
- Aufstoßen mit dem Geschmack des Gegessenen.
- Der Magen fühlt sich aufgebläht an, obwohl der Bauch flach ist. Ständiger Abgang von Winden, nach oben und nach unten.
- Lang andauerndes Würgen, Übelkeit und Erbrechen, das aber keine Linderung bringt.

Saure Speisen und Hitze verschlimmern die Magenbeschwerden, ebenso Süßigkeiten. Und es gibt ein spezielles Nahrungsmittel, nach dem verlangt wird: **Salatgurke.** Es kann sein, dass ein sehr krankes Kind, das Fieber und Erbrechen hat und mürrisch und schlechtgelaunt ist, nichts anderes als Salatgurke essen will. Man könnte zunächst an CHAMOMILLA denken, aber das Verlangen nach Gurken weist eindeutig auf Antimonium crudum hin. Dieses Verlangen kann bei Fieber oder bei jeder Art gastrischer Störung vorkommen.

Der Antimonium-crudum-Patient ist ein guter Esser und **nimmt** leicht **an Gewicht zu.** Aber es kann auch das Gegenteil eintreten, besonders bei Kindern. Sie sind dann sehr dünn, essen sehr wenig und sind sehr wählerisch. Was sie nicht kennen, werden sie nicht ohne weiteres probieren; sie bestehen darauf, es nicht zu mögen, auch wenn sie es noch nie probiert haben. Diese „elende Esserei" lässt das Kind überaus dünn werden und krank aussehen und nimmt ihm jegliche Widerstandskraft.

Es ist auch möglich, dass der Patient bei gastrischen Störungen oder Fieber schon eine Abneigung gegen den bloßen Anblick oder Geruch von Nahrung entwickelt. Nahrung kann Übelkeit hervorrufen. Brot und Gebäck können Übelkeit und kolikartige Schmerzen auslösen. Ein Antimonium-crudum-Patient kann zwar Verlangen nach sauren Speisen, nach Eingelegtem entwickeln, aber das stärkere Charakteristikum ist die **Verschlimmerung durch Saures.**

Das Gefühl eines Klumpens im Magen, als liege dort eine Menge unverdauter Nahrung, tritt bei Antimonium-crudum-Patienten häufig auf. Auch Erbrechen führt dann möglicherweise zu keiner Linderung. Heftiger Durst mit Trockenheit von Mund und Lippen.

Abdomen Das Abdomen ist nach reichlichem Essen aufgetrieben; manchmal ist aber auch der Bauch flach und nur der Magen aufgetrieben. Gluckern im Unterleibe, wie wenn Luftblasen im Wasser aufsteigen. **Lautes Knurren** im Hypogastrium. Blähungen entstehen gleich nach dem Essen und bewegen sich hörbar, vor allem in der rechten Bauchseite, mit Abgang einzelner Winde.

Heftige Schmerzen im Abdomen, brennend, schneidend, mit starker Auftreibung. Völle des Abdomens. Dazu steht bei Kent: „Heftige Bauchschmerzen, Brennen, starke Auftreibung; die Auftreibung scheint zuzunehmen, als ob eine Schraube sich allmählich gewaltsam in etwas hineindrehen würde, allmählich die Spannung erhöhen würde. Ein derartiges Symptom tritt beim tympanitischen Zustand von typhoiden Fiebern auf, ferner in Fällen von Flatulenz, oder bei Sommerdiarrhö. Es wird begleitet von gastrischen Symptomen und der weißen Zunge, besonders wenn solche Störungen durch sauren Wein oder ein kaltes Bad ausgelöst wurden …"

Kneifender Schmerz, und ein Gefühl, als setze Diarrhö ein. Kneifen, wie im Pulsrhythmus, an einer kleinen Stelle in der linken Bauchseite, ziemlich tief unten. Gefühl von Leere in den Eingeweiden, besser nach dem Essen. Entzündung und Verhärtung der Leber. Schmerzen in der Gallenblasenregion.

Rektum und Stuhl Wenn Diarrhö alternierend mit Verstopfung auftritt, sollte man Antimonium crudum in Betracht ziehen, besonders wenn dies bei Personen der Fall ist, die ziemlich erschöpft aussehen und frühzeitig gealtert erscheinen (oder tatsächlich schon älter sind). Diarrhö nach Magenverstimmung durch Überessen; nach Säuren, saurem Obst, **Essig;** nach **kaltem Bad;** nach Weingenuss; nach dem Stillen; bei alten Menschen; im Sommer, nach Überhitzung; mit Übelkeit und Erbrechen; mit Koliken; mit **viel Aufstoßen,** mit dem Geschmack des Gegessenen.

Wässrigen Stühlen sind kleine harte Klumpen beigemischt. Der Stuhl ist erst normal, dann folgen mehrere kleine weiche Stuhlabgänge, darauf ebenso kleine harte, mit heftigem Pressen im Rektum und Anus bis zum Ende. Es scheint sehr lange zu dauern, bis der Darm wirklich entleert ist. Sehr dünner Stuhlgang. Breiartiger, öfterer Stuhl. Ständige Schleimabsonderung vom Anus. Beim Abgang von Blähungen tritt Schleim aus. Proktitis.

Blutungen. Absonderung von schwarzem Blut. Rektumprolaps beim Stuhlgang. Lästige Hämorrhoiden.

Harnorgane Im Urogenitalsystem tritt vor allem eine Besonderheit auf – häufiges Urinieren mit spärlichem Urin und mit schmerzhaften Erektionen. Häufiges Urinieren mit viel Schleim, starkem Brennen in der Harnröhre und Rückenschmerzen bei der Ausscheidung. Schneiden in der Harnröhre beim Harnlassen. Unwillkürlicher Abgang reichlichen Harns, bei sehr erschütterndem Husten.

Männliche Genitalien Große sexuelle Erregung mit romantischen Phantasien. Unbehaglichkeit und Unruhe im ganzen Körper durch sexuelle Erregung, sodass der Patient nicht eine Minute stillsitzen kann. Nächtliche Samenergüsse, mit oder ohne wollüstige Träume. Lüsterne Träume. Lüsterne Gedanken mit Erektionen, wenn der Patient nachts im Bett liegt, sodass er hellwach bleibt. Kleine Geschlechtsorgane, **verkümmert, geschrumpft,** mit Verlust des sexuellen Verlangens. Impotenz.

Weibliche Genitalien Beschwerden durch Unterdrückung der Regel. Prämenstruelles Syndrom, Zahnschmerzen mit Bohren bis in die Schläfen. Die emotionalen Zustände dieser Frauen wirken sich leicht auf die Ovarien aus; hysterische Mädchen mit viel Einbildungen, vor allem in Liebesdingen. Schmerzen in den Ovarien bei Mädchen mit Liebeskummer.

Außerordentlich starkes sexuelles **Verlangen durch Unterdrückung der Regel.** Die Regel wird durch ein kaltes Bad unterdrückt, mit Empfindlichkeit in der Ovarialregion. Dunkle Regelblutung.

Während der Schwangerschaft können gastrointestinale und hämorrhoidale Beschwerden auftreten. Übelkeit, Erbrechen und Diarrhö während der Schwangerschaft. Während der Schwangerschaft zeigen sich Hautausschläge.

Scharfe, wässrige Leukorrhö aus der Scheide, die an den Schenkeln herab einen beißenden Schmerz verursacht. Wässrige Leukorrhö mit Klumpen.

Im Uterus **Pressen, als ob etwas herauswolle.** Es scheint fast, als ob der Inhalt des Beckens herausgestoßen werde oder herausfalle.

Rücken Rheumatische Schmerzen im Nacken und in den Lenden. Anschwellen der Halslymphknoten. Spasmodische Stiche im rechten Schulterblatt, im Sitzen. Heftiges Jucken am Rücken.

Extremitäten **Gichtartige oder arthritische** Beschwerden. Arthritische Knoten an den Fingergelenken. Die Symptome ändern sich mit Wetterwechsel. Schlimmer durch kalte Bäder, durch nasses und kaltes Wetter, besser durch ein heißes Bad.

Ziehende Schmerzen in den Armen, Fingern, Knien, Fersen und in den Gelenken. Entzündung in den Ligamenten des Ellenbogens.

Paralytisches Zittern der Hände bei jeder Bewegung und beim Schreiben. Paralytischer Schmerz in den Muskeln der Oberarme beim Beugen der Arme, als würden die Muskeln zu sehr zusammengezogen oder durch diese Anstrengung geschwächt. Krampfartige Kontraktionen der Arme, der Hände und der Gesichtsmuskeln. Muskelzuckungen.

Zahlreiche hornige **Warzen** an Händen und Fingern. Hornige Warzen unter den Nägeln. Nägel langsam wachsend; verformt; dick; **gesplittert;** verfärbt.

Hühneraugen, Verhärtungen, schmerzhafte Schwielen an den Sohlen. Große verhornte Stellen an den Sohlen, nahe an den Zehen.

Große Empfindlichkeit der Fußsohlen beim Gehen.

Schlaf Tagsüber Schläfrigkeit, besonders vormittags. Nachts häufiges Aufwachen, wie von Schreck. Schreckliche Träume von der Verstümmelung von Menschen. Angstträume, als sollte er verletzt werden. Träume von Streit. Wollüstige Träume mit Samenerguss. Kinder kreischen und knirschen mit den Zähnen.

Haut Die Haut ist empfindlich und neigt dazu, **hart, verdickt** und **wund** zu werden, sobald sie unter ständigem Druck steht, wie an den Sohlen. Schon ein relativ leichter Druck kann Schwielen hervorrufen. **Hornige Wucherungen.** Bei Antimonium-crudum-Patienten besteht eine starke Neigung zu harten, verhärteten und wunden Hautstellen.

Urtikaria mit weißen Buckeln und rotem Hof, mit heftigem Brennen und feinen Stichen. Die Haut ist geschwürig. Trockene Gangrän. Pustulöse Ausschläge mit entzündeter Basis, die rot und empfindlich ist. Pickel treten plötzlich ausschlagartig auf. Ekzem mit gastrischen Störungen.

Reichliches, **erschöpfendes Schwitzen** bei der geringsten Anstrengung; Nachtschweiß. Auf Überhitzung reagiert die Haut mit Beulen und Schwitzen. Der Schweiß ist so reichlich, dass die Fingerspitzen weich werden und schrumpeln.

Antimonium tartaricum

Essenzielle Merkmale

Antimonium tartaricum ist vorwiegend für schwer erkrankte Menschen geeignet, man könnte sagen, für „Krankenhausfälle". Diese lassen sich in die folgenden drei Kategorien einteilen:

- wenn vorwiegend der Respirationstrakt betroffen ist
- wenn vorwiegend das Verdauungssystem betroffen ist
- wenn vorwiegend das Nervensystem betroffen ist

Am häufigsten wird diese Arznei bei Erkrankungen des **Respirationssystems** angewandt (im Unterschied zu ANTIMONIUM CRUDUM, bei dem das Zentrum der Beschwerden das Verdauungssystem ist). Die Stellen des Respirationstrakts, auf die Antimonium tartaricum am meisten wirkt, sind die Trachea, die Bronchien und die Lungen. An zweiter Stelle steht das Verdauungssystem, an dritter das Nervensystem.

Atemwege: Bronchien und Lungen

Beim Respirationstrakt ist vor allem der untere Teil betroffen, d.h. Bronchien und Lungen. Die Entzündung muss in einem solchen Fall allerdings schon recht schwer sein, damit Antimonium tartaricum wirklich angezeigt sein kann. Es erweist sich als besonders nützlich bei **fortgeschrittenen Stadien** von **Bronchitis, Bronchopneumonie** oder **Pneumonie;** ebenso bei kränklichen Kindern mit leichtem bis mittleren Fieber, Übelkeit und **hörbarem Schleimrasseln;** und bei Bronchopneumonie oder Pneumonie älterer Menschen mit verfallener Konstitution, deren Organismus seine Reaktionsfähigkeit fast völlig verloren hat und die **nicht einmal die Kraft haben, Schleim auszuhusten.** Diese Patienten können nur mühsam atmen und produzieren dabei ein hörbares Rasselgeräusch. Man erkennt dann sofort, dass man einen schweren Fall von Lungenentzündung vor sich hat, und der Patient sieht aus, als ob er in kürzester Zeit sterben werde. Kent schreibt dazu: „Wenn wir genau hinhören, hören wir raues Rasseln und Blubbern in der Brust. Wer sich jemals in einem Sterbezimmer aufgehalten hat, kennt das sogenannte Todesröcheln. So rau ist auch dieses Rasseln. Hin und wieder wird ein Mundvoll hellgefärbten, weißlichen Schleims ausgeworfen. Die Brust füllt sich ständig mit Schleim, den er anfangs noch aushusten kann; aber schließlich erstickt er an dem angesammelten Schleim und an der Unfähigkeit von Brust und Lungen, ihn auszuwerfen … Antimonium tartaricum zeigt Husten, Würgen und Brechreiz, und dies in einem Zustand von großer Erschlaffung, Erschöpfung und Kälte. Es scheint, als werde der Patient

A

sterben. Wenn man ihn husten hört, ist man sofort überzeugt davon, dass seine Lungenfunktion außerordentlich schwach ist. Es ist bekannt, dass die Kraft der Lungen ausschlaggebend dafür ist, dass beim tiefen Einatmen eine austreibende Wirkung erzeugt werden kann. Diese Kraft haben die Lungen beim Antimonium-tartaricum-Patienten nicht mehr. Die Brust ist mit Schleim gefüllt, und es rasselt ... Er erstickt und schwindet buchstäblich dahin, stirbt durch Kohlendioxidvergiftung, die auf einen Mangel an ausstoßender Kraft zurückzuführen ist."

Nash sagt, dass Antimonium tartaricum eines der besten Mittel bei Hepatisation der Lungen ist, die nach einer Pneumonie zurückbleibt.

Schläfrigkeit und Schwäche

Das Herz versucht die Schwäche der Lungen zu kompensieren, aber die Schläfrigkeit ist deutlich zu erkennen, und man merkt, dass die Sauerstoffversorgung des Blutes erheblich gestört ist. Der Patient fühlt sich **sehr schläfrig,** wenn er die Augen schließt, meint er, das Bewusstsein zu verlieren. Es ist eine Schläfrigkeit, die an einen komatösen Zustand grenzt, und wer in einem solchen Fall mit der Verschreibung von ANTIMONIUM TARTARICUM bis zum nächsten Tag wartet, muss befürchten, dass es dann schon zu spät ist. Diese Befürchtung wird noch verstärkt, wenn man sich den Patienten genau ansieht: Das Gesicht ist sehr blass oder fahl, kränklich und abgezehrt; die Nase ist zusammengedrückt; die Augen liegen zurück, mit dunklen Ringen darum; die Lippen sind blass, trocken, verschrumpelt; die Nasenlöcher flattern, und das Innere der Nasenlöcher wirkt schwarz und rußig. Das ganze Gesicht ist mit kaltem Schweiß bedeckt. Man hört die mühsame Atmung mit den rauen Rasselgeräuschen, und man fragt sich, ob der Patient imstande sein wird, seine Brust von dem angesammelten Schleim zu befreien. Er sieht erschöpft aus und scheint kurz vor einer Ohnmacht, und während man noch versucht, sich ein Bild von der Situation zu machen, setzen Würgen und Brechreiz ein, er dreht sich herum, um zu erbrechen, und müht sich damit ab, etwas Substanz herauszubringen, und man sitzt da als hilfloser Beobachter. Man sieht den Schleim herauskommen und vermag nicht zu sagen, ob er vom Magen oder von den Lungen kommt, und nachdem der Patient es unter großer Anstrengung geschafft hat, ein bisschen Schleim herauszubringen, wirkt er so schläfrig und so erschöpft, dass man ihm gar keine Fragen stellen mag. Zu einer solchen Situation kann es bei Bronchopneumonie eines Antimonium-tartaricum-Patienten kommen.

Der Patient wird immer schwächer, sieht **ängstlich** und **verzweifelt** aus, das Gesicht zuckt und ist schweißgebadet, er wird immer schläfriger, und seine Reaktionsfähigkeit schwindet augenscheinlich. Dann kann plötzlich ein Delirium eintreten; ein murmelndes Delirium; Selbstgespräche. Wenn man ihn anspricht, scheint er das Bewusstsein wiederzuerlangen, er antwortet korrekt, verfällt dann aber sofort wieder ins Delirium. In manchen Fällen kommt es zu Stupor, dann und wann von Zuckungen unterbrochen. So sieht im Allgemeinen das Krankheitsbild aus, wenn man es mit einem typischen schweren Antimonium-tartaricum-Fall zu tun hat.

Aber ob es sich nun um eine akute oder um eine chronische Krankheit handelt, der Antimonium-tartaricum-Patient vermittelt immer den Eindruck, dass es ernst um ihn steht, als nahe der Tod heran. Sowohl der Patient als auch der Arzt spürt das, es ergibt sich einfach aus der Situation. Kent beschreibt seine diesbezüglichen Erfahrungen so: „Die Luft im Krankenzimmer ist stechend, eher noch stechend als stinkend oder faulig, und man hat den Eindruck, dass der Tod mit im Zimmer ist. Die Familie des Patienten läuft verstört hin und her, die Krankenschwester ist aufgeregt und übergeschäftig, und in solch einer Situation soll man nun eine homöopathische Behandlung durchführen. Es ist ein Bild der Aufregung, man kann gar nicht schnell handeln, aber man muss sehr schnell etwas verschreiben. Solche Umstände beeinflussen das Denken störend, wenn man gerade sehr präzise und sehr schnell denken muss."

Oft wird man bei Lungenentzündungen zwischen CARBO VEGETABILIS und Antimonium tartaricum zu differenzieren haben. Der Unterschied besteht darin, dass bei CARBO VEGETABILIS das Rasseln nicht so auffällig oder so rauh ist; zudem sind der Atem und die Extremitäten bei CARBO VEGETABILIS kalt, und die Gesichtszüge wirken nicht so ausgezehrt und eingefallen. Beim Antimonium-tartaricum-Patienten kommt es außerdem zu Übelkeit oder Würgen und Brechreiz. Zwar treten bei beiden Mitteln Atemnot, Gesichtsblässe, kalter

Schweiß und das Verlangen auf, Luft zugefächelt zu bekommen, aber die Differenzialdiagnose ist nicht so schwierig. Tyler schreibt: „Man sieht, von welch unschätzbarem Wert Antimonium tartaricum für verzweifelte Fälle ist und wie es zusammen mit CARBO VEGETABILIS eines der Mittel für Menschen ‚in den letzten Zügen' ist."

Verdauungssystem

Wenn bei Antimonium tartaricum das gastrointestinale System betroffen ist, treten **heftige Übelkeit,** Erbrechen, Erschöpfung, allgemeine Kälte, kalter Schweiß und Schläfrigkeit auf. Nash bezeichnet es als ein großes Mittel für die **Cholera,** für die fortgeschrittenen Stadien dieser schweren akuten Gastroenteritis (die vor allem in warmen Ländern vorkommt), soweit die Erscheinung des Patienten ähnlich ist wie oben beschrieben.

Nervensystem

Auf das Nervensystem wirkt Antimonium tartaricum mit Zittern, innerlich und äußerlich. Zittern des Kopfes mit paralytischem Zittern der Hände bei jeder Bewegung.

- Zittern am ganzen Körper mit großer Erschöpfung und Ohnmacht.
- Konvulsionen mit tetanischen Krämpfen; mit Bewusstlosigkeit; epileptische Anfälle mit heftiger Übelkeit oder Erbrechen; konvulsivische Bewegungen.
- Konvulsionen durch unterdrückten Ausschlag.
- Zusammenziehung aller Muskeln, besonders des Abdomens und der oberen Gliedmaßen.

Geistig-emotionales Bild: Kinder

Kommen wir nun zum geistig-emotionalen Bild von Antimonium tartaricum. Es gibt hier Ähnlichkeiten mit den Symptomen von ANTIMONIUM CRUDUM, und diese beiden Mittel haben überhaupt einiges gemeinsam; aber natürlich hat jedes Mittel seine eigene Individualität, und es gibt auch wichtige Unterschiede.

Das Antimonium-tartaricum-Kind ist mürrisch, launisch, weinerlich, jammernd, **lässt sich nicht berühren,** hält nicht still, um sich untersuchen zu lassen. Es ist ein zorniges Kind, das schon schreit, wenn man es nur **anblickt,** während es schlecht gelaunt ist. In der Tat wirkt sich der Zorn so stark auf den gesamten Organismus aus, dass es bei Hahnemann dazu heißt: „Wenn das Kind **böse** wird, bekommt es **Husten."** (Hervorhebungen G. Vithoulkas). Dies zeigt den nervösen Zustand an, die Empfindlichkeit und das Leiden. Aber das Weinen dieses Kindes treibt einen nicht so zur Verzweiflung wie bei einem ANTIMONIUM-CRUDUM-Kind. „Er reibt sich die Augen mit den Händen, wie ein Schlaftrunkner, und erwacht in einer sehr bösen Laune; z.B. wenn ihn jemand **ansah**, fing er an zu **heulen**." (Stapfs Archiv, Hervorhebungen G. Vithoulkas).

Farrington sagt dazu: „Beharren Sie bei ihrer unwillkommenen Absicht (also das Kind zu berühren oder anzusehen, G. Vithoulkas), so können Konvulsionen eintreten."

Wenn das Kind schon derart reagiert, wenn es nur angeblickt wird, wenn es sich von niemandem berühren lassen will, so deutet dies auf einen wirklich bedenklichen Zustand des Nervensystems hin, das Kind spürt, dass es Schutz braucht, und dann tritt ein weiteres Charakteristikum von Antimonium tartaricum auf: Es sucht den Schutz der vertrauten Menschen um sich herum. Es **klammert sich an seine Mutter,** und man denkt sofort an ein BARYTA-Kind. Aber das Antimonium-tartaricum-Kind ist sehr viel gereizter und launischer und scheint emotional gestört zu sein; das „Anklammern" geschieht mehr aus Verzweiflung als aus Schüchternheit, wie es bei BARYTA CARBONICA der Fall ist. Das BARYTA-Kind ist ruhig und vergnügt und möchte normalerweise unbemerkt bleiben, aber es kreischt niemals, wenn man es anschaut. Doch BARYTA CARBONICA und Antimonium tartaricum haben komplementäre Wirkungen.

Ich möchte an dieser Stelle eine wichtige Beobachtung von Hahnemann anführen: „Das Kind lässt sich nicht angreifen, ohne jämmerlich zu schreien, **wobei es die Zehen krumm einwärts und die Finger der Hand zusammenzieht."** Ich habe den letzten Teil des Satzes selbst hervorgehoben, weil er die Stärke der Reaktion anzeigt. Diese Beobachtung macht das Ausmaß der Wirkung deutlich, die Antimonium tartaricum auf das Nervensystem hat. Sie zeigt, wie die „Endteile" des Nervensystems (Zehen und Finger, über die wir ja hauptsächlich mit der Außenwelt in Berührung kommen) fast verkrampfen, um den Organismus vor diesem Kontakt zu schützen. Hält man sich dieses Bild vor Augen, so wird es verständlich, warum das Kind nicht berührt werden möchte.

Das Antimonium-tartaricum-Kind will nicht im Bett liegen bleiben, sondern möchte aufgehoben und in aufrechter Körperhaltung umhergetragen werden, besonders bei Asthma oder Bronchitis. Wenn es liegt, wird die Atmung schneller, unregelmäßig, ungleichmäßig, schwerer, es keucht mehr, kann das Phlegma nicht herausbringen und scheint generell zu leiden. Das Kind wirft sich hin und her, mit großer Unruhe, und schlägt die ganze Zeit mit den Armen. Bei Farrington steht: „Ein Kind, das gestillt wird, lässt plötzlich von der Brustwarze ab und schreit, als ob es keine Luft bekäme, und es scheint besser zu werden, wenn man es aufrecht hält und herumträgt."

Zahnende Kinder mit rasselndem Husten. Gleichgültig, ob es sich um Atembeschwerden oder kolikartige Schmerzen oder Zahnschmerzen handelt, das Kind will immer aufrecht getragen werden, und in dieser Haltung geht es ihm besser.

Reizbarkeit, schlecht gelaunt, Unruhe

Ein Antimonium-tartaricum-Patient ist reizbar, streitsüchtig, mutlos, nervös und hat meistens **schlechte Laune.** Alles stört ihn. Er ist deprimiert, melancholisch und klagt über verschiedene Beschwerden. Man sieht sofort, dass das Nervensystem sich in einem Erregungszustand befindet; charakteristisch dafür sind Reizbarkeit und Verdrießlichkeit. Die Gesichtsmuskeln zucken, der ganze Organismus zittert und ist erschöpft. Zittern des Kopfes, Zittern der Hände. Das ganze Bild stimmt mit dem bei Alkoholismus überein.

Mitten in diesem nervösen Zustand kommen Besorgnis und Furcht auf, ein Völlegefühl im Herzen und ein Hitzegefühl, das von dieser Körperregion ausströmt und den Patienten noch ängstlicher werden lässt. Übelkeit führt Ängstlichkeit herbei, und je stärker die Übelkeit, desto stärker ist auch die Ängstlichkeit. Der Patient hat das Gefühl, dass er tatsächlich sterben wird. Die gleiche Ängstlichkeit tritt auch während der Atembeschwerden auf. Die Brust füllt sich mit Schleim, der nicht herausgebracht werden kann, und dann hat der Patient das Gefühl, dass es in diesem Zustand nicht mehr lange weitergehen kann. Es ist keine direkte Todesangst, sondern ein Gefühl, dass der Tod nicht mehr weit ist.

Er wird **unruhig,** ist nervös und ängstlich und macht sich Sorgen darum, was mit ihm geschehen wird. Er hat Angst, dass er nicht wieder gesund werden wird, dass er diesen Krankheitszustand nie wieder loswerden wird, und daran verzweifelt er.

Folgen von Ärger und Zorn

Antimonium-tartaricum-Patienten sind zornige Menschen, aber ihr Zorn neigt dazu, den eigenen Organismus zu zerstören, anstatt sich gegen andere zu richten. Es passiert sehr selten, dass sie dazu aufgelegt sind, anderen Gewalt zuzufügen. Wenn starke Emotionen in ihnen hochsteigen, wird eher ihr eigener Organismus durcheinander gebracht, und es entwickeln sich Symptome.

- Beschwerden durch Ärger oder Verdruss.
- Amblyopie nach starken Emotionen bei einer Schwangeren; Atembeschwerden und Zahnschmerzen schlimmer durch Verärgerung.
- Husten nach Ärger, besonders bei Kindern, zählt zu den Keynotes dieser Arznei.
- In der Literatur heißt es dazu: „Angst, **auch nur einen Moment lang** alleine gelassen zu werden, aus Furcht davor, schrecklich nervös zu werden und mit sich selbst nichts anzufangen zu wissen."
- Bei dem Patienten kommt es zu ungeheurer seelischer **Unruhe,** zu einem inneren Unbehagen, das ihn erschreckt, und am meisten hat er eigentlich Angst davor, dass diese Nervosität ihn überwältigt und zu unkontrollierbarer Selbstzerstörung treibt, sodass er schließlich Selbstmord begehen wird.
- Man kann tatsächlich feststellen, dass, wenn diese Nervosität überhandnimmt, der Patient in eine **suizidale Manie** geraten kann.
- Er tobt herum, weiß nicht mehr, was er tut.
- Ein ANTIMONIUM-CRUDUM-Patient wird von dem Gedanken überwältigt, sich zu erschießen; der Antimonium-tartaricum-Patient steigert sich noch mehr in diese selbstzerstörerische Gefühlslage hinein, er entwickelt geradezu eine Sehnsucht nach Selbstzerstörung.

Der Erregungszustand kann manchmal als eine Art „wilde", anormale Lustigkeit auftreten, die Verdrießlichkeit und Angst Platz macht.

Verwirrung im Kopf, besonders nach Schlaf. In diesem Zustand der Verwirrung ist der Patient gleichgültig allem gegenüber. Da bei diesen Menschen die

Sauerstoffversorgung des Gehirns beeinträchtigt sein kann, neigen sie bei den meisten Beschwerden zu **Schläfrigkeit,** die an komatöse Zustände grenzt.

Allgemeinsymptome und Keynotes

- Viel **Schleimrasseln mit wenig Auswurf,** der für gewöhnlich schaumig und weiß ist. Lungenödeme. Emphysem. Zyanose. Zyanose bei Neugeborenen.
- Drohende Lähmung der Lungen.
- Schläfrigkeit, Schwäche und Schweiß.
- **Starke Übelkeit,** die Beängstigung und Erbrechen hervorruft. Erbrechen unter großer Anstrengung. Nach dem Erbrechen kommt es zu großer Mattigkeit, Schläfrigkeit, Ekel vor allen gewöhnlichen Speisen und Verlangen nach etwas Kühlendem.
- Ausschläge im Gesicht und an der Brust.
- Verschlimmerung**: allgemein bei Wärme;** im warmen Zimmer, bei warmem Wetter, durch Überhitzung. Kälte und Feuchtigkeit. Die Anfälle sind im Allgemeinen **nachts schlimmer.** Beträchtliche Verschlimmerung zum Abend hin, die ganze Nacht anhaltend. Durch **Hinlegen.** Bewegung. Saures. Durch Zorn oder Ärger. Durch Berührung und Blicke anderer.
- Besserung: allgemeine Besserung nach häufigem Ablassen von blassem Urin. Durch Auswerfen, aufrechtes Sitzen, Erbrechen, Aufstoßen.

Lokalsymptome

Kopf und Schwindel Schwindel mit plötzlichem Flirren vor den Augen. Schwindelgefühl mit Husten. Schwindel beim Schließen der Augen. Schwindel alternierend mit Schläfrigkeit. Schwindeligkeit, wenn der Patient den Kopf vom Kissen hebt.

Der Kopf fühlt sich morgens beim Erwachen schwer und verwirrt an, als müsse der Patient noch weiter schlafen; dies verschwindet im Laufe des Tages. In der rechten Stirnhälfte den ganzen Abend ein empfindlicher Schmerz, mit dem Gefühl, als liege das Hirn dort zu einem harten, schweren Klumpen zusammengeballt. In der Nacht, wenn er erwacht, hat er immer noch denselben bösen Kopfschmerz, als wäre das Gehirn zu einem lästigen Klumpen geballt, aber bloß in der linken Stirnhälfte. Schmerzhaftes Ziehen in der rechten Schläfe, zieht zum Jochbein und zum Oberkiefer herunter. Der Patient hat das Gefühl, als werde das Gehirn zusammengedrückt; benommen und schläfrig.

Die Kopfschmerzen sind schlimmer im Liegen, besser beim Aufrechtsitzen.

Kopfschmerzen, als werde die Stirn **durch ein Band** zusammengeschnürt. Kopfschmerz mit Empfindlichkeit im Epigastrium. Der Kopf ist heiß und verschwitzt.

Augen Zunächst soll hier noch einmal Kent zitiert werden, weil das, was er über die Augen schreibt, einen Eindruck vom gesamten Arzneimittelbild vermittelt: „Im klinischen Bereich ist die Anwendung von Antimonium tartaricum meist auf die Schleimhäute der Brust beschränkt geblieben, obwohl es für die gleichen passiven Zustände aller Schleimhäute des Körpers geeignet ist. Absonderung weißen Schleims aus den Augen. ‚Augen vorstehend, glänzend. Trübe und schwimmend. Augenentzündung bei Gonorrhö.' Aber die rheumatischen Beschwerden zeigen eine andere Form, eine andere Phase dieses Mittels, ähnlich wie bei ANTIMONIUM CRUDUM. Die Gelenke werden affiziert, unterliegen einer passiven, langsamen Infiltration und werden ödematös; ödematöse Schwellung aller Gelenke. Gichtige Infiltration der Gelenke, was bei nasskaltem Wetter besonders schlimm wird. **Die Augensymptome sind von diesem gichtigen Charakter. Die Augen werden zugleich mit den Gelenken infiltriert,** sodass ein gichtiger Zustand der Augen entsteht. Der gichtige Zustand betrifft den ganzen Körper. Die Schleimhaut ist nicht rot und entzündet, sondern blass, schlaff und scheint zu nässen; auf ihr bildet sich sehr schnell Schleim." (Hervorhebungen G. Vithoulkas)

Flimmern, Funken vor den Augen. Vergehen von Hören und Sehen. Schwarz vor den Augen.

Die Augen sind so müde, als sollten sie zufallen. Neigung, die Augen fest zuzudrücken. Stechen, wie elektrische Stiche, in beiden inneren Augenwinkeln und Drücken in den Augen.

Gesicht **Hippokratisches Gesicht** bei schweren akuten Erkrankungen, **eingefallen,** mit **extremer Blässe, kaltem Schweiß,** schwarzen Ringen um die Augen, mit einem Ausdruck von größter Angst.

Trockene, schorfige, runzelige Lippen, manchmal fahl, aschgrau oder eingerissen. Das Gesicht ist hellrot und aufgedunsen. Schmutzige Gesichtsfarbe. Krampfartige Bewegung der Gesichtsmuskeln. Konvulsivische Zuckungen in fast jedem Muskel des Gesichts. Gesichtszucken beim Husten. Unaufhörliches Zittern des Unterkiefers.

Ausschlag um den Mund herum, besonders an den Mundwinkeln mit Pickeln, Bläschen und Schwellung. Aphthen an den Lippen. Pustulöse Ausschläge, die an Pocken erinnern und ein bläuliches Mal zurücklassen.

Mund Die Zunge **ist hochrot und in der Mitte trocken.** Die Zunge ist mit dickem, weißem, pastösem **Belag** bedeckt. Morgens dick und gelb. Es fällt schwer und ist schmerzhaft, die Zunge zu bewegen.

Vermehrter Speichel, der häufig herausgebracht werden muss. Geschmackloses, **klares Wasser fließt im Mund** und läuft in großen Mengen heraus, mit Würgen und Mühen, ohne dass mehr als ein bisschen klarer Schleim heraufgebracht wird. Reichliches Spucken. Der Patient muss sogar beim Essen oft spucken.

Der gichtige Zustand wirkt sich auch auf die Zähne aus. Rheumatische Schmerzen in den Zähnen, mit Gelenkschmerzen. Die Zähne sind mit Schleim bedeckt. Zahnfleischbluten wie bei Skorbut.

Atmung, Brust, Herz Ein Gesamtbild der Symptome im Respirationsbereich wurde bereits sehr ausführlich im Kapitel *Essenzielle Merkmale* gegeben. Hier soll noch zusätzlich auf einige detaillierte Symptome hingewiesen werden, die ebenfalls auftreten können.

- Schwache Stimme, der Patient kann überhaupt nicht laut sprechen. Stöhnen und Jammern, mit schwacher, hohler, tonloser Stimme.
- Die Atmung ist schnell, kurz, zitternd, schwierig. Anfälle ungleichmäßiger Atmung, mal kürzer und mal länger, dies wird besser, wenn der Patient aufrecht sitzt. Bauchatmung. Der Patient schnappt zu Beginn jedes Hustenanfalles nach Luft.
- Lungenödem und drohende Lungenparalyse. Innerhalb von fünf Stunden waren mindestens sechs Pfund Flüssigkeit abgesondert worden, und immer noch schienen beide Lungen mit einem flüssigen Sekret gefüllt zu sein. Akutes Lungenödem. Atelektase mit Symptomen von Asphyxie; mit Ödemen in nicht hepatisierten Teilen der Lunge; mühsame Atmung, Orthopnoe; Schleimrasseln. Asphyxie bei Neugeborenen; das Neugeborene ist atemlos, blass und keucht. Das Kind springt auf, klammert sich an die Umstehenden; es ruft mit heiserer Stimme um Hilfe oder beugt sich nach hinten und greift sich an den Kehlkopf.
- Heftiger Husten nach jeder Mahlzeit, der mit Erbrechen der Nahrung endet. Gefühl, als verstopfe ein Blatt die Luftröhre. Husten um 2 oder 3 Uhr morgens, mit Auswurf; Aufrechtsitzen bringt Besserung. Dyspnoe besser durch Aufstoßen; Husten und Dyspnoe besser durch Liegen auf der rechten Seite. usten und Gähnen aufeinanderfolgend.
- Samtartiges Gefühl in der Brust bei Herzerkrankungen. Ein unangenehm heißes Gefühl steigt vom Herzen auf, mit Angst und Brustbeklemmung. Schneller, schwacher, zitternder Puls. Sehr beschleunigt bei jeder Bewegung. Herzklopfen mit lockerem Stuhl. Gefühl von Kälte in den Blutgefäßen.

Magen Ein anderer Name für Antimonium tartaricum ist Tartarus emeticus. Das Wort „emeticus“ stammt aus dem Griechischen und meint „etwas, das Erbrechen hervorruft“, und die Übelkeitssymptome, die Antimonium tartaricum zeigt, bestätigen diesen Ruf. Die Patienten leiden unter **sehr starker Übelkeit, Würgen,** Brechreiz und dann **Erbrechen,** auch der geringsten Menge an Nahrung oder Wasser; selbst löffelweise eingenommenes Wasser wird erbrochen. Kent schreibt: „Mit den Magensymptomen und den Darmsymptomen geht diese **ständige Übelkeit** (Hervorhebung im Original) einher, aber es ist nicht nur eine Übelkeit, sondern darüber hinaus eine **tödlichen Widerwillen** (Hervorhebung G. Vithoulkas) gegen jegliche Art von Essen und Nahrung, eine Übelkeit, bei der der Patient das Gefühl hat, er werde sterben, sobald auch nur irgendetwas in seinen Magen gelangt; es handelt sich also nicht nur um eine Abneigung gegen Speisen oder um eine normale Übelkeit, die dem Erbrechen vorangeht, sondern es ist ein tödlicher Widerwille gegen Nahrung. Zu der Schwäche kommt noch eine gesteigerte Angst, und der Patient hat zunehmend Erstickungsbeschwerden, wenn ihm etwas zu essen angeboten wird. Gutherzige Menschen versuchen dann oft, ihn dazu zu bringen, dass er etwas isst, weil er womöglich den ganzen Tag oder die ganze Nacht noch nichts zu sich genommen hat; aber der Gedanke an Essen verschlimmert die Dyspnoe, die Übelkeit, den Widerwillen und das Leiden nur … Das Erbrechen ist mehr oder weniger spasmodisch … ‚Brechreiz und Würgen und Anstrengung, zu erbrechen' … Der Magen scheint sich in Konvulsionen zu winden, und nur unter größten Schwierigkeiten und nach vielen großen Anstrengungen kommt ein bisschen hoch, und dann noch ein bisschen, und so geht es dann weiter. ‚Alles, was in den Magen aufgenommen wurde, wird erbrochen, mit Mengen von Schleim.' "

Man muss sich die Bedeutung des Wortes **tödlich,** das Kent gebraucht, einmal ganz klar machen, um das Ausmaß dieser Übelkeit zu verstehen. Mit der Übelkeit geht eine Ängstlichkeit einher, die mit stärker werdender Übelkeit ihrerseits steigt. Angst im Magen, ein todesähnliches „Absacken", als ob der Patient gleich sterben werde. Nachdem er erbrochen hat, fühlt der Patient sich erleichtert, aber erschöpft und möchte sich schlafen legen. Man muss sich diese ganze Situation vor Augen halten, die enorme Intensität, mit der der Organismus reagiert, um ein Gespür für Antimonium tartaricum zu bekommen und das Mittel zu erkennen.

Antimonium tartaricum ist sorgfältig von IPECACUANHA zu differenzieren, weil die beiden Mittel vieles gemeinsam haben, besonders bei Brustbeschwerden, mit rauem Rasseln und Übelkeit oder Erbrechen. Aber bei einem IPECACUANHA-Patienten ist die Übelkeit eher gleich bleibend und anhaltend, während sie beim Antimonium-tartaricum-Patienten mit Unterbrechungen, krisenartig, in Wellen aufkommt. Der Patient würgt heftig, müht sich ab, um erbrechen zu können – wenn er es dann aber schafft, etwas herauszubringen, dann fühlt er sich **erleichtert,** was beim IPECACUANHA-Patienten nicht der Fall ist. Bei Antimonium tartaricum ist die Übelkeit zwar heftiger, aber nicht so hartnäckig. Antimonium tartaricum ist wie IPECACUANHA ein weitgehend durstloses Mittel. Wenn einem Patienten in einem akuten Fall Wasser angeboten wird, so reagiert er eher gereizt, vor allem wenn Übelkeit besteht. Es kann auch einmal Durst auftreten, doch dies ist dann eher die Ausnahme.

Heftige Schmerzen in der Magengegend, die ständig stärker werden und bis zur Ohnmacht führen. Der Patient erbricht so lange, bis er ohnmächtig wird. Sobald er erbricht, wird er sehr erschöpft und schläfrig. Nach dem Schlaf kommt das Erbrechen wieder. Es bessert sich etwas im Liegen auf der rechten Seite. Erbrechen von dickem, weißem, klebrigem Schleim. Zäh und fadenziehend. Erbrechen von großen Mengen von Schleim. Erbrechen von Schleim mit Galle, ein zäher, wässriger Schleim, dann etwas Nahrung, dann Galle. Erbrechen von Blut. Blutende Geschwüre im Magen.

Verlangen nach Äpfeln, Obst. Der Patient verlangt nach **sauren Früchten,** Buttermilch und **Säuren,** die jedoch verschlimmern. Der Magen ist sofort verstimmt, wenn Essig oder irgendetwas Saures im Essen ist. Abneigung gegen und Verschlimmerung durch Milch. Sie löst Übelkeit aus und wird in geronnenen Klumpen erbrochen.

Abdomen Passive Kongestion der Leber mit Erbrechen von Galle. Druck in den Hypochondrien mit Auftreibung, vor allem in der Lebergegend. Die Lebergegend ist berührungsempfindlich.

Das Abdomen ist aufgetrieben, tympanitisch und druckempfindlich. Die Auftreibung kann durch Serum oder durch Blähungen zustandekommen. Der Leib ist wie **mit Steinen vollgestopft,** ohne dass der Patient etwas gegessen hat und ohne dass der Bauch sich hart anfühlt; eine Empfindung, wie sie nach vielen, langanhaltenden sitzenden Arbeiten zu entstehen pflegt. Schlimmer im Sitzen, besonders wenn er vorgebeugt sitzt. Gefühl eines Klumpens im Abdomen. Kolikartige Schmerzen, schneidend wie Messer. Heftige Schmerzen im Abdomen mit Erbrechen und Darmentleerung. Schwere Kolik mit Schläfrigkeit. Schmerzen im Abdomen nach Erbrechen.

Rektum und Stuhl Heftiges Umherschieben von Blähungen, ohne Auftreibung des Abdomens.

Wässrige, schleimige, blutige Diarrhö. Grasgrüner, schleimiger Stuhl. Häufige, reichliche, lockere Stühle. Linderung der Schmerzen nach lockerem Stuhl. Tenesmus während und nach lockerem Stuhl. Diarrhö bei Ausschlag, besonders wenn dieser unterdrückt wird. Cholera. Diarrhö durch Alkohol, bei Trinkern.

Harnorgane Stark geröteter Urin. Urin dunkelbraun-rot, trübe und von scharfem Geruch. Blasenkrampf, Urin spärlich und rot. Entzündlich rotes Aussehen des Urins, beim Stehen bilden sich blutrote Fasern. Der anfangs wasserhelle Harn macht einen mehlartigen Bodensatz, der sich durch Bewegung des Glases leicht mischt und dem Ganzen ein milchartiges Aussehen gibt.

Heftige Spannung im Perineum, vor allem im Gehen, mit starkem Harndrang.

Männliche Genitalien Schmerzen in den Hoden nach unterdrückter Gonorrhö. Orchitis. Warzen hinter der Eichel, mit Geschwüren an anderen Stellen. Pusteln an den Genitalien und Oberschenkeln. Kribbeln, Ameisenlaufen im Penis.

Weibliche Genitalien Schweres Abwärtsdrücken in der Vagina. Vor der Regel Schmerzen in den Leisten und kalte Schauder. Ausfluss von wässrigem Blut, schlimmer im Sitzen, anfallsweise auftretend.

Rücken Heftige Schmerzen in der Lumbosakralregion; der geringste Versuch, sich zu bewegen, verursacht Würgen und kalten, klammen Schweiß. Rückenschmerz, wie von Ermüdung, mehrere Tage, besonders nach dem Essen und **im Sitzen.** Kreuzschmerzen, vor dem und beim Aufstehen aus dem Bett, als habe man etwas Schweres darauf getragen; vergeht nach dem Aufstehen. Gefühl, als hänge ein schweres Gewicht am Ende des Steißbeins und ziehe ständig nach unten.

Krampf in den Halsmuskeln, Steifheit. Schmerzhafte Pusteln, wie Pocken, am Rücken. Miliarer Ausschlag am Nacken.

Extremitäten Gichtige, rheumatische und arthritische Zustände. Die Glieder sind übermüdet, ein Gefühl, das vom Rücken ausgeht. Schwäche aller Gliedmaßen, besonders der Beine. Aufzucken der Glieder im Schlaf.

Zittern der Hände. Kalte, schwitzende Hände. Kalte Hände mit eiskalten Fingerspitzen. Die Fingerspitzen sterben ab, sind wie trocken und hart, ohne Gefühl, mehrere Tage.

Taubheit und Kälte der Beine. Die Füße schlafen ein, unmittelbar nach jedem Hinsetzen. Spannung in den Kniesehnen beim Laufen.

Schlaf **Große Schläfrigkeit** bei fast allen Beschwerden. Tiefer Sopor. Koma, mit blassem, aufgedunsenem Gesicht. Schlaf komatös, mit Delirium. Tiefer, betäubender Schlaf.

Nächtliche Unruhe mit ängstlichem Umherwerfen. Erwachen mit Dyspnoe. Morgens beim Erwachen schweißgebadet und deutliche Erinnerung an schwere Angstträume. Er liegt im Schlaf auf dem Rücken, die linke Hand unter den Kopf gelegt. Aufschreien aus dem Schlaf, mit starren Augen und zitternden Gliedern.

Fieber und Frost **Extreme Kälte des ganzen Körpers** und **Schaudern** sind charakteristisch für Antimonium-tartaricum-Patienten.

- Plötzliches Absinken der Körpertemperatur. Die Temperatur neigt bei vielen schweren akuten Zuständen dazu, unter den Normalwert zu sinken. 45 Minuten lang dauernder Frost, gefolgt von Erbrechen, Kopfschmerzen, Hitze und Durst; nach dem Trinken Würgen.
- Von **innen ausgehender Frost,** der sich von den Rückenwirbeln über Bauch und Gliedmaßen ausbreitet; mit würgendem Aufstoßen und einem ziehenden Spannungsschmerz in den Beinen.

Heftige, aber nicht lang anhaltende Hitze, die auf lang andauernden Frost folgt; schlimmer durch jede Bewegung. Lang andauernde Hitze nach kurzem Frost, mit Schlaftrunkenheit und Schweiß auf der Stirn. Brennende Hitze am ganzen Körper, vor allem in Kopf und Gesicht, durch die geringste Bewegung verstärkt.

Schweiß auf den betroffenen Körperteilen. Starker Nachtschweiß. Schweiß häufig kalt und klebrig. Die Haut ist mit einem **fließenden, klebrigen** Schweiß bedeckt.

Haut Reichlicher, pockenähnlicher Ausschlag, mit oft erbsengroßen, eitergefüllten Pusteln. Größere **Pusteln,** an Brust und Hals, mit rotem Umkreis (wie bei Kuhpocken), die später schorfig werden und eine tiefe Narbe hinterlassen.

Bläschenförmiger Ausschlag am Körper, schnell mit Eiter gefüllt, sehr schmerzhaft, schnell austrocknend und Krusten bildend.

Bei Pocken: Rückenschmerzen, Kopfschmerzen; Husten und zerschmetterndes Gewicht auf der Brust, vor dem Eruptionsstadium oder zu Beginn dieses Stadiums.

Antipyrinum

Essenzielle Merkmale

Dieses Mittel benötigt man bei allergischen Zuständen, in denen sich die Allergie hauptsächlich auf der Haut oder im oberen Atemtrakt manifestiert. Man sollte diese Arznei in Betracht ziehen, wenn ein Fall nach BELLADONNA aussieht, es aber doch nicht ist, oder wenn man zunächst an AILANTHUS, PULSATILLA oder CHLORALUM denkt, mit dieser Wahl dann aber doch nicht zufrieden ist.

Mit Kälte einhergehende Urtikaria

Antipyrin ist bei Fällen angezeigt, deren Krankheitsgeschichte eine Urtikaria aufweist oder ein angioneurotisches Ödem, das plötzlich auftritt und ebenso plötzlich wieder verschwindet (wie bei BELLADONNA); intensives Jucken, verbunden mit innerer Kälte, als ob sich Eis im Körper befände. Dieses Mittel scheint die **Körpertemperatur zu senken** und auch eine Atem- und Kreislaufdepression zu bewirken, während es gleichzeitig reichlich Schweiß hervorbringt. Auch die Nieren können beeinträchtigt sein, und es kann zu einem allgemeinen Anschwellen des Körpers kommen. Das Gesicht ist rot und geschwollen, ödematös, aufgedunsen, und die Symptomatologie erinnert im Allgemeinen an die von BELLADONNA oder APIS, aber in der Differenzialdiagnose wird die innere Kälte für Antipyrin sprechen.

Heuschnupfen

Eine anderer allergischer Zustand, bei dem Antipyrin angezeigt sein kann, ist Heuschnupfen, bei dem wir heftiges und anhaltendes Niesen beobachten, dreißig- bis fünfzigmal hintereinander, während gleichzeitig die Augen tränen und Schleim aus der Nase läuft. Die Atmung ist beeinträchtigt, und schließlich kommt es zu Dyspnoe, die sich beim Hinlegen verschlimmert, mit heftigem, schwerem Husten und Auswurf von viel Schleim sowie mit reichlichem Schweiß. Jucken und Brennen im Mund, am Gaumen. Das Gesicht ist auch hier rot und geschwollen, besonders die Augenlider, und man könnte den Eindruck bekommen, es handele sich um einen APIS-Fall; aber die für APIS typische Verschlimmerung durch Hitze ist nicht vorhanden. Im Gegenteil, es besteht eine Empfindlichkeit gegenüber Kälte, außerdem der erwähnte reichliche Schweiß, während bei APIS und BELLADONNA trockene Hitze anzutreffen ist.

Weitere Merkmale

- Es gibt ein weiteres Keynote dieses Mittels, welches man hauptsächlich in Fällen von Gastroenteritis antreffen wird, oder auch bei Magenbeschwerden oder Colitis. Es tritt ein **Gefühl** auf, **als würde der Inhalt von Thorax und Abdomen nach oben gedrängt;** ein entsprechendes Gefühl betrifft den rechten Hoden, der nach oben ins Abdomen gezogen wird.
- Morgens nach dem Aufstehen tritt Fieber auf, welches bald danach wieder verschwindet.
- Der Patient leidet unter einer tiefgreifenden Kongestion der Stirnhöhlen, und es kann sich ein Kopfschmerz entwickeln, der ihn **schreiend im Zimmer hin- und herlaufen** lässt; in einer solchen Situation fürchtet er, den Verstand zu verlieren, wenn dieser Zustand noch länger anhält. Es sind Elemente von Hysterie und eine eindeutige Übererregung mit unaufhörlichem Schreien festzustellen. Durch die Kongestion fühlt sich der Patient taub und benommen im Kopf, dumm und idiotisch, kann sich an nichts erinnern und glaubt regelrecht verrückt zu werden. Er hat **Furcht vor drohender Geisteskrankheit.** Das Charakteristische daran ist, dass er nicht fürchtet, geisteskrank **zu sein,** sondern es in der Zukunft **zu werden.** Wenn der Kopfschmerz zu stark wird, kann es zu visuellen und akustischen Halluzinationen kommen.

Differenzialdiagnose

Wir haben also auch bei diesem Mittel wieder eine Beschreibung ganz einzigartiger Krankheitszustände vorliegen, die mit anderen Arzneien nicht geheilt werden können. Dennoch bleibt die Tatsache bestehen, dass die meisten von uns die „kleinen Mittel" nicht genügend berücksichtigen und bei einem Patienten, der Antipyrin braucht, stattdessen mehrere andere Mittel in Folge ausprobieren, wie z. B. BELLADONNA, APIS, PULSATILLA etc.

Ein Patient z. B., der morgens nach dem Aufstehen Fieber hat, kann möglicherweise CALCIUM CARBONICUM brauchen, welches dieses Symptom ebenfalls aufweist; er kann aber auch Antipyrin benötigen, wenn die Symptome passen. CALCIUM besitzt auch die Furcht vor Geisteskrankheit, aber es deckt nicht diese **innere eisige Kälte** ab, obwohl auch CALCIUM-Patienten ein Kältegefühl haben und durch Kälte eine Verschlimmerung erfahren.

Man kann nicht genug die Wichtigkeit und Bedeutung der kleinen Details und Nuancen in der Symptomatologie eines Mittels betonen. Zum Beispiel bestehen durchaus Unterschiede zwischen den folgenden Symptomenschilderungen: „Ich habe das Gefühl, ich bin verrückt", „Ich habe Angst, jeden Augenblick verrückt zu werden"; „Ich fürchte, wenn dieser Zustand so weitergeht, dann werde ich verrückt". Antipyrin-Patienten haben meist die letztgenannte Empfindung, CALCIUM-Patienten die erste.

Es ist sicherlich nicht leicht, solche Feinheiten auseinanderzuhalten; betrachtet man aber einen Fall, bei dem sie den Ausschlag für Antipyrin gegeben haben, rückblickend noch einmal als Ganzes, so wird man deutlich erkennen, dass er die charakteristische Pathologie von Antipyrin aufweist und nicht die von CALCIUM.

Eine solche Differenzialdiagnose ist zugegebenermaßen der schwierigste Bereich unserer Wissenschaft, aber jede Wissenschaft hat eben ihre Schwierigkeiten, die zu meistern man ein ganz besonderes Engagement aufbringen muss, und in unserer Wissenschaft sind größtmögliche Hingabe und Enthusiasmus nun einmal unabdingbar.

Im folgenden einige grundsätzliche Regeln für das Erkennen von kleinen Mitteln:

- Versuchen Sie niemals, die Symptomatologie eines Patienten zu vereinfachen oder abzuflachen, um sie mit einem Mittel zur Deckung zu bringen, das Ihnen zunächst in den Sinn gekommen ist.
- Wenn Sie mit einem bestimmten Mittel nicht so recht zufrieden sind, setzen Sie die Befragung des Patienten fort, damit vielleicht doch noch die kleinen Details herauskommen, die Sie schließlich auf die richtige Spur führen.
- Studieren Sie mindestens einmal pro Jahr alle kleinen Mittel, um Ihr Gedächtnis aufzufrischen.
- Versuchen Sie, von jedem Mittel ein oder zwei Keynotes im Kopf zu behalten, die selten und eigentümlich sind und Ihnen daher einen starken Eindruck vermitteln.
- Wenn Sie einen Fall vollständig aufgenommen und repertorisiert haben und nun die Materia medica studieren, um die Symptomatologie mit dem richtigen Mittel zusammenzubringen, dann denken Sie daran, dass bei jedem Mittel immer etwas Einzigartiges existiert, das sich hinter der bloßen Auflistung einer Anzahl von Symptomen verbirgt; versuchen Sie immer, **diese Einzigartigkeit** des Mittels mit der Symptomatologie des Patienten zu vergleichen und schließlich in Übereinstimmung zu bringen.

Allgemeinsymptome und Keynotes

- Reichliches Schwitzen mit Absinken der Temperatur. **Innere Kälte, als sei der Körper voller Eis.** Zeitweilig aussetzende Kälte. Allgemeine Erschöpfung.
- Leukozytose.
- Zyanose. Schläfrigkeit. Blut und Albumin im Urin.
- Allgemeine Schwäche, Abgeschlagenheit.
- Basedowsche Krankheit.
- Kreislauf- und Atemdepression mit Erbrechen und schließlich Paralyse.
- Cheyne-Stokes-Atmung.
- Schneller, schwacher, unregelmäßiger Puls; schneller, voller Puls.
- Klonische Konvulsionen; epileptische Konvulsionen. Muskelkontraktionen. Zittern und Krämpfe.

Lokalsymptome

Kopf Gefühl von Zusammenschnürung, von Spannung im Kopf. Kopfschmerzen mit Zahnschmerzen oder Ohrenschmerzen. Schnappendes Gefühl im Kopf, das den Patienten dazu bringt, schreiend im Zimmer umherzulaufen. Kopfschmerz mit Schwindelgefühl.

Augen Die Augenlider sind so stark geschwollen, dass die Augen fast zu sind. Die Konjunktiva ist rot und ödematös, mit reichlichem Tränenfluss. Tränenfluss mit Schnupfen (laufender Nase und ständigem Niesen). Völliger Verlust des Sehvermögens.

Nase Kribbelndes Brennen in der Nase, mit ständigem heftigem Niesen und Laufen einer wässrigen Flüssigkeit aus Augen und Nase. Nase, Augen und Gesicht geschwollen. Kupferartiger Geruch, der kommt und geht.

Gesicht Ödem, **Aufgedunsenheit** im ganzen Gesicht, die Nase und die Augenlider sind geschwollen und rötlich wie Granatäpfel. Dunkelrotes Gesicht.

Mund Schmerzen in allen Zähnen, verbunden mit Kopfschmerzen. Geschwürbildung an Lippen und Zunge. Geschwollene Zunge, blutiger Speichel. Kribbelndes Brennen in Zahnfleisch, Mund und Hals. Knoten im Mund, etwa zweieinhalb Zentimeter dick; direkt unter der Höhe der oberen Zahnreihe. Kleiner Knoten in der Wange.

Hals Abszess, weiße Pseudomembran. Trockenheit, Brennen, Schwellung der linken Halsseite, mit Aphonie; linke Mandel weiß und geschwollen. Gefühl von Enge und Zusammenschnürung.

Atmung, Brust, Herz Heiserkeit, folgend auf Aphonie. Dyspnoe, Enge in der Brust. Gefühl, als würde der Inhalt von Thorax und Abdomen kräftig zum Hals hingezogen, und der rechte Hoden zum Abdomen. Gefühl eines Tumors über dem Brustbeinpunkt (Incisura jugularis sterni). Schwacher und schneller Puls.

Magen Anfälle von Erregung mit Erbrechen. Epigastrischer Schmerz, veranlasst zum Zusammenkrümmen und Aufschreien. Empfindung von Ausdehnung, vom Magen aufsteigend.

Harnorgane Blaseninkontinenz. Verminderte Urinmenge.

Rücken Gefühl, als piekten unzählige Nadeln in beide Seiten des Halses.

Extremitäten Gliederschmerzen. Geschwollene Glieder. Erythematöse Flecken an den Armen, die schließlich den ganzen Körper übersäen, es ist kaum noch Platz zwischen den Flecken. Jucken, vor allem an den Innenseiten der Oberschenkel.

Fieber und Frost Sehr starkes Schwitzen. Pochen im ganzen Körper, Kälte in Händen und Füßen, nervöses Schaudern ohne Frost. Der Puls steigt und fällt mit der Temperatur.

Haut Erythematöser Ausschlag, zunächst an den Armen auftretend, dann nach unten wandernd und zum Schluss an den Beinen erscheinend. Ausschlag, Erythem, Urtikaria mit lästigem Jucken, vor allem zwischen den Fingern. Unregelmäßig runde Pickel, nahe zusammenliegend, an manchen Stellen zusammenwachsend, Flecken bildend, zwischen denen die Haut normal ist, was ein marmoriertes Aussehen hervorruft. Ausschlag am dickstem am Körper und den Extremitäten, die Haut auf der Extensorseite ist stärker betroffen als die auf der Flexorseite. Scharlachroter fleckiger Ausschlag.

Apis mellifica

Essenzielle Merkmale

Apis ist ein großes Mittel, das bisher leider nur mäßig verstanden und wenig eingesetzt wird, vor allem deshalb, weil die innere Natur dieser Arznei nicht ausreichend wahrgenommen wird. Kent war höchstwahrscheinlich derselben Meinung, als er in seiner Vorlesung über Apis sagte: „Wir müssen in der Lage sein, generell schon im Anfangsstadium der Prüfungen die Krankheit zu erkennen, der sie ähnlich sind, denn wir sehen ja auch das Mittel nicht immer im fortgeschrittenen Stadium. Die Krankheit zeigt sich uns in einem Entwicklungsprozess, und wir müssen fähig sein, sie in dessen Anfängen zu erkennen. So wie die Krankheit am Anfang war, so war auch das Mittel am Anfang. Dinge, die ähnlich beginnen, können auch ein ähnliches Ende haben."

Es sind die subtilen Veränderungen im Verhalten der Menschen zu Beginn der Krankheit, die meistens die späteren pathologischen Veränderungen schon im Voraus anzeigen und determinieren. Diese feinen, subtilen Veränderungen entschlüsseln zu lehren ist das Hauptziel dieser Materia medica.

Um die innere Pathologie und die Idiosynkrasie dieses höchst interessanten Mittels zu verstehen, müssen wir uns einmal die Wirkung eines **Bienenstichs** auf den menschlichen Organismus ansehen, einschließlich der Nebenwirkungen: eine **plötzliche ödematöse Schwellung, heiß, brennend** und **stechend;** die betreffende Person wird zu einem **lauten Aufschrei** bewegt, weil die Reaktion so plötzlich und intensiv ist. Es gibt wohl kaum jemanden, der von einer Biene gestochen wird und nicht im selben Moment vor Schmerz aufschreit. Manchmal tritt in sehr kurzer Zeit eine schwere, generalisierte allergische Reaktion ein, die so stark sein kann, dass sie einen Menschen, der empfindlich auf Bienengift reagiert, in Lebensgefahr bringt. **Wärme und Berührung** verschlimmern deutlich. Es ist ja allgemein bekannt, dass auch die Biene selbst nicht berührt und gestört werden will und dass sie Hitze nicht gut verträgt.

Apis-Pathologie

Die gesamte Pathologie von Apis baut in erster Linie auf diesen äußeren Manifestationen des Bienenstichs auf; dazu kommen einige Eigenschaften der Biene selbst, auf die später eingegangen wird. Wenn wir dieses Bild im Sinn behalten und anhand dessen zu verstehen versuchen, wie die analoge Wirkung auf den Rest des menschlichen Körpers aussieht, dann werden wir in der Lage sein, die Wirkungen von Apis von den Anfängen bis hin zu den verschiedenen fortgeschrittenen pathologischen Zuständen zu erkennen.

Das brennende und stechende Ödem von Apis wird naheliegenderweise durch **Wärme** und **Berührung** verschlimmert. Wie die Biene es nicht zulässt, dass man sich ihr nähert, so will auch der Apis-Patient an schmerzhaften Stellen, physisch wie psychisch, **nicht berührt werden;** ebenso können **Zimmerwärme,** die Strahlungshitze eines **Feuers** oder ein **warmes Bad** mit seiner Dampfentwicklung nicht nur eine schon bestehende Pathologie verschlimmern, sondern auch erst hervorrufen. Die **Verschlimmerung durch Berührung** ist ein starkes Merkmal dieses Mittels. Liegt z. B. eine Entzündung im Abdomen vor, so kann eine Berührung der betreffenden Stelle Steifheit und Anspannung der Muskeln auslösen.

Ödembildung, Wasserretention

Ob Apis nun auf die Körperhaut, auf die Schleimhäute oder auf die serösen Häute wirkt, immer neigt es dazu, **Ödeme** hervorzubringen, Ergüsse und Wasserretention im Gewebe. Das Wasser scheint in bestimmten Bereichen eingeschlossen zu sein und kann nicht auf natürlichem Wege abgeleitet werden; das kann zu allgemeiner Anasarka führen.

„Das Gesicht ist zeitweise stark angeschwollen, die Augenlider sehen aus wie Wasserbeutel, auch die Uvula hängt herab wie ein Wasserbeutel, die Bauchdecke ist stark verdickt, bei Druck darauf entsteht eine Delle, und sämtliche Schleimhäute sehen aus, als würden sie Wasser absondern, wenn man sie punktierte", schreibt Kent (Hervorhebungen G. Vithoulkas).

Nach alledem ist es verständlich, warum bei diesem Mittel **kein Verlangen nach Wasser** besteht; es ist eines der **durstlosesten** Mittel der gesamten Materia medica, denn es wird ja Wasser im Gewebe zurückgehalten, und jede weitere Wasserzufuhr würde die Situation nur noch verschlimmern. In Fällen von pathologischer Entwässerung jedoch, wie bei Cholera infantum, Typhus, Diarrhö, Abszessen, Colitis ulcerosa usw., können wir genau das Gegenteil beobachten: **unersättlichen Durst.** Wenn also Wasseransammlungen im Gewebe vorhanden sind, herrscht große **Durstlosigkeit,** wenn aber ein pathologischer Flüssigkeitsverlust vorliegt, können wir auch **exzessiven Durst** antreffen.

Die **Ödeme** oder **Ergüsse** sind bei diesem Mittel also nicht kleinere, nebensächliche Vorkommnisse, sondern die **hauptsächliche** pathognomonische Manifestation seiner Pathologie. Apis hat eine starke Präferenz, Wasser in bestimmten Körperzonen anzusammeln und zurückzuhalten. Dabei führt die Wirkung des Mittels auf das Zellgewebe von Augen, Gesicht, Hals, Uvula, Ovarien usw. zu Ödemen, die Wirkung auf die Deckmembranen des Herzens, des Gehirns oder der Lungen verursacht Ergüsse.

Kent schreibt: „Der äußere Teil des Menschen sind seine Haut und seine Schleimhäute. Wenn wir den Menschen von innen nach außen betrachten, vom Zentrum zur Peripherie hin, so denken wir beim Innersten an Gehirn und Herz sowie an die lebenswichtigen inneren Organe, während deren Umhüllungen und Deckschichten zum Äußeren gehören. Apis wirkt auf die äußeren Dinge, die Hüllen, die Deckschichten. Man bemerkt, wie häufig es die Haut und das Gewebe in der Nähe der Haut beeinträchtigt; ebenso die Umhüllungs- oder Deckschichten der Organe, z. B. das Perikard. Es ruft seröse Entzündungen mit Ergüssen hervor ... So sehen wir also, dass besonders die Deckschichten durch Apis betroffen sind, d. h. die Haut, die Schleimhäute und die Deckmembranen der Organe." (Hervorhebungen von G. Vithoulkas) Solche Beobachtungen sind überaus wichtig, wenn man ein Arzneimittel studiert, aber man sollte sich nicht in oberflächlicher Weise daran klammern. Zum Beispiel wirkt Apis in einzigartiger Weise auf die Nieren, indem es den Wasserdurchfluss verhindert und so generalisierte Anasarka verursacht. Kann man da noch von einer äußeren Wirkung sprechen?

Die Ödeme oder Schwellungen aufgrund der Wasserretention manifestieren sich normalerweise mit großer Geschwindigkeit und Intensität. In solchen Fällen tritt die Wirkung auf die unteren Extremitäten sehr schnell ein. Ein Beispiel: Bei einem Fall von schwerer Enterocolitis geht es dem Patienten nicht gut; am nächsten Morgen besuchen Sie ihn und erfahren, dass er wenig Urin gelassen hat. Sie sehen, dass die Beine vielleicht das Doppelte des normalen Umfangs aufweisen, und Sie können praktisch dabei zuschauen, wie die Schwellung von Stunde zu Stunde aufwärts zu den Oberschenkeln wandert. Dies ist sehr wahrscheinlich ein Apis-Fall.

Man kann eine Analogie herstellen zwischen der Wasserretention und der Art, wie starke Gefühlsregungen in dem „erregbaren" Zustand des Patienten zurückgehalten werden. Apis-Patienten sind Menschen mit intensiven Emotionen, die nicht leicht ausgedrückt werden können; Menschen mit „Leidenschaft" und Intensität, besonders auf der sexuellen Ebene, die verlegen werden und sich unbeholfen anstellen, wenn sie sie zum Ausdruck zu bringen versuchen. Daher halten sie ihre Emotionen verborgen, was eine Art Druck erzeugt, und aufgrund dieses Drucks kann das sexuelle Verlangen bis zu einem sehr hohen Grad ansteigen, ohne dass wirkliche Befriedigung erreicht würde, was in einigen Fällen zu Nymphomanie führen kann.

An dieser Stelle sollten wir an den Drang der Biene denken, „Nektar" aufzuspüren und sich leidenschaftlich an das Süße zu „klammern", und an ihre aggressive Reaktion, wenn jemand versucht, ihre Aktivitäten zu stören. Mit blinder Leidenschaft attackiert sie sowohl den Nektar als auch den Eindringling, der sich ihr zu nähern oder sie zu berühren versucht. Interessanterweise kann man in der Persönlichkeit von Apis-Patienten Ähnlichkeiten mit diesem Verhalten beobachten: Auch sie können sich nicht mehr vom „Honig" lösen, wenn sie ihn erst einmal entdeckt haben!

Das ist nicht Unmoral, das ist Leidenschaft. Eine Frau kann z. B. eine außereheliche Beziehung beginnen, mit dem Vorsatz, sie so bald wie möglich wieder zu beenden, und dann ist sie gefangen, kann diese Beziehung nicht mehr aufgeben, denn sie ist einfach sexuell zu attraktiv für sie, obwohl sie ihren Ehemann achtet und ihre Ehe nicht aufs Spiel setzen will. Sie kann tatsächlich sowohl ihren Ehemann als auch ihren Geliebten genießen. Diese Geschichte mag vielleicht ganz normal und alltäglich klingen, aber im Falle von Apis spielt ein pathologisches, zwanghaftes Verhalten eine wichtige Rolle.

Diese Patienten sind so eingebunden in das sexuelle Spiel und genießen es so sehr, dass sie in ihren sexuellen Begierden **maßlos** werden. Man sollte dies so verstehen, dass sie in solche Zustände deshalb geraten, weil sie unfähig sind, ihre Gefühle und erotischen Wünsche und Bedürfnisse auf natürliche, ungezwungene, zwanglose Art auszudrücken.

Arbeitswut, sexuelle Exzesse

Es gibt noch einen weiteren Punkt, an dem der Vergleich mit der Biene auffallende Ähnlichkeiten ergibt. Die Biene ist nämlich ständig beschäftigt und arbeitet die ganze Zeit: Sie sucht pausenlos nach Nektar, als sei dies eine große Freude für sie. Man könnte es als bedeutsame Parallele bezeichnen, dass wir Apis hauptsächlich bei zwei Arten von psychischen Zuständen verschreiben:

- erstens, wenn der Patient eine Art „**Arbeitswut**" an den Tag legt, ständig mit irgend etwas beschäftigt sein muss,
- und zweitens, wenn ein **erotisch-sexueller Wahn** besteht! Solche Analogien mögen vielleicht nicht „wissenschaftlich" erscheinen, aber sie helfen, die essenziellen Merkmale und Wesenszüge dieser Arznei zu verstehen und zu behalten.

Erotischer Wahn und **sexuelle Manie,** besonders bei Frauen, gehören zu der psychischen Pathologie, die durch dieses Mittel abgedeckt wird. Wie bei anderen Mitteln geht es uns hier nicht um Abweichungen von einer irgendwie gearteten Norm sexuellen Verhaltens, sondern um ein unfreies, zwanghaftes Verhalten – eben um Pathologie. Apis könnte

z. B. bei manisch-depressiven Zuständen benötigt werden, die im manischen Stadium die Form von Erotomanie annehmen, während sie in der depressiven Phase zu völliger Apathie hinüberwechseln. **Beschwerden durch sexuelle Exzesse.** Die Apis-Frau kann sexuell sehr aktiv sein, maßlos in ihren Begierden, ihr Sexualverhalten ist fast schon als Raserei zu bezeichnen, sie braucht ständige Stimulation und scheint niemals befriedigt zu sein. Dieser Zustand ist ähnlich wie bei CANTHARIS, und Apis wird auch in der Tat die Wirkung von CANTHARIS auf das Urogenitalsystem antidotieren. Diese beiden Mittel antidotieren sich gegenseitig, wenn die Beschwerden im Urogenitalbereich lokalisiert sind.

Mit dieser Beschreibung von Apis sollte nun nicht der Eindruck erweckt werden, alle Apis-Frauen seien „Nymphomaninnen"; es ist aber wichtig zu verstehen, dass sie meist ein erhöhtes sexuelles Verlangen haben, welches manchmal auch diese Extreme erreichen kann.

Nymphomanie oder sexuelle Manie bei Frauen kann bei Apis gleichzeitig mit einer Zystitis bestehen oder mit dieser alternieren oder auch durch sie angeregt werden. Es ist zudem bemerkenswert, wie leicht es bei Apis-Patientinnen zu einer **Zyste** der Ovarien kommt bzw. dass sich bei ihnen auch der Eierstock selbst sehr stark vergrößern kann, besonders auf der rechten Seite. Eine solche Zyste ist außergewöhnlich groß und kann sich in beachtlich kurzer Zeit entwickeln. Eine sexuell frustrierte Frau mit einer Ovarialzyste, die sich innerhalb kurzer Zeit entwickelt hat, eine enorme Größe aufweist und weich ist, als sei sie voller Serum – das ist sehr wahrscheinlich ein Apis-Fall. Man sollte in diesem Zusammenhang daran denken, dass die Entwicklung dieser Zysten proportional zur Frustration der sexuellen Bedürfnisse der Patientinnen verläuft. Ich habe solche riesenhaften Zysten unter einer Hochpotenz von Apis in sehr kurzer Zeit verschwinden sehen, und zwar bei Frauen, die über lange Zeit unter „Beziehungsstress" und sexueller Frustration gelitten hatten.

Menschen, die aufgrund von mit Liebe oder Zuneigung verknüpften Frustrationen gefühlsmäßig leiden, haben häufig ein schwaches Herz; eine ganz gewöhnliche Erkältung, die in Bronchitis übergeht, kann bei ihnen z. B. eine Perikarditis auslösen. In ganz ähnlicher Weise kann das Leiden unter sexuellen Frustrationen, wie es für Apis charakteristisch ist, von Beschwerden an den Sexual- und Fortpflanzungsorganen und den Nieren begleitet sein. Wenn der Organismus erst einmal in seiner Widerstandskraft geschwächt ist, neigt anscheinend ein tieferliegendes Organ, welches schon über lange Zeit beeinträchtigt war, eher zum Versagen. Diese Art Erklärung mag als Vereinfachung eines viel komplizierteren und feineren Prozesses im Organismus erscheinen; dennoch wird man oft eine solche offensichtliche Verbindung feststellen, wenn man bei einem Fall tiefer in den wirklichen Ursachenzusammenhang eindringt.

Eifersucht

Wir sehen bei Apis auch eine starke Tendenz zur Eifersucht, wie sie bei Frauen, die von ihrer sexuellen Leidenschaft so sehr geprägt sind, zu erwarten ist; das gilt ganz besonders für Witwen. Sie leiden an **Beschwerden,** die **von Eifersucht** herrühren.

- Aufgrund der Eifersucht könnte man Apis mit LACHESIS verwechseln, denn die anderen allgemeinen Charakteristika, die Verschlimmerung durch Hitze und Berührung sowie die Besserung durch Kälte, haben beide Mittel gemeinsam. Doch die Eifersucht von Apis unterscheidet sich von der von LACHESIS. Die LACHESIS-Eifersucht ist viel verrückter und unfundierter, das Misstrauen dieser Patienten ist viel größer, sie werden förmlich gefoltert von ihrer Eifersucht.
- Wie sieht dagegen die Eifersucht von Apis aus? Sie kommt meistens folgendermaßen zustande: Da diese Menschen einerseits sexuell so leidenschaftlich sind – sie kommen sich oft geradezu wie Sexbesessene vor –, andererseits aber schwerfällig im Ausdruck ihrer Gefühle und Emotionen, bleibt immer ein Gefühl der Unsicherheit hinsichtlich ihres Partners in ihnen bestehen. Sie stehen ständig unter dem Eindruck, dass sie ihn verlieren könnten, dass er ähnliche Erfahrungen wie mit ihnen auch mit anderen Frauen haben könnte. Diese Unsicherheit ist es, die sie nicht ertragen können und die sie eifersüchtig macht. Aber sie können über dieses Thema nicht sprechen.

So werden diese Menschen bestimmte Anzeichen z. B. eines Flirts ihres Partners beobachten und nichts dazu sagen, aber das Gift der Eifersucht beginnt sie aufzufressen. Schließlich wird, nach vielen solcher „Anzeichen“, ihre misstrauische Veranlagung, die sich bis dahin nicht nach außen hin manifestiert hat, in einem regelrechten Eifersuchtsanfall explodieren; sie geraten in Zorn und Wut und sagen Dinge, die den anderen tief verletzen. Anschließend bereuen sie es dann. Sie spüren ihre eigene Unbeholfenheit, ihren Mangel an Gewandtheit und Sanftheit, und bewundern es, dass andere sich so leicht und glatt und ruhig ausdrücken können, sogar was solche Themen wie Eifersucht anbetrifft. Nach mehreren solcher Explosionen ist das sexuelle Verlangen dieser Menschen unterdrückt, und der Entstehungsprozess eines Eierstocktumors oder einer Zyste beginnt. Es ist, als ob die Sexualkraft, die nicht in der Lage ist, sich Ausdruck zu verschaffen, nun auf destruktive Weise wirkt.

Seelische Gleichgewichtsstörung

In solchen Situationen versuchen die Patienten dann, auch wenn sie sich unglücklich und elend fühlen, zu lachen und glücklich auszusehen. In der Literatur heißt es dazu: „Simuliert Fröhlichkeit, während er sich erbärmlich fühlt.“ Dies ist ein großes Keynote für Apis. Diese Menschen wollen ihr Elend nicht zeigen, ja sie versuchen sogar, das Gegenteil zur Schau zu stellen. Sie geben vor, fröhlich zu sein; „überspannte Heiterkeit“, wie es in der Literatur heißt. Es ist ein eigenartiger Zustand, der an Hysterie oder seelische Gleichgewichtsstörung grenzt. Auch das Symptom „Lachen über Unglück“ sollte als eine aus dem Gleichgewicht geratene Ausdrucksweise von Emotionen verstanden werden; die Apis-Patienten fühlen sich vermutlich so unsicher, wenn ihnen ein Unglück widerfährt, dass sie, anstatt zu weinen, in Lachen ausbrechen. Es ist eindeutig ein hysterisches Element vorhanden, welches diese Menschen über ernste Angelegenheiten lachen lässt, manchmal mit einem albernen oder dummen Gesichtsausdruck. Sie wissen selbst, dass sie mit solch einem Verhalten lächerlich wirken, aber sie können nicht anders.

Es ist nicht so, dass sie nicht klagen würden; sie zeigen sich oft unzufrieden und suchen die Schuld bei allem und jedem. Zu anderen Zeiten aber verbergen sie ihr Unglück und Elend und setzen ein fröhliches Gesicht auf, besonders wenn sie an jemandem erotisch bzw. sexuell interessiert sind.

Unbeholfenheit und Ungeschicklichkeit

Um die Schwerfälligkeit und Unbeholfenheit von Apis zu glauben, muss man sie gesehen haben. Egal wie vorsichtig diese Patienten zu sein versuchen, sie werfen bestimmt zwei oder drei Gläser um, wenn sie sich das Salz nehmen wollen, das ein bisschen weiter entfernt auf dem Tisch steht. Oder sie gehen eine völlig ebene und freie Straße entlang, und plötzlich rutschen sie aus und finden sich am Boden wieder. Fragt man sie dann, was eigentlich passiert ist und warum sie so plötzlich hingefallen sind, können sie nicht antworten, weil sie es selbst nicht wissen.

Diese Patienten **fühlen sich** ungeschickt und tölpelhaft, und sie **sind** es auch. Nachts stoßen sie auf dem Weg zu ihrem Bett erst einmal gegen den Tisch und den Stuhl, obwohl sie genau wissen, dass Tisch und Stuhl schon lange dort stehen. Ihre Art zu gehen macht den Eindruck, als ob sie irgendwohin rennen wollten, um etwas ganz schnell zu bekommen, ohne dabei die räumlichen Gegebenheiten zu berücksichtigen. Dies ist das exakte Gegenteil zu der berühmten Orientierungsfähigkeit der Biene, zu ihrer Fähigkeit, Dinge räumlich einzuordnen und wiederzufinden. Es ist, als sei den Apis-Patienten diese Fähigkeit völlig abhanden gekommen, vor allem, wenn sie in Eile sind. Sie wirken innerlich beschäftigt, so als seien sie geistig abwesend, als registrierten sie die räumliche Anordnung der Dinge gar nicht wirklich. Kent geht so weit zu behaupten, dass diese Koordinationsstörung als eine Störung des Nervensystems zu betrachten sei.

Wenn diese Menschen versuchen, ihre Gefühle auszudrücken, legen sie die gleiche Unbeholfenheit an den Tag. Sie sind holprig in ihrer Ausdrucksweise und haben Schwierigkeiten damit, auf eine gewandte, flüssige Weise über ihre Gefühle zu reden. Obwohl sie starke Gefühle haben, können sie diese nicht auf natürliche und unbefangene Art ausdrücken. Stattdessen werden sie sie in sich zurückhalten und, wenn überhaupt, nur stoßweise äußern.

Verschlossenheit, Weinerlichkeit

Apis-Patienten sind verschlossene Menschen, nicht weil das ihre Natur wäre, sondern weil sie sich eben nicht so recht ausdrücken können. Es liegt an diesem Zustand, dass sie sich oft so reizbar, entmutigt und weinerlich fühlen. Ständig ist ihnen nach Weinen zumute. Kent schreibt: „Die Symptome sind:

große Traurigkeit, ständige Weinerlichkeit ohne jeden Grund, Weinen Tag und Nacht; kann wegen quälender Gedanken und Sorgen über alles mögliche nicht schlafen ... Extreme Reizbarkeit; unnötige Sorgen um alles mögliche ... Absolut freudlos ... Unfähig, Dinge, die sie glücklich machen würden, für sich selbst zu tun..."

Diese Menschen erreichen dann ein Stadium, in dem sie beim geringsten Anlass anfangen zu weinen; sie reagieren aggressiv, streiten und zanken ohne wirklichen Grund. Dieser Zustand tritt ein, wenn Apis-Patienten eine Enttäuschung in der Liebe erleben, einen Kummer, irgendetwas, was für sie ein Grund zum Unglücklichsein ist. Wenn z. B. eine Frau erfährt, dass sie kein Kind bekommen kann, weil ihre Eierstöcke voller Zysten sind, kann sie sofort in einen solchen Zustand verfallen. Dennoch werden die Patienten versuchen, nett zu sein, sich in einer verbindlichen, gefälligen Art zu verhalten, herzlich zu sein; sie versuchen, ihr Leid zu verbergen, aber nachts werden sie von niederdrückenden Gedanken wachgehalten.

Unkontrollierte Gefühlsausbrüche

Nur wenn sie gereizt sind, wenn sie in **Wut** geraten, ist ihre Zunge wie **der Stachel einer Biene.** Dann explodieren sie ganz plötzlich und sagen Dinge, die den anderen wirklich **verletzen** können; sie haben keine Kontrolle mehr über sich, sind außer sich, rasend, möchten Gegenstände zerbrechen oder danach schlagen, oder sie schlagen auch sich selbst; „stieß mit dem Kopf gegen die Mauern".

Aber Apis ist das einzige Mittel in der Materia medica, bei dem die Patienten so sehr **leiden,** nachdem dieser **Wutanfall** vorbei ist. Nach einer solchen unkontrollierten Explosion von Emotionen fühlen sie sich eine ganze Zeitlang richtig krank. Frauen bekommen rote Flecken im Gesicht oder am Hals, verbunden mit Kopfschmerzen etc., während Männer eine Furcht vor einem Herzleiden oder einem Hirnschlag entwickeln können. Der Wutanfall scheint sehr viel Blut zum Kopf zu befördern, und daher kommt wohl diese Furcht. Eine andere Angst, die ich zwar nur einmal sah, die aber sehr ausgeprägt und stark war, ist Furcht vor Vögeln. Diese Furcht war so tiefgreifend, dass die Patientin mir sagte: „Ich würde lieber eine Schlange in meiner Nähe haben als einen Vogel."

Beschwerden durch Kummer

Bei Apis treten, wie bei NATRIUM MURIATICUM, Beschwerden durch Kummer auf, ebenso Beschwerden durch die Übererregung von Emotionen (z. B. durch Zorn- oder Wutanfälle), durch Schreck, durch Eifersucht, durch schlechte Nachrichten und auch durch psychische Belastung.

- Ein charakteristisches Symptom in diesem Bereich: „Nach schwerem psychischem Schock auf der ganzen rechten Seite gelähmt." Es ist auch möglich, dass die eine Seite zuckt oder intensive Aktivität zeigt, während die andere bewegungslos ist, wie gelähmt.
- Apis ist somit ein Mittel, bei dem der jeweilige emotionale Zustand sehr starke Auswirkungen auf den Patienten hat. Es wird als ein Komplementärmittel zu NATRIUM MURIATICUM angesehen, und diese beiden Arzneien komplementieren einander in jeder Reihenfolge. Während NATRIUM MURIATICUM die Folgen von Kummer beseitigt, können sich körperliche Symptome entwickeln, welche auf Apis hinweisen, und dieses Mittel wird dann auch wirklich tiefer gehen und korrigierend eingreifen.
- Die beiden Mittel haben auch Ähnlichkeiten im Hinblick auf die Unbeholfenheit, die Hysterie, die Verschlossenheit und die Leidenschaftlichkeit, wenn die Patienten sich in der Sexualität einmal gehen lassen; doch der NATRIUM-MURIATICUM-Patient wird immer eher romantisch, kultiviert und verfeinert sein, während der Apis-Patient derber und sexuell „irdischer", nüchterner ist.
- Apis-Patienten sind leidenschaftlich und rau im Umgang mit anderen, besonders auf der emotionalen und der sexuellen Ebene, während NATRIUM-MURIATICUM-Patienten viel feinere und einfühlsamere Menschen sind, die sehr darauf achten, andere nicht zu verletzen.
- Beide sind anfangs sexuell nicht sehr offen, aber wenn sie erst einmal ein Verhältnis mit einem Partner haben, können sie maßlos in ihren Begierden werden. Apis-Frauen fällt es nicht leicht, Kontakte zu knüpfen, und deshalb können sie sich über lange Zeit hinweg selbst unterdrücken. Haben sie aber schließlich eine Beziehung aufgebaut, so lassen sie sich gehen.

Explosivität und Plötzlichkeit

Die bisherige Beschreibung hat sicherlich schon gezeigt, dass Apis in vielerlei Hinsicht ein **explosives** Mittel ist, und dieselbe Explosivität, dieselbe Plötzlichkeit und Geschwindigkeit werden wir auch in der Entwicklung der Erkrankungen sehen, bei denen diese Arznei angezeigt ist. Beispielsweise tritt bei einem Kind ein plötzlicher, explosiver Erguss in den Hirnhäuten auf, und der plötzliche Druck bringt das Kind dazu, vor Schmerz schrill und gellend **aufzuschreien.** Apis ist wohlbekannt für dieses Symptom, welches in der Vergangenheit als **Cri encéphalique** bezeichnet wurde und meist bei Hirnhautentzündung oder bei Hirndruck durch die zerebrospinale Flüssigkeit auftritt. Der Schmerz kommt bei Apis so plötzlich und so stechend, dass er die davon betroffene Person dazu zwingt, gellend **aufzuschreien.** Dieser Aufschrei scheint aus den tiefsten Winkeln des Organismus zu kommen und verursacht eine Art Frösteln bei dem, der ihn hört. Schrilles Aufschreien bei Kindern im Schlaf, während der Zahnung oder nach Polio-Impfung.

Entsprechend ist Apis angezeigt bei Hydrozephalus in Fällen, bei denen wir diese Art des Aufschreiens vorfinden, aufgrund des oben erwähnten Hirndrucks (Cri hydrencéphalique).

Auch bei Herzerkrankungen wie Perikarditis sehen wir dieselbe Intensität und Plötzlichkeit, denselben intensiven Erguss.

- „In solchen intensiven, heftigen und schnellen Fällen von Diphtherie, bei denen der ganze Hals sich bis oben hin mit ödematöser Schwellung füllt, die Uvula wie ein transparenter, wassergefüllter Sack herabhängt und der Patient sich in unmittelbarer Todesgefahr befindet, da er durch völligen Verschluss von Hals und Kehlkopf zu ersticken droht, gibt es kein Mittel, das Apis gleicht", schreibt Nash.
- Aber Kent gibt uns noch einen weiteren Hinweis: „Apis heilt Diphtherie, besonders wenn eine hochgradige Entzündung vorliegt und der Belag spärlich ist oder sich langsam oder schleichend bildet … die betroffenen Körperteile sind ödematös, der weiche Gaumen ist aufgebläht wie ein Wassersack, und die Uvula hängt herab und zeigt ein halbtransparentes Aussehen wie ein Beutel voll Wasser. Überall in Hals und Mund besteht ein ödematöser Zustand, es wirkt so, als ob Wasser ausfließen würde, wenn man hineinstäche." (Hervorhebung G. Vithoulkas)

Solche lebendigen Beschreibungen sollte man sich merken, denn es ist der Eindruck, den ein Zustand vermittelt, der uns zur richtigen Lösung bei der Arzneimittelwahl führen wird.

Erregung und Delirium

Bei Apis-Patienten kann man auch intensive Erregung beobachten, die sich in sehr kurzer Zeit zum Delirium entwickeln kann, in Fällen von Kongestion oder Entzündung des Gehirns und auch bei Meningitis oder Meningoencephalitis. Auch bei Hydrozephalus kann der Patient erregt sein. Dieses Delirium tritt besonders stark nachts auf, während des Schlafs, und es wird am schlimmsten nach Mitternacht. **Geschwätziges** Delirium, sexuelles „Delirium". In der Nacht geht diese starke Aktivität vor sich, und am nächsten Morgen ist der Patient deprimiert und apathisch, nicht im geringsten mitteilsam. Die mitternächtliche Verschlimmerung ist ein Charakteristikum von Apis.

Bei ähnlichen Zuständen beobachten wir auch Halluzinationen: dass der Patient gestorben ist oder gerade stirbt, dass jemand bei ihm im Bett liegt, dass Leute neben ihm sind, dass die Patientin schwanger ist, dass die Zunge aus Holz ist usw.

Besonders bei leichten Fiebern kann eine Müdigkeit, **Schwäche** und völlige **Apathie** auftreten, die bis zu totaler **Bewusstlosigkeit** führen kann. Den Patienten ist nichts von dem bewusst, was um sie herum vorgeht. Sie scheinen nicht wahrzunehmen, was man ihnen erzählt. Nicht einmal, wenn man sie mit einer Nadel sticht, geben sie ein Zeichen von sich, dass sie dies fühlen; wenn man ihnen Wasser zu trinken gibt, machen sie keinen Versuch zu schlucken. Es sind überhaupt keine Anzeichen dafür vorhanden, dass sie sehen, hören oder fühlen.

In bestimmten Fällen können wir ein interessantes Keynote im Bereich der Geistes- und Gemütssymptome beobachten: ein Gefühl, dass das Leben sie verlässt, und ein **Sich-Abfinden mit dem Sterben.** Die Patienten haben das Gefühl, dass sie sehr bald sterben werden, beim nächsten Atemzug oder in wenigen Minuten, und sie scheinen sich dem nicht zu widersetzen, so als hätten sie nicht die Energie dazu. Dieses Gefühl kommt wahrscheinlich durch die Tatsache zustande, dass die Atmung erschwert zu sein scheint, so als ob die Patienten erst Atem holen müssten, bevor sie stark genug sind, ein Wort zu sprechen. Es ist keine Angst zu sterben, sondern eher ein Vorgefühl, ein Vorgeschmack des Todes, ein Gefühl, dass sie nun „gehen" werden, und sie finden sich mit dieser Tatsache ab. Manchmal wird dies aussehen wie eine Todessehnsucht, ein Verlangen zu sterben, als hätten die Abwehrkräfte plötzlich völlig aufgegeben.

Bei chronischen psychischen Zuständen sehen wir ein **Delirium während der Menses** oder ein Delirium mit Menstruationsbeschwerden. In solchen Fällen sind wahrscheinlich die weiblichen Hormone in ein Ungleichgewicht geraten, wiederum aufgrund einer Frustration der sexuellen Bedürfnisse.

Allergische Zuständ, anaphylaktischer Schock

Allergische Zustände, die plötzlich und unerwartet mit Heftigkeit auftreten und den ganzen Körper in Mitleidenschaft ziehen. Sogar ein **anaphylaktischer Schock** ist möglich. Der französische Zahnarzt Jean Meuris schreibt dazu: „Der schlimme Schock tritt plötzlich auf. Der Patient erstickt (Glottisödem), rote Flecken erscheinen auf Hals und Gesicht, die brennen und stechen und von der Wärme verschlimmert werden. Das ist das Arzneimittelbild von Apis, einem Medikament, auf das wir immer haben zählen können. Von dem Augenblick an, wo wir einige Globuli von Apis C 15 (oder Korsakow 200) auf die Zunge des Patienten geschüttet haben, ist der Schock abgestoppt, und seine Erscheinungen verschwinden meistens in der Zeitspanne, die zum Vergehen der Globuli notwendig ist."

Auch allergische Zustände mit Konjunktivitis sind bei Apis zu beobachten, bei denen innerhalb weniger Stunden die Augen rot werden und sich entzünden, wobei sowohl die Augenlider als auch das die Augen umgebende Gewebe so ödematös werden, dass sie fast das ganze Auge bedecken. Die Schwellung kann tatsächlich so stark sein, dass sie die Sicht versperrt.

Nierenversagen

Apis ist auch in Fällen von plötzlichem Nierenversagen angezeigt, bei denen sich von einem Tag auf den anderen ein sehr großes Ödem an den unteren Extremitäten entwickelt. Man kann fast von Stunde zu Stunde das Fortschreiten der Schwellung beobachten. Dieses Krankheitsbild kann nach schweren Komplikationen bei ernsten akuten Erkrankungen auftreten, oder auch bei chronischen Zuständen wie Colitis ulcerosa in ihren fortgeschrittenen Stadien.

Allgemeinsymptome und Keynotes

- Unter den Allgemeinsymptomen bei Apis sticht vor allem die **Verschlimmerung durch jegliche Art von Hitze** hervor, z. B. in einem **warmen Raum;** die Verschlimmerung ist noch stärker, wenn der Patient dem Zuge **warmer Luft** oder der Strahlungshitze eines **offenen Feuers** ausgesetzt ist, und am stärksten in einem **heißen Bad** oder in der **Sauna.** Ein typischer Apis-Patient wird niemals eine Sauna betreten, noch nicht einmal ein mäßig warmes Bad nehmen, denn ihm wird dann schwindelig, er hat das Gefühl **zu ersticken,** er kann Kopfschmerzen, Blutandrang im Kopf, roten Hautausschlag etc. bekommen. Kent schreibt dazu: „Im Falle von Hirnaffektionen wird ein Apis-Patient mit Kongestion des Gehirns, den man in ein warmes Bad steckt, Konvulsionen bekommen … Bei einem Baby, das bei Kongestion des Gehirns OPIUM oder Apis braucht, werden die Anfälle schlimmer durch Baden in heißem Wasser."
- Der Apis-Patient möchte, dass die Fenster offen sind, damit das Zimmer kühl bleibt oder kühl wird, selbst wenn er fröstelt. Es ist charakteristisch für dieses Mittel, dass die Patienten das Gefühl haben, in einem warmen Raum zu **ersticken,** sie meinen nicht atmen zu können. Sie entblößen sich oder decken sich auf, selbst wenn sie frösteln, weil sie sich durch Hitze unbehaglich fühlen. Kalte Bäder bessern allergische Hautzustände. In diesem Zusammenhang sei darauf hingewiesen, dass die Biene selbst, die ja ebenfalls sehr empfindlich gegen Hitze ist, ein raffiniertes System der Luftzufuhr in ihrem Stock entwickelt hat, um in der Sommerhitze überleben zu können.
- Ein weiteres Allgemeinsymptom von Apis ist die **Verschlimmerung durch Berührung.** Der Apis-Patient ist extrem berührungsempfindlich, ähnlich wie der LACHESIS-Patient, und tatsächlich wird bei Apis-Fällen häufig zunächst LACHESIS gegeben. Diese Verschlimmerung durch Berührung äußert sich nicht nur bei Zuständen der

Haut (z. B. allergische Exantheme, knotenartige Schwellungen, Erysipel); auch bei Darmentzündungen (Enteritis, Colitis ulcerosa), Cholera infantum oder gewöhnlicher Diarrhö kann der Patient nicht die geringste Berührung des Bauches ertragen. Bei Ovarialzysten mit Entzündungen oder bei Uterusbeschwerden besteht die gleiche Empfindlichkeit. Selbst das Haar ist berührungsempfindlich.

- Die Beschwerden bei Apis-Patienten treten **heftig und schnell** auf und können sich in kurzer Zeit zu einer ziemlich ernsthaften Pathologie entwickeln.
- Insgesamt fällt auf, dass vor allem die **rechte Seite** betroffen ist, oder die Beschwerden beginnen rechts und breiten sich von dort auf die linke Seite aus. Dennoch sollte man sich nicht scheuen, Apis bei einer linksseitigen Zyste zu verschreiben, wenn die anderen Charakteristika des Mittels vorhanden sind; ich selbst habe Apis auch schon erfolgreich bei Zysten oder Vergrößerung des Ovariums auf der linken Seite anwenden können.
- Viele Beschwerden werden schlimmer, wenn der Patient sich hinlegt, während im Sitzen im Allgemeinen eine Besserung eintritt.
- Allgemeine Erschöpfung, Mattigkeit mit Zittern.
- Apis kann ein wichtiges Mittel für die schlimmen Auswirkungen und Folgen von **akuten Ausschlägen und Exanthemen darstellen, die unterdrückt wurden** oder sich überhaupt nie richtig entwickelt haben. In diesem Zusammenhang können viele Unpässlichkeiten und Leiden auftreten: Unruhe, Delirium, Konvulsionen, Meningitis, Hydrozephalus, Halsentzündung, Dyspnoe, Asthma, Diarrhö, Nephritis, Ödeme mit spärlichem Urin, alle Arten von Zysten etc.
- Man sollte besonders daran denken, dass bei Apis-Patienten **alle Arten von Zysten** auftreten können; meist sind diese enorm groß und entwickeln sich außerordentlich schnell. Auch bei zystischen Tumoren sollte Apis in Betracht gezogen werden.

Lokalsymptome

Kopf Erwartungsgemäß haben wir es im Kopfbereich häufig mit **Blutandrang, Völle** und Verwirrung, die als **Schwindel** empfunden wird, zu tun.

- Kopfschmerzen mit Schwindel. Der Patient fühlt sich im Kopf verwirrt und schwindelig, mit ständigem drückendem Schmerz über den Augen und um sie herum; etwas gebessert durch Druck mit den Händen. Schwindel mit Verwirrung, manchmal sehr heftig, im Sitzen schlimmer als beim Gehen, besonders stark im Liegen und bei geschlossenen Augen.
- Das ganze Gehirn fühlt sich müde an, wie eingeschlafen und kribbelnd.

Der **Blutandrang zum Kopf** ist im **warmen Zimmer** viel **schlimmer,** und wesentlich **besser an der frischen Luft.** Die meisten Beschwerden im Kopf zeigen diese Modalitäten der Verschlimmerung im warmen Zimmer, durch warmes Bad usw. und der Besserung durch frische Luft und kalte Anwendungen. Blutandrang zum Kopf **vor der Regel;** während der Regel; die Kongestion ist um so stärker, je schwächer der Menstruationsfluss ist. Der Kopf fühlt sich zu voll an, als sei zu viel Blut darin. Starker Blutstrom zum Kopf.

Der Kopf **fühlt sich zu groß an,** angeschwollen, was den Patienten veranlasst, unwillkürlich in den Spiegel zu schauen. Der Kopf fühlt sich groß und verwirrt an.

Bei den Kopfschmerzen handelt es sich oft um drückende Schmerzen, als ob von innen Druck ausgeübt werde. Manchmal wird dies sehr viel stärker und artet in berstende Schmerzen aus. Viele Kopfschmerzarten, z. B. der dumpfe, drückende Schmerz und das Pochen im Kopf, werden durch Druck mit den Händen gebessert. Eine bekannte Verschlimmerungszeit für die Kopfschmerzen ist 10 Uhr morgens, sie dauern dann an bis ca. 18 Uhr. Kopfschmerzen schlimmer beim Lesen; in warmem Zimmer. Der Patient ist vergesslich, wenn er Kopfschmerzen hat. Der Patient bohrt den Kopf ins Kissen, rollt ihn von einer Seite auf die andere, oder der Kopf wird straff nach hinten gezogen; bei schweren Formen von Hirnaffektionen. Bei Durchfall **verringert** sich der **Kopfschmerz** mit zunehmender Schwäche.

Augen Apis passt bei **Konjunktivitis, Trachom** und generell bei den meisten **schweren Entzündungen** der Augen und der tiefer liegenden Gewebe. Wenn im Zusammenhang mit allergischen Zuständen, bei Konjunktivitis oder Nierenbeschwerden

sehr starke Schwellungen um die Augen herum auftreten, sollte Apis als erstes Mittel in Erwägung gezogen werden. Die Augenlider können gerötet, ödematös und enorm angeschwollen sein. Die Schwellungen sind immer eindrucksvoll und können manchmal so groß sein, dass sie das Auge völlig verschließen. Brennende und stechende Schmerzen. Empfindlichkeit gegen helles Licht. Kent gibt eine anschauliche Beschreibung: „Entzündungen, die von erysipelatösem Charakter sind und Verdickungen der Schleimhäute und der Lider sowie weiße Flecken über den Augen hinterlassen; Trübungen. Entzündung mit Trübungen, sehr ausgedehnt oder stellenweise ... Aktive Entzündungen sind von Ödemen der Lider begleitet, sowohl des Ober- als auch des Unterlides, ... wie man sie nach Bienenstichen erwarten würde. Die Schleimhäute der Lider sind häufig so stark geschwollen, dass sie sich umstülpen und wie rohes Fleisch aussehen. Die Flüssigkeit läuft sehr reichlich heraus und über die Wangen."

Es kann eigentlich kaum passieren, dass man einen Apis-Fall nicht erkennt, wenn man sich die Augen und ihre Umgebung anschaut – ganz unabhängig davon, an welcher Pathologie der Patient leidet.

- Meistens kann man die charakteristische Schwellung um die Augen herum erkennen, wobei das rechte Auge stärker betroffen ist. Die Entzündungen werden durch kalte Anwendungen gelindert, durch Strahlungshitze und helles Licht verschlimmert. Entzündungen mit schweren, schießenden Schmerzen.
- Keratitis, mit schrecklichen Schmerzen, die durch das Auge schießen, mit Schwellung der Lider und der Konjunktiva; mit Ausströmen von heißem Tränenfluss beim Öffnen der Augen.
- Es kommt zu **sehr starkem Tränenfluss,** der manchmal durch Brennen der Lidränder ausgelöst wird. Die Lidränder sind empfindlich und schmerzen.
- Die Augen sind schwach und ermüden leicht, besonders wenn sie bei feiner Arbeit beansprucht werden, wie beim Nähen.
- Bei Erysipel im Gesicht, das sich ausdehnt u**nd die Augen in Mitleidenschaft zieht,** ist Apis in den meisten Fällen angezeigt. Das Erysipel beginnt rechts und dehnt sich zur linken Seite hin aus, es kann aber auch in umgekehrter Richtung verlaufen.
- Schwere Konjunktivitis mit Photophobie, der Patient kann aber infolge des Wundseins keinerlei Augenschutz tragen. Die Netzhaut löst sich ab. Geschwüre auf der Cornea. Geschwürbildung an den Lidrändern. Vergrößerte Blutgefäße. Die gesamte Bindehaut der Sklera sowie die Cornea sind verdickt, voller neuer Blutgefäße; der Patient kann nicht das geringste Licht wahrnehmen; er konnte nicht angeben, wo das Fenster war; bei Pannus.

Ohren Schwerhörigkeit. Röte und Schwellung beider Ohren. Mittelohrentzündung nach Scharlach. Heftige Schmerzen im linken Ohr beim Kauen und Essen. Bei Hydrozephalus hebt das Kind mit jedem Schrei die Hände hinter die Ohren.

Nase Die Nase ist rot, geschwollen und ödematös, bei Erysipel. Kalte Nasenspitze, mit Frösteln am Abend. Kälte der Nasenspitze, wenn Halsschmerzen beginnen, ist eine ausgezeichnete Apis-Indikation. Apis-Patienten scheinen an der Nasenspitze besonders empfindlich zu sein. Sie mögen es nicht, dort berührt zu werden.

Chronischer Schnupfen. Schnupfen, der morgens trocken und abends fließend ist. Der Schnupfen ist in warmer Luft und im warmen Zimmer schlimmer. Plötzlicher Schnupfen nachmittags, gegen 16 Uhr, mit trockener Nase, danach brennende Lippen und ein Gefühl, als würden sie aufspringen. Polypen.

Gesicht Das Gesicht vermittelt allgemein den Eindruck, geschwollen und **ödematös** zu sein, **vor allem um die Augen herum.** Die Schwellung kann im ganzen Gesicht auftreten (z. B. bei Scharlach), an den Wangen (bei Ausschlägen oder Lupus), oder **unter den Augen** (bei Nierenstörungen). Der Gesichtsausdruck kann beängstigend sein, als werde der Patient gleich sterben.

- Die Gesichtsfarbe ist zunächst blass und kann dann alle Rotschattierungen annehmen, bis hin zu bläulich-rot, je nach Pathologie. Bei Nieren- oder Atmungsstörungen oder bei eher innerlichen Beschwerden, etwa bei Scharlach, wenn der Ausschlag unterdrückt wird, kann das Gesicht sehr blass sein. Bei Fieber, Allergien oder Hautausschlägen kann es hingegen verschiedene Rotschattierungen zeigen. Im Allgemeinen jedoch ist die Haut fahl und glänzend.

- Wenn das Gesicht rot und heiß ist, hat der Patient das Verlangen, es in kaltes Wasser zu tauchen. Bei Entzündung und Schwellung des Gesichts wirken kalte Anwendungen mildernd.
- Erysipel beginnt rechts und dehnt sich über die Nase hinweg zur linken Seite hin aus. Periodisch auftretendes Erysipel.
- Trockene Lippen mit einem schwarzen Streifen im roten Teil. Heftige Schmerzen in den Lippen, die zum Zahnfleisch, in den Kopf und schließlich auf den ganzen Körper ausstrahlen. Rauheit und Spannung in den Lippen, besonders in der Oberlippe. Aufgesprungene Unterlippe. Umgestülpte und geschwollene Lippen.
- Rote Streifen von der Nase über die Wangen. Jucken und Stechen im Gesicht.

Mund Schwellung der Zunge und der **Lippen.** Schwellung einer Zungenseite. Die Schwellung kann so stark sein, dass sie den ganzen Mund ausfüllt (bei Glossitis). Der ganze Zungenrand fühlt sich an wie verbrüht, wie roh, mit kleinen papulösen Erhebungen am Rand entlang. Die Zunge ist tiefrot und mit brennenden und stechenden Bläschen übersät (Scharlach). Trockenheit, feurige Röte, Brennen, schießender Schmerz und Anschwellen der Zunge. Rote Zungenspitze. Die Zunge fühlt sich an wie aus Holz. Die Zunge ist trocken, glänzend, gelb, geschwollen. Die Zunge ist aufgesprungen, wund, voller Geschwüre oder mit Bläschen übersät. Die Zunge kann nur mit Schwierigkeiten herausgestreckt werden, zittert und bleibt an den Zähnen hängen, bei schweren pathologischen Zuständen wie z. B. Typhus. Die Zunge kommt unwillkürlich heraus (Meningitis bei Kleinkindern).

Geschwüre am Gaumen. **Jucken** am **Gaumen** und im ganzen Mund und den Ohren, das schließlich zum Larynx und den Bronchien hinunter wandert und zu Atembeschwerden führt.

Zahnfleischtaschen, das Zahnfleisch sieht wässrig aus, das Kind wacht heftig schreiend auf; rote Punkte hier und da auf der Haut (beim Zahnen). Mahlen oder Knirschen mit den Zähnen (bei Meningitis oder Hydrozephalus). Mundgeruch.

Hals Bei Apis-Patienten können sämtliche Formen schwerer Halsaffektionen auftreten, von einfachen Entzündungen bis hin zu Geschwürbildungen und Diphtherie. Das allgemeine Bild besteht aus Schwellungen, Ödemen, die schimmernd und glänzend sind, wie lackiert, und brennenden, stechenden Schmerzen. Apis hat sich bei der Behandlung von Diphtheriefällen einen guten Ruf erworben, besonders bei Homöopathen in früheren Zeiten, die häufig mit solchen Fällen zu tun hatten. Manchmal ist das Zäpfchen bei einer schweren Erkältung mit Halsschmerzen bzw. bei Pharyngitis so stark entzündet und verlängert, dass es beim leeren Schlucken durch die Kontraktion der Speiseröhre festgehalten und nach unten gezogen wird. In solchen Fällen ist das Zäpfchen sehr lang, hängt an einem dünnen Stiel, an seinem Ende befindet sich eine Art ödematöse Schwellung, und der ganze Pharynx ist entzündet und brennt schmerzhaft. Solch schwere Entzündungen werden durch Wärme schlimmer, besonders durch warme Heizungsluft; zugleich gibt es eine leichte Besserung, wenn der Patient etwas Kaltes trinkt. Diese Linderung ist nicht sehr groß – weil es sich meist um eine schwere Entzündung handelt –, aber sie ist definitiv vorhanden.

Der Apis-Patient hat eine Abneigung gegen warme Getränke. Trockenheit ohne Durst. Brennen im Hals, das bis in den Magen ausstrahlt. Mund, Hals und Pharynx sind hellrot, schimmernd, wie lackiert. Zäher Schleim im Hals, sehr lästig. Zusammenschnürungsgefühl im Hals mit der Empfindung, als sei ein Fremdkörper darin steckengeblieben; Schmerzen beim Schlucken. Splitterartiger oder stechender Schmerz beim Schlucken.

Die Mandeln sind so stark geschwollen, dass sie das Schlucken behindern. Tiefe Geschwüre an den Mandeln oder am Gaumen; um die Geschwüre herum erysipelatöses oder ödematöses Aussehen. Struma vasculosa, Schilddrüsenzysten, vor allem in Verbindung mit Eierstockerkrankungen.

Atmung, Brust, Herz Apis-Patienten haben generell Beschwerden mit der Atmung, die sich jedoch, in Abhängigkeit vom jeweiligen pathologischen Zustand, unterschiedlich äußern.

- Erschwert ist die Atmung z. B. bei **Hydrops** oder Aszites: Kurzatmigkeit, Atemnot, **schlimmer im beheizten Zimmer,** schlimmer im **Liegen,** schlimmer nachts im Bett, sodass der Patient sich aufsetzen muss, er kann sich nicht nach vorne oder nach hinten beugen, weil die Atmung

A

mühsam wird, es ist ihm **unmöglich, flach im Bett zu liegen,** er hat Angst zu ersticken und verharrt tagelang in sitzender Position. Hier gehören die Atembeschwerden zum Gesamtbild von Wassersucht oder Hydrothorax, als werde so großer Druck auf die Lungen ausgeübt, dass sie keinen Raum für ihre Tätigkeit haben – ohne dass aber die Lungen selbst einen pathologischen Zustand aufweisen. Die Atembeschwerden sind hier also nur Bestandteil eines viel umfassenderen Bildes, das bedenklich erscheint, aber nicht wegen eines Lungenleidens.

- Viel dramatischer ist es hingegen, wenn Apis in Fällen von schwerer Laryngitis mit Ödem oder in Fällen von Asthma angezeigt ist. In der kritischen Phase verliert der Patient seine Farbe, das Gesicht wird dunkel, blau, auch die Lippen werden blau, die Lage scheint aussichtslos. Der Patient kann überhaupt nicht atmen, kann nicht sprechen, nur flüstern, muss sofort die Kleidung am Hals öffnen, der Larynx scheint zusammengeschnürt zu sein, der Patient kann um den Hals herum nicht den geringsten Druck ertragen, er muss die Luft förmlich hinein- und heraus zwingen. Er braucht jemanden, der ihm ständig Luft zufächelt, er meint, sonst sterben zu müssen. Ganz ähnlich wie der CARBO-VEGETABILIS-Patient muss er zum offenen Fenster gehen (wenn er überhaupt laufen kann), er braucht unbedingt frische Luft, dadurch scheint sich sein Zustand etwas zu bessern.
- Hitze im Zimmer ist dem Apis-Patienten völlig unerträglich. Die Temperatur muss ziemlich niedrig gehalten werden, und die Fenster müssen offen stehen. Er **kann sich nicht flach hinlegen** mit niedrig gelagertem Kopf; wenn er schläft, lagert er den Kopf immer hoch, oder er schläft im Sitzen. Wenn während des Schlafs eine Krise eintritt, was meist nach Mitternacht geschieht, muss der Patient sich im Bett aufsetzen, um überhaupt atmen zu können. Es besteht dann Unruhe und Seelenangst.
- Es gibt bei Apis noch eine weitere pathologische Situation, die man als nervöse oder funktionelle Dyspnoe bezeichnen kann. Sie kommt z. B. bei Meningitis vor, oder bei akuten, hoch fieberhaften Erkrankungen, die nicht unbedingt auf die Lungen konzentriert sein müssen. Das Fieber ist sehr hoch, auch dann, wenn der Patient fröstelt, das Atmen fällt sehr schwer und ist schwach, der Patient glaubt, dass er **bald sterben werde,** dass er nicht überleben werde, weil er keine Luft bekommt, angstvolles, keuchendes Atmen, aber der Arzt kann keine zugrundeliegende Pathologie feststellen, die die Situation erklären könnte, nur das **hohe Fieber.** Beispielsweise kann eine Frau eine fiebrige Eierstockentzündung haben, und dabei ist ihre Atmung in der beschriebenen Weise beeinträchtigt. Das ist es, was wir unter den „auffallendern, sonderlichen, ungewöhnlichen und eigenheitlichen Zeichen und Symptomen“ Hahnemanns verstehen, was wir als Keynotes bezeichnen. Ein Apis-Patient kann **äußere Hitze** oder **das Ansteigen der (inneren) Körpertemperatur,** wie bei Fieber, **nicht ertragen, er kann bei Hitze nicht atmen.**

Zu den Hustensymptomen von Apis gehören: Keuchhusten, Krupphusten, trockener Husten mit Würgen. Der Husten beginnt nachts und dauert bis in die frühen Morgenstunden an, **schlimmer um Mitternacht.** Heftiger Husten mit Dyspnoe und blauem Gesicht. Farrington schreibt dazu: „Bei Pleuritis mit Exsudation ist Apis eines der besten Mittel, die wir haben, um die Resorption der Flüssigkeit zu bewirken. Apis und SULFUR werden die Mehrzahl dieser Fälle heilen.“ Auswerfen von reichlichem, schaumigem Schleim. Der Auswurf ist süßlich oder geschmacklos. Wundheitsgefühl in der Brust, wie **zerschlagen.** Stiche in der Brustseite. Stechender Schmerz in der rechten Brustseite. Schießende Schmerzen von vorne zum Rücken. Erysipel an den Mammae.

Bei Apis-Patienten ist oft auch das Herz in Mitleidenschaft gezogen. **Erguss ins Perikard** nach einer Entzündung. Hydroperikard. Der Puls ist **beschleunigt.** Das Herz schlägt **hörbar,** bei jeder Herzkontraktion wird der ganze Körper geschüttelt. Herzbeschwerden, große Qual, Unruhe, der Patient hat das Gefühl, als sei jeder Atemzug sein letzter. Herzklopfen durch spärliche Urinabsonderung. Mitralklappeninsuffizienz. Organisches Herzleiden. Wenn der Patient das Stadium der Erschöpfung erreicht hat, ist der Puls schwach, nicht wahrnehmbar, undeutlich.

Magen **Durstlosigkeit,** wenn Wasser im Körper zurückgehalten wird, Durst dagegen bei Flüssigkeitsverlust. Durstlos bei Aszites, bei Niereninsuffizienz, bei zerebrospinaler Meningitis, bei Hydrothorax usw. Heftiger Durst, der Patient könnte die ganze Zeit trinken, bei Typhus oder starkem Durchfall. Wenn der Patient durstig ist, hätte er gern etwas **Essig** ins Wasser, weil ihm das Wasser sonst zu geschmacklos ist.

Gastritis oder Zwölffingerdarmgeschwür, mit brennender Hitze im Magen, zur Speiseröhre hochsteigend. Schmerzen im Epigastrium, der Patient kann keinerlei Berührung ertragen, sogar das Bettlaken ist zu viel.

Verlangen nach Salaten oder Rohkost, vor allem Sellerie, und manchmal ein starkes Verlangen nach Fett von Fleisch. Der Patient verlangt nach Milch, durch die die Schmerzen und das Brennen gelindert werden.

In manisch-depressiven Phasen schläft der Patient nicht und hat keinerlei Appetit, besonders im manischen Zustand (vier Wochen lang). Aufstoßen schmeckt nach dem Gegessenen, verstärkt nach dem Trinken von Wasser. Verlangen zu erbrechen. Der Patient erbricht alles, was er gegessen hat, und Schleim. Erbrechen von Galle, nachdem der Magen entleert ist. Würgen und Erbrechen, mit großer Angst. Kummer wird in der Magengegend gespürt. Sehr starke Schmerzen und Empfindlichkeit in der Gegend des Magens und des Oberbauchs, mit Erbrechen. Übelkeit, gefolgt von gelbem und bitterem Erbrechen.

Abdomen Die Bauchdecke ist sehr **empfindlich,** wund, fühlt sich fast wie **zerschlagen** an, ist nicht nur bei allen Arten von Darm- oder Bauchfellentzündungen, sondern auch bei Aszites sehr gespannt und schon gegen **leichten Druck** oder **leichte Berührung empfindlich.**

Wundheit im Darm beim **Niesen** und wenn man Druck darauf ausübt.

Brennende und stechende Schmerzen sind charakteristisch für Apis. Das Abdomen fühlt sich voll und aufgebläht an und ist erkennbar vergrößert. Aszites. Peritonitis. Ein volles, geschwollenes, empfindliches Abdomen in Verbindung mit geschwollenen Füßen und spärlicher Urinabsonderung ist ein typisches Apis-Bild.

Heftiger brennender Schmerz unter den kurzen Rippen, schlimmer und länger andauernd links. Heftige Schmerzen im Abdomen, schlimmer in horizontaler Lage und besser beim Aufsetzen. Heftige Schmerzen quer durch das untere Abdomen mit bitterem Erbrechen und Durchfall.

Bei schwerem, akutem Durchfall verspürt der Patient ein **unbehagliches Gefühl,** so etwas wie Unruhe oder Bedrängnis, tief im Abdomen, das ihm große Angst einjagt, wobei er nicht anzugeben vermag, ob diese Unruhe rein psychisch bedingt ist oder ob die Eingeweide tatsächlich in Bewegung sind. Ein ähnliches Symptom habe ich auch bei einem Fall von CALCIUM CARBONICUM erlebt.

Inneres Zittern mit Angst. Ruhelosigkeit der Eingeweide. Schmerzen im Abdomen mit fiebrigem, zitterndem Gefühl.

Rektum und Stuhl Apis-Patienten leiden häufig an **Durchfall mit Erbrechen,** und daher ist Apis ein sehr wirksames Mittel bei Cholera infantum oder bei schweren Fällen von Gastroenteritis.

Gefühl eines elektrischen Schlags im Rektum, gefolgt von Stuhldrang. Gefühl von **Rauheit** im Anus mit Durchfall. Wässriger Durchfall. Stuhl gelblich; grünlich; wässrig. Durchfall vor der Regel. Während des Klimakteriums haben Frauen chronischen Durchfall mit Abgang von Blut und Schleim. Schmerzloser Durchfall tritt auf, bevor die Brustbeschwerden sich bessern. Täglich sechs- bis achtmal durchfälliger Stuhl, aashaft stinkend (wie ein verwesendes Tier). Durchfälliger Stuhl bei Kindern, der mit Schleim und Blut vermengt ist und dadurch wie Tomatensoße aussieht. Schmerzloser Durchfall, besonders **am Morgen.** Farbloses Wasser geht aus dem Rektum ab.

Der Anus tritt vor und **scheint offen zu bleiben.** Stuhlgang bei jeder Bewegung des Körpers, als ob der Anus ständig offen sei (bei Aszites).

Eine Reihe von Beschwerden, wie Eierstockentzündung, Meningitis, Prostataleiden usw., gehen oft nicht mit Durchfall einher, sondern mit: schwierigem Stuhl; Verstopfung; hartem Stuhl, Zurückhaltung des Stuhls, längeren Phasen von Verstopfung, abwechselnd mit Durchfall. Chronische Verstopfung. Verstopfung oder harte, regelmäßige Stühle während der Regel.

Harnorgane Apis hat eine tiefe Wirkung auf das Urogenitalsystem. Die Hauptwirkung besteht in der **Verhaltung oder Unterdrückung von Harn.** Der

Urin ist spärlich und kommt tröpfelnd. Der Patient strengt sich sehr an, dennoch kommen nur ein paar Tropfen. Er muss lange pressen, bevor Urin kommt (Prostatitis); Tröpfeln von ein wenig heißem Urin. Spärlicher Urin bei Herzleiden.

Die gesamten **Harnwege sind gereizt;** während der Miktion: Brennen, stechender Schmerz, Wundheit, Zusammenschnürung der Urethra; quälender Schmerz; unbehagliches Gefühl in den Samensträngen. „Kleinkinder lassen lange Zeit keinen Urin, kreischen und führen die Hand zum Kopf, schreien im Schlaf, werfen die Decken von sich. Sehr oft ist dann eine Gabe Apis hilfreich." (Kent) Häufiges Urinieren in Fällen von Zystitis. Ständiger Drang zum Wasserlassen, aber jedesmal kommt nur wenig Urin (bei Eierstockentzündung). Manchmal ist der Harnabgang zu reichlich (Uterusprolaps).

Exzessive Proteinurie, „die Hälfte der Urinmenge ist Albumin" (Hering). Bei Proteinurie ist der Urin spärlich und übelriechend. Proteinurie während der Schwangerschaft. Häufiges, aber spärliches Ablassen von **milchigem Urin** (Hydrozephalus, Meningitis). Dunkler Urin, wie Kaffee; Urin mit grünlicher Färbung (Pleuritis). Der Urin enthält Zylinder und Epithel (bei akuter oder chronischer Nephritis). Nephritis, die sich als Folgeerscheinung einer akuten Krankheit entwickelt.

Unwillkürlicher Harnabgang bei älteren Menschen. Stechende Schmerzen in den Nieren, die zu den Harnleitern ausstrahlen. Empfindlichkeit und Wundsein in der Nierengegend, schlimmer durch Druck oder beim Bücken.

Männliche Genitalien Verstärktes sexuelles Verlangen, mit häufigen und lang andauernden Erektionen. Die sexuelle Leidenschaft kann das Ausmaß einer Manie erreichen. Es besteht heftige **sexuelle Erregung,** die völlig grundlos auftritt, beim Lernen, beim Autofahren, wenn der Patient allein im Zimmer sitzt.

Schwellung der Hoden, Völlegefühl vor allem des rechten Hodens. Hydrops des Hodensacks und der Vorhaut. Hydrozele. Prostatabeschwerden, Hypertrophie der Prostata, mit quälenden Schmerzen beim Wasserlassen. Der Patient läuft unter Schmerzen im Zimmer hin und her. Kondylome am Penis, brennend.

Weibliche Genitalien Bei Apis-Patientinnen scheint ein **Hormonüberschuss** vorzuliegen, sodass das Verlangen nach Geschlechtsverkehr stark erhöht ist.

Die Ovarien **sind vergrößert,** verhärten sich, vor allem das rechte. In der Gegend der Ovarien: **große Schwere,** Fälle von Zysten oder Tumoren, oder ein Gefühl, als ziehe dort etwas abwärts, mit brennenden Schmerzen, die sich die Oberschenkel herab ausbreiten. Schlimmer beim Bücken. Zystische Tumoren, die erst am rechten, dann am linken Eierstock auftreten. Die Patientin meidet Berührung in der Gegend der Eierstöcke. Schmerzen im Eierstock durch Enthaltsamkeit oder nach dem Koitus. Beklemmung in der Ovarialregion, schlimmer beim Heben der Arme. Der Uterus schwillt an. **Hypertrophie des Uterus,** Völlegefühl, Gefühl, als drücke ein Gewicht nach unten, und **stechende** Schmerzen im Uterus. Zysten, Tumoren, Verhärtungen, Vergrößerung der Ovarien, rechts stärker. Uterusprolaps mit Empfindlichkeit in dieser Körperregion.

Unterdrückung der Regel in der Pubertät. Unregelmäßige Menses, nur ein bis zwei Tage lang, mit Schwäche. Während der Regel ist die Patientin sehr schläfrig, geistig benommen und hat kalte Füße. Reichliche Leukorrhö; scharf; grün. Metrorrhagie mit reichlichem Blutfluss, mit Schwere im Abdomen, Schwäche oder Ohnmacht, großem Unbehagen, Unruhe und Gähnen.

Habituelle Fehlgeburten im zweiten bis vierten Monat. Bei schwangeren Frauen ist bei der Verschreibung von Apis Vorsicht geboten, wenn es sich um akute Beschwerden, z. B. Fieber oder eine Erkältung handelt, und die niedrigen Potenzen sollten nicht zu häufig und nicht mehrere Tage lang wiederholt werden. Apis kann und sollte jedoch im Verlauf einer Fehlgeburt verabreicht werden, wenn die Symptome passen. Während der Fehlgeburt treten scharfe, stechende Schmerzen in der Gegend der Eierstöcke auf.

Apis-Patientinnen haben es nicht leicht, Kinder zu bekommen, denn infolge ihrer konstitutionellen Probleme haben sie entweder bereits große Schwierigkeiten bei der Empfängnis oder verlieren möglicherweise das Kind in den ersten Schwangerschaftsmonaten (spontaner Abort).

Rücken Gefühl von **Steifheit** in Rücken und Hals. Rheumatische Stiche in den Muskeln der rechten

Halsseite, schlimmer, wenn der Kopf nach rechts gedreht wird. Schwellung im Genick bei Gichtpatienten. Pulsieren in der Zervikalregion, bis zur Schulter ausstrahlend.

Brennender, drückender Schmerz in der Steißbeingegend, schlimmer bei jedem Versuch, sich hinzusetzen. Der Rücken fühlt sich **zerschlagen** an. Abwärtsdrängen im Kreuz, als ob die Regel einsetzen wollte. **Kälte,** Frösteln am Rücken, der Patient will aber keine lokale Wärme. Große Schwäche im ganzen Rücken.

Extremitäten Bei Apis-Patienten besteht eine klare **Tendenz zur Paralyse** in den Extremitäten. Das gilt nicht nur bei Affektionen des Rückenmarks nach Apoplexie oder Thrombose, sondern auch bei Erkrankungen wie Arthritis oder Rheumatismus, und ganz besonders bei starken Emotionen oder psychischem Schock. „Das ganze Nervensystem steht unter einem lähmenden Einfluss; bei Scharlach.“ (Hering) „Nach schwerem psychischem Schock ist die ganze rechte Seite gelähmt.“ (Kent) Die Extremitäten werden schwer, steif, kraftlos. Schmerzen wie elektrische Schläge gehen durch die Extremitäten. Eine Seite ist gelähmt, die andere zuckt oder windet sich in Konvulsionen. Teilweise Lähmung der rechten Seite, mit Taubheit.

Die oberen Extremitäten sind **völlig kraftlos,** der Patient kann nichts greifen und muss gefüttert werden (bei Rückenmarksleiden). Heftiger Rheumatismus in der rechten, später in der linken Schulter. Spannungsschmerz in der linken Schulter strahlt ins Genick aus. Ziehende Schmerzen in den Armen, in der Schulter beginnend, bis in die Fingerspitzen. Stechende Schmerzen im rechten Unterarm mit Lähmungsgefühl.

Ödeme an den Händen. Taubheitsgefühl in den Fingern, besonders in den Fingerspitzen, um die Wurzeln der Nägel herum. Panaritium mit Brennen, Stechen und Pochen.

Die unteren Extremitäten schwellen an, werden ödematös, meist durch Nieren- oder Herzinsuffizienz. Durch die Schwellung sieht das Bein durchsichtig, wachsartig aus. Ödeme an Füßen und Beinen bei einem Mann, der unter chronischem Rheumatismus und partieller Lähmung litt. Schwellung der Füße und Knöchel. Gefühl in den Füßen und Zehen, als seien sie zu groß, schwer, geschwollen und steif; besonders abends und nachts, wenn der Patient die Schuhe auszieht.

Schlaf Bemerkenswert sind besonders die Träume von Apis-Patienten; es ist interessant, sie mit den Aktivitäten der Bienen und der sonstigen Symptomatologie von Apis zu vergleichen.

- Träume von **weiten Reisen.** Träume vom **Fliegen,** hoch in der Luft. Träume, in großen Luftsprüngen durch die Welt zu reisen. Der Patient plagt sich im Traum die ganze Nacht mit einem Flugapparat; er versucht, die Flügel zu arrangieren, was jedoch nicht funktioniert.
- Auch die unterdrückte Wut des Apis-Patienten zeigt sich im Traum: Er träumt von einer Situation, in der viele Menschen sich streiten; einer ist darunter, der fast außer sich gerät, er führt ihn am Arm aus dem Zimmer, wodurch er sich beruhigt. Träume mit quälenden Sorgen über verschiedene Arten von Geschäften. Träume von plagender, geschäftiger Art, voller Sorge und Mühe (man denke an die „Arbeitswut“).
- Und schließlich findet sich auch die Verschlimmerung durch Hitze im Traum wieder: Er träumt dann von einem großen, heißen Ofen; oder dass er gezwungen sei, über einen heißen Boden zu laufen.
- Großes Schlafbedürfnis, bis zur extremen Schläfrigkeit. Starke Neigung zum Schlafen, kann aber nicht schlafen, wegen großer nervöser Unruhe. Schläfrigkeit während der Regel. Sehr schläfrig am frühen Abend.

Fieber und Frost Fieber oder Frost treten stärker nachmittags von **15 bis 16 oder 17 Uhr** auf. Selbst während der Patient fröstelt, fühlt er sich schlechter in einem überheizten Zimmer, vor allem bei **Strahlungshitze,** und besser durch Aufdecken. Bewegung ruft Frösteln hervor. Kalte Schauer gefolgt von Hitze.

Während des Fiebers, oder wenn das Fieber sinkt, fällt der Patient in tiefen Schlaf. Trockene Haut mit hohem Fieber. Erregung bei Fieber. Durstlos bei Fieber. Durstig bei Frost. Hohes Fieber geht meist mit mehr oder weniger heftigen Kopfschmerzen einher.

Einige Körperteile sind heiß, andere kalt. Der Patient schwitzt gar nicht, oder nur anfallsweise Schweißausbrüche, doch dann trocknet der Schweiß schnell wieder.

Haut Die Haut ist **trocken, heiß,** besser durch kalte Bäder und kalte Anwendungen. Die Haut sieht transparent, wachsartig aus. Der Körper ist mit großen, **weißen** Erhebungen bedeckt, die Zwischenräume sind tiefrot.

Erysipel, Karbunkel, Geschwüre, Insektenstiche, ödematöse Schwellungen, alles verbunden mit brennenden, stechenden Schmerzen. Der Patient kann es nicht ertragen, an diesen Stellen berührt zu werden, er wird dann schreien, weil alles so empfindlich und wund ist.

Urtikaria und Nesselfieber, mit ödematöser Schwellung der Haut, Brennen, Stechen, unerträglichem Jucken in der Nacht, das durch kalte Anwendungen gebessert wird. Urtikaria bei Wärme, körperlicher Anstrengung, Fieber, Schweiß oder Allergien; kann bei vielen verschiedenen Erkrankungen auftreten.

Apium graveolens

Essenzielle Merkmale

Apium graveolens **beschleunigt die Tätigkeit des Geistes** und **regt das periphere Nervensystem an.** Dies führt dazu, dass der Patient das Gefühl hat, sein Geist jage nur so dahin und sei nicht zu stoppen; er fühlt sich so unruhig, dass er in keiner Lage oder Körperhaltung zur Ruhe kommen kann. Er zappelt ständig herum und kann nicht einmal für ein paar Minuten ruhig liegen oder sitzen. Dieses Gefühl, der Geist jage umher, ist sehr unangenehm und stört den Patienten erheblich. Sogar wenn er schlafen will, kommt er nicht zur Ruhe, er muss die ganze Zeit nachdenken und kann daher **bis 3 oder 4 Uhr morgens wachliegen.** Dabei dreht er sich die ganze Zeit von einer auf die andere Seite und ist zappelig. Mit viel Mühe kann er einschlafen, wacht aber nach zehn bis fünfzehn Minuten unerfrischt wieder auf. Im Verhältnis zu dem bisschen Schlaf, das er bekommen hat, ist seine Müdigkeit nicht groß genug; der ganze Organismus scheint auf höheren Touren zu laufen als normalerweise. Wenn der Patient müde ist, hat er das Gefühl, seine Augen seien in die Augenhöhlen zurückgesunken.

Ein wesentlicher Zug von Apium graveolens besteht darin, dass es auch die Absonderungen der Schleimhäute oder von Geschwüren **beschleunigt,** während es den Urin **zurückhält.** Reichliche Absonderung aus granulierenden Geschwüren ist eine Indikation für dieses Mittel. Auch die Magensaftproduktion scheint verstärkt zu sein, sodass es zu Sodbrennen und zu einem Gefühl von Leere und „Hinsein" im Magen kommt, das durch Essen teilweise gebessert wird.

Durch den nagenden Hunger kann Schlaflosigkeit auftreten, und der Patient muss erst etwas essen, um wieder schlafen zu können. Überhaupt bessert Essen die Magensymptome oder Kopfschmerzen.

Allgemeinsymptome und Keynotes

- Besser an der frischen Luft und durch Essen.
- Urtikaria, immer mit Schaudern verbunden. Druck oder **Schmerz im Magen geht dem Erscheinen der Urtikaria voraus,** aber **sobald sie herauskommt, werden die Magenschmerzen besser.**
- **Rheumatische** Schmerzen, die verschwinden, sobald **Geschwüre** auftreten.

Lokalsymptome

Kopf Scharfe Kopfschmerzen über dem rechten Auge und der rechten Schläfe beim Zubettgehen, die ganze Nacht andauernd, besser beim Frühstück. Kopfschmerzen tief in der linken Schläfe, wie von Erschütterung, beinahe pochend, schlimmer durch Licht. Pochende Kopfschmerzen, die in der Schläfe und durch die Schläfe gespürt werden, besser in völliger Ruhe, aber das Pochen hält auch dann noch an.

Die Kopfhaut ist berührungsempfindlich.

Augen Die **Augen fühlen sich an**, als wären sie in die Augenhöhlen **zurückgesunken.**

Ohren Partielle Taubheit, schlimmer links. Lästige Otorrhö.

Mund Wunde Stelle an der Zungenspitze. Zahnschmerzen besser, wenn **kaltes Wasser im Mund behalten wird.**

Hals Von den Choanen herabkommende Luft schmerzt hinten im Hals.

Magen und Abdomen Gefühl von „Hin-Sein“ in der Magengrube, stundenlang andauernd, teilweise besser durch Essen. Übelkeit. Unangenehmes Gefühl im Magen mit Aufstoßen, das nach Sellerie schmeckt. Verlangen nach Früchten, vor allem nach Orangen und Äpfeln; nach Hafermehl.

Schmerz **vom Abdomen direkt in das Rektum,** mit einem Gefühl, dass der Stuhl keinen Augenblick mehr zurückgehalten werden kann.

Harnorgane Hartnäckige Harnverhaltung, die nur durch einen Katheter gelindert werden konnte.

Weibliche Genitalien Scharfe Schmerzen in den Ovarien, schlimmer in der linken Darmbeinregion, nach rechts ausstrahlend, besser im Liegen auf der linken Seite mit angewinkeltem Bein.

Rücken und Extremitäten Nackenmuskulatur schmerzhaft bei Bewegung, empfindlich gegen Druck, scheint von der Schwere der Kopfschmerzen wund zu sein. Wachstumsschmerz im rechten Bein vor dem Zubettgehen, fast die ganze Nacht andauernd.

Haut Jucken an verschiedenen Körperteilen, **schlimmer nach dem Entkleiden und nachts.** Urtikaria. Roter juckender Ausschlag an der oberen Innenseite der Oberschenkel, links schlimmer, in die Leisten ausstrahlend, gegen Abend. Granulierende **Geschwüre** mit reichlicher Absonderung.

Schlaf Schlaflosigkeit durch Hunger, durch geistige Hyperaktivität. Keine Müdigkeit trotz fehlendem Schlaf.

Apocynum androsaemifolium

Essenzielle Merkmale

Apocynum androsaemifolium ist ein bisher unzureichend geprüftes Mittel; es bedarf noch erheblicher Forschungsarbeit. Das Mittel scheint in Fällen von **Arthritis urica** nützlich zu sein, wenn SULFUR indiziert scheint, aber keine Wirkung zeigt. Brennender Schmerz vor allem im linken großen Zeh, mit **brennenden Fußsohlen,** manchmal begleitet von schmerzhaften **Krämpfen.** Das Mittel kann dadurch bestätigt werden, dass folgende Symptome auftreten:

- Die Nieren funktionieren nicht richtig, Hände und Füße neigen zu Schwellungen, und ein weiteres Keynote – der Patient hat das Gefühl, **alles rieche nach Honig.**
- **Zittern am ganzen Körper** mit Erschöpfung.
- Kribbelnde Schmerzen in den Zehen. Fliegende Schmerzen in verschiedenen Körperteilen.
- Große Völle und unbeschreibliche Schmerzen im Kopf.

Hale berichtet von der Heilung eines Falls von rheumatischer Gicht mit scharfen Schmerzen in den Gelenken, begleitet von Krämpfen, biliösen Stühlen und fliegenden Zahnschmerzen.

Schmerzen in allen Zähnen des Unterkiefers, auf der linken Seite.

Schmerzhafte biliöse Diarrhö ist ebenfalls ein bezeichnendes Merkmal für dieses Mittel.

Apocynum cannabinum

Essenzielle Merkmale

Apocynum cannabinum wird bei Fällen benötigt, die **irgendeine Art von Wassersucht** aufweisen, wie z. B. Bauchwassersucht (Aszites); Herzwassersucht (Stauungshydrops); Herzbeutelwassersucht (Hydroperikard); Brustwassersucht (Hydrothorax); Wasserkopf (Hydrozephalus); Gelenkwassersucht und Gelenkergüsse (Hydrarthrose); vor allem aber ist es bei **Nierenwassersucht** (nephrogenem Ödem) angezeigt, bei Anasarka aufgrund von Nierenerkrankungen oder -funktionsstörungen.

Störungen im Ausscheidungssystem
Tatsächlich wird man die beste Wirkung dieser Arznei in Fällen von **funktionellem Nierenversagen** mit schwerer Harnverhaltung beobachten, z. B. nach einem allergischen Schock, wenn die Pathologie nicht sehr massiv ist oder die Nierenfunktionsstö-

rung mit einem Herzleiden verbunden ist. Aber auch Fälle mit massiver Pathologie können durch Apocynum cannabinum beeinflusst werden.

Die meisten Prüfungen dieses Mittels haben gezeigt, dass es eine nachteilige Wirkung auf die Nieren ausübt; es kommt leicht zu Nierenfunktionsstörungen, und **die Menge des ausgeschiedenen Urins wird drastisch reduziert.** In diesem Punkt scheint eine gewisse Verwirrung zu bestehen, da verschiedene Autoren behaupten, Apocynum sei als eine Art Diuretikum anzusehen, weil es in einigen Prüfungen tatsächlich eine erhöhte Urinausscheidung hervorgerufen hat. Ich halte dies jedoch für eine heilende Wirkung der Arznei auf den Prüfer und nicht für ein Prüfungssymptom.

Wenn wir die Wirkung dieses Mittels von einem umfassenderen Standpunkt aus betrachten, können wir sagen, dass das gesamte Ausscheidungssystem des Organismus funktionsgestört ist und **überschüssige Flüssigkeit im Körper zurückgehalten** wird.

- In dieser Hinsicht ist es APIS sehr ähnlich; jedoch mit dem Unterschied, dass APIS ein warmes Mittel mit extremer Verschlimmerung durch Wärme und warme Anwendungen ist, während es sich bei Apocynum um ein kaltes, frostiges Mittel handelt, mit Verschlimmerung durch Kälte und kalte Anwendungen.
- Ferner ist der Apocynum-Patient normalerweise durstig, aber Trinken bewirkt eine Verschlimmerung (ein Symptom, das zur Unterscheidung zwischen Apocynum und ARSENICUM beitragen kann, welche sich bei Wassersucht und Ödemen sonst sehr ähnlich sind), während der APIS-Patient gewöhnlich durstlos ist. ARSENICUM kann zudem durch seine typische Angst und das Verlangen nach Gesellschaft von Apocynum unterschieden werden, das beide Symptome nicht aufweist. Da es sich bei diesen Merkmalen um Allgemeinsymptome handelt, sind sie von enormer Wichtigkeit für die Differenzialdiagnose.

Ein Beispiel aus meiner Erinnerung: Einer meiner Schüler in Griechenland hatte mich bei einem seiner ersten Fälle um Konsultation gebeten. Es war der Fall einer jungen Frau, die nach einer akuten Erkrankung eine Niereninsuffizienz mit Schwellungen beider Beine und des Gesichts entwickelt hatte. Der Arzt gab sehr schnell APIS, weil ihm das Ödem – nach seiner Beobachtung – „rötlich und glänzend" erschienen und sehr gut zur Beschreibung von APIS passten; am nächsten Tag musste er allerdings feststellen, dass die Urinausscheidung weiterhin unterdrückt war und in der Nierengegend so starke Schmerzen auftraten, dass die Patientin vor Schmerz schrie. In den letzten 14 Stunden war überhaupt kein Urin abgegangen. Die Patientin hatte leichtes Fieber und fröstelte, obwohl sie mit drei Decken zugedeckt war, sie schwitzte nicht. Ihr war übel, im Gesicht sah sie blass und aufgedunsen aus, und sie hatte große Schmerzen. Ich sah mir ihre Beine an, und das Ödem kam mir nicht „rötlich und glänzend" vor. Ich verschrieb Apocynum, was sofort wirkte.

Der Arzt hatte hier außer Acht gelassen, dass der Patientin kalt war und dass sie nach warmen Decken verlangte. Er war sich eben völlig sicher gewesen, dass dies ein typischer Fall von APIS sei, „wie er im Buche steht". Damit hatte er einen weit verbreiteten Fehler begangen: Man legt sich einen Fall oft so zurecht, dass er den eigenen Vorurteilen entspricht; da einem eine bessere Verschreibung nicht einfällt oder besseres Wissen fehlt, neigt man dazu, nicht sich selbst die Schuld zu geben, wenn das so gewählte (falsche) Mittel versagt.

Wäre dies ein ARSENICUM-Fall gewesen, dann hätte sich ein anderes emotionales Bild gezeigt, und es wäre viel mehr Angst dagewesen; die Patientin hätte Durst auf kleine Mengen Flüssigkeit und auf Kaltes gehabt; der Kopf wäre höchstwahrscheinlich heiß gewesen, und die Patientin hätte sich kühle Luft ins Gesicht gefächelt.

Schauen wir uns nun die Beschreibung von Kent einmal an und sehen wir, wie sie zu unserem Beispielfall passt: „Dies ist ein großes Mittel für die schleichenden Formen von Krankheiten wie etwa Typhus und Scharlach, und es ist nützlich nach **langwierigen Erkrankungen**. Es kommt zu großer Entkräftung, die Patienten frösteln sehr leicht und werden sehr anämisch, sie haben großen Durst, der **Urin wird spärlich**, die Haut trocken. Es ist eine schlechte Rekonvaleszenz; der Patient ist nicht genesen." (Hervorhebungen G. Vithoulkas) Der erfahrene Homöopath sollte in der Lage sein, sofort die Ähnlichkeit zwischen dieser Beschreibung und dem obigen Fallbeispiel zu erkennen; dann ist er mit seinem Verständnis der Homöopathie auf dem richtigen Weg. Wenn jemand jedoch sagt: „Aber das

Mädchen war nicht anämisch und hatte keinen großen Durst, deshalb würde ich zögern, ihr dieses Mittel zu verschreiben", dann hat er offensichtlich Schwierigkeiten, zu verstehen, worum es bei der Homöopathie geht.

Bei den meisten Beschwerden ist der Schweiß unterdrückt und die Haut trocken, sodass der Organismus sich nicht durch Schwitzen reinigen kann.

Wirkung auf Herz, Magen, Nieren

Apocynum setzt die Herztätigkeit herab und ruft Rhythmusstörungen hervor, der Puls ist schwach und sehr langsam (manchmal nur 45 Schläge pro Minute), und der Fall sieht nach DIGITALIS aus. Apocynum cannabinum beeinträchtigt das Herz in ähnlicher Weise wie STROPHANTHUS. Beide Mittel rufen starke gastrische Störungen und eine extreme Hemmung der Herztätigkeit hervor, und auch die ödematösen Ergüsse sind beiden gemeinsam.

Der Magen ist sehr gereizt, mit Anfällen von Übelkeit oder Erbrechen. Apocynum ist auch in Fällen angezeigt, bei denen man ständiges Erbrechen vor oder **während der Regel** beobachtet; gleichzeitig ist die Urinausscheidung drastisch reduziert.

Überhaupt ist Erbrechen ein häufiges Begleitsymptom, ebenso wie ein unbeschreibliches Flauheitsgefühl im Magen. Wenn irgendeine Art von Wassersucht verbunden ist mit Schwierigkeiten, einen tiefen, befriedigenden Atemzug zu tun, mit einem flauen Gefühl im Magen und mit großem Durst, dann sollte Apocynum als erstes Mittel in Betracht gezogen werden.

Apocynum ist ein hervorragendes Mittel (auch und gerade bei „Krankenhaus-Fällen") mit **alternierenden** oder gar gleichzeitig auftretenden Zuständen, bei denen das Hauptgewicht auf den Nieren liegt: chronische Nephritis (Brightsche Krankheit) in Verbindung mit Verdauungsbeschwerden oder Beeinträchtigung des Herzens und/oder Arthritis; Wassersucht alternierend mit Diarrhö oder mit Schmerzen, die vom Magen ausgehen, und Erbrechen; oder auch Uterusblutungen und danach Wassersucht.

Die Wassersucht kann möglicherweise durch reichliche Diarrhö oder übermäßige Urinausscheidung gelindert werden. Doch plötzlich wird der Urin wieder spärlich, und die Wassersucht schreitet fort. Dann hören diese Zustände für eine Weile auf, und das Herz wird in Mitleidenschaft gezogen. In anderen Fällen wird man vielleicht verlängerte Menses beobachten, die sich über Wochen erstrecken können, mit reichlichem Blutfluss, der den Organismus erschöpft und die Patientin anämisch macht; und sobald der Menstruationsfluss aufhört, setzt die Wassersucht ein.

Geist und Gemüt

Das Mittel hemmt nicht nur die Tätigkeit von Herz, Nieren und Darm sowie allgemein die Ausscheidungen; auch Geist und Gemüt werden niedergedrückt, sodass es zu Depression und Apathie kommt, Abneigung, zu sprechen oder angesprochen zu werden.

Obwohl das chronische emotionale und geistige Bild dieses Mittels noch keineswegs klar ist, kann man doch an den Patienten einen Zustand starker Verschlossenheit und Zurückhaltung wahrnehmen; es handelt sich um Menschen, die alle tiefen Gefühlsregungen und -reaktionen in sich zurückhalten. Sie werden sich anderen gegenüber nicht aggressiv verhalten und eher selbst verletzt werden, als andere dadurch zu verletzen, dass sie Ärger oder Zorn zum Ausdruck bringen. Der Geist wird stumpf, die Patienten können nicht klar denken. Es fehlt ihnen sozusagen der Mumm, sich der Welt und ihren Anforderungen zu stellen. Ihre Zurückhaltung in all diesen Dingen drückt sich dann in der beschriebenen Funktionsstörung der Nieren aus, in der Zurückhaltung des Urins.

Oberflächlich betrachtet, scheinen diese Patienten gut zurechtzukommen, sie haben eine lebhafte Vorstellungskraft, reißen Witze und wirken sehr kommunikativ; aber die wirklichen Probleme tief im Inneren werden niemals mit irgendjemandem besprochen.

Bei Schmerzen wird der Patient extrem reizbar und zugleich ängstlich, er seufzt, atmet kurz und unzureichend, ist unruhig und hat einen gequälten Gesichtsausdruck, und dann beginnt er **zu schreien und zu kreischen.** Es ist, als ob er gar nicht verstünde, was eigentlich mit ihm los ist; er ist verwirrt, hat das Gefühl, dass die Ärzte ihm nicht genügend Aufmerksamkeit widmen, und bricht förmlich zusammen unter dem Schmerz und den Schreien. Man darf dieses Schreien aber nicht mit dem Cri encéphalique von APIS verwechseln; es verursacht nicht dieses Frösteln, diesen Schauder, der einen bei APIS oder auch bei ZINCUM durchläuft.

Blutungen

Apocynum kann bei verschiedenen Formen von Metrorrhagie angezeigt sein; charakteristisch für dieses Mittel ist, dass die **Blutung nachlässt oder aufhört, wenn der Organismus erschöpft ist.** Wenn dann der Organismus sich insgesamt wieder zu erholen beginnt, setzt die Metrorrhagie wieder ein.

Natürlich ist Apocynum auch während der Blutungsphase angezeigt, besonders wenn die Blutung sehr reichlich ist und regelrecht herausspritzt.

Das Mittel passt bei **schwerer Hämoptyse,** wenn Blut in großen Mengen aus den Lungen fließt, ganz plötzlich, ohne Vorwarnung, und diese Anfälle sich in kurzen Abständen wiederholen.

Fieber

Bei Fieber sind oft Trockenheit der Haut, extreme Nervosität und Unruhe anzutreffen, besonders nachts. Der Patient ist **verwirrt** und **bestürzt.** Dieser Zustand kann schlimmere Ausmaße annehmen in Fällen von schwerer Pathologie, wie z. B. bei Meningitis, akuter Nephritis mit sehr hohen Harnstoffwerten im Serum, Hydrozephalus etc., und dann in geistige Verwirrung und Stupor übergehen; Bewusstlosigkeit.

Man sollte aber immer daran denken, dass alle Arzneien in ihren Endstadien zu ähnlichen Zuständen führen. Ausschlaggebend für die Arzneimittelwahl ist das Verständnis für den pathologischen Prozess in seinen früheren Stadien, nicht die Verwirrung oder der Stupor des Endstadiums.

Allgemeinsymptome und Keynotes

- Ganz allgemein ist bei Apocynum-Patienten eine verminderte Ausscheidung zu beobachten, vor allem von Urin und Schweiß. Kent beschreibt diesen Zustand so: „Egal, welche Beschwerden der Patient hat, er kann nicht schwitzen."
- Flaues Gefühl im Magen, großer Durst bei gleichzeitiger Verschlimmerung durch Trinken.
- Unruhe nachts im Bett.
- Ödeme nach anhaltenden Blutungen.
- Schwäche, die in sämtlichen Muskeln gespürt wird, schlimmer nach dem Stuhlgang und durch Bewegung.
- Symptome wie Husten, Schnupfen und Schwindel verschwinden so plötzlich, wie sie gekommen sind.
- Rechtsseitige Neuralgien, Leiste, Hüfte oder Nieren schmerzen so sehr, dass der Patient schreien muss.
- Verschlimmerung durch kaltes Wetter, Aufdecken, kalte Getränke, kalte Anwendungen; nach Schlaf, morgens beim Erwachen. Ohnmachtsneigung, wenn die Patientin den Kopf vom Kissen hebt.
- Besserung durch Wärme.

Lokalsymptome

Kopf **Kopfschmerzen mit Schwindelgefühl,** oder Kopfschmerzen, gefolgt von Schwindel. Schwindel beim Aufrichten vom Bücken; nach dem Stuhlgang; Schwindel, der plötzlich kommt und geht; Schwindel beim Aufstehen, besonders beim Gähnen und Strecken.

Schwere des Kopfes, abends, mit drückenden Schmerzen im Kreuz und in den Gliedern. **Dumpfes Schweregefühl** im Kopf nach dem Stuhlgang.

Augen Reizung, Entzündung, Rötung, schlimmer morgens, **als sei Sand in den Augen.**

Bei Hydrozephalus völliger Verlust des Sehvermögens auf einem Auge, das andere ist noch ein wenig lichtempfindlich, mit ständiger unwillkürlicher Bewegung eines Armes und Beines.

Druck im rechten Auge, als werde es nach außen gepresst.

Nase Heftiger Schnupfen. Nase und Hals sind morgens beim Erwachen mit dickem gelbem Schleim gefüllt.

Gesicht Aufgedunsenes Gesicht, aufgequollen, bei Druck bleibt eine Delle zurück, Schwellung unter den Augen. **Aufgedunsenes Gesicht, wenn der Patient liegt,** verschwindet wieder, nachdem er sich aufgesetzt hat. Blasses Gesicht, mit kaltem Schweiß bedeckt, bei sehr weichem Stuhl.

Trockene Lippen, besonders morgens beim Erwachen.

Mund Beim Erwachen Trockenheit von Mund und Zunge, die bräunlich-weiß belegt ist. Ständiges Ausspucken wegen übermäßiger Schleim- und Speichelbildung in Mund und Rachen.

Atmung, Brust, Herz **Kurze, erschwerte, unzureichende Atmung.** Beklemmungsgefühl in der Gegend von Brust und Epigastrium, der Patient hat die größte Mühe, genug Luft zum Sprechen zu bekommen. Quälende Atembeschwerden bei Wassersucht, der Patient kann nicht liegen bleiben, muss sich aufsetzen, den Kopf nach vorn geworfen.

Husten während der Schwangerschaft. Keuchen und Husten, die Brust füllt sich mit Schleim, wie bei ANTIMONIUM TARTARICUM.

Arrhythmie. Herzflattern, Gefühl, als dränge das Herz aus dem Brustkorb heraus. **Mitrale und trikuspidale Regurgitation.** Erschöpfungsgefühl in der Herzgegend. Sehr **langsamer Puls,** vor allem zwischen Brechanfällen, **mühsam. Puls unregelmäßig,** aussetzend, voll, langsam, dikrot; zeitweise schwach. Kaum wahrnehmbare Herztätigkeit. Lästiges Herzklopfen morgens beim Erwachen.

Magen Die Magenbeschwerden scheinen beim Erwachen nach langem Schlaf und frühmorgens schlimmer zu sein. **Beklemmungsgefühl** in der Gegend von Epigastrium und Brust. **Flaues Gefühl im Epigastrium,** mit Übelkeit, **morgens beim Erwachen.** Flaues Gefühl im Magen nach reichlichem Harnlassen bei Diabetes. Auftreibung nach dem Essen, selbst wenn er nur mäßig gegessen hat.

Starker **Durst** bei Wassersucht oder Verdauungsbeschwerden, aber **Wasser wird nicht vertragen** und sofort wieder erbrochen. Der Patient kann nichts essen oder trinken, alles wird sofort wieder erbrochen. Der Magen ist so gereizt, dass der Patient nicht einmal einen Schluck Wasser bei sich behalten kann. Ständiges Erbrechen vor und **während der Regel.** Schwere Magenschmerzen nach Trinken.

Abdomen, Rektum, Stuhl Die Symptome treten unmittelbar nach dem Essen auf.

Schmerzhafte Auftreibung. Völlegefühl im Oberbauch, in der Gegend von Magen, Leber, Milz, während der Unterbauch nicht stärker gebläht wirkt als gewöhnlich.

Explosive Diarrhö, unwillkürlich, direkt nach dem Essen. Gefühl von sich umherbewegenden Blähungen und unmittelbar darauf Stuhldrang. Viel Flatus vor, während und nach dem Stuhlgang. Stuhl dünn, flüssig, wässrig. Gefühl, als sei der Anus offen, nach dem Stuhlgang.

Harnorgane Harnverhaltung, Unterdrückung von Urin, **spärlicher Urin** (in den entsprechenden Repertoriumsrubriken sollte Apocynum die Wertigkeit 3 erhalten). Ständiger Harndrang. Die Blase ist teilweise gefüllt, kann aber keinen Urin entleeren. Schwäche des Blasenhalsschließmuskels. Harnverhaltung mit Paralyse der Beine.

Reichlicher und beinahe unwillkürlicher Urinabgang durch Erschlaffung des Schließmuskels. Dieser Zustand hört plötzlich auf, und Wassersucht setzt ein. Bettnässen bei Kindern und alten Männern.

Männliche Genitalien Penis und Skrotum geschwollen, ödematös.

Weibliche Genitalien Metrorrhagien, bei denen das Blut in großen Klumpen abgeht, manchmal in flüssigem Zustand, mit Erbrechen. Schleimhautfetzen oder -stücke in dem flüssigen Blut. Reichlicher, häufiger und lang andauernder Menstruationsfluss. Wassersucht nach anhaltenden Blutungen. Die Blutung hört erst auf, wenn der Organismus schon sehr stark geschwächt ist. Postpartale Blutungen. Ovarialtumoren.

Amenorrhö bei jungen Mädchen. Kent liefert uns dazu eine nützliche Beschreibung: „Eine Frau gelangt allmählich in einen schleichenden Zustand von Schwäche und nervöser Erregung, die Menstruation setzt aus, Empfindlichkeit des Abdomens, Auftreibung des Abdomens, und dann Auftreibung der Gliedmaßen." Zu betonen ist hier die Auftreibung von Abdomen und Gliedern, denn sie ist es, die deutlich auf Apocynum hinweist.

Rücken und Extremitäten Muskelschmerzen und Schwäche im Rücken und den Extremitäten, schlimmer durch Bewegung. Schmerz im Sakrum, besser nach Aufstehen und Herumlaufen. Rechtsseitige Neuralgien, die die Leiste und die Hüfte affizieren und zum Rücken ausstrahlen.

Gefühl von Zerschlagenheit im Rücken und in den Extremitäten morgens beim Erwachen, besser durch Herumlaufen.

Schmerzen in den Kniegelenken, besonders im linken. Schmerzen und Steifheit in allen Gelenken.

Haut **Die Haut ist trocken** und rau, **kann nicht schwitzen.** Jucken auf dem Rücken, an den Seiten

A

und den Gliedmaßen abends; beim Zubettgehen entdeckte der Prüfer große Papeln, wie Urtikaria, am ganzen Körper, die die Farbe der Haut hatten und nur rot werden, wenn er kratzte, was nicht besserte.

Apomorphinum

Essenzielle Merkmale

Apomorphinum ist in Fällen angezeigt, in denen der Organismus aus verschiedenen Gründen zu heftigem Erbrechen neigt: Alkoholismus, Morphinismus, Opiummissbrauch, Schwangerschaftserbrechen, Seekrankheit, reflektorisches Erbrechen oder Erbrechen aufgrund eines Hirntumors. Dabei tritt das Erbrechen **plötzlich** auf und ist **vollständig** (der gesamte Mageninhalt wird ausgeworfen), und es ist normalerweise **nicht mit vorhergehender oder gleichzeitiger Übelkeit** oder mit Schmerzen **verbunden.**

Auch bei akuten Zuständen verschiedener Art, von Gastroenteritis bis zu Pneumonie, sollte dieses Mittel in Betracht gezogen werden, solange sie eben dieses charakteristische heftige und vollständige Erbrechen aufweisen.

Heutzutage kann Apomorphinum häufig nützlich sein bei Menschen, die exzessiv halluzinogene Drogen wie Marihuana, LSD usw. konsumiert haben, schwach, blass und verschwitzt sind und **sehr leicht erbrechen** – bei der geringsten Anstrengung, besonders der Augen, wie z. B. bei dem Versuch, die Augen auf etwas zu fixieren, wenn sie durch den Sucher einer Kamera schauen.

Ein Charakteristikum dieser Arznei ist, dass zwischen den Phasen des Erbrechens **Gähnen** zu beobachten ist. Auch Schläfrigkeit, furchtbare Schwäche und eine Neigung zur Ohnmacht nach dem Erbrechen trifft man bei Apomorphinum-Patienten an.

Wenn der Patient blass aussieht, erbricht, erschöpft und schläfrig ist, die ganze Zeit gähnt **und dennoch keine Anzeichen von Leiden zeigt,** sollte man an dieses Mittel denken.

In den meisten Fällen **bleiben Schmerz und Übelkeit aus,** aber Apomorphinum kann auch dann angezeigt sein, wenn dem Erbrechen Übelkeit sowie Mattigkeit, Schweiß, Speichelfluss und Tränen vorausgehen.

Bei **plötzlichem, leicht auftretendem** und **ständigem Erbrechen ohne** erkennbare **zugrundeliegende Pathologie,** wenn sich der Patient zwischen den Brechanfällen relativ wohl fühlt und lediglich die beschriebene Schläfrigkeit mit Strecken und Gähnen zeigt, muss Apomorphinum geradezu als Spezifikum betrachtet werden und sollte noch vor IPECACUANHA und VERATRUM rangieren.

Allgemeinsymptome und Keynotes

- Der Patient ist meist geistig stumpf, hat Schwierigkeiten zu denken und eine Abneigung dagegen, Fragen zu beantworten. Plötzliche Präkordialangst und Druck in der Brust.
- Hitze, die plötzlich über den ganzen Körper läuft, gefolgt von Erbrechen.

Lokalsymptome

Kopf Schwindel mit Frösteln. Benommenheit, die als Schwere Kopfschmerz oder Schwindel empfunden werden kann.

Augen Konjunktivale Gefäßinjektion und Tränenfluss.

Atmung und Herz Die Atmung ist unregelmäßig, schnell. Schneller und unregelmäßiger Puls.

Magen Schwangerschaftsbrechen. Erbrechen aus psychischen Gründen. Schwere Fälle von Erschöpfung mit Erbrechen. Erbrechen bei Alkoholismus. Starke Neigung zum Erbrechen. Erbrechen tritt plötzlich auf, ohne vorherige Übelkeit. Erbrechen, dem Übelkeit und Mattigkeit vorausgehen. Wasser oder Milch wird sofort nach dem Trinken wieder erbrochen. Ohnmacht nach Erbrechen; Schläfrigkeit nach Erbrechen.

Aqua marina

Essenzielle Merkmale

Dieses Mittel könnte als eine Alternative zu NATRIUM MURIATICUM oder zu MEDORRHINUM eingesetzt werden, wann immer man es mit einem Fall mit starker **Verschlimmerung** oder Besserung **am Meer** oder beim Baden in Seewasser zu tun hat und keines der beiden genannten Mittel, obwohl anscheinend indiziert, eine Wirkung zeigt.

Skinner hat von einer bemerkenswerten Heilung bei einem Trachom mit Verschlimmerung am Meer berichtet. Er gibt zudem an, Aqua marina mehr als zwanzig Jahre lang erfolgreich bei **Verstopfung, verschlimmert oder ausgelöst durch zeitweiligen Aufenthalt an der Küste,** angewandt zu haben. Auch bei jeglicher Störung des Organismus durch salzige Luft ist dieses Mittel laut Skinner wirksam.

Clarke zufolge hat man Aqua marina auch bei Seekrankheit gegeben. Eine Prüfung ist von C. Wesselhoeft durchgeführt worden. Mir erscheint dabei besonders interessant, dass dieses Mittel ein Trachom (granuläre Ophthalmie) hervorruft, wie wir es von MEDORRHINUM kennen, und auch ständiges Räuspern und Heraufbringen von Schleim, zäh und weiß wie Baumwolle. Beide Symptome weisen stark auf MEDORRHINUM hin; Aqua marina tendiert allerdings zu einer Verschlimmerung am Meer, MEDORRHINUM zeigt eine Besserung.

Aqua marina erzeugt eine Empfindung, als sei ein kleiner Fremdkörper im Hals, etwa ein Haar oder eine Fischgräte, mit Kitzeln und Drang zum Schlucken. Das Schlucken ist schmerzhaft, und der Schmerz strahlt ins Ohr und in die Schläfen aus.

Übelkeit und Übelkeitsgefühl in Magen und Abdomen.

Ich glaube, dass Aqua marina nach gründlicher Prüfung zu einer großen Bereicherung unserer Arzneimittellehre werden kann.

Aralia racemosa

Essenzielle Merkmale

Die Hauptwirkung dieser Arznei scheint sich auf den **bronchialen Teil der Atemwege** zu konzentrieren. Sie passt für diejenigen Menschen, die eine **konstitutionelle Schwäche in diesem Bereich** aufweisen und Jahr für Jahr ihre Erkältungen bekommen. Diese Erkältungen können häufig wiederkehren; sie setzen sich sehr schnell in den Bronchien fest und rufen spasmodischen Husten mit zähem, viskösem Schleim hervor. Jedes Jahr scheinen sie schlimmer zu werden, bis es schließlich zu einer asthmatischen Krise kommt. Die Konstitution der Aralia-Patienten wird offenbar Jahr für Jahr schwächer, sodass sich die Erkältungen immer tiefer in den Bronchien festsetzen können. Es ist charakteristisch für Aralia, dass die Patienten für den Rest des Jahres frei von Dyspnoe sind und nur während der Zeit ihrer Erkältungen, die jeweils ein paar Wochen dauern kann, sehr zu leiden haben.

- Leider denkt man in derartigen Situationen oft nicht sofort an dieses Mittel. Wer solche Fälle einmal über lange Zeit behandelt hat, wird den Patienten sicherlich TUBERCULINUM gegeben haben, wegen des typischen Musters der Jahr für Jahr wiederkehrenden Lungenschwäche, aber ohne jegliche Wirkung.
- Vielleicht wurden auch verschiedene andere Mittel versucht: ALLIUM CEPA aufgrund der anfänglichen beißenden, scharfen Absonderung aus der Nase; KALIUM BICHROMICUM wegen des fadenziehenden Schleims; KALIUM CARBONICUM aufgrund der Empfindlichkeit gegenüber Kälte und Zugluft sowie der nächtlichen Verschlimmerung; SAMBUCUS NIGRA, wenn das Asthma nachts beginnt und mehrere Stunden lang anhält und außerdem reichlicher Schweiß auftritt; IPECACUANHA, weil solche Patienten manchmal Übelkeit mit Husten aufweisen. Dennoch kommt der Patient Jahr für Jahr mit den gleichen Beschwerden wieder: Neigung zu Erkältungen, die sich in den Bronchien festsetzen, mit Krampfhusten und bronchialer Spastik.

Das ist wahrscheinlich ein Aralia-racemosa-Fall, der die ganze Zeit nicht richtig erkannt wurde. Es ist nicht ausreichend beachtet worden, dass der Patient so schwere Erkältungen hat, die praktisch jedes Mal in Husten und Dyspnoe enden, und sich dennoch regelmäßig fast vollständig erholt – nur um nach einiger Zeit den nächsten Erkältungsanfall zu erleben, der ihn mit derselben Symptomatologie ins Bett zwingt. Das einzige, was nach einer solchen Krise zurückbleibt, ist ein **raues, brennendes Gefühl in der Mitte der Brust,** als ob dort ein bestimmter Bereich ständig durch Rauch gereizt würde. Tiefes Atmen verstärkt das Brennen noch, und der Patient wird erzählen, dass diese Reizung ihn ständig an seine besondere Schwachstelle erinnert.

Eine weitere Empfindlichkeit der Aralia-racemosa-Patienten bezieht sich auf das Rauchen. Sie sind gezwungen, das Rauchen aufzugeben, weil es augenblicklich Husten auslöst; das gilt auch für die Perioden, in denen die Patienten keine Krise durchmachen. Auch gegenüber dem Zigarettenrauch von anderen sind sie sehr empfindlich. Dies ist natürlich ein weit verbreitetes Symptom bei Menschen, die an Asthma leiden, aber bei Aralia ist es selbst dann sehr stark ausgeprägt, wenn der Patient kein Asthma hat.

Die unregelmäßige Periodizität (die Erkältungen können irgendwann im Jahr auftreten, allerdings jeden Winter mindestens einmal); die Verschlimmerung abends beim Hinlegen und besonders **nach kurzem Schlaf;** dass die Erkältung **so schnell von der Nase zu den Bronchien wandert;** dass die Patienten sich aufsetzen müssen; die Verschlimmerung durch Kälte und Zugluft; der zähe, klebrige Schleim; das laute Keuchen – das alles zusammengenommen ergibt das Bild eines Aralia-racemosa-Falles.

Dieses Gesamtbild sollte man im Auge haben, um Aralia racemosa verschreiben zu können; nicht nur das Hauptkeynote, welches nach Burnett lautet: „Ein Hustenanfall, der vor Mitternacht auftritt, entweder unmittelbar beim Hinlegen oder, häufiger, nach kurzem Schlaf."

Eine Verschreibung ausschließlich aufgrund dieses Keynotes wird meiner Ansicht nach nur selten zufriedenstellende Ergebnisse zeitigen. Zwei Beispiele:

- In einem schweren Fall von Bronchopneumonie, mit hohem Fieber, Husten mit lautem Keuchen, Dyspnoe mit Verschlimmerung um Mitternacht herum, die den Patienten nach kurzem Schlaf wieder aufweckte, verordnete ich Aralia racemosa; doch das Mittel modifizierte nur die Verschlimmerungszeit, sodass der Patient ein wenig länger schlafen konnte und erst um zwei oder halb drei Uhr morgens aufwachte, bewirkte aber keine Heilung. KALIUM CARBONICUM und verschiedene andere Mittel wurden versucht, jedoch nur mit partieller und lokaler Besserung; die Symptome veränderten sich, ohne dass es dem Patienten wirklich besser ging. Das Mittel, welches schließlich wirklich heilte, war PHOSPHOR, denn diese Arznei deckte das gesamte geistige und emotionale Bild ab.
- In einem anderen Fall modifizierte Aralia das Keuchen und Husten bei einem Kind, das um diese Zeit herum aufwachte, aber wiederum ohne es zu heilen.

So dürfte also das von Burnett angegebene Keynote für eine korrekte Verschreibung nicht ausreichen. Andererseits bestätigen die beiden Fälle, dass das Keynote selbst völlig richtig ist und nicht in Zweifel gezogen werden sollte, denn sonst hätte Aralia racemosa in keinem dieser Fälle irgendeine Wirkung haben können. Allen schreibt in seinem Handbuch: „Es hat sich bei Asthma mit nächtlichem spasmodischem Husten als nützlich erwiesen; allgemeine Verschlimmerung beim Hinlegen. Spasmodischer Husten nachts nach dem ersten Schlaf, Husten, der durch Kitzeln im Hals ausgelöst wird, verbunden mit einer Zusammenschnürung der Brust, der Patient muss sich aufsetzen und heftig husten ..." (Hervorhebung im Original)

Man wird mit Aralia zufriedenstellende Ergebnisse bei der folgenden Art von Fällen erzielen können:

- In den ersten Jahren beginnen die Erkältungen mit einem scharfen, beißenden Schnupfen, die Lippen sind rot und ausgetrocknet, Verschlimmerung durch kalte Luft, und der akute Fall sieht nach ARSENICUM aus.
- Gibt man dann ARSENICUM, so wandert die Erkältung schnell in die Bronchien, während der Schnupfen beträchtlich nachlässt. Es ist ein schlechtes Zeichen, wenn so etwas in einem Organismus geschieht; die erste und unmittelbare Überlegung in einer solchen Situation sollte sein, dass entweder der Patient konstitutionell sehr schwach ist oder dass es nicht das richtige Mittel war.
- Nachts wacht der Patient nach kurzem Schlaf wieder auf, mit heftigem spasmodischem **Husten,** auf den erschwerte Atmung folgt. Ein zäher, fadenziehender Schleim scheint die Atemwege zu verschließen, und schließlich muss er aufstehen und umhergehen oder sich wenigstens im Bett aufsetzen, um Erleichterung zu bekommen. Vorgebeugtes Sitzen bessert den Husten und die Dyspnoe. Der Patient sitzt eine ganze Weile hustend da, ehe er wieder ins Bett gehen und weiterschlafen kann. Man denkt dann vielleicht, dies sei eine durch die ARSEN-Gabe hervorgerufene Verschlimmerung, und wartet ab, aber in der nächs-

ten Nacht ist der Zustand noch schlimmer, und nun wird man dieses kleine Mittel Aralia verordnen müssen – wenn man daran denkt und es in sein homöopathisches Instrumentarium aufgenommen hat.

- Um nicht husten zu müssen, muss der Patient den Kopf hochlagern; schon abends möchte er ein hohes Kissen.
- Die Verschlimmerungszeit des Krampfhustens ist um Mitternacht herum, in einigen Fällen kann dieser Zustand aber auch bis zum frühen Morgen andauern, bis drei, vier oder gar fünf Uhr. Dasselbe gilt für die Dyspnoe. Auch das Kitzeln im Hals und die **laute, keuchende Atmung** verschlimmern sich vor oder gegen Mitternacht.
- Der Auswurf ist warm und schmeckt salzig.
- Aralia scheint auch den Darm zu beeinflussen und Diarrhö sowie Rektumprolaps hervorrufen zu können.

Allgemeinsymptome und Keynotes

- Furcht, dass sich eine schwere Krankheit entwickelt, vor allem in den Lungen.
- Reizbar und launisch.
- Schwach, erschöpft, mit Übelkeit, die im Hals und im Magen gespürt wird.
- Schlimmer durch Kälte, Temperaturrückgang, Zugluft; nachts nach kurzem Schlaf, Liegen mit niedrig gelagertem Kopf; gegen 23 Uhr, um Mitternacht, aber die Verschlimmerung kann bis vier oder fünf Uhr morgens andauern.
- Besser durch Wärme, warme Kleidung oder warmes Zudecken; aufrechtes Sitzen mit nach vorne gebeugtem Kopf bei Husten oder Dyspnoe.

Lokalsymptome

Nase Wässrige, **scharfe Absonderung** aus der Nase, von der die Nasenlöcher wund werden.

Schmerzende Wundheit der Choanen durch scharfen, beißenden Schleim. Schnupfen mit häufigem Niesen, **schlimmer in kalter Luft** und besser durch Wärme oder beim Spazierengehen in der Sonne.

Schon der geringste Luftzug löst heftiges Niesen aus.

Heuschnupfen.

Mund Salziger Geschmack. Mund und Lippen fühlen sich ausgetrocknet an, der Patient will die ganze Zeit die Zunge bewegen, um den Mund feucht zu halten, trotz starkem Speichelfluss. Aphthen vor allem am Gaumen.

Hals Fremdkörpergefühl im Hals.

Atmung Laute, keuchende Atmung, die entweder unmittelbar nach dem Hinlegen oder um Mitternacht einsetzt. Einatmen ist schwieriger als Ausatmen. Asthma nachts beim Hinlegen, trockene, keuchende Atmung beim Liegen auf dem Rücken mit niedrig gelagertem Kopf, mit dem Gefühl drohenden Erstickens, schnell schlimmer werdender Dyspnoe, lautem musikalischem Pfeifen beim Ein- und Ausatmen, lauter beim Einatmen.

Krampfhusten, der den Patienten nachts nach kurzem Schlaf aufweckt, gegen 23 Uhr oder um Mitternacht, er muss sich aufsetzen und aushusten, besser selbst bei nur wenig Auswurf.

Magen Vages Übelkeitsgefühl in Hals und Magen. Unbehagen im Magen mit Blähungen.

Abdomen, Rektum, Stuhl Schmerzen von der Leber zum rechten Schulterblatt.

Gefühl, als werde gleich Durchfall kommen, dann Ausscheidung von weichem, gelbem Kot, nur ein Teelöffel voll, unter großen Schwierigkeiten. Nach dem Stuhlgang, während er noch auf der Toilette sitzt, Schmerz im Rektum, nach oben ausstrahlend. Nachts Reizung des Anus.

Schlaf Starkes Schwitzen nachts im Schlaf.

Aranea diadema

Essenzielle Merkmale

Aranea diadema hat drei große Keynotes, und wenn man bei einem Fall zwei davon oder alle drei antrifft, kann man dieses Mittel mit großer Zuversicht verschreiben.

Verschlimmerung an kalten und feuchten Orten

Das erste Keynote ist eine allgemeine und sehr starke Verschlimmerung an kalten und feuchten Orten. Die Betonung liegt auf der Kombination: **kalt und feucht.** Dies ist eine typische hydrogenoide Konstitution. Die Patienten fühlen sich in sonnigem, trockenem Klima sehr wohl, aber sobald sie ins Kalte und Feuchte kommen, mit Beginn der feuchten Jahreszeit, setzen ihre Beschwerden ein.

Es ist für diese Menschen völlig unmöglich, sich an einem feuchten Ort, etwa in der Nähe eines Flusses, eines Sees oder am Meer aufzuhalten. In einem solchen Klima treten allerlei Beschwerden auf oder verschlimmern sich: Kopfschmerzen, Neuralgien, Ischialgie, Lumbago. Es genügt schon, wenn sie nur in einem kalten Bett schlafen. Decken sie sich nachts ein wenig auf, sodass sie kalter Luft ausgesetzt sind, so beginnt sofort die Ischialgie.

Wenn diese Patienten an einer Erkrankung leiden, bei der die Milz in Mitleidenschaft gezogen ist, vergrößert sich diese noch, wenn sie in einer feuchten Gegend leben. Auch Durchfall kommt dann häufiger und leichter vor.

Wenn eine solche Art von Verschlimmerung zu beobachten ist, sollte man Aranea diadema als erstes Mittel in Erwägung ziehen. Abgesehen von dieser allgemeinen Beschreibung erzählen die Betroffenen vielleicht auch von einem Kältegefühl tief in verschiedenen Körperteilen, wie z. B. in den Blutgefäßen, das so tief sitzt, dass die Kälte bis in die Knochen zu spüren ist. Es fühlt sich buchstäblich so an, als hätten sei **Eis in den Knochen – Kälte, die durch nichts gelindert werden kann,** eben weil sie so tief innen sitzt.

Vergrößerungsgefühl

Das zweite Keynote ist das Gefühl, als seien bestimmte Körperteile (der Kopf, die Arme, die Beine usw.) sehr stark vergrößert und schwer oder taub.

Periodizität

Und das dritte Keynote ist eine genaue Periodizität, ganz ähnlich wie bei CEDRON. Ob Frost, Fieber, Kopfschmerzen oder Neuralgien, immer setzen die Symptome zur exakt gleichen Zeit ein.

Weitere Merkmale

- Aufgrund seiner Symptomatologie sollte man Aranea diadema bei **Malaria** und Wechselfiebern in Betracht ziehen. Die Fröste dauern sehr lange und schütteln den ganzen Körper. Hitze oder Schweiß fehlen völlig. Die Kälte wird bis in die Knochen verspürt.
- Das Mittel ruft nervöse Erschöpfung mit Zittern hervor, und die Patienten haben ein starkes Verlangen, sich hinzulegen.
- Nachts im Bett erwachen sie mit dem Gefühl, als seien Hände und Arme stark geschwollen. Dieses Gefühl ist so stark, dass sie das Licht anmachen, um nachzusehen. Sie erwachen mit dieser Empfindung oder mit einem Taubheitsgefühl in den Extremitäten.
- Wir kennen auch einige Geistes- und Gemütssymptome: gequält, ängstlich, verzagt, sehnt sich nach dem Tod.
- Viele Symptome gehen mit geistiger **Verwirrung** einher, besonders Fieberanfälle und Kopfschmerzen. Die Verwirrung ist schlimmer abends, nach dem Essen und nach geistiger Beanspruchung. Alles erscheint unwirklich.

Allgemeinsymptome und Keynotes

- Aranea diadema ist nicht nur bei Malaria und bei allen Symptomen oder Syndromen indiziert, die von einer früheren Malaria herrühren und nun wiederkehren, sondern auch bei Knochenerkrankungen, Knochenkaries mit der charakteristischen Kälte in den Knochen. Schlimmer nachts im Liegen.
- Aranea diadema ist angezeigt bei heftigen, plötzlichen Neuralgien, die jeden Tag zur gleichen Zeit auftreten, überhaupt wenn Beschwerden mit exakter Periodizität auftreten (CEDRON).
- Blutungen aus allen Körperöffnungen. Stichwunden.
- Chronisches Wechselfieber mit Schwellung der Milz, die schlimmer ist, wenn der Patient in einer feuchten Gegend lebt.
- Schmerzen wie von elektrische Strom.
- Frost, gefolgt von wenig oder gar keinem Fieber.
- Große innere Unruhe.
- Kribbelndes Gefühl am ganzen Körper, Ameisenlaufen.
- Durst bei fast allen Beschwerden.
- Schlimmer: durch Baden; bei **feuchtkaltem Wetter,** an feuchten Örtlichkeiten, Flüssen, Seen, bei

Regen, an frostigen Orten. Nachmittags und mitternachts. Rauchen.

- Besser: an der frischen Luft. durch **Tabak,** durch Druck. Im Sommer. Rauchen.

Lokalsymptome

Kopf Kopfschmerzen, die durch Tabakrauchen massiv beeinflusst werden: **gebessert** oder verschlimmert. Besser im Freien; besser auch durch Aufstützen des Kopfes. **Kopfschmerz mit Benommenheit.** Periodisch auftretende Kopfschmerzen. Kopfschmerz mit Brennen der Augen und Hitze im Gesicht.

Eingenommenheit des Kopfes, abends; beim Studieren; nach dem Essen; mit allgemeiner Abspannung kann weder denken noch irgendwelche Arbeit verrichten.

Augen Unangenehmes Gefühl von Zittern in den Augen beim Lesen oder Schreiben, verschlimmert die Kopfschmerzen. Flimmern vor den Augen geht den Kopfschmerzen voran. Brennen der Augen. Stechen in den Augen. Dunkle Ringe unter den Augen.

Ohren Kneifendes Drücken im rechten Ohr und der Ohrspeicheldrüse, später auf die linke Seite wechselnd.

Gesicht Trigeminusneuralgie. Blutandrang, Brennen im Gesicht.

Mund Unmittelbar nach dem Hinlegen plötzlich heftige Schmerzen in allen Zähnen. Empfindliches Kältegefühl in den rechten unteren Schneidezähnen, besonders beim Einziehen von Luft, alle Tage zur selben Stunde wiederkehrend.

Atmung und Brust Lungenblutungen. Bluthusten bei anämischen und geschwächten Patienten. Interkostalneuralgie, zur Wirbelsäule ausstrahlend.

Magen Heftige **Magenschmerzen** nach geringsten Speisemengen, mit Übelkeit, Brustbeklemmung und wiederholtem Gähnen, die Krämpfe können sich auf den ganzen Körper ausdehnen. Durst während des Fiebers und bei fast allen Beschwerden.

Abdomen und Stuhl **Schwellung der Milz,** schlimmer bei regnerischem Wetter. Gefühl von Schwere und Völle im Unterbauch, als läge ein Stein darin, mit Kollern und Kneifen im Bauch und Flauheitgefühl. Lumbal-abdominale Neuralgie mit Erbrechen und Gähnen.

Dünnflüssiger Stuhl mit Bauchschmerzen, die durch Reiben des Bauchs gelindert werden.

Weibliche Genitalien Regel zu früh; zu häufig, zu reichlich, von zu langer Dauer.

Rücken und Extremitäten **Gefühl von enormer Vergrößerung einzelner Teile.** Taubheit oder Schwere der Glieder. Dumpfe, durchdringende Schmerzen in den Knochen und in allen Körperteilen. Stumpfe, wühlende Knochenschmerzen in allen Teilen des Körpers, besonders in den Armen, Schien- und Fersenbeinen.

Zittern und Zucken in den Muskeln des linken Oberarms. Ameisenlaufen im kleinen Finger und im Ringfinger beider Hände, als seien sie eingeschlafen. Taubheit der durch den Nervus ulnaris innervierten Partien.

Dumpfes Bohren im rechten Fersenbein, anhaltend nach Bewegung des Fußes, abnehmend bei fortgesetzter Bewegung.

Schlaf Unruhiger Schlaf mit häufigem Erwachen. Beim Erwachen ein Gefühl von übermäßiger Vergrößerung und Schwere der Unterarme und Hände.

Fieber Frost mit Schmerzen in den Knochen. Frost kehrt täglich zur selben Stunde oder jeden zweiten Tag weiten Tag zurück, doch kommt es weder zu Hitze noch zu Schweiß. Anhaltender Frost, der durch äußere Wärme nicht zu lindern ist. Durst während des Fiebers.

Kein Schweiß.

Aranea scinencia

Essenzielle Merkmale

Dieses Mittel kann auf Fälle von chronischen Kopfschmerzen passen, bei denen **die Augen mit betrof-**

A

fen sind. Die Kopfschmerzen sind dumpf und schwer, von beträchtlicher Intensität. Sie lösen große Unruhe aus. Die Augen sind entzündet und laufen ständig; eine Art Fleck scheint sich ständig über ihnen zu bilden. **Schwellung der Lider.**

Ständiges Zucken der Unterlider ist ein Keynote von Aranea scinencia.

Besonders nachts ist der Patient unruhig und kann immer nur ein paar Minuten auf einmal schlafen. Verstopfung und vermehrter Urinabgang.

Besserung an der frischen Luft; Verschlimmerung in warmem Zimmer.

Süßer Geschmack im Mund, verbunden mit erhöhtem Speichelfluss.

Bei einem Patienten mit dumpfen Kopfschmerzen und Augenentzündung, dessen Unterlider ständig zucken, sollte man an Aranea scinencia als erstes Mittel denken.

Ebenso kommt es in Frage, wenn man bei einem Fall zwischen PULSATILLA, BELLADONNA und AGARICUS schwankt.

Argentum metallicum

Essenzielle Merkmale

Besonders bei chronischen Erkrankungen denkt man oft zunächst nicht an Argentum metallicum, wenn es angezeigt wäre. Und so kommt es nicht selten vor, dass solche Pathologien sich jahrelang weiterentwickeln und eine Vielzahl von Mitteln gegeben wird, die jedoch alle keine Heilung bringen – bis man schließlich darauf kommt, dass es sich ja um einen Argentum-metallicum-Fall handeln könnte.

Es scheint mir daher sinnvoll, zunächst einige Leitsymptome anzugeben, die als Hinweise auf das Mittel dienen können. Man sollte Argentum metallicum in folgenden Situationen in Erwägung ziehen.

- In Fällen von **lästigem Herzklopfen** oder Arrhythmien, die **durch Seufzen** oder tiefes Durchatmen **reguliert** (**gebessert**) werden;
- wenn (vor allem morgens) **durchsichtiger, gelatinöser Schleim sehr leicht ausgehustet wird,** der jedoch in Form einer kleinen Kugel von zäher, klebriger Konsistenz herauskommt, sodass man sich fragt, wie eine derart klebrige Masse so leicht gelöst und heraufgebracht werden konnte;
- wenn die **Ränder der Augenlider verdickt** sind, mit eitriger Absonderung und Photophobie; bei (**Blepharitis);**
- wenn in irgendeiner Art und Weise die Knorpel betroffen sind, ganz besonders aber bei **Knorpelhypertrophie;**
- wenn die **oberen Extremitäten** beim Einschlafen so **heftig zucken,** dass der ganze Arm in eine andere Lage geworfen wird und der Patient davon aufwacht. Elektrische Schläge, die im Kopf zu explodieren scheinen, mit gleichzeitigen Zuckungen der oberen Extremitäten bei konstitutionellem Verfall.

Es folgt eine Reihe von schweren klinischen Erkrankungen, bei denen dieses so oft übersehene Mittel benötigt werden kann – selbstverständlich nur dann, wenn die Symptome übereinstimmen: **Osteochondritis, Osteochondritis juvenilis, Polychondritis,** Scheuermannsche Krankheit, Diabetes insipidus, neuromuskuläre Störungen, Alzheimersche Krankheit, AIDS, Epilepsie, **sexuelle Adynamie,** chronische Urethritis, **Orchitis, Epididymitis,** Salpingitis, Ovaritis, chronische Pharyngitis, **Blepharitis,** ulzeröse Keratitis, **Szirrhus,** Epitheliom des Gebärmutterhalses.

Ich möchte jedoch noch einmal ganz klar machen, dass es sich bei dieser Aufzählung klinischer Erkrankungen **nur um Hinweise** darauf handeln kann, dass man auch Argentum metallicum in Betracht ziehen sollte. Es handelt sich keineswegs um Indikationen, die für sich die Verschreibung dieses Mittels rechtfertigen können!

Äußere Erscheinung

Allgemein kann man sagen, dass Argentum-metallicum-Patienten sich in einem Zustand konstitutionellen Verfalls befinden – **körperliche Wracks.** Sie wirken viel älter, als sie tatsächlich sind; teilweise weil sie körperlich so sehr gelitten haben und leiden, vor allem aber wegen ihres beinahe ständig vorhandenen allgemeinen Schwäche- und Erschöpfungszustands. Von dem Ausmaß ihres Leidens zeugen das zermürbte Gesicht, der müde Blick und die schwache Stimme. Das **Gesicht sieht tatsächlich älter aus,** obwohl es keineswegs tiefe Falten aufweisen muss. Bei der Untersuchung eines solchen Patienten hat man oft das Gefühl, dass allein schon das Sprechen, das Mitteilen der Einzelheiten seiner Krankengeschichte ihn ziemlich mitnimmt und eine Extra-Anstrengung von ihm verlangt, und in der Tat verschlimmert sich dadurch sein Zustand. Die Anamnese kann Neuralgien des Ischiasnervs, Arthralgien, reißende Schmerzen entlang der Knochen und Knorpelerkrankungen enthalten.

Ein typischer konstitutioneller Argentum-metallicum-Patient wird in jüngeren Jahren wahrscheinlich Knorpelerkrankungen, Osteochondritis und/oder Scheuermannsche Krankheit durchgemacht haben. Und auch wenn der Patient zu dem Zeitpunkt, zu dem er in die Praxis kommt, keine der oben erwähnten schwerwiegenden Pathologien aufweist, kann man doch sehr wohl erkennen, dass sein Zustand vermutlich in nicht allzu ferner Zukunft weiter verfallen und sich in die Richtung derartiger Erkrankungen bewegen wird. Solche Beobachtungen sind es, die man machen kann, wenn man es mit einem typischen konstitutionellen Argentum-metallicum-Patienten zu tun hat, und die man sich für einen solchen Fall merken sollte. Tatsächlich ist es gut möglich, dass man bei einem Rückblick auf die eigene Vorgeschichte von erfolglos behandelten Fällen nachträglich einige Argentum-metallicum-Patienten darunter erkennen kann.

Entwicklung der Argentum-metallicum-Pathologie

Diese Menschen befinden sich in einem adynamischen Zustand, es fehlt ihnen die Kraft und **Zähigkeit, schwierigen Lebenssituationen zu begegnen,** und Stresssituationen zermürben sie richtiggehend. Sie sind zunächst eigentlich ganz glücklich und zufrieden, aber sobald ihnen jemand wegen einer ganz belanglosen Sache einen Schrecken einjagt, wirft sie das völlig aus dem Gleichgewicht.

Im Anfangsstadium der Pathologie sind die Argentum-metallicum-Patienten noch nicht so schwach wie später. In dieser frühen Phase erregen sie sich leicht, ihr Verstand arbeitet perfekt und ist ungewöhnlich scharf und klar, sie diskutieren gern und intelligent. Doch dieser Zustand ist in sich instabil und deutet bereits auf die zukünftigen Probleme hin.

Empfindsamkeit und Fragilität

Man kann die Beobachtung machen, dass die Betreffenden **bis zur Zerbrechlichkeit empfindlich und erregt sind.** Sie brauchen in diesem Stadium den Kontakt zu anderen, jemanden, mit dem sie reden können, und das tun sie sehr zwanglos und mit großer Erregung – ihr Geist scheint in angenehmer Weise überreizt zu sein, voller fröhlicher und optimistischer Gefühle, aber gleichzeitig ist da eine gewisse Fragilität.

Nach einigen Jahren zeigt sich dann ein Wandel. Der Argentum-metallicum-Patient entwickelt nun ein Bedürfnis nach Abgeschiedenheit und Isolation (SEPIA) und will mit niemandem mehr reden. Ein Gefühl von geistiger Ermüdung macht sich bemerkbar; die Anstrengung, die der Patient auf sich nehmen muss, um klar denken zu können, scheint seine Möglichkeiten einfach zu übersteigen. In Gesellschaft verhält er sich ruhig und nimmt nicht mehr an Diskussionen teil. Es scheint, als sei der Geist durch ständige Erregung überbeansprucht worden und nun schlicht und einfach zu müde.

Diese beiden Zustände treten eine Zeitlang noch abwechselnd auf, bis schließlich der „müde" Zustand dominiert und mehr oder weniger zum Dauerzustand wird.

Folgen geistiger Überanstrengung

Die Geistessymptome erscheinen als Resultat geistiger Überanstrengung, wie in Fällen von Studenten, Schülern, Geschäftsleuten, Juristen oder Buchhaltern, die ihre Fähigkeiten überbeansprucht haben. Natürlich sind sie nicht einfach nur die Folge der Überanstrengung; aber wenn ohnehin schon ein Argentum-metallicum-Zustand vorliegt, hat Überanstrengung einen durchschlagenden Effekt. Umgekehrt wird nicht jeder, der sich geistig überanstrengt, solche Symptome bekommen, Patienten, die Argentum metallicum benötigen, neigen aber ganz besonders dazu.

Anfangs scheinen die Patienten mit der Übererregbarkeit des Geistes ganz gut leben zu können, aber irgendwann stellen sie fest, dass ihr Verstand zusammenbricht, dass ihre geistigen Fähigkeiten sie verlassen, dass ihr **Gedächtnis** rapide **nachlässt.** Mitten in einer Unterhaltung vergessen sie plötzlich, worüber sie gerade geredet haben, oder wenn sie aus einem Zimmer gehen, um nebenan etwas zu suchen, will ihnen, kaum haben sie das Nebenzimmer betreten, einfach nicht mehr einfallen, was sie denn eigentlich suchen wollten – **plötzlicher Gedächtnisverlust.** Sie müssen sich einen Moment besinnen, um alles noch einmal zu rekapitulieren, und dann kehrt die Erinnerung zurück. Dieser plötzliche Gedächtnisverlust tritt vor allem bei Menschen auf, die von ihren vielen Sorgen und Problemen mitgenommen und zermürbt sind. Ihnen liegt viel auf der Seele, und dabei haben sie sehr wenig geistige Kraft.

Schließlich sind sie so weit, dass selbst **Sprechen** für sie **sehr anstrengend und unangenehm** ist. Schon allein die Anstrengung, etwas zu sagen, die eigenen Gedanken auszusprechen, kann bei Argentum-metallicum-Patienten zu einer Verschlimmerung des körperlichen Zustands führen. Bei Kent heißt es: „Wenn er antworten muss, wird ihm schwindelig, er hat ein komisches Gefühl am ganzen Körper und nervöses Zittern oder nervöse Schocks." Als Homöopath muss man fähig sein, sich Ausmaß und Art der Schwäche vorzustellen, unter der der Patient leidet, wenn er solche Symptome schon durch die bloße Anstrengung zu sprechen entwickeln kann. Nicht nur die Stimme, sondern auch die Brust, das Atmungssystem, ja der ganze Organismus ist betroffen.

Differenzialdiagnose: zu müde zum Sprechen

Es gibt noch einige weitere Mittel, die das Symptom „zu müde zum Sprechen" haben, sodass sich ein Vergleich anbietet.

- STANNUM-Patienten klagen über eine solche Schwäche in der Brust, dass sie kaum einen Ton herausbringen; bei Argentum metallicum tritt durch Sprechen eine allgemeine Verschlimmerung des Organismus ein, aber dabei spielt auch die psychische Anstrengung eine Rolle, die für das Antworten auf Fragen benötigt wird. Bei STANNUM-Patienten merkt man, dass sie niedergeschlagen und körperlich und geistig müde sind, wenn sie etwas sagen, während ein Argentum-metallicum-Patient sich selbst zum Antworten drängt und durch diese Anstrengung gleichzeitig erregt und müde wird.
- MURIATICUM-ACIDUM-Patienten sind wiederum allgemein sehr erschöpft, so müde, dass sie noch nicht einmal zum Sprechen fähig sind.
- Bei SEPIA ist es vor allem das Desinteresse an Kommunikation mit anderen, das sie vom Sprechen abhält, obwohl auch die Müdigkeit eine Rolle spielt, und bei PHOSPHORICUM ACIDUM sind geistige Ermüdung und echte Gleichgültigkeit verantwortlich dafür, dass die Patienten nicht sprechen wollen.

Man sollte daher auf der Hut sein, wenn ein Patient im Gespräch nebenbei erwähnt: „Sogar zum Sprechen bin ich zu müde." In einem solchen Fall ist es notwendig, genau zu differenzieren, um welche Art von Müdigkeit es sich handelt. Dieser Zustand ist begleitet von einer großen Angst um die eigene Gesundheit; oft fürchtet der Patient, ihm drohe ein Hirnschlag.

Niedergeschlagenheit, Depression und Adynamie

Mit der Müdigkeit geht **Niedergeschlagenheit** einher, der Patient **will nur noch allein sein und sich hinlegen.** Für soziale Kontakte und Unterhaltungen ist keine Energie mehr übrig.

Die geistige Übererregung macht einer gewissen Stumpfheit Platz, es kommt zu Denkschwierigkeiten und Depressionen. Dies sind Vorboten eines manisch-depressiven Zustands, der sich zu einem späteren Zeitpunkt entwickeln kann. Dann ist der Patient übererregt, spricht schnell und schwätzt unsinniges Zeug, bis er ein Stadium von Wildheit erreicht, in dem er nicht mehr gebändigt werden kann und sogar im Zorn um sich schlägt. Ein ähnlicher deliröser Zustand kann sich nach Fieber, Epilepsie oder nach starken Schmerzen entwickeln.

Weil Argentum-metallicum-Patienten von zarter, schwächlicher Gesundheit sind, verfügen sie kaum über Reserven, und deshalb wenden sie gelegentlich Täuschungsmethoden an, um mit ihrem Leben zurechtzukommen und andere daran zu hindern, sie zu stören oder zu belästigen. Es kommt vor, dass sie nicht die ganze Wahrheit erzählen (allerdings ohne die absichtliche Irreführung, wie sie bei THUJA-Patienten möglich ist). Wenn ein Argentum-metallicum-Patient nicht die Wahrheit sagt, kann das darin begründet sein, dass er Angst vor Belästigung durch andere hat und sich nicht in der Lage fühlt, mit den Auswirkungen von Konflikten und Verschlimmerungen umzugehen. Seine Falschheit basiert auf der Abneigung, ausgefragt zu werden. Eine Frau wird ihrem Ehemann z. B. nicht davon erzählen, dass sie sich von einem anderen Mann angezogen fühlt, sie wird ihm gar nicht die Möglichkeit geben, ihre Gefühle zu verstehen – sie wird ihn etwas ganz anderes glauben lassen. Das tut sie, um den anstrengenden

Konsequenzen solcher Situationen zu entgehen. Jeder Versuch, ihr Fragen zu stellen, lässt sie schwindelig werden, es kann dazu kommen, dass ihr Verstand auszusetzen scheint, und dann kann sie keinen klaren Gedanken mehr fassen, zittert innerlich, beginnt unter Zuckungen zu leiden und muss sich schließlich ins Bett legen. Möglicherweise sagt sie dann den ganzen Tag kein Wort mehr und antwortet auf Fragen nur mit Ja oder Nein. Sie beteiligt sich an keiner Unterhaltung und meidet auch Menschen, die sie sehr gerne mag. Sie lacht überhaupt nicht mehr, weil sie sich so elend fühlt.

Argentum-metallicum-Patienten sehen ernst und niedergeschlagen aus, aber diese Ernsthaftigkeit ist nicht ihre Natur, sondern resultiert eher aus einer Abneigung, sich an Unterhaltungen zu beteiligen, die geistige Anstrengung verlangen.

Nächtliche Unruhe

Wenn der Organismus des Betreffenden erst einmal müde geworden ist, dann **kann diese Müdigkeit durch keine Ruhe gebessert werden.** Er kann müde und gleichzeitig aufgeregt und unruhig sein, sehr ähnlich wie ein ARSENICUM-Patient, er legt sich hin, steht wieder auf und legt sich woanders wieder hin, es treibt ihn den ganzen Tag **von einem Bett zum anderen,** ohne dass er jemals wirklich zur Ruhe kommt. Oft sitzt so jemand dann einfach da und tut gar nichts. Nachts, wenn er schlafen will, ist seine Müdigkeit mit einer Aufregung gepaart, die ihn wachhält; erst in den frühen Morgenstunden, gegen 3 oder 4 Uhr, wenn der ganze Organismus völlig erschöpft ist, findet er etwas Ruhe. Morgens **wacht er dann unerfrischt auf,** ist noch sehr müde und **möchte mit niemandem reden.** Um diese Zeit ist es am schlimmsten, er fühlt sich dann wirklich sehr elend, das ganze Leben scheint unerträglich, er verfällt in Depression und möchte am liebsten einfach vom Erdboden verschwinden.

Beim Einschlafen scheint manchmal eine elektrische Ladung in ihm zu explodieren, mit **heftigen Zuckungen in den Extremitäten,** besonders den oberen. Gewöhnlich ist es eine der oberen Extremitäten, die so heftig zuckt, dass der ganze Arm in eine andere Lage geworfen wird und der Patient dadurch aufwacht (vgl. ZINCUM und AGARICUS). Dies kann zwei- oder dreimal in einer Nacht passieren, aber nicht jede Nacht. Manchmal kommt es gleichzeitig zu einer Art Explosion im Kopf, wie von einem elektrischen Schlag. Dieser Zustand ist der Vorläufer einer späteren Epilepsie, die mit Argentum metallicum behandelt werden kann; von Argentum-metallicum-Patienten werden epileptische Anfälle berichtet, nach denen sie in deliröse Raserei geraten, umherspringen und nach jedem schlagen, der sich in ihrer Nähe befindet.

Durch diese nächtliche Unruhe wird der Organismus allmählich erschöpft, der Patient wirkt vorzeitig gealtert. Es kommt zu einem **Austrocknungsprozess** des gesamten Organismus, der sich auf die Haut, die Gefühle und die Denkfähigkeit auswirkt – und auch auf das Sexualleben.

Sexualität

In der Sexualität zeigt sich wiederum das allgemeine Muster von Argentum metallicum: zuerst Übererregung, dann Depression und Adynamie. Bei Jugendlichen führt die anfangs starke sexuelle Erregung zur Masturbation. Sie haben das Gefühl, die Lust und die Erleichterung sofort haben zu müssen; es ist nicht vitale Kraft oder echter Trieb, sondern nur Erregung und Lust, und danach fühlen sie sich erschöpft und haben Schmerzen in den Gelenken.

Männer werden später impotent, ihre Genitalien scheinen zu schrumpfen, und sie verspüren kein Verlangen mehr nach Sex. Es kommt zu Nachwirkungen des Masturbierens. Schließlich tritt ein Zustand sexueller Adynamie ein, mit Samenergüssen fast jede Nacht, ähnlich wie bei NATRIUM PHOSPHORICUM, aber ohne Erektionen; in manchen Fällen auch zu einer Atrophie des Penis.

Teste berichtet, Argentum metallicum habe sich in einem Fall von Samenabgang ohne Erektionen und mit Atrophie des Penis als nützlich erwiesen (bei einem Dreißigjährigen, dessen Glied nicht größer war als das eines zehnjährigen Jungen); die primäre Causa

Die diesem Mittel inhärente Müdigkeit ist der Grund dafür, dass Frauen eine Abneigung gegen Geschlechtsverkehr entwickeln und nicht einmal Liebesspiele ertragen können. Es scheint, als seien keinerlei Emotionen mehr vorhanden, die sexuelle Aktivitäten motivieren könnten. Die Abneigung gegen Sex beruht hauptsächlich auf Müdigkeit.

Allgemeinsymptome und Keynotes

- Argentum metallicum ist das Hauptmittel bei **allen Arten von Knorpelerkrankungen.**
- Symptome treten **langsam** auf, schleichend; langsam fortschreitend, den Organismus aber tief durchdringend.
- Schmerzen steigern sich allmählich und verschwinden plötzlich.
- Verschlimmerung durch Sprechen, Singen oder lautes Lesen; durch Fahren in einem Fahrzeug; durch Berührung oder Druck.
- Der **frühe Morgen** ist die Hauptverschlimmerungszeit, die Kopfschmerzen, der Schleim im Hals, der Hunger, die Schmerzen in den Knorpeln etc. sind zu dieser Zeit schlimmer.
- Besser an der frischen Luft.
- Allgemeine Mattigkeit und Schwäche jeden Tag gegen **Mittag.**

Lokalsymptome

Kopf Eine Art **Düsterheit** im Kopf, ein Gefühl wie betäubt oder als ob **Rauch im Gehirn** wäre. Gefühl wie dumm und hohl im Kopf.

Plötzliche Schwindeligkeit, wie Nebel vor den Augen. Gefühl von Taumeligkeit im Kopf (beim Nachhausekommen). Schwindelgefühl, wie von Trunkenheit.

Drückend reißender Schmerz am rechten und linken Schläfenbein, durch Berührung vermehrt. Drückender Schmerz mit Betäubung im Vorderhaupt und ziehendes Drücken im Hinterhaupt. Reißender Schmerz tief im rechten Stirnhöcker, zur rechten Schläfe hin ausstrahlend. Paroxysmale Neuralgie über dem linken Auge. Exostose am Schädel.

Augen Heftiges Jucken der Augenlider und Augenwinkel. Lider stark **geschwollen und verdickt;** die Lidränder sind **dick und rot.** Manchmal sieht es so aus, als seien die Ränder voller Gerstenkörner, eins neben dem anderen. Pusteln entlang der Lidränder. **Blepharitis.** Bei jedem Versuch, die Lider zu trennen, ziehen sich die Ränder nach innen. Reichliche eitrige Sekrete, die Lider ließen sich nicht trennen (bei einem vier Wochen alten Säugling).

Amaurose des linken Auges, zusammengezogene Pupille, lichtstarr. Dr. Teste gibt an, in wenigen Wochen eine wahrscheinlich durch Quecksilber ausgelöste linksseitige Amaurose geheilt zu haben, obwohl das Sehvermögen bereits sehr schwach war. Die Pupille, die sehr stark kontrahiert war, blieb allerdings auch nach der Behandlung unempfindlich auf Licht.

Ohren Summen in den Ohren, mit Blutwallungen und Hitze. Fressendes Jucken an den Ohrläppchen. Erhöhtes Wärmegefühl an der äußeren Ohrmuschel. Gefühl in den Vertiefungen der linken Ohrmuschel, als wollte sich dort ein vielfüßiges Insekt einkrallen.

Nase Nasenbluten, nach Kribbeln und Kitzeln in der Nase. Ungeheurer Fließschnupfen mit häufigem Niesen. Heftiger **Fließschnupfen ohne Niesen.** Affektionen der **Nasenknorpel.**

Gesicht Blasses und erdfahles Gesicht. Röte des Gesichts. Plötzliche Hitze im Gesicht. Brennendes Jucken. Der Patient **sieht viel älter aus,** als er ist, mit sehr feinen Fältchen im Gesicht.

Hals **Zäher,** grauer, gallertartiger Schleim im Rachen, der sich **leicht auswerfen** lässt, am frühen Morgen. Schmerzhaftes Gefühl von **Rohheit** und Wundheit im Hals, beim Ausatmen, Schlucken oder Husten. Schmerzhaftes Spannen im Rachen beim Gähnen, wie von einer Schwellung. Der Hals ist in der Gegend der Unterkieferdrüsen geschwollen, dadurch ist er wie steif und spannt bei Bewegung; zugleich ist das Schlucken wie durch innere Verschwellung des Halses erschwert.

Vollständige **Aphonie** bei Sängern. Chronische **Kehlkopfentzündung mit Heiserkeit bei Rednern** etc. Über der Bifurkation der Trachea eine wunde Stelle; **schlimmer beim Gebrauch der Stimme,** beim Sprechen oder Singen. Sehr heiser, kann nicht laut sprechen. Würgen, wonach eine **kratzende, brennende** Empfindung in der Kehle zurückbleibt.

Atmung, Brust, Herz Husten mit weißem, dicklichem, leicht abgehenden Auswurf, wie gekochte Stärke. Husten durch **Lachen.**

Große Schwäche auf der Brust, mehr links, **schlimmer beim Sprechen. Stiche** in der rechten Brustseite, von innen heraus. Stechen im Brustbein und in den Brustseiten. Heftiges Drücken mitten auf dem Brustbein. Stumpfe Stiche unter den Knorpeln der letzten wahren Rippen, links. Ein **Furunkel** an den letzten Rippen links. **Schweiß auf der Brust.**

Gefühl, als würde das Herz plötzlich stillstehen (GELSEMIUM), gefolgt von einem Zittern am Herzen, das allmählich in unregelmäßiges Pochen überging. Häufige Anfälle heftigen Herzklopfens, mit oder ohne Angst. Tiefes, **seufzendes** Einatmen **lindert das Herzklopfen.** Sehr **unregelmäßiger,** intermittierender **Puls;** Aussetzen von Herzschlägen: alles **schlimmer beim Liegen auf dem Rücken.** Der Herzmuskel wird beim Liegen auf dem Rücken besonders in Mitleidenschaft gezogen.

Magen Stark gesteigerter Appetit, **hungrig** sogar bei vollem Magen. Es ekelt ihm vor den Speisen, wenn er nur daran denkt. Durstlosigkeit selbst im Hitzestadium des Fiebers. Sehr leichtes Schwitzen, besonders bei und nach dem Essen. **Angst** und Drücken in der Magengrube.

Abdomen Schmerzhafte Empfindlichkeit im ganzen Abdomen, schlimmer durch Erschütterung wie (Fahren in einem Wagen etc.). **Schweiß** bloß am Unterleib und etwas an der Brust. Trommelartige Aufblähung der ganzen rechten Bauchseite. Laute **Geräusche** (Quaken, Kollern) im Unterleib, links. Neigung zu krampfartigen Schmerzen in den Leisten. Ungeheures Drücken aus dem Unterbauch zur Schamgegend hin, nachdem er angefangen hat zu essen; verschlimmert beim Einatmen, erleichtert durch Aufstehen vom Sitzen.

Rektum und Stuhl Häufiger Stuhldrang, mit Abgang kleiner Mengen weichen Stuhls. Trockener und sandiger Stuhlgang nach dem Mittagessen. Diarrhoea lienterica.

Harnorgane Urinmenge **vermehrt. Häufiger Harndrang** mit reichlichem Urinabgang, schlimmer nachts. Urin wie Molke.

Männliche Genitalien Bei Männern wird gewöhnlich der **rechte Hoden** affiziert, mit Schwellung und schrecklichem **Quetschungsschmerz,** bei Frauen mehr der **linke Eierstock. Quetschungsschmerz im rechten Hoden** ist ein Keynote, vor allem wenn selbst der Druck der Hosen beim Gehen die Schmerzen steigert und wenn abends im Bett Verschlimmerung eintritt.

Fast jede Nacht **Samenergüsse,** ohne Erektion, bei **Atrophie des Penis** (Folge von fortgesetzter Masturbation).

Gelblich-grünlicher Tripperausfluss, von Beginn an indolent, seit langem bestehend.

Weibliche Genitalien Die Ovarien fühlen sich vergrößert an. **Schmerzen im linken Ovar.** Fluor: übelriechend, blutig, wundmachend.

Uterusprolaps, mit Schmerz im linken Ovar. Schmerzen im linken Ovar und in den Lenden. Schmerzen im linken Ovar und im Rücken, nach vorne und nach unten ausstrahlend. Arrodierter, schwammig aufgequollener Gebärmutterhals.

Rücken Stumpfe Stiche am zweiten Lendenwirbel. Sehr heftiger Verrenkungsschmerz in der Tiefe der linken Kreuz-Lendengegend. Morgens nach dem Erwachen, Zerschlagenheitsschmerz im Kreuz, in den Lenden und im Nacken, bei Bewegung besonders empfindlich.

Extremitäten An den Extremitäten fällt vor allem die Schwäche auf, die ungeheure **Kraftlosigkeit;** die Patienten ermüden sehr leicht.

- Steifheit, Mattigkeit und Zittern der Glieder sind weitere häufige Merkmale bei Argentum metallicum.
- Empfindlichkeit und **drückend-reißender Schmerz an den Knochen,** besonders an den Enden der Röhrenknochen.
- Zerschlagenheits- und Verrenkungsschmerzen in den Gelenken; lähmige Schwäche der Gelenke; Lähmungsschmerz. Gelenkrheumatismus ohne Schwellung.
- Unwillkürliches Krummziehen der Finger.
- Nach dem Aufstehen aus dem Bett große Müdigkeit der unteren Extremitäten, am auffallendsten an den Gegenden der Rollhügel beider Hüften, **es war, als ob die Kraft der Bänder und Muskeln nachgelassen hätte;** dabei **schmerzhaftes Spannen** in den Muskeln um die Rollhügel und am Gesäß, wie verrenkt, beim Gehen besonders empfindlich, bei stärkerem Druck auf diese Gegenden wie zerschlagen schmerzend.

- Zucken und Muskelhüpfen in verschiedenen Muskelpartien, besonders am rechten Oberschenkel.
- Die Beine werden, besonders morgens nach dem Aufstehen, so schwach und zittrig, dass die Knie zusammenknicken.
- Schmerzen in den Waden beim Treppabgehen, **als wenn sie zu kurz wären.**

Schlaf Kann nur schwer einschlafen, und der Schlaf ist sehr **unruhig.** Als er, vor Mitternacht im Bett, halb eingeschlummert war, ergriff ihn ein Schwindel im Kopfe, dass er glaubte, **der Kopf falle aus dem Bett heraus;** darauf eine heftige konvulsive Erschütterung des Körpers.

Angstträume mit **Schreien,** beängstigende, fürchterliche Träume; nach dem Aufwachen war er noch so ängstlich, dass er glaubte, es sei ihm wirklich so begegnet.

Fieber **Schauder** durch den ganzen Körper. Beim Gehen im Freien, Mattigkeit und Hitze über und über.

Haut Schmerzhafte Exantheme; kann es nicht haben, wenn sie berührt werden, selbst das Verschieben der Haut ist fast unerträglich. Ausschläge fühlen sich wund an, wie aufgescheuert.

Argentum nitricum

Essenzielle Merkmale

Ich habe in meinen Büchern immer wieder betont, dass die Gesundheit des Menschen ein hierarchisch aufgebautes System darstellt. Bei einem gesunden Individuum kontrolliert die geistige Ebene als höchster und zentraler Aspekt des menschlichen Handelns die körperliche und die emotionale Ebene. Diese Kontrolle kann bei einem übermäßig „vergeistigten" Menschen ausarten. Es gibt aber andererseits auch Patienten, bei denen die zentrale Kontrollinstanz geschwächt ist; zu ihnen gehören diejenigen, die Argentum nitricum benötigen. Diese Schwächung führt im Bereich des Nervensystems zu Schwerfälligkeit, Inkoordination und schließlich zu Ataxie und Konvulsionen; ihre Wirkung auf den psychischen Zustand zeigt sich in den für Argentum nitricum kennzeichnenden **Impulsen.**

Einen typischen Argentum-nitricum-Patienten könnte man mit wenigen Worten so beschreiben: Er ist ein **überemotionaler, impulsiver Mensch, dessen geistige Fähigkeiten so geschwächt sind, dass eine Unzahl von Impulsen und Ängsten in ihm aufsteigen kann – ein Mensch, dessen Koordinationsfähigkeit und dessen Gleichgewicht auf allen Ebenen beeinträchtigt sind.**

Geist und Gemüt

Im anfänglichen Stadium sind Argentum-nitricum-Patienten vergnügt, extravertiert und optimistisch. Weit davon entfernt, egoistisch zu sein, sind sie anregende und aufmerksame Gesprächspartner. Sie genießen das Leben mit all seinen Annehmlichkeiten. Ihr sexuelles Verlangen ist stark, und sie haben eine Vorliebe für gutes Essen, wobei sie Salziges und Süßes bevorzugen. Zerreißproben und schwere Prüfungen versuchen sie um jeden Preis zu vermeiden.

Zugleich sind diese Menschen recht direkt und unkompliziert. Sie können ihre Gefühle nicht lange verbergen. Wenn ein Argentum-nitricum-Patient z. B. eine Affäre mit einer anderen Frau hat, wird er das seiner Ehefrau nicht lange verheimlichen können. Er gesteht ihr seinen Seitensprung und ist sehr reumütig. Oft werden Argentum-nitricum-Patienten von Schuldgefühlen wegen ihrer Handlungen überkommen, und dann beginnen sie vor Reue zu weinen. Sie werden sehr emotional und erzählen unter Tränen von ihren Schandtaten.

Ein solch extravertierter Charakter neigt schon im Anfangsstadium zur Impulsivität. Ein Argentum-nitricum-Patient kann sehr reizbar sein, geradezu explosionsartig. Wenn seine Frau etwas fallen lässt, schreit er sofort: „Mein Gott, musst du denn immer alles gleich hinschmeißen?!" Er verliert in einer solchen Laune die Selbstbeherrschung, die normalen Kontrollmechanismen greifen nicht; es bricht aus ihm heraus, ist dann aber auch gleich vorüber. Die Familie weiß bald, dass ein solcher Ausbruch nichts weiter zu bedeuten hat; es steckt keine Bösartigkeit dahinter, und der Betreffende kann danach ebenso spontan warmherzige und liebevolle Gefühle zum Ausdruck bringen. In manchen Fällen äußert sich diese Reizbarkeit nur gegenüber der Ehefrau und der Familie, weil der Patient sich bei der Arbeit unsicher in bezug auf seine beruflichen Fähigkeiten ist und deshalb eine Auseinandersetzung mit dem Vorgesetzten vermeidet; er behält seinen Ärger für sich, weil er sich unfähig vorkommt.

Die Gefühle des Argentum-nitricum-Patienten sind stark und robust, und er selbst ist nicht sonderlich verfeinert und kompliziert und bestimmt nicht überempfindlich. Seine Emotionen sind zu vital, um verletzte Gefühle oder tiefe emotionale Wunden zuzulassen. Solche Menschen können überaus mitfühlend und den Tränen nahe sein, wenn sie vom Leid anderer hören (PHOSPHORUS). Zwar weint ein Argentum-nitricum-Patient, anders als PHOSPHORUS-Patienten, nicht gerne vor anderen, aber er ist so expressiv und kann seine Gefühle so schlecht verbergen, dass er tatsächlich anfangen kann zu weinen. Eine weitere Ähnlichkeit zu PHOSPHORUS besteht darin, dass der Argentum-nitricum-Patient Trost annehmen kann und sich gern trösten lässt.

Folgen von Erwartungsspannung

In diesem frühen Stadium ist geistige und psychische Pathologie kaum vorhanden, allerhöchstens kleine Hinweise auf die extreme Ängstlichkeit und die starken Impulse, die später auftreten, sind zu erkennen. Zunächst wird der Patient vor allem für körperliche Beschwerden Hilfe suchen, etwa wegen Zwölffingerdarmgeschwüren, Colitis oder Schwindel. Doch zu diesem Zeitpunkt kann es auch schon zu einer gewissen Anfälligkeit nach geistiger Überbeanspruchung kommen. Zum Beispiel ist es möglich, dass ein Unterhalter oder auch ein Evangelist in der Öffentlichkeit sehr energisch auftritt, aber nachträglich eine gewisse Denkschwäche verspürt. Eines der ersten Symptome der geistig-emotionalen Pathologie von Argentum-nitricum-Patienten ist **Gedächtnisschwäche.** Der Patient kann in seiner Arbeit nicht so weitermachen wie bisher.

Sobald der Patient diese Unzulänglichkeit an sich beobachtet, **fühlt er sich massiv unter Zeitdruck gesetzt;** er meint, nicht genug Zeit für all die Dinge zu haben, die er sich vorgenommen hat. So wird er ungeduldig und kann eine Verabredung kaum abwarten. Er hat große Angst, bei einem Rendezvous nicht pünktlich zu erscheinen, und ist bei Verabredungen immer viel zu früh. Diese Erwartungsspannung bei jeder Art von Verpflichtung fuhrt zu Angstzuständen, Schwitzen und manchmal zu Durchfall. Somit ist Argentum nitricum eins der wichtigsten Mittel für **Beschwerden durch Erwartungsspannung vor einer Verabredung oder einer Verpflichtung.**

Zu diesem Zeitpunkt sind dem Patienten das Nachlassen seiner Fähigkeiten und die Gedächtnisschwäche klar bewusst. Er fühlt sich unfähig und untauglich, besonders bei einer Herausforderung auf intellektueller Ebene. Der Betreffende gehört zu den Menschen, die, auch wenn sie über ihr Thema genauestens Bescheid wissen, vor einer öffentlichen Rede sehr ängstlich werden. Die Erwartungsspannung in Anbetracht des bevorstehenden Ereignisses kann zu Rumoren im Abdomen, Blähungen, Erbrechen und auch zu Durchfall führen. Sogar eine völlig unbedeutende Verabredung kann solche Symptome auslösen. Tyler beschreibt einen typischen Fall: „Ein bedauernswertes Schulmädchen von sechs Jahren hatte solch panische Erwartungsängste, dass sie, wenn die Schulglocke läutete, den Kopf zwischen ihre Hände nahm und sich übergeben musste. Argentum nitricum setzte ihrem Leid ein Ende, rasch und vollständig."

Mit fortschreitender Pathologie scheint bei dem Patienten ein Verfall der intellektuellen Kräfte und der geistigen Kontrolle einzutreten. Er wirkt, als werde er von seinen Emotionen und Impulsen beherrscht oder gar überwältigt.

Entwicklung von Ängsten

Die psychische Pathologie kann auch auf andere Weise beginnen; oft passiert es, dass der Patient eine Art Schock erlebt, der ihn völlig aus der Bahn wirft. Häufig handelt es sich um einen Todesfall in der Familie oder um eine schwere Erkrankung (z. B. Krebs) eines Menschen, der ihm nahesteht. Der Argentum-nitricum-Patient beginnt dann, **große Angst zu entwickeln,** besonders **um seine eigene Gesundheit.** Möglicherweise beginnt er auch, sich um andere zu sorgen oder zu ängstigen, um seine Familie oder um Freunde. Er wird **übermäßig ängstlich oder fürchtet sich sogar richtig, wenn er allein ist,** und sucht daher die Gesellschaft anderer. Argentum nitricum ist eines der wichtigsten Mittel bei **Furcht vor dem Alleinsein und Verlangen nach Gesellschaft** (ARSENICUM, LYCOPODIUM, PHOSPHORUS). Charakteristisch ist Furcht vor dem Tod, wenn der Patient nachts allein ist. Wenn diese Tendenzen sich fortsetzen, kann der Patient in einen Zustand **schwerer Angstneurose mit irrationalem Verhalten geraten.**

Angst um die Gesundheit

Ein Argentum-nitricum-Patient kann sich wie kein anderer in die Angst um seine Gesundheit hineinsteigern. Wenn er allein ist, verfällt er leicht in Panikzustände, **zittert am ganzen Körper, murmelt, stottert** und kann sogar **Konvulsionen** bekommen. Oft wird die **gesamte Krise von häufigem Stuhlgang und Durchfall begleitet.**

Eine unbeschreibliche Furcht überwältigt den Betroffenen und führt zu irrationalem Denken und Verhalten. In diesem Stadium entwickelt der Patient manchmal eine Furcht, von einer bösen Macht besessen zu sein. Leichtgläubig hält er alles für richtig, was ihm irgendjemand, wer es auch sei, über seinen Gesundheitszustand erzählt. Er bekommt Herzklopfen und ist davon überzeugt, kurz vor einem Herzanfall zu stehen. Er spürt das Herzklopfen, erstarrt und denkt: „Oh mein Gott, was kann das nur sein?" In seiner Einbildung scheint er die Symptome dramatisch zu übertreiben. So jemand kann eigentlich ein praktisch denkender Geschäftsmann sein, und doch ist er in solch neurotischen Zuständen nicht in der Lage, sich auf seine Vernunft zu besinnen; sie überkommen ihn einfach, ohne dass er etwas dagegen tun kann.

Nachts, wenn er allein ist, ist der Argentum-nitricum-Patient besonders ängstlich, er fürchtet, ohnmächtig zu werden, von irgendeinem Unglück heimgesucht zu werden oder **bald zu sterben.** Diese Angst steigert sich allmählich und nimmt riesige Ausmaße an, bis sie den Betreffenden überwältigt und einen totalen Panikzustand herbeiführt. In diesem Zustand landet er gewöhnlich in der Notaufnahme des Krankenhauses. Seine Todesängste sind nicht immer klar definiert, aber meist kreisen sie um **Herzleiden, Hirnschlag oder Krebs.** Während er die Qual einer solchen Krise durchleidet, wird er jeden x-beliebigen wegen seiner Gesundheit um Rat fragen und jeden Ratschlag dankbar annehmen. Er ruft nacheinander alle möglichen Ärzte, Psychologen, Verwandte und Freunde an, um sich beraten zu lassen. Wenn ihm z. B. ein Psychologe einredet, sein jetziges Leiden resultiere daraus, dass er in einem früheren Leben seine Frau oder seine Katze gequält habe, ist er durchaus bereit, eine solche Erklärung ernsthaft in Erwägung zu ziehen. Er versucht dann, mit jemandem, dem er vertraut, über diese Diagnose zu reden – ungeachtet dessen, dass sie für ihn gar keinen Sinn ergibt und auch keineswegs dazu beiträgt, dass es ihm wirklich besser geht. Seine Seelenqual treibt ihn dazu, schnell eine Lösung zu finden, und in seiner Angst ist er bereit, alle möglichen Hypothesen zu akzeptieren.

Ich habe aber auch schon mehrfach einen anderen Typ von Argentum-niticum-Patienten gesehen. Diese wollen nicht, dass alle Welt über ihr Leiden Bescheid weiß. Sie wählen sich die Menschen aus, denen sie ihre Sorgen eingestehen, und das sind nur diejenigen, denen sie vertrauen und von denen sie glauben, dass sie ihnen im Augenblick ihrer Panik vielleicht ein bisschen helfen können. Sie haben Angst, dass andere, wenn sie von ihren Problemen wissen, sie zurückweisen oder ihre Sympathie oder Freundschaft aufkündigen könnten.

Ein Argentum-nitricum-Patient kann ein leichtes Unwohlsein im Magen verspüren, und der Gedanke an Krebs steigt in ihm auf. Er lässt buchstäblich alles stehen und liegen und hebt langsam die Hand, um die befürchtete Geschwulst in sich zu fühlen. „Oh Gott", denkt er, „jetzt ist es also so weit, ich habe Krebs!" Es ist eine sehr impulsive Furcht, fast als ob er sich einbilde, sich den Krebs „geholt" zu haben, sich damit angesteckt zu haben. Diese Art von Besorgnis ist natürlich unsinnig, fast lächerlich für andere, aber dem Patienten verursacht sie große Angst – und seiner Familie viel Ärger und Verdruss. Die Angstzustände können sehr intensiv sein, mit Panik und Zittern, Furcht, das Bewusstsein zu verlieren, und Hitzewallungen.

Doch bei aller Angst um die Gesundheit ist der Patient in den meisten Fällen nur anfallsweise besorgt. Es handelt sich im Allgemeinen nicht um eine ständige Angst, wie sie bei den Menschen auftreten kann, die AGARICUS, NITRICUM ACIDUM, ARSENICUM oder KALIUM ARSENICOSUM benötigen. Der Argentum-nitricum-Patient ist eher jemand, der einen kleinen Stich in der Brust spürt, wenn er die Treppe zu seiner Wohnung hinaufgeht, und daraufhin augenblicklich Angst um sein Herz bekommt. Er hält mitten auf der Treppe an, untersucht seine Brust und fühlt sich den Puls. Dann geht er in seine Wohnung, nimmt schnell etwas von seinem neuesten Medikament und setzt sich vor den Fernseher. Dabei denkt er kaum noch daran, wie sehr er sich geängstigt hat, bis das nächste Symptom auftritt und alles wieder von vorn beginnt.

Hypochondrie

Ein typischer Argentum-nitricum-Patient kann sich zu einem Hypochonder entwickeln, der alle Medikamente schluckt, die er in die Finger bekommt. Auf Reisen hat er stets eine ganze Sammlung von Pillendosen, ein Blutdruckmessgerät, Heilkräuter usw. dabei. Sein Badezimmer gleicht einem Medikamentenlager, in dem sich alle erdenklichen Mittel sammeln. Diese Form der Hypochondrie ist eine sehr impulsive. Sobald er von einem neuen Medikament gehört hat, macht er sich ängstlich besorgt auf die Suche danach. Wenn er es eine Woche lang genommen hat, ist er wieder enttäuscht. In seiner Angst läuft er von Arzt zu Arzt und bittet immer wieder darum, ein EKG oder irgendeinen anderen Test durchzuführen. Sein Arzt, der ihm durch die häufigen Besuche so etwas wie ein Freund geworden sein kann, wird ihm irgendwann nahelegen, von weiteren Besuchen abzusehen, weil er an seinem Herzen keinen Befund feststellen kann und keinen Grund zur Sorge sieht. Der Patient findet keine Antworten oder Lösungen für seine Probleme, und vor Enttäuschung darüber kann er in einen trübsinnigen Zustand und eine Art Apathie verfallen. Wenn er Gesellschaft hat, kann er sich von dieser Stimmung lösen und sich amüsieren. Einem Argentum-nitricum-Menschen geht es immer **besser in Gesellschaft,** er spricht gerne mit anderen über seine Gedanken und Gefühle und kann dann sein Leid vergessen. Aber sobald er wieder allein ist, setzt die trübselige Stimmung erneut ein, er sitzt da, grübelt über seinen Gesundheitszustand nach und ist wieder einmal davon überzeugt, dass ernsthaft irgendetwas mit ihm nicht stimmt.

Diese Menschen entwickeln auch oft eine starke **Angst vor Krankenhäusern.** In einer bestimmten Phase der Pathologie ist die Angst um die eigene Gesundheit so groß, dass die Betreffenden nicht in der Lage sind, ein Krankenhaus zu betreten – allein schon deshalb, weil sie dort kranken Menschen begegnen würden (und dadurch daran erinnert würden, dass sie sich die gleiche Krankheit „holen" könnten); bereits die bloße Vorstellung löst bei ihnen Panik aus.

Furcht vor Ohnmacht

Ein weiteres wichtiges Merkmal von Argentum nitricum ist die Furcht vor Ohnmacht (LAC CANINUM). Sie hängt mit der Furcht vor dem Tod und der Angst um die Gesundheit zusammen. Beim Laufen oder Autofahren kommt ein Schwächegefühl auf, und der Patient gerät so sehr in Panik, dass er anhalten und jemanden um Hilfe bitten muss, weil er nicht weitergehen oder -fahren kann.

In manchen Fällen will der Patient wegen all dieser Ängste das Haus nicht mehr allein verlassen und ständig jemanden um sich haben. Er fürchtet, dass ihm etwas passieren werde, wenn er sich ohne Begleitung irgendwo draußen aufhält und niemand da ist, um ihm zu helfen.

Impulsivität, irrationales Denken, abergläubische Natur

Wie bereits angedeutet, ist die **Impulsivität** ein wesentlicher Aspekt der Argentum-nitricum-Pathologie; Argentum nitricum ist hier eines der Hauptmittel. Anfangs wird man möglicherweise nur Ansätze von Impulsivität erkennen, doch später treten Impulse von fast abergläubischer Natur auf. Kent liefert uns dazu eine sehr schöne Beschreibung: „Ihm kommt ein seltsamer Gedanke in den Sinn: Wenn er um eine bestimmte Straßenecke biegt, wird er Aufsehen erregen, indem er hinfällt und einen Anfall hat, und um das zu vermeiden, wird er um den Häuserblock herumgehen – aus Furcht, dass er etwas Seltsames tun wird, vermeidet er es, um diese Ecke zu biegen. Sein Geisteszustand ist so herabgesetzt, dass er allen möglichen Impulsen nachgibt…" In einem solchen Fall kann der Patient tatsächlich unfähig werden, diese Straßenecke zu passieren. Ihm ist zwar klar, dass dies töricht ist, aber er kann nichts dagegen tun. Hier können wir deutlich das abergläubische Moment im Denken und Handeln des Argentum-nitricum-Patienten sehen.

Ein Patient kann z. B. von dem Gedanken besessen sein, nicht auf die Ritzen zwischen den Gehwegplatten zu treten. Es ist ihm klar, dass dies völlig blödsinnig ist, aber er kann sich nicht überwinden, auf solch eine Ritze zu treten. Diese impulsive und zwanghafte Neigung kann sich später bis zu paranoidem Aberglauben und fixen Ideen steigern. Im Kentschen Repertorium stehen unter der Rubrik „abergläubisch" nur CONIUM und ZINCUM, ich würde jedoch dafür plädieren, Argentum nitricum, STRAMONIUM und RHUS TOXICODENDRON ebenfalls dort aufzulisten.

Man kann in diesem Stadium der Pathologie die Entwicklung einer ganz besonderen, sehr kennzeichnenden Art von Impulsivität beobachten. Es scheint, dass bei den Argentum-nitricum-Patienten der normale Kontrollmechanismus des Denkens gehemmt ist. Wenn ihnen einmal ein Gedanke gekommen ist, kommen sie davon nicht mehr los. Tatsächlich kann man sogar folgende Beziehung herstellen: Je mehr der Patient sich zu zwingen versucht, an etwas Bestimmtes nicht mehr zu denken, desto stärker wird der Impuls. Einige weitere Beispiele sollen dieses Charakteristikum illustrieren. Dafür erweist sich einmal mehr Kent als vorzüglich geeignet: „ … beim Überqueren einer Brücke oder an einer hohen Stelle kommt ihm der Gedanke, dass er sich umbringen könnte, oder dass er vielleicht hinunterspringen könnte, oder was wäre, wenn er springen würde, und manchmal überkommt ihn dann tatsächlich der Impuls, von der Brücke herab ins Wasser zu springen."

Es kann passieren, dass ein Argentum-nitricum-Patient auf dem Balkon sitzt und ihm der Gedanke kommt: **„Was würde wohl passieren, wenn ich jetzt springen würde?"** Solche Gedanken sind vielleicht nicht ungewöhnlich, aber bei dem Betreffenden vergehen sie nicht einfach wieder. Stattdessen setzt sich diese Idee in ihm fest, und er beginnt, sich das Ganze auszumalen. Er sieht sich selbst vom Stuhl aufstehen und an den Rand gehen. Der Impuls gewinnt an Kraft, und der Patient wird von diesem phantastischen Szenario mehr und mehr eingenommen, er ist geradezu hypnotisiert, bis er merkt, dass er wirklich dabei ist, zum Geländer zu gehen. Und gerade in dem Augenblick, in dem der Impuls seinen Höhepunkt erreicht und der Patient Anstalten macht, sein Bein über das Geländer zu heben – in diesem Augenblick zerbricht das Bild plötzlich, und er kommt wieder zur Besinnung. Dann zieht er sich voller Furcht vom Rand zurück und geht ins Haus. Im Anamnesegespräch wird der Patient möglicherweise von seiner Höhenangst sprechen, ohne derartige Ereignisse von sich aus zu erwähnen. Diese Symptomatologie scheint so sehr zu seiner Persönlichkeit zu gehören, dass sie ihm gar nicht als solche bewusst wird, bis die Impulse ein wirklich besorgniserregendes Ausmaß erreichen. Wenn der homöopathische Arzt ihm dann ein solches potenzielles Szenario beschreibt, wird der Patient ihn nur ungläubig anstarren und ausrufen: „Ja natürlich, woher wissen Sie das nur? Sie müssen so etwas wie ein Genie sein!" Das ist typisch für die Art impulsiver Ausrufe, wie man sie häufig von Argentum-nitricum-Patienten hört.

Ein anderes Beispiel: Der Patient geht den Bürgersteig entlang und kommt plötzlich auf die Idee, ein Auto könnte von der Straße abkommen und ihn erfassen. Er beginnt diesen Unfall im Geiste genau durchzuspielen, erlebt ihn regelrecht in seiner Einbildung und wird vor Angst fast wahnsinnig. Er sieht das Auto auf sich zukommen, und die Phantasie scheint an Wucht und Tempo noch zu gewinnen. In dem Maß, wie sie sich beschleunigt, beginnt auch der Patient immer schneller zu gehen. Dann sieht er vor seinem geistigen Auge, wie das Auto außer Kontrolle gerät, hört die Reifen quietschen, und nun wird er hysterisch und verfällt in Laufschritt. Und plötzlich wird er in seiner Einbildung von dem Auto erfasst, und ein Bild seines verletzten und blutenden Körpers blitzt in ihm auf. In diesem Moment schreckt er aus seiner Phantasie auf, er hält an und fragt sich, warum er eigentlich gerannt ist, und geht dann normal weiter. Auf diese Weise entsteht das Keynote **„Ängstlichkeit, die zum Geschwindgehen zwingt"** (Hahnemann, RAML).

Häufig kommt es vor, dass es dem Patienten schwer fällt, eine Straße zu überqueren. Er wartet an einem Fußgängerüberweg auf grünes Licht und geht dann los. Gleichzeitig bremst ein Auto in der Nähe des Überwegs. Plötzlich meint der Patient, das Auto könne nicht mehr früh genug anhalten. Er fängt schon fast an zu laufen, stellt sich vor, wie das Auto ihn erfasst – und kommt wieder zu Sinnen, schreckt regelrecht auf aus seiner Vorstellung. Wenn ihm dann klar wird, dass das Auto schon längst angehalten hat, überquert er die Straße mit normaler Geschwindigkeit. Ein andermal kann sich die gleiche Phantasie auf andere Fußgänger oder auch ein über die Straße gehendes Kind beziehen. So sitzt der Patient z. B. in einem Restaurant und beobachtet durch das Fenster, wie ein Kind die Straße überquert. Er bildet sich ein, das Kind werde von einem Auto angefahren, und ist kurz davor, aufzuspringen und zu versuchen, das Kind zu retten, bevor er noch einmal hinschaut und sieht, dass es in Sicherheit ist.

Ich selbst hatte einmal einen Patienten, den ich bisher ohne Erfolg wegen seiner Angst um seine Gesundheit behandelt hatte. Ich konnte das richtige Mittel nicht finden, bis wir einmal einige Tage zusammen auf dem Land verbrachten. Wir waren in einem Boot und angelten, als wir einen Fisch fingen, der voller giftiger Stacheln war. Ich warnte meinen Begleiter davor, den Fisch zu berühren, weil das sehr gefährlich sein könnte. Wir legten ihn in einen Behälter. Etwas später verspürte ich ein Gefühl von Beunruhigung, drehte mich um und sah, wie er den Fisch untersuchte und ihm dabei sehr nahe kam. Seine Hand war gefährlich nah an den Stacheln. Ich warnte ihn noch einmal, aber nach einigen Minuten machte er sich schon wieder an dem Fisch zu schaffen. Es war offensichtlich, dass die Gefahr eine Faszination auf ihn ausübte und dass seine Gedanken nicht von dem Fisch loskamen. Ich fragte ihn nach dem Grund dafür und bekam keine Antwort, wahrscheinlich wußte er es selbst nicht. Da wurde mir klar, welches das richtige Mittel für seine Angst war. Argentum nitricum heilte ihn sofort. Nach ein paar Jahren nahm er es noch einmal, als er einen Rückfall in seine Ängste erlebte, und wiederum wirkte es.

Ein letztes Beispiel: Ein Student versucht zu lernen, kann sich aber nicht richtig konzentrieren. Er scheint durch die geistige Anstrengung des Lernens unter einer **Hirnermüdung** zu leiden. Untätig schaut er sich im Zimmer um, sein Blick fällt auf eine Steckdose, und er denkt sich: „Was würde wohl passieren, wenn ich mit dem Schraubenzieher in diese Steckdose gehen würde?" Er versucht sich dann wieder auf seine Arbeit zu konzentrieren, aber er kommt von dem Gedanken einfach nicht los. Schließlich nimmt er den Schraubenzieher und geht zu der Steckdose, und er besinnt sich erst, als er gerade dabei ist, den Schraubenzieher hineinzustecken. Wenn in diesem Moment jemand hereinkäme und ihn überraschen würde, wäre ihm das Ganze ziemlich peinlich. Es ist ihm klar, dass er aus einem irrationalen Impuls heraus gehandelt hat, dass es dumm war, dass sein Verhalten nicht normal war. Er hat das Gefühl, dass er eine Erklärung abgeben muss, und so sucht er bei sich selbst nach einer Rechtfertigung; meist kommt dabei eine lahme Entschuldigung heraus, irgendeine dumme und unlogische Rationalisierung: „Ich habe nur gerade die Größe des Drahtes in der Steckdose überprüft." Kent zitiert aus der Literatur: **„Er lieferte alle möglichen zweifelhaften Begründungen für sein merkwürdiges Verhalten** und war bestrebt, seine Dummheit, die er selbst erkannte, gleichsam zu vertuschen."

Manchmal kann die beschriebene Hirnermüdung so stark sein, dass der Patient keinen Bezug mehr zur Wirklichkeit empfindet; er wird dann so unvernünftig und eigensinnig, dass er **widerspricht, nur um zu widersprechen,** ohne dass es sonst irgendeinen Grund dafür gäbe.

Die **Vorstellung** von gefährlichen Situationen scheint auf den Argentum-nitricum-Patienten irgendwie **anziehend** zu wirken, er ist wie hypnotisiert von dem Gedanken: „Was wäre gewesen, wenn … ich die Treppe heruntergefallen wäre? wenn ich die giftigen Stacheln berührt hätte? wenn ich den Schraubenzieher in die Steckdose gesteckt hätte?" usw. Aber er gehört **nicht** zu denjenigen, die sich **wirklich gefährlichen Situationen aussetzen,** wie in halsbrecherischem Tempo eine kurvenreiche Straße herunterzufahren o. ä. Risiken einzugehen. Vielmehr vertreibt er sich seine Zeit lieber gemütlich und bequem und genießt die angenehmen Seiten des Lebens. Er versucht, **brenzlige Situationen zu vermeiden.**

All diese Beispiele sollen einen Eindruck von der Impulsivität und dem irrationalen Denken vermitteln, wie sie bei Argentum-nitricum-Patienten häufig vorkommen. Der homöopathische Arzt sollte diese Beispiele natürlich nicht Wort für Wort auf seine Patienten zu übertragen versuchen, aber er muss ihren Kern oder die Idee hinter ihnen verstehen, um sie auf einen entsprechenden Fall anwenden zu können. Es ist eine Tatsache, dass ein und dieselbe Symptomatologie sich in verschiedenen Kulturen unterschiedlich äußern kann.

Wenn die Impulse sich tiefer festsetzen, kann der Patient in ein Stadium der Zwangsneurose oder fixer Ideen geraten. Er kann beunruhigt werden von dem **Impuls, jemanden zu töten,** vielleicht sogar sein eigenes Kind. Ist es mit ihm schon so weit gekommen, wenn er zum Anamnesegespräch erscheint, dann wird er schnell all seine zwanghaften Vorstellungen bekennen und ganz erpicht darauf sein, Hilfe zu bekommen. In anderen Fällen wiederum, besonders bei akuten Erkrankungen, kann der Patient auf die völlig irrationale **Idee** kommen, **zu einer ganz bestimmten Tageszeit zu sterben** (ACONI-

TUM NAPELLUS, AGNUS CASTUS). Er ist sich dann ganz sicher, dass er z. B. um 15 Uhr sterben wird, und starrt die ganze Zeit krampfhaft und gequält auf die Uhr.

Höhenangst

Natürlich gibt es bei Argentum nitricum viele Ängste, die oft mit den beschriebenen Impulsen verbunden sind. So leidet der Patient unter **großer Höhenangst** und fühlt sich unsicher oder schwindelig, wenn er sich an einem hohen Ort befindet. Bezeichnend für diese Höhenangst ist, dass sie schon auftritt, wenn der Patient nur an **einem großen Gebäude emporblickt.** Sie kann sich als ein unbehagliches Gefühl in der Nähe hoher Gebäude ausdrücken oder auch als eine echte Furcht, das Gebäude werde auf ihn stürzen. Ein ähnliches Gefühl kann auftreten, wenn viele Wolken am Himmel sind – er fürchtet, sie könnten auf ihn fallen.

Dazu beschreibt Tyler einen interessanten Fall: „Ein kleiner Junge, fünf Jahre alt, war auf eine seltsame Art geistig krank. Die Vorgeschichte war folgende: Masern, bevor er zwei Jahre alt war; dann beidseitige Pneumonie und (fraglich) Meningitis. Er hatte damals „seinen Kopf hin und her gerollt" und hatte offensichtlich einen ausgesprochenen Opisthotonus („er war von Kopf bis Fuß wie ein Bogen nach hinten gespannt"). „Als er anfing zu gehen, ging er rückwärts." Jetzt hatte er „schreckliche Nächte, wo er viel schreit", und „verrückte Anfälle" am Tage. Nachts war er oft in panischer Angst vor seinem Vater – „Daddy könnte mich ansehen!" Von anderen Leuten sagte er: „Sie machen, dass ich blute, und darum mache ich, dass sie bluten." Er meinte, das Nachbarhaus würde auf ihn fallen, die Wolken würden auf ihn herunterfallen. Er hatte große Angst vor Geräuschen. Die erste Arznei half nicht viel; aber nach einigen Gaben Argentum nitricum lautete der nächste Bericht: „Sehr viel besser. Er hat es nicht mehr, dass Dinge auf ihn herunterfallen. Die Ängste sind alle verschwunden."

Interessanterweise verspüren Argentum-nitricum-Patienten während ihrer depressiven Phasen oft eine **Neigung oder einen Impuls, aus einem hochgelegenen Fenster oder** von einem hohen Balkon **zu springen.**

Sie entwickeln auch eine eigentümliche **Furcht vor schmalen Brücken.** Es kann ihnen völlig unmöglich sein, einen Steg zu überqueren. Sie werden unsicher auf den Beinen, schwindelig, und schließlich versuchen sie, auf allen Vieren hinüberzukommen. Anscheinend ist dieses Schwindelgefühl teilweise auf eine tatsächliche Fehlfunktion des Labyrinthvorhofs zurückzuführen und teilweise auf die Furcht, aus einer Höhe herabzufallen.

Klaustrophobie

Eine weitere „klassische" Furcht bei Argentum-nitricum-Patienten ist die Klaustrophobie. Es kann vorkommen, dass der Betreffende überhaupt nicht mehr in der Lage ist, einen Fahrstuhl zu betreten, sondern lieber mehrere Stockwerke zu Fuß geht. Manchmal wird die Angst um die Gesundheit in einem geschlossenen Raum verschlimmert. Der Patient kann gemütlich mit jemandem in einem kleinen Zimmer sitzen und sich unterhalten, bis der andere aufsteht, um zu gehen, und die Tür hinter sich zumacht. Dann fühlt sich der Argentum-nitricum-Patient plötzlich eingeschlossen. Das Zimmer wird für ihn wie ein Grab; er hat ein Gefühl des Todes und bekommt ziemliche Angst. Die Klaustrophobie kann ihn auch befallen, wenn er sich in einer Menschenmenge oder im Theater befindet (ACONITUM). Er muss sich im Theater in eine hintere Reihe setzen, weil er das Gefühl nicht ertragen kann, beim Hinausgehen in einer Schlange stehen zu müssen. Diese Klaustrophobie taucht auch in den Wahnvorstellungen von Argentum nitricum wieder auf. Bei fieberhaftem Delirium oder bei fortgeschrittenen geistigen Störungen kann der Patient den Wahn haben, die Wände würden gleich zusammenbrechen und auf ihn stürzen.

Bedenkt man die Art und das Wesen der vielen Ängste von Argentum-nitricum-Patienten, so liegt es nahe, dass er auch eine **Furcht vor Tunneln** entwickeln kann. Nimmt man die Höhenangst und die Furcht vor engen Räumen zusammen, so ergibt sich die Furcht vor dem Fliegen als eine weitere Argentum-nitricum-Furcht. Es soll an dieser Stelle noch einmal betont werden, dass ein Patient keineswegs alle beschriebenen Ängste haben muss, um Argentum nitricum zu benötigen; einige reichen aus, solange der Betreffende die allgemeinen Merkmale und Züge aufweist, die für dieses Mittel kennzeichnend sind.

Es ist wichtig zu verstehen, dass die **geistige und psychische Pathologie** bei Argentum-nitricum-

Patienten **stufenweise fortschreitet.** Sie lassen zunächst Angst und Impulsivität erkennen und werden dann immer launischer, impulsiver, nervöser und unruhiger. Von diesen vorübergehenden Phasen impulsiven Verhaltens ausgehend, wird die Störung immer stärker, bis das Nervensystem völlig in Aufruhr ist. Die Patienten verlieren ihr Gedächtnis gänzlich; sie können sich nicht an Worte erinnern, sie vergessen den Namen ihres Partners oder wissen nicht mehr, mit wem sie verheiratet sind. Sie werden sehr impulsiv und auf verrückte Art auch aggressiv; dann schreien sie, stellen Ansprüche und Forderungen und schlagen sich selbst ins Gesicht, besonders wenn sie nicht die richtigen Worte finden können. Es handelt sich um einen tiefgreifenden degenerativen Prozess, der dem Bild der Alzheimerschen Krankheit ähnelt. Wenn der Patient dieses Stadium erreicht hat, wird Argentum nitricum etwas lindern, aber nicht wirklich heilen, denn der Fall ist schon zu weit fortgeschritten.

Auch bei Chorea kann es zu einer solchen Eskalation der Pathologie kommen; Argentum nitricum ist für alle Stadien dieses Krankheitsbildes geeignet, von leichten choreatischen Bewegungen bis hin zu sehr heftigen. Eine schwere Chorea kann ein solches Ausmaß erreichen, dass der Patient kaum auf seinem Stuhl sitzen oder im Bett bleiben kann. Ähnlich verhält es sich mit der Ängstlichkeit, die sich bei Argentum nitricum von vorübergehenden Phasen leichter Angst bis zu panikartigen Angstzuständen mit ungeheurem Zittern und Konvulsionen am ganzen Körper entwickeln kann. Kennzeichnend für Argentum-nitricum-Patienten im Endstadium (wie in hohem Alter) sind Apathie und Gedächtnisverlust (Wortfindungsstörungen), allgemeines Zittern, ataktischer Gang und eine gealterte Erscheinung – in diesem Stadium wirkt der Patient im Gesicht viel älter, als er tatsächlich ist.

Allgemeinsymptome und Keynotes

- Argentum nitricum gehört zu den „wärmsten" Mitteln unserer Materia medica. Der Patient erfährt durch Wärme jeder Art eine deutliche Verschlimmerung, während es ihm durch Kälte besser geht. Kaltes Baden, kalte Anwendungen, Fahren oder Gehen bei kaltem Wind; all dies bringt ihm Linderung. In seltenen Fällen kann Kälte aber auch verschlimmern. Gewöhnlich treten die Beschwerden im Sommer verstärkt auf.
- Eine weiterer verschlimmernder Faktor ist Liegen auf der rechten Seite. Herzklopfen, Blähungen, Bauch- und Magenschmerzen können hervorgerufen oder verschlimmert werden, wenn der Patient auf der rechten Seite liegt.
- Wie bereits erwähnt, ist Argentum nitricum ein wichtiges Mittel bei Anfallsleiden. Während der Konvulsionen verliert der Patient vollständig das Bewusstsein. Während der Aura kann er das Gefühl haben, als würde sich sein Körper ausdehnen. Neben diesen eigentlichen epileptischen Beschwerden sehen wir manchmal auch Zittern am ganzen Körper, das besonders nach dem Frühstück auftritt.
- Argentum-nitricum-Patienten neigen zu **Gewächsen** aller Art – Papillome, Fibrome, Warzen und Kondylome können überall am Körper auftreten. Es kommt auch leicht zu **Geschwürbildung,** besonders an den Schleimhäuten, seltener auf der Haut. Typisch für Argentum nitricum ist ferner der **splitterähnliche** Charakter der Schmerzen, wo immer sie vorkommen mögen.
- Zitterige Schwäche, bei allgemeiner Abgeschlagenheit. Es kann auch eine eigentümliche Art von **periodischer Schwäche** bestehen. Der Patient fühlt sich sonst völlig gesund und kräftig, aber zu einem bestimmten Zeitpunkt überkommt ihn eine Schwäche – bei Frauen oft zur Zeit der Regelblutung. Dies kann in gleichen, periodischen, aber auch in unregelmäßigeren Abständen der Fall sein. Ein solcher Schwächezustand kann so groß sein, dass man eine Nebenniereninsuffizienz vermuten könnte; er kann ein solches Ausmaß erreichen, dass die Patientin sich nicht einmal allein anziehen kann. Eine Patientin berichtete sogar, dass sie dann nicht imstande sei, eine Zeitung anzuheben. Die Betreffende kann nach solchen Anfällen äußerst mitgenommen sein; sie kann dann auch auf alles gereizt und ungehalten reagieren. Schließlich kann es dazu kommen, dass sie in Verzweiflung über ihren Zustand verfällt, weil sie das Gefühl hat, nichts und niemand könne ihr mehr helfen.
- Argentum nitricum passt oft sehr gut bei Erkrankungen des Nervensystems: bei Multipler Sklerose, amyotropher Lateralsklerose, Myopathien, Entmarkungskrankheiten, Epilepsie und Chorea.

A

Lokalsymptome

Schwindel Schwindel **an hochgelegenen Orten.** Schwindel beim Schließen der Augen. Schwindel beim Überqueren einer schmalen Brücke. Der Patient kann flüchtige Schwindelanfälle bekommen, die jenen bei Trunkenheit gleichen. Es gibt im Arzneimittelbild von Argentum nitricum ferner ein Syndrom, wo der Schwindel mit innerlichem Zittern, Tachykardie und Ohnmachtsgefühl verbunden ist. Zuweilen kann Schwindel bei Epilepsie dem eigentlichen Anfall vorausgehen.

Kopf Ein Symptom, das besonders während der Schwangerschaft entstehen kann, ist das Gefühl, als ob der Kopf vergrößert sei, – eine Kongestion, die als schmerzhafte Völle und Schwere im Kopf empfunden wird. Dieses Gefühl wird gelindert, wenn der Kopf fest umwickelt wird. Blutandrang zum Kopf mit Klopfen der Karotiden und einem unbehaglichen Gefühl um den Hals, sodass Krawatte oder Halstuch gelockert werden müssen.

Kopfschmerzen können durch Gemütserregung ausgelöst werden, besonders aber durch **Schreck** sowie durch **geistige Anstrengung.** Die Kopfschmerzen verschlimmern sich oft nur langsam und allmählich, nehmen dann aber schnell ab. Andererseits können die Patienten auch sehr heftige Kopfschmerzen bekommen, die ganz plötzlich auftreten. Auch hier bessert Druck; oft hilft es dem Patienten, wenn er den Kopf stramm mit einem Tuch zusammenbindet. Hemikranie, die in Erbrechen endet, nachdem sie ihren Höhepunkt erreicht hat; er liegt wie betäubt da, die Augen geschlossen. Charakteristisch ist, dass sich der Patient während der Kopfschmerzen äußerst verwirrt, schwach und elend fühlt.

Die Kopfschmerzen können mit Schwindel und vorübergehender Blindheit einhergehen. Sie werden oft nachts durch die Bettwärme schlimmer. Auch durch starke Gerüche, selbst wenn diese angenehm sind, können sie verstärkt werden. Bohrende oder wühlende Schmerzen im rechten oder **linken Stirnhöcker,** gelegentlich bis in den Nacken ausstrahlend, schlimmer durch Bewegung (BRYONIA). Schmerzen der (rechten) Schläfe, die sich von dort in den Oberkiefer und z. T. in die Zähne verbreiten.

Gefühl, als gingen die Schädelknochen auseinander. Eine eigenartige Empfindung, als würde mit einem Löffel im Gehirn herumgerührt.

Augen Argentum nitricum ruft eine Vielzahl von Augenbeschwerden hervor. Diese Beschwerden kommen im Allgemeinen durch Überbeanspruchung und durch Wärme, wie z. B. in warmen Räumen, zustande. Umgekehrt wirken Kälte und kalte Anwendungen lindernd. Es ist ein wichtiges Mittel beim Trachom (Conjunctivitis granulosa). Die Bindehautentzündung von Argentum nitricum ist oft durch einen scharf begrenzten, scharlachroten Fleck in der Nähe der Iris gekennzeichnet, der wie rohes Fleisch aussieht. Wenn der Zustand fortschreitet, kommt es zur Ulzeration der Konjunktiva oder Cornea, die mit dem typischen Splitterschmerz einhergeht. Allgemeine Rötung der Augen (Augenwinkel, Lider), welche an der kühlen, freien Luft gebessert wird. Schleimige und eitrige Absonderungen kommen häufig vor.

Argentum nitricum ist auch ein wichtiges Mittel bei Photophobie. Bei Lichtscheu, die nach Überanstrengung der Augen auftritt und die in einer warmen Stube verschlimmert wird, ist es das wichtigste Mittel überhaupt. Trübes Sehen auf dem linken Auge, bei rechtsseitigem Kopfschmerz. Plötzliche „Presbyopie" bei jüngeren Menschen. Heftige eitrige Ophthalmie, besonders bei Neugeborenen. Entzündung der Augenlider mit dicken Krusten.

Bei Epilepsie kann es vor den Konvulsionen zu einer Erweiterung der Pupillen kommen.

Vergrößerungsgefühl des Auges (auf der leidenden Seite, bei halbseitigem Kopfschmerz).

Ohren Helles Klingen vor den Ohren, das in flüchtige Taubheit mit dumpfem Rauschen übergeht. Helles Läuten in den Ohren, morgens im Bett.

Nase Geschwüre im Inneren der Nase und an den Choanen, mit gelben Krusten bedeckt. Blutausschnauben aus dem rechten Nasenloch. Wundheitsschmerz im Inneren der Nase, beim Zusammendrücken der Flügel. Schmerz und Geschwulst des rechten Nasenflügels. Klemmender Schmerz in den Nasenhöhlen.

Schnupfen mit stetem Frost, krankem Aussehen, Tränen der Augen, Niesen und betäubendem Kopfschmerz. Zucken und Kriechen unter der Haut, dicht an der linken Nasenseite. Heftiges Jucken in der Nase, sodass er beständig und roh daran reibt. Überempfindlich gegen den Geruch von Kaffee. Nachts Geruch von Eiter vor der Nase.

Gesicht Nach meiner Erfahrung ist die herkömmliche Beschreibung, das Gesicht eines Argentum-nitricum-Patienten sehe „alt" aus, irreführend. Das Gesicht ist normalerweise dunkelrot, mit vollen, roten Lippen, und vermittelt so den Eindruck eines robusten Kreislaufs und großer Vitalität. Gelegentlich kann auch ein bläulicher Teint bestehen, besonders während der Menses. In fortgeschrittenen Fällen oder bei Malabsorptionssyndromen mag das Gesicht vorzeitig gealtert erscheinen und runzlig aussehen (AMBRA GRISEA, SECALE). Dieses gealterte Aussehen bei Argentum nitricum unterscheidet sich von dem bei manchen CALCIUM-CARBONICUM-Patienten, die älter erscheinen können, weil ihr Gesicht von feinen quadratischen Fältchen durchzogen ist. Es unterscheidet sich auch vom typischen LYCOPODIUM-Patienten, bei dem die ganze obere Körperhälfte zu altern scheint.

Mund Kondylome im Rachen und im Mund, vor allem am Gaumen.

Die Papillen auf der Zunge können geschwollen und aufgerichtet sein und wie wund schmerzen. Der Patient klagt möglicherweise auch über einen sauren Geschmack im Mund; dieser saure Geschmack kann in manchen Fällen von Trigeminusneuralgie eine deutliche Begleiterscheinung sein. Die Zunge ist manchmal weiß und feucht oder auch bläulich gefleckt und hat eine rote, schmerzhafte Spitze. Zahnschmerzen bei Genuss von Saurem.

Hals Im Rachen sieht man alle Arten von Entzündungen. Chronische Entzündungen mit Ansammlung dicken, zähen Schleims. Zäpfchen und Racheneingang können eine dunkelrote Farbe annehmen. Der Schmerz bei diesen Entzündungen wird oft beschrieben, als stecke ein Splitter im Hals (HEPAR, KALIUM CARBONICUM), und wird beim Schlucken hervorgerufen oder verschlimmert (HEPAR, NITRICUM ACIDUM). Oft wird er durch kalte Getränke gebessert.

Argentum nitricum ist eines der Hauptmittel für **Stimmversagen (chronische Laryngitis) bei öffentlichen Rednern,** Opernsängern etc., besonders **wenn sie versuchen, die Stimme zu heben;** dann können Schmerzen auftreten, oder sie fangen an zu husten. Chronische Heiserkeit. **Plötzlicher Stimmverlust.**

Im Hals treten alle Arten von Wucherungen auf – Warzen, Fibrome, Papillome, Kondylome – sowie Polypen und Kondylome an den Stimmbändern.

Atmung Der Argentum-nitricum-Patient leidet an Atemnot als Folge von Auftreibung des Magens und Abdomens. Er hat das Gefühl, als sei ein eisernes Band um seine Brust geschnürt, oder es besteht ein Druck- und Schweregefühl wie von einem Stein in der Mitte des Brustbeins.

Verlangen, tief durchzuatmen, was seine Atemnot aber noch verstärkt. Die Dyspnoe wird auch schlimmer, wenn viele Menschen im Raum sind.

Herz Heftiges Herzklopfen, besonders wenn der Patient auf der rechten Seite liegt. Er beschreibt das Herzklopfen oft als so stark, dass er das Gefühl hat, als ob das Herz aus seiner Lage springen würde. In manchen Fällen wird das Herzklopfen durch kräftigen Druck auf das Brustbein gemildert. Präkordialangst nach nächtlichem Essen. Schmerzen in der Herzgegend, die das Atmen fast unmöglich machen. Angina-pectoris-Schmerzen, schlimmer nachts.

Magen Ein „berühmtes" Keynote von Argentum nitricum ist das **Verlangen nach Süßem, obwohl Süßes schlecht vertragen wird** (IGNATIA) und Aufstoßen, Blähungen, Durchfall, Brennen im Magen etc. verursacht. Besonders ungewöhnlich ist das Verlangen nach **reinem Zucker** und in der Rubrik „Verlangen nach Zucker, abends" ist Argentum nitricum das einzige Mittel. Das Verlangen nach Süßigkeiten kann kurz vor der Regel sehr groß werden. Nicht selten kommt es vor, dass es den Patienten nach schweren Speisen oder Süßspeisen verlangt, welche Verdauungsstörungen hervorrufen.

Verlangen nach Salz und salzigem Essen ist ein weiteres markantes Symptom. Verlangen nach **scharfem Käse.** Oft besteht Abneigung gegen Fett. Gelegentlich kann auch eine starke Abneigung gegen Schweinefleisch vorhanden sein, sodass man irrtümlich PULSATILLA diagnostiziert, zumal beide Mittel viele andere Symptome gemeinsam haben, so u.a. Verschlimmerung durch Hitze, Furcht vor Dunkelheit und Mitgefühl.

Appetitlosigkeit, verbunden mit Durstlosigkeit; oder guter Appetit, obwohl es leicht zu Magenverstimmungen kommt. Argentum nitricum passt oft bei Menschen, die Verdauungsprobleme haben, seitdem sie große Mengen Alkohol konsumieren.

Auftreibung des Magens mit heftigem Aufstoßen. Dies ist eines der führenden Mittel, wenn Menschen dazu neigen, andauernd aufzustoßen. Das Aufstoßen ist kontinuierlich, sehr heftig und **explosionsartig laut,** doch bringt es oft nicht die Erleichterung, die man erwarten würde. (Luft)-Aufstoßen nach dem Essen, besonders **nach Süßigkeiten.** Das Aufstoßen nach dem Essen kann zunächst schwierig sein, schließlich wird die Luft mit großer Heftigkeit ausgestoßen. Bisweilen kann auch **Gemütserregung** lautes Aufstoßen veranlassen, dieses wiederum Ohnmachtsgefühl zur Folge haben. Luftaufstoßen, begleitet von mundvollem Aufstoßen unverdauter Speisen. Aufstoßen beim Aufstehen aus dem Bett.

Die Auftreibung des Magens wird durch Aufstoßen nicht gelindert; doch kann das Völlegefühl Stuhldrang auslösen, und der Abgang von Stuhl bessert dann die Beschwerden.

Magen- und Bauchschmerzen besonders **beim Liegen auf der rechten Seite.**

Oft besteht Unwohlsein in der Magengegend mit einem Zusammenschnürungsgefühl, das zu Ohnmachtsneigung führen kann.

Erbrechen einer milchigen Substanz kann die Magenbeschwerden bessern. Übelkeit schlimmer durch Kaffeegeruch. Übelkeit gelindert durch Saures (PTELEA). In Fällen von **Ulcus duodeni** sehen wir unaufhörliches Erbrechen der Speisen, bis der Magen leer ist.

Schmerz an einer kleinen Stelle in der Magengrube, der in alle Richtungen ausstrahlt, empfindlich gegen den geringsten Druck. Schmerzhafte Schwellung im Epigastrium, schlimmer bei geringstem Druck, einhergehend mit unbeschreiblicher Angst oder der Furcht, an Krebs erkrankt zu sein.

Abdomen Argentum-nitricum-Patienten gehören zu den Menschen mit den meisten und stärksten Blähungen. Besonders ausgeprägt ist die Flatulenz morgens beim Erwachen. Die Blähungen werden durch Verzehr von Zucker oder Süßigkeiten verschlimmert.

Starke Bauchauftreibung mit vielen explosionsartig entweichenden Winden, die aber in der Regel die Auftreibung ebenso wenig mildern wie das Aufstoßen. Der aufgetriebene Bauch ist empfindlich gegen Kleiderdruck, enganliegende Kleidung ist unerträglich.

Die Lebergegend ist besonders druckempfindlich. Spannungsgefühl wie von einem Band um die Hypochondrien.

Innerliches Zittern im Bauch oder Epigastrium während der Menses.

Bauchweh bei großem Hunger; nach dem Essen gebessert, worauf aber Zittern eintritt.

Rektum und Stuhl Der Argentum-nitricum-Patient leidet häufig unter Durchfällen, vor allem emotional bedingten.

- **Durchfall infolge Aufregung,** Erwartungsspannung vor einer Verabredung, Angst oder Schreck ist ein Leitsymptom dieses Mittels.
- Durchfall nach Trinken von Wasser ist ebenfalls zu beobachten; das Wasser scheint dabei gleich nach dem Trinken wieder durch den Mastdarm auszutreten.
- Besserung des Durchfalls durch Essen von etwas Saurem.
- Die Diarrhö scheint bei Argentum nitricum ein wichtiges Ventil für alle möglichen körperlichen oder emotionalen Störungen und Verstimmungen zu sein.
- Ein weiteres eigentümliches Keynote des Mittels ist Erbrechen von Schleim während des Durchfalls.
- In Fällen von Verdauungsstörungen können die Durchfälle auch mit Stuhlverstopfung abwechseln.
- Unwillkürlicher Stuhlabgang während oder nach dem Urinieren, wenn er nicht zum Stuhle preßt, während willkürliche Defäkation schwierig bis unmöglich ist.
- Entleerung grünlichen, stinkenden Schleims, der mit viel „Blähungsgetöse" abgeht, besonders nachts.
- Durchfällige Stühle wie gehackter, flockiger Spinat; nach Süßigkeiten oder Gemütserregung.

- Scharfer, wundmachender Stuhl, der Brennen am Anus bewirkt.
- Kondylome des Rektums.

Harnorgane Im Arzneibild von Argentum nitricum gibt es verschiedene Arten von Zystitis. Der Patient muss oft zur Toilette laufen, weil er fürchtet, es könnte sonst Harn abgehen und tatsächlich kann es zu **unwillkürlichem Harnabgang** kommen. Ständiges Urintröpfeln, bei Tag und Nacht. Nachtropfen brennenden Urins nach dem Wasserlassen.

Verzögerte Blasenentleerung: Manchmal geht kein Urin ab, wie stark der Patient auch pressen mag; sobald er aber damit aufhört, fließt der Urin unwillkürlich heraus. Bei manchen neuromuskulären Erkrankungen kann die Harnröhre auch gefühllos sein und der Harn unbemerkt abgehen.

Reißender Schmerz in der Nierengegend, über die Harnleiter zur Blase ausstrahlend; schlimmer durch die geringste Berührung oder Bewegung und selbst durch tiefes Einatmen.

Männliche Genitalien Wie schon erwähnt, hat der Patient gewöhnlich ein starkes sexuelles Verlangen, was ihn leicht zu Masturbation und sexuellen Ausschweifungen treibt. Später kann sich ein Zustand von Impotenz einstellen: Die Erektion lässt nach, sobald er zum eigentlichen Geschlechtsakt übergehen will. Dieser Verlust der Erektion hängt in der Regel eng mit dem impulsiven Wesen des Patienten zusammen. Er ist zwar bei der Sache, aber plötzlich drängt sich ihm irgendein törichter, nicht selten ängstlicher Gedanke auf und verdirbt ihm die Stimmung. Er ist nicht in der Lage, den Gedanken beiseite zu schieben, und die Erektion lässt nach.

Die äußeren Genitalien können verschrumpelt aussehen. Vergrößerung des rechten Hodens.

Argentum nitricum hat sich in frühen Stadien der Gonorrhö als nützlich erwiesen, mit reichlichem eitrigem Ausfluss, heftigen schneidenden Schmerzen, blutigem Urin und schmerzhaften Erektionen.

Weibliche Genitalien Vaginalschmerzen während des Geschlechtsverkehrs. Auch Blutungen (Metrorrhagien) nach dem Koitus kommen vor. Prolaps mit Geschwürbildung an Zervix oder Muttermund. Uterusgeschwüre, mit kurz dauernden Blutungen. Schmerzen in der Ovarialregion, zum Kreuzbein und zu den Oberschenkeln hin ausstrahlend. Schmerzen im rechten Ovar, mit Gefühl einer enormen Schwellung daselbst.

Die Menses sind im Allgemeinen spärlich oder unterdrückt, manchmal dauern sie nur einen Tag. Möglich ist aber auch zu reichliche Regelblutung.

Rücken Oft empfindet der Patient eine Schwere in der Sakralregion, die im Sitzen und beim Stuhlgang verschlimmert, im Stehen aber gebessert wird. Eine ähnliche Schwere mit den gleichen Modalitäten kann auch im Steißbein auftreten.

Kreuzschmerzen, besser im Stehen und Gehen, schlimmer im Sitzen, beim Aufstehen, beim Stuhlgang. Ähnliche Beschwerden können in der Sakralregion und im Steißbein bestehen. Rückenschmerzen, schlimmer durch Blähungen.

Frost oder Kälte, den Rücken hinaufsteigend, nach dem Essen.

Extremitäten **Inkoordination der Extremitäten** (insbesondere der unteren Extremitäten) ist ein allgemeines Charakteristikum von Argentum nitricum, und bei **Ataxie** ist es eines unserer Hauptmittel. Schwäche der Extremitäten, vorzugsweise der Beine und typischerweise nachmittags.

Zittern der Glieder. Große Unruhe, die mit heftigen Bewegungen endigen kann, wie sie z. B. für Chorea so charakteristisch sind. Periodisch auftretendes Zittern am ganzen Körper.

Schweregefühl der Gliedmaßen. Lähmige Schwere und Mattigkeit der Beine, ebenfalls bevorzugt nachmittags. Bei schweren neurologischen Störungen kann es auch zu schmerzloser Lähmung der unteren Extremitäten kommen.

Ein Bereich, in dem sich bei Argentum nitricum die Schwäche besonders manifestiert, sind die **Unterarme:**

- **Schwere der Unterarme** ist für dieses Mittel besonders typisch.
- Nachts kann sich im Schlaf eine Art überempfindlicher **Taubheit der Unterarme** entwickeln, bei der der Patient nicht die geringste Berührung vertragen kann; schon der Kontakt mit der Kleidung (z. B. mit den Ärmelbündchen des Nachthemds) verschlimmert.
- **Kälte der Unterarme während der Regel,** kann als ein Keynote für Argentum nitricum angese-

A

hen werden, ungeachtet der Tatsache, dass es sich eigentlich um ein warmblütiges Mittel handelt.

Taubheit der Extremitäten. Taubheit der Füße.

Große Kälte aller Extremitäten kommt gelegentlich vor. **Kälte der Schulter** nach dem Essen. Manchmal werden die Unterschenkel kalt und blau.

Schlaf Die lebhafte Einbildungskraft von Argentum nitricum kann zur Schlaflosigkeit führen – als Folge der Phantasiegebilde, die ihn bedrängen. Schläft der Patient aber erst einmal, so ist der Schlaf tief und schwer; allerdings neigt er dann zu grausigen Alpträumen: von Insekten die ihn beißen, von seit langem verstorbenen Freunden; von Gewalttätigkeiten; von faulen Wassern, Fischen und Schlangen. Sexuelle Träume.

Morgens erwacht er mit vielen Blähungen, Zerschlagenheitsgefühl in den Gliedern und Kopfschmerzen.

Zusammenfassung

Es folgt nun noch einmal eine Zusammenfassung der wichtigsten Charakteristika von Argentum nitricum.

- Impulsivität, impulsives Denken.
- Angst um die Gesundheit, hypochondrisch.
- Phobische Zustände mit Höhenangst, Klaustrophobie, Furcht vor Ohnmacht.
- Ängstlichkeit vor Verabredungen, die in Diarrhö ausartet.
- heißes Mittel, besser durch kalte Anwendungen und kühle Brise.
- Polypen, Warzen, Kondylome etc. überall am Körper, besonders im Hals und am Rektum.
- Verlangen nach Süßigkeiten, aber Verschlimmerung dadurch.
- Verlangen nach Salz.
- Aufstoßen und Flatus, die nicht lindern, schlimmer durch Süßigkeiten.
- Herzklopfen, schlimmer im Liegen auf der rechten Seite.
- Inkoordination besonders der unteren Extremitäten, bis zur Ataxie fortschreitend.
- Schwere (und Kälte) der Glieder, besonders der Unterarme während der Regel.

Arnica montana

Essenzielle Merkmale

Die Thematik der Arnica-Symptomatologie kreist hauptsächlich um ein tiefgreifendes **traumatisches** Erlebnis auf der **körperlichen,** der **emotionalen** oder der **geistigen** Ebene – ein traumatisches Erlebnis des menschlichen Organismus, das unter anderem Folge von Verletzung, Sturz, Schlag, Erschütterung, Schreck, Furcht oder finanziellem Verlust sein kann.

Ein solches Erlebnis hinterlässt bei der betreffenden Person eine ungeheure Furcht davor, mit irgendetwas in körperlichen Kontakt zu kommen, das **hart** ist oder in sie **eindringt.** Die Totalität der Symptomatologie gruppiert sich um diese fundamentale Angst herum: „**Berühre mich nicht,** komm mir nicht zu nahe, ob körperlich oder emotional", und vor allem: „Bleib außerhalb meiner Grenzen, dringe nicht in mich ein, weder körperlich noch im übertragenen Sinn". Nach dem traumatischen Erlebnis bleibt bei Arnica-Patienten der emotionale Eindruck zurück, tief verwundet worden zu sein. Sie haben das Gefühl, die betroffenen Teile des Gesamtorganismus seien nach dieser Verletzung so empfindlich, dass ihnen schon der Gedanke unerträglich ist, jemand könnte sie berühren. In dieser Hinsicht können sie eine regelrechte Paranoia entwickeln. Das auslösende Trauma führt bei Arnica demnach typischerweise zur Entwicklung einer Abwehrhaltung.

Die Symptomatologie eines Arnica-Patienten entwickelt sich in verschiedenen Stadien oder Stufen.

Stadium des provokativen, aggressiven Verhaltens

Zu Beginn der Pathologie können wir eine aggressive Reaktion beobachten: weil der Patient (unbewusst) einen zu engen Kontakt verhindern will, neigt er dazu, sein Heil selbst im Angriff zu suchen. Er ist reizbar und streitsüchtig. Man hat den Eindruck, dass er gegen alles und gegen jeden kämpft; er wirkt sehr eigensinnig und hartnäckig, manchmal auch jähzornig und irrational.

Gereiztheit und Verärgerung führen zum Fluchen, und wenn es so weit ist, gerät der Arnica-Patient ernsthaft in Wut. Er widerspricht ständig, nichts passt ihm; er will bestimmte Dinge und weist sie später wieder zurück. In diesem Stadium kann er auch launisch werden, er weiß dann nicht mehr, was er will, ist nicht in der Lage, irgendetwas Unangenehmes zu ertragen, und schreit unsinnig herum. Es ist nicht einfach, einen solchen Arnica-Fall von NUX VOMICA, ANGUSTURA oder CINA zu unterscheiden.

Ein Arnica-Patient, der sich in diesem Zustand befindet, wird niemanden als Autorität akzeptieren (CAUSTICUM) und meint, alles besser zu wissen als irgendwer sonst (SULFUR oder ARSENICUM). Er prahlt und rühmt sich oft (PLATINUM). Er ist diktatorisch (LYCOPODIUM), dominierend, despotisch und dogmatisch; was er sagt, klingt hochmütig oder wie ein Befehl, ähnlich wie bei PLATINUM.

Dieses provokative, **aggressive** Verhalten prägt die Anfangsstadien der Abwehrhaltung von Arnica-Patienten.

Stadium der Passivität

Mit Fortschreiten der Pathologie ändert sich das Bild jedoch gänzlich, und wir haben es dann mit passiven und extrem empfindlichen Menschen zu tun (ANGUSTURA).

In diesem Stadium der Passivität wird der Arnica-Patient mürrisch und schweigsam, er möchte allein gelassen werden und mit niemandem sprechen. Wenn er eine Antwort geben muss, reagiert er gereizt; anscheinend will er jeglichen **menschlichen Kontakt vermeiden** (ganz ähnlich wie NATRIUM-MURIATICUM-Patienten). Versucht jemand ihn zu trösten oder zu beruhigen, so wird er aggressiv. Es scheint eine Analogie zu bestehen zwischen der psychischen Empfindlichkeit, die enge Kontakte unmöglich macht, und dem Schmerz, den er bei körperlicher Berührung empfindet. Schon der **Gedanke,** jemand könnte ihm zu nahe kommen, bereitet ihm Schmerzen. Aufgrund dieser geistigen, emotionalen und/oder körperlichen Empfindlichkeit will er mit niemandem sprechen und möchte nicht, dass ihm irgendjemand nahe kommt. Er kann an der frischen Luft Spazierengehen und dabei in seinen Phantasien leben, und ist er von dem Spaziergang zurück, so will er sich die dabei erlebten Gefühle bewahren und spricht deshalb mit niemandem. Er möchte dann einfach nichts sagen müssen.

Zerschlagenheitsgefühl

Arnica-Patienten sind Menschen, die durchaus gesellig erscheinen können, dies aber in Wirklichkeit nur auf einer sehr oberflächlichen Ebene sind. Bei genauerem Hinsehen handelt es sich um Einzelgänger, und dies zweifellos aufgrund ihrer Furcht, dass andere ihre Gefühle verletzen könnten, wenn sie sie zu nah an sich heranlassen. Man kann sie mit einem verwundeten Tier vergleichen, das sich verstecken will und vor jeglichem Kontakt flieht. Sie entwickeln eine Abneigung gegen Mitgefühl oder Mitleid.

Um das Arzneimittelbild von Arnica richtig zu verstehen, muss man sich einen wichtigen Faktor der Symptomatologie ganz klar machen: Die Patienten fühlen sich an Körper und Seele ganz „**zerschlagen**", und daher ist allein der Gedanke, etwas oder jemand könne ihren geschundenen Organismus berühren oder, noch schlimmer, in ihn eindringen, völlig unerträglich. Aus diesem Grunde ist Arnica das Hauptmittel für Frauen, die unter einer krankhaft gesteigerten, pathologischen **Furcht** leiden, **vergewaltigt zu werden.**

Die Furcht ist so groß, dass sie die ganze Zeit an eine mögliche Vergewaltigung denken müssen, und dieser Gedanke lässt sie schaudern, sie können es nicht einmal ertragen, auch nur das Wort „Vergewaltigung" zu hören. Das Charakteristikum von Arnica, der springende Punkt dieser Furcht bei Arnica-Patientinnen besteht in der absoluten Unerträglichkeit der Vorstellung, dass etwas in ihren Körper **eindringt.**

Dies kann so extrem werden, dass die Benutzung von Tampons, der Akt des Einführens in die Vagina, das Ausmaß einer förmlichen Operation annehmen kann. Die Patientin setzt sich in einer bestimmten Haltung zurecht und versucht manchmal stundenlang, den Tampon so einzuführen, dass es nicht wehtut. Auch hier ist das Wesentliche wieder die Abscheu vor der Vorstellung, dass etwas in sie eindringt, und nicht ein tatsächlich empfundener Schmerz.

Für Arnica-Frauen ist keineswegs ein vermindertes sexuelles Verlangen typisch, sondern die extreme **Furcht vor Penetration.** Beim Geschlechtsverkehr können sie bei der Einführung des Penis so ängstlich werden, dass diese unmöglich wird und dass ihrem Partner, der diese starke Reaktion nicht versteht, die Lust vergeht. Diese Furcht ist es, die Arnica-Patientinnen manchmal dazu bringt, auf sexuellen Verkehr völlig zu verzichten – und nicht etwa mangelndes Interesse.

Es scheint eine gewisse Spannung der Vaginalmuskulatur und damit eine Verengung der Vagina vorzuliegen; die Vaginalwände fühlen sich extrem empfindlich an, und tatsächlich ruft selbst die leichteste Berührung Schmerzen hervor. Nach vielen Jahren totaler sexueller Abstinenz kann auch eine Empfindung auftreten, als ob die Vaginalwände „zusammenklebten" – die Patientin hat das Gefühl, die Vaginalwände seien so eng zusammengerückt, dass sie aneinander hafteten.

Die bisher aufgeführten Beispiele sollten die spezifischen Empfindlichkeiten von Arnica-Patienten deutlich gemacht haben. Vor diesem Hintergrund sind die verschiedenen Arnica-Symptome aus dem Repertorium ohne Schwierigkeiten einzuordnen und zu verstehen: „Furcht vor Personen, die sich ihm nähern, er könnte berührt werden"; oder (im Synthetischen Repertorium): „Furcht, von ihm Entgegenkommenden geschlagen zu werden"; etc.

Die Idee eines „stumpfen" Schlags oder Schocks als auslösender Faktor prägt das gesamte Arzneimittelbild und betrifft auch den Geistes- und Gemütszustand des Patienten. Die Arnica-Symptomatologie kann sich nach einem geistigen oder emotionalen Schock einstellen, z. B. Schreck, Ärger, Wut, finanziellem Verlust, Überanstrengung etc.

Ganz allgemein kann man feststellen, dass derartige Faktoren heute immer häufiger Störungen von Geist und Gemüt auslösen. Der Frage, warum dies so ist, kann an dieser Stelle nicht ausführlich nachgegangen werden. Einige Andeutungen einer möglichen Erklärung müssen hier genügen. Meiner Ansicht nach wird man in naher Zukunft in der Lage sein, die Existenz von Zentren im menschlichen Gehirn nachzuweisen, die für einen „instinktiven geistig-psychischen Schutzmechanismus" des Menschen zuständig sind. Im gesunden Zustand öffnen sich diese Schaltstellen bei Furcht oder Schock und schließen sich automatisch wieder, sobald der Anlass vorüber ist. In unserer heutigen Gesellschaft verbleiben sie jedoch in einem Zustand ständiger Erregbarkeit, bleiben also sozusagen offen, wenn ihre Öffnung einmal durch einen psychischen Schock ausgelöst worden ist. Das führt zu einem chronischen Leiden des betroffenen Menschen, als wiederhole sich das traumatische Erlebnis jeden Tag aufs neue. In einer späteren Veröffentlichung werde ich mich näher mit der Erklärung dieses Phänomens befassen. Tatsache ist und bleibt jedenfalls, dass die Menschen heute sehr viel häufiger und schneller an geistig-psychischen Symptomen leiden, als dies in der Vergangenheit der Fall war.

Stadium der Angstzustände, Furcht vor dem Tod

Wenn die geistige und psychische Pathologie von Arnica tiefer in den menschlichen Organismus eindringt, kommt es zu schweren **Angstzuständen,** die von solchen Schocks oder Überanstrengungen herrühren. Die Angst und die Furcht, die sich in solchen Zuständen einstellen, könnte man als hypochondrisch bezeichnen. Bei Arnica-Angstzuständen scheint die Furcht schnell ins Unterbewusste überzugehen und manifestiert sich dann jede Nacht im Schlaf, oft auch mehrmals pro Nacht, in Form einer Krise. Die Symptomatologie ähnelt derjenigen von ACONITUM, ARGENTUM NITRICUM oder LACHESIS, sodass es einer Differenzialdiagnose bedarf.

Der Arnica-Patient wacht nachts mit einer ungeheuren Furcht vor dem **unmittelbar bevorstehenden** Tod auf, ausgelöst durch ein Gefühl, mit seinem Herzen sei etwas nicht in Ordnung. Diese Zustände treten **vor allem nach einem Unfall auf.** Es besteht eine Art Bedrängnis des Herzens, eine qualvolle Angst, die von der Herzregion ausgeht, ein Gefühl, das Herz werde plötzlich aufhören zu schlagen und er werde **sofort** sterben. Die Vorstellung, **augenblicklich** zu sterben, ist charakteristisch für Arnica. Kent liefert eine ausgezeichnete Beschreibung: „Schrecken in der Nacht. Er fährt nachts häufig auf, greift sich ans Herz, zeigt großes Erschrecken, fürchtet, dass etwas Grauenhaftes geschehen werde. Dann überkommt ihn eine plötzliche Todesfurcht, die ihn nachts aus dem Schlaf aufschreckt; er greift sich ans Herz und meint, er werde jetzt ganz plötzlich sterben. Er ist voller entsetzlicher Angst, kommt aber schließlich zu sich, legt sich hin und fällt in einen Schlaf des Schreckens, doch dann empfindet er wieder diese Furcht vor dem plötzlichen Tod, springt auf und sagt: ‚Holt sofort einen Arzt.' " Diese Furcht vor dem Tod ist erheblich gesteigert, wenn der Betreffende allein ist.

Von solchen Zuständen ist der ganze Organismus betroffen, Schrecken beherrscht den Patienten voll und ganz, und es kommt zu Blutandrang, Hitze und Brennen in der oberen Körperhälfte. In der Folge wird der Patient vergesslich, geistesabwesend, kann sich nicht konzentrieren und verliert jegliches Interesse an seiner Arbeit. Wenn er etwas liest, vergisst er es sofort wieder, er erinnert sich nicht, ob er das Gas abgedreht hat, und kehrt noch einmal um, um nachzusehen etc. Er ist überempfindlich und kann keine Schmerzen ertragen. Schmerzen und Wundheit führen zu Unruhe.

Stadium der Wahnvorstellungen, Einbildungen

Ein weiteres Geistes- und Gemütsbild von Arnica werden wir typischerweise beobachten können bei hohem Fieber; bei schweren Erkrankungen wie Typhus, Malaria oder bei Scharlach, wenn der Ausschlag nicht herauskommt; bei Hirnschädigung durch Blutaustritt nach einer Gehirnerschütterung; bei Subarachnoidalblutungen; bei Apoplexie etc. In solchen Fällen kommt es zu tiefgreifender Erschöpfung mit nachfolgendem Delirium und schließlich zu Stupor, Bewusstlosigkeit und Koma. Stupor mit unwillkürlichem Abgang von Stuhl und Urin.

Dieses Arnica-Bild zeichnet sich durch Wahnvorstellungen, Einbildungen oder Halluzinationen aus. Sie können sich u. a in folgender Gestalt zeigen: dass hohe Mauern und Gebäude auf ihn fallen; dass er verhaftet werden soll; dass er einen Friedhof besucht; dass er eine Ratsversammlung abhält; dass er eine verstümmelte Leiche sieht; schwarze Bilder und Phantome zu sehen. Er verweilt im Geiste beim Anblick solcher Bilder und Phantome; im Traum sieht er Gespenster, Geister, dunkle Gestalten; er hat phantastische Visionen.

Ständiges Murmeln bei Hirnschädigung (LACHESIS); Delirium, das dem Delirium tremens ähnelt. Auch die **Wahnidee, sie seien gesund** und es gehe ihnen gut, wenn ihr Zustand in Wirklichkeit sehr bedenklich ist und sie dem Tode nahe sind, kann bei Arnica-Fällen auftreten. Es kann z. B. passieren, dass sie beim Anblick des Arztes sagen: „Ich brauche Sie nicht, es geht mir gut", und sich dann weigern, das Mittel einzunehmen.

Stadium des semi-komatösen Zustands

Schließlich gibt es noch einen semi-komatösen Zustand, der ein spätes Stadium der Arnica-Pathologie darstellt. Der Patient kann zwar aus diesem Zustand **aufgeweckt werden** und ist in der Lage, eine Frage **korrekt zu beantworten,** die man ihm gestellt hat, aber sobald er seinen Satz beendet hat (oder gar bevor er mit der Antwort fertig ist), sinkt er wieder in Stupor zurück. Dies ist ein ausgezeichnetes Charakteristikum von Arnica; das Mittel ist mit Sicherheit indiziert, wenn die Pathologie des Patienten den obigen Beschreibungen ähnelt.

Nach einer Gehirnblutung kann, sobald die schweren Symptome abgeklungen sind, ein Zustand von Gleichgültigkeit und Apathie eintreten. Der Patient fühlt sich dumpf und träge, hat Schwierigkeiten beim Denken und Verstehen, nach Träumen ist er benommen und wie erstarrt. Zustand wie im Traum, nimmt seine Umgebung nicht wahr. Im Schlaf spricht er laut, hält laute Reden.

- Bei der Behandlung von Alkoholismus wird sich Arnica als sehr hilfreich erweisen, weil die Arnica-Symptomatologie die besonderen Merkmale und Symptome des Alkoholismus einschließt.
- Zum Abschluss dieses Arzneimittelbildes von Arnica scheint mir eine allgemeine Bemerkung zum Begriff der Stadien oder Phasen einer Pathologie angebracht. Die Arnica-Symptomatologie wurde hier in unterschiedlichen Stadien dargestellt; diese Zuordnung von Symptomen und Stadien ist so zu verstehen, dass die jeweiligen Symptome besonders das ihnen zugeordnete Stadium beherrschen, aber nicht darauf begrenzt sein müssen. Eine Symptomatologie, die in akuten Fällen vorkommt, kann in identischer oder ähnlicher Weise auch bei chronischen Zuständen erscheinen – und umgekehrt. Wesentlich und unabdingbar für das Verständnis eines Arzneimittelbildes und für die homöopathische Arzneimittelwahl ist immer die Erkenntnis der zugrundeliegenden Tendenz und der Charakteristika des Mittels, und die Darstellung der Entwicklungsstadien der Pathologie hat den Sinn, zu dieser Erkenntnis beizutragen.

Arnica-Kinder

Arnica-Kinder sind launisch und schmerzempfindlich und neigen dazu, jedes Mal gellend aufzuschreien, wenn die Mutter ihre Hände oder Beine berührt. Sie schreien im Schlaf, sind in weinerlicher, tränenreicher Stimmung, besonders nach dem Essen oder nach Husten.

A

Wenn sie Fieber haben, ähneln sie BELLADONNA-Kindern, mit heißem Kopf und kaltem Körper.

Weint, wenn es einen Keuchhustenanfall kommen spürt. Zornig und reizbar durch Husten. Kreischen, Brüllen, Schreien verschlimmert den Husten.

Allgemeinsymptome und Keynotes

Wie bereits zu Anfang gesagt wurde, ist Arnica vor allem bei Verletzungen indiziert, die dem Organismus durch einen Schlag oder Stoß mit einem stumpfen Gegenstand zugefügt worden sind. Wenn der Patient sich nach einer solchen Verletzung am ganzen Körper wie zerschlagen und wund fühlt, dann ist Arnica mit Sicherheit das richtige Mittel. Kommt das gleiche Gefühl durch einen anderen Auslöser zustande, z. B. durch Überbeanspruchung eines Organs, durch irgendeine andere Art von Anstrengung oder durch eine akute Krankheit, so kann die Verschreibung von Arnica immer noch erfolgreich sein. Wenn durch die Verletzung dagegen der Gewebszusammenhalt verlorengegangen ist und das Blut frei fließen kann, ist Arnica nicht indiziert.

Wo eine **Prellung** oder **Quetschung** des Körpers oder eines Körperteiles stattgefunden hat, muss die charakteristische Empfindung vorhanden sein, als sei dieser übel zugerichtet und „grün und blau geschlagen" worden. Als Folge dieses Wundheits- und Zerschlagenheitsgefühls kommt es bei Arnica zu einem Zustand der Unruhe, der dem von RHUS TOXICODENDRON sehr ähnlich ist. Kent beschreibt diese Unruhe mit der für ihn so typischen Anschaulichkeit: „Wenn man einen Arnica-Patienten beobachtet, um die äußeren Zeichen seines Zustands herauszufinden, bemerkt man, wie er sich andauernd dreht und wendet. Man fragt sich unwillkürlich, warum er so unruhig ist, und wenn man dann in Gedanken die einzelnen Arzneien Revue passieren lässt, sagt man sich: er verhält sich wie RHUS TOXICODENDRON, er bleibt nur kurze Zeit auf einer Stelle liegen, dann bewegt er sich wieder. Auch wenn er schon halb bewusstlos ist, kann man sehen, wie er sich zuerst ein bisschen zur anderen Seite dreht, dann ein bisschen mehr und noch ein bisschen mehr, bis er schließlich auf der anderen Seite zu liegen kommt. Dann fängt er wieder an, bewegt sich wieder Stückchen für Stückchen, und so wälzt er sich beständig von einer Seite zur anderen. Die Frage ist: Warum bewegt er sich auf diese Weise, warum ist er so unruhig?. Es ist wichtig, dies zu klären.

Beim ARSENICUM-Patienten nehmen wir die schreckliche Angst wahr, die ihn ständig in Bewegung hält; beim RHUS-TOXICODENDRON-Patienten können wir das schmerzhafte Unbehagen erkennen, das er am ganzen Körper verspürt, sodass er nicht ruhig liegenbleiben kann. Der Arnica-Patient hingegen ist oder fühlt sich so **wundgeschlagen,** dass er nur kurzfristig in einer Lage verharren kann, dann muss er sich anders hinlegen oder auf die andere Seite drehen. Wenn wir ihn aber fragen, warum er sich ständig bewegt, so wird er wahrscheinlich antworten, dass das Bett ihm zu hart sei. Dies jedoch ist nichts anderes als der Ausdruck dessen, dass sich sein Körper wund anfühlt … Dieses Wundheitsgefühl nimmt zu, je länger er auf einer Stelle liegt, und wird schließlich so groß, dass er gezwungen ist, sich zu bewegen … Beim RHUS-TOXICODENDRON-Patienten verschwindet das Unbehagen, wenn er sich bewegt hat, beim Arnica-Patienten vergeht das Wundheitsgefühl, wenn er die Lage gewechselt hat."

- Das Gefühl von Lähmigkeit, Wundheit, Zerschlagenheit sowie das Gefühl, **das Bett sei zu hart** und voller Unebenheiten, können wir bei jeder chronischen Krankheit antreffen, welche Arnica benötigt, besonders aber bei rheumatischen oder arthritischen Leiden.
- Verschlimmerung der Schmerzen am Abend sowie nachts im Bett, durch Bewegung und durch Geräusche, durch Liegen in einem harten Bett. Feuchte Kälte verschlimmert ebenfalls. Besser im Liegen bei niedrig gelagertem Kopf.
- Klonische Krämpfe. Krämpfe infolge Gehirnerschütterung; nach Medikamenten; durch Kopfverletzungen. Zittern abwechselnd mit krampfartigen Bewegungen der Glieder. Traumatisch bedingte tetanische Starre. Zuckungen wie von elektrischen Schlägen.
- Epilepsie nach Kopfverletzungen.
- Bei einer Frau, die sich nur langsam von ihrer Schwangerschaft erholt (besonders wenn die Wehen sehr anstrengend waren) und zahlreiche Symptome zeigt, wird Arnica wahrscheinlich die Folgebeschwerden der Schwangerschaft beseitigen und eine rasche Genesung herbeiführen.
- Aphyxia neonatorum.

- Allgemeine Schwäche, die von Verletzungen herrührt. Nach jedem Stuhlgang muss der Patient sich hinlegen.
- Asphyxie nach Verletzungen. Beschwerden durch Anwendung eines Katheters.
- Ohnmacht beim Verletzungsschock; durch Herzschmerzen; nach Schwitzen.
- Ohnmacht, ohnmächtige Schwäche bei Angina pectoris; bei Fieber.
- Neigung zu Hämorrhagien. Die Blutgefäße scheinen erschlafft zu sein, und es kommt leicht zu Blutaustritten. Leichtes Bluten der Schleimhäute. Entzündete Körperteile bluten. Blutungen wässrig, mit Blutgerinseln.
- Kälte des Körpers bei heißem Kopf.
- Wundheits- und Zerschlagenheitsschmerz an einzelnen Stellen. Geprellte oder verletzte Körperteile fühlen sich abgestorben an.
- Äußerliche Taubheit der geprellten Teile.
- Schweiß färbt die Wäsche rot.

Lokalsymptome

Schwindel Schwindel durch Kopfverletzungen. Schwindel und Übelkeit bei anhaltendem Lesen. Als ob hohe Bauwerke sich nach vorn neigten und auf ihn herabfielen. Schwindel in der Stirn, besonders beim Gehen, wo es ihr ist, als ginge alles mit ihr im Kreise herum und wollte mit ihr umfallen. Schwindel beim Schließen der Augen. Schwindel bei alten Menschen.

Kopf Arnica zeigt eine Vielzahl von Kopfschmerzen, besonders nach einem Schlag auf den Kopf, einem Sturz oder sonstigen Verletzungen, die zu einer **Gehirnerschütterung** geführt haben. Konstitutionelle Arnica-Patienten neigen besonders zu Kopfschmerzen dieser Art, weil Arnica für Auswirkungen eines Stoßes oder Falls überaus empfänglich ist und daher z. B. eine Gehirnerschütterung fast unweigerlich chronische Symptome hinterlässt. Bei anderen Konstitutionstypen sehen wir keine derartige Empfindlichkeit.

Die Arnica-Kopfschmerzen sind durch **vasomotorische** Störungen gekennzeichnet, wobei wir in verschiedenen Teilen des Kopfes das Auftreten von **Hitze oder Kälte** feststellen können.

- Wann immer Kopfschmerzen begleitet sind von Hitze- oder Kälteempfindungen an einzelnen Bereichen des Kopfes, müssen wir an Arnica denken. Gleiches gilt, wenn die Körpertemperatur merkliche Kontraste aufweist, wie etwa: „Brennen im Gehirn oder Hitze im Kopf, bei übrigens kühlem, wenigstens nicht heißem Körper" (Hahnemann).
- Kopfschmerz wie von einem Messer, das im Kopf sticht und schneidet oder quer durch ihn hindurch gezogen wird, gefolgt von einem Kältegefühl im Kopf.
- Kopfschmerz in der Stirn oder über den Augen, welcher sich am warmen Ofen vermehrt.
- Kältegefühl im Kopf nach dem Frühstück. Kältegefühl im Inneren des Kopfes. Eiskalte Empfindung auf dem Scheitel. Kälteempfindung an einer kleinen Stelle auf der Stirn, als wenn ihn dort jemand mit einem kalten Daumen berührte.
- Hitzegefühl im Kopf beim Husten. Stechender Schmerz in der Stirn, unter Frost.
- Der Kopf ist heiß, das Gesicht gerötet, bei ansonsten kaltem Körper. Stellenweise Hitze auf dem Scheitel.
- All diese Beispiele zeigen die vasomotorische Natur der Kopfschmerzen.

Weitere Charakteristika der Kopfschmerzen sind die extreme Empfindlichkeit gegenüber jeder Berührung oder Bewegung des Kopfes sowie das Gefühl eines Nagels im Kopf.

- Empfindlichkeit des Gehirns beim Haarebürsten.
- Schmerz wie von einem Nagel im Gehirn; als sei ein Nagel in die Schläfe gestoßen.
- Kopfschmerz wie wundgeschlagen, druckempfindlich, schlimmer beim Niesen.
- Stirnkopfschmerz, über den Augen, beim Zusammenziehen der Augenbrauen.
- Die Kopfschmerzen, die zumeist morgens nach dem Erwachen auftreten und bis etwa 10 Uhr anhalten, manchmal auch nachmittags von 15 bis 20 Uhr, sind von betäubendem, benommen machendem Charakter.

Oft sind Arnica-Kopfschmerzen über der Nasenwurzel oder in den Stirnhöckern lokalisiert.

Kopfschmerz **abwechselnd** mit Analprolaps.

Bei Gehirnblutungen gehört Arnica zu den Mitteln, die wir in Betracht ziehen müssen.

Eigentümlich sind die folgenden Kopfsymptome:

- Bohrt im Schlaf den Kopf ins Kissen.
- Werfen oder Rucken des Kopfes im Schlaf.
- Großes Verlangen, sich überall zu **kratzen,** vor allem am Kopf.
- Muss den Kopf beim Gehen **nach hinten beugen.**
- Schmerz, als dehne sich der Kopf aus.
- Stechen im linken Stirnhöcker, mit dem Gefühl, als sei die Stirn blutunterlaufen.
- Kopfweh, als würden die Stirnbedeckungen krampfhaft zusammen gespannt.
- Gefühl von Knistern an den Seiten des Kopfes.
- Stirnkopfschmerz, als wäre das Gehirn zu einem Klumpen zusammengeballt.

Augen Dieser Bereich bietet ein gutes Bild der Vorgänge, die sich bei Arnica in den unter Druck stehenden Schleimhäuten abspielen; die Empfindlichkeit des Gefäßsystems und die Tendenz der Venen zu Erschlaffung und Schwäche, sodass das Blut aussickern kann, sind hier deutlich zu erkennen. So kommt es zu einer Reihe von Symptomen:

Ekchymosen der Bindehaut; durch Husten entstehend.

Geschwollene, mit Blut unterlaufene Lider. Netzhautblutung.

Rötung des Auges nach Verletzungen.

Akute Entzündung nach Verletzungen.

Ein weiteres Charakteristikum ist die **Verschlimmerung durch Wärme.** So finden wir:

- Hitze löst Iritis aus.
- Wärme bewirkt stechende Schmerzen im Auge.
- Wärme verschlimmert Augenschmerzen.
- Gehen im Freien lindert die Augenschmerzen.

Anstrengung der Augen führt zu Beschwerden: Schmerz mit Empfindlichkeit wie wund und zerschlagen, nach feinen Arbeiten. Ermüdungsgefühl der Augen nach Besichtigungen, Fernsehen etc. Chronischer Schmerz im Auge infolge eines Schlags.

Stierer Blick beim Erwachen. Das rechte Auge ist etwas herausgetreten und ist größer anzusehen als das linke.

Katarakt nach Contusio bulbi; nach einer Operation. Reißender Schmerz im Auge, nachts im Bett schlimmer.

Doppeltsehen: beim Sehen nach unten; nach Netzhautblutung; nach Verletzung; durch Lähmung der Augenmuskeln (Musculus obliquus superior). Flimmern, Flackern vor den Augen beim Lesen; beim Schreiben.

Ohren Als Folge von Kopfverletzungen sehen wir nicht selten auch Schwerhörigkeit, besonders auf der rechten Seite. Verminderung oder Verlust des Gehörs durch (Gehirn-)Erschütterung. Ohrenschmerzen nach Kopfverletzungen. Überempfindlichkeit des Gehörs im Fieberfrost. Die eigene Stimme scheint weit entfernt zu sein. Drücken in den Ohren, erst links, dann rechts.

Eitrige Otitis. Absonderung von Blut aus dem Ohr. Ohrknorpel schmerzen wie von Stoß oder Quetschung.

Nase Die meisten Nasensymptome hängen wieder mit der allgemeinen Neigung der Arznei zu Blutungen und Ekchymosen zusammen: Nasenbluten durch einen Schlag; bei jedem Hustenanfall; bei Keuchhusten; bei Typhus; beim oder nach Waschen des Gesichts; vom Naseschnäuzen, besonders am Morgen; nach jeder Anstrengung; beim Pressen zum Stuhl. Dunkles Blut.

Kälte der Nasenspitze ist sehr charakteristisch. Hitzegefühl in der Nase, obwohl sie kalt anzufühlen ist. Hitze im Gesicht, bei kalter Nase.

Gefühl, als kröche neben der Nase ein Insekt. Heftiges Niesen durch zu schweres Heben.

Brennen an den Rändern der Nasenlöcher, mit Niesreiz. Krampfartiger Schmerz an der Nasenwurzel.

Gesicht Auch hier machen sich die **Kreislaufstörungen** bemerkbar, die Arnica erzeugt und heilt: Röte und Brennen der einen Backe, bei übrigens kühlem, wenigstens nicht heißem Körper.

Hitze und Röte des Gesichts, bei kühlen Händen (Extremitäten).

- Hitze und Röte des Gesichts, während der übrige Körper kalt ist.
- Brennende Hitze in beiden Lippen.
- Überlaufende Hitze im Gesicht, abends.
- Röte des Gesichts, bei Schauder über den ganzen Körper.
- Rote Geschwulst der linken oder rechten Wange.

Laufendes Kribbeln auf der linken Wange. Kribbeln in den Lippen, als wären sie eingeschlafen.

Wanderndes Erysipel im Gesicht. Gesichtsschmerzen schlimmer durch Geräusche; beim Gähnen; durch Erschütterung. Heftiges Zittern der Unterlippe. Lähmung der rechten Gesichtshälfte.

Mund Der Arnica-Patient hat nicht selten einen üblen Mundgeruch, mit einem Geschmack im Mund wie nach **faulen Eiern,** besonders morgens. Wir werden diesem für Arnica sehr charakteristischen Geschmack beim Aufstoßen noch einmal begegnen. Fauliger Mundgeruch; fauliger Geschmack, besonders bei intermittierendem Fieber. Bitterer Geschmack im Mund in der fieberfreien Phase.

Arnica ist nach einer Zahnbehandlung nur dann indiziert, wenn es dabei wirklich zu Blutaustritt ins Gewebe gekommen ist und/oder starke Schmerzen bestehen. Es sollte nicht routinemäßig nach jeder Zahnbehandlung gegeben werden; vielmehr brauchen wir bestimmte Indikationen, wie etwa: Schmerzen, nachdem eine Füllung eingesetzt wurde. „Zahnweh wie von ausgebissenen, wackelnden oder verrenkten Zähnen". (Hahnemann) Zahnschmerzen, als würde mit einem Messer an den Wurzeln geschabt. Auf jeden Fall sollte man sich das charakteristische Symptom „**Zahnschmerzen durch Erschütterung,** Schlag oder Stoß" merken – ein wichtiges Keynote von Arnica. Bücken bessert die Zahnschmerzen. Weitere Zahnschmerzarten:

- Drückend klopfender Schmerz, als würden die Zähne durch das andrängende Blut herausgedrückt.
- Zahnschmerzen mit harter, steifer Schwellung der Wangen. Schmerzen im Zahnfleisch beim Kauen.
- Starkes **Bluten** des **Zahnfleisches nach Zahnextraktion.** Wundheitsschmerz des Zahnfleisches nach Zahnextraktion.

Empfindung von Pulsieren im Zahnfleisch. Kribbeln im Zahnfleisch, wie eingeschlafen.

Zunge in der Mitte braun, mit weißen Seiten. Trockene Zunge, sehr dunkel, fast schwarz (Typhus). Stechender Schmerz in der Zungenwurzel. Speichelfluss im Schlaf.

Hals Schmerz im Schlunde, als wenn etwas Hartes, Raues (z. B. eine Brotrinde) darin steckte. Gluckern in der Speiseröhre beim Trinken. Halsschmerzen während der Regel. Stechen hinten im Hals, zwischen den Schluckakten.

Heiserkeit durch Reden, Singen, durch Überanstrengung der Stimme, oder durch Kälte- und Nässeexposition.

Schwäche der Halsmuskeln, welche den Kopf stets auf die Seite oder nach hinten sinken lässt.

Atmung und Husten **Asphyxia neonatorum,** wenn die Kinder bei der Geburt bläulich-rot aussehen und den Eindruck vermitteln, dass sie nicht überleben werden, vor allem wenn die Geburt schwer war.

Husten bei Kindern, **nach Weinen** und Wimmern weil man irgendeiner Laune von ihnen nicht nachgegeben hat, oder weil ihnen ein Wunsch verweigert wurde. Kinder weinen bei Keuchhusten, wenn sie einen Anfall kommen spüren. Interessanterweise hat bei Arnica, ähnlich wie bei cuprum, die geistige oder emotionale Verfassung des Patienten eine deutliche Wirkung auf die Atemwege; so finden wir u. a.: Husten durch geistige Anstrengung; durch Kummer; durch Jammern und Klagen. Husten und erschwertes Atmen durch Zorn.

- Husten ruft **blutunterlaufene Augen** oder Nasenbluten hervor.
- Trockenes Hüsteln wie von einem Kitzel unten in der Luftröhre, alle Morgen nach dem Aufstehen.
- Geräusche verschlimmern den Husten.
- Keuchhusten abends, bis Mitternacht.
- Husten bei Herzkrankheiten.
- Husten des Nachts, während des Schlafs, ohne davon aufzuwachen. Husten beginnt eine Stunde nach dem Einschlafen.
- Bluthusten, mit Auswurf hellroten, schaumigen Blutes, untermischt mit geronnenen Klümpchen und Schleim (Keuchhusten).

Auswurf eines hellen, durchsichtigen, gläsernen und mit schwarzen Punkten vermischten Schleims. Blutiger Auswurf, auch des Nachts. Selbst ohne Husten Auswurf schwarzer Blutklumpen, bei jeder körperlichen Anstrengung.

Unregelmäßige Atmung im Stehen. Asthmatische Atmung durch fettige Herzdegeneration.

Brust Ein wichtiges Leitsymptom von Arnica sind **stechende Schmerzen in den Brustseiten,** welche die Atmung behindern. Stechender Brustschmerz schlimmer beim Gehen, durch Niesen. Äußerer **Druck bessert** diesen Schmerz, verschlimmert aber eine Art wunden Zerschlagenheitsschmerz in der Brust. Der Patient muss sich beim Husten mit beiden Händen **die Brust halten,** um Schmerzen zu vermeiden, ganz ähnlich wie BRYONIA.

Beim Atmen spürt er einen wunden Zerschlagenheitsschmerz in der Brust. Schmerzen im Brustkorb wie von Verrenkung, durch tiefes Atmen vermehrt. Die Rippenknorpel und Rippengelenke schmerzen bei Bewegung und Atmen wie zerschlagen.

Roter Schweiß auf der Brust; übelriechender Schweiß.

Entzündung der Mammae durch Stoß oder Quetschung. Verhärtung der rechten Mamma.

Herz Arnica ist eines der Hauptmittel bei Herzinfarkt und Angina pectoris, aber auch bei anderen Herzbeschwerden. Seine diesbezüglichen Besonderheiten kommen in den folgenden Symptomen zum Ausdruck: Angina pectoris mit Schmerz, der zum Ellbogen des linken Arms ausstrahlt. Stechende Herzschmerzen mit Ohnmacht.

Wundheitsschmerz in der Herzgegend. Überanstrengung des Herzens durch heftige körperliche Bewegung. Herzklopfen durch Zorn. Gefühl von eisiger Kälte in der Herzgegend im Fieberfrost. Zusammenschnüren, Spannung, Engegefühl in der Brust, nach dem Essen und durch Berührung verschlimmert. Das Herz fühlt sich an wie gepackt oder zusammengedrückt. Herzwassersucht mit quälender Dyspnoe.

Magen Das große Arnica-Keynote in diesem Bereich ist: Aufstoßen früh am Morgen, das nach **faulen Eiern** riecht. Bitteres Aufstoßen nach Zorn, Ärger. Aufstoßen von (bitterem) Schleim.

Leeres Würgen, vergeblicher Brechreiz; nachts.

Schmerzhafter Druck quer über die Magengrube. Drücken in der Magengrube, als drücke eine Hand darauf, allmählich zum Hals aufsteigend. Spannen im Magen, morgens, im Bett. Drückendes Gefühl, wie von einem Stein oder einer rollenden Kugel im Magen. Magenverstimmung oder Verdauungsstörungen nach geistiger Überanstrengung. Magenschmerzen nach körperlicher Überanstrengung. Magenschmerzen vor Hustenanfall.

Gefühl eines Klumpens im hinteren Teil des Magens. Gluckern im Magen, beim Trinken.

Abneigung gegen Brandy und Whisky bei gewohnheitsmäßigen Trinkern. Widerwillen gegen Fleisch und Fleischbrühe; gegen Suppenfleisch; gegen Milch. Verlangen nach Essig.

Der Magen ist wie voll; eine mit Ekel verbundene Sattheit.

Ständiger Durst, weiß aber nicht, was sie trinken soll, weil ihr alles zuwider ist.

Erbrechen durch Bewegungen des Fötus. Erbrechen von dunklem, geronnenem Blut.

Abdomen Allgemein lässt sich sagen, dass jeder pathologische Zustand, jedes pathologische Geschehen im Bauchbereich (oder auch Schwangerschaften) mit der für Arnica so typischen Empfindung von Wundheit und Zerschlagenheit einhergeht, mit großer Empfindlichkeit und Abneigung, berührt zu werden. Bei jedem Hustenstoß, jedem Schritt, jeder Erschütterung treten Schmerzen auf.

Die Bewegungen des Fötus werden intensiv wahrgenommen und können die Schwangere die ganze Nacht wachhalten; sie können sogar Übelkeit und Erbrechen hervorrufen.

- Ein Leitsymptom in diesem Bereich ist ein Schmerz mit **Empfindlichkeit** wie wund und zerschlagen **in der Leistengegend,** welcher den Patienten zwingt, vornübergebeugt zu gehen. Die gleiche schmerzhafte Empfindlichkeit oder auch drückende Schmerzen können sich allgemein im Unterleib bemerkbar machen, besonders beim Stuhlgang.
- Dumpfer Schmerz in der Leistengegend beim Husten.

Bei entzündlichen Erkrankungen im Abdomen (z.B. Hepatitis, Enteritis **Appendizitis**) kommt es zu starker, tympanitischer **Bauchauftreibung,** mit **häufigem Stuhldrang,** Prostration, Unruhe und großer Empfindlichkeit. Angst, Beklommenheit, die in den Hypochondrien empfunden wird.

Rektum und Stuhl Auch hier zeigt sich wieder der charakteristische üble Geruch von Arnica: Blähungen, die wie **faule Eier** riechen.

Diarrhö nach Verletzungen. Stuhl: gärend, wie braune Hefe; unverdaut; blutig; bloß aus Schleim bestehend. Schwarze, wässrige Stühle, mit schwarzem Erbrechen.

Harnorgane Arnica ist eines der Hauptmittel bei **Harnverhaltung nach Anstrengung, nach Verlet-**

zungen wie z. B. Gehirnerschütterung oder nach einem schweren Unfall. Anurie nach Erschütterung der Wirbelsäule. Blasenentzündung nach Verletzungen.

Nachwirkungen von Wehen können u. a. sein: ständiges Harntröpfeln, Tag und Nacht; unwillkürlicher Harnabgang. Unwillkürlicher Harnabgang beim Laufen. Harnverhaltung im Fieberfrost, bei Koliken. Frösteln nach Harnabgang. Vergeblicher Harndrang; im Fieberfrost.

Braunes Sediment im Urin. Urin schwarz wie Tinte.

Männliche Genitalien In den ersten Stadien scheint der Arnica-Patient sexuell übererregt, seine Leidenschaft schnell geweckt zu sein, während gleichzeitig die Fähigkeit schwindet, die Erektion über längere Zeit aufrechtzuerhalten. Die Übererregung kann zu vorzeitigem Samenerguss führen, schon beim Umarmen und Küssen kann es zum Orgasmus kommen. Neigung zu Pollutionen, sowohl nachts als auch am Tage. In einem späteren Stadium kann der Patient auch völlig impotent werden. Arnica hat bei einem schwachen Greis starken Geschlechtstrieb mit anhaltenden Erektionen hervorgerufen.

Schmerzhaftigkeit, Wehtun der Genitalien. Hoden hart, geschwollen, empfindlich. **Entzündliche Schwellung der Hoden** nach Quetschung. Harte, blaurote Schwellung des Penis. Traumatisch bedingte Hydrozele. Hämatozele. Schmerzhafte Geschwulst des Samenstranges, mit Stichen von den Hoden bis in den Bauch (nach Verletzung). Erysipelähnliche Entzündung des Skrotums.

Weibliche Genitalien Die ungeheure Empfindlichkeit der Sexualorgane wurde oben bereits beschrieben; die Patientinnen möchten wegen der Schmerzhaftigkeit dieses Bereichs nicht berührt werden, und ziehen es vor, sexuellen Verkehr zu meiden. Schon der Gedanke an das Eindringen des Penis in ihren Körper ist ihnen unerträglich. Aus diesem Grund entwickeln sie eine immense **Furcht vor Vergewaltigung.** Die Empfindlichkeit in den Ovarien ist so groß, dass sie dort schon beim Gehen vermehrt Beschwerden bekommen.

Arnica ist häufig in allen Phasen von Schwangerschaft, Geburt und Wochenbett angezeigt: **Während der Schwangerschaft,** wenn die Bewegungen des Fötus Schmerzen oder Erbrechen bei der Schwangeren hervorrufen oder wenn der Fötus sich nicht in der normalen Lage befindet. Während der Wehen, wenn diese zwar sehr heftig, aber erfolglos sind. Arnica kann auch bei **Asphyxie der Neugeborenen** angezeigt sein, wo die Kinder bei der Geburt zyanotisch sind und den Eindruck vermitteln, dass sie nicht überleben werden, vor allem wenn die Geburt schwer war. **Nach der Entbindung,** wenn sich die Wöchnerin nur langsam von der Schwangerschaft erholt; wenn noch Schmerzen bestehenbleiben, z. B. nach einer Zangengeburt; wenn es nach der Geburt zu starken Blutungen kommt. **Während der Stillzeit,** wenn sie beim Stillen Nachwehen oder **Schmerzen im Uterus** hat.

Alternieren von Uterussymptomen mit Geistes- und Gemütssymptomen.

Drohende Fehlgeburt durch Verletzung, Sturz oder Schlag.

Metrorrhagie nach Koitus; nach Erschütterungen. Reichliche Menses durch Schlag, Erschütterungen etc. Schaumige Menses; heiße Menses.

Gebeugtes Gehen bei Uterusprolaps.

Rücken Der ganze Rücken schmerzt wie zerschlagen; der Patient ist schwach und müde und möchte sich hinlegen, doch hat er dann schnell das Gefühl, dass das Bett zu hart sei. Arnica ist oft bei Wirbelsäulenverletzungen angezeigt. Zerschlagenheitsgefühl im Rücken **während der Fieberschauder.** Hier einige typische Modalitäten:

- Stiche im Kreuz oder im Rücken beim Husten, starkem Atmen, bei jedem Einatmen, beim Gehen.
- Kreuzschmerzen im Liegen; nach oben ausstrahlend, schlimmer beim Bücken.
- Stechender Rückenschmerz, bis in die Knie ziehend.
- Rückenschmerzen beim Verhalten des Urins.
- Krampfartiger Spannschmerz in den Nackenmuskeln, beim Niesen und Gähnen.
- Schmerzen in der Sakralregion, zur Leistengegend ausstrahlend, während der Menses; die Beine hinunter ausstrahlend, bis zum großen Zeh.
- Unwillkürliches Zucken bei Druck auf die Brustwirbel.
- Muskelkrämpfe im Rücken beim Stillen.

Extremitäten Hier müssen wir noch einmal hervorheben, dass bei Arnica (vor allem bei Fieber) Hände oder Unterschenkel kalt sein können, während Kopf bzw. Gesicht heiß sind. Kälte der Hände bei innerer Hitze des übrigen Körpers. Gliederschmerzen vor dem Fieberfrost. Kälte oder Frost im vorderen Teil der Oberschenkel, morgens.

Gliederschmerzen wie wundgeschlagen, besonders wenn sie mit dem Bett in Berührung kommen.

Gelenkschmerzen, besonders in den Handgelenken und Fußknöcheln, nach Verletzungen. Schmerzen in den Handgelenken wie verrenkt oder verstaucht, besonders bei Bewegung. Reißender Schmerz im Handgelenk, der durch Herabhängenlassen der Hände gebessert wird. Knacken im Handgelenk.

Verrenkungsschmerz in den Beinen. Ziehend-drückender Schmerz im linken Hüftgelenk, bei ausgestrecktem Schenkel, im Sitzen. Schmerz im Fußgelenk, verstärkt bei Bewegung.

- Arnica zieht das periphere Nervensystem in Mitleidenschaft, was zahlreiche eigentümliche Symptome mit sich bringt, wie etwa:
- Ein gleichsam lähmiger Schmerz in allen Gelenken.
- Lähmungsgefühl in der Schulter beim Gehen im Freien.
- Plötzliches Zucken einzelner Muskeln, besonders in den Gliedern.
- Schütteln der Extremitäten nach Ohnmacht. Schauder an den Schultern; Schauder mit Frost an den Oberschenkeln. Konvulsive Bewegungen abwechselnd mit Zittern des ganzen Körpers.
- Schmerzhafte Rucke auf der ulnaren Seite der Hand.
- Schmerzhafte Rucke der Schulter.
- Kraftlosigkeit in den Händen, vor allem beim Zugreifen.
- Mattigkeit in den Füßen, beim Gehen im Freien; nach einem Gang ins Freie.

Zu den charakteristischen Arnica-Symptomen im Bereich der Extremitäten gehören neben **Ekchymosen** schmerzhafte und **symmetrische Hautausschläge.** Schmerzhaftes Ekzem an den Fingern. Schmerzhafter Ausschlag am Knie. Erysipelartige Entzündung am Fuß. Varizen an den Beinen in der Schwangerschaft. Krampfadergeschwulst am Unterschenkel. Am Oberschenkel blaue oder gelbliche Male; blaue Flecken; Karbunkel.

Schlaf Die Erregung der Arnica-Patienten wirkt sich stark auf ihren Schlaf aus.

Schlaflosigkeit im Klimakterium. Schlaflosigkeit und wache Munterkeit bis nach Mitternacht, gegen 2 Uhr bis 3 Uhr. Schlaflosigkeit, weil das Bett zu hart erscheint; wegen schmerzhafter Bewegungen des Fötus; von geistiger und körperlicher Überanstrengung.

Der Patient erwacht morgens mit trockener Hitze am ganzen Körper. Nachts weckt ihn ein Hitzegefühl im Kopf; er fürchtet sich, wieder einzuschlafen, weil er Angst hat, dass er einen Schlaganfall bekommen wird. Erwacht wie zerschlagen.

Arnica-Patienten neigen sehr zu lebhaften oder auch ängstlichen Träumen. Alpträume: lebendig begraben zu werden; zu ersticken; von Beerdigungen; Gräbern und Gruften; verstümmelten Körpern; schwarzen Tieren (Hunden, Katzen); schwarzen Gestalten; dass der Blitz einschlägt; vom Blitz getroffen zu werden. Sich wiederholende Träume. Gefühl beim Erwachen, als seien die Träume wahr.

Bei Apoplexie ist der Schlaf sehr unruhig, trotz großer Schläfrigkeit. Der Kranke schläft, wenn er eine Frage beantworten will, während der Antwort wieder ein. Sein Kopf ist heiß, das Gesicht gerötet. Er bohrt den Kopf ins Kissen.

Reden im Schlaf. Unwillkürlicher Stuhl- oder Urinabgang im Schlaf.

Fieber und Frost Febris continua (z. B. Bauch- oder Flecktyphus), mit Petechien und fauligem Atem; sagt, es fehle ihm nichts; oft mit heftigem Blutandrang zum Kopf, bei kaltem Körper. Fieberhitze mit Frösteln bei der bloßen Bewegung im Bett, ja selbst beim Bewegen der Bettdecke; beim Aufdecken oder auch nur beim Herausstrecken der Hände aus dem Bett. Brennende Hitze an einer einzelnen Stelle, die bei Berührung jedoch kalt ist. Erbrechen bei Fieber. Hitze in erkrankten Körperteilen. Fieberanfälle von wechselndem Charakter (nach Chininmissbrauch). Dem Fieber geht ein schmerzhaftes Ziehen in allen Knochen (im Periost) voraus.

Kältegefühl auf der Seite, auf der er gelegen hat. Frösteln mit Hitze und Röte einer Wange.

Saurer Schweiß bei Nacht. Muffiger, moderiger Geruch des Schweißes. Schweiß färbt die Wäsche rot.

Haut Blutergüsse, Ekchymosen und **blaue** (grüne, gelbe) **Flecken** sind hier natürlich das wichtigste Charakteristikum von Arnica, doch können auch **viele kleine Furunkel** als ein Keynote betrachtet werden. **Symmetrische** Hautausschläge. Acne indurata, die symmetrisch verteilt ist.

Heiße, harte, glänzende Geschwulst der leidenden Teile. Geschwüre mit Zerschlagenheitsschmerz. Geschwüre mit einem marmorierten Hof.

Marmorierte Haut im Fieberfrost. Purpura miliaris.

Arsenicum album

Essenzielle Merkmale

Arsenicum ist ein klassisches Mittel, dessen allgemeine Merkmale jedem Homöopathen bekannt sind. Die ursprüngliche Prüfung stammt von Hahnemann, und seither ist das Mittel in jeder Materia medica wieder und wieder beschrieben worden. Die klassische Darstellung in Kents *Lectures* enthält sämtliche essenziellen Merkmale von Arsenicum, sowohl bei akuten als auch bei chronischen Zuständen: Angst, Unruhe, Verschlimmerung durch Kälte, schlimmer nach Mitternacht, Durst nach kleinen Schlucken Wasser, Periodizität, Alternieren der Symptome, Geschwürbildung, brennende Schmerzen etc. Eine bloße Aufzählung von Symptomen kann allerdings bei der Verschreibung in die Irre führen, wenn das Bild nicht abgerundet wird durch ein Verständnis des essenziellen dynamischen Prozesses und der Entwicklungsstadien der Pathologie, insbesondere im Vergleich mit anderen, ähnlichen Mitteln.

Tiefsitzende Unsicherheit mit nachfolgender Abhängigkeit

Der essenzielle Prozess, der der Arsenicum-Pathologie zugrundeliegt, ist der einer tiefsitzenden **Unsicherheit,** auf die sich ein Großteil der bekannten Arsenicum-Symptomatologie zurückführen lässt. Bei dieser Unsicherheit handelt es sich nicht um einen Mangel an Selbstvertrauen auf sozialer oder beruflicher Ebene, sondern um ein ganz fundamentales Gefühl von Verletzlichkeit und Wehrlosigkeit im Hinblick auf Krankheit und Tod. Schon im allerersten Stadium ist die Arsenicum-Persönlichkeit von dieser Unsicherheit beherrscht.

Aus ihr entsteht die für Arsenicum-Patienten typische **Abhängigkeit** von anderen Menschen. Das Mittel ist dementsprechend eines der Hauptmittel unter der Rubrik „Verlangen nach Gesellschaft". In Wirklichkeit handelt es sich dabei jedoch um mehr als ein bloßes Verlangen; der Arsenicum-Patient empfindet ein zwingendes Bedürfnis danach, dass jemand bei ihm ist. Er umgibt sich mit Menschen, weil er unsicher in bezug auf seine Gesundheit ist und eine unerklärliche Furcht davor empfindet, allein gelassen zu werden und dann allein mit möglichen gesundheitlichen Gefahren konfrontiert zu sein. Dieses Bedürfnis nach Gesellschaft bedeutet nicht unbedingt, dass er wirklich den Austausch mit anderen Menschen braucht, wie es beim PHOSPHORUS-Patienten der Fall ist; dem Arsenicum-Patienten geht es eher um eine Art Rückversicherung, dass jemand da ist und ihm helfen kann, wenn ihm etwas zustößt.

Aus diesem Grund wird der Arsenicum-Patient sehr **besitzergreifend** – besonders in bezug auf ihm nahestehende Personen wie den Ehepartner. In seinen zwischenmenschlichen Beziehungen lässt er sich nicht ohne weiteres auf eine Dynamik von Geben und Nehmen ein; vielmehr ist er ein eher selbstsüchtiger Mensch und neigt dazu, immer der nehmende Teil zu sein. Zwar wird er Menschen, mit denen ihn eine Beziehung verbindet, auch durchaus helfen – aber hauptsächlich deswegen, weil er eine Gegenleistung erwartet. In diesem Sinn ist es zu verstehen, dass Arsenicum ein „selbstsüchtiges Mittel" ist.

Der besitzergreifende Aspekt von Arsenicum-Patienten bezieht sich auf materielle Dinge ebenso wie auf Personen. Nur widerwillig geben sie Geld oder andere Dinge weg; sie geizen sogar mit ihren Absonderungen! (Die **Absonderungen** sind bei Arsenicum-Patienten **spärlich,** nicht „großzügig", **nicht reichlich.** Sollten die Absonderungen einmal wirklich profus und dick werden, so bedeutet dies für die konstitutionellen Symptome eine beträchtliche Linderung.) Ab und zu scheint der Arsenicum-Patient zwar großzügig mit seinem Geld oder Besitz umzugehen, aber er gibt immer nur mit der Erwartung, dafür auch etwas zurückzubekommen, und ist sehr verstimmt, wenn die Gegenleistung ausbleibt oder nicht so ausfällt, wie er es erwartet hat.

Diese Besitzgier führt zu einer zwanghaften Sammelleidenschaft. Wenn er etwas sieht, von dem er meint, es könne irgendeinen noch so geringfügigen Wert haben, dann hebt er es sorgfältig irgendwo auf, wo er es später leicht wiederfinden kann. Er will nichts wegwerfen, nichts verschwenden, und diese Haltung führt zu Geiz und Habsucht – jedoch nicht zu Furcht vor Armut, wie man vielleicht erwarten könnte. Im Gegenteil, der Arsenicum-Patient hat ein Gefühl von Sicherheit, immer genug für den Notfall zu haben, was wiederum seinem **geizigen** Naturell entspricht.

Mit dem Fortschreiten der Störung auf dieser Ebene wird die **Habsucht** immer ausgeprägter. Der Arsenicum-Patient hortet alles, was später einmal von irgendeinem Wert sein könnte, und kann sich von nichts trennen, was einmal zu seiner Sammlung gehört: Schachteln, nutzlose Schnurreste, Papierschnipsel werden ebenso sorgfältig aufbewahrt wie wirklich wertvolle Dinge (MERCURIUS). Natürlich wird der Betreffende dieses Symptom niemals selbst als solches betrachten und dem Arzt davon erzählen; vielmehr wird er seiner Verwunderung Ausdruck geben, wie verschwenderisch andere Menschen doch sind.

Wenn eines seiner Besitztümer beschädigt wird, reagiert er äußerst bestürzt. Ist z. B. das Dach seines Hauses leck und entsteht dadurch womöglich geringfügiger Schaden an seinen Möbeln, so bedeutet dies für ihn eine größere Katastrophe. Er kann durch seine Reaktion auf einen solchen Vorfall sogar krank werden, als sei ein Stück seiner selbst zerstört worden.

Zwar ist der Arsenicum-Patient durchaus fähig, sein Leben zu genießen, aber dieser Genuss wird durch das Ausmaß und den besonderen Charakter seiner Bedürfnisse eingeschränkt. Es ist, als klammere er sich mit zäher Beharrlichkeit an das Leben und seine Annehmlichkeiten. Häufig ist seine Gier erst dann befriedigt, wenn er von allem nur das Beste bekommt. Den Wert einer Sache (bzw. einer Person, einer Beschäftigung, eines Zeitvertreibs) misst er oft ausschließlich daran, inwieweit sie für ihn selbst von Nutzen sein könnte, inwieweit sie seine Wünsche und Bedürfnisse befriedigen kann. Und wenn er einmal entschieden hat, was für ihn das Richtige ist, verfolgt er dieses Ziel mit unerbittlicher Entschlossenheit. Wenn er sich z. B. vorgenommen hat, gesünder zu leben, wird er sich auf eine peinlich genaue, geradezu hypochondrische Art und Weise an die Diät halten, die er sich auferlegt hat, und die Anzahl der erlaubten Lebensmittel dabei ganz strikt begrenzen. Oder eine Arsenicum-Frau könnte einen Partner wählen, weil er ordentlich und sauber ist und eine solide, gesicherte Anstellung hat; für ihre Wahl ist das Gefühl der Sicherheit, das der Partner bei ihr erzeugt, ein wichtigeres Kriterium als Liebe. An erster Stelle stehen Sicherheit und Bequemlichkeit.

Arsenicum-Patienten nehmen die Vorgänge in der Welt von einem rein persönlichen Standpunkt aus wahr. Ihre Philosophie ist: Kümmere dich zuerst um dich selbst, alles andere ist zweitrangig. Wenn jemand anderem etwas zustößt, denkt der Arsenicum-Mensch als Erstes daran, was dies für ihn bedeuten könnte. Bei einem Autounfall z. B. eilt er nicht instinktiv zu Hilfe, denkt vielleicht noch nicht einmal an das Unfallopfer, sondern ausschließlich an die möglichen Folgen für ihn selbst. Manchmal nähert er sich der Unfallstelle gar nicht erst, weil er sich vor dem Anblick von Blut fürchtet, der seine Ängste um das eigene Wohlbefinden stimulieren würde. Im Gegensatz dazu wäre ein PHOSPHORUS-Patient in einer solchen Situation ganz automatisch mit dem Herzen bei dem Opfer; er versetzt sich prompt in die Lage des anderen. Doch auch von der Selbstsucht, die SULFUR-, MEDORRHINUM- oder PLATINUM-Patienten zeigen, unterscheidet sich die Arsenicum-Selbstsucht grundsätzlich, denn bei ihr handelt es sich nicht eigentlich um Egoismus; vielmehr ist der Arsenicum-Patient vollständig von seinen eigenen Ängsten, Bedürfnissen und Unsicherheiten in Anspruch genommen und kann daher an nichts anderes denken.

Ordnungsliebe, Pedanterie

Wohlbekannt ist auch ein weiterer Zug der Arsenicum-Patienten, nämlich ihre Ordnungsliebe bis hin zur Pedanterie. Es muss in diesem Zusammenhang aber betont werden, dass homöopathische Verschreibungen sich nicht auf vorteilhafte Charakterzüge stützen können, sondern nur auf pathologische Eigenschaften. Wenn jemand also sauber und ordentlich ist, weil dies eben seiner ordnungsliebenden Haltung zum Leben entspricht, können wir das nicht als Einschränkung seiner Möglichkeiten oder als Symptom bewerten. Das gleiche gilt auch für einen Perfektionismus, der sich noch im Rahmen einer normalen Ordentlichkeit bewegt. Es gibt aber auch -Menschen, die zwanghaft ordentlich sind, so besessen von ihrem Bedürfnis nach Ordnung und Sauberkeit, dass sie ständig putzen und aufräumen müssen und dafür einen völlig unangemessenen Kraftaufwand betreiben. Wenn z. B. Gäste das Haus betreten, wischt eine Arsenicum-Hausfrau sofort hinter ihnen her, damit auf dem ohnehin schon peinlich sauberen Fußboden nur ja keine Abdrücke zu sehen sind. Ein Arsenicum-Patient, der gerade irgendwo zu Besuch ist, steht auf und rückt ein Bild an der Wand zurecht, das ein kleines bisschen schief hängt. Im Restaurant kann er sich nicht beherrschen, die Tischdecke zurechtzuziehen, wenn sie nicht ganz gerade und symmetrisch liegt. Er verbringt einige Zeit damit, seine Schnürsenkel symmetrisch zu binden; wenn sie ungleich aussehen würden, würde ihn das erheblich stören. Dieses übertriebene Ausmaß charakterisiert die Ordnungsliebe von Arsenicum.

Die Leidenschaft für Ordnung zeigt sich auch in der persönlichen Erscheinung des Arsenicum-Patienten. Selbst wenn er einen Anzug schon jahrelang besitzt, wirkt er an ihm so sauber und ordentlich, dass man den Eindruck hat, er habe ihn gerade erst gekauft. Er geht mit seiner Kleidung sehr sorgsam und pedantisch um; wenn er z. B. nach Hause kommt, faltet er seine Kleider sorgfältig und ordentlich zusammen und legt sie beiseite, sodass er sicher sein kann, sie am nächsten Morgen in makellosem Zustand vorzufinden. Es macht ihm Spaß, solche Sorgfalt walten zu lassen, und er verbringt damit einen ganz unverhältnismäßigen Teil seiner Zeit. Sein Kleiderschrank bietet einen schönen Anblick: Alles ist unglaublich ackurat geordnet und ausgerichtet. Diese kompromisslose Liebe zum Detail ist auch der Grund für das wohlbekannte makellose, absolut perfekte äußere Erscheinungsbild des Arsenicum-Patienten.

Perfektionismus, Ordnung und Sauberkeit

Perfektionismus prägt ebenso seine Einstellung zur Arbeit. Er kann keinen Irrtum und keine Ungenauigkeit bei seiner Arbeit ertragen, auch wenn es um noch so unbedeutende Kleinigkeiten geht; er arbeitet dann zwanghaft so lange weiter, bis er mit dem Ergebnis zufrieden ist. Dieser innere Drang zum Perfektionismus macht ihn sehr **kritisch** und **tadelsüchtig** auch gegenüber anderen. Er bemängelt sogleich alles Mögliche, was irgendjemand anders gemacht hat, und dank seiner scharfen Beobachtungsgabe bleibt keine Unvollkommenheit unentdeckt. Er ist unerschöpflich im Finden von Fehlern: sei es, dass der Ofen zu hoch eingestellt ist, das Licht im Zimmer zu schwach, seine Schuhe nicht am richtigen Platz stehen etc.

Der Zustand von Arsenicum-Patienten **verschlimmert sich sowohl in psychischer als auch in physischer Hinsicht sehr stark durch Unordnung** im Zimmer. Ein Kind mit akutem hohem Fieber wird z. B. darum bitten, dass sein Bett gemacht, die Bettdecke ordentlich geradegezogen und das Zimmer aufgeräumt wird, und dann erst findet es Ruhe – obwohl es 40° Fieber hat und sehr erschöpft ist. Das Verlangen nach Ordnung könnte den zwanghaften Versuch darstellen, die quälende innere Unsicherheit durch Ordnung und Sauberkeit in der äußeren Umgebung zu mildern.

Die Leidenschaft für **Ordnung und Sauberkeit** kann so stark sein, dass es in Fällen, die in höherem Maß durch psychische Störungen bestimmt sind, zu schweren Zwangsvorstellungen in bezug auf Schmutz und Mikroben kommen kann. Diese Menschen waschen nicht nur ihre Hände, sondern auch ihre Kleidung andauernd. Selbst ein flüchtiger Körperkontakt mit anderen kann bei ihnen sofort ein intensives Gefühl von Unsauberkeit auslösen. Ihre Sorge, irgendwie beschmutzt oder verseucht zu werden, kann so groß werden, dass sie jeden menschlichen Kontakt meiden. Ein ähnliches Gefühl von Unsauberkeit kann sich bei ihnen entwickeln, wenn sie sich eine körperliche Krankheit zugezogen haben, vor allem wenn diese mit einem Hautausschlag verbunden ist. Wenn Arsenicum-Patienten z. B. vom Arzt hören, dass bei ihnen eine Pilzinfektion vorliegt, fühlen sie sich sofort innerlich schmutzig und beginnen andauernd zu baden – aber wie sehr sie sich auch bemühen, das Gefühl lässt sich nicht

„wegwaschen". Sie ekeln sich sehr leicht, nicht so sehr, wenn sie bei Freunden zum Essen eingeladen sind, wie es bei SULFUR-Patienten der Fall ist, sondern eher dann, wenn sie Schmutz sehen oder damit in Berührung kommen.

Vergleichen wir die Arsenicum-Pedanterie mit der bei anderen Mitteln, so können wir feststellen, dass sie bei Arsenicum als Folge von Angst und Unsicherheit zu verstehen ist, während sie bei NUX VOMICA eher aus einem extremen Arbeitszwang, einer übermäßigen Gewissenhaftigkeit in Kleinigkeiten und einem übertriebenen Sinn für Effizienz und deren Notwendigkeit entsteht, NATRIUM-MURIATICUM-Patienten verhalten sich in dieser Beziehung ähnlich wie Nux-vomica-Patienten, ihr spezifisches Merkmal besteht jedoch in ihrer ganz besonderen Sorge um ihren Stundenplan, ihre Zeiteinteilung.

Entwicklung der Arsenicum-Pathologie

Im folgenden versuche ich einen Überblick über die Entwicklungsstadien der Arsenicum-Pathologie zu geben. Es ist beim Studium homöopathischer Mittel allgemein von entscheidender Wichtigkeit, diese Phasen zu kennen und zu verstehen. Anderenfalls kann es passieren, dass man bei einem Patienten, der sich in einem bestimmten Stadium befindet, nicht auf das richtige Mittel kommt, weil man nach den „falschen", nämlich für ein anderes Stadium charakteristischen Symptomen sucht. Ein Verständnis für die Entwicklungsstadien eines Mittels erleichtert es zudem, seine Essenz zu erkennen und es von anderen, ähnlichen Mitteln zu unterscheiden.

Stadium der körperlichen Symptome

Im ersten Stadium der Arsenicum-Pathologie überwiegen relativ die Symptome auf der körperlichen Ebene, während Störungen von Geist und Gemüt zunächst weniger stark ausgeprägt sind. Bestimmte physische Beschwerden – **brennende Schmerzen; Unruhe; Frösteln; Verschlimmerung durch Kälte;** häufige Erkältungen; Periodizität; **Durst nach häufigen kleinen Schlucken** Wasser; und Verschlimmerungen **nach Mitternacht,** besonders von 1 bis 2 Uhr (und auch von 13 bis 14 Uhr) – werden in dieser Phase wohl die primären Symptome sein. Bei näherem Nachfragen wird man wahrscheinlich auf zumindest einige der folgenden Charakteristika stoßen: **Ordnungsliebe** bis hin zur **Pedanterie, Geiz,** ein bestimmtes Maß an **Unsicherheit, Unzufriedenheit, Unruhe verbunden mit Schwäche, Tadelsucht** und Reizbarkeit.

Die **Reizbarkeit** tritt in erster Linie morgens beim Erwachen auf. Ohnehin ist der Morgen für den Arsenicum-Patienten eine schwierige Tageszeit, und später wird auch die Angst, das wichtigste Charakteristikum des zweiten Stadiums, morgens oft schlimmer. Es kann dann, vor allem wenn es sich um eher funktionelle Störungen ohne viel physische Pathologie handelt, recht schwierig sein, zwischen Arsenicum und NUX VOMICA zu unterscheiden. In diesem Fall muss man sehr sorgfältig die psychischen Tendenzen untersuchen. Ein Arsenicum-Mensch tendiert eher zur Unsicherheit und braucht die Unterstützung anderer, während ein nux-vomica-Patient mehr Selbstvertrauen hat und impulsiver ist.

Stadium der angstvollen Unruhe

Im zweiten Stadium, wenn die Krankheit tiefer in den Organismus eindringt, prägt sich die Angst des Arsenicum-Patienten stärker aus, und eine angstvolle Unruhe setzt ein. Die Angst ist tendenziell am stärksten nach Mitternacht und morgens beim Erwachen. Zwischen Mitternacht und 2 Uhr morgens kann der Patient in Panik erwachen. Möglicherweise wird er sagen, er ängstige sich sogar im Schlaf. In diesem Stadium entwickelt sich auch eine hervorstechende **Furcht vor dem Alleinsein.** Es besteht ein ständiges Bedürfnis nach Gesellschaft, besonders nachts. Die Ängste von Arsenicum-Patienten steigern sich ins Unermessliche, wenn sie allein sind. Ihre Sinne werden schärfer, besonders das Gehör (wenn auch nicht so stark wie bei coffea oder NUX VOMICA). Eine Furcht vor Räubern ist ganz besonders kennzeichnend für Arsenicum (ebenso wie für natrum muriaticum).

Die **Angst** des Arsenicum-Patienten führt zu großer innerer Qual, und diese Qual ist auch der Grund für seine wohlbekannte **Unruhe.** Diese Unruhe ist im Allgemeinen nicht nur einfach ein körperliches Phänomen; in erster Linie handelt es sich um eine psychische Ruhelosigkeit, um einen Versuch, die tiefsitzende Angst zu lindern. Der Patient ist ganz verzweifelt, und seine Verzweiflung treibt ihn dazu, zwanghaft hin und her zu laufen, von Stuhl zu Stuhl und von Bett zu Bett zu wechseln, in der Hoffnung, so ein wenig Erleichterung zu finden. Aber Bewegung und Lagewechsel bessern seine Symptome und seine Angst keineswegs; im Gegenteil, die **Bewegung erschöpft ihn auch noch völlig.** Je mehr er leidet, desto größer wird die innere Qual, und je unruhiger er ist, desto größer wird die Erschöpfung. Ähnlich verhält es sich mit der Angst, die sich leicht zur Panik steigern kann und den Patienten dann auf der Suche nach Beruhigung und Hilfe von einem Menschen zum anderen treibt. In früheren Entwicklungsstadien einer Arsenicum-Pathologie zeigt sich die Unruhe manchmal **periodisch** und kann über Wochen hinweg wachsen und wieder abnehmen; es ist auch möglich, dass der Patient eine Weile auf- und abläuft und dann in der Lage ist, sich auszuruhen, bis der zwanghafte Bewegungsdrang sich wieder durchsetzt. Am schlimmsten ist die Unruhe, im Einklang mit der bereits erwähnten Verschlimmerungszeit, nachts, besonders nach Mitternacht.

Hier bietet sich ein Vergleich mit anderen Mitteln an, die für ihre Ruhelosigkeit bekannt sind.

- Zwar ist die Arsenicum-Unruhe im Allgemeinen auf Angst zurückzuführen, doch es kommt auch eine rein physische Unruhe vor, die leicht zu Verwechslungen mit RHUS TOXICODENDRON führen kann. Bei beiden Mitteln kann ein Verlangen nach Milch auftreten, ebenso ein Verlangen nach häufigen kleinen Schlucken Wasser. Bei beiden verschlimmert Kälte. RHUS-TOXICODENDRON-Patienten sind im Allgemeinen deswegen so unruhig, weil ihre Schmerzen und ihre Steifheit durch Bewegung besser werden; Drehen, Strecken, Beugen und Herumlaufen bringen Linderung. Arsenicum-Patienten dagegen erfahren durch ruhelose Bewegung keine Besserung; ihre Unruhe verschlimmert ihren Zustand sogar noch, weil sie zur Erschöpfung führt. Der RHUS-TOXICODENDRON-Patient bewegt sich immer wieder von einer Stelle zur anderen, weil er hofft, eine bequemere Lage zu finden; ein sehr typisches Beispiel dafür ist die Neigung, nachts im Bett die Beine zu strecken und hin- und herzubewegen – er weiß einfach nicht, wohin mit ihnen.
- Bei SULFUR- und MEDORRHINUM-Patienten können ähnliche Unruhezustände in den Beinen auftreten, und auch sie wissen manchmal nicht, was sie mit ihren Füßen machen sollen, aber aus einem anderen Grund: Sie versuchen einen kühlen Platz für ihre übermäßig warmen Füße (und brennenden Sohlen) zu finden.
- Die Unruhe von tarentula-hispanica-Patienten entsteht aus einer großen Hast, die sämtliche Bereiche ihres Lebens durchdringt. Sie verlangen von jedem, dass er sich beeilt; wenn sie sehen, dass jemand sich langsam bewegt, reagieren sie gereizt. Allerdings gestaltet sich die Diagnose des richtigen Mittels naturgemäß sehr schwierig, wenn der Patient sich in einem weit fortgeschrittenen Stadium der Pathologie befindet und die Beherrschung verloren hat.
- TARENTULA-, STRAMONIUM-, NUX-VOMICA-, ARSENICUM-, HYOSCYAMUS-Patienten – sie alle können sehr ähnlich erscheinen, wenn sie schreien, Gegenstände zerbrechen und im Zimmer umherrennen. Auch der Versuch, einen tarentula-Patienten von den anderen durch das Symptom „Besserung durch Musik“ zu unterscheiden, sollte nur mit größter Vorsicht unternommen werden. Denn seine Unruhe kann durch Musik auch verschlimmert werden (wie bei NATRIUM CARBONICUM); sie kann im Rhythmus der Musik wachsen.
- Auch CAUSTICUM-Patienten können große Unruhe zeigen, die auf ihre Steifheit zurückzuführen ist. Die CAUSTICUM-Unruhe ist schlimmer nachts und im Schlaf. Besonders betroffen sind die unteren Extremitäten, deren Unruhe morgens besonders groß ist. Große Unruhe in den Beinen ist auch ein Symptom von ZINCUM METALLICUM; wenn ein ZINCUM-Patient auf einem Stuhl sitzt, sind seine Beine ständig in Bewegung.

Stadium der angstvollen Unruhe – Angst um die Gesundheit

Zurück zur Beschreibung des zweiten Stadiums der Arsenicum-Pathologie. Die Angst, die dieses Stadium beherrscht, konzentriert sich vorwiegend auf die Gesundheit. Der Gedanke an Verfall, Vergänglichkeit, Sterben und Tod ist dem Patienten unerträglich. Normalerweise verdrängt er solche Gedanken, aber wenn die Umstände ihn zwingen, daran zu denken, entwickelt er eine sehr angstvolle Furcht vor Krankheit und Tod. Von dieser Furcht wird er völlig beherrscht, er kann endlos darüber reden, jedes geringfügige Symptom beschäftigt seinen Geist voll und ganz. Die Furcht des Arsenicum-Patienten richtet sich nicht so sehr auf die Folgen eines gesundheitlichen Verfalls, sondern vor allem auf den Zustand, der mit dem Gefühl letzter und absoluter Unsicherheit verbunden ist – den **Tod.** Er entwickelt eine intensive **Furcht vor dem Tod,** die zeitweise gewaltige, panische Ausmaße annehmen kann. Solche „Angstattacken" treten am häufigsten zwischen Mitternacht und 3 Uhr morgens auf, sind aber auch zu jeder anderen Zeit möglich. Im Repertorium steht Arsenicum unter der Rubrik „Furcht vor dem Tod bei Erbrechen". Dieses Symptom spiegelt aber nur eine weit umfassendere Tendenz – nicht nur Erbrechen, sondern jedes Symptom, sei es noch so unbedeutend, kann Todesfurcht und schließlich Panik hervorrufen.

Auf dem Höhepunkt dieser **Panik** schlägt der Patient verzweifelt um sich, weint und bildet sich ein, dass er sterben muss, dass es keine Hoffnung mehr gibt. Dieses Syndrom führt nicht selten dazu, dass er in die Notaufnahme des nächsten Krankenhauses stürzt. Er kommt ruhelos und zitternd vor Furcht dort an, dreht ruhelos den Kopf von einer Seite zur anderen, windet sich, seine Glieder sind ständig in Bewegung, und er schaudert wie vor Kälte. Sein Atem bebt. All diese Symptome sind als Ausdruck einer **qualvollen Todesfurcht** zu verstehen (vgl. PSORINUM, KALIUM ARSENICOSUM). Schließlich kann eine solche Panik auch ohne den geringsten Anlass aufkommen.

Der Arsenicum-Patient fühlt sich sicherer, wenn er in ärztlicher Behandlung ist, und weil er hypochondrisch veranlagt ist, konsultiert er immer mehrere Ärzte. Er wird abhängig von seinen Ärzten und ruft pausenlos an, um beruhigende Versicherungen und Ratschläge einzufordern. Als Homöopath wird man es zu spüren bekommen, wie schwer sich solche Patienten an einen hängen und klammern. Es gibt in unserer Materia medica keine anderen Patienten, die sich so klammernd und fordernd verhalten, wenn sie eine Linderung ihrer Angst suchen, wie diejenigen, die ARSENICUM, KALIUM ARSENICOSUM, CALCIUM CARBONICUM und NITRICUM ACIDUM benötigen.

Arsenicum-Patienten neigen dazu, ihre Symptome in der Phantasie unmäßig zu übertreiben. Sogar angesichts so offensichtlich alltäglicher Beschwerden wie Kopfschmerzen, Lumbago, Fieber etc. denkt ein Arsenicum-Patient gleich: „Ich habe bestimmt Krebs und muss sterben!" Diese Angst treibt ihn dann wiederum sofort zum Arzt. Auch wenn alle Tests negativ ausfallen, beruhigt ihn das nicht; die quälende Furcht und Unruhe besteht weiter und bringt ihn dazu, immer mehr Ärzte aufzusuchen und um Rat zu fragen. Er **fürchtet** sich vor allem vor **Krebs,** weil Krebs in unserer heutigen Gesellschaft als die tödliche Krankheit schlechthin gilt – es ist nicht eigentlich die Möglichkeit einer Krebserkrankung, sondern die Aussicht auf den Tod, die solche Qualen bei ihm auslöst. Seine Furcht richtet sich nicht darauf, irgendwann einmal an Krebs zu erkranken, vielmehr hat er Angst, jetzt, in diesem Augenblick Krebs zu haben (vgl. AGARICUS). Tatsächlich ist Bösartigkeit ein Element der Arsenicum-Pathologie, und analog dazu ist die Furcht des Patienten wirklich bösartig, wie ein **Krebs, der den Verstand auffrißt.**

Man muss in der Lage sein, die besonderen Arsenicum-Charakteristika der Angst um die Gesundheit zu erkennen, weil dieses Symptom auch bei einigen anderen Mitteln in mindestens ebenso hohem Maß anzutreffen ist, wenn nicht sogar noch intensiver. Diese Mittel sind im Repertorium sorgfältig in ihrer jeweiligen Wertigkeit aufgelistet, aber dort können eben nicht die je spezifischen Merkmale und Qualitäten berücksichtigt werden, die so wichtig für die Differenzialdiagnose sind. Wem lediglich die Tatsache bekannt ist, dass bei einem bestimmten Mittel Angst um die Gesundheit auftreten kann, ohne dass er weiß, wie man es in diesem Punkt von anderen Mitteln unterscheiden kann, der wird große Schwierigkeiten haben, das richtige Mittel auszuwählen, das genau auf seinen Patienten passt. Dafür genügt nicht bloßes Repertorisieren, vielmehr bedarf es einer sehr genauen Kenntnis der Materia medica.

Differenzialdiagnose: Angst um die Gesundheit

Zu den Mitteln, bei denen eine starke Angst um die eigene Gesundheit zu beobachten ist, gehören außer Arsenicum CALCIUM CARBONICUM, KALIUM CARBONICUM, KALIUM ARSENICOSUM, PHOSPHORUS, NITRICUM ACIDUM, LYCOPODIUM und andere.

- Bei CALCIUM-CARBONICUM-Patienten kreist die Angst vor allem darum, dass sie wahnsinnig werden oder sich Krebs oder eine ansteckende Krankheit zuziehen könnten. Sie haben Angst vor der Krankheit bzw. dem pathologischen Zustand selbst, im Unterschied zu der für Arsenicum typischen Furcht vor dem möglichen Tod. CALCIUM passt besonders für Menschen, die verzweifelte Furcht davor empfinden, an einer unheilbaren Krankheit zu leiden und nicht wieder genesen zu können; die Aussicht auf den Tod hingegen können sie recht gleichmütig akzeptieren.

- KALI-CARBONICUM-Menschen haben Angst vor einer Krankheit in der Zukunft, nicht, wie Arsenicum-Patienten, vor einer gegenwärtigen, bereits bestehenden Krebserkrankung.
- Bei KALIUM ARSENICOSUM richtet sich die Angst besonders auf Herzleiden. KALIUM-ARSENICOSUM-Patienten fürchten sich nicht so sehr vor dem Tod wie Arsenicum-Patienten; von ihnen kann man z. B. hören: „Wenn ich sterben muss, dann ist das schon in Ordnung." Wenn man allerdings auf ihr Herz zu sprechen kommt, beginnen sie Angst zu zeigen.
- Auch PHOSPHORUS-Patienten ängstigen sich um ihre Gesundheit, aber in erster Linie dann, wenn sie mit diesem Thema konfrontiert werden. Viele der PHOSPHORUS-Ängste drehen sich um die Gesundheit – um die eigene oder die von Verwandten, aber der Patient ist davon nicht so besessen. Er ist leicht beeinflussbar: Wenn er hört, dass jemand an einem blutenden Geschwür gestorben ist, dann bildet er sich ein, das gleiche zu haben. Er behält seine Angst nicht für sich, sondern erzählt gleich dem nächsten besten in lebhaften Ausdrücken, was ihm Sorgen macht. Dann geht er sofort zum Arzt, und sobald ihm dieser versichert, dass kein Geschwür vorhanden ist, verschwindet die Angst genauso schnell, wie sie gekommen ist. Er verlässt die Praxis sehr erleichtert und sagt sich: „Wie dumm ich doch bin!" Aber beim nächsten kleinsten Anlass kehrt die Angst wieder. Im Gegensatz dazu sind Patienten, die Arsenicum album, KALIUM ARSENICOSUM oder NITRICUM ACIDUM benötigen, keineswegs so leicht zu beruhigen. Gegen ihre Ängste ist Trost wirkungslos. Anders als PHOSPHORUS-Patienten haben NITRICUM-ACIDUM-Patienten ständig Angst um ihre Gesundheit, und zwar vor allen möglichen Beschwerden, also nicht nur vor Krebs, ansteckenden Krankheiten, Wahnsinn oder Herzleiden. Ein NITRICUM-ACIDUM-Patient liest in irgendeiner Zeitschrift einen Artikel über jemanden, der multiple Sklerose hat, und sagt sich daraufhin: „Das erklärt alles! Das muss genau das sein, was ich habe." Aber anstatt seiner Angst dann Ausdruck zu verleihen, wie es bei PHOSPHOR der Fall ist, trägt er sie in seinem Inneren mit sich herum. Vielleicht meldet er sich schließlich ganz heimlich beim Arzt an, aber dessen Beteuerungen stoßen bei ihm auf taube Ohren. Er ist überzeugt, dass er weiß, was er hat, und er ist nicht zu trösten. Wenn er später etwas über irgendeine andere Krankheit liest, fängt die ganze Geschichte von vorne an. Auch beim NITRICUM-ACIDUM-Patienten ist es nicht so sehr die Furcht vor dem Tod, wie wir sie von Arsenicum kennen. Er fürchtet sich eher vor all den Konsequenzen, die eine lang andauernder Verfall der Gesundheit mit sich bringt, vor den Kosten, der Abhängigkeit von anderen, der Unbeweglichkeit etc.
- Auch die LYCOPODIUM-Angst um die Gesundheit ist recht ausgeprägt. Wie bei NITRICUM ACIDUM kann sie sich auf jede Art von Krankheit beziehen, aber ihren Ursprung hat sie in einer zugrundeliegenden Feigheit. Es ist nicht Furcht vor dem Tod, sondern vor den Schmerzen und Qualen, die eine Krankheit mit sich bringt. Er befürchtet, mit einer schweren Krankheit nicht fertig zu werden, zusammenzubrechen und vor anderen als Feigling dazustehen.

Diese Unterscheidungen sollten deutlich machen, dass sich unter der Oberfläche einer Rubrik wie „Angst um die Gesundheit" in Wirklichkeit eine große Spannweite von Schattierungen und Feinheiten verbirgt, die von entscheidender Bedeutung für die Wahl des richtigen Mittels sind. Natürlich gilt dies nicht nur für diese, sondern für jede Rubrik im Repertorium.

Stadium der angstvollen Unruhe – Furcht vor dem Alleinsein

Die Arsenicum-Angst nimmt im zweiten Entwicklungsstadium der Pathologie immer mehr zu, und da der Arsenicum-Patient abhängig ist von den Menschen in seinem Leben, prägt sich seine Furcht vor dem Alleinsein in diesem Stadium besonders scharf aus. Kent sagt: „Ihm graut vor Einsamkeit, er will Gesellschaft, denn in Gesellschaft kann er reden und seine Furcht ablegen." Allerdings ist er dabei durchaus wählerisch; er will mit tüchtigen, verlässlichen Menschen zusammen sein, die sich um ihn kümmern. Dieses Bedürfnis nach Gesellschaft könnte den Eindruck erwecken, dass diese Menschen ihm wirklich wichtig sind, aber ein solcher Eindruck wäre grundfalsch. Sein Geist wird beherrscht von seinem eigenen Anliegen: von dem Bedürfnis nach Linderung seiner Angst. Eine Arsenicum-Frau begleitet z.B. ihren Mann ins Geschäft, aber nicht weil sie ihm bei der Arbeit helfen möchte, sondern nur weil sie nicht alleine zu Hause bleiben will. Denn sobald sie allein ist, wird sie von dieser lähmenden Furcht überwältigt.

Stadium der angstvollen Unruhe – Angst um andere

Zwar findet sich Arsenicum auch in der Rubrik „Angst um andere", aber diese Angst ist (wie nach der bisherigen Beschreibung ja zu erwarten ist) auf die Furcht zurückzuführen, jemanden zu verlieren, von dem der Arsenicum-Patient abhängig ist. Dementsprechend wird er sich kaum Sorgen um Menschen machen, die ihm fremd sind und nicht zu seinem auserwählten Kreis gehören.

Eine auffallende Angst um andere ist bei zwei anderen Mitteln festzustellen. PHOSPHORUS-Patienten sind so mitfühlend und beeinflussbar, dass sie überhaupt nicht mehr an sich selbst denken, wenn sie sich mit den Sorgen anderer Menschen befassen, egal ob es sich um einen engen Freund handelt oder um jemanden, den sie gar nicht kennen. Wenn ein Arsenicum-Patient jemanden kennenlernt, der neu in der Gegend ist, freut er sich sicherlich zunächst einmal darüber, Gesellschaft zu haben und sich unterhalten zu können. Erzählt ihm der andere jedoch von irgendwelchen persönlichen Schwierigkeiten, dass er z.B. kein Hotel findet, dann wird sich die Antwort des Arsenicum-Menschen auf eine höfliche Floskel und bestenfalls ein paar Vorschläge beschränken. Aber seine innere (möglicherweise unbewusste) Haltung ist: „Du magst ja deine Probleme haben, aber was ist mit meinen?" Ein PHOSPHORUS-Patient dagegen würde in einer solchen Situation ganz aufgeregt sagen: „Wie schrecklich, Sie haben noch kein Hotel gefunden? Da muss doch etwas zu machen sein. Am besten nehmen wir uns gleich das Telefonbuch und versuchen, bei einigen anzurufen."

Bei SULFUR wird die Angst um andere durch eine lebhafte Phantasie ausgelöst. Ein SULFUR-Vater z.B. verbringt schlaflose Nächte, wenn seine Tochter zwei Stunden zu spät von einer Verabredung nach Hause kommt. Das ist weder die Arsenicum-Angst, die Tochter zu verlieren, noch die mitfühlende PHOSPHORUS-Angst. Der SULFUR-Mensch liegt vielmehr wach und denkt sich unaufhörlich irgendwelche Möglichkeiten aus, was alles passiert sein könnte. Seine Phantasie geht leicht mit ihm durch, und die ganze Angelegenheit bekommt völlig unrealistische Ausmaße.

Stadium der Erschöpfung, Resignation

Bevor ich nun zum dritten Stadium der Arsenicum-Pathologie komme, möchte ich noch einmal die ersten beiden rekapitulieren.

- Im ersten Stadium liegt das Hauptgewicht auf den physischen Symptomen, zudem zeigen sich Pedanterie und Geiz.
- Im zweiten Stadium prägen sich die Unsicherheit, die Abhängigkeit, die Angst um die Gesundheit, die Angst, andere zu verlieren, sowie die Furcht vor dem Alleinsein und vor dem Tod stärker aus; allmählich steigert sich die Todesfurcht zu einer Obsession, einer quälenden Angst, wird zum Zentrum des ganzen Lebens. Dies ist der Übergang zum dritten Stadium.

Die andauernde Angst und Furcht treibt den Patienten zur völligen Erschöpfung, und schließlich resigniert er und verfällt in einen Zustand der Verzweiflung. Arsenicum erscheint dreiwertig in der Rubrik „Verzweiflung um die Genesung". Es gibt zwei mögliche Gründe für diese Verzweiflung: Einerseits kann die Erkenntnis ausschlaggebend sein, dass bestimmte Symptome, unter denen er leidet, nicht mehr verschwinden werden. Selbst wenn es sich dabei um relativ geringfügige Symptome handelt, kann dies bei ihm tiefe Verzweiflung auslösen. Der zweite Grund kann darin bestehen, dass die ständig auf ihm lastende angstvolle Furcht, die sein ganzes Leben durchdringt, schließlich ihren Tribut fordert und ihn zur Verzweiflung treibt. Sein chronisches seelisches Leiden kann schließlich zu Abscheu vor dem Leben fuhren, sodass der Patient jede Hoffnung aufgibt, es jemals wieder genießen zu können.

Zu diesem (dritten) Stadium sind die Arsenicum-Fälle von **Anorexia nervosa** zu rechnen. Diese Patienten sehen ausgetrocknet, runzelig und alt aus; sie sind entkräftet, haben ein Kältegefühl am ganzen Körper und können nichts essen bzw. nicht die geringste Menge an Essen bei sich behalten. Sie meinen, dass Essen nicht gut für sie ist, dass keine Art von Nahrung gesund genug ist. Es gibt in diesen Fällen viele Selbsttäuschungen und Wahnideen, die mit einem Zustand von Schläfrigkeit und partieller Verwirrung alternieren können. Die Betreffenden sprechen selten, kurz, abgerissen, geben unsinnige Antworten und stellen unpassende Gedankenverbindungen her. Sie wirken verwirrt und haben das Gefühl, verrückt zu werden.

Stadium der suizidalen Depression

Im Endstadium der Arsenicum-Pathologie wird der Abscheu vor dem Leben absolut; die **Traurigkeit** ist überwältigend, und es kann zu suizidalen **Depressionen** kommen. Diese Depressionen sind sehr ernst zu nehmen, denn Arsenicum gehört zu den Mitteln mit echter Suizidgefahr. In dieser Phase meidet der Arsenicum-Patient seine Freunde, weil er sich einbildet, er habe sie in der Vergangenheit verletzt. Er liegt im Bett und hängt Gedanken nach, die seine Depression verschlimmern und seinen Geist Tag und Nacht foltern. Er fühlt sich unheilbar krank und muss ständig **an den Tod denken.** Arsenicum-Patienten können Verzweiflung und Suizidneigung auch recht plötzlich entwickeln, nach einem schlimmen Schreck oder Schock. Eine Depression, die der bei NATRIUM-SULPHURICUM-Patienten ähnelt, kann sich nach einem Schlag auf den Kopf einstellen.

Seltener entwickelt sich in diesem letzten Stadium ein manischer, paranoider Zustand, dessen beherrschendes Merkmal Misstrauen ist. Dann verdächtigt der Arsenicum-Patient andere einer Verschwörung gegen ihn mit dem Ziel, ihn umzubringen. Sein Blick ist starr, wild, argwöhnisch. Er kann auch an einer **Furcht** leiden, **dass er Menschen töten wird,** von denen er abhängig ist. In einem solchen Zustand kann es sein, dass er nicht mehr mit anderen Menschen reden will, er wird eigensinnig und zieht sich zurück. Schließlich kann er einen Zustand völliger Ruhe erreichen – einen Zustand, in dem er jeden Kontakt mit der Wirklichkeit verloren hat und mit niemandem mehr spricht.

Arsenicum-Pathologie: abschließende Betrachtung

Die beschriebenen Entwicklungsstadien zeigen deutlich das stetige Fortschreiten der Pathologie, ihr Eindringen in immer tiefere Schichten des menschlichen Organismus. Die Pathologie beginnt auf der körperlichen Ebene, entwickelt sich zu einem Zustand von Angst und Unsicherheit, dann weiter zur Todesfurcht, und schließlich kommt es zu Verzweiflung, Verlust jeglichen Interesses am Leben, Suizidneigung und zu einem paranoiden Wahnzustand. In den Spätstadien von Arsenicum kann sich die präzise Arzneimittelwahl als sehr schwierig erweisen, wenn man nicht weiß, wie sich die Pathologie in ihren Stadien entwickelt hat. Viele der bekannten Arsenicum-Symptome können dann fehlen – Unruhe, Ordnungsliebe und Pedanterie, Verlangen nach Gesellschaft, Furcht vor dem Tod, Angst, Durst etc. Doch wenn man den Fall sorgfältig aufnimmt, wird der dynamische pathologische Prozess in seiner Gesamtheit erkennbar.

Arsenicum bei akuten Erkrankungen

Bei akuten Zuständen passt Arsenicum auf alle Arten von Fieber (das manchmal sehr hoch sein kann), vor allem aber auf septisches Fieber. Bei Fieber können Arsenicum-Patienten verschiedene interessante Symptome aufweisen. Es kann zu Wahnvorstellungen kommen: „Er sieht lauter Spitzbuben in seiner Stube und kriecht deshalb immer unter das Bett"; „sein ganzes Haus … ist alles voll Spitzbuben …"; „er sieht lauter Gewürme und Käfer auf seinem Bette herumlaufen …" (Hahnemann). Weitere Symptome: Zupfen an der Bettdecke; lautes Stöhnen, Jammern und Weinen; Schreien vor Schmerzen. In manischen Zuständen oder in fiebrigem Delirium können Arsenicum-Patienten ein starkes Verlangen zeigen, gehalten zu werden.

Interessanterweise benötigen Patienten, die noch nie Fieber hatten (**Apyrexie** selbst bei schweren akuten Beschwerden), ebenfalls häufig Arsenicum für ihre chronischen und akuten Zustände.

Bei akuten Erkrankungen erleben Arsenicum-Patienten die gleiche Angst, Unruhe und sogar Verzweiflung, die für ihre chronischen Zustände so kennzeichnend sind. Die Unruhe und die Angst können sehr groß werden, sodass der Patient aufstehen und herumlaufen muss. Er setzt sich auf einen Stuhl, steht auf, geht zu einem anderen Stuhl und so fort, dann lässt er sich erschöpft ins Bett fallen, nur um gleich wieder aufzustehen, bis schließlich die Erschöpfung so groß wird, dass sie die Oberhand gewinnt und der Patient sich hinlegen muss. Er hat Durst nach kleinen Mengen Wasser und friert – obwohl sein **Gesicht heiß** ist.

Ich erinnere mich an den Fall einer Inderin, die an einer Ureter-Kolik litt. Selbst in diesem heißen Klima lag die Patientin unter vier Decken. Die Krankenschwester fächelte ihr Luft ins Gesicht und gab ihr Wasser in kleinen Schlucken, um das die Kranke jammernd bat. Sie war unruhig, stöhnte gequält und bewegte ihren Kopf ruhelos hin und her. Eine Gabe von Arsenicum C 200 beruhigte sie innerhalb von drei oder vier Minuten. In so schweren akuten Zuständen führt die Unruhe zur Erschöpfung, und oft verfällt der Patient in einen stuporösen, „totenähnlichen" Zustand. Doch sobald er etwas zu Kräften kommt, setzt die Unruhe wieder ein.

Arsenicum hat Ähnlichkeiten mit den frühen Stadien von BELLADONNA. Bei beiden Mitteln haben die Patienten hohes Fieber und ein heißes Gesicht mit kalten Extremitäten. Doch BELLADONNA-Patienten haben, obwohl ihre Extremitäten bei Berührung kalt sind, subjektiv das Gefühl, sie seien warm oder normal temperiert.

Allgemeinsymptome und Keynotes

- **Erschöpfung** ist ein charakteristisches Merkmal für Arsenicum; sie ist erheblich stärker, als man nach der Schwere der Beschwerden erwarten könnte, und begleitet von **extremer Unruhe** und **Verschlimmerung in der Nacht, vor allem nach Mitternacht** bis 3 Uhr morgens.
- Allgemeine starke Neigung zu **ödematösen Schwellungen und Aszites.**
- Neigung zu Geschwürbildungen an verschiedenen Körperteilen und -stellen.
- Die Beschwerden **verschlimmern sich durch Kälte** und Seeluft. Der Patient friert, und ihm wird einfach nicht warm, auch wenn er gut zugedeckt oder dick angezogen ist. (Ein Arsenicum-Patient strahlt keinerlei Wärme aus – weder auf der physischen noch auf der emotionalen oder der geistigen Ebene. Sein Mangel an Lebenswärme, seine ständige Beschäftigung mit sich selbst und seiner Gesundheit, seine starke Neigung zu Sauberkeit und Ordnung und seine Unfähigkeit, irgendetwas von sich preiszugeben, machen ihn unglücklich und elend; infolgedessen ist er **ständig auf der Suche nach körperlicher oder emotionaler Wärme.** Im Repertorium ist dieses Phänomen unter der Rubrik „Verlangen nach Gesellschaft" [mit Arsenicum dreiwertig] wiedergegeben – die standardisierten Formulierungen im Repertorium müssen jedoch immer im Zusammenhang mit dem lebenden menschlichen Organismus verstanden werden.)
- Arsen ist oft bei **periodisch** auftretenden Beschwerden angezeigt: Malaria, periodischen Kopfschmerzen, Hautausschlägen etc. Periodizität kann dabei jeden zweiten, vierten oder siebten Tag bedeuten, alle vierzehn Tage, bei chronischen Beschwerden aber auch längere Zeitabstände (z. B. jährlich).
- Arsenicum hat sich bei **Krämpfen** als nützlich erwiesen, die alle 15 bis 20 Minuten auftreten, mit heftigen Magenschmerzen zwischen den Anfällen. Konvulsionen mit „jämmerlichen Verdrehungen der Glieder" (Hahnemann), Schaum vor dem Mund, schweren Wadenkrämpfen und Erbrechen, dem eine todesartige Bewusstlosigkeit folgt.
- Tetanische Krämpfe mit so großer Steifheit, dass kein Gelenk bewegt werden kann.
- Hysterie; hysterische Spasmen, dann Erschöpfung und schließlich Bewusstlosigkeit.
- Hysterische Lähmung.
- **Ohnmachtsanfälle am Morgen** mit purpurnen Lippen, Kälte der Extremitäten, Angst und Entkräftung.
- Das Arsenicum-Bild ist von einer allgemeinen **Empfindlichkeit** durchzogen; der Patient reagiert empfindlich auf Berührungen, Licht, Gerüche, Geräusche und seine Umgebung – alles um ihn herum muss in Ordnung sein, damit er Ruhe finden kann.
- Für Arsenicum sind **ätzende, dünne,** wässrige, übelriechende, **faulige,** aber **nicht reichliche Absonderungen** der Schleimhäute und der Haut typisch. Sollten die Absonderungen reichlich und dick sein, bedeutet dies für die Allgemeinsymptome große Erleichterung.
- Perniziöse Anämie, septische Zustände.
- **Brennende Schmerzen,** wie von glühenden Nadeln, die durch warme Anwendungen besser werden.

- **Alternierende Beschwerden:** Zu unterschiedlichen Zeiten wechseln bestimmte Symptome mit anderen; z. B. können Magenschmerzen auftreten, wenn ein arthritischer Zustand abklingt, und umgekehrt.
- Wenn wir uns nun den organotropen Beziehungen von Arsenicum zuwenden, stellen wir eine Neigung zu Affektionen des Atmungs- und des Verdauungstrakts fest – Mund, Speiseröhre, Magen und Eingeweide, Nase, Larynx, Bronchien und Lungen. Allerdings ist Arsenicum natürlich ein so großes Mittel, dass es fast jeden Körperteil bzw. jede Körperfunktion betrifft. Obwohl es normalerweise nicht zu den rechtsseitigen Mitteln gezählt wird, überwiegen rechtsseitige Symptome, vor allem bei Rhinitis, Schmerzen in den Ovarien und Leberstörungen. Bei Arsenicum besteht eine allgemeine **Tendenz zur Malignität** in dem Sinne, dass es sowohl bei schwerwiegenden, aggressiven Leiden, die bis zur völligen Entkräftung fortschreiten, als auch bei Krebserkrankungen häufig angezeigt ist. Diese allgemeinen Charakteristika sollten bei der Bewertung von Symptomen einzelner Organsysteme berücksichtigt werden.

Lokalsymptome

Schwindel Schwindel, sodass sie sich anhalten muss, wenn sie die Augen zutut; Schwindel beim Gehen im Freien. Schwindel während asthmatischen Hustens und vor epileptischem Anfall. Verwirrt und betäubt nach epileptischem Anfall.

Kopf Wie schon festgestellt wurde, ist bei akuten Beschwerden (vor allem bei Fieber) **der Körper kalt, aber der Kopf fühlt sich sehr heiß an.**

- Die kongestiven Kopfsymptome werden, im Gegensatz zur allgemeinen Kälteverschlimmerung, durch kalte Luft, Gehen an der frischen Luft, Fächeln und kalte Anwendungen gebessert – je kälter, desto besser.
- Bei chronischen Beschwerden verhält es sich allerdings in der Regel andersherum: Chronische Kopfschmerzen, Gesichtsneuralgien etc. werden durch Wärme besser.

Arsenicum-Kopfschmerzen werden schlimmer durch Bewegung und Erschütterung, besser durch Liegen in einem dunklen Zimmer; meist gehen sie einher mit Übelkeit, Schwäche und blasser Gesichtsfarbe.

- Besonders schlimm sind oft kongestive, **brennende** Kopfschmerzen, die so heftig sind, dass der Patient sich betäubt und benommen fühlt; danach kommt Angst auf. Sie sind häufig das Ergebnis von Anstrengung oder Erregung.
- Häufig kommen **periodische** Kopfschmerzen vor – täglich, jeden zweiten oder vierten Tag, wöchentlich, alle zwei Wochen oder alle zwei Monate –, die für gewöhnlich nach Mitternacht, besonders von 1 bis 3 Uhr morgens, oder auch nachmittags von 13 bis 15 Uhr wiederkehren; sie können auch zwischen 13 und 15 Uhr beginnen und dann den ganzen Tag andauern. Periodische Kopfschmerzen über der linken Augenbraue und Schläfe, zwölf Stunden anhaltend, gefolgt von Erbrechen einer gelben, bitteren oder zähen, klebrigen Masse. Periodisches Pochen in einer Seite des Kopfes, mit Übelkeit, Summen in den Ohren und Erbrechen.
- Unruhiges Hin- und Herwerfen des Kopfes ist häufig, vor allem bei so großen Schmerzen am übrigen Körper, dass er sich sonst nicht rühren kann (Nierenkoliken etc.).

Kopfschmerzen werden schlimmer, wenn der Patient Leute reden hört. Kopfschmerzen können mit arthritischen Beschwerden oder mit Magenschmerzen **wechseln.**

Gefühl eines Gewichts auf dem Kopf, das mit häufigem Urinieren **abwechselt.** „Bei Bewegung ist es, als wenn das Gehirn sich bewegte und an den Hirnschädel inwendig anschlüge." (Hahnemann) Weitere eigentümliche Symptome:

- „Ungemeine Schwere im Kopf mit Ohrensausen, welche **in der freien Luft vergeht, nach dem Wiedereintritt in die Stube aber sogleich wiederkommt."** (Hahnemann; Hervorhebungen G. Vithoulkas)
- „Ungemeine Schwere des Kopfs, als wenn das Gehirn von einer Last niedergedrückt würde, mit Ohrensausen, früh nach dem Aufstehen aus dem Bette." (Hahnemann)
- Bei Bewegung heftig klopfendes Kopfweh in der Stirne. Klopfendes Kopfweh in der Stirne, gleich über der Nasenwurzel.
- Anfälle von äußerst schmerzhafter Hemikranie, mit großer Schwäche und Gefühl von Eiseskälte in der Kopfhaut, gefolgt von Jucken.

- Die Kopfhaut ist sehr empfindlich, besonders gegen Haarebürsten.
- Haarausfall; Haarausfall am vorderen Teil des Kopfes; kreisförmiger Haarausfall, die Stellen werden rauh und schmutzig. Ausschläge zerstören die Haarwurzeln. Die Kopfhaut juckt ungeheuer. Schorfiger Ausschlag am behaarten Kopf.
- Die Kopfhaut ist mit trockenen Schuppen oder Krusten bedeckt, die sich manchmal zur Stirn, zu den Ohren und zum Hals ausbreiten.
- Erysipelatöses Brennen und Anschwellen des Kopfes, mit großer Schwäche und Kälte, schlimmer nachts.
- Ödem der Kopfhaut, hinterlässt auf Druck eine Delle.

Augen Entzündung der Augenlider und der Cornea mit Rötung und extremer Lichtempfindlichkeit, besonders bei Erkältung. Tränen und andere Absonderungen aus den Augen sind typischerweise **brennend und ätzend.**

Ödem der Augenlider, besonders der Unterlider oder unter den Unterlidern. Ödem um die Augen herum. Granulation und Geschwürbildung an den Augenlidern.

Keratitis parenchymatosa, mit ausgeprägter **Photophobie,** der Patient liegt im Bett und vergräbt sein Gesicht im Kissen, heißer, brennender Tränenfluss verursacht einen ekzemartigen Ausschlag.

Schwere Konjunktivitis bei Kindern, wenn ihre Haut rauh, trocken und schmutzig aussieht; heftiger Schmerz durch den geringsten Lichtstrahl, mit reichlichem Tränenfluss. Konjunktivitis, die zur Geschwürbildung hin fortschreitet, mit dünner, blutiger Absonderung. Konjunktivitis mit Geschwüren auf der Cornea vor und während der Regel.

Flimmern vor den Augen. Horizontale Halbierung des Gesichtsfelds (horizontale Hemianopsie). Alles erscheint grün.

Krampfhaftes Zusammenziehen der Augenlider. Zittern der Oberlider mit Tränenfluss. Das Weiße in den Augen gelblich gefärbt wie bei Gelbsucht. Chronischer ätzender Katarrh von Auge und Nase wie bei Heuschnupfen, der Augen und Nasenlöcher wund macht. Augäpfel heiß oder brennend.

Die Augen sind **eingesunken** oder treten aus den Höhlen. Pulsierendes Klopfen in den Augen, bei jedem Pulsschlag ein Stich. Heftiges Brennen in den Augen. Extreme Rötung der Innenseite der Lider, sie brennen so stark, dass der Patient sie kaum öffnen kann.

Ohren Kann das geringste Geräusch nicht ertragen. Summen in den Ohren besser an der frischen Luft und schlimmer im warmen Raum. Ohrensausen bei jedem Schmerzanfall. Schwerhörigkeit, als wenn die Ohren verstopft wären.

Reichliche, aasartig riechende Absonderung aus dem Ohr. Parotitis mit heftigen Kopfschmerzen.

Nase Arsenicum-Menschen erkälten sich leicht, die Erkältungen wandern den Hals hinunter zu den Bronchien. Bei Schnupfen fröstelt der Patient, durch Wärme geht es ihm besser. Sowohl bei Infektionen der oberen Atemwege als auch bei Heuschnupfen entwickeln sich die Symptome in erster Linie rechtsseitig.

Die Absonderung ist wässrig, dünn, **brennend und scharf.** Bei Schnupfen gleichzeitig Absonderung von und Schwellung in Augen und Nase. Jeden Morgen um 5 Uhr starke Absonderung aus der Nase, die an der frischen Luft aufhört.

Arges, anhaltendes **Niesen,** ohne Erleichterung. Schnupfen mit **Niesen, jeden Morgen beim Erwachen.** Schnupfen führt zu Geschwürbildung.

Ein Gefühl von Verstopfung oder Völle der Nase und zugleich ein wässriger Ausfluss aus der Nase, wiederum vor allem rechts.

Große Geruchsempfindlichkeit, er kann nicht einmal den Geruch oder den Anblick von Speisen ertragen.

Knollige Geschwulst in der Nase. Nasenkrebs. Krusten in der Nase; wenn sie weggekratzt werden, bleiben die Nasenlöcher rau und blutig, bis sich neue Krusten bilden; schlimmer bei Kälte und besser bei mildem Wetter. Nase kalt und spitz; Nasenlöcher rot und offen.

Gesicht Das Gesicht eines Arsenicum-Patienten sieht für gewöhnlich leidend aus: blass, erdfahl, aufgedunsen. Wachsgelb. Kachektisch. **Säckchen bilden sich um die oder unter den Augen.** Das Gesicht ist eingefallen, die Haut wird runzlig und faltig, besonders um Mund und Lippen herum, der Patient sieht vorzeitig gealtert aus. Verzerrte, entstellte Gesichtszüge; das Gesicht drückt eine wahre Seelenangst aus.

Lippen bläulich und kalt. **Epitheliom** der Lippen. Die Lippen sind blass, rissig, geschwollen und verkrustet während der fieberfreien Phase (bei Wechselfieber). Wunde Lippen und Geschwüre im Mund. Schmerzende Knoten in der Oberlippe. „Klemmendes Fippern oder Zucken auf der einen Seite der Oberlippe, vorzüglich beim Einschlafen." (Hahnemann)

Mund Mundtrockenheit mit Durst nach häufigen kleinen Schlucken Wasser, gerade genug, um den Mund zu befeuchten. Arge Trockenheit im Mund und heftiger Durst. Die Mundhöhle war so trocken wie seine Haut, so sehr, dass der Patient trotz aller Bemühungen nicht imstande war, auch nur das kleinste Stückchen Brot einzuspeicheln.

Candidiasis der Mundschleimhaut bei Erwachsenen, mit Brennen, Erschöpfung und sehr großer Unruhe. Maligne Geschwürbildung. Geschwüre auf der Innenseite der Wange, mit unregelmäßigen, gezackten Rändern und schwammiger Basis. Geschwüre breiten sich vom Hals zum Gaumen aus. Schmerzhafte Bläschen im Mund und auf der Zunge.

Zähneknirschen. Zahnschmerzen schlimmer durch kaltes Wetter, nach Mitternacht, besser durch Wärme. Zunge geschwollen, braun und trocken. Zungenspitze hochrot.

Süßlicher Mundgeschmack morgens; bei Übelkeit. Bitterer Mundgeschmack, besonders nach dem Essen; Speisen haben einen salzigen Geschmack; Bier schmeckt schal.

Zittern der Zunge; erschwerte Artikulation von Lauten, Zunge schwer, wie gelähmt. Zunge weiß wie Kreide; wie weiß angemalt. Zunge und Lippen trocken und rissig, mit schwarzem oder schleimigem Belag.

Hals Auffallende **Geschwürbildung** überall in Mund, Pharynx, Larynx, Ösophagus etc. Die Geschwüre sind tief, breiten sich schnell aus und schmerzen sehr stark. Das Schlucken von Speisen wird dadurch unmöglich, aber warme Getränke lindern den Schmerz ein wenig.

Stechen im Ösophagus, wie von einem Splitter. „Im Halse Gefühl, als wenn ein Haar darin wäre." (Hahnemann) „Gefühl im Halse, wie von einem Klumpen Schleim, mit Blutgeschmack." (Hahnemann) Lähmungsartige Zustände des Ösophagus: „Die gekaute Semmel wollte sich nicht hinunter schlingen lassen, sie ging nur schwierig hinab, unter klemmendem Drucke, als hätte die Speiseröhre nicht die Kraft dazu; er hörte es hinab kollern." (Hahnemann) Diphtherische Beläge auf den Schleimhäuten, die ausgedörrt, runzlig, aschfarben aussehen.

Atmung und Husten Arsenicum erzeugt Infektionen sowohl der oberen als auch der unteren Atemwege, mit vielen eigentümlichen Symptomen. Die Verlaufsform dieser Infektionen sieht gewöhnlich folgendermaßen aus: Die Nase beginnt zu laufen, dann wird die Stimme heiser, mit einem trockenen Kitzelhusten, und schließlich setzt Bronchitis ein, die Atmung wird schwierig, schwach und kürzer; schnell, laut, rasselnd. Die Symptome sind schlimmer zwischen Mitternacht und 2 Uhr morgens; meist muss der Patient sich aufsetzen, um Linderung zu erfahren. Chronischer Husten und Asthma sind ebenfalls schlimmer zwischen Mitternacht und 2 Uhr morgens, **schlimmer im Liegen,** durch Gerüche, Lachen, Reden und wenn er sich im Bett umdreht; **besser durch Aufsetzen.**

Die Atmung ist erschwert, **ängstlich** und keuchend, was den Patienten dazu bringt, um Mitternacht vom Bett aufzuspringen. Schnappen nach Luft mit dem Gefühl, als sei Staub in der Luft. „Der Atem entgeht ihm abends, wenn er auch noch so behutsam ins Bett steigt und sich niederlegt, doch sogleich, und es pfeift so fein in der zusammengeschnürten Luftröhre, als wenn eine feine Saite ertönte." (Hahnemann) Nachts kann der Patient plötzlich einen so heftigen Asthmaanfall bekommen, dass er meint zu ersticken. Er muss sich aufsetzen, um überhaupt Luft zu bekommen.

Arsenicum kann Wunder wirken bei Fällen, in denen der Organismus nach einem Schnupfen geschwächt ist und daraufhin ein Asthmaanfall einsetzt. Heftiger Asthmaanfall nach einer Erkältung im Hochsommer.

Husten durch Kitzeln in der ganzen Luftröhre, das Kitzeln wird durch den Husten nicht gebessert. Husten oder Dyspnoe gehen einher mit **Angst, Unruhe, Erschöpfung, zyanotischem Gesicht** und Schweiß. Tiefer, trockener, kurzer, unablässiger Husten nach Mitternacht. Kurzer, trockener Husten von einer erstickenden Empfindung im Kehlkopf, wie von Schwefeldampf. Keuchhusten mit Stocken der Atmung, mit zähem Schleim auf der Brust; Spucken von schaumigem Schleim in Klumpen. „Husten, ohne Auswurf, nach vorgängigem Zucken in der Hüfte, welches ihn zu erregen scheint." (Hahnemann) Häufig wiederkehrender Husten, mit Auswurf von blutdurchzogenem Schleim; Übelkeit, Würgen, Erbrechen von Speisen und Getränken.

Hämoptyse durch unterdrückte Regel. Erschwertes, schmerzhaftes Atmen bei Bauchschmerzen. Atmung schwer und von öfterem Seufzen unterbrochen.

Brust Brennen in der Brust wie von glühenden Kohlen darin, oder auch Frieren in der Brust. Stetes **Brennen** und starke Beklemmung in der Brust und im Magen. Beklemmung der Brust beim (Treppen-) Steigen.

Akuter, scharfer, auf eine Stelle fixierter oder schießender Schmerz in der Spitze und durch das obere Drittel der rechten Lunge. Gefühl, als befände sich eine Last im oberen Teil beider Lungen. Beklemmung, als würde die Brust durch einen Reifen zusammengeschnürt. Beengung der Brust mit quälender und beklemmender Angst in der Magengrube. Ein ungewöhnliches Kitzelgefühl in der Brust, oder manchmal ein Gefühl, als seien die Lungen voller Rauch oder Staub.

Herz und Kreislauf Herz und Kreislauf werden durch Arsenicum in vielerlei Hinsicht tiefgreifend in Mitleidenschaft gezogen. Es kommt zu häufigem und **heftigem Herzklopfen,** das im ganzen Körper gespürt wird und für den Betreffenden unerträglich ist; nachts im Liegen glaubt er es hören zu können. Herzklopfen schlimmer im Liegen und nach Mitternacht. Schwere Anfälle von Herzklopfen bei Endokarditis. „Nach dem Stuhlgange, Herzklopfen und zittrige Schwäche; er muss sich legen." (Hahnemann)

Arsenicum ist berühmt für seine **Arrhythmien.** Diese sind begleitet von quälender Angst, schlimmer nachts (vor allem zwischen 2 und 3 Uhr morgens), im Liegen, beim (Treppen-)Steigen. Der Puls ist **schnell, schwach** und **unregelmäßig.** Schwaches Herz mit fadenförmigem, sehr schwachem Puls; der Patient ist blass, kalt und schweißbedeckt. Angina pectoris: plötzliche Beengtheit über dem Herzen; qualvoller Präkordialschmerz; Schmerzen zum Hals und Hinterkopf; Atembeschwerden, Ohnmachtsanfälle; die geringste Bewegung nimmt ihm den Atem; sitzt nach vorne gebeugt und wirft den Kopf nach hinten.

Schwere Herzerkrankungen wie z. B. Endokarditis, Perikarditis, Angina pectoris, Perikarderguss, Hydroperikard mit großer Reizbarkeit etc. Derartige Zustände können die Folge von unterdrückten Ausschlägen, Rheumatismus oder rheumatischem Fieber sein.

Magen Das Spektrum der Magen-Pathologie ist sehr breit und reicht von Gastritis über Ulcus pepticum bis hin zu malignen Magentumoren. Vorherrschend bei diesen Zuständen ist schwere Entzündung mit **brennendem** Schmerz.

- Brennen im Magen und im gesamten Ösophagus. Dieser brennende Schmerz ist oft gegen 2 Uhr morgens schlimmer, unabhängig davon, wann der Patient seine Abendmahlzeit gegessen hat. Er löst ein ständiges Verlangen nach häufigen kleinen Mengen Wasser aus. Wenn der Magen jedoch in Mitleidenschaft gezogen ist, wird das Wasser häufig nicht vertragen und sofort wieder erbrochen. Warme Speisen und Getränke verträgt der Patient besser; sie können die Schmerzen lindern. Arsenicum-Patienten können also nicht nur durch äußere, sondern auch durch innere Wärme Besserung erfahren.
- Weitere Symptome sind Übelkeit, beständiger Brechreiz, Erbrechen, schlimmer beim Aufrichten im Bett oder beim Aufstehen.
- Erbrechen: von Blut, mit großer Schwäche oder Ohnmacht davor und danach; einer bräunlichen Masse, mit heftiger Anstrengung und Zunahme der Schmerzen im Magen; klaren Wassers zu allen Tageszeiten; von grüner Galle oder grünen und braunen Stoffen; von allem, was er zu sich nimmt; gleich nach jedem Essen oder Trinken.
- Der Magenschmerz wird auch durch Trinken von Milch, besonders süßer Milch, sehr viel besser (GRAPHITES, RHUS TOXICODENDRON). Kalte Speisen, besonders Eiscreme, werden von dem angegriffenen Magen sofort wieder abgestoßen und erbrochen. Wenn der Magen jedoch nicht erkrankt ist, verlangt der Patient nach kaltem Wasser und verträgt es gut.

- Ein charakteristisches Symptom ist Kältegefühl oder Frostschauder im Magen. **Angst** wird in der Magengrube gespürt. Das Epigastrium ist sehr empfindlich gegen die leichteste Berührung.
- Schmerz im Epigastrium bis zum Nabel herab, **brennend, heftig,** wie glühende Kohlen. Schmerz in der Magengrube lässt den Atem stocken. Brennen, als würden Magen und Epigastrium durch eine **scharfe, ätzende Flüssigkeit** zerfressen und wie roh.
- Schwere im Magen wie von einem Stein, nach dem Essen.
- Appetitlosigkeit.
- Aufgrund der oben angeführten Symptome kann Arsenicum bei Magenkrebs angezeigt sein; es kann auch in vielen Fällen von **Anorexia nervosa** nützlich sein.
- Arsenicum-Patienten neigen zu Gastroenteritis und Lebensmittelvergiftung. Diarrhö und Erbrechen treten oft gleichzeitig auf (VERATRUM ALBUM). Während dieser akuten Zustände kann der Patient einen unüberwindlichen Ekel vor jeder Speise entwickeln; oft erzeugt bereits der Anblick, **der Geruch oder gar der bloße Gedanke an Essen** Übelkeit.
- Die Verlangen von Arsenicum-Patienten umfassen Fett (auch Schweineschmalz), Saures, besonders Zitronen (sogar die Schale schmeckt ihnen), Erfrischungen, Brot und Alkohol – vor allem Whisky und Wein. In den ersten Stadien akuter Störungen, besonders bei Fieberfrost, verlangt der Patient für gewöhnlich nach warmen Getränken. Abneigungen: gegen Mehlspeisen, gegen blähungsauslösende Speisen wie Hülsenfrüchte, gegen Fleisch und Fett von Fleisch sowie gegen Butter und Süßigkeiten.
- Der Durst des Arsenicum-Patienten bezieht sich normalerweise, wie schon erwähnt, auf eiskaltes Wasser (das manchmal sofort wieder erbrochen wird). Er will oft nur kleine Mengen, häufige kleine Schlucke trinken; manchmal verlangt er jedoch auch nach sehr viel Flüssigkeit. Der Durst ist oft verstärkt, wenn Fieber einsetzt, und Arsenicum steht im Repertorium unter den Rubriken „Durst vor, während und nach Frost“. Während der Fieberphase will er oft kleine Mengen kalten Wassers; im Fieberfrost verlangt er nach warmen Wasser. Vermehrter Durst während des Schwitzens. Manchmal tritt während des Fiebers ein ungeheurer brennender Durst auf, der nur durch große Mengen eiskalten Wassers gestillt werden kann.

Abdomen Die Leber kann akut entzündet sein (Hepatitis). Solche Entzündungen können bis zu schweren Leberschädigungen und Zirrhose mit **Aszites** fortschreiten. Verhärtung und Vergrößerung von Leber und Milz.

Tympanitische Auftreibung des Abdomens ist für Arsenicum charakteristisch.

Stiche in der Milz, die dem Erbrechen von Blut vorausgehen, das teilweise geronnen, teilweise flüssig und dunkel ist.

Heftige, zum Vorwärtsneigen zwingende Schmerzen um den Nabel, schlimmer durch Berührung und durch den Versuch, sich aufzurichten oder auf dem Rücken zu liegen. Geschwür über dem Nabel.

Periodisch wiederkehrende Koliken. „Heftige Schmerzen im Leibe, mit so großer Angst, dass er nirgends Ruhe hatte, sich auf der Erde herumwälzte und die Hoffnung zum Leben aufgab.“ (Hahnemann) Fürchterliche schneidende Bauchschmerzen mit häufigen dünnen Darmentleerungen, Ohnmacht und kaltem Schweiß. Peritonitis mit plötzlichem Sinken der Kräfte, Angst, kaltem Schweiß.

Aszites durch Herz-, Leber- oder Milzerkrankungen, ebenso nach Scharlach. Schmerzhafte Schwellung der Leistendrüsen. Steter innerlicher Frost in der Gegend des Oberbauchs.

Rektum und Stuhl Arsenicum ist oft in Fällen von Enteritis und bei ruhrartigen Zuständen angezeigt, die durch häufige, schwarze, **übelriechende** Stühle (kadaverartiger Geruch) charakterisiert sind, welche **brennend** und scharf, aber **nicht reichlich** sind – die Ausscheidungen bei Arsenicum sind nicht „plethorisch“, sondern in der Regel eher spärlich. Rektum und Anus brennen, und dieses Brennen kann sich auf den Darm ausdehnen.

Diarrhö entsteht häufig durch **kalte Getränke, Obst** oder **Eiscreme.** Sehr übelriechender Durchfall mit Angst, Erschöpfung und sehr blassem Gesicht.

- Man sollte Arsenicum bei Fällen von Diarrhö in Betracht ziehen, die sich wie folgt entwickeln: Anfangs reichliche Durchfälle, die durch Verschreibung mehrerer verschiedener Mittel zwar reduziert worden sind, allerdings auf Kosten einer allgemeinen Verschlimmerung des Patienten. Als Folge davon ist er **völlig erschöpft;** er sieht aus wie tot, atmet kaum noch, ist sehr kalt und hat nun spärliche, durchfällige Stühle.

- Die für Arsenicum-Patienten so kennzeichnende Unruhe und Erschöpfung zeigen sich ganz besonders bei schwächenden ruhrartigen Zuständen. Während der Dysenterie (oder anderer Arten von Diarrhö) häufiger, unerträglicher Stuhlzwang mit großer Beklommenheit und starken, brennenden Schmerzen; Schmerz und Angst sind so massiv, dass er an nichts anderes mehr denken kann als an den Tod.
- Diarrhö, wechselnd mit kotballenförmigen Stühlen von weißlich-lehmartiger Farbe.
- Biliöse Dysenterie mit großer Erschöpfung nach jeder Anstrengung.

„Der Mastdarm wird mit großen Schmerzen krampfhaft herausgedrängt und gepresst." (Hahnemann) Ungeheuer schmerzhafte Hämorrhoiden treten beim Stuhlgang vor, der Schmerz verursacht große Erschöpfung. Sie sind groß wie Trauben und brennen wie glühende Kohlen; heiß und leicht blutend. Hämorrhoiden mit stechendem Schmerz beim Gehen und Sitzen, nicht beim Stuhlgang; mit brennendem Schmerz, durch Hitze gelindert.

Fissuren des Mastdarms, die bei jedem Stuhlgang bluten; Schmerzen wie von Stichen mit rotglühenden Nadeln.

Heftiges Brennen in der Nabelgegend, vor und während dünner Stühle, die aus Schleim bestehen. Während des Stuhlgangs: Frösteln, Übelkeit, Erbrechen.

Unwillkürliche Darm- und Blasenentleerungen.

Cholera infantum: gleichzeitig Erbrechen und Durchfall, große Erschöpfung; Erbrechen und Durchfall schlimmer durch Essen und Trinken.

Abführen mit ungewöhnlich großer Kälte in den Extremitäten.

Harnorgane Arsenicum ist bei **unwillkürlichem Harnabgang** geeignet, entweder tagsüber oder nachts (Enuresis). Es kann auch eine eigenartige Lähmung der Blase vorhanden sein: Trotz eines Völle- und Auftreibungsgefühls der Blase besteht kein Drang zur Entleerung. **Blasenlähmung** bei älteren Patienten. **Brennen** in der Harnröhre beim Urinieren, besonders zu Beginn. Großes Schwächegefühl im Oberbauch, mit Zittern, nach dem Wasserlassen.

Urin spärlich, erschwerte Miktion, Brennen während des Wasserlassens. „Grünlich dunkelbrauner Urin, schon beim Lassen trübe, wie Kuhmist in Wasser aufgerührt, aber sich nicht abscheidend (= keinen Bodensatz bildend)." (Hahnemann) Urin wie dickes Bier; fauliger Geruch. Ausgeprägte Albuminurie.

Chronische Zystitis mit Harnverhaltung; was abgeht, ist trübe und eitrig. Akute und chronische Nierenentzündung mit Anschwellen der Beine, blassem, erdfarbenem Gesicht, wenn weitere charakteristische Arsenicum-Züge gegeben sind. **Atonie** der Blase, kein Verlangen und keine Kraft zum Urinieren; scheint jegliche Kontrolle über die Harnausscheidung verloren zu haben; besonders nach einer Entbindung.

Genitalien allgemein Kleine, brennende Geschwüre. Geschwüre, die sich ausbreiten, ohne Tendenz zur Heilung; phagedänische Geschwüre, die sich an den Rändern immer weiter ins Gewebe fressen. In dieser Hinsicht ähnelt das Mittel MERCURIUS. Arsenicum ruft eine allgemeine **Schwäche der Abwehrkräfte** hervor, sodass diese gegen die schnelle Verschlimmerung und Ausbreitung pathologischer Zustände machtlos sind; deshalb kann dieses Mittel bösartige Krankheiten heilen.

Männliche Genitalien Schmerzhafte Schwellungen der Hoden, die bösartig sein können, z. B. Seminome. Auch brennende, ödematöse Geschwulst der Genitalien ist möglich.

So starkes Ödem des Penis, dass dieser wie ein Wasserbeutel aussieht.

Das Skrotum, besonders dessen Haut, ist stark geschwollen und feucht. Das Skrotum ist wund und sieht bläulich aus (bei kleinen Jungen).

Weibliche Genitalien Auch bei Arsenicum-Frauen treten maligne Tumoren auf, sowohl Uterus- als auch Brustkrebs.

Schwellungen der Eierstöcke mit brennenden Schmerzen, besonders rechts, und mit großer Unruhe; etwas besser durch ständiges Bewegen der Füße.

Amenorrhö bei frustrierten, nervösen Frauen mit schwacher Konstitution. Monatelang unterdrückte

Regel bei erschöpften, anämischen und entkräfteten Frauen. „Bei der Regel, scharfes Stechen vom Mastdarme bis in den After und die Scham." (Hahnemann)

Plötzlicher starker Ausfluss von dunklem Blut aus der Scheide.

Ätzende Leukorrhö kann anstelle des normalen Menstruationsflusses auftreten. Leukorrhö im Stehen, unter Abgang von Winden; gelblicher, dicklicher, beißend-fressender oder dünner, weißlicher, übelriechender Fluor, der die Oberschenkel herunterläuft und die von ihm berührten Teile wund macht.

Rücken Ziehender Schmerz zwischen den Schulterblättern mit Schwächegefühl; muss sich hinlegen, was aber keine Linderung bringt. **Schwäche** wird im gesamten Rücken gespürt.

Stiche in der Nierengegend beim Atmen und Niesen. Brennender Schmerz im Rückgrat. Steifheit im Rückgrat, vom Steißbein aufwärts. Drücken im Rückgrat, das dann wie warme Luft den Rücken herauf hinter die Ohren und dann ins Gehirn stieg (bei Epilepsie).

Extremitäten In den Extremitäten kommt es zu Krämpfen mit Steifheit und Schmerzen. Zuckungen, Verdrehungen der Glieder, widriges Gefühl, Schwäche und Schwere.

Lähmungsartige Schwäche jeden Tag zur gleichen Zeit, mit **Zittern.** Lähmung der Beine mit Atrophie. Ständige Unruhe in Armen und Beinen, sodass er nachts nicht stilliegen kann; muss die Füße bald dahin und bald dorthin legen oder umhergehen, um sich Linderung zu verschaffen.

Spannung in Knien und Ellbogen, als seien die Sehnen zu kurz. Wadenkrämpfe.

Verkürzung, Kontraktur der Fingerbeuger. Finger und Zehen sind ständig gebeugt.

Anschwellen der Füße mit **arthritischer Entzündung** der Gelenke, bösartig.

Psoriatische Arthritis nach unterdrückter Psoriasis. Periphere Neuritis.

„Arges Reißen in den Armen und Beinen, wobei man durchaus nicht auf der schmerzhaften Seite liegen kann, am erträglichsten wird es durch hin und her Bewegen des leidenden Teiles." (Hahnemann) Steifheit und Unbeweglichkeit aller Gelenke.

Arthritische Schmerzen in Schultern und Hüften.

Die Nägel verfärben sich: schmutzig gelblich, violett, bläulich-schwarz. Sie „wechselten fast alle Monate ihre Farbe; sie wurden zuerst feuerrot, dann schwarz, wie von Blut unterlaufen, worauf sie dann neuen Nägeln, die sehr dünn und durchsichtig waren, Platz machten". (Rummel, zit. nach Roth, HVjS 12) Sprödigkeit der Nägel; Furchen und Risse.

Schlaf Große Müdigkeit und Schläfrigkeit mit fast ununterbrochenem Gähnen, besonders nach dem Essen. Zuckungen verschiedener Art beim Einschlafen. Unruhiger Schlaf mit ängstlichen Träumen und Träumen vom Tod.

Träume: sorgenvoll; voller Drohungen oder Befürchtungen; ärgerlich; von Gewittern, von Feuersbrünsten.

Schlaflosigkeit durch Angst und Beklommenheit, mit Unruhe und Umherwälzen im Bett.

Fieber Arsenicum passt auf viele verschiedene Fieberarten. Besonders erwähnenswert ist dabei das **periodische Fieber,** das jeden Tag zwischen 0 und 3 Uhr nachts oder nachmittags zwischen 13 und 15 Uhr auftritt. Während des Fiebers fühlt sich die Haut kalt an, während innerlich eine brennende Hitze verspürt wird.

Heftige Fröste mit Erschöpfung, trockenem Mund, Verlangen nach warmen Getränken, sehr warm zugedeckt zu werden. Die Fröste können zu jeder Zeit und in jeder Form auftreten, keine zwei Froststadien gleichen sich: **unregelmäßige Fröste.**

Blutandrang zum Kopf bei Fieber, mit Verlangen, den Kopf zu kühlen.

Auch sehr niedriges Fieber sowie **Apyrexie:** chronische Fälle, die bei einer akuten Krankheit fast nie Fieber bekommen, sind bei Arsenicum möglich. Das Mittel sollte nur dann aufgrund von Fiebersymptomen verschrieben werden, wenn auch einige seiner allgemeinen Charakteristika zu sehen sind.

Haut Arsenicum-Patienten haben häufig Hautausschläge: sie sind meist **trocken, rauh** und **schuppend.** Psoriasis. Ekzeme. Hautausschläge alternieren mit inneren Krankheiten.

Urtikaria mit brennenden Schwellungen, Angst und Unruhe. Bläschen, die brennen und sich **abschuppen. Geschwüre,** die sich leicht ausbreiten, brennen und **chronisch** werden, mit erhöhten, harten Rändern. Arsenicum-Geschwüre haben **wenig Absonderungen,** und dann vor allem blutige. Brennende Karbunkel.

Die Haut ist welk, trocken und von schmutzigem Aussehen; von gelblicher Farbe (gelbsüchtig), mit roten, blauen, schwarzen oder weißen Flecken.

Arsenicum bromatum

Essenzielle Merkmale

An Arsenicum bromatum sollte man bei malignen Erkrankungen oder bei Fällen mit Schwellung und Verhärtung der Drüsen denken. Unter anderem zählen Hodgkin-Syndrom, Sarkoidose, Tuberkulose und Mononucleosis infectiosa zu den Krankheitsbildern dieses Mittels

Es kann auf Fälle von Diabetes mellitus und insipidus passen, die dramatischen Gewichtsverlust und außerordentlich starken Durst zeigen. Extrem erhöhte Harnzuckerwerte bei Diabetes mellitus.

Nephritis. Der Patient ist blass, aufgedunsen, mit Ödemen, hat keinen Appetit, die Zunge ist weiß, der Puls dünn und schnell, die Milz geschwollen, und wässrige Diarrhö wechselt mit Verstopfung.

Hauptsächlich scheint Arsenicum bromatum jedoch auf die Haut zu wirken. Das Mittel erzeugt massive, äußerst hartnäckige Ausschläge, pustulös, herpetisch, mit ätzenden und sehr übelriechenden Absonderungen. Der Ausschlag kann den ganzen Körper bedecken, besonders betroffen ist aber der Kopf und vor allem die Stirn.

Allgemeinsymptome und Keynotes

- Arsenicum bromatum ist, wie es scheint, mit Erfolg bei syphilitischen Hautveränderungen, ja sogar bei inveterierter Lues und in den ersten Stadien der Tabes dorsalis eingesetzt worden und hat dadurch den Ruf eines antisyphilitischen Mittels.
- **Starke Verschlimmerung im Frühling** und daher zuweilen nützlich bei Heuschnupfen.
- Halslymphknoten hart und geschwollen. Diabetes mellitus und insipidus.

Lokalsymptome

Kopf Haar voller Schuppen. Kopfhaut fühlt sich hart und verdickt an. Feuchte, herpetische, von Krusten bedeckte Ausschläge in der Stirnmitte, an der Nasenwurzel, an den Augenbrauen, an den Schläfen und auf der rechten Wange, welche auf geringsten Druck eine scharfe, jauchige Flüssigkeit absondern und leicht bluten. Um die Ausschläge herum ist die Haut von Gefäßen injiziert, gerötet und von einem breiten Venengeflecht durchzogen.

Atmung und Brust Herpetischer Ausschlag auf der rechten Brustseite. Harter, faustgroßer Tumor der rechten Mamma, schmerzhaft und druckempfindlich.

Husten und Auswurf mit abendlichem Fieber, Inappetenz etc., was an beginnende Tuberkulose denken lässt.

Magen, Darm Appetitverlust, Verdauungsstörungen, Verstopfung. Abwechselnd Durchfall und Verstopfung.

Extremitäten Nägel verfärbt, spröde, rauh, von einem klebrigen Ausschlag bedeckt.

Haut Haut grau und fahl. Schlimme Hautausschläge, besonders im Bereich von Gesicht und Kopf, welche sehr übelriechende, eitrige Sekrete absondern. Schrundige, rissige Papeln oder papulöse Syphilide, vor allem im Bereich der Mundwinkel. Auch bei schwerer Rosacea mit violetten Papeln auf der Nase muss an das Mittel gedacht werden. Junge Leute mit schwerer Akne vulgaris, die sich in jedem Frühjahr deutlich verschlechtert.

Arsenicum hydrogenisatum

Essenzielle Merkmale

- Wenn ARSENICUM ALBUM anscheinend angezeigt ist, aber nur teilweise oder nur kurze Zeit wirkt, kann ein Versuch mit Arsenicum hydrogenisatum lohnend sein.

- Unruhe und Furcht sind hier sogar noch ausgeprägter als bei ARSENICUM ALBUM.
- Der Arsenicum-hydrogenisatum-Patient fürchtet, **sterben zu müssen,** wenn er nachts aufwacht, oder auch **bei Erbrechen.** Er ist voller Angst, **glaubt, der Tod** sei nahe, und **verzweifelt an der Genesung.**
- Es scheint, dass dieses Mittel in Fällen **plötzlicher Hämaturie** ARSENICUM ALBUM vorzuziehen ist, wie folgendes Prüfungssymptom nahelegt: „Unmittelbar nach dem zweiten Inhalieren Schwindel mit Ohnmacht, gefolgt von **Schaudern** und Darmentleerung sowie schmerzloser Absonderung von zwei Unzen Blut (ca. 60 ml, Anm. d. Verlags) aus der Harnröhre." (Hering, *Guiding Symptoms*; Hervorhebung G. Vithoulkas)

Allgemeinsymptome und Keynotes

- Rechts oberhalb der Stirn ein schwindeliges Gefühl, mit einem innerlichen Zucken wie schmerzhaftes Muskelzittern; kurz darauf das gleiche Gefühl im Ober- und Unterkiefer, in einer geraden Linie nach unten ziehend; später das gleiche in der rechten Schulter.
- Husten wird zwischen 9 und 10 Uhr morgens stark verschlimmert.
- Schon der Gedanke an Wasser löst Übelkeit und Brechreiz aus.
- Unterdrückung der Harnsekretion (Anurie) gefolgt von Erbrechen.
- Schmerz wie von einem Fremdkörper (Knoten, Nagel, Pflock) unter dem rechten Schulterblatt.
- Hände, Füße und Nase wie abgestorben, bei erhaltener Bewegungsfähigkeit.
- Gefühl, als ob ein Stein im Unterleib läge oder der ganze Unterleib zu Stein geworden sei.
- Unerträglicher Schmerz in beiden Leisten (in der Gegend des äußeren Leistenrings), als ob dort alles herausschlüpfen wollte.
- Schlaffheitsgefühl im Mastdarm, als wolle Durchfall kommen und alles mit herausfallen.
- Sehr angenehme, stimmungsvolle Träume. Träumt, er würde auf einer öffentlichen Veranstaltung beten und großen Applaus bekommen.

Arsenicum iodatum

Essenzielle Merkmale

Arsenicum iodatum kann angezeigt sein bei schweren chronischen Krankheiten, wenn die betroffenen Organe in einem bedenklichen Zustand sind, etwa bei **schwerem Asthma in Verbindung mit Herzleiden.** Es ist ein wichtiges Mittel bei Herzbeschwerden, besonders wenn die Herzklappen beteiligt sind, und man sollte es bei Pleuraergüssen in Erwägung ziehen. Arsenicum iodatum ist auch von höchstem Nutzen bei malignen Affektionen. Kent stellt fest, dass es „das Fortschreiten von Gebärmutterkrebs deutlich gehemmt hat; das Brennen und der Geruch verschwinden, und die Geschwürbildung verringert sich. In mehreren Fällen konnte das Leben um bis zu vier Jahre verlängert werden … **Es hat das Wachstum von Eierstocktumoren gestoppt."** (Hervorhebung G. Vithoulkas). Nützlich bei Fibroiden des Uterus, bei Lupus und Epitheliomen. Ebenso bei Leberzirrhose, wenn der Patient sehr schwach ist, besonders in den Beinen, und wenn sich sein Zustand **beim Treppensteigen** und auch nach jeder anderen körperlichen Anstrengung **verschlimmert,** mit Grauen vor einem drohenden Unheil und Depressionen. Wassersucht. Vergrößerung von Leber und Milz.

Arsenicum iodatum ist ein ausgesprochen **tuberkulinisches Mittel** und sollte auch als solches verstanden werden. In seiner Pathogenese mischen sich ARSENICUM-Züge mit TUBERCULINUM-Merkmalen. Es passt zu dünnen, abgemagerten, ausgezehrten Menschen, die unter **ätzenden, arrodierenden Absonderungen** leiden und sich häufig erkälten.

Physische und psychische Unruhe

Arsenicum-iodatum-Patienten gehören zu den **unruhigsten** der gesamten Materia medica. Ihre (physische und psychische) Unruhe zeigt sich in **rastlosen Körperbewegungen:** Sie sind körperlich unfähig, sich auszuruhen, und können nicht lange in einer Lage oder Stellung bleiben (ganz ähnlich wie JODIUM-Patienten). Immer müssen sie irgendetwas zu tun haben. Es handelt sich tatsächlich um eine Kombination der Unruhe von ARSENICUM und JODIUM – schlimmer kann Unruhe gar nicht sein.

Ein typisches Arsenicum-iodatum-Kind ist **ständig in Bewegung,** klettert auf den Möbeln und dem Bücherschrank herum, man wundert sich, dass es nicht herunterfällt. Es läuft pausenlos hin und her, vom Tisch zum Stuhl, vom Stuhl zum Sofa, vom Sofa zum Bücherregal, vom Bücherregal zum Herd und wieder zurück. „Wo hat das Kind nur all die Energie her?" fragt man sich. Doch darin besteht das Wesen von Arsenicum iodatum: Es verschleißt die gesamte Körperenergie, der Körper brennt förmlich aus. In der Schule kann sich das Kind auf nichts konzentrieren – es kann seinen Geist nicht dazu zwingen, einen Augenblick innezuhalten.

Diese innere Unruhe geht dem Patienten schließlich an die Substanz. Man hat den Eindruck, der Körper sei einmal aufgeweckt worden und nun überhaupt nicht mehr in der Lage, auch nur einen Augenblick auszuruhen. Den Arsenicum-iodatum-Patienten scheint ein inneres Feuer zu verzehren, das ihn am Ende ausgebrannt, erschöpft und völlig entkräftet zurücklässt, ganz ähnlich wie bei ARSENICUM ALBUM.

Nachfolgende Erschöpfung und Gleichgültigkeit

Dem ganzen Zustand liegt eine **tuberkulinische Diathese** zugrunde, und wenn ein solches Kind nicht richtig behandelt wird, besteht die Gefahr, dass es schwindsüchtig wird. Der Appetit nimmt ab, der Stoffwechsel beschleunigt sich; der Patient schwindet schnell dahin und wird immer dünner. An die Stelle der von Gereiztheit und Ärger begleiteten Unruhe, die das erste Stadium eines Arsenicum-iodatum-Falles kennzeichnet, treten schließlich totale Erschöpfung und Gleichgültigkeit. Ein Patient, der anfangs sehr erregt, ungeduldig und hastig war, mit einer Neigung zu Gesprächigkeit und Frohsinn, kann sich dann völlig verändern und zu einem stillen Menschen wandeln, der eine Abneigung dagegen hat, Fragen zu beantworten und angesprochen zu werden. In diesem Stadium ist der Patient so schwach, dass er nicht mehr spricht und überhaupt keine Lust mehr hat, sich mit irgendwem über irgendetwas zu unterhalten. Wenn man ihm zum Antworten drängt, tut er dies nur einsilbig. Weil er so erschöpft ist, ist ihm eigentlich alles gleichgültig, sein geliebtes Haustier, sein Glück und seine Umgebung.

Dann setzen Traurigkeit und Unzufriedenheit ein, begleitet von Abneigung gegen Arbeit und Unfähigkeit zu lernen. Ein gewisses Maß an geistiger Erschöpfung herrscht nun ständig, und der Patient ist unfähig, sich zwischen zwei Ansichten zu entscheiden. Ein Kind kann aussehen, als sei es ausgesprochen dumm, und sich auch so verhalten; es wird auf Fragen nur mit Kopfbewegungen reagieren, als wolle es bloß sagen: „Ich weiß nicht."

Stimmungsschwankungen und wechselnde Geisteszustände sind charakteristisch für Arsenicum iodatum; die feineren Schattierungen von Geist und Gemüt sind aber noch nicht genügend erforscht bzw. geklärt.

Weitere Symptome sind Furcht vor einem drohenden Unheil; Furcht, den Verstand zu verlieren; Furcht vor Unglück; vor Menschen. Extreme Angst, Unruhe und Furcht, schlimmer durch Bettwärme. Hartnäckige quälende Gedanken; wandernde Gedanken; Benommenheit und Erschöpfung an Geist und Körper. Der Patient kann unter dem plötzlichen Impuls leiden, jemanden umzubringen. Verwirrung kann morgens und abends einsetzen; Delirium während der Nacht. Wahnideen von toten Menschen; Überempfindlichkeit, besonders gegen Lärm. Frauen weinen häufig.

Geistige Anstrengung verstärkt viele der Symptome; ausgeprägte Geistesschwäche. Der Patient scheint sich dem Wahnsinn zu nähern; er hat das Gefühl, dass er verblöden wird.

Allgemeinsymptome und Keynotes

- Die Bedeutung von Arsenicum iodatum bei **aktiver Tuberkulose** kann kaum hoch genug eingeschätzt werden. Auch wenn die Behandlung eines solchen Falles heutzutage in der westlichen Welt mit einigen Schwierigkeiten verbunden ist, so muss das Mittel doch diesbezüglich erwähnt werden.
  - Tuberkulose mit heiserem, quälendem Husten und reichlichem eitrigem Auswurf, einhergehend mit Herzschwäche, Abmagerung und allgemeiner Schwäche. Fast mit Sicherheit kann man davon ausgehen, dass, wenn die Krankheit sich erst zu einer solchen Pathologie entwickelt hat, sich die ursprünglich vom Organismus mobilisierten Kraftreserven wie durch einen Kurzschluss erschöpft haben und stattdessen einer großen Erschöpfung Platz machen.

- Schwere exsudative Pleuritis tuberkulöser Genese.
- Veranlagung zu **Tuberkulose** und Beschwerden aufgrund der tuberkulinischen Diathese. Gewöhnliche Erkältungen oder Grippeerkrankungen gehen leicht in Bronchitis oder Pneumonie über.
- Tatsächlich ähneln sich Arsenicum iodatum und TUBERCULINUM in vielerlei Hinsicht; nicht selten wird aber das eine Mittel indiziert sein, um die Wirkung des anderen zu ergänzen.

- **Extreme Mattigkeit;** Reaktionsmangel. Man sollte an Arsenicum iodatum denken in Fällen, die sich nach einer Pneumonie noch lange hinschleppen und sich nicht recht erholen wollen.
- Kinder, die sich sehr häufig erkälten, benötigen oft entweder TUBERCULINUM oder Arsenicum iodatum.
- Das Mittel hat choreatische Bewegungsstörungen bei Mädchen geheilt.
- Konvulsive Bewegungen der Gliedmaßen.
- **Verhärtung** ist ein wichtiges Merkmal: Verhärtung von Lymphdrüsen, von Geschwüren, bei Hauterkrankungen.
- Entzündung der Lymphknoten, der Knochen, der serösen Häute. Morbus Hodgkin. Sarkoidose.
- Allgemein verstärkte Schleimsekretionen:
  - Reichliche katarrhalische Absonderungen, dick, wie **gelber Honig,** oder gelblich-grün.
  - Hales großes Leitsymptom für dieses Mittel war „der eigentümliche und regelmäßig reizende, wundmachende Charakter aller Absonderungen: bei Heuschnupfen, bei Otorrhö, und Leukorrhö – mit fötiden, wundmachenden Absonderungen – und bei Diarrhö, wenn die Ausleerungen die Umgebung ‚verbrühen'."
  - L. B. Wells heilte eine 49jährige Frau mit einem Tumor in der linken Achselhöhle. Es handelte sich um einen auf Hühnereigröße angeschwollenen Lymphknoten, hart und eine Flüssigkeit absondernd, welche einen harten, braunen Schorf bildete. Der Tumor war sehr schmerzhaft und empfindlich auf Berührung. Die linke Brustdrüse war ebenfalls vergrößert und induriert und schmerzte sehr. Die Patientin litt außerdem unter einem gelben, blutigen und reizenden Ausfluss, die Schamlippen waren angeschwollen.
- Clarke berichtet, dass er Arsenicum iodatum in vielen Fällen von **Herzschwäche** nützlich gefunden habe (Altersherz, Myodegeneratio cordis, Arteriosklerose), vor allem bei gleichzeitigem Bestehen eines chronischen Lungenleidens.
- Verlangen nach frischer Luft.
- Affektionen sämtlicher lymphatischer Organe, der Leber, der Schilddrüse.
- Empfindungen wie von einem Band, von innerlichem Zusammenschnüren.
- Schwäche durch Schwitzen.
- Schlimmer durch Bewegung, aber Verlangen danach.
- **Schlimmer beim Treppensteigen,** gerät dabei leicht außer Atem (CALCIUM).
- Baden und Kälte verschlimmern in der Regel. Beschwerden infolge von Baden, der Patient erkältet sich beim Baden. Er meidet Wind. Schlimmer durch **warmen Südwind.**
- Schlimmer im Winter. Besser nach dem Essen. Verschlimmerung selbst durch leichte körperliche Anstrengung.

Lokalsymptome

Kopf Charakteristisch für die Kopfschmerzen von Arsenicum iodatum ist, dass die Patienten dabei ein Gefühl von **Dumpfheit und Schwere** im Kopf verspüren. Dumpfes, schweres Gefühl im Kopf, mit von innen nach außen drückenden Schmerzen, schlimmer bei Bewegung, Lärm, Bücken, Lernen. Schlimmer auch bei Hunger und in einem warmen Raum. Besser an der freien Luft, nach dem Essen. Unangenehmes Gefühl im Kopf, **wie bei einer schlimmen Erkältung.** Tatsächlich entwickeln sich bei diesem Mittel die Kopfschmerzen während einer gewöhnlichen Erkältung, wenn die Nebenhöhlen mitbetroffen sind.

Schmerzen über der Nasenwurzel und über den Augen (Stirnhöhlenentzündung). Der Kopf scheint bei den Kopfschmerzen ungemein groß und **schwer** zu sein. Kopfschmerz verhindert den Schlaf. Kopfschmerz mit Schläfrigkeit. Kopfschmerz mit Herzbeschwerden.

Schwindel mit einem zittrigen Gefühl, besonders bei alten Leuten.

Jucken der Kopfhaut, mit oder ohne Ausschlag, schlimmer an der kalten Luft. Ausschläge: schorfartig; schuppig; ekzematös. Arsenicum iodatum ist fast ein Spezifikum für Psoriasis, welche vornehmlich auf der Kopfhaut konzentriert ist, mit **dicken Schuppen,** unter denen die Haut **stark entzündet** ist, rot, wie **roh** aussehend und manchmal blutend.

Augen Bei einer schweren chronischen **granulösen Konjunktivitis** (Trachom) mit **geröteten Lidrändern,** ist Arsenicum iodatum das erste Mittel, das man versuchen sollte. Chronische **katarrhalische Zustände** der Augen (TUBERCULINUM, CHRYSAROBINUM). Tränenfluss schlimmer im Freien. Augäpfel schmerzhaft empfindlich. **Hervortreten** der Augen. Wilder Blick.

Gewöhnliche Erkältungen gehen mit beißendem Tränenfluss und vermehrter Sekretion der Meibomschen Drüsen einher. Lider **rot, geschwollen,** ödematös.

Ohren Die Ohren sondern wundmachenden, übelriechenden Eiter ab. Tuben-Mittelohr-Katarrh. Gefühl, als wäre das Ohr verstopft. Schwerhörigkeit. Scharfer Schmerz in Stirn und beiden Ohren, wenn sie kaltem Wind ausgesetzt sind.

Nase Höchst hartnäckiger Schnupfen, mit reichlicher, **wundmachender, grünlicher** oder **gelbgrünlicher,** eitriger Absonderung. **Honigartige** Sekrete. **Heuschnupfen.**

Schmerzen über der **Nasenwurzel** (Sinusitis frontalis). Geschwürbildung und Schwellung in der Nase. Nase ziemlich trocken, mit Epistaxis.

Gesicht Das Gesicht sieht **kränklich** aus, **alt** und **müde,** mit bläulichen Lippen und bläulichen Ringen um die Augen. Gesicht kalt, braun, erdfahl. Gelbe Flecken im Gesicht. Ikterisches Gesicht. **Schwellung der Unterkieferdrüsen.** Zucken des Gesichts.

Mund Aphten; rissige Zunge, Zahnfleisch geschwollen und leicht blutend; skorbutisches Zahnfleisch. Vermehrter Speichelfluss. Übler Mundgeruch. Saurer Geschmack im Mund.

Zunge vergrößert. Die Zähne fühlen sich verlängert an.

Hals Diphtherische Beläge im Hals. Geschwüre im Hals. Schwellung des Halses. Diphtherie, bei der sich die Beläge sogar bis zum äußeren Lippenrand erstrecken; fauliger Mundgeruch; kurzes, erschwertes Atmen, ausgeprägte allgemeine Schwäche und Vergrößerung der Lymphdrüsen.

Erschwertes, mühsames Schlucken. Zusammenschnüren im Hals.

Trockenheit des Rachens. Entzündung des Kehlkopfs, der Trachea, mit viel Schleimabsonderung in denselben. Laryngospasmus. Brennender Schmerz, wie roh, in Kehlkopf und Trachea. Heisere, schwache Stimme.

Atmung, Brust, Herz Asthma bronchiale. Dyspnoe bei Anstrengung und Bewegung, beim **Treppensteigen,** während Herzklopfen (ganz ähnlich wie CALCIUM). Giemende Atemgräusche. Asthma, verstärkt von 23 Uhr bis 2 Uhr morgens.

Husten: asthmatisch; erstickend; kruppartig; tiefsitzend; erschöpfend. Schlimmer in einem warmen Raum. Grünlicher oder gelber Auswurf, schwer zu lösen.

Zusammenschnüren der Brust, des Herzens. Beklemmung der Brust verstärkt im warmen Zimmer. Herzbeklemmungen. Schwäche der Brust. Schwächegefühl in der Herzgegend. **Beklommenheit, Beängstigung** in der Herzgegend. Präkordialangst.

Entzündung: Bronchien, Endokard; Perikard; Lungen; Pleura. Sehr nützlich bei eitriger und kavernöser **Lungentuberkulose.**

Schwellung der axillären Lymphknoten. Tumoren in der Achselhöhle.

Magen Appetit vermehrt. Appetitlosigkeit, mit Abneigung gegen jegliche Speisen. Verlangen nach Stimulanzien. Abneigung gegen Fisch. Verlangen nach Milch. Sehr starker Durst.

Leeres, flaues Gefühl im Magen. Luftaufstoßen. Saures Aufstoßen; Wasseraufschwulken.

Gastritis, mit allen möglichen Arten von Schmerz und mit Ekel vor jeglicher Nahrung. Häufiges Sodbrennen. Verdauungsstörungen. Völlegefühl im Magen. Gefühl von Zusammenziehen, von Spannen, von Beengung im Magen. Zittern im Magen.

Anhaltendes **Erbrechen.** Erbrechen mit Durchfall. Erbrechen nach Trinken; nach Milch; nach Essen. Heftiges Erbrechen. Erbrechen von Galle; einer gelben oder wässrigen Flüssigkeit.

Abdomen Der Unterleib ist **hart und aufgetrieben,** mit ständigem Abgang von Winden. Eingeklemmte Blähungen mit Rumpeln im Bauch. Vergrößerung der Leber, der Milz, der mesenterialen und der inguinalen Lymphknoten.

Heftige schneidende Bauchschmerzen, die durch Abgang von Winden oder durch Stuhlgang gelindert werden. Pulsieren im Bauch. Unruhe, Rumoren im Bauch.

Rektum und Stuhl Hartnäckige Obstipation. Stuhl hart und knotig. Verstopfung abwechselnd mit Durchfall. Durchfall nicht in der Nacht; er setzt am Morgen ein, wenn der Patient beginnt sich zu bewegen. Durchfall nach dem Essen. **Wundmachender** Stuhl. Schwärzlicher Stuhl.

Beständiger Schmerz im Anus, mit scheinbarer Unfähigkeit, den Sphinkter geschlossen zu halten. Äußere Hämorrhoiden. Brennen im Anus nach dem Stuhlgang.

Harnorgane Das Mittel hat eine tiefgreifende Wirkung auf Blase, Nieren und Nebennieren. Es hat sich bei der Addison-Krankheit als nützlich erwiesen.

Harnverhaltung. Anhaltender Harndrang. Urintröpfeln. Unwillkürlicher Harnabgang. Proteinurie. Oligurie, Anurie.

Männliche Genitalien Hydrozele. Verhärtung der Hoden, Schwellung der Hoden. Geschwüre am Penis. Weicher Schanker. Gesteigertes sexuelles Verlangen und vermehrte Aktivität, später Impotenz.

Weibliche Genitalien **Vom Uterus ausgehender Druck auf das Rektum** im Liegen auf dem Rücken ist ein Keynote von Arsenicum iodatum.

Das Mittel hat Frauen bei vielen Beschwerden große Erleichterung gebracht. Es hat das Fortschreiten von Uteruskarzinomen aufgehalten, das Brennen und den üblen Geruch beseitigt und die Ulzerationen vermindert. Vergrößerung, Schwellung und **Verhärtung** der Ovarien. Ovarialtumoren. Ovarialschmerzen, besonders rechts.

Fluor: **scharf;** blutig; brennend; reichlich; gelb. Menses: ausbleibend oder unterdrückt; zu spät; unregelmäßig in zeitlicher und mengenmäßiger Hinsicht. Uterusprolaps.

Vergrößerte und schmerzhafte Mammae. Knoten in der Brust mit eingezogenen Brustwarzen. Szirrhus der Mammae, eine Flüssigkeit absondernd, die eine harte, braune Kruste bildet; Brust hart, schwer und berührungsempfindlich.

Extremitäten Krämpfe der oberen und unteren Gliedmaßen, der Ober- und Unterschenkel, der Füße. Ekzeme.

Taubheit von Händen und Füßen. Kalte Extremitäten; kalter Schweiß. **Ödematöse** Schwellungen der Extremitäten. Zucken der Arme, der Unterschenkel.

Rheumatische Schmerzen in allen Gliedern. Hüftgelenkserkrankung. Jucken aller Glieder.

Fieber Regelmäßige und deutliche Periodizität. Fieber steigt am Nachmittag. Durchnässende Nachtschweiße. Schweiß färbt die Kleidung gelb. Puls schnell, unregelmäßig.

Haut Arsenicum iodatum trocknet die Haut aus, lässt sie **rauh** und unheilsam werden. Viele Hautausschläge, besonders **trockene, schuppige,** brennende und juckende Ausschläge wie Psoriasis, Tinea, Impetigo, Pityriasis. Das Mittel wirkt dann am besten, wenn die Psoriasis in erster Linie die Kopfhaut befallen hat und die Haut nach Entfernung der Schuppen sehr entzündet aussieht und so roh ist, dass sie schnell zu bluten anfängt.

Ein weiteres Charakteristikum der Arznei ist, dass die Absonderungen aus einem Tumor **dick und klebrig wie Honig** sind, bald trocknen und einen **harten Schorf** bilden.

Schlaf Schlaflosigkeit nach Mitternacht. Langes Wachliegen nach dem Zubettgehen. Aufschrecken aus dem Schlaf.

Arsenicum sulphuratum flavum

Essenzielle Merkmale

Arsenicum sulphuratum flavum passt auf Menschen, die in ihrem Aussehen alten **Malaria**-Fällen mit Folgen von Chininmissbrauch ähneln. Es kann bei vielen pathologischen Zuständen angezeigt sein: bei großer Schwäche und **Reaktionsmangel;** wenn **Ausschläge unterdrückt** wurden und sich daraufhin ein chronisches Leiden entwickelt hat; ebenso bei chronischen, hartnäckigen, sehr langwierigen Asthma-Fällen, die durch rheumatische oder arthritische Zustände kompliziert werden, vor allem wenn bereits SULFUR oder ARSENICUM ALBUM oder beides versucht wurde und nur teilweise gewirkt hat; überhaupt bei hartnäckigen chronischen Zuständen, die sich als resistent gegen die Behandlung mit anscheinend gut gewählten Mitteln erwiesen haben, besonders wenn es sich bei diesen Mitteln um ARSENICUM ALBUM, PSORINUM, TUBERCULINUM oder SULFUR handelt; Lungenkrebs; Lungen- und Kehlkopftuberkulose; schwere oder maligne Erkrankungen von Magen, Larynx, Ösophagus, Lungen, Leber, Milz etc.

Die Patienten haben in solchen Fällen ein charakteristisches kränkliches, blasses Aussehen: Ihr Gesicht ist eingefallen und gelbsüchtig verfärbt, sie wirken sehr leidend. Starke Gefühle scheinen ihnen zu fehlen; sie sind eher unsicher und verschlossen, mit vielen Sorgen und Ängsten. **Angst und Furcht stehen ihnen deutlich ins Gesicht geschrieben.** Große Besorgnis; wachsende Angst, die abends oder nachts im Bett besonders intensiv empfunden wird. Arsenicum sulphuratum flavum gehört zu den Mitteln, bei denen das Leiden die ganze Nacht hindurch anhält; besonders groß ist es aber während der Verschlimmerungszeiten seiner beiden Komponenten, ARSENICUM und SULFUR. Daher ist insbesondere Verschlimmerung nach Mitternacht ein Hinweis auf das Mittel.

Verschlossenheit, Gewissensangst

Arsenicum-sulphuratum-flavum-Patienten haben Schwierigkeiten, ihre Gefühle zu zeigen, und werden oft von Schuldgefühlen und schlechtem Gewissen geplagt. **Gewissensangst:** Sie haben große Zweifel, ob ihre Seele noch zu retten ist. Besonders empfänglich sind sie für religiöse und philosophische Themen, in die sie sich mit großer Ernsthaftigkeit vertiefen. Sie können eine Furcht vor Menschenmengen und allgemeiner vor Menschen entwickeln, aber gleichzeitig **graut ihnen vor Einsamkeit.** Besonders nachts werden sie von Ängsten verfolgt: **Furcht vor dem Tod,** vor Unheil, vor Geistern.

Diese verschlossenen Menschen werden in ihrem Leiden außerordentlich reizbar. Auf Kritik reagieren sie überempfindlich, nehmen alles zu ernst und sind leicht beleidigt, manchmal ohne jeden Grund. Dann werden sie streitsüchtig, verlieren die Kontrolle über sich und geraten in Wut. Psychisch ähneln sie Alkoholikern: Geistesschwäche, Empfindlichkeit, irrationales Verhalten, Starrsinn; sie werden leicht zornig und können dann boshaft werden und Wutanfälle bekommen.

Gegenüber anderen verhalten sie sich ebenfalls sehr kritisch, besonders gegenüber Familienmitgliedern und Freunden. Aufgrund ihrer inneren Isolation glauben sie, dass „die anderen gegen sie sind“ und ihnen dauernd Vorwürfe machen wollen; dessen verdächtigen sie alle ihre Freunde und die ganze Familie. Ihre Unsicherheit treibt sie dazu, irgendwelche Gegenstände zu erwerben und zu sammeln; sie streben nach dem Besitz von Gegenständen, die ihnen in keiner Weise Nutzen bringen können: „Verlangt nach Dingen, die ihm nichts nutzen.“ (Kent). Sie richten ihr Augenmerk auf unbedeutende Kleinigkeiten und machen dabei oft einen außerordentlich unvernünftigen und eigensinnigen Eindruck. Gehetzt, hastig in allem, was sie tun. Ungeduldig.

Gleichgültigkeit und Trägheit

In Fällen, die Arsenicum sulphuratum flavum erfordern, wird der Geist des Patienten schwach und später verwirrt. Unfähig zu geistiger Arbeit nach dem Essen. Er möchte nicht angesprochen werden und hat keine Lust auf Unterhaltungen, egal worüber. Er ist schüchtern und zaghaft. Morgens beim Erwachen stürmen zu viele Gedanken auf ihn ein, und er weiß nicht, was jetzt das Richtige zu tun wäre. „Betäubung des ganzen Kopfs; es fielen ihm zu viel Nebensachen ein.“ (Langhammer, zit. bei Hahnemann). Der Patient wird unzufrieden und verzweifelt schließlich. Traurigkeit und Depressionen überkommen ihn, besonders abends und in der Fieberhitze. Er hat das Gefühl, dass es für ihn keine Hilfe mehr gibt, und **verzweifelt** daran, **dass es ihm jemals wieder besser gehen könnte.** Abneigung, Fragen zu beantworten, oder müde und langsam beim Antworten. Im Endstadium gerät der Betreffende in einen Zustand von Gleichgültigkeit und Trägheit.

Der Patient kann unter sehr großer geistiger Müdigkeit leiden, mit Perioden von Benommenheit und

Schwinden der Gedanken sowie Geistesabwesenheit. Manchmal wird er bis zum Wahnsinn getrieben: Zeitweise ist er sehr gesprächig, dann wieder sehr boshaft, fast manisch, wie im Rausch. Er spricht zusammenhanglos und schweift ab. Wahnsinn bei Alkoholikern. Religiöse Gemütsstörungen, mit Reue und Angst um das ewige Seelenheil.

Weitere Symptome, die seinen Geistes- und Gemütszustand kennzeichnen, sind:

- Rasendes Delirium in der Nacht. Voller Wahnvorstellungen.
- Beschwerden nach Zorn.
- **Angst nach Ohnmacht.**
- Launenhaftigkeit. Hysterie.
- Unruhe am Abend; in der Nacht; wirft sich im Bett umher; bei Fieberhitze; während der Regel.
- Traurigkeit, Depression abends; bei Fieberhitze; bei Schwitzen.

Allgemeinsymptome und Keynotes

- **Ausgeprägte Periodizität.** Mattigkeit und Reaktionsmangel.
- **Schwäche:** am Morgen; während der Menses; nach dem Essen; nach dem Stuhlgang; durch Schwitzen; nach Anstrengung; durch Treppensteigen; durch Gehen im Freien.
- Körperteile fühlen sich wie von einem Band zusammengeschnürt an.
- **Anämie.** Abmagerung. **Körperliches Angstgefühl.**
- Nützlich bei **Epitheliomen,** Lupus, Szirrhus.
- **Äußere Ödeme** und Lymphdrüsenschwellungen.
- Choreatische Muskelbewegungen. Krämpfe.
- Die Absonderungen aller Schleimhäute und Körperöffnungen sind **wundmachend, übelriechend, dünnflüssig und gelb.**
- Ohnmachtsähnliche Schwäche, besonders **nach Stuhlgang.**
- Verschlimmerung der Symptome **nachts,** besonders vor und nach Mitternacht; nach dem Schlaf; **nach dem Essen;** durch Saures, kalte Getränke, kalte Speisen, fette Speisen, Obst, Milch.
- Verschlimmerung selbst bei leichter körperlicher Anstrengung; im Stehen; langsames Gehen bessert. Neigung, sich hinzulegen, aber im Liegen geht es ihm schlechter.
- Im Allgemeinen ist der Patient frostig, mit Verschlimmerung durch nasskaltes Wetter, kalte Luft, kaltes Baden, Zugluft, durch Abkühlung; er erkältet sich schnell. Mal ist ihm zu warm, dann fröstelt er wieder. Manche Symptome werden im Freien besser, andere schlimmer.
- Beschwerden durch unterdrückten Schweiß.

Lokalsymptome

Kopf Schwindel bei Kopfschmerz; beim Sehen nach unten. Neigung, nach rechts zu fallen. **Beim Gehen im Freien starker Taumel im ganzen Kopf, wie von Trunkenheit.** Beim Gehen hatte er das Gefühl, auf und ab zu tanzen, so als müsste er fliegen.

Kälte des Kopfes bei Kopfschmerzen, besonders in der Stirn. **Beengungsgefühl** in der Stirn.

Kopfschmerz: morgens beim Erwachen; nachmittags, um 16 und 17 Uhr; abends und **nachts;** bei Fieberfrost; **während der Regel; periodisch** alle 14 Tage. Schlimmer durch helles Licht; nach dem Essen; durch körperliche Anstrengung; durch Bewegung; nach Schlaf; durch alkoholische Getränke; in einem warmen Raum. Schmerz im Hinterkopf, zu den Seiten ausstrahlend. Schlagen oder Pochen im Kopf.

Ekzeme auf der Kopfhaut.

Augen Absonderungen von den Augen sind **scharf,** blutig, gelb. Die Augenlider sind morgens verklebt. Augenbutter in den Augenwinkeln.

Chronische Entzündung der Konjunktiva, der Kornea, der Iris, der Lider. Brennen der Lidränder. Lichtscheu bei Sonnenlicht. (Gefühl von) Hervortreten der Augen. Gegenstände sehen gelb aus.

Ohren Übelriechende Ohrabsonderungen. Hautausschläge hinter den Ohren. Jucken der Ohren. Spannungsgefühl hinter dem rechten Ohr beim Streichen der Haare, als würde dort ein Fremdkörper stecken.

Nase Nasensekret wundmachend, blutig, krustig, übelriechend, gelb. Häufiges Niesen.

Trockenheit in der Nase. Kalte Nase. **Geschwollene** Nase.

Gesicht Gesicht blass und kalt; livid, mit dunklen Ringen unter den Augen; gelbsüchtig; eingefallen. Gesichtsausdruck **ängstlich,** kränklich, leidend.

Ekzeme, Akne, Pusteln etc. im Gesicht. **Brennende** oder reißende Schmerzen im Gesicht.

Aufgesprungene, trockene Lippen. **Epitheliome,** Ulzerationen der Lippen. Schmerzhafte Schwellung der Unterkieferlymphknoten.

Mund **Übler Mundgeruch.** Trockenheit von Mund und Zunge. Mundschleimhäute **entzündet. Exkoriationen. Aphten.** Phagedämische Geschwüre.

Hals Ulzerationen am Rachen. Arsenicum sulphuratum flavum ist ein sehr gutes Mittel bei **chronischer Pharyngitis,** bei einer Art chronischer Geschwürbildung im Hals, mit Brennen, stechenden Schmerzen oder einem Gefühl wie roh in diesem Bereich.

Schluckbeschwerden. Gefühl, als sei ein **Kloß** im Hals. Entzündete, geschwollene Tonsillen.

Würgendes, zusammenschnürendes Gefühl im Hals, u. a. durch Trockenheit im Kehlkopf verursacht. Das Mittel hat Kehlkopftuberkulose geheilt.

Atmung, Brust, Herz **Asthmatisches** Atmen, nachts. **Atemnot** beim Treppensteigen; durch die geringste Anstrengung; nach dem Essen; im Liegen.

Husten schlimmer: **morgens;** abends im Bett; **nachts;** durch kalte Luft; im Freien; im Liegen. Auswurf gelb, eitrig, blutig.

Kältegefühl in der Brust. Bronchitis, Pneumonie, Pleuritis, Perikarditis. Schneidende Schmerzen in der Brust, besonders beim Atmen und bei Bewegung. Interkostalneuralgie. Ein sehr nützliches Mittel bei Tuberkulose aller Stadien.

Herzstiche, turbulentes Herzklopfen.

Magen Abneigung gegen fette und schwere Speisen; gegen Fleisch. Verlangen nach Stimulantien; Kaffee; Saurem; Obst; Süßigkeiten; warmen Getränken; warmen Speisen.

Magenverstimmung nach Milch. Magenkrämpfe. Alle Arten von Magenschmerzen, vor allem nach kalten Getränken.

Übelkeit nach kalten Getränken; **nach dem Essen;** bei Kopfschmerzen; während des Stuhlgangs. Erbrechen beim Husten; nach dem Trinken, besonders nach Milch; nach dem Essen; bei Kopfschmerzen.

Abdomen Gefühl von **Angst** im Bauch, nach dem Stuhlgang. Aszites. Bauchauftreibung nach dem Essen. Das Mittel hat schmerzhafte Milzvergrößerung bei alten Malariaerkrankungen geheilt.

Leberverhärtung. Gefühl einer Last im Bauch. Ulzeration des Nabels. Bauchschmerzen während der Regel; nach dem Essen; beim Gehen; bei Husten. Besser durch äußere Wärme. Heftiges Leibschneiden, morgens beim Erwachen. Völlegefühl im Hypogastrium.

Rektum und Stuhl Verstopfung abwechselnd mit Durchfall. Durchfall morgens nach dem Aufstehen; um 8 Uhr morgens; nachts; nach **Mitternacht;** nach Trinken; nach Obst; während der Menses. Stuhl ist scharf, wundmachend, blutig, lienterisch, breiig.

Analfissuren. Große, äußere Hämorrhoiden, schlimmer nachts und beim Gehen. Brennender Schmerz im Rektum **während** und nach dem **Stuhl;** während des Urinierens. Lähmung und Prolaps des Rektums.

Harnorgane Unterdrückung des Harns (Anurie, Oligurie). Blasenlähmung. Harnverhaltung. Harndrang: anhaltend; vergeblich; plötzlich, muss sofort urinieren. Bettnässen. Blasenentleerung unbefriedigend; verzögert. Urin von niedrigem spezifischem Gewicht.

Männliche Genitalien Geschwüre an der Vorhaut. Gonorrhö mit schrecklichen Schmerzen; Absonderung reichlich, gelb, anhaltend; Tag und Nacht Brennen entlang der gesamten Harnröhre, mit Ruhelosigkeit.

Weibliche Genitalien Leukorrhö: wundmachend, blutig; brennend; reichlich; gelb. Krebsgeschwüre der Mammae.

Rücken Beständige Kälte des Rückens. Rückenschmerzen, vor allem zwischen den Schulterblättern und im Lumbalbereich.

Extremitäten Arsenicum sulphuratum flavum zeigt in seinem Arzneibild eine Vielzahl an Extremitätensymptomen, besonders an den **unteren Extremitäten.**

Schmerzen vorzugsweise in den Knochen und Gelenken, schlimmer **nach Mitternacht;** wandernd. **Wundsein** zwischen Gesäß und Oberschenkeln. Wadenkrämpfe.

Unruhe, Zittern, Zuckungen, Lähmungen, Taubheit der Glieder. Kalter, stinkender Fußschweiß.

Schlaf Alpträume. Träume: lebhafte; erotische; schreckliche; von Verstorbenen; vom Tod; von Unglück. Unruhiger, unerfrischender Schlaf. **Schlaflosigkeit** nach dem Erwachen, vor und nach Mitternacht, nach 2 oder 3 Uhr morgens. Leichtes und häufiges Erwachen.

Fieber Fieberfrost vor allem **vormittags;** nachts; im Freien; nach Trinken von kaltem Wasser; nach Essen; täglich; jeden zweiten oder dritten Tag. Aufsteigender Frost, den Rücken herauf. **Schüttelfrost.**

Fieberhitze vor allem abends und **nachts. Hektisches** Fieber. Intermittierendes und **remittierendes Fieber. Zymotisches** Fieber. Typhöses (kontinuierliches) Fieber. Bei Fieber möchte der Patient nicht zugedeckt sein.

Schweiß: bei Angst; bei der geringsten Aufregung; während des Essens; beim Husten; **im Schlaf; nach dem Erwachen.** Kalt, klebrig; schwächend, nicht erleichternd; übel oder sauer riechend. Abkühlung während des Schwitzens verstärkt die Beschwerden sehr.

Haut Alle Arten von Hautveränderungen, die das gemeinsame Merkmal haben, dass sie sich **nach Kratzen verschlimmern;** auch **Juckreiz** ohne Ausschlag wird nach Kratzen verstärkt. **Wundmachende** Absonderungen. **Unterdrückte** Hautausschläge.

Arum triphyllum

Essenzielle Merkmale

Arum triphyllum passt bei typhoiden Zuständen, bei Sepsis, malignem Scharlach, Diphtherie etc. In seinem Krankheitsbild zeigt sich auf jeden Fall immer eine schwere Infektion. Es kann auch angezeigt sein bei schweren Hautausschlägen in Form von Bläschen, die schließlich aufbrechen und eitern (Heilungen von Impetigo und Pemphigus werden berichtet). Ferner kann es bei Erkältungen und Verdauungsstörungen indiziert sein: Stomatitis, Gastritis, Diarrhö; ebenso bei Erkrankungen mit Membran- oder Pseudomembranbildung.

Äußere Erscheinung

Die Erscheinung eines Arum-triphyllum-Patienten ist so charakteristisch, dass man das Bild nie vergessen wird, wenn man es einmal gesehen hat. Ist die Pathologie voll entwickelt, so kann man das Mittel oft schon erkennen, wenn man dem Patienten ins Gesicht schaut, ohne den Fall überhaupt aufgenommen zu haben. Die Hauptwirkung des Mittels scheint sich auf die **Schleimhäute** von Mund, Lippen, Nasenhöhlen, Pharynx und Larynx sowie deren Umgebung zu konzentrieren. Wenn eine Erkrankung, gleich welcher Art, ganz besonders diese Bereiche in Mitleidenschaft zieht und dort Reizungen, Entzündungen oder Geschwürbildung zur Folge hat, kommt Arum triphyllum sehr stark in Betracht.

Das **ganze Gesicht sieht rot aus,** auch die **Lippen sind rot** und **geschwollen,** trocken, **aufgesprungen** und weisen oft **blutende Risse** auf. In den meisten Fällen löst sich trockene Haut in großen Fetzen von den Lippen, an denen der Patient mit großer Ausdauer zupft. **In den Nasenlöchern** und um sie herum bilden sich mit großer Geschwindigkeit **Borken,** und der Patient zeigt ein unwiderstehliches Verlangen, **mit dem Finger in der Nase zu bohren.** Dies ist *das* große Leitsymptom von Arum triphyllum: Der Patient will die Borken und Krusten oder die ausgetrocknete, eingerissene Haut loswerden, indem er in der Nase bohrt oder die Hautfetzen von den Lippen zupft. **Obwohl ihm das wehtut, kann er einfach nicht damit aufhören.** Kinder schreien vor Schmerz, wenn sie die trockene, aufgesprungene Haut oder die Borken von den Lippen oder aus der Nase entfernen, aber sie machen trotzdem weiter.

Meist läuft dem Betreffenden ständig eine wässrige, ätzende Absonderung aus der Nase (stärker aus dem linken Nasenloch), die die Oberlippe wund macht. Dies sieht man häufig bei Kindern mit Erkältung oder Grippe, und dann brauchen sie Arum triphyllum; das gleiche Symptom kann aber auch bei jeder Art von zymotischem Fieber (Fieber bei Eiterungen), bei Scharlach, Diphtherie oder auch in schweren Fällen von Impetigo oder Heuschnupfen auftreten. Die Symptomatologie enthält alle möglichen Arten von Absonderungen aus der Nase: wässrig, dick, blutig, **wundmachend,** gelb; begleitet von dem Gefühl, der Kopf sei ganz verstopft, wie dumm im Kopf.

Ich fürchte jedoch, dass der Gebrauch von Arum triphyllum bei Homöopathen immer mehr zurückgeht, weil wir heutzutage kaum mehr die Gelegenheit haben, die massive Wirkung dieses Mittels auf die Haut und die Schleimhäute von Gesicht, Nase und Lippen mit eigenen Augen zu sehen. Das liegt daran, dass die meisten Patienten derart starke und sichtbare pathologische Veränderungen im Gesicht nicht hinnehmen wollen und sie zunächst mit cortisonhaltigen Salben, Sprays oder anderen Palliativa zu „kurieren" versuchen, bevor sie sich an einen homöopathischen Arzt wenden, sodass das ursprüngliche Bild (möglicherweise beträchtlich) modifiziert wird. Es ist sehr fraglich, ob man heute überhaupt noch den „klassischen" Aspekt eines Arum-triphyllum-Kindes zu Gesicht bekommen wird.

Tendenz zur Membran- und Geschwürbildung

Wegen seiner Tendenz zur Membran- und Geschwürbildung ist Arum triphyllum bei Diphtherie angewandt worden, insbesondere bei verstärkter Schleimbildung in der Nase; ebenso bei allen Fällen von Membranbildung der Schleimhäute von Mund, Pharynx oder Larynx. Ständige Absonderung, die die Oberlippe wundmacht, bei Diphtherie (oder bei malignem Scharlach) ist ein Leitsymptom von Arum triphyllum.

Fieberdelirien

Auch in allen Fällen von Fieber, bei denen sich ein toxämischer Zustand entwickelt und der Patient schnell ins **Delirium** verfällt, sollte das Mittel in Betracht gezogen werden. Während solcher Delirien sind die Hände und Finger ständig in Bewegung und zupfen an der Nase oder an den Lippen. Die Lippen sind, wie oben beschrieben, rot, trocken und rissig. Der Patient ist **sehr unruhig,** wirft sich im Bett herum, bewegt die ganze Zeit die Hände, als zupfe er an etwas, und will davonlaufen. Ein weiteres typisches Symptom in derart schweren Fällen ist Anurie.

Ein Arum-triphyllum-Patient ist in den Frühstadien nicht leicht als solcher zu erkennen, weil sich dann die Leitsymptome noch nicht entwickelt haben. Hat man jedoch einen Patienten mit schwerer Grippe, der sich sehr elend fühlt und bei dem entzündliche Schwellungen der Halslymphknoten mit hohem Fieber und vielen Schmerzen festzustellen sind, und zeigt sich kein klares Bild eines anderen Arzneimittels, so sollte man an Arum triphyllum denken.

- Manische Zustände. Schrilles Schreien.
- Ein verlässliches Keynote dieses Mittels ist die Neigung zum **Nägelbeißen,** bis die Finger bluten, oder auch die Neigung, auf Finger und Lippen zu beißen. Diese Symptome können sowohl bei akuten als auch bei chronischen Fällen auftreten.
- Der Patient ist erschöpft, aber trotzdem ist sein Kopf unaufhörlich in Bewegung; er bohrt ihn ins Kissen, Beine, Arme und Finger bewegen sich ständig.

Geist und Gemüt

Über das geistige und emotionale Arum-triphyllum-Bild ist bisher so gut wie gar nichts bekannt. Wir können uns nur auf einige wenige Geistes- und Gemütssymptome stützen:

- Geistesabwesend. Nimmt nicht wahr, was er tut oder was man zu ihm sagt.
- Gedächtnisschwäche. Vergesslich. Verwirrung am Morgen. Mattigkeit, gedrückte Stimmung.
- Reizbarkeit. Unruhe, Nervosität.
- Traurigkeit, Depression.
- Auffahren beim Einschlafen; im Schlaf.

Arum-triphyllum-Kinder

Kinder verlieren den Appetit und haben eine Abneigung gegen Milch; sie mögen nicht mehr spielen, magern ab und leiden unter Kopfschmerzen und spärlichem Harnabgang. Schwitzen am Kopf nachts im Bett, nervöse Unruhe, unfähig, sich zu konzentrieren; obwohl die Kinder wenig Appetit haben, verlangen sie nach Fleisch. Sie sind überaus reizbar, mürrisch, verdrießlich und kauen heftig an den Nägeln; sie verlangen nach Dingen und weisen sie zurück, wenn sie sie bekommen. Durst nach kaltem Wasser.

Manchmal zeigt sich ein schlimmer Ausschlag, der mit Ansammlungen von Bläschen beginnt; diese wachsen, brechen dann auf und bilden Pusteln, die das ganze Gesicht, den Hals, die Kopfhaut, den Nacken, die Brust, die Ohren, die Arme und die Oberschenkel bedecken. Der Zustand ist schlimmer nachts; sehr intensives Jucken.

Allgemeinsymptome und Keynotes

- Brennende Schmerzen.
- Wundmachende Absonderungen.
- Heftiges Brennen der entzündeten Schleimhäute.
- **Ständiges Zupfen an den betroffenen Stellen, bis diese bluten.**
- Lymphknotenschwellungen.
- Die linke Seite ist stärker betroffen.

Lokalsymptome

Kopf Bei hohem Fieber oder im Delirium **bohrt** der Patient den Kopf ins Kissen.

Wärme in jeder Form **verschlimmert** die Kopfschmerzen oder löst sie erst aus; besser nach dem Frühstück und Mittagessen. Hitzegefühl im Kopf bei Schnupfen. Dumpfer Kopfschmerz, am Scheitel, zuweilen mit einem Gefühl von Kälte verbunden, als sei der Schädel an dieser Stelle offen.

Augen Katarrhalische Entzündung des Tränensacks, mit Bedürfnis, auf der gleichen Seite in der Nase zu bohren. Photophobie. Zittern des linken Augenlids. Schwere der Augenlider; Augen sehen immer schläfrig aus. **Lidränder geschwollen,** mit ständigem Tränen der Augen.

Nase Das für Arum triphyllum kennzeichnendste Symptom ist das **Bohren in der Nase mit dem Finger.** Zupfen an der Nase, bis sie blutet. **Nasenlöcher wund,** aufgesprungen, besonders auf der linken Seite; schorfig. Scharfer, **wundmachender** Fließschnupfen, schlimmer **links.**

Ein weiteres Charakteristikum ist: Nase völlig verstopft, dennoch sondert sie eine wässrige Flüssigkeit ab, die ständig weggewischt werden muss. **Schnupfen bei Diphtherie; bei Scharlach.**

Niesen, das sich nachts verschlimmert. Nasenbluten am Morgen. **Flüssigkeiten laufen beim Versuch zu schlucken aus der Nase zurück.** Schmerz in der Nase mit Gefühl von Wundheit, **wie roh.** Geschwüre in den Choanen.

Gesicht Geschwollenes, aufgedunsenes Gesicht (bei Scharlach). Hitze im Gesicht am Nachmittag. Kinder **zupfen** ständig an Lippen, Wangen und Kinn, bis das rohe Fleisch zum Vorschein kommt und zu bluten beginnt, und obwohl sie dabei vor Schmerzen weinen, können sie nicht damit aufhören.

Lippen **geschwollen, trocken, brennend, wund, rissig, aufgesprungen, blutend.** Mundwinkel wund und rissig. Entzündliche Schwellung der Parotiden und der Unterkieferlymphknoten, links stärker (Scharlach).

Mund Wundheitsgefühl und Brennen des Mundes, der Lippen, des weichen Gaumens, besonders am Morgen. Exkoriationen der Mundschleimhäute. Zunge rissig, schmerzhaft, **brennend,** blutend. Erdbeerzunge: geschwollene Papillen auf hochroter Schleimhaut. Gefühl von Roheit an der Zungenwurzel und am Gaumen. **Pseudomembranen.** Extremer Speichelfluss.

Hals Kent schreibt: „Probleme mit der Stimme sind bei diesem Mittel sehr häufig, und als besonders passend hat es sich bei Rednern und Sängern herausgestellt. Wenn ein Rechtsanwalt am Ende einer langen Verhandlung, in der er stundenlang reden musste, verschwitzt, wie er ist, Zug bekommt oder an die frische Luft geht und dann wegen Heiserkeit sein Schlussplädoyer nicht mehr halten kann, wird er durch Arum triphyllum seine Stimme wiedererlangen. Heiserkeit nach Überbeanspruchung der Stimme und leichter Verkühlung ist charakteristisch für dieses Mittel."

- Heisere Stimme; durch Überanstrengung der Stimme beim **Reden** oder **Singen. Aphonia clericorum;** Heiserkeit, schlimmer durch Reden. Stimmverlust nach Einwirkung kalter, trockener Winde.
- Stimme unsicher, unkontrolliert, ständig sich verändernd: mal tief und hohl, mal kaum vernehmbar, dann wieder hoch und schrill.
- Diphtherie.
- Kehlkopfentzündung bei Rednern.
- Wundheitsschmerz im Kehlkopf bei Sängern.

- Schleimansammlung im Kehlkopf, in der Trachea.

Atmung und Brust Schmerzhafte Lungenkrämpfe nach dem Erwachen. Lungenschmerzen über der linken Brustwarze. Knoten in der linken Mamma.

Magen Kinder verlieren den Appetit, wollen nicht spielen, nehmen ab, haben Kopfweh und spärlichen Urin.

Rektum Durchfällige, gelbe Stühle, wie Maismehlbrei (Typhus).

Harnorgane Oligurie oder Anurie. Bei Scharlach etc. ist das unmittelbare Ingangkommen der Harnsekretion nach Gabe des Mittels ein Zeichen, dass es dem Patienten bald besser gehen wird.

Schlaf Schlaflosigkeit durch die Wundheit und Schmerzen in Mund und Hals oder durch Jucken der Haut. Periodisches Gähnen, immer zur selben Stunde.

Fieber „Dieses Mittel hat eine interessante Geschichte. Vor etwa 25 Jahren (d.h. etwa um 1856) breitete sich eine **Scharlachepidemie** aus, in welcher fast jeder Fall, der nicht gleich zu Beginn geheilt wurde, tödlich verlief. Die Prozentzahl der Verluste unter homöopathischer Behandlung war nicht weniger erschreckend als die bei anderen Behandlungsmethoden. Der Grund dafür war, dass wir kein Mittel besaßen, welches die Symptome der Epidemie abdeckte. Bei einer armen Familie, die in einer kleinen Straße wohnte, waren alle fünf Kinder an diesem Scharlachtyp erkrankt. Der herbeigerufene Arzt hatte mit den gebräuchlichen Mittel schon so viele Fälle verloren, dass er keinen Sinn darin sah, auch diese Kinder damit zu behandeln; er wollte lieber etwas Neues ausprobieren. Mit Arum triphyllum waren bis dahin nur begrenzte Versuche angestellt worden, doch waren immerhin gewisse Symptome von ihm bekannt, aufgrund derer er sich für dieses Mittel entschied. Er verabreichte es in niedriger Potenz – und alle fünf Kinder wurden gerettet. Mit ebenso großem Erfolg verschrieb er es anschließend auch anderen an diesem Scharlachtyp erkrankten Patienten. Seit dieser Zeit wird Arum triphyllum als wertvolles Mittel bei der Behandlung von Diphtherie, malignem Scharlach und anderen Fiebererkrankungen angesehen, die eine typhöse Symptomatik aufweisen. “ (Farrington)

Sehr hohes Fieber. Febris continua, Typhus abdominalis; Fleckfieber: Zupfen an den Fingerspitzen, an den trockenen Lippen, bis diese bluten; Bohren in der Nase, unruhiges Umherwälzen im Bett, will entfliehen; weiß nicht, was er tut oder was man ihm sagt; Anurie; große Schwäche.

Haut Scharlachartige Ausschläge. Arum triphyllum zeigt all die Ausschläge, die man bei Scharlach erwarten würde. **Scharlach,** wo die charakteristischen Symptome an Nase, Mund und Hals zugegen sind. Jucken mit Abschuppung der Haut, nach Scharlachexanthem. Zwei- oder dreimaliges Abschuppen der Haut, bei Scharlach.

Arundo mauritanica

Essenzielle Merkmale

Arundo mauritanica ist bei jungen Männern angezeigt, die unter **Haarausfall** leiden und **empfindlich auf Umwelteinflüsse reagieren, besonders auf die Luftverschmutzung in Städten;** sie haben einen **starken Sexualtrieb** und leiden unter **katarrhalischem Heuschnupfen.** Sie spüren merkwürdige Bewegungen in sich, die man als **Ameisenlaufen** beschreiben könnte, oder als ob in verschiedenen Körperteilen, etwa in Herz, Magen und Bauch, ein Lebewesen (z.B. ein Wurm) herumkröche. Wenn die Betreffenden das Gefühl haben, nicht richtig atmen zu können, bekommen sie leicht Anfälle von Angst und Furcht. Man kann sie beinahe als **hysterisch** bezeichnen.

Heuschnupfen

Arundo mauritanica hat sich bei bestimmten hartnäckigen Fällen von Heuschnupfen bewährt, wenn SABADILLA, WYETHIA, KALIUM BICHROMICUM oder AGARICUS, obwohl scheinbar angezeigt, nicht wirken. Diese Art von Heuschnupfen ähnelt am meisten der von WYETHIA, mit heftigem Jucken, vor allem an den Konjunktiven, **in der Nase** und am **Gaumendach.** Heftiges **Niesen,** begleitet von Jucken in der Nase, **ständigem Katarrh** und Verlust des Geruchssinns. Das Mittel erzeugt in erster Linie **katarrhalische Zustände** verschiedener Organe, etwa der Nase, des Larynx, der Bronchien oder des Darms.

Die Symptome treten mit jährlicher Periodizität auf; anfänglich recht milde und schwach, steigern sie sich in zunehmendem Maß, und zugleich zeigt die Entzündung der oberen Atemwege eine Tendenz, herabzusteigen und sich auf die Bronchien zu legen. Arundo-Patienten reagieren auf solche Leiden auf eine hysterische Weise: Bei den ersten Anzeichen von Schleimansammlung in den Bronchien werden sie ängstlich und fürchten zu ersticken, nicht genug Luft zu bekommen. Es handelt sich dabei nicht um eine eigentliche objektive Atemnot, sondern eher um diese Furcht, keine Luft mehr zu bekommen. Beim Husten verspüren sie manchmal ein Gefühl, der Kehlkopf sei „zu" und sie könnten daher weder Luft noch Auswurf heraufbringen; sie wollen aufstoßen, bringen es aber nicht fertig, und schließlich kommt es zum Erbrechen. Auch dies ist eher eine hysterische Reaktion als eine wirkliche Verengung oder Verschließung des Larynx. Dieses Reaktionsmuster führt dazu, dass die Patienten zu Angstzuständen neigen und sich gern in der Nähe eines Fensters oder an der frischen Luft aufhalten.

Angst zu ersticken

Es scheint, dass der Organismus von Arundo-Patienten allgemein Schwierigkeiten mit der Ausnutzung der Sauerstoffzufuhr hat; die Patienten nehmen dieses Problem wahr, und daraus könnte sich ihre große Angst vor dem Ersticken erklären, die schon bei geringen Anlässen aufkommt, etwa bei Schleim im Hals oder wenn sich der Hals geschwollen anfühlt. Die Erstickungsangst kann sogar dadurch ausgelöst werden, dass ihnen jemand zu nahe kommt, durch eine enge Umarmung oder sexuelle Kontakte. Bei Fieber verfallen sie leicht in einen zyanotischen Zustand, was wiederum entweder auf eine Fehlfunktion des Hämoglobins oder -allgemeiner auf Sauerstoffmangel im Blut hinweist. Sie werden geistig dumpf und schwerfällig, wollen nicht sprechen oder mit irgendwem Gedanken austauschen. Ideenmangel. Geistige Stumpfheit, gleichgültig gegen Schmerzempfindung. Muss leicht lachen, eine stupide Heiterkeit.

Weitere Merkmale

- Arundo scheint die sexuelle Leidenschaft sowohl bei Männern als auch bei Frauen deutlich zu steigern, sodass beide Geschlechter ein starkes und unmittelbares Verlangen nach Geschlechtsverkehr zeigen können. Ihre Gedanken schweifen leicht in die Richtung sexueller Themen ab; lüsterne Vorstellungen und Gedanken.
- Kinder liegen nachts wach und weinen.

Allgemeinsymptome und Keynotes

- Katarrhalische Zustände.
- Schwierige Zahnung; mit Diarrhö.
- **Ameisenlaufen** und Kribbeln äußerlich und innerlich.
- Beschleunigter Puls.

Lokalsymptome

Kopf Haarausfall bei jungen Männern; bei Kindern. Die Haarwurzeln schmerzen. Pusteln am Kopf mit roter Areola, mit Eiterung und Schorfbildung, bei Kindern. Plötzlicher **kribbelnder Schmerz** durch die Schläfen. **Ameisenlaufen** und Stechen in der Stirn. Schmerz von der rechten Schläfe zum Scheitel, der schläfrig macht. Hysterischer Kopfschmerz.

Augen Augenentzündungen bei Kindern. Katarrhalische, rheumatische oder skrofulöse **Ophthalmie.** Unerträgliches Jucken des linken Auges und der linken Augenbraue. Kondylome der Sclerotica.

Bei unverwandtem Schauen stechender Schmerz in der Augenhöhle. Licht ist unerträglich, mittags und abends.

Ohren Kinder neigen dazu, die Finger in die Ohren zu bohren, wenn sie Beschwerden haben. **Ameisenlaufen** im linken Ohr, äußerlich. Eitrige Absonderungen. Die Otitis beginnt mit schießenden Schmerzen, die in der Ohrmuschel anfangen und sich auf den äußeren Gehörgang ausdehnen; schließlich mit Jucken und Absonderung von Blut.

Nase Jährlich auftretender Schnupfen, mit Jucken, Niesen, Verlust des Geruchssinns. Am Anfang läuft Wasser aus der Nase, später grüner Schleim und dicke, weiße, schleimige Massen; beim Niesen Stücke von verhärtetem grünlichem Schleim heraus. Übelriechende, bläuliche Absonderung. Geschwüre unter der geröteten Nase. Brennende Schmerzen in der Nase.

Gesicht **Ameisenlaufen** im Gesicht. Schwere der linken Gesichtsseite. Ekzeme in den Mundwinkeln. Erysipel auf der rechten Wange, bewegt sich zur linken.

Mund Mundfäule. Jucken und Brennen am Gaumendach.

Hals Zerschlagenheitsgefühl in der Halsgrube, nach Expektoration. Globus hystericus. Engegefühl in der Kehle, das am Schlucken hindert. Plötzlicher Stimmverlust.

Atmung und Brust Angst, die durch Ansammlung von Schleim in den Bronchien verursacht wird. Trockener Husten am Abend, mit Schmerzen in der Magengrube, mit viskösem Erbrechen. Auswurf aschfarbener Klumpen; bläulicher Auswurf. Ameisenlaufen, Kribbeln in der Schlüsselbeingegend.

Magen Ständiger Durst bei Kindern; morgens nach dem Erwachen. Abneigung gegen Essiggurken und Saures. Verlangen nach sauren und säurehaltigen Speisen und Getränken.

Abdomen Bewegungen im Darm wie von einem Lebewesen. Gefühl, als krieche ein Wurm in der rechten Bauchseite. Stechen und brennende Hitze in den Leisten. Brennen und Stechen im Hypogastrium nach Husten.

Stuhl Darmgrippe. Stühle sind zunächst hart, werden dann bald dünn. **Ständige Diarrhö** bei Stillkindern. Schwere **Diarrhö** bei zahnenden Kindern.

Harnorgane Brennender Schmerz von den Nieren, durch das linke Darmbein zum Schambein, bei Frauen. Rote sandige Ablagerung im Urin.

Männliche Genitalien Sexuelles **Verlangen gesteigert,** mit häufigen Erektionen. Schmerz in den Samensträngen nach dem Koitus.

Weibliche Genitalien **Heftiges Verlangen** nach Sex; oder auch Abneigung gegen Koitus, besonders nach der Regel. Uterusschmerz und Blähungen vor der Regel. Uteruskatarrh.

Rücken **Ameisenlaufen** in der Zervikalregion; auch in der Lendengegend, bis zu den Schultern und zum Gesicht ausstrahlend, und am Rückgrat entlang. Gefühl, als **krieche ein Wurm** am Hals.

Schießender Schmerz in der Lendengegend beim Niesen.

Extremitäten Ödeme der Glieder, besonders der Beine. Brennende Stiche im Oberschenkel und in den Zehen. Pulsieren in der Fußsohle. Schmerzen in den Gliedern, als seien sie **straff bandagiert.**

Hitze im Ellenbogen, im Handgelenk, im Knie. Brennender, zuckender Schmerz im rechten Handgelenk. Schmerz, der im Ellbogen beginnt und im Ringfinger endet. Stechen in den Fingerspitzen.

Schlaf Tagsüber schläfrig und nachts schlaflos. Schlaflosigkeit und nächtliches Weinen bei Kindern.

Fieber Fieberanfälle mit brennenden Schmerzen und Ameisenlaufen am ganzen Körper; mit Übelkeit, Kälte, Durst, Schmerz in den Eingeweiden und Speichelfluss.

Bei Frauen Hitze, mit Ameisenlaufen, in den Lenden beginnend und bis zum Gesicht hochsteigend, wo dann Schweiß darauf folgt.

Wenn das Fieber seinen Höhepunkt erreicht hat, verfärbt sich bei Kindern die Haut blau. Zyanose.

Asa foetida

Essenzielle Merkmale

Mit Asa foetida assoziiert man unmittelbar eine fettleibige, plethorische, **hysterische** Person mit purpurrotem Gesicht und vielen hysterischen Symptomen. Die Patienten sind in jeder Hinsicht **unbeständig** und wechselhaft; sie **schwanken zwischen Erregung und Trägheit** hin und her. Man kann dies unter die Begriffe „Wechsel der Zustände“ oder „unvorhersagbares Verhalten“ fassen, die zugrundeliegende Idee ist jedoch eben diese Unbeständigkeit; die Patienten sind schlicht und einfach **hysterisch.** Natürlich gibt es außer diesem Wesenszug noch weitere Bereiche der Pathologie, die einen Hinweis auf das Mittel geben können. Sie werden im Folgenden in vier Punkten zusammengefasst, bevor das geistig-emotionale Bild dargestellt wird.

Die Pathologie von Asa foetida steht häufig im Zusammenhang mit **tief syphilitischen Fällen.** Die Symptomatologie enthält vieles, was aus klinischen Syphiliserkrankungen bekannt ist.

Geschwüre mit übelriechenden Absonderungen

- Geschwüre mit übelreichenden Absonderungen: Asa foetida kann angezeigt sein, wenn sich tiefe Geschwüre mit übelriechenden Absonderungen und drohender Sepsis bilden, äußerst berührungsempfindliche Geschwüre, die sich schnell ausbreiten („erregbare Geschwüre"), oder stagnierende Geschwüre, die in eine Art passive Malignität übergehen. Aus einer kleinen infizierten Stelle kann sich in kurzer Zeit ein Geschwür entwickeln, das keinerlei Tendenz zeigt, sich zu schließen, sondern im Gegenteil schnell bösartig wird – aber nicht in Form von Krebs – und eine schwärzliche Färbung annimmt. Das Mittel passt auch auf Fälle von Endarteritis oder Diabetes, bei denen Geschwüre nicht heilen und nekrotisch werden, sowie auf entzündliche Zustände der Knochenhaut (Periostitis). Sie vermitteln den Eindruck verschleppter, nicht ausgeheilter syphilitischer Geschwüre, die sich stetig ausbreiten.
- In all diesen Fällen ist die Durchblutung der betroffenen Stelle **durch venöse Stase** herabgesetzt. Wässrige und blutige Absonderungen von tiefen Geschwüren, die **entsetzlich stinken;** die Betonung liegt hier auf der frühzeitig eintretenden Gewebszersetzung und dem dadurch erzeugten üblen Geruch. Die Geschwüre haben hohe, verhärtete Ränder und eine bläuliche Farbe. Sie sind von Krampfadern umgeben. Wenn alte Wunden oder Narben aufbrechen und schwarz werden, besonders an den Stümpfen amputierter Glieder, und dieser Vorgang neuralgische Schmerzen hervorruft, dann sollte man an Asa foetida denken.

Laktationsstörungen

- Laktationsstörungen: Immer wenn der **Fluss der Muttermilch gestört** ist, kann Asa foetida angezeigt sein: z. B. wenn bei einer Frau Milch fließt, ohne dass eine Schwangerschaft bestanden hätte, oder wenn bei einer Stillenden die Milchproduktion zurückgeht oder ganz verschwindet; ganz besonders aber dann, wenn der Milchfluss plötzlich spärlich wird und die Milch dünn, nährstoffarm und blaustichig ist.

Blähungen und explosives Aufstoßen

- Blähungen und explosives Aufstoßen: Man sollte Asa foetida auch bei Blähungen in Erwägung ziehen, mit ranzigem und explosivem Aufstoßen, das wie Knoblauch riecht. Kent schreibt: „Wer es jemals mit einem typischen Asa-foetida-Fall zu tun hatte, der wird sich bei den Magenbeschwerden gefragt haben, wo wohl die ganze Luft herkommt; sie kommt in großen Mengen herauf … Choreatische Zuckungen des Zwerchfells, mit Ausstoßen von Wind, das sich anhört wie eine Knallbüchse, die fast jede Sekunde losgeht. Es ist ein Zustand, über den der Patient keine Kontrolle hat." Wichtig ist hier, dass die Winde in erster Linie vom Magen abgehen (also nach oben), nicht vom Rektum. Gleichzeitig scheinen im Bauch Schmerzen durch **eingeschlossene Blähungen** vorzukommen.

Pochen in verschiedenen Körperteilen

Schließlich sollte Asa foetida nicht vergessen werden bei Patienten mit dunkelrotem, aufgedunsenem Gesicht, die unter **heftigem, hartem Pochen** in verschiedenen Körperteilen leiden und bei denen ein Verdacht auf venöse Stase besteht.

Überempfindlichkeit, Hysterie und Hypochondrie

Bei Asa-foetida-Patienten handelt es sich um überempfindliche Menschen, die sich ohne besonderen Grund leicht aufregen und ebenso leicht in Gleichgültigkeit und Apathie verfallen. Da sie, wie unschwer zu erkennen ist, über keine starke Konstitution verfügen, kann die Pathologie schnell in tiefere Regionen wie das zentrale und periphere Nervensystem vordringen.

Sie sind hypochondrisch veranlagt und entwickeln eine Art **hysterischer Angst.** Kleinigkeiten machen ihnen oft sehr zu schaffen, und sie ängstigen und sorgen sich sehr. All den inneren Aufruhr, der durch Vorgänge in ihrer Umgebung und ihren gesellschaftlichen, beruflichen und erotischen Beziehungen bei ihnen ausgelöst wird, behalten sie so lange für sich, bis sie eines Tages dem Druck nicht mehr standhalten können. Dann kommt es zu einem hysterischen oder nervösen Ausbruch, der sich in unverständlichem Gerede, häufigen rhythmischen Arm- und Beinbewegungen, ständigem Kauen, Konvulsionen, Chorea oder gar Lähmung äußert.

Es mag heute noch außerhalb der Vorstellungskraft selbst von Homöopathen liegen, eine Verbindung zwischen einer akuten fiebrigen Polyneuritis, etwa dem Guillain-Barré-Syndrom, und dem inneren Stress des Organismus herzustellen – aber genauso sieht das Reaktionsmuster aus, das wir bei konstitutionellen Asa-foetida-Patienten beobachten können. Man kann förmlich spüren, dass der Patient am Rande eines Nervenzusammenbruchs angelangt ist; schon eine geringe Zusatzbelastung durch widrige Umstände würde die letzten Reserven überfordern. Asa-foetida-Konstitutionen wohnt eine deutlich erkennbare Schwäche inne, die Abwehrkräfte sind nicht in der Lage, die Störung zu bekämpfen und Linderung herbeizuführen. Asa foetida gehört zu den Hauptmitteln bei **Beschwerden hysterischer und hypochondrischer Art nach Unterdrückung eines Ausschlags oder einer Absonderung** mit allopathischen Mitteln, ebenso **nach Unterdrückung von Emotionen.** In dieser Hinsicht ähnelt das Mittel LACHESIS. Solche und andere Ähnlichkeiten können in der Tat eine Verwechslungsgefahr zwischen Asa foetida und LACHESIS heraufbeschwören.

- Zu den hysterischen Symptomen gehören einige Empfindungen besonders in Hals und Ösophagus, z. B. ein Gefühl, etwas steige in den Hals, als ob eine Kugel oder ein anderer großer Fremdkörper **vom Magen in die Speiseröhre** oder gar in den Rachen hochkäme, der den Patienten wiederholt zum Hinunterschlucken nötigt und **Atembeschwerden verursacht** (schwerer **Globus hystericus,** manchmal mit Lungenkrämpfen etc.).
- Ganz besonders charakteristisch ist die Empfindung, die **peristaltische Bewegung der Speiseröhre kehre sich um,** sodass das Gegessene nach oben statt nach unten transportiert zu werden scheint, als werde es vom Magen wieder in den Hals befördert. Manchmal kann dieser Zustand bis zur Lähmung fortschreiten.
- Auch **nervöse Kopfschmerzen** hysterischer Natur können sich einstellen. Kontraktionen des Zwerchfells, ähnlich wie bei Schluckauf.
- Asa foetida wirkt entspannend bei Schmerzen und krampfartigen Empfindungen an der Wirbelsäule, die auf den Stress einer enttäuschten Liebesbeziehung folgen (IGNATIA).
- Lachen wechselt mit Aufschreien. Spasmodisches Lachen. Anfälle von Euphorie mit Lachausbrüchen (MERCURIUS).

Ohnmacht und ohnmachtsähnliche Symptome

Zur Symptomatologie von Asa foetida gehören zahlreiche **Ohnmachts- und ohnmachtsähnliche Symptome.** Erregbar, wie diese Menschen sind, neigen sie bei einer Vielzahl von Anlässen zu Schwäche- und Ohnmachtsanfällen. Schon der Gedanke daran, ein Arzneimittel zu nehmen, das vielleicht Symptome verursachen könnte, kann eine Ohnmacht herbeiführen. Auch in geschlossenen oder überfüllten Räumen, auf belebten Straßen, auf dem Höhepunkt einer Kolik und sogar **nach sexuellem Verkehr** kann es zu derartigen Anfällen kommen; ebenso vor oder während einer Mahlzeit, durch Übererregung oder durch Geräusche, durch Schmerz, **durch Lesen** oder **durch Schlafen auf der linken Seite.** Ohnmachtsanfälle mit Zittern. **Tiefes Durchatmen bessert** die Ohnmachtsanwandlungen.

Sexualität

Die Erregbarkeit ist ein Wesensmerkmal des Asa-foetida-Patienten. Im Zustand geistiger Erregung kann man ihn ziellos hin- und herlaufen sehen; dennoch fühlt er sich in diesem Zustand wohler als in einer trägen Phase, einer Phase der Stagnation. Erregungszustände können nach Unterdrückung von Absonderungen (wie z. B. Leukorrhö) oder Emotionen eintreten; auch **heftiges Herzklopfen** löst Aufregung aus.

Sexuelle Exzesse können zu zahlreichen Symptomen führen; in der Sexualität zeigt sich die Erregbarkeit besonders deutlich. Frauen sind sexuell so erregbar, dass ein einziger Orgasmus sie nicht befriedigen kann, die Erregung besteht fort und verlangt ständig nach Lösung durch weitere Orgasmen. Nach dem Orgasmus erleben sie jedoch oft ein Ohnmachtsgefühl. Die Wirkung des Orgasmus ist so stark, dass der Organismus damit nicht fertig wird, und so kann danach ein Zustand eintreten, der an Bewusstlosigkeit grenzt. **Nymphomanie.** Wegen ihrer lebhaften Phantasie verlieben sie sich leicht, und deshalb wirken sie flatterhaft und scheinen dauernd mit Flirten beschäftigt zu sein. Feste Beziehungen gehen sie nicht ein, auch nicht für kurze Zeit; sie ändern ständig ihre Meinung, werden unruhig und wissen nicht, was sie eigentlich wollen. Ihnen fehlt sowohl die Ausdauer als auch die Neigung, bei irgendetwas zu bleiben. Emotional sind sie niemals stabil, sondern wechselhaft, launisch und kapriziös, immer wollen sie erst das Eine und im nächsten Augenblick schon wieder das Andere. Es kann vorkommen, dass sie sich plötzlich an etwas erinnern, was sie in der Vergangenheit verletzt hat, und daraufhin schlagartig traurig werden (Anfälle von Kummer); ein anderes Mal fällt ihnen etwas ein, was sie irgendwann einmal glücklich gemacht hat, und schon überkommt sie eine hysterische Euphorie. Eben noch traurig, niedergeschlagen, gleichgültig, schon im nächsten Moment aufgeregt, begeistert, euphorisch. Wechselnde Stimmungen. „Sehr gereitzt im Gemüth und doch wieder gleichgültig gegen alles." (Stapfs Archiv). Zu anderen Zeiten wiederum beobachtet man chaotisches, verworrenes Benehmen.

Ängste

Asa-foetida-Patienten sind Menschen mit Ängsten, aber diese Ängste überwältigen sie nicht. Sie behalten sie für sich, und in der Anamnese werden sie zunächst nicht darüber sprechen, weil sie in den Ängsten nicht ihr Hauptproblem sehen. Wenn man sie allerdings darauf anspricht, erzählen sie bereitwillig davon. Eine Quelle der Ängste scheint im **Verdauungssystem** zu liegen, und man sollte an Asa foetida denken, wenn der Patient von einer Angst spricht, die vom Magen oder vom Unterleib aufsteigt oder durch Schmerzen oder Unbehagen im Magen- und Bauchraum ausgelöst wird. Eine charakteristische Modalität ist Angst oder gar Todesfurcht **nach dem Essen.** Auch Herzklopfen oder andere Herzsymptome können Todesfurcht zur Folge haben. Eine weitere Furcht, die sie nicht loslässt, richtet sich auf **Lähmung** oder **Gehirnerweichung;** ferner fürchten sie sich vor dem Alleinsein, vor einer Menschenmenge, vor Unheil. Sie verlangen nach Gesellschaft, aber selbst wenn sie mit anderen zusammen sind, fühlen sie sich unbehaglich, ängstlich und unzufrieden, wenn sie nicht an der Unterhaltung teilnehmen und keine Ablenkung haben. Ängstliche Verzagtheit.

Weitere Merkmale

Nach dem Essen können Asa-foetida-Patienten ein Gefühl von Hinfälligkeit empfinden und niedergeschlagen werden, **Depression** durch Drücken in der Magengegend und auf der Brust; sogar Suizidneigung ist bei ihnen möglich.

Sie sind unbeholfen, klagen viel und sind oft unzufrieden.

Auch ihr Verstand scheint durch das Muster des Wechsels zwischen **Erregbarkeit** und **Trägheit** geprägt zu sein. Die Patienten sind geistesabwesend, unaufmerksam und können sich schlecht konzentrieren; Schwierigkeiten beim Denken und Verstehen können so groß werden, dass ein Verwirrungszustand eintritt. Diese Trägheit des Intellekts ist schlimmer, wenn der Betreffende sich nicht bewegt, im Sitzen – dann fällt ihm nichts ein, und es kommt zu Gleichgültigkeit und Abneigung gegen jede Art von geistiger Arbeit. Geistige Erschöpfung. Geistessymptome werden **durch Lesen oder Schreiben schlimmer.** Schwaches Gedächtnis. Gleichgültigkeit und Apathie. Andere Phasen hingegen sind durch **ungewöhnliche geistige Klarheit** und Erregbarkeit gekennzeichnet, mit vielen durchdachten Einfällen und ausgezeichnetem, sehr aktivem Erinnerungsvermögen. In gleicher Weise können die Sinne entweder sehr scharf oder sehr stumpf sein.

Übellaunigkeit kann ebenfalls ein Leitsymptom von Asa foetida sein, der Patient verträgt keinen Widerspruch. Er wird leicht ärgerlich und streitsüchtig; zu anderen Zeiten kann er freilich auch sehr friedlich sein.

Und schließlich ist in seinem Verhalten auch ein Moment von Selbstsucht deutlich wahrnehmbar.

Allgemeinsymptome und Keynotes

- Zahlreiche Absonderungen aus Körperöffnungen und Geschwüren, die alle **entsetzlich übelrie-**

chend sind. **Abszesse** mit chronischer Eiterung, der Eiter ist dünn, **grünlich, übelriechend.**

- Knochenhautkaries. Knochenfisteln oder Hautgeschwüre.
- Alte Wunden öffnen sich wieder. Alte Narben werden purpurrot, drohen zu eitern, nehmen ein venöses Aussehen an, schmerzen und werden schwarz.
- Ostitis, Periostitis, Perichondritis.
- Schmerzen: Charakteristika und Modalitäten:
  - Aufhebung der Schmerzempfindung in Teilen des Körpers, dann wieder extrem schmerzempfindlich.
  - **Syphilitische Schmerzen** kommen nachts auf. **Schmerz wie zerquetscht,** regelmäßig schlimmer von abends bis 2 Uhr morgens.
  - Schmerzen gehen von unten nach oben und von innen nach außen.
  - Schmerzen in den Knochen wie geschabt oder wie zerschlagen.
- Gefühl eines **innerlichen Pflocks** in verschiedenen Körperteilen.
- **Nervenleiden** im Allgemeinen **nach Unterdrückung von Absonderungen.**
- **Chorea, besser, wenn sich der Patient an etwas festhält.** Chorea in der Pubertät. **Chorea, so stark, dass der Patient nichts greifen kann.**
- Zucken und Rucken der Muskeln.
- Außerordentliche körperliche Reizbarkeit mit Rucken der Muskeln.
- Äußerliches und innerliches Pulsieren, auch in den Knochen.
- Schwarze Verfärbung äußerer Körperteile, mit kalter Haut.
- Ein interessantes Leitsymptom ist die **Taubheit** in verschiedenen Körperteilen, die oft dort auftritt, wo man sie am wenigsten erwarten würde. **Taubheit** der Drüsen, der Augen, der Knochen und allgemein der affizierten Körperteile. Ein Gefühl von Leblosigkeit, das als Taubheit empfunden wird.
- **Fettleibigkeit.**
- Verschlimmerung:
  - Viele Beschwerden kommen in der Ruhe auf oder **verschlimmern sich im Liegen oder Sitzen,** besser bei langsamer Bewegung.
  - Symptome verschlimmern sich nachmittags, abends und **nachts.**
  - Wärme verschlimmert. Verlangen nach und Besserung durch frische Luft, Verschlimmerung in geschlossenen Räumen.
  - Kreuzen der Glieder verschlimmert.
- Besser nach sanftem Reiben mit der Hand, **Druck.**
- Beschwerden nach dem Essen.
- Gegen Mitternacht **heftige Schmerzen durch die linke Körperseite,** vom Scheitel bis zum Zeh.

Lokalsymptome

Kopf **Nervöse Kopfschmerzen** hysterischen oder tuberkulösen Ursprungs. **Syphilitische** Kopfschmerzen. **Kongestive Kopfschmerzen.** Besonders kennzeichnend ist Kopfweh mit dem **Gefühl eines hineingedrückten Pflocks:** In der linken Schläfe plötzlich ein Schmerz wie von einem **eingedrückten spitzen Pflock.** Auf der linken Seite des Kopfes ein plötzlich beginnender, schnell zunehmender Druck, **wie von einem eingedrückten stumpfen Werkzeug;** vergeht plötzlich wieder. Im rechten Scheitelbein ein Schmerz wie von einem tief eingedrückten Pflock.

Drückender Schmerz in der Stirn von innen nach außen; Drücken in der linken Kopfseite von innen heraus. Unter dem linken Stirnhügel einzelne, schnelle und tief eindringende Stiche, wie Stöße, auch danach bleibt einige Empfindlichkeit zurück. Betäubendes Spannen im Kopf, besonders auf der linken Seite; drückender Schmerz wie von einer Schnur ums Gehirn. Empfindung im Gehirn unter dem oberen Teil des Stirnbeins wie Schwappen und Gluckern.

Hitze wechselt mit Frösteln. Hitze in Stirn und Wangen, währenddessen Frostschauer über den Rücken und kalte Hände, nachmittags. Feine Nadelstiche im linken Stirnhügel; ein paar feine, oberflächliche Stiche auf der rechten Seite des Oberhauptes.

Blutandrang zum Kopf mit Wärme im Gesicht. Gefühl, als sei ein Tuch über das Gehirn gezogen und als werde dieses mit jenem zusammengepresst. Taubheit der Kopfhaut oder tief im Kopf.

Kopfschmerz erscheint plötzlich und verschwindet plötzlich oder verschwindet allmählich. Alle Kopfschmerzen werden schlimmer gegen Abend, im Zimmer, in Ruhe, im Sitzen oder Liegen; besser beim Aufstehen oder bei Bewegung an der frischen Luft.

Augen Tiefsitzende Entzündung des Augapfels, begleitet von Ziliarneuralgie. Iritis, die Entzündung befällt bisweilen auch die Choroidea, die Netzhaut und die Schleimhäute, sodass ein allgemeiner Entzündungszustand syphilitischer Natur entsteht. Verschlimmerung nachts. Besserung an der frischen Luft. Ausgedehnte **oberflächliche Geschwürbildung auf der Cornea,** mit brennenden, stechenden oder drückenden Schmerzen, von innen nach außen, Ruhe und Druck lindern; besser an der frischen Luft.

Kälte in den Augenwinkeln. Nachts pochende Schmerzen im Auge, um das Auge herum und im Kopf. Trockenheit der Augen; Stechen in den Augen. Empfindung wie von Sandkörnchen zwischen Augapfel und Lidern sowie ein Gefühl, als würden die Augäpfel von außen her von kalter Luft angeweht.

Bei einem Schwindelanfall „vergehen ihm die Augen", er kann nichts mehr sehen. Eine Art von Trübheit der Augen; beim Schreiben werden die Buchstaben dunkler, als wäre ein leichter Flor darüber; nach einigem Blinzeln vergeht es. Ein scharfer Schmerz durch das Auge in den Kopf, bei Berührung. Scharfe, stechende Schmerzen, die von innen nach außen gehen. Periodisches Brennen in den Augen. Brennender Schmerz in den Augenwinkeln.

Ohren Schwerhörigkeit, mit dünner, **eitriger** Absonderung, die **extrem übel riecht.** Eiterung vom linken Ohr, mit scharfem Stechen und heftigem Pochen, ausstrahlende Schmerzen mit Anorexie und Schlaflosigkeit. Verschlimmerung um 16 Uhr und die ganze Nacht.

Otorrhö mit faulig riechendem Ausfluss, mit Affektion der Gehörknöchelchen. Nach dem Essen Hitzegefühl im linken Ohr. Ziehen: am äußeren Rand der rechten Ohrmuschel; in den Gehörgängen; um das Ohr; über dem Ohr; hinter dem Ohr. Vormittags Stumpfheit der Sinne und besonders des Gehörs, er hört nichts deutlich, muss immer zweimal fragen.

Nase Entsetzlich **übelriechende** Absonderung aus der Nase; **Gestank aus der Nase;** Karies des Nasenbeins; Geschwüre weit oben in der Nase. **Gefühl, die Nase sei bis oben hin verstopft,** sodass er nicht durch die Nase atmen kann, mit Völle im Kopf, **beim Fahren im Wagen.**

Faulige Gerüche. Syphilitische Ozaena. Drücken in der Nase, als wenn sie platzen sollte, besonders am rechten Nasenflügel. Schmerzloses Spannen auf dem Nasenbein, mit einer Art Taubheitsgefühl.

Gesicht Aufgeblähtes, wassersüchtiges Aussehen; dunkelrot. Purpurrote Färbung, wenn sie draußen in der Kälte sind, oder bei Aufregung. An verschiedenen Stellen im Gesicht, z. B. auf dem Jochbein, dem Nasenbein, schmerzloses Spannen mit einer Art von **Taubheitsgefühl.**

Schwellung der Unterlippe. Krampfartige Schmerzen im Unterkiefer, Krampf beim Kauen. **Bläuliche** oder rote Verfärbung. **Hitze** im Gesicht, morgens; nachmittags. Nach dem Essen Hitzegefühl im Gesicht (ohne äußerlich fühlbare Hitze).

Mund Unverständliches Gerede; weiße, geschwollene Zunge. Ständiges Kauen, schaumiger Schleim vor dem Mund mit geschwollener Zunge. Großes **Trockenheitsgefühl** des Mundes, obwohl er Feuchtigkeit genug hat. **Exostosen** am Gaumen. **Knotenbildung** am Gaumen.

Geschmack im Mund, als habe er sich den Magen durch sehr fette Speisen verdorben; Knoblauchgeschmack; Zwiebelgeschmack. Abscheu vor Bier, es schmeckt ihm schleimig.

Hals **Krämpfe** des Ösophagus; hysterische und choreatische Affektionen des Ösophagus. Empfindung, als wollten die peristaltischen Bewegungen des Darms sich umkehren und als hätte sich diese Richtung der Speiseröhre schon mitgeteilt; die Bewegung scheint nach oben, zur Mundhöhle hin zu streben.

Hysterischer Spasmus des Ösophagus, als **steige eine Kugel oder ein großer Fremdkörper** vom Magen in die Speiseröhre oder sogar zum Rachen hinauf, was Atembeschwerden verursacht. Glottiskrampf, **alternierend mit Kontraktion der Finger** und Zehen. Brennen in der Luftröhre wie von Schwefeldämpfen.

Atmung und Husten Empfindung von Schweratmigkeit in der Luftröhre, sodass er wiederholt hüsteln muss. Krampfhafte Beengung der Brust, als könnten sich die Lungen nicht richtig ausdehnen. **Hysterisches Asthma.**

Beengung der Brust mit beschleunigter Atmung und kleinem, zusammengezogenem Puls; manchmal auch beschleunigter Puls. Beengung der Brust, als werde sie durch ein schweres, auf dem Brustbein aufliegendes Gewicht zusammengepresst.

Lebenslang jeden Tag mindestens ein Asthmaanfall, der durch jede körperliche Anstrengung, **Koitus** und besonders durch **jede reichliche oder auch nur sättigende Mahlzeit** ausgelöst wird.

Hartnäckiger Kitzelhusten, nachts schlimmer. Bei Keuchhusten rasselnde Atmung, ängstlich und unruhig, Brust und Abdomen heiß, Urin blass.

Brust Drückender Schmerz in der rechten Brustseite von innen nach außen. Stiche in der Brust, von **innen nach außen.** Brennen in der Brust, das durch beide Arme und durch die Beine bis in die Zehen hinunterläuft. Drücken und Brennen unter dem Brustbein mit öfterem Hustenreiz.

Drückender Schmerz in der Mitte des Brustbeins mit einer Art Übelkeit von der Brust herauf. Stechender Schmerz in den Brustwarzen, nach außen stechend.

Herz Nachts im Liegen auf dem Rücken Herzklopfen und Erstickungsgefühl, als ob das Herz zerspringe, er muss sich aufsetzen, was bessert. Drückender Schmerz in der Herzgegend wie von Überfüllung und Ausdehnung des Herzens, begleitet von kleinem Puls.

Herzflattern **im Sitzen** und nach Ohnmachtsanfällen. Herzklopfen **nach Samenergüssen,** nach Aufregung und Anstrengung, und auch **während tiefen Einatmens.** Herzklopfen mit Ohnmacht, Blutandrang zum Kopf, Blutwalllungen ins Gesicht, Angst und langsamer Atmung, durch Aufregung. Akutes rheumatisches Herzleiden, mit Beengtheit über der Brust. Im Sitzen mehrfach leichtes Herzklopfen, eher wie ein Zittern des Herzens. **Nervöses Herzklopfen** mit kleinem Puls; durch Überanstrengung oder **Unterdrückung der Regel.**

Kleiner, zusammengezogener Puls.

Magen Bei Asa-foetida-Patienten treten viele Symptome **nach dem Essen** auf: hypochondrische Hinfälligkeit; Drücken in der Magengegend mit großer Niedergeschlagenheit; Spannen im Unterleib, als hätte er sich übernommen; nach dem Essen von Saurem kneifende Schmerzen in der Nabelgegend. Nach dem Trinken: Diarrhö; Schwere und Kälteempfindung in den Gedärmen.

Explosives Aufstoßen: riecht wie Knoblauch; schmeckt ranzig und scharf oder faulig: riecht wie Kot; schmeckt wie Aas. Winde ziehen **nach oben** ab, nicht nach unten. Schluckaufartige Kontraktionen des Zwerchfells. Drückende, schneidende, stechende **Schmerzen in Anfällen,** nicht regelmäßig; **voller Luft. Fühlbares und sichtbares Pulsieren** in der Magengrube. Unangenehmes Leeregefühl in der Magengrube, nicht eigentlich schmerzhaft, aber „es tut dort weh"; Pulsieren nach dem Essen; flaues Gefühl. Auftreibung nachts beim Erwachen. Heftig drückender Schmerz in der Magengrube, nach der Lebergegend zu, im Sitzen.

Durstlos trotz Trockenheitsgefühl in der Speiseröhre. Übelkeit mit Widerwillen gegen alle Speisen.

Abdomen Magen- und Bauchleiden sind begleitet von **Pulsieren** im Epigastrium. Schwere in den Seiten nach Trinken, wie von einer Last.

Stechen von innen nach außen in beiden Seiten des Unterleibs nach dem Essen im Sitzen, das beim Daraufdrücken verschwand. **Windkolik,** mit abdominalem Pulsieren; sehr schmerzhafte Auftreibung des Abdomens **mit eingeschlossenen Blähungen,** durch Abgehen von Winden gelindert. Nach dem Essen von Saurem kneifende Schmerzen **in der Nabelgegend.**

Rektum und Stuhl Flüssige Stühle von **äußerst widerlichem Geruch;** Bauchschmerzen und Abgang stinkender Winde; Durchfall mit Bauchschmerzen. Schwarzbraune, musige oder breiige, übelriechende Stühle, die lindern.

Schmerz im Perineum, als ob etwas Stumpfes herauspresste. Diarrhö nach dem Trinken von Wasser; durch die geringste Unachtsamkeit in Bezug auf die Kost bzw. Diät. Häufiger Stuhldrang bei Verstopfung. Harter Stuhl, der beim Durchgang durch den After Schmerzen verursacht.

Harnorgane Urin von dunkelbrauner Farbe und stechendem, ammoniakalischem Geruch. Blasenkämpfe während und nach Urinieren. Stechen und Brennen im Endabschnitt der Urethra, aber nicht beim Urinieren.

Männliche Genitalien **Abwärtsdrängen zu den Genitalien hin,** daraufhin Schmerzen in den Hoden, die durch Berührung oder Bewegung schlimmer werden. Intermittierendes Ziehen in der Glans penis.

Weibliche Genitalien **Abwärtsdrängen in den Genitalien,** schlimmer beim Fahren im Wagen. Uterusgeschwür, empfindlich und schmerzhaft, mit übelriechender Absonderung. „Das Mittel hat sich als sehr nützlich erwiesen bei der Palliativbehandlung von Uteruskrebs in Konstitutionen, die den oben beschriebenen ähneln; bei Frauen mit purpurfarbenem Gesicht, nie bei sehr blassen Frauen. Frauen von schwacher, schlaffer, venöser Konstitution leiden unter Blutungen und Fehlgeburten." (Kent)

Menses zu früh und in den ersten Tagen spärlich. Menses dauern nur kurze Zeit. Fluor **reichlich, grünlich,** dünn und übelriechend. Entzündung und starke Anschwellung der Genitalien.

Anschwellen der Mammae mit Milchsekretion ohne Schwangerschaft. „Obgleich die Frau in ihrem 50. Jahre stand und die Regeln längst aufgehört, **schwollen die Brüste so stark an und sonderten milchige Feuchtigkeit ab,** als wäre es der neunte Monat der Schwangerschaft." (Boas, nach Franks Magazin) **Agalaktie, Verminderung der Milchproduktion bei Stillenden. Milcharmut bei Schwangeren,** mit Überempfindlichkeit. Milchsekretion lässt 8–14 Tage nach der Entbindung nach und verschwindet nach drei Wochen gänzlich.

Gesteigertes sexuelles Verlangen. Nymphomanie.

Rücken Anfallsweise auftretender Schmerz im Rücken, schlimmer nach Stuhlgang. Ziehende und reißende Nackenschmerzen, **besser nach Stuhlgang.** Rückenschmerzen in der Dorsalregion, die zur linken Brustwarze ziehen. Wiederholter, flüchtiger Schmerz in den Schulterblättern und auf der rechten Seite des Rückens. Drückender Kreuzschmerz, vor allem beim Beugen des Oberkörpers, insbesondere beim Vorbeugen.

Feine brennende Stiche in und hinter dem rechten Schulterblatt, nach den Rippen zu. Spinale Symptome nach Stress: Schmerzen und krampfartige Empfindungen. Schneidender Schmerz unter dem rechten Schulterblatt. Stiche längs des Kreuzbeins herunter **bis zum After.**

Extremitäten Asa-foetida-Patienten haben viele rheumatische und arthritische Beschwerden. Gichtschmerzen in den Gelenken. Rheumatische Schmerzen in den oberen und unteren Extremitäten, in der Gegend der Schulterblätter, besonders aber in den Gelenken. Drückendes Ziehen in den Hand- und Fußwurzelknochen, bei Bewegung. Brennen im rechten Ellbogengelenk, an der äußeren Seite. **Schmerzen in der Vorderseite des Unterarmes, die zum Handgelenk, zum Zeigefinger** und zu den Daumengelenken wandern. Hüftgelenkserkrankung.

Brennen auf der Vorderfläche des Oberschenkels, im Sitzen. Schmerzen in den Beinen durch Federbetten. Stechen im Knie beim Laufen oder Sitzen. Schwellung um das Knöchelgelenk, der Fuß ist nicht zu gebrauchen. Eine bedeutende kalte Geschwulst um die Fußknöchel verschwand nach einer Gabe von Asa foetida innerhalb von 20 Stunden.

Drückender Schmerz auf dem Rücken des linken Fußes, im Sitzen; ebenso auch in der rechten Fußsohle.

Arthritische Knotenbildung in den Zehen. Gicht in den Zehen. Schmerzhaftes Pochen in der Spitze der großen Zehe.

Häufig sind auch **Krämpfe, Zuckungen, Kontraktionen** etc. Ständiger konvulsiver Tremor der Glieder, besser, wenn jemand ihm die Hand auflegt. Zucken der Muskeln in Schultern, Armen, Gesäß und Beinen.

Chorea. Bei Chorea verfehlte das Kind immer alles, was es greifen wollte.

Zittern und Beben in Schulter und Oberarm sowie in Ober- und Unterschenkel. Um die oberen Gelenkköpfe der Oberarme ziehender Schmerz beim Ruhighalten der Arme, mit einer Art zittriger Überreiztheit (wie nach großer Anstrengung) in den Muskeln derselben, sodass er sie immer bewegen muss. Im linken Oberarm unweit des Achselgelenks intermittierendes, krampfartiges Drücken.

Krampfartiges Zucken des **Unterarms in Ruhe.** Am rechten Daumen ein vorübergehender krampfartiger Schmerz ohne Behinderung der Beweglichkeit; gleich darauf auch im linken Daumen.

Krämpfe in den Zehen, abwechselnd mit Spasmen der Glottis. Kontraktion der Muskeln und Sehnen in den Zehen. Lähmungsgefühl im Fuß beim Auftreten. Die Zehen stoßen zusammen. **Prickeln wie eingeschlafen** im Unterschenkel beim Gehen.

Geschwüre an den Beinen, mit schwarzer Basis. Knochenkaries am Schienbein, die flachen Hautwunden um das Geschwür herum sind hochrot und roh, übelriechende Absonderung; die Haut haftet am Knochen. Schmerz, als stecke ein Knochensplitter im rechten Wadenbein, direkt über dem Außenknöchel.

Panaritium, heftige nächtliche Schmerzen, drohende Nekrose. **Brennen in den Wurzeln der Zehennägel. Kalte Hände** bei Fieber, mit **Hitze** in Gesicht, Kopf und Stirn. **Kälte und Schwellung in den Beinen.** Hitze in den Händen bei abendlichem Frostschauer. **Hitze in den Zehen am Nachmittag.** Blaue Fingernägel bei Fieberfrost.

Schlaf Schlaflosigkeit nach Mitternacht. Große Müdigkeit und Schlafsucht am Abend. Schläfrigkeit mit Schweiß. Schlaf voller Träume von Dingen, die vorher besprochen oder verrichtet worden waren, wovon der Traum aber gleichsam als Fortsetzung die erst später eintreffenden Folgen enthielt; Träume von Gesellschaft und Schmauserei; lebhafte prophetische Träume.

Haut Knochengeschwüre mit äußerster Empfindlichkeit des Geschwürs selbst und der umgebenden Hautwunden; empfindlich gegen die leiseste Berührung, der Kranke schreit schon bei bloßer Annäherung des berührenden Fingers. Geschwüre mit ruckendem Schmerz, auch pulsierend und mit roter Areola, Umgebung sehr empfindlich. Geschwüre mit hohen, harten, bläulichen Rändern, berührungsempfindlich und leicht blutend; Eiter reichlich, **grünlich,** dünn, **übelriechend,** jauchig. Schießender Schmerz um das Geschwür. Blutende Geschwüre, tief, wühlend, grabend. Geschwüre mit fistelartigen Öffnungen. Geschwüre werden schwarz. Alte Narben brechen wieder auf und werden **schwarz.**

Kalte Gangrän, von Verbrennungen oder gangränösen Wunden. Jucken, Prickeln, Brennen der Haut; Jucken besser durch Kratzen.

Asarum europaeum

Essenzielle Merkmale

Asarum scheint in erster Linie ein hysterisches Mittel zu sein. Ein Asarum-Zustand kann durch verschiedene Faktoren ausgelöst werden, am häufigsten durch **Alkoholismus** und **geistige Überanstrengung.** Wie bei anderen Mitteln gibt es auch bei Asarum-Patienten verschiedene Stadien in der Entwicklung der Pathologie – unterschiedliche Ebenen physischer, emotionaler und geistiger Störungen. Es kann sich um recht leichte Störungen handeln, aber das gleiche Mittel kann auch für sehr schwere Pathologien passen. Im folgenden sollen die unterschiedlichen Ebenen der Pathologie beschrieben werden, für die Asarum am häufigsten angezeigt ist.

Überempfindlichkeit gegen Geräusche

Das wichtigste Charakteristikum dieses Mittels, das man sich merken sollte, ist eine Überempfindlichkeit des gesamten Nervensystems, und diese Übererregbarkeit konzentriert sich vor allem auf den Gehörnerv: Asarum-Patienten können keinerlei Lärm ertragen.

Wenn Asarum frühzeitig gegeben wird, kann es die Entwicklung der späteren hysterischen Zustände verhindern, die sich von einem Extrem zum anderen bewegen.

- Das eine Extrem ist die außerordentliche Empfindlichkeit des Gehörnervs schon gegenüber dem leisesten Geräusch. **Durch Geräusche** wird **Frösteln** und eine sich nicht offenbarende innere Reizbarkeit ausgelöst. Ein Asarum-Patient hat das Gefühl, **sein Geist zerfalle durch Lärm.** Und interessanterweise ist er zwar eindeutig allgemein empfindlich gegen laute Geräusche, aber ganz besonders gegen eine bestimmte Art von Geräuschen: gegen eine Art Kratzen oder Knirschen oder Knistern. Solche lästigen Geräusche sind z. B.: wenn Papier zerknüllt wird (knisterndes Geräusch), das Kratzen von Fingernägeln auf einer Tafel, das Kratzen eines Messers auf etwas Hartem etc. Es ist unglaublich, wie empfindlich ein Asarum-Patient auf derartige Geräusche reagiert; nicht selten bildet er sie sich sogar ein – er glaubt z. B. zu hören, wie jemand „auf einer Leinwand kratzt". Asarum-Patienten scheinen oft geradezu besessen zu sein von einer angespannten nervösen Empfindlichkeit, die sie förmlich **zwingt, sich solche Geräusche einzubilden.** Diese Vorstellung ist manchmal so massiv, dass ihnen ein Schauder über den Körper läuft.

- Es kann jedoch schließlich auch zum entgegengesetzten Extrem kommen, nämlich zu **Taubheit** – weil der überreagierende, überempfindliche Nerv irgendwann versagt. Somit handelt es sich bei Asarum um eine Überempfindlichkeit gegenüber dem geringsten Geräusch, die schließlich in Taubheit endet. Dieses Prinzip zweier gegensätzlicher Zustände wird uns im Arzneimittelbild von Asarum immer wieder begegnen.

Kinder

Betrachten wir zur Illustration die Entwicklung des Asarum-Bildes bei einem Kind. Das Kind wirkt relativ ernst und reif für sein Alter, zugleich ist es schüchtern und spielt nicht gern mit Gleichaltrigen, sondern ist lieber mit Erwachsenen zusammen und unterhält sich mit ihnen. Für die Eltern ist es typisch, dass sie ihr Kind drängen, zu lernen und zu üben, es bekommt Klavierstunden und Sprachunterricht und soll sich in der Schule hervortun – und das Kind versucht, die Erwartungen der Eltern zu erfüllen. Es lernt und lernt, treibt sich selbst immer weiter an, bis es irgendwann zusammenbricht. Das Nervensystem wird enorm überstimuliert, die Nerven sind aufs äußerste angespannt. Das Kind beginnt **herumzuzappeln, ständig die Finger zu kneten** vor Befangenheit und Verwirrung, es wird so unruhig, dass es nicht an einer Stelle verharren kann. Es wird hysterisch, beim geringsten Geräusch schreckt es auf, springt hoch und fühlt sich erschreckt. Ein Mädchen konnte z. B. das Klingeln der Schulglocke nicht ertragen; sie hatte das Gefühl, die Glocke werde sie in den Wahnsinn treiben.

Überarbeitet, überreizt, überempfindlich und erregbar – so kann man sich ein Asarum-Kind vorstellen. Vielleicht hat es sich in der Schule durch besondere Leistungen hervorgetan. Dann wird plötzlich alles anders: Ein geistiger Zerfall setzt ein, das Kind bringt überhaupt nichts mehr zustande. Es ist stumpfsinnig geworden, es ist nicht mehr in der Lage, irgendwelches Wissen oder irgendetwas Neues aufzunehmen oder im Gedächtnis zu behalten, geistesabwesend und verwirrt. Überdies merkt das Kind, dass etwas mit ihm nicht in Ordnung ist; es spürt, dass es dabei ist, den Verstand zu verlieren. Dieses Gefühl entspricht nicht der Furcht vor dem Wahnsinn, wie sie CANNABIS-INDICA-, PULSATILLA-, CALCIUM-CARBONICUM- oder MANCINELLA-Patienten empfinden; vielmehr spürt das Asarum-Kind wirklich, dass sein Geist in Stücke zerbricht.

Aufgrund seiner geistigen Unzulänglichkeit beginnt das Kind, sich ständig in Eile zu fühlen. Es hat den Eindruck, immer zu wenig Zeit zu haben, um mit einer Arbeit fertig zu werden; seine Anstrengungen scheinen nicht auszureichen und führen zu nichts. In diesem Stadium kann sich ein nervöses Lachen entwickeln. Das doch eigentlich sehr ernste Kind bricht plötzlich in ein nervöses Lachen aus, während es an einer ernsthaften Diskussion beteiligt ist. Beim Sprechen kichert es völlig unangemessen und sagt dann plötzlich gar nichts mehr. Oder wenn während einer ernsthaften Unterhaltung etwas geschieht, irgendeine Ablenkung – ein Geräusch, vielleicht das Schlagen einer Tür –, fängt es plötzlich an, nervös zu lachen.

Ein weiteres wichtiges Merkmal von Asarum-Patienten ist, dass diese Menschen keinerlei Art von Gewalt ertragen können, noch nicht einmal die kleinste Andeutung von Heftigkeit. Sie werden noch nicht einmal schnell laufen, weil Rennen für sie ein gewaltsamer, heftiger Akt ist. Und in ähnlicher Weise reagieren sie auf jegliche Art von Unterdrückung oder autoritärem Befehl. Wenn jemand einem typischen Asarum-Patienten in lautem Befehlston etwas vorschreiben will, stößt er nur auf Ablehnung. Der Asarum-Patient hält nicht dagegen; stattdessen zieht er sich zurück. Er scheint wirklich jeden an ihn gerichteten Vorwurf oder Befehl wie einen Peitschenhieb zu empfinden. Vielleicht tut er schließlich, worum er gebeten worden ist, aber bei der geringsten Heftigkeit, ob sie nun in der Stimme oder in einer Bewegung liegt, z. B. wenn jemand eindringlich zu ihm sagt: „Los komm, beeil dich! Der Bus fährt gleich, wir verpassen ihn sonst noch!“ – dann kann er einfach nicht, er ist zu keiner Reaktion fähig. Er möchte übrigens auch nicht berührt werden; jeglicher Körperkontakt scheint dem Asarum-Patienten unerträglich.

- Wenn Asarum-Kinder unter Druck gesetzt werden, können sie auch dazu neigen, in eine Art hysterisches Weinen auszubrechen.

- Um ein lebendiges Bild des Asarum-Zustands zu gewinnen, muss man diese Charakteristika in Zusammenhang mit der Überempfindlichkeit bringen. Typisch ist die eigenartige Verbindung der Überreizung mit der Langsamkeit, dem langsamen Verstehen und Begreifen und der Verwirrung, die den Geist des Patienten beherrscht.
- Asarum-Kinder sind ernsthafte und introvertierte Menschen, die einen im Anamnesegespräch vorsichtig beobachten und die flehentliche Bitte ausstrahlen: „Bitte erheben Sie ihre Stimme nicht. Bitte erzählen Sie mir nichts Schlimmes." Sie hoffen, dass man sie nett und höflich behandeln wird. Ihre Angst ist offensichtlich, man spürt sie regelrecht. Die Mutter wird vielleicht sagen: „Das Kind ist überanstrengt, wir haben es zu sehr gedrängte". Und die ganze Zeit sitzt das Kind da und gibt ohne Worte zu verstehen: „Berührt mich nicht, schreit nicht so laut!"
- Um es kurz zu sagen, dieses Kind fühlt sich unglücklich und niedergeschlagen, ihm ist zum Weinen zumute. In diesem Zustand kann jeder emotionale Reiz ein Schaudern, ein Frösteln am ganzen Körper auslösen. Wenn solche Kinder sich besonders elend fühlen, werden sie ein starkes Bedürfnis empfinden, aus dem Haus zu gehen und einen Spaziergang zu machen, und das hilft ihnen auch ein wenig.

Wechselnde Stimmungen

Die wechselnden Stimmungen des Asarum-Patienten sind ein weiterer Punkt, in dem sich die Polarität dieses Mittels manifestiert: Eben ist der Patient noch weinerlich, im nächsten Moment dann plötzlich freudig erregt und euphorisch – aber das ist keine „gesunde" Freude. Vielmehr handelt es sich um eine **nervöse Euphorie,** die von der emotionalen Erregbarkeit des Patienten herkommt; er weiß, dass sie nicht von langer Dauer sein wird. Freudige Erregung alterniert mit tiefer Depression, nervöses Lachen mit nervösem Weinen. Es kann vorkommen, dass ein Asarum-Patient in Lachen ausbricht, wenn ihm eigentlich zum Weinen zumute ist oder wenn Weinen eigentlich angebracht wäre.

Wenn man als homöopathischer Arzt nicht schon beim Anamnesegespräch Asarum in Erwägung zieht und entsprechend gezielte Fragen an den Patienten bzw. die Eltern stellt, dann wird man die ausschlaggebenden Informationen für die Wahl dieses Mittels wahrscheinlich nicht bekommen. Die Eltern erzählen, das Kind sei langsam beim Lernen geworden, gleichgültig gegenüber dem, was es lernen soll, kurz gesagt, es sei „dumm" geworden. Sie klagen darüber, dass es immer nur weint, wenn sie es zum Lernen auffordert. Aber sie begreifen nicht, dass das Kind sich nicht mehr zu helfen weiß, dass es einen Zustand erreicht hat, in dem ihm die Fähigkeit zur Selbstbeherrschung abhanden gekommen ist. Manche Patienten sagen: „Mein Verstand löst sich auf, er fällt auseinander." Andere drücken es so aus: „Ich kann meinen Geist nicht mehr unter Kontrolle halten."

Schwindelgefühl

Die bisherige Beschreibung bezieht sich auf ein mittleres Stadium in der Entwicklung eines typischen Asarum-Patienten. Es gibt eine diesem vorausgehende Phase, in der der Betreffende unter einer Art **hysterischen Schwindels** der Schwindelgefühls leidet. Ihm wird sehr schwindelig, wenn er den Kopf nur ein kleines bisschen dreht, bei der geringsten heftigen Bewegung, und er kann sich das nicht erklären. Schwindel kann auch beim Aufstehen von einem Stuhl auftreten, sobald die Bewegung einsetzt, oder auch im Gehen, oder wenn der Patient versucht zu rennen. Während dieser Schwindelanfälle setzt sich der Betreffenden am liebsten hin und tut gar nichts. Solche Zustände kann man bei Alkoholikern sehen, die mit dem Trinken aufhören wollen und unter Entzugserscheinungen leiden (bei Alkoholikern hingegen, die ihren Alkoholkonsum fortsetzen, kommt es meistens nicht dazu). Der Patient wird dann deprimiert, er will nichts unternehmen, er sitzt nur da und tut gar nichts, und bei der geringsten Bewegung verspürt er eine Art von Schwindeligkeit. Begleitet wird dies von einem Frösteln, wobei typischerweise von Kälteschauern die Rede ist, die durch den ganzen Körper gehen – heftige, intensive Kälteschauer.

Schaudern und Frösteln

Schaudern gehört zur Symptomatik von Asarum – Schaudern und Frösteln, besonders wenn er jemanden auf etwas kratzen hört; bei dem Geräusch läuft es ihm kalt über den Körper. Man muss sich diesen Zustand bildlich vorstellen: Schwindeligkeit, Depression, Gleichgültigkeit und Verwirrung, dieses untätige Herumsitzen – und dann das Stadium des nervösen Lachens. Der Patient hat keine Kontrolle mehr über sich. Anfangs mag die Lärmempfindlichkeit noch nicht so ausgeprägt sein, aber im Verlauf der Entwicklung des Asarum-Bildes wird das Nervensystem derart sensibel, dass jedes Geräusch unerträglich wird. Wenn er in dieser Verfassung ist, kommt es zum Schaudern; wenn ein Geräusch zu hören ist, werden die Fröste zum Schaudern. Und dann tritt der oben beschriebene Zustand der geistigen Degeneration ein.

Gefühl der Körperlosigkeit

Jenseits des beschriebenen „mittleren Stadiums" gibt es noch einen weiteren, dritten Zustand, der schlimmer und auch schwerer zu heilen ist. Wir haben es zunächst wieder mit der gleichen Geschichte zu tun; nehmen wir z. B. eine sehr gewissenhafte Studentin, die sich immer eifrig ihrem Studium gewidmet und zahlreiche Laborkurse belegt hat, in denen mit einer beträchtlichen Menge an Chemikalien gearbeitet wurde. Plötzlich ist sie übermüdet, ihr Verstand funktioniert nicht mehr, sie hat das Gefühl, allergisch auf die Gerüche im Labor zu reagieren, und es kommt zu Ohnmachts- und Panikanfällen, die mit der Furcht zu sterben einhergehen. Ich kann mich gut an einen solchen Fall erinnern, eine intelligente und gebildete Medizinstudentin, die aufgrund ihrer allergischen Empfindlichkeit kurz davor war, ihr Studium aufzugeben. Sie konnte kein Labor mehr betreten, weil schon der bloße Geruch der Chemikalien, die dort für wissenschaftliche Versuche benutzt wurden, bei ihr ein Gefühl von Körperlosigkeit auslöste, ein Gefühl, „außerhalb des Körpers zu sein". Das war keine harmlose Reaktion – es verursachte völlige Panik, es war wie Sterben. Solche Zustände spiegeln ein sehr ernstes Stadium der Pathologie.

In einem so prekären Zustand wird der Asarum-Patient das Gefühl haben, seine **Glieder lösten sich von seinem Körper.** Auf der Straße kann er plötzlich die Empfindung haben, seine Glieder oder z. B. die Hände **schwebten in der Luft.** Beim Gehen im Freien bildet er sich ein, wie ein Geist in der Luft zu schweben. Diese Empfindung ist aber keineswegs „nur so ein Gefühl", vielmehr löst sie schreckliche Panik aus. Es ist, als löse der Betreffende sich auf, als zerstreuten sich die Glieder nach außen. Im Repertorium ist Asarum unter den Rubriken „**Wahnideen, schwebt in der Luft**" und „Schwindel, Gehen, Gefühl des Gleitens in der Luft, als ob die Füße nicht den Boden berührten, beim Gehen" aufgeführt; aber man muss sich diese Empfindungen und die zugehörigen Umstände so dramatisch vorstellen, wie ich sie beschrieben habe. Der Patient fühlt sich in dem Moment wirklich so, als ob er sterben oder wahnsinnig werden würde oder als ob seine ganze Existenz sich auflöse und zerfalle. Sein Geist wird verwirrt, und er beginnt schließlich zu überlegen, ob er nicht sein Studium aufgeben soll.

Gefühl eines feststeckenden Körpers

Es kommt jedoch bei Asarum-Patienten auch das entgegengesetzte Gefühl vor, nämlich dass Teile des Körpers als **starr** oder fixiert, **feststeckend** oder festgeklebt empfunden werden, besonders die Augen. Sie fühlen sich an, als seien sie in den Augenhöhlen festgeklebt und könnten nicht bewegt werden. Ein Asarum-Patient kann auch auf die fixe Idee kommen, innerhalb seines Kopfes werde ein Druck ausgeübt, durch den das Gehirn zusammengedrückt und damit an der Bewegung und am Denken gehindert werde. Die Zunge fühlt sich wie festgeklebt an, kann nicht bewegt werden. Ein Prüfungssymptom von Rückert (zitiert nach Hahnemann) lautet: „Sobald er die Augen zum Lesen braucht, entsteht in jedem ein Gefühl, als würde es auseinander gepresst." Mir ist häufiger von dem Gefühl berichtet worden, dass Teile des Körpers feststecken und nicht bewegt werden können. Auch hier zeigt Asarum also wieder zwei entgegengesetzte Vorgänge – Zerfall und Auflösung einerseits, Verfestigung und Fixierung andererseits.

Sexualität

Ein weiterer wichtiger Aspekt von Asarum ist im Bereich der Sexualität zu finden. Der Asarum-Patient hat eine entschiedene Abneigung gegen Sex; eine Abneigung, die weit über die von SEPIA- oder CAUSTICUM-Patienten hinausgeht und wesentlich ausgeprägter ist als bei diesen. Er empfindet schon den bloßen Gedanken an Sex als abstoßend. Kommt z. B. einem Asarum-Patienten im Laufe einer Unterhaltung der flüchtige Gedanke, dass er mit seiner Gesprächspartnerin ins Bett gehen könnte, so löst allein diese Idee eine massive Abneigung bei ihm aus. Eine zusätzliche Besonderheit kann darin bestehen, dass er denkt, die andere Person kenne und verstehe seine Gedanken – wisse also von seiner Abneigung gegen Sex. Sobald jemand anfängt, schmutzige Witze zu erzählen, wird ein Asarum-Patient sofort den Raum verlassen. Er kann es überhaupt nicht ertragen, so etwas anzuhören.

Einen typischen Asarum-Patienten kann man sich also als einen erregten, überempfindlichen Menschen vorstellen, der kurz davor ist, den Verstand zu verlieren, und der in keiner Weise den Eindruck vermittelt, mit beiden Beinen auf dem Boden zu stehen. Er kann das Gefühl haben, als treibe er durch die Luft, als löse er sich in die Außenwelt auf, und zudem entwickelt er eine ungeheure Abneigung gegen den bloßen Gedanken an Sex.

Einen solchen Abscheu vor Sex kann man sogar schon bei Kindern beobachten. Ein Asarum-Kind geht hinaus und wäscht sich, wenn es von einem Erwachsenen geküsst worden ist, es ekelt sich davor. Solch ein Kind entwickelt ein sexuelles Bewusstsein, wenn überhaupt, erst sehr spät. Dieser Ekel ist es, der sich im Erwachsenenalter zu einer Abneigung gegen Sex entwickelt. Das Kind kann es nicht erklären, aber trotzdem ist es ihm ganz besonders zuwider, geküsst zu werden. Außerdem kann es Ekel vor schmutzigen Dingen empfinden.

Dazu passt die bereits erwähnte Abneigung gegen Berührung, auch gegen zufällige Berührungen. Zudem haben Asarum-Patienten Probleme, sich auszudrücken; sie reden nicht gern über sich selbst, über ihre innersten Gefühle. Bei Hering heißt es dazu: „Kalte ‚Schauer' bei jeder Gefühlsregung"; das zeigt die Intensität und die Art dieser Gefühle. Wenn die Emotionen so stark unter Druck stehen und es keine Möglichkeit gibt, sie zu äußern und auszuleben, kommt es mit Sicherheit irgendwann zu physischen Symptomen, z. B. zu erhöhtem Blutdruck und einem Zustand von beginnender Arteriosklerose, wenn Asarum nicht rechtzeitig verschrieben wird.

Verhalten während der Anamnese

Wenn man einen Asarum-Patienten im Anamnesegespräch vor sich hat, so sieht man ihm die Intensität seiner Empfindungen nicht von außen an; alles spielt sich im Inneren des Patienten ab. Als Arzt muss man ein Gespür dafür entwickeln. Bei sich selbst denkt der Betreffende: „Ich verstehe das alles nicht, irgendetwas ist mit mir geschehen. Vielleicht bin ich krank. Mein Verstand arbeitet nicht mehr richtig, ich kann mich nicht erinnern." Hahnemann gibt folgende Prüfungssymptome wieder: „Gedankenzustand, wie wenn man eben einschläft; ein allmähliches Verschwinden der Gedanken." Und: „Er ist ganz dumm im Kopf und hat zu nichts Lust." Es handelt sich dabei um das Frühstadium einer Arteriosklerose; misst man den Blutdruck, wird man höchstwahrscheinlich eine Erhöhung feststellen. Man braucht ein gewisses Einfühlungsvermögen in diesen inneren Zustand, um einen Asarum-Patienten als solchen zu erkennen. Selbst wird er nichts davon erzählen, denn er befindet sich in einem Stadium, in dem er sehr leicht **gedemütigt** und beschämt werden kann.

Es kommt vor, dass ein eindeutiger Asarum-Fall mit MERCURIUS, THERIDION, NATRIUM MURIATICUM, NUX VOMICA etc. verwechselt wird. Als Arzt wird man große Schwierigkeiten haben, solche Fälle voneinander abzugrenzen, wenn man das Asarum-Bild nicht wirklich gut kennt.

Ich bin der Meinung, dass solche Störungen, wie sie beim Asarum-Patienten auftreten, zivilisationsbedingt sind. Wir treiben uns selbst und unsere Kinder dazu an, erfolgreich und intellektuell überragend zu sein, und dafür zahlen wir schließlich den Preis. Ein Asarum-Kind drängt sich selbst zu sehr und gerät so in den beschriebenen Zustand. Für Alkoholiker gilt Ähnliches: Es handelt sich um empfindliche Menschen, die viele Probleme haben; sie brauchen einen Schutzwall gegen die Qual, die sie empfinden, und deshalb trinken sie. Wenn sie sich bemühen, mit dem Trinken aufzuhören, kommt der Asarum-Zustand zum Vorschein. Die Abhängigkeit und der Missbrauch von psychotropen Substanzen kann ebenfalls einen Rückzug des Patienten erzeugen, wie er für Asarum typisch ist. Für viele der sensiblen, fast schon hysterischen Jugendlichen von heute, die geistig weit über ihr Alter hinaus, körperlich jedoch unterentwickelt und ohne die normale jugendliche Spannkraft sind, wird Asarum angezeigt sein.

Allgemeinsymptome und Keynotes

- Der Asarum-Patient ist im Prinzip ein **sehr fröstelіger Mensch. Schlimmer bei trockenem,** klarem, kaltem **Wetter,** besser bei feuchtem Wetter. Der Besserung durch feuchtes Wetter entspricht die **Besserung,** die zuweilen **durch lokale Anwendung kalter Nässe** erreicht werden kann.

- Kalte Hände, Füße, Knie oder kaltes Abdomen, was auch durch das wärmste Wetter nicht gebessert wird. Nervöser Frost, einzelne Körperteile sind eiskalt. Selbst Zudecken oder die Wärme eines geheizten Raums lindert das Kältegefühl nicht.
- Großer Mangel an Lebenswärme; dem Patienten ist ständig kalt – doch bei feuchtem Wetter bessern sich seine Symptome.
- In Bezug auf die Kälte kann man also einen Widerspruch feststellen: einerseits Besserung durch lokale nasskalte Anwendungen, im Allgemeinen aber Verschlimmerung durch Kälte, mit starken Frostschauern. Frische Luft bessert viele der psychischen und körperlichen Symptome, wohingegen geschlossene, stickige Räume verschlimmernd wirken (PULSATILLA). Nachmittags und gegen Abend entsteht oft große Mattigkeit mit Übelkeit oder fortwährendem Gähnen.

- Asarum-Patienten können höchst empfindlich auf diverse Chemikalien reagieren. Sie gehören zu jenen, die von sich sagen: „Ich bin so ziemlich gegen alles allergisch!“ Dies trifft auch auf eine Reihe von Nahrungsmitteln zu. Es kommt vor, dass sie so viele Lebensmittel von ihrem Speiseplan streichen müssen, dass nur wenige übrigbleiben, die sie vertragen. Einschränkend muss hier aber gesagt werden, dass die Symptomatologie von Asarum weitgehend durch die Symptome des Patienten abgedeckt sein sollte, um die Verschreibung dieses Mittels zu rechtfertigen; keinesfalls wäre es angemessen, jedem Asarum zu verabreichen, der auf irgendwelche Chemikalien allergisch reagiert. Die nervöse Überempfindlichkeit, besonders des Gehörnervs, sollte auf jeden Fall vorhanden sein.
- Überempfindlichkeit aller Nerven: wenn er nur daran denkt (und dies muss er unaufhörlich), dass jemand mit der Fingerspitze oder dem Fingernagel auf Leinwand oder dergleichen leise kratzen könne, so durchschauert ihn ein höchst widriges Gefühl, das auch all seine Gedanken und Verrichtungen auf Augenblicke hemmt.
- Er ist so schwach, dass er beim Gehen schwankt, wenn er sich nicht darauf konzentriert.
- Er schwitzt sehr leicht, besonders am Oberkörper.

Lokalsymptome

Kopf Kopfschmerzen, als würde der Kopf zusammengepresst. Spannungsgefühle im Kopf oder an der Kopfhaut, sodass die Haare schmerzhaft empfunden werden; die Haare sind beim Kämmen empfindlich. Benommenheit des Kopfes, beim Gehen weniger fühlbar. Gefühl von Druck in bestimmten Bereichen des Gehirns, wie von einem schweren Gegenstand, am Nachdenken hindernd. Druck in der Stirn, der auf die Augen herabzieht (GELSEMIUM).

Viele Beschwerden, so z. B. der Kopfschmerz, verschwinden durch Waschen des Gesichts mit kaltem Wasser.

Fühlt den Pulsschlag der Arterien im Hinterkopf. Sehr empfindlicher, zusammenpressender Kopfschmerz in der linken Schläfe und hinter den Ohren; heftiger beim Gehen und Kopfschütteln, geringer im Sitzen. Kopfschmerz, mit Schmerz in beiden Augen, und Übelkeit. Schmerz außen an den Kopfseiten. Mit feinen Stichen beginnendes Jucken unter der linken Schläfe.

Augen Asarum-Patienten leiden häufig unter Augenentzündungen – chronische Augenlidentzündungen, chronische Konjunktivitis, mit Tränen und Brennen der Augen. Solche Entzündungen können sehr langwierig sein, und auf Mittel wie CLEMATIS, EUPHRASIA, GRAPHITES etc. nicht ansprechen. In solchen Fällen sollte man, wenn darüber hinaus die Überempfindlichkeit vorhanden ist, Asarum in Erwägung ziehen.

Kann mit dem linken Auge, besonders bei hellem Licht, nicht lesen. Kalte Luft tut den Augen wohl, aber Sonne, Licht und Wind kann er nicht daran leiden. Scharfer Schmerz über dem linken Auge, mit Tränen der Augen und Lichtempfindlichkeit.

Hornhautverdickung. Stechende Schmerzen in den Augen, besonders nach Operationen. Man kann auch Zucken der Augenlider beobachten, vor allem des linken oberen Augenlids, doch nur wenn es stillgehalten wird; durch Bewegen des Auges oder Zwinkern. Gefühl, als würden die Augen auseinander gepresst oder seitlich **nach außen gedrängt,** besonders beim Lesen. Es besteht eine lokale (und sogar allgemeine) Besserung durch Baden der Augen bzw. Waschen des Gesichts mit kaltem Wasser.

Ohren Schmerzhaft empfindliches Hören oder, bei Schnupfen, ein Gefühl, als seien die Ohren verstopft. Taubheit infolge Lähmung der Gehörnerven.

Überempfindlichkeit der Gehörnerven, Kratzen auf Leinwand oder Seide ist unerträglich. Dumpfes Brausen im linken Ohr, wie Sturmwind von weitem; im rechten helles Singen. Gefühl, als seien die Ohren verschlossen oder mit einem Fremdkörper verstopft. Schwerhörigkeit auf einem oder beiden Ohren, bei Tubenkatarrh. Druck und Spannung auf der Mündung des Gehörganges, bei vielen Symptomen.

Nase Scharfer, drückender Schmerz über der Nasenwurzel. Etwas Schnupfen und Niesen mit dem Gefühl, als seien die Ohren verschlossen oder mit einem Fremdkörper verstopft, mit Taubheit. Abgang blutigen Schleims aus der Nase; Streifen reinen Blutes auf dem Schleim.

Gesicht Hitzegefühl im Gesicht, besser durch Waschen mit kaltem Wasser. Beim Waschen des Gesichts mit kaltem Wasser vergingen Schwindel, Kopfweh, Brennen auf der Zunge und im Munde, Zusammenziehen der linken Halsmuskeln und die Mattigkeit in den Knien, kamen aber nach dem Abtrocknen wieder.

Feines Stechen an der rechten Wange; brennend stechender Schmerz an der linken. Trockenheit der Innenseite der Unterlippe. Schneidender Schmerz mit Krampf am Kiefergelenk.

Mund Empfindung in der linken Reihe Zähne, als ob sie hohl wären. Kältegefühl in den oberen Schneidezähnen, wie von einem kühlen Hauch. Beißende Empfindung am Zahnfleisch. Widerlicher Geschmack im Mund, erst sauer, dann bitter.

Brennendes Gefühl quer über die Mitte der Zunge. Saubere Zunge, bei choleraähnlicher Symptomatologie. Zunge etwas weißlich und dick belegt. Es läuft viel kühler, wässriger Speichel im Mund zusammen. Brot schmeckt bitter. Brauner Belag auf der Zunge, mit üblem Mundgeruch und bitterem Geschmack.

Chronisch entzündetes und blutendes Zahnfleisch, mit entsprechender Schwellung der Unterkieferdrüsen. Wurzelspitzengranulome der Zähne, mit allgemeinem Frösteln, ausgeprägter lokaler Berührungsempfindlichkeit und Schwindeligkeit. Speichel fühlt sich kalt an. Widerlicher Mundgeschmack.

Hals Trockenheit des Halses, mit Stechen. Schluckbeschwerden, als seien die Halsdrüsen geschwollen. Ansammlung zähen Schleims im Hals.

Atmung, Brust, Herz Asthmatische Atmung, schlimmer durch Gerüche und bei trockenem, kaltem Wetter. Gefühl wie von Zusammenschnürung des linken Lungenflügels mit einer Schnur oder einem Draht, wie zerschneidend; oder Schmerz ringsherum in beiden Lungen, als würden sie mit einem scharfen Draht zusammengeschnürt.

Ständiges kurzes Hüsteln bei Tuberkulosepatienten. Das Hüsteln hilft dem Zusammenschnüren der Kehle auf kurze Zeit ab. Stiche in der rechten oder in beiden Lungen beim Einatmen. Brennende Empfindung in der rechten Brust, mehr nach außen als nach innen. Scharfer Druck in der Gegend der letzten Rippen, wie mit einem Messerrücken.

Puls: schnell und stark; voll und beschleunigt. Der arterielle Pulsschlag wird am ganzen Körper gespürt.

Magen Unwiderstehliches Verlangen nach Alkohol. Ich habe festgestellt, dass Asarum-Patienten auch nach allen Arten von Nüssen verlangen – Mandeln, Cashewnüssen, Erdnüssen etc. Zudem haben sie auch ein recht starkes Verlangen nach Milch, und Milch lindert die Magenschmerzen beträchtlich. Gelegentlich wird man auch eine Abneigung gegen Zwiebeln, Knoblauch, Fisch oder Fett finden.

Lautes Aufstoßen, das mit außerordentlicher Macht herauskommt. Heftiges, krampfartiges Erbrechen mit Durchfall. Übelkeit und Erbrechen während der Schwangerschaft. In den ersten Schwangerschaftsmonaten **kann die Patientin nichts bei sich behalten;** beständige Übelkeit mit Abscheu vor Speisen, bei sauberer Zunge.

Heftiges, leeres Brechwürgen, bei dem alle Beschwerden verstärkt auftreten und nur das dumpfe Gefühl im Kopf nachlässt. Appetitlosigkeit, von Speisen kann ihm sogar übel werden. Nach dem Mittagessen große Müdigkeit.

Saures Aufstoßen, das die Zähne stumpf macht, mit Sodbrennen. Stete Übelkeitsempfindung im Magen, mit Arbeitsunlust, Gefühl von Kopflosigkeit und Trägheit. Übelkeitsanfälle; schlimmer nach dem Essen, bei sauberer Zunge. Übelkeit und Erbrechen. Erbrechen von weißlichem oder grünlichem Schleim. Erbrechen: **mit großer Angst;** mit großer Anstrengung; **mit Frösteln.** Drücken, Graben und unbehagliches Gefühl in der Magengrube. Scheußliches Gefühl im Oberbauch, morgens beim Erwachen.

Abdomen Gefühl von Zusammenpressen um den Nabel, drei oder vier Stunden nach jeder Mahlzeit, eine Stunde lang anhaltend. Schneidende Bauchschmerzen, mit Erbrechen. Schmerzen in der Gegend des Colon descendens, mit Abgang eines zähen Schleims. Beißender Wundheitsschmerz in der Milzgegend.

Rektum und Stuhl Gallertartiger Schleim oder Schleimfetzen im Stuhl. Stuhl aus einem langen, **gelben, gedrehten Strang von geruchlosem Schleim,** drei- oder viermal am Tag, mit Bauchschmerzen.

Durchfälliger, geruchloser Stuhl, mit Abgang von Schleimzotten voller Madenwürmer. Es drängt ihn (eineinhalb Stunden nach dem ersten Stuhlgang) eilends zu Stuhle, mit Schneiden im Unterbauch und Mastdarm vor und während des (jetzt weicheren) Stuhlgangs. Gelblich-bräunlicher Durchfall. Lienterie; wässriger Stuhl nach einer Mahlzeit, sehr schwächend. Spärlicher, gelber, schleimiger Stuhl. Diarrhö: bei frostigen, nervösen Menschen; aus Schwäche; bei hektischem oder schleichendem Fieber.

Vor dem Stuhlgang Schneiden im Bauch und scharfe Stiche im Mastdarm von oben nach unten. Beim Stuhl: Abgang dicken, schwarzen Blutes; Prolapsus ani. Nach dem Stuhl: Pressen, mit Abgang weißen, zähen, blutigen Schleimes.

Harnorgane Beständiger Drang zum Urinieren. Drücken auf die Harnblase, während und nach dem Harnen.

Männliche Genitalien Impotenz. Heftiger Schmerz in der linken Leiste, schnell durch die Harnröhre in die Eichel fahrend und dort lange Zeit einen heftigen, zusammenziehenden Schmerz unterhaltend.

Weibliche Genitalien Asarum-Patientinnen können vor der Regel durch Bauchkrämpfe völlig außer Gefecht gesetzt sein – schwere Krämpfe, die sie oft zwingen, zwei oder drei Tage lang im Bett zu bleiben. Oft treten die Schmerzen bei Asarum statt im Abdomen in der Sakralregion auf – sehr heftige Kreuzschmerzen, die nach oben ausstrahlen, manchmal fast bis zum Zervikalbereich. Verstopfung mit trockenen, harten Stühlen, die schwer herauszubringen sind.

Starke Schmerzen im unteren Rückenbereich am ersten Tag der Regel, schlimmer durch jegliche Bewegung, selbst das Atmen verschlimmert. Menses zu früh und zu lang, mit schwarzem Blut. Beim Eintritt der Regel heftiger Schmerz in den Lendenwirbeln, der kaum atmen lässt.

Zäher, gelber Fluor. Scheidenfistel.

Ausgeprägte **Übelkeit während der ersten Schwangerschaftsmonate,** nichts kann im Magen behalten werden. Drohende Fehlgeburt durch nervöse Überempfindlichkeit; selbst wenn die Patientin nur an etwas Unangenehmes denkt, lässt sie dies schon erschaudern und hemmt für Augenblicke ihre Gedanken.

Rücken Heftige Rückenschmerzen, schlimmer durch Bewegung. Heftiger Schmerz in der Sakralregion, in die Dorsalregion ausstrahlend, am Atmen hindernd. **Lähmungsschmerz** im Rücken, wie zerschlagen, **im Stehen oder Sitzen.**

Steifer Hals, mit Durst, früh am Morgen. Lähmiger Schmerz im Rücken in einem der Nackenmuskeln, wie zerschlagen, bei Bewegung des Halses. Gefühl in den Nackenmuskeln wie von einer zu engen Krawatte, und als würde mit einer stumpfen Schneide darauf gedrückt.

Brennender Schmerz mit Stechen im Kreuze, während des Sitzens. Ruckweises Reißen von einem Beckenkamm zum anderen. Heftiger Kreuzschmerz, sie kann kaum atmen; zu Beginn der Regel.

Extremitäten Große **Leichtigkeit** in allen Gliedern, als würden sie sich vom Körper lösen. Er weiß gar nicht, dass er einen Körper hat; glaubt, beim Gehen in der Luft zu **schweben.**

Frost in **einzelnen Körperteilen.** Ein Zusammenziehungsgefühl in verschiedenen Körperteilen, das auch als Druck oder Spannen beschrieben wird.

A

Muskelkrämpfe. Fibrillieren einzelner Muskeln. Rheumatismus, schlimmer bei trockenem, kaltem Wetter.

Heftig reißende Stiche in beiden Schultern, bei Bewegung und in Ruhe. Sauer riechender Achselschweiß, nachts. Zusammenziehend spannender Schmerz im Deltamuskel, wenn man die Hand auf den Tisch legt und auch wenn man sie dort liegen lässt.

Ziehend lähmiger Schmerz im linken Handgelenk. Schneller, ziehend brennender Schmerz von der Handwurzel durch Daumen und Zeigefinger.

Chronische Ischialgie. Stumpfes Drücken in der rechten Hüfte. Ziehend spannender Schmerz im linken Oberschenkelkopf. Heftiger Schmerz im Hüftgelenk und in der Mitte des Oberschenkels beim Auftreten; der Fuß ist davon wie gelähmt – er kann nicht recht auftreten. Mattigkeit der Knie und Schenkel, mit Schwanken beim Gehen. Die Knie sind **steif, schmerzen bei plötzlicher Bewegung.** Heftige, rheumatisch reißende Stiche in den Knien, bei Bewegung und Ruhe. Ziehen im Knie – in den Sehnen der Kniekehle, abends beim Liegen im Bett.

Stechen in die Knöchel, in die Fußsohlen hinein. Die kleinen Zehen **schmerzen wie erfroren,** an beiden Füßen.

Schlaf Abends im Bett eine Blutwallung, die ihn hinderte einzuschlafen, zwei Stunden lang. Abends im Bett Schweiß, gleich nach dem Niederlegen. Tagsüber große Schläfrigkeit. Häufiges Gähnen. Nachts Kurzatmigkeit. Nachts ärgerliche und verdrießliche Träume von Beschämungen usw.

Haut Absonderung blutigen und schleimigen Eiters aus Geschwüren.

Asclepias tuberosa

Essenzielle Merkmale

Asclepias tuberosa kommt in Frage in Fällen von **Interkostalneuralgien** oder auch bei **Pleuritis** oder **Perikarditis.** Es erzeugt scharfe, stechende, piekende Schmerzen, wie von Messern, die schlimmer werden bei Bewegung, aber auch im Liegen, vor allem auf der linken Seite. Man sollte an dieses Mittel denken, wenn BRYONIA angezeigt scheint und nicht wirkt; als erstes Mittel muss Asclepias tuberosa in Betracht gezogen werden, wenn Schmerzen der beschriebenen Qualität von einem allgemeinen **Taubheitsgefühl** am ganzen Körper begleitet werden.

- Gemeinsam sind den beiden Mitteln die Verschlimmerung der Schmerzen um 21 Uhr und die Verschlimmerung durch Bewegung (welch letztere allerdings bei Asclepias nicht so intensiv ist wie bei BRYONIA), die erwähnte Verschlimmerung im Liegen, besonders in bestimmten Lagen (linke Seite), fehlt jedoch bei BRYONIA und ist daher ein wichtiges Unterscheidungsmerkmal.
- Geht es dem Patienten in Fällen von Interkostalneuralgien oder Bauchschmerzen wesentlich schlechter durch Rauchen, so sollte zuerst SPIGELIA versucht werden, aber auch Asclepias gehört in solchen Fällen in die engere Wahl. Als erstes Mittel kann Asclepias in Frage kommen, wenn die Schmerzen in der Brust **auf Pleuritis zurückzuführen** sind und eine allgemeine Verschlimmerung durch Bewegung, vom Rauchen und im Liegen zu verzeichnen ist. Ganz besonders gilt dies dann, wenn der Patient zudem **übermäßig schwitzt;** dieses Symptom kann auch **bei Diarrhö,** bei rheumatischen Zuständen oder bei Perikarditis auftreten.

Allgemein lässt sich sagen: Wenn **exzessive Sekretionen** der Haut (vor allem **Schweiß**), der Schleimhäute oder der serösen Membranen (ödematöse Ergüsse) vorliegen und wenn die **Brust oder die Brustmuskeln das Zentrum der Beschwerden sind,** dann sollte man an Asclepias tuberosa denken. Auch Bronchitis, Grippe, die sich leicht zu Pleuritis entwickelt, und überhaupt **katarrhalische Zustände** durch kaltes und feuchtes Wetter gehören zum Wirkungsbereich dieses Mittels.

Über Geist und Gemüt des Asclepias-Patienten ist leider nur recht wenig bekannt. Psychisch scheint es ihm abends besser zu gehen, er ist voller Elan, ausgelassen und lebhaft, bis gegen 21 Uhr seine Stimmung ohne ersichtlichen Grund plötzlich umschlägt: Dann wird er ziemlich ärgerlich, launisch und niedergeschlagen.

Einige weitere Geistes- und Gemütssymptome:

- Unruhe und Nervosität in der Nacht.
- Gedächtnisschwäche.

- Schwierigkeiten beim Denken. Schwindelgefühl im Kopf, mit Dumpfheit hinter der Stirn. **Träume vom Fliegen** über die Dächer, die beunruhigen.
- Gefühl von Trunkenheit mit Sehschwäche, nach dem Rauchen.
- Empfindlich gegen **Tabak.**

Allgemeinsymptome und Keynotes

- Den ganzen Tag matt und träge, körperlich wie auch geistig. Hatte das Gefühl, als würde er von einer langen und schweren Krankheit genesen.
- **Katarrhalische Beschwerden bei kaltem, feuchtem Wetter.**
- **Rheumatismus** der Muskeln und Gelenke, mit stechenden Schmerzen, dunklem Harn und heißer, schwitzender Haut.

Lokalsymptome

Kopf Migräne, **mit Blähungen** im Magen und in den Därmen. Kopfschmerzen arthritischen oder gastrischen Ursprungs. Schmerz in der Stirn beim Husten. Dumpfer Schmerz in der Stirn und im Scheitel, schlimmer bei Bewegung, besser im Liegen.

Nase Fließschnupfen mit vielem Niesen.

Hals Vorübergehendes Zusammenschnüren und Stechen im Hals, bis zum Kehlkopf.

Kehlkopfreizung mit Heiserkeit.

Brust Trockener Husten, mit Gefühl von Zusammenschnüren im Kehlkopf. Trockener, harter, rauher Husten, mit Schmerz in Stirn und Bauch. Heiserer, kruppartiger Husten, Atembeklemmung und Fieber, mit heißer, aber feuchter Haut. Akute und chronische **Bronchitis.** Bronchiolitis, Bronchopneumonie. Atmen schmerzhaft, besonders an der linken Lungenbasis, die einen gedämpften Klopfschall aufweist. **Brustbeklemmung nach Rauchen.** Heftiger, schneidender Schmerz **hinter dem Brustbein,** schlimmer durch tiefes Einatmen, Bewegen der Arme, Singen oder lautes Sprechen.

Pleuritis sicca und exsudativa. Heftiger pleuritischer Schmerz in der rechten Brustseite, mit trockenem, kurzem Husten und geringem Schleimauswurf. Grippe mit pleuritischen oder neuralgischen Thoraxschmerzen.

Scharfe Schmerzen, die **von der linken Brustwarze nach unten schießen,** mit Steifigkeit in der linken Halsseite; mit Herzklopfen. **Die Rippenzwischenräume nahe am Sternum sind druckschmerzhaft.** Die Schmerzen in Brust und Lungen werden **durch Vorwärtsbeugen gelindert und durch Bewegung verschlimmert.**

Druckempfindlichkeit über der Herzregion. Subakute **Perikarditis.** Akute rheumatische Perikarditis. Schmerzen wie von Nadelstichen in der Herzgegend. Zusammenschnürender Schmerz im Herzen. Hartes, schweres, gewaltsames Schlagen des Herzens, mit leichter Dyspnoe.

Magen **Empfindlichkeit gegen Tabak.** Galliges Erbrechen mit oder ohne Durchfall, aber mit Schmerzen in den Gliedern, Krämpfen in den Füßen, etc. Drückender Magenschmerz mit Rumoren in den Därmen.

Abdomen Bauchschmerzen werden durch Rauchen stark verschlimmert. Kollern und Unruhe in den Därmen, mit Hitzegefühl in der Nabelgegend. Wird nachts um 3 Uhr von Kollern in den Därmen und scharf schneidenden Bauchschmerzen geweckt. Drückender Bauchschmerz und Abgang stinkender Blähungen; häufiger Stuhlgang.

Folgender Fall wurde mit 5 Tropfen der Tinktur geheilt, nachdem Sulfur C 30 erfolglos geblieben war (die Krankheit soll durch übermäßigen Tabakgenuss entstanden sein): Seit 25 Jahren heftig kneifende Schmerzen im Unterbauch, so schlimm, dass er zuweilen weder gehen noch im Wagen fahren konnte; fünf bis sechs Stühle täglich. Manchmal kam der Schmerz mit großer Heftigkeit nachts um 2 oder 3 Uhr mit plötzlichen Stühlen, nachher solche Schmerzhaftigkeit im Bauch, dass er nicht gehen konnte (zitiert bei Hale).

Rektum und Stuhl Subakute schleimige Enteritis. Dysenterie, besonders katarrhalische und Herbstruhr. **Katarrhalische Diarrhö:** bei Kindern; oder bei warmen Wetter, wenn die Nächte kalt und feucht sind (Herbst); mit rheumatischen Schmerzen am ganzen Körper.

A

Galliger und schmerzhafter Durchfall. Grüner Stuhl, wie verfaulte Eier riechend. Weicher, stinkender Stuhl, vorher Kollern im Bauch, hinterher Stuhldrang. Tenesmus.

Harnorgane Spärlicher und dunkler Urin.

Extremitäten Rheumatischer Schmerz in allen Gelenken. Beim Beugen rheumatischer Gelenke Gefühl, als ob in denselben Verwachsungen reißen würden. Schmerzen in der linken Schulter, von der linken Brustseite heraufschießend, schlimmer bei Bewegung. Jucken an den Oberschenkeln und Gesäßbacken, jedoch ohne sichtbaren Ausschlag.

Schlaf Unruhiger Schlaf mit schrecklichen Träumen.

Fieber Hohes Fieber mit heißem Schweiß. Nachtschweiße und Abmagerung. Rheumatische und katarrhalische Fieber.

Asparagus officinalis

Essenzielle Merkmale

Asparagus officinalis ist ein wichtiges Mittel für **Erkrankungen der Nieren** und der Harnwege. Es kann angezeigt sein bei Zystitis, Pyelonephritis oder Lithiasis mit oder ohne Kolik sowie bei Entzündungen der Urethra oder der gesamten Harnwege, wenn der Patient sehr starkes Herzklopfen hat. Tatsächlich sind die meisten Beschwerden von Asparagus-Patienten von **Herzklopfen** begleitet, das im Allgemeinen im Sitzen schlimmer wird. Das Mittel wirkt auch auf Herz und Atemtrakt. Es erzeugt ödematöse Ergüsse, etwa Hydrothorax.

Ferner sollte man in folgenden Situationen an Asparagus denken.

- Bei starkem und eigenartigem Geruch des Urins, oft als **Katzenurin-Geruch** beschrieben.
- Wenn der Patient beim Urinieren, vor allem beim **Ablassen der letzten Tropfen,** einen **zusammenschnürenden Schmerz in der Herzgegend** verspürt, der ihn aufschreien lässt.
- Bei Patienten mit häufigem Herzklopfen aufgrund eines **organischen Herzleidens** und bei Nierenbeteiligung.
- Wenn der Urin **Partikelchen** und eventuell auch Harngrieß enthält. Der Harnfluss ist zunächst gesteigert und vermindert sich in späteren Stadien beträchtlich.
- Bei chronischer Zystitis mit **Prostatabeteiligung.**
- Wenn der Patient die **Brust herausdrücken und den Kopf nach hinten** werfen muss, um die Schmerzen in den Lenden und anderswo zu lindern.
- Bei Zystitis mit häufigem und quälendem Tenesmus, **Herzklopfen,** großer Erschöpfung, Schlaflosigkeit und **Ausfluss von Prostatasekret.**

Im Bereich von Geist und Gemüt sind bei Asparagus (wie bei einigen anderen „kleinen Mitteln“) nur wenige Symptome bekannt:

- Reizbar und mürrisch, schon Kleinigkeiten stören ihn; ständige Angst und Besorgnis.
- Große Trägheit und Abneigung gegen körperliche oder geistige Anstrengung. Nach jeder Anstrengung Übelkeit.
- „Eigenthümliche Beängstigung, mit Herzklopfen und Gemüthsverstimmung.“ (Noack/Trinks/Müller)
- Ängstliche Unruhe bei Herzklopfen. Sichtbares Pochen des Herzens, besonders nachts.

Allgemeinsymptome und Keynotes

- Die meisten Beschwerden werden durch Bewegung und insbesondere durch Treppensteigen verschlimmert bzw. hervorgerufen, so z. B. Schweratmigkeit, Herzklopfen oder Zerschlagenheitsschmerz der Oberschenkelmuskeln.
- Schläfrigkeit und Gähnen. Große Mattigkeit.
- Herzschwäche; Wassersucht; Nierenaffektionen, besonders Nierensteine.
- Rheumatische Schmerzen; Harnsäureablagerung in den Gelenken.
- Kinder wollen ständig auf dem Arm umhergetragen werden.

Lokalsymptome

Kopf Schwindel im Vorderkopf; später Druck in den Schläfen, besonders links, durch Aufdrücken vermehrt. Drücken oder Schwere in der Stirn, mit Benommenheit. Druck des Gehirns gegen die Augen.

Augen Stechen und Kribbeln in den Augen.

Nase Häufiges, heftiges Niesen. Heftiger Schnupfen, mit häufiger Absonderung einer dünnen weißlichen Flüssigkeit; mit drückendem Schmerz an der Nasenwurzel bis über die Stirn zum Vorderhaupt.

Gesicht Vermehrte Gesichtswärme. Brennen der Wangen. Blasses, wächsernes, aufgedunsenes Gesicht.

Mund Geschmack: süßlich, wie mit Blut vermengt; fade; kupferartig.

Hals Rauhes Gefühl im Halse, mit fast beständigem Räuspern. Reichliche Absonderung eines zähen Schleims im Halse. Erschwertes Schlucken. Brennen im Hals.

Atmung, Brust, Herz Stechen an verschiedenen Teilen der Brust, besonders unterm linken Schulterblatt, beim Einatmen auch in der linken Brustseite.

Beschleunigte Atmung. Seufzende Atmung. **Schweratmigkeit bei Bewegung und Treppensteigen,** oder auch nachts, zum Aufsitzen nötigend. Brust außergewöhnlich stark verschleimt. Beklemmung und Spasmen der Brust, besonders beim tiefen Einatmen.

Hustenanfälle durch schwer zu lösenden Schleim. Angreifender, zum Brechen reizender Husten. Der Husten lässt eine Stunde nach dem Frühstück nach.

Blutspucken. Hydrothorax; oft bei alten Menschen mit Herzleiden oder gichtischer Diathese.

Stechen in der Herzgegend, nach dem Essen. **Herzklopfen mit Brustbeklemmung.** Herzschlag sichtbar, besonders nachts; sehr kräftig und sich auf einen ungewöhnlich großen Bereich ausdehnend. Herzklopfen: **im Sitzen; mit ängstlicher Unruhe, vermehrt beim Bewegen und Treppensteigen;** hörbar und fühlbar, selbst bei nur mäßiger Bewegung. Schwache Herztätigkeit; schwacher Puls. Unregelmäßige, schnelle, verdoppelte Herzschläge. Intermittierender, schwacher Puls, mit Schmerzen in der linken Schulter und in der Herzgegend, verbunden mit Blasenbeschwerden.

Magen Würgen beim Husten lässt Tränen in die Augen steigen. Übelkeit nach körperlicher Anstrengung. Übelkeit und Erbrechen gegen 5 Uhr morgens.

Abdomen Kneifen in der Nabelgegend, mit Schmerzhaftigkeit bei Berührung.

Ziehen in den Leisten.

Rektum und Stuhl Galliger Durchfall, mit Bauchweh. Brennen und Wundheitsschmerz am After.

Harnorgane Häufiger Harndrang. Häufiger und spärlicher Urinabgang, zuvor das Gefühl, als stecke etwas in der Harnröhre, dabei leichtes Brennen. Häufiges Urinieren, mit feinen Stichen in der Harnröhrenmündung.

Nach dem Urinieren Brennen in der Harnröhre, mit dem Gefühl, als käme noch Harn nach. Beim Urinieren, vor allem bei den letzten Tropfen, **rheumatischer, zusammenschnürender Schmerz in der Herzgegend,** der ihn aufschreien lässt; er wird blau im Gesicht.

Harn: blutig; strohgelb, schnell trübe werdend, voll kleiner Partikel, die sich als weißflockiges Sediment absetzen; von eigentümlichem Geruch; von üblem Geruch; streng riechend; wie **Katzenurin** riechend. Nierengrieß geht in kleinen Mengen mit dem Urin ab. Vermehrter, bierbrauner Urin, ohne Bodensatz. Harn hinterlässt eine Fettschicht an den Wänden des Geschirrs. Nephritis. Nierenkoliken. **Lithiasis.**

Männliche Genitalien Anschwellen des Penis mit Erektionen und Drang zum Urinieren. Aufregung des Geschlechtstriebes.

Weibliche Genitalien Verstärkte Menstruation. Prurigo pudendi.

Rücken Rheumatischer Schmerz zwischen den Schulterblättern. Gefühl im Sitzen, als fahre etwas durch das Kreuz, bis zum Kreuzbein ziehend.

Extremitäten Rheumatischer Schmerz in der rechten Schultergegend. Schmerz in der Schultergegend bei Berührung. **Schmerzen am linken Acromion** unter dem Schlüsselbein den linken Arm hinunter, mit äußerst schwachem Puls. Verrenkungsschmerz im rechten Hüftgelenk, zum Hinken nötigend. Zerschlagenheitsschmerz in den Oberschenkelmuskeln, das Gehen erschwerend, besonders beim Treppensteigen; das rechte Bein leidet mehr als das linke und ist auch viel schwächer.

Astacus fluviatilis

Essenzielle Merkmale

Dieses Mittel bringt einen Hautzustand hervor, der dem nach einer RHUS-TOXICODENDRON-Vergiftung ähnelt. Der **ganze Körper** kann mit **erhabenen Flecken** bedeckt sein, die **feuerrot** sind, mit unerträglichem Jucken. Hat man einen Patienten mit einem solchen Ausschlag vor sich, so stechen einem sofort dessen enorme Ausdehnung und feurige Röte ins Auge. Wenn zusätzlich die Leber in irgendeiner Weise mit betroffen sein sollte, deutet dies um so mehr auf einen Astacus-Fall hin.

Bei allergischen Zuständen, die eine Art von **Urtikaria** mit kleinen, erhabenen Flecken hervorrufen, und bei Erysipel mit Nesselfieber kann Astacus nützlich sein. Die rote Farbe des Ausschlags kann leicht zu Verwechslungen mit BELLADONNA führen; und auch heftiges Fieber mit Kopfschmerzen und glühend rotem Gesicht haben beide Mittel gemeinsam. Andererseits erinnert nicht nur der Ausschlag, sondern auch das innere Frösteln, das der Astacus-Patient empfindet, an RHUS TOXICODENDRON. **Inneres Frösteln und Empfindlichkeit gegenüber Zugluft;** schlimmer durch Aufdecken. In dieser Hinsicht ist Astacus auch HEPAR sehr ähnlich. Selbst wenn es im Zimmer sehr heiß ist, reagiert der Patient empfindlich auf jeden Luftzug

Die Symptomatologie von Astacus fluviatilis besteht im wesentlichen aus einer Kombination von RHUS-TOXICODENDRON- und BELLADONNA-Symptomen. Wenn also ein Patient im Gesicht glühend rot ist (wie bei BELLADONNA) und zugleich eine innere Kälte verspürt (wie bei RHUS TOXICODENDRON), dann kann Astacus fluviatilis angezeigt sein.

Allgemeinsymptome und Keynotes

- Vergrößerte Halslymphknoten bei Kindern und alten Menschen.
- Neben den Lymphknoten wird besonders die Leber in Mitleidenschaft gezogen. Gelbsucht bei Kindern; Krämpfe in der Lebergegend, Leberentzündung; Schmerz und Empfindlichkeit der Leber, Gelbsucht, Stuhl von weißlicher Farbe.
- Ein Mann, der sich an Krebsen sattgegessen hatte, bekam danach Urtikaria, Hepatitis und Gelbsucht und verstarb nach einem zehnmonatigen Siechtum. Post mortem zeigte sich u. a. eine weitgehende Obliteration des Duodenums, die Mündung des Gallenganges in das Duodenum war vollständig verschlossen.
- Angst mit Beklommenheit in der Brust.
- Mattigkeit und Abgeschlagenheit, Zittern und Müdigkeit.
- Fieberhafte Nesselsucht, mit leichtem Delirium.
- Im **Sitzen** wird die Kolik besser, der Husten aber schlimmer.
- **Gehen** verschlimmert die Kolik, bessert aber den Husten.
- **Nervöses Kribbeln** am ganzen Körper.

Lokalsymptome

Kopf Drücken und Pochen **an kleinen Stellen,** besonders in der rechten Schläfe. **Rote Quaddeln** an Kopf, Hals und Brust; verschwinden nach einiger Zeit durch Schwitzen. **Dicker, krustiger** Ausschlag auf der Kopfhaut, mit vergrößerten Halslymphknoten (Milchschorf).

Augen Er sieht beim Lesen bunte Flecke. Trübsichtigkeit. Das Bewegen der Augen ist schmerzhaft. Erweiterte Pupillen. Konjunktiven etwas injiziert und ausgesprochen gelb.

Ohren Gefühl, als sei der rechte Gehörgang durch einen Fremdkörper verstopft, mit leicht beeinträchtigtem Hören. Hitze und Röte der Ohren. Nach außen drückender oder stechender Schmerz, besonders im rechten Ohr.

Nase Niesen mit Gähnen und Aufstoßen. Nasenbluten; lindert Beschwerden.

Gesicht In Abständen blitzartiges Stechen von der Schläfe zur Wange. **Gesicht glühend rot, bei Fieber.** Gesichtserysipel, in Verbindung mit Nesselfieber.

Mund In Abständen Schmerz, als würde ein Zahn gezogen. Zahnschmerz im gesamten rechten Unterkiefer, mit Kältegefühl in einem Eckzahn. **Fischgeschmack.** Süßlich-pappiger Geschmack im Mund, nach Husten. **Skorbut. Stomatitis ulcerosa** (Stomakaze).

Hals Schwellung der Halslymphknoten bei Kindern und alten Leuten.

Atmung Husten durch Kitzeln im Kehlkopf, schlimmer am Tage. **Der Husten trat beim Gehen nicht auf, kam aber im Sitzen sogleich wieder.** Auswurf von süßlichem Geschmack. Lungenkongestion mit Dyspnoe und Blutspucken.

Magen Übelkeit und Erbrechen. Völlegefühl und Druck im Magen; Brennen im Epigastrium.

Abdomen Heftige Schmerzen in der Gegend des Zwölffingerdarms. Hepatitis mit nachfolgender Gelbsucht; Lebergegend druckschmerzhaft. Kolikartige Schmerzen mit Tenesmus und Erschöpfung; **besser im Sitzen, schlimmer beim Gehen.** Nach dem Essen kolikartige Schmerzen unter dem Nabel, sodass er sich krümmen muss.

Stuhl Durchfall mit Erbrechen und kolikartigen Schmerzen. Stuhl weiß wie Pfeifenton; Schmerzen in der Leber.

Harnorgane Schmerzen in den Nieren, nachts von stechendem Charakter; schlimmer beim tiefen Einatmen. Ziehen im rechten Harnleiter. **Fischähnlicher** Geruch des Urins.

Extremitäten Gefühl von Zittern in den Armen beim Aufstützen derselben. Rheumatischer Schmerz im linken Arm. Vorübergehender reißender und stechender Schmerz im linken Daumen, morgens.

Fieber Frösteln, Benommenheit des Kopfes, rotes, gedunsenes Gesicht; geschwollene Augenlider; großes Mattigkeitsgefühl; leichtes Delirium. Heftiges **Fieber mit Kopfschmerz** und **glühend rotem Gesicht, bei innerem Frieren und Empfindlichkeit gegen die Luft,** verstärkt bei Entblößung hervortretend.

Haut Nervöses Kribbeln am ganzen Körper, besonders bei Fieber. **Nesselfieber** am ganzen Körper. Roter, juckender, **nesselartiger Ausschlag** über den ganzen Körper. **Urtikaria mit Leberbeschwerden.** Erysipel mit Fieber, Kopfschmerzen und vermehrtem Schwitzen.

Asterias rubens

Essenzielle Merkmale

Asterias rubens wird gewöhnlich mit Brustkrebs in Verbindung gebracht. Die klinischen Erfahrungen scheinen keinen Zweifel daran zu lassen, dass das Mittel eine Wirkung insbesondere auf Krebs in der linken Mamma ausübt. Darüber hinaus beeinflusst Asterias rubens aber auch den Uterus sowie das weibliche Hormonsystem, den Kreislauf und schließlich Gehirn und Nervensystem. Die allgemeine Tendenz des Mittels ist eine **Überstimulierung** der Funktionen des Organismus.

Tumoren der weiblichen Brust, Uterustumoren
Zwei charakteristische pathologische Bilder im Bereich der weiblichen Organe:

- Ein Tumor – der auch bösartig sein kann – in der linken Brust mit **nächtlichen lanzinierenden** Schmerzen und einem Gefühl, **als werde die Brust oder die Brustwarze nach innen gezogen.**
- **Uterustumoren mit einem Gefühl in der Gebärmutter, als dränge etwas heraus,** was bei oberflächlicher Betrachtung der SEPIA-Symptomatologie ähnelt. Doch der grundsätzliche Unterschied besteht darin, dass bei Asterias rubens die hormonelle Aktivität überstimuliert, bei SEPIA hingegen herabgesetzt ist, und daher zeigen Asterias-Patientinnen ein **übermäßiges sexuelles Verlangen,** ganz im Gegensatz zur SEPIA-Abneigung gegen Sex. Außerdem ist das Gefühl des Herausdrängens im Uterus bei Asterias rubens eher auf einen Tumor als auf einen Uterusvorfall zurückzuführen. Das sexuelle Verlangen ist gepaart mit nervöser Erregung und erotischen Gedanken. Es ist aggressiv und sucht nach einem Ventil, aber Geschlechtsverkehr reicht zur Befriedigung nicht aus. Die Aggressivität sowie das Verlangen

bestehen auch nach dem Koitus fort. Dies ist ein ausgesprochen unangenehmes Gefühl; die Patientin fürchtet, damit nicht fertig zu werden, und es treibt sie zum Weinen. Sie kann auch quälende Begierden nach aggressiven Sexualpraktiken empfinden, die kaum zurückzuhalten sind (was auch bei Asterias-Männern vorkommen kann).

Überstimulierung des Kreislaufs

Zu den Kreislaufstörungen, die Asterias rubens erzeugt, gehören **Pulsieren** und **Blutandrang,** sowohl in Uterus und Mammae als auch in der Brusthöhle und vor allem im **Kopf.** Die Patienten fühlen **elektrische Schläge im Gehirn,** mit innerem Druck. Besonders wenn sie zornig werden, steigt der Blutdruck, und die Symptome erinnern sehr an einen Schlaganfall: rotes Gesicht, heißer **Kopf, ein Gefühl, als zerspringe der Kopf;** Gefühl einer Aura heißer Luft um den Kopf. Dieses Syndrom wird wiederum durch eine Überstimulierung ausgelöst, in diesem Fall des Kreislaufs. Das Bild ähnelt sehr dem von BELLADONNA, und man wird dann wahrscheinlich zuerst an dieses Mittel denken. Aber bei Asterias entwickelt sich im Zusammenhang mit diesen Symptomen eine charakteristische Furcht, die wir von BELLADONNA-Patienten nicht kennen: die Furcht vor einem **unmittelbar bevorstehenden Hirnschlag.**

Affektionen des Nervensystems

Schließlich erzeugt Asterias rubens auch Affektionen des Nervensystems; man sollte z. B. bei Neuralgien, Chorea, Zuckungen, Hysterie oder **Epilepsie** daran denken. Es passt für Fälle von Epilepsie, bei denen die Anfälle meist gegen Nachmittag oder Abend auftreten und sich mehrere Tage vorher **durch Zuckungen am ganzen Körper ankündigen.** Angezeigt ist es auch bei epileptischen Anfällen, in denen die Patienten nicht bewusstlos werden, sondern halluzinieren: dass sie weit weg von zu Hause unter Fremden seien; sie hören Stimmen, denen sie antworten. Nach dem Anfall kommt es zu **großer Erschöpfung** und Angst im Oberbauch.

Geistig-emotionales Bild

Asterias-rubens-Patienten sind **reizbare, jähzornige, cholerische** Menschen, ungeduldig und explosiv. Sie können keinen Widerspruch vertragen und sind immer zu Streit aufgelegt. **Streitsüchtig,** besonders zwischen 12 und 14 Uhr. Der Grund dafür liegt offensichtlich in einer **Überreizung des Nervensystems,** die nach einem Ventil verlangt; andernfalls wird sie sich nach innen wenden und tiefere Ebenen des Organismus angreifen. Das Hirn ist übermäßig erregt, und der Patient versucht diese Überstimulierung mittels geistiger Arbeit oder heftiger körperlicher Anstrengung abzureagieren. Auch nach geistiger Anstrengung kann er eine Erregung des Gehirns verspüren.

Es bietet sich eine Analogie zu den oben erwähnten Tumoren an: Wie deren Tendenz zu schnellem Wachstum als ein Ventil für ein inneres Ungleichgewicht verstanden werden kann, so muss auch die Entwicklung von Zuckungen, Konvulsionen, Chorea oder intellektueller Hyperaktivität als der Versuch des Gehirns und des Nervensystems begriffen werden, sich die ihnen gemäßen Ventile zu verschaffen. Bei einer solchen Konstitution ist es nicht verwunderlich, dass alle Symptome durch Kaffee schlimmer werden.

Asterias-Patienten sind sehr emotionale Menschen, die sich leicht aufregen, besonders nachts und immer wenn Gefühle im Spiel sind, gleich welcher Art. Ihre Symptome können sich durch Aufregung erheblich verschlimmern. Ein epileptischer Anfall kann dadurch ausgelöst werden, dass der Patient sich über jemanden ärgert oder aufregt oder in irgendeiner anderen Weise emotional reagiert. Reizbar vor Konvulsionen. Beim geringsten Anlass oder der **schwächsten Gemütsregung kann er zu Tränen gerührt sein.**

Außer der Furcht vor einem drohenden Hirnschlag haben Asterias-rubens-Patienten eine ganze Reihe weiterer starker Ängste: dass mit ihnen etwas Ernsthaftes nicht in Ordnung sei und dass etwas Schlimmes passieren werde; Furcht vor **Unheil;** in Ohnmacht zu fallen, mit einem Völlegefühl in der Brust. Sie können eine quälende Angst empfinden, als drohe ihnen ein **Unglück** und als würden **schlechte Nachrichten** eintreffen; dann müssen sie weinen, was ein wenig bessert.

Weitere Merkmale

- Eine wichtige Verschlimmerungszeit liegt etwa zwischen 14 und 15 Uhr. Zu dieser Zeit wird der Patient von Angst überwältigt, er bekommt Kopfschmerzen, und auch epileptische Anfälle ereignen sich häufig ungefähr in diesem Zeitraum. Wenn die Kopfschmerzen verschwinden, kann der Patient sich ungewöhnlich wohl fühlen und den Eindruck haben, seine Gedanken seien klarer als sonst.

- Zur Pathologie von Asterias rubens gehört auch Wahnsinn während des Klimakteriums.
- Melancholie, abwechselnd mit fast unerträglicher zerebraler Erregung.
- Geistige Erschöpfung. Erregung, Krämpfe, unbehagliches Gefühl im Großhirn, besonders bei Anstrengung des Gedächtnisses oder des Verstandes; vergleichbar mit dem Müdigkeitsgefühl in Gliedmaßen nach schwerer körperlicher Anstrengung.
- Eine weitere charakteristische Pathologie ist Akne mit schwarzer Spitze und kleiner roter Basis.

Allgemeinsymptome und Keynotes

- Schlaffe, lymphatische Konstitution, mit **rotem Gesicht.**
- Die Wärmeregulation ist starken Schwankungen unterworfen, auch darin zeigt sich, wie sehr der Blutkreislauf in Mitleidenschaft gezogen ist. Abneigung gegen alles, was die Körperwärme erhöht; großes Verlangen, kalt zu baden, an die frische Luft zu gehen. Starke Hitze des Kopfes und des ganzen Körpers, mit Verlangen nach kaltem Wasser, nach innerlicher wie äußerlicher Abkühlung. **Vermehrte Körperwärme.** Abwechselnd Hitze und Frostschauer. Große Abspannung unter dem Einfluss jeglicher Wärme, besonders aber Bettwärme.
- Mehr linksseitige Symptome.
- Ängstliche Ungeduld, wenn er sich im Hause aufhält; untätiges Stillsitzen ist unerträglich.
- **Nervensystem:** unsicherer Gang, die Muskeln wollen dem Willen nicht mehr recht gehorchen. **Epileptische Anfälle** durch die geringste Gemütsbewegung, besonders durch Widerspruch; kündigen sich vier bis fünf Tage vorher durch **Zuckungen am ganzen Körper** an. **Chorea:** der Patient ist nur ruhig, wenn er die Hände in den Hosentaschen hat.
- Verschlimmerung der Symptome abends und nachts; bei Bewegung; während der Menses; durch Kaffeetrinken; bei kaltem, feuchtem Wetter, ebenso aber auch durch Wärme.
- Weinen bessert den Gemütszustand.
- Alte Narben fangen wieder an zu schmerzen.
- Essentieller Bluthochdruck.

Lokalsymptome

Kopf Schwindel: vorübergehend; beim Gehen, mit Gefühllosigkeit in den Beinen. Heftige Schwindelanfälle mit dem Gefühl, als ob plötzlich der Kopf erschüttert würde.

Nachts Erwachen mit dem Gefühl, als würde das **Gehirn von elektrischen Schlägen geschüttelt;** glaubt, einen Schlaganfall zu bekommen. **Blutandrang zum Kopf,** mit Vollheitsgefühl, als sollte der Kopf platzen. **Hitze des Kopfes, als sei dieser von heißer Luft umgeben.** Hitze, Klopfen und Schwere im Kopf, mit Gesichtsröte. Drohende Apoplexie. Kopfkongestionen, die mit hartnäckiger Verstopfung einhergeht. Drückende Schmerzen in Vorderkopf bzw. Stirn, mit Gefühl, als drücke ein schweres Gewicht auf die Augen.

Dumpfer Hinterkopfschmerz, nach dem Frühstück plötzlich entstehend und ebenso plötzlich wieder vergehend. Brennen des äußeren Kopfes.

Augen Hitze und Röte der Augen, sehen müde und eingesunken aus; vertragen kein Licht; Blinzeln.

Ohren Heftiges Knallen in den Ohren. Schwerhörigkeit, mit Rauschen wie von Wasser oder Wellen. Blitzartige Stiche im Gehörgang, einige Sekunden lang, dann zum Hinterkopf ziehend und dort erlöschend.

Nase Zucken im Gehirn beim Naseschnauben. Nasenbluten. Niesen und Schnupfen, morgens beim Erwachen.

Gesicht Röte und Schwellung des Gesichts. Abwechselnd Gesichtshitze und Frostschauer (bei Kolik). Dummes, ausdrucksloses Gesicht. Akneneigung bei Jugendlichen, besonders im Bereich von Nase, Kinn und Mund.

Mund Neigung zu beißen; reichlicher Speichelfluss. Schwere der Zunge, das Sprechen behindernd.

Schwellung der Zunge; ziehende Schmerzen in der Zunge.

Hals Kratzen und Brennen im Hals. Halsschmerzen mit Zusammenschnüren, morgens beim Erwachen.

Atmung, Brust, Herz Kurzatmigkeit, mit Schmerzen in der Brust beim Einatmen. Husten mit Auswurf, morgens im Bett. Vollheitsgefühl in der Brust, mit Angst zu ersticken. Nachts beängstigendes wallendes Klopfen in der Brust. Starkes und häufiges Herzklopfen; hüpfendes Herzklopfen. Dumpfer, schwacher Herzschlag, wie aus der Entfernung; es ist, als hörte das Herz auf zu schlagen. Präkordialangst, nachts und morgens. Die **gesamte linke Brustseite** ist schmerzhaft, bei Bewegung und Anstrengung schlimmer.

Stechen in der vorderen unteren Brustwand, beiderseits des Brustbeins, durch Geraderichten des Oberkörpers und Rückwärtsziehen der Schultern gemildert. Ziehender Schmerz zur inneren Brust, von vorn nach hinten; der Schmerz beginnt unterhalb der linken Brustwarze und erstreckt sich über die Innenseite des linken Arms bis in den kleinen Finger.

Anschwellen und Spannen der Brüste, wie vor der Regel. **Gefühl, als würde die linke Brustdrüse nach innen gezogen.** Heftig stechende Schmerzen in den Brüsten. Petroz, der Asterias rubens geprüft und in die Materia medica eingeführt hat, berichtet von **Brustkrebs**fällen, die sich unter diesem Mittel deutlich gebessert haben. Hier zwei Fälle, wie sie in der Arzneimittellehre von Possart zitiert werden: „Eine 56jährige Bäuerin hatte eine fest auf der Brustwand aufsitzende szirrhöse Geschwulst in der linken Brust. Dieselbe sonderte viel stinkende Jauche ab, hatte unreine, verhärtete, umgeworfene Ränder, verursachte besonders nachts heftige, stechende und brennende Schmerzen. Appetit fehlt, hartnäckige Verstopfung; trockene, spröde, erdfahle Haut; angeschwollene, knotig verhärtete Achseldrüsen; große Abmagerung. Auch in der rechten Brust fing sich ein Szirrhus zu bilden an. Asterias C15, ein Tropfen in 8 Tagen zu verbrauchen, linderte alsbald den Schmerz und beseitigte allmählich das Übel bis auf eine kleine geschwürige Stelle. Weiter konnte die Heilung nicht gefördert werden."

„Eine kindskopfgroße, sehr harte, knotige, ziemlich schmerzlose szirrhöse Geschwulst der linken Brust bei einer 60jährigen Frau, die auch schon in offenen Krebs überzugehen drohte, wurde ebenfalls durch Asterias 18. binnen einigen Monaten sehr gebessert."

Magen Launenhafter Appetit, bald auf Gewürztes, scharfen Käse, bald auf alkoholische Getränke, Kaffee, Tee. Appetitverlust; Geschmacklosigkeit der Speisen. Saures wird nicht vertragen. Abneigung gegen Fleisch. Verlangen nach kalten Getränken.

Nach dem Essen Besserung des allgemeinen Unwohlseins und der Mattigkeit. Am Morgen häufiges, starkes Aufstoßen; nach dem Aufstoßen Hitze- und Schlaffheitsgefühl im Magen.

Dumpfer oder zusammenziehender Schmerz in der Magengrube.

Abdomen Heftige **Bauchschmerzen, abwechselnd von Frostschauern und Gesichtshitze begleitet.** Quälende, weder nach oben noch nach unten abgehende **Blähungen nach jedem Essen.** Bauch bald aufgetrieben, bald eingefallen. Gefühl von Reißen und Zerren in den Bauchwandungen.

Rektum und Stuhl Plötzlich herausschießender, flüssiger, brauner Stuhl. Hartnäckige Stuhlverstopfung, mit erfolglosem Drang. Hitzegefühl im Mastdarm. Hämorrhoiden.

Harnorgane Hitzegefühl in der Harnröhre beim Urinieren.

Männliche Genitalien Häufige Erektionen im Schlaf und am Morgen. Gesteigertes sexuelles Verlangen; Gedanken an aggressiven Sex.

Weibliche Genitalien **Jeden Morgen im Bett gesteigertes sexuelles Verlangen.** „Eine Dame, welche Asterias C 30, jeden Morgen eine Gabe, nahm, bekam danach jedes Mal: Nachmittags und früh im Bette heftige Geschlechtslust, welche auch durch Beischlaf nicht gestillt wurde und die Kranke sehr quälte und bis zum Weinen verstimmte. Diese Wirkung war so auffallend, dass die Kranke bloß an der Wirkung das später versuchsweise ihr noch einmal gegebene Mittel wiedererkannte." (Possart) Die hartnäckige sexuelle Begierde ist wie eine unwiderstehliche Macht, die leicht Gedanken an Gewalt, Verzweiflung etc. aufkommen lässt.

Die Regel setzt oft verspätet ein. Mit Einsetzen der Blutung hören die kolikartigen Bauchschmerzen und andere Beschwerden auf. Unangenehmes Gefühl in der Gebärmutter, als würden die Menses erscheinen. Druckgefühl im kleinen Becken, das Gehen sehr behindernd. **Zucken** in der Gebärmutter. Ungewöhnliche Feuchtigkeit der Vagina, welche aber erleichtert.

Rücken Skrofulöses Geschwür an der linken Halsseite, etwa fünf Zentimeter breit, vom Haaransatz bis zum Schlüsselbein sich erstreckend, mit hartem, höckerigem, aufgeworfenem Rand. Ziehender Rückenschmerz; Reißen im Kreuzbein.

Extremitäten Axilläre Lymphknoten geschwollen und knotig verhärtet (Brustkrebs). Neuralgische Schmerzen in der linken Mamma und im linken Arm. Schmerzhaftes Ziehen in den Muskeln des rechten Oberarms. Kältegefühl am linken Arm, als würde ein kalter Wind darauf blasen. Taubheit der Hände und Finger. Schmerz vom Daumen bis in die Schulter.

Ameisenlaufen, große Unruhe, Müdigkeit in den Beinen. Vielfältige rheumatische Beschwerden in den Muskeln und Gelenken der Beine. Starkes, sehr lästiges Jucken der Ober- und Unterschenkel, abends im Freien schlimmer. Gefühllosigkeit in den unteren Gliedern, mit Schwindel. Tagsüber beständige lästige Muskelkontraktionen in den Beinen. Brennende Hitze in den Füßen. Gichtartiger Schmerz im linken Großzehengrundgelenk, mit Röte und Hitze. Die Schmerzen in den Zehen verschlimmern sich nach Sonnenuntergang, in geschlossenen Räumen, durch jegliches Schuhwerk, durch Bettwärme; kalte Luft oder kaltes Wasser bringen sofortige Linderung.

Schlaf Unruhiger Schlaf; Umherwerfen. **Nächtliches Erwachen wie durch elektrische Schläge im Kopf.** Ängstlichkeit in der Nacht durch ein wallendes Klopfen in der Brust. Sie fühlt, sieht und hört die Personen, von denen sie träumt, so deutlich, als ob sie wachte, ohne unangenehme Empfindung dabei.

Fieber Frösteln mit Schläfrigkeit, danach Hitze der Haut und eine unruhige Nacht. Abwechselnd Hitze und Frostschauer. Allgemein gesteigerte Körperwärme, während der gesamten Prüfung. Fieber, abends.

Haut Der Haut mangelt es an Geschmeidigkeit und Elastizität; trockenes, sprödes, erdfahles Aussehen. Hautjucken, an verschiedenen Stellen des Körpers. **Geschwüre,** die eine stinkende „Jauche" absondern. Flechten. Krätze. Nässende Ekzeme. Pusteln; Furunkel. Akne vulgaris, mit Bildung von Komedonen. Psoriasis und Herpes zoster, vorzugsweise an der linken Brustseite und am linken Arm.

Atropinum

Essenzielle Merkmale

Dieses Mittel verdient gewiss ein genaueres Studium, als ihm heute meist zuteilwird, denn es entspricht verschiedenen pathologischen Zuständen, die bislang oft nicht geheilt werden können. Zwar wird es sicherlich seltener benötigt werden als BELLADONNA, doch sollte es entschieden häufiger eingesetzt werden, als es zur Zeit üblich ist. Als allgemeine Regel lässt sich festhalten: „Wenn BELLADONNA angezeigt ist, aber nicht hilft, sollte stets erst Atropin gereicht werden, ehe zu einem neuen Mittel übergegangen wird." (Rückert, zit. nach Hale, Neue amerikanische Heilmittel)

Atropinum ist in allererster Linie ein **neurotropes** Mittel, das sowohl das periphere als auch das zentrale Nervensystem affiziert, obwohl seine Wirkung sich nicht auf die Nerven beschränkt. Es gehört zu den Hauptmitteln bei Krämpfen oder heftigem Zittern in Verbindung mit Delirium und Mundtrockenheit; ebenso bei Meningitis, Meningoenzephalitis oder ähnlichen Zuständen, bei denen die Pathologie **sehr stark auf das Nervensystem konzentriert** zu sein scheint.

Da Atropin das aktive Prinzip der Tollkirsche ist, erzeugt es auch eine ganze Reihe von BELLADONNA-Symptomen – dennoch sind die beiden Mittel keineswegs identisch. Atropinum erreicht nicht den

A

von BELLADONNA bekannten Grad an Plötzlichkeit; auch die Heftigkeit, die extreme Kongestion und der stürmische und verheerende Verlauf der BELLADONNA-Pathologie fehlen hier. Offenbar enthält die Tollkirsche Stoffe, die die Wirkung des aktiven Prinzips akzentuieren und für die genannten Züge der BELLADONNA-Pathologie verantwortlich sind.

Atropinum wirkt allgemein eher auf tieferliegende Bereiche des Organismus, wobei, wie gesagt, das Nervensystem die erste Stelle einnimmt. Abgesehen von Nerven- und Gemütsleiden ist es auch bei Zuständen angezeigt, die sozusagen an die „Nachwirkungen" der BELLADONNA-Symptomatologie erinnern: z. B. bei einer Erkältung, die sich zu einer schweren Sinusitis entwickelt; bei Grippe, die einen immer schlimmer werdenden trockenen, krampfartigen Husten nach sich zieht; wenn nach einem heftigen Kehlkopfkatarrh eine so gesteigerte Reizbarkeit zurückbleibt, dass jede Temperaturveränderung, tiefes Durchatmen, Sprechen usw. zu den heftigsten Hustenexplosionen führen, die nicht selten in Brechreiz und Erbrechen enden; wenn sich bei einem Patienten, nachdem er kaltem Wind ausgesetzt war, Symptome des Guillain-Barré-Syndroms entwickeln.

Pathologische Zustände

Vor allem bei folgenden pathologischen Zuständen kann man Atropinum in Betracht ziehen, insbesondere wenn Mydriasis, Mund- und Halstrockenheit und optische Wahnvorstellungen zu finden sind:

- Meningitis oder Meningoenzephalitis mit relativ früh einsetzendem Delirium und den eben erwähnten Leitsymptomen.
- Fälle, bei denen anfangs das **motorische Nervensystem** betroffen ist und erst später das **sensorische. Chronisches Ermüdungssyndrom, Guillain-Barré-Syndrom, multiple Sklerose, hysterische Lähmung** u. ä. Zustände können zur Pathologie von Atropinum zählen. Die Patienten haben keine echte Kontrolle über ihre Bewegungsorgane: Trotz größter Willensanstrengung schwanken sie beim Gehen wie Betrunkene. Sie sind unsicher auf den Beinen und haben Schwierigkeiten mit freien Bewegungen der Hände, schaffen es z. B. nicht, ihre Kleider zuzuknöpfen. In den Bewegungen der Arme und Beine zeigt sich eine gewisse Schwerfälligkeit und Hilflosigkeit.
- **Epileptiforme Konvulsionen:** „Der Anfall besteht in einer plötzlichen Streckung aller Glieder, worauf Konvulsionen oder heftiges Zittern folgen, um wieder in Streckungen überzugehen. Die Augen sind bald offen, stier oder rollend oder gegen oben gezogen, bald fest geschlossen … die Gesichtszüge erscheinen bald starr, bald in wechselnden Verzerrungen; manchmal nehmen auch die Bauchmuskeln Anteil, indem sie sich heftig bewegen … Erreichen die Anfälle einen höheren Grad, so bietet das Gesicht jene Aufgedunsenheit und bläuliche Färbung wie bei Epilepsie, ja selbst Schaum- und Speichelfluss aus dem Munde fehlen dann nicht." (Caspar, in: Zschr. d. Vereins d. hom. Ärzte Österreichs 1857; Hervorhebung G. Vithoulkas)
- Krämpfe der Glieder, die in Hals und Gesicht beginnen.
- **Magenkrämpfe.** Der Patient krümmt sich zusammen, um den heftigen Schmerz zu lindern; gleichzeitig zittern die Glieder.
- **Wahnvorstellungen und Delirien** jeder Art und jeden Ursprungs. Akute psychotische Schübe. Manische Zustände. Diese geistigen Verwirrungszustände zeigen weder die sexuellen Phantasien von HYOSCYAMUS NIGER noch die extreme Gewaltsamkeit von STRAMONIUM, noch die Plötzlichkeit und Intensität von BELLADONNA. Hier einige Beispiele:
  - Springt mehrmals aus dem Bett und besteht darauf, sich anzuziehen. Macht den Helfern, die ihn ins Bett bringen, Vorhaltungen; redet davon, dass er den Zug verpassen wird, dass alles gepackt ist und er sofort los muss. Nicht streitsüchtig oder übellaunig, versucht aber mit seinen Helfern zu debattieren. Spricht pausenlos, offensichtlich über seine Geschäfte.
  - Unruhig und schwer zu behandeln, weigert sich, zu antworten, zu schlucken, sich untersuchen zu lassen.
  - Sie besteht wiederholt darauf, dass ihr Blut nicht zirkuliere und ihre Füße in heißes Wasser müssten, sonst werde sie sterben.
  - Bildet sich ein, jemand spreche zu ihm, und antwortet auf imaginäre Fragen.

- Redet und lacht wild, antwortet aber bereitwillig auf Fragen; bildet sich ein, sie sei zu Hause und versuche Möbel zu rücken.
- Symptome, die sehr stark einem Delirium tremens ähneln: unablässiges Umherwandern, große Unruhe, Greifen nach imaginären Gegenständen und gelegentliches Aufschreien vor Schreck.
- Wenn er angesprochen wird, dreht er oft den Kopf zur falschen Seite.
- Beim Schlafengehen, unmittelbar nachdem er die Augen geschlossen hat, füllt sich der Geist mit seltsamen und phantastischen Gedanken; abschweifendes, unzusammenhängendes Sprechen, optische Täuschungen, häufige Anfälle von wildem, unkontrollierbarem Gelächter.
- Ein Junge begann, kaum aufs Bett gelegt, sogleich Flocken zu lesen und in der Luft umherzugreifen.
- Wo sie auch hinschaut, erscheinen vorüberziehende Schatten.
- Bildet sich ein, an Epilepsie zu leiden, und hat ständig Angst davor, dass andere diesen seinen Zustand entdecken könnten.
- Sieht mannigfaltige Bilder, riesenhafte Gestalten, wirbelartiges Drehen, sieht doppelt; lächerliche oder furchtbare Erscheinungen aller Art. Glaubt Menschen auf der Bettkante zu sehen und streckt langsam die Hand nach ihnen aus, aber diese geht durch die Gestalten hindurch, und er kann dabei nichts Materielles fühlen. Sieht Bücher und Zeitungen und greift nach ihnen, aber entweder weichen sie vor seiner Hand zurück oder er meint sie zu berühren, kann aber nichts spüren.
- Greift nach ihren Kleidern, will das Bett verlassen und bildet sich ein, sie nähe gerade oder stille ihr Kind oder sei mit ihrer Schwester beim Einkaufen.
- Delirium abwechselnd mit Stupor.

- Akute oder chronische **Pankreatitis, kompliziert durch Diabetes mellitus,** mit qualvollen Schmerzen in Magen oder Abdomen, Mundtrockenheit, reichlichem Urinieren und Delirium bereits in frühen Stadien.
- Spasmodische Affektionen der Atmungsorgane wie z. B. Keuchhusten, bei dem es durch extreme Trockenheit im Hals zu Schluckbeschwerden kommt.
- **Hypästhesie** (oder auch **Hyperästhesie**) der sensorischen Nerven. Wenn man mit einer Nadel in die Haut von Hals, Rumpf oder Extremitäten sticht, empfinden die Personen keinen oder viel geringeren Schmerz als im gesunden Zustand. Anästhesie, die sich auszeichnet durch Nachlassen aller Schmerzen, besonders spasmodischer Neuralgien, und durch geringe Empfänglichkeit für schmerzhafte Eindrücke; nur der Tastsinn scheint wenig beeinflusst.

Geistes- und Gemütssymptome

Zu den Geistes- und Gemütssymptomen gehören:

- „Den ganzen Tag Gefühl innerlicher Kälte bei äußerer brennender Hitze des ganzen Körpers; abends allgemeine Hitze, Bangigkeitsgefühl und eine solche Unruhe, dass er nirgends bleiben konnte, er suchte das Freie, fand auch da keine Ruhe, sondern eilte, ein Unglück ahnend, nach Hause, kaum angelangt, so suchte er wieder das Freie." (Eidherr, nach HVJ XVI)
- „Er war den ganzen Tag mürrisch, zänkisch und niemand konnte ihm etwas recht machen; Kleinigkeiten, die er sonst ganz unberücksichtigt ließ, reizten ihn zum Zorn." (ebd.)
- „Bald Verdrießlichkeit bis zur Zanksucht, bald bemächtigte sich seiner wieder eine innere Unruhe, Bangigkeit, welche sich zuletzt in große Angst verwandelte." (ebd.)
- Abneigung zu antworten. Der Patient will nicht sprechen, möchte schweigen.
- Abneigung gegen Gesellschaft.
- Fühlt sich wie im Traum; als erwache er aus einem Traum.
- Plötzliche Furcht vor dem Tod, mit nervöser Erregung und Ameisenkriechen am ganzen Körper.
- Bildet sich ein, Epilepsie zu haben, und fürchtet ständig, man werde seinen Zustand bemerken.
- Ideenmangel; Ideenverwirrung.
- In einer Unterhaltung muss er in der Mitte eines Satzes innehalten und fragen, von was er eigentlich spricht. Beginnt einen Satz und vergisst dabei, was er sagen wollte.
- Irrt sich in Bezug auf Ort und Zeit.

A

- Aufschreien im Schlaf, im Dämmerzustand, im Delirium; zeitweiliges Seufzen.
- Häufiges **Stottern,** besonders bei schwer auszusprechenden Wörtern; undeutliche, schnelle und plappernde Artikulation.
- Murmeln und unzusammenhängendes Reden im Schlaf.
- Auffahren im Schlaf.

Allgemeinsymptome und Keynotes

Atropinum wirkt vor allem auf das zerebrospinale Nervensystem.

- Torpor und paralytisches Zittern. Die Glieder, besonders die Beine, werden allmählich schwach, und der Gang wird unsicher.
- Krampfhaftes Zittern in einzelnen Muskeln, das mit Schwinden des Bewusstseins zu ganz und gar automatischen Bewegungen wird, in Form von Flockenlesen und Konvulsionen.
- Kinnbackenkrämpfe und Krämpfe der Extremitäten.
- Atropinum ist bei Zuständen mit folgender Symptomatologie indiziert: Zucken im Kopf und in den Armen, mit Erbrechen, das Gesicht ist erst rot und dann blass, der Kopf wird von einer Seite zur anderen geworfen, die Finger sind geschlossen und die Arme gebeugt, Konvulsionen der unteren Glieder – ein Zustand wie von schwerer Trunkenheit.
- Rucken der Muskeln, besonders in den Beinen, Armen und im Gesicht; beim Versuch, aus einem Glas zu trinken, plötzliche Beugung des Arms, sodass Wasser vergossen wurde; beim Gehen kontrahierten sich die Flexoren eines oder beider Beine plötzlich, weshalb er hinfiel.
- Unangenehme Trockenheit von Mund, Lippen, Zunge, Gaumen und Hals, meist ohne wirklichen Durst.
- Auffahren bei jedem plötzlichen Geräusch; nachts, wenn der Patient schon fast eingeschlafen ist.
- Neuralgie der Ovarien, mit Kopfschmerz oder Epilepsie.
- Puerperale Konvulsionen.

Lokalsymptome

Kopf Schwere Kopfschmerzen, die im Hinterkopf beginnen, sich über die Kopfseiten ausbreiten und sich schließlich über den Augen und in den Augäpfeln festsetzen, mit anschließendem epileptischem Anfall. Stechende Schmerzen am Schädelgrunde, besonders über den Augen, bei jeder Bewegung und besonders beim Auftreten. In der Stirn- und Schläfengegend ziehendes, feines, sehr empfindliches Stechen von kurzer Dauer, das in unregelmäßigen Abständen alle paar Minuten auftrat. Morgens beim Erwachen stechender Schmerz in der linken Schläfengegend, der sich gegen die hintere Ohrgegend zog und das linke Auge kaum zu öffnen erlaubte, verlor sich erst beim Aufenthalt im Freien. Kopfschmerzen mit Blutwallungen ins Gesicht und in den Kopf.

Stetige Spannung in der vorderen Hirnregion, als werde das Gehirn in alle Richtungen herausgedrückt.

Augen **Erweiterung** und Unbeweglichkeit **der Pupille.** Starre und glasige Augen. Hat die Fähigkeit verloren, Entfernungen einzuschätzen. Langt nach Gegenständen, die entfernt von ihm sind, und fällt über andere, die er entfernt glaubt.

Verdunkelung des Sehens: Gegenstände erscheinen wie in Nebel gehüllt, bis hin zu vorübergehender Blindheit. Halluzinationen des Gesichtssinns: Während der wachsenden Verdunkelung der Gegenstände treten mannigfaltige Bilder, riesenhafte Gestalten, wirbelartiges Drehen, Verdoppelung, Vergrößerung aller Gegenstände, teils lächerliche, teils furchtbare Erscheinungen aller Art auf. Alle Gegenstände erscheinen größer und haben einen roten Schimmer. **Diplopie.** Trübsichtigkeit, nimmt Gegenstände nur als flimmernde Schatten wahr.

Die Lider sind schwer und lassen sich kaum offen halten.

Scharfe neuralgische Schmerzen in den Augen und um sie herum. Neuralgische Schmerzen von der linken Augenhöhle bis hinter das Ohr. Heftiger Blepharospasmus und Reizbarkeit der Augen bei **Hornhautgeschwüren.** Konjunktivitis mit starkem Tränenfluss. Akute erysipelatöse Entzündung der Konjunktiva mit starker Schwellung derselben und der Lider.

Gesicht Stark gerötetes, heißes Gesicht; mit weißen Flecken; Gesichtsausdruck wie bei einem Maniker. Blässe und geringe Schweißentwicklung im Gesicht bei Magenkrämpfen.

Hals **Große Trockenheit** von Mund und Rachen, die das Schlucken fast unmöglich macht. Schwierigkeiten beim Schlucken fester und/oder flüssiger Substanzen. Kann erst nach mehrfachem Anspannen der Hals- und Rachenmuskulatur schlucken. Dysphagie, die der Trockenheit der Fauces parallel geht. Schlucken erzeugt krampfhafte Erstickungsanfälle. Dunkelrote Verfärbung des inneren Halses.

Abnahme der Stimme, manchmal bis zur vollständigen **Aphonie.**

Magen Verlust des Appetits, geht später in wahren Heißhunger über. Kein Durst trotz Trockenheit in Mund und Hals; oder bedeutend vermehrter Durst. Erbrechen nach warmen Getränken.

Magenkrämpfe mit Blässe, geringer Schweißentwicklung im Gesicht, Ohrensausen und Druckschmerz in der Stirn. Heftiger Magenkrampf in unregelmäßigen Abständen, die Kranke ist stöhnend zusammengekrümmt, das Gesicht blass, die Augen eingesunken, die Züge schmerzhaft verzerrt, das Atmen kurz, die Magengegend etwas aufgetrieben, gegen Druck empfindlich, die Glieder zitternd. Der Schmerz ist zusammenschnürend, steigt manchmal gegen die Brust auf und schnürt selbst den Hals zusammen. Er tritt plötzlich anfallsweise auf und verschwindet ebenso, worauf außer Magendruck, Mattigkeit und Taumeligkeit nichts anderes verspürt wird. Ein oder zwei Stunden vor den Mahlzeiten heftiges Schwächegefühl im Magen, besser durch Essen. Schmerzhaftigkeit des Magens, zuweilen so heftig, dass nicht der geringste Druck vertragen wird.

Rektum, Stuhl, Harnorgane Katarrhalische Dysenterie. Lähmung des Rektum- und des Blasensphinkters. **Häufiger** Urinabgang ist ein ausgeprägtes Atropinum-Symptom. Harnverhaltung. Urin vermehrt; spärlich; stark gefärbt, trübe; ätzend, dunkel, bräunlich.

Aurum bromatum

Essenzielle Merkmale

Dieses Goldpräparat ist in Fällen **tiefer endogener Depressionen mit Akne** angezeigt.

Aurum bromatum passt auf Menschen, die ihre Umwelt nicht ertragen können. Sie fühlen sich **unzufrieden:** erstickt, erdrückt von dem, was sie haben, unbefriedigt von dem, was sie sind; und sie glauben, dass es ihnen besser ginge, wenn sie ihre gewohnte Umgebung verlassen würden. Könnten sie nur etwas anderes studieren, vielleicht etwas Kreatives, z. B. Musik, Theater, Malerei, dann … Ihr Motto ist „Könnte ich nur …“, aber sie werden niemals zum Handeln übergehen und niemals irgend etwas von dem anpacken, was sie angeblich gerne tun würden. Ihre Depressionen sind so tief, dass sie jegliche Initiative lähmen. All diese Vorhaben spielen sich in der Welt der Phantasie ab, die Patienten haben sich der Wirklichkeit entfremdet.

Kritik können Aurum-bromatum-Menschen nicht ertragen, aber durch Anerkennung und Lob geht es ihnen auch nicht besser. Sie sind depressiv und wollen das nicht zugeben; immer finden sie irgendwelche Entschuldigungen für ihren psychischen Zustand. Ihr Geist ist ständig beschäftigt, sie analysieren Situationen und andere Menschen und dringen tief in die Problematik ein; jedenfalls ist das ihr eigener Eindruck. Aber sie kommen immer wieder zu der Schlussfolgerung, dass die anderen sie nicht verstehen, dass die anderen sie verletzen – und daher entfremden sie sich schließlich ihren Mitmenschen. Sie ziehen sich immer mehr zurück, trauen keinem mehr und wollen mit niemandem Kontakt haben. Schließlich werden sie **allem gegenüber gleichgültig.** Ein Zustand ungeheurer Schwäche, ja beinahe totaler Erschöpfung tritt ein.

Die zahlreichen Ängste von Aurum-bromatum-Patienten beziehen sich vor allem auf engen Kontakt mit dem anderen Geschlecht. Ihre Träume sind lebhaft und oft erschreckend.

Der Tod beschäftigt sie häufig und wird für sie zu einem vertrauten Thema, vor allem in ihren Träumen, in denen sie sich selbst oft tot daliegen sehen und auf den leblosen Körper herabschauen. Sie haben **Alpträume** und **schlafwandeln.** Weder fürchten sie sich vor dem Tod, noch wünschen sie ihn offen herbei, aber in ihren Gedanken ist er ständig präsent. Eine ähnliche Erfahrung kann sich in einem Zustand veränderten Bewusstseins einstellen, oder auch während eines Ohnmachtsanfalls ohne völlige Bewusstlosigkeit; der Patient spürt, wie er seinen Körper verlässt, und sieht diesen von oben tot daliegen. Ein solcher psychischer Zustand kann mit **Epilepsie** einhergehen.

Bei fortschreitender psychischer Pathologie gerät der Patient in einen manisch-depressiven Zustand, oder er beginnt unter Wahnvorstellungen zu leiden und wird schließlich paranoid.

Nach Hale kann Aurum bromatum angezeigt sein bei nervösen Leiden epileptiformer Natur, etwa Migräne, Pavor nocturnus, Schlafwandeln; ebenso bei Herzklappenerkrankungen und Hypertrophie des Herzens sowie bei Schwäche- oder Ohnmachtsanfällen mit Kälte und schwachem Puls, die mit Anfällen von Kongestion, Röte im Gesicht und Herzklopfen abwechseln.

Aurum iodatum

Essenzielle Merkmale

Wie Aurum bromatum ist auch Aurum iodatum eines derjenigen Mittel, bei denen wir weder auf eine vollständige Prüfung noch auf umfangreiche klinische Erfahrungen zurückgreifen können, sodass seine subtileren Aspekte und Symptome noch nicht bekannt sind. In einer solchen Situation müssen wir uns eben zunächst an die verfügbaren Informationen halten, die sich in diesem Fall im wesentlichen aus klinischen Indikationen und Krankheitsbildern zusammensetzen – jedenfalls bis ein volles geistiges und emotionales Bild der Arznei entwickelt ist. Aurum iodatum ähnelt BELLADONNA, BRYONIA, PULSATILLA, NAJA, KALI IODATUM oder ARSENICUM IODATUM, und sehr wahrscheinlich wird man eines oder mehrere dieser Mittel versucht haben, bevor man an Aurum iodatum denkt.

Das Mittel wirkt vor allem auf **Herz und Schilddrüse.** Kent nennt es „eines unserer großen Herzmittel“. Es passt auf Fälle akuter oder chronischer Perikarditis, Endokarditis, Myokarditis, Herzklappenstörungen sowie Herzhypertrophie, Arteriosklerose und Altersparese.

Herzbeschwerden und Depressionen

Aurum iodatum kann infrage kommen bei schweren Herzaffektionen, die mit Depressionen verbunden sind: Der Patient will sterben, sich erhängen; er möchte von niemandem gesehen werden, wenn er krank ist. Das folgende Beispiel kann auf unterschiedliche Syndrome zutreffen: Man hat es mit einem Patienten zu tun, der Probleme mit dem Herzen hat. Er klagt über ein Zusammenschnürungsgefühl in der Herzgegend, **Beklemmungen** und stürmisches Herzklopfen, das **nachts schlimmer** wird und ihn ängstigt; Herzklopfen bei der geringsten Anstrengung; bei Bewegung; beim Gehen. Die **Verschlimmerung durch Anstrengung** ist sehr ausgeprägt, aber CALCIUM CARBONICUM scheint nicht so recht zu passen, weil es dem Patienten **an der frischen Luft besser** und **durch Wärme schlechter** geht, was wiederum an PULSATILLA erinnert. Zudem ist das Gesicht gerötet, während die **Extremitäten kalt** sind, aber auch mit BELLADONNA ist man nicht recht zufrieden; wenn nun noch **Unruhe und tiefe Depression** anzutreffen sind, dann handelt es sich höchstwahrscheinlich um einen Aurum-iodatum-Fall.

Schmerzen mit Unruhe und Taubheit

Aurum iodatum kann bei Knochenkrebsmetastasen mit sehr starken **Schmerzen und Unruhe** angezeigt sein, wenn die Schmerzen von Taubheitsempfindungen begleitet sind. In der Vorgeschichte derartiger Fälle sind nicht selten langanhaltende Depressionen zu finden, oder auch ein chronisches Schilddrüsenleiden oder schmerzhafte Drüsenschwellungen und -verhärtungen.

Ein weiteres Beispiel: Ein Patient hat Ischialgie auf der rechten Seite, extrem schmerzhaft, und mit dem Schmerz sind **Taubheitsempfindungen verbunden.** GNAPHALIUM und COLOCYNTHIS wurden bereits ohne Erfolg versucht. In diesem Fall kann Aurum iodatum angezeigt sein, insbesondere dann, wenn eine allgemeine Besserung an der frischen Luft und eine lokale Verschlimmerung durch Sitzen oder Liegen im Bett, speziell durch Warmwerden, festzustellen sind. Wenn zudem die beschriebene Verbindung von Unruhe und Depression vorliegt, dann kann es keinen Zweifel mehr daran geben, dass man es zuerst mit Aurum iodatum versuchen sollte. In solchen Fällen sind die Patienten meist mager und neigen zu Leberbeschwerden und Schilddrüsenüberfunktion mit Herzklopfen.

Schilddrüsenbeschwerden

Das Mittel sollte auch bei Vergrößerung der Schilddrüse in Erwägung gezogen werden, wenn der Puls schnell ist und die Augen vorstehen. Der Kropf ist rechtsseitig. In derartigen Fällen sollten jedoch die allgemeinen Charakteristika von Aurum iodatum vorhanden sein: Verschlimmerung durch Anstrengung, bei Bewegung und während der Nacht, Besserung an der frischen Luft. Ausschlaggebend für die Wahl des Mittels ist wiederum die charakteristische Depression mit Unruhe.

Gefühl eines Bandes

Ein Keynote, das an ANACARDIUM oder PLATINUM erinnert, ist das Gefühl eines Bands um Organe oder Teile des Körpers.

Auch auf Menschen, die an **Rhinitis** oder Heuschnupfen mit dicker eitriger Absonderung und Blutandrang zum Kopf leiden, besser an der frischen Luft, schlimmer durch Wärme, kann Aurum iodatum passen, wenn sie dem im folgenden beschriebenen Typ entsprechen.

Charakteristisch sind Überaktivität und Unruhe, während die Patienten im Geiste einer traurigen Situation aus der Vergangenheit nachhängen. Das Herz rast, sie erröten leicht. Schon bei verhältnismäßig geringfügigen Anlässen neigen sie zu Hysterie oder manisch-depressiven Zuständen. Doch die Psychopathologie von Aurum iodatum scheint sich hauptsächlich im Zusammenhang mit einem Herzleiden zu manifestieren. Wenn z. B. bei einem Fall von Perikarditis oder Endokarditis nach konventioneller Behandlung die physischen Beschwerden nachlassen und der Patient daraufhin in einen manisch-depressiven Zustand verfällt, dann sollte man an Aurum iodatum denken. Kent nennt folgendes Syndrom: „Wahnsinn mit Herzerweiterung, Blutfülle, rotem Gesicht, vollen Venen, aufgedunsenem Aussehen.“ Allerdings brauchen die Herzbeschwerden und die psychischen Störungen keineswegs gleichzeitig aufzutreten; vielmehr gehen die ersteren normalerweise den letzteren voraus.

Geist und Gemüt

Die ganze Haltung von Aurum-iodatum-Menschen ist durch eine gewisse Verhärtung gekennzeichnet, sie tun sich schwer mit dem Verarbeiten und Akzeptieren veränderter Situationen und Verhältnisse. Ein geistiger oder emotionaler Schock zeitigt unmittelbare Rückwirkungen auf das Herz oder auf das lymphatische System. Auf Dauer kann daraus etwa das Hodgkin-Syndrom oder ein Herzleiden resultieren.

Ein Zustand von innerer Empfänglichkeit für die giftigen und schädlichen Einwirkungen des Lebens prägt die Konstitution von Aurum-iodatum-Menschen. Dieser Zustand äußert sich in ihrer Überaktivität, ihrem schnellen Stoffwechsel, ihrer Neigung zu Depressionen und ihrer großen Anfälligkeit für Verletzungen. Das lymphatische System ist nicht in der Lage, Giftstoffe zu verarbeiten und auszuscheiden, die Drüsen verhärten sich und schwellen an; das Herz ist wenig belastbar und vergrößert sich, oder das Perikard entzündet sich; es kann zu Sklerose oder Atrophie von großen Drüsen kommen, etwa der Leber oder der Hoden. Andere Fälle zeigen Hypertrophie und Schwellung einzelner Organe, z. B. der Schilddrüse, des Herzens, der Leber. Solche Pathologien sind es, die in der Vorgeschichte eines Aurum-iodatum-Falles vorkommen können und daher einen wichtigen Hinweis auf das Mittel liefern.

Aurum iodatum entspricht dem Menschentyp, der kaum etwas dem Zufall überlässt. Solche Menschen sind übergenau, pedantisch, selbst bei unwichtigen Dingen übermäßig gewissenhaft und arbeiten zu viel. Der Schmerz ihrer Mitmenschen macht ihnen etwas aus, und sie können sehr mitfühlend sein – andererseits aber auch verletzend. Beispielsweise beleidigt ein Patient seine Frau schwer, aber hinterher tut es ihm sehr leid, und er möchte sie trösten.

Aurum-iodatum-Menschen sind mit sich selbst nicht im reinen und wissen nicht recht, was sie eigentlich wollen. Manchmal neigen sie zum Lügen und stören sich zugleich selbst an dieser Neigung.

Sie sind sehr ehrgeizig und handeln schnell, mit einem Gefühl von innerer Hast. Lieber würden sie sterben, als bei irgendetwas nur Zweiter zu sein. Aurum-iodatum-Menschen sind in erster Linie Moralisten, die sich moralische Ausrutscher niemals verzeihen und ungeheure Schuldgefühle entwickeln. Ständig haben sie Angst, etwas falsch gemacht zu haben, am schlimmsten nachts. Während einer Depression lehnen sie es ab, die Menschen zu sehen, die sie eigentlich innig lieben, z. B. ihre Kinder oder Enkel. In diesem Zustand möchten sie lieber sterben als ihren Angehörigen zur Last fallen.

Sie sind furchtsam und können in hysterisches Weinen ausbrechen. Obwohl sie heißhungrig sind und viel essen, nehmen sie nicht zu.

Schließlich verfallen sie in periodische tiefe Depressionen, während derer sie keinen Appetit haben, niemanden sehen und mit niemandem sprechen wollen. Vor jeder Art von Arbeit, besonders vor geistiger Arbeit, graut es ihnen; sie werden träge und gleichgültig.

Es kommt zu Anfällen von **Verzweiflung,** in denen die Aurum-iodatum-Patienten das Gefühl haben, alles falsch gemacht zu haben und weder physisch noch moralisch jemals wieder gesund werden zu können. Jeder Versuch geistiger Betätigung führt in solchen Phasen nur zur Verschlimmerung ihres Zustands, zur Steigerung der Depression und Verwirrung. Sie isolieren sich, haben Angst vor unheilvollen Einflüssen und trauen niemandem; ihre Depression ist mit einer Art von Aberglauben verbunden. Ist der Anfall jedoch überwunden, fühlen sich die Patienten manchmal ohne bestimmten Grund außerordentlich heiter und übermütig. Wechselnde Stimmungen.

Allgemeinsymptome und Keynotes

- Aurum iodatum ist sehr nützlich bei Krebserkrankungen und Knochenkaries. Osteomyelitis. Schmerzen in den Knochen; in den Drüsen; innerliches Zerschlagenheitsgefühl; innerliches **Brennen.**
- **Verhärtung** ist charakteristisch, vor allem der Drüsen. Eierstockzysten, Fibrombildung im Uterus.
- Blutandrang zu den Drüsen und Organen. Blutwallungen. Innerliches Pulsieren.
- Hydrops in den Körperhöhlen und Gliedern.
- **Taubheitsgefühl** in vielen Körperteilen, besonders in den schmerzenden.
- Gefühl eines Bands um Körperteile.
- Körperliche Anstrengung verschlimmert alle Beschwerden. Laufen löst viele Symptome aus. **Bewegung steigert** das Leiden. **Schnelles Gehen verschlimmert. Langsames Gehen bessert.**
- Sitzen steigert das Leiden. Liegen verschlimmert, besonders Liegen im warmen Bett. Der Patient fühlt sich besser, wenn ihm kühl ist, und schlechter in warmer Luft. Wärme verschlimmert allgemein: warmes Bett; warmes Zimmer; warme Decken. Zwar entsprechen all diese Modalitäten der PULSATILLA-Symptomatologie, aber der Patient selbst passt nicht zum PULSATILLA-Bild.

Lokalsymptome

Kopf Hitze, Schwere und **Blutstrom zum Kopf.** Kopfschmerz besser an kalter Luft und durch kalte Auflagen.

Nase **Katarrh aus den Choanen.** Nase rot und geschwollen. Absonderung: blutig; grünlich; harte Klumpen; übelriechend; **eitrig; dick; gelb.** Verlust des Geruchssinns. Geschwürbildung in der Nase.

Mund Aphthen im Mund und Zahnfleischbluten. Geschwürbildung am Zahnfleisch.

Hals Hals geschwollen und geschwürig. Aurum iodatum hat Struma mit schnellem Puls und hervortretenden Augen geheilt. Die Struma ist rechtsseitig, wie bei LYCOPODIUM.

Atmung, Brust, Herz Die Atmung ist schnell; asthmatisch; **erschwerte Atmung nachts** bei Herzbeschwerden; Atembeschwerden beim Steigen.

Expektoration am Morgen; blutig, bei Herzbeschwerden. Herzkonstriktion; Herzbeklemmung. Herzhypertrophie. Herzgeräusche. **Herzklopfen:** nachts; ängstlich; bei der geringsten Anstrengung; bei Bewegung; stürmisch; beim Gehen.

Magen **Gesteigerter Appetit, Heißhunger.** Verlangen nach alkoholischen Getränken.

Abdomen Aurum iodatum wirkt sehr gut bei einer Reihe von Leberbeschwerden. Die **Leber** kann **vergrößert** sein, aber das Mittel ist auch von großem Nutzen bei **Leberatrophie.** Mesenteriallymphknotentuberkulose.

Harnorgane Harnverhaltung. Der Harn ist eiweißhaltig; reichlich.

Männliche Genitalien **Hodenatrophie.** Nachts störende Erektionen; später Impotenz. **Hodenverhärtung.** Hodenschmerzen. Geschwollene Hoden. Gesteigertes sexuelles Verlangen.

Weibliche Genitalien **Verhärtung der Ovarien; des Gebärmutterhalses.**

Fluor: dick; **gelb.** Sterilität. Gesteigertes sexuelles Verlangen.

Extremitäten **Kalte Hände bei heißem Kopf.** Hüftgelenksleiden. Gelenkschmerzen. **Ödematöse Schwellungen.**

Schlaf Träume: **ängstlich.**

Aurum metallicum

Essenzielle Merkmale

Gold prägt dem menschlichen Organismus die Idee von Selbstzerstörung, Vernichtung, Tod auf. Wenn es in den lebendigen Organismus eindringt, beraubt es den Menschen tendenziell seines Lebenswillens. Aurum metallicum ist das erste und wichtigste Mittel, das Abscheu vor dem Leben, **Verlangen zu sterben** und **Suizidneigung** erzeugt. Weil es eine ganze Reihe von Arzneien gibt, die bei suizidaler Depression angezeigt sein können, konzentrieren wir uns hier auf eine Beschreibung des besonderen Menschentyps, des Charakters einer Person, die Aurum metallicum benötigt.

Grundzüge der Aurum-Persönlichkeit

Im Mittelpunkt der Aurum-Pathologie stehen die **extreme Depression und der Abscheu vor dem Leben,** die fortschreiten bis zu Suizidgedanken und schließlich **Selbstzerstörung.** Die Literatur bietet bereits sehr klare Beschreibungen dieser Entwicklung. Doch eine so schwere Depression kommt nicht von einem Tag auf den anderen zustande, und daher gibt es natürlich auch frühere Stadien der Pathologie. Für den Homöopathen kommt es nun darauf an, das Endstadium der Aurum-Depression und damit die Suizidgefährdung gar nicht erst eintreten zu lassen. Um dies erreichen zu können, ist es notwendig, die den Frühstadien von Aurum entsprechenden Kennzeichen zu identifizieren; ist man in der Lage, die Aurum-Pathologie bereits frühzeitig zu erkennen, so können der Lebenswille des Patienten und seine Fähigkeit, das Leben zu genießen, beizeiten wiederhergestellt werden.

Der pathologische Aurum-Zustand manifestiert sich in erster Linie bei Menschen, die von ernster und introvertierter Wesensart sind. Sie sind im Allgemeinen verschlossen, verantwortungsbewusst und recht „verfeinert", kultiviert. In den Frühstadien kann man bereits bemerken, dass sie oberflächliche Kontakte meiden und tendenziell eher zurückhaltend und reserviert sind; sie neigen dazu, sich ein wenig abseits zu halten und sich selbst genug zu sein. Allgemein sind diese Menschen sehr diszipliniert und ehrgeizig. Sie scheinen ganz grundsätzlich davon überzeugt zu sein, dass sie für etwas „Höheres", für eine hochgeachtete Stellung im Leben bestimmt sind.

Aurum, das dürfen wir nicht vergessen, ist nichts anderes als metallisches Gold. Um eine Analogie zu gebrauchen: Stellen wir uns Gold einmal personifiziert vor, so würde es sich selbst zweifellos an den höchsten überhaupt möglichen Platz in der Rangordnung setzen. Und entsprechend scheinen Aurum-Patienten zu denken, dass eine hochrangige Position im Leben gewissermaßen ihr Geburtsrecht ist. Dieses Charakteristikum veranschaulicht den **Egoismus** der Aurum-Menschen, und genau dieses egoistische Moment ist es auch, das ihnen Schwierigkeiten bereiten wird. Sie wollen fähiger sein als andere, und sie sind überzeugt davon, dass sie auch wirklich fähiger sind. Und weil sie das Gefühl haben, dass ihnen quasi von Natur ein so hoher Wert innewohnt (ganz ähnlich wie dem Gold), setzen sie sich selbst sehr hohe Maßstäbe und arbeiten hart, um diesen zu genügen. Diese hohe Meinung von sich selbst ist oft noch nicht einmal ganz unberechtigt, denn Aurum-Patienten sind in der Regel ernsthafte, klar denkende, verantwortungsbewusste und intelligente Menschen. Doch gerade die Eigenschaften, die wir bislang herausgearbeitet haben – Ernsthaftigkeit, Ehrgeiz, strenge Selbstdisziplin, Fleiß –, scheinen ihnen **die Möglichkeit zu nehmen, das Leben** auch einmal **von der unbeschwerten, heiteren Seite zu sehen.** Sie sagen oft (oder vermitteln zumindest den Eindruck), dass ihr ganzes Leben von einem gewissen Ernst mit einer Spur von Traurigkeit durchdrungen ist. Es scheint, als habe eine traurige Hintergrundmusik alle Ereignisse ihres Lebens begleitet. Wenn sich die Pathologie weiterentwickelt, werden sie sich zunehmend Selbstvorwürfe machen, an sich und allem, was sie tun, herumkritisieren und schließlich von dem Gefühl beherrscht sein, wertlos zu sein, unfähig, irgendetwas zustande zu bringen.

Liebesbeziehungen des Aurum-Patienten

Was wird nun geschehen, wenn ein Aurum-Mensch mit den bereits erörterten Eigenschaften – starkes Selbstvertrauen, strenge Selbstdisziplin, ernsthaft, besessen von hohen Idealen und voller Verlangen, Gerechtigkeit im Leben sowohl zu geben als auch zu bekommen – irgendwann seine erste Romanze erlebt? Dann wird folgende Dynamik in Gang gesetzt: Er steckt zunächst all seine Energie in diese Beziehung, er gibt sich ihr völlig hin und versenkt sich ganz in den Idealismus seiner romantischen Liebe. In seiner Liebesbeziehung findet er die Wärme und Zuneigung, die seine Aurum-Natur braucht. Nach einiger Zeit beginnen ihm langsam verschiedene schlechte Eigenschaften (oft nur Kleinigkeiten) bei seiner Partnerin aufzufallen, und allmählich nimmt er innerlich eine kritische Haltung ihr gegenüber ein. Dann fängt er an, schon auf geringfügige „Vergehen" mit Liebesentzug zu antworten – es reicht schon, wenn seine Partnerin einen anderen Mann auch nur anschaut. Schließlich kommt er zu dem Schluss, dass diese Beziehung seinem Ideal nicht entspricht, und irgendwann beendet er sie ganz plötzlich, ohne vorher irgendein Zeichen von Unzufriedenheit gegeben zu haben.

Da er es hasst, mit dem drohenden Scheitern einer Beziehung konfrontiert zu werden, versucht er ein solches „Versagen" auf paradoxe Weise zu vermeiden, indem er der Gefahr zuvorkommt und selbst Schluss macht. Doch dafür bezahlt er einen hohen emotionalen Preis. Nach dem Bruch der Beziehung fühlt er sich vor Kummer in Stücke gerissen. Er leidet an Schlaflosigkeit und führt oft Selbstgespräche, wenn er einzuschlafen versucht. Diese Selbstgespräche treten in Anfällen und stoßweise auf, er redet nicht pausenlos vor sich hin. Sobald er die Augen schließt, sieht oder durchlebt er noch einmal eine Szene aus seiner Beziehung und stößt in einem Gefühlsausbruch so etwas hervor wie: „Nein, nein, geh weg!"

Dieses Beispiel illustriert ein wichtiges Merkmal des Mittels: Wenn ein Aurum-Patient unter Stress steht oder Kummer hat, kann er anfangen, Selbstgespräche zu führen. Es ist eine aggressive Art zu sprechen, es bricht aus ihm heraus, so wie ihm die Gedanken kommen, die Worte scheinen ruckweise seinem Mund zu entfliehen. Während dieser ganzen Phase bleibt der Betreffende verschlossen, still, unkommunikativ und brütet vor sich hin. Dann kann sich die typische Entwicklung der Aurum-Pathologie einstellen: Nach einiger Zeit schwinden die früher so ehrgeizigen Erwartungen an das Leben nach und nach, bis der Patient ein Stadium erreicht, in dem er alle Ambitionen aufgegeben hat und nur noch hofft, dass er bald einen Ausweg aus dieser unglückseligen und enttäuschenden Welt finden wird.

Groll und Rachsucht

Wenn eine Aurum-Persönlichkeit eine solche Erfahrung von Kummer nach einer Liebesbeziehung gemacht hat, ergreifen Groll und Rachsucht Besitz von ihm. Er rächt sich an seiner nächsten Partnerin, indem er sie sehr kühl behandelt; selbst investiert er nichts in die neue Beziehung (wie NATRIUM MURIATICUM, IGNATIA, VERATRUM ALBUM und HYOSCYAMUS, aber aus anderen Gründen). Diese kommt hauptsächlich auf einer intellektuellen Ebene zustande, die Attraktivität des Aurum-Menschen beruht hier also in erster Linie auf seinen geistigen Fähigkeiten. Dennoch kann er in einer solchen Beziehung auch starke sexuelle Erregung zeigen (wenn auch nicht so stark, wie es ein PLATINUM-Patient tun würde). Wenn er an einem bestimmten Punkt der Beziehung schließlich merkt, dass seine Geliebte sehr an ihm hängt, beginnt er sie auszunutzen und kalt und grausam zu behandeln. Er fügt ihr Leid zu und leidet gleichzeitig selbst unter seinem Verhalten. Dadurch wird der Kummer noch größer und vertieft wiederum die alte Depression. Der Aurum-Patient hat das Gefühl, dass in dieser Welt eine erfolgreiche Liebesbeziehung überhaupt nicht möglich ist, weil er seine eigene Schwäche in dieser Hinsicht erkennt: seine Furcht vor Zurückweisung. (Doch am meisten **fürchtet er sich davor, dass er seine Selbstachtung** und die Achtung der anderen **verlieren könnte** – eine **Furcht vor dem** persönlichen, gesellschaftlichen, beruflichen oder finanziellen „Absturz", **Ruin**.)

Er glaubt nicht überleben zu können, wenn seine Geliebte ihn abweist, und folgerichtig wenden sich seine Gedanken sofort dem letzten Ausweg, der endgültigen Vernichtung zu: dem Suizid – und zugleich weigert er sich paradoxerweise, in einer Beziehung auch nur den geringfügigsten Fehler zu akzeptieren. (Gold nimmt keine Verunreinigungen an.) Dies beruht natürlich nicht auf einer (sozusagen alchemistischen) Unvereinbarkeit der „Reinheit" des Aurum-Patienten mit der „Unreinheit" seiner Partnerin, vielmehr ist es Ausdruck seines grundsätzlich kritischen Wesens, das eine Beimischung von Groll und Rachsucht hat.

Weil Aurum so stark mit depressiven Zuständen verbunden ist, sollte man es unbedingt bei Patienten berücksichtigen, die unter tiefem Kummer leiden und keine eindeutigen Hinweise auf andere Mittel bieten – und wenn Mittel wie IGNATIA, NATRIUM MURIATICUM und STAPHISAGRIA versucht wurden und ohne Wirkung blieben.

Suizid: Gründe und Mittel

Geschäfte und finanzieller Erfolg sind für Aurum-Menschen sehr wichtig. Der Traum vom großen Geld ist das Motiv, das sie dazu bringt, ihre berufliche Zukunft in der Wirtschaft zu suchen. Obwohl sie meist erbittert mit anderen konkurrierende, hart arbeitende Geschäftsleute sind, bewahren sie sich ein hohes Maß an Empfindsamkeit. So sind sie sehr sensibel, was ihre Verpflichtungen angeht – in so hohem Grad, dass sie, wenn sie einen schweren finanziellen Rückschlag erlitten haben und ihren Verbindlichkeiten nicht mehr nachkommen können, keinen Ausweg aus ihrem Dilemma mehr sehen können. Ein Aurum-Mensch kann die Möglichkeit eines finanziellen Ruins oder Bankrotts einfach nicht ertragen, weil dies eine persönliche und berufliche Unvollkommenheit seinerseits implizieren würde, weil er seine Glaubwürdigkeit verlieren könnte und weil er Angst hat, sein früheres hohes Ansehen bei Kollegen und Geschäftspartnern zu verlieren. Er hat das Gefühl, dass er die Erfolgsleiter erklimmen muss; wenn er das nicht schafft, wenn er „versagt", glaubt er, alles sei zu Ende. Dann überkommen ihn tiefe Depressionen, und er möchte aus der Welt scheiden. Es kommt ihm ganz unmöglich vor, einen Neuanfang ins Auge zu fassen, einen Versuch zu machen, seine Finanzen wieder so weit in Ordnung zu bringen, dass er seine Schulden zurückzahlen kann. Wenn sich diese Einstellung tiefer einschleift und die Depression sehr tief ist, dann wird der Aurum-Patient zum Suizid neigen, meistens durch **Springen von einem hohen Ort.**

Es lohnt sich, genau zu studieren, wie in diesem letzten, endgültigen Akt der Verzweiflung der Gedanke des jähen Sturzes aus der Höhe von dem Patienten Besitz ergreift. Die Aurum-Persönlichkeit zeigt nämlich immer wieder die Tendenz, plötzlich von einem psychischen Zustand in den anderen zu „stürzen". Diese Tendenz ist ganz offensichtlich etwas hochgradig Pathologisches, die Überempfindlichkeit gegen Rückschläge nimmt die Form von Zerbrechlichkeit an – in bestimmten Stresssituationen kann der Organismus „abstürzen" und sich selbst zerstören.

Der Aurum-Patient glaubt an hohe Ideale, vor allem die Ideale Reichtum, Gerechtigkeit und Ruhm sind typisch für ihn. Wenn er in einem seiner Ideale enttäuscht wird, kann er schnell desillusioniert und deprimiert sein. Eine Ungerechtigkeit z. B., die ihm von einem Vorgesetzten zugefügt wird, löst eine heftige Reaktion bei ihm aus. Ein schmerzhaftes Erlebnis dieser Art kann ihn dazu motivieren, gesellschaftliche Reformen anzustreben, Recht und Ordnung in der Welt wiederherzustellen, soweit seine Fähigkeiten und sein Einfluss reichen. Eine so starke idealistische Prägung ist etwas, das Menschen, die es im Leben zu etwas gebracht haben, und enttäuschte, desillusionierte Menschen gemeinsam haben können – und so erklärt es sich, dass sowohl beruflich höchst erfolgreiche junge Menschen als auch leidenschaftliche Anarchisten mit idealistischer Grundeinstellung konstitutionelle Aurum-Patienten sein können.

Erfolgreiche Aurum-Angestellte arbeiten fleißig darauf hin, sich in ihrer Firma einen Namen zu machen, und Aurum ist daher eines der großen Mittel für **Workaholics.** Ihre Fähigkeit, pausenlos zu arbeiten, ermöglicht ihnen einen schnellen Aufstieg in ansehnliche berufliche Höhen. Wenn aber etwas schiefgeht und sie ihren finanziellen Verpflichtungen nicht mehr nachkommen können, sind sie am Boden zerstört. Die Vorstellung der „Schande", dass sie ihren guten Ruf verlieren könnten, ist ihnen unerträglich; in ihrer Verzweiflung greifen sie unmittelbar zu der endgültigen und absoluten Lösung: dem **Suizid.**

Ständige Kritik, vor allem von den engsten Mitarbeitern, kann ebenfalls niederschmetternde Wirkungen auf den Aurum-Menschen haben. Er erwartet, dass jeder Verständnis für seine hohen Ideale, seine hochgesteckten Ziele und seinen angeborenen Gerechtigkeitssinn hat, und es stört ihn ganz empfindlich, wenn er von anderen missverstanden oder kritisiert wird.

Es ist wirklich erstaunlich, wie schnell eine Hochpotenz Aurum in einem solchen Fall den gestörten Organismus wieder ins Gleichgewicht bringen kann. Es beseitigt die extreme Gefühlskälte, verleiht dem Patienten die Wärme und den Mut, die er braucht, um das Leben von der positiven Seite zu sehen, verhilft ihm zu dem Willen, es noch einmal zu versuchen und sich für das Leben zu entscheiden. Margaret Tyler, die die große Weltwirtschaftskrise als homöopathische Ärztin erlebte, schreibt: „Einige von uns könnten in diesen Tagen weltweiter wirtschaftlicher Depression so manche Geschichte erzählen von Patienten, die wegen finanzieller Not und ängstlicher Besorgnis verzweifelt und suizidgefährdet waren und die dennoch durch einige Gaben homöopathischen Goldes rasch wiederhergestellt wurden – zum Leben, zur Hoffnung und zu neuen Anstrengungen."

Der Aurum-Anarchist geht einen anderen Weg. Er kann seine Ziele sehr leidenschaftlich verfolgen, er kann Extremist oder gar Terrorist sein und dabei manchmal den Eindruck vermitteln, als suche er geradezu den Tod. Gefangen in seiner Aurum-Psychopathologie, empfindet er keine Freude am Leben und projiziert seine eigene innere Freudlosigkeit, all seine düsteren Empfindungen auf die ganze Welt. Sie ist in seinen Augen ein verlorener Ort, an dem man nicht glücklich sein kann, vergiftet durch Unmoral und allgegenwärtige Ungerechtigkeit. Und in vielen Fällen beschließt der Aurum-Mensch dann, etwas dagegen zu tun, selbst wenn er dabei sein Leben riskieren muss; ja der Gedanke, für eine gute Sache zu sterben, wirkt geradezu tröstlich auf ihn. Die Vorstellung des Todes erregt ihn, manchmal fordert er ihn richtiggehend heraus. Und so kann es dazu kommen, dass er sich an lebensgefährlichen Untergrundaktionen beteiligt, die sein Bedürfnis nach diesem Stimulus befriedigen können. Interessanterweise wird ein solcher Mensch oft gerade in dem Augenblick, wenn er dicht vor einem großen Erfolg steht, wenn er z. B. dabei ist, eine führende Position in seiner Gruppe zu erlangen, die Gruppe verlassen – aus Angst zu versagen. Solche Fälle verkörpern nicht den häufigeren Typ des erfolgreichen Aurum-Patienten, der unter den Folgen eines Rückschlags leidet; vielmehr führt hier die Versagensangst dazu, dass sie den Erfolg meiden, und zugleich tragen sich diese Menschen fast die ganze Zeit mit der Idee des Todes. Haben sie eine Gruppe verlassen, so suchen sie sich die nächste, ein neues Ideal, dem sie dienen können, und wieder werden die Folgen die gleichen sein.

Wir müssen bei Aurum-Fällen auf das „ausgezehrte" Gefühlsleben dieser Menschen achten: auf die Entwicklung der emotionalen Pathologie zur Gefühlskälte, auf den andauernden „emotionalen Winter", der so viele Handlungen und Entscheidungen von Aurum-Patienten beeinflusst. Man sollte hier vielleicht erwähnen, dass die Länder im hohen Norden, in denen fast immer winterliche Witterungsverhältnisse herrschen und die Dunkelheitsperioden sehr lang sind, hohe Selbstmordraten aufweisen. Während seiner Depressionen hat der Aurum-Patient das Gefühl, dass es in seinem Leben keine Sonne gibt, keine Strahlen von Licht, Hoffnung und Wärme – ja sogar, dass er selbst nach dem Tod unwiederbringlich verloren sein und keine Erlösung finden wird. Ihm scheinen alle Auswege aus seiner Situation verschlossen zu sein, er meint, in jedem Bereich seines Lebens versagt zu haben. Er kann sich über nichts freuen, eine kalte, „metallische" Starre beherrscht seine Emotionen total und lässt keinerlei Regung mehr zu. Man könnte diesen Zustand als eine Verhärtung des Gefühlslebens bezeichnen, die schließlich einen bösartigen „emotionalen Tumor" erzeugen kann. Wenn es erst einmal so weit ist, ist die Selbstzerstörung unvermeidlich geworden. (Übrigens durchzieht diese Idee von **Härte, Verhärtung, übler, häßlicher, bösartiger Geschwürbildung** auch die gesamte physische Aurum-Pathologie und wirkt sich besonders auf Uterus und Hoden aus, also auf die Organe, die für die körperliche Liebe stehen.)

Ist der depressive Zustand so weit fortgeschritten, dass der Patient keinerlei Hoffnung auf Wandel mehr hat und keinen Grund zum Weiterleben sehen kann, so kann er jahrelang unverändert bleiben. Irgendwann aber passiert etwas, möglicherweise etwas ganz Triviales, was das empfindliche emotionale Gleichgewicht zum Kippen bringt – und dann drängt sich dem Aurum-Menschen der wohlbekannte Impuls auf, von einem hohen Ort herunterzuspringen. Wenn er sich irgendwo hoch oben befindet und nach unten schaut, kommt ihm der Gedanke, dass ein Sprung seinem Leiden ein Ende setzen könnte. Es ist fast, als höre er eine Stimme flüstern: „Spring doch, spring! Jetzt hast du die Chance." Dieser Zustand ist es, der mit Kents Ausdruck „insanity of the will", Wahnsinn des Willens (im Unterschied zum Wahnsinn des Verstandes), gemeint ist. Schon **der bloße Gedanke ans Sterben** bringt nun **Linderung,** ja beinahe **Freude,** der Patient hat das Gefühl, der Sprung in den Tod werde ein Sprung in die Freiheit sein und das unerträgliche Leiden beenden. Er verspürt keine Angst vor dem Tod.

Denken Sie aber daran, dass ein solcher Patient seinem Arzt nicht unbedingt erzählen wird, dass er unter **suizidalen Depressionen** leidet! Weil er nicht glaubt, dass ihm irgendjemand oder irgendein Heilmittel helfen kann, wird er es vielmehr meistens gar nicht für sinnvoll halten, seine schwere Depression zu erwähnen. Er ist überzeugt, dass sein emotionaler Zustand Ergebnis seiner tatsächlichen, faktischen Lebenssituation ist und keineswegs eine emotionale Schwäche oder Krankheit seinerseits widerspiegelt. Sollte der Arzt ihn direkt nach Suizidgedanken oder Depressionen fragen, so wird er zwar vielleicht bejahend antworten, aber gewöhnlich nicht besonders offen darüber reden. Ebensowenig fragen Aurum-Patienten jemals Freunde oder Verwandte wegen ihrer Probleme um Rat. Um Hilfe zu bitten würden sie als erniedrigend empfinden, und überhaupt sind sie der Meinung, dass ihre Probleme nur sie allein etwas angehen.

Nur sehr selten wird ein Aurum-Patient **Angst vor dem Sterben** haben. Wenn das aber doch der Fall ist, dann zeigt er entschiedenen Abscheu sowohl vor dem Leben als auch vor der Idee des Todes. In diesen Fällen ist die Furcht vor dem Tod so intensiv, dass die bloße Erwähnung des Wortes „Tod" bereits ausreicht, den Patienten völlig aus der Fassung zu bringen.

Fleiß und Betriebsamkeit

Suizide von Aurum-Patienten kommen für andere oft völlig überraschend, denn sie verbergen ihre Depressionen und kompensieren sie durch Betriebsamkeit. Sein emotionales Chaos hindert den Aurum-Patienten keineswegs daran, seinen Verstand völlig unter Kontrolle zu haben. Er stürzt sich in Dinge, die seinen Geist beschäftigen, um sein emotionales Elend zu verdrängen. Seine Arbeit wird durch die Niedergeschlagenheit nicht im geringsten beeinträchtigt; er bleibt leistungsfähig und arbeitet äußerst tüchtig bis zum letzten Augenblick – bis er Suizid begeht. Sein Verantwortungsbewusstsein ist so stark, dass er gar nicht anders kann, selbst wenn er sich manchmal heimlich wünschen sollte, seinen Job aufzugeben. Aus diesem Grund sollte man an Aurum denken, wenn man es mit einem Workaholic zu tun hat, der unter ständigen Depressionen leidet.

Es gibt allerdings auch Aurum-Fälle, in denen der Patient während der Depression das Gefühl hat, seine ganze Denk- und Leistungsfähigkeit verloren zu haben; er fühlt sich müde, ohne Schwung, lustlos, findet aber auch beim Ausruhen keine wirkliche Entspannung und leidet unter Schlafstörungen. Er meint, er sei nicht in der Lage, seinen Pflichten nachzukommen – von dieser „Unfähigkeit" werden andere aber kaum etwas merken, weil er seine Arbeit im Prinzip immer noch sehr gut macht. Aurum ist vor allem dann angezeigt, wenn der Patient **in seinem Inneren** derartige Veränderungen spürt und deshalb völlig verstört ist. Bevor ein Zustand objektiver Geistesschwäche überhaupt eintreten kann, wird er in den Suizid fliehen. Gelegentlich jedoch kommt es auch vor, dass die Pathologie rapide zur Geistesschwäche fortschreitet, und der Wirkungsbereich von Aurum schließt Imbezillität durchaus ein.

Zorn, Gewalt und Selbstvorwürfe

Wut- und Zornesanfälle sind für Aurum-Patienten nichts Ungewöhnliches. Ein Beispiel dafür, wie solche Anfälle bei Aurum oft zustandekommen: Ein depressiver Angestellter wird von seinem Chef kritisiert. Er erzählt niemandem davon, sondern brütet nur still vor sich hin. Seine Frau merkt, dass er sich verändert hat, aber wenn sie fragt, bekommt sie nur zu hören, es sei gar nichts. Der Patient sitzt da und versucht selbst zu einer Lösung zu kommen, aber je länger er nachdenkt, desto mutloser und deprimierter wird er. Er kann es nicht mehr ertragen, irgendwie unter Druck gesetzt zu werden oder auf Widerspruch zu stoßen. Wenn seine Frau nun anfängt, an ihm herumzunörgeln oder ihn in seinem schweigsamen Brüten zu stören, löst sie damit einen **heftigen Wutausbruch** aus.

Wenn ihn die Wut packt, kann ein Aurum-Patient recht gewalttätig werden, er zerbricht Sachen und schlägt mit der Faust gegen die Wand oder das Fenster; er verliert die Beherrschung, wird hysterisch und kann ausgesprochen ekelhaft zu anderen sein. Es passiert allerdings **sehr selten, dass er körperliche Gewalt gegen Menschen anwendet.** Kurz nach einem solchen hysterischen Ausbruch fühlt er sich dann sehr erschöpft, hat ein schlechtes Gewissen und wird schließlich tieftraurig; und in diesem Stadium beginnen sich körperliche Symptome zu zeigen. In erster Linie ist das Herz affiziert, häufig treten Herzschmerzen wie bei Angina pectoris auf.

Gewöhnlich richten Aurum-Patienten ihre Wut gegen sich selbst und nicht gegen andere. Sie verspüren niemals den Drang zu töten, aber oft einen Wunsch, **sich selbst zu vernichten.** Tief drinnen versteht der Aurum-Patient den Suizid als einen Akt der Rache gegen diejenigen, die ihn lieben und denen sein Tod sehr weh tun würde. Er glaubt nämlich, dass die Menschen, die er liebt, sich nicht genug um ihn kümmern, und der Suizid ist ihm ein Mittel, dafür eine freilich recht „verdrehte" Vergeltung zu üben.

Nicht selten kann man von einem Aurum-Patienten auch folgendes typische Szenario hören: Er setzt sich in einem Anfall von Wut und Verzweiflung ins Auto, fährt los und beschleunigt immer mehr, und dabei denkt er daran, aus der Welt verschwinden zu können, einen Unfall zu bauen, gegen einen Baum oder eine Mauer zu rasen. Die Geschwindigkeit, die drohende Gefahr und die Nähe des Todes lindern seine Verzweiflung schließlich so weit, dass er sich beruhigt, merkt, wie unvernünftig sein Verhalten ist, und die Geschwindigkeit herabsetzt ... aber eine solche Situation kann auch tödlich enden.

Auch Verhaltensweisen wie exzessives Rauchen oder Drogen- und Alkoholmißbrauch kann man als selbstzerstörerische Wendung der Aurum-Selbstvorwürfe interpretieren.

Beten

Das **Beten** ist ein weiteres wichtiges Kennzeichen von Aurum. Wie jedes andere Symptom müssen wir auch dieses im Zusammenhang des Gesamtbildes sehen: Wir müssen die unterschiedlichen Reaktionen des Mittels bzw. Patienten in ihrer Logik und Folgerichtigkeit verstehen lernen. Denn jedes Mittel (und damit auch die Krankheit, die es erzeugt und heilt) hat seine eigene Logik und drückt dem menschlichen Organismus deren Stempel auf, und dieser Stempel ist jeweils einzigartig und hat seine ganz spezifische „Persönlichkeit". Wollen wir unsere Patienten wirklich von ihren Leiden befreien, so ist es unsere Pflicht, diese Logik zu verstehen und zu enträtseln.

Wenn Aurum-Menschen beten, kann das auf unterschiedliche psychische Zustände zurückzuführen sein, und auch ihre Gründe dafür sind verschieden. In bestimmten Fällen haben sie selbst Schwierigkeiten, ihr Betbedürfnis zu erklären und zu verstehen. Für gewöhnlich sind es vor allem junge Menschen, die stundenlang beten und beten und einfach nicht damit aufhören können, ohne so recht zu wissen warum. Die eigentliche Ursache besteht in diesem Fall darin, dass sie unbewusst deprimiert, entmutigt und vom Leben enttäuscht sind. Wenn man sie taktvoll, einfühlsam und mit der gebotenen Ernsthaftigkeit danach fragt, werden sie ihr Bedürfnis zu beten vielleicht eingestehen. Das Beten lenkt sie von ihrer noch unbewussten, in der Tiefe lauernden Depression ab und kann ihnen dadurch ein tiefes Gefühl von Trost und Freude verschaffen. Dieses zwanghafte, stundenlange, pausenlose Beten tritt mehrere Jahre vor dem Einsetzen der tiefen suizidalen Depression auf. Dieser Typ von Aurum-Patienten bekennt sich dazu, dass er gerne betet, und findet daran auch nichts Verkehrtes, außer dass es zuviel Zeit in Anspruch nimmt und dass er nicht damit aufhören kann. Üblicherweise beginnt er diese Gewohnheit dann zu praktizieren, wenn er gerade mit einer religiösen Gruppe in Kontakt getreten ist. Abgesehen von seinem Betzwang verhält er sich in jeder Hinsicht rational. Man sollte sich vorsehen, dieses endlos in die Länge gezogene und fast mechanische Beten nicht mit dem natürlichen Bedürfnis frommer und religiöser Menschen zu verwechseln; das Aurum-Beten ist wahrhaft pathologisch.

Ein anderer Typ des Betens bei Aurum-Patienten stammt aus der suizidalen Depression selbst. Die Hoffnungslosigkeit; das Gefühl von Wertlosigkeit; das tiefe Gefühl, allen Menschen, selbst den nächsten Freunden und Verwandten, entfremdet zu sein, ja von jeder Form des Lebens auf dieser Welt völlig abgeschnitten zu sein; die Furcht, spirituell so unwürdig zu sein, dass sie selbst der göttlichen Erlösung nach dem Tod nicht teilhaftig werden; die Empfindung, unwiderruflich verloren zu sein – all das bringt sie zu der Überzeugung, dass **nur Gott sie retten kann,** dass sie sich nur auf ihn verlassen können. Nachdem sie alle Verbindungen zum wirklichen Leben vollkommen aufgegeben haben, wird Gott zu ihrer einzigen Zuflucht, zur Quelle all ihrer Hoffnung. Nichts anderes zählt mehr. Diese Entscheidung ist nicht aus einem logischen Denkprozess abgeleitet, sondern kommt aus einem instinktiven Impuls, einem letzten, verzweifelten Aufbäumen des Überlebenstriebs.

Diese Menschen fangen nicht mit dem Herzen zu beten an, sondern mit dem Verstand. In ihrer Verzweiflung flehen sie immer wieder: „Hilf mir, Gott, bitte hilf mir!“, und manchmal klingen die Worte, als redeten sie zu sich selbst. Die Gefühle in ihrem Inneren bleiben eingefroren, hart, abgespalten, als wären sie aus kaltem Metall. Nichts rührt sich in ihnen, sie bleiben kalt und unbeweglich. Zuerst erstreckt sich ihr Beten noch nicht über längere Zeiträume, aber wenn die Depression immer tiefer und unerträglicher wird, scheint sie ein Impuls zu zwingen, unaufhörlich zu beten; sobald sie über den Tiefpunkt der Depression hinweg sind, hören sie damit wieder auf.

Dieser zweite Typ von zwanghaft betenden Aurum-Patienten spürt zwar eine gewisse Besserung durch das Beten, aber längst nicht die gleiche Befriedigung oder Freude wie der oben beschriebene erste Typ. Das Beten dieser Menschen ist viel verzweifelter, ihr Geisteszustand ist bereits äußerst bedenklich.

Furcht vor Herzleiden

Eine überwältigende Furcht von Aurum-Menschen ist die Furcht, eine Herzkrankheit zu haben; sie kann zu Panikzuständen führen. Sie sind fest davon überzeugt, dass sie bald einen Herzanfall bekommen werden, und deshalb rennen sie von einem Kardiologen zum anderen und verlangen immer wieder eine gründliche Untersuchung. Ein solcher Fall erinnert an KALIUM ARSENICOSUM oder ARSENICUM, denn auch Aurum-Patienten wollen in ihrer Angst jemanden bei sich haben, und auch ihnen geht es dabei um Bestätigung durch den Arzt. Aber außer dem Spezialisten, dem Psychiater oder dem Homöopathen werden sie niemandem von ihrem Problem erzählen – und auch diesen nur dann, wenn sie ihnen vertrauen. Und es gehört schon einiges dazu, dass ein Aurum-Patient jemandem vertraut.

Der Aurum-Patient scheint förmlich besessen von der Idee, dass etwas mit seinem Herz nicht stimmt. Die Versicherungen seines Arztes beruhigen ihn für kurze Zeit, aber dann kehren seine Gedanken sofort wieder zu dem gleichen Problem zurück. In einen solchen Zustand kann er nach einer schweren Enttäuschung bei der Arbeit geraten, wenn er das Gefühl hat, seine Leistungen würden überhaupt nicht anerkannt; diese Enttäuschung löst aber bei ihm nicht das Verlangen aus, sich zu wehren und einzufordern, was ihm zusteht, sondern nimmt die Form einer quälenden Phobie an. In dieser Furcht drückt sich eine zugrundeliegende Depression aus, und tatsächlich ist es diese Art von Phobien, die von allopathischen Antidepressiva völlig „beseitigt“ werden kann – aber natürlich kehrt die Phobie zurück, sobald der Patient das allopathische Mittel absetzt.

Aurum-Kinder

Aurum-Kinder neigen dazu, ernst und zurückhaltend zu sein. Schon in jungen Jahren tun sie sich schwer, enge Freundschaften einzugehen. Gewöhnlich sind solche Kinder ehrgeizig; oft glänzen sie in der Schule durch herausragende Leistungen. Ihre Eltern werden sie als recht ernste Kinder beschreiben; zugleich wirken sie sensibel, empfindlich, ein wenig „vergeistigt“. **Der schwache Punkt** dieser Kinder, wie allgemein von Aurum-Patienten, **liegt auf der emotionalen Ebene.** Sie haben einen scharfen Verstand, der Intellekt ist eher ihre Stärke, aber emotional sind sie verletzlich. Von außen ist kaum etwas Außergewöhnliches an ihnen zu erkennen; die Überempfindlichkeit und Verletzlichkeit ist innerlich und zeigt sich nicht ohne weiteres an der Oberfläche.

Sobald Aurum-Kinder ihr schützendes Zuhause verlassen und in die Schule gehen, treffen sie unausweichlich auf Schwierigkeiten – ausgelöst z. B. durch kritische Bemerkungen von Lehrern oder Mitschülern, Probleme mit den Hausaufgaben etc. Kritische Bemerkungen haben auf solche Kinder eine unmittelbare und unverhältnismäßige Wirkung; sie können so etwas emotional nicht verkraften und neigen dazu, unter der Last einer solchen Bemerkung zusammenzubrechen. Schon ein ganz geringfügiger Tadel wird Aurum-Kinder erheblich stärker treffen, als wir das von anderen Kindern kennen. Doch diese Reaktion zeigt das Aurum-Kind nicht nach außen; vielmehr schleichen sich in sein Inneres Zweifel an den eigenen Fähigkeiten ein, und langsam beginnt sich ein Gefühl einzustellen, dass die Welt kein guter Platz zum Leben ist. Das Kind äußert diese Zweifel und Sorgen nicht, sondern versucht seine ehrgeizigen Ziele weiter zu verfolgen – eine weiterführende Schule, Geld, eine angesehene Stellung in der Klasse bzw. später im Berufsleben etc. Aber ein Zug von Bitterkeit bleibt für das ganze Leben zurück. Das Kind wird den Eindruck nicht los, dass die ganze Welt grausam und unfreundlich ist, ein Ort, an dem zu leben sich nicht lohnt. Diese Haltung ist es, die schließlich zu tiefer Depression und Suizidneigung führt.

Aurum-Kinder sind nicht besonders gut in der Lage, Gefühle auszudrücken, Liebe und Wärme zu geben, sie sind keine zärtlichen, liebevollen Kinder. Aber obwohl sie (wie erwähnt) introvertiert und ernst sind, brauchen und fordern sie selbst sehr wohl Zuneigung. Wenn sie es später im Leben zu einer beruflich oder gesellschaftlich herausragenden Stellung gebracht haben, werden andere sie schätzen und ihnen deswegen auch wenigstens scheinbar so etwas wie Zuneigung entgegenbringen. Aurum-Kinder erhalten Lob und Anerkennung von Eltern, Lehrern und später, wenn sie erwachsen sind, von der Gesellschaft. Sie brauchen diese Zuwendung, diese Bestätigung durch andere, um zu überleben; das ist für ihr schwaches Gefühlsleben so wichtig wie das tägliche Brot für den Körper und befähigt sie, das Gleichgewicht zu halten. Ihr übersteigertes Selbstvertrauen lässt sie glauben, dass sie die Schmeicheleien, die sie bekommen, auch verdient haben. Aber wenn sie zum ersten Mal Kummer erleben, sind sie tief verletzt und enttäuscht. Sie reagieren auf solche Situationen zornig, behalten ihren Zorn aber für sich und tragen ihn nicht nach außen. Daraus entwickeln sich schließlich Groll und Ressentiment.

Aurum-Kinder und Natrium-muriaticum-Kinder

NATRIUM-MURIATICUM-Kinder ähneln den Aurum-Kindern in mancherlei Hinsicht, sodass eine vergleichende Beschreibung der beiden Mittel sinnvoll ist. Das NATRIUM-MURIATICUM-Kind kann recht frühzeitig als solches erkannt werden, nämlich an seinem reservierten Verhalten und seiner Tendenz, leicht beleidigt zu sein und übelzunehmen. Das Aurum-Kind dagegen ist nicht so einfach zu erkennen, außer in extremen Stresssituationen; man merkt ihm meist nichts Außergewöhnliches an, es wirkt ganz wohlerzogen und gesittet. Kinder, die NATRIUM MURIATICUM benötigen, sind nicht nur verschlossene Menschen, auch das hysterische Element in ihnen ist sehr auffällig; sie schaffen eine Atmosphäre um sich herum, die nur zu deutlich zu sagen scheint: „Laßt mich allein!" Die Eltern eines NATRIUM-MURIATICUM-Kindes können z. B. erzählen, ihr Kind sei „schrecklich", immer wenn es bestraft werde, bekomme es Schreikrämpfe und werfe mit Gegenständen um sich, und das werde sogar noch schlimmer, wenn man es während eines solchen Wutanfalls beruhigen wolle. Ein NATRIUM-MURIATICUM-Kind scheint keine Gesellschaft zu wollen; genauer gesagt: es ist ihm unmöglich, sich auf die Gesellschaft anderer Menschen einzulassen, selbst wenn es das möchte. Bei einer Party sitzt es nur als schweigender Beobachter alleine herum – das typische Mauerblümchen. Das darf nicht darüber hinwegtäuschen, dass das Kind zugleich sehr aufnahmefähig und empfänglich sein kann. Soll die Verschreibung von NATRIUM MURIATICUM zu rechtfertigen sein, so müssen wenigstens Spuren oder Schattierungen der typischen Verschlimmerung durch Trost erkennbar sein.

Sowohl Aurum- als auch NATRIUM-MURIATICUM-Kinder brauchen Zuneigung. Ein NATRIUM-MURIATICUM-Kind, das sich bei seiner liebevollen Großmutter sicher fühlt, kann sich zu ihr hingezogen fühlen und das auch zeigen. In einer solchen Beziehung wird das Kind sich öffnen, und die in ihm verborgene Anmut und Sensibilität kann zum Ausdruck kommen. Auch ein Homöopath kann mit viel Einfühlungsvermögen manchmal erreichen, dass ein NATRIUM-MURIATICUM-Kind sich ihm schließlich öffnet – bei einem Aurum-Kind hingegen ist das so gut wie ausgeschlossen, es wird sich niemals öffnen.

Das Aurum-Kind sucht die Gesellschaft Älterer. Es strahlt Ernsthaftigkeit aus und scheint verstandesmäßig begreifen zu wollen, woran es liegt, „dass es so viel Leid in der Welt gibt". Es ist schon erstaunlich, was ein Aurum-Kind alles fragt und wie viel es versteht, ohne dass die Eltern es mitbekommen. Die empfindsame, sensible Wesensart, die sich darin zeigt, ist zugleich auch dafür verantwortlich, dass es schon beim leisesten Anflug von Tadel still vor sich hin leidet.

Man kann mit Sicherheit davon ausgehen, dass das Aurum-Kind von klein auf emotionale Verletzungen davongetragen hat, weil es selbst das Gefühl hat, ein wichtiger Mensch zu sein, die anderen ihm aber keineswegs den gleichen Grad an Bedeutung zuzumessen scheinen. Das Aurum-Kind glaubt an sich, und wenn es den Anschein hat, dass andere nicht an seine Bedeutung und seine Fähigkeiten glauben, fühlt es sich geradezu vernichtet. Das ist die Art und Weise, in der sich der Konflikt bei Aurum von Anfang an entwickelt.

Es ist bemerkenswert, dass eine große Anzahl von Tragödien in der Menschheitsgeschichte auf den übertriebenen Glauben an die Bedeutung des Goldes zurückgeführt werden kann. Die Menschen haben dem Gold immer eine ungeheure Wichtigkeit beigemessen, und wenn sie das, was sie besitzen, einmal verlieren, meinen sie nur allzu schnell, das ganze Leben sei nun nicht mehr lebenswert. Und wenn genau dieses Thema in einer psychischen Krankheit eine zentrale Stelle einnimmt, dann kann interessanterweise hochpotenziertes Gold auch heilen.

Praxistipps, grundsätzliche Bemerkungen, Vergleiche

Nach der korrekten Verschreibung von Aurum bei Depressionen kann es passieren, dass an die Stelle der früheren Niedergeschlagenheit eine erhebliche Reizbarkeit tritt, dass der vorher unterdrückte Zorn zum Vorschein kommt und sich plötzlich in heftigen Ausbrüchen entlädt. Man sollte dann nicht vorschnell zu einem anderen Mittel greifen. Wenn man lange genug wartet, werden die Wut und die Reizbarkeit wieder abklingen.

Wenn man einem ernsthaft suizidgefährdeten Patienten ein Mittel (wie z.B. Aurum) verschreibt, ist es ratsam, für die ersten zwei oder drei Tage einige Vorsichtsmaßregeln zu ergreifen (also dafür zu sorgen, dass jemand bei dem Patienten wacht), weil man sich über das wirkliche Ausmaß seiner momentanen Probleme nie ganz sicher sein kann; in solchen Fällen ist es vernünftig, den Patienten so lange zu schützen, bis das Mittel seine Wirkung entfalten kann. Bei derartigen Depressionen ist dies für gewöhnlich innerhalb von achtundvierzig Stunden der Fall.

Der Aurum-Patient ist ganz entschieden syphilitisch. Es hat sich in der Praxis oft gezeigt, dass Patienten, die auf ein anderes syphilitisches Mittel reagiert haben, nämlich auf MERCURIUS, leicht in einen Aurum-Zustand übergehen können. Zwischen diesen beiden Mitteln besteht eindeutig eine komplementäre Beziehung, die aber bisher noch nicht voll verstanden und noch nicht adäquat für die Behandlung genutzt wird. Es wäre viel zu gewagt, beide Mittel zusammen zu verschreiben; wenn sie aber nacheinander und jeweils zum richtigen Zeitpunkt gegeben werden, kann das lebensrettend sein.

Wenn man auch vom Standpunkt der öffentlichen Gesundheit die weitgestreuten Maßnahmen der allopathischen Medizin zur Unterdrückung der Syphilis sicherlich nicht bemängeln kann, so hat diese Unterdrückung meiner Ansicht nach doch schlimme Folgen gehabt, indem sie die Gesundheit der Menschheit insgesamt negativ beeinflusst hat. Ich behaupte, dass die Unterdrückung der Syphilis durch Penicillin (und andere Antibiotika) die Lebenskraft des Wirtsorganismus (in diesem Fall des Menschen) in seinem innersten Kern, auf der geistigen und emotionalen Ebene, unterminiert. Hier ist der Grund zu suchen, warum das syphilitische Miasma die jüngeren Generationen so auffallend prägt und warum Aurum heutzutage so ausgesprochen häufig angezeigt ist. Ich übertreibe nicht, wenn ich schätze, dass knapp 20 % der homöopathisch behandelten Patienten irgendwann im Laufe ihrer Behandlung eine Gabe Aurum brauchen. Nach meiner Überzeugung hat die Syphilis der Menschheit schon viel mehr Schaden zugefügt, als wir bisher erkennen können.

Die Aurum-Depression ist vergleichbar mit der von NATRIUM MURIATICUM und NATRIUM SULFURICUM.

- Bei NATRIUM MURIATICUM ist die Depression nicht so tief wie bei Aurum. Auch NATRIUM-MURIATICUM-Patienten sprechen nicht über ihre Depressionen, und manchmal neigen sie dazu, viel zu trinken, obwohl sie nicht zu Alkoholikern werden (wie es bei LACHESIS, NUX VOMICA und SULFUR der Fall sein kann). Sie trinken zur Entspannung und um ihren eingeschlossenen Gefühlen eine gewisse Entlastung zu verschaffen. Ein sonst schweigsamer NATRIUM-MURIATICUM-Mensch kann im Rausch sehr geschwätzig werden, das Trinken macht einen vollkommen anderen Menschen aus ihm. (Redselig werden NATRIUM-MURIATICUM-Menschen dann, wenn sie entweder psychisch aus dem Gleichgewicht geraten oder betrunken sind.) Diese Redseligkeit ist nicht von dem für LACHESIS so typischen schnellen und plötzlichen Themenwechsel gekennzeichnet. Interessanterweise kann auch ein Aurum-Patient recht gesprächig werden; Aurum ist zweiwertig in der Rubrik „Geschwätzigkeit" aufgeführt.

- Die Depression eines NATRIUM-SULPHURICUM-Patienten hat für gewöhnlich familiäre Gründe; wiederholte Schwierigkeiten in der Familie führen zu emotionalem Ausgelaugtsein. Der NATRIUM-SULPHURICUM-Mensch will seiner Familie etwas geben, er will Verantwortung tragen, aber schließlich machen ihn die Familienprobleme so müde und erschöpft, dass er das Gefühl hat, er wäre besser tot. Er ist aufrichtig an anderen Menschen interessiert und von allen NATRIUM-Patienten am wenigsten verschlossen. Wenn er an Suizid denkt, kann ihn der Gedanke, was sein Tod für seine Familie bedeuten würde, davon abhalten.
- Der Aurum-Impuls, von hoch oben herunterzuspringen, provoziert einen Vergleich mit GELSEMIUM, dem zweiten großen Mittel mit diesem Symptom. Bei einem GELSEMIUM-Patienten lässt sich das Aufsteigen dieses Verlangens auf eine extreme Müdigkeit und Verwirrung zurückführen. Er fühlt sich wie benommen, würde sich am liebsten immer nur einfach hinlegen. Wenn er sich an einem hohen Ort befindet, verspürt er den instinktiven Drang, zu springen und so seinem müden, verbrauchten Leben ein Ende zu bereiten.

Allgemeinsymptome und Keynotes

- Schmerzen können bei einem Aurum-Patienten so große Verzweiflung auslösen, dass er aus dem Fenster springen oder sich erschießen will. Die Schmerzen sind tief, bohrend und nachts schlimmer, sodass der Patient aufstehen und umhergehen muss.
- Kent liefert die beste Beschreibung der eigentümlichen Reaktionen dieser Patienten auf Witterungsverhältnisse: „Es gibt ein großes Merkmal, das sich durch den Aurum-Zustand zieht: die Abhängigkeit von der Temperatur und vom Wetter. Im folgenden einige Symptome, die in diesem Zusammenhang untersucht werden müssen: ‚Verlangen nach frischer Luft.' In Bezug auf die Temperatur reagieren Aurum- und PULSATILLA-Patienten ähnlich, aber diejenigen, die Aurum benötigen, sind nicht mild, sanft und nachgiebig, sondern hartnäckig und jähzornig, also genau das Gegenteil von PULSATILLA. ‚Allgemein besser, wenn ihm warm wird.' … ‚Kaltes Wasser lindert die Schmerzen in den Augen.' ‚Abneigung gegen Aufdecken', aber wie ein PULSATILLA-Patient sehnt er sich nach frischer Luft. ‚In warmer Luft wird das Asthma schlimmer.' Viele Symptome verschwinden nach Waschen, besonders mit kaltem Wasser; aber wenn der Patient sehr erregt ist, wenn der Kreislauf in Aufruhr gerät und Blutfülle und Pulsieren auftreten, will er alle Türen und Fenster offen haben, möchte an die kühle Luft; will die Kleider abwerfen. Dieser Zustand wird durch frische Luft gebessert. Aurum hat Hitzewallungen, wie sie für Frauen in den Wechseljahren typisch sind; anschließend Schweiß, manchmal Frösteln."
- Allgemeine Besserung durch ein kühles Bad, **Musik,** Gehen im Freien, **abends** und bei Mondlicht.
- Das lymphatische System und der Drüsenapparat können in Mitleidenschaft gezogen werden, mit Kongestionen, Verhärtungen und Tumoren; es treten Knoten in den Brustdrüsen auf. Auch die Eierstöcke und die Hoden sind betroffen. Rheumatische Beschwerden mit Anschwellen der Gelenke etc., die nicht selten zu Herzbeschwerden führen: Angina pectoris, Herzerweiterung.
- Weiterhin sind Knorpel und Knochen befallen; Knochenhautentzündung, Periostverdickung und -verhärtung.
- Aurum-Patienten neigen zu Mattigkeit durch geistige Anstrengung; Lernen ermüdet sie sehr. Bei Ärger fangen sie innerlich an zu zittern. Phasen von Mattigkeit alternieren mit übermäßiger Aktivität.
- Es kann eine pulsierende Empfindung auftreten, die an der frischen Luft besser wird. Besser durch langsames Gehen.

- Abmagerung, Marasmus bei Knaben, die nicht recht gedeihen wollen. Fettsucht bei alten Menschen. Pubertätsbeschwerden bei Mädchen. Organverfettung.
- Periodisches Auftreten von Beschwerden alle drei Wochen.

Lokalsymptome

Kopf **Kopfschmerzen,** besonders **heftig,** wenn sie an einer kleinen Stelle (von etwa der Größe eines Geldstücks) links oder rechts der Nasenwurzel auftreten. Die Kopfschmerzen sind manchmal so stark, dass der Patient glaubt, den Verstand zu verlieren; er ist gequält und durcheinander, und im Zorn denkt er daran, sich umzubringen.

- Lange Kopfschmerzperioden können auch abwechselnd mit Phasen suizidaler Depression auftreten; wenn die Schmerzen da sind, verschwinden die Depressionen und umgekehrt.
- „Kopfweh, von früh an, wie von Zerschlagenheit des Gehirns, welches beim Nachdenken und Lesen, vorzüglich aber beim Reden und Schreiben bis zur äußersten Heftigkeit und vollkommener Verwirrung der Begriffe steigt …" (Hahnemann)
- Kopfschmerzen nach Widerspruch; nach geistiger Anstrengung.
- Kopfschmerzen können in Verbindung mit Herzkrankheiten auftreten, vor allem Hinterkopfschmerzen. Reißende Hinterkopfschmerzen, die nach vorne und zur Stirn ausstrahlen.
- Während der Kopfschmerzen lassen Hitzewallungen das Gesicht erröten und glänzen; Kopfschmerzen werden gelindert, wenn der Kopf eingehüllt wird. Kopfschmerz schlimmer durch **Schnauben der Nase.**
- Gefühl, als zöge Wind durch den Kopf, wenn dieser nicht recht warm gehalten wird. Blutandrang zum Kopf mit heftigem Herzklopfen und Angst bis zur Ohnmacht (nach Uterusblutungen).

Starker **Haarausfall** bei jungen Männern, die verschlossen, ehrgeizig und strebsam sind. **Exostosen** des Schädels; bohrende Schmerzen; schlimmer durch Berührung.

Schwindel Schwindel beim Bücken wie im Kreise herum, beim Aufrichten vergehend. Schwindel beim Gehen im Freien, als wenn er betrunken wäre und auf die linke Seite fallen wollte. Schwindel bei Syphilitikern.

Augen **Ulzeration** und Infiltration der verschiedenen Schichten des Auges.

Die Augensymptome bessern sich bei Mondlicht und beim Schließen der Augen; schlimmer durch Licht. Photophobie.

Brennende und dumpfe Schmerzen zwingen zum Schließen der Augen; kaltes Augenbad lindert. Druckgefühl von außen nach innen auf dem rechten oder linken Augapfel, heftiger bei Berührung. Starkes Druckgefühl von innen nach außen und von oben nach unten in beiden Augäpfeln. Iritis mit schweren schneidenden Schmerzen im und um den Augapfel. Augenmelanose.

Graue oder gelbe Flecken, umgeben von einem Netz vergrößerter Blutgefäße, auf der Cornea. Schuppige, flechtenartige Ausschläge an den Lidrändern. Hervortretende Augen wie bei Morbus Basedow, mit Herzbeteiligung (Herzerweiterung). Ungeheures Spannen in den Augen, mit Verminderung der Sehkraft, stärker, wenn er die Augen auf etwas heftet, gelinder, wenn er sie schließt. Er kann nichts genau unterscheiden, weil er alles doppelt sieht und sich ihm ein Gegenstand mit dem anderen vermischt darstellt, bei heftigem Spannen in den Augen. Vor den Augen schwarze Flecken; Flammen; Feuerfunken; Funken vor den Augen bei geistiger Anstrengung. **Horizontale Hemianopsie:** „als ob die obere Hälfte des Auges mit einem schwarzen Körper bedeckt wäre, sodass er nur mit der niederen Hälfte die unteren Gegenstände sehen kann, die oberen hingegen unsichtbar bleiben" (Hermann, in: Hahnemann, Chronische Krankheiten); oder auch umgekehrt. Manchmal kann Beanspruchung der Augen eine Besserung der Sehkraft bewirken. Trübsichtigkeit, die durch unverwandtes Schauen besser wird. Gelbe, halbmondförmige Körper schweben im Gesichtsfeld schräg nach oben.

Ohren Brausen in den Ohren, morgens im Bett. Überempfindlich gegen Geräusche; Musik bessert.

Abszess hinter dem Ohr. Mastoiditis mit starken Schmerzen, die den Patienten zum Suizid treiben können. Karies des Processus mastoideus; hartnäckige Otorrhö, Brennen, Stechen, Jucken; bohrende Schmerzen hinter dem linken Ohr.

Unterdrückte Absonderungen. Hartnäckiger, übelriechender Ausfluss; besonders bei Karies der Gehörknöchelchen.

Nase Die interessantesten Beobachtungen kommen einmal mehr von Kent; sie betreffen den rein syphilitischen Aspekt von Aurum. Zwar werden wir heute derartige klinische Bilder kaum mehr zu Gesicht bekommen, doch dieser Aspekt ist ein wesentlicher Bestandteil der Aurum-Pathologie und kann auch heute noch, zumindest als Analogie, von Nutzen sein. „Das Nasenbein wird nekrotisch; syphilitische Nekrose, die Nase wird platt; die Knochen lösen sich auf. Man sieht diese Menschen mit ihren platten Nasen herumlaufen, und wenn man ihnen nahe kommt, bemerkt man den üblen Geruch. Sie sind fast alle Syphilitiker. Einige Mittel können diesen syphilitischen Zustand der Nase heilen; AURUM, MERCURIUS und HEPAR sind drei davon. Ich habe einmal einen Mann geheilt, dessen Nasenbein vollkommen weich geworden war, sodass die Nase sich regelrecht bog, wenn man sie anfasste; nur eine Art Knorpelstruktur hielt sie noch in ihrer Position. Ich gab ihm Hepar, das ihn von der Syphilis heilte, nachdem er vergeblich mit Quecksilber behandelt worden war … Knollige Nasenspitze, rot, wie bei Lachesis; ‚Erdbeernase'. Knötchen auf der Nase, die aus Krampfadern bestehen, bei Herzerkrankungen mit Beeinträchtigung der rechten Herzseite."

Geschwürige, **zugebackene, schmerzhafte Nasenlöcher,** sodass er keine Luft durch die Nase bekommen kann. Geschwürbildung in der Nase, besonders im rechten Nasenloch; geschwüriger Schmerz in der Nase, besonders rechts. Wundheitsschmerz beim Schnäuzen; in beiden Nasenlöchern, besonders beim Anfassen. Bohrender Schmerz nachts; im Nasenbein; schlimmer durch jegliche Berührung. Entzündung des Nasenbeins. Nasenkrebs. Knotige Schwellung der Nase.

Übelriechende, eitrige, blutige Absonderung; Schnupfen mit dicker Absonderung, wie Eiweiß. Fauliger Geruch in der Nase beim Schnäuzen.

Gesicht Gedunsenes, glänzendes Gesicht, wie von Schweiß, mit aufgetriebenen, hervorgetretenen Augen. Epitheliom in der Nähe des Nasenflügels. Knochenhautentzündung; Knochenkaries. Die Parotis ist schmerzhaft bei Berührung, wie gedrückt oder gequetscht. Heftiges Reißen im Jochbein; heftiges Bohren im rechten Jochbeinfortsatz beim Gehen. Trigeminusneuralgie.

Mund Ein Leitsymptom ist **säuerlicher** oder **bitterer Mundgeschmack.** Angenehmer milchiger Geschmack im Mund. Geruch aus dem Mund wie nach altem Käse. Syphilitische Geschwüre im Mund, besonders am Gaumen. Knochenkaries am Gaumen; bohrender Schmerz im Gaumen. Zahnfleisch geschwollen, dunkelrot, wundschmerzhaft bei Berührung oder beim Essen.

Atmung und Brust Selbst wenn Aurum-Patienten tief in einer schweren Depression stecken, werden sie kaum etwas davon gegen andere erwähnen; **nachts im Schlaf** aber, wenn der Verstand nichts dagegen tun kann, kann die Depression in **heftigem Wimmern und Schluchzen** ein Ventil finden.

Herzasthma. Atembeschwerden besser durch Aufstoßen und Bewegung; schlimmer durch Gehen an der frischen Luft. Dyspnoe schlimmer beim Lachen; nachts; in warmer Luft. Schweres Drücken auf dem Sternum, stärker beim Steigen.

Herz Während der Pubertät, also in einer Zeit hormoneller Veränderungen und erwachender sexueller Regungen, können Beschwerden von heftigem Herzklopfen auftreten: Hitzewallungen, gefolgt von Schwitzen und Herzklopfen. Herzklopfen mit großer Angst, mit Seelenangst, mit Furcht, an einer ernsthaften Herzkrankheit zu leiden. Arrhythmie, schlimmer durch plötzliche Geräusche oder wenn der Patient sich in einer Diskussion aufregt, vor allem wenn jemand eine andere Meinung äußert bzw. wenn sich Widerstand gegen die eigene Meinung erhebt. Extrasystolen; hat das Gefühl, dass das Herz einen Moment lang stehenbleibt und plötzlich mit einem harten, starken Schlag wieder einsetzt. Gefühl, als habe das Herz aufgehört zu schlagen und stehe still. „Das Herz scheint im Gehen zu schüttern, als wenn es los wäre." (Hahnemann). Starkes oder schwaches unregelmäßiges Herzklopfen zwingt den Patienten, eine Weile stehenzubleiben. Sichtbares Pochen der Schläfen- und Halsschlagadern. Extreme Beklemmung in der Herzgegend bei schnellem Gehen und beim Treppensteigen, mit Ödem der Beine.

Rheumatische Schmerzen, die sich schließlich zu Herzleiden weiterentwickeln. Schmerz in der Herzregion, der den linken Arm hinunter in die Finger ausstrahlt. Angina pectoris. Herzhypertrophie.

Magen Allgemeine Abneigung gegen Essen; besonderer Widerwille gegen Fleischspeisen. Verlangen nach Reizmitteln, besonders Kaffee. „Das Essen schmeckt ihm recht kräftig, befriedigt aber seinen Appetit nicht ganz, und er hätte gleich wieder essen können." (Hahnemann) „Übelkeitsempfindung; ein Unbehagen aus dem Magen und Unterleibe." (Hahnemann) Magenschmerz wie von Hunger. Geschwulst der Magengrube und des ganzen Oberbauches, mit Stichschmerz beim Daraufdrücken oder festen Zusammenschnüren. Während des Essens vergeht die Bangigkeit des Gemüts. Übelkeit durch geistige Anstrengung. Drücken in der Magengegend, mittags.

Abdomen Aszites. Leistenbruch; auch bei Kindern. Eingeklemmte Blähungen im Colon descendens, mit Verstopfung. Anhaltendes Drücken in der Gegend der Hypochondrien, wie von Blähungen, oft durch Bewegung und Gehen erhöht. Spannender Druck unter dem Nabel und auf beiden Seiten in den Lendengegenden, mit Völlegefühl. Bubo nach unterdrückter Gonorrhö.

Harnorgane Erkrankungen der Nieren und der Harnwege, mit häufigem Harnlassen. Harnverhaltung mit Lähmungsschmerz und starkem Harndrang. Es geht mehr Urin ab, als er Getränk zu sich nimmt. Vergeblicher Harndrang, schlimmer während der Regel. Trüber Harn, wie Buttermilch, mit hohem Schleimsatz. Beim Atemholen scharfe Stiche, wie in der Seite der Harnblase.

Männliche Genitalien Der Aurum-Mann ist sexuell sehr aktiv und leidenschaftlich; er empfindet Sex als Balsam für seine emotionalen Probleme und seine Unfähigkeit, diese zum Ausdruck zu bringen. Aber wenn er einmal in seinen Gefühlen verletzt worden ist, sucht er nur noch die rein körperliche Lust, ohne gefühlsmäßige Bindung. Dieser Mangel an emotionaler Beteiligung kann dazu führen, dass er viele sexuelle Kontakte hat, ohne dabei wirkliche Befriedigung zu erfahren. Anscheinend braucht er häufigen Sex als Ausgleich für seine Depression. Dies wird die Depression schließlich aber nur noch vertiefen.

Ein weiteres Charakteristikum: Wenn seine Partnerin die sexuelle Beziehung beendet, bevor er das tun kann, ist er am Boden zerstört und tief deprimiert; er denkt sogar an Suizid, auch wenn er sie nie wirklich geliebt hat. Es ist das **verletzte Ich** des Aurum-Patienten, das in einer solchen Situation so unglaublich leidet – so erklärt es sich, wie bei ihm aus geringfügigen Anlässen eine suizidale Depression zustandekommt.

Man kann es auch mit einem verheirateten Aurum-Mann zu tun haben, tief enttäuscht von seiner Arbeit (obwohl er vielleicht sehr erfolgreich ist) und auf dem Weg in eine Depression, den seine Frau nicht mehr sexuell erregen kann und der daher außerhalb der Ehe sexuelle Erlebnisse sucht und findet. In solchen Beziehungen ist er zu großer sexueller Leidenschaft fähig. Aber weil jegliche tiefere emotionale Beteiligung fehlt, reizt auch seine Geliebte ihn bald immer weniger, und schließlich sucht er sich eine neue. So geht es dann immer weiter, bis er irgendwann zwar noch das **Verlangen nach Sex hat, aber nicht mehr die Fähigkeit dazu** (keine Erektionen).

Manchmal beginnen Aurum-Patienten zu masturbieren, um sich selbst zu erleichtern, aber weil sie dabei das Gefühl haben, etwas Verkehrtes zu tun, wird alles nur noch komplizierter, und die Depression wird letzten Endes dadurch noch schlimmer. Nächtliche Samenergüsse.

Atrophie der Hoden mit einer Art Hypochondrie. Geschwulst des rechten Hodens. Verhärtung der Hoden. Sarkozele. Epididymitis; Orchitis; Balanitis. Kondylome am Skrotum. Kleinen Jungen mit Maldeszensus der Hoden kann, wenn die sonstigen Symptome zu Aurum passen, durch dieses Mittel eine Operation erspart werden.

Weibliche Genitalien **Verhärtung** und Geschwürbildung am Uterus, besonders wenn es vorher öfter zu Fehlgeburten gekommen ist. Diese Verhärtungen – **Fibrome** – stehen jedoch vor allem bei einem anderen Mittel ganz im Vordergrund, nämlich bei dem Aurum-Abkömmling AURUM MURIATICUM NATRONATUM.

Die Regel kommt spät und spärlich oder bleibt ganz aus, was zu tiefen Depressionen führen kann. Sterilität, die tiefe Depressionen auslöst.

Uterusbeschwerden (Fehlgeburten) durch Heben der Arme (Hinauflangen) und Überanstrengung. Uterusprolaps. Dicker, weißer Fluor, schlimmer beim Gehen. Die Wehen treiben sie zur Verzweiflung, sie möchte lieber sterben.

Rücken Empfindliches Stechen, wie mit Nadeln, gleich unter dem rechten Schulterblatt, neben dem Rückgrat. Steifheit im ganzen Rücken, die im Steißbein beginnt und bis zum Genick hochsteigt. Im Rückgrat morgens so arger Schmerz, dass er kein Glied regen konnte.

Extremitäten Aurum ist ein wichtiges Mittel bei Arthritis psoriatica und rheumatoider Polyarthritis mit früher Herzbeteiligung, wenn der Patient verschlossen, pflichtbewusst, unglücklich und niedergeschlagen ist. Nächtliche Schmerzen treiben ihn dazu, an die Erlösung zu denken, die der Tod bringen würde. Die arthritischen Schmerzen wandern durch alle Gelenke und lokalisieren sich schließlich im Herzen. Wenn ein Patient an rheumatisch-arthritischen Beschwerden leidet und, sobald diese nachlassen, eine Angina pectoris entwickelt, sollte man an Aurum denken.

Glieder geschwollen, schmerzhaft, Gelenke beinahe so fest eingerastet wie bei Ankylosis, kann vor Schmerzen weder Hand noch Fuß bewegen.

Einige eigentümliche Symptome:

- Alles Blut scheint ihr sogleich vom Kopf in die Beine zu gehen, die wie gelähmt werden; sie sinkt zusammen und muss sich augenblicklich setzen.
- Zerschlagenheitsschmerz im Kopf und in allen Gelenken, morgens im Bett, am schlimmsten in völliger Ruhe. Eingeschlafene, taube und gefühllose Arme und Beine, morgens nach dem Erwachen, mehr im Stilliegen als bei Bewegung. Schmerz in den Knien, als wären sie fest eingebunden, beim Sitzen und Gehen. Lähmungsartiger Schmerz, besonders in den Knien, die leicht nachgeben und wanken. Ziehen und Reißen in den Zehen.
- Ödematöse Schwellung der Arme; Schwellung am Handgelenk wie bei Bursitis. Geschwollener Unterschenkel am Morgen – diese Schwellung wird durch Gehen besser. Ödem der Beine, Druck hinterlässt eine Delle, nachts schlimmer und morgens besser, mit tiefer Depression des Gemüts.

Hitze im Gesicht mit kalten Händen und Füßen. Abends im Bett kalte Hände und Füße; kalte Fußsohlen und Kniescheiben. Bläschenausschlag auf der Handfläche.

Schlaf Nachts verhindert geistige Überaktivität den Schlaf. „Munter die ganze Nacht und ohne Schlaf, obgleich ohne Schmerzen, und früh doch nicht schläfrig oder matt.“ (Hahnemann) Der Schlaf ist unruhig und voller ängstlicher Träume. „Früh von 4 Uhr an kann er nicht mehr ordentlich schlafen, er wirft sich unruhig von einer Seite auf die andere, weil er nicht lange in einer Lage bleiben kann, und die Hand, auf der er liegt, wird ihm bald müde.“ (Hahnemann)

Träume: von toten Menschen; Grausen erregend; von Leid; schreckhafte Träume von Dieben, mit lautem Aufschreien im Schlafe. Redet im Schlaf. Wimmert laut im Schlaf. Öfteres Erwachen, nachts, wie durch Schreck.

Fieber und Frost Schauder durch den ganzen Körper, mit Gänsehaut auf den Oberschenkeln und mit Erschütterung des Gehirns unter dem Stirnbein. Frösteln während des Fiebers, aber er will das Fenster offen haben. Kälte in den Extremitäten; Frost, abends im Bett, mit Kälte der Unterschenkel bis an die Knie; er kann sich die ganze Nacht nicht erwärmen, schläft wenig, immer nur halbe Stunden, mit ängstlichen Träumen, an die er sich nicht erinnern kann.

Gefühl, als koche das Blut in den Adern.

Aurum muriaticum

Essenzielle Merkmale

Aurum-muriaticum-Menschen sind sehr gefühlsbetont, ungewöhnlich leidenschaftlich und romantisch, mit einer starken erotischen Komponente. Es handelt sich um ein tuberkulinisches Mittel par excellence, das wohl zwischen STANNUM und TUBERCULINUM eingeordnet werden könnte. Ein

Beispiel: Eine Frau, die in jungen Jahren an Tuberkulose gelitten hat und durch die moderne Medizin kuriert worden ist, durchlebt später in ihrem Leben eine Zeit emotionaler Belastung, bei der erotische Gefühle eine große Rolle spielen, und ihre Gesundheit verfällt zusehends. Aus heiterem Himmel stellt sich ein kurzer, trockener Husten ein, den sie nicht wieder los wird. Sie wird kurzatmig, und früher oder später setzen Depressionen ein. Die Patientin kann nicht mehr schlafen, hat keinen Appetit, ist unruhig, ängstlich und unzufrieden. Obwohl es mit ihrer Gesundheit rapide bergab geht, will sie nicht zugeben, dass sie ernsthaft krank ist; das geht schließlich so weit, dass sie zornig wird, wenn jemand sie darauf anspricht. Sie kann einfach der Realität nicht ins Gesicht sehen, und es dauert nicht lange, bis sie Zuflucht zu Beruhigungsmitteln wie Valium® oder Tavor® nimmt. Und wenn sie dann zu uns kommt, erscheint sie uns als schwerer Fall von Anorexia nervosa mit zugrundeliegender latenter Tuberkulose. Bekommt sie nun nicht bald Aurum muriaticum, so wird es sicherlich unumgänglich sein, sie ins Krankenhaus zu bringen, mit sehr schlechter Prognose. Wer die „Kameliendame“ von Alexandre Dumas kennt, hat darin ein ausgezeichnetes Bild eines solchen Aurum-muriaticum-Falls; Anfang und Ende können in der Wirklichkeit ähnlich aussehen wie in dem Roman.

Ängstlichkeit und Herzklopfen

Wenn die so lebhaften Gefühle von Menschen, die dieses Mittel benötigen, verletzt werden, hat das vor allem Auswirkungen auf das Herz, sodass man Aurum muriaticum als ein wichtiges **Herzmittel** bezeichnen kann. Es handelt sich um überängstliche Menschen, die zu Herzklopfen neigen.

Das Herzklopfen kann durch die **Angst um die Gesundheit** ausgelöst werden, die bei Aurum muriaticum stärker ausgeprägt ist als bei allen anderen Aurum-Abkömmlingen. Eine überwältigende Angst kann von dem Patienten Besitz ergreifen, wenn er nur an seine Beschwerden denkt, und, wie Kent sagt, „Denken an seine Beschwerden führte dazu, dass das Herz stark und schnell schlug“. Dieses Herzklopfen dauert nur Augenblicke, aber es ist sehr stark.

Dabei sind Aurum-muriaticum-Menschen eigentlich geistig ganz gesunde, vernünftige, klar denkende Menschen; nur wenn es um ihre Gesundheit geht, gelingt es ihnen nicht, ruhig zu bleiben und logisch zu denken. Sie bilden sich ein, alle möglichen Krankheiten zu haben. Die Angst des Aurum-muriaticum-Patienten richtet sich nicht auf eine spezifische Art von Krankheit, wie es bei der AURUM-METALLICUM-Furcht vor Herzleiden der Fall ist; es ist eine allgemeine Furcht vor Krankheiten jeder Art.

Kombination bestimmter Symptome

Man sollte an Aurum muriaticum auch bei Fällen denken, die eine Kombination von **Schlaflosigkeit, Ischiasschmerzen und Depressionen** und zudem eine **Angst um die Gesundheit** aufweisen, welche **tief im Inneren** sitzt und dem Arzt gegenüber nicht unbedingt als solche geäußert wird. Der Patient macht sich große Sorgen um seine Gesundheit und spürt, dass sich in seinem Organismus etwas Ernstzunehmendes zusammenbraut, aber er möchte mit Unbeteiligten nicht darüber sprechen. Diese Sorge um die eigene Gesundheit ist im Grunde nichts anderes als eine Beschäftigung mit Todesgedanken, und Furcht vor dem Tod ist ein wichtiges Merkmal des Mittels. In den letzten Stadien kann der Patient allerdings auch Sehnsucht nach dem Tod entwickeln.

Ist der Patient allein, so kreisen seine Gedanken ständig um seine Gesundheit, und je länger er sich damit beschäftigt, desto tiefer verfällt er in **Zorn** und **Depression.** Es ist eine Besonderheit von Aurum muriaticum, dass der Patient wirklich **ein Gefühl von Zorn empfindet, wenn er krank ist;** er ärgert sich darüber, dass er sich mit all diesem Pflegen und Kümmern abfinden muss, das für seine Gesundheit notwendig ist. Wenn seine Angehörigen merken, dass es ihm nicht gut geht, fragen sie ihn vielleicht öfters, was mit ihm los ist, aber er möchte nicht darüber reden. Er reagiert gereizt und antwortet gewöhnlich nur: „Gar nichts ist los.“ Das ist die Haltung, die für einen Aurum-muriaticum-Menschen typisch ist: Er empfindet Ärger und Zorn, wenn jemand seinen Gesundheitszustand anspricht, er kann es nicht leiden, von anderen als Kranker angesehen zu werden, er verträgt das einfach nicht.

„Zorn, Ärger beim Denken an die Beschwerden“ ist, wie wir gesehen haben, ein starkes Leitsymptom von Aurum muriaticum, und es ist das einzige Mittel in der entsprechenden Repertoriumsrubrik. Doch all dieses „Denken an die Beschwerden“

kommt nur dann auf, wenn der Patient allein ist. Das ist der Grund für sein Verlangen nach Gesellschaft. Er ist gern mit anderen Menschen zusammen und redet mit ihnen über alles Mögliche, bloß nicht über Gesundheit und Krankheit oder gar seinen eigenen Gesundheitszustand. Es erleichtert ihn einfach, dass er in Gesellschaft nicht ständig über seine Beschwerden nachdenken muss. Bei Kent heißt es: „Sein Geist verweilt bei seiner angeschlagenen Gesundheit, bis er trübsinnig wird und den Tod herbeisehnt."

Sexualität

Aurum-muriaticum-Patienten sind leicht erregbare Menschen, die starke erotische Anziehung empfinden und Sex außerordentlich lustvoll erleben können. Sexuelle Erregbarkeit ist ein wichtiger Zug des Mittels. Frauen können manchmal erst nach mehreren Orgasmen einschlafen, und Männer haben Erektionen bis zur Erschöpfung. Ungewöhnliche Aktivität der Sexualorgane; das Hormonsystem scheint in einem leicht erregbaren Zustand.

Diese Menschen sind leidenschaftlich und treu, nicht aus Überzeugung, sondern einfach aus Spaß an der Sache. Sie binden sich an einen Partner, und das bringt ihnen Freude und Lust, sie wollen diesen Zustand nicht ändern. Es sind recht wenig „irdische", ziemlich „verfeinerte" Menschen – dieser Zug ist bei Aurum muriaticum stärker ausgeprägt als bei allen anderen Aurums –, doch mit einer lebhaften erotischen Phantasie. Sie würden sich nicht in jemanden verlieben, mit dem eine enge, intime Beziehung nicht möglich ist, wie es NATRIUM-MURIATICUM-Patienten tun, aber in ihren Beziehungen sind sie romantischer, als es ihnen gut tut. Lust mischt sich in ihren Liebesverhältnissen mit einem Element von Traurigkeit. Es handelt sich um eine Kombination des tuberkulinischen Miasmas mit dem syphilitischen.

Besserung im Freien

Kummer, Beleidigungen und Kränkungen treffen Aurum-muriaticum-Menschen tief, weil sie sehr empfindlich sind. Sie können eine extreme geistige oder körperliche Unruhe entwickeln, die ihnen unerträglich ist und gegen die sie etwas tun müssen – oft machen sie in solchen Fällen einen Spaziergang, laufen stundenlang an der frischen Luft herum, bis sie sich schließlich besser fühlen. „Er geht langsam durch die Straßen, um an der **frischen Luft** zu sein, die ihm Besserung bringt; im Haus, und in einem warmen Zimmer, geht es ihm viel schlechter." (Kent, *Lectures*; Hervorhebung G. Vithoulkas). Die Besserung im Freien ist ein starkes Leitsymptom dieses Mittels, fast noch stärker als bei PULSATILLA, aber am besten gefällt es den Aurum-muriaticum-Menschen, wenn ihnen der Wind ins Gesicht bläst. Wind ist ihnen wie ein Lebenselixier, er lässt sie wieder neu aufleben und erfüllt sie mit innerer Ruhe und Freude. Besonders treffend ist das ausgedrückt in einer Fallbeschreibung aus dem „British Homœopathic Journal" (Band 29, Nr. 2, S. 187), in der es um ein zehnjähriges Mädchen geht: „Sie liebt den Wind, breitet die Arme aus und möchte ihn umfangen." Die Sehnsucht nach Wind ist beinahe mystisch.

Konstitutionelle Aspekte

Aurum-muriaticum-Menschen sind von **zarter Konstitution,** mit „verfeinerten", romantischen und empfindsamen Gefühlen. In ihnen zeigt sich geradezu musterhaft eine Degeneration, eine Untergrabung der vitalen Kräfte, die durch generationenlange syphilitische und tuberkulinische Prägung entstanden ist.

Kinder, die dieses Mittel benötigen, sind **sehr zart und feingliedrig,** mit zierlichem Kopf und feingeschnittenen Gesichtszügen, sie haben feines Haar, schmale Augenbrauen, eine kleine Nase und sehr weiße Haut. Ihr Blick hat etwas Engelhaftes mit einer Spur von Traurigkeit. Die Halslymphknoten schwellen leicht an, und mit ihren intensiven, aber verborgenen Emotionen neigen solche Kinder zu Tuberkulose.

Um nun noch einmal auf die erwachsenen Aurum-muriaticum-Patienten zurückzukommen: Ihre Erregbarkeit führt dazu, dass sie leicht auffahren oder aufspringen, wenn sie angesprochen werden, und auch im Schlaf auffahren. Wenn sie deprimiert sind, verlieren sie das Interesse an ihrer Arbeit, werden weinerlich und entwickeln bald eine Abneigung gegen ihren Beruf. Trägheit, Abneigung gegen geistige Arbeit. Abneigung gegen Geschäfte. Sie fühlen sich müde, energielos, vor allem wenn sie in ihren Gefühlen verletzt oder deprimiert sind. Während bei Aurum muriaticum im Allgemeinen ein Hin-und-her-Wechseln zwischen Traurigkeit und Phasen von

Euphorie zu sehen ist, ist die AURUM-METALLICUM-Depression anhaltend und tief – ein Punkt, an dem eine Differenzialdiagnose ansetzen kann. In der Fallbeschreibung aus dem „British Homœopathic Journal", aus der oben schon zitiert wurde, heisst es: „Sehr heiter und glücklich, mit gelegentlichen Anfällen von Niedergeschlagenheit."

Aurum-muriaticum-Patienten können außerordentlich reizbar und launisch sein, und dann kann man ihnen nichts recht machen. Solche Zustände extremer Reizbarkeit und Ärgerlichkeit können mit großer Niedergeschlagenheit abwechseln.

Das Mittel kann bei Patienten angezeigt sein, die mehrere unterdrückte syphilitische und gonorrhoische Infektionen hatten und bei denen sich als Sekundärreaktion Warzen, Kondylome, Drüsenschwellungen und -verhärtungen entwickelt haben. Das gilt vor allem dann, wenn dieser Zustand begleitet ist von gelegentlichen Depressionen und ständiger Besorgnis um die Gesundheit mit Herzklopfen. Ein derartiges Bild ist heute oft bei einer bestimmten Gruppe von männlichen Homosexuellen anzutreffen.

Allgemeinsymptome und Keynotes

- Depressionen, Ischiasschmerz und Schlaflosigkeit.
- Es hat rheumatisches Fieber mit Herzbeteiligung geheilt.
- Sinusitis, vor allem der linken Stirnhöhle, mit heftigem Brennen beim Vorbeugen des Kopfes.
- Diabetes, wenn **Polyurie vor allem nachts** auftritt – oder zumindest wesentlich stärker ausgeprägt ist als bei Tage.
- Zustände von Wassersucht: durch Herzerkrankungen; durch Leberleiden; mit Eiweiß im Urin.
- Ein Fall von alter Harninkontinenz bei einem älteren Mann, der an Wassersucht gelitten hatte, wahrscheinlich von einer Blasenlähmung herrührend und besonders stark nachts, konnte durch Aurum muriaticum geheilt werden.
- Multiple Sklerose, besonders wenn durch ein körperliches (Sturz) oder seelisches Trauma (Kummer) ausgelöst.
- Eine deutliche Besserung wurde bei einem Patienten mit dem Morvanschen Syndrom erzielt.
- Sehr wirksam bei chronischen Folgen von Gonorrhö und Syphilis, wenn Feigwarzen und syphilitische Geschwürbildung zusammen auftreten. Das Mittel scheint auch bei Fällen von unterdrückter Gonorrhö indiziert zu sein. Warzen an verschiedenen Körperteilen: auf der Zunge, an den Genitalien.
- Wertvoll bei **Uterusblutungen** im und nach dem Klimakterium.
- Katarrhalische und Drüsenerkrankungen. Die Drüsen und die entzündeten Teile sind verhärtet. Es hat sich bei Krebsgeschwüren der Drüsen als nützlich erwiesen.
- Entzündung der Knochen und der Knochenhaut. Knochenkaries in den Gelenken, mit nächtlichen bohrenden und nagenden Schmerzen.
- Viele Knochensymptome, **nachts Verschlimmerung** der Schmerzen.
- **Venöse Stase** überall im Körper ist ein wichtiges Merkmal des Mittels (VIPERA).
- Viele Symptome treten bei Ruhe auf, einige bei Bewegung. **Anstrengung** und Gehen verstärken viele Symptome. Schnelles Gehen ist unmöglich.
- Kaltes, feuchtes Wetter bessert. Wärme verschlimmert: warme Luft, Bettwärme, warmes Zimmer, warme Kleider oder Decken, auch Warmwerden im Freien.
- Große Unruhe; wechselt ständig die Lage; seine Freunde nennen ihn „quecksilbrig". Starke nervöse Reizbarkeit.

Lokalsymptome

Kopf Dumpfheit im Kopf, mit Druck auf das Hirn, entlang der Pfeilnaht.

Heftige linksseitige Kopfschmerzen. Heftiges Brennen in der linken Stirnhöhlengegend beim Vorbeugen des Kopfes (bei Sinusitis). Schmerz besser durch kalte Anwendungen. Dumpfer Stirnkopfschmerz. Ziehender Kopfschmerz in der Stirn; in der linken Kopfhälfte. Manchmal ein durchdringender Schmerz von der Stirn zur Nase herunter.

Anhaltendes Brennen im ganzen Kopf; schlimmer links. Pochen in der linken Schläfe nach dem Aufstehen; besser durch kalte Anwendungen. Kopf heiß, Glieder kühl. Kältegefühl auf dem Scheitel. Haare, Augenbrauen und Bart fallen aus.

Augen Chronische **Entzündung der Lidränder.** Akute Ophthalmie.

Trübsichtigkeit abends bei künstlichem Licht. Verlust der Sehkraft nach Syphilis; nach Scharlach. Er kann seine Augen nicht schnell an nahe oder ferne Objekte anpassen. Gefühl, als würden die Augen tief in den Kopf eingezogen. Hat Schwierigkeiten, die Augen geschlossen zu halten.

Tränengangfistel.

Ohren Musik bessert die Ohrensymptome. „Taubhörigkeit, nach dem Ohrenklingen, als wenn die Ohren inwendig weit und hohl wären; und so nichts deutlich vernähmen." (Hahnemann) Gerötete Ohren. Feuchtigkeit hinter den Ohren führt zu Krusten. Brennen und Jucken hinter den Ohren, besonders nachts.

Nase Nasenkatarrh bei Patienten, denen es im warmen Zimmer schlechter geht. Aurum muriaticum konkurriert hier mit PULSATILLA und KALIUM SULFURICUM, die ebenfalls Besserung an der frischen Luft aufweisen. Die Absonderungen sind wie Eiter, übelriechend und manchmal blutig. Übelriechender, wässriger Ausfluss von der Nase, der die Oberlippe reizt.

Ausfluss einer gelbgrünlichen Masse aus der Nase, ohne üblen Geruch, eine Woche lang. Nasenlöcher verstopft mit harten Krusten. Nasenbluten beim Herausschnäuzen der Krusten.

Es heilt hartnäckigste syphilitische Schleimhautentzündungen.

„Rote **Geschwulst der linken Seite der Nase**; die Nasenhöhle ist bis tief herein geschwürig, mit trockenem, gelblichen Schorfe, und Gefühl von Verstopfung, obgleich gehörige Luft durchgeht." (Hahnemann, Hervorhebung G. Vithoulkas) Ozaena scrofulosa, mit unerträglichem Geruch. Plötzlich läuft Eiter aus der Nase. Verhärtung um die Winkel von Nase und Mund. Tiefe Risse in den Nasenflügeln; in alten Fällen von Ozaena. Lupusbefall der Nasenflügel. Eingedrückte Nase bei Säuglingen.

Gesicht Rotes Gesicht. Blasses Gesicht mit roten Stellen. Lippen tiefrot. Brennen im Gesicht, zeitweise, vor allem nach dem Rasieren, mit tief geröteten Wangen. Rosacea.

Knochenfraß im Oberkiefer nach Typhus; Schmerzen in den Knochen und Zähnen. Knochenfraß im Unterkiefer, seit sie im Alter von zwei Jahren Scharlach hatte; bei einer 18-Jährigen. Harte, pralle, schmerzhafte **Schwellung des Periosts** am rechten Jochbein. Schmerzhafte Schwellung der Unterkieferlymphknoten.

Verhärtungen in den Lippen. Die Lippen sind geschwollen, sie brennen und jucken. Krebsgeschwüre auf den Lippen.

Mund und Hals Ein **Zungenkrebs** mit völligem Verlust des Geschmackssinns und gänzlicher Unbeweglichkeit der **lederharten Zunge** wurde durch Aurum muriaticum so weit gebessert, dass der Patient wieder artikuliert sprechen konnte und die nun weniger harte Zunge wieder freier beweglich war. Abszess auf der Zunge, der sich entleerte und danach eine verhärtete Geschwulst zurückließ; völlige Heilung durch Aurum muriaticum. Warzen auf der Zunge.

Starker metallischer Geschmack mit vermehrtem Speichelfluss und Drang zum Schlucken, gleichzeitig Gefühl eines Pflocks im Hals.

Atmung, Brust, Herz Beklemmung, sobald die Kleider zugeknöpft werden. Angstvolles Zusammenziehen der Brust. Erstickungsanfall im warmen Zimmer; durch Kleiderdruck; von Treppensteigen; schnellem Gehen; nachts. Herzbeklemmung zwingt zu tiefem Atmen, welches lindert.

Herzhusten. Kurzer, trockener Husten in Anfällen, besonders nachts, gefolgt von Hitze im Hals. Weiße, blutdurchzogene oder gelbe, dicke Expektoration.

Alle Symptome von **Angina pectoris.** Kardialgie, heftiger Druck in der Herzgegend, Präkordialangst. Endocarditis rheumatica. Herzleiden, die kariöse Knochenerkrankungen begleiten. Das Schlagen des Herzens verursacht Angst und Schlaflosigkeit, er findet keine Ruhe, bis das Herz sich beruhigt hat. Herzklopfen: mit Angst; schlimmer durch jede Gefühlsregung. Heftiges, unregelmäßiges Herzklopfen, mit großer Herzbeklemmung. Dumpfer Perkussionsschall in der gesamten Herzgegend. Puls klein und beschleunigt.

Magen Kaffee, Tee und Wein bekommen schlecht. Gesüßter Kaffee ekelt ihn.

Gastritis. Magenkrämpfe. Träge Verdauung. Scharfe Schmerzen im Magen mit brennendem, heftigem Durst. Nach dem Essen: Übelkeit; Auftreibung und Völle des Magens; häufiges Gähnen. Aufstoßen und Übelkeit; was hochkommt, hat einen fauligen Geschmack. Übelkeit und Brechreiz wenn nüchtern, besser nach dem Frühstück. Brennen, Schneiden, Stechen im Magen. Schmerzhaftes Ziehen von der Magengrube zur Mitte des Brustbeins, als ob ein harter Gegenstand nach oben gedrückt würde; schlimmer durch Bücken, Essen, Trinken; ruckweise.

Abdomen Leberbeschwerden in Verbindung mit Herzerkrankungen; mit Albuminurie und Ödem der Glieder. Verhärtung der Leber bei Ödem. Milz vergrößert.

Aufblähung des Abdomens, mit Erstickungsgefühl. Auftreibung einzelner Stellen im Bauch. Ständiges Spannungsgefühl im rechten Hypochondrium, mit Brennen. Links Seitenstiche, wie nach Rennen. Steifheit in der Leistengegend.

Rektum und Stuhl Diarrhö bei Lebererkrankung oder bei Nephritis. Diarrhö: schlimmer nachts; nach dem Essen; mit Schmerzen in den Gedärmen. Stühle: gräulich-weiß; gelb; wässrig.

Gewächse um den Anus, mit reichlicher seröser Absonderung. Kondylome am Anus mit Geschwürbildung. Warzenkranz um den Anus, mit reichlichem Nässen. Analfistel. Hämorrhoiden, die beim Stuhlgang bluten; hämorrhoidale Tumoren.

Harnorgane Spärlicher Urin; trübe, mit ziegelrotem Bodensatz. Vermehrte Harnabsonderung; Urin von eigentümlichem Geruch und Bodensatz. Häufiger Harndrang, schlimmer nachts. Blaseninkontinenz, schlimmer nachts. Brennen beim Harnlassen; als sei der Urin zu heiß und scharf. Hitzegefühl und Jucken in der Harnröhre.

Unterdrückte Harnröhrenabsonderungen können durch Aurum muriaticum wieder zum Erscheinen gebracht werden.

Männliche Genitalien **Warzen** an Penis, Vorhaut, Hodensack oder Anus. Schankerartige Geschwüre; Schanker an Vorhaut und Hodensack; sehr viel Eiter absondernd. Flache Geschwüre am Hodensack, einen stinkenden, jauchigen Eiter absondernd. Bubo in der linken Leiste. Wucherungen von der Eichel bis hinauf zum Kreuzbein. Hoden geschwollen, gespannt; Ziehen entlang der Samenstränge.

Gesteigertes sexuelles Verlangen. Erschöpfende Erektionen; Hyperämie. Verminderte Virilität; Melancholie. Ein Tripperkranker, der seit über einem Jahr an lästigem Ausfluss litt, besonders morgens, und auch über Harnverhaltung klagte, konnte durch Aurum muriaticum geheilt werden. (vgl. Franks Magazin, I, S. 373)

Weibliche Genitalien Uterus vergrößert und stark verhärtet. Uterusprolaps. Schmerzhafte Verhärtung des Muttermundes. Chronische Metritis, mit Lageanomalie und Ausfluss. Uterusblutungen im und nach dem Klimakterium.

Brennen und Jucken der Vulva. Hitze und Jucken in der Vagina. Ständiger Ausfluss aus der Vulva. Hellgelber, klarer Fluor, besonders morgens. Sehr scharfe Leukorrhö, macht die Schenkel wund, mit Jucken der Genitalien. Sterilität. Amenorrhö.

Extremitäten Reißen in der linken Schulter; im rechten Arm, vom Ellenbogen zur Spitze des kleinen Fingers. Brennender, lanzinierender Schmerz in den Armen und Unterarmen. Unwillkürliches Zucken in den Armen. Steifheit in Armen und Händen, mit Schwierigkeiten, eine Faust zu machen. „In der Handwurzel, Geschwulst, für sich ohne Schmerz, nur spannend beim Zurückbiegen der Hand; beim Angreifen sticht es darin." (Hahnemann) Schmerzhafte Auftreibung der rechten Hand. Hypertrophie der Finger (bei Morvanschem Syndrom).

Furunkel an Gesäß und Oberschenkeln. Unterschenkel geschwollen und sehr berührungsempfindlich, besonders an der Innenseite des Schienbeins entlang. Steifheit der Ober- und Unterschenkel. Ödematöse Schwellung der Beine. Hartnäckige Exostosen an beiden Schienbeinen, mit heftigsten Knochenschmerzen; **Periostitis. Periostitis** am linken Fußrücken, mit tiefsitzendem, spannendem Schmerz, schlimmer abends und nachts bei Bewegung sowie in der Bettwärme. Röte und Schwellung der Zehen, mit Brennen und Stechen; er kann den Fuß nicht aufsetzen. Schneidender Schmerz in den Zehen beim Gehen.

Schlaf **Quälende Träume; voller Traurigkeit.** Schläfrig tagsüber, auc**h bei der Arbeit.** Schlaflos: durch Aufregung; durch Herzklopfen.

A

Haut Ekzeme. Kleine, rote, juckende Erhebungen, nach deren Verschwinden Flecken zurückbleiben. Der ganze Körper mit Geschwüren und Schorfen bedeckt, mit ununterbrochenem, zehrendem Fieber.

Aurum muriaticum natronatum

Essenzielle Merkmale

Dieses Mitglied der Aurum-Gruppe affiziert vor allem das Gleichgewicht der weiblichen Sexualhormone. Sein Wirkungsbereich ist noch nicht vollständig erforscht, aber die uns vorliegenden Indikationen ermöglichen einige Schlussfolgerungen.

Uterus, Ovarien und Fibrombildung
Aurum muriaticum natronatum bewirkt anfänglich einen Erregungs- bzw. Reizzustand des Organismus. Es kommt zu Kongestionen und/oder Reizung von Uterus und Ovarien, Geschwürbildung im Uterus, Endometritis, Eierstockentzündungen, reichlichen und vorzeitigen Menses, häufigen Fehlgeburten etc. Im Zusammenhang mit dieser erregenden Wirkung ruft das Mittel auch eine Steigerung des sexuellen Verlangens bei Frauen hervor, gelegentlich bis hin zur Nymphomanie.

Doch in einer späteren Phase erfolgt eine Unterdrückung der Hormonproduktion. Man kann es z. B. mit einer Patientin zu tun haben, die ein Verhältnis mit einem verheirateten Mann hatte und ihre erotischen und sexuellen Erlebnisse in vollen Zügen genossen hat, irgendwann jedoch aus diesen oder jenen Gründen zu der Ansicht gekommen ist, sie müsse die Affäre beenden und ihr sexuelles Verlangen unterdrücken. Die vorher so überreichliche Hormonproduktion wird dann bis zum völligen Stillstand unterdrückt, sozusagen eingefroren oder „versteinert“, und in ähnlicher Weise kann man auch von einer „Versteinerung“ des Uterus sprechen. Dieser **verhärtet sich,** entwickelt **Fibrome** und Tumoren, und gleichzeitig verringert sich das vorher so starke Verlangen zusehends, bis schließlich von dem einstigen Feuer kaum noch etwas übrig ist. Das ist im Allgemeinen die Art und Weise, wie sich in einem Aurum-muriaticum-natronatum-Fall Fibrome bilden. Wenn der Uterus so voller kleiner oder großer Fibrome ist, dass er sich nicht mehr weiten kann, um den wachsenden Fötus zu beherbergen, und wenn dieser Zustand auf Unterdrückung oder Hemmung der Sexualhormonproduktion zurückzuführen ist (ob nun im oben beschriebenen Zusammenhang oder sonst wie), dann dürfte es sich um einen Aurum-muriaticum-natronatum-Fall handeln. Diese Pathologie kann ein enormes Ausmaß erreichen; z. B. hatte ein Gynäkologe seiner Patientin in einem derartigen Fall geraten, ein Kind zu adoptieren, weil sie nach fünfzehn Jahren Ehe immer noch nicht schwanger war. Ihr Uterus war so voller Fibrome, dass er sich nicht weiten konnte, und man musste davon ausgehen, dass sie ab und zu Fehlgeburten gehabt hatte, für die das einzige äußere Zeichen eine gewisse Verspätung der Regel war.

Geist und Gemüt
Meiner Erfahrung nach sind diese Menschen sehr empfindsam, „verfeinert“, kultiviert, sensibel und haben viele Ängste, sodass eine Verwechslung mit PHOSPHORUS nahe liegt – umso mehr, als auch PHOSPHORUS die Neigung zur Fibrombildung hat. Besonders macht sich eine innere Furcht bemerkbar, dass jeden Moment etwas Schlimmes passieren werde, und daher vermitteln sie den Eindruck von Zerbrechlichkeit und Schutzbedürftigkeit. Sie wirken hilflos und schutzlos und geraten leicht in Panik, aber innerlich sind sie stark und unnachgiebig. Häufig entwickelt man als Arzt Sympathie und Mitgefühl für sie, aber umgekehrt ist das keineswegs der Fall – Aurum-muriaticum-natronatum-Menschen zeigen nicht die Offenheit, die emotionale Wärme, die Fähigkeit zur mühelosen Kontaktaufnahme und Kommunikation, die für PHOSPHORUS so typisch sind. Im Gegenteil verhalten sich diese Menschen beim ersten Kontakt reserviert, schüchtern und recht verschlossen. Hinter ihrer übersensiblen Wesensart kann man eine Spur von Traurigkeit wahrnehmen.

- Es ist nicht sehr wahrscheinlich, dass man einen Aurum-muriaticum-natronatum-Fall im ersten Stadium, im Stadium der Erregung, zu Gesicht bekommen wird, außer bei Uterusentzündung, Endometriose, Ovaritis, Salpingitis oder puerperaler Manie mit sexueller Erregung und Suizidimpulsen. Vielmehr wird man für gewöhnlich mit

Fällen konfrontiert sein, bei denen der Erregungszustand bereits in den der Hemmung oder Unterdrückung übergegangen ist, mit beginnender Schwellung und **sklerotischer Verhärtung des Uterus.** In diesem Stadium können folgende Symptome anzutreffen sein: Amenorrhö oder spärliche und verspätete Regelblutung, Mangel an sexuellem Verlangen, Sterilität durch Uterusverhärtung oder Torpor der Ovarien, Hydrovarium etc.

- Das Mittel wirkt anscheinend besonders ausgeprägt auf die weiblichen Organe, und seine klinische Anwendung ist im großen und ganzen auf diesen Bereich beschränkt geblieben. Seine Wirkung auf Uterustumoren übertrifft nicht nur die der anderen Aurum-Abkömmlinge, sondern sucht in der ganzen Materia medica Ihresgleichen, besonders wenn die Vorgeschichte so oder ähnlich aussieht wie oben beschrieben. Beobachtet wurden ausgeprägte Wirkungen bei: enormer **Verhärtung eines Eierstocks;** wenn der **Uterus voller Fibrome** ist; Verknöcherungen im Uterus; wenn **eine Uteruswand verhärtet, die andere erweicht ist;** bei Szirrhus oder **Karzinomen** von Brust oder Uterus; bei arrodierendem Fluor; Pusteln an den Genitalien; Schanker; Geschwüren; Warzen; Bubo inguinalis.

Der Geistes- und Gemütszustand von Frauen, die Aurum muriaticum natronatum benötigen, kann sich durch Klaustrophobie und Angst um die Zukunft auszeichnen. Wenn sie verletzt werden (vor allem in ihren erotischen Gefühlen), neigen sie zu tiefen Depressionen. Macht z. B. der Mann, mit dem eine solche Frau ein Verhältnis hat, eine Bemerkung darüber, dass sie in letzter Zeit zugenommen hat, dann hat das gewaltige Wirkungen auf sie. Der Appetit vergeht ihr, sie wird depressiv und möchte am liebsten vom Erdboden verschwinden. Es ist eine Art von Depression, aus der sie gar nicht mehr herauskommen will, es kümmert sie nicht, ob sie sich wieder erholt oder nicht, sie zieht sich innerlich in die Isolation zurück. Wenn sich solche Phasen mehrfach wiederholen, zeigt sich schließlich das Bild eines Falls von Anorexia nervosa mit suizidaler Depression, Magenschmerzen, Übelkeit, Appetitlosigkeit und Verstopfung.

Allgemeinsymptome und Keynotes

- Bohrende Schmerzen sind für dieses Mittel kennzeichnend: über dem linken Auge; im Schädel; in der Brust; in den Schienbeinen; allgemein in den Knochen.
- In toxischen Dosen ruft es heftige Gastroenteritis hervor, begleitet von schmerzhaften Krämpfen, krampfhaftem Zittern, Schlaflosigkeit, Priapismus, schließlich Bewusstlosigkeit.
- Die Verstopfung ähnelt der bei HYDRASTIS; wie diese kann sie zum Zeitpunkt einer katarrhalischen Verdauungsstörung auftreten.
- Hale hat Aurum muriaticum natronatum erfolgreich bei nervöser Dyspepsie mit Neigung zu Durchfall nach dem Essen angewandt; bei Magen- und Duodenalkatarrh sowie in manchen Fällen von Gelbsucht.
- Schwellung und Verhärtung der **Knochenhaut des Unterkiefers.**
- Hodenschwellung.
- Bluthochdruck infolge einer Funktionsstörung des Nervensystems.
- Arteriosklerose.
- Vermehrte Absonderungen von Magen, Eingeweiden und Nieren. Bohrende Schmerzen in diesen Teilen im Ruhezustand.
- Syphilitische Psoriasis.
- Inveterierte Fälle von rheumatischen und rheumatisch-gichtischen Gliederschmerzen.
- Alle Symptome werden in Ruhe schlimmer.
- Schlimmer, wenn er den Kopf nach rechts neigt; beim Hinlegen; in Ruhe; durch leichte Bewegung; beim Sitzen oder Gehen.
- Kaltes, feuchtes Wetter verursacht Unbehagen, besser bei warmem, trockenem Wetter.

Lokalsymptome

Kopf Jeden Morgen Schmerzen in der Stirn, Druck über den Augen und Benommenheit des Kopfes, bis zum Nachmittag andauernd; dann Absonderung von Jauche und Blut, meist mit sehr üblem Geruch, aus der Nase, womit abends die Beschwerden sich verloren (bei Stirn- und Kieferhöhlenvereiterung). Heftige Schmerzen auf der ganzen linken Seite des Kopfes, hauptsächlich über dem

Auge. Schwellung über dem linken Auge.[2] Kopfweh schlimmer im Sitzen. Ständiges Summen im Kopf, mit Schlagen der Karotiden, fast bis zum Delirium. Haarausfall.

Augen Chronische Ophthalmie; bösartig, krebsig; mit Grind in der Nase (bei einer Patientin mit Brustkrebs). Skrofulöse Ophthalmie. Gelbe Albuginea.

Nase Knochenabbau des Nasenbeins. Blutige, übelriechende, jauchige Absonderung aus der Nase. Geschwüre in der Nase. Nase skrofulös geschwollen, hart, glänzend; nach Erkältung Neigung zu Erysipel. Nässende Schorffläche auf der Nase, die sich fressend weiter verbreitet. Tiefes, sich ausbreitendes syphilitisches Hautgeschwür. Ein Fall von Rhinosklerom (eine granulomatöse Erkrankung der Nase und des Nasopharynx; das Gewächs bildet harte Plaquen oder Knötchen, die zum Größerwerden neigen und bei Druck schmerzen) konnte durch Aurum muriaticum natronatum geheilt werden.

Gesicht Geschwüre in den Kieferhöhlen. Verhärtungen der Knochenhaut. Knochenkaries im Kiefer. Bleiche Gesichtsfarbe. Der Mund lässt sich nur schwer öffnen.

Mund Belegte Zunge; bitterer Geschmack. Weiße Zunge. Wundheit und Geschwüre in der Mundhöhle und am Zungenrand. Geschwür am rechten Mundwinkel.[1] Übler Mundgeruch. Röte und schmerzhafte Schwellung der Schleimhaut hinter den oberen Schneidezähnen, schlimmer durch Berührung und durch Kontakt mit warmen oder salzigen Speisen.

Zähne sehen schmutzig aus, werden locker, Zahnfleisch weicht zurück.[2]

Hals Bläschen im Rachen mit Schwellung und Entzündung desselben. Geschwürchen an der rechten Mandel.[1]

Kreislauf Sichtbares Schlagen der Hals- und Schläfenschlagadern; heftig, sehr störend, durch nichts zu beruhigen; der Patient wurde dadurch in unaufhörlichen Schrecken versetzt, bis fast zum Delirium.

Magen und Abdomen Appetitlosigkeit. Verschlimmerung durch salzige Speisen. Drücken im rechten Hypochondrium. Hydrops ohne Fieber, aber mit drohender Erstickung.

Rektum, Stuhl, Harnorgane Aurum muriaticum natronatum macht den **Stuhl härter** und den Urin etwas trüber.[1] Stuhl wie weißlicher Lehm. Anurie.

Diurese. Nephritis.

Männliche Genitalien Schanker, an der Innenfläche der Vorhaut. Bubo in der Leistenbeuge. Syphilitische Geschwüre der Vorhaut, Verhärtung der Leistenlymphknoten, Geschwürchen an der rechten Mandel; Aurum muriaticum natronatum, in die Zunge eingerieben, heilte die Geschwüre; danach traten warzige Wucherungen um diese herum, rings um Vorhaut und Anus sowie auf der Zunge auf.[1] Tiefe, fressende Geschwüre der Eichel.

Weibliche Genitalien Abwärtsdrängen in der Uterusgegend mit Rückenschmerzen zwischen den Schulterblättern, besser durch Liegen auf dem Rücken und besonders auf dem Bauch; Abwärtsdrängen manchmal sogar von der Brust aus. Anfälle herabzerrender Schmerzen, alle drei Monate, als ob die Regel einsetzen wollte, besser durch Hitze; für gewöhnlich begleitet von Dyspepsie und Verstopfung. Eine Uteruswand krankhaft erweicht, die andere abnorm verhärtet. (Das Mittel konnte beide Veränderungen beheben.) Geschwüre und Verhärtung des Uterus. Fehlgeburten durch Uterusverhärtung. Aurum muriaticum natronatum kann verhindern, dass eine syphilitische Mutter die Krankheit an ihr Kind weitergibt. Szirrhus des Uterus. Karzinome der Mammae und des Uterus. Neoplasma im Abdomen.

Ungeheure Auftreibung eines Eierstocks. **Vergrößerung der Ovarien;** auch Hydrops.

Wundmachender Fluor, pustulöser Ausschlag an den Genitalien und auf dem Rücken und stinkender Atem.

In seinem *Handbook of Materia medica* zählt H. C. Allen eine Reihe von Pathologien auf, die durch Aurum muriaticum natronatum geheilt werden konnten; in den meisten Fällen besserte sich auch der Appetit der Patientinnen deutlich: Hartnäckige Leukorrhö, mit krampfartigen Kontraktionen der Scheidenmuskeln. Chronische Metritis und Uterusprolaps. Verhärtung der Portio vaginalis der Gebärmutter. Vierzehn Jahre lang anhaltende Vergrößerung des Uterus, doppelt so groß wie früher; völlige Heilung, der Uterus nahm von selbst wieder seine normale Lage ein. Fälle von Hydrovarium. Verhärtung der Ovarien, bis zum Nabel reichend. Ulzerationen von Gebärmutterhals und Vagina, aufgrund von Entzündungen und Verhärtungen. Fälle von Subinvolution, Anteversion und Prolaps, mit grünlich-gelber Absonderung.

Rücken Pustulöser Ausschlag am Rücken und den (weiblichen) Genitalien.

Extremitäten In der Prüfung zeigte das Mittel eine Vielzahl von bohrenden, stechenden, drückenden und ziehenden Gliederschmerzen, vor allem in den Knien.

- Drücken in der linken Schulter, Auseinanderpressen in den Wurzeln der rechten Finger, dann in den rechten Zehen; schweres Drücken in der linken Ellenbeuge beim Gehen; sehr schmerzhaftes Ziehen in den rechten Fingern; Ziehen in den linken Fingerwurzeln.
- Starkes Bohren im rechten Knie im Sitzen; Ziehen im rechten Knie beim Sitzen, dann heftiger Druck auf den linken Fußrücken; Stechen in den Knien; Drücken im rechten Knie, dann im linken, beim Sitzen; Ziehen an der Innenkante des linken, dann des rechten Schienbeins; anhaltendes, starkes Bohren im linken Schienbein beim Sitzen; starkes Bohren auf beiden Seiten der rechten Achillessehne beim Sitzen.
- Drücken im rechten Fuß beim Sitzen; Ziehen in den rechten Zehen; Ziehen tief im linken großen Zeh; Stechen in den linken Zehenspitzen, dann starkes Schneiden in den rechten Zehenspitzen, beim Sitzen.

Im Allgemeinen bessern sich die Schmerzen und Druckgefühle bei Bewegung des betroffenen Teils; manchmal werden sie aber auch stärker. Syphilitische Ataxie.

Fieber Heftiges Fieber fesselt ihn ans Bett, reichlicher Urin. Übermäßiges Schwitzen. Unterdrückter Schweiß. Schwitzt nur auf der rechten Seite, die linke (betroffene) Seite des Kopfes bleibt trocken.[2]

Haut Unerträgliches Jucken am ganzen Körper; bald danach ein „Tuberkel-Ausschlag“ (Knötchen), manche davon bedecken sich mit dunklen Schorfen.

Anmerkungen des Verlags

Die mit [1] markierten Symptome, die in der Literatur häufig zitiert werden, stammen aus einem Fall von Hacker, den wir im folgenden nach Franks Magazin I, 1846, S. 376f. wiedergeben, um einmal anschaulich zu zeigen, wie die ursprünglichen Zusammenhänge aussehen: „H., 23 Jahre alt, war schon seit 2 Jahren syphilitisch und mit verschiedenen Quecksilberpräparaten abwechselnd behandelt worden … Waren die Leiden, welche anfangs nur in Geschwüren der Vorhaut bestanden hatten, äußerlich auch durch innere Mittel verschwunden, so kehrten sie nach 4–6 Wochen in der Regel wieder zurück.

Den 4. September 1823 wandte sich Pat. an Vf.; die Krankheit war jetzt das 7. Mal wieder ausgebrochen und äußerte sich in 2 Geschwüren der Vorhaut, nicht sehr vergrößerten, aber ganz verhärteten Leistendrüsen, vorzüglich auf der rechten Seite und 2 Geschwürchen an der rechten Mandel. – … (Er war vorher) nur mit kleinen Quantitäten (nach 2 Rezepten, die Vf. zu sehen bekam, hatte er 2 Monate täglich 1/16 Sublimat genommen) behandelt worden … Den 6. September Aurum natro-muriaticum …, 1 Gran zu 14 Pulvern, täglich ein solches in die Zunge zu reiben. Diese ersten Pulver bewirkten, außer dass der Urin etwas trüber und der Stuhl härter ward, gar nichts. Der 2. Gran ward in 12 Teile geteilt. Während dieser Zeit schwitzte der Kranke öfter. Beim Gebrauche der 10 Pulver, in die der 3. Gran geteilt worden war, vergingen die 2 Geschwürchen an der Mandel.

Den 13. Oktober erhielt Pat. das Gold zu 1/8 Gran, und von nun an nahm die Eiterung an den Vorhautgeschwürchen ab, es zeigten sich aber kleine Wärzchen darum herum. Erst den 2. Dezember sah Vf. den Kranken … wieder. Er … versicherte, … (dass er) seine Pulver, die er sich bis zu 6 und 4 Teilen hatte verstärken lassen, regelmäßig eingerieben und den 31. November (sic!) das letzte verbraucht habe. Die Drüsen waren um nichts weicher, das Geschwürchen weg; allein die Wärzchen hatten sich vermehrt und vergrößert. Nun ließ Patient sich erst Ende April des nächsten Jahres wieder sehen. Die warzigen Wucherungen hatten langsam zwar, aber ununterbrochen zugenommen, sie saßen rings um die Vorhaut und den ganzen After herum und hatten seit 14 Tagen sich auch von der Zungenwurzel aus auf dem Rücken derselben zu zeigen begonnen. Diese hatten bereits den Umfang kleiner Silberpfennige, waren in der Mitte erhaben und auf der Oberfläche warzig. Am rechten Mundwinkel zog sich ein I Zoll langes, einem venerischen aber gar nicht ähnelndes Geschwür nach außen, sodass es schon bei geschlossenem Munde etwas sichtbar wurde. Gegen dieses hatte er einen Pinselsaft mit Myrrhe gebraucht. Einfache, warme Bäder, Milchdiät, viel Bewegung, viel Bewegung in freier Luft besserten das Leiden während eines Monats etwas und hatten vorzüglich auf das Allgemeinbefinden einen günstigen Einfluss. Salzsäure innerlich (täglich 3j.) und äußerlich vom 1. Juni an, wodurch sich sämtliche Erscheinungen bis zum 7. Juli endlich verloren. Bis 7 Jahre danach ist Benannter nicht wieder erkrankt."

Als Resümee ist also festzuhalten:

- Die Symptome „Geschwürchen an der rechten Mandel", „Geschwüre der Vorhaut"; „Verhärtung der Leistenlymphknoten" sind klinische Symptome, die vor der Anwendung von Aurum muriaticum natronatum bestanden hatten; der Patient reagierte positiv auf das Mittel, die Geschwüre wurden zunächst gebessert und dann beseitigt (was in anderen Fällen aus der gleichen Quelle bestätigt wird). Die Lymphknoten blieben hart.
- Das Symptom „Urin etwas trüber und Stuhl härter" erschien nach der Verabreichung des Mittels und kann wohl als Arzneiwirkung angesehen werden, da es in anderen Fällen bestätigt wurde.
- Das Symptom „Geschwür am rechten Mundwinkel", das ebenfalls erst nach der Arzneigabe auftrat, kann evtl. auf die Arzneiwirkung zurückgeführt werden, da es zur syphilitischen Tendenz des Mittels passt.
- Das Symptom „Warzige Wucherungen um die Vorhautgeschwüre herum, rings um Vorhaut und Anus sowie auf der Zunge" trat nach der Anwendung von Aurum muriaticum natronatum auf. Es ist eine offene Frage, ob die Warzen auf die Mittelwirkung zurückzuführen (wie Hering zu meinen scheint, der sie ohne Hervorhebung, also als klinisch unbestätigtes Symptom aufführt) oder als Zeichen einer weiteren (sykotischen) Schicht der Pathologie zu betrachten sind. Für letzteres spricht, dass die Warzen nicht spontan verschwanden, sondern weiterer Behandlung bedurften; ersteres wäre möglich, weil bei dem nah verwandten AURUM MURIATICUM ebenfalls das gleichzeitige oder sukzessive Auftreten von (syphilitischen) Geschwüren und (sykotischen) Warzen beobachtet wurde (vgl. dort).

Einige mit 2 bezeichnete Symptome stammen nach unseren Recherchen ausschließlich aus einem Fall von Lallemand, der in Franks Magazin IV, 1854, S. 463 f. wiedergegeben ist; in diesem Fall von „Mercurial-Syphilis" war neben Aurum muriaticum natronatum auch „eine konzentrierte Sarsaparille-Tisane (ein Heiltee), Syrup sudorific. (schweisstreibender Sirup) 1 Eßl. morgens und abends im Bette" verordnet worden, sodass es nicht sicher ist, ob die Heilwirkung auf SARSAPARILLA, den ungenannten schweisstreibenden Sirup oder den Goldabkömmling zurückzuführen ist. Die Wahrscheinlichkeit spricht jedoch wohl für Aurum muriaticum natronatum.

Aurum sulfuratum

Essenzielle Merkmale

Aurum sulfuratum ist eine Verbindung der beiden großen Polychreste AURUM und SULFUR. Interessanterweise enthält seine Symptomatologie zwar einige Wesenszüge der beiden Komponenten, steht aber dennoch für eine einzigartige und vollständig individualisierte Pathologie; die Synthese ergibt also mehr als die Summe der beiden Teile. Und genau diese einzigartige Persönlichkeit des Arzneimittels und des Patienten gilt es hier zu erkennen.

Introvertiert und kritisch, Abneigung gegen Gesellschaft

Es handelt sich um sehr **introvertierte** und kritische Menschen, **kritisch** gegen sich selbst und ganz besonders **gegen andere.** Weil sie mit sich oder anderen nie zufrieden sind, verhalten sie sich manchmal recht rüde und sind für gewöhnlich **übellaunig.** Sie neigen dazu, dauernd darüber nachzudenken, warum sie so unglücklich und deprimiert sind – die ganze Zeit versuchen sie, die Antwort auf diese Frage herauszufinden. Wer es mit einem solchen Patienten zu tun hat, dem prägt sich vor allem sein **Jammern** und **Klagen** ein, man hat einen **trübsinnigen, kummervollen, verhärmten** Menschen vor sich sitzen.

Ein weiteres starkes Element des Mittels ist die **Gewissensangst,** ein tiefes Angst- oder Schuldgefühl mit Angst um die ewige Seligkeit und Zweifeln am Seelenheil.

Aurum-sulphuratum-Patienten sind so empfindsam, dass sie sich schließlich völlig in sich selbst zurückziehen, als ob jeder Kontakt, jegliche Kommunikation ihnen nur Schmerzen bereiten würde. Deswegen entwickeln sie eine echte **Abneigung gegen Gesellschaft.** Meistens wollen sie **allein sein.** Stundenlang sitzen sie nur da und **brüten vor sich hin,** entdecken Fehler bei anderen und kritisieren daran herum; meistens geht es darum, dass sie jemand angeblich schlecht oder „ungerecht" behandelt hat.

Sehnsucht nach Einsamkeit ist ein Wesenszug des Aurum-sulphuratum-Menschen. Er unterhält sich nicht gerne, weil er meint, dass das Gespräch ihm unangenehm werden wird. Seine psychischen Probleme möchte er nicht mit anderen erörtern, und tut er es doch, so nimmt er sogleich eine kritische Haltung gegenüber seinem Gesprächspartner ein. Es passt ihm nicht, wie der Freund bzw. Arzt ihn behandelt, er klagt darüber, dass niemand ihn wirklich versteht, dass er nicht ernst genommen wird etc. Man kann den Eindruck haben, dieser Mensch sei gespickt mit psychischen Dornen, die jeden stechen, der ihm zu nahe kommt. Das bezieht sich auch auf den körperlichen Kontakt: Solche Menschen **wollen nicht berührt werden.** Jeglicher **enge Kontakt verschlimmert.** Mit fortschreitender Pathologie werden sie **reizbar, jähzornig** und manchmal auch **gewalttätig.**

Streitsucht

Die Streitsucht bei Aurum sulfuratum richtet sich nicht nur nach außen, sondern auch nach innen. Wenn der Betreffende seine Polemik nicht gegenüber anderen äußert, dann räsoniert er eben innerlich vor sich hin. Manchmal bleibt er die ganze Nacht auf und wälzt seine Probleme hin und her. Nachts sind Körper und Geist sehr erregt und unruhig. Weinen, schlimmer nachts; abwechselnd mit Lachen.

Mangel an Selbstvertrauen, Trägheit

Das Merkwürdige ist, dass Aurum-sulphuratum-Patienten, so kritisch sie gegen andere sind, dennoch nicht das geringste Selbstvertrauen haben. Sie haben nicht das Gefühl, sie seien etwas Besseres. Vielmehr spüren sie, wie ihr Verstand immer schwächer wird; sie sind verwirrt in Bezug auf ihre ganze Einstellung zum Leben und geraten in einen Zustand, in dem sie nicht mehr wissen, was richtig und was falsch ist. Aus zunächst starker geistiger Aktivität kann später Verwirrung und schließlich Schwachsinn werden. Solche Zustände wechseln mit Erregung und manischer Arbeitswut.

Schließlich kann es dazu kommen, dass ein Gefühl von Geistesschwäche und eine Haltung von Trägheit und Faulheit beherrschend werden. Dem Patienten gebricht es an jeglichem Unternehmungsgeist, er hat zu nichts mehr Lust. Seine Haltung setzt stillschweigend voraus, dass die anderen dazu verpflichtet seien, ihm Unterstützung und Unterhalt zu gewähren; es ist die Psychologie des „fordernden Bettlers", der das sich und anderen nie eingesteht. Kent beschreibt das so: „arbeitet nicht, wird **wie ein Landstreicher"** (Hervorhebung G. Vithoulkas). Es können sich auch erschreckende Träume von Dieben, Räubern, Landstreichern etc. einstellen. Man kann es z. B. mit einem erwachsenen Mann zu tun haben, für dessen gesamten Lebensunterhalt seine Familie aufkommt und der diese Situation auch völlig in Ordnung findet; er scheint tatsächlich zu glauben, dass es die Pflicht der anderen sei, ihn auszuhalten. Er taugt nicht zum Arbeiten, obwohl er sich im Gespräch sehr gut behaupten kann – man wird sich fragen, warum in aller Welt so jemand nicht arbeiten geht. Jede geistige Anstrengung ermüdet ihn und führt zu großer allgemeiner Verschlimmerung, er fühlt sich unfähig, mit geistigen Anforderungen fertig zu werden. Dieser Zustand ist das Ergebnis langer innerer Kämpfe und Stürme und tritt erst dann ein, wenn die psychische Pathologie schon ziemlich weit fortgeschritten ist. Aber man beachte: Die „inneren Stürme" und der Kummer sind bei Aurum sulfuratum im Übermaß vorhanden, unverhältnismäßig viel stärker, als ihr Anlass es rechtfertigen würde.

- „Es sollte ein exzellentes Mittel bei Wahnsinn, Unentschlossenheit und **extremer Reizbarkeit** werden" (Kent, *Lectures*; Hervorhebung im Original). Die Reizbarkeit kann überall im Umkreis des Patienten Irritationen hervorrufen; es ist ein **ständiger Reizzustand des Nervensystems.** Es können sich u. a. folgende Symptome zeigen: Manisches Verhalten und Geschwätzigkeit; überspannte Heiterkeit. Deutlich gesteigerte Einbildungskraft. Wahnvorstellungen von Tieren.

- In diesem Zusammenhang sollte man auch zwei weitere Leitsymptome von Aurum sulfuratum sehen: **ständiges Kopfnicken** (das an die Parkinsonsche Krankheit erinnert) und **große Empfindlichkeit gegen die leichteste Berührung.** Das Kopfnicken beginnt, wenn der Kummer des Patienten nicht geäußert wurde, sondern über lange Zeit unterdrückt blieb. Das Auftreten dieser Bewegung muss nicht unbedingt im Zusammenhang mit der Parkinsonschen Krankheit stehen, doch auch bei **Parkinson** kann Aurum sulfuratum angezeigt sein. Das gilt vor allem dann, wenn der Schüttellähmung ein psychischer Zustand wie der oben beschriebene vorausgegangen ist.

Die Aurum-sulphuratum-Symptomatologie entwickelt sich langsam, nach langen Perioden von Kummer und Qual. Es ist daher ein sehr nützliches Mittel für chronische Beschwerden, die durch lang anhaltenden Kummer ausgelöst wurden.

Verwirrung am Morgen, schlimmer durch geistige Anstrengung; Gedächtnisschwäche, sehr vergesslich; Geistesabwesenheit.

Zu den Ängsten von Aurum sulfuratum gehören: Furcht, sich in eine Menschenmenge zu begeben; Furcht vor Menschen; vor Räubern; vor dem Tod; vor Unheil.

Allgemeinsymptome und Keynotes

- Allgemein schlimmer durch Kälte; durch kalte Luft; nachdem ihm kalt geworden ist.
- Die Symptome treten morgens, vormittags, nachmittags, abends und während der Nacht auf. Steigen löst viele Symptome aus.
- Verlangen nach frischer Luft. Frische Luft verschlimmert viele Symptome.
- Deutliche Verschlimmerung nach hastigen Bewegungen, z. B. Rennen. Schlimmer während und nach dem Essen und durch Anstrengung. Aufrechtsitzen verschlimmert einige Symptome; Stehen verschlimmert viele Symptome. Bewegung verstärkt die meisten Symptome. Verlangen, sich hinzulegen, aber im Liegen verschlimmern sich manche Symptome; schlimmer beim Liegen im Bett.
- Beschwerden sind überwiegend rechtsseitig.
- Zum Wirkungsbereich des Mittels gehören: Krebserkrankungen; **Geschwüre.** Drüsenverhärtung. Schmerzen in den Knochen und Drüsen. Abwärtsdrängende Empfindungen in verschiedenen Körperteilen. Blutandrang. Heftige Blutwallungen in Brust und Kopf.
- Hysterische Krämpfe. **Lähmungen.** Schwankender Gang.
- Ameisenlaufen. In einzelnen Körperteilen das Gefühl, als seien sie eingeschlafen; Gefühl eines Bands um Körperteile.
- Schleimabsonderung stark vermehrt.
- Innerliches Pulsieren; der Puls ist klein, **schnell,** unregelmäßig und schwach.
- Überempfindlich gegen Schmerz.
- Schwellung der affizierten Körperteile; der Drüsen.

Lokalsymptome

Kopf Anhaltender Blutandrang zum Kopf. Hitze im Kopf; Brennen der Kopfhaut. Kopfnicken wie bei Parkinson.

Kopfschmerz: besser an der frischen Luft, schlimmer, wenn das Haar hochgebunden wird; durch Husten; schlimmer im Liegen; durch Bewegung; durch starke Gerüche; in warmem Zimmer; bei windigem, stürmischem Wetter. Drückender Kopfschmerz: in der Stirn; im Hinterkopf; in den Schläfen. Bohrender Kopfschmerz im Scheitel. Reißende Kopfschmerzen. Lanzinierender Schmerz im Hinterkopf.

Haarausfall.

Augen Morgens kleben die Augenlider zusammen. Absonderung gelben Schleims aus den Augen. Hitze in den Augen.

Augenentzündung; Geschwürbildung auf der Cornea; der Iris. Rötung der Augen; der Lider. Jucken der Lider; der Augenwinkel. Trübung der Hornhaut.

Schmerzen in den Augen: durch Bewegung; beim Lesen; drückend, brennend, in den Augen und Augenwinkeln; schneidend, drückend; als sei Sand in den Augen; stechend.

Skrofulöse Affektionen der Augen.

Verlust der Sehkraft durch Lähmung des Sehnervs. Photophobie. Exophthalmus und Pulsieren in den Augen. Trübsichtigkeit; Doppeltsehen; Nebelsehen. Alle Augensymptome werden durch jegliche Beanspruchung der Sehkraft schlimmer. Hemianopsie; kann nur die untere Hälfte von Gegenständen sehen.

Ohren Absonderungen aus den Ohren: übelriechend; eitrig; als Folge von unterdrücktem Ausschlag. Rote Ohren. Trockenheit in den Ohren. Ohrgeräusche: brummend; klingend; sausend, brausend; rauschend.

Nase Nasenkatarrh, Absonderung blutig; hart; übelriechend; eitrig; dick; gelb. Nase rot und geschwollen; übler Geruch von der Nase; Ozaena. Geschwürbildung in der Nase. Trockene Krusten in der Nase; Stockschnupfen.

Gesicht Lippenepitheliom; aufgesprungene Lippen. Ausschläge: an der Stirn; an der Nase; Rosacea. Schmerzen: rechtsseitig; in der Glandula submaxillaris; brennender Schmerz in der Lippe. Anschwellen des Gesichts, der Wangen, der Drüsen; der Lippen; der Parotis; der Unterkieferlymphknoten. Geschwürbildung an der Lippe.

Mund Taubheitsgefühl in den Zähnen. Aphthen im Mund und auf der Zunge. Die Zunge ist aufgesprungen. Das Sprechen fällt schwer. Geschmack: bitter; fade; metallisch; faulig. Gefühl, als seien die Zähne verlängert. Zähneknirschen im Schlaf. Zahnschmerzen, schlimmer durch Berührung.

Hals Entzündung von Hals und Mandeln, mit Verlängerung des Zäpfchens. Gefühl, als sei ein Kloß im Hals. Schwellung des inneren Halses und der Mandeln; Schwellung der Schilddrüse. Geschwürbildung im Hals.

Atmung, Brust, Herz Nächtliche Erstickungsanfälle. Schnelle, asthmatische Atmung: Dyspnoe nachts; beim Steigen, im Liegen, beim Gehen. Nachts Anfälle von lautem Husten. Häufig heiserer Husten. Expektoration: morgens und abends; blutig, schwierig; spärlich, grünlich, übelriechend, eitrig, gelb.

Blutandrang in der Brust mit Angst; krampfhafte Zusammenschnürung der Brust. Brustbeklemmung, schlimmer nachts. Hitze in der Brust. Herzflattern. Herzzittern. Herzklopfen: nachts; beim Steigen; ängstlich; durch die geringste Aufregung; bei leichter Anstrengung; während der Regel; bei Bewegung; stürmisch; sichtbar; beim Gehen.

Magen Heißhunger. Abneigung gegen Speisen; gegen Fleisch. Verlangen nach Reizmitteln wie Kaffee, nach kalten Getränken, nach Milch. Brennender Durst; sehr stark.

Auftreibung des Magens. Sehr träge Verdauung; ein Gefühl von Leere. Aufstoßen, welches bessert. Völle im Magen; Hitzewellen. Schluckauf.

Übelkeit nach dem Essen; bei Kopfschmerz. Magenschmerzen: brennend, schneidend, drückend. Erbrechen von Galle.

Abdomen Leberatrophie; Leberschwellung. Abdomen gasig aufgetrieben. Eingeklemmte Blähungen. Bauchschmerzen: durch Kolik; beim Husten; nach dem Essen; während der Regel; in der Leistengegend, wie von einem Leistenbruch. Rumoren im Bauch. Schwellung der Leistenlymphknoten.

Rektum und Stuhl Kondylome am Anus. Analfistel. Übelriechende Winde, die lindern. Hämorrhoidalblutungen.

Verstopfung: abwechselnd mit Durchfall; schwieriger Stuhl; Darmträgheit während der Regel. Diarrhö: morgens; nachts; mit Brennen im Anus. Stuhl: grau; grün-schleimig; dünn-schleimig; hart; **knotig; groß.**

Harnorgane Die Blasensymptome sind sehr zahlreich und bedeutsam.

- Drücken in der Blase.
- Harndrang unablässig; erfolglos.
- Harnabgang tröpfelnd, schwierig, häufig; unwillkürlich nachts; nicht ausreichend.
- Harnverhaltung.
- Anurie.

- Absonderung von Prostatasekret.
- Harn: eiweißhaltig, blutig, brennend, wird trübe beim Stehenlassen, reichlich, übelriechend; Harnsand; **spärlich;** schleimiger Bodensatz; dick; gelb.

Männliche Genitalien Impotenz. Gesteigertes sexuelles Verlangen, bei erschlafftem Penis. Häufige Erektionen, mit Verlangen nach Koitus, die jedoch gleich wieder aufhören. Pollutionen.

Kondylome an der Eichel. Hydrozele bei Jungen. Entzündung der Eichel; der Hoden; der Nebenhoden. Hitze, brennende und lanzinierende Schmerzen in der Eichel. Jucken am Hodensack. Verhärtung der Hoden. Schmerz in den Hoden: Drücken; Pressen; Ziehen. Hodenschwellung; besonders rechts.

Schwitzen an den Genitalien; am Hodensack.

Weibliche Genitalien Gesteigertes sexuelles Verlangen.

Gebärmutterentzündung. Uterusprolaps. Schweregefühl in den Genitalien. Jucken der Vulva. Lanzinieren in der Vulva. Die Vulva ist geschwollen.

Schmerzen in den Eierstöcken, in der Gebärmutter; wie zerschlagen; Herabdrängen im Uterus, besonders während der Regel; Brennen in den Genitalien und der Vagina.

- Fluor: morgens schlimmer; beißend; reichlich; dick; durchsichtig; weiß; **gelb.**
- Menses: ausbleibend; reichlich; unregelmäßig; verspätete Menarche bei Mädchen; zu häufig; spät; spärlich; unterdrückt.
- Anschwellen der Brüste; sie schmerzen bei Berührung; rissige Brustwarzen; lanzinierender Schmerz in der Spitze der Brustwarzen. Milch versiegt oder ist unterdrückt.

Rücken Der Rücken ist kalt. Jucken am Rücken. Steifheit im Rücken. Rückenschmerzen: am Morgen; beim Atmen; in der Lendengegend, schlimmer beim Sitzen. Schwäche in der Lendengegend. Hitze in der Lendengegend.

Extremitäten Knochenkaries. Kalte Hände, Beine und Füße. Taubheit der Glieder im Liegen und beim Erwachen; der Beine.

Reißen in den Gliedern: in den Gelenken, Armen, Oberarmen, Fingern, **Fingergelenken,** Oberschenkeln, Zehen.

Schmerzlose Lähmung der Glieder.

Jucken der Arme und Beine. Geschwollene Achsellymphknoten.

Aufgesprungene Haut an den Händen. Gichtknoten in den Fingergelenken. Blaue Fingernägel.

Hüftgelenksleiden.

Taumelnder Gang.

Steifheit der Knie. Ödematöse Schwellung von Unterschenkeln und Füßen. Die Füße fühlen sich schwer an.

Schlaf Komatöser Schlaf. Sehr unruhiger Schlaf. Erwacht leicht. Schlaflos vor Mitternacht; nach Mitternacht. Schläfrigkeit am Nachmittag; nach dem Mittagessen.

Träume: erotisch; ängstlich; von Meuchelmördern; von Toten; vom Tod; qualvoll; erschreckend; von Dieben; angenehm; lebhaft.

Haut Ekzeme; Flechten; Pusteln; schorfbedeckt; Urtikaria; Bläschen. Erysipel; Wucherungen. Jucken. Geschwüre: brennend, krebsig, tief, übelriechend, gelben Eiter absondernd; fistulös, empfindlich, eiternd, syphilitisch. Aurum sulfuratum hat syphilitische Warzen geheilt.

KAPITEL

B Bacillinum – Bufo rana

Bacillinum

Tuberculin-Nosode, eingeführt von Burnett. Sie wurde von Heath zubereitet aus tuberkulösem Lungengewebe.

Essenzielle Merkmale

Die Konstitutionstypen, die Bacillinum benötigen, sind meistens **flach**-, **schmal**- oder **hohlbrüstig** gebaut, mit nach vorne hängenden Schultern. Sie wirken **unterernährt;** das Gesicht ist dunkelgelblich oder auch gräulich-braun verfärbt. Bei manchen Fällen kann man eine spezifische Kopfform erkennen: der vordere Teil des Kopfes ist schmal und spitz, der Hinterkopf dagegen ist sehr groß und wirkt eckig, wie ein „Quadratschädel“. Das Gegenteil kann bei CARCINOSINUM-Kindern vorkommen, deren manchmal ebenfalls sehr großer Kopf nach vorne gewölbt sein kann.

Dünn und ausgezehrt, wie die Bacillinum-Patienten sind, fühlen sie sich gewöhnlich recht schwach; wenn sie sich erkälten und Husten bekommen, wird die Erschöpfung sehr groß. Es kann sich um einen ständigen trockenen, „hackenden“ Husten handeln oder auch um Husten mit reichlichem **eitrigem Auswurf.**

Sind bei Bacillinum die Lungen auch stärker vereitert als bei STANNUM, so ist doch hier die Erschöpfung nicht ganz so extrem. Neben MURIATICUM ACIDUM ist STANNUM in Bezug auf die allgemeine Erschöpfung allen anderen Mitteln voraus.

Bei der Anamnese eines Bacillinum-Patienten stößt man häufig auf die im Folgenden näher ausgeführten Charakteristika.

Infektanfälligkeit, eitrige Expektoration

Sie **erkälten sich sehr leicht und häufig,** und gleichgültig welche Medikamente sie einnehmen, nichts kann verhindern, dass sie sich **nur langsam erholen** und die Erkältung ewig mit sich herumschleppen. Sie bekommen eine Grippe, und danach geht es mit ihrer Gesundheit rapide bergab. Nachts kann ein anhaltender, erschöpfender trockener Husten an ihnen zehren, mit Neigung zu nächtlichen Erstickungsanfällen.

Bacillinum hat einen besonderen Ruf bei der Behandlung von Tuberkulose oder auch bei fortgeschrittenen Lungenentzündungen, wenn **übermäßige schleimig-eitrige Absonderung von Bronchialsekreten** besteht, die die Atemwege zu verschließen drohen (ANTIMONIUM TARTARICUM). Es ist besonders dann angezeigt, wenn der Patient während des Hustens **unaufhörlich erbrechen** muss.

Ringelflechte und Pityriasis versicolor

Ringelflechte („ringworm“) in der Vorgeschichte. Wenn ein beliebiger Krankheitszustand von **Pityriasis versicolor** begleitet ist, kann dies ein Hinweis auf Bacillinum sein. Burnetts Ausführungen zufolge sind sowohl **Ringelflechte der Kopfhaut** als auch **Pityriasis versicolor** Anzeichen einer tuberkulinischen Diathese und korrespondieren entsprechend mit Bacillinum. Dies ist sicherlich nicht falsch, sollte aber nicht als allgemeine Regel missverstanden werden. Ein routinemäßiger Gebrauch von Bacillinum bei Ringelflechte ist nicht angebracht. Interessant ist in diesem Zusammenhang, dass Clarke von einem mit Bacillinum geheilten Fall von **Geisteskrankheit mit Pityriasis** berichtet. Ich glaube, dass es sich dabei lediglich um einen akuten psychotischen Schub gehandelt hat, nicht um die Heilung einer echten Schizophrenie. Bei den schweren Formen dieser psychischen Krankheit, etwa der katatonen, hebephrenen, paranoiden oder expansiven Schizophrenie, wird ein einziges Mittel niemals zur Heilung ausreichen, und nur allzu oft muss konstatiert werden, dass eine Heilung beim heutigen Stand der Wissenschaft unmöglich ist. In der Homöopathie sollte man sich daher mit Erfolgsmeldungen auf diesem Gebiet zurückhalten, weil diese der Öffentlichkeit leicht einen falschen Eindruck vermitteln – was nicht unbedingt zur Glaubwürdigkeit unserer Wissenschaft beiträgt. Und gerade die Schizophrenie ist eine so vielschichtige Erkrankung, bei der jeder Einzelfall seine eigenen Charakteristika, Schattierungen und Schweregrade aufweist, dass wir nicht leichtfertig behaupten dürfen und sollten, wir hätten eine Geisteskrankheit wirklich geheilt.

Tuberkulose, Lungen- oder bronchiale Affektionen

Wenn in der persönlichen Anamnese des Patienten oder in der Familienanamnese Tuberkulose oder auch nur öftere Lungen- oder bronchiale Affektionen aufgetreten sind, wird häufig Bacillinum angezeigt sein. Bei einem Fall mit einer derartigen Vorgeschichte sollte man, unabhängig von den Begleitsymptomen, immer an Tuberkulose denken und daher Bacillinum in Betracht ziehen. Allgemein gilt, dass Bacillinum häufiger aufgrund der Vorgeschichte als aufgrund der momentanen Symptomatik verschrieben wird. Bacillinum ist auch angezeigt bei allgemeiner Lymphknoten- und Drüsenschwellungen.

Burnett hat eine Sechsjährige mit folgenden Symptomen geheilt (ihr Vater litt an chronischer Lungentuberkulose): Fieber, Abmagerung, Schmerzen und Unwohlsein im Bauch, nächtliche Unruhe, beidseitige Vergrößerung und Induration der Leisten- und Halslymphknoten, **Aufschreien im Schlaf, Erdbeerzunge.**

Gelegentlich trifft man auf die Auffassung (wie sie etwa Clarke in seinem „Dictionary“ vertritt), Bacillinum sei eher für chronische als für akute Tuberkulosefälle geeignet. Dies trifft nicht zu. Wenn es wirklich angezeigt ist, wirkt es gleichermaßen bei akuten wie bei chronischen Erkrankungen. Das kann z. B. für aktive **exsudative Tuberkulose** gelten, bei der vor allem die **Lungen** betroffen sind. In solchen akuten Zuständen wird Bacillinum öfter benötigt als TUBERCULINUM.

- Zu den Hauptindikationen gehört: aktive Lungentuberkulose mit sehr reichlichem eitrigem Auswurf, wenn der Patient rasch abmagert, keinen Appetit hat und nachts stark schwitzt.
- Das für TUBERCULINUM so charakteristische **Zähneknirschen** im Schlaf kommt auch bei Bacillinum vor, allerdings weniger ausgeprägt. Besonders typisch für Bacillinum ist hingegen eine große **Furcht vor Hunden,** die bei TUBERCULINUM zwar auch vorhanden ist, dort aber von der Furcht oder dem Ekel vor Katzen noch übertroffen wird.
- Bacillinum kann auch in einem prätuberkulösen Zustand angezeigt sein, wenn der Patient ständig an Gewicht verliert, unter Nachtschweiß, Appetitlosigkeit, Drüsenschwellungen, feuchtkalten Händen und kalten Füßen mit Fußschweiß leidet; dieser Zustand kann begleitet sein von dem Gefühl, er habe nasse Strümpfe an, oder von einer unangenehmen Empfindung von feuchter Kleidung über dem Rückgrat.
- Eine weitere klinische Indikation kann Wirbeltuberkulose sein, mit Ostitis bzw. Karies der Rückenwirbel, wobei es sich für gewöhnlich um Komplikationen einer Lungentuberkulose handelt. Das Rückgrat ist einwärts gekrümmt, Bauch und Magen stehen vor. Diese Symptomatologie erinnert sehr an CALCIUM CARBONICUM.

Weitere Indikationen

- Schon bei geringfügigen Verletzungen besteht starke Blutungsneigung.
- **Ekzeme an den Lidrändern,** die nachts und frühmorgens schlimmer werden, ebenso auch, wenn sie kalter Luft ausgesetzt sind, stellen ein Leitsymptom von Bacillinum dar, das in ähnlicher Form auch bei TUBERCULINUM zu finden ist. **Die Lidränder scheinen chronisch entzündet zu sein.** Gerötete Lidränder mit kleinen Follikeln sind nach meiner Erfahrung nicht nur als deutlicher Hinweis sowohl auf TUBERCULINUM als auch auf Bacillinum zu verstehen, sondern scheinen auch für eine starke Tuberkuloseneigung des Betreffenden zu sprechen.
- Zu den Prüfungssymptomen zählen starke Kopfschmerzen, tief innen sitzend, die völliges Stillhalten erfordern und bei Bewegung schlimmer werden; sie erinnern sehr an BRYONIA.

Geist und Gemüt

Das Anfangsstadium auf der psychischen Ebene sieht so aus: Zunächst sprüht der Betreffende nur so vor Energie und hat einen wahren Wolfshunger, nimmt dabei aber ständig ab. Er weiß gar nicht, wohin mit so viel Energie, sie ist kaum zu zügeln oder zu beherrschen. Häufig verausgabt sich der sexuell sehr aktive Bacillinum-Patient dann in exzessiven sexuellen Praktiken. Er geht viel aus, bis tief in die Nacht, und hat zahlreiche sexuelle Abenteuer, die aber alle nur kurzzeitig sind, denn für ihn bedeuten sie nichts anderes als den Versuch, das Leben voll auszukosten. In seinem Inneren spürt er, dass diese Energie irgendwann nachlassen wird, dass er sie nutzen muss, solange er sie noch hat; er wird förmlich dazu **getrieben,** sich zu verausgaben. Jeglicher Gleichmut ist ihm abhanden gekommen, der Organismus ist überhaupt nicht mehr in der Lage, der Lebenskraft auf eine normale, ausgeglichene Art und Weise Ausdruck zu verschaffen, die pathologischen Prozesse der Tuberkulose sind nicht mehr fern, und der Betreffende bewegt sich mit Riesenschritten auf einen Zustand totaler Degeneration zu. Er scheint innerlich lichterloh zu brennen, und dieses Feuer scheint die beschriebene unbändige Energie freizusetzen. In diesem Stadium kann das homöopathische Mittel seine größte Wirkung entfalten und den rapide näherkommenden Ausbruch eines tuberkulösen Prozesses verhindern.

Wenn dieses Übermaß an Energie dann „ausgebrannt" ist, wird der Betreffende reizbar, schnippisch und launisch. Er hat keinen Appetit mehr, fühlt sich ständig schwach und verfällt schließlich in eine melancholische und verdrießliche Stimmung. Seine intellektuellen Fähigkeiten lassen ihn leicht im Stich, er wird geistig schwerfällig, ist nicht mehr in der Lage, viel zu denken.

Große Verzweiflung und schlimme Vorahnungen bezüglich ihrer Krankheit. „Kränkelt und quengelt, jammert und klagt; tastbar verhärtete Lymphknoten am ganzen Körper; heiß, schläfrig; roter Urin, mit ‚sandigem' Sediment; erschrickt leicht, besonders vor Hunden" (geheilter Fall von Burnett). Schließlich kann sich ein Zustand von Imbezillität und Wahnsinn entwickeln.

Bacillinum-Menschen reagieren sehr empfindlich auf eine Vielzahl von äußeren Einflüssen und neigen zu Allergien, besonders im Bereich des Atmungssystems. Über Nacht kann ein Heuschnupfen in Erstickungszustände übergehen, und bald stellt sich die typische mukopurulente Sekretion ein.

Allgemeinsymptome und Keynotes

- Stillstand der Entwicklung bei Kindern.
- Abmagerung. Marasmus.
- Tuberkulose in der Familienanamnese.
- Sowohl die Abneigung gegen als auch die Verschlimmerung durch Hühnerfleisch sind kennzeichnend für Bacillinum.
- Schlimmer nachts, vor allem zwischen 2 und 5 Uhr morgens.
- Tuberkulose mit unaufhörlichem Erbrechen beim Husten.
- Verschlimmerung: bei kalter, trockener Witterung, kalter Luft; durch Hühnerfleisch.

Lokalsymptome

Kopf Starke Kopfschmerzen, tief innen sitzend, von Zeit zu Zeit wiederkehrend (mehrere Wochen lang), die zum völligen Stillhalten zwingen. Schmerz tief im Kopf, schlimmer beim Schütteln des Kopfes. Schrecklicher Kopfschmerz, als läge ein eiserner Reifen eng um den Schädel; Zittern der Hände; fast völlige Schlaflosigkeit; profunde Schwäche; Empfindung feuchter Kleidung auf dem Rücken.

Ringelflechte der Kopfhaut. Alopecia areata.

Augen **Ekzeme** an den Lidrändern. **Chronische Entzündung der Lidränder.** Hornhautgeschwüre bei Kindern. Thrombose der Vena centralis der Netzhaut.

Gesicht Gelblich-blasses Gesicht. Hektische Wangenröte. Lupus exedens über dem linken Oberkiefer. Ein Prüfer (Clarke) bekam einen schmerzlosen, entzündeten Pickel auf der linken Wange, der wochenlang nicht verschwinden wollte. Nachdem er abgeheilt war, kam er in großen Abständen mehrmals wieder heraus, und eine leichte Einkerbung an der betreffenden Stelle blieb auch danach noch bestehen.

Mund Erdbeerzunge. Dicker, gelblich-weißer Belag auf der Zunge. Zahnschmerzen, besonders in den unteren (nicht kariösen) Schneidezähnen. Zähne sehr empfindlich gegen kalte Luft. Zähneknirschen im Schlaf. Unvollständig entwickelte Zähne. Dazu ein Fallbeispiel von Burnett (*The New Cure for Con-*

sumption, Fall 53): „Ein elfjähriges Mädchen, mit Ringelflechte der Kopfhaut; Lymphknoten überall tastbar, Rippen sehr flach; Erdbeerzunge; schlimmer Husten, stärker nachts; trotz ihrer elf Jahre praktisch ohne Zähne, genauer gesagt: rudimentäre Zähne, welche nicht über das Zahnfleisch herausragten. **Alle** Geschwister ihrer Mutter waren an Tuberkulose gestorben. (Ergebnis einer fünfmonatigen Behandlung mit Bacillinum:) Die Lymphknoten konnten nicht mehr ertastet werden; die Ringelflechte verschwand; die Form der Rippen normalisierte sich; und – mirabile dictu – **ihre Zähne waren gewachsen!** Heute geht es ihr gut, und sie hat lauter recht passable Zähne im Mund." (Hervorhebungen im Original)

Hals Kitzel im Rachen, der zum Husten nötigt. Halslymphknoten vergrößert und empfindlich.

Atmung, Brust, Herz Atmung erschwert durch Herzstiche. Scharfer Präkordialschmerz nimmt den Atem. Atemnot, völlig ohne Rasseln in der Brust und ohne Auswurf, so schlimm, dass er manchmal die ganze Nacht aufrecht im Bett sitzen musste.

Hustet die ganze Nacht, nichts kann den Husten lindern. Husten im Schlaf. Lockerer, rasselnder Husten mit spärlichem, dünnem, weißlichem Auswurf, schlimmer im Haus und besser im Freien. Husten schlimmer durch Reden und im Liegen auf dem Rücken. Beschwerlicher „hacking cough" (kurzer, trockener Husten), der monatelang anhielt.

Harter, trockener Husten, der den Patienten schüttelt; stärker im Schlaf, aber ohne ihn zu wecken. Stechen im Kehlkopf, dann plötzliches Husten. Ein einzelner Hustenstoß morgens beim Aufstehen. Husten weckt ihn nachts; leichtes Abhusten. Erbrechen während des Hustens.

Auswurf eines nicht-zähen, sehr leicht abzuhustenden, dicken Schleims aus den Luftwegen; ein oder zwei Tage später sehr klarer Klang der Stimme.

Magen Wenig Appetit. Überhaupt kein Appetit. Heißhunger, besonders auf Eingelegtes. Verlangen nach Senf, Salz und Essig. Abneigung gegen und Verschlimmerung durch Hühnerfleisch.

Dyspepsie mit Blähungen und kneifenden Schmerzen unter dem rechten Rippenbogen in der Mamillarlinie.

Abdomen Darmtuberkulose. Tuberkulöse Ulzeration der Eingeweide. Mesenteriallymphknotentuberkulose; Sprechen im Schlaf; Zähneknirschen; kaum Appetit; blaue Hände; Drüsen überall verhärtet und tastbar; Trommelbauch; Vortreten der Milzgegend.

Sichtbare Vergrößerung und Verhärtung der Leistenlymphknoten; übermäßiges Schwitzen; chronische Diarrhö.

Rektum und Stuhl Vor dem Frühstück Aufruhr im Magen und sehr eiliger Stuhldrang; äußerst übelriechender Durchfall, dunkelgrün und mit Schleim durchmischt. Schwere Darmblutungen, mit Husten und Abmagerung. Hartnäckige Verstopfung. Abgang vieler übelriechender Blähungen. Hämorrhoiden.

Harnorgane Vermehrte Harnsekretion, faulig riechend, von blasser Farbe, mit weißem Bodensatz. Muß nachts mehrmals aufstehen und Harn lassen. Beim Husten läuft es jedesmal gußartig aus der Blase (vgl. Fall 1).

Weibliche Genitalien Sehr reichlicher und ätzender Fluor; keine Milch, um ihr Baby zu stillen. Abortneigung.

Rücken Unangenehmes Gefühl feuchtkalter Kleidung über dem Rückgrat. Sehr scharfer Schmerz im linken Schulterblatt, schlimmer nachts beim Liegen im Bett, besser durch Wärme.

Extremitäten Zittern der Hände. Schmerz im linken Knie beim Gehen; verging wieder, nachdem der Prüfer (Clarke) eine kurze Strecke weitergegangen war. Tuberkulöse Kniegelenksentzündung (Synovitis). Abszesse an den Gelenken.

Schlaf Tagsüber schläfrig; nachts unruhig; viele Träume. Gestörter, unruhiger Schlaf, bis hin zur Schlaflosigkeit. Schlaf sehr schwer und tief (bei einem Fall von Lähmung der Extremitäten beobachtet; vgl. Fall 2).

Haut Herpes circinatus, Ringelflechte.

Fieber Ein unfreiwilliger Prüfer (Boocock) empfand, kurz nachdem er sich die Finger abgeleckt hatte, die er beim Verschütteln mit Bacillinum in Berührung gebracht hatte, eine Hitzewallung, leichtes Schwitzen und starke Kopfschmerzen, tief innen sitzend.

Zwei aufschlussreiche Bacillinum-Fälle

(aus Burnett, *New Cure for Consumption*) „Mrs. T. A., etwa 37 Jahre alt, war eigentlich ein hoffnungsloser Fall, oder sie selbst hatte es aufgegeben, Ärzte zu konsultieren, weil sie sich nichts mehr davon versprach. Ihre Geschichte: Sie hatte zweimal Anfälle von dem, was die Ärzte „die Grippe" nannten, und seitdem ging es ihr nie wieder richtig gut. Sie verlor ihre Stimme, litt unter anhaltendem, heftigem, quälendem Husten, der durch nichts zu lindern war, gleichgültig welche Medikamente sie einnahm. Sie verlor ständig an Gewicht; litt unter Nachtschweiß; hatte keinen Appetit; kalte Füße; schweißige, klamme Hände und Füße, die manchmal brannten. Bläulich-purpurfarbenes Gesicht; Aphonie. Wegen ihrer Halsbeschwerden war sie von zwei Spezialisten behandelt worden, doch diese teilten ihr schließlich mit, dass ihre Stimmbander gelähmt seien und dass sie nie wieder laut sprechen können werde. Der Husten und diese Form von Aphonie sind immer davon begleitet, dass es gußartig aus der Blase läuft. Daher begann ich die Behandlung zunächst nach der Beschreibung ihres Ehemanns und gab Causticum in der dritten Potenz. Nach einer Woche ging es ihr in Bezug auf Husten, Stimme und Urin viel besser. Deshalb setzte ich die Behandlung mit dem gleichen Mittel fort, nun aber in der 30. Dilution – mit weiterer Besserung. Nachdem eine weitere Woche vergangen war, konnte sie selbst zu mir kommen und war voll guten Mutes. Sie bekam dann Bacillinum 30, zehn Globuli, und für die Nacht Placebos in Pulverform. Eine Woche später sollte sie sich wieder vorstellen.

Danach ging es ihr sehr viel besser. Sie erzählte: „Ich konnte jetzt meine Hausarbeit verrichten, und dabei hatte ich gedacht, ich würde das niemals wieder tun." Ich sah sie den ganzen Juli über einmal pro Woche, und sie machte weitere Fortschritte. Im August fuhr sie in die Berge; die Abmagerung war zum Stillstand gekommen – sie hatte, bevor sie zum ersten Mal zu mir gekommen war, innerhalb von drei Monaten 29 Pfund verloren. Nun sagte sie: „Ich glaube, ich nehme langsam wieder zu", und so war es auch. Während des Monats in den Bergen legte sie jede Woche zwei Pfund zu, und bis heute hat sie kontinuierlich an Gewicht und Kraft gewonnen. Sie ist jetzt eine glückliche Frau und wird im Februar ein Kind bekommen. Manchmal muss sie zwar morgens noch husten, und ihre Stimme ist ein bisschen heiser, aber sie isst und schläft gut und kann gut arbeiten. Alle zwei Wochen sucht sie mich auf.

Heilen, der Patientin die Kraft wiedergeben und das ungeborene Kind unterstützen – wenn eine Arznei das erreicht, muss man das sicherlich als einen Triumph des Mittels bezeichnen." (Robert Boocock [1893], nach Burnett, S. 261 ff.)

„Hier ein weiterer Fall von Lahmheit, bei dem Bacillinum einmal mehr seine Kraft gezeigt hat, Hindernisse für Wachstum und Harmonie im ganzen Körper zu besiegen und zu zerstören.

Am 9. Juli dieses Jahres wurde ich zu einem etwa 18jährigen jungen Mann gerufen … Als ich kam, saß er in einem Lehnstuhl. Die oberen Gliedmaßen waren lahm, besonders der linke Arm; die Beine waren unter dem Stuhl verkreuzt. Er konnte sich absolut nicht bewegen, weder vorwärts noch rückwärts; hatte kaum Gefühl in den Beinen; musste morgens vom Bett in seinen Stuhl im Wohnzimmer und abends wieder zurück ins Bett getragen werden. In diesem Zustand hatte er die letzten eineinhalb Jahre verbracht. Sein Schlaf war sehr schwer und tief; der Appetit bis zum Heißhunger gesteigert, besonders auf Eingelegtes. In bezug auf seine geistigen Fähigkeiten war er unbeständig und schwerfällig; unfähig, viel zu denken. Als ich sein Bein untersuchte, entdeckte ich mehrere harte Knoten um beide Knie und Knöchel herum, ebenso an den Handgelenken, etwa so groß wie kleine Nüsse und berührungsempfindlich. Nach sorgfältigem Studium des Falles kam ich zu dem Schluss, dass es sich bei den Knoten um Tuberkelkolonien handelte, die die Beweglichkeit der Gelenke einschränkten oder verhinderten und das Gefühl in den Gliedern absterben ließen.

Und so war die Anamnese des Patienten:

Er hatte jahrelang in einer Fabrik gearbeitet, wo er Wasser und Feuchtigkeit ausgesetzt war, weil seine Werkstatt unter der Fabrik lag. Durch die ständige Feuchtigkeit wurden seine Gelenke ganz langsam etwas steif, besonders die Kniegelenke. Schließlich musste er zu Hause bleiben und wurde dort von verschiedenen Ärzten erfolglos behandelt, bis er vollkommen hilflos und lahm wurde. In diesem Zustand sah ich ihn zum ersten Mal, am 9. Juli 1892. Ich verschrieb Bacillinum 200, alle acht Tage 25 Globuli. Ende Juli erfuhr ich, dass es ihm allgemein etwas besser ging. Die Behandlung mit Bacillinum wurde fortgesetzt, und als ich ihn am 27. August wieder sah, konnte er seine Arme ein bisschen gebrauchen und die Beine bewegen. Er bekam noch einmal Bacillinum, in der 30. Potenz, und am 30. September wurde mir von einer erheblichen Besserung berichtet. Am 22. Oktober kam ich wieder zu ihm, und nun waren seine Arme voll beweglich, er konnte die Beine vorwärts und rückwärts bewegen und sogar auf ihnen stehen; und zweifellos wird er in zwei oder drei Monaten völlig wiederhergestellt sein.

Auch eine Vergrößerung der Lymphknoten am Hals und unter den Ohren hatte bei diesem Patienten bestanden. Dies besserte sich ebenfalls unter Bacillinum, einige der Schwellungen öffneten sich, sonderten einen dickflüssigen Eiter ab und verheilten dann."

(John Young, nach Burnett, S. 243 ff.)

Badiaga

Essenzielle Merkmale

Ich habe mit Badiaga vor allem gute Erfahrungen bei rheumatischen und arthritischen Erkrankungen gemacht; hier ist es ein sehr wichtiges Mittel, das durch kein anderes zu ersetzen ist. In seiner Symptomatologie ähnelt es RHUS TOXICODENDRON, ARNICA, EUPATORIUM PERFOLIATUM, BELLIS PERENNIS oder RHODODENDRON, und wenn eines dieser Mittel angezeigt scheint, aber keine Heilreaktion hervorruft, sollte an Badiaga gedacht werden. Folgende Zustände können Indikationen für diese Arznei sein:

Rheumatische oder arthritische Zustände

Chronische rheumatische oder arthritische Zustände, die entweder von einem chronischen Leiden oder **von einer Verletzung** herrühren, wenn die **Muskeln sehr wundschmerzhaft** sind und wenn die Gelenke, vor allem die Knie in Mitleidenschaft gezogen sind. Insbesondere starke **Knieschmerzen beim Treppabgehen** weisen auf Badiaga als erstes Mittel hin. Dies lässt sich noch präzisieren: Das wichtigste, nach meiner Erfahrung beinahe untrügliche Leitsymptom des Mittels ist „Schmerzen im Knie **nicht beim Treppensteigen, sondern nur beim Treppabgehen**".

Hyperthyreose, bei der die Gelenke in Mitleidenschaft gezogen sind (arthritische Symptome).

Für gewöhnlich verschlimmern Kälte, besonders kalte Luft, stürmisches Wetter und Bewegung; besser im **warmen Zimmer und** allgemein durch Wärme.

Die Verschlimmerung durch Bewegung ist das einzige Symptom, das Badiaga von RHUS TOXICODENDRON (besser durch Bewegung) unterscheidet. Diese beiden Mittel ähneln sich sehr hinsichtlich ihrer rheumatischen und arthritischen Zustände.

Starke Berührungsempfindlichkeit

Chronische Fälle, bei denen die tieferen Hautschichten empfindlich u**nd wundschmerzhaft auf** Berührung reagieren, selbst auf Kleiderdruck. Das Wundheitsgefühl, als wäre **der Körper ganz zerschlagen,** und die starke Berührungsempfindlichkeit ähneln sehr ARNICA, ebenso wie die Neigung zum Blutaustritt ins Gewebe. Diese Symptomatologie macht Badiaga zu einem nützlichen Mittel bei Traumata und Verletzungen, wenn die Haut blau verfärbt ist und tief in den Muskeln und Gelenken Wundheitsschmerz empfunden wird. In solchen Fällen kann Badiaga im Anschluss an ARNICA oder RHUS TOXICODENDRON gegeben werden, wenn diese Mittel nicht ausreichend gewirkt haben.

Grippe mit extremem Wundheitsgefühl

Grippe oder Erkältung mit extremem Wundheitsgefühl in den **Muskeln und der Haut** (EUPATORIUM PERFOLIATUM, ARNICA, RHUS TOXICODENDRON), verbunden mit schwallartiger Absonderung aus dem linken Nasenloch. Hier kommt es auf die Kombination der Symptome an; diese gibt den entscheidenden Hinweis auf Badiaga.

Wenn beim Husten **zähflüssiger Schleim** aus den Bronchien so kräftig ausgeworfen wird, dass er förmlich **aus dem Mund fliegt** (STANNUM), und wenn gleichzeitig das beschriebene Wundheitsgefühl in Muskeln und Haut vorhanden ist, dann ergibt das ebenfalls einen Badiaga-Fall. Entscheidend sind hier die Leichtigkeit, mit der der Schleim gelöst werden kann, und die Kraft, mit der er beim Schnäuzen oder beim Husten herausgeschleudert wird; die Verbindung dieser Charakteristika muss als Keynote des Mittels gewertet werden.

Linksseitige Sinusitis mit Wundheitsschmerz des Jochbeins schon bei bloßer Berührung sowie mit starker Sekretion aus dem linken Nasenloch.

Geist und Gemüt

Badiaga-Patienten sind lebhafte, erregbare, sehr emotionale Menschen; Gefühlsregungen können leicht innerliches Zittern und Herzklopfen auslösen. Es scheint ein Zustand erhöhter Erregung des Nervensystems und des Kreislaufs zu bestehen. Die Betreffenden verfügen über ein gutes Erinnerungsvermögen und einen klaren Verstand; sie verlangen nach geistiger Betätigung. Doch diese geistige Aktivität macht sie auch unruhig, besonders gegen Abend. In dieser Hinsicht ist Badiaga coffea cruda ziemlich ähnlich; beide können zu große Freude nicht ertragen und entwickeln dann Symptome, vor allem die oben erwähnten: lästiges Herzklopfen und Zittern. Diese Symptomatik ähnelt derjenigen einer Überfunktion der Schilddrüse, die ebenfalls einen Überschwang an Emotionen und entsprechende Nerven- und Kreislaufsymptome hervorruft – und tatsächlich hat Badiaga einen guten Ruf bei der Heilung der Basedowschen Krankheit. Es gilt auch als nützlich bei der Behandlung von Syphilis, wo es ein Komplementärmittel zu MERCURIUS sein kann.

Weitere Geistes- und Gemütssymptome: Weinerliche Stimmung, besonders bei Husten; Verzweiflung.

Fehler in der Zeit: verwechselt die Tage.

Allgemeinsymptome und Keynotes

- Badiaga ist als antisyphilitisches Mittel bekannt und kann die Wirkung von MERCURIUS ergänzen.
- Syphilis bei Kindern.
- Syphilis mit Bubo und Roseola.
- Nachwirkungen von Verletzungen (z. B. durch Stoß, Schlag oder Sturz), mit Blutaustritt.
- Wundheitsgefühl in Muskeln und Haut, wie zerschlagen.
- Empfindlichkeit der Muskeln, der tieferliegenden Hautschichten; allgemeines Wundheitsgefühl der Deckhäute und Muskeln.
- Fettleibigkeit bei Kindern infolge einer Schilddrüsenfehlfunktion. Geschwollene Lymphknoten. Basedowsche Krankheit.
- Badiaga reagiert empfindlich auf Kälte, besonders auf kalte Luft; Verschlimmerung dadurch.
- Schlimmer bei stürmischem Wetter und be**sser im warmen Zimmer.**
- Nachmittägliche Verschlimmerung. Schlimmer durch Druck und Berührung, es besteht allgemeines Wundheitsgefühl – **empfindlich schon gegen Kleiderdruck.**
- Im Liegen werden die Schmerzen besser und das Herzklopfen schlimmer.
- Brustkrebs.
- **Lanzinierende** Schmerzen im Magen; in der Leber; unter den Schulterblättern; in der Harnröhre; in der Brust.
- Zitterndes, vibrierendes **Herzklopfen,** schlimmer im Liegen auf der rechten Seite. Herzklopfen nach freudigen Emotionen.

Lokalsymptome

Kopf Kopfschmerz von 14 Uhr bis 7 Uhr morgens (oder auch von 13 bis 19 Uhr), mit leichtem, anhaltendem Schmerz im hinteren Teil beider Augäpfel und in den Schläfen; schlimmer beim Bewegen der Augen.

Stirnkopfschmerz, besonders stark in den Schläfen, der in den hinteren Bereich der Augäpfel ausstrahlt; schlimmer durch Bewegen der Augen und nachmittags. Schmerzen in den Augäpfeln, zu den Schläfen ziehend; im linken Auge und der linken Schläfe, zur linken Seite von Stirn und Kopf ausstrahlend; intermittierende Neuralgie im rechten Auge, zur Stirn und dann zur Schläfe ziehend.

Starker Kopfschmerz am Scheitel, besser nachts nach Schlaf und morgens; kehrt nach dem Frühstück sehr heftig **wieder.** Kopfschmerz mit entzündeten Augen.

Hitze, Schmerzen und Blutandrang in der Stirn, nachmittags; besonders schlimm um 19 Uhr.

Gefühl, als wäre der Kopf größer geworden, mit Vollheitsgefühl darin.

B

Übermäßige Schuppenbildung; Kopfhaut berührungsempfindlich; flechtenartiger Ausschlag auf der Stirn. Trockenes Haar.

Augen **Blaue oder blaurote Lidränder** und blaue Ringe unter den Augen.

Reizung und leichte Entzündung des rechten Auges, mit Kopfschmerzen am Nachmittag (der allgemeinen Verschlimmerungszeit von Badiaga).

Skrofulöse Ophthalmie mit Verhärtung der Meibom-Drüsen; Entzündung schlimmer durch Hitze.

Entzündung des rechten Auges, dann des linken.

Starker, anfallsweise auftretender Schmerz im hinteren Teil des rechten Auges, nachmittags; am nächsten Tag dasselbe auf der linken Seite. **Schmerzen in den Augäpfeln, zu den Schläfen ziehend** (oder umgekehrt: Kopfschmerzen strahlen in die Augen aus). Kopfweh mit Schmerz hinten in den Augen, schlimmer durch Drehen der Augen.

Der linke Augapfel ist empfindlich, wie wund, **selbst wenn das Auge fest geschlossen wird.**

Exophthalmus.

Zucken des linken oberen Augenlids (unfreiwilliges Prüfungssymptom beim Verreiben des Mittels).

Ohren **Ohrenschmerzen beim Treppabgehen.** Hört schwaches Knallen in den Ohren, wie von entfernten Geschützen; nachmittags und abends.

Nase Heuschnupfen mit asthmatischer Atmung. Schnupfen, links stärker. Aus dem linken Nasenloch schwallartiges **Ausströmen von Schleim.** Verschlimmerung der Sekretion am Nachmittag. Niesen und **Fließschnupfen,** gelegentlich auch verstopfte Nase.

Jucken des linken Nasenflügels (unfreiwilliges Prüfungssymptom beim Verreiben des Mittels).

Gesicht Gerötetes Gesicht. Gesicht blass, hat die Farbe von Asche oder Blei. Die linke Wange und das linke Jochbein reagieren empfindlich und wundschmerzhaft auf Berührung. Steifes Kiefergelenk. Ein Patient von Mitte zwanzig hatte linksseitige Lymphknotenschwellungen an Gesicht, Hals und Nacken, die meisten beinahe von Hühnereigröße, einige davon verhärtet, einige eiternd; sie hatten ihn seit seiner frühen Jugend entstellt; durch Badiaga konnten sie deutlich verkleinert und gebessert werden.

Mund Beim Husten fliegen Speichel und Schleim aus dem Mund. Schlechter Geschmack im Mund, **abends.** Mund und Atem heiß, fiebrig, mit Durst auf große Mengen Wasser auf einmal, nachmittags. Mund und Zunge fühlen sich wie verbrüht an.

Hals **Katarrhalische Halsbeschwerden.** Beim Räuspern bringt er **Massen** harten, **leimartigen, klebrigen,** blutigen **Schleims** aus dem entzündeten und schmerzenden Hals herauf. **Halsweh schlimmer beim Schlucken fester Speisen.** Beim Husten **fliegt Schleim aus dem Mund.** Kropf, Basedowsche Krankheit.

Pulsieren der Halsschlagadern durch Aufregung. Sehr steifer Hals, schlimmer beim Beugen des Kopfes. Wundheitsschmerz und Lahmheit mit Stichen **im** Genick; schlimmer durch Vor- und Zurückbeugen des Kopfes.

Atmung, Brust, Herz Deutliche Beeinträchtigung der Atmung beim Liegen auf der rechten Seite. Liegt er im Bett **auf der rechten Seite,** so bekommt er gerade zu dem Zeitpunkt, wo er einschläft und das Wachbewusstsein aufhört, schwere, beklemmende Erstickungsanfälle durch **Aussetzen der Atmung;** er muss sich sofort umdrehen, um das Ersticken zu verhindern. (Aussetzen der Atmung beim Einschlafen ist auch bei GRINDELIA und LACHESIS beobachtet worden.) Atem heiß und fiebrig.

Husten morgens locker, enger Husten nachmittags, besser im warmen Zimmer. Husten führt zum Niesen, mit reichlichem Schnupfen. Husten durch Süßigkeiten, Bonbons etc. Hustenanfälle mit Einschnürungsgefühl im Hals, das Gesicht färbt sich dunkel. Gelegentlich schlimme Anfälle von krampfartigem Husten, bei dem **zähflüssiger Schleim** aus den Bronchien **ausgeworfen wird,** manchmal **mit großer Kraft, sodass er regelrecht aus dem Mund fliegt;** besonders stark nachmittags und abends; ausgelöst durch einen Kitzel im Kehlkopf, so als löste sich dort ein Stück Zucker auf; **besser im warmen Zimmer.**

Schmerz im oberen Teil der rechten Brust. Scharfe, lanzinierende Schmerzen in der Brust, schlimmer bei Bewegung und tiefem Einatmen, mit Wundheitsgefühl des ganzen Körpers, besonders der Brust; schlimmer nachmittags und abends. Kräftiges Seitenstechen, besonders rechts, schlimmer durch die geringste Bewegung. Gefühl, als ob die Lungen nach unten sinken würden.

Zitterndes, vibrierendes Herzklopfen bei der geringsten Gemütsregung. Im Liegen auf der rechten Seite hört und spürt er das Herz von der Brust bis zum Hals schlagen. Um Mitternacht, im Bett, einige Minuten lang vibrierendes Herzklopfen.

Magen Appetit vermindert. Appetit gut, Zunge wie verbrüht. Durst auf große Mengen Wasser. Druck in der Magengrube, Übelkeit und Kollern. Um 8 Uhr morgens starker lanzinierender Schmerz in der Magengrube, der zu den Rückenwirbeln, zum **rechten Schulterblatt** und manchmal zur rechten Seite zieht, wo er zu pleuritischem (und damit atmungsabhängigem) Schmerz wird; schlimmer durch tiefes Einatmen und Verdrehungen des Körpers. Verlangen nach Salzigem und Essig.

Abdomen Lanzinierender Schmerz mit einer hüpfenden, schnellenden Bewegung in der Lebergegend, mit Angst. Leistenlymphknoten verhärtet; geschwollen. Syphilitischer Bubo.

Rektum und Stuhl Darmkatarrh. Verstopfung. Hämorrhoiden.

Harnorgane Scharfer Schmerz in der rechten Niere. Urin stark gefärbt, rötlich.

Heftiger, scharfer, lanzinierender Schmerz in der Harnröhrenmündung und deren Umgebung.

Männliche Genitalien Durch kauterisierende oder quecksilberhaltige Salbe unterdrückter Schanker, von dem erhabene, verfärbte Narben zurückbleiben.

Syphilitischer Bubo in der linken Leiste, steinhart, uneben, wie Szirrhus, nachts heftiges Stechen darin, wie von rotglühenden Nadeln. Badiaga hat einen syphilitischen Bubo der linken Leiste geheilt, nachdem SULFUR, CARBO ANIMALIS, CLEMATIS, SILICEA, JODIUM und ARSENICUM versagt hatten. Bubonen unterschiedlicher Genese. Syphilis bei Kindern, mit ganzen Knäueln von harten Lymphknotenschwellungen.

Weibliche Genitalien Brustkrebs.

Rücken Starkes **Lanzinieren und Stechen unter dem rechten Schulterblatt,** sehr viel schlimmer, wenn er die Schultern zurückwirft und die Brust herausdrückt oder wenn er den Körper auf irgendeine Weise verdreht.

Starker Schmerz in der Spitze des rechten Schulterblatts oder in deren Umgebung. Schmerzen in den Rückenwirbeln und im rechten Schulterblatt, die von der Magengrube herkommen. Schmerzen im Kreuz, in den Hüften und den Beinen.

Extremitäten Schmerz vorne im oberen Teil der rechten Schulter, später in der linken Schulter und im linken Arm. Handflächen heiß und trocken. Hüftschmerzen. Schmerzen in den Knien, schlimmer beim Treppabgehen. Intermittierender Schmerz in den Muskeln im hinteren unteren Drittel des Unterschenkels, mit einem Gefühl wie wund, **schwerfällig, zusammengezogen und zerschlagen** in den vorderen Muskeln dieses Bereichs, schlimmer beim Beugen des Fußes und beim Treppensteigen. Dabei neigen die Zehen dazu, herabzuhängen, als ob der Fuß eingeschlafen wäre, sodass er den betroffenen (rechten) Fuß beim Gehen höher heben muss. Im Sitzen oder Liegen werden die Beine taub und fühlen sich bald wund an, sodass er die Stellung wechseln muss.

Badiaga hat eine harte zellige Geschwulst beider Unterschenkel verringert. Scharfes Stechen in der rechten Ferse, schlimmer durch geringsten Druck. Die Zehen krümmen sich beim Gehen, als seien die Streckmuskeln gelähmt. Frostbeulen.

Schlaf Nachts unruhig; **muss häufig die Lage wechseln, weil die Muskeln und der ganze Körper sich wund anfühlen.** Stocken der Atmung beim Einschlafen, wenn er auf der rechten Seite liegt; muss sofort die Lage wechseln. Nachdem er geschlafen hat, sind die Kopfsymptome besser.

Erwachte mit angstvollen Träumen und starken krampfartigen Schmerzen in den Mittelfußknochen beider Füße; 3 bis 4 Uhr morgens.

Fieber Hitze in der Stirn. Fieber und Durst. Fiebriger, heißer Atem und Mund, nachmittags. Trockene, heiße Handflächen. Unterdrückter Fußschweiß.

Haut **Haut empfindlich gegenüber Berührung, Wundheitsgefühl.** Erhabene und (blau) verfärbte Narben. Vereinzelte Rhagaden. Braune und blaue Flecken nach Prellungen.

B

Baptisia tinctoria

Essenzielle Merkmale

Baptisia ist bei uns vor allem als Typhus-Mittel bekannt geworden; seine diesbezügliche Wirksamkeit ist allerdings in der Vergangenheit angezweifelt worden. Einige Homöopathen, darunter Kent, hielten sehr viel davon, es gab aber auch Stimmen, die schlichtweg behaupteten, Baptisia sei beim eigentlichen Typhus völlig nutzlos. In seinen *Lectures on Materia medica* vertritt Kent die Ansicht, Baptisia sei ein „akutes Mittel" und ausschließlich für akute Zustände geeignet. Diese Auffassung kann ich nicht teilen; vielmehr habe ich mit Baptisia, wenn es angezeigt war, sowohl bei akuten als auch bei chronischen Zuständen gute Erfahrungen gemacht.

Leider ist in der Literatur zu dieser Arznei eine derartige Dominanz der Typhus-Indikation festzustellen, dass der Eindruck entstehen kann, Baptisia sei nur bei typhusartigen Zuständen in Betracht zu ziehen. Deshalb zähle ich im folgenden zunächst eine Reihe von Krankheiten bzw. pathologischen Zuständen auf, bei denen das Mittel ebenfalls angezeigt sein kann: Influenza, Bronchitis, Pneumonie, Enzephalitis, Cholezystitis, Lebensmittelvergiftung, Enteritis, tuberkulöse Enteritis, Enterocolitis, Peritonitis; auch bei psychotischen Zuständen, Angstneurosen, chronischem Ermüdungssyndrom, der Alzheimerschen Krankheit und asthmatischen Zuständen kann man dem Baptisia-Bild begegnen.

Die Symptomatologie der Arznei ähnelt derjenigen von ARNICA, RHUS TOXICODENDRON, EUPATORIUM PERFOLIATUM, CANNABIS INDICA oder auch OPIUM, doch sie enthält natürlich auch ganz eigene, nur für Baptisia typische Merkmale.

Wahnideen, Verwirrtheitszustände

Man kann Baptisia als das größte „**Verstreutheits-Mittel**" der Materia medica bezeichnen. Typisch ist ein Gefühl, dass Teile des Körpers einzeln in der Gegend herumliegen, was z.B. sehr drastisch so beschrieben werden kann: „Ich bin überallhin verstreut. Ein kleines Stück von mir liegt in einer Tasse drüben auf dem Tisch." Auch eine **Empfindung von Dualität** ist bei Baptisia häufig; diese hat jedoch nichts mit der Gespaltenheit von ANACARDIUM zu tun. Angst oder Aggressivität fehlen völlig, bei Baptisia hat das Dualitätsgefühl nichts Groteskes – man könnte es als ruhige, friedliche Wahnvorstellung bezeichnen. Wenn der Patient davon erzählt, zeigt er keine Furcht, er scheint seine Wahrnehmungen eher als ein ganz reales, quasi „objektives" Phänomen zu betrachten. Einige Beispiele: meint, dass ein Teil seines Körpers sich mit einem anderen unterhält (etwa das eine Bein mit dem anderen oder der große Zeh mit dem Daumen); dass er in zwei Teile gespalten ist; dass er ein Gespräch zwischen zwei Teilen seiner selbst führt; dass außerhalb seines Körpers ein zweites Ich existiert. Ein Teil des Körpers scheint im Bett, der andere auf dem Fußboden zu liegen (etwa die unteren Extremitäten im Bett, der Kopf auf dem Boden). „Sie glaubt, zweigeteilt zu sein, und bei einem heftigen Hustenanfall sagt sie, sie müsse wachbleiben, solange eine Hälfte von ihr huste; das abwechselnde Husten der beiden Hälften hält sie die ganze Nacht wach."

Weitere Wahnideen, die bei Baptisia beobachtet wurden: Die Arme scheinen nicht zu ihr gehören; Arme oder Beine sind abgeschnitten; Teile des Körpers sind weggenommen; die Gliedmaßen sind getrennt von ihm; das Bett sackt unter ihm weg; jemand ist bei ihm im Bett; er wühlt im Bett herum, um seine Einzelteile zusammenzusuchen.

Diese Beispiele sollten genügen, um die für Baptisia charakteristische Art von Wahnideen und Verwirrungszuständen zu illustrieren. Bei einem typischen Baptisia-Fall wird diese Form von Verwirrtheit nicht ausbleiben (wenn sie auch nicht notwendigerweise in Gestalt so massiver Wahnideen auftreten muss); besonders bei hohem Fieber und bei akuten oder chronischen psychotischen Zuständen stellt sie sich ein.

Differenzialdiagnose: Cannabis indica

Oberflächlich betrachtet, scheinen die Baptisia-Wahnideen eine große Ähnlichkeit mit CANNABIS INDICA aufzuweisen, aber bei genauerem Hinsehen sind die Unterschiede beträchtlich.

- Das für CANNABIS bezeichnende Gefühl, sich aus dem Körper herauszubewegen, ist nämlich mit einer entsetzlichen Furcht verbunden, wahnsinnig zu werden oder zu sterben. CANNABIS-Patienten erleben solche Empfindungen als etwas Prozesshaftes, einen Trennungsvorgang, der in Wahnsinn oder Tod enden wird, und daher kommt diese schreckliche Angst.

- Ganz anders Baptisia, wo die Verwirrung und der Blutandrang zum Gehirn so sehr dominieren, dass sich so etwas wie Furcht gar nicht einstellen kann; der Patient verfügt nicht über genügend klares Bewusstsein, um überhaupt Angst empfinden zu können.

Eine sehr beredte Beschreibung dieses Zustands liefert Kent in seinen *Lectures*: „Sein Verstand scheint ihn verlassen zu haben, er weiß nicht, wovon er überhaupt spricht, er ist konfus. Rüttelt man ihn wach, versucht er etwas zu sagen und bringt ein oder zwei Worte heraus; doch schon huscht wieder alles vorbei, und er sinkt in seinen stuporösen Zustand zurück. Gleichgültig, bei welcher Krankheit dies auftritt, welche Entzündung vorliegt, welches Organ affiziert ist: wenn ein Zustand des Blutes besteht, der solche Symptome hervorrufen kann, wenn eine solche Sepsis besteht und dieser Geisteszustand vorherrscht, dann ist es ein Baptisia-Fall." (Zu den typischen Merkmalen der Baptisia-Sepsis vergleiche man das längere Kent-Zitat, das den Abschnitt „Eine Auswahl von Symptomen" einleitet.)

„Es zieht sich eine eigentümliche Art geistiger Verwirrung durch die Arznei, in der sich der Kranke in einer ständigen Auseinandersetzung mit seinen Körperteilen befindet. Er scheint das Gefühl zu haben, doppelt vorhanden zu sein. Sobald man ihn aufrüttelt, empfindet er eine Art von Doppelexistenz; er beginnt über den anderen zu reden, der mit ihm im Bett liegt … Seine Körperteile scheinen verstreut im Bett zu liegen; er wühlt darin herum, und fragt man ihn, was er da mache, bekommt man zur Antwort: ‚Na, ich will diese Teile zusammenzusuchen.' Aber das gelingt ihm niemals; es handelt sich eben um Wahnvorstellungen, um ein Delirium. Dies sind nur einige Beispiele; jeder Baptisia-Fall präsentiert wieder ein neues Bild.

Die meiste Zeit ist er nicht bei Bewusstsein (außer wenn man ihn wachrüttelt). Manchmal murmelt er. Seine Lippen bewegen sich, und wenn man ihn weckt, um zu erfahren, was mit ihm los ist, versucht er, seine Einzelteile zusammenzusetzen. ‚Benommen, wie berauscht.' Es gibt auch Stadien, in denen er nicht ganz so abgestumpft ist, sondern schlaflos und unruhig – aber diese bilden die Ausnahme. Normalerweise liegt er auf der Seite, wie ein Hund zusammengerollt, und möchte nicht gestört werden. Ist der Stupor aber nicht so tief, so ist er unruhig, dreht und wendet sich, wirft sich herum. Dann kann er nicht schlafen, weil er meint, seine Einzelteile nicht aufsammeln zu können. Er hat das Gefühl, er müsse diese nur einmal zu einem Ganzen verbinden, dann könne er endlich einschlafen – aber die Teile reden die ganze Zeit miteinander und halten ihn wach. Seine Gedanken schweifen ab, sobald er die Augen schließt. Stumpfheit, besonders nachts."

Delirium

Bei hohem Fieber kommt es ungewöhnlich schnell zum Delirium: nächtliches Delirium; Delirium beim Schließen der Augen; anhaltendes Delirium; geschwätziges Delirium; sinnloses Murmeln, bei offenen Augen; aktives, geschäftiges Delirium. Wichtig ist hier besonders, dass das Baptisia-Delirium in einem recht frühen Stadium des Falles einsetzt, deutlich früher, als man es normalerweise erwarten würde.

Es soll nun nicht der falsche Eindruck entstehen, dass ein solcher charakteristischer Verwirrungszustand erst erreicht sein müsse, bevor die Verschreibung von Baptisia zu rechtfertigen ist. Früher waren akute Baptisia-Zustände etwa der folgenden Art noch recht häufig anzutreffen: „Bei typhösen Zuständen übelriechender Stuhl; der Stuhl stinkt so, dass man es im ganzen Haus riechen kann; es riecht nach Tod, der Geruch durchdringt das ganze Haus und bleibt in den Kleidern hängen. Bei Baptisia besteht extrem übler Geruch; von Zeit zu Zeit etwas Unruhe, aber meist liegt der Patient mit angezogenen Knien auf der Seite, tagelang, und spricht mit niemandem; wenn er zu antworten versucht, schläft er ein; manchmal beginnen seine Gedanken zu wandern, und es kommt zu Wahnideen: Er meint, über das ganze Bett verstreut zu sein, und versucht seine Glieder wieder zusammenzusuchen; er sei aus vielen Einzelteilen zusammengesetzt; seine Gliedmaßen sprächen miteinander, was ihn irritiert und belästigt."

Heutzutage hingegen sieht man diese Art von Fällen in der Praxis sehr viel seltener, weil die meisten Patienten gleich zu Beginn akuter Krankheiten Antibiotika verschrieben bekommen. Es kommt daher auf die **Idee** der Baptisia-Verwirrung an, auf die typische Art von Störungen, die dieses Mittel erzeugt – dies ist es, was man den obigen Beschreibungen entnehmen sollte.

Klinische Indikationen

Clarke nennt in seinem „Dictionary" eine weitere wichtige klinische Indikation: „Am besten bekannt ist Baptisia als Heilmittel bei Typhus, dessen Symptome den Prüfungssymptomen von Baptisia in bemerkenswerter Weise entsprechen. Doch es wird nur dann heilen, wenn der jeweilige Fall genau zu seinen Symptomen passt; gibt man das Mittel routinemäßig, wird man mit Sicherheit viele Fehlschläge verzeichnen müssen. Eine andere Krankheit, bei der es sich in einer großen Zahl von Fällen als Spezifikum bewährt hat, ist die **epidemische Grippe**." (Hervorhebung G. Vithoulkas)

Nun ist es natürlich nicht angebracht, bei Grippe mit einer so ausgeprägten Störung von Geist und Gemüt zu rechnen. Hier wird man eher einen Zustand erwarten dürfen, der sich durch folgende Merkmale auszeichnet: Der Kranke klagt über wie wund schmerzende Muskeln und hat den Eindruck, das Bett sei zu hart; die Exkremente sind sehr übelriechend; es scheint eine leichte Verwirrtheit oder Benommenheit zu bestehen; hohes Fieber, nicht sehr unruhig, nicht außergewöhnlich heiß oder kalt, aber mit gerötetem Gesicht, das wie das eines Betrunkenen aussieht; müde wirkend. Er kann keine Symptome nennen, sagt nur, er fühle sich überall krank. Viel zu reden hat er keine Lust, vor allem nicht über Krankheiten oder Verletzungen; bewegungslos und leblos, wie er daliegt, könnte man ihn vielleicht mit BRYONIA verwechseln. Doch das hohe Fieber, die Verwirrtheit, der Gesichtsausdruck wie berauscht und der für den Patienten sonst untypische üble Geruch sollten als Hinweise auf Baptisia gewertet werden.

In fast allen Baptisia-Fällen kann man beobachten, dass sich die Krankheit besonders leicht und schnell aufs Gehirn schlägt, so als ob die Toxine der Erreger, wenn sie in den Blutkreislauf gelangen, sich als erstes Opfer das Gehirn aussuchen würden. Ungewöhnlich frühzeitig einsetzende Beeinträchtigung des Geistes in Form von Verwirrtheit sollte dementsprechend als Leitsymptom für Baptisia verstanden werden, und wenn sich das Delirium zudem tendenziell in den beschriebenen „Verstreutheitsphantasien" äußert, dann muss man von einem Baptisia-Fall ausgehen.

Entzündungen und schmerzlose Ulzerationen

Als weiteres Charakteristikum sollte man sich einprägen, dass diese Arznei schwere Entzündungen und Ulzerationen hervorruft, ohne zugleich die bei einem solchen Schweregrad zu erwartenden physischen Leiden und Schmerzen zu erzeugen. **Schmerzlose Geschwürbildung;** der Kranke ist verwirrt und wirkt wie berauscht, sodass sich OPIUM oder CANNABIS anbieten würden – doch in solchen Fällen muss man eben auch Baptisia in Betracht ziehen. Es können sich faulige Geschwüre in der Mundhöhle entwickeln, mit reichlichem Speichelfluss, und der Patient sollte eigentlich unter starken Schmerzen leiden, aber es tut nur ein bisschen weh. Hals und Rachen können tiefrot gefärbt und entzündet sein, man stellt putride Geschwürbildung fest, die Mandeln sind geschwollen – und das alles **ohne Schmerz.**

Des weiteren zählt **Verlust der Empfindungsfähigkeit** zu den Baptisia-Keynotes, Insensibilität sowohl auf der geistigen und emotionalen wie auch auf der körperlichen Ebene. Schläfrigkeit und Stumpfheit bei Kopfschmerzen, die Hände sterben ab und werden gefühllos. „Hände und Füße waren kalt, sie sagte, sie seien abgestorben; hatte kein Gefühl mehr darin; die Taubheit in den Armen zog bis in die Hände; sie fühlte sich wie gelähmt." Dieser Empfindungsverlust ist ein Allgemeinsymptom von Baptisia.

Ferner ist besonders in Fällen von Pneumonie, Bronchopneumonie, Perikarditis oder Endokarditis folgende typische Situation anzutreffen, die auch in den Prüfungen beobachtet wurde: Wacht nachts mit starken Atembeschwerden auf; die Lungen scheinen zu eng zu sein, wie zusammengepresst; er **kann keinen tiefen Atemzug tun;** man hat den Eindruck, er sei ganz außer Atem, wie jemand, der eben einen Hügel hinaufgeklettert ist. Hohes Fieber, trockene Haut, rotes Gesicht, wie berauscht aussehend; eine gewisse Verwirrtheit ist deutlich wahrnehmbar. Das **Bett ist ihm zu hart,** sodass er nicht lange in einer Lage bleiben kann. Er glaubt zu ersticken und verlässt das Bett oder bittet darum, dass das Fenster geöffnet wird. Das scheint ihm, wie CARBO VEGETABILIS oder PULSATILLA, etwas Linderung zu verschaffen. Im Liegen kann er schlechter atmen, und er hat Angst vor dem Schlafengehen – vor allem deshalb, weil er meint, er werde dann augenblicklich schreckliche Alpträume und Erstickungsanfälle bekommen.

Chronische Zustände

Chronische Baptisia-Fälle sind meist eher **geistesschwache** Menschen, die eine regelrechte Abneigung gegen das Denken haben, ja gegen jegliche Art geistiger, emotionaler oder körperlicher Betätigung. Ihre geistigen Fähigkeiten scheinen zu schwinden, der Verstand arbeitet langsamer, und ein Zustand von Verwirrung kommt auf. Die geistige Trägheit und Abstumpfung werden seltsamerweise nach dem Frühstück schlimmer. Der Betreffende kann sich nicht konzentrieren. Seine Gedanken beginnen abzuschweifen, wandern wie wild umher. Er hat eine eigentümliche Empfindung im vorderen Teil des Kopfes, besonders in der **Stirn** und in den **Augen,** als würden diese in den Kopf **hineingedrückt;** es kann auch ein Gefühl auftreten, der vordere Teil des Gehirns stecke fest und sei daher am Denken gehindert, und so **reibt er sich** die ganze Zeit **die Stirn,** als könne er auf diese Weise sein Gehirn wieder in Gang bringen. Er möchte etwas sagen und hat es im selben Moment wieder vergessen. **Gedankenschwund;** die Gedanken verwirren sich. Dieser Zustand ist der Beginn einer Hirnerweichung; die Alzheimersche Krankheit entwickelt sich mit großer Rasanz. Schließlich kommt der Wunsch zu sterben auf, weil es nichts mehr zu geben scheint, wofür es sich noch zu leben lohnt.

Akute Zustände

Charakteristisch für eher akute Geisteszustände von Baptisia können folgende Symptome sein: Der Patient wird sehr unruhig, reibt sich ständig die Hände; pausenloser Bewegungsdrang; liegt im Bett und rollt den Kopf von einer Seite zur anderen. Verwirrung über seine Identität; täuscht sich in Bezug auf diese. Hat das Gefühl, keine Luft zu bekommen. „Sie greift sich an die Brust, als ob sie sie aufreißen wollte; sie verhält sich, als liege sie im Sterben. ‚Ich ersticke, ich sterbe, wenn ich nicht mehr Luft kriege' "; wenn dann die Fenster geöffnet werden, scheint es ihr besser zu gehen.

Angstneurosen betreffen oft die **Gesundheit** und hier vor allem **das Herz.** Beispielsweise können Baptisia-Patienten Angst davor haben, dass ihr Herz aussetzen und zu schlagen aufhören werde oder dass es bereits ausgesetzt habe; diese Angst kann überwältigend groß werden und die Form einer Furcht annehmen, eine **unheilbare Herzkrankheit** zu haben. Der Betreffende kann es nicht ertragen, irgendwelche Gespräche über Krankheiten und besonders Herzkrankheiten mitzubekommen, weil diese ihn innerlich ganz wild machen. Das ist nicht die „logische Furcht" von PHOSPHORUS, wo der Patient, sobald er von einer Krankheit hört, gleich befürchtet, er könnte die gleiche Krankheit haben bzw. sich zuziehen – beim Baptisia-Patienten könnte man vielmehr von einer „verwirrten Furcht" sprechen, von einem furchterfüllten Verwirrungszustand, der den Patienten überfällt und logisches Denken gar nicht zulässt. Dann kommt Verzweiflung an der Genesung auf: es werde ihm nie mehr besser gehen, er könne nicht wieder gesund werden, er werde sicherlich bald sterben. Unruhe und Nervosität sind nachts, in der Dunkelheit, besonders schlimm; er wirft sich im Bett herum. Denken an seine Beschwerden verschlechtert seinen Gemütszustand. Er spürt, wie Gedächtnis und Verstand nachlassen, und die Angst wird immer größer.

Es entwickelt sich Traurigkeit, tiefe Depression, die schließlich in völlige Gleichgültigkeit mündet: apathisch, ohne jegliche Gefühlsregung, will nicht mehr weiterleben, alles ist ihm egal, er kümmert sich um gar nichts mehr. In diesem Stadium, das PHOSPHORICUM ACIDUM ähnelt, kann man von einem totalen Verlust der seelischen Empfindungsfähigkeit sprechen.

Zunächst soll noch einmal Kent zu Wort kommen, dieser brillante Schilderer des akuten Baptisia-Bildes, der offensichtlich unzählige Typhusfälle gesehen und behandelt hat: „All seine akuten Krankheiten und Beschwerden erwecken den Anschein von Zymosis (‚Gärung', Zersetzung, Sepsis) – wie bei Scharlach, Diphtherie, Typhus oder gangränösen Zuständen. Ungewöhnlich ist dabei, dass es diesen sepsisähnlichen Zustand schneller hervorbringt als die meisten anderen Mittel; die zymotischen Beschwerden von ARSENICUM, PHOSPHORUS, RHUS TOXICODENDRON und Bryonia entwickeln sich wesentlich langsamer. Daher ist Baptisia öfter bei rasant sich entwickelnden typhusartigen Erkrankungen angezeigt, nicht so häufig dagegen bei den regulären Verlaufsformen des Typhus. Immer wenn eine Erkältung, eine Malaria, das Trinken von verseuchtem Wasser oder sonst eine zymotische bzw. septische Ursache jemanden ganz plötzlich, innerhalb weniger Tage ins Bett zwingt und nicht erst nach vier bis sechs Wochen, sollte man an Baptisia denken. Die ‚klassischen' Typhusformen entwickeln sich dagegen normalerweise langsamer.

Baptisia ist geeignet bei jenen hochakuten septischen Verläufen, wie sie z. B. beim Kindbettfieber oder bei Scharlach auftreten können. Das Einsetzen der Krankheit kann zunächst den Eindruck eines plötzlichen, heftigen Zusammenbruchs vermitteln, mit remittierendem Fieber. Doch daraus wird auf einmal eine Febris continua, und es entwickeln sich septische Symptome. So viel zur Art des Fortschreitens und zur „Geschwindigkeit" von Baptisia. Jedes Arzneimittel hat nämlich seine eigene Geschwindigkeit, und diese stellt ein wichtiges Merkmal desselben dar. Jedes Mittel muss auf seine zeitlichen Verläufe hin beobachtet werden – seine Geschwindigkeit, seine Periodizität, seine wellenförmige Bewegung. Und wir erfahren dies, indem wir genau auf die Symptome achten.

Nehmen Sie einen Menschen, der sich in einem Bergwerk, einem Sumpf oder Morast oder in der Kanalisation aufgehalten und dort Fäulnisgase eingeatmet hat. Er geht bereits mit einer Art Stupor ins Bett; von Anfang an fühlt er sich benommen: nicht allmählich, sondern ganz plötzlich wird er krank, ist benommen und vollkommen kraftlos. Sein Gesicht ist fleckig. Auf den Zähnen bilden sich viel früher Sordes, als man es bei einem regulären Typhus erwarten würde, und auch der Bauch ist deutlich früher aufgetrieben. Wer derartige Fälle schon oft gesehen und seine Beobachtungsgabe an ihnen geschult hat, dem ist bekannt, dass diese Symptome für gewöhnlich erst einige Tage später auftreten – bei Baptisia aber ist bereits am dritten Tag der Bauch aufgetrieben, der Mund blutet, die Mundhöhle ist von Fäulnis befallen. Der Kranke riecht entsetzlich, er ist bereits ausgesprochen delirant – auch dies würde normalerweise erst zu einem viel späteren Typhusstadium passen. Zusammenfassend kann man festhalten: rasch fortschreitender Krankheitsverlauf; große Rasanz; der Kranke geht einem schnellen Ende entgegen.

Die Entkräftung nimmt ungewöhnlich rasch zu; die Verschlimmerung geschieht nicht allmählich, über Tage und Wochen hinweg. Er verfällt in Stupor. Weckt man ihn aus diesem Zustand auf, so gerät er ins Delirium. Dabei spielt es keine Rolle, ob es sich um Scharlach, Typhus, septisches Wundfieber, Kindbettfieber oder was auch immer handelt. Wenn man den fiebernden Kranken anschaut, anspricht, herumdreht, wachrüttelt und ihm zu verstehen gibt, dass man mit ihm sprechen möchte – was sich als sehr schwierig herausstellt –, dann erscheint er einem wie ein Volltrunkener. Dieser Eindruck drängt sich in einem Baptisia-Fall meist als allererstes auf. Das Gesicht wirkt wie berauscht, es ist aufgedunsen, dunkelrot und fleckig. Blut sickert aus dem Mund. Jeder weiß, wie ein Alkoholiker aussieht, und genau so kann man sich den Anblick vorstellen, den ein Baptisia-Patient bietet …

Alle Absonderungen des Kranken sind putride, von aashaftem, stechendem, durchdringendem Geruch. Wenn er schwitzt, ist der Schweiß sauer, übelriechend. Auch wenn kein Schweiß produziert wird, verströmt der Kranke einen unbeschreiblichen Körpergeruch. Dieser Geruch ist so penetrant, dass er das ganze Haus erfüllt, wenn die Zimmertür offensteht. Der Stuhl riecht wie verwest, so durchdringend, dass man es schon beim Betreten des Hauses wahrnimmt."

Allgemeinsymptome und Keynotes

- **Fühlt sich am ganzen Körper krank.**
- **Muskeln sehr wundschmerzhaft, das Bett scheint zu hart.**
- **Verlust der Empfindungsfähigkeit.**
- **Benommenheit und Verwirrung des Geistes.**
- **Entkräftung.**
- **Absonderungen und Ausdünstungen übelriechend: Atem, Stuhl, Urin, Schweiß.**
- **Entzündungen und Geschwürbildung im wesentlichen schmerzlos.**
- **Schleimhäute färben sich leicht dunkel.**
- Fälle von krampfartiger Kontraktion der Speiseröhre mit Regurgitation des Gegessenen konnten mit Baptisia geheilt werden.
- Hale nennt es ein Spezifikum bei drohender Fehlgeburt durch Depressionen oder durch seelischen Schock wegen schlechter Nachrichten.
- Die **Schleimhäute** neigen zu Ulzerationen und **färben sich dunkel.**
- Krankhafte Reizbarkeit des Nervensystems, die am Einschlafen hindert.
- Unruhig, unbehaglich, konnte sich auf nichts konzentrieren; ständiger Bewegungsdrang von einem Ort zum anderen.
- Große Erschöpfung und Unruhe, ist aber zu schwach, um sich zu bewegen.

- Großes Schwächegefühl mit Zittern, Muskelschmerzen. Dumpfes Schweregefühl im ganzen Körper, Mattigkeit und Schwäche; allem gegenüber gleichgültig. Große Mattigkeit; möchte sich hinlegen. Fühlt sich schwach und zittrig, wie nach schwerer Krankheit. Schwindel und Schwächegefühl am ganzen Körper, besonders in den Beinen; weiche Knie. Schwach und matt, wund und zerschlagen, besonders Arme und Waden schmerzen beim Treppabgehen. Fühlt sich schon nach kurzem Arbeiten schwach und erschöpft; ermüdet schnell. Rutscht im Bett herunter; hat das Gefühl, er sacke weg. Ohnmachtsanwandlungen beim Aufstehen.
- Baptisia ähnelt RHUS TOXICODENDRON in seiner Tendenz zu Typhus, ist aber erschöpfter und weist typischerweise Schläfrigkeit, Benommenheit und Aussehen wie betrunken auf, nicht die unruhige Reizbarkeit von rhus. Hals und Rachen sind dunkelrot, mit dunklen, fauligen Geschwüren, aber auffallend schmerzlos, bei sehr übelriechenden Absonderungen und Ausdünstungen.
- Lähmung der ganzen linken Körperhälfte; Hand und Arm völlig taub und kraftlos; Fuß und Bein kribbeln und lassen sich kaum bewegen.
- Einige **Keynotes,** die auf Baptisia hinweisen können:
  - Gefühl, als würden die **Stirn oder die Augen oder beides nach innen gedrückt.**
  - Neigung, sich ständig die Stirn zu reiben.
  - Gefühl, als sei die **Zunge verbrüht.**

Lokalsymptome

Kopf Dumpfes **Schweregefühl im Kopf,** mit Schläfrigkeit und schweren Augenlidern.

Der Kopf ist so schwer, dass er meint, sich nicht aufsetzen zu können; Tag und Nacht Kopfschmerzen, die ihn ganz **wild** machen (MEDORRHINUM), schlimmer durch Geräusche.

Der Kopf fühlt sich wie zu groß und schwer an, mit Taubheitsgefühl in Kopf und Gesicht.

Gefühl, als schwelle der Kopf langsam an und werde immer größer.

Ein Wundheitsgefühl wie **zerschlagen, das im Gehirn zu sitzen scheint.** Dumpfes Zerschlagenheitsgefühl im Hinterkopf.

Die Halsmuskeln sind müde, können den Kopf in keiner Position bequem halten.

Gefühl, als werde die Haut der Stirn **stramm nach hinten gezogen,** zum Hinterkopf hin; als werde die **Stirn in den Kopf hineingedrückt.** Gefühl wie von einem Band um die Stirn.

Gefühl, als würde der obere Teil des Kopfes wegfliegen.

Scharfe Schmerzen rechts und links in den Schläfen, in Anfällen kommend.

Augen **Kann kein Licht ertragen;** die **Augen brennen,** tränen aber nicht. Gelegentlich Delirium mit Sehstörungen. Gefühl, **als würden die Augen in den Kopf hineingedrückt;** die Augäpfel fühlen sich wund an, dabei massive Sehstörungen: kann Gegenstände nicht auf Anhieb fixieren, alles scheint sich zu bewegen.

Einen Augenblick lang großes Schwächegefühl im linken Auge, gefolgt von Stichen im oberen Augenlid. Stiche im rechten Auge; auch im linken, wie von Nadeln.

Augäpfel wundschmerzhaft; wund und lahm bei Bewegung. Blutgefäße der Augen kongestioniert; die Augen sehen rot, entzündet aus. Gefühl von Lähmung der Lider; kann die Augen kaum offenhalten.

Ohren Brausen in den Ohren bei Verwirrtheit des Geistes. Delirium mit fast vollständiger Taubheit. Hitzegefühl und Brennen der Ohren, die bei Berührung jedoch kalt sind. Wundheitsschmerz im rechten Ohr, zieht den Hals hinunter. Schmerz unter dem linken Ohr, etwa auf halbem Wege zwischen dem Warzenfortsatz und dem Unterkieferwinkel. Leichter Schmerz in der linken Ohrspeicheldrüse.

Nase Bildet sich ein, es rieche nach verbrannten Federn. Großes Vollheitsgefühl, ödematöses Anschwellen der betroffenen Teile, besonders der Choanen (bei Diphtherie).

Heftige Schmerzen ziehen die Nase entlang. Verstopfte Nase, wie bei einer schweren Erkältung. Dicke Schleimabsonderung aus der Nase. Katarrh, dumpfer Schmerz an der Nasenwurzel. Unangenehmes Gefühl an der Nasenwurzel, als wäre beim Trinken Wasser durch die Choanen gelangt. Epistaxis und Sickern dunklen Blutes aus der Nase (bei Typhus).

Gesicht Ängstliches, erschrockenes Aussehen. Gesicht dunkelrot, wirkt wie das eines Trunkenen; dunkel verfärbt, erhitzt; heiß und merklich gerötet; Nasenbluten. Brennende Hitze im Gesicht, mit geröteten Wangen. Kritischer Schweiß auf der Stirn und im Gesicht (bei Typhus). Brennen und Prickeln in der linken Gesichts- und Kopfseite. Gefühl von Taubheit im Gesicht und im ganzen Kopf. Starrheit in den Kiefermuskeln, das Öffnen des Mundes verhindernd. Der Unterkiefer hängt herab. Aufgesprungene Lippen.

Mund Wichtig ist hier die allgemeine Feststellung, dass trotz der Neigung zu extrem übelriechender Geschwürbildung nur **wenig Schmerzen** auftreten.

- Putride Geschwürbildung in der Mundhöhle, mit Speichelfluss; voll ausgebildete Geschwüre, aber nur geringer Schmerz.
- Geschwüre: fötide; gangränös; **schmerzlos.**
- Übler Mundgeruch.

Ekelhafter Mundgeschmack mit Speichelfluss; fauler oder bitterer, Übelkeit erregender Mundgeschmack. Speichel ziemlich reichlich, etwas zähflüssig, schal schmeckend. Gaumendach geschwollen und taub.

Die Zunge ist geschwollen, dick, stört beim Sprechen. Zunge steif und trocken wie Leder. Schmerz in der Zungenwurzel beim Schlucken. Zunge weiß belegt, mit roten, geschwollenen Papillen; später in der Mitte gelblichbraun belegt, Ränder rot und glänzend. Weißer, gelber oder gelblich-brauner Belag auf der Zunge, mit Gefühl **wie verbrannt** oder **verbrüht.** Zunge hat ein gelbes Zentrum oder ist gelblichbraun belegt, trocken. Zunge aufgesprungen, wund, geschwürig. Die Zunge zittert, wenn sie herausgestreckt wird. Sordes an Zähnen und Lippen. Aphthen. Zahnfleisch **dunkelrot.**

Hals Auch im Hals verlaufen selbst schwere Entzündungen viel **weniger schmerzhaft, als man erwarten würde. Schmerzlose** Halsentzündung. Rachen dunkelrot; dunkle, faulige Geschwüre; Mandeln und Ohrspeicheldrüsen geschwollen; überraschend wenig Schmerzen. Tonsillen und weicher Gaumen stark gerötet; geschwollen, mit ständiger Schluckneigung; nicht schmerzhaft.

Das Zäpfchen ist verlängert. Tiefrote Verfärbung der Tonsillen und des Zäpfchens.

Ein Zusammenschnürungsgefühl im Hals löst häufige Schluckversuche aus. **Häufiges Verlangen zu schlucken,** dadurch Schmerzen in der Zungenwurzel; Hals tut weh, fühlt sich an wie zusammengezogen.

Halsweh; Abneigung gegen frische Luft. Dunkle, putride, waschlederartige Pseudomembran auf der Rachenschleimhaut und den Mandeln.

Nervöse Krämpfe, später Lähmung der Speiseröhre. Die Speiseröhre fühlt sich von oben bis zum Magen herab wie **zusammengeschnürt** an; kann nur Flüssiges schlucken; die geringste Menge an fester Nahrung lässt ihn würgen. Kinder können nichts Festes schlucken; schon beim kleinsten Bissen fester Nahrung fangen sie an zu würgen, sodass sie außer Milch nichts zu sich nehmen können; dünner, wässriger, stinkender Durchfall Tag und Nacht. Brennen und Hitze im Rachen, wie durch Sodbrennen, in die Ohren hinaufziehend; schlimmer durch Aufstoßen, welches einen Schmerz verursacht, der bis in die Brust zieht und dort ein Schwächegefühl auslöst. Sehr viel zähflüssiger Schleim, der weder geschluckt noch ausgehustet werden kann. Der Larynx ist sehr empfindlich gegenüber Berührung, tut beim Schlucken oder Sprechen weh.

Halsmuskeln so müde, dass sie den Kopf in keiner Position bequem halten können.

Atmung, Brust, Herz Heiserkeit, kann sich nur mit größter Anstrengung verständlich machen. Aphonie.

Empfindung einer Last und Beklemmung in der Präkordialgegend, mit dem Gefühl, nicht richtig atmen zu können; nachmittags. Asthmatische Beklemmung der Brust, mit häufigem Gähnen; schlimmer durch Bewegung, besser nach Ruhen. Brustbeklemmung mit scharfen Schmerzen bei langen Atemzügen. Schnarchende Atmung. Fötider Atem.

Katarrhalische Pneumonie; Husten, Nachtschweiß und Durchfall. Atembeklemmung, Husten, die rechte Lunge tut weh, Niesen; um 18 Uhr. Der Prüfer erwachte mit starken Atembeschwerden; die Lungen fühlten sich eng an, wie zusammengepresst; **konnte nicht tief durchatmen;** musste das Fenster öffnen und sein Gesicht der frischen Luft aussetzen; brennende Hitze der gesamten Körperoberfläche; trockene Zunge; stärkerer und schnellerer Herzschlag; eigentümliches Gefühl von fiebriger Erregung des Gehirns, wie zu Beginn eines Fieberdelirs. Atembeschwerden nach dem Hinlegen, die schnell so groß wurden, dass der Prüfer aufstehen musste, weil er das bestimmte Gefühl hatte, Alpträume und Erstickungsanfälle zu bekommen, wenn er schlafen gehen würde; die Atembeschwerden schienen ihre Ursache in der Kraftlosigkeit der Lungen zu haben, nicht in einer Zusammenschnürung der Brust.

Dyspnoe, mit engem Husten. Husten durch Kitzel im Hals; Zäpfchen verlängert.

Einige Zeit anhaltender Schmerz in der rechten Lunge; links weniger stark, mit Wundheitsgefühl. Schmerz durch die linke Brust. Stiche im Brustbein beim Einatmen. Scharfer Schmerz im Zentrum des Brustbeins. Dumpfer, beklemmender Schmerz in der linken Brustseite am Ansatz des großen Musculus serratus; schlimmer beim Einatmen und bei Bewegung; Schmerzen in den Mittelhandknochen. Dumpfe, schwere Schmerzen etwa da, wo der kleine Brustmuskel ansetzt, ungefähr zehn Minuten lang andauernd und gefolgt von einem Gefühl wie zerschlagen. Stumpfe Stiche in der linken Brustwarze.

Das Herz pocht so stark, dass man es deutlich hören kann. Empfindung, Stärke und Häufigkeit des Herzschlags seien massiv gesteigert; die Herzschläge scheinen die ganze Brust zu füllen. Puls erst beschleunigt, dann langsam, schwach, häufig nicht mehr tastbar. Puls schneller oder langsamer als im gesunden Zustand.

Magen Appetitlosigkeit. Ständiges Verlangen nach Wasser, mit Übelkeit und Appetitmangel. Alle Symptome schlimmer durch Bier.

Magendrücken, mit Aufstoßen großer Mengen Luft. Übelkeit mit Aufstoßen, gefolgt von schmerzhaftem Erbrechen. Gefühl, als müsste er erbrechen, aber ohne Übelkeit, mit heftigem schießendem Schmerz in der linken Niere und links vom Nabel. Flaues Schwächegefühl im Magen und häufige Ohnmachtsanfälle; Zunge morgens braun, trocken (bei Dyspepsie nach Typhus). Alle paar Minuten heftige Schmerzen in der Gegend der Kardia.

Abdomen Dumpfer Schmerz in der Magengrube, Zusammenschnüren des Zwerchfells. Nachts häufig Schmerzen in der Gegend des Epigastriums; schlimmer, wenn er sich umdreht, wozu er sich jedoch dauernd genötigt sieht. Ständiger Schmerz im Magen und in der Leber, mit heftigen, schießenden Schmerzen im Bauch; schlimmer beim Gehen; schweres Drücken in Magen und Leber, mit großem Hitzegefühl dort. Leberschmerzen ziehen zur Gallenblase; kann fast nicht gehen, weil dann die Gallenblase so heftig schmerzt.

Ständiges schmerzhaftes Unwohlsein im Magen und in der Nabelgegend, besonders in der Gallenblasengegend tut es sehr weh; der Schmerz strahlt zur Wirbelsäule aus; durch Bewegung sehr verschlimmert. Schmerz in der Lebergegend beim Treppensteigen. Schmerz in der Milzregion, dabei schießen Schmerzen durch den Körper, besonders in Handwurzel, Mittelhand und Fingerglieder. Heftige Kolik in der Nabelgegend und in den Hypochondrien, alle paar Sekunden wiederkehrend, mit Kollern. Ständiger dumpfer Schmerz in der **Nabelgegend, schlimmer bei tiefem Einatmen.**

Auftreibung des Bauches; Völlegefühl; Blähungen, Kollern, mit dem Gefühl, Erbrechen würde Linderung bringen; breiige Stühle.

Rechte Iliakalregion sehr empfindlich. Bauchmuskeln **druckschmerzhaft,** mit scharfem, intermittierendem Schmerz. Empfindlichkeit der Bauchmuskulatur bei Blähungen. Schneiden in den Gedärmen, kurzzeitig gebessert durch Abgang von Winden, welche wiederum ein Brennen am Anus verursachen. Heftiger Schmerz in der linken Leiste; schlimmer durch Gehen; besser in Ruhe, kommt aber bei Bewegung wieder. Starke Schwellung der linken Leistenlymphknoten; schmerzhaft beim Gehen.

Rektum und Stuhl Die Stühle sind meist dunkel, **stinkend,** schleimig, blutig. Stühle aus reinem Blut oder aus blutigem Schleim. Dunkelbraune schleimige und blutige Stühle; braun belegte Zunge. Weicher, breiartiger Stuhl, mit großen Mengen Schleim, aber ohne Schmerzen.

Durchfall, der Darm schmerzt und ist wund. Stinkende, schwächende, erschöpfende Diarrhö, wundmachend. Dünner, wässriger, **übelriechender** Durchfall, Tag und Nacht; das Kind kann nur Milch schlucken; feste Speisen führen sofort zum Würgen. Aphthöse Diarrhö; kleine aphthöse Flecken am inneren Rand des Anus.

Sehr kleiner, schwer herauszubringender Stuhl, der wie Schafdung aussieht; Schmerzen vor und

Schwäche nach dem Stuhlgang. Verstopfung und Durchfall; Stühle dunkel und mit Blut durchzogen (bei Diphtherie). Vor dem Stuhlgang: schwere Kolik, mehr im Hypogastrium.

Harnorgane Stiche in der rechten oder linken Nierengegend.

Harn dunkelrot und nicht sehr reichlich. Hellgrüner Urin. Harn alkalisch, übelriechend.

Häufiges Wasserlassen mit viel Schmerz, wie Feuer brennend. Mit dem Harn geht roter „Sand" ab, der sich sofort am Boden des Uringefäßes absetzt. Nachts vermehrter Harnabgang.

Weibliche Genitalien Fehlgeburt durch **schlechte Nachrichten, durch Gefühlsregungen,** durch schleichendes Fieber, durch Nachtwachen. Neigung zu Fehlgeburten; drohende Fehlgeburt.

Menses schokoladenbraun und sehr übelriechend. Menses zu früh und zu stark. Metrorrhagie. Dysmenorrhö.

Lochien beißend, stinkend; große Erschöpfung. Kindbettfieber, mit typhusähnlichen Symptomen.

Männliche Genitalien Dumpfes Ziehen in der rechten Leiste und im rechten Hoden, außerdem in den Unterschenkeln und den Kniegelenken. Orchitis; kann nicht schlafen, weil er das Gefühl hat, sein Körper sei über das ganze Bett verstreut. Drückender Schmerz im linken Hoden, als wäre er gequetscht worden; Krämpfe in den Hoden wie gequetscht.

Rücken Die **Nackenmuskeln sind steif,** lahm. Rücken und Hüften sind sehr steif und schmerzen heftig.

Schmerz unter dem rechten Schulterblatt; besser bei Bewegung. Dumpfer Schmerz mit Schweregefühl in der Lumbalregion, viel schlimmer beim Gehen. Dumpfer Kreuzschmerz, eine Mischung aus Wundheitsschmerz (wie durch Druck) und Müdigkeitsgefühl (wie von langem Bücken); zog bald um die Hüften herum und das rechte Bein hinunter.

Gefühl, als läge er auf einem Brett; wechselt oft die Lage, **weil das Bett sich so hart anfühlt;** am schlimmsten in der Sakralregion.

Rheumatische Schmerzen in den Rückenmuskeln, gefolgt von Brennen. Schmerzen im rechten Musculus subscapularis; schlimmer beim Bewegen des Armes; besser durch Drücken des schmerzenden Teils gegen etwas Hartes.

Extremitäten Gliederschmerzen; Hitze und Brennen der Beine, so heftig, dass er fast die ganze Nacht nicht schlafen konnte. Ziehen in Armen und Beinen. Schmerzen von den Fingerspitzen bis zu den Zehen. Zerschlagenheitsgefühl in den Gliedern bei Fieberfrost.

Lähmung der ganzen linken Körperhälfte; Hand und Arm völlig taub und kraftlos; Fuß und Bein kribbeln und lassen sich kaum bewegen.

Rheumatische Schmerzen, stechend oder „stoßend" („thrusts"): in Schulter, Ellbogen, Ulna, Radius, Handgelenk, Handwurzel- und Mittelhandknochen (tief in den Knochen), Phalangen, Oberschenkelmuskulatur, Knie, Schienbein, Fersenbein.

Heftiger Schmerz im linken Schultergelenk, der ein unangenehmes Übelkeitsgefühl im Magen verursacht; schießende Schmerzen in verschiedenen Körperteilen; schlimmer in Ruhe und wenn er daran denkt. Fühlt sich wund und steif um Schultern und Brust herum.

Der Prüfer empfand einen Schmerz im rechten Ellbogen, der eine solche Schwäche in Arm und Hand auslöste, dass er kaum den Stift halten konnte, mit dem er dieses Symptom niederschreiben wollte. Schmerz, der die Knochen des linken Unterarms hinauf- und wieder herabläuft. Taubheit der Hand und des Unterarms, links, mit Kribbeln, schlimmer durch Bewegung; scharfe, schießende Schmerzen durch die Finger.

Vergrößerungsgefühl der Hände, mit Zittrigkeit; dabei ein seltsames Schaudern durch Hände und Füße, als wollten sie einschlafen. Reißender Schmerz in der linken Handfläche, mit schießenden Schmerzen in verschiedenen Körperteilen. Scharfe Stiche unter dem linken Daumennagel, die nur einige Minuten andauern, nach kurzer Zeit aber unverändert wiederkehren.

Schwächegefühl in den Beinen, schwankender Gang. Die Vorderseiten der Oberschenkel tun weh; schlimmer, wenn er eine Weile gesessen hat. Ziehen in den Hüften und Waden. Heftiger Schmerz in der Außenseite des linken Knies, der in die Fibula herabzieht. Dumpfer Schmerz in der rechten Kniescheibe und den rechten Fußwurzelknochen. Wadenkrämpfe, immer wenn er die Beine bewegt. Linker Fuß taub, mit Kribbeln. Brennen oben auf dem rechten Fuß, von den Zehen zum Fußrücken. Reißende Schmerzen im Fersenbein des rechten Fußes, ungefähr eine Minute lang. Schmerzen im ersten Glied des rechten großen Zehs, als ob an den darauf wachsenden Haaren stetig gezogen würde; schlimmer in Ruhe, besser bei Bewegung; nach etwas Bewegung fühlt sich der Zeh heiß an und der Schmerz hört auf, aber sobald man den Zeh wieder stillhält, verschwindet die Hitze, und es tut wieder weh.

Schlaf Träumt von harter Arbeit im tiefen Schnee, ganz erhitzt durch die Anstrengung; schließlich erstickt er im Schnee.

Liegt zusammengerollt wie ein Hund. Extreme Schläfrigkeit. Fühlt sich schläfrig, benommen, müde; neigt dazu, die Augen halb zu schließen. Fühlt sich schläfrig; legt sich hin, um zu dösen, aber bald zucken die Beine plötzlich zusammen, als sei er erschreckt worden. Fühlte sich schläfrig; als er auf einem Stuhl saß, die Arme auf dem Tisch, den Kopf auf die Arme gelegt (dösend, aber bei Bewusstsein), hatte er ein Gefühl, als berühre ihn jemand ganz sanft an beiden Seiten; danach fehlte ihm die Kraft, sich aufzurichten, er war völlig hilflos, obwohl er es mehrmals versuchte; nach kurzer Zeit hatte er einen ähnlichen Anfall, der ungefähr genauso lang dauerte, aber schwerer war; danach fühlte er sich noch einige Zeit schwach.

Deliröser Stupor; während er eine Frage beantwortet oder während man mit ihm spricht, schläft er ein. Liegt da wie im Koma, als liege sie im Sterben.

Schlief gut bis gegen 3 Uhr morgens, war dann bis zum Morgen unruhig und wälzte sich herum. Unruhig, findet keinen ruhigen Schlaf, will aufstehen und zugleich auch nicht. Unruhiger Schlaf: gestört durch erschreckende Träume; Alpträume; häufiges Erwachen; kann sich an die Träume nicht erinnern; ist müde, als habe er nicht genug Schlaf bekommen; heftig nagender Magenschmerz; Schmerzen in den Händen. Er kann nicht schlafen; als ob der Kopf oder der ganze Körper im Bett verstreut wäre; wühlt herum, um die Teile zusammenzusuchen.

Will aus dem Bett heraus. Schlaflosigkeit, die Gedanken wandern. Nächtliche deliröse Schlafstörungen, die von bloßer Unruhe und Schlaflosigkeit bis zu voll ausgeprägtem Delirium reichen können. Allgemeine Verschlimmerung beim Erwachen: Atembeschwerden; Hitzewallungen; Schmerzen der Körperteile, auf denen er gelegen hat.

Fieber und Frost Schaudern mit vorhergehendem Schwächegefühl. Frösteln den ganzen Tag, Fieber nachts; rheumatische Schmerzen, am ganzen Körper wund; Mund und **Zunge sehr trocken.** Fröstelt, wenn er an die frische Luft geht; Fröste über den Rücken und die Beine; abends. Frostschauer über den Rücken, wenn er am Feuer sitzt.

Frösteln abwechselnd mit Fieberhitze. Fieber folgt auf Frost, mit heftigen Muskelschmerzen.

- Die ganze Körperoberfläche ist heiß und trocken, mit gelegentlichen Frostschauern, vor allem den Rücken auf und ab. Die Extremitäten fühlen sich heiß an, außer den Füßen; diese sind kalt.
- Hitzewellen vom Kreuz aus in alle Richtungen; dumpfer, schwerer Schmerz, große Erschöpfung. Erwacht um 3 Uhr morgens mit Hitzewallungen und dem Gefühl, ihm würde der Schweiß ausbrechen. Allgemeines Hitzegefühl und Unwohlsein. Fliegende Hitze im Gesicht.
- Nächtliches Hitzegefühl; Brennen in den Beinen ist so stark, dass es fast die ganze Nacht am Schlafen hindert.
- Unangenehmes Brennen auf der ganzen Körperoberfläche, vor allem im Gesicht; musste sich eine kühlere Stelle des Bettes suchen und schließlich aufstehen, das Fenster öffnen und Gesicht und Hände waschen.
- Leichte Hitzewallungen am ganzen Körper, danach geringes Schwitzen.
- Häufiges Schwitzen. Fötider Schweiß. Baptisia löst Schweißausbrüche aus und lindert sie; kritischer Schweiß auf der Stirn und im Gesicht (bei Typhus). Blut drängt zur Körperoberfläche, starkes Schwitzen.
- Fröste, Fieber und Schweiß jeden zweiten Nachmittag.
- Fieberfälle mit eigentümlichem Delirium: geistige Stumpfheit und Empfindlichkeit am Bauch.
- Fieber, Delirium, Kopfschmerz, Rücken- und Gliederschmerzen (vgl. RHUS TOXICODENDRON).
- Frühstadien: weiß belegte Zunge mit roten Rändern; oder braun bzw. gelbbraun in der Mitte; bitterer oder schaler Mundgeschmack; kann Speisen nicht verdauen; häufige, gelbe, pappige

Stühle; Kollern, leichte Empfindlichkeit in der rechten Fossa iliaca; beschleunigter Puls; Neigung zu steigendem Fieber; die Körperteile, auf denen er liegt, sind wund.

- Typhus und typhusähnliche Erkrankungen, mit Fäulnistendenz.
- Fieber nach Entbindungen auf See, bei schlechter Ernährung und Pflege.
- Zu **Beginn** einer **Typhuserkrankung,** wenn die sogenannten nervösen Symptome überwiegen.
- Zerebrale Fieberformen, vor allem bei extremer Schläfrigkeit, Delirium, Gedankenverwirrung, betäubendem Kopfschmerz; unruhiger Schlaf, Empfindung, als sei der Kopf überallhin verstreut; erschreckende Träume; große Schwäche und nervöse Erschöpfung.
- Typhoide und zerebrale Fieberformen: Delirium, Schläfrigkeit, Verwirrung, antwortet nur **langsam oder schläft dabei ein;** Erethismus; versucht, aus dem Bett zu gelangen; schlaflos, weil sie „ihre Einzelteile nicht zusammenbekommt"; als sei der Kopf überallhin verstreut, sie wühlt herum, um die Teile zusammenzusuchen; Gefühl, als existiere ein zweites Ich außerhalb des Körpers; gleichgültig; Delirium, Stupor; Sordes auf den Zähnen; **Gesicht dunkel, sieht aus wie berauscht; dumpfes Hören;** Epistaxis; unwillkürlicher, spärlicher Stuhl; Atembeschwerden; das Fieber steigt jeden Nachmittag.
- „Kennzeichnend für das Baptisia-Fieber sind Frösteln und große Unruhe; dem folgen Stirnkopfschmerz mit Vollheitsgefühl, trockene Hitze der Haut, gesteigerter Puls und eine erregte Herztätigkeit; der Patient nähert sich dem Delirium, ist nach 2 Uhr nachts schlaflos. Am bemerkenswertesten sind jedoch die außerordentlichen Schmerzen in den Rückenmuskeln, die vom Nacken bis zum Kreuz gehen und von einer solchen Empfindlichkeit des Rückens begleitet sind, dass das gewöhnlich als weich und bequem erlebte Bett als zu hart empfunden wird; der Patient glaubt auf einem Brett zu liegen und wirft sich unruhig vor Schmerz hin und her, um eine erträgliche Lage zu finden, aber sowohl die Kopf- als auch die Rückenschmerzen werden durch Bewegung noch schlimmer." (*Monthly Homœopathic Review*, Bd. 25, S. 658)

Haut Brennende Hitze der gesamten Körperoberfläche, besonders im Gesicht.

Livide Flecken erschienen am ganzen Körper und den Gliedern, nicht erhaben, von unregelmäßiger Form, erbsen- bis bohnengroß, ohne jegliche subjektive Empfindung. Dicke Pusteln am Gaumenbogen, an den Tonsillen und am Zäpfchen; fötider Atem; Speichelfluss; Erschöpfung (bei Variola). Pocken: zusammenfließend, spät eintretender Ausschlag. Faulige, gangränöse, phagedänische syphilitische Geschwüre. Gangränö**se Geschwüre.** Aphthen. Wunde Brustwarzen.

Baryta carbonica

Essenzielle Merkmale

Wie alle Polychreste unserer Materia medica wird Baryta carbonica bei jeder Altersgruppe und bei einer großen Spannweite von Krankheitszuständen angewandt. Interessanterweise haben jedoch die Klassiker der Homöopathie (etwa Kent) die Beobachtung gemacht, dass meistens entweder sehr junge oder sehr alte Leute diese Arznei benötigen – und dass die Gruppe der bejahrten Baryta-carbonica-Patienten im Allgemeinen aus Menschen besteht, die in ihre „zweite Kindheit" zurückgefallen sind.

In der Tat hat sich Baryta carbonica als besonders nützlich erwiesen einerseits bei **alten Menschen,** die ein kindisches Verhalten entwickeln, andererseits bei Kindern, die weit hinter ihrem Alter zurückgeblieben sind. Dies schließt jedoch keineswegs seine Anwendung bei Patienten anderer Altersgruppen aus.

Unreife

Einige Autoren, z. B. Kent, haben zur Beschreibung des Baryta-carbonica-Zustands den Ausdruck „Zwergwuchs" (dwarfishness) benutzt, sowohl im wörtlichen als auch im übertragenen Sinn, und damit ist sicherlich ein wichtiger Aspekt des Mittels erfaßt, wie wir im folgenden sehen werden. Treffender scheint mir jedoch der Begriff der **Unreife** die Besonderheit dieses Zustands zu charakterisieren. Diese Unreife kann sich auf allen Ebenen zeigen: Die Patienten sind kleinwüchsig, oder **einzelne Organe,** z. B. Hoden, Penis, Gebärmutter, Kopf oder auch Zehen und Finger, **bleiben klein, halten in ihrer Entwicklung nicht Schritt mit dem allgemeinen Körperwachstum,** erreichen nicht die volle Reife. Ähnliches gilt für den Geist bzw. für **bestimmte geistige Fähigkeiten.** So kann etwa die Urteilskraft unterentwickelt sein, und/oder das Gedächtnis ist schwach, und/oder dem Patienten fällt es sehr schwer, komplexe Ideenverbindungen und Assoziationen herzustellen.

Die innere Haltung dieser Menschen ist dadurch geprägt, dass sie am liebsten zu Hause, im Schutze ihrer Familie bleiben möchten, ohne dass jemand Forderungen an sie stellt, ohne dass sie Verantwortung übernehmen müssen. Diese Vorstellung kann ihnen selbst zu schaffen machen, aber sie drängt sich ihnen auf, ob sie wollen oder nicht.

Natürlich wird sich solch eine Einstellung nur bei den Menschen unmittelbar in die Realität umsetzen, die sich das erlauben können. Wenn der Baryta-carbonica-Mensch aus dem Haus gehen und arbeiten muss, um seinen Lebensunterhalt zu verdienen, wird er ein anderes Verhalten an den Tag legen – doch auch dann steht er unter ungeheurem innerem Druck, und diesem Druck liegt im wesentlichen die beschriebene zentrale Idee zugrunde. Vorzugsweise nimmt er Stellen an, die wenig oder keine Verantwortung mit sich bringen. An seinem Arbeitsplatz bleibt er unauffällig und wird kaum bemerkt, obwohl er allgemein beliebt ist, weil er sich praktisch nie über Vorgesetzte oder Kollegen beschwert oder mit ihnen Streit hat.

Zu einer solchen Furcht vor Verantwortung passt auch, dass die Baryta-carbonica-Frau **keine Kinder haben will.**

Der bloße Gedanke daran, die Verantwortung für ein Kind übernehmen zu müssen, ist ihr vollkommen unerträglich, weil sie sich selbst als das Baby in der Familie fühlt und kein anderes neben sich akzeptieren will. Und so hat sie panische Angst davor, schwanger zu werden – sogar von Liebesspielen ohne Koitus, ohne jeglichen Kontakt der Geschlechtsorgane. Für eine erwachsene Frau ist das eine gänzlich irrationale Vorstellung, aber die Furcht hat sie trotzdem. Bei Hering heisst es: „Wahnsinn bei einer Schwangeren, … will immer aus dem Hause", doch die tiefere Bedeutung dieses Symptoms ist die Furcht davor, nun bald ein Kind zu bekommen und die damit verbundene Verantwortung übernehmen zu müssen – also so etwas wie eine Flucht vor der Schwangerschaft.

Verfolgt man die verschiedenen Baryta-carbonica-Stadien, so trifft man immer wieder auf das Thema der Unreife, das sich in vielen Variationen wiederholt. Natürlich handelt es sich um eine **Unreife relativ zum jeweiligen Lebensalter:** ein fünfjähriges Kind benimmt sich, als wäre es erst zwei oder drei; ein Dreißigjähriger legt Verhaltensweisen an den Tag, die eher zu einem Zwölf- oder Sechzehnjährigen passen würden usw.

Kent schreibt dazu: „Diese langsame Entwicklung zeigt sich z. B. bei Mädchen zwischen 18 und 25, die das gleiche tun, was sie als Kinder getan haben, die genauso reden wie in ihrer Kindheit … Sie sind nicht zur Frau geworden. Sie haben noch nicht die Umgangsformen und Verhaltensmuster einer erwachsenen Frau angenommen, und entsprechend fehlt es ihnen an Klugheit, Umsicht, Überblick; sie sagen etwas gerade so, wie es ein kleiner Junge oder ein kleines Mädchen tun würde. Das ist es, was ich mit ‚geistigem Zwergwuchs' (mental dwarfishness) meine."

Doch man sollte nicht erwarten, in einem realen Fall all diese Symptome kombiniert zu Gesicht zu bekommen. Ein Baryta-carbonica-Kind kann z. B. **einerseits** in gewisser Hinsicht **sehr intelligent** sein und Fortschritte zur Zufriedenheit seiner Lehrer machen, **andererseits** ist es vielleicht **unsicher,** wenn es in der Schule allein auf sich gestellt ist, und braucht die Gegenwart und Unterstützung seiner Familie, um sich wohl zu fühlen. Höchstwahrscheinlich wird es dann auch in seiner allgemeinen körperlichen Entwicklung oder in der Entwicklung einzelner Organe zurückgeblieben sein. Ist also eine Ebene des Organismus voll entwickelt, so zeigt sich die Unreife auf einer anderen.

Für völlig verfehlt halte ich daher die Auffassung, die Baryta-carbonica-Pathologie schließe eine wissenschaftliche Laufbahn grundsätzlich aus, weil sie Gedächtnis und Urteilskraft schwäche. Blicke ich auf die Patienten zurück, die ich selbst erfolgreich mit dieser Arznei behandelt habe, so bestand die größte Gruppe – neben den alten Menschen mit seniler Regression – aus jüngeren, gebildeten, studierten Leuten.

Es gibt Baryta-carbonica-Menschen, die mit außerordentlichem Fleiß und mit großer Hingabe Architekt, Rechtsanwalt, Arzt, Psychologe o. ä. geworden sind, denen es nach Beendigung ihres Studiums aber an der Neigung oder am Mut fehlt, sich ins Arbeitsleben zu wagen und in ihrem erlernten Beruf zu arbeiten bzw. sich selbstständig zu machen.

Unsicherheit, Schutz- und Anlehnungsbedürfnis

Die **emotionale Ebene** wird relativ am wenigsten und als letzte in Mitleidenschaft gezogen. Wenn sie affiziert ist, reduzieren sich die Emotionen auf ein Minimum. Der Betreffende kann nicht sagen, ob er jemanden liebt oder nicht, weil seine Gefühle einfach nicht stark genug sind, dass er sie bewusst wahrnehmen, erkennen und beschreiben könnte. Das einzige Gefühl, das er ganz eindeutig in sich wahrnimmt, ist sein **Schutzbedürfnis,** das man beinahe als universelles Symptom des Mittels bezeichnen kann.

Dieses Bedürfnis ist der Grund, warum sich eine Baryta-carbonica-Frau ganz und gar an ihren Ehemann klettet, wenn er ihr nur genug Schutz bietet – gleichgültig, ob sie ihn liebt und erotisch von ihm angezogen wird oder ob sie ihn nur erträgt. Für sie ist es das Wichtigste auf der Welt, sich in ihrer **Unsicherheit** beschützt zu fühlen, und wenn das gegeben ist, ist alles andere nur nebensächlich und lässt sich aushalten.

Es ist interessant, dass sich das **Anlehnungsbedürfnis** von Baryta carbonica häufig auch in ganz buchstäblicher und körperlicher Form äußert. Wenn die Patientin z. B. mit jemandem in der Stadt unterwegs ist, möchte sie sich auf ihren Begleiter stützen, er soll seinen Arm um sie legen.

Ist sie allein (ob nun auf der Straße oder in einem Gebäude), so kann ein Gefühl in ihr aufkommen, ihr werde sehr schwindlig werden, und dann sucht sie nach etwas zum Festhalten. Wegen dieses Schwindelgefühls empfindet sie oft eine Furcht vor Ohnmacht, die sich vor allem im Freien, auf der Straße, zur Panik steigern kann. Eine junge Frau hatte dieses Symptom in extremer Form: Sie fürchtete sich, aus dem Haus zu gehen, wenn es draußen nichts zum Festhalten für den Fall gab, dass ihr schwindlig würde. Baryta carbonica sollte in die Repertoriumsrubrik „**Furcht, ohnmächtig zu werden**" aufgenommen werden.

Die sexuellen Bedürfnisse der Baryta-carbonica-Frau sind recht unkompliziert und leicht zu befriedigen, solange sie sich nur sicher und beschützt fühlt. Kaum einmal wird eine verheiratete Frau, die dieses Mittel benötigt, eine außereheliche Beziehung eingehen – nicht nur, weil eine solche Affäre einen unerträglichen Zustand von Unsicherheit mit sich bringen könnte, sondern auch schon deshalb, weil sie sich niemals an jemanden binden würde, der ihr nicht gleich von vornherein dieses Gefühl von Behütetsein und Sicherheit vermitteln kann.

Es ist schon erstaunlich, welches Maß an Beleidigung und Unterdrückung sich solche Frauen von ihren Ehemännern gefallen lassen. Ihre Toleranzschwelle liegt so hoch, dass in vielen Fällen erst einmal fälschlich STAPHISAGRIA verschrieben wird.

„Weibliche Züge"

Ich möchte an dieser Stelle darauf hinweisen, dass nach meiner Erfahrung die überwältigende Mehrheit der Patienten, die Baryta carbonica benötigen, **weiblichen Geschlechts** ist. Wahrscheinlich wirkt Bariumkarbonat mehr auf den weiblichen als auf den männlichen Hormonhaushalt. Wir werden im folgenden sehen, dass dieses Mittel besonders das verstärkt und hervortreibt, was man im Allgemeinen die „weiblichen Züge" nennt. Selbst ein Junge ist so lieb und nett und friedlich, so wenig aggressiv, dass er fast mädchenhaft wirkt (was aber keineswegs als Hinweis auf eine homosexuelle Neigung gewertet werden darf!); doch es kann sich herausstellen, dass er, nachdem er seinen Zorn unterdrückt hat, ein Ventil braucht, um sich abzureagieren – er fängt an zu fluchen und zu schimpfen, wenn er allein ist. Dass Baryta-carbonica-Frauen während der Regel oft eine extreme Geschwätzigkeit entwickeln, könnte auf die gleiche Ventilfunktion zurückzuführen sein.

Weigerung, erwachsen zu werden

Es kommt vor, dass die Patientin im Anamnesegespräch selbst höchst nachdrücklich betont, **sie wolle nicht erwachsen werden, sie wolle ein Kind bleiben** – oder gar ein Baby im schützenden Schoß der Mutter. Die ganze Welt mit all ihren gesellschaftlichen Anforderungen ist so schwierig und kompliziert, dass sie sich zu Tode ängstigt; sie will nicht „in die Welt hinausgehen" und sich dem Lebenskampf stellen. Solche Frauen kommen sich wirklich wie Kinder in einer Welt von Erwachsenen vor, in der sie sich nicht zu schützen und zu verteidigen wissen.

Angst und Brüten

Daraus kann sich eine massive **Angstneurose** entwickeln, besonders dann, wenn die Frau von ihrer Familie oder von der Gesellschaft gedrängt wird, ihr sicheres Heim zu verlassen und „draußen in der Welt" selbstständig zu handeln. In einer solchen Situation kann es passieren, dass sie keine Nahrung mehr bei sich behalten oder nichts Festes schlucken kann; sie empfindet eine unermessliche und unerklärliche Furcht, weint dauernd, will zu Hause bleiben und beschützt werden. Ihre Einstellung zum Leben ist vollkommen negativ, sie **verweigert sich dem Leben, der natürlichen Entwicklung,** wie sie dem Menschen eigen ist und zukommt, und all das **ohne jeglichen einsichtigen Grund.**

Sie hat keine Lust auf Kino oder Parties, an Genuss oder Amusement irgendwelcher Art kann sie nicht einmal denken. **Zum Lachen ist sie nicht imstande,** vielmehr immer ernst, immer mit ihren Schwierigkeiten befasst, sie kann ihren Geist nicht aus deren Fesseln befreien. Als unbefangener Beobachter wird man sich oft fragen, wie sie es denn nur fertigbringt, kleine Problemchen so gewaltig aufzublähen, „aus der Mücke einen Elefanten zu machen". Es ist ein dynamischer Prozess: Je mehr ihr Geist sich einengt, desto größer erscheint ihr auch ihr Problem.

Und so sitzt sie brütend zu Hause in einer Ecke und kaut an den Nägeln. Wenn sie das Haus verlässt und nach draußen, ins Freie geht, gerät sie augenblicklich in einen Angstzustand. Auch nachts im Bett hat sie manchmal Angst, wird unruhig und will sich aufdecken. Meist treten solche Ängste plötzlich auf; sie können sich um Geschäftliches oder um häusliche Angelegenheiten drehen, um Verwandte oder Freunde.

Es ist bemerkenswert, dass im Leben solcher Menschen meist **keine großen Belastungen** zu erkennen sind, **die eine so massive Pathologie begründen könnten.** Im Allgemeinen scheint alles glatt und komplikationslos zu verlaufen, und die Patientin bestätigt das auch selbst – und trotzdem steigt diese schreckliche Angst in ihr auf. Wenn man sich eingehend mit einem solchen Fall auseinandersetzt, wird man herausfinden, dass die Angst nicht durch ein einzelnes, herausragendes kummervolles Erlebnis ausgelöst wurde, sondern vielmehr durch ein unausgesetztes **Gefühl von Unzulänglichkeit,** das das ganze Leben durchdringt und nun plötzlich, ausgelöst durch einen minimalen Stressfaktor, zum Ausbruch einer quälenden Angstneurose führt.

Differenzialdiagnose

Verschiedene Arten von Stress führen zu unterschiedlichen Symptomatologien, und für jedes dieser Bilder ist ein anderes, jeweils ganz bestimmtes Mittel angezeigt. Man kann sagen, dass jede Arznei ihre Art von Stress hat, für die sie ganz besonders empfänglich ist. Doch auch wenn der Auslöser gleich ist, können sich bei verschiedenen Mitteln ganz unterschiedliche Reaktionsmuster zeigen; die in der allopathischen Medizin verbreitete Meinung, dass der gleiche Typ von Belastung immer das gleiche Standard-Symptomenbild hervorruft, ist vom homöopathischen Standpunkt aus undifferenziert und grobschlächtig und damit falsch.

Vergleichen wir daher einmal die oben beschriebene Baryta-carbonica-Pathologie hinsichtlich des Auslösers sowie hinsichtlich der Antwort des Organismus mit anderen Arzneien.

- Beispielsweise reagiert ACONITUM besonders stark auf plötzlichen Schreck, ausgelöst durch eine kurzzeitige Bedrohung des eigenen Lebens.
- Dies lässt den den NATRIUM-MURIATICUM-Patienten eher kalt. Er reagiert äußerst empfindlich auf Enttäuschungen in seinem Liebesleben, besonders dann, wenn die Gefahr besteht, dass man ihn auslachen oder verspotten könnte. Von solcher Art Stress wiederum bleiben Baryta carbonica oder ACONITUM vollkommen unberührt.
- Geldprobleme und finanzieller Ruin haben die tiefsten Auswirkungen bei AURUM, PSORINUM oder BRYONIA, während IGNATIA oder NATRIUM MURIATICUM davon kaum tangiert werden.
- Ein ARSENICUM-Patient entwickelt in Stresssituationen Angst um seine Gesundheit, er befürchtet, an Krebs erkrankt zu sein, und hat schreckliche Angst vor dem Tod.
- Bei HYOSCYAMUS führt die gleiche Belastung zu einem ganz anderen Bild: der Patient spaltet seine Gefühle von sich ab, empfindet sich als emotional leer, wie abgestorben.

Es ist somit für den Homöopathen äußerst wichtig, die Art von Stress, die das jeweilige Krankheitsbild ausgelöst hat, und die spezifische Reaktionsweise des Organismus genau zu prüfen, wenn er in einem gegebenen Fall eine Differenzialdiagnose stellen will.

Baryta-carbonica-Kind

Typisch für Baryta-carbonica-Kinder ist ein bestimmtes körperliches Erscheinungsbild. Sie haben einen aufgeblähten Bauch, sind aber nicht dick, sondern wirken ausgezehrt, **marastisch** – ähnlich wie CALCIUM CARBONICUM.

Das Mittel ist für **Drüsenschwellungen** bekannt. Kinder haben häufig so stark vergrößerte Mandeln, dass sie Schluckbeschwerden bekommen und durch den Mund atmen müssen. Der offenstehende Mund verleiht ihnen einen recht stupiden Gesichtsausdruck, gleichzeitig ernsthaft und leer, so als ob sie niemals so recht herausbekommen könnten, was um sie herum eigentlich vorgeht.

Wenn man ein Kind vor sich hat, das marastisch aussieht, dessen Halslymphknoten gewaltig angeschwollen sind, das immer wieder unter Tonsillitis mit stark vergrößerten Mandeln leidet und das für sein Alter unterentwickelt wirkt, dann kann man fast sicher sein, dass dieses Kind Baryta carbonica braucht – auch dann, wenn die Eltern von der großen Intelligenz ihres Kindes erzählen. Immer ist an solchen Kindern ein Beiklang von Unreife wahrzunehmen – vor allem in ihrer Stimme und ihrer Art zu reden, die an ein Baby oder Kleinkind erinnern; und man wird gewiss auch noch weitere Züge des Mittels bei ihnen finden.

Im Falle einer eher milden und gemäßigten Pathologie kann es vorkommen, dass Baryta-carbonica-Kinder die Schule ohne ernsthafte Schwierigkeiten durchlaufen und beenden; die Tendenz zum Verfall der geistigen Fähigkeiten bleibt dann latent. Liegt das Zentrum der Pathologie ganz und gar auf der körperlichen Ebene, dann kann der Patient sogar Musterschüler oder hervorragender Student sein.

Wenn die Störung jedoch in erster Linie die geistige Ebene betrifft, sieht man den Kindern unmittelbar an, dass sie zurückgeblieben sind. Sie sind sehr **schüchtern und scheu.** Da sie nicht so recht in der Lage sind, Situationen zu erfassen und zu begreifen, fühlen sie sich außerordentlich **unsicher.** Möchte ein solches Kind z. B. ein Glas Wasser, so geht es zu seiner Mutter und flüstert es ihr ins Ohr.

Wenn es irgendwo neu ist (z. B. im Kindergarten), neigt es dazu, sich vor den anderen Kindern zu verstecken. Besonders **Fremde** werden als bedrohlich und furchteinflößend empfunden; in ihrem Beisein hängt sich das Baryta-carbonica-Kind an die Mutter oder versteckt sich hinter ihr oder hinter den Möbeln. Beim Anamnesegespräch wirft es verstohlene Blicke auf den Arzt und zieht sich dann wieder zurück. **Das Kind ist so schüchtern, dass es das Gesicht hinter den Händen verbirgt; aber es lugt zwischen den Finger hindurch.** Manchmal meint es auch, **alle Besucher lachten es aus,** und versteckt sich dann irgendwo. Auch mit viel gutem Zureden kann man es nicht dazu bewegen, sich hinter der Mutter hervorzuwagen. Die Anwesenheit von Fremden wirkt sich ausgesprochen abträglich auf das Kind aus – es kann dann sogar anfangen zu husten.

Versucht man nun, irgendwie einen Kontakt zu einem solchen Kind herzustellen, indem man es z. B. an der Hand nimmt oder auch indem man einen etwas härteren Ton anschlägt, so gerät es in einen Angstzustand oder beginnt zu weinen. Beim Interview wird man nur in seltenen Fällen auch nur ein Wort von einem Baryta-carbonica-Kind zu hören bekommen. Was man wissen will, wird man in erster Linie durch Gesten und sonstige feine Zeichen erfahren, und auch das ist nicht einfach. Und wenn man das Kind körperlich untersuchen will, entzieht es sich einem, sperrt sich und fängt an zu weinen, wenn man es mit ein bisschen mehr Druck versucht. Baryta-carbonica-Kinder mögen keine Störungen durch Fremde – wenn aber Mutter oder Vater etwas zu ihnen sagen (auch dann, wenn sie gerade beschäftigt sind, z. B. mit einem anderen Kind spielen), hören sie augenblicklich und uneingeschränkt darauf.

Die Mutter wird irgendwann bemerken, dass ihr Kind offenbar unter Konzentrationsstörungen leidet. Beim Spielen widmet es seinem Spielzeug nur oberflächliche Aufmerksamkeit und verliert dann wieder die Lust. Offenbar ist es nicht in der Lage, sich zu konzentrieren oder seinen Verstand zu gebrauchen. Oft sitzt das Kind einfach nur da und tut nichts; es interessiert sich nicht im geringsten für die herumliegenden Spielsachen, stattdessen starrt es Löcher in die Luft. Baryta carbonica lernt auch erst spät sprechen und laufen. Stellt man das Kind auf die Füße und ermutigt es, ein paar Schritte zu gehen, so scheint es nicht zu begreifen, dass es einen Fuß vor den anderen setzen soll.

Diese geistige Unzulänglichkeit führt vor allem dann zu Schwierigkeiten, wenn die Familie noch ein Kind bekommt. Denn unser Baryta-carbonica-Kind fühlt sich minderwertig gegenüber anderen Kindern und reagiert mit einer Art von **Eifersucht.** Diese Eifersucht zeigt sich nicht offen, sondern äußert sich in einer Anzahl von körperlichen Störungen, etwa in Energielosigkeit, Enuresis, Haarausfall, periodischem Fieber und Nägelkauen aus Verlegenheit.

Baryta-carbonica-Kinder können auch sehr ängstlich sein. Alpträume kommen ausgesprochen häufig vor; daraus erwacht das Kind in panischem

Schrecken. Es scheint aber weder zu wissen bzw. zu verstehen, warum es aufgewacht ist, noch, wovor es eigentlich Angst hat. In dieser Hinsicht kann eine Ähnlichkeit zu STRAMONIUM bestehen.

Wenn das Kind dann ins Schulalter kommt, werden seine Probleme deutlicher sichtbar. Es kommt bei Baryta-carbonica-Kindern nicht selten vor, dass sie mehrere Schuljahre wiederholen müssen. Sie haben ein sehr schlechtes Gedächtnis, **können sich nicht daran erinnern, was sie gerade gehört oder gelesen haben;** das kann so weit gehen, dass sie sich selbst auf ganz gewöhnliche **Wörter nicht besinnen können** (PHOSPHORICUM ACIDUM). Dementsprechend schlecht sind die schulischen Leistungen, auch wenn das Kind sehr fleißig ist. Es setzt sich willig mit den Eltern hin und macht seine Aufgaben, und mit ihrer Hilfe kann es den Lernstoff dann auch beinahe Wort für Wort aufsagen – aber wenn am nächsten Tag eine Arbeit geschrieben wird, scheint sich alles, was es gelernt hat, in Luft aufgelöst zu haben.

Baryta-carbonica-Kinder neigen zur **Passivität.** Sie finden in der Schule oder im Kindergarten keine Freunde und spielen nicht mit anderen Kindern, sondern bleiben lieber zu Hause. Manchmal können sie so gereizt sein, dass sie ihre eigenen Lieblingssachen kaputtmachen; normalerweise aber sind sie schüchtern und sehr **leicht zu beeinflussen.**

Ein Beispiel für Fälle, in denen Baryta carbonica als erstes Mittel angezeigt ist, ohne konstitutionelles Mittel sein zu müssen: Ein Kind war immer gut in der Schule und bleibt nun **plötzlich** und ohne ersichtlichen Grund zurück, hat plötzlich Schwierigkeiten, den Stoff zu verstehen und zu behalten; allgemein ist eine deutliche Rückentwicklung zu erkennen.

Baryta carbonica kann auch bei **Autismus** indiziert sein, wenn das Kind das folgende Bild präsentiert: Die Augen bewegen und drehen sich unaufhörlich, bleiben niemals auch nur für einen Moment irgendwo haften, doch ihr Ausdruck ist leer. Das Gesicht zeigt kein Interesse, keine Regung des Geistes oder des Gemüts; kein Zeichen, dass das Kind irgendetwas oder irgendjemanden erkennt. Der Versuch, seine Aufmerksamkeit auf sich zu ziehen, löst keinerlei Reaktion aus, auch wenn starke Reize angewendet werden, etwa der Anblick glänzender Gegenstände oder lautes Schreien. Dieser Zustand bietet das perfekte Bild einer durch totale Passivität geprägten Entwicklungsstörung, fast ohne aktives Handeln, abgesehen von einer gewissen allgemeinen Unruhe (insbesondere der Augen). Der Muskeltonus ist so gering, dass das Kind selbst mit Hilfestellung nicht einmal ein paar Sekunden stehen kann. Der Kopf fällt zur Seite, die Finger können sich nicht um einen Gegenstand schließen, den man dem Kind in die Hand gegeben hat. Es ist nicht ganz einfach, einen solchen Zustand von CICUTA zu unterscheiden.

B

Abneigung gegen Gesellschaft

Der antisoziale Zug von Baryta carbonica bleibt in allen Stadien der Pathologie erhalten. Diese Menschen ziehen es vor, zu Hause in ihrer gewohnten Umgebung zu bleiben. Zwar ist es möglich, dass sie sich vor dem Alleinsein fürchten, aber dennoch haben sie Scheu vor Gesellschaft; sie fühlen sich besser, wenn sie für sich sind. In Gesellschaft können sie sehr kritisch gegenüber anderen sein, ohne diese Kritik jemals offen zu äußern. Überhaupt redet Baryta carbonica normalerweise nicht viel, am liebsten eigentlich gar nicht. Allerdings können Frauen – und dies ist ein echtes Keynote des Mittels – während der Regel oder einer Schwangerschaft plötzlich ungemein redselig werden.

Als Erwachsene können Baryta-carbonica-Menschen gelegentlich durchaus zornig werden und das auch zeigen, aber mittendrin verlässt sie plötzlich der Mut. Im Zorn können sie auch boshaft und bösartig werden. Dass sie ab und zu **wegen Lappalien in Rage geraten,** ist Ausdruck ihrer Unreife und Engstirnigkeit. Die **belanglosesten Kleinigkeiten** können manchmal Anfälle von großer Verzweiflung und tiefem Kummer auslösen; dann ziehen sie sich in einen stillen Winkel zurück und schluchzen und weinen, als hätten sie keine Freunde auf der ganzen Welt.

Oft sind Baryta-carbonica-Menschen sehr stark auf Personen aus dem engsten Familienkreis fixiert und klammern sich an sie. Dies ist auch die Erklärung für die **Angst um andere,** die Baryta carbonica manchmal zeigen kann: die Patienten fürchten ihre „Beschützer" zu verlieren, diejenigen, auf deren Rat und Hilfe sie sich angewiesen fühlen.

Sexualität

Betrachten wir nun die Zeit, in der Baryta carbonica sich zum ersten Mal verliebt. Die Baryta-carbonica-Frau (wie erwähnt, handelt es sich meistens um Frauen) erlebt ihre erste Liebe oft sehr spät, z. B. nicht mit 18 oder 19, sondern erst mit 25 oder gar 30 Jahren. Und wenn es dann endlich passiert ist, gibt sie sich für ihren Mann genauso bedingungslos auf, wie sie sich früher an die Mutter geklammert hat. Sie klebt förmlich an ihm und nimmt alles hin, um nur die Beziehung nicht zu gefährden. Der Mann kann sie ohne Widerstand beherrschen, kann mit ihr machen, was er will – ähnlich wie bei STAPHISAGRIA-Frauen.

Die ständige Unterdrückung, die die Frau im Laufe einer solchen Beziehung erfährt, führt schließlich dazu, dass ihre geistigen Fähigkeiten leiden und auszusetzen beginnen. Bis zu diesem Zeitpunkt konnte sie ihre konstitutionellen Schwächen gut kompensieren – nun zeigt sie ein ausgesprochen kindisches Verhalten. Sie sagt törichte Dinge, obwohl sie es eigentlich besser weiß; wenn sie z. B. einen Hahn sieht, fragt sie ganz naiv: „Oh, kann der auch Eier legen?“

Noch nie habe ich allerdings erlebt, dass sich eine Baryta-carbonica-Pathologie plötzlich nach enttäuschter Liebe entwickelt. Ich will nicht behaupten, dass dies völlig auszuschließen ist, aber es ist auf jeden Fall selten; höchstwahrscheinlich würde eine Pathologie, die durch diese Art von Belastung ausgelöst wird, ein anderes Mittel erfordern als Baryta carbonica.

Im Zusammenhang mit dem beschriebenen emotionalen und geistigen Bild müssen wir auch die Tatsache sehen, dass die Genitalien bei Baryta-carbonica-Frauen nicht voll entwickelt sind; die Gebärmutter ist so klein wie die eines Kindes, sie bekommen ihre erste Regel erst sehr spät, es kommt leicht zur Unterdrückung der Monatsblutung. Eine allgemeine Unterfunktion im Bereich der Geschlechtsorgane ist kennzeichnend für Baryta carbonica.

Schwangerschaften können Frauen, die Baryta carbonica benötigen, einige Probleme bereiten – nicht nur aus körperlichen Gründen, wegen ihres kleinen Uterus, sondern auch, weil sie den Eindruck haben, dass sie „das nicht können“. Wie oben bereits beschrieben, sperren sie sich gegen die Verantwortung, ein Kind aufziehen zu müssen, weil sie sich selbst noch als Kinder fühlen und gar nicht erwachsen werden wollen.

Oft wird man bei solchen Menschen eine Art **engstirniger Moralvorstellungen** finden. Sie können sich sehr aufregen, wenn jemand eine schlüpfrige Bemerkung oder auch nur eine subtile Anspielung auf ihr sexuelles Verhalten fallenlässt. Eine Baryta-carbonica-Frau wird sich nie auf eine außereheliche Affäre einlassen, denn der Gedanke, „ertappt zu werden“, von irgendjemandem mit dem Liebhaber gesehen zu werden, hat etwas Niederschmetterndes für sie. Sie würde sich nicht etwa tieferen moralischen Fragen stellen wie z. B.: „Warum habe ich so schnell geheiratet?“ oder „War diese Ehe wirklich das Richtige für mich?“ oder „Warum habe ich etwas anderes angefangen?“; sie gehört nicht zu den Menschen, die zu einer weitreichenden Entscheidung, zu einer Aussage wie der folgenden fähig sind: „Wenn dieser Mann der Richtige ist, werde ich mich scheiden lassen und mein Leben ändern.“ Vielmehr ist sie beherrscht von einer oberflächlichen, kleinlichen Moral.

Der Sexualtrieb von Baryta carbonica ist sehr leicht zu unterdrücken. Wenn die Patientin in ihrer Beziehung sexuell enttäuscht wird, kann sie sich ohne Schwierigkeiten der Masturbation zuwenden und darin völlige Befriedigung finden. Es ist auch möglich, dass sie überhaupt kein sexuelles Verlangen verspürt. Sie scheint nur sehr wenig sexuelle Stimulation zu benötigen.

Unentschlossenheit

Es ist natürlich nicht weiter verwunderlich, dass Menschen dieser Gemütsart sehr schwankend und **unentschlossen** werden können. Im Repertorium ist Baryta carbonica dreiwertig in der Rubrik „Unentschlossenheit“ und den Unterrubriken „in Handlungen; in Kleinigkeiten; ändert Entschlüsse dauernd“. Ein Beispiel: Die Baryta-carbonica-Frau sucht mit ihrem Mann ein Haus. Sie finden eins in schöner Lage, das auch all ihren Ansprüchen genügt und für einen sehr günstigen Preis kurzfristig zu haben wäre. Der Ehemann ist begeistert und fragt seine Frau, was sie davon hält. Jetzt steht eine Entscheidung an, und genau davor hat sie Angst. Und so beginnt sie alle möglichen irrationalen Vorbehalte aufzuzählen: „Ja, aber dieser Berg hinter dem Haus ist so groß, dass er die ganze Aussicht blockiert, und die Straße ist voller Schlaglöcher …“, usw. und so fort.

Ein anderes Beispiel dafür, wie groß diese Unentschlossenheit sein kann, ist eine Geschäftsfrau, die vier Jahre lang nach geeigneten Büroräumen suchte, um eine Praxis zu eröffnen, und die ganze Zeit zu keiner Entscheidung fähig war; sie hätte wahrscheinlich ewig weitergesucht, wenn ihr nicht Baryta carbonica geholfen hätte. Dank des Mittels hatte sie innerhalb weniger Monate ihr Büro.

Minderwertigkeitsgefühl und Mangel an Selbstvertrauen

All die bisher genannten Charakteristika implizieren einen massiven **Mangel an Selbstvertrauen** – ein Mangel, der am deutlichsten im Berufsleben sichtbar wird. Die meisten meiner Baryta-carbonica-Fälle waren Menschen, die bei ihrer Arbeit mit einem so starken und störenden **Minderwertigkeitsgefühl** zu kämpfen hatten, dass sie sich in psychologische Behandlung begeben mussten und schließlich beim Homöopathen landeten.

Ständig fühlen sie sich ihren Kollegen unterlegen und ungeeignet für ihre Arbeit. Sie neigen dazu, sich dauernd mit anderen zu vergleichen, und immer fällt der Vergleich negativ für sie aus; z. B. meinen sie, ihre Kenntnisse reichten nicht annähernd aus, um mit den Kollegen mithalten zu können etc. Ich möchte an dieser Stelle eine persönliche Beobachtung von mir erwähnen: Menschen, die unter einem Minderwertigkeitskomplex leiden, lesen im Allgemeinen irgendwann einmal ein paar Psychologiebücher, um für ihre Probleme eine Lösung zu finden; bei meinen Baryta-carbonica-Patienten ist mir eine solche Neigung nie begegnet, obwohl das Minderwertigkeitsgefühl wohl bei keinem anderen Mittel der Materia medica derart stark ausgeprägt ist wie bei Baryta carbonica, mit Ausnahme vielleicht von ANACARDIUM.

Auch in anderen Charakterzügen dieses Mittels kann man immer wieder Manifestationen des Mangels an Selbstvertrauen erkennen. So beschäftigt sich Baryta carbonica z. B. **übermäßig mit der eigenen äußeren Erscheinung.** Die Patienten haben Angst, nicht gut auszusehen: dauernd drängt sich ihnen der Gedanke auf, dass ihr Gesicht „nicht in Ordnung" ist, dass die Augenbrauen nicht so geformt sind, wie sie es sein sollten, dass ihr Bauch viel zu dick ist, dass sie zu viele Fettpolster am Gesäß haben, dass ihr Hoden zu klein ist usw. Solche Zwangsvorstellungen können sie ganz und gar in Anspruch nehmen. Auch wenn sie das Aussehen anderer als unharmonisch empfinden, können sie sich abgestoßen fühlen. Baryta-carbonica-Frauen neigen im übrigen tatsächlich zu Fettansatz am Bauch und um das Gesäß herum. Anscheinend fehlt diesen Menschen die Gabe, die inneren, tieferen Werte eines Menschen wahrzunehmen, und so bekommt die äußere Erscheinung überragende Bedeutung.

Im Familienleben kann sich der Mangel an Selbstvertrauen ebenfalls sehr deutlich zeigen. Ein Baryta-carbonica-Mensch fühlt sich häufig minderwertig gegenüber den anderen Familienmitgliedern, z. B. den Geschwistern. Selbst wenn er eine bessere Bildung oder hervorragende Zeugnisse hat, hat er das Gefühl, dass die anderen ihm den Rang ablaufen, ihm erdrückend überlegen sind, und er spürt, dass er nicht stark genug ist, sich dagegen zu wehren. Kinder beobachten die ganze Zeit, wie die Eltern die Geschwister behandeln, und kommen jedesmal zu dem Schluss, dass die anderen mehr Liebe, Zuwendung und Anerkennung erhalten als sie selbst. Eine Frau wollte ihre Schwester nicht dabei haben, wenn Gäste kamen, weil sie immer in ihrem Schatten zu stehen glaubte.

Ferner manifestiert sich der Mangel an Selbstvertrauen darin, dass diese Menschen nie und unter keinen Umständen aggressiv werden können. Gleichgültig, wie es in ihnen aussieht, sie können auch dann nicht kontern, wenn jemand sehr häßlich zu ihnen ist. Stattdessen lassen sie sich einschüchtern, werden kleinlaut und neigen zu Selbstvorwürfen.

Angst um die Gesundheit

Baryta-carbonica-Patientinnen können **große Angst um ihre Gesundheit entwickeln,** und ganz besonders haben sie Angst vor Krebs. Immer wieder gehen sie zum Arzt und lassen sich untersuchen, weil sie befürchten, Brustkrebs zu haben.

Im Anamnesegespräch können derartige Angstzustände eine wahre Plage für den Homöopathen sein, weil die Beschwerden, über die die Patienten klagen, so unbestimmt und verworren sind. Sie vermitteln den Eindruck hilfloser, armseliger, unglücklicher, jämmerlicher und gequälter Wesen, die dennoch immer sanft und weich bleiben und niemals aggressiv werden – als fürchteten sie, dass der Arzt ärgerlich werden oder sie anschreien könnte. Und so versuchen sie, bei all ihrem pausenlosen Klagen lieb und nett zu sein und dem Arzt nicht zur Last zu fallen.

Es kann z. B. vorkommen, dass eine Baryta-carbonica-Frau aus Angst vor einem drohenden Hirnschlag die ganze Nacht dasitzt, ohne irgendeine Bewegung zu machen – nur weil sie zu viel zu Abend gegessen hat. Aber dann traut sie sich nicht, nachts ihren Arzt anzurufen, sondern wartet bis zum Morgen und sucht ihn dann erst auf.

Diese Patienten klagen unaufhörlich, so als ob das ganze Leben eine ungeheure Last für sie sei. Wenn man einen Baryta-carbonica-Fall zunächst erfolglos mit einigen anderen Mitteln zu behandeln versucht, kann sich eine typische Situation ergeben, die sich bei jedem Follow-up wiederholt: Als allererstes sagt der Patient, dass es ihm besser geht, und gleich darauf beginnt er genau die gleiche Symptomatologie wie beim letzten Mal von Anfang bis Ende herunterzubeten. Man fragt sich dann natürlich, inwiefern er sich nun eigentlich besser fühlt, und entschließt sich, ein anderes Mittel zu geben – mit dem gleichen Ergebnis wie zuvor. Und so geht es eine Weile weiter, bis einem klar wird, dass dieser Rechtsanwalt, Arzt oder Architekt, den man da behandelt, eine so kleine, armselige und furchtsame Gestalt ist, dass nur Baryta carbonica das richtige Mittel sein kann. Geben Sie ihm eine hohe Potenz und warten Sie, warten Sie, warten Sie. Es kann einige Monate dauern, bis der Patient Ihnen mitteilt, dass es ihm nun wirklich besser geht – und diesmal kann man erkennen, dass tatsächlich ein tiefer und anhaltender Wandel zum Besseren vor sich gegangen ist.

Manchmal hat man Patienten, die einem sofort davon berichten, welche Veränderungen sie an sich bemerkt haben, sodass man die Situation schnell erfassen und leicht einschätzen kann; **aber Baryta carbonica gehört gewiss nicht dazu.**

Gehen wir nun näher auf die Baryta-carbonica-Angst um die Gesundheit ein. Sie kann z. B. einen vergrößerten Halslymphknoten zum Gegenstand haben (ein für dieses Mittel recht typisches körperliches Symptom). Wenn der Arzt dem Patienten nun mitteilt, dass diese Lymphknotenschwellung keinen pathologisch auffälligen Befund darstellt, ist er erst einmal schnell beruhigt. Doch nach ein paar Wochen scheint er das wieder vergessen zu haben; er sucht den Arzt erneut auf und lässt genau denselben Lymphknoten noch einmal untersuchen, und so geht es monatelang weiter.

Während solcher Angstzustände **fürchten** Baryta-carbonica-Menschen **sich buchstäblich vor allem:** vor dem Alleinsein; vor Dunkelheit; vor Geistern; vor Fremden; vor dem Fliegen; vor dem Überqueren einer Brücke oder eines Platzes; das Haus zu verlassen oder allein zu Hause zu bleiben; verrückt zu werden; vor der Zukunft usw. Beim Gehen auf der Straße können sie Angst bekommen, dass alle über sie reden und sie schief beurteilen; bei einem kleinen **Geräusch auf der Straße** erschrecken sie gleich, dass es ihnen in alle Glieder fährt. Für ihre Mitmenschen kann das sehr anstrengend sein, aber wegen ihres sanften, milden Wesens kann man es trotzdem eigentlich ganz gut mit ihnen aushalten. All diese Ängste scheinen nicht real begründet zu sein und müssen eher als Nebenwirkungen der Unsicherheit und der Unreife verstanden werden.

Wenn man versucht, auf die Skala der Ängste hin zu verschreiben, ohne in ihnen die allgemeine Haltung des Patienten zum Leben zu erkennen, wenn man also nicht bemerkt, dass Unsicherheit und Unreife hinter all seinen Ängsten und Befürchtungen stehen, dann wird man wohl dazu neigen, ein anderes (und damit das falsche) Mittel zu geben.

Ich selbst habe Fälle behandelt, die jahrelang in einem solchen Zustand gelebt hatten. All ihre Bekannten hatten sich schon so an ihre Eigenheiten gewöhnt, dass der Wandel nach der Gabe des Mittels für große Verwirrung und viel Gerede sorgte. Denn nun waren die Patienten ganz anders als früher sehr wohl in der Lage, sich zu behaupten, und überall hieß es plötzlich: „Mein Gott, wie sie sich verändert hat! Wie bestimmt und wie dominierend sie jetzt auftreten kann!"

Unfähigkeit zu selbstständigem Denken und Handeln

Ein weiterer Aspekt der Baryta-carbonica-Pathologie ist die **Unfähigkeit, selbstständig zu denken oder zu handeln.** Man muss gut darauf achten, was man zu dem Patienten sagt, weil er die Ratschläge des Arztes **auf ganz naive Art und Weise** buchstäblich befolgen könnte; ohne jegliches Unterscheidungsvermögen tut er genau das, „was der Arzt angeordnet hat". Eine junge Frau z. B. klagte bei ihrem Arzt darüber, dass ihr Mann sie unterdrücke und sie sich vor ihm fürchte. Der Arzt riet ihr, sie solle versuchen, sich von ihrem Mann zu emanzipieren und mehr ihr eigenes Leben zu führen, unabhängig von ihm. Wohl im Scherz fügte er diesem Rat noch hinzu, sie könne sich ja auch einen anderen Mann suchen. Sie aber konnte Ernst und Scherz nicht unterscheiden, und als sie den Psychologen aufsuchte, an den sie der Arzt überwiesen hatte, versuchte sie mit ihm anzubändeln – „auf ärztliche Anordnung", wie sie später erzählte! Natürlich ist dies ein ganz närrisches Verhalten, außergewöhnlich naiv und sehr kindisch. Als der Homöopath, der sie danach behandelte, diese Geschichte erfuhr, verschrieb er Baryta carbonica – und dürfte der Patientin damit eine Menge zukünftigen Ärger erspart haben. Auf ganz ähnliche Weise kann es auch zustande kommen, dass Baryta-carbonica-Patienten zum Aberglauben neigen.

Heutzutage werden viele Baryta-carbonica-Fälle nicht als solche erkannt und entsprechend auch mit den falschen Mitteln behandelt, weil immer noch von der falschen Vorstellung ausgegangen wird, dass solche Menschen immer geistesschwach, ja geradezu schwachsinnig sein müssten. In unseren Tagen sind es jedoch nicht selten studierte, gebildete Leute, die dieses Mittel benötigen; bei diesen Patienten wird man völlig in die Irre geleitet, wenn man ein schematisches Verständnis von Baryta carbonica hat. Für den Homöopathen geht es in solchen Fällen darum, subtile Abweichungen von der Norm zu erkennen und richtig zu deuten.

Ich selbst habe nicht nur einmal einen Baryta-carbonica-Fall jahrelang verkannt, bevor ich endlich das wahre Bild des Patienten hinter den Oberflächenphänomenen sehen konnte: das Syndrom aus **Mangel an Selbstvertrauen, Minderwertigkeitsgefühlen, Naivität** und **Unreife.** Es gibt hier, wie bei jeder Arznei der Materia medica, zahlreiche Erscheinungsformen, in denen sich die Grundidee, das Zentrum des Mittels verkörpern kann (und nicht alle können hier beschrieben werden). Wichtig und unerlässlich ist allein, dass die genannten Wesensmerkmale den Fall entscheidend prägen, ihm zugrundeliegen, ihm die eigentümliche Färbung geben – nur dann ist Baryta carbonica wirklich angezeigt. Hier muss sich der Lernende die Fähigkeit zum eigenständigen Urteilen erwerben.

Vorsicht, Misstrauen, Verschlossenheit

Mit Fortschreiten der Pathologie setzt ein Degenerationsprozess ein: Nicht nur die Fähigkeiten des Patienten nehmen ab, der ganze Mensch scheint dahinzuschwinden, kleiner zu werden, geistig wie körperlich in einen Zustand der Auszehrung zu geraten. Man kann dann z. B. von ihm zu hören bekommen: „Früher war ich ein offener, geselliger Mensch und habe großen Anteil an dem genommen, was mich interessierte. Jetzt gerate ich in die Isolation, und geistig bin ich viel weniger aktiv als sonst."

Er wird misstrauisch, **vorsichtig** und **zurückhaltend,** geht immer seltener aus dem Haus; er fürchtet sich davor, anderen Leuten zu begegnen. Er empfindet sich selbst als unfähig und meint, dass auch die anderen ihn für dumm oder inkompetent halten. Schon auf die leiseste Kritik kann er überempfindlich und mimosenhaft reagieren; gleich zieht er sich zurück und schmollt.

Das Misstrauen kann sich auch in Form einer extremen **Verschlossenheit** zeigen. Dann sind die Patienten übervorsichtig mit dem, was sie sagen und zu wem sie es sagen, sie trauen praktisch keinem über den Weg. Wenn sie niedergeschlagen oder verstimmt sind, zeigen sie es nicht. Niemand kann (bzw. soll) davon erfahren, dass sie innerlich so schlechter Stimmung sind, nicht einmal diejenigen, die ihnen am nächsten stehen, Ehepartner oder Verwandte.

Paranoia

Nach dem eben Gesagten ist es nicht überraschend, dass Baryta carbonica eine Art von Wahnsinn, insbesondere von Paranoia erzeugen und entsprechend auch heilen kann, wenn die Hauptzüge des Mittels sich in der Pathologie wiederfinden. Der Verfolgungswahn ist vor allem durch die Zwangsvorstellung gekennzeichnet, die Patientin werde von anderen beobachtet, die über sie reden, sich über sie lustig machen, **sie kritisieren und auslachen.** Auch andere Wahnideen sind möglich: ein kleines Geräusch auf der Straße kommt ihm gleich vor wie Feueralarm, erschrickt so, dass es ihm in alle Glieder fährt; plötzlich kommt ihm die böse Ahnung, ein geliebter Freund, den er erst vor einer Stunde ganz wohlauf gesehen hat, könnte tödlich erkrankt sein.

Hier ein typischer Fall:

Wahnideen von **Stimmen, die versuchen,** die Patientin **zu verwirren** oder ihr zu schaden. Immer hat sie eine weibliche Stimme zur Seite; eine weibliche Stimme von weither, die sie durcheinanderbringen will. Die Stimmen reden miteinander. Sie geben Rat und Anleitung, doch sie erzählen auch Witze; manchmal lachen und spotten sie über die Patientin, reißen Witze, die gegen sie gerichtet sind; die Stimmen versuchen, ihr oder Verwandten und Freunden von ihr ein Leid anzutun. Sie sagt: „Ich will nicht sterben." Manchmal verflucht sie die Stimmen, will sie zur Hölle schicken, und dann versuchen die Stimmen alles, um ihr Schaden zuzufügen. Sie sprechen auch über sexuelle Dinge, aber die Patientin ist zu schüchtern, um Details wiederzugeben.

Sie ist **misstrauisch,** selbst den engsten Freunden und Verwandten gegenüber. Eifersüchtig, **argwöhnisch.** Zeitweise völlig verschlossen und abwesend, dann wieder offen und redselig. Plötzlich scheint sie in Raserei zu geraten, schaut wild um sich und zieht sich ins Bett zurück. Doch sie verhält sich niemals aggressiv.

In diesem Fall wurde Baryta carbonica mit dauerhaftem Erfolg verschrieben, weil die Symptomatologie deutlich durch die Wesenszüge des Mittels geprägt und grundiert war.

Senilität im Alter

Das **Nachlassen der geistigen Fähigkeiten** macht sich begreiflicherweise besonders bemerkbar bei älteren Baryta-carbonica-Patienten. So wie sich bei anderen Organen Gewebsschwund zeigt, gerade so scheinen hier Gehirn und Geisteskräfte atrophisch zu werden. Baryta carbonica zählt in der Tat zu den Hauptmitteln bei organischen Hirnsyndromen mit echter **zerebraler Atrophie** und **Imbezillität** (und kann bei kindlichem Autismus angezeigt sein, wie oben erwähnt).

Für ältere Patienten ist eine senile Regression typisch; sie nehmen ein **kindisches Verhalten** an, spielen z. B. mit Puppen oder binden sich Schleifchen ins Haar. Für die richtige Diagnose von Baryta carbonica ist es wichtig, dass dieser kindische Zug tatsächlich vorliegt, denn bloße Imbezillität allein muss keineswegs notwendigerweise für diese Arznei sprechen.

Wir müssen uns darüber klar sein, dass diese Menschen, die heute senil sind, das Mittel vielleicht schon vor vielen Jahren gebraucht hätten, als das Bild noch ganz anders aussah. Die Pathologie dürfte damals damit begonnen haben, dass ihr Gedächtnis nachließ und ihr Auffassungsvermögen in irgendeiner Weise beeinträchtigt wurde – ohne dass zu dieser Zeit irgendjemand außer ihnen selbst einen Unterschied bemerkt hätte. Das Element des Minderwertigkeitsgefühls sollte jedenfalls auf die eine oder andere Art vorhanden gewesen sein. Sowohl zur Diagnose eines solchen senilen Spätstadiums als auch vor allem zur frühzeitigen Abwendung einer fortschreitenden Degeneration ist es daher wichtig, jedes Mittel im Hinblick auf die stadienförmige Entwicklung seiner Pathologie zu betrachten, die sich nach und nach immer tiefer eingräbt, jeweils begleitet von analogen Manifestationen.

Angezeigt sein kann Baryta carbonica bei alten Menschen mit beginnenden degenerativen Veränderungen an Herz, Kreislauf und Hirn, mit Vergrößerung der Prostata oder Verhärtung der Hoden; sie sind sehr schwach, bekommen Herzklopfen und müssen sich hinlegen, frösteln, leiden an Gedächtnisschwund und haben eine Abneigung, Fremden zu begegnen.

Wenn solche älteren Patienten versuchen zu schreiben, sind die **Buchstaben so klein, dass man sie kaum lesen kann.** Manchmal sitzen sie einfach nur da und geben dabei so etwas wie ein schwaches, hilfloses Stöhnen von sich. Sie scheinen nicht in der Lage zu sein, zu sagen, was sie quält, sondern wimmern nur die ganze Zeit vor sich hin. Eine Behandlung mit Baryta carbonica wird ihnen selbst in diesem späten Stadium oft noch ein paar bessere und „hellere" Jahre verschaffen, bis die Degeneration wieder einsetzt.

In diesem Stadium der Senilität kann sogar ihr Aussehen sich dem von Kindern annähern: das Gesicht ist kaum von Falten gezeichnet, als hätten sie ihr Leben nur oberflächlich gelebt; ihre Gefühle scheinen nie so intensiv oder so tief gewesen zu sein, dass sie im Gesicht Spuren hinterlassen hätten.

Auswahl von Krankheitsbildern

Einige (physische) Krankheitsbilder, die Indikationen für Baryta carbonica darstellen können:

- Baryta carbonica wirkt in besonderem Maße auf die **Lymphknoten und Drüsen.**
  - „Es ruft Atonie des lymphatischen Systems und Hypertrophie des Tonsillenparenchyms hervor, mit chronischer Ulzeration der Drüsen." (Burt, Physiological Materia medica)
  - Es kann bei Drüsenentzündungen mit **Infiltration** angezeigt sein. Die Drüsen werden immer härter, Geschwüre werden an der Basis infiltriert.
  - Grundsätzlich können alle Drüsen anschwellen und **hart werden,** die Tonsillen, die Hoden, die Parotis, die Prostata, die Mesenteriallymphkno-

ten, die Achsel- und Halslymphknoten etc. Lymphknotenschwellungen nach Scharlach. Empfindlichkeit der Drüsen. Wie BARYTA MURIATICA ist es oft bei Pfeifferschem Drüsenfieber indiziert, wenn die Lymphknoten geschwollen und stark verhärtet sind.
  - Zystische Tumoren, Lipome an verschiedenen Körperteilen.
  - Und häufig ist an Baryta carbonica zu denken bei Geschwulst und **Verhärtung der Prostata** bei alten Männern.
- Der zweite Hauptwirkungsbereich des Mittels liegt im **zerebralen und ganglionären Nervensystem,** wo es Reizungen hervorruft und eine depressorische Wirkung hat; der so entstehende Zustand ähnelt dem eines geistigen und körperlichen Verfalls.
- Auch eine typische Wirkung auf das **Muskelgewebe** ist nachgewiesen worden: nach einem Stimulus wird die Kontraktionsphase sowohl der glatten als auch der quergestreiften Muskulatur verlängert.
- Neigung zu Aneurysma und Arteriosklerose.
- Bei Kindern, die einen zurückgebliebenen und skrofulösen Eindruck machen, zur Auszehrung neigen und nicht wachsen wollen, vergrößerte Lymphknoten und ständig geschwollene Mandeln haben, sich leicht erkälten und dickbäuchig sind, ist Baryta carbonica fast mit Sicherheit das richtige Mittel.
- **Bluthochdruck** ist ein ausgeprägtes Merkmal von Baryta carbonica und häufig bei Erwachsenen anzutreffen, die dieses Mittel benötigen.
- **Erstickender Bronchialkatarrh** bei alten Menschen, wenn sich, wie bei ANTIMONIUM TARTARICUM, sehr viel Schleim in der Lunge ansammelt und eine Lungenlähmung droht. Die beiden Mittel können bei Fällen von Bronchitis oder Pneumonie wechselseitig komplementär sein; wenn also eines davon bei derartigen katarrhalischen Erkrankungen nicht vollständig heilt, wird höchstwahrscheinlich das andere ergänzend wirken.
- Der chronische Baryta-carbonica-Husten – begleitet von Lymphknotenschwellungen und Nachtschweiß – lässt an eine tuberkulinische Konstitution denken.
- Auszehrung bei alte**n Menschen,** vorzeitige Alterung.

Allgemeinsymptome und Keynotes

- Baryta-carbonica-Patienten sind im Allgemeinen **fröstelige Menschen;** sie verlangen nach frischer Luft, aber dadurch werden manche ihrer Beschwerden schlimmer. Es mangelt ihnen an Lebenswärme. Wenn sie auch nur eine Hand oder einen Fuß unter der Decke hervorstrecken, fühlen sie sich schon schlechter (HEPAR).
- Kaltes Baden und nasskaltes Wetter verschlimmern.
- Starke Erkältungsanfälligkeit.
- Oft mögen sie keine Süßigkeiten oder sind gleichgültig dagegen, und Baryta carbonica gehört zu den wenigen Mitteln, die **Abneigung gegen Obst** haben, gegen Bananen und besonders gegen Pflaumen.
- Außerordentliche **Schwäche nach dem Essen,** besonders bei alten Menschen. Nach dem Essen so müde, dass sie die Hände nicht heben kann; sie ist zu schwach zum Kauen.
- Ein eigentümliches Symptom, das einen bei der Arzneimittelwahl leiten kann, ist ein Gefühl in der Kehle, Rauch einzuatmen, obwohl die Atemluft in Wirklichkeit rein ist.
- Übelriechende, halbseitige Schweiße, meistens links.
- Morgens beim Aufstehen Hitze im Kopf und Stechen wie mit Messern.
- Der ganze Oberkörper wie steif und taub.
- Ohnmachtsanwandlungen: nachts; in einem überfüllten Raum; nach dem Essen.
- Kent schreibt: „Häufig reagieren Baryta-carbonica-Patienten empfindlich auf extreme Temperaturen (Hitze oder Kälte). Heißes Wetter führt zu Beschwerden, lässt das Blut zum Kopf steigen und begünstigt apoplektische Zustände. Das Mittel hat viele Kopfbeschwerden, bis hin zum Stupor des Schlaganfalls. Es können Lähmungserscheinungen auftreten, die den Beschwerden alter Apoplexiepatienten ähneln, und das Mittel hat sich große Verdienste bei der Regeneration der geschädigten Nerven erworben; hier kommt es PHOSPHORUS gleich. Baryta carbonica ist auch ein exzellentes Mittel bei alten Lähmungszuständen, die durch Platzen eines Blutgefäßes und den dabei erzeugten Druck auf einen Nerv ausgelöst wurden.“

B

Lokalsymptome

Schwindel **Nachts im Bett; beim Hochheben der Arme;** vom Niesen; **beim Gehen über einen schmalen Steg.** Schwindel mit Übelkeit, beim Bücken. Schwindel bei alten Menschen (AMBRA, CUPRUM, RHUS TOXICODENDRON, SINAPIS NIGRA).

Kopf Baryta-carbonica-Patienten klagen für gewöhnlich über eine ganze Reihe von Symptomen, die im oder am Kopf lokalisiert sind; typisch ist z. B., dass die Haare schnell fettig werden und/oder **ausfallen** und dass die **Kopfhaut juckt.** Sie haben Empfindungen von Spannen, Pressen und Stechen in verschiedenen Teilen der Kopfhaut. Trockene oder **feuchte** Ekzeme oder Schorfe auf der Kopfhaut.

Junge Frauen haben allgemein meist sehr dünnes und spärliches Haar. Schon ganz junge Leute können **kahlköpfig** werden, und das gilt besonders für Frauen! Sie bemerken plötzlich, dass ihnen enorm viele Haare ausfallen, und in kürzester Zeit ist nur noch die Hälfte ihrer früheren Haarpracht übrig. In solchen Fällen kann auch das weibliche sexuelle Begehren stark zurückgehen oder gar völlig aufhören; gegenüber Sex verhalten sich die Patientinnen dann nicht offen ablehnend, vielmehr absolut desinteressiert. Oft geht der Haarausfall auch **allmählich** und über einen langen Zeitraum vor sich. Es handelt sich jedoch meist um allgemeinen Haarausfall; Alopecia areata gehört nicht zur typischen Pathologie des Mittels.

Epidermiszysten auf der Kopfhaut (Atherome).

Geschwollene Lymphknoten am Hinterkopf; diese Rubrik enthält nur zwei Mittel, dreiwertig ist nur Baryta carbonica!

Undefinierbare, aber sehr lästige Empfindungen und Schmerzen, von denen der Betreffende nicht einmal sagen kann, ob sie im oder außen am Kopf lokalisiert sind, machen ihm das Leben zur Hölle (obwohl die Schmerzintensität eher gering ist). Solche schwachen, vagen, kaum zu beschreibenden und doch so störenden Symptome sind ein schlechtes Zeichen für den Zustand des Patienten, denn sie zeigen an, dass die Lebenskraft zu schwach ist, um eindeutigere Signale zu geben. Derartige Fälle werden immer wieder Rückfälle erleiden, bevor irgendein wirklicher Fortschritt festzustellen ist.

Gefühl von Lockerheit des Gehirns, das bei Bewegung des Kopfes **hin- und herzufallen** scheint. Es scheint der Bewegungsrichtung des Kopfes zu folgen.

Kopfschmerz durch Warmwerden am Feuer oder Ofen, durch Sonneneinstrahlung (ANTIMONIUM CRUDUM, GLONOINUM); schlimmer durch Bücken, besser an der frischen Luft.

Hauptangriffspunkte der Kopfschmerzen scheinen Hinterkopf und Scheitel zu sein: Schmerz im Hinterkopf bei feuchtem Wetter; **rheumatischer Schmerz im Hinterkopf,** mit Lymphknotenschwellungen im Nacken; Schmerzen vom Hinterkopf über das Ohr bis zum Scheitelbein oder zum Unterkiefer; Schmerz im Scheitel beim Niesen; drückendes Stechen auf dem Scheitel, das sich durch den ganzen Kopf verbreitet, sooft die Prüferin in der Sonne steht. Kopfschmerzen durch Kaltwerden der Füße. Von innen nach außen drückender Stirnkopfschmerz.

Schmerzhaftes Zusammenschrauben des Kopfes zu beiden Seiten. Jeder Lärm, besonders Männerstimmen, tut ihr im Gehirn weh. Heftige stumpfe Stiche im linken Stirnhügel beim Waschen in gebückter Stellung. Pochen und Pulsieren im Kopf ist sehr häufig, besonders beim Bücken. Innerlich zuckende Empfindungen: intermittierendes Reißen mit Empfindung von Zucken tief im Gehirn, hinter dem rechten Ohr, **durch Berührung sofort erneuert;** als zucke es tief in der Schläfe, der Augenhöhle und dem Ohr der linken Seite. Kältegefühl an der rechten Kopfseite, wie von Eis, zugleich brennende Empfindung dort.

Halbseitiger Kopfschweiß, links.

Augen Verdickung der Augenlider sowie sämtlicher Schleimhäute und Gewebe im Bereich der Augen. Nächtliches Zukleben der Augen in den äußeren Winkeln; Eiter äußerlich in den Lidern, besonders morgens; erschwertes Öffnen der Lider am Morgen.

Trachom. Hornhautgeschwüre. Gerstenkorn am linken Auge (am inneren Augenwinkel). Katarakt. Hornhauttrübung (BARYTA IODATA).

Licht tut den Augen weh (CHINA, CONIUM). Blenden der Augen vom Licht (CONIUM, DROSERA, KALIUM CARBONICUM). Lichtscheu. Matte, wie verschlafene Augen, den ganzen Tag über. Zufallen der Augen, abends in der Dämmerung. Trübsichtigkeit alter Leute; Sehen wie durch Nebel oder

Rauch. „Wie Flor vor den Augen, früh und **nach Tische.“** (Hahnemann, Hervorhebung G. Vithoulkas.) Funken vor den Augen, im Dunkeln.

„Schneller Wechsel von Erweiterung und Verengung der Pupillen, wobei dieselben nicht ganz rund, sondern mit einigen stumpfen Winkeln erscheinen.“ (Hahnemann) Drücken tief in den Augen, das sich verschlimmert, wenn sie auf einen Punkt sieht oder auf- und seitwärts blickt, durch Blinzeln oder Abwärtssehen aber gebessert wird. Jucken in den Augen.

Ohren Im Zusammenhang mit der frühzeitig einsetzenden Arteriosklerose, die ein herausragendes Merkmal von Baryta carbonica darstellt, hat das Mittel zahlreiche verschiedene Ohrgeräusche: Knacken oder Knistern in den Ohren beim Schlucken und Kauen, besser im Liegen; Knacken beim schnellen Gehen; beim Niesen. Ein Widerhall in den Ohren von starkem Schnauben (HEPAR). Schallen im Ohr wie von einem Resonanzboden. Rauschen im Ohr, wie Meeresrauschen, bei jeder Einatmung. Sausen und Klingen vor den Ohren. Starkes Ohrensausen, abends, wie Glockengeläut und Sturmwind. Platzen in den Ohren, nachts. „Er durfte sich **nicht auf das linke Ohr legen**, sonst **gluckste** es darin bis zum rechten durch, was ihn am Schlafe hinderte.“ (Hahnemann, Hervorhebungen G. Vithoulkas)

Schwerhörigkeit; durch Lähmung des Gehörnervs. Überempfindliches Gehör; jegliches Geräusch, vor allem Männerstimmen, tut im Gehirn weh.

Schmerzen vor und unter dem (rechten) Ohr. Jucken in den Ohren. Pochen, Pulsieren, Drücken im (linken) Ohr, auf dem er liegt; wenn er sich umdreht, dann im anderen (rechten) Ohr. Kribbeln und Zucken im linken Ohr. Schwellung und Schmerzhaftigkeit der Lymphknoten im Bereich der Ohren, besonders **unter** den Ohren (CAPSICUM). Schorfige (krustige) Ausschläge **hinter** den Ohren (GRAPHITES, LYCOPODIUM, SILICEA); am Ohrläppchen.

Nase **Trockenheit** der Nase. **Nach dem Schnäuzen** Trockenheitsgefühl in der Nase.

Ausfluss dicken, gelben Schleims aus der Nase. Häufiges Nasenbluten, besonders vor der Regel.

Die Nase kommt ihr wie geschwollen und innerlich verklebt vor.

Schnupfen, mit Schwellung der Nase und Oberlippe. Katarrh bei alten Menschen.

Sehr empfindlicher Geruchssinn. Riecht den Rauch von brennenden Kiefern.

Brennen auf einer kleinen Stelle des Nasenrückens, wie von einem Tropfen heißen Fettes.

Gesicht Der Gesichtsausdruck von Baryta carbonica wirkt oft **töricht** oder naiv, was durch den offenstehenden Mund noch verstärkt wird (BUFO). Manchmal ist das Gesicht auch rot und aufgetrieben. In anderen Fällen sieht es stark gealtert aus, **marastisch,** welk. Starke Röte im Gesicht, mit purpurroten Lippen. Gefühl, als sei die ganze Gesichtshaut mit Spinnweben überzogen. Spannende Empfindung im Gesicht, als wäre Eiweiß darauf getrocknet (GRAPHITES).

Er kann den Mund nicht ohne großen Schmerz im Kiefergelenk schließen. Geschwollene, verhärtete und schmerzhafte Unterkieferlymphknoten und Parotiden, besonders **rechts.** Schwellung der Parotis nach Exanthem (BROMIUM).

Anschwellen der Oberlippe. Lippen trocken und aufgesprungen. Schorfige Ausschläge; Schorfe unter der Nase. Kleine Pusteln im Gesicht, jeden Monat zur Zeit der Menses. Eiterbläschen am Mundwinkel. Barthaare fallen aus. Halbseitige Lähmung. Halbseitige Schweiße.

Mund **Der Mund steht offen.**

- Trockenheit im Munde, früh nach dem Aufstehen. Mundtrockenheit mit Durst (BRYONIA, NATRIUM MURIATICUM). Trockenheitsgefühl an Lippen und Zahnfleisch, wogegen Trinken nichts hilft. Starker **Speichelfluss,** selbst während des Schlafs.
- Die Mundhöhle ist morgens wie taub. Gefühl in der Oberlippe, als sollte sie anschwellen, dabei an ihrer inneren Fläche und am Gaumen **Gefühl wie verbrannt oder taub.**
- Verdorbener Geschmack im Mund, jeden Morgen. Salziger Geschmack in Mund und Hals, nachmittags. Saurer Geschmack vor dem Essen, nicht danach.
- **Zahnfleischbluten.** Häufig rezidivierende Zahnfleischabszesse (CAUSTICUM). Vor der Regel: Zahnschmerzen; Anschwellen des Zahnfleischs. Lockerwerden von Zähnen (auch gesunden).

Empfindliches Kribbeln in den Zahnspitzen, abends.

- **Zungenlähmung** bei alten Menschen, vor allem nach Schlaganfall; unfähig, ein verständliches Wort zu reden oder die Zunge herauszustrecken. Zungenspitze **aufgesprungen und eingerissen,** schmerzt brennend. Härte einer Stelle in der Mitte der Zunge, mit Brennen beim Befühlen. Rauheit der Zunge morgens, wie ein Reibeisen. Krusten in den Choanen und hinter der Basis der Uvula.

Hals Einer der Hauptwirkungsbereiche von Baryta carbonica ist der Hals. Das wichtigste Merkmal ist hier Vergrößerung und Verhärtung der Tonsillen (BARYTA MURIATICA), mit rezidivierenden Entzündungen. Halsentzündung mit Geschwulst der Mandeln, welche in Eiterung übergeht, bei jeder Erkältung.

- Häufig ist auch ein weiteres stark auf Baryta carbonica hinweisendes Symptom, nämlich erschwertes Schlucken fester Speisen (BAPTISIA) oder erschwertes Leerschlucken; nur Flüssigkeiten und Weiches sind leicht herunterzubekommen. **Verkrampfung der Speiseröhre beim Schlucken** (BAPTISIA, MERCURIUS CORROSIVUS); kann nur Flüssigkeiten schlucken (BAPTISIA, PLUMBUM), bei alten Leuten. Ösophagusstriktur (ARSENICUM, BAPTISIA, NATRIUM MURIATICUM).
- Halsschmerzen beim Schlucken, doch am meisten beim Leerschlucken. Pflockgefühl im Hals, als wäre ein Bissen darin steckengeblieben. Anfälle von Würgen im Hals nach dem Essen, beim Sitzen und Schreiben, mit einem Gefühl, als werde die Schilddrüse einwärts gedrückt und dadurch das Atmen verhindert. Gefühl im Schlund, als läge ein feines Blättchen vor den Choanen.
- Schwellung und **Infiltration** der Halslymphknoten. **Lipome** im Halsbereich (CALCIUM, THUJA). Ein Beispiel: Ein Kind erkrankt alle drei oder vier Wochen an hochfieberhafter Tonsillitis, bei jedem Anfall werden die Mandeln noch größer; schließlich stellt man fest, dass das Kind nicht recht wächst und Gewicht verliert; einige Halslymphknoten treten sichtbar hervor und werden hart; das Gesicht nimmt ein ausgezehrtes Aussehen an.

Atemwege, Husten, Brust **Stimmlosigkeit** aufgrund konstitutioneller Schwäche und Stimmbandlähmung. Gefühl in der Kehle, als würde er Rauch einatmen (ARSENICUM, BROMIUM). Katarrh von Kehlkopf und Luftröhre, bei **alten Leuten** (SENEGA). Viel Schleim in den oberen Luftwegen; Heiserkeit durch Schleim im Kehlkopf (SAMBUCUS, SELENIUM).

Ersticktes Atmen im Liegen, durch Vergrößerung der Mandeln. Asthma bei alten Leuten (ARSENICUM). Baryta carbonica passt häufig bei alten Menschen mit konstitutionellem Verfall, die an chronischer Bronchitis leiden; viel Schleim, der jedoch nur unter Schwierigkeiten ausgeworfen werden kann. Die Brust scheint ganz voll davon zu sein, aber die Patienten haben keine Kraft, ihn herauszubringen; die Lungen scheinen zu schwach zu sein. Besonders auffällig ist das psychische Bild: Es sind nette alte Leute, denen ihre Individualität und Persönlichkeit völlig abhanden gekommen ist, sie sind schwach und hilflos wie ein Kind, vollkommen abhängig von anderen; keine Eigeninitiative. Rasselnde Atmung bei alten Menschen.

Drohende Lungenlähmung.

Husten, wenn einzelne Körperteile, besonders die Füße kalt werden. Aufdecken verschlimmert den Husten. Nervöser Husten, wenn er sich in Anwesenheit Fremder unbehaglich fühlt. Husten wird schlimmer, wenn er daran denkt. Erstickender Husten (Keuchhusten), schlimmer nachts und im Liegen, außer im Liegen auf dem Bauch, welches erleichtert. Trockener Husten, erregt durch Kitzel in der Luftröhre und in der Herzgegend, der nur nachts und etwas auch nach dem Mittagessen besser wird. Husten und Kurzatmigkeit besser nach dem Frühstück und im Liegen auf dem Bauch. Husten durch warmes Essen.

Reichlicher Auswurf bei chronischer Bronchitis alter Leute (AMMONIACUM, ANTIMONIUM TARTARICUM, ARSENICUM, KREOSOTUM). Expektoration: gallig; wie Stärke; nach Seife schmeckend.

Gefühl, **als wäre etwas in der Brust heruntergefallen.** Schmerzen auf der Brust werden teils durch Aufstoßen, teils durch trockene, warme Umschläge gelindert. Plötzliches Stechen und Brennen tief in der linken Brustseite, dass sie darüber erschrak, abends. Stechen von der Brust zu den Schultern heraus. Pochen mit Stichschmerz in der linken Brustseite, von der Magengrube an aufwärts gehend. Druckschmerzhafte Knoten in der Brust bei einem alten Mann. Aknepickel auf der Brust. „Brust-Belegtheit mit Nacht-Husten." (Hahnemann)

Herz **Aneurysma der großen Arterien** (CALCIUM, LYCOPODIUM, SPONGIA). Herzklopfen: beim Liegen auf der linken Seite (CACTUS, NATRIUM MURIATICUM, PHOSPHORUS, PSORINUM, PULSATILLA); plötzlich und sehr stark (MANGANUM, STRYCHNINUM); kehrt zurück, **wenn sie daran denkt,** weil sie dann Angst bekommt (ARGENTUM NITRICUM, AURUM MURIATICUM, GELSEMIUM, LYCOPUS, OXALICUM ACIDUM). Herzklopfen wird durch Aufstoßen gebessert.

Magen Eine **gestörte** oder, genauer gesagt, **schwache Verdauung** ist ein starker Zug von Baryta carbonica. Außerordentliche **Schwäche nach dem Essen;** so müde, dass sie die Hand nicht heben kann, zu schwach zum Kauen. Magendrücken und alle möglichen anderen Beschwerden nach dem Essen. Leeres oder wässriges Aufstoßen. Drücken im Magen, wie von einem Stein, durch Aufstoßen erleichtert. Schmerzliches windendes Gefühl im Magen, wenn beim Essen der Bissen hineingelangt, als müsste derselbe sich durchzwängen und stieße an wunde Stellen an. Wenn die Patientin Angst hat, fühlt sie sich in der Magengegend so unbehaglich, dass sie aus Furcht, sich übergeben zu müssen, nichts essen will, obwohl sie hungrig ist.

Das Kind ist in Bezug auf Essen sehr wählerisch, es isst nur ganz bestimmte Dinge. Appetitlosigkeit, besonders wenn das Kind eifersüchtig ist; es isst nur in kleinsten Mengen. Widerwille gegen das Essen, schon nach geringen Mengen; dennoch Hungergefühl (COCCULUS, NATRIUM MURIATICUM, NUX VOMICA). Plötzlicher Ekel vor Speisen beim Essen (RUTA). Widerwille gegen Obst, besonders gegen Bananen und Pflaumen. Gleichgültigkeit gegen Süßes. Magendrücken und Übelkeit nach Brot; Husten nach warmem Essen. Verlangen nach salzigen Dingen, nach Eiern.

Drückendes Wundheitsgefühl und Nagen im Magen, am heftigsten im Stehen und Gehen sowie beim Krummsitzen. Ziehendes Reißen in der Magengrube, mit Gefühl eines schweren Gewichts dort, beim Aufrichten vom Bücken. Empfindlichkeit in der Magengrube; wenn sie fest mit den Füßen auftritt, spürt sie dort schmerzlich jeden Schritt. Zusammenziehender Schmerz im Magen, nachmittags; nach dem Mittagessen versagendes Aufstoßen, mit nachfolgendem krampfhaftem Zusammenziehungsschmerz im Magen.

Aufstoßen mit Gefühl, als stiege ein Knötchen mit auf, oder gar, als stiege ein Stein mit auf und fiele wieder herab. Aufsteigen von Luft, mit Gefühl in der Magengegend, als zwänge sich dieselbe dort mühsam hindurch. Leeres Aufstoßen: weckt ihn früh aus dem Schlaf; nach dem Stuhlgang.

Es ist, als ob der Magen schlaff herabhinge. Schweregefühl im Magen mit Übelkeit, morgens, bei nüchternem Magen; vergeht nach dem Frühstück. Übelkeit, morgens bei nüchternem Magen, mit Herzklopfen und Ängstlichkeit. Langwierige Übelkeit. Ausgeprägte Verhärtung in der Magengegend.

Abdomen Derber, angespannter Unterleib, mit Empfindlichkeit der Bauchdecken bei Berührung. Schmerzhafte Auftreibung des Unterleibes. Vergrößerter Bauch bei Kindern (CALCIUM, SILICEA); aber auch bei erwachsenen Frauen schlaffes, vorfallendes Abdomen.

Verhärtung und Vergrößerung der mesenterialen Lymphknoten (CALCIUM). Geschwollene Leistenlymphknoten.

Beim Umwenden im Bett Gefühl, als fielen die Eingeweide von einer Seite zur anderen. Ängstliches Gefühl mit Unbehaglichkeit und Unruhe in der Lendengegend, wie Stuhldrang. Eigentümliche Empfindungen: als wäre ein Ball in der Leber; von Schwellung und Kälte in der Lebergegend; als sei im Unterleib etwas geschwollen. „Gluckern im Leibe, bei Bewegung desselben, wie von vieler Flüssigkeit, obschon sie nichts getrunken hat, nachmittags." (Hahnemann, Hervorhebung G. Vithoulkas) Druck, wie eine Schwere, über den Schambeinen, während der Regel. Drücken im Unterleib, über den Schambeinen, früh im Bett in der Rückenlage.

Leibschmerzen um den und unter dem Nabel, die sich nach unten und in die Oberschenkel ziehen. Kneifen um den Nabel bei der kleinsten Bewegung im Sitzen oder Liegen; besser durch Blähungsabgang; hört im Gehen auf. Kneifen im Unterbauch beim Wasserlassen.

So heftige Bauchschmerzen, dass es ihm den Nabel einzog und er sich krümmen musste.

Rektum und Stuhl Obstipation: harte, schwer abgehende, knotige Stühle.

Hämorrhoiden. Beim Urinieren hervortretende Hämorrhoiden sind ein starker Hinweis auf Baryta carbonica (BARYTA MURIATICA, KALIUM CARBONICUM, MURIATICUM ACIDUM); sie können auch beim Abgang von Blähungen (PHOSPHORUS) und beim Stuhlgang (CALCIUM PHOSPHORICUM, RATANHIA) prolabieren. „Öfterer Stuhldrang mit schmerzlichem Weh in der Lendengegend, und Frost-Rieseln über den Kopf und die Schenkel, wie in der Ruhr; dann weicher Stuhl in kleinen Absätzen, unter fortdauerndem Schmerze in den Lenden, mit erneuertem Stuhldrange." (Hahnemann, Hervorhebungen G. Vithoulkas)

Harnorgane **Häufiges Wasserlassen, besonders nachts** und bei alten Leuten. Häufiger Harnabgang **jeden zweiten Tag.** Der beim Wasserlassen helle Harn trübt sich gleich.

Vergrößerung der Prostata (CALCIUM, CONIUM, DIGITALIS, PULSATILLA); bei alten Männern (DIGITALIS, SELENIUM).

Männliche Genitalien Baryta carbonica **verringert das sexuelle Verlangen** (AGNUS CASTUS, GRAPHITES, LYCOPODIUM, SILICEA, STAPHISAGRIA), und auch die **Genitalien werden kleiner** (der Penis klein und kalt, die Hoden klein und verhärtet), während sich **die Prostata vergrößert** und hart wird.

- Impotenz; verzögerte oder unvollständige Erektionen. Erektionen nur morgens vor dem Aufstehen. Bei Impotenten: Erektionen beim Reiten. „Er schläft über der Begattung ein, ohne Samen-Erguß." (Dieses Hahnemann-Symptom sollte man als Hinweis auf das Mittel verstehen, aber keineswegs regelmäßig oder bei der Mehrzahl der Fälle erwarten; es ist vor allem bei älteren oder geschwächten Männern anzutreffen.)
- Vorzeitiger Samenerguss.
- „Abends plötzliche Erektion, so stark wie seit einem Jahre nicht, mit Schauder und solcher Heftigkeit, dass Beischlaf Bedürfnis ward." (Hahnemann)
- Starke nächtliche Pollution nach kurz vorhergegangenem Beischlaf. Einige Pollutionen schnell hintereinander, mit nachfolgender Abspannung. Häufige Samenergüsse bei einem alten Mann, und darauf Gefühl von Trockenheit über den ganzen Körper.
- Sehr vermehrter Geschlechtstrieb (Nachwirkung). Erhöhter Sexualtrieb bei Kindern, mit Neigung zur Onanie.
- Chronische Verhärtung der Hoden. Gewächse an den Hoden. Starker Schweiß des Hodensacks. Rote, hautlose, nässende, brennend heiße Stelle zwischen Hodensack und Oberschenkel. Heftiges Jucken an der rechten Seite des Hodensacks.
- Nachtripper, vor dem Harnen gelblich, mit Schmerz in der Fossa navicularis beim Drücken darauf und zu Beginn des Wasserlassens.

Weibliche Genitalien Bei Baryta-carbonica-Patientinnen wird man (falls der Bereich der Sexualität betroffen ist) beobachten, dass die Organe, die zum Ausdruck des Sexualtriebs und zur sexuellen Kommunikation dienen, **immer kleiner werden** und an Funktionsfähigkeit einbüßen. Die gesamte Sexualfunktion reduziert sich, das natürliche sexuelle Verlangen geht allmählich zurück, und die Patientin wird immer vorsichtiger und zurückhaltender in Bezug auf Erotik. Da die Emotionen unterdrückt sind, gibt es kein ausreichendes Ventil für körperliche oder seelische Störungen, und so reagiert der Organismus mit einer Vergrößerung der Lymphknoten, die ja zum Reinigungsapparat des Körpers gehören. Es scheint fast so, als müsste das lymphatische System sämtliche schädlichen und vergiftenden Folgen der emotionalen Unterdrückung aufnehmen – und so werden die **Lymphknoten größer und größer.**

- **Verminderung** oder völliger Verlust **des sexuellen Begehrens.** Keinerlei Interesse am Geschlechtsverkehr, kann ihn aber ertragen. Abneigung gegen Geschlechtsverkehr, hat aber Zärtlichkeiten gern.
- Die Gebärmutter ist erheblich verkleinert. Brüste und Eierstöcke verlieren an Umfang.
- Verminderte Menses: spärlich, äußerst schwach; von kurzer Dauer; ausbleibend; unterdrückt. Verzögerte Menarche.

Im Zusammenhang mit all diesen Manifestationen einer herabgesetzten Sexualfunktion ist **Sterilität** häufig anzutreffen.

- Zahnschmerzen vor der Regel; Erkältungsneigung während der Regel.
- Schmerzhaftes Reißen, ruckweise, in der Scham, dass sie schreien möchte, abends.
- Zystische Tumoren.

Rücken Im Rückenbereich bestehen vielfältige Schmerzzustände, besonders im Nacken und im Kreuz.

- **Schwere** im Kreuz und in den Lenden. **Spannende** Schmerzen im Kreuz (am schlimmsten **abends**), im Nacken. Morgens beim Aufstehen Schmerzen zwischen den Schultern, dass er ganz steif davon ist und sich nicht drehen kann. **Genicksteifigkeit,** etwa nach dem Mittagsschlaf. **Steifheit im Kreuz,** sodass er sich kaum vom Sitz erheben kann.
- Spannschmerz vom Rücken her, unter den rechten Rippen nach vorne, beim Aufstehen vom Sitzen und beim tiefen Bücken. Schwäche und Ungelenkigkeit im Rückgrat; bei längerem Sitzen scheint es zusammensinken zu wollen.
- Charakteristisch für Baryta carbonica ist ein **Klopfen** im Rücken, besonders **nach Gemütsbewegungen;** „pochendes Mucken unten im Kreuze" (Hahnemann; vgl. LAC CANINUM, SEPIA, SILICEA, NATRIUM MURIATICUM), Klopfen zwischen den Schulterblättern (PHOSPHORUS).
- Ein weiteres Leitsymptom ist ein ängstliches Gefühl mit Unruhe und Unbehaglichkeit in der Lendengegend, das durch **Abgang von Blähungen** oder Aufstoßen kurzzeitig gebessert wird.
- Brennen der Schulterblätter, besser beim Gehen. Stumpfe Stiche durch das linke Schulterblatt, vorn zur Brust heraus. Rückgratverkrümmung.

Lymphknotenschwellungen im Nacken, am Hinterkopf. Typisch für das Mittel sind auch **Lipome** im Halsbereich (CALCIUM, THUJA). Kent schreibt: „Mehrmals ist es mir passiert, dass Patienten mich gefragt haben: ‚Herr Doktor, diese Fettgeschwulst auf meinem Rücken ist verschwunden; war das Ihre Absicht?' Aber manchmal hatte ich gar nicht gewusst, dass da überhaupt eine war. Diesen Ablauf kann man verallgemeinern, denn so ist es regelmäßig in der homöopathischen Praxis: Der Homöopath verschreibt nicht ein Mittel ‚gegen den Tumor', ja es kann sein, dass er bei der Verschreibung nicht einmal an ihn denkt; er gibt das konstitutionelle Mittel, und nicht selten verschwindet die Geschwulst daraufhin nach einer Weile – und nun meint der Patient, man habe ein medizinisches Wunder vollbracht. So bekommt man Ruhm und Dank für das Abheilen einer Warze, viel mehr als für die Heilung des kranken Menschen. Der Arzt, der korrekt verschreibt, bringt die Vitalität des ganzen Organismus in Ordnung, und also heilt er den kranken Menschen – und wenn der Organismus diesen ‚Ordnungszustand' erreicht, beginnt er den Körper zu reparieren, es wird ein allgemeiner ‚Hausputz' der Gewebe abgehalten, und was überflüssig ist, wird beseitigt." Präziser und treffender könnten diese Ausführungen Kents gar nicht sein; dennoch möchte ich etwas hinzufügen: Wenn man es mit einem Fall zu tun hat, bei dem einige Symptome auf Baryta carbonica hinweisen, und wenn der Patient dann im Laufe des Gesprächs erwähnt, dass er eine Fettgeschwulst am Hals hat, dann kann dieses körperliche Lokalsymptom ein bestätigendes Symptom für die Verschreibung sein. **So kann jedes lokale Keynote zu einem bedeutsamen konfirmatorischen Faktor bei der Analyse eines Falles werden.** Ich glaube nicht, dass Kent gegen diese klärenden Bemerkungen etwas einzuwenden hätte. Die Auswertung aller Informationen, die man vom Patienten erhält, ist eine hohe Kunst, die mehr von uns verlangt als nur die Kenntnis der Materia medica. Ich würde es so sagen: Man benötigt zu ihrer meisterlichen Ausübung auch den „Rat der Erfahrung".

Auf der Rückenhaut kann es **heftig jucken oder kribbeln,** sodass der Patient sich kratzen oder gar **aufkratzen** muss. Bei einem siebenjährigen Mädchen, das früher an Milchschorf gelitten hatte, erschienen am Hals mit Eiter gefüllte Pustelchen, bei Berührung schmerzhaft, die sich dann in einen juckenden Grind verwandelten. Baryta acetica (das im Allgemeinen wegen der weitgehend identischen Arzneibilder mit Baryta carbonica zusammengefasst wird) führte zu völliger Heilung. (vgl. Diehl, in: Stapfs Archiv 6, S. 70 f.)

Extremitäten Das charakteristischste Symptom im Bereich der Extremitäten ist, dass die Haut der Hände so **trocken** ist, dass sie sich **wie Pergament anfühlt.** Zu den Leitsymptomen des Mittels gehören auch schmerzhafte, geschwollene Achsellymphknoten, mit Schmerzen in den Armen. **Hidradenitis axillaris.** Abgekapselter Tumor in der Achselhöhle. Ein weiteres Keynote ist ein taubes Gefühl, das von den Knien zum Hodensack hinaufkriecht; es verschwindet beim Sitzen.

Sklerodermie.

Unerträgliches nächtliches Jucken und Kribbeln an Hüften, Beinen, Knöcheln, Fuß- und Fingerrücken, zwingt zu fortwährendem Kratzen. Kribbeln und Einschlafen der Arme; der Hände; der Finger; der Waden (im Sitzen); der Füße.

Absteigende Lähmung. Lähmung bei alten Menschen. Zittern der Füße im Stehen und der Hände beim Schreiben.

Schwere in den Händen und auch in den **Füßen vor der** Regel. Ziehende oder reißende Schmerzen, die Arme herab. Schwere des linken Arms, die Schulter scheint als einziges Gelenk beweglich; Hand und Unterarm sind wie gelähmt. Zittrige Hände bei Alkoholikern. Zucken in der Ellenbeuge; im inneren oder äußeren Handknöchel. Hände bei alten Menschen: aufgesprungen; **blaufleckig und kalt.** Warzen an Händen und Fingern. Schweiß der inneren Fläche der Hände und Finger, nachmittags. Rissigwerden und Abschälen der Haut an den Fingerspitzen.

Spannen in den Beinen bis zur Hüfte herauf, **als wären alle Sehnen zu kurz, am schlimmsten im Stehen,** im Liegen nachlassend. Morgens Mattigkeit in den Beinen, dass er zusammensinken möchte. Spannen und Reißen in den Beinen, besser beim Gehen. Reißen und Ziehen die Beine herab. Schleppendes Gehen („Schenkelschleppen"), besonders beim Treppensteigen, wegen Lähmungsgefühl in der Mitte der Oberschenkel. Starkes Jucken an den Oberschenkeln (CALCIUM, SULFUR). Stechen im Knie; heftiges Stechen beim Hinknien. Plötzlicher Schmerz, der in der **Kniekehle beginnt und hinten am Bein herunterzieht,** als laufe ein dünner Strom einer heißen Flüssigkeit unter der Haut entlang. Gefühl, als ginge eine kalte Luft an die Unterschenkel, bis an die Knöchel.

Geschwollene Füße vor der Regel. Das Mittel hat eine Lähmung der Fußbeuger mit Spannung in den Sehnen gebessert. Beim Gehen im Freien wird der rechte Fuß kalt, und er bekommt ein Spannen in der Wade. **Kalter, stinkender Fußschweiß,** zwischen den Zehen wundmachend. Außerordentlich übelriechender Fußschweiß, sodass es niemand länger als ein paar Minuten im gleichen Raum mit ihr aushält. Eiseskälte an den Füßen, von Nachmittag bis Abend, und nach dem Niederlegen Hitze am ganzen Körper. Brennen in den Fußsohlen, die ganze Nacht, kann dennoch keine Kühlung daran vertragen. Unruhe in den Füßen im Sitzen.

Krämpfe in den Fußsohlen; beim Tanzen. Schmerzhafte Hühneraugen. Zehenkrämpfe beim Ausstrecken des Fußes. Schmerzhafte lymphatische Geschwulst am Ballen der großen Zehe.

Schlaf Wenn jemand dazu neigt, **beim Geschlechtsverkehr einzuschlafen,** kann das ein Hinweis auf Baryta carbonica sein. Der Geschlechtsakt macht ihn oder sie **schläfrig.**

Sie kann sich nachmittags des Schlafes nicht erwehren. Benommenheit und Schwere des Kopfes, abends, mit Schläfrigkeit; der Kopf will immer nach vorn fallen. Schläfrigkeit wird beim Arbeiten besser.

Schlaflosigkeit: **wegen Gefühl großer Hitze;** durch Aufstoßen; **durch Bauchschmerzen;** durch Zahnschmerzen. Schlaflosigkeit bei alten Leuten.

Unerfrischender Schlaf (auch nachmittags). Schläft auf der Seite (besonders auf der linken).

Träume: ängstlich; lebhaft, abenteuerlich; von Toten; von Halsweh.

Fieber und Frost Trockene Hitze die ganze Nacht, mit Schlaflosigkeit; **wenn sie die Hand aus dem Bett streckt, Kälte, Frost** und Durst. Fieberhitze nachts, beim Erwachen. Nächtliche Hitze und Ängstlichkeit, dass er sich nicht zu lassen weiß, bis früh zum Aufstehen. Abwechselnd Frost und Hitze, abends und nachts. Plötzlicher Frostschauder, mit Gänsehaut, äußerer Kälte und Sträuben der Haare, vormittags. Frost beginnt im Gesicht, in der Magengrube oder in den Füßen. Frost beim Hereinkommen von draußen ins Zimmer. Stete Kälte, als würde sie mit kaltem Wasser begossen, nachmittags schlimmer.

Schwitzt übermäßig, wenn sie auf der Straße geht und sich einbildet, die Leute redeten alle über sie und beurteilten sie schief. Schwitzt stärker bei Anwesenheit Fremder. Schweiß kehrt jeden zwe**iten Abend** zurück. Erschöpfender Nachtschweiß.

Halbseitiger übelriechender Schweiß (meist linksseitig).

Haut Unerträglicher Juckreiz am ganzen Körper, kribbelnd, brennend oder fressend; nachts, kann aus dem Schlaf wecken; nötigt zum Kratzen, welches nicht oder nur kurzfristig bessert. Jucken hier und da, beim Kratzen entsteht ein heftiger Schmerz. Schlechtes Verheilen kleiner Verletzungen. Warzen, Zysten, Hühneraugen, Sarkome. **Talgdrüsenzysten.** Schorfige Ausschläge. Purpura senilis. Lipome, vor allem am Hals. Trockene Haut nach Pollution.

Baryta iodata

Essenzielle Merkmale

Dieses Mittel hat sich vor allem bei der Behandlung von Kindern als nützlich erwiesen.

Wenn Kinder **nicht recht wachsen** wollen, sich leicht erkälten und stark geschwollene, verhärtete Lymphknoten haben, wenn bei ihnen zudem **Trübungen der Cornea** zu erkennen sind – dann sollte man an Baryta iodata denken. Dieses Bild zeigt sich meist bei kachektischen, unter Malnutrition leidenden Kindern. Baryta iodata ruft eine enorme Überversorgung und Vergrößerung des lymphatischen Systems hervor, auf Kosten des Gesamtorganismus, dem zu wenig Nahrung zugeführt wird.

- **Schmerzen** die **verhärteten Lymphknoten bei Berührung** und berichten die Eltern außerdem von einem ständig erhöhten Leukozytenwert, so spricht das bereits sehr deutlich für Baryta iodata.
- Es gibt auch andere Mittel mit Hornhauttrübung (CADMIUM, CALCIUM CARBONICUM, ARGENTUM NITRICUM etc.) und geschwollenen Halslymphknoten; das unerlässliche Wesensmerkmal von Baryta iodata ist jedoch die Entwicklungsstörung des Kindes, die Hemmung seines Wachstums.

Entwicklungsverzögerung, Verhärtung der Drüsen und Lymphknoten

Die Merkmale von Baryta iodata, die ich hier aufgezählt habe, sind als Charakteristika des Mittels zu verstehen – in dem Sinn, dass sie einem sofort ins Auge springen, wenn man den Patienten zu Gesicht bekommt. Sie prägen entscheidend die pathologischen Zustände dieser Arznei. Fassen wir diese Charakteristika zusammen, so können wir sagen, dass die Hauptwirkung von Baryta iodata in der **Verzögerung der Entwicklung** und in der **Infiltration, Vergrößerung und Verhärtung der Lymphknoten, der Drüsen und des Organgewebes** besteht. Die Trübung der Hornhaut ist dabei ein sichtbares Zeichen für das, was sich auch innerhalb des Körpers in den Organen und Drüsen abspielt.

- Besonders die Tonsillen und die Brustdrüsen (**Mastitis**) sind von dieser Wirkung betroffen. Es können auch neue, selbstständige **Wucherungen** und **Tumoren** auftreten, wie z. B. Brustkrebs. Auch hier ist zugleich wieder die erwähnte Unterversorgung bzw. Wachstumshemmung des Gesamtorganismus festzustellen. Es drängt sich der Eindruck auf, dass das Immunsystem aufs schwerste geschädigt ist.
- Bei Erwachsenen ist in erster Linie die Schilddrüse affiziert, sodass Symptome von **Hyperthyreose** auftreten: Zittern, Ohnmachtsanfälle, vortretende Augen.
- Da das lymphatische System stark in Mitleidenschaft gezogen wird, ist die Leukozytenzahl oft erhöht. Zu den klinischen Indikationen von Baryta iodata können daher das **Hodgkin-Syndrom** und das **Pfeiffersche Drüsenfieber** gehören. Es kann bei **Staphylomen** angezeigt sein, ebenso bei **Keratoconjunctivitis phlyctaenularis** mit Anschwellen der Lymphknoten bei Kindern, die nicht zu wachsen scheinen.
- Bezüglich der Wachstumsstörungen kann man in der Tendenz jedoch folgende Unterscheidung treffen: Für Baryta iodata ist nicht der Zwergwuchs typisch, den man oft bei BARYTA CARBONICA beobachten kann, sondern eher eine allgemeine Abmagerung und Auszehrung.

Geist und Gemüt

In der gleichen Weise, wie Baryta iodata die Organe des Körpers verhärtet, infiltriert und „**trübt**" es auch **Geist und Gemüt.** Die Gefühle verhärten sich und sterben ab, ein gleichgültiger, apathischer Zustand tritt ein, der Verstand wird träge und stumpf. Es fällt dem Patienten schwer, sein Hirn in Gang zu setzen, sich zu konzentrieren. Er ist benommen und verwirrt; unfähig, Entscheidungen zu treffen. Geistesschwäche ist ein besonders ausgeprägter Zug dieses Mittels. Kinder können geradezu dumm wirken und scheinen zu keiner geistigen Anstrengung fähig zu sein; schwaches Gedächtnis, sehr vergesslich.

Verglichen mit BARYTA CARBONICA sind Baryta-iodata-Kinder nicht ganz so schüchtern, aber sehr viel unruhiger und auch warmblütiger. Wenn man es also mit einem kleinen Patienten zu tun hat, der stark geschwollene Mandeln hat, den man von Geist und Psyche her als BARYTA CARBONICA einschätzen würde, der aber sehr unruhig ist und dem es an der frischen Luft besser geht (wie PULSATILLA), dann sollte man an Baryta iodata denken. Diese Kinder haben Angst vor Menschen; sie sind weder gesprächig noch gesellig, wollen allein sein, und wenn jemand sie verletzt hat, sitzen sie gern einfach nur da, brüten die ganze Zeit vor sich hin und denken dauernd an die ihnen widerfahrene Kränkung. Das scheinen sie tatsächlich gern zu tun, es bereitet ihnen eher Vergnügen als Schmerz. Die Wirkung von Baryta iodata kann unter Umständen durch NATRIUM MURIATICUM ergänzt werden, wenn das Kind in der Vergangenheit tiefen Kummer erlebt hat.

Bei Erwachsenen, die Baryta iodata benötigen, handelt es sich um chronisch müde Menschen, sowohl in körperlicher als auch in geistiger und psychischer Hinsicht, die das Gefühl haben, ihnen sei alles Interesse am Leben abhanden gekommen. Ihre Lymphknoten und Drüsen sind chronisch geschwollen, besonders die Unterkieferdrüsen. Zwar sind sie immer in Eile, bringen aber nichts zustande; sie können sich auf nichts konzentrieren, weil sie innerlich so gehetzt und zugleich geistig abgestumpft sind. Sie werden leicht zornig und bekommen Wutanfälle, sind also durchaus in der Lage, ihre Wut zu äußern, und trotz ihres im Allgemeinen eher zaghaften und ungeselligen Wesens kommt es vor, dass sie in einen hysterischen Zustand geraten. Ungeduldig, sehr wechselhaft in ihren Stimmungen. In späteren Stadien herrscht Niedergeschlagenheit vor, mit gelegentlichen Wut- und Tränenausbrüchen. Solche Symptome erinnern ziemlich stark an PULSATILLA; aufgrund der geschwollenen Drüsen sollte in solchen Fällen jedoch auch Baryta iodata in Betracht gezogen werden.

Einige weitere Geistes- und Gemütssymptome: Große Angst. Furcht vor Unheil, vor Geistern, vor eingebildeten Dingen. Wahnidee: glaubt, tote Menschen zu sehen. Phantastische Illusionen.

Das Baryta-iodata-Bild enthält viele **Gegensätzlichkeiten.** So wird die Angst stärker, wenn der Betreffende im Bett liegt, die Schmerzen dagegen bessern sich. Längeres Liegen bessert die Mattigkeit, verschlimmert aber dafür andere Symptome. Er sehnt sich nach kühler, frischer Luft, beim Spazierengehen allerdings fühlt er sich schwindelig, und die körperlichen Beschwerden werden schlimmer. Manchmal will er niemanden um sich haben, dann wieder sehnt er sich nach der Gesellschaft anderer. Essen kann seinen Zustand bessern oder auch verschlechtern. Der Kopf fühlt sich mal kalt an und mal heiß.

Hitze und Hitzewallungen an verschiedenen Körperteilen, besonders aber in Gesicht und Magen.

Allgemeinsymptome und Keynotes

- Starkes **Frischluftbedürfnis, Besserung durch frische und kalte Luft** sind sehr bezeichnend.
- Erkältet sich leicht; schlimmer bei naßkaltem Wetter.
- Verhärtungen in vielen Körperteilen, besonders in den Lymphknoten und Drüsen. Schwellung und Entzündung der affizierten Teile und der Drüsen. Knochen- und Drüsenschmerzen.
- Sehr schmerzempfindlich; die Drüsen sind berührungsempfindlich.
- Leukozytose.
- Auszehrung.
- Neigung zu Hämorrhagien.
- Schwäche; während der Regel.
- Ohnmachtsanfälle.
- Allgemeines Völlegefühl.
- Spannen am ganzen Körper.
- Pulsieren am ganzen Körper. Puls schnell und voll.
- Krampfartige Muskelbewegungen.
- **Schlimmer:** vor dem Essen und beim Fasten; nach dem Essen (manche Symptome); Anstrengung, Bewegung und besonders **Gehen** verschlimmern sehr. Vor und während der Regel. Liegen auf dem Rücken. Allgemein durch Wärme; in einem warmen Zimmer; wenn ihm warm wird; Druck.
- Besser: an kalter frischer Luft; nach dem Essen.

Lokalsymptome

Schwindel Schwindel im Liegen; beim Bücken; beim **Gehen.**

Kopf Hitze und Blutandrang, abends und nachts. Schwere des Kopfes. Kopfschmerz: morgens beim Aufstehen; **besser an der frischen Luft;** schlimmer, wenn die Haare hochgebunden werden, durch Geräusche, beim Gehen, im warmen Zimmer. Zerschlagenheitsschmerz im Kopf. Kopfschmerzen drückend; schießend; betäubend. Reißen im Scheitel.

Schwitzen an der Kopfhaut. Pulsieren in der Stirn und den Schläfen.

Augen **Hornhauttrübung.** Bindehautentzündung. Tuberkulöse Iritis. Staphylom. Keratoconjunctivitis phlyctaenularis.

Jucken der Augen. Augenschmerzen: schlimmer durch Licht; Brennen; als wäre Sand in den Augen; Empfindlichkeit. Photophobie. Exophthalmus; erweiterte Pupillen. Gerötete Augen und **Lider;** geschwollene Lider.

Trüb- und Nebelsehen; Diplopie; Sehschwäche.

Ohren **Eitrige Mittelohrentzündung.** Gefühl wie Flattern in den Ohren. Ohrgeräusche beim Kauen. Verstopfungsgefühl in den Ohren. Schwerhörigkeit.

Nase Nasenkatarrh: blutiger Ausfluss; reichlich; harter Schleim; dick; gelb; aus den Choanen. Fließschnupfen mit Husten. Häufiges Niesen. Nasenbluten beim Schneuzen.

Verstopfte Nase nachts. Trockene Nase. Nase gerötet und geschwollen. Schmerzen in der Nase; in der Nasenwurzel.

Gesicht Kaltes Gesicht. Blutandrang und Röte im Gesicht; blaue Lippen. Manchmal blass, manchmal umschriebene Röte. Gesicht wirkt zusammengezogen und eingeschrumpft; ausgezehrt. Ausschläge im Gesicht und an der Nase; Furunkel und Pickel. Schmerzen im Gesicht; in der Glandula submaxillaris. Schwellung der Unterkieferdrüsen; der Ohrspeicheldrüsen.

Mund Zahnfleischbluten, eingerissene Zunge. Das Zahnfleisch löst sich von den Zähnen, diese lockern sich. Brennende Zunge, wundes Zahnfleisch. Zahnfleisch geschwollen. Ziehen und Reißen in den Zähnen. Mundtrockenheit am Morgen; trockene Zunge. Übelriechender, sogar fauliger Schleim im Mund. Speichelfluss. Mundgeschmack: übel; bitter; sauer.

Hals Hals trocken und wie zusammengeschnürt. Die Mandeln sind vergrößert. Entzündung mit ausgeprägter Schwellung der Mandeln. Pseudomembran. Schmerzen im Hals beim Leerschlucken; Brennen. Schluckbeschwerden. Schwellung und Verhärtung der Halslymphknoten.

Atmung, Brust, Herz Bronchitis und Bronchopneumonie gehören zum Wirkungsbereich von Baryta iodata. Schleim in der Luftröhre. Stimme: heiser; rauh, schwach; Aphonie. Atmung: schnell; asthmatisch; erschwert nachts und beim Steigen; rasselnd; kurz; mit Erstickungsgefühl.

Husten: morgens; abends; asthmatisch; trocken am Morgen; rasselnd; krampfartig; erstickend; beim Sprechen; durch Kitzel im Kehlkopf und in der Luftröhre. Expektoration: morgens und abends; schwierig; schleimig; eitrig; salzig; zäh; gelb. Brustkatarrh.

Konstriktion der Brust. Brustbeklemmung. Schmerz in der Brust; Stiche in der Brust und in den Mammae. Lungenlähmung.

Herzklopfen: nachts; stürmisch.

Magen Appetit: vermindert; gesteigert, bis zum Heißhunger, mit Abmagerung; ohne Geschmack an den Speisen; Appetitmangel, mit Abneigung gegen Essen. Übelkeit und Abscheu vor Essen. Extremer Durst; unstillbar.

Leeregefühl im Magen. Völlegefühl und Sodbrennen. Schweregefühl nach dem Essen. Aufstoßen: leer; sauer; Sodbrennen. Aufstoßen bessert. Hitzewellen im Magen. Magenverstimmung mit Schluckauf. Gastritis. Magenschmerzen: nach dem Essen; Krämpfe; Kneifen; Drücken; Empfindlichkeit; Stechen. Würgen. Spannungsgefühl im Magen. Biliöses Erbrechen; wässrig.

Abdomen Auftreibung des Bauches. Vergrößerte Mesenteriallymphknoten. Blähungen; Rumoren. Bauchschmerzen: nach dem Essen; vor und während der Regel; in den Hypochondrien; in der Leistengegend; um den Nabel; krampfartig; schneidend; ziehend; Drücken im Hypogastrium; Stechen in den Hypochondrien und in den Bauchseiten.

Rektum und Stuhl Verstopfung; schwieriger, mühsamer Stuhl; Darmträgheit; unzureichender Stuhl; Stuhl hart, knotig. Diarrhö mit gelben, wässrigen Stühlen, viel Wind, äußerlichen Hämorrhoiden. Jucken am Anus. Schmerz im Rektum; Brennen nach dem Stuhl; Tenesmus. Erfolgloser Stuhldrang.

Harnorgane Harnverhaltung: ständig; oft. Häufiges Harnen nachts; unwillkürlich.

Harnmenge reichlich.

Männliche Genitalien Vergrößerung der Prostata. Hodeninduration. Erektionsstörungen. Samenabgänge.

Weibliche Genitalien Bei Frauen ist das sexuelle Verlangen verstärkt. Blutiger Fluor; vor der Regel.

Menses: reichlich; häufig; schmerzhaft; kurz; unterdrückt.

Rücken Schmerzen im Kreuzbein; stechender Schmerz im Rücken und in der Lendengegend.

Extremitäten Kalte Hände, Beine und Füße. Heiße Hände. Schwitzende Hände, Handflächen; Füße. Müde Knie. Gliederschwere. Jucken der Glieder. Geschwollene Achsellymphknoten. Taubheit in Armen und Fingern.

Gelenkschmerzen: gichtig; in Hüften; Oberschenkeln; Knien. Stechen in den Knien; reißende Schmerzen in Knien und Beinen.

Schlaf Träume: erotisch; ängstlich; lebhaft.

Baryta muriatica

Essenzielle Merkmale

Diese Arznei hat zahlreiche Ähnlichkeiten mit BARYTA CARBONICA (allerdings auch ganz eigenständige, spezifische Merkmale). Die Konzentrationsschwierigkeiten, die geistige Stumpfheit und Verwirrung, all diese Hauptcharakteristika von BARYTA CARBONICA sind auch bei Baryta muriatica zu finden.

- Große Konzentrationsschwierigkeiten beim Lernen oder Lesen; es fällt ihm schwer, etwas zu begreifen und zu behalten; kann so verwirrt sein, dass er verkehrt antwortet, so als ob er gerade an etwas ganz anderes denken würde.
- Auch die Unschlüssigkeit, die Unfähigkeit, sich zu entscheiden, ist vergleichbar, ebenso die Zukunftsangst. Für beide Mittel ist Unreife kennzeichnend, die bei Baryta muriatica allerdings sehr schnell in einen Zustand der Idiotie übergehen kann.

Die Hauptwirkung des Mittels scheint sich auf das Nervensystem, die Blutgefäße und die Drüsen zu richten, jeweils auf ganz spezifische Art und Weise.

Wirkung auf das zentrale und periphere Nervensystem

Wir haben es hier primär mit einem „**Krampfmittel**" (in einem weitgefassten Sinn des Wortes) zu tun. Wenn das Nervensystem betroffen ist, sehen wir eine hysterische Person vor uns, die zu Krämpfen, Konvulsionen, Zuckungen oder choreatischen Bewegungen neigt. Es hat den Anschein, als habe sich im Inneren des Patienten ein Energiepotenzial aufgebaut, dem jeglicher Ausdruck verwehrt geblieben ist und das sich nun plötzlich in Form von hysterischen oder epileptischen Anfällen etc. den Weg nach draußen bahnt.

Während eines solchen hysterischen Anfalls verspürt der Kranke eine ungeheure Angst, die ihm fast den Atem nimmt. Er neigt dann dazu, zu Boden zu stürzen und sich dort in Qualen zu wälzen. Möglich ist auch folgender Zustand: Die Patientin hat große Angst, verspürt ein Drücken im Magen, ihr ist übel, sie muss würgen – und damit es besser wird, ist sie genötigt, sich zusammenzukrümmen. Bei Baryta muriatica gibt es auch die merkwürdige Empfindung, keine Unterschenkel zu haben; der Betreffende bildet sich ein, auf den Knien zu gehen. Gemeinsam ist allen diesen Verhaltensweisen eine Tendenz, sich zu beugen, zu krümmen, einzurollen – eine Tendenz nach unten, zum Boden hin. Ein Beispiel: Eine Frau hat den Verdacht, dass ihr Mann sich nicht mehr für sie interessiert, dass er vielleicht ein außereheliches Verhältnis hat. Beim geringsten Anlass, wenn er z. B. irgendeine kritische Bemerkung fallen lässt, wird sie hysterisch: Sie stürzt zu Boden und gerät in einen solchen Angstzustand, dass sie Krämpfe bekommen kann. Dieses Verhalten könnte man so deuten, dass sie in ihrer völligen Hilflosigkeit vor dem allmächtigen Herrn und Meister auf die Knie sinkt, weil sie zu keiner angemesseneren Reaktion fähig ist. (Auch dieses Mittel ist, wie BARYTA CARBONICA, deutlich häufiger bei Frauen als bei Männern angezeigt.)

Wille und Verstand sind schwach, und so fehlt es der Patientin an dem Mut, sich auf einen Streit einzulassen, einen eigenen Standpunkt zu vertreten, einzufordern, was ihr zusteht. Sie fühlt sich besser in gebückter Haltung, wenn sie sich beugt oder duckt – sowohl in körperlicher als auch in seelischer Hinsicht. Dann hat sie weniger Angst, und ihre Magen- oder Bauchschmerzen lassen nach. Doch dieser Zwang, sich zu beugen, ist seltsamerweise nicht mit einem Gefühl von Erniedrigung verbunden, wie es für NATRIUM MURIATICUM typisch wäre; die Baryta-muriatica-Patientin scheint im Gegenteil die

Demut selbst zu sein, ohne eine Spur von Egoismus. Und noch seltsamer ist es, dass die Symptome schlimmer werden, wenn sie sich wieder „aufrappelt“ und erhebt.

Denken Sie in einem solchen Fall daran, dass Sie es mit Verhaltensweisen eines kranken Menschen zu tun haben: verwirrt, nur begrenzt fähig, etwas aufzunehmen und zu begreifen, eine schüchterne, ängstliche Frau, die nicht den Mut hat, sich den Herausforderungen des Lebens zu stellen – und die darum Schutz braucht. Sie neigt dazu, Ängste zu entwickeln: vor Männern; vor Unheil.

Die Baryta-muriatica-Frau hat für gewöhnlich nur wenig soziale Kontakte, redet nicht viel, ist misstrauisch und nicht gern in Gesellschaft. Sie ist eine sehr unsichere Person. Wenn sie sich in jemanden verliebt, steigert sie sich in ihrer Phantasie in eine exzessive sexuelle Erregung hinein, die sich explosiv entladen und dann das Bild einer **akuten Psychose** bieten kann. Dies ist im Grunde so etwas wie ein manisch-depressiver Zustand, bei dem die manische Phase immer dann eintritt, wenn die Patientin sich verliebt und ihr dadurch enorm angeregter Sexualtrieb nicht befriedigt werden kann. Sie neigt dazu, sich an den Geliebten zu klammern, ihn regelrecht zu erdrücken. Ihr sexuelles Begehren wird immer stärker, während das des Partners mehr und mehr nachlässt. Wenn ein solcher Zustand erreicht ist, kann dieser Konflikt das erwähnte Syndrom einer **akuten Psychose durch sexuelle Erregung** zum Ausbruch bringen, das zu den wichtigsten Charakteristika von Baryta muriatica gehört. Die Phantasie schweift leicht zum Sexuellen, das geschlechtliche Verlangen kann irrsinnige Züge annehmen und treibt die Frau zur Nymphomanie bzw. den Mann zur Satyriasis. Sex spielt eine der Hauptrollen bei diesem Mittel und ist der Ursprung eines beträchtlichen Teils seiner Symptomatologie – ganz anders als bei BARYTA CARBONICA.

Während der akuten psychotischen Zustände ist der Patient verwirrt; Desorientierung, **idiotisches** oder **kindisches Benehmen** sind dann die vorherrschenden Symptome. Es kommt zu Wahnideen: meint, alles sei verändert; alles wirkt fremd; auch vertraute Dinge erscheinen fremd; seine Umgebung kommt ihm fremdartig, wie verwandelt vor.

Schneller als alle anderen Bariumsalze kann Baryta muriatica schließlich einen Zustand der Imbezillität, der **Idiotie** herbeiführen, mit all den dazugehörigen Merkmalen: stupider Gesichtsausdruck; der Kiefer sinkt herab, Speichel tropft aus den Mundwinkeln, der Blick ist leer. Dieser Zustand kann begleitet sein von epileptischen Anfällen, Chorea oder Lymphknotenschwellungen; hier besteht eine Ähnlichkeit mit CICUTA.

Kommen wir zurück auf die **Krampfneigung,** diesen so wichtigen Zug von Baryta muriatica.

- Sie kann sich manifestieren in: Krämpfen mit Kopfschmerzen, Taubheit, Erbrechen und Brennen im Magen; epileptischen Konvulsionen; epileptiformen Konvulsionen bei vollem Bewusstsein, mit Gefühl wie von elektrischen Schlägen; Konvulsionen in Anfällen mit Erschütterungen und Stößen, die den ganzen Körper herumwerfen; krampfhaftem Zittern und Zucken; Wurmkoliken und -krämpfen.
- Periodische Krampfanfälle mit Zuckungen und ungeheurem Gliederwerfen.
- **Heftige Chorea,** ständiges Rucken der Arme und Beine, sodass sie selbstständig weder essen noch laufen kann. Das Gesicht ist krampfhaft verzerrt, das Sprechen unverständlich. Alle Krampfbewegungen hören im Schlaf auf.
- Die Kontrolle über die willkürliche Muskulatur ist verloren, die sensorischen Fähigkeiten aber unbeeinträchtigt; bei vollem Bewusstsein.
- Auch Lähmungserscheinungen können zum Wirkungsbereich von Baryta muriatica gehören: Multiple Sklerose und andere neuromuskuläre Erkrankungen; **eisige Kälte des Körpers, mit Lähmung;** Parese nach Grippe und Diphtherie; allgemeine Muskelschwäche, bis hin zur Lähmung; linksseitige Lähmung, mit Aphasie.

Wirkung auf das Gefäßsystem

Beide Komponenten dieser Bariumverbindung haben eine starke Wirkung auf Herz und Arterien. Das Mittel hat sich einen guten Ruf bei der Besserung von Aneurysmen erworben, insbesondere bei Aneurysma der Aorta descendens und der Aorta abdominalis.

Baryta muriatica verursacht **Bluthochdruck.** Arteriosklerose, mit hohem systolischem und vergleichsweise niedrigem diastolischem Wert.

Der Puls ist oft beschleunigt; Tachykardie durch Aufregung. Puls voll, hart, klein; Pulsspannung gesteigert.

Aufstehen vom Bett löst zahlreiche Symptome aus.

Wirkung auf die Drüsen

Zu den Krankheiten, die besonders auf Baryta muriatica ansprechen, zählen Affektionen der **Lymphknoten** und anderer Drüsen:

- Schmerzhafte Drüsenschwellungen; enorme Schwellung und Verhärtung der Lymphknoten im Halsbereich; Parotiden hart und geschwollen; Schwellung der Speicheldrüsen; Vergrößerung und Verhärtung der Lymphknoten, der Mandeln und der Bauchspeicheldrüse.
- Anfälle von Tonsillitis treten im Frühjahr und im Herbst auf.
- Adenitis; Pfeiffersches Drüsenfieber.
- Stechen in den Drüsen und entlang der Nerven.

Bei Drüsenerkrankungen ist Baryta muriatica das natürliche Komplementärmittel zu CONIUM; es ist letzterem sehr ähnlich, wirkt aber wesentlich tiefer.

Baryta-muriatica-Kind

Das Baryta-muriatica-Kind ähnelt dem Bild, das wir bereits von BARYTA CARBONICA kennen: stumpfer Verstand, kann nicht lernen und sich nichts merken. Es ist in seiner Entwicklung zurückgeblieben; im Falle einer ernsthaften Erkrankung kann ein Zustand von Imbezillität auftreten. Hat keine Lust zum Spielen; bleibt allein und isoliert, sitzt in der Ecke und tut gar nichts; gibt verkehrte Antworten.

Baryta muriatica passt auf skrofulöse Kinder; auf Kinder, die mit offenem Mund herumlaufen und durch die Nase sprechen; auf stupide wirkende Kinder, die schlecht hören.

Augenentzündung mit Lichtscheu, sodass das Kind die ganze Zeit auf dem Gesicht liegt.

Als Beispiel ein Fall aus der Literatur: „Ein 2-jähriger Knabe litt an allgemeiner Abmagerung: der ganze Hals wie besät mit eiergroßen Drüsenverhärtungen, der Unterleib stark aufgetrieben und hart, der 7. und 8. Rückenwirbel zu einem Buckel ausgetrieben; aus beiden Ohren floß ein stinkender Eiter, Zunge belegt, Appetit sehr gering, Lust zu trockenem Weißbrot; Stuhl nur durch Klistiere zu erzielen; die wenigen Exkremente waren steinhart und weiß von Farbe; Urin gelblich und sehr übelriechend, die Füße angeschwollen." (Geheilter Fall von Altmüller, in: AHZ 24, 214)

Allgemeinsymptome und Keynotes

- So schwer im Körper, dass er nicht aufbleiben konnte; wie Kraftlosigkeit. Ungewöhnliche Trägheit, mit Neigung, meistens auf dem Sofa zu liegen. Allgemeine Mattigkeit am Morgen, insbesondere schwache Beine mit steifer Muskulatur.
- Allgemeine Muskelschwäche, auch bis zur Lähmung. Erschlaffung der Muskeln des Körpers und Sinken der Kräfte, dass er kaum zu kriechen und ein Glied zu rühren imstande war. Abgeschlagenheit, Ohnmachtsanwandlungen. Schwäche beim Gehen; durch Treppensteigen. Allgemeine Gefühllosigkeit und Lähmung.
- Ameisenlaufen am ganzen Körper.
- Ein wichtiges Merkmal ist ein allgemeiner physischer Angstzustand. Furcht vor dem Baden, wie bei SULFUR.
- Es herrschen Symptome vor, die nicht von Schmerzen begleitet sind; Schmerz ist eher die Ausnahme.
- Innerliches Völlegefühl.
- Blutende Schleimhäute und Geschwüre.
- Schweiß verfärbt die Wäsche. Folgen von unterdrücktem Fußschweiß (z. B. Angina tonsillaris).
- Baryta muriatica verlangt nach frischer Luft, allerdings verschlimmern sich dadurch oft die Symptome.
- Symptome treten vor und während der Regel auf.
- Besserung: durch Bewegung (manche Symptome); durch Trinken von kaltem Wasser in kleinen Schlucken (Ohrenschmerzen); durch Aufsitzen mit vorgebeugtem Kopf (Atmung); im Liegen auf der rechten Seite; beim Auto- oder Bahnfahren.
- Verschlimmerung: beim Aufstehen aus dem Bett; **morgens,** vormittags, nachmittags, abends, **nachts** und nach Mitternacht; beim Treppensteigen (Atemnot, Herzklopfen, Schwäche); an kalter Luft und wenn dem Betreffenden kalt wird; bei nassem Wetter; im Frühjahr und im Herbst; beim Liegen auf der schmerzenden Seite (Ohrenschmerzen).
- Beschwerden linksseitig und schlimmer im Sitzen; muss sich hinlegen.
- Symptome stellen sich im Schlaf ein; Verschlimmerung im Stehen.

Lokalsymptome

Schwindel Ohnmachtsanwandlungen; Schwindel beim Gehen; was er sah, drehte sich herum. Schwindel infolge von Blutleere im Gehirn, mit Ohrgeräuschen. Schwindel bei alten Menschen.

Kopf So schwer im Kopf, dass er nicht aufbleiben kann.

Kopfschmerzen bei alten Menschen, aber nicht in Form einer akuten Krisis; eher Schweregefühl als Schmerz. Kopfschmerzen: beim Erbrechen; beim Bewegen der Augen; bei Angina tonsillaris. Verschlimmerung von Kopfschmerzen durch äußeren Druck.

Tinea capitis: auch bis an den Hals und in den Nacken; stark eiternder Ausschlag des behaarten Kopfes; der ganze Kopf ist mit einer dicken, sehr übelriechenden Grindborke bedeckt. Krätzeähnlicher Ausschlag auf der Kopfhaut und am Hals.

Augen Pupillen erweitert, unbeweglich, reagieren nicht auf Licht. Die Augen werden ganz steif, er kann sie nicht bewegen. Beide Augenlider angeschwollen, **Augäpfel stark entzündet,** mit Lichtscheu, sodass das Kind immer auf dem Gesicht lag. Skrofulöse Ophth**almie.**

Staphylom am inneren Rand der linken Cornea, verbunden mit beidseitiger Ophthalmie.

Augenlider geschwollen, entzündet; Geschwürbildung. Partielle Lähmung des linken Augenlids.

Ohren Übelriechende Otorrhö (besonders rechts). Stinkender Ausfluss aus beiden Ohren, **wie fauler Käse.** Otorrhö nach Scharlach; nach häufigen Ohrentzündungen.

Rechtsseitige Ohren**schmerzen;** schlimmer im Liegen auf der schmerzhaften Seite; besser durch schluckweises Trinken kalten Wassers.

Baryta muriatica hat Summen und Schwirren in den Ohren beseitigt; Ohrgeräusche beim Kauen und Schlucken. Taubheit, Kopfschmerzen, Erbrechen, Krämpfe, Magenbrennen.

Hinter den Ohren Abszesse, aus denen ein übelriechender Eiter ausfloss (bei Tinea capitis).

Harte, nur wenig schmerzhafte Schwellung der rechten Ohrspeicheldrüse, bald darauf Anschwellen der Glandula submaxillaris und sämtlicher Halslymphknoten.

Geschwulst beider Parotiden, besonders aber der rechten, nach Scharlach.

Nase **Niesen im Schlaf,** vier- oder fünfmal vor Mitternacht, ohne aufzuwachen.

Nasenkatarrh. Schnupfen, mit Fieberhitze. „An der Seite der Nasenspitze ein breiter, roter Knoten von etwas beißiger, kitzelnder Wundheitsempfindung, mit kleinen feinen Stichen beim Berühren und Reiben, doch ohne dass diese Empfindung zum Kratzen nötigt." (Hahnemann)

Rauheit in der Nase. Näseln.

Gesicht Blasses Gesicht, **ängstlicher Ausdruck,** tief eingesunkene Augen.

In der Fieberhitze rotes Gesicht. Spannende Empfindung im ganzen Gesicht, mit Ekel und Durchfall. In den Gesichtsmuskeln: empfindliches Ziehen; Zuckungen.

Krampfhaftes Verziehen der Gesichtsmuskeln. Unterkieferdrüsen sind vergrößert, verhärtet und schmerzhaft. Grindige Ausschläge auf Stirn und Nase.

Mund „Zahnweh, erst fein stechend, dann (zuckend) klopfend nach dem Takte des Pulses, vorzüglich nach dem Schlafe und nach Mitternacht, welches zum Aufsitzen im Bette nötigt." (Hahnemann, Hervorhebung G. Vithoulkas)

Zunge und Mund sind trocken. Geschwüre auf der Zunge. Belegte Zunge. Zunge mit Schleim bedeckt. Zungenlähmung. Eine so starke Salivation, dass alle Zähne des Patienten wackelten; die Speicheldrüsen und der Gaumen waren geschwollen, Patient hatte einen solchen Foetor oris wie bei einer durch Quecksilber hervorgerufenen Salivation (nachdem das Mittel gegen eine harte Hodengeschwulst nach unterdrückter Gonorrhö gegeben worden war).

Speichelfluss bei epileptiformen Konvulsionen, der Speichel fließt ohne Anstrengung aus dem Mund. Fauliger Geschmack im Mund, auch das Essen schmeckt faulig. Übler Mundgeruch während der Regel. Zahnfleischbluten. Anschwellung von Zahnfleisch und Gaumen.

Hals Mandeln **vergrößert;** chronische skrofulöse Vergrößerung und Verhärtung. Neigung zu Angina tonsillaris; nach jeder Erkältung entstehend und in

Eiterung übergehend; im Frühjahr und Herbst stationär; Katarrh erstreckt sich auf Tonsillen, Epiglottis, Glottis und Tuben; variköse Venen im Hals; Verlängerung der Uvula; hyperämisch-blennorrhoischer Zustand. Anschwellung und Rötung der Uvula.

Baryta muriatica ist nützlich bei Kraftverlust bzw. Parese des Pharynx und der Eustachischen Röhre, mit knackenden Ohrgeräuschen beim Schlucken oder Niesen. (H.C. Allen). Heftiger Schmerz in der rechten Halsseite und im rechten Ohr; Speichel läuft in großen Mengen aus dem Mund; Rachen tiefrot, besonders rechts; Tonsillen nur leicht geschwollen (bei Angina). Entzündung des Rachens und der Speiseröhre. Schluckbeschwerden.

Der ganze Hals ist innen wie außen voller verhärteter Drüsenschwellungen. Die Unterkiefer- und Nackendrüsen hatten die Größe von Taubeneiern, zwei sogar die von Hühnereiern, sehr hart und schmerzhaft bei leichtem Druck – ein förmlicher Drüsenkranz.

Juckender Hautausschlag im Nacken.

Atmung, Brust, Herz Schwache, raue, heisere Stimme.

Atemnot und Beklemmung. Mehrmals täglich, aber auch bei Nacht, überfiel ihn eine solche Beängstigung und ein solcher Luftmangel, dass er sich auf der Erde wälzen musste; er sah aus wie ein Epileptiker, war aber bei vollem Bewusstsein. Er musste beständig aufrechtsitzen, den Kopf nach vorne gebeugt, wobei fast unaufhörlich Schleim und Speichel aus dem Mund lief, ohne Husten oder sonstige Anstrengung. In der linken Seite unter der Magengegend befand sich eine Verhärtung (des Pankreas?), und der Kranke versicherte, von dieser Gegend aus immer den Ursprung seiner Anfälle verspürt zu haben. Baryta muriatica heilte innerhalb von zwei Monaten. (Nach Franks Magazin II, S. 644)

Bronchialerkrankungen bei alten Menschen mit Herzerweiterung. Brustkatarrh. Chronischer Husten bei skrofulösen Kindern. Baryta muriatica fördert die Expektoration. Der Auswurf ist schleimig. Phthisis scrophulosa (Tuberculosis lichenoides), mit flechtenartigem Ausschlag an verschiedenen Teilen des Körpers und beträchtlicher Vergrößerung und Verhärtung eines Hodens. Innere Hitze oben in der Brust.

Aneurysma der Aorta descendens. Herzschlag unregelmäßig und schwach, Puls kaum fühlbar. Herzklopfen. Puls: schnell, voll; weich und unregelmäßig.

Magen **Sehr schwache Verdauung** ist kennzeichnend.

- Verhärtung und Verengung des Mageneinganges mit Schmerzen, unmittelbar nach dem Essen, mit Empfindlichkeit im Epigastrium.
- Gefühl von Schwere im Magen; Magendrücken, besonders nach dem Essen fester Speisen.
- Übelkeit, mit Erbrechen und heftigen Leibschmerzen. Brennendes Gefühl im Magen und Erbrechen. Erbrechen mit Bauchschmerzen; erbricht alles, was er zu sich genommen hat, Erbrochenes gemischt mit fadenziehendem Schleim. Heftiges Erbrechen und Abführen mit Ängstlichkeit. Sechs Stunden lang Erbrechen einer ekelhaft aussehenden und schmeckenden Substanz in jeweils kleinen Mengen. **Unaufhörliches** krampfhaftes Würgen, große innere Angst, die zum Zusammenkauern zwingt. Fruchtloses Würgen.
- Magenkrämpfe.
- Wärmegefühl im Magen, das zur Brust und zum Kopf steigt.
- Verlangen nach **trockenem Weißbrot; überhaupt nach trockenen Speisen.** Verlangen nach Brot und Butter.

Abdomen **Aneurysma** der Aorta abdominalis; mit **quälendem Pochen im Bauch.**

Anschwellung und Verhärtung der Leber; der Abdominal- und Mesenteriallymphknoten; der Beine. **Verhärtung des Pankreas.** Verhärtung links unter dem Magen (wahrscheinlich des Pankreas), wo dem Patienten der Ursprung seiner Anfälle von Atemnot mit epileptiformen Konvulsionen zu liegen scheint. Schmerzen in der Nabelgegend, besonders morgens; trockener Husten; starke Esslust; schleimbedeckte Zunge. Borborygmus. Unterleib stark aufgetrieben und hart. In der Leistengegend: Wundheitsschmerz; fötide, jauchige Geschwüre.

Leistenlymphknoten geschwollen und schmerzhaft; eiternd. Wurmerkrankungen.

Rektum und Stuhl Hartnäckige Verstopfung. Stuhlgang nur durch Klistiere, danach Stuhl in steinharten, weißen, kleinen Stückchen.

Stuhl mit Schleim bedeckt. Stühle von gallertartigem Aussehen, mit Blut, völlig schmerzlos, alle 15 bis 20 Minuten (bei Dysenterie). Dysenterie bei ausgezehrten, zu klein geratenen Kindern. Gelbe, schleimige Durchfallstühle; Durchfall mit Erbrechen bis zur Erschöpfung.

Stuhl: dünn, wässrig, sehr stinkend; grünlich und gehackt.

Große Unsicherheit des Afterschließmuskels. Abgang von Spulwürmern und Schleim. Hämorrhoiden, die beim Urinieren vortreten. Fisteln.

Harnorgane Zystitis. Schmerzen in der Harnröhre beim Wasserlassen. Fortwährender, so heftiger Urindrang, dass der Urin nicht selten unwillkürlich abging, unter vielen Schmerzen (nachdem das Mittel gegen eine harte Hodengeschwulst nach unterdrückter Gonorrhö gegeben worden war).

Gelblicher Harn, sehr übelriechend; Füße angeschwollen. Häufiger Harnabgang; Harn mit weißlichem Bodensatz. Häufiges Wasserlassen während des Schwitzens. Starkes Ansteigen der Harnsäurewerte.

Männliche Genitalien **Gewaltig gesteigertes sexuelles Verlangen,** das zur Satyriasis führen kann. Öftere nächtliche Pollutionen. Nachtripper.

Hoden vergrößert, hart, mit schmerzhaften Stichen. Geschwulst der Hoden und des Hodensacks, schmerzlos (von einer Quetschung des Hodens). Bubonen und immer härter, größer und schmerzhafter werdende Hodengeschwulst, nach unterdrückter Gonorrhö.

Weibliche Genitalien **Nymphomanie. Heftiges sexuelles Verlangen führt zu akuter Psychose.** Sterilität. Kann das Einsetzen der Menses herbeiführen. Verhärtung, Tumor oder Atrophie der Eierstöcke. Klemmender Schmerz in der Beckenhöhle.

Rücken Myelitis. Sklerotische Degeneration des Rückenmarks. Rückgratverkrümmung; buckelförmige Austreibung der Rückenwirbel.

Extremitäten Gliedmaßen gelähmt, eiskalt. Halbseitige Lähmung links. Gliederzittern, Ohnmacht, Zuckungen. Krampfhafte Zuckungen in Händen und Füßen.

Schmerzlose Zuckungen im Arm, besonders nachts. Geschwollene Hände und Füße. Abgeschlagenheit und Schwäche der Muskeln. Schmerz in der linken Schulter, schlimmer bei Bewegung; leichte Schwellung und verstärktes Pulsieren über dem Schlüsselbein (durch Erweiterung der Arteria subclavicularis). Hirsekorngroßer Knötchenausschlag an beiden Händen; an den Fingern. Grindiger Ausschlag an Oberschenkeln und Unterleib.

Abmagerung an den Oberschenkeln und am Gesäß. Starkes Anschwellen der Beine und des Leibs, nach Scharlach. Spannung in den Schenkeln. Knieentzündung. Beim Knien ein heftiger Stich, gefolgt von einem seltsamen Spannen in der rechten Kniescheibe, das das Gehen erschwert. Spannen und erhöhte Wärme im Knie. Beide Füße dick angeschwollen. Folgen von unterdrücktem Fußschweiß. Krämpfe in den Zehen.

Fieber und Frost Baryta muriatica kann einen fiebrigen Allgemeinzustand erzeugen, mit vermehrtem Durst, Appetitlosigkeit, Trockenheit von Mund und Zunge, Schluckbeschwerden, schnellem, vollem Puls, gerötetem Gesicht und Mattigkeit; dieser Zustand dauert meistens sieben Tage und ist gelegentlich begleitet von Augen-, Ohren- oder Nasenkatarrh oder von Entzündungen der Haut.

Den ganzen Tag ist die Patientin in trockener Hitze; nervöser Puls; Kopf stark angegriffen. Frost abends, mit Durst. Abwechselnd Frost und Hitze (bei chronischer Angina tonsillaris).

Während des Fiebers: starke Eiterung der skrofulösen Geschwüre (bei einem Jungen); merkliche Vergrößerung der geschwollenen Halslymphknoten (bei einem Mädchen).

Kalter Schweiß. Schweiß verfärbt die Wäsche. Verstärkte Hautausdünstung.

Haut Krampfartige Hautkontraktionen.

Grindige Hautausschläge an Kopf, Hals, Nacken, Unterleib und Schenkeln. Gelbliche, schuppige Hautausschläge. Flechtenartiger Ausschlag an verschiedenen Körperteilen. Herpes farinosus, der den ganzen Körper bedeckt, das Gesicht ausgenommen. Skrofulöse Ausschläge. Verstärkte Eiterung von skrofulösen Geschwüren. Stinkende, jauchige Geschwüre in der Leistengegend. Bei einem kleinen Mädchen war **der ganze Körper mit Geschwüren bedeckt,** der ganze Kopf mit einer dicken, sehr übel-

B

riechenden Grindborke behaftet, hinter den Ohren Abszesse, aus denen ein übelriechender Eiter ausfloss; Baryta muriatica heilte. Stark eiternder Grind auf der Kopfhaut. Beißender Schmerz in der Haut. Sehr kalte Körperoberfläche.

Baryta sulphurica

Essenzielle Merkmale

Wenn bei einem schüchtern und vielleicht auch verwirrt wirkenden, verschlossenen Menschen, dem es an der frischen Luft besser geht, SULFUR angezeigt scheint, aber nicht wirkt, kann man es mit Baryta sulphurica versuchen. Dasselbe gilt bei Fällen, die im wesentlichen dem BARYTA-CARBONICA-Bild entsprechen, aber durch eine ungewöhnlich kritische Haltung gegenüber anderen auffallen. Solche Patienten **behalten ihre Kritik allerdings für sich,** sprechen sie nicht aus, weil sie sich nicht gerne auf Diskussionen einlassen.

Das Mittel kann angezeigt sein bei Fällen von Epilepsie, wenn die Patientin den Eindruck **völliger Zurückgezogenheit** vermittelt, andere Menschen und soziale Kontakte meidet und **Angst** davor hat, ein Gespräch anzufangen oder **in eine Unterhaltung einbezogen zu werden** – nicht etwa aus Mangel an Intelligenz oder weil sie keine eigene Meinung hat, sondern vielmehr weil sie Gesellschaft und Gespräche einfach nicht mag und sich vor solchen Kontakten scheut oder gar fürchtet (ganz ähnlich wie bei BRYONIA).

Typisch ist der totale Rückzug auf sich selbst; sie lebt ihr eigenes Leben, ganz für sich, und will niemanden daran teilhaben lassen. Menschenscheu, Furcht in einer Menschenmenge und Abneigung dagegen, dass man ihr Gesellschaft leistet, sind charakteristische Züge.

Das Nervensystem scheint ständig angespannt zu sein. In den Frühstadien schlägt sich dies in einer **leichten unwillkürlichen Bewegung des Kopfes** nieder, als säße der Kopf locker und fiele immer auf die Seite, auf die sie sich gerade lehnt. Später treten auch Krämpfe und epileptische Anfälle auf.

Eine derart verschlossene Persönlichkeit, die in keiner Weise fähig ist, ihren Emotionen Ausdruck zu verleihen, wird auf tiefe Enttäuschungen oder tiefen Kummer leicht mit **hysterischen Anfällen** reagieren. Es ist ein Hauptmerkmal dieses Mittels, dass die Gefühle sich aufstauen, weil ihnen kein Ventil zur Verfügung steht, und sich schließlich explosionsartig entladen – doch nicht in Form von Aggressionen gegenüber anderen, sondern als unkontrollierbare hysterische Gefühlsausbrüche.

Baryta-sulphurica-Menschen sind launisch und ausgesprochen unsicher, und darum wollen sie ständig mehr haben, als sie eigentlich brauchen können; sie wünschen sich etwas und legen es bald wieder weg, weil sie es nicht benötigen. Auch eine starke Tendenz zu Ohnmachtsanfällen ist typisch.

Das Mittel hat relativ wenige Baryta-Merkmale, dafür umso mehr Charakteristika der anderen Komponente, SULFUR. Zwar finden wir auch hier, wie bei BARYTA CARBONICA, die Abneigung gegen geistige Betätigung; die Verwirrtheit, besonders morgens oder abends; die Gedächtnisschwäche, insbesondere das Vergessen von **Wörtern** während des Sprechens; die Konzentrationsschwierigkeiten; die allgemeine Neigung zur Imbezillität – aber das Baryta-Element prägt das Wesen von Baryta sulphurica nicht so entscheidend, wie es bei den anderen Bariumsalzen der Fall ist.

Das eigentliche Leitsymptom ist vielmehr die Zurückgezogenheit und Verschlossenheit, mit Abneigung gegen oder gar Furcht vor Kommunikation, obwohl innerlich eine äußerst kritische Haltung gegenüber anderen besteht. Die Patienten sind misstrauisch und argwöhnisch.

Ebenfalls als Leitsymptom kann man eine **Schreckhaftigkeit nach dem Mittagsschlaf** bezeichnen, als sei die Patientin noch nicht völlig aus dem Reich des Schlafs zurückgekehrt.

Einige weitere Geistes- und Gemütssymptome:

- Angst in der Nacht; vor Mitternacht; Angst kommt **in der Fieberhitze** auf; Zukunftsangst. Furcht am Abend; vor dem Tod; vor Unheil. Immer in Eile. Ungeduldig. Ausgeprägte Reizbarkeit, besonders abends. Gleichgültigkeit, Trägheit und Verlust der Willenskraft. Redet im Schlaf. Geistes- und Gemütssymptome werden an der frischen Luft besser.
- Einige pathologische Zustände, bei denen das Mittel angezeigt sein kann:
- Hautausschläge, besonders am Kopf, mit Anschwellen der Lymphknoten, vor allem der submaxillären. Verhärtung,

- Entzündung und Schwellung von Lymphknoten und Drüsen.
- Basedowsche Krankheit, **mit Zittern am ganzen Körper, des Kopfes,** der Hände. Schmerzlose Lähmung, **halbseitig, meistens rechts;**
- Lähmung einzelner Organe.
- Baryta sulphurica wirkt bei Katarakt, wenn die Allgemeinsymptome übereinstimmen. Es hat Hornhauttrübung geheilt.

Allgemeinsymptome und Keynotes

- Die Baryta-sulphurica-Symptome zeigen sich besonders morgens oder nachts, nach Mitternacht; während und **nach dem Essen** (schlimmer **nach Essen bis zur Sättigung**).
- Symptome treten vor und während der Regel auf.
- Schwäche nach dem Essen; während der Regel; beim Gehen.
- Auftreten und Verschlimmerung von Symptomen: bei Bewegung, Gehen, körperlicher Anstrengung, Steigen, Treppensteigen; wenn er sich aufrichtet; im Stehen; in einem geschlossenen Raum; durch kalte Luft; durch Kaltwerden; bei naßkaltem Wetter; durch Baden. Schmerzen und andere Symptome schlimmer durch Druck.
- Verlangen nach frischer Luft und allgemeine Besserung dadurch; besser beim Gehen im Freien.
- Abmagerung, Marasmus.
- Ausgeprägte physische Angstzustände.
- Schlaffes Gefühl in harten Körperteilen.
- Schwäche- und Ohnmachtsanfälle, Erschlaffen der Muskeln.
- Einzelne Teile werden taub und kribbeln. Gefühl von Zusammenschnüren an vielen Körperteilen. Muskelzuckungen. Spannen am ganzen Körper. Pulsieren am ganzen Körper.
- Schwacher Puls bei Bewegung.
- Erweiterte Blutgefäße.
- Reißende Schmerzen in den Lymphknoten.
- Steifheit der Muskeln und Gelenke.
- Beschwerden durch unterdrückten Fußschweiß.
- Erkältungsanfälligkeit; Mangel an Körperwärme.
- Abneigung gegen Bewegung.
- Schwere und Mattigkeit. Verlangen, sich hinzulegen.

Lokalsymptome

Schwindel Gegenstände drehen sich im Kreis; im Stehen; beim Gehen.

Kopf Kopfschmerzen:

- Schlimmer: abends; wenn ihm heiß wird; in einem warmen Zimmer; durch Sonnenhitze; im Sommer; durch Erschütterung; durch Husten; nach dem Essen; nach Schlaf; im Liegen; wenn er Kopf und Augen bewegt; durch Kopfschütteln; durch Druck; durch Niesen; **beim Bücken;** beim Gehen.
- Besser: an der frischen Luft; beim Spazierengehen im Freien.
- Orte: in der Stirn; **schlimmer auf der rechten Seite; in den Kopfseiten;** in den Schläfen.
- Arten:
  - bohrender Schmerz in der Stirn und in den Schläfen; ruckender Kopfschmerz; Kopfschmerz wie wund und zerschlagen; **Stechen** im Kopf.
  - Gefühl von elektrischen Schlägen im Kopf.
  - Mal ist der Kopf kalt, ein andermal ausgeprägte Hyperämie des Kopfes, mit kalten Füßen.
  - Leeregefühl im Kopf.
  - Gefühl, als sei das Gehirn locker.
  - Gefühl, als bewege sich etwas im Kopf.
- Ausschläge auf der Kopfhaut: **Schorfe;** nässende Ausschläge; Pickel.
- Jucken der Kopfhaut.
- Ameisenlaufen auf der Kopfhaut, mit Haarausfall.
- Kopfschweiß.

Augen Konjunktivitis, Blepharitis. Die Augenlider kleben morgens zusammen. Geschwollene Lider. Trockene Augen. Gerötete Augen. Hervortreten der Augen. Pupillen sind erweitert und reagieren nicht auf Licht. Jucken und Tränen.

Schmerzen in den Augen bei angestrengtem Sehen; **schlimmer durch Licht.** Brennen beim Gebrauch der Augen; Brennen in den Augenwinkeln. Drückende Schmerzen; Schmerz wie durch Sand im Auge; reißende Schmerzen. Lähmung des Sehnervs.

Photophobie. Schwarze Flecken vor den Augen; Mückensehen. Trübsichtigkeit. Grauer Star.

Ohren Blutige Absonderung aus dem Ohr. Ausschlag hinter den Ohren. Kribbeln der Ohren. Jucken in den Ohren. Zucken in den Ohren. Ohrgeräusche: Klingen; **Sausen, Brausen.**

Schmerzen im rechten Ohr; Ziehen hinter dem Ohr; Stechen in den Ohren. Pulsieren im Ohr. Schwerhörigkeit.

Nase Ständig das Bedürfnis, sich zu schnäuzen. Fließschnupfen mit Husten. Nasenkatarrh: Absonderung blutig; dick; gelb; übelriechend. Nasenbluten beim Schnäuzen. Trockenheit in der Nase. Die Nase ist oft verstopft. Häufiges Niesen. Geschwollene Nase. Überempfindlicher Geruchssinn.

Gesicht Gesicht kalt; blass oder rot; rot und heiß, bei gleichzeitiger Kälte der Extremitäten.

Schmerzen: ziehend; in der Glandula submaxillaris.

Krampfhaftes Zucken im Gesicht. Geschwollenes Gesicht; Anschwellen der Parotis; der Glandula submaxillaris; schmerzhaft.

Ausschläge im Gesicht: Akne; Furunkel; schorfig; Ekzeme; Herpes; Pickel. Lippen **trocken, aufgesprungen.**

Mund Das Zahnfleisch löst sich von den Zähnen, blutet, schwillt an. Zahnschmerzen schlimmer durch Kaltes; kalte Getränke; nach dem Essen; durch Warmes.

Aufgesprungene Zunge. Weißer Belag auf der Zunge. Die Zunge brennt. Speichelfluss. Brennende Bläschen im Mund und auf der Zunge. Übler, sogar fauliger Mundgeruch. Schlechter Geschmack im Mund, bitter oder sauer.

Erschwertes Sprechen.

Hals Zusammenschnüren im Hals. Trockenheit und Rauheit im Hals. Gefühl eines Klumpens im Hals. Vergrößerte, geschwollene Mandeln; Vereiterung. Rachenschleimhaut mit Exsudaten belegt, Hals voll zähen Schleims. **Flüssigkeiten werden in die Nase gedrängt.** Halsschmerzen beim Leerschlucken. Speiseröhrenkrämpfe beim Schlucken.

Atmung, Brust, Herz Luftröhrenkatarrh mit reichlichem Schleim. Heiserkeit; Stimmverlust; Stimme rauh; schwach.

Atmung: beschleunigt; asthmatisch; nachts und beim Steigen erschwert; rasselnd.

Husten: morgens nach dem Aufstehen; an kalter oder feuchtkalter Luft; asthmatisch; schlimmer beim Sprechen; durch Kitzel in Kehlkopf und Luftröhre; quälend; Keuchhusten. Auswurf: morgens und abends; schwierig. Bronchitis mit ausgeprägter Konstriktion und Beklemmung.

Pusteln auf der Brust. Jucken an der Brust; an den Mammae.

Herzklopfen: nachts; ängstlich; stürmisch.

Magen Appetit: wechselnd; vermindert; Heißhunger; leicht zu sättigen; appetitlos.

Abneigung gegen Essen. Verlangen nach Süßigkeiten. Durst am Abend; unstillbar.

Im Magen: **Hitzegefühl;** Kältegefühl; Leeregefühl. **Magendrücken** nach dem Essen. Empfindlichkeit in der Magengegend. Aufstoßen: nach dem Essen; bitter; leer; sauer; wässrig; **Wasseraufschwulken.** Völlegefühl im Magen, selbst wenn er nur wenig gegessen hat.

Schwache und langsame Verdauung. Übelkeit am Morgen. Erbrechen: gallig; schleimig; sauer; wässrig.

Abdomen Aufgetriebener Bauch, mit Blähungen und Völlegefühl. Der Bauch ist vergrößert und hart; Anschwellen der Mesenteriallymphknoten. Bauchschmerzen: morgens; nach dem Essen; während der Regel; bei Bewegung; bei Druck; nach dem Stuhlgang. Schmerzen in der Leistengegend: krampfartig; schneidend; vor dem Stuhlgang.

Rektum und Stuhl Verstopfung; Darmträgheit; schwieriger Stuhlgang; ungenügender Stuhl; harter, knotiger Stuhl. Unwillkürlicher Stuhlgang. Ständig oder oft erfolgloser Stuhldrang. Während und nach dem Stuhlgang: Rektumschmerzen; Druck; Wundheit; Stechen; Tenesmus.

Durchfall: schlimmer nachts und durch Erkältung; gelbe, wässrige Stühle.

Übelriechende Winde. Kribbeln und Jucken in Rektum und Anus. Äußere Hämorrhoiden. Ständiges Nässen des Anus.

Harnorgane Harnverhaltung. Dysurie. Harndrang: dauernd; häufig; plötzlich, muss schnell auf die Toilette, sonst geht der Harn vorher ab. Wasserlassen nachts: häufig; reichlich; unwillkürlich Chronischer Harnröhrenausfluss; eitrig.

Männliche Genitalien Kein sexuelles Verlangen, keine Erektionen. Verhärtung der Hoden. Schweiß am Hodensack. Nächtliche Pollutionen.

Weibliche Genitalien Auch bei Frauen besteht kein sexuelles Verlangen. Fluor: brennend; reichlich; scharf, wundmachend. Regelblutung spärlich; unterdrückt. Brennen der Vulva.

Rücken Jucken am Rücken. Gefühl wie von einem Gewicht im Rücken.

Rückenschmerzen: vor und während der Regel; im Sitzen; in der Lendengegend, abends sowie vor und während der Regel; im Kreuz. Ziehen in der Lendengegend; Stechen im Rücken, in der Zervikal- und Lumbalregion; Brennen im Rückgrat und in der Lendengegend. Pulsieren in der Lendengegend. Schwäche in der Lendengegend. Steifheit im Rücken; in der Nackengegend. Spannen im Rücken.

Extremitäten Kalte Hände und Füße. Schwitzen an den Händen, den Handflächen. Übelriechender Fußschweiß; unterdrückter Fußschweiß. Die Hände sind sehr trocken.

Aufgesprungene Hände und Finger. Schmerzhafter Ausschlag an den Gliedern; Pickel.

Gliederschwere. Schwäche in den Beinen.

Taubheit in den Armen; den Händen; den Fingern. Jucken an den Gliedern; an den Oberschenkeln. Zucken der Beine.

Reißen in allen Gliedern: im Unterarm; im Handgelenk; in den Beinen; in den Oberschenkeln; in den **Knien;** in den Unterschenkeln; in den Füßen. **Stechen in den Knien.**

Glieder und Gelenke wie zerschlagen. Spannen in den Oberschenkeln. Schmerzlose Lähmung der oberen Gliedmaßen. Wadenkrämpfe. Unterschenkelgeschwüre.

Schlaf Tiefer Schlaf. Spätes Einschlafen. Unruhiger Schlaf. Schläfrig nach dem Mittagessen. Träume: angstvoll; erschreckend; von Unglück; lebhaft.

Fieber und Frost Fieber abends und nachts; abwechselnd mit Frösteln; brennende Hitze; überlaufende Hitze. Schüttelfröste; halbseitiger Frost, im Allgemeinen links. Frösteln an der frischen Luft; beim geringsten Luftzug. Kälte im Bett; äußerliche Kälte; tägliche Frostanfälle.

Schweiß: nach Mitternacht; kalt; beim Essen; übelriechend; an einzelnen Körperteilen; im Schlaf; beim Erwachen.

Haut Sehr empfindliche Haut. Spannen. Zeitweise brennende Haut, sonst kalt; aufgesprungene Haut. Haut brennend und trocken. Blasser Teint; rote Flecken.

- Ausschläge: brennend, mit gelber Feuchtigkeit; **trocken;** schlimmer nach Kratzen, nach Aufkratzen; fressend; schorfig; brennend; stechend; eiternd.
- **Tuberkel;** Knötchen; Flechten; Ringelflechte; Pickel; Bläschenausschlag; **Urtikaria.**
- Nach Kratzen: Bläschen; Nässen; Stechen.

Exkoriationen. Ameisenlaufen.

Jucken nachts; juckendes Stechen; im warmen Bett. Kleine Wunden heilen langsam und eitern oft. Warzen: klein; stechend.

B

Belladonna

Essenzielle Merkmale

Wenn der Arzt deutlich einsieht, „was an den Arzneien, das ist, an jeder Arznei insbesondere, das Heilende ist“, wie Hahnemann uns in § 3 des Organon einschärft, dann wird er sich nicht länger einen engen Begriff von unseren homöopathischen Mitteln machen. Vielmehr wird, wer dies „Heilende“, die Essenz eines Mittels versteht, das Feld seiner Anwendungsmöglichkeiten in voller Breite erkennen können.

Mit der häufig stattfindenden Einstufung unserer Arzneien als „akute“ oder „konstitutionelle“ Mittel werden künstliche Grenzen gezogen, die in der Homöopathie in Wahrheit nicht existieren. So wird Belladonna im Allgemeinen als Akutmittel angesehen, zählt aber, wie ich aus meiner persönlichen Praxis weiß, auch bei chronischen Zuständen zu den am häufigsten benötigten Polychresten.

Belladonna zeichnet sich durch hochgradige **Intensität** und **Lebhaftigkeit** aus. Wie der Patient selbst, so beeindrucken auch die Krankheitsverläufe bei diesem Mittel durch die enorme Energie, die sich in ihnen ausdrückt. Belladonna kann Pathologien produzieren, die zu den außergewöhnlichsten und exzessivsten unserer gesamten Materia medica zählen; große Heftigkeit und Gewaltsamkeit kennzeichnen, wie es scheint, den Verlauf der pathologischen Prozesse. Und entsprechend strahlen konstitutionelle Belladonna-Menschen im Allgemeinen **Vitalität, Kraft** und **Intensität** aus. Sie scheinen über ein hohes Maß an gut ausbalancierter Lebensenergie zu verfügen. Bei erschöpften und apathischen Menschen wird das Mittel kaum einmal von Nutzen sein; vielmehr sehen Belladonna-Patienten zumeist ganz gesund und robust aus. Es scheint sich in der Regel um Menschen zu handeln, bei denen keine tiefgreifende miasmatische Krankheit vorliegt und bei denen sich nicht eine Vielzahl von Krankheitsschichten herausgebildet hat. Und so entwickeln sie in den ersten Stadien der Pathologie auch häufig nur wenige geistige und emotionale Symptome. Zudem tritt bei ihnen fast durchweg nach der Einnahme des Mittels eine deutliche Erstverschlimmerung ein, und im Allgemeinen ist keine intensive Langzeitbehandlung erforderlich.

In den meisten homöopathischen Materiae medicae wird besonders die **Plötzlichkeit** der Belladonna-Zustände betont. Es ist sicherlich richtig, dass akute Beschwerden bei diesem Mittel eine solche plötzliche Qualität haben, und auch für bestimmte Krisen bei chronischen Erkrankungen mag dies zutreffen; in typischen chronischen Belladonna-Fällen wird man jedoch sehr häufig eher eine langsame und stetige Intensivierung der Symptome antreffen, die sich über Jahre erstreckt. Und so ist es nichts Ungewöhnliches, wenn ein Belladonna-Patient etwa Folgendes berichtet: zunächst recht harmloser Beginn der Beschwerden, dann stetige Verschlimmerung, bis sie in der letzten Zeit (z. B. im Verlauf des letzten Jahres) ganz unerträglich geworden sind, sodass der Betreffende sich nun gezwungen sieht, sich in Behandlung zu begeben.

Die Pathologie eines konstitutionellen Belladonna-Patienten beschränkt sich im Allgemeinen auf die physische Ebene – im Gegensatz zu den Krankheitsverläufen, die wir von anderen Mitteln kennen: denn normalerweise entwickeln unsere Patienten zunächst zwar lediglich körperliche Symptome, wenn aber Stress oder unterdrückende Therapien hinzukommen, dringt die Krankheit auf tiefere, zentralere Ebenen des Organismus vor, in den Bereich von Geist, Gemüt und Emotionen, sodass wir in den meisten Fällen eine Mischung von physischen und psychischen Symptomen antreffen. Belladonna-Konstitutionen hingegen scheinen die Pathologie im Allgemeinen auf der Ebene einer spezifischen körperlichen Störung sozusagen in Quarantäne zu halten und eine „Ansteckung" tieferer Ebenen zu vermeiden, was möglicherweise ihrer relativ starken Vitalität zuzuschreiben ist. Entsprechend liest sich ihre Krankheitsgeschichte meist als eine fortschreitende Intensivierung der physischen Störung, wobei kaum Beeinträchtigungen auf der geistigen oder emotionalen Ebene festzustellen sind. Typisch ist z. B., dass ein Patient von anfangs selten auftretender und eher leichter Migräne berichtet, die während der vergangenen zwei Jahre immer häufiger geworden ist und nun bereits mehrmals pro Woche auftritt – und das so heftig, dass die Schmerzen ihn fast wahnsinnig machen.

Wie aus diesen Ausführungen ersichtlich, finden Diagnose und Verschreibung bei Belladonna im Allgemeinen aufgrund körperlicher Beschwerden statt. Das heißt aber nicht, dass es nicht auch bei diesem Mittel eine charakteristische Persönlichkeitsstruktur gäbe, der wir uns nun zuwenden wollen.

Äußere Erscheinung

Belladonna-Patienten sehen im Allgemeinen recht vital und eher plethorisch aus. Oft sind sie rot im Gesicht, die Augen leuchten.

Geist und Gemüt

Menschen, die Belladonna benötigen, sind **lebhaft.** So wie sie auftreten, sind sie nicht leicht zu übersehen. Sie gehören zu dem Menschentyp, der in einer Gruppe sofort auffällt; bei Parties oder Feiern stehen sie oft sogar im Mittelpunkt der allgemeinen Aufmerksamkeit – eben wegen ihrer leuchtenden Augen und der enormen Vitalität, die sie ausstrahlen. Für gewöhnlich handelt es sich um intellektuelle Typen, sehr intelligent und voller Ideen, die sie höchst lebendig vortragen; aber sie sind nicht die Art Menschen, die unbedingt die Gesellschaft anderer suchen.

Belladonna-Menschen sind Persönlichkeiten mit Substanz, voll innerem Reichtum; sie haben starke

Gefühle, lebhafte Gedanken und Phantasien. Mehr als alles andere aber sind sie **erregbar.** Zwar meiden sie Gesellschaft nicht direkt, doch ihr inneres Erleben scheint so intensiv zu sein, dass sie keiner weiteren Stimulation von außen bedürfen. Tatsächlich gehen sie starken Außenreizen sogar eher aus dem Weg und haben eine Abneigung gegen helle, laute Örtlichkeiten. Zudem benötigen sie, starke Charaktere, die sie sind, auch nicht die Unterstützung anderer. Sie zeigen nicht gerne, wenn sie leiden (obwohl sie es während einer Krise meist nicht verbergen können), und brauchen keinen Trost. Vielmehr neigen sie dazu, ihre Probleme für sich zu behalten.

So, wie Belladonna in vielen Arzneimittellehren dargestellt wird, kann man manchmal den Eindruck bekommen, man müsse es schon mit einem sich in Krämpfen windenden oder delirierenden Patienten zu tun haben, der ganz und gar außer sich ist, bevor man die Verschreibung dieses Mittels rechtfertigen könne. Meine eigenen Erfahrungen mit chronischen Fällen – denjenigen, die ich als den konstitutionellen Belladonna-Typ bezeichnen möchte – sehen anders aus. Ich habe zahlreiche Belladonna-Patienten gesehen, die keinerlei psychische Pathologie zeigten. Es ist bereits darauf hingewiesen worden, dass konstitutionelle Belladonna-Fälle im Allgemeinen hauptsächlich körperliche Symptome entwickeln; werden die Abwehrkräfte des Patienten allerdings massiv überbeansprucht, so kann die **Pathologie sprunghaft auf tiefere, zentralere Schichten des Organismus übergreifen.** Dann können wir ein **plötzliches Einsetzen von geistigen und psychischen Störungen** beobachten, nicht jedoch eine progressiv sich entwickelnde Psychopathologie.

Diese Störungen von Geist und Gemüt nun, die sich bei Belladonna schließlich einstellen können, lassen sich als Akzentuierung der bereits beschriebenen Persönlichkeitsstrukturen verstehen. Sie zeigen eben die Intensität, die für die körperlichen Symptome bei Belladonna so typisch ist; es ist, als würde ein Sturm ausbrechen.

Reizbarkeit und Wut

Reizbarkeit, Wut und schließlich starke Impulse und heftige Manie können dann auftreten. Die Reizbarkeit ist das einzige Gemütssymptom, das von Beginn an vorhanden ist und sich durch alle Stadien zieht. Sehr häufig findet man in der Vorgeschichte des Patienten Ungeduld mit **plötzlichen Wutausbrüchen.** Diese Menschen können vor Wut buchstäblich explodieren. Wenn sie ihre Wutanfälle haben, brüllen sie herum und „schreien das ganze Haus zusammen". Die Wut ist so groß, dass sie sie zum Husten bringen kann, wobei sie knallrot im Gesicht werden. Selbst die eigenen Fehler erzürnen den Belladonna-Patienten so sehr, dass er am liebsten alles kaputtschlagen würde.

Manchmal wechseln Wut und Tränen einander ab, ein Zustand, in dem er sich selbst nicht mehr unter Kontrolle hat. So schnell, wie die Wut aufkommt, so schnell vergeht sie aber auch wieder, wie ein tobender Sturm, der rasch wieder abflaut. Man sollte sich allerdings davor hüten, einem Belladonna-Patienten während seines Wutanfalls mit guten Ratschlägen zu kommen – mag es noch so gut gemeint sein, es wird ihn erst recht verrückt machen und zu noch schlimmeren Ausbrüchen führen.

Ängste

Wegen ihres starken Charakters neigen Belladonna-Menschen nicht zu Ängsten und Befürchtungen. Gelegentlich kann es zu Angst um die eigene Gesundheit kommen, vor allem vor Krebs, die aber durch die Versicherungen eines Arztes schnell besänftigt wird und bald wieder vergessen ist. Auch Furcht vor dem Tod oder vor der Dunkelheit kann in seltenen Fällen auftreten. Die bekannteste Belladonna-Furcht ist natürlich die vor Hunden (und allgemein vor Tieren). Und aufgrund ihrer lebhaften Phantasie ist es nicht verwunderlich, dass Belladonna-Patienten sich vor eingebildeten Dingen (eben z. B. schwarzen Hunden) fürchten.

Ängste können auch in einer Menschenmenge und während der Regel auftreten; bisweilen alternieren Angst- und Wutanfälle. Insgesamt kommt jedoch den Ängsten bei Belladonna-Fällen keine sehr große Bedeutung zu.

Delirium und Wahnideen

Die **lebhafte Einbildungskraft** und die **Erregbarkeit** von Belladonna sind bereits angesprochen worden. Unter bestimmten Umständen kann die Phantasie plötzlich mit dem Patienten durchgehen, sodass **Halluzinationen** oder **Visionen** in ihm aufsteigen. Meistens ist das während Fieberzuständen der Fall, doch auch psychische Störungen können solche

Illusionen hervorrufen. Die Visionen erscheinen nicht selten bei **weit geöffneten Augen,** und der Patient halluziniert nicht etwa blasse und geisterhafte Gestalten, sondern vielmehr lebendige, scharf umrissene Bilder. Wenn ein Patient im Gespräch berichtet, dass er bei Fieber leicht ins Delirium gerät und dann zu visuellen Wahnvorstellungen neigt, kann dies als gewichtige Bestätigung für die Verschreibung von Belladonna gewertet werden.

Außer im **Fieber** können die Belladonna-Wahnideen auch bei hysterischen Zuständen auftreten oder auch aus Kopfverletzungen oder aus Unterdrückung der Menstruation resultieren. Fast immer gehen sie mit **erweiterten Pupillen und gerötetem Gesicht** einher.

Das Belladonna-Delirium kann sich sehr massiv und intensiv gestalten; im folgenden einige Beispiele, die Vergiftungsfällen mit Tollkirschen entnommen sind. Es soll hier jedoch noch einmal darauf hingewiesen werden, dass derartige Extremzustände keineswegs Bedingung für die Verordnung des Mittels sind. „Am Abend befiel ihn ein derart heftiges Delirium, dass es dreier Männer bedurfte, um mit ihm fertig zu werden; tobend, rasend; Gesicht blaurot, Augen hervorragend, von stark injizierten Gefäßen gerötet, Pupillen sehr groß; Arterien an Kopf und Hals sichtlich pulsierend; konnte nicht schlucken; Puls voll, hart und sehr frequent." „**Förmliche Raserei: biß und schlug nach den Wärtern; die anhaltenden Delirien wurden zuweilen durch lautes Lachen und Zähneknirschen unterbrochen**." Wirft die Arme unaufhörlich hin und her. Bewegt die Lippen wie zum Sprechen, bringt aber keinen Laut oder nur unverständliche Töne in rascher Folge hervor. „Als man versuchte, den Urin im Nachtgeschirr aufzufangen, ergriff Patient dasselbe mit einer Hand und hielt es von sich gestreckt zum Bette heraus und mit der anderen Hand hielt er den Penis und pißte fort."

Einige Beispiele für die Wahnideen, die bei derartigen Delirien auftreten können: Schreit, er müsse nach Hause, weil dort alles verbrannt sei; Einbildung, dass jemand versucht, ihm die Bettdecke wegzuziehen; dass sein Körper zwischen den Oberschenkeln zusammensinkt; dass Kakerlaken durch das Zimmer schwärmen; dass das Bettlaken mit Gurken bedeckt sei; sieht verstorbene Personen; fürchtet sich vor einem eingebildeten schwarzen Hund; weiß nicht, ob er träumt oder wacht; schläfrig und doch wachend, glaubt er zu träumen; sieht Riesen; sieht den Kopf eines Freundes aus einem Flaschenhals ragen; es ist ihr, als ob eine Stelle auf der linken Seite des Kopfes durchsichtig und braungefleckt wäre; ihre Nase kommt ihr durchsichtig vor; glaubt, ein Jongleur zu sein; sieht leuchtendbunte Bilder, glänzende Gegenstände; hält den Arzt für einen Polizisten; glaubt, auf einem Ochsen zu reiten; sieht Gespenster und Tiere im Feuer; Bäume erscheinen ihm als Menschen in phantastischen Kostümen; sieht große Schildkröten im Zimmer usw. – die Wahnideen von Belladonna sind unermesslich, es gibt hier einfach nichts, was es nicht gibt.

Auch Stupor bzw. stuporöse Zustände können vorkommen. Zwei wichtige Symptome: Tiefe Betäubung, zeitweise unterbrochen von gellendem Aufschreien; Bewusstlosigkeit mit Konvulsionen oder Zucken der Gliedmaßen.

Gewalttätigkeit und Zerstörungswahn

Ein durchgehender Zug des Belladonna-Bildes ist eine Neigung zur Gewalttätigkeit. Wenn sich bei dem Betreffenden Anzeichen einer psychischen Pathologie zeigen, kann er ein Verlangen äußern, Gewalt auszuüben. Im Frühstadium mag er noch darum kämpfen, die Kontrolle über in ihm aufsteigende Zwänge zu gewalttätigem Verhalten zu behalten; vorkommen kann z. B. das zwanghafte **Bedürfnis, jemanden zu beißen** oder an den Haaren zu ziehen. Dabei kann es sich um zufällig anwesende, ihm völlig unbekannte Personen handeln, denen er plötzlich ins Haar greifen zu müssen meint – doch in diesem Stadium kann er sich noch beherrschen. In Wutanfällen oder im Delirium hingegen versucht er tatsächlich, die Umstehenden zu schlagen oder zu beißen, er beißt in Gegenstände; statt zu essen, beißt er den (hölzernen) Löffel entzwei und knurrt und bellt dabei wie ein Hund, beißt in alles, „was ihm vorkömmt" (Hahnemann).

In solchen delirösen Zuständen oder auch bei psychischen Störungen können sich Belladonna-Patienten ausgesprochen destruktiv verhalten: sie wollen sich die Kleider zerreißen, töten oder getötet werden. Auch unter Alkoholeinfluss kann sich ein solcher Zerstörungswahn einstellen. Überhaupt wird die Belladonna-Psychopathologie durch den Genuss alkoholischer Getränke massiv verschlimmert.

Manische Zustände

Hat der Belladonna-Patient schließlich ein Stadium erreicht, in dem ihm jegliche Selbstkontrolle abhanden gekommen ist, verfällt er in **manische Zustände** von einer **Heftigkeit,** wie wir sie von keinem anderen Mittel unserer Materia medica kennen. Wie oben bereits erwähnt, ist der konstitutionelle Belladonna-Patient im Allgemeinen zwar recht widerstandsfähig gegen psychische Störungen; werden seine Abwehrkräfte jedoch überlastet, so können wir ein sprunghaftes Übergreifen der Pathologie auf das Gemüt beobachten, das zu plötzlich eintretenden, massiven Geistesstörungen führt. Dann wird der Patient erschreckend destruktiv, wild, gewalttätig, will andere schlagen oder beißen. Es ist etwas **Wildes in ihm, in seinem Blick;** er entwickelt ungeheure Kräfte, bellt und knurrt wie ein Hund. In den von Wut freien Augenblicken möchte er sterben, sich umbringen. Belladonna ist bei manisch-depressiven Fällen angezeigt, wenn nach einer manischen Phase von der Art, wie sie oben beschrieben wurde, lange Phasen der Depression folgen, in denen der Patient sich töten will: durch Erhängen, durch Erstechen oder indem er sich sonst wie Gewalt antut.

Auch im Fieberwahn können sich schubartig Zustände einstellen, die den beschriebenen Manien gleichen. Man kann etwa Fälle von extremem Delirium zu Gesicht bekommen, wo der Patient im Zimmer umhertappt, buchstäblich die Wände hochzugehen oder Gegenstände von der Wand zu sammeln versucht, große schwarze Tiere an Wänden und Möbeln sieht, um sich spuckt und Grimassen schneidet – und zu alledem über immens gesteigerte Kräfte verfügt. Es ist wirklich erschreckend, so etwas zu beobachten. Ein andermal hat der Patient Halluzinationen, sieht alle möglichen Phantome, böse Geister und Gespenster, Gesichter mit scheußlichen Fangzähnen, er redet von Teufeln und dass der Teufel ihn holen werde. Mitten in solchen wahnhaften Zuständen lacht er manchmal höhnisch, sardonisch, ja bösartig. Er schlägt um sich nach eingebildeten Gegenständen, nach den Umstehenden, er schlägt sich mit der Hand auf den Unterleib, so stark und oft er kann, schlägt sich mit den Fäusten ins Gesicht, schlägt mit dem Kopf gegen die Wand. Auch Krämpfe können auftreten.

Epileptiker, die Belladonna benötigen, zeigen all die Tobsucht, die Wut, die Intensität, die für dieses Mittel typisch sind; schreckenerregende Verzerrungen des Gesichts.

Belladonna-Wutanfälle können auch durch Kopfschmerzen ausgelöst werden.

In all diesen Zuständen ist der Belladonna-Patient derart erregt, dass man ihn oft nur zu berühren braucht, um einen erneuten Anfall herbeizuführen.

Geistesstörungen und ihre auslösenden Ursachen

Wenn ein Belladonna-Patient aus irgendeinem Grund sehr wütend wird und kein passendes Ventil für seinen Zorn findet, kann dies bis zum Wahnsinn eskalieren; ebenso können unterdrückte Hautausschläge, unerfüllter oder unterdrückter Ehrgeiz, großer Schreck, Kummer oder Demütigung ihn in den Wahnsinn treiben. Wie dieser sich äußert, hängt im Allgemeinen von der auslösenden Ursache ab, es gibt aber einige kennzeichnende Merkmale, die man eigentlich immer beobachten kann: das Funkeln in den Augen, die Hitze im Gesicht, die innere Erregbarkeit, die ziellose Unruhe und die gesteigerten Körperkräfte.

Gehen derartige Geistesstörungen auf unerfüllten oder unterdrückten Ehrgeiz zurück, so sind sie meist durch eine Menge Prahlereien geprägt. Der Kranke behauptet z. B., eine großartige Erfindung gemacht zu haben, die ihm sehr viel Geld einbringen werde. Er füllt eifrig Schecks über viel zu hohe Beträge aus, um Dinge zu kaufen, die er sich eigentlich nicht leisten kann oder gar nicht braucht. Seine Sprechweise ist erregt, gespannt, voller Energie; er brüstet sich andauernd mit seinen Leistungen. Nachts findet er kaum Schlaf, den ganzen Tag rennt er ziellos umher. Wenn jemand versucht, ihm zu widersprechen, geht sein Temperament mit ihm durch, er bekommt einen Wutanfall, wird ernsthaft aggressiv und will den anderen impulsiv töten.

Ist der Auslöser hingegen enttäuschte Liebe, kann der Wahnsinn eine andere Form annehmen. Dann beginnt der Betreffende zu tanzen, manchmal wie wild, schreit und singt, klatscht in die Hände, springt über Stühle und Tische, reißt sich die Haare aus, schwingt obszöne oder „unschickliche“ Reden und stößt Flüche aus. Er spuckt und beißt um sich. Stöhnen, mit Hüpfen und Tanzen abwechselnd.

Bei Hahnemann ist folgende Beschreibung eines Belladonna-Wahnzustands zu finden: „Unsinnigkeit; sie ziehen sich aus, laufen im bloßen Hemde durch die Straßen, machen wunderliche Gebärden, tanzen, lachen laut und schwatzen und begehren närrisches Zeug."

Wiederum anders ist das Bild bei Irrsinn, der aus Kummer resultiert; allerdings sollten auch hier die oben erwähnten Grundcharakteristika bei Belladonna-Geistesstörungen vorhanden sein. In diesem Fall mag der Patient z. B. den halben Tag dasitzen und Nadeln oder Stöckchen zerbrechen; macht lächerliche Gebärden (eine Frau, die sich mit Tollkirschen vergiftet hatte, tat z. B., als wüsche sie, dann, als zählte sie Geld, dann, als tränke sie); er will sich verstecken, wobei ihm die Furcht in die Augen geschrieben steht; er hat das Gefühl, vom Teufel besessen zu sein oder von der Polizei verfolgt zu werden; meint, in zwei Teile geteilt, zerschnitten zu sein. Er muss zwanghaft alles anfassen; läuft die ganze Zeit im Kreis herum.

Auch wenn die psychischen Störungen sich als **Pyromanie oder Kleptomanie** äußern, sollte man an Belladonna denken.

Kent liefert uns eine schöne Zusammenfassung des ganzen Bildes: „Die Geistes- und Gemütssymptome von Belladonna sind **wunderbar zu untersuchen, aber schrecklich anzusehen.** Sie sind von der Art, wie man sie bei heftigem Fieber und bei manischer Erregung, im Delirium zu sehen bekommt. Die Erregung zieht sich durch das ganze Bild; Heftigkeit zeichnet alle geistig-psychischen Symptome aus … Das Delirium ist wild: der Patient benimmt sich wie ein Wilder; er schlägt, beißt, zerreißt Gegenstände; tut ungewöhnliche, seltsame, unerwartete Dinge – in diesem Zustand ist er höchst erregbar. Derartige Gemütssymptome, Delirium und Erregung, wie sie im Fieber auftreten, bessern sich sehr oft durch eine leichte Mahlzeit."

Schlaf

Der Belladonna-Schlaf ist außerordentlich aufschlussreich, verläuft er doch häufig mit der gleichen Intensität, die das Mittel insgesamt prägt. Viele Patienten **reden laut im Schlaf** oder **zanken sich** gar („redet zänkisch im Schlafe", Hahnemann). Schlafend beichten sie auf die lebhafteste Weise, was sie tagsüber gemacht haben. Zähneknirschen, Singen, Stöhnen, Ächzen im Schlaf sind nichts Ungewöhnliches für Belladonna; er dreht sich unruhig im Bett herum und streckt sich; manchmal scheint er eine Art Wutanfall zu bekommen und tritt nach seinem „Mitschläfer". Generell wissen die Leute, die mit einem Belladonna-Patienten das Bett teilen, von seiner ungeheuren Aktivität im Schlaf zu erzählen. Auch Schlafwandeln kommt vor.

Manchmal findet er die ganze Nacht keinen Schlaf, schreckt beim geringsten Geräusch auf, seine Haut brennt, er hat Verstopfung und Kopfschmerzen.

Belladonna-Kind

Das Belladonna-Kind ist, wie nach dem Vorangegangenen nicht anders zu erwarten, energiegeladen und sprudelt über vor Lebendigkeit; unruhig, mit roten Wangen, heißer Haut und funkelnden Augen. Es springt die ganze Zeit herum, klettert über Tische und Bänke und bleibt auch im Sprechzimmer nicht auf seinem Platz sitzen. Belladonna-Kinder sind außerordentlich lebhaft, phantasievoll und empfänglich für Eindrücke aller Art. Und was immer sie tagsüber erleben, sie scheinen es im Schlaf noch einmal durchzumachen. Von den Eltern erfährt man, wie unruhig ihre Kinder schlafen: Reden oder Schreien im Schlaf, Aufstehen und Schlafwandeln. Bettnässer, die nur schwer aus dem Schlaf zu wecken sind; Bettnässen, das nach dem Genuss von Zucker oder Süßigkeiten auftreten kann.

Häufig wird man in der Vorgeschichte eine Neigung zu Krämpfen bei hohem Fieber finden.

Belladonna ist ein aggressives Kind, das sich mit anderen rauft, dabei aber nicht wirklich boshaft ist wie etwa STRAMONIUM.

Bei Bauchschmerzen, wenn das Kind alles erbricht, was es gegessen hat, kann ein Belladonna-Kind heftigen Durst bekommen; große Erschöpfung. Wenn es sich dann flach auf den Bauch legt, wird es besser.

Hat der kleine Patient eine Hirnhautentzündung, so wird er ganz wild, ist völlig außer sich; die Aggressionen steigern sich ins Unermessliche, er schlägt die Umstehenden, verzieht sein Gesicht zu schrecklichen Grimassen, verdreht die Glieder und ist extrem unruhig. Im Delirium redet er wie ein Wasserfall und lacht oft und heftig; erkennt seine Eltern nicht. Die Krämpfe können so schlimm sein, dass das Kind von einer plötzlichen Konvulsion aus dem Bett geworfen wird. Wenn es bei solchen Krampfanfällen bewusstlos geworden ist, bohrt es den Zeigefinger manchmal so hart und mit solcher Gewalt in die Nase, dass es ein Loch gibt; versucht man dann, seine Hand zu fassen, um es davon abzuhalten, sich weitere Verletzungen zuzufügen, so löst man damit einen neuen schweren Krampfanfall aus.

Kent schreibt dazu: „Bei Belladonna verbleibt das Kind oft in tiefem Stupor – jenem Stupor, der so oft Hirnkongestionen begleitet; dann sind die Pupillen erweitert, die Haut ist heiß und trocken, das Gesicht ist rot und die Karotiden klopfen. Wenn der Stupor fortschreitet, wird das Kind schließlich blass, und da nun auch Hirnbasis und Wirbelsäule in Mitleidenschaft gezogen werden, kontrahieren sich die Halsmuskeln und ziehen den Kopf nach hinten; das Kind rollt den Kopf hin und her; starrer Blick bei erweiterten Pupillen. Diese Art von Geisteszustand kann bei Scharlach und bei zerebrospinaler Meningitis auftreten."

Zu den Belladonna-Krämpfen bei Kindern sagt Kent: „Sie können durch Licht ausgelöst werden, durch kalte Zugluft oder durch Verkühlung. Nervöse, aufgeweckte (‚brainy') Kinder, mit großen Köpfen …"

Belladonna ist eines unserer ähnlichsten Mittel zu jener furchtbaren, gerade junge Menschen befallenden Krankheit, die als **Gilles-de-la-Tourette-Syndrom** bekannt ist. Kinder, die an dieser Krankheit leiden, schneiden fürchterliche Grimassen, haben starke Tics in den Gesichtsmuskeln; sie sind so unruhig, dass sie nicht einmal ein paar Sekunden lang stillsitzen können; aus der Nase und dem Kehlkopf kommen schreckliche Laute: Bellen, Räuspern, Husten, Stöhnen, Schnaufen, Schmatzen. Sie machen einen zurückgebliebenen Eindruck und wirken äußerst impulsiv: Mal verhalten sie sich destruktiv, dann sind sie wieder lieb und brav. Sie scheinen einfach alles zu tun, was ihnen gerade in den Sinn kommt.

Selbst bei erwachsenen Belladonna-Patienten scheint Weinen eine lindernde Wirkung zu haben. Belladonna kann angezeigt sein, wenn Kinder (und sogar schon Säuglinge) sehr weinerlich sind, aber nicht getröstet werden wollen; Trost verschlimmert vielmehr. Sie weinen einfach um des Weinens willen, und das scheint ihnen gut zu tun. Und wenn das merkwürdige Symptom auftritt, dass **es dem Kind generell besser geht, wenn es den Finger in die Nase, die Ohren oder auch in die Wangen bohrt,** dann sollte dies als besonders eindringlicher Hinweis auf eine Belladonna-Indikation gewertet werden. Auch Essen bessert die meisten Belladonna-Zustände. So wurde bei Hydrozephalus und ähnlichen Krankheitszuständen beobachtet, dass die Kinder so lange schreien, bis sie etwas zu essen bekommen.

- Ein weiteres Charakteristikum von Belladonna ist **Unruhe beim Stuhlgang.**
- Wenn Kinder mit Hirnkongestion krank im Bett liegen, ist der Kopf extrem heiß, und die Schläfen- und Halsschlagadern klopfen sichtbar, **pulsieren sehr heftig.**
- Bei Fieber erinnert das Belladonna-Kind manchmal auch an CHAMOMILLA oder CINA; in solchen Fällen ist es launisch, kann es nicht ertragen, wenn man ihm gut und beruhigend zuredet, wird wütend, wenn man ihm gute Ratschläge geben will, beklagt sich, dass alles bitter schmeckt, verlangt nach Dingen und weist sie zurück, wenn es sie bekommt, und fängt beim geringsten Anlass an zu weinen.
- Auch wenn Kinder Würmer haben, sollte an Belladonna gedacht werden.

Sexualität

Zwar hat Belladonna für gewöhnlich ein ausgeglichenes Sexualleben, doch kann auch dieser Bereich von der Pathologie in Mitleidenschaft gezogen werden: dann steigert sich das sexuelle Verlangen ins Maßlose, und exzessive Sexualpraktiken, Nymphomanie und häufige Masturbation können die Folge sein. Belladonna-Menschen kennen keine Scham in ihrem Sexualverhalten; Exhibitionismus kann vorkommen.

Extreme sexuelle Erregung, die schwer zu befriedigen ist; sie kann so stark werden, dass eine Unterbrechung des Geschlechtsverkehrs den ganzen Organismus durcheinanderbringt und z. B. zu Kopfschmerzen oder gar Fieber führt. Frauen können ein gesteigertes sexuelles Begehren entwickeln, das sich in erster Linie auf Sexualität in der Ehe richtet; sie können geradezu besessen von der Vorstellung sein, zu heiraten.

Sprache

Belladonna kann Sprachstörungen entwickeln, bis hin zum Stottern. Das Sprechen ist stark erschwert, die Sprachorgane offenbar geschwächt; Hahnemann spricht von „stammelnder Schwäche des Sprech-Organs“ und „Lähmungs-Schwäche der Sprach-Werkzeuge“. Zeitweilige Aphasie, bringt keinen Ton heraus. Stammeln wie im Rauschzustand; verworrenes Gerede, hastig, unzusammenhängend, ungereimt, unsinnig, unverständlich.

Kausative Faktoren

Die Belladonna-Symptomatologie kann verschiedene Auslöser haben; die zugrundeliegende Idee ist jedoch meist folgende:

- Der Kreislauf des Patienten wird durch irgendeinen Stressfaktor, insbesondere durch **Hitze, Kälte** oder **Erregung** gestört, und daraufhin entwickeln sich die Symptome.
- Auch **unerfüllter Ehrgeiz** kann Beschwerden auslösen, wenn sich also z. B. jemand ein Projekt vorgenommen hat, durch das er zu Reichtum oder Berühmtheit gelangen wollte, und dies schiefgeht.
- Weitere Causae: **Kopfverletzungen,** Liebeskummer, Schicksalsschläge, Kummer, Wut, **Schrecken.**

Allgemeine Bemerkungen

Die Belladonna-Pathologie scheint immer in Extremen zu verlaufen. Wenn z. B. Reizbarkeit auftritt, ist sie immer bis zum äußersten gesteigert. Und auch die körperlichen Beschwerden sind im Allgemeinen sehr heftig. Es gibt z. B. kaum leichte, nagende Kopfschmerzen, sondern sie sind meistens sehr stark, **pochend und berstend;** in der gesamten Materia medica begegnen wir nur selten so heftigen Kopfschmerzen wie bei Belladonna. Fieber steigt sehr schnell und sehr hoch usw. Es ist, als wäre der Organismus an einem bestimmten Punkt nicht mehr in der Lage, die Symptome im Zaum zu halten: Sie brechen aus, wüten eine Weile und vergehen dann plötzlich – einen erschöpften Patienten zurücklassend.

An anderer Stelle wurde bereits darauf hingewiesen, dass dies keineswegs eine Beschränkung der Arznei auf akute Krankheitszustände bedeutet; zwar setzen die einzelnen Krisen plötzlich und unvermittelt ein, doch die chronischen Erkrankungen werden meist nur ganz allmählich schlimmer und erreichen schrittweise die für Belladonna typische extreme Intensität.

Um noch einmal auf die physische Pathologie zurückzukommen, die bei Belladonna ja im Allgemeinen vorherrschend ist: ihr Zentrum hat sie sehr oft im Gefäßsystem. Hitzewallungen und Gefäßstauungen, Kongestionen der Blutgefäße und klopfende, pulsierende Schmerzen, das sind die Merkzeichen dieses Mittels.

Wenn sie akut auftreten, können die Kongestionen außerordentlich heftig sein. Kennzeichnend ist dabei die intensive Hitze und das Gefühl, als ob die betroffene Stelle brennen würde. Der Patient muss kalte Auflagen, sogar Eis anwenden, um Linderung zu finden. Die Haut kann so heiß sein, dass man regelrecht Dampf von der Kompresse aufsteigen sieht. Bei chronischen Zuständen allerdings zeigen sich oft mildere Verläufe. Belladonna ist wohlbekannt für Hitzewallungen und Erröten im Gesicht, aber auch an anderen Körperregionen können diese Erscheinungen auftreten, etwa am Rücken oder an den Gliedern. So kommt es z. B. zu schubartigen Blutstauungen in den Unterschenkeln, wobei die Füße so heiß werden, dass sie mehrere Tage lang unbedeckt bleiben müssen – bis die Kongestion wieder abklingt.

Ein weiteres Belladonna-Kennzeichen ist die ausgeprägte **Trockenheit der Haut** und sämtlicher Schleimhäute; in Fällen, in denen auch die Mundhöhle davon erfasst wird, besteht im Allgemeinen dennoch nur wenig Durst.

Alles, was den Kreislauf merklich beeinflusst, kann einen Belladonna-Zustand auslösen oder verschlimmern. So führen Überhitzung oder plötzliche Kälteexposition im Allgemeinen zu Symptomen bzw. verschlimmern sie – nicht nur unmittelbar, sondern auch im Sinn einer chronischen Erkrankung; nur zu oft hört man von chronischem Schwindel oder chronischen Kopfschmerzen, die damit begonnen haben, dass der Patient nach dem Haarewaschen mit nassen Haaren ins Freie gegangen ist. Belladonna kann entweder warmblütig oder fröstelig oder auch sowohl hitze- als auch kälteempfindlich sein; unter den konstitutionellen Patienten finden sich allerdings nur selten extrem „frostige“ oder „warme“ Menschen. Gemeinsam ist all diesen Belladonna-Typen, dass sie **nach plötzlichen Temperaturschwankungen Symptome entwickeln,** weil ihr Kreislauf empfindlich darauf reagiert.

Auch Sonneneinwirkung, etwa Erhitzung durch zu langes Sitzen in der Sonne, kann sich ungünstig auf Belladonna-Menschen auswirken. Es ist schon erstaunlich, dass bei so vital wirkenden Personen eine relativ geringe Belastung wie Kälteexposition nach Überhitzung den Organismus so leicht aus der Bahn werfen kann. Man könnte sagen, der hochgradig aufgeladene Energiezustand von Belladonna kann nur mit Mühe in einem prekären Gleichgewicht gehalten werden, das durch die geringste zusätzliche Stimulation gefährdet wird.

Der Belladonna-Kreislauf kann auch durch **hormonelle Schwankungen** durcheinandergeraten, und entsprechend treten viele Beschwerden vor, während oder nach der Menstruation auf; ebenso nach einer Geburt oder nach Hysterektomie.

Diesem allgemeinen Aufriss des Belladonna-Bildes folgt nun eine detaillierte Darstellung der Symptomatologie nach dem Kopf-zu-Fuß-Schema.

Allgemeinsymptome und Keynotes

- Im Allgemeinen zeichnen sich die Symptome bei Belladonna dadurch aus, dass sie **plötzlich aufkommen und dann ebenso plötzlich wieder vergehen.** Auch für dieses Charakteristikum gilt jedoch wie so oft: Ausnahmen bestätigen die Regel.
- Fast alle akuten Fälle gehen mit **brennender Hitze, leuchtender Röte,** besonders im Gesicht, und **trockener Haut** einher.
- Hitze des ganzen Körpers oder von Körperteilen, insbesondere des Kopfes, sowie **heiße Absonderungen** gehören zu den Leitsymptomen des Mittels.
- Ein besonders bekanntes und häufiges Belladonna-Leitsymptom, das bei allen akuten oder chronischen Beschwerden, ob mit oder ohne Fieber, auftritt: **Kopf heiß, Glieder kalt.**
- Überall wird Pulsieren gespürt: im Kopf, an der Brust, am Hals etc.; der ganze Körper pocht.
- Für akute wie für chronische Zustände gilt gleichermaßen, dass jede Art **plötzlicher Erschütterung** für den Patienten unerträglich ist. Belladonna ist das **Hauptmittel bei Verschlimmerung durch Erschütterung.** Durch jeden Stoß, jede Drehung oder Bewegung des Körpers wird der Schmerz schlimmer, sodass der Patient unbeweglich auf dem Rücken liegt.
- Aber auch eine **Verschlimmerung durch Tieflagerung des Kopfes** und damit eine **Erhöhung der Kopfschmerzen im Liegen** kommt gelegentlich vor, wenn es sich um vasomotorisch bedingte Schmerzen handelt; diese Modalität kann auch sonst bei Beschwerden auftreten, die mit dem hohen Blutdruck von Belladonna zusammenhängen.
- Belladonna-Symptome sind häufig rechtsseitig: so z. B. Kopfschmerzen, Sinusitis, Eierstockschmerzen; selbst Krämpfe treten verstärkt rechts auf.
- Sobald die Pathologie einsetzt, kann jeder starke Reiz störend auf die Patienten einwirken. Oft möchten sie sich dann in einem abgedunkelten, ruhigen Raum hinlegen, meistens auf den Bauch. Licht irritiert sie; durch Lichtreflexe in einem Spiegel oder auf einer Wasserfläche können sie sogar Krämpfe bekommen, ebenso auch durch geistige Anstrengung. Krämpfe mit kalten Füßen und heißem Kopf. Strecken der Gliedmaßen vor und während der Krämpfe.
- Geräusche können bei Belladonna nicht nur die Kopfschmerzen, sondern auch Ischialgie, Gastritis und Krämpfe verschlimmern.
- Wirft im Liegen den Körper nach vorn und hinten, wie ein ständiger Wechsel zwischen Emprosthotonus und Opisthotonus.
- Bei **Tetanus** wird schon ein plötzliches Geräusch, eine leichte Berührung, Erschütterung oder der Versuch, zu sprechen, sich zu bewegen oder zu trinken, einen Krampfanfall auslösen. So starker Trismus, dass der Mund auch mit Gewalt nicht zu öffnen ist.
- **Eklampsie.**
- **Starke Reizbarkeit und Empfänglichkeit der Sinne:** Geschmacks- und Geruchssinn sind geschärft, die Haut ist so überempfindlich, dass er keine Berührung ertragen kann.
- **Unruhe während des Stuhlganges.**
- Nächtliche Unruhe; Zähneknirschen, hin und wieder Krämpfe.
- Zuckungen, verstärkt in den Armen oder im Gesicht; erschwerte Artikulation; wirft den Kopf zurück, rollt mit dem Kopf.
- Abends öfters Aufschrecken aus dem Schlaf beim Einschlafen; die Füße werden aufwärts gezuckt und der Kopf vorwärts.
- Krämpfe und Konvulsionen der Gliedmaßen beginnen bei der geringsten Berührung erneut.

- Halb bewusstlos, kann nicht sprechen; krampfartige Bewegungen der Extremitäten und Gesichtsmuskeln; rechtsseitige Zungenlähmung.
- Anfälle von Steifheit und Unbeweglichkeit aller oder auch nur einzelner Glieder.
- Nervöses Schaudern beim Einschlafen; wie elektrische Schläge beim Zubettgehen.
- **Pulsieren morgens beim Erwachen.**
- Bei Belladonna treten viele Symptome um die Menstruation herum auf. Die Patientin fühlt sich **vor, während und nach der Regel schwach,** bekommt **Kopfschmerzen** und möchte sich hinlegen.
- **Erkältungsanfälligkeit, mit großer Empfindlichkeit gegen Zugluft, besonders bei unbedecktem Kopf und wenn die Haare geschnitten wurden.** Belladonna reagiert empfindlich auf Temperaturveränderungen von Warm zu Kalt, auf feuchtes Wetter und auf Frost; es geht ihm besser, wenn er sich warm eingehüllt im Zimmer aufhält.
- Fröstelt sehr, wünscht Ofenwärme.
- Kalte Hände und kühle Stirn, mit großem Durst, aber ohne Fieber.
- Schaudern oder heftiger Frost im Rücken, im Oberbauch oder in den Armen.
- „Mehrere Fieber-Anfälle in einem Tage, wo die Hitze dem Froste schon nach einigen Minuten bis nach einer halben Stunde nachfolgte, stets ohne Durst in Frost und Hitze und meist mit Eingenommenheit des Kopfs." (Hahnemann)
- Hitze in der Stirn, bei kalten Wangen.
- **Allgemeines Schwitzen, das plötzlich aufkommt und schnell wieder vergeht.**
- **„Nächtlicher Schweiß, welcher brenzlich riecht.**" (Hahnemann)
- Schweiß färbt die Bettwäsche.
- **Kalter Schweiß nach dem Wasserlassen.**
- Stauungsleber bei Gelbsucht, die **Leber brennt.**
- Entzündete Körperteile **schwellen schnell an,** sind **extrem berührungsempfindlich,** sehr schmerzhaft und **pochen;** dabei ein Gefühl, als wollten sie bersten.
- Entzündete Teile sind, ebenso wie in vielen Fällen auch die Haut, **sehr rot,** verfärben sich aber dunkel, wenn die Entzündung fortschreitet.
- Entzündungen können sich bei Belladonna überall einstellen: Neuritis; Osteomyelitis; Bursitis; Chondritis, Perichondritis; Myositis. All diesen **Entzündungen** ist gemeinsam, dass sie **sehr plötzlich auftreten.**
- Bewegung verschlimmert sämtliche Beschwerden. Sie löst Krämpfe und Schmerzen aus; sie steigert die Herztätigkeit und macht das Herz pochen; sie kann alle möglichen Beschwerden herbeiführen und das Leiden an ihnen verstärken.
- Gehen im Wind verschlimmert.
- Besserung: wenn er sich warm eingehüllt im Zimmer aufhält; durch Luftanhalten; wenn er den **Finger in die Nase, die Ohren oder auch in die Wangen bohrt.**
- Belladonna wirkt am besten bei intelligenten, plethorischen Menschen, die, wenn es ihnen gut geht, gutgelaunt, lebensfroh und unterhaltsam sind, aber recht heftig werden, wenn sie krank sind. Daher gehört es auch zu unseren großen „Kindermitteln".

Auswahl von Krankheitsbildern

Belladonna ist bei einer so großen Spannweite von pathologischen Zuständen erfolgreich angewandt worden, dass man es als ein Mittel bezeichnen kann, welches alle „Krankheiten", alle klinisch zu diagnostizierenden Zustände umfasst. Sofern seine wichtigsten Charakteristika vorhanden sind, kann es bei jedem „Krankheitsnamen" verschrieben werden.

- Es steht in besonders gutem Ruf bei **chronischen Kopfschmerzen.**
- **Bluthochdruck** mit rotem Gesicht und Hitzewallungen, sodass der Patient den Eindruck macht, er stehe kurz vor einem Schlaganfall. **Bluthochdruck und Diabetes mellitus.**
- **Gehirnerkrankungen:** Delirium, Delirium tremens, Meningitis, **Krämpfe.**
- **Halbseitige Lähmung** mit Krämpfen oder Zuckungen auf der gesunden Seite.
- **Epileptische Krämpfe:** gefolgt von Übelkeit und Erbrechen; mit heftigem Blutandrang zum Kopf; mit nachfolgendem apoplektischem Zustand; der Patient umklammert wild seinen Hals; die Augen sinken tief in die Höhlen zurück, er hat Schaum vor dem Mund.
- Chorea während der Schwangerschaft.
- **Manisch-depressive Erkrankungen.**
- **Wochenbettpsychose.**

- **Geisteskrankheiten.**
- Ohrenerkrankungen, insbesondere rechtsseitige Mittelohrentzündung mit quälendem Schmerz, Pochen und gerötetem Gesicht.
- **Peritonitis,** kann nicht den geringsten Druck ertragen, selbst die Bettdecke oder eine Kompresse ist unerträglich.
- **Pneumonie,** wenn sie mit den typischen Belladonna-Merkmalen einhergeht.
- **Entzündungen der Gallenblase,** wenn Liegen auf der rechten Seite den Schmerz sehr stark verschlimmert und selbst Berührung dieser Region schmerzhaft ist.
- **Halsschmerzen,** als wäre eine glühende Kohle im Hals oder als wäre die Schleimhaut in einem bestimmten Bereich verletzt und wund.
- **Schwindel,** besonders wenn er sich im Bett herumdreht.
- Belladonna hat im Allgemeinen **sehr hohes Fieber,** nur selten niedrig. Es handelt sich nicht um kontinuierliches, typhusartiges, sondern um **remittierendes Fieber.**
- Bei **Scharlach** ist Belladonna beinahe ein Spezifikum.
- **Morbus Basedow,** mit extremer Schilddrüsenüberfunktion.
- **Tollwut.**
- **Katalepsie** nach Schreck.
- Ebenfalls fast ein spezifisches Mittel ist Belladonna bei **traumatisch bedingtem Erysipel.**

Lokalsymptome

Schwindel Belladonna ist eines unserer Hauptmittel bei der Menièreschen Krankheit.

Schwindel **bei jeder Bewegung:** beim **Bücken** oder beim **Aufrichten vom Bücken,** beim Hinlegen. Schwindel, meist nachts beim **Umdrehen im Bett** oder morgens beim Aufstehen; auch beim Gehen und bei jedem Lagewechsel. Schwindel **mit erweiterten Pupillen.** Schwindel **durch Bewegung der Augen.**

Schwindel, als würde er gewiegt. Schwindel im Sonnenlicht und bei Hitze. Schwindel, mit fühlbarem Pulsieren im Kopf, Übelkeit und erweiterten Pupillen. Manchmal ist ein ganz plötzlich einsetzender Schwindel zu beobachten, der sogar dann auftritt, wenn der Patient stillsitzt. Er kann dann das Gefühl haben, jeden Moment zu fallen, und muss aufspringen und sich kräftig bewegen, damit es besser wird. Derartige Anfälle gehen oft mit Hitze am ganzen Körper und Tachykardie einher. Belladonna kann auch angezeigt sein bei Patienten, denen beim Autofahren leicht schwindlig oder schlecht wird.

Zusammenfassend kann man sagen, dass Belladonna praktisch alle Arten von Schwindel auslösen und heilen kann. Etwa ein Viertel aller Schwindelfälle mag diese Arznei benötigen.

Oft wird der Schwindel schlimmer durch Bewegen des Kopfes oder, was sogar noch häufiger vorkommt, **durch Umdrehen im Bett von einer Seite auf die andere;** das kann so weit gehen, dass die Patienten Angst bekommen, sich im Bett auf die andere Seite zu legen.

Kopf Die Kopfschmerzen sind von der gleichen Art wie viele der anderen Belladonna-Schmerzen.

- Es ist ein Gefühl, als senke und hebe sich das Gehirn in der Stirn, mit reißendem und brennendem Schmerz bei jedem Schritt, bei jeder Bewegung der Augen, beim Drehen der Augäpfel, beim Treppensteigen, beim Aufstehen vom Sitzen oder beim Hinsetzen. Jegliche Bewegung erzeugt heftige Schmerzen; als würde der Kopf zerspringen, als würden die Augen herausgedrückt.
- Die Symptome von Belladonna sind häufig in der Nackenregion und dem nach oben angrenzenden Bereich zentriert. Vielleicht fünfzig Prozent aller chronischen Belladonna-Fälle leiden über Jahre hinweg unter Kopfschmerzen. Es gibt Statistiken, die nahelegen, dass eine große Zahl von Migränepatienten diese Arznei als konstitutionelles Mittel benötigen könnte. Im Allgemeinen handelt es sich um vasomotorische Kopfschmerzen, doch ist nicht selten auch eine hormonelle Komponente auszumachen, etwa bei Migräne, die in Abhängigkeit vom Menstruationszyklus, nach einer Fehlgeburt oder nach Hysterektomie bzw. Ovarektomie auftritt. Auch abnorme Krümmungen der Halswirbelsäule oder Wirbelfehlstellungen bzw. Achsenverschiebungen können für die Kopfschmerzen verantwortlich sein. Es gibt bei Belladonna zudem auch durch Wetterumschwünge ausgelöste Kopfschmerzen, die im Hinterkopf beginnen und nach vorne ausstrah-

len; sie sind im Repertorium bislang nicht repräsentiert. Diese Schmerzen können auch in den Schläfen oder in der Stirn lokalisiert sein, besonders in der rechten Schläfe oder direkt über der rechten Augenbraue.

- Belladonna hat verschiedene Kopfschmerzarten, die auch innerhalb des einzelnen Falls noch variieren können. So kann eine Patientin z. B. über häufige schwächere Kopfschmerzen klagen, die einmal im Monat von so starkem Kopfweh unterbrochen werden, dass sie sich ins Bett legen muss.

Der klassische Belladonna-Kopfschmerz beginnt um 15 Uhr; noch häufiger wird man allerdings Kopfweh vorfinden, das zwischen 11 und 12 Uhr aufkommt und um 15 Uhr oder auch zwischen 14 und 15 Uhr seinen Höhepunkt erreicht. Sehr häufig handelt es sich um Schmerzen, die über lange Zeit ununterbrochen anhalten, etwa 12, 24, ja sogar bis zu 48 Stunden lang.

- Wohl am häufigsten sind pulsierende, hämmernde Kopfschmerzen, es gibt aber auch Patienten, die von Schmerzen berichten, als ob ihnen ein Messer in den Kopf getrieben würde. Andere berichten von dem Gefühl, als würde mit einem Hammer immer wieder auf eine bestimmte Stelle geschlagen. Gemeinsam ist allen Schmerzqualitäten ihre Intensität; die Belladonna-Kopfschmerzen sind die heftigsten unserer gesamten Materia medica. Die Betroffenen glauben vor Schmerzen verrückt zu werden, oder sie sagen, der Schmerz sei so schlimm, dass sie „ihren Kopf gar nicht mehr spüren". Oft sind die Kopfschmerzen stark genug, um Übelkeit und Erbrechen auszulösen. Wenn der Schmerz dann endlich nachlässt, ist der Patient vollkommen erschöpft.
- Eine andere Kopfschmerzart von Belladonna steht im Zusammenhang mit Bluthochdruck. In solchen Fällen beschreiben die Patienten oft eine Art Druckgefühl von innen her, als sollte der Kopf zersprengt oder als sollten die Augen herausgedrückt werden. Sie sind rot und kongestioniert im Gesicht, mit Blutstau in den Gefäßen. Ein solches Erscheinungsbild in Verbindung mit Kopfschmerzen kann sich im Verlauf einer voll ausgebildeten Blutdruckkrise einstellen, die mit Retinopathia hypertonica und Papillenödem einhergeht; daher muss in derartigen Fällen unbedingt der Blutdruck überwacht werden.

Wie schon erwähnt, hat der Belladonna-Patient bei Kopfschmerzen meistens das Bedürfnis, sich hinzulegen, gewöhnlich auf den Bauch, und zwar womöglich in einem abgedunkelten Raum (allerdings kann Tieflagern des Kopfes und entsprechendes Liegen gelegentlich auch verschlimmern, wenn es sich um vasomotorisch bedingtes Kopfweh handelt). Laute Geräusche, Licht und plötzliche Erschütterungen verschlimmern den Schmerz erheblich; selbst die Erschütterung, die jeder Schritt beim Gehen hervorruft, kann unerträglich sein. Ebenso kann jede Erregung oder emotionale Stresssituation eine Krise auslösen oder verschlimmern. Ferner haben Bücken, Sonnenlicht und Wärme einen verstärkenden Einfluss auf die Kopfschmerzen. Manchmal ist der Blutandrang zum Kopf während der Schmerzen so heftig, dass der Patient tatsächlich Fieber zu haben glaubt. Er möchte dann kalte Auflagen oder gar Eisbeutel auf dem Kopf haben, um Linderung zu finden. Manchmal kann der Schmerz auch durch starken Druck oder festes Bandagieren gemildert werden. Im Allgemeinen hat Belladonna bei bewölktem oder regnerischem Wetter viel weniger Kopfschmerzen als bei Sonne.

Kopfweh kann nach sauren Speisen, nach unterdrücktem Katarrh, während der Zahnung, nach dem Stillen und durch Tabakrauchen auftreten. Kopfschmerzen mit Verlangen nach Limonade.

Bohrt den Kopf ins Kissen.

Augen Belladonna bekommt sehr leicht **rote und blutunterlaufene** Augen, oft auch ohne dass eine Entzündung vorliegt und ohne oder mit nur geringer Reizung.

- Bei Fieber glänzen und funkeln die Augen, oder sie können eine beinahe dunkelrote Färbung annehmen. **Rote Augen bei Kopfschmerzen, während der Regel.**
- **Erysipelatöse** Augenentzündung.
- Ekchymosen durch Husten.
- Bei Hyperämie des Sehnervs und der Netzhaut ist Belladonna besonders dann indiziert, wenn diese durch zerebrale Kongestion bedingt ist und mit Schmerzen im Auge einhergeht, die durch jede Lichteinwirkung verschlimmert werden.

Wilder Ausdruck der Augen, z. B. bei Gehirnhautentzündung. Stierer Blick, besonders bei Kopfschmerz. Belladonna kann in Fällen von **Strabismus** angezeigt sein, vor allem wenn eine Verkrampfung der Augenmuskeln vorliegt oder wenn das Schielen im Gefolge einer Gehirnaffektion auftritt. Belladonna ist eins der wichtigsten Mittel bei **Lichtscheu,** welche im wesentlichen mit der bekannten pupillenerweiternden Wirkung des Atropins zusammenhängen dürfte; Lichtscheu während des Fieberfrostes, während Wutanfällen. Pulsieren in den Augen.

Tränenfluss, bei Kopf- oder Gesichtsschmerz; auf der von Kopfschmerz betroffenen Seite. **Diplopie** während der Schwangerschaft, nach Schwindel, bei Krämpfen; Dreifachsehen. **Schwachsichtigkeit, besonders bei hellem Licht.** Alles, was er ansieht, sieht rot aus. **Lichtblitze, Flimmern, Flammen oder Funken vor den Augen.** Gegenstände erscheinen krumm; beim Lesen erscheinen die Zeilen krumm. **Trübsichtigkeit; Blindheit.** Blindheit nach starken kongestiven Kopfschmerzen, nach Scharlach, nach Unterdrückung des Scharlachexanthems; nach einer Erkältung.

Ziliarneuralgie, die plötzlich auftritt und plötzlich wieder verschwindet. Heftige Glaukomschmerzen.

Stark erweiterte Pupillen bei Fieberhitze, bei Kopfschmerzen, Epilepsie, Schweiß – **allgemein bei vielen Beschwerden oder Erkrankungen, die dieses Mittel erfordern.** Pupillen erweitert und unbeweglich; Augen hervorstehend. Verengerte Pupillen mit Kopfschmerzen, während des Frost-, Hitze- und Schweißstadiums. **Nystagmus; Augäpfel in fortwährender zitternder Bewegung. Ununterbrochenes Zittern und Blinzeln der Augenlider,** zuletzt schmerzhaft.

Es ist eine Neigung zu **Ödemen und Schwellungen der unteren Augenlider** zu konstatieren; solche Schwellungen sind häufig Teil der homöopathischen Erstverschlimmerung nach Gabe von Belladonna.

Ohren Belladonna ist häufig bei akuter oder rezidivierender **Mittelohrentzündung** angezeigt, besonders wenn das rechte Ohr betroffen ist. Die Infektion setzt plötzlich ein, mit pulsierendem, pochendem Schmerz, und kann mit Ohrensausen oder Ohrenklingen einhergehen. Die Ohrenschmerzen sind oft reißend und stechend und betreffen insbesondere das rechte Ohr; dazu kommen die allgemeinen Modalitäten von Belladonna. Eine Besonderheit der Arznei besteht darin, dass die Ohrenschmerzen überallhin ausstrahlen können: in die Brust, ins Gesicht, in die Stirn, in den Hinterkopf und die Zähne; hauptsächlich aber zieht der Schmerz nach unten oder in den Nacken. Die Schmerzen werden durch das geringste Geräusch schlimmer.

Wie oben erwähnt, kann Belladonna auch beim Menière-Syndrom angezeigt sein.

Die fast vollständige Taubheit, die als Vergiftungsfolge dokumentiert ist, weist auf die Heilkraft Belladonnas bei ähnlichen Zuständen hin.

Schwerhörigkeit nach Schluckauf, nach Scharlach.

Diverse **Ohrgeräusche** (Summen, Brummen etc.); schlimmer im Sitzen, besser im Liegen und Stehen und besonders beim Gehen.

Blutige Absonderungen aus dem Ohr während des Hustens.

Nase Belladonna ist ein wichtiges Mittel bei Sinusitis, die die Stirn- oder die Kieferhöhlen befallen kann. Die Nebenhöhlenentzündungen können äußerst unangenehm sein; sie zeichnen sich durch Schweregefühl sowie ausgeprägte Empfindlichkeit gegen leichte Berührung aus, während harter Druck bessert. Jedes Mal wenn der Patient sich nach vorne beugt, wird der Schmerz schlimmer, und die Nebenhöhlen fühlen sich verstopft an.

Bei Belladonna sind alle Schleimhäute trocken; vor allem große Trockenheit der Nase.

Belladonna-Menschen bekommen leicht Nasenbluten, insbesondere nachts im Schlaf. Nasenbluten kann gelegentlich auch als Teil eines typischen Syndroms auftreten: mit Gesichtsröte, injizierten Konjunktiven und Hypertonie. **Nasenbluten mit Taubheitsgefühl der Nase.**

Überempfindlichkeit gegen Gerüche, besonders der Geruch von Ruß und Tabakrauch ist unerträglich.

Entzündliche Schwellung mit Röte der äußeren und inneren Nase. **Plötzliche Röte der Nasenspitze, mit brennender Empfindung.** Nasenspitze geschwollen, rot und heiß, besonders bei warmem Wetter.

Gesicht Das typische Belladonna-Gesicht ist **leuchtendrot, glühendheiß und trocken.** Der Ge-

B

sichtsausdruck wirkt oftmals staunend oder erschrocken, manchmal auch wild. Gesichtsblässe kommt ebenfalls vor, eine Blässe, die plötzlich ins Rote umschlagen kann. Blasse Flecken im Gesicht.

Belladonna gehört zu unseren Hauptmitteln bei Gesichtsröte, die für sich oder in Verbindung mit anderen Beschwerden wie Kopfschmerzen, Schwindel, Zahnschmerzen, Bluthochdruck etc. auftreten kann. Zu den bekanntesten Leitsymptomen von Belladonna gehört natürlich ein heißes und rotes Gesicht bei kalten Extremitäten. Allerdings kann die Röte Verwechslungen mit anderen Mitteln heraufbeschwören: z. B. mit PULSATILLA, insbesondere bei den gelegentlich anzutreffenden schüchternen Belladonna-Typen; ebenso mit LACHESIS, mit dem bestimmte Belladonna-Patienten die Unverträglichkeit von enger Kleidung am Hals sowie das Auftreten von Beschwerden um die Zeit der Menstruation herum teilen.

Die häufigsten Belladonna-Hautaffektionen im Gesicht sind Abszesse, **Akne** und **Erysipel.**

- Die Arznei ruft eine **maligne Akne** im Gesicht und manchmal auch am Rücken hervor. Dann wird die Haut feuerrot, und die Pickel selbst sind sehr groß, fast wie kleine Furunkel. Wenn die Läsionen abheilen, bleiben oft Narben im Gesicht zurück. Der ganze Zustand kann durch Hitze verschlimmert werden, noch schädlicher aber wirkt sich Sonnenlicht aus.
- Ausschläge am rechten Mundwinkel.
- **Furunkel am Haaransatz.**
- **Abszess an der Oberlippe.**

Belladonna kann bei systematisierter Chondromalazie von Nutzen sein, einer degenerativen Erkrankung, die die Nasen- und Ohrenknorpel mit befällt. In solchen Fällen kann man plötzlich einsetzende, heftige Gesichtsentzündungen beobachten, die von Gesichtsröte und kräftiger Anschwellung der Knorpelgewebe von Nase und Ohren begleitet sind.

Allgemein sind Belladonna-Menschen im Gesicht sehr empfindlich. Bisweilen findet man eine ausgeprägte Abneigung gegen Berührung des Gesichts – nicht etwa aufgrund einer spezifischen Entzündung, sondern einfach wegen einer allgemeinen Empfindlichkeit, die sehr an die von CHAMOMILLA erinnert.

Rechtsseitige Trigeminusneuralgie mit Verschlimmerung durch kalte Anwendungen. Sie kann langsam beginnen und plötzlich wieder vorbei sein, oder sie kommt schnell und geht schnell.

Krampfartige Bewegungen der Gesichtsmuskeln, mit verzerrtem Mund. Krampfartige Kieferklemme, mit Muskelkontraktionen im Gesicht und an den Extremitäten.

Schmerzhafte Geschwulst der submandibulären Lymphknoten. Entzündung der Parotiden, mit Metastasen an den Hoden. Geschwollene Lippen, besonders die Oberlippe.

Mund Die Lippen, die Mundschleimhäute, der Rachen und die Nase sind bei Belladonna sehr heiß und trocken. Der **Mund fühlt sich wie verbrüht an. Schaum vor dem Mund, nach faulen Eiern riechend.**

Erschwerte, stammelnde oder unartikulierte Sprache.

Zunge und Gaumen dunkelrot; sie klagt über Trockenheit im Hals und über erschwertes Schlingen. Die Zungenpapillen sind hochrot, entzündet und stark geschwollen. Die Trockenheit von Zunge und Hals ist so groß, dass sie das Sprechen behindert.

Zittern der Zunge beim Herausstrecken. Steife Zunge. Ansammlung von klebrigem Schleim auf der Zunge. **Zähneknirschen:** im Schlaf; mit Schaum vor dem Mund.

Hals Belladonna kann sämtliche Arten von Pharyngitis und Tonsillitis haben, häufig infolge von Kälte- oder Zugluftexposition. Wahrscheinlich ist Belladonna sogar das am häufigsten angezeigte Mittel bei akuter eitriger Mandelentzündung; um die dreißig Prozent aller derartigen Fälle werden diese Arznei benötigen. Der Hals ist rot und entzündet und empfindlich gegen Luftzug. Brennende Halsschmerzen sind sehr häufig; im Pharynx kann die Passage der eingeatmeten Luft einen brennenden Schmerz erregen.

Plötzliche, rasant einsetzende Entzündung der Halslymphknoten. Die Lymphknoten schwellen schnell an und werden hart.

Dass Belladonna enganliegende Kleidung am Hals häufig nicht verträgt, wurde bereits erwähnt. Es gibt hier einen feinen Unterschied zu LACHESIS: Bei LACHESIS ist das Zusammenschnürungsgefühl größtenteils psychologisch bedingt; Belladonna hingegen mag keine engen Kragen, weil diese die Hitze im Gesicht und den Blutandrang zum Kopf verstärken. Zudem sind Belladonna-Patienten an anderen Körperteilen meist nicht empfindlich gegen Kleiderdruck – anders als LACHESIS, bei dem diese Empfindlichkeit sich z. B. auch an der Taille zeigt.

Belladonna kann ein Gefühl wie von einem Fremdkörper im Hals haben. Auch Zusammenschnürung des Kehlkopfes, wenn der Hals berührt wird, ist ein Belladonna-Symptom; Abneigung gegen Berührung am Hals oder im Gesicht.

Halsschmerzen durch kalte Luft, beim Drehen des Kopfes, im Liegen, bei äußerlicher Berührung des Halses, besonders beim Leerschlucken und beim **Schlucken von Flüssigkeiten;** besser **nach** dem Schlucken. Trockenheit in Mund und Pharynx, mit Zusammenschnürungsgefühl im Hals. **Tonsillitis: schlimmer rechts; Hals leuchtendrot; schlimmer beim Schlucken von Flüssigkeiten.** „Halsweh; Stiche im Schlunde und Schmerz wie von innerer Geschwulst, bloß beim Schlingen und beim Drehen des Halses sowie beim Anfühlen desselben an der Seite fühlbar, nicht aber in der Ruhe oder beim Reden." (Hahnemann) Ständiges Drücken und Brennen im Hals. Halsweh mit jeder Stunde verschlimmert. Hitze, Kratzen, Verengerung und Wundheitsgefühl.

Schmerzhafte Verengerung und Zusammenziehung des Schlundes. Speiseröhrenkrämpfe. Beschwerliches Schlucken; verschluckt sich leicht. Beständiger Drang und dauerndes Bedürfnis zu schlingen; es war, als wenn er ersticken sollte, wenn er nicht schluckte. Beim Schlucken Gefühl im Hals, als wäre dort alles zu eng, wie zusammengezogen, als wollte nichts recht hinunter. Trismusartige Verschließung des Mundes bei dem Versuch, ihm eine Flüssigkeit einzuflößen, mit Regurgitieren der eingeflößten Flüssigkeit. Schluckt mit der größten Beschwerlichkeit Wasser und kann nur höchst wenig davon hinunterbringen. Abscheu vor allem Flüssigen, sodass sie sich fürchterlich dabei gebärdet. **Schmerzhafte Trockenheit im Schlunde und doch ein unüberwindlicher Widerwille gegen jedes Getränk.** Erstickungsgefühl beim Einschlafen.

Aphthöse Geschwüre auf den Tonsillen.

Larynx und Trachea **Laryngospasmus, Zusammenschnüren des Kehlkopfs;** beim Husten, durch Berührung. Gefühl, als schnürte ihm jemand die Kehle zusammen. Heftiges Kratzen im Kehlkopf, das zum trockenen Hüsteln reizt. Trockener Husten, als wenn ihm ein Fremdkörper in die Kehle gefallen wäre.

Raue, heisere Stimme; plötzlich auftretend. Schmerzhafte Heiserkeit. **Heiserkeit,** die sich besonders beim **Weinen bemerkbar** machte. **Sprachlosigkeit (Aphonie). Lähmungsschwäche der Sprachwerkzeuge.** Hin und wieder, während des Sprechens, wurde seine bis dahin schwache Stimme plötzlich wieder laut und deutlich.

Atmung Asthma bei feuchtheißem Wetter; schlimmer nach Schlaf. Beschleunigtes Atmen, der Atem ist heiß. **Ängstliche, beklommene Atmung, während Fieberhitze.**

Husten, Brust, Kreislauf Bei Belladonna verschlechtert Husten den Allgemeinzustand; Kopfschmerzen sowie alle anderen Schmerzen werden durch Husten noch quälender. Bei jedem Hustenstoß hat er das Gefühl, sein Kopf würde zerspringen.

Wohlbekannt sind der **bellende Husten** von Belladonna und dessen Verschlimmerungszeit, die von 15 Uhr bis kurz vor Mitternacht liegt. Krämpfe in der Brust vom Husten. **Trockener Reizhusten, besonders nachts,** erregt durch die geringste Bewegung, jedes Einatmen, durch Sprechen; Leerschlucken bessert. Hohler, heiserer Husten. Heftiger Husten während des Schlafs, mit Zähneknirschen. Kurz vor jedem Hustenanfall fängt das Kind zu weinen an.

Belladonna-Patienten können über ein Pulsieren in der Brust morgens beim Erwachen klagen. Zu anderen Zeiten kann ein Gefühl von Zusammenschnürung in der Herzgegend auftreten, das den Patienten beunruhigt; er möchte dann die Brust zusammendrücken und sich nach vorne beugen. **Brustschmerzen, beim Liegen auf der erkrankten oder schmerzhaften Seite vermehrt** (Gegenteil: BRYONIA). Schmerzen in der rechten Brustseite. Entzündungen der Mammae, bei denen der Schmerz im Liegen schlimmer wird. **Voller, kräftiger, beschleunigter Puls. Klopfen der Karotiden.**

Magen Die Magenschmerzen von Belladonna **strahlen oft zum Rücken aus, vornehmlich zwischen die Schultern.** Verschlimmert werden Magenschmerzen durch Berührung oder lokalen Druck;

Zurückbeugen erleichtert ein wenig. Magenschmerzen können im zeitlichen Umfeld der Menses auftreten.

Gastritis und Ulcus duodeni: der Schmerz wird vor und nach der Regel schlimmer, außerdem durch Atmen, Erschütterung beim Gehen oder Fahren, Bewegung etc.

Während der Krisen können die Schmerzen von Belladonna so stark werden, dass sie Erbrechen auslösen, und so ist häufig heftige rechtsseitige Migräne mit Erbrechen zu beobachten, ähnlich wie bei SANGUINARIA. Der Unterschied zwischen den beiden Mitteln besteht darin, dass es Belladonna nach dem Erbrechen nicht besser geht, während SANGUINARIA deutliche Linderung verspürt.

Was die Verlangen und Abneigungen angeht, so begehrt Belladonna Gemüse, saure Speisen und Süßigkeiten (obwohl auch Abneigung gegen diese Gruppe von Speisen vorkommen kann), vor allem aber **Zitronen und Limonade** – wohl die wichtigste Speisenpräferenz von Belladonna; auch bei akuten Erkrankungen kann noch ein ausgeprägtes Verlangen nach Limonade bestehen. Ferner finden wir Abneigung gegen Fett, Obst, Fisch, Erbsen oder Bohnen und ein starkes Verlangen nach Brot mit Butter. Verlangen nach unverdaulichen Dingen. Verlangen nach Schnupftabak. **Abscheu vor allem Flüssigen,** vor Milch und dem Geruch von Milch, vor Speisegerüchen, vor Gemüse, Eiern, Bier, Saurem, Kaffee, Fett. Abneigung gegen Speisen, besonders gegen Fleischspeisen. Belladonna reagiert allgemein stark auf Nahrungsaufnahme, ja der Zustand des Patienten kann sogar schon durch den Vorgang des Essens allein gebessert werden. Trotzdem sehen wir einige Besonderheiten:

- Verlangen nach Haferschleim, welcher aber verschlimmern kann.
- Verlangen nach **Zitronen, Apfelwein** und **Limonade,** mit Besserung dadurch.
- Beschwerden nach dem Genuss von **Wurst,** Schalentieren, Zucker, Kaffee, alkoholischen Getränken.
- Brot schmeckt ihm sauer.

Wird Belladonna auch im Allgemeinen als durstloses Mittel angesehen, so kann doch durchaus auch großer Durst auftreten. **Durstlosigkeit. – Heftiger Durst.** Ungeheurer Durst auf kaltes Wasser.

Schluckauf und Aufstoßen; ein aus Aufstoßen und Schluckauf zusammengesetzter Krampf. Halb unterdrücktes, unvollständiges Aufstoßen. Vergebliche Neigung zum Aufstoßen. Übelkeit im Magen, durch Windabgang gebessert.

Vergeblicher Brechreiz, leeres WürgenFäkales Erbrechen, z. B. bei Darminvagination oder eingeklemmter Hernie. Magendrücken, besonders nach dem Essen und beim Gehen.

Abdomen Bei akuter **Appendizitis** scheint Belladonna in etwa fünf Prozent der Fälle indiziert zu sein. Die Anfälle kommen plötzlich und ohne Vorwarnung, und wie bei den meisten anderen Beschwerden dieses Mittels wirken Berührung (lokaler Druck) und/oder Erschütterung verschlimmernd. Allerdings kann der Schmerz nicht selten durch generalisierten Druck auf das ganze Abdomen gelindert werden, und entsprechend wird es dem Patienten oft helfen, wenn er sich auf den Bauch legt oder vorbeugt, während lokaler Druck die Schmerzen verstärkt. Während einer Schmerzattacke bei Appendizitis oder Cholezystitis ist er aus diesem Grund sogar außerstande, auf der rechten Seite zu liegen.

Belladonna sollte in Erwägung gezogen werden bei: Peritonitis, Hepatitis, Cholezystitis, spastischer Colitis, Typhlitis; bei Invagination; bei entzündeter oder eingeklemmter Leistenhernie.

- Bei Colitis ist Belladonna natürlich ein wohlbekanntes Arzneimittel. Belladonna-Colitisfälle haben eine auffallende Tendenz zu Beschwerden, die am Colon transversum lokalisiert sind, und Krämpfe in dieser Region können bisweilen sichtbare Bewegungen der Bauchdecke bewirken. Besonders prägnant habe ich dieses Phänomen einmal bei einem Kleinkind mit Intussuszeption erlebt. Es lag ein kompletter Darmverschluss vor, und ein im Stehen aufgenommenes Röntgenbild zeigte mehrere Flüssigkeitsspiegel im Abdomen. Bei der Untersuchung bemerkte ich, dass das Gesicht des Kindes heiß und gerötet war, die Hände aber ganz kalt. Dann konnte ich beobachten, wie Spasmen in Wellen (die äußerlich am Bauch sichtbar waren) über das Colon transversum liefen. Während wir versuchten, eine Dosis Belladonna aufzutreiben, liefen schon die Vorbereitungen für eine Notoperation. Eine Gabe Belladonna 10 M bewirkte innerhalb von vierzig Minuten, dass das Kind etwas Stuhlgang hatte, und

wiederholte Röntgenaufnahmen wiesen die Rückbildung des pathologischen Zustands nach.
- In Fällen von Colitis, Appendizitis oder Peritonitis treten starke Bauchschmerzen auf, und der Patient kann nicht den geringsten Druck aushalten; selbst die Bettdecke oder eine Kompresse ist unerträglich. Bei Peritonitis schlägt er die Beine dauernd gegeneinander, sodass die Innenseiten der Knie blau werden.

Die Modalitäten der Bauchschmerzen von Belladonna entsprechen durchweg den allgemeinen Modalitäten der Arznei:
- Sie sind heftig, werden durch den geringsten Druck, durch Berührung, selbst durch Kleiderdruck schlimmer, ebenso durch Erschütterung, Niesen, Liegen auf der schmerzhaften Seite oder Bewegung.
- Die Schmerzen kommen schnell und gehen plötzlich; doch manchmal können sie auch allmählich einsetzen und langsam wieder nachlassen.
- Sie werden besser durch Beugen der Glieder oder Liegen auf dem Bauch; auch vorgebeugtes Sitzen oder Zurückbeugen tut dem Patienten gut.
- Bei Frauen wird der Schmerz gelindert, sobald die Monatsblutung voll eingesetzt hat.
- Bauchweh, als wenn eine Stelle im Unterleib mit den Nägeln gepackt würde, ein Grapschen, Krallen, Greifen.

Schmerzen im rechten Unterleib, schlimmer durch jegliche Erschütterung oder sogar schon **beim Atmen.** Belladonna-Frauen haben vor der Regel ein starkes **nach unten zerrendes, herabdrängendes „Bearing-down-Gefühl“** im unteren Bauchbereich, so als würde alles herausgedrückt. In dieser Hinsicht ähnelt die Arznei SEPIA. Während sich die beiden Mittel im Allgemeinen Bild der Patientin (bzw. des Patienten) sehr deutlich unterscheiden – Belladonna ist voller Leben und Energie, SEPIA dagegen wirkt leblos und energielos –, haben sie in ihren lokalen Symptomen vieles gemeinsam: Herabdrängen, als käme der Bauchinhalt durch die Vulva heraus, schlimmer morgens; oft begleitet von Rückenschmerzen, als wollte der Rücken brechen. „Früh, gleich nach dem Aufstehen aus dem Bette, ein heftig spannender drückender Schmerz im ganzen Unterbauche …“ – „Im Unterbauche, gleich unter dem Nabel, Gefühl, als ob die Eingeweide nach außen drängten, am meisten im Stehen.“ (Hahnemann)

Schmerzhaftigkeit des ganzen Unterleibes, als wäre alles wund und roh, langdauernd (z. B. bei chronischer Verstopfung).

Auftreibung des Colon transversum. Wenn der Bauch bei Belladonna aufgetrieben ist, ist er selbst gegen die **leichteste Berührung** sehr empfindlich.

Rektum und Stuhl Obwohl Belladonna im Repertorium nicht in der Rubrik „Obstipation“ auftaucht, stellt es dennoch eines unserer besten Mittel bei **chronischer, hartnäckiger Verstopfung** dar. Nach meiner Erfahrung heilt es mehr Obstipationsfälle als SILICEA oder ALUMINA; allerdings handelt es sich bei Belladonna um eine wesentlich mildere Variante dieser Beschwerden als bei den beiden anderen Mitteln. Die Verstopfung könnte dadurch verursacht sein, dass der Mastdarm – wie alle Schleimhäute – sehr trocken ist. Zwei konstante Merkmale chronischer Belladonna-Verstopfungsfälle: Es besteht kein Stuhldrang, und das Rektum scheint blockiert zu sein. Die Patienten leiden unter Bauchschmerzen, besonders wenn sie zum Stuhlgang pressen. Die Verstopfung kann mit Kopfschmerzen und Blutandrang zum Kopf einhergehen; diese Begleitsymptome verschlimmern sich, wenn keine Darmentleerung stattfindet. Der Stuhlabgang ist merklich verzögert.

Belladonna ist auch ein höchst nützliches Mittel bei der Behandlung von Hämorrhoiden.
- Die Venen sind rot, geschwollen, sehr berührungsempfindlich und bluten. Bei Belladonna-Patienten, die unter Hämorrhoiden leiden, können wir eine auffallende Gereiztheit nach dem Stuhlgang beobachten. Die Symptome ähneln denen von AESCULUS: blutende Hämorrhoiden, begleitet von Rückenschmerzen, als wollte der Rücken brechen.
- Eingeklemmte Hämorrhoiden.
- **Hämorrhoiden so berührungsempfindlich, dass er mit gespreizten Gesäßbacken liegen muss.**

Tenesmus: Beständiges Drücken und Drängen zum After und den Geschlechtsorganen, abwechselnd mit schmerzhafter Zusammenziehung des Afters.

Durchfall: nach Haareschneiden, durch helles Licht, durch plötzliche Geräusche. **Unwillkürlicher Abgang harten Stuhls, nachts im Bett.**

B

Harnorgane Belladonna ist nicht selten bei bettnässenden Kindern angezeigt. Anscheinend findet die Harnproduktion hauptsächlich nachts im Bett statt, und zugleich ist der Schlaf sehr tief; dies sind wohl die Hauptgründe, warum Belladonna-Kinder so oft an Enuresis nocturna leiden. Der tiefe Schlaf verhindert, dass sie ihre Harninkontinenz bemerken; sie sind gar nicht wachzubekommen. Oft werden die Eltern versuchen, ihr Kind rechtzeitig zu wecken und auf die Toilette zu bringen, doch dieses Unterfangen scheint so gut wie unmöglich zu sein; sie müssen das Kind halb schlafend zur Toilette tragen, und auch wenn es dann Wasser lässt, wird es nicht richtig wach.

Belladonna ist bei akuter Prostatitis angezeigt, wenn der Harnabgang erst mit erheblicher Verzögerung möglich ist. Zugleich kann dabei sehr häufiger Harndrang bestehen, der schon auftritt, wenn sich erst ein paar Tropfen in der Blase angesammelt haben. Erschwertes, verspätetes Wasserlassen, muss warten, bis der Harn kommt, und dann pressen. Ausfluss von Prostatasekret aus schlaffem, nicht erigiertem Penis. Schmerz in der Prostata, schlimmer durch Erschütterung.

Belladonna kann auch bei Nieren- und Nierenbeckenentzündung angezeigt sein. Der Harn wird trübe, wie Hefe, mit rötlichem Satz.

Nierenschmerzen beim Husten. Reißender Schmerz in den Nieren, der sich die Harnleiter entlang nach unten erstreckt, schlimmer durch Bewegung, Berührung, Erschütterung, Niesen und beim Einatmen.

Zystitis, mit Schmerzen im Blasenhals beim Drängen zum Wasserlassen. Brennen in der Blase, mit häufigem Harnlassen, besonders nachts. Wundheitsschmerz in der Blase, **schlimmer durch Bewegung und Erschütterung.** „Empfindung von Winden und Drehen in der Blase, wie von einem großen Wurme, ohne Drang zum Harnen." (Hahnemann)

Männliche Genitalien Die Tatsache, dass Belladonna eine so vitale und plethorische Person ist, sollte nicht zu der Annahme verleiten, dass der Sexualtrieb des Belladonna-Mannes sehr stark sein müsse. Belladonna-Patienten haben vielmehr im Allgemeinen ein durchschnittliches oder im mittleren Bereich anzusiedelndes sexuelles Verlangen – gesund und ausgeglichen. Wenn allerdings die Sexualsphäre affiziert ist oder wenn der Patient sich in einem manischen Zustand befindet, kann der Sexualtrieb, wie oben bereits geschildert, gewaltig erhöht sein und zu häufiger Masturbation oder zu Exhibitionismus führen.

Schneiden oder Ziehen im Samenstrang, während der Miktion.

Weibliche Genitalien Bei der Belladonna-Frau kann das sexuelle Verlangen in manchen Fällen sehr gesteigert sein. Vor der Regel und während einer Schwangerschaft ist das sexuelle Begehren erhöht.

Wie schon erwähnt, ist die Zeit um die Menstruation herum eine allgemeine Verschlimmerungszeit für viele Beschwerden von Belladonna.

Entzündung und Abszesse der Eierstöcke, besonders des rechten. Vergrößerte Ovarien. Die Ovarialschmerzen tendieren dazu, nach hinten auszustrahlen, und unterliegen den allgemeinen Schmerzmodalitäten von Belladonna: schlimmer durch Erschütterung, Auftreten, Bewegung, Niesen etc. Sie stellen sich hauptsächlich vor der Regel ein.

Endometriose mit einem Gefühl von Uteruskongestion. Bei jedem Schritt heftige Stiche in der Schamregion sowie in den inneren Geschlechtsteilen. Pulsieren in Uterus und Ovarien. Schmerz im Uterus kommt und geht plötzlich; strahlt zum Rücken aus.

Fälle von **Menorrhagie,** bei denen die Blutung plötzlich einsetzt, mit heißem, dunklem, mit schwarzen Klumpen untermischtem Blut. Menses zu früh und sehr reichlich, dickes, zersetztes, dunkelrotes Blut. **Scharf- und übelriechende Menses.** Stoßweise, heiße Uterusblutung während der Wehen. **„Ein heftiges Zwängen und Drängen nach den Geschlechtsteilen, als sollte da alles herausfallen;** beim krumm Sitzen und Gehen schlimmer, bei Stehen und gerade Sitzen besser." (Hahnemann)

Rücken Belladonna ruft eine eigentümliche Art von Lumbago hervor, bei der der Schmerz nach oben ausstrahlt, bis zum Kopf. In einem solchen Zustand verlangt der Patient, wie auch bei vielen anderen Beschwerden der unteren Körperhälfte, nach warmen Anwendungen, welche den Schmerz auch tatsächlich lindern.

Typisch ist **Kälte des Rückens** und der Extremitäten – insbesondere der Beine – **während der Regel.**

Schmerzen im Rücken, als ob dieser durchbrechen wollte, vor allem während der Menses oder bei unterdrückten Menses. Die Kälte am Rücken kann sich über den ganzen Körper ausbreiten. Nagender Schmerz im Rückgrat, mit Husten.

Auch bei den Rückenschmerzen treffen wir wieder die allgemeinen Belladonna-Schmerzmodalitäten an: schlimmer durch Husten, Erschütterung, Gehen etc., besser durch Rückwärtsbeugen. Ferner Linderung bei sanfter Bewegung, im Stehen etc.

Extremitäten **Kälte der Extremitäten bei heißem Kopf** sollte als universelles Symptom von Belladonna betrachtet werden. Es treten alle Arten von **Konvulsionen und schmerzhaften Krämpfen** auf. Körperliche Unruhe; er war genötigt, den ganzen Körper ständig hin und her zu bewegen, besonders die Hände und Füße. Geschwollene Gelenke.

Lähmungsartig reißender Druck an der vorderen Fläche des linken Oberarms. Lähmungsartiger Druck am linken Oberarm, mit Schwäche und Empfindung wie gelähmt im ganzen linken Arm. Lähmungsartig ziehender Druck mit Schwäche im rechten Ober- und Unterarm. Dunkle heiße, blasse oder glänzende Schwellung der Hand. Lähmungsartiges Reißen im mittleren Gelenk des rechten Zeigefingers.

„Schmerz der Ober- und Unterschenkel wie zerschlagen überhaupt und wie morsch, nach den Knochenröhren zu fein stechend und nagend, nebst starkem Reißen in den Gelenken; der Schmerz steigt allmählich von den Fußgelenken bis zu den Hüften herauf, nötigt, im Sitzen die Füße immer zu bewegen und herumzusetzen, und wird durch Gehen gemildert." (Hahnemann) Spannung auf der rechten Fußsohle in der Fersengegend, die dann in spannenden Druck überging; beim Daraufdrücken verliert sich dieser Schmerz für einige Zeit.

Schlaf Wie wir bereits in den *Essenziellen Merkmalen* angedeutet haben, zeugen die Belladonna-Schlafsymptome von der gleichen Intensität und emotionalen Lebhaftigkeit, die den Patienten auch sonst auszeichnen. Er hat für gewöhnlich einen sehr tiefen Schlaf mit starkem Schnarchen und ist nur schwer aufzuwecken. Die Patienten können im Schlaf reden, oder sie knirschen mit den Zähnen. Typischerweise schlafen sie auf dem Bauch, und in der Bauchlage bessern sich viele ihrer Beschwerden. Sie können sogar völlig außerstande sein, auf dem Rücken zu schlafen. Häufig berichten diese Patienten von wiederholten Fallträumen (THUJA); so sehen sie sich z. B. von einer Höhe springen, oder sie gehen im Traum eine Treppe hinauf, verpassen eine Stufe und stürzen ab. Dann wachen sie mit einem Ruck auf, so als wären sie nun auf dem Boden aufgeschlagen. Daher steht Belladonna im Repertorium dreiwertig unter der Rubrik „**Auffahren aus dem Schlaf**". Voll Erschrecken und Furcht erwacht sie die NachtAbends öfters Aufschrecken aus dem Schlafe beim Einschlafen; die Füße zuckten aufwärts und der Kopf vorwärts. Sie erschrak in ansonsten ruhigem Schlaf, als wenn sie tief fiele, wobei sie heftig zusammenfuhr.

Träumt von Schlachten, von Feuergefahr, vom Fliegen, vom Fallen, **von Riesen verfolgt zu werden,** erschossen zu werden, vom Wasserlassen, von Mördern und Räubern. **Fürchterliche visionäre Träume.** Angst- und Schreckträume.

Frost, Fieber, Schweiß Eiskalte, kaum zu erwärmende Füße. Frost beim Ausziehen der Kleider; abends. Ungewöhnlicher Frost nach dem Baden. **Ein heftiger Frost packt sie im Rücken oder in der Magengrube oder an beiden Armen zugleich und verbreitet sich von da über den ganzen Körper.** Frost, vom Kreuzbein ausgehend; läuft den Rücken herauf und an den Schenkeln wieder herab. **Bösartiger Frost mit rotem Gesicht, Delirium und berstendem Kopfschmerz, blassem Gesicht beim Niederlegen, rotem Gesicht beim Aufsetzen.**

Warme Getränke und warme Speisen verschlimmern den Frost. Frost bei Regenwetter, durch Sonnenhitze, durch Naßwerden. Frost bei heißem Sommerwetter. Frost besser durch äußere Wärme. Schweiß nach dem Frost.

Schüttelfrost: mit Hitze des Kopfes; während des Stuhlgangs. Fieber: Überlaufendes Frösteln am ganzen Körper – vier Stunden danach Hitzegefühl und Hitze, besonders des Gesichts. Brennende Hitze nachmittags; abends; nachts.

Brennende Hitze, abwechselnd mit Frösteln. Starke Hitze, aufgetriebene Adern, unersättlicher Durst, dabei Angst und Zittern. „Brennende Hitze des Körpers mit hochaufgetriebenen Adern der Haut mit Wut." (Hahnemann) Fieber: innere brennende Hitze, bei äußerer Kälte.

Brennende Hitze innerlich wie äußerlich; der Körper brennend heiß, wie Feuer. Intensive Fieberhitze in Kopf und Gesicht, Körper kalt. Hitze und Pulsieren im Kopf, mit Brennen der Augen. Hitze und Röte nur des Kopfes. **Kopf und Gesicht heiß, letzteres etwas aufgedunsen. Kopf heiß, Gesicht gerötet, Augen hervorgetrieben, Pupillen erweitert, Blick stier.**

Fieber mit intensiver Hitze und Krämpfen. Sehr große Hitze über und über mit Delirien.

Fieber ohne Froststadium: nachmittags; abends; nachts.

Zahnungsfieber. **Scharlachfieber.** Entzündungsfieber. Remittierendes Fieber: nachmittags, abends; bei Kindern. Fieber in der Sonnenhitze.

„Mehrere Fieber-Anfälle in einem Tage, wo die Hitze dem Froste schon nach einigen Minuten bis nach einer halben Stunde nachfolgte, stets ohne Durst in Froste und Hitze und meist mit Eingenommenheit des Kopfes.“ (Hahnemann)

Die Haut ist heiß, trocken, scharlachartig gerötet, besonders im Gesicht und an den Ohren.

Die Hauttemperatur ist erhöht, das Gesicht gerötet, der Puls beschleunigt, dabei Irrereden und Herumwanken, wie berauscht.

Schweiß nur an bedeckten Körperteilen; nur an unbedeckten Körperteilen.

Schweiß, der an den Füßen beginnt und bis ins Gesicht steigt. Starker Nachtschweiß. Jede Nacht heftiger Schweiß. **Plötzlich überlaufender, allgemeiner und ebenso schnell verschwindender Schweiß.**

Belladonna kann Krämpfe oder Konvulsionen auslösen, besonders Fieberkrämpfe. Die rechte Körperseite ist oft der Sitz der Krämpfe; häufig beginnen sie im rechten Arm.

Haut Belladonna kann sehr empfindliche Haut haben, die leicht wund und rot wird. Besonders empfindlich ist sie gegen Sonne; direktes Sonnenlicht kann große Schmerzen auf der Haut bewirken. Ausschläge können im Sonnenlicht erheblich schlimmer werden; diese Modalität ist hier noch ausgeprägter als bei NATRIUM MURIATICUM.

Es kann auch eine Neigung zu einer Art von Kontaktdermatitis bestehen. Häufig reagiert der Patient empfindlich auf Seifen und Reinigungsmittel, Waschen erzeugt Hautreizungen. Bei dieser Form der Dermatitis können große rote Flecken auf der Haut entstehen, die schnell anschwellen und ebenso schnell wieder verschwinden.

Belladonna kann bei Hautinfektionen nützlich sein. Es ruft Erysipel mit glänzender, roter, trockener Haut hervor. Auch bei sich schnell entwickelnden Furunkeln kann es angezeigt sein. Die Furunkel schwellen an und pochen im Takt des Pulsschlags. Endlich kann sich ein Erythema nodosum entwickeln. Große, intensiv rote Knötchen erscheinen auf der Haut und vermitteln den Eindruck, dass die Krankheit sehr heftig und schwer verläuft.

Das typische Erscheinungsbild der Belladonna-Haut sieht so aus: Gleichförmige, glatte, glänzende, scharlachfarbene Röte; so heiß, dass sie der Hand einer Person, die sie berührt, eine brennende Empfindung mitteilt.

Röte des ganzen Körpers, mit schnellem Puls. „Scharlachröte der Haut des Körpers, besonders des Gesichts mit besonders hervorstechender Gehirntätigkeit.“ (Hahnemann)

Entzündete, rote Hautstellen und vielgestaltige, scharlachrote Flecken über den Körper (welche jucken).

Karbunkel. **Erysipel. Erysipel bei Neugeborenen.** Pickel (Hahnemann: „Blüthen“) brechen auf den Backen und an der Nase aus, füllen sich schnell mit Eiter und bedecken sich mit einer Kruste. **Schmerzhafte Geschwüre.**

Bellis perennis

Essenzielle Merkmale

Bellis perennis, das Gänseblümchen, ist ein wichtiges Mittel bei **tiefen Traumata, ob auf der physischen oder der psychischen Ebene.** Wenn der physische oder „emotionale Körper“ misshandelt oder beschädigt worden ist und tiefe Verletzungen davongetragen hat, z. B. bei einer Operation, bei einem Unfall oder auch im Verlauf eines emotionalen Konflikts, sollte diese Arznei erwogen werden.

Wer lernen will, homöopathisch zu heilen, sollte ein Verständnis dafür entwickeln, dass verschiedene Konstitutionen unterschiedliche Prädispositionen haben. Bei Bellis perennis ist es offenbar das Muskel-

und Sehnengewebe, das zur Schwäche neigt, leicht ermüdet und besonders anfällig ist, und entsprechend führen Verletzungen in diesem Bereich erheblich öfter als bei anderen Mitteln zu tiefen Traumata – also zu einer bestimmten Form von chronischer Schädigung. Andere Mittel haben andere Prädispositionen; bei einem GRAPHITES- oder SULFUR-Patienten etwa würde eine derartige Verletzung wohl kaum einen ähnlichen chronischen Zustand bewirken.

- Einige Beispiele für physische Traumata, bei denen sich Bellis perennis als nützlich erwiesen hat: bei **Verletzungen der tieferliegenden Gewebe,** insbesondere **der Bauch- und Beckenorgane;** bei Wundfieber nach Operationen, wiederum speziell im Bauch- und Beckenbereich. Ähnlich wie HYPERICUM hilft es auch bei extrem schmerzhaften Nervenverletzungen. Verletzungen mit Blutaustritt ins Gewebe verlangen nach ARNICA, wenn sie eher oberflächlich sind; wenn jedoch die tieferen Gewebe betroffen sind und wenn sich dort infolge der Verletzung leicht Schwellungen (Tumoren) ausbilden, ist Bellis perennis angezeigt.

Die Arznei wirkt **auf die Muskelfasern der Blutgefäße** und erzeugt venöse Stase.

- **Körperliche Überanstrengung** kann bei Bellis-Patienten ebenfalls Symptome hervorrufen. Üble Folgen von übergroßer Belastung der Körperkräfte, etwa bei Sportlern, besonders Langstreckenläufern; von Überbeanspruchung der Muskeln und Sehnen beim Heben schwerer Gewichte.
- Beschwerden von Überarbeitung, **ständiger körperlicher Betätigung** über längere Zeit. Bellis hat älteren Arbeitern, z. B. Gärtnern geholfen, die sich schon nach relativ geringfügiger körperlicher Anstrengung ganz steif und wund fühlten. Auch bei Beschwerden von Arbeitern oder Angestellten, die in ihrem Beruf viel stehen und gehen müssen, und überhaupt von Leuten, die ihre Muskeln auf Dauer anstrengen, passt Bellis im Allgemeinen besser als ARNICA oder RHUS TOXICODENDRON.

Gefühl von Wundheit und Zerschlagenheit

Das Gefühl wie wund und zerschlagen zeigt sich bei Bellis-Menschen auch auf der psychischen Ebene: so etwas wie ein **emotionaler Tumor** hat sich tief in ihrem Inneren gebildet. Als Reaktion auf böse emotionale Verletzungen und Misshandlungen hat sich in der Tiefe ihres Gemüts eine verhärtete und sehr schmerzende Stelle, eine Art vernarbte Wunde entwickelt. Sie versuchen, diese Wunde, diesen Schmerz in sich zu verschließen: sie erzählen keinem davon, suchen nicht nach Hilfe, erleichtern sich nicht durch Weinen o. ä.; stattdessen setzen sie nach außen hin ein fröhliches Gesicht auf. Nicht nur interessant, sondern wahrhaft erstaunlich treffend ist da Clarkes Beschreibung der Pflanze in seinem „Dictionary“: „Das Gänseblümchen ist eine Blume, auf der ständig herumgetreten wird und die sich doch immer wieder lächelnd aufrichtet.“ Darum wird Bellis perennis von anderen regelmäßig für eine sehr starke Persönlichkeit gehalten, die sich nicht unterkriegen lässt und auch nicht besonders empfindlich ist. Patienten, die andere Mittel benötigen, etwa NATRIUM MURIATICUM, IGNATIA oder PHOSPHORICUM ACIDUM, wollen ihr Leid ebenfalls niemandem zeigen; aber bei ihnen wirkt sich das Trauma auf die ganze Person aus, sie können es nicht verbergen, und jeder wird die Veränderung an ihnen bemerken. Bellis-Menschen dagegen begraben all das erfolgreich in sich, lassen sich äußerlich nichts anmerken und zeigen der Welt eine lächelnde Miene; nur sie selbst wissen von dieser **verletzten, entsetzlich zerschundenen, schmerzenden Stelle in ihrem Gefühlsleben.** Dort werden all die Wunden, Schocks, Schicksalsschläge, die sie im Lauf ihres Lebens erfahren haben, aufbewahrt und perfekt abgekapselt.

Mangel an Elastizität und Flexibilität

Ein gewisser Mangel an Elastizität und Flexibilität ist typisch für die Gefühle dieser Menschen; sie können sich nicht schnell genug auf plötzliche emotionale Veränderungen oder Schocks einstellen und neigen zu Starrköpfigkeit, fixen Ideen, Versteifungen. Diese manifestieren sich sowohl gefühlsmäßig als auch körperlich, an der Muskulatur. Wird z. B. eine Bellis-Frau schwanger, so ist die Muskulatur des Uterus verspannt und rigide, er weitet sich nur unter großen Schmerzen; wenn sie dabei ist, sich zu verlieben, und eigentlich das Bedürfnis hätte, sich zu öffnen, ihre Gefühle zu zeigen, dann wehrt sie sich dagegen, weil sie Angst davor hat, dass man ihr wehtut, sie erdrückt und zerquetscht. (Man vergleiche dazu das Prüfungssymptom „Uterus wund, als würde er zusammengequetscht“.) Zeigt jemand erotisches Interesse an ihr, so nimmt sie das gleich wie eine Penetration wahr – ein Eindringen, das bis zu jener schmerzenden Stelle vorstoßen könnte, die sie so sorgfältig vor aller Welt verbirgt.

Entwicklung der Bellis-Pathologie
Der eigentliche Grund für diese Abkapselung ist höchstwahrscheinlich in der Angst zu suchen, dass der Schmerz, sobald er aus der vernarbten Wunde hervorbricht, sich über die ganze Existenz des Betroffenen ausbreiten und unerträglich werden könnte. Und dies kann tatsächlich auch geschehen, wenn sich der emotionale Tumor durch irgendeinen Zufall (oder durch das Einfühlungsvermögen eines anderen Menschen) einmal öffnet: Der quälende Seelenschmerz, viele Jahre lang sicher eingeschlossen und nun befreit, wird dann in allen Lebenssphären derart intensiv empfunden, dass die Betroffenen glauben, nicht mehr lange damit leben zu können. „Unerträglicher Schmerz treibt zum Wahnsinn." Ich habe solche Fälle jahrelang mit RHUS TOXICODENDRON oder BRYONIA behandelt, mit recht zweifelhaftem Erfolg; die Arznei aber, die schließlich wirkliche Hilfe bringen konnte, war Bellis perennis.

Eine Bellis-Pathologie kann auch dadurch ausgelöst werden, dass die Person sich als ungeliebt empfindet, z. B. mit ihrer Liebe nur auf Desinteresse und Ignoranz stößt (übrigens besonders dann, wenn das bei den Eltern des/der Geliebten der Fall ist). Dann sagt sie nichts, beklagt sich nicht, versagt den aufs tiefste verletzten Gefühlen jeglichen Ausdruck – und doch bleibt im Inneren das Bedürfnis, Zuneigung zu geben und zu empfangen, das nur dann Ausdruck finden kann, wenn sie sich wahrhaft geliebt und daher sicher fühlt. Erst dann kann sie sich öffnen und aufblühen. Wenn aber ihren warmen, starken Gefühlen gleichsam mit einem kalten Guss begegnet wird, dann kann etwas in ihr absterben, erfrieren, eine Stelle in ihr wird sich dann ganz kalt und tot anfühlen.

- Und interessanterweise ist dieses Muster auch in der physischen Pathologie des Mittels zu finden: **Üble Folgen von plötzlicher Abkühlung durch kalte Nässe, wenn der Körper erhitzt ist;** ebenso von **kalten oder eisgekühlten Getränken,** die z. B. Unterdrückung der Menses, Magenschmerzen, Kreuzschmerzen, Durchfall oder gar alles zusammen bewirken können.
- Es ist jedoch andererseits ebenfalls typisch für diese Arznei, dass **Entzündungen durch lokale Kälteanwendung gelindert** werden. Auch kann z. B. eine Infektion der Haut, die in der Sommerhitze noch schlimmer wird, durch Reisen in eine Gegend, wo kühleres Wetter herrscht, gebessert werden.
- Die beschriebene Einschließung verletzter Gefühle lässt sich ebenfalls auf die physische Ebene übertragen. Wenn etwa eine Frau einen Schlag auf die Brust erhält, der zu einem Tumor führt, dann bleibt dieser Tumor auf Jahre hinaus **abgekapselt:** schmerzhaft, aber ohne jegliche Neigung zum Aufbrechen oder zur Absonderung. Bellis perennis neigt dazu, **die schmerzende Stelle zu verkapseln.** Analog kann Bellis auch bei abgekapselten Entzündungen eines Organs angezeigt sein: Entzündungen ohne Abflussmöglichkeit, Prozesse, denen die Kraft zu fehlen scheint, ein Ventil zur Entlastung von dem inneren Druck zu schaffen. Einige Beispiele: eine Cholezystitis mit verstopften Gallengängen, bei der der entstehende innere Druck quälende Schmerzen verursacht; eine enorme, sehr schmerzhafte Hodenschwellung; eine Blasenentzündung, bei der kaum noch Wasser gelassen werden kann. Kann man als auslösende Ursache solcher Zustände eine Verletzung in der Vorgeschichte entdecken, so ist dies eine zusätzliche Bestätigung für die Wahl von Bellis perennis.

Von den entzündeten Partien ausgehend, kann sich ein Zerschlagenheits- und Schwächegefühl über den ganzen Körper ausbreiten; dies ist ein Leitsymptom der Arznei.

Ein Syndrom, das bei unter rheumatischen Zuständen leidenden Patienten anzutreffen ist, die Bellis benötigen: Überall steif und wund, kommt nachts im Bett nicht zur Ruhe, wacht sehr früh auf, schläft wenig und ist immer müde. Schwäche, schlimmer beim Aufstehen; ganz **besonders schwach sind die Oberschenkel,** selbst dann, wenn der Patient im Bett liegt. In seiner Tendenz zu rheumatischen Affektionen, Steifheit und Wundheit in den Muskeln ähnelt Bellis z. B. RHUS TOXICODENDRON oder EUPATORIUM PERFOLIATUM.

Allgemein sind **ständige Müdigkeit und Schwäche** sowie ein **Angstgefühl** typisch, das sich darin zeigt, dass der Patient **gegen 3 Uhr morgens oder später aufwacht und danach stundenlang nicht mehr einschlafen kann.** Angst um die Gesundheit hingegen habe ich bei diesem Mittel noch nie beobachten können; im Gegenteil, Bellis-Patienten sind meist recht gleichgültig gegen das Thema Gesundheit und haben für den Tod nur Verachtung übrig.

Die Wahrnehmungsfähigkeit dieser Menschen ist häufig abgestumpft und verlangsamt. Insbesondere ist manchmal eine eigentümliche Schwäche beim Wiedererkennen von Orten vorhanden; bei Reisen von einem Ort zum anderen verlieren sie leicht die Orientierung.

Die verletzten Gefühle von Bellis werden das sexuelle Verlangen nur selten beeinträchtigen; dieses ist **leicht zu erregen** und nicht so einfach zu befriedigen, sodass der Patient zur **Masturbation** Zuflucht nimmt. Auf den Akt der Selbstbefriedigung folgt jedoch oft große **Müdigkeit,** gepaart mit innerer Unzufriedenheit und Unruhe.

Es kommt auch eine Art „Hirnermüdung" vor, die der von PICRINICUM ACIDUM ähnelt.

Die charakteristische Wirkung von Bellis auf die Haut besteht in der Erzeugung von Ausschlägen: Furunkel am ganzen Körper; **Gesichtsakne, besonders während der Regel;** Hautausschläge, wo irgendetwas Hartes an der Haut gekratzt hat; Schuppenflechte an Stellen, an denen die Haut durch ein stumpfes Instrument verletzt oder stark beansprucht wurde. Ein Landwirt etwa, der mit einem Handpflug (oder auch mit einer Schubkarre) arbeitet, kann Hautausschläge, vor allem Psoriasis an den Händen bekommen – an den Stellen, wo die Griffe den stärksten Druck ausüben.

Allgemeinsymptome und Keynotes

- Bellis perennis ist angezeigt bei Verkühlung nach Erhitzung: **üble Folgen von kalter Nässe, wenn der Patient erhitzt war;** ebenso **vom Genuss kalter Getränke in erhitztem Zustand.** Äußere oder innere Kälteexposition löst viele Beschwerden aus: Zerschlagenheitsgefühl in den Muskeln, Verdauungsstörungen, Amenorrhö, Schmerzen rheumatischen Charakters etc.
- Wenn jedoch eine Entzündung eingesetzt hat, **tun lokale kalte Anwendungen dem Patienten gut.**
- **Beschwerden durch Verletzungen,** etwa infolge von Schlag, Sturz, Unfall: Schwellungen, Exsudationen usw.
- Zustände nach Nervenverletzungen; starke Schmerzen und Unverträglichkeit kalten Badens.
- Man sollte an Bellis denken bei zystischen oder abgekapselten Tumoren, Keloiden, Nävi; bei Bursitis, chronischer Appendizitis, Neuritis und Knochenbrüchen – alles unter der Voraussetzung, dass die Symptome übereinstimmen.
- **Blutungsneigung, besonders nach Anstrengung;** Lungenblutungen, Uterusblutungen etc.
- Bellis wirkt auf die **Muskelfasern der Blutgefäße** und verursacht venöse Stase und Krampfadern.
- Burnett empfiehlt es bei **Schwäche nach akuten Gichtanfällen.**
- Es ruft ein Gefühl von Müdigkeit hervor, mit dem Verlangen, sich hinzulegen. Müdigkeit während des Klimakteriums.
- Gefühl von Wundheit und Zerschlagenheit in den Muskeln, vor allem in tieferliegenden Geweben (z. B. Beckenregion); oft zunächst durch Bewegung verschlimmert. Lebhafte Schmerzen in allen Muskeln und Gelenken.
- Beschwerden durch Unterdrückung von Schweiß.
- Gelegentlich Herzflattern und unregelmäßiger Puls.
- Ohnmachtsanfälle mit kaltem Schweiß (CARBO VEGETABILIS).
- Bellis perennis ist ein vorwiegend linksseitiges Mittel; seine typische **Verschlimmerungszeit ist gegen 15 oder 3 Uhr** sowie in den folgenden Stunden.
- Zahlreiche Beschwerden werden, wie gesagt, durch kalte Getränke und Speisen sowie Kälteexposition (kaltes Bad, kaltes Wetter) hervorgerufen oder verschlimmert; ebenso **durch körperliche Anstrengung.** Jucken dagegen (an Kopf, Rücken, Beinen) wird stärker durch heißes Baden und in der Bettwärme. Auftreten und Verschlimmerung von Symptomen auch **vor Stürmen;** ebenso durch Unterbrechung des Koitus.
- Lokale Kälteanwendungen lindern, wie schon angeführt, Entzündungen. Zwar werden die meisten Muskel- und Gelenkschmerzen zunächst durch Bewegung schlimmer, bessern sich aber nicht selten bei fortgesetzter Bewegung. Magenschmerzen besser durch Druck, Essen, Zusammenkrümmen; auch Liegen auf dem Bauch kann Symptome bessern. Besserung von Schmerzen durch Massage bzw. Reiben.

Lokalsymptome

Schwindel und Kopf Schwindel bei älteren Leuten (zerebrale Stase). Zeitweise leichtes Schwindelgefühl im Kopf.

Kopfschmerzen vom Hinterkopf zum Vorderhaupt, von stumpfem, drückendem Charakter; das

Hirn in der Stirnregion wie zusammengezogen (nach Ausbildung eines großen, schmerzenden Furunkels im Nacken). Kopfschmerzen, die in einem Stechen enden.

Jucken um die Kopfhaut und am Rücken, schlimmer durch heißes Bad und Bettwärme.

Augen Bei lokaler Anwendung hat Bellis perennis Erweiterung der Pupillen verursacht.

Gesicht Ausschläge: Herpes nasalis und labialis; Furunkel; Akne, besonders zu Beginn der Menses; Akne, die an Pockenpusteln erinnert.

Zähne Wurzelgranulom.

Brust **Brustkrebs; nach Kontusionen. Prellungen können Verhärtung der Mammae hervorrufen.** Mastitis. Empfindliche Knötchen in der Brust.

Magen Beschwerden durch kalte oder eisgekühlte Getränke sowie Eiskrem, wenn der Patient erhitzt ist: Verdauungsstörungen, Amenorrhö, Rheumatismus, Hautaffektionen (Psoriasis).

Leichte Übelkeit, Appetitlosigkeit. Abneigung gegen Süßigkeiten. Verlangen nach appetitreizender Nahrung wie **Essig, rohen Zwiebeln,** Wurst. Magenschmerzen besser durch Essen, Druck, Zusammenkrümmen.

Abdomen Schmerzen der Bauchdecken schwangerer Frauen.

Drücken in der Milzregion, mit Schmerzen, Vollheitsgefühl, Anschwellung (gespannt wie eine Trommel); Stiche in der Milz. Auftreibung im linken Hypochondrium, schmerzhafter nach dem Essen; scheint sich zum Zwerchfell zu erstrecken, bei jeder Einatmung ein „Reibegefühl" dort.

Stuhl und Harn Faulig riechender, schmerzloser, gelber Durchfall, nachts schlimmer.

Erschwerter Harnabgang; unwillkürlicher Harnabgang im Liegen.

Männliche Genitalien Ausbleibende Erektionen. Exzessives Masturbieren; starke Erschöpfung dadurch. Masturbation bei Kindern.

Weibliche Genitalien Schwere Krämpfe bei der Periode, schlimmer gegen 15 Uhr und zwischen 3 und 4 Uhr nachts; besser **durch harten Druck auf den Unterbauch** und durch kalte Anwendungen, Wärme lindert nicht; dabei kommt es zu Übelkeit und Erbrechen sowie Pochen im Becken. Allgemeine Muskelschmerzen.

Schmerzen schießen vom Uterus bis zum Rektum. Uteruskoliken **besser durch kräftiges Anziehen der Schenkel;** kommen alle paar Minuten, mit pochenden und schießenden Schmerzen. **Uterus wund, als würde er zusammengequetscht;** begleitet von Schwindel, der schlimmer beim Aufstehen und besser im Liegen ist; jedes Mal zur Zeit der Menses bestehen Schmerzen die Vorderflächen der Oberschenkel herab. **Blutstau in Gebärmutter und Brüsten.**

Nützlich bei Schwangeren, die aufgrund venöser Stase nur mühsam oder gar nicht gehen können. Schwangerschaftsbeschwerden; Krampfadern, Wundheitsgefühl im Uterus. Uterusatonie. Kleiner Uterus, der in der Schwangerschaft große Schmerzen verursacht.

Amenorrhö.

Fluor: wundmachend, z. T. zähflüssig; chronisch; färbt die Unterwäsche gelb.

Beschwerden durch unterbrochenen Geschlechtsverkehr.

Neigung zur Masturbation, schon bei kleinen Mädchen.

Menses: in Klumpen; reichlich, **stärker durch körperliche Anstrengung.** Bei spärlicher oder unterdrückter Regelblutung kann Gesichtsakne auftreten. Periode kann leicht durch Kälteexposition (oder kaltes Duschen bzw. Baden) unterdrückt werden; dadurch heftige Kreuzschmerzen.

Rücken Rückgratverletzungen; Folgen von Sturz aufs Steißbein. Kreuzschmerzen bei unterdrückter Regelblutung. Rückenschmerzen beim Liegen auf dem Bauch.

Jucken am Rücken und an den Beugeseiten der Oberschenkel, schlimmer durch heißes Bad und Bettwärme, besser durch Kälte.

Extremitäten Lahmheit wie von Verrenkung. **Schwäche nach Gichtanfällen.**

Schmerz an der Innenseite des rechten (auch des linken) Unterarmes, als entwickelte sich dort ein Furunkel. Die Ringbänder der Handgelenke, besonders des linken, fühlen sich zusammengezogen an, als läge ein elastisches Band um die Gelenke. Schleimbeutelzysten am Handgelenk.

Krampfadern an den Beinen während der Schwangerschaft.

Schlaf Wacht zu früh auf, **gegen 3 Uhr nachts oder später,** und kann dann nicht mehr einschlafen. Schlechter Schlaf, aufregende, ärgerliche Träume. **Im Traum wird Zorn erfahren;** Traumsituationen, in denen sie ihren Zorn ausagieren. Schläft auf dem Bauch.

Haut Furunkel überall am Körper. Pickel oder Furunkel am Unterkieferwinkel, rechts bzw. links (Prüfungssymptom vom Kauen der Pflanze bzw. von Einnahme der C 3). Großer Furunkel im Nacken (rechtsseitig), beginnend als kleiner Pickel mit brennendem Schmerz in der Haut; dieser wuchs innerhalb sechs Tagen zum großen Furunkel heran und nahm eine dunkle, feuerrot-purpurne Färbung an, brannte und schmerzte wie wund; dabei einige Schwierigkeiten, den Kopf aufrecht zu halten, mit Zerschlagenheitsschmerz; begleitet von Kopfweh vom Hinterkopf zum Vorderhaupt.

Ekchymosen, geschwollen, **sehr berührungsempfindlich.** Erysipel. Herpes labialis und nasalis. Keloide. Psoriasis. **Hautausschläge im Sommer,** Jucken, das durch Kratzen schlimmer wird; **besser in kühler Umgebung.**

Empfindliche Haut; **sanfte Berührung gefällt ihnen und kann sie sexuell erregen,** während häufiges Reiben auf der Haut zu Hautausschlägen führen kann.

Benzinum

Essenzielle Merkmale

Benzinum scheint in erster Linie auf **Kreislauf, Blut und Herz** zu wirken und erzeugt dabei Zustände, die ähnlich sind zu Herzinfarkt, Kreislaufstörungen, Blutzersetzung und Blutbildungsstörungen – Zustände, wie sie in unserer modernen Zivilisation ja nur allzuhäufig vorkommen.

Das große Leitsymptom dieses Mittels ist ein **Schwitzen auf der Seite, auf der der Patient nicht liegt.**

Benzinum passt bei Angina pectoris, die einen eigentümlichen **Schmerz im oberen Brustbereich oder im Hals** hervorruft, welcher **aufwärts schießt,** zum Kopf hin. Schon nach relativ geringer Anstrengung ist der Patient erschöpft und kann dann den genannten Schmerz zu spüren bekommen. Weitere Symptome: Gelegentliches Herzklopfen mit Vollheitsgefühl und Schmerzen im Kopf. **Hitzewallungen mit Gesichtsröte** schon durch leichte körperliche Anstrengung. Pulsieren in der Magengegend. Schläft sehr wenig, ein oder zwei Stunden unmittelbar nach dem Zubettgehen; liegt danach **den größten Teil der Nacht wach.** Kalter Nachtschweiß an Unter- und Oberschenkeln. Auch bei dieser Kombination von Symptomen ist das wichtigste Zeichen jedoch der erwähnte **Schweiß an Körperteilen, auf denen der Patient nicht liegt.** Ferner kommt starkes **Verlangen nach Zitronen und Apfelwein** vor.

Benzinum kann bei allen Arten von Anämie nützlich sein, besonders aber in den letzten Stadien der **Leukämie,** wenn häufiger, mit Blut und bleifarbenem Schleim untermischter (oder daraus bestehender) Stuhlgang mit einigem Tenesmus besteht – vor allem, dann, wenn der Stuhl zudem nach Benzol riecht. Auf die Defäkation folgen Pochen in Anus und Rektum und **aufwärts stechende Schmerzen.**

In solchen Fällen ist der Geist tiefgreifend gestört, und die Kranken haben optische Sinnestäuschungen bei offenen Augen: „Eine große weiße Hand schien in der Dunkelheit aufzutauchen und kam ausgestreckt auf sein Gesicht zu, sodass er voller Schrecken nach dem Pfleger schrie." Der Patient gerät in einen semikomatösen, typhusartigen Zustand.

Angezeigt sein kann Benzinum bei anämischen Zuständen mit Auszehrung, **Blässe und schneller Erschöpfung.** Der Patient leidet unter starkem Schwindel bzw. Schwindelgefühl; im Liegen klagt er über eine **Empfindung, als fiele er durch das Bett und den Fußboden hindurch.** Wenn er **versucht, die Augen nach oben zu drehen, bekommt er starke Schmerzen und heftiges Pulsieren darin.**

Das psychische Bild ist von extremer **Reizbarkeit** geprägt; der Patient ist tadelsüchtig, krittelt an allem herum und findet überall Fehler. Ferner: Schlaflose Nächte, in denen unangenehme Gedanken auf ihn eindrängen, bei weit offenen Augen, vor denen pausenlos optische Illusionen dahintreiben. **Weinen über Kleinigkeiten,** Verzweifeln an der Genesung. **Besorgnis. Furcht vor Herzkrankheiten; vor Schlaganfall.**

Allgemeinsymptome und Keynotes

- Hier zunächst noch einmal die drei Leitsymptome von Benzinum:
  - Schmerzen gehen **von unten nach oben** (Kopfschmerz, Schmerz im After; ebenso auch Fröste).
  - **Schweiß an Stellen, auf denen er nicht liegt.**
  - **Gefühl, durch das Bett und den Fußboden zu fallen.**
- Schlimmer: nachts, wenn er nicht schlafen kann.
- Epileptiforme Anfälle, Koma und Anästhesie.
- Müde und nervös.

Lokalsymptome

Kopf Starke, aufwärts schießende Schmerzen im Hinterkopf, in Anfällen wiederkehrend, schlimmer durch Bewegung und besonders durch Aufstehen vom Sitzen.

Augen Konnte die Augen nicht nach oben oder seitwärts drehen ohne starke Schmerzen und heftiges Pochen. Optische Illusionen nachts, bei weit geöffneten Augen. Die Konjunktiva wirkte etwas kongestioniert (hyperämisch).

Gesicht Blasses Gesicht. Gelegentlich waren **die linke Wange und die linke Wade plötzlich aufgedunsen,** als wären sie mit Luft gefüllt; dies verlor sich im Laufe einiger Stunden und kam dann wieder.

Mund Sordes auf den Zähnen. Gefühl von Wundheit und Lockerheit der oberen Schneidezähne. Zunge ausgedörrt und braun. Schmerzhafte, runde, weiße Geschwüre im Mund, besonders an der Innenseite der Wangen.

Atmung, Husten, Brust, Kreislauf Heißer und sehr übelriechender Atem. Alle paar Tage kontinuierlicher kurzer, trockener Husten. Ständiger Schmerz wie wund in den Schlüsselbeinregionen. Drahtpuls.

Magen Gänzlicher Appetitverlust. Starkes **Verlangen nach Zitronen und Apfelwein.** Sehr starker Durst auf Eiswasser, der durch einen Schluck befriedigt wird, doch unmittelbar darauf verlangt er wieder danach.

Abdomen Anhaltende Druckempfindlichkeit der Bauchdecken. Hitze und zermürbende, zehrende Schmerzen im unteren Teil des Darmes, schlimmer unmittelbar vor dem Stuhlgang.

Stuhl Mehrmals innerhalb einer Stunde nach Benzol riechender Stuhlgang von bleifarbenem Schleim, gemischt mit hellrotem Blut; begleitet von einigem Tenesmus; danach Pochen in Anus und Rektum und lanzinierende Schmerzen von unten nach oben, die etwa fünf Minuten anhalten.

Harnorgane Extreme Nierenreizung. Drückender Schmerz in der Blase. Nach dem Abgang von Urin Pochen und Brennen in Blasenhals und Harnröhre, mehrere Minuten lang. Dunkler, übelriechender Urin; Ablagerung wie roter Sand.

Rücken, Extremitäten Ständiges Wehtun und Pochen in der Lendengegend, schlimmer bei tiefem Einatmen. Kontinuierlicher Wundheitsschmerz in den Oberarmmuskeln.

Schlaf Drei Nächte lang völlige Schlaflosigkeit, unangenehme Gedanken drängten auf den Geist ein, vor den weit geöffneten Augen trieben pausenlos optische Illusionen dahin.

Fieber **Fröste befielen entfernte Körperteile und zogen zum Kopf hin,** von den Daumen zu den Ellbogen und von da zu den Schultern; **vom Kreuz zu den Schultern und schließlich zum Scheitel.** Aufgelegte kalte Kompressen dampften nach wenigen Minuten, der Schweiß roch nach Benzol und machte tiefgelbe Flecken, die nur durch langes Bleichen an der Sonne herausgingen.

Sieben Nächte lang allgemeiner, reichlicher, warmer Schweiß, zum Morgen hin, sehr schwächend; danach mehrere Morgen in Folge **Schweiß nur an**

der Brust, an der Seite, auf der er nicht gelegen hatte, und in den Achselhöhlen.

Anmerkung des Verlags

Die Rohsubstanz von Benzinum ist nicht etwa, wie der irreführende Name nahelegt, das als Autotreibstoff bekannte Benzin, sondern vielmehr **Benzol** (englisch: benzene, so auch bei Boericke), eine leichtflüchtige Flüssigkeit mit der chemischen Summenformel C_6H_6. Benzol ist auch im Kraftfahrzeugbenzin enthalten, bildet darin aber nur einen Bestandteil (neben verschiedenen anderen Kohlenwasserstoffen). Die Substanz wurde in der zweiten Hälfte des 19. Jahrhunderts in großem Umfang in der Gummiindustrie angewendet, und ein Vergiftungsfall mit Benzol in einer Gummifabrik bildet auch die Grundlage des Arzneibildes (vgl. T. F. Allen: Encyclopedia, Bd. 2, S. 129 f.); Prüfungen existieren unseres Wissens nicht. Auch das heute unter dem Namen Benzinum vertriebene Mittel wird aus Benzol hergestellt (freundliche Mitteilung der Firma Nelson & Co., London). Spätere Beobachtungen und Experimente (vgl. z. B. Lewin: Gifte und Vergiftungen, Berlin 1929, S. 381–384; Casarett & Doull's Toxicology, New York 1986, S. 134, 640–643) bestätigen im großen und ganzen die Symptome des bei Allen referierten Falles, insbesondere die Wirkungen auf das Blut. Hinzu kommen klinische Erfahrungen (u. a. auch bei Agranulozytose, vgl. Deutsche Zeitschrift für Homöopathie 1938, S. 272 ff.), sodass das Mittelbild trotz fehlender Prüfung als zuverlässig betrachtet werden kann.

Benzoicum acidum

Essenzielle Merkmale

Die Benzoesäure ist eines der wichtigsten sykotischen Mittel: bei Sykosis, die von den Eltern vererbt wurde. In erster Linie scheinen dabei die **Nieren geschwächt** zu sein; ferner sind häufig die Gelenke und das Herz betroffen. Es kann (je nach Symptomenähnlichkeit) angezeigt sein bei Patienten, die kurz **nach einer unterdrückten Gonorrhö** entweder Nierenbeschwerden irgendwelcher Art oder aber rheumatische, arthritische oder Gichtsymptome entwickeln.

Starker riechender und dunkelfarbiger Urin

Das wichtigste Kennzeichen dieser Arznei ist, dass der Urin einen **starken Harngeruch** ausströmt und **kräftig gefärbt** ist: dunkelfarbig, dunkelrot oder braun, bisweilen wie (braunroter) Branntwein. Der Geruch ist häufig ausgesprochen widerlich; der Harn kann nach Ammoniak oder wie Pferdeurin riechen. In der homöopathischen Literatur wird dieser starke Geruch als Begleitumstand praktisch aller Beschwerden bei Benzoicum acidum angeführt, während die kräftige Dunkelfärbung nicht immer vorhanden sei. Ich habe allerdings die Erfahrung gemacht, dass bei diesem Mittel der Harngeruch nicht immer gegenwärtig vorhanden sein muss, sondern gelegentlich nur in der Vorgeschichte des Patienten gefunden werden kann. Dies ändert jedoch nichts daran, dass dieser Harngeruch das wichtigste Leitsymptom der Arznei darstellt. In unseren Arzneimittellehren heißt es auch, dass der ganze Patient, besonders wenn es sich um bettnässende Kinder handelt, nach Urin riechen kann; doch die modernen sanitären Verhältnisse sorgen dafür, dass dieses Symptom zumindest in den Industrieländern wohl nur noch selten anzutreffen sein wird.

Bei folgenden Zuständen sollte man an Benzoicum acidum denken:

Wenn die Symptomatik je nach dem Geruch des Urins ab- und zunimmt: je stärker der Geruch, desto geringer die Symptome, und umgekehrt. Dies hat seinen Grund in einer unregelmäßigen Nierenfunktion. Zeitweise scheinen die Nieren ihre Ausscheidungsfunktion zu erfüllen und regulär zu arbeiten; dann ist der **Urin konzentriert,** enthält viel Harnsäure und Ablagerungen, ist tief dunkel gefärbt, **reichlich** und **riecht sehr stark.** Gleichzeitig schwächen sich die Symptome des Patienten deutlich ab, er fühlt sich recht wohl. Zu anderen Zeiten aber sind die Nieren offenbar nicht in der Lage, ausreichend zu eliminieren: der Urin wird spärlich, wie klares Wasser, und hat ein niedriges spezifisches Gewicht. Bei diesem Zustand des Harns sind die Beschwerden des Patienten wiederum fast immer schlimmer. Es wäre aber ein Missverständnis, würde man dieses Fluktuieren der Symptome mit der Zusammensetzung, Art und Menge des Urins immer in der gleichen Weise erwarten; auch bei **spärlicher oder unterdrückter Harnausscheidung** können Symptome auftreten oder stärker werden, wenn der Urin zugleich **sehr stark riecht.**

Unterdrückte Gonorrhö

Bei einer Vorgeschichte von unterdrückter Gonorrhö, wenn die Beschwerden gegenwärtig vor allem **in den Gelenken lokalisiert** sind, aber auch **leicht auf das Herz übergehen;** in solchen Fällen sollte man nicht routinemäßig zu MEDORRHINUM greifen, sondern auch Benzoicum acidum in Erwägung ziehen. In vielen derartigen Fällen besteht eine Verschlimmerung durch Wetterwechsel, kalte Zugluft und überhaupt kalte Luft sowie Besserung durch warme Decken und allgemein Wärme. Hier wird oft RHUS TOXICODENDRON gegeben, das jedoch meist nichts bewirkt, und auch MEDORRHINUM wird nicht selten fehlschlagen. Daher sollte man in solchen Fällen auch an Benzoicum acidum denken, insbesondere dann, wenn die Schmerzen **unaufhörlich und plötzlich den Ort wechseln:** von den Extremitäten zum Herzen und zurück, am beständigsten aber in der Herzregion zu spüren sind. **Alternieren von Herzbeschwerden mit Schmerzen in verschiedenen Körperteilen** oder auch mit Symptomen der Harnwege. Manchmal verschwinden die Herzschmerzen völlig, wenn die rheumatischen Gliederschmerzen sehr stark werden. Wenn arthritische Gelenkschmerzen auf die Muskeln übergehen und rheumatischen Charakter annehmen (und umgekehrt), ist dies ebenfalls ein Charakteristikum von Benzoicum acidum. Dazu einige Herz- und Extremitätensymptome aus der Literatur (nach Herings „Amerikanischen Arzneiprüfungen“):

- Ein Schmerz aus der rechten Hand kommt in den linken Oberarm, erstreckt sich in den Ellbogen und erscheint dann in der Herzgegend; später in rechter Hüfte und im Knöchel.
- Aussetzender Herzschlag.
- Herzklopfen, mit Zittern. Herzklopfen im Sitzen; ebenso nach dem Trinken. Nächtliches Herzklopfen.
- Erwacht nach Mitternacht mit heftigem Herzklopfen und hartem Klopfen der Schläfenarterien.
- Langsamer Puls.

Gicht

Benzoicum acidum passt bei Patienten, die zu Gicht neigen und einen hohen Harnsäurewert aufweisen; bei Gicht und Rheumatismus, wenn die **Gelenke anschwellen, knacken** und **sich trocken anfühlen.** Rheumatische Gicht in den Fingern, **sehr schmerzhafte Knoten.** Gicht im großen Zeh. Die Symptome schwanken, wie unter 1. dargelegt, mit dem Fluss und Charakter des Urins: wenn der Urin reichlich ist und sehr viele Ablagerungen enthält, geht es den Patienten besser, bei geringem spezifischem Gewicht des Harns dagegen haben sie starke Schmerzen. Einige Beispiele aus der Literatur:

- „Nachts beginnen die Gichtbeschwerden sich im rechten großen Zeh bemerkbar zu machen; seine Gicht geht von links nach rechts.“ (Hering, *Guiding Symptoms*)
- „Um beide Handgelenke so starke arthritische Ablagerungen, dass sie fast völlig ankylosiert und unbeweglich waren; ähnliche Massen waren ohne Zweifel auch zwischen den Mittelhandknochen ergossen, denn diese waren unter sich nicht beweglich, die Hände stark geschwollen, die Finger sehr steif; in ähnlichem Zustand waren die Ellbogengelenke, das rechte mehr als das linke; auch die Fußgelenke waren in etwas minderem Grad angeschwollen.“ (Hauff, in Franks Magazin II)
- „Geschwulst des rechten Knies, mit Geschwürschmerz des ganzen Beins, bei Nierenschmerzen.“ (Hering, Amerikanische Arzneiprüfungen)

Nierenschwäche

Auch Menschen, die konstitutionell zu Nierensteinen neigen (**lithämische Konstitutionen**), können Benzoicum acidum benötigen. Trotz sorgfältig gewählter und streng eingehaltener Diät bilden sich bei ihnen immer wieder Konkremente in den Nieren. Damit gehen häufige Nierenkoliken einher, die von wiederholtem Erbrechen begleitet werden; die Schmerzen sind gewöhnlich linksseitig, können aber auch auf die rechte Seite übergreifen. Überhaupt sind die Nieren, wie bereits einleitend angedeutet, fast immer in irgendeiner Weise mit betroffen. So kann das Mittel auch bei **Niereninsuffizienz** angezeigt sein; bei **chronischer Nephritis** mit Ödem und stark riechendem Urin, ganz besonders aber dann, wenn das Herz ebenfalls beteiligt ist und **die Herz-**

symptome mit den Nierensymptomen alternieren.

Bei derartigen schweren chronischen Nierenleiden hat der Patient zeitweise einen tiefen, aber unerfrischenden Schlaf, zu anderen Zeiten aber bleibt er die ganze Nacht wach; morgens fühlt er sich unausgeschlafen und erschöpft. Hering schreibt: „Das Gemüt ist geneigt, bei unangenehmen Dingen zu verweilen"; das gilt in erster Linie für diese schlaflosen Nächte. Dieser Zustand wechselt wiederum ab mit wochenlangem Perioden von dumpfem, schwerem Schlaf – wobei der Wechsel, wie bei vielen anderen Symptomen, zeitlich mit den Veränderungen des Nierenzustands zusammenfällt.

Puerperale **Albuminurie, Urämie** und Krämpfe.

Periodisch auftretendes Asthma

Bei periodisch auftretendem Asthma, insbesondere bei Rheumapatienten ist Benzoicum acidum als Heilmittel bisher bedauerlicherweise völlig vernachlässigt worden. Man sollte es bei der Arzneiwahl berücksichtigen bei Asthma nach unterdrückter Gonorrhö, wenn auch die Nierenfunktion beeinträchtigt war. In solchen Fällen ist der Urin unterdrückt und spärlich und strömt starken Harngeruch aus; und auf diese Symptome einer gestörten Ausscheidung folgen dann die asthmatischen Beschwerden. Weitere Indikationen bei Atemwegserkrankungen: Entzündungen der Bronchien und der Lungen mit großer äußerer Empfindlichkeit der Brust; der Husten ist schlimmer nachts und beim Liegen auf der rechten Seite. „Lästiger, anhaltender, trockener, kurzer Husten nach unterdrücktem Tripper." (Hering)

Weitere Merkmale

- Reiter-Syndrom: Benzoicum acidum kann beim Reiter-Syndrom angezeigt sein – Polyarthritis vergesellschaftet mit Konjunktivitis und Urethritis, wenn die arthritischen Symptome überwiegen.
- Mastdarmfistel und Hämorrhoiden nach unterdrückter Gonorrhö: In einem Fall hatte der Patient nach einer allopathisch behandelten Gonorrhö eine hartnäckige Verstopfung und (besonders ausgeprägt auf der rechten Seite) Hämorrhoiden entwickelt. Beim Stuhlgang blutete es vom Anus, danach anhaltendes Brennen und ein scheußliches Gefühl von Einschnürung des Anus, das stundenlang andauerte und den Patienten nicht selten die ganze Nacht wachhielt. Später bildete sich eine nässende Fistel heraus, sodass der Patient eine Windel zum Aufsaugen des Sekrets tragen musste. Unter Benzoicum acidum heilte die Fistel, und die Hämorrhoiden verschwanden samt allen anderen Anusbeschwerden.
- **Menstruationsbeschwerden und Uterusprolaps,** wenn der charakteristische Uringeruch vorhanden ist.
- Harntröpfeln bei alten Männern mit **Prostatavergrößerung,** arthritischer Knotenbildung und stark riechendem Urin.
- **Rheumatisch bedingte periodische Kopfschmerzen, die abwechselnd** oder gleichzeitig **mit rheumatischen Zuständen auftreten** – wiederum begleitet von starkem Geruch des Urins. Kopfbeschwerden stellen sich besonders ein nach Gemütsbewegungen; wenn der Patient den Kopf entblößt und der Zugluft aussetzt; morgens beim Erwachen. Sie kehren periodisch wieder und zeigen sich stärker in der Ruhe. Warme Auflagen und Bewegung bewirken Besserung.
- Mandelentzündung, Diarrhö etc., wenn das charakteristische Leitsymptom des **starken Uringeruchs** vorhanden ist.
- Der Benzoicum-acidum-Patient **erkältet sich leicht,** besonders nachdem sein Kopf kalter Zugluft ausgesetzt war. Auf heiße Anwendungen hin scheint die Erkältung zu verschwinden, und er geht guten Mutes wieder ins Freie – und prompt bekommt er wieder Zug, der Schnupfen kehrt zurück; dieses Spiel kann sich mehrfach wiederholen.

Benzoicum-acidum-Kinder

- **Bettnässen bei Kindern,** wenn es im ganzen Zimmer nach Urin riecht und der Harn die Bettwäsche braun färbt; auch Harnverhaltung bei Kindern kann eine Indikation sein.
- **Kinderdurchfälle;** der Abgang ist reichlich, wässrig, hellfarbig, sehr stinkend; der Harngeruch ist meist ebenfalls auffallend stark. Die Durchfälle können gräulich-weiß aussehen, wie schmutzige Seifenlauge. Ein Leitsymptom ist „Frostüberlaufen vor dem Stuhlgang".

B

Benzoicum-acidum-Kinder erinnern, widerspenstig und reizbar, wie sie sind, an CHAMOMILLA. Sie schreien und treten und beruhigen sich nur, wenn man sie auf den Arm nimmt und mit ihnen herumläuft. Säuglinge möchten auf den Arm genommen und gestillt werden, sie wollen sich nicht hinlegen lassen.

Geist und Gemüt

Die Menschen, die dieses Mittel benötigen, sind recht verschlossene Typen, die all ihre Probleme, Kümmernisse und Ängste für sich behalten. Sie geben so gut wie nie etwas von sich preis, zeigen weder Kummer noch Zorn. Man kann ihnen noch nicht einmal ansehen, wenn sie mit irgendetwas nicht einverstanden sind – anders als NATRIUM-MURIATICUM- oder NITRICUM-ACIDUM-Patienten (mit denen Benzoicum-acidum-Menschen ansonsten einiges gemeinsam zu haben scheinen), die in solchen Situationen ihr Missfallen nicht verbergen können. Benzoicum acidum hat eine tiefsitzende Schüchternheit, eine Reserviertheit, die es dem Betreffenden nicht erlaubt, seinen Emotionen Ausdruck zu verleihen, sie nach außen zu tragen. Wutausbrüche, die als „reinigendes Gewitter" wirken, Bitten um Verzeihung für seine Fehler, die von lösenden Weinkrämpfen begleitet werden – das sind Ausdrucks- und Entlastungsmöglichkeiten, die ihm nicht zu Gebote stehen. Er kann einfach seinen emotionalen Ballast nicht abwerfen, die **„Ausscheidungsfunktion" des Gemüts ist ebenso gestört wie die der Nieren** – und so verbleiben die Abfallstoffe und -gefühle eben innerhalb des Organismus und machen ihn krank. Bei Benzoicum-acidum-Patienten kann tatsächlich jegliche Art von Ausscheidung erschwert sein, so sehr, dass selbst beim Schwitzen Angstzustände auftreten können! Der größte Teil der im Körper zurückgehaltenen Substanzen verbleibt in den Nieren; dort führen sie zur Bildung überschüssiger Harnsäure und zu Nierensteinen. Die Gelenke werden affiziert, es kommt zu **Deformierungen der Extremitäten:** Gichtkonkremente, Gichtknoten an den Gelenken, am großen Zeh, Schwellungen der Knie, Gichtablagerungen in den Handgelenken etc. Und ebenso ziehen auch die „eingesperrten" Gefühle, die nicht ausgelebt oder geäußert werden, den Organismus in Mitleidenschaft; Gemütsbewegungen lösen Kopfweh, Nierenkoliken, Schmerzen in der Herzgegend oder in den Gelenken aus, oder sie verstärken das Asthma.

Benzoicum acidum kann also Missbildungen und Deformationen erzeugen, ähnlich wie AMMONIUM PHOSPHORICUM, CALCIUM CARBONICUM, LYCOPODIUM und KALIUM CARBONICUM. In diesem Zusammenhang ist ein „eigenheitliches" Gemütssymptom der Arznei bemerkenswert, nämlich die intensive **Furcht vor Missbildungen am eigenen Körper** und auch **vor dem Anblick von Missbildungen bei anderen.** „Sah er jemanden, der körperlich missgebildet war, so schauderte es ihn", heißt es bei Hering, und schon der bloße Gedanke daran kann solches Schaudern auslösen – weil Benzoicum acidum die Vorstellung nicht ertragen kann, dass eine solche Deformierung eines Tages auch ihn heimsuchen könnte.

Doch die Patienten, die diese Arznei benötigen, neigen dazu, bei solchen Gedanken, ja allgemein bei unangenehmen Dingen zu verweilen, wie wir es von NATRIUM MURIATICUM kennen. Manchmal liegen sie nächtelang wach, und ständig kreisen ihre Gedanken um Themen, die sie betrüben. Dann kann ein hysterieähnlicher Zustand eintreten: ihre Gefühle gehen mit ihnen durch, werden unkontrollierbar, und auf einmal durchläuft ihren Körper ein Frösteln, eben jener nervöse Schauder, der oben beschrieben wurde. Für gewöhnlich ist es die Vorstellung, dass ihre Gesundheit Schaden nehmen könnte, die sie so beschäftigt – vor allem eben der Gedanke einer zukünftigen körperlichen Deformation.

Benommenheit und Verwirrung können auftreten. Ein Gedanke setzt sich im Kopf fest, der Patient kommt einfach nicht los davon. Er vergisst Wörter beim Sprechen, lässt beim Schreiben alle Augenblicke Wörter aus.

Der Benzoicum-acidum-Patient kann, besonders bei Kopfschmerzen, betrübt, traurig, niedergeschlagen sein. Diese Stimmung kann von dem Gedanken herrühren, dass die Kopfschmerzen auf eine Krankheit zurückzuführen seien, die noch schlimme Folgen für ihn nach sich ziehen werde, etwa auf einen Hirntumor. Dann will er nicht mehr leben, empfindet Abscheu und Ekel vor dem Leben. Gemüts- und Kopfsymptome steigern sich wechselseitig in einem Circulus vitiosus: Gemütsbewegung führt sehr leicht zu Kopfweh, welches wiederum Niedergeschlagenheit und Depressionen auslöst.

Nachzutragen bleibt noch ein wichtiges Leitsymptom dieser Arznei: ein **Zittern in der Lendengegend,** besonders auf der linken Seite.

Allgemeinsymptome und Keynotes

- Benzoicum acidum ist generell ein **frostiges** Mittel. Die Symptome werden schlimmer im Freien, **durch Zugluft und kalte Luft** und durch Entblößen (besonders des Kopfes). Verschlimmerung auch bei Wetterwechsel. **Besserung durch äußere Wärme,** warmes Einpacken des Kopfes.
- Bestimmte Symptome treten besonders beim Gehen im Freien auf: Klopfen im Augapfel, Ohrgeräusche wie von Stimmengewirr etc. Beim Gehen, besonders beim Steigen, nehmen die Magensymptome zu, besonders bei schwangeren Frauen. Umdrehen im Bett kann Rückensymptome auslösen. Überhaupt **verschlimmert Bewegung die meisten Symptome;** die Kopfbeschwerden allerdings sind in der Ruhe stärker, und Zahnschmerzen können sich im Liegen einstellen.
- Die meisten Symptome erscheinen auf der linken Seite, können dann aber nach rechts wechseln.
- **Schmerzen wechseln unaufhörlich und plötzlich den Ort.**
- Der Patient riecht sehr stark nach Urin.
- **Abgeschlagenheit und Mattigkeit,** besonders bei Kopfbeschwerden. Außerordentliche Schwäche.
- Periodische Wiederkehr von Kopfsymptomen, Erkältungen, Asthma.

Lokalsymptome

Kopf Druck auf dem Kopf und auf der ganzen Wirbelsäule, als würde diese wie ein elastischer Körper zusammengedrückt, sodass der Prüfer sich unwillkürlich streckend vorwärts bog. Das Gefühl ist, ohne schmerzhaft zu sein, außerordentlich beängstigend. Benzoicum acidum heilte einen jungen Mann, den ein fürchterlicher Schmerz im Hinterkopf bzw. im Cerebellum drei Wochen lang ans Bett gefesselt hatte. Hämmern in den Schläfen, zum Hinlegen nötigend. Rheumatischer Schmerz außen am Kopf.

Kalter Kopfschweiß. Kopfsymptome schlimmer in Ruhe, besser bei Bewegung; gewöhnlich verbunden mit Abgeschlagenheit, Mattigkeit und Appetitlosigkeit.

Augen Brennende Hitze in den Augen; der Lider. Benzoicum acidum reizt die Bindehäute und erzeugt ein Druckgefühl im Augapfel. Klopfen im Augapfel.

Lästiges Gefühl in den Augen, als hätte man nicht geschlafen. Die Augensymptome treten leicht ein beim Gehen im Freien; beim Lesen unter künstlicher Beleuchtung.

Ohren Empfindung eines Geräusches wie Stimmengewirr, besonders beim Schlucken und beim Gehen im Freien. Klopfen der Schläfenarterien fährt wie Fauchen in die Ohren. Schwellung hinter den Ohren, die bis aufs Periost zu reichen scheint.

Nase Häufige Anfälle starken Nasenblutens aus dem linken Nasenloch; Blut dunkel, dickflüssig. Es kommt ihm vor, als rieche er Staub, Kohl oder etwas Stinkendes.

Verminderter Geruchssinn. Schnupfen tritt leicht ein nach Zugluftexposition oder Verkühlung; kehrt jeden Tag wieder. Röte in den Nasenwinkeln.

Gesicht Druckgefühl im Gesicht, wie eingeschlafen. Spannen in einer Seite des Gesichts. Hitze: brennend, im Gesicht; nur in einer Gesichtshälfte; um den Mund. Kalter Gesichtsschweiß. Umschriebene Gesichtsröte. Kupferflecken im Gesicht. Gesichtssymptome werden besser durch äußere Wärme; Druck; Reibung.

Beben der Lippen. Er **beißt sich in die Unterlippe,** beim Mittagessen.

Mund **Glossitis.** Gichtige Zungenentzündung. Ausgebreitete Geschwüre an der Zunge, mit tief eingeschnittener, schwammiger Oberfläche; dabei dunkelfarbiger Harn mit überaus starkem Uringeruch. Zunge von etwas bläulicher Farbe. Samtartiger Zungenbelag. Zunge des Morgens weißschleimig belegt. Wundheit am hinteren Teil der Zunge, besonders beim Schlucken. Mundgeschmack: bitter; Blutgeschmack; Speisen schmecken salzig; Brot schmeckt nach Rauch; Nachgeschmack der Speisen.

Geschwulst mit geschwüriger Oberfläche innen am linken Kiefergelenk, hinter dem letzten Backenzahn.

Hals Wie Klumpen im Halsgrübchen, als wäre dort Essen steckengeblieben. Gefühl von Geschwulst oder Verengung im Hals. Schluckbeschwerden. Unvollständiges Herunterschlucken. Hitze im Schlund, wie von saurem Aufstoßen.

Angina tonsillaris und faucium; **dabei der charakteristische dunkle, stark riechende Harn.** Mund- und Halssymptome werden **durch Essen gelindert.**

Schilddrüse fühlt sich geschwollen an; ebenso die Brustdrüsen.

Atmung und Brust Leicht vorübergehende Heiserkeit und Niesen am Morgen; dabei eine sehr angenehme Aufgeregtheit und Leichtigkeit im Kopf.

Atembeschwerden beim Erwachen. Starke Schleimabsonderung in den Bronchien. Atembeklemmung mit Schleim; Lungenverschleimung. Asthma alternierend mit entzündlichen rheumatischen Leiden oder Nierenbeschwerden. **Periodische Asthmaanfälle.**

Husten nach leichter Verkühlung. Lästiger, anhaltender, trockener, kurzer Husten, nach unterdrücktem Tripper. Husten mit Auswurf **grünlichen Schleims.** Lungenentzündung oder andere **massive Affektionen der Atemwege,** wenn **große Schwäche** vorliegt. Einige Beispiele aus Herings „Amerikanischen Arzneiprüfungen":

- „Bei quälendem, nicht lösendem Husten gegeben, machte jedes Pulver (aus Benzoeblumen) starken Husten, dann außerordentliche Schwäche, Schweiß und eine Stunde lang dauernden komatösen Zustand; dabei die Haut blasser und kühler, Puls seltener und schwächer, Atmung normal."
- „Letzte Periode der reinen Lungenentzündung, wo viele Schwäche vorwaltet."
- „Ein junger Mann litt an einer Lungenentzündung … Die Kräfte des Kranken sanken täglich, die Atemnot stieg stündlich bis zu einem fürchterlichen Grade." (Geheilter Fall von Goldschmidt)

Schmerzhaftes Zittern in der Brust. Druck auf den Rippen. Gefühl von Geschwollensein in der Brust; in den Brustdrüsen; in der Schilddrüse. Gefühl von Rauheit auf der Brust. Husten scheint durch etwas Scharfes oder Trockenes in der Brust hervorgerufen zu werden.

Herz Man sollte Benzoicum acidum in Erwägung ziehen bei Herzbeschwerden, die sich nach Unterdrückung arthritischer Manifestationen entwickeln – besonders dann, wenn in der Vorgeschichte unterdrückte Gonorrhö zu finden ist. **Gicht oder Rheumatismus, die das Herz affizieren.**

Herzschmerzen, die mit rheumatischen Gliederschmerzen abwechseln; bei Gliederreißen können die Herzbeschwerden geringer werden. Die Schmerzen **ändern ihren Ort unaufhörlich** und plötzlich; am beständigsten sind sie in der Brust, besonders in der Herzgegend. Aussetzender Herzschlag. Herzklopfen, mit Zittern. Herzklopfen im Sitzen, ebenso nach dem Trinken; nächtliches Herzklopfen. Erwacht nach Mitternacht mit heftigem Herzklopfen und hartem Klopfen der Schläfenarterien bei beschleunigtem Puls (110), ohne äußere Hitze; kann nicht wieder einschlafen. Oder: Erwacht jeden Morgen um zwei Uhr von starker innerer Hitze und hartem, schnellendem (aber nicht beschleunigtem) Puls, sodass er auf dem Rücken liegen muss, weil sonst das Klopfen der Schläfenschlagadern wie Fauchen in die Ohren fährt und ihn am Wiedereinschlafen hindert.

Magen Abends mehr Appetit. Appetitlosigkeit morgens. Abends Durst, mit Schläfrigkeit. **Schweiß beim Essen.** Verdauungsschwäche. Übelkeit mit Schmerzen und Unwohlsein; mit Brechwürgen bei Kopfbeschwerden. Erbrechen einer salzigen Substanz; bitteres Erbrechen. **Wärmeempfindung im Magen.** Magensymptome schlimmer im Gehen, besonders beim Steigen; vor allem bei Schwangeren.

Abdomen In der Lebergegend fortwährend feines, aber starkes Stechen, oben in der Mitte; scheint oberflächlich zu sein und wird durch Berührung nicht vermehrt. **Hitzegefühl** im ganzen Bauch. Schneiden um den Nabel, durch Stuhlgang erleichtert. Spannender Schmerz in den Leisten.

Rektum und Stuhl Stechen im Mastdarm. Zusammenziehen des Mastdarms an seinem unteren Ende. Kribbeln im After.

Vergeblicher Stuhldrang. **Frostüberlaufen vor dem Stuhlgang.**

Kinderdurchfälle; der Abgang reichlich, wässrig, hellfarbig, sehr stinkend, bei ungewöhnlich stark riechendem Urin. **Stinkende, wässrige, weißliche**

Stühle (manchmal wie schmutzige Seifenlauge), sehr reichlich und erschöpfend, bei Kindern, wenn zugleich der Harn eine tief dunkelrote Farbe hat. Stühle: extrem übelriechend, im ganzen Haus zu riechen; starker, stechender Geruch, wie der Uringeruch; faulig, blutig; schaumig; ungenügend. Nach (mittels COPAIVA) unterdrückter Gonorrhö stellten sich runde geschwürige Stellen an den Hinterbacken ein, etwas erhaben, warzenähnlich aussehend, empfindlich und wund schmerzend; sie wurden durch Benzoicum acidum in Hochpotenz zunächst gebessert und später völlig geheilt.

Harnorgane **Geruch und Farbe des Urins** sind bei Benzoicum acidum von der größten Bedeutung; bei einer großen Zahl von Beschwerden stellen sich die nachfolgenden Symptome ein:

- **Harn dunkelfarbig, mit überaus starkem Harngeruch; ganz besonders nach unterdrückter Syphilis oder Gonorrhö.**
- Urin dunkelbraun und faulig, aasartig riechend; dunkelrotbraun, wie Bier oder Branntwein; **riecht wie Pferdeharn.**
- Stinkender Harn, bei Uterusprolaps.
- Brauner Urin von saurem Geruch, mit Brennen bei der Miktion.

Bei einem Fall von Farquhar litt der Kranke an folgenden Veränderungen des Harns: Urin von sehr abstoßendem Geruch, der sehr oft die Farbe wechselt, bald bräunlich, bald grünlich, zur Zeit etwas trübe, ins Blassgelbe spielend; stechend ammoniakalisch riechend, alkalisch reagierend, bei Salzsäurezusatz brausend; gleich nach dem Lassen bildet sich ein weißer, flockiger Satz, der aus phosphorsaurem und kohlensaurem Kalk besteht. Der Patient ist blass und klagt über Mattigkeit, Müdigkeits- und Schwächegefühl in der Lendengegend; der Stuhl ist gewöhnlich verstopft. Heilung durch Benzoesäure. Bei einem Fall von Hering sah der Urin so aus: dunkelrotbraune Farbe, hohes spezifisches Gewicht, sauer reagierend noch nach Wochen, mit schleimigen körnigen Niederschlägen.

- Benzoicum acidum **vermehrt die Azidität des Urins; große Mengen von Hippursäure im Harn.**
- Verminderung der Urinmenge. Dicker Urin. Blutiger Urin.
- **Nierenkoliken.**
- Wundheitsschmerz in der linken Nierengegend, wenn Konkremente harnsauren Ammoniums im Urin zu finden sind.
- Heißer, brennender Schmerz in der linken Niere mit Ziehen, besonders beim Bücken, mit Steifheit in den Lenden, Geschwulst des rechten Knies, bei Geschwürschmerz des ganzen Beins. Heftige brennende, reißende Schmerzen in der rechten Niere, weniger in der linken, die sich zu den Leisten und zur Blase erstrecken; Druckempfindlichkeit hinter dem Blasenhals; die Koliken rufen Erbrechen hervor, Delirien, Gesichtsverdunklung, beständige ärgste Unruhe.
- Nierenschmerzen bei tiefem Atmen; erstrecken sich zur Brust.
- **Zystitis,** mit extrem üblem Geruch. Flüchtige Blasenschmerzen, ebenso Schmerzen in der Harnröhre; beides nicht beim Urinieren. Empfindlichkeit der Harnblase, mit eitrig-schleimigem Abgang, bei **Prostatavergrößerung.**
- Dysuria senilis, morgens; wenn der Harngrieß unbedeutend ist und der Reizzustand der Blase und die Schmerzen andere Ursachen haben. Zu häufiges Verlangen, die Blase zu entleeren, bei ganz normal scheinendem Urin.
- Heißer, brennender Urin intensiv roter Farbe, stark riechend, das Wasserlassen wird so zur Qual, dass der Kranke nur einmal am Tag uriniert.
- Besonders wertvoll bei Blasenkatarrh, wenn der Harn übelriechend und braun ist.
- **Bettnässen bei Kindern bis zum sechzehnten Lebensjahr,** wenn der Urin stark riecht.

Männliche Genitalien Schmerzhaftigkeit der Geschlechtsteile; „schründender" Schmerz (wie von aufgesprungener, rissiger Haut, „Schrunden"). Wundheitsschmerz am Eichelbändchen. Unterdrückte Gonorrhö, bei übelriechendem Urin. Nachtripper; übelriechender Urin. Jucken in der Furche hinter der Eichelkrone. Ein rieselndes, fast schmerzhaftes Gefühl in der linken Seite der Eichel, bis zur Harnröhre, so heftig, dass er darüber zusammenfährt, vergeht allmählich mit einem Kitzeln und Jucken.

Weibliche Genitalien Menstruation: zu früh; oder verzögert; danach Schwäche. Amenorrhö.

Uterusprolaps mit stinkendem Urin. Bei Schwangeren Magenbeschwerden, vom Steigen. Zu lang anhaltende Lochien.

Äußerer Hals und Rücken Steifheit des Halses; ebenso bloß einer Seite desselben.

Tiefer durchdringender Schmerz hinten an der linken Seite, etwa bei der sechsten Rippe. Schmerz rechts im Rücken zwischen dem zehnten Brustwirbel und der Seite. **Dumpfer Schmerz in der Nierengegend. Steifheit in den Lenden,** bei Nierenschmerzen. **Zittern in der Lendengegend,** besonders links.

Rückenmarksentzündung.

Extremitäten Reißende und stechende Schmerzen in den Gelenken der Extremitäten, die häufig den Ort wechseln; gichtische oder arthritische **Knotenbildung** an Handgelenken, Händen, Fingergelenken, Knien, Fußgelenken, großen Zehen.

Die Finger sind wie verschwollen; dabei Reißen und feines Stechen an verschiedenen Stellen der Gliedmaßen, besonders vorn am Mittelfußgelenk der rechten großen Zehe.

Gefühl von Geschwollensein unter den Achseln. Arthritische Ablagerungen zwischen den Mittelhandknochen, ebenso in den Ellbogengelenken. Eine Art Jucken im rechten Handteller, mit leichtem, aber tiefem Reißen im oberen Mittelhandgelenk des kleinen und des Ringfingers. Lähmungsschmerz der Finger. Aufschießen roter Flecken auf den Fingern. Panaritium.

Abgeschlagenheit und Mattigkeit der Beine. Gefühl, als wären die Beine mit einem Band verschnürt. Schmerz in der linken Hüfte, in Knie und Zehen zugleich, am schlimmsten in den Zehen; verlässt die Zehen und geht in die Wadenmuskeln, dann ins Knie; nachdem er diese Teile verlassen hat, erscheint er im rechten Oberschenkel und Knöchel. Schmerz im rechten, dann im linken Knie. Knacken in den Kniegelenken beim Gehen, so als ob sie ausgetrocknet wären. Geschwulst des rechten Knies, mit Geschwürschmerz des ganzen Beins, bei Nierenschmerzen. Ziehender Schmerz in den Knien, nach Weintrinken.

Nachts **beginnen die Gichtbeschwerden sich im rechten großen Zeh bemerkbar zu machen.** Gichtische Schmerzen in den Gelenken der großen Zehen, mit äußerer Geschwulst und Röte. Senkrecht aufwärtsfahrender Stich durch die rechte große Zehe, welcher einen gelinden Brennschmerz hinterlässt; dieser steigert sich allmählich wieder zum Stechen und verschwindet schließlich als ein Summen in der linken großen Zehe. Taubheitsgefühl in den Zehen.

Schlaf Zeiten schlafloser Nächte wechseln mit Perioden von tiefem, dumpfem Schlaf; unerfrischt beim Erwachen. Schlaflosigkeit durch Herzklopfen; nächtliches Erwachen von hartem, schnellendem Puls und starker innerer Hitze, Klopfen der Schläfenschlagadern hindert am Wiedereinschlafen; Erwachen mit Atemnot. Auffahren aus dem Schlaf.

Frost, Fieber, Schweiß Kalte Hände; kalte Füße; Kälte im Kreuz. Kältegefühl in den Knien, **als würden sie von einer kalten Luft angeweht.** Kälte, mit dem Gefühl von Hitze. Hitzegefühl im Schlund; im Magen; im Bauch.

Hitze: mit Schweiß; bei Schnupfen; starke innere Hitze und Herzklopfen wecken ihn nachts aus dem Schlaf.

Schweiß beim Essen; beim Gehen. Morgens im Bett etwas Schweiß, besonders im Gesicht, mit mäßiger Hitze. Schweiß mit Angstgefühl. Kalter Kopfschweiß – Gesichtsschweiß – Fußschweiß. Juckender Schweiß. Schweiß mit aromatischem Geruch.

Haut Jucken an verschiedenen Körperteilen, am Rumpf und an den Gliedern, mit angenehmem Gefühl beim Kratzen, worauf ein Brennen zurückbleibt. Syphilitische Stellen und Male. Geschwüre.

Berberis vulgaris

Essenzielle Merkmale

Berberis hat drei große Leitsymptome, die auf die Arznei hinführen; für die Verordnung der Arznei ist es jedoch nicht erforderlich, dass alle drei gleichzeitig oder nacheinander in einem gegebenen Fall vorhanden sind.

In alle Richtungen ausstrahlender Schmerz

Das erste Leitsymptom: „Schmerzen, die von einem Punkt in verschiedene Richtungen ausstrahlen." Diese Schmerzen können sich bei wie zerschlagen schmerzenden, lahmen Gelenken einstellen; sie beginnen in einem bestimmten Gelenk – z. B. im Knie oder im Fingergelenk – und gehen von dort in alle Richtungen. Das gleiche gilt bei Schmerzen im Rücken- oder Bauchbereich; häufig sind hier etwa Schmerzen in den Nieren oder der Umgebung der Nieren, welche im Verlauf der Ureter zur Blase und weiter zur Harnröhre hinziehen, oder auch nach vorn, oben und unten, sodass die ganze Gegend des Rückens zwischen Brustkasten und Becken betroffen ist. Ausstrahlende Schmerzen von der Lendengegend um die Seite des Leibes herum nach vorn oder zu den Hüften; von der Leber nach der Magengegend oder in die Brust und den ganzen Bauchraum, in jede mögliche Richtung. Ähnliche Schmerzempfindungen zeigen sich auch bei Dysmenorrhö, wobei besonders typisch das Ausstrahlen die Oberschenkel herab ist; diese **Ausdehnung von im Bauchbereich beginnenden Schmerzen entlang der Oberschenkel** ist allgemein ein wichtiger Hinweis auf Berberis.

Wandernde Schmerzen

Das zweite Leitsymptom besteht in der wandernden Natur der Schmerzen; kurzes, aber sehr schmerzhaftes Zwängen, das sich unvermittelt an einer Stelle meldet und gleich darauf schon wieder an einer anderen. **Wandernde Schmerzen in den Nerven** und den Nervenscheiden. Hören wir dazu Kents Erfahrungen mit dieser Arznei: „Sie sprechen gerade mit einem Gichtpatienten, da sagt er plötzlich: ‚Au.' Was sagt er uns damit? Dass er gerade so ein schmerzliches Zucken verspürt hat. Im nächsten Moment ist es im Knie, dann im Zeh, dann im Kopf; es wandert überallhin. Bei Berberis **tauchen diese zwängenden, reißenden, stechenden und brennenden Schmerzen überall auf, sie bleiben nie an einem Ort, sondern wandern ständig**. Bewegung hat oft keinerlei Einfluss darauf; ob der Patient sich bewegt oder stillhält, die Schmerzen kommen immer wieder. In einigen Fällen finden wir auch Verschlimmerung durch Bewegung, aber das sind nur sehr wenige, vergleichen wir sie mit der Vielzahl von Schmerzen, die bei Berberis beobachtet wurden." (Hervorhebung G. Vithoulkas)

Empfindung von Blubbern Glucksen, Puckern oder Pochen

Das dritte Leitsymptom schließlich ist eine Empfindung von Blubbern, Glucksen, Puckern oder Pochen, die z. B. so beschrieben wird: wie von Luftblasen in einer zähen Flüssigkeit, wie wenn eine Wasserflasche im Körper oder in der Haut ausgeschüttet würde, wie wenn Luft sich im Körper fortdrängte, als wenn etwas Lebendiges im Körper wäre und sich durchzwängen wollte; oder auch einfach als Pochen oder Pulsieren. Dieses Gefühl kann mit Schmerz verbunden sein und überall auftreten: in den Gelenken, in der Nieren-, Lenden- oder Leistengegend, am Rand des Schulterblatts, in der Schulter, im Muskelfleisch des Oberarms, im Oberschenkel, an den Kniesehnen. Einige Prüfungssymptome als Beispiele für andere Lokalitäten: Glucksen im hinteren Teil der Harnröhre im Sitzen; ziehend glucksender (= pochender), herunterdehnender Schmerz im Zahn; beim Bücken Gefühl, als ob es ihr im Kopf schwapperte und als wenn alles zur Stirn herauswollte.

Ferner gehört zu den charakteristischen Symptomen von Berberis ein **Spannen und Drücken am ganzen Kopf, als wenn eine Kappe darübergezogen wäre.** Dieses Spannen kann sich auch in Form einer Taubheitsempfindung der Kopf- und Gesichtshaut äußern; oder der Patient sagt, es sei mit einem Gefühl verbunden, **als wenn der Kopf angeschwollen oder aufgedunsen wäre** oder als ob er **größer würde.** Kopfschmerzen können das Gefühl eines starken, sich zusammenziehenden Eisenbandes um den ganzen Kopf herum mit sich bringen.

Kälte- und Hitzeempfindungen

Berberis-Patienten sind häufig **fröstelige** Menschen mit einer Neigung zu **rheumatischen und gichtischen Erkrankungen – aber ohne größere Ablagerungen in den Gelenken.** Dies ist ein wichtiger Aspekt, wenn man für einen Rheumatiker oder Gichtkranken die Verschreibung von Berberis erwägt: in diesem Fall wird man nicht in größerem Umfang mit Gichtknoten oder Deformierungen von Fingern und Zehen rechnen können; vielmehr sind zwar die typischen Gichtschmerzen vorhanden, Schwellungen oder Ablagerungen aber fehlen häufig.

Die Arznei kann auch angezeigt sein bei Patienten, deren Gesundheit durch chronische Kopfschmerzen stark angegriffen ist und die unter hartnäckigen Ekzemen leiden, welche keine Heilungstendenz zeigen; häufig berichten sie von „massenhaft Gichtschmerzen, die herumziehen und wandern", und bei der Anamnese findet sich eine Vorgeschichte von Nierensteinen.

In der Prüfung hat Berberis zahlreiche auffallende Kälte- und Hitzeempfindungen sowie regelrechte Fiebererscheinungen erzeugt. Ein typisches Prüfungssymptom, das Ähnlichkeiten mit der Wirkung von BELLADONNA zeigt: **„Frost in Händen und Füßen und im ganzen Körper, mit Hitze im Gesicht** von 11 Uhr früh an, mit eiskalten Füßen; an den Händen fühlt sie sich warm an. Abends und nachts vermehrte Hitze mit Neigung zu Schweiß."

Von der massiven Wirkung des Mittels auf das Venensystem zeugen **geschwollene Krampfadern,** Jucken in den Varizen, **Netze von varikösen Venen auf der Haut,** Beckenstauung und Hämorrhoiden.

Äußere Erscheinung

Die äußere Erscheinung eines typischen Berberis-Patienten, der schon jahrelang an seiner Krankheit leidet, lässt sich so beschreiben: auffallend blasses Gesicht, schmutziggrauer Teint, eingefallene Wangen, tiefliegende, mit bläulichen oder schwärzlichgrauen Höfen umgebene Augen; **sehr angegriffenes Aussehen;** bleich und vertrocknet, alt und verbraucht wirkend, vorzeitig runzlig geworden. Die Lippen sind trocken und können sich klebrig abschälen; auch in der Mundhöhle hat der Patient Trockenheits- und Klebrigkeitsempfindungen.

Geist und Gemüt

Müdigkeit ist ein hervorstechendes Merkmal von Berberis, nicht nur in körperlicher, sondern auch in geistiger und emotionaler Hinsicht. Sie prägt das psychische Bild entscheidend. Ein Berberis-Patient wird bei Ihnen sofort das Gefühl auslösen, einem ausgelaugten, „fertigen" Menschen gegenüberzustehen; Sie möchten ihm instinktiv helfen, ihn unterstützen – und dabei tritt er von sich aus ganz und gar nicht als Hilfesuchender oder Bittsteller auf. Im Gegenteil, er gibt sich sehr optimistisch, **mutig** und unerschrocken, lächelt selbst unter Schmerzen; es ist gut möglich, dass er Ihnen Ratschläge gibt, statt sich von Ihnen beraten und trösten zu lassen. Für gewöhnlich handelt es sich um ernste, nachdenkliche Menschen, die lieber für sich als in Gesellschaft sind.

In den meisten Fällen, die Berberis benötigen, wird man nur recht wenige Geistes- und Gemütssymptome antreffen. Dies gilt besonders für diejenigen Patienten, bei denen Lumbago, Ischialgie oder ein arthritischer bzw. rheumatischer Zustand im Zentrum der Pathologie steht.

Ich habe noch niemals einen Berberis-Patienten gesehen, der voller Angst um seine Gesundheit oder vor dem Tod gewesen wäre; diese Symptome gibt es in der Berberis-Pathogenese nicht, jedenfalls nicht in übersteigerter und damit pathologischer Form. In manchen Fällen kann jedoch eine Art von Geistesstörung infolge einer gewissen **Geistesschwäche** auftreten, welche im Tagesverlauf fortschreitet und sich **besonders zur Zeit der Abenddämmerung** zeigt. Vor allem bei Fieber sieht der Berberis-Patient dann schreckliche Erscheinungen im Dämmerlicht, zwischen Tag und Nacht: Geister und **Phantasiegebilde** umzingeln ihn. „Ängstliche Stimmung mit großer Furchtsamkeit und Schreckhaftigkeit von 16 Uhr bis zum Schlafengehen, im Halbdunkeln erscheinen ihr ein paar Hunde und Kinder noch einmal so groß, als sie von Natur sind." Berberis hat eine **Abneigung gegen Dunkelheit;** es geht ihm **schlechter in der Dämmerung, wenn es dunkel wird.** Auch schwermütige oder gleichgültig-wehmütige Stimmungen wurden bei Berberis beobachtet; Gleichgültigkeit bis hin zur Apathie. Ebenso kommen weinerliche Stimmungen vor, mit häufigem hysterischem Weinen.

Der ausgelaugte, verbrauchte Zustand des Organismus wirkt sich auch auf die intellektuellen Kräfte aus; der Berberis-Patient ist geistig abgespannt. Jegliche geistige Arbeit, die ihm echte Aufmerksamkeit abverlangt, wird ihm zu einer mühseligen Aufgabe; er verliert schon bei geringfügigen Störungen den Zusammenhang und muss abbrechen. Das Gedächtnis wird schwach, er kann sich nicht besinnen, was er gerade gedacht oder gesagt hat.

Schwindel- und Ohnmachtsanfälle sind sehr häufig. Sie können beim Liegen im Bett auftreten, beim Gehen, Stehen und Aufstehen, beim Wiederaufrichten vom Bücken sowie bei oder nach Spaziergängen im Freien. Nach einem solchen Fußweg kann eine Ohnmachtsanwandlung z.B. begleitet sein von plötzlichen Blutwallungen, Schweiß und Hitze der oberen Körperhälfte bei kaltem, blassem, eingefallenem Gesicht. Auch Hitzegefühle oder asthmatisches Atmen können Ohnmachten auslösen.

Besonders nach langem und tiefem Schlaf zeigt sich typischerweise eine gewisse „Duseligkeit": kann die Gedanken nicht recht zusammenbekommen, der Kopf ist schwer und benommen, es dreht sich darin.

In bestimmten Körperhaltungen können Angstgefühle aufkommen: wenn er sich bewegt, lange steht, vom Sitzen aufsteht, auch früh beim Aufsetzen, im Bett, beim Aufstehen aus dem Bett; ebenso auch vor dem Stuhlgang und nachmittags und abends vor dem Schlafengehen. Solche Ängste können dann charakteristisch für Berberis sein, wenn ein deutlicher Zusammenhang zwischen ihrem Aufkommen und den verschiedenen Körperhaltungen bzw. deren Wechsel herzustellen ist.

Berberis-Frauen entwickeln Symptome um die Zeit der Regel herum; dann sind sie reizbar, verdrießlich, ärgerlich, ja sogar lebensüberdrüssig und können Sehnsucht nach dem Tod empfinden.

Typische Krankheitsbilder

Es folgen nun einige typische Krankheitsbilder, bei denen Berberis angezeigt sein kann; dazu sind jeweils einige Symptome angegeben, die auf das Mittel hinweisen.

- **Nieren und Harnwege:**
  - Berberis kann **Nierenentzündungen mit Hämaturie** hervorrufen. Die Schmerzen können vom Kreuz aus über den ganzen Körper ausstrahlen.
    Reißende oder stechende, auch pulsweise stechende Schmerzen sowie die beschriebene glucksende Empfindung in der Nierengegend. Die Beschwerden in dieser Region sind meist beim Bücken und Aufrichten, im Sitzen und auch im Liegen schlimmer als im Stehen; schlimmer auch, wenn er müde wird. Viel Schmerz, Wundsein und Empfindlichkeit dort, sodass jede Erschütterung (wie z. B. Fahren im Wagen) unerträglich ist; stark berührungsempfindlich in der Nierengegend.
  - Berberis hat viele Fälle von **Nierenkoliken** (**besonders rechtsseitigen**) geheilt.
  - Der Harnabgang geht **häufig mit Schmerzen in den Oberschenkeln, Lenden oder Hüften einher.**
  - Ein charakteristisches Symptom: **Heftiger Schmerz in der Gegend der rechten Niere, der sich allmählich über den Darmbeinkamm hinaus fortsetzt.**
  - Heftig stechender Schmerz in der Blase, von den Nieren herabziehend; schmerzhaftes Schneiden von der Niere im Verlauf des Ureters in Blase und Harnröhre herab; heftiges Stechen in der Blase, worauf sie urinieren muss.
  - Der Harn kann dunkelgelb oder rot sein, oft trübt er sich; bald ist er vermindert, bald vermehrt; veränderlich bezüglich Menge, Konsistenz und Aussehen. Sehr häufig zeigen sich **Harnsedimente: gallertig-schleimiger oder Schleimbodensatz, roter Sand oder „Ziegelmehl"**, rötliche Kleiensedimente, Ablagerung gelbroter Kristalle. Grünlicher Urin, der sich ein wenig trübt und etwas Schleim absetzt.
  - Brennen in der Harnröhre oder im Blasenhals beim Wasserlassen.
- **Gallensteine:**
  - Stechender Schmerz in der Gegend der Leber bzw. der Gallenblase, durch Druck vermehrt.
  - **Gallenblasenschmerzen strahlen zum linken Schulterblatt aus;** auch **Schmerzen, die von der zehnten Rippe zum Nabel herabschießen.** Kolik von Gallensteinen, wenn die zwängenden oder stechenden Schmerzen von dort in alle Richtungen ausstrahlen; **Gallenkolik, mit Ikterus.**
    Berberis ist ein wertvolles Mittel bei Lebererkrankungen; diese können mit Verdauungsbeschwerden, (galligem) Aufstoßen, Speichelfluss, Sodbrennen und Erbrechen nach dem Essen einhergehen. Empfindlichkeit und Drücken in der Lebergegend.
- **Rektum:**
  - Berberis kann sowohl Verstopfung (mit festen, harten, schafkotartigen Stühlen) als auch Durchfall hervorrufen.
  - Auch die zahlreichen Anussymptome ergeben wichtige therapeutische Indikationen: Hämorrhoiden mit Jucken und Brennschmerz, besonders nach dem Stuhlgang; der Kot ist öfters hart und äußerlich schmutzig blutig gefärbt. Analfisteln mit schmerzhaftem Drücken im Perineum, bis tief in den Beckenraum reichend. Bei Analfisteln (oder nach Fisteloperation) kann kurzer Husten mit Atemnot auftreten, ebenso auch andere Brustbeschwerden; auch bei Schmerzen nach Fisteloperation kann Berberis angezeigt sein.

- **Genitalien:**
  - Ein ausgeprägtes Symptom der **weiblichen** Sexualsphäre ist ein **Mangel jeglichen Lustgefühls beim Beischlaf.** Uterussymptome und Fluor treten häufig in Verbindung mit schmerzhaften Harnwegssymptomen auf. Intensiv schmerzhafte Vagina; gerötet. Dysmenorrhö: Spärliche Regel mit heftigen Kreuzschmerzen. Menstruationsschmerzen, die in alle Richtungen ausstrahlen, aufwärts, die Oberschenkel hinab, nach vorn und nach hinten (CIMICIFUGA). Vaginismus bei Nierenentzündungen.
  - An den **männlichen** Geschlechtsorganen können Neuralgien der Hoden und entlang der Samenstränge auftreten (CLEMATIS, CIMICIFUGA, PULSATILLA). Ziehende oder stechende Schmerzen in den Samensträngen, oft bis in die Hoden hinein. In Vorhaut und Eichel wird ein Kältegefühl verspürt, das mit Taubheitsempfindung einhergehen kann; in manchen Fällen ist der Hodensack kalt und zusammengeschrumpft.
- **Lumbago:** Berberis gehört zu den wichtigsten Mitteln bei Lumbago und Bandscheibenvorfall. Die Schmerzen gehen vom Rücken aus und verbreiten sich häufig über das Kreuz **in die Oberschenkel und bisweilen sogar in die Waden hinunter,** oder sie ziehen sich um die Seite des Leibes herum nach vorn bzw. in die Hüftgegend; begleitet werden diese Rückenschmerzen oft von **rotem Harnsediment.** Besonders in der Lenden- und Nierengegend äußert sich ein spannendes Steifheitsgefühl mit Taubheitsempfindung und Lahmheit.
  - Derartige Empfindungen werden stärker und schmerzhafter nach jeglicher Anstrengung und bei Ermüdung, was zu einer Verschlimmerung am Tagestiefpunkt der Lebensenergie, nach den vormittäglichen Aktivitäten, gegen 13 oder 14 Uhr führen kann. Sie nehmen auch **in der Rückenlage** zu, besonders in den ersten Nachtstunden, sodass der Patient nicht schlafen kann. Schließlich ist „**schlimmer durch Bücken**" eine sehr ausgeprägte Modalität. Warme Decken sind zwar angenehm, bringen aber, anders als bei CALCIUM CARBONICUM oder RHUS TOXICODENDRON, keine wesentliche Besserung – ein Ansatzpunkt zur Differenzierung zwischen Berberis und diesen Arzneien.
  - Weitere wichtige Modalitäten sind folgendem Prüfungssymptom zu entnehmen: „Zerschlagenheits- und Lähmigkeitsgefühl im Kreuze, wie nach ungewohntem langem Bücken, oft gleich **früh beim Erwachen,** im Sitzen und Liegen meist schlimmer als im Gehen." Allgemein kann man sagen, dass **Rückenschmerzen** (Lumbago) in den meisten Berberis-Fällen **durch Bewegung eher gelindert werden,** wohingegen **Gelenkschmerzen bei Bewegung eher zunehmen.**
- **Chronisches Müdigkeitssyndrom:** Auch hier kann Berberis angezeigt sein, wenn die Symptome passen. Einige Prüfungs- und klinische Symptome, die als Hinweise dienen können:
  - „Fühlt sich schwach und flau. Fühlt sich ohne Grund sehr müde."
  - „Nach einem Spaziergange Ohnmachtsanwandlung mit plötzlicher Aufwallung des Blutes, mit Schweiß und Hitze der oberen Körperhälfte, Kälte, Blässe und Eingefallenheit des Gesichtes, Brustbeklemmung, kurz vor dem Schlafengehen."
  - „Allgemeine Abspannung, sodass er nicht Lust hat, etwas zu tun."
  - „Er fühlte, dass er die Kraft zu gehen verlor, denn er konnte nicht mehr als etwa 100 Yards (ca. 90 Meter) auf einmal gehen. Nach einer kurzen Strecke musste er stehenbleiben, weil er ein Gefühl von intensiver Müdigkeit, Schwere, Lahmheit und Steifheit in den Beinen hatte, welche wie wund und zerschlagen schmerzten."
- **Stimmbandpolyp:** Auf der Basis der Indikation „Tumoren und festsitzende Wucherungen" hat Ozanam einen Patienten mit einem **rötlichen, ungestielten Stimmbandpolypen** geheilt. THUJA hatte versagt; Berberis C 200 wirkte zunächst sehr gut. Daraufhin wurde die Potenz nach und nach reduziert, bis das Gewächs schließlich unter der C 1 vollkommen verschwand.
- **Arthritis:** Stuart Close berichtet von dem Fall einer Frau, die er mit Berberis C 200 heilen konnte. Sie klagte darüber, dass sie seit ihrer letzten Entbindung **beim Auftreten heftige schießende, brennende und kribbelnde Schmerzen** verspür-

te, **die von den Fußballen ausgingen.** Wenn sie ihr Gewicht auf die Fersen verlagerte, hatte sie keine Schmerzen. **Morgens beim Aufstehen hatte sie in den Fußsohlen das Gefühl, auf Nadeln zu treten.**

- Gichtknoten am Ohrläppchen, die sehr schmerzhaft werden, ein reißender und stechender Schmerz.
- Berberis hat sich bei **Akne** simplex als hilfreich erwiesen; ebenso bei **Malaria** mit vergrößerter Milz und Milzschmerzen.

Allgemeinsymptome und Keynotes

- Im Allgemeinen sind bei Berberis Nieren, Leber und Herz mehr oder weniger stark in Mitleidenschaft gezogen.
- Der Harn ist mal hell und leicht, mal schwer; **veränderlich** in Menge, Konsistenz, Aussehen, wie bei benzoicum acidum. **Große Mengen von Harnsäure und Uraten** im Urin.
- Der Patient ist ständig in Bewegung, kann nicht stillhalten, besonders nachts im Bett.
- Manchmal kommt es zu Anschwellungen der Gelenke, häufiger aber sind, wie erwähnt, Gelenkschmerzen ohne Schwellung. **Ausstrahlende** und **wandernde** brennende, reißende, stechende Schmerzen sind eines der wichtigsten Charakteristika von Berberis.
- Die Schleimhäute werden trocken – Mund, Vagina etc.
- Der Teint kann **schmutziggrau** sein, ebenso auch manche Absonderungen (z. B. die Regelblutung).
- Kältegefühle in einzelnen Teilen (wie tief in den Knochen, in den Blutgefäßen, in Augen, Ohren, männlichen Genitalien etc.).
- Nach Hämorrhoiden- oder Fisteloperationen können Brust- und Atemwegsaffektionen auftreten (Husten etc.).
- Schmerzen wie verstaucht oder vertreten sind besonders oft in den Mittelfuß- oder Mittelhandknochen lokalisiert.
- Verhärtung von Drüsen und Lymphknoten, **wie knotige Seile.**
- Schweiß mit deutlich urinösem Geruch.
- Auffällig ist die **Abhängigkeit zahlreicher Symptome von bestimmten Körperhaltungen,** besonders **von Positionswechsel.** Einige Beispiele:
- Ängstliches Gefühl, **wenn sie sich bewegt, lange steht, vom Sitze aufsteht; auch früh beim Aufsetzen, im und beim Aufstehen aus dem Bett.**
- Beschwerden in der Nierengegend schlimmer **im Sitzen und Liegen.** Schmerzen im linken Samenstrang **beim Gehen, bisweilen auch im Sitzen.**
- Müdigkeits-, Zerschlagenheits-, Lähmigkeitsgefühl in den Knien **bei und nach Gehen, auch nach längerem Sitzen beim Aufstehen.**
- Schmerzen in der Leistengegend schlimmer **im Gehen oder Stehen.**
- **Herunterhängen des Armes** erhöht einen tauben Lahmheitsschmerz.
- Schulterblattschmerzen: Beim **Aufheben des Arms** zieht es ihr in die Brust und versetzt ihr den Atem.
- Gefühl, als wenn ein schweres Gewicht am Fuß hinge **beim Aufheben des Fußes.**
- Brennen in der Vagina, durch **Gehen, Stehen, Sitzen** vermehrt.
- Auf einem Punkt ungefähr in der Mitte zwischen dem rechten vorderen Darmbeinstachel und dem Nabel ein plötzlicher, scharfer, heftiger Schmerz; **verstärkt durch körperliche Bewegung, besonders Gehen.**
- Kurzatmigkeit und Atemnot **beim Treppensteigen.**
- Bei **Bewegung des Kopfes** Kopfweh im Nacken schlimmer. **Bewegung der Augen** erweckt oder verschlimmert die Schmerzen. Harnröhrenschmerzen werden durch **Bewegung** erweckt oder verschlimmert; ebenso Magen-, Bauch-, Oberbauch- und Blasenschmerzen. Lumbago allerdings wird durch Bewegung meist deutlich gelindert.
- Abgespanntheit bis zum Zittern, sodass sie fürchtet, die Knie möchten ihr zusammenbrechen.
- **Schneller Wechsel der Symptome** – die Schmerzen wechseln bezüglich Lokalität und Schmerzcharakter.
- Durst alterniert mit Durstlosigkeit, Hunger mit Appetitlosigkeit.

Lokalsymptome

Kopf Bereits erwähnt wurden das charakteristische **Gefühl einer Kappe auf dem Kopf** mit seinen

B

Abwandlungen sowie das **Schwappern im Kopf** beim Bücken.

Hitze im Kopf nach Tisch; bei Anstrengung schwitzt der Kopf leicht. **Hitze in den Schläfen bei kühlen Wangen.** Eigentümliches Kältegefühl in der rechten Schläfe. Beim Bücken Schmerzgefühl in der Stirn und den Augen, als wenn das Gehirn schwer nach vorn fiele.

Kopfweh im Nacken schlimmer beim Bewegen des Kopfes; Kopfschmerzen besser im Freien. Kopfschmerzen, die zusammen mit Leberbeschwerden oder mit rheumatisch-arthritischen Beschwerden auftreten; auch mit Affektionen der Harnorgane oder Menstruationsstörungen. Ruckende Stiche in der linken Schläfe bis ins rechte Auge hinein; dann in den Scheitel hinauffahrend. Überhaupt zahlreiche stechende und schießende Schmerzen im Kopf, die häufig den Ort wechseln. Drängend pressender, auseinanderdehnender Kopfschmerz während der Regel.

Reißend stechendes Kopfweh und Mattigkeit nach der Regel.

Aus dem Auge in die Stirn hinauffahrende Stiche, so heftig, dass sie erschrickt.

Jucken auf der behaarten Kopfhaut oder im Gesicht, auch beißend oder brennend, mit feinen Stichen verbunden.

Augen Photophobie; meidet das Licht. Konjunktivitis, Ophthalmie. **Im** (abendlichen) **Halbdunkel erscheinen ihr ein paar Hunde und Kinder noch einmal so groß, wie sie von Natur sind.** Trübes, undeutliches Sehen, als wäre ein Flor vor den Augen. Sie war nicht imstande zu nähen, weil ihr alles ineinanderfloß; strengte sie ihre Augen mit Nähen an, so wurde es ihr schwarz davor. Gefühl, als wenn sich etwas Sand zwischen den Augenlidern und dem Auge befände. Empfindung in den Augen, als wenn sie kalt wären, **als wenn sie eine kalte Luft anwehte,** mit etwas Tränen beim Zumachen.

Zucken in den Augenlidern beim Lesen bei Licht; selten am Tage. Jucken in den Augenwinkeln, Brauen, Lidern. Heftige Stiche **aus dem Auge heraus in die Stirn fahrend.** Nach einer Schieloperation stechende Schmerzen, anfangs **vom Knie** nach den Augen zu gehend, dann durchs Auge nach innen zu oder von der Schläfe zum Auge, zuweilen bis in den Arm fliegend.

Die Augensymptome werden im Freien und beim Bewegen der Augen schlimmer.

Ohren **Kälte in den Ohren während der Schwangerschaft.** Starke Hitze im äußeren Ohr, dann nach eineinhalb Stunden wieder Kälte desselben und der Schläfe.

Im linken Ohr (seltener im rechten) drückendes, schmerzloses **Pochen und „Wuwwern"** in sich meist schnell folgenden Schlägen, als wenn Luft oder der Flügel eines Vogels gegen das Trommelfell schlüge.

Pochendes, „glucksendes" Stechen im linken Ohr, zuletzt in anhaltendes Stechen, dann in Drücken mit Verstopfungsgefühl übergehend.

Reißen im Antitragus. Ruckweise wie durch das Trommelfell herausfahrende lange Stiche, wie wenn ein Nagel durchgestochen würde oder wie wenn ein lebendiges stechendes Tier im Ohr wäre. Arges Stechen hinter dem rechten Ohr, anfallsweise erscheinend und alle Abende schlimmer. **Knötchen oder andere Gewächse an der Ohrmuschel** sowie unter oder hinter den Ohren.

Nase **Beißend fressendes Gefühl in der Nasenspitze.**

Die **Nasenschleimhäute** scheinen meist **trockener** zu sein als gewöhnlich, weniger abzusondern. Bei einer Prüferin entstand dagegen später ein mehrere Monate andauernder Schnupfen der linken Nasen- und wahrscheinlich auch Kiefer- und Stirnhöhlen, wobei anfangs gelbliches, wie verbrannt riechendes Wasser, später eitriger, bald mehr weißlicher, bald mehr gelblicher, auch grünlicher Schleim von ähnlichem Geruch und Geschmack ausgeschnaubt wurde. Der chronische Schnupfen des linken Nasenlochs sowie die **wie verbrannt riechende Absonderung** konnten mehrfach klinisch bestätigt werden.

Trockene Nase bei Augenentzündung. Früh beim Aufstehen verliert sie einige Tropfen hellrotes Blut aus der Nase.

Gesicht Das typische eingefallene Gesicht mit dem schmutziggrauen Teint und den Augenringen wurde bereits beschrieben. Es kann auch eine grünliche Farbe annehmen, mit blauen Rändern um die tiefliegenden Augen.

Gefühl, **als wenn kalte Regentropfen ihr ins Gesicht spritzten,** indem sie aus dem Haus ins Freie tritt. Auf der rechten Wange zeigt sich nach vorausgegangenem kurzem Frostgefühl ein dunkelroter, sehr schmerzhafter kleiner Fleck, welcher sich bald vergrößert und nach und nach über das ganze Gesicht verbreitet, mit starkem Hitzegefühl; diese Erscheinung wiederholt sich an einem Nachmittag mehrmals.

Schnell überlaufendes **Frösteln,** selbst Schauer, besonders **im Gesicht** und den Armen **beginnend und über Rücken und Brust herablaufend.** Hitze, Röte und Brennen im Gesicht **durch geistige Anstrengung.**

Pressend stechende Schmerzen in den Kinnladen, besonders den unteren, am Tage, aber besonders nachts. Feines schnelles **Klopfen in den Lippen,** besonders der Oberlippe. Gefühl von Ameisenlaufen in der Oberlippe. Trockenheit der Lippen; die Oberhaut schält sich mehrmals klebrig ab, und es entsteht wiederholt ein, dünner, bräunlicher, flacher Schorf am Lippenrand. Linsengroßer schmutzigroter, etwas bläulicher Fleck oder auch erbsengroße Wasserbläschen an der Innenseite der Unterlippe.

Akne. Bisweilen kalte Schweiße im Gesicht.

Mund Klebriger, schaumiger Speichel **wie Baumwolle;** wie Seifenschaum.

Etwas saurer Geschmack nach dem Essen. Bitterer Geschmack; süßlicher Blutgeschmack.

Zahnfleisch blutet leicht. Wundes Zahnfleisch **während der Zahnung. Schmutzigroter Zahnfleischsaum.**

Die Zunge schmerzt bei Berührung; dies gilt besonders für rote Pusteln, die sich darauf bilden. Schmerzhafte weiße Bläschen an der Zungenspitze. Häßliche bläulichrote Flecken im Mund. **Knötchen, Eiterpusteln, „Blütchen“ an Wangen- und Lippenschleimhaut, Zahnfleisch und Zunge; Aphthen, die lebhaft rot, sehr schmerzhaft und in der Mitte geschwürig sind; bis erbsengroß.**

Übler metallischer Mundgeruch (MERCURIUS). **Zähne wie zu lang** oder stumpf. Ziehender, **klopfender,** herunterdehnender Zahnschmerz. Ruckender Stich am Winkel des linken Unterkiefers, wühlend beißend, im Zahnrand des Unterkiefers und den Backenzähnen vorfahrend, als wenn das Fleisch von den Zähnen gelöst und diese herausgehoben würden.

Hals Schmerz in der linken Mandel, beim Sprechen und Schlucken vermehrt oder auch erst erweckt, mit dem Gefühl, als wenn eine Kernhülse von Obst im Hals steckengeblieben wäre; die Mandel und das Gaumensegel dieser Seite sind etwas gerötet; erstere ist bei äußerem Druck sehr empfindlich, wie auch die benachbarte Gegend des Halses bei Bewegung. Die Prüfung bewirkte bei zwei Personen eine voll ausgebildete Entzündung der Mandeln, des Gaumensegels, Zäpfchens und des Pharynx, mit lebhafter, feuriger Röte und Geschwulst; **Gefühl, als läge ein Klumpen in der Seite des Halses;** früh löst sich viel dicker, gelber, gallertartiger Schleim; heftige Schmerzen, mehr beim Leerschlucken; **Trockenheit,** Kratzen, Rauheit und Brennen im Hals; Zunge weiß, klebrig; Speichel klebrig wie Seifenschaum; auch noch eine Woche später **Pflockgefühl im Hals.**

Kehlkopf-, Stimmbandpolypen.

Reißend-stechende rheumatische Schmerzen in der linken Halsseite und im Nacken, bis zum Hinterkopf hinauf; Stechen von der Halsseite bis in den Oberarm. Kältegefühl an einer münzgroßen Stelle der linken Halsseite, in leises Brennen übergehend.

Atmung, Brust, Herz Wenn sie bei Schulterblattschmerzen den Arm hebt, **zieht es ihr in die Brust und versetzt ihr den Atem.** Ein Stich von der unteren Gegend der Rückenwirbel durch die Brust hindurch, sodass es ihr den Atem benahm.

Brustbeklemmung, besonders nachts, bei starkem Fließschnupfen. Brustbeklemmung **vor dem Einschlafen.** Kurzatmigkeit beim Treppensteigen.

Von der linken Seite der Brust herab stechend ruckender, elektrischen Schlägen ähnlicher Schmerz im linken Hypochondrium; die ganze linke untere Seite der Brust und des Unterleibs ist schmerzhaft. Heftiger, plötzlich eintretender, schneidend-zusammenziehender Schmerz, **vorn im mittleren Teil der Brust nach dem Unterleib herab,** zum Zusammenkrümmen nötigend. Stechender Schmerz tief in der vorderen mittleren Gegend der Brust, durch tiefes Atmen vermehrt; es erscheint dabei ein kurzer, trockener Husten. Drückender Schmerz in der linken Brust, wie zwischen der Brustwand und der Mamma, am stärksten hinter der Brustwarze, von innen nach außen sich in die Mamma verbreitend; **nach der Regel.**

Schmerzhaftes, zwängendes Stechen in der Gegend des Herzens, nach außen und unten arbeitend.

Magen **Wolfshunger, wechselnd mit Ekel vor allen Speisen.** Großer Durst **wechselt mit Abneigung gegen alle Getränke.** Verlangen nach **Eiern, rohem Fleisch. Durst auf Kaltes.** Spirituosen verschlimmern gichtisch-rheumatische Beschwerden der Extremitäten, Lumbago usw.

Sehr träge Verdauung. Verdauungsbeschwerden. Zwölffingerdarmgeschwüre.

Abends nach dem Essen drückende Empfindung in der Magengegend, als sollte es sie zersprengen. In der Magengegend ein Kältegefühl, das nach Erbrechen aufhört. Übelkeit vor dem Frühstück, die nach dem Essen verschwindet. Leichtes Frieren vor dem Mittagessen, nach dem Mittagessen besser.

Häufiges bitteres **Aufstoßen, das mit Gähnen abwechselt.** Sehr bald nach dem Essen, besonders von festen Speisen, bekommt sie Aufstoßen, das oft stundenlang, ja sogar die ganze Nacht hindurch anhält; dabei kein eigentlicher Magenschmerz, wohl aber ein Gefühl von Frösteln in der Magengegend. Die Magengrube ist aufgetrieben, die Magengegend steht etwas hervor.

Abdomen Stechend reißende, kolikartige Schmerzen im Epigastrium, im Magen und in der linke Seite bis zum Hypochondrium hinauf, durch Berührung, Bewegung, **Atmen sehr vermehrt.** Heftiges Brennen, wie Sodbrennen, im linken Hypochondrium bis in den Schlund hinauf.

Stechende Schmerzen seitlich vom Nabel, in der Lebergegend usw., **durch tiefen Druck vermehrt.** Kolikartige Schmerzen, insbesondere um den Nabel. Heftiger Brennschmerz unter der Bauchhaut oder in diese übergehend; vor allem in der Nabelgegend.

Ziehend-reißender Schmerz links unter der Spitze der falschen Rippen, beim Einatmen ist es, als wenn an der leidenden Stelle etwas losgerissen wäre.

Krampfendes Zusammenschrauben in der Milzgegend. In der Lebergegend: stechender Schmerz, durch Druck vermehrt, zur Magengegend herüberziehend; plötzlicher, heftiger, dolchartig stechender Schmerz, zum Rücken durchgehend. Scharfe, kneifende Schmerzen in der Leber, die plötzlich mit großer Heftigkeit kommen, muss deshalb manchmal die Luft anhalten und sich nach vorne beugen, wird dabei rot im Gesicht.

Gallensteine, mit Anfällen von Gallenkolik. Gallenkolik, gefolgt von Ikterus.

Eigentümliches Kältegefühl in der Gegend des rechten Bauchrings, mehr in Brennen übergehend.

Bei ungeschickten Bewegungen manchmal Schneiden bis in die Leisten. **Brennender, beißender Schmerz in der rechten Leistenbeuge.** Puckernde Stiche in der linken Leistengegend, in Absätzen schnell durchfahrend, ein paar Minuten hintereinander, wie mit Nadeln, nach dem Oberschenkel herab. **In der** rechten **Leistengegend,** nahe dem Bauchring, einige **variköse Venen.** In der Leistenringgegend spannendes Gefühl, als wenn ein Bruch erscheinen sollte, besonders im Gehen und Stehen. Drücken, Pressen, Zwängen, als wenn alles herauswollte, nach dem Oberschenkel herab. Jucken in der Gegend der Leistenlymphknoten; drückender Schmerz in dieser Region, die Lymphknoten schmerzen bei Berührung, als wollten sie anschwellen. Pulsweises Stechen oder **schmerzloses Glucksen** bzw. **Pochen** in der Leistengegend, besonders im Umfeld des Leistenrings.

Schmerz im Darmbeinkamm, der zu den Oberschenkeln ausstrahlt, beim Wasserlassen. Reißender Schmerz im hinteren Teil des Darmbeinkamms, der sich bis in die Gesäßmuskeln erstreckt; ebenso auch nach oben.

Rektum Venöse Stase im Beckenbereich, die zu Hämorrhoiden führt. **Spannende und drückende Empfindung in Kreuz und Rektum, nach dem Stuhlgang eine halbe Stunde nachbleibend.** Brennend-stechender Schmerz vor, während und nach dem Stuhlgang. Noch lange nach dem Stuhlgang ein Gefühl, als ob man eben Stuhl gehabt oder gerade einen Schmerz im After überstanden hätte.

Verstopfung mit Hämorrhoiden. Hämorrhoiden mit juckendem oder brennendem Schmerz, besonders nach dem Stuhlgang, wobei der Kot häufig hart und äußerlich schmutzig blutig gefärbt ist. Sie können so groß wie eine Eichel werden.

Tonfarbene Stühle (bei Verstopfung oder auch bei Durchfall). Wechselnder Stuhl: mal verstopft, mal durchfällig. Schmerzhafter Durchfall mit vorhergehendem Poltern. Stuhl spärlich, hart, mehrere Tage zurückgehalten. Fester, harter, schafkotähnlicher Stuhl, mit vielem, oft vergeblichem Drängen.

Heftiger Brennschmerz am After, als wäre die ganze Umgebung wund. Heftiges Brennen und Wundheitsgefühl im After während der Menses. Reichliche Absonderung dunklen Blutes durch den

Anus **nach verstärkter körperlicher Anstrengung.** Völliges Wundsein der Haut weit um den After, mit starkem Brennen mehrere Tage hindurch; später entsteht am Rande ein dünner **Schorf.** Wundsein zwischen den Gesäßbacken.

Ekzem, besonders **um den Anus herum** und an den Händen; Herpes und Furunkel in der Umgebung des Afters. Fisteln, wenn sie von biliösen Symptomen begleitet werden. Ameisenlaufen im After nach dem Stuhlgang; Kribbeln wie von Würmern.

Harnorgane In der Nierengegend hat Berberis, neben den bereits unter den „essenziellen Merkmalen" aufgeführten Leitsymptomen (Empfindung von **Glucksen, Blubbern, Blasenaufsteigen;** Schmerzen, die um den Leib herum zu den Hüften und zum Bauch sowie **die Oberschenkel hinab, gelegentlich bis zu den Waden hin ausstrahlen; Schmerzen die Ureter hinab bis in Blase und Harnröhre**) eine Reihe weiterer kennzeichnender Symptome.

- Nierenschmerzen vor dem und beim Harnlassen.
- **Stechend-wühlender oder wühlend-stechender Schmerz in der einen oder der anderen Nierengegend,** als wäre ein Geschwür unter der Haut, schlimmer durch tiefen Druck.
- **Früh gleich nach dem Aufstehen reißender Schmerz in beiden Nierengegenden,** welcher sich auch seitwärts nach vorn und nach oben und unten erstreckte, sodass die ganze Gegend des Rückens zwischen Brustkasten und Becken eingenommen war. Wenn sie sich gebückt hatte, war ihr der untere Teil des Rückens wie steif, und sie hatte Mühe, die schmerzhafte Starrheit desselben beim Aufrichten zu überwinden. Auch im Sitzen bemerkte sie das Reißen noch stark, weniger im Stehen. Nachmittags verloren sich diese Beschwerden.
- „Schründen" und Reißen in der (männlichen) Harnröhre nach dem Koitus, besser nach Wasserlassen.
- **Nierenkolik,** über den rechten Harnleiter zur Blase ziehender stechender, reißender, grabender Schmerz. Bei Berberis strahlt der Schmerz von der Nierengegend aus; ob er in der einen, der anderen oder beiden Nieren beginnt oder auch unter der Niere, immer ist es ein ausstrahlender Schmerz.
- Die Nierenbeschwerden sind oft im Sitzen und Liegen schlimmer als im Gehen oder Stehen; auch Bewegung kann jedoch verschlimmern.
- **Brennschmerz in der Blase** (sowohl bei gefüllter als auch bei leerer Blase).
  - Brennen in der Harnröhre, meist im vorderen Teil, mehr außer der Zeit des Urinierens, doch auch dabei und gleich nachher.
  - Brennen in der Harnröhre, besonders bei Frauen, das bei und nach dem Wasserlassen verstärkt ist.
  - Heftigstes Brennen und Stechen in der Harnröhre seit dem Aussetzen der Menses (bei einer Frau in den Wechseljahren).
- Schneidend-zusammenziehender Schmerz in der Blase, mal bei voller Blase, mal sofort oder auch erst einige Zeit nach der Entleerung.
- Nach dem Wasserlassen ein Gefühl in der Blase, als sollte man bald wieder gehen oder als wäre noch Urin zurückgeblieben. Häufiger Harndrang, verstärkt durch die geringste Bewegung; bleibt oft auch nach dem Urinieren bestehen; heftiger Harndrang nach dem Wasserlassen.
- Ziehender oder stechender Schmerz in der einen oder anderen Seite der Blase, bis in die (weibliche) Harnröhre, oft in der Lendengegend entstehend und sich auf den ganzen Verlauf der Harnwege ausbreitend. Heftiger stechender Blasenschmerz, der von den Nieren herabzieht.
- Zuckend-stechendes Gefühl in der (weiblichen) Harnröhre mit krampfend-zusammenziehendem Gefühl, sekundenlang.
- Empfindlicher stechender Schmerz in der Harnröhre bis in die Blase.
- Schneidender Schmerz von der linken Seite der Blase in die Harnröhre, der von der linken Niere den Harnleiter herabkommt.
- **Pulsweises Stechen** in der Blase.
- Blasensteine.
- **Glucksen** im hinteren Teil der Harnröhre im Sitzen.
- Bei Berberis sind praktisch alle Arten von Harnsedimenten möglich: tonartiges Sediment (bisweilen rosa gefärbt); durchsichtig und gallertig-schleimig; Schleimbodensatz; kleienartige Ablagerungen, die weiß, grau, hell- oder schmutzigrot sein können; gelbrote Kristalle; roter Sand; dickes

schleimiges und hellrotes mehliges Sediment; Harngrieß; Nierensteine.

- Der Urin kann kaffeefarben, blutigrot, gesättigt gelb, dunkelgelb sein. Milchiger Urin während der Menses. Er hat einen charakteristischen Geruch, nämlich **wie Kaffee.**

Männliche Genitalien Herabgesetzter Geschlechtstrieb, die Ejakulation erfolgt meist zu früh, die **Erregung ist schwach und geht schnell vorüber.** Gefühl von Schwäche und **Reizlosigkeit** (mangelnder Erregbarkeit) **der Geschlechtsteile,** besonders nach dem Harnlassen; Schwächegefühl nach dem Koitus. Schmerzen in der Harnröhre nach oder während der Ejakulation.

Kältegefühl in der Vorhaut und Eichel, bisweilen auch mit etwas **Taubheitsempfindung.** Zusammenschrumpfen und Kälte des Hodensacks. Penis eingeschrumpft und zurückgezogen. Wundheitsschmerz im Hodensack, besonders in den Seiten und vor allem links. **Strangartige Verhärtung am Rücken des Penis über die ganze Länge,** was bei Erektion dazu führt, dass die **Eichel nach oben gebogen** ist.

Weiche schwammige Schwellung des Samenstranges, beim Gehen, zeitweise mit ziehenden, brennenden oder reißenden Schmerzen; manchmal auch im Sitzen, mit Schmerzen bis in die Hoden, insbesondere die Nebenhoden, oder auch nach oben in den Leistenring.

Neuralgie entlang der Harnröhre und im linken Samenstrang. Entzündung der Hoden; Epididymitis. Quälender Schmerz in den Hoden; auf der affizierten Seite ist der Hoden meistens auch hochgezogen.

Weibliche Genitalien Berstender Schmerz in den Ovarien und der Vulva. **Trockenheit der Vagina** nach der Regel. **Mangel jeglichen Lustgefühls** beim Geschlechtsverkehr. Empfindlicher Schmerz in der Scheidenwand, wenn sie bei der Untersuchung mit dem Finger berührt wird. Brennen und Wundsein in der Vagina, die oft höchst empfindlich ist, besonders im vorderen Abschnitt, bis zu den Schamlippen hin. Starkes Brennen in der Vulva, im Gehen, Stehen und Sitzen vermehrt, besser im Liegen.

Gebärmuttersenkung; Vagina gerötet.

Wühlend-stechender Schmerz, als ob sie sich einen Dorn eingestochen hätte und darauf gedrückt würde, im **Perineum, tief bis in die linke Seite der weiblichen Geschlechts- und Fortpflanzungsorgane hinein. Zwängendes Reißen auf der einen oder anderen Seite des Schamberges.**

Berberis hat zahlreiche Menstruationsbeschwerden, die sich über den ganzen Körper ausbreiten können.

- **Zu Beginn der Regel:** viel Frieren; starke Nierenschmerzen.
- **Während der Regel:** starke Kreuz- und Lendenschmerzen; drückend spannender Schmerz in den Oberarmen und Schultern, bis in den Nacken hinauf; heftiges Reißen im ganzen Körper, besonders auf der linken Seite; starke Nierenschmerzen; Stiche in der Brust; schmerzhafte Auftreibung des Leibes; große Abspannung, Ohnmachtsgefühl, verdrießliche lebensüberdrüssige Stimmung.
- **Nach der Regel:** große Mattigkeit und heftiges, reißend-stechendes Kopfweh; starke Kreuz- und Lendenschmerzen; drückender Schmerz in den Brüsten, besonders in der Umgebung der Brustwarzen, mit Gefühl, als wären die Mammae geschwollen; Stiche in der linken Brust.
- Blutung kommt zu früh und zu häufig.
- Sehr spärliche Menses; manchmal mehr grauschleimig als blutig; kann auch übelriechend sein.
- Amenorrhö.
- Menses **nur abends** im Liegen.

Rücken Allgemein sind Rückenschmerzen oft **im Liegen schlimmer.**

Reißende Schmerzen in der Lendengegend im Liegen. Glucksen (Pochen) in der Lendengegend, **mehr im Liegen** und beim Aufstehen vom Sitzen.

Heftige Kreuzschmerzen vor der Regel, mit Zerschlagenheitsgefühl, dass sie kaum darauf liegen kann, besonders nachts. Zerschlagenheits- und Lahmheitsgefühl im Kreuz: morgens beim Erwachen; überhaupt meist **schlimmer im Sitzen und Liegen** als im Gehen.

Drückend-spannende oder pressende Empfindung tief im Kreuz, als sollten die Knochen auseinandergetrieben werden, oft mit Schwere-, Wärme-, Taubheits- oder „sumsendem“ Gefühl dort, häufig gleich früh beim Erwachen bemerkbar, im Sitzen und Liegen schlimmer, bisweilen durch Stuhlgang oder **Abgang von Winden gebessert oder verschwindend.**

Fixierter Schmerz im Kreuz, drückend-spannend; dabei stellt sich Stuhldrang ein, Entleerung bringt keine Linderung, vielmehr wird der Schmerz unerträglich.

Beschwerden in der Nierengegend beim Bücken und Aufrichten.

Empfindlichkeit und Schmerz im ganzen Rücken, vom Kreuz bis zu den Schultern, durch jegliche Arbeit erheblich verstärkt. Stechender Schmerz zwischen den Schulterblättern, durch Einatmen vermehrt. Heftiger, plötzlich beim Anlegen an eine Stuhllehne eintretender tiefsitzender Schmerz am rechten Schulterblatt, ins Schultergelenk hineinziehend und bis zum Ellbogen an der Innenseite des Arms herabgehend; die Teile sind wie zerschlagen, geschwollen und geschwürig; das Schultergelenk ist wie verstaucht.

Ein Stich **von der Gegend der unteren Rückenwirbel durch die Brust hindurch,** der den Atem benimmt.

Empfindlichkeit in der Nierengegend, jede Erschütterung (wie Fahren im Wagen) ist unerträglich. Nach dem Fahren viel Schmerz, außerordentliches Schwächegefühl und Zittern dort.

Stechender oder stechend-drückender, bald schwacher, bald sehr empfindlicher Schmerz in der Lendengegend, bald auf einer kleinen Stelle, besonders wenn er rein stechend ist, bald auf einer größeren, besonders wenn er zugleich drückend ist, entweder genau in der Gegend der Nieren oder auch mehr nach oben und unten, besonders aber **nach außen, sodass er sich um die Seiten des Leibes nach vorn oder in die Hüftgegenden zieht,** bisweilen auch im Rückgrat oder nach dem Kreuz, der **Blasen- und Leistengegend hinabziehend;** bald fein, bald stumpf; das Stechen erstreckt sich bisweilen auch aus der Nierengegend gerade nach vorn in den Leib; bisweilen mit **Taubheits-, Lahmheits- und Zerschlagenheitsgefühl;** oft zurückkehrend und lange anhaltend.

Spannendes Steifheitsgefühl in der Lendengegend, mit einer Art Taubheitsempfindung, morgens beim Erwachen in der Rückenlage, bei bedeutender Lahmheit im Körper und Wärmegefühl im unteren Teil des Rückens und im Kreuz, als wenn die Lendengegend aufgetrieben oder eingeschlafen wäre, bis in das Kreuz, die Hüften und den hinteren Teil der Oberschenkel hinab.

Gefühl, als wollte das Kreuz durchbrechen. Ischiasschmerzen bei Wetterwechsel. **Postoperative** Schmerzen. **Furunkel in Gruppen.**

Extremitäten **Lymphatische Schwellungen von Sehnen in den Armen oder Beinen:** der Beugesehnen des Unterarms, ohne Rötung, nur mit zwei petechienartigen Flecken, mit Brennschmerz in der Haut; der Achillessehne, anfangs mit heftigem Schmerz beim Heben des Fußes, mit Anschwellung nach Bewegung sowie mit Aufgetriebenheit der Ferse, sodass die gewohnten Schuhe zu eng werden, Brennen und Krampf im Fuß.

Schmerz in der rechten Schulter wie von subkutanem Geschwür. Heftiger Schmerz im Oberarm beim Heben, bei Bewegung des Arms. Drückend-spannender Schmerz in Oberarmen und Schultern, bis in den Nacken hinauf, während der Regel. **Glucksende Empfindung in der rechten Schulter, als wenn etwas Lebendiges darin wäre und sich durchzwängen wollte; glucksend-wühlender Schmerz und lebendiges Arbeiten wie von einem lebenden Tier, um Mitternacht.** Glucksen im Muskelfleisch des rechten Oberarmes, als wenn die Muskeln lebendig wären.

Tauber Lahmheitsschmerz am Unterarm, bis ins Handgelenk und den Ellenbogen ziehend; muss den Arm gerade auflegen; hängt die Hand herab, so wird der Schmerz heftiger, und der Unterarm scheint einzuschlafen.

Gefühl, als wenn ihr **kalte Regentropfen auf den Handrücken spritzten,** indem sie aus dem Haus tritt. Schmerzen in den Handgelenken nach Anstrengung derselben. Reißend-pulsierender Schmerz tief im Handteller, in den Mittelhandknochen des Mittelfingers. Reißende und „sumsende" Schmerzen im Handrücken und in verschiedenen Fingern; Schweregefühl in den Fingern, muss sie sinken lassen. Sumsendes Reißen im Daumen, als wäre dieser zugleich aufgetrieben und schwer. Höchst schmerzhaftes Gefühl in der Kuppe des Zeigefingers, am heftigsten unter dem Nagel, wie bei Panaritium; streicht sie mit den Fingern darüber, bekommt sie heftigste Schmerzen.

Viele Schmerzen in den Beinen werden durch Gehen geweckt, oft verschlimmern sie sich nach dem Gehen.

Zerschlagenheits- und **Lähmungsgefühl** in den Knien beim und nach dem Gehen, auch nach längerem Sitzen beim Aufstehen. Empfindung von Müdigkeit und Zerschlagenheit in den Beinen, auch mit Schwere-, Steifheits- und Lahmheitsgefühl, als wenn die Beine verstaucht, die Muskeln zu dick wären, be-

B

sonders in den Weichteilen, nicht selten aber auch in den Knochen.

Glucksende Empfindung im Oberschenkel; in den Kniesehnen; in der Wade. Schmerzen im Oberschenkel und anderen Körperteilen nach dem Wasserlassen. Ein seltsames, schwammiges Gefühl, als hätte er im ganzen linken Oberschenkel das Gefühl verloren; Schmerz im linken Oberschenkel zwingt zum Hinken. Kältegefühl an kleinen Stellen auf dem Oberschenkel: wie berührt von kaltem Metall, einem kalten Tier, Eis, wie von Tropfen eiskalten Wassers. Brennen im Schenkel mit ruckweisem Stechen, manchmal von der Hüfte bis zum Fuß herab; bei Wetterwechsel, vor allem bei aufkommendem Wind, am schlimmsten. Bei der Regel drängender Schmerz in den Oberschenkeln bis in die Waden, vor allem in die Krampfadern, die vor Blut strotzen.

Schmerzen im Kniegelenk, besonders an der Innenseite, bei Bewegung und beim Beugen des Knies; beim Treppensteigen. Drückender Schmerz in der Kniekehle, bis in die Kniescheibe; Beugen und besonders Strecken des Knies verschlimmert; Sehnen wie zu kurz. Spannen im Kniegelenk, hauptsächlich in den Sehnen, als wenn diese zu kurz wären. Ziehende, stechende, reißende, drückende Schmerzen in der Kniescheibe, besonders beim Gehen. **Starkes Anschwellen der Varizen** in den Waden, nahe dem Kniegelenk.

Kältegefühl hinter dem Außenknöchel; über dem Innenknöchel. Brennen in der Fußsohle, abends. Brennstiche im Fußballen im Stehen. Stechen in der Ferse im Stehen; **Gefühl wie von einem Geschwür unter der Haut in der Ferse,** besonders nach längerem Stehen, der Schmerz schießt in alle Richtungen.

Schmerzen in den Zehen: Stechen oder Brennen in der Spitze der großen Zehe; Schmerz wie vertreten im dritten und vierten Zeh; Quetschungs- oder Geschwürschmerz im zweiten und dritten Zeh.

- Die meisten Extremitätenschmerzen von Berberis sind **stechenden** Charakters. Einige weitere Beispiele: Stechen in der Schulter beim Atmen; Brennstiche im Akromion; scharfe und brennende Stiche im Unterarm, beim Schreiben; Stiche in den Muskeln und Sehnen der Ulna; Stiche, die zu den Fingerspitzen hinausfahren; feines, pulsweises Stechen in der Spitze des Zeigefingers; „absetzende" oder auch pulsierende Stiche im Gehen und Sitzen in den Oberschenkelmuskeln; pulsweises Stechen im hinteren Teil des Oberschenkels; **Stiche in den Kniesehnen im Stehen und Gehen; im vorderen Teil des Knöchels; in der Fußsohle im Stehen; ruckweises Stechen in einzelnen Zehen, vor allem in der großen und der vierten Zehe, stechend-reißend oder zwängend-ziehend, besonders beim Auftreten.**
- Auch **reißende** Schmerzen sind nicht selten, etwa: herumziehendes Reißen in den Armen; Reißen vom Oberarm bis in den Handrücken; **im Unterarm bei und nach Anstrengung des Arms;** in den Handgelenken, mit Reißen in der Hand und den Fingern abwechselnd; Reißen in den Fingern, das den Ort wechselt; Reißen **unter den Nagel des Daumens** hinein.
- **Jucken** ist ebenfalls häufig: brennendes Jucken am Oberarm; brennendes und beißendes Jucken am Unterarm; beißendes Jucken an den Handgelenken; brennendes, beißendes, feinstechendes oder kribbelndes Jucken an Handrücken oder Handteller, durch Reiben vergehend; brennendes, beißendes, feinstechendes oder kribbelndes Jucken an Oberschenkel, Fußgelenken und Knöcheln, manchmal bis zum Fußrücken oder Fußrand, ebenso an den Zehen, vor allem auf deren Rücken.
- Zahlreiche **Hautveränderungen** an den oberen Gliedmaßen:
  - Flache Knötchen oder Warzen an Zeige- oder Mittelfinger.
  - Im Ballen der rechten Hand flache, halb durchsichtige, im Entstehen begriffene, nach einiger Zeit wieder verschwindende kleine Warzen.
  - Juckende Quaddeln am Oberarm, später sich abschuppend.
  - Schmutzigrote, wie marmorierte Flecken an Ober- oder Unterarmen, leicht schründend (wie abgeschürft oder aufgesprungen schmerzend), juckend oder brennend.
  - Pickel an der Spitze beider Ellbogen, die sich durch Reiben sehr entzünden.
  - Petechien, klein und rot, mit weißen Flecken auf Unterarm und Handrücken.
  - Leichte Rötung der Fingerspitzen und des Rückens der ersten beiden Glieder, mit Jucken wie nach leichter Erfrierung.

Schlaf Schläfrigkeit am Tage, besonders müde abends; geht ungewöhnlich früh zu Bett.

Erschauern beim Zubettgehen. Nachts beim Einschlafen leises Arbeiten, wie Kribbeln oder Ziehen, am Oberschenkel.

Unruhiger Schlaf, gestört durch ängstliche Träume. Öfters durch juckende Brennstiche an Rumpf und Extremitäten geweckt, die zum Kratzen nötigen. Nach Mitternacht: starkes Schwitzen und heftiger Durst, wacht mehrmals darüber auf; erwacht **zwischen 2 und 4 Uhr** und kann nicht wieder einschlafen, oder schläft ein, wacht aber immer wieder auf, mit Spannung und Blutandrang im Kopf sowie Aufregung.

Schweres Erwachen am Morgen; sie kann sich nicht recht besinnen, ihre Gedanken nicht recht zusammenfinden und muss alle Kräfte zusammennehmen, um wach zu werden. Ungewöhnlich langer Schlaf, aber nicht erfrischend; morgens Gefühl von Abspannung und Zerschlagenheit sowie drückende Kopf- und Kreuzschmerzen.

Fieber, Frost, Schweiß Frieren am ganzen Körper abends, worauf Hitze folgt. Hitzegefühl im ganzen Körper, um 18 Uhr, ungefähr eine Viertelstunde lang, danach Gefühl von Kühle.

Hitzegefühl den ganzen Tag über. Brennende Hitze am Nachmittag. Hitze im Gesicht, mit Kältegefühl in den anderen Körperteilen; nach einigen Stunden verbreitet sich die Hitze mehr über den ganzen Körper, Hände und Füße werden warm; ohne Durst. Vorübergehendes Hitzegefühl an verschiedenen Körperstellen.

Schnell überlaufendes Frösteln, selbst Schauer an einzelnen Teilen, besonders im Gesicht und an den Armen beginnend und nach dem Rücken und der Brust herablaufend; darauf Hitze mit Angst und Brustbeklemmung. **Frost wie in den Knochen, bei äußerer Wärme der Haut.** Äußerlicher Frost bei innerer Hitze vor Eintritt der Periode. Frieren besonders in der Zeit vor dem Mittagessen, mit eiskalten Füßen; abends und nachts vermehrte Hitze und Neigung zu Schweiß. Frostgefühl im Rücken und hinten an den Armen, bis zu den Hüften herab, abends kurz vor dem Schlafengehen, als wenn ihr ein in eiskaltes Wasser getauchtes Tuch übergeschlagen wäre, etwa zwanzig Minuten lang, worauf ihr warm wird; nach einem zweiten derartigen Anfall hat sich eine Schwellung der Achillessehne gebildet. Laufendes Kältegefühl, als wenn Quecksilber unter der Haut liefe; kriechende Kälte.

Typhus und Faulfieber. **Wechselfieber mit Milzschwellung oder Schmerzen in der Milzgegend.** Neigung zum Schwitzen bei der geringsten Anstrengung.

Haut In der Haut viel Jucken, feines Stechen, Beißen, Prickeln, auch Kribbeln, als wenn Würmer unter der Haut kröchen; oft mit Wärmegefühl in der Haut. Jucken, das auf Kratzen die Stelle wechselt.

Fressende Empfindung in der Haut, durch Reiben verschlimmert, bald hier, bald da; häufig entsteht danach ein roter Fleck. Roter Fleck am linken Augenlid, fühlt sich an wie ein Mückenstich, die Schwellung ist aber so groß, dass sie fast das Auge verschließt; am nächsten Tag weitere Flecken im Gesicht, hinter dem Ohr, am Hals; am dritten Tag am Kinn und an der Nase, mit Jucken und Brennen, abends mit kleinen Bläschen besetzt, aus denen eine wässrige Flüssigkeit sickert. Dünne **bräunliche Schorfe** nach Abschälung der Haut oder Wundsein, z. B. am After oder an den Lippen.

Einzelne, selten truppweise stehende, rote, brennend juckende oder stechende, auch fressende, bei Druck empfindliche „Blütchen", gewöhnlich mit lebhaft rotem Hof und kleinen, Eiter enthaltenden Spitzen; zuletzt in braune Stellen übergehend, die wie Leberflecken aussehen.

Bismuthum

Essenzielle Merkmale

An Bismuthum sollte man vor allem in Fällen denken, bei denen die Krankheit ihr Zentrum im Magen hat. Es ist angezeigt bei **starken Magenschmerzen** jeglichen Ursprungs, vor allem aber, wenn sie durch eine Magenschleimhautentzündung bedingt sind. Bismuthum ist zu der Gruppe derjenigen Arzneien zu rechnen, bei denen alle möglichen Beeinträchtigungen der Gesundheit auf den Magen schlagen, ist in dieser Hinsicht also verwandt mit NATRIUM CARBONICUM, ANTIMONIUM CRUDUM, NUX VOMICA, ROBINIA, KALIUM CARBONICUM und KREOSOTUM.

Gastritis, Erbrechen

Die Merkmale der Bismuthum-Gastritis sind die folgenden: Starke brennende, kneifende, krampfartige oder stechende Schmerzen, mit heftigem Erbrechen von gewaltigen Nahrungsmengen. Für gewöhnlich **strahlen die Schmerzen in Magen und Oberbauch zum Rückgrat hin aus.** Wenn der Patient kaltes Wasser trinkt, geht es ihm in vielen Fällen zeitweilig etwas besser, aber sobald das Wasser dann im Magen warm geworden ist, erbricht er es mit krampfhaftem Würgen. Wenn dies nicht unwillkürlich geschieht, hat er ein Gefühl wie von einer schweren Last, wie von einem Stein im Magen, sodass er sich den Finger in den Mund steckt, um sich übergeben zu können.

Das Erbrechen stellt sich oft in größeren Abständen ein, immer dann, wenn der Magen wieder voll ist, und **die erbrochenen Mengen sind geradezu ungeheuerlich.** Es ist, als hätte der Patient drei Tage lang das Essen im Magen gesammelt und brächte jetzt alles auf einmal heraus. In diesem Zusammenhang mag eine Besonderheit des Aufstoßens von Bismuthum von Interesse sein, die klinisch bestätigt werden konnte: **Aufstoßen hat den Geschmack der Speisen, die 24 Stunden vorher gegessen wurden.**

Die Magenschmerzen von Bismuthum sind so stark, dass der Patient ständig in Aufruhr ist und sich vor Qualen windet. Arme und Beine, ja der ganze Körper – alles ist pausenlos in Bewegung. Er leidet unter enormer physischer Unruhe: läuft hierhin und dorthin, legt sich hin, steht wieder auf, setzt sich, steht wieder auf, setzt sich woandershin; in keiner Stellung hält er es lange aus. Wegen der Intensität der Schmerzen bekommt er große Angst. Immer wieder hört man von ihm: „Wird es mir wieder besser gehen? Werde ich wieder gesund? Halt mich fest, laß mich nicht im Stich!“ Vor allem hat er entsetzliche Angst davor, alleingelassen zu werden; **Einsamkeit ist ihm unerträglich.** Es muss die ganze Zeit jemand bei ihm sein, und sei es nur, um ihm die Hand zu halten. Die **Furcht vor dem Alleinsein** während der Magenschmerzen ist sehr typisch für Bismuthum.

Wenn ein Homöopath mit diesen Symptomen konfrontiert ist, wird er wahrscheinlich zunächst dazu neigen, entweder ARSENICUM (wegen der charakteristischen Unruhe) oder PHOSPHORUS zu geben. Für letzteres sprechen mehrere Symptome, die es mit Bismuthum gemein hat: der große Durst auf kaltes Wasser, die zeitweilige Besserung dadurch und das Erbrechen, sobald es den Magen erreicht hat; besonders aber die extreme Angst um die Gesundheit und Furcht vor dem Alleinsein, das Verlangen nach Hilfe und Unterstützung durch andere, das **Bedürfnis nach Gesellschaft.** Aber wie wir sehen werden, ist das psychische Bild von Bismuthum völlig anders als das von PHOSPHORUS, und darauf können wir uns bei der Differenzialdiagnose stützen.

Schmerzmodalitäten

Eine auffallende Modalität der Magen- und Bauchschmerzen ist **Besserung, wenn der Rücken gerieben oder massiert wird.** In der Solarplexusregion selbst kann der Patient keine Massage ertragen, aber Reiben des Rückens lindert – nicht nur den Schmerz, sondern auch die quälende Angst, die er dabei empfindet. In diesem Zusammenhang soll noch einmal betont werden, dass die Magen- und Oberbauchschmerzen von Bismuthum für gewöhnlich zum Rückgrat ausstrahlen und so empfunden werden, als säßen sie tief in der Wirbelsäule, anders als bei BELLADONNA, wo sie außen am Rücken empfunden werden, vor allem zwischen den Schulterblättern.

Während die akute Schmerzverschlimmerung gewöhnlich tagelang anhält, treten chronische Schmerzzustände anfallsweise in unregelmäßigen Abständen auf. Die Periodizität kann variieren von zwei Wochen über einen Monat bis zu 45 Tagen. Sobald ein Anfall einsetzt, sind seine Heftigkeit, die dabei aufkommende Angst und der typische starke Durst auf kalte Getränke (die erbrochen werden) untrügliche Kennzeichen für Bismuthum. Sobald der Schmerz dann nachlässt, können die Patienten erstaunlicherweise wieder so gut wie alles essen und verdauen.

Während des Anfalls können sich Kopf und Körper wie fiebrig anfühlen. Schließlich werden die Glieder kalt, Rumpf und Kopf aber bleiben warm, obwohl kein Fieber besteht.

So ist Bismuthum angezeigt bei dem chronischen, nonfebrilen Erbrechen, das auf eine akute Gastritis oder Verdauungsstörung folgt. **Trotz der starken Entzündung der Magenschleimhaut ist die Temperatur kaum oder gar nicht erhöht,** ein wertvolles Zeichen, das sich für die Differenzierung von der BELLADONNA-Gastritis, die ja ebenfalls heftige, zum Rücken ausstrahlende Schmerzen aufweist, als nützlich erweisen wird.

Weitere Krankheitsbilder

Teste hat Bismuthum bei folgenden Erkrankungen mit Erfolg angewendet: bei einem **zehrenden Nachthusten** einer hysterischen Frau (deren seltsames Gebaren man schon fast als verrückt bezeichnen konnte); bei einem Fall von **subakuter Zystitis** (nach PLUMBUM) mit heftigen krampfartigen, in unregelmäßigen Abständen auftretenden **Blasenschmerzen;** bei mehreren Fällen von **Dysmenorrhö** hysterischer Frauen; und mit glänzendem Ergebnis bei einem Fall von **Phlegmasia alba dolens** (Venenentzündung im Oberschenkel), die in erster Linie im linken Bein situiert war.

Geist und Gemüt

Der typische Bismuthum-Patient hat häufig lange Jahre emotionalen oder körperlichen Leidens hinter sich, und all dies Leid hat sich am Magen lokalisiert und zu einer Gastritis geführt. Nicht nur sein Körpergewicht hat abgenommen, auch sein Gefühlsleben ist verarmt; das äußert sich darin, dass er einerseits nervös und reizbar ist, bis hin zur Hysterie, andererseits **emotional verhärtet.** Bismuthum-Patienten sind nachtragend, können nur schwer vergeben und verzeihen und gehen ihren Weg ohne Rücksicht auf Verluste, selbst in dem Bewusstsein, anderen damit wehzutun. Die extreme Erregbarkeit und Reizbarkeit kontrastiert auffällig mit ihrer Gleichgültigkeit gegenüber dem Schmerz anderer; manchmal können sie geradezu **grausam** zu ihren Mitmenschen sein. Das Repertorium hat dafür die Rubrik „Mangel an moralischem Empfinden“. Das Verhalten dieser Personen ist bisweilen so widersprüchlich, dass man meinen könnte, sie seien verrückt.

In dieser Hinsicht unterscheidet sich Bismuthum also gänzlich von dem Bild eines mitfühlenden, mitleidenden Menschen, wie es für PHOSPHORUS typisch ist. Hat ein Bismuthum-Patient aber selbst Schmerzen, so gerät er in einen extremen Angstzustand. Er fürchtet sich davor, dass die anderen sich nicht um ihn kümmern könnten, dass sie ihn in dieser Zeit des Leidens im Stich lassen könnten, und so wird er förmlich besessen von der Furcht vor dem Alleinsein. Es **graut ihm vor Einsamkeit,** besonders in solchen Zeiten der Prüfung; und nun stellen sich die oben beschriebenen Verhaltensmerkmale ein: er klammert sich an andere, verlangt, dass sie ihm die Hand halten, und versinkt in **qualvolle Angst,** verbunden mit starker körperlicher Unruhe: „Bald setzt, bald legt er sich, bald geht er herum, bleibt aber nur sehr kurze Zeit in der Lage, weil sie ihm sogleich lästig wird.“ (Hahnemann)

Wenn Bismuthum-Patienten unter Kopfschmerzen leiden, werden sie apathisch, mürrisch, unzufrieden und neigen dazu, sich über ihren Zustand zu beklagen. In dieser Verfassung erinnern sie sehr an CHAMOMILLA. Das Gesicht ist blass, von erdfahler Farbe, und blaue Ränder liegen um die Augen. Einige typische Begleitsymptome: Fliegende Hitze am ganzen Körper, besonders am Kopf und auf der Brust; Mattigkeit und Abspannung; vormittags ungeheure Schläfrigkeit; nach dem Essen Druck im Magen und Übelkeit, als sollte er sich erbrechen; abends großer Durst auf kalte Getränke.

Wie durch diesen Symptomkomplex bereits nahegelegt, können Bismuthum-Patienten unter alternierenden Kopf- und Magenschmerzen leiden. Es gibt Phasen mit sehr starken Kopfschmerzen, in denen die Magenbeschwerden besser werden, und umgekehrt. Die Kopfschmerzen treten bevorzugt im Winter auf.

Allgemein neigen Bismuthum-Patienten dazu, den ganzen Tag über übellaunig zu sein; sie wollen nicht reden, klagen aber viel und wirken gereizt, mürrisch und verdrossen. Abends jedoch heitert sich ihre Laune auf, und sie werden gesprächiger. Diese **abendliche Besserung** erstreckt sich auch auf die **Faulheit,** die sie tagsüber oft an den Tag legen.

Bismuthum-Patienten sind von unsteter Wesensart. „Er fängt bald dies, bald jenes an, hält aber bei jeder Sache nur kurze Zeit aus.“ (Hahnemann). Dies scheint mit einer gewissen Willensschwäche zusammenzuhängen: es sind wechselhafte Menschen, die sich kaum zu Entscheidungen durchringen können.

Einige weitere bemerkenswerte Gemütssymptome: Eingenommenheit des Kopfes, ein Zustand wie betäubt oder berauscht. „Beim Arbeiten befällt ihn eine ungeheure Neigung zum Schlafe – er liest, weiß aber nicht was; er musste liegen, wo er sogleich einschlief und lebhaft und verworren träumte, vormittags.“ (Hahnemann). Leicht **erschreckt beim Erwachen;** wacht nachts öfters auf, wie von Schreck.

Bismuthum-Kind

Das typische Bismuthum-Kind ist schmächtig und reizbar und neigt zu träger Verdauung oder chronischem Durchfall. Das Mittel kann angezeigt sein bei schwieriger Zahnung, wenn diese begleitet ist von Erbrechen, übelriechendem Aufstoßen und intermittierenden Durchfällen bzw. weichen oder halbflüssigen Stühlen von heller Farbe und fauligem Geruch, denen **Magenkrämpfe, Bauchgrimmen, kneifende Magenschmerzen** etc. **vorangehen.**

Eine weitere Indikation ist „Sommerdiarrhö" bei Kindern, mit wässrigen, übelriechenden Stühlen und starker Erschöpfung, wenn das Erbrechen überwiegt. Doch vor allem ist Bismuthum eines der Hauptmittel bei plötzlich einsetzenden und schweren Fällen von **Säuglingstoxikose** (Cholera infantum). Der Stuhl ist wässrig und **stinkt entsetzlich,** wie Aas, und zugleich besteht **exzessives Erbrechen** – **besonders kaltes Wasser** wird sofort erbrochen, sobald es in den Magen gelangt. Die Zunge hat einen dicken weißen Belag. **Rasante Entkräftung** und Dehydratation werfen ein Licht auf die Schwere des Falls. Dazu kommen die bereits beschriebene **Unruhe und quälende Angst** und das Verlangen, die Mutter solle die ganze Zeit bei ihrem kranken Kind bleiben und ihm die Hand halten. ARSENICUM scheint hier sehr nahezuliegen, doch hat das Bismuthum-Kind eine warme Haut, während die Haut bei ARSENICUM kalt ist.

Allgemeinsymptome und Keynotes

Neben den bereits unter den „essenziellen Merkmalen" wiedergegebenen Allgemeinsymptomen sind hier besonders erwähnenswert:

- Unruhe, die aus dem Bett treibt.
- **Ohnmacht durch Magenschmerzen.**
- „Alle Muskeln des Körpers, besonders die der Füße (= Beine), von den Zehen bis zu den Schenkeln von sichtbarem Krampfe zusammengezogen." (Hartlaub/Trinks, Reine Arzneimittellehre)
- Große Schwäche; Mattigkeit; Erschöpfung.
- Die meisten Symptome werden durch Bewegung besser oder verschwinden.
- Kaltes Wasser bessert allgemein, insbesondere (zeitweilig) die Magenschmerzen. Kalte Getränke und kaltes Waschen bessern das Kopfweh; Zahnschmerzen werden gelindert, wenn er kaltes Wasser im Mund hält.

Lokalsymptome

Schwindel und Kopf Schwindel bei starken Bewegungen. „Schwindel: Empfindung, **als drehe sich die vordere Hälfte des Gehirns im Kreise herum,** des Tages mehrmals, einige Minuten lang." (Hahnemann)

Kopf zentnerschwer. Schwere- und Druckgefühl: in Stirn oder Hinterkopf, heftiger bei Bewegung; **in der Stirn, besonders über der Nasenwurzel** und in beiden Schläfen, im Sitzen.

Kopf- und Magenschmerzen alternieren, oder Kopfschmerzen werden von Magenschmerzen begleitet. Mit Magenschmerzen abwechselnde neuralgische Kopfschmerzen dehnen sich auf Gesicht und Zähne aus. Bohrende Schmerzen von innen nach außen in Stirn, Augenhöhlen und Nasenwurzel, die Nase herab; schlimmer nach dem Essen, besser durch Bewegung, kalte Getränke und kaltes Waschen.

Brennend-zusammenziehender Schmerz im Kopf, besonders in Stirn und Augen.

Stumpf schneidender Schmerz im Gehirn, der über der rechten Augenhöhle beginnt und sich bis zum Hinterkopf zieht. Dumpfes, drückendes Ziehen im Kopf, bald hier, bald da.

Augen, Ohren, Nase Brennend-zusammenziehende oder wühlende und bohrende Augenschmerzen. **Augenbutter in beiden Augenwinkeln. Druck im rechten Augapfel von vorn nach hinten und von unten nach oben.**

Reißender Druck am äußeren Ohrknorpel, der sich beim Daraufdrücken verlor.

Nasenbluten; Blut dunkel.

Gesicht Blasses, kaltes Gesicht. Erdfahle Gesichtsfarbe, blaue Ränder um die Augen; die Gesichtszüge sind ganz entstellt, wie wenn er sehr krank gewesen wäre; bei Kopfschmerzen.

Gesichtsschmerzen abwechselnd mit Magenschmerzen. Druck im Gebiet des Jochbeins, besser beim Umherlaufen und durch kaltes Wasser, das im Mund gehalten wird (bei Prosopalgie). „Ein stetes Wühlen und Bohren in der Stirne, den Augen und der Nase bis zur Nasenspitze herab, wie von einem stumpfen Instrumente – ein abwechselndes Zusammenziehen und Ausdehnen." (Hahnemann)

Mund Blutgeschmack morgens; der heraufgebrachte **Schleim ist blutig gefärbt.** Metallartig süßlich-saurer Geschmack auf dem hinteren Teil der Zunge. Starke Absonderung eines braunen, dicken, metallisch schmeckenden Speichels. Abends **weiß belegte Zunge.**

Leichter Speichelfluss mit auffallender Aufwulstung der Innenfläche der Wange sowie der linken Zahnfleisch- und Zungenseite (bei Entzündung der Mundhöhle).

Geschwollenes, wundartig schmerzendes Zahnfleisch. Zahnschmerzen besser durch kaltes Wasser im Mund; schlimmer, wenn das Wasser warm wird. Bei Zahnschmerzen **bessert alles Kalte.** Zahnweh durch warme Speisen und Getränke. Ziehendes Drücken in den Backenzähnen, von den hinteren nach den vorderen Zähnen zu, mit Ziehschmerz in den Backen.

Hals Üble Halsschmerzen, die ihn nachts wecken, mit kurzem Husten und Würgen. Phagedänische Ulzeration des Zäpfchens, mit Brennen und Reißen; Schluckbeschwerden bei Flüssigkeiten, die dann durch die Nase wiederkommen.

Brust Ein heißes, brennendes Zusammenziehen der Brust, sodass er schwer atmen und sprechen konnte. Klemmender Druckschmerz in der Gegend des Zwerchfells, **quer durch die Brust,** im Gehen. Schmerzen in Brust und Rücken, brennend und bohrend. Druckgefühl oder Druckschmerz: **neben der linken Brustwarze, einwärts nach dem Brustbein zu;** in der rechten Brust, neben dem Brustbein. Fein **reißende Stiche** in der Gegend beider Brustwarzen. Stumpf stechendes Reißen in der Gegend der letzten Rippe.

Magen **Krampfhaftes Erbrechen.** Erbrechen unmittelbar **nach Trinken der kleinsten Menge Flüssigkeit.** Oder: Kaltes Wasser bessert vorübergehend Übelkeit und Magenschmerzen, wird aber erbrochen, sobald es im Magen warm geworden ist. Heftiges Würgen, gefolgt von fürchterlichem Erbrechen. Erbrechen mit beklemmender Angst, bei kleinem Puls, Schwindel und Entkräftung.

Erbrechen und Durchfall: mit großer Erschöpfung; die Haut ist warm; Blähungen; weiße Zunge; aasartig riechende Stühle; Verlangen nach Gesellschaft. Erbrechen **bei zahnenden Kindern.**

Übelkeit, konvulsivisches Würgen, Erbrechen und Magenschmerzen nach Bauchoperationen. Übelkeit im Magen; es ist, als sollte er sich erbrechen, besonders heftig nach dem Essen. Druck im Magen, besonders nach dem Essen. Übelkeit: durch warme Getränke; besser nach kalten Getränken.

Heftig stinkendes Aufstoßen. Aufstoßen **schmeckt nach Speisen, die 24 Stunden zuvor gegessen wurden.**

Magenschmerzen abwechselnd mit Gesichts- oder Kopfschmerzen. **Periodische** Magenschmerzen. **Magenschmerzen können so heftig sein, dass sie Ohnmacht auslösen. Druck an einer kleinen Stelle, wie von einer Last oder einem harten Speiseklumpen.** Magenschmerzen besser durch kalte Getränke; durch Reiben des Rückens; **durch Rückwärtsbeugen. Magenkrebs.**

Abdomen **Lautes Knurren in der rechten Bauchseite, im Stehen.** Häufiger Blähungsabgang. „Kneipender Druck im Unterbauch und Knurren mit Nottun-Empfindung, als müsse er zu Stuhle gehen." (Hahnemann) Unterleib schmerzhaft bei Berührung.

Rektum und Stuhl Abendlicher Stuhldrang, jedoch ohne Erfolg. Schmerzlose Diarrhö mit großem Durst. Ferner die klinischen Indikationen, die bereits oben angeführt wurden: Cholera infantum mit dick weiß belegter Zunge, Erbrechen etc.

Harnorgane Muß oft und jedes Mal viel urinieren; der Harn ist wässrig.

Männliche Genitalien Drückender Schmerz am rechten Hoden, bei Berührung heftiger.

Nächtliche Pollutionen ohne Erektion.

Durch wollüstige Träume beunruhigter Schlaf, ohne oder (häufiger) mit Samenerguss.

Rücken Im Sitzen, auf der linken Seite des Rückens, Schmerz wie von vielem Bücken.

(Bei Magenkrämpfen:) Drücken in der Wirbelsäule, muss sich nach hinten beugen.

Extremitäten Auffallende Vertrocknung der Handflächen und Fußsohlen. Bläuliche Schenkel und Arme. Lähmungsartige Mattigkeit und Schwäche im rechten Arm.

In den vorderen Muskeln des linken (oder rechten) **Oberarms ein zusammenziehend-krampfhafter Schmerz,** bei völliger Ruhe des Körpers. Ein dröhnender Schmerz in beiden Knochen des (linken) Unterarms, wie zerschlagen. Lähmungsartig reißender Druck am rechten Unterarm: nach außen, bald nach oben, bald nach unten, der bei Bewegung und Berührung sich verlor; bisweilen besonders heftig in den Handwurzelknochen. Reißen in den Handwurzelgelenken und Knöcheln.

Zittern der Hände: beim Essen bemerkbar; wie von Schwäche beim Schreiben, als könnte er die Feder nicht halten. Reißen an den Mittelhandknochen des rechten Zeige- und Mittelfingers. Feines Reißen in den Fingerspitzen der rechten Hand, besonders unter den Nägeln.

„Jückendes Fressen neben den Schienbeinen und an beiden Fußrücken, beim Gelenke, welches durch Kratzen noch heftiger wird; er muss sich blutig kratzen." (Hahnemann) Ziehen von der Mitte der Wade und der vorderen Seite des linken Unterschenkels bis in den Fuß herab. Reißender Schmerz unter dem rechten Fußknöchel oder an der rechten Ferse, der jedes Mal zur Achillessehne hinzieht. Ziehen, Reißen, Bohren, drückendes Reißen in Sprunggelenks- und Fußknochen. **Drückendes Reißen in der Spitze der** (rechten) **großen Zehe.**

Schlaf Morgens, einige Stunden nach dem Aufstehen, eine ungeheure Schläfrigkeit; nach dem Mittagessen aber, wo er in gesunden Tagen bisweilen schlief, war es ihm nicht möglich zu schlafen. Nachts öfteres Erwachen aus dem Schlaf wie von Schreck. Abends beim Schlummer heftiges Zusammenfahren, **als wenn er fiele;** erwacht in Schrecken.

Fieber Fliegende Hitze am ganzen Körper, besonders am Kopf und auf der Brust, ohne Frost vor- oder nachher; morgens, bald nach dem Aufstehen. „Hitze im ganzen Körper; der Puls war etwas beschleunigt, zusammengezogen, die Hautwärme nicht vermehrt, keine Transpiration zugegen." „Bedeutende Kopfschmerzen, Schwindel, Drücken in der Stirngegend, ein Gefühl von Hitze über den ganzen Körper. Die Konjunktiva war bedeutend gerötet, der Puls gespannt, krampfhaft, die Zunge etwas belegt." – „Heftiger Schwindel, Kopfschmerz, Hitze im ganzen Körper." (Aus der Prüfung von Wernek, in: Wibmer, Die Wirkung der Arzneimittel und Gifte.)

Blatta orientalis

Essenzielle Merkmale

Blatta orientalis wird sich künftig als eines der wichtigsten Mittel bei Anfällen von Bronchialasthma erweisen – **wenn eine Bronchitis zu Asthma** und schließlich zu einem Emphysem führt. Die Menschen, die diese Arznei benötigen, haben sehr empfindliche Bronchien und sind anfällig für Reizungen und Entzündungen in diesem Bereich, ebenso wie allgemein für Erkältungen. Viele Blatta-Fälle beginnen mit einer Erkältung, die sich dann zu einer schweren Bronchitis auswächst; später treten beim Husten auch Atembeschwerden auf, und schließlich ist ein Zustand von chronischem Asthma erreicht.

- Blatta ist besonders dann angezeigt, wenn die Asthmaanfälle **nachts wesentlich schlimmer werden,** sodass der Patient keinen Schlaf findet, **weil er absolut nicht liegen kann.** Um Husten- und Erstickungsanfälle zu vermeiden, **muss er die ganze Nacht aufrecht sitzen;** nur in dieser Lage, mit Hilfe ganzer Kissenstapel, kann er es aushalten. Häufig ist er **schweißgebadet** von seinen Anstrengungen, Schleim abzuhusten, aber er bringt nur wenig herauf. Bei einem solchen Fall ist die Differenzialdiagnose zu ANTIMONIUM TARTARICUM und ARSENICUM nicht immer einfach; bei schwerem, chronischem Asthma mit **Atembeschwerden die ganze Nacht, reichlichem kaltem Schweiß** und Erschöpfung wird zudem nicht selten SAMBUCUS oder CARBO VEGETABILIS verschrieben werden, wenn Blatta orientalis angezeigt wäre.
- Allgemein ist Besserung der Asthmaanfälle durch Aufsetzen und Vornüberbeugen charakteristisch für Blatta.
- Eine weitere wichtige Modalität des Blatta-Asthmas ist, dass es bei **hoher Luftfeuchtigkeit,** vor allem **bei nasskaltem Wetter schlimmer** wird. Auch wenn in der feuchten Luft ein **Modergeruch** hängt, verstärken sich die Beschwerden. Dies kommt besonders in Ländern mit feuchttro-

pischem Klima vor, z. B. in Indien, wo sich nach dem Regen die feuchte Ausdünstung des Bodens mit dem Geruch von verwesenden Blättern mischt.

- Blatta orientalis kann periodische Asthmaattacken haben, die jedoch in unregelmäßigen Abständen auftreten. Sie sind oft sehr massiv, klingen aber nicht selten völlig ab, nachdem die Krise einmal vorüber ist.
- Auch wenn überall in den Lungen Rasselgeräusche zu hören sind, kann der Auswurf sehr gering sein; kurzer, trockener Husten (auch tagsüber), mit wenig Expektoration. Bei manchen Patienten sind die Atemwege so verschleimt, dass Erstickung droht. Das Sekret ist eitrig-schleimig.

Ein Leitsymptom ist ein **Hitzegefühl am ganzen Körper;** als strahlte Hitze von den Ohren, den Augen, der Nase, vom Scheitel, von den Handflächen und den Fußsohlen aus.

Blatta kann blutgestreiftes Sputum erzeugen, das dem Patienten eine enorme Angst einjagt; Furcht, Tuberkulose zu haben. Tatsächlich ist die Arznei auch in den ersten Tuberkulosestadien angezeigt, wenn **Atemnot** und Husten mit blutgestreiftem Sputum vorhanden sind und der Patient beim Anblick des Blutes große Angst bekommt. Blatta-Patienten müssen ansonsten keine sonderlich ängstlichen Menschen sein, aber blutiger Auswurf lässt sie gleich an schwere innere Blutungen und tödlichen Ausgang denken.

In manchen Blatta-Fällen sind in kurzen Intervallen langanhaltende Krampfhustenanfälle zu beobachten, bei denen wiederum nur wenig Schleim ausgeworfen wird.

Schreitet das Asthma fort, so sitzt der Patient oft so weit vornübergebeugt im Bett, dass der Kopf das Laken berührt; nur so findet er noch Linderung. In den Spätstadien kann folgendes Bild eintreten: Der Patient atmet äußerst mühsam; die Kiefer sind geschlossen, aus den Mundwinkeln tropft Speichel; der Körper ist kalt; kalter, klebriger Schweiß auf der Stirn; so erschöpft, dass er völlig unbeweglich daliegt und wie tot aussieht.

Allgemeinsymptome und Keynotes

- Die asthmalindernde Wirkung von Blatta orientalis (der Küchenschabe) wurde zufällig entdeckt, als ein Mann, der zwanzig Jahre lang unter Asthma gelitten hatte, nach dem Teetrinken plötzlich deutliche Besserung verspürte; es stellte sich heraus, dass in den Tee eine Schabe gefallen war.
- Nach Clarke („Dictionary“) und Anshutz („New, Old, and Forgotten Remedies“) passt Blatta besser auf korpulente als auf dünne, abgemagerte Menschen; dies ist natürlich nicht absolut zu setzen, und Anshutz bringt auch mehrere Fälle magerer Asthmatiker, bei denen Blatta glänzende Erfolge brachte. Clarkes Angabe, Regenwetter verschlimmere den Zustand der Patienten, kann ich aus meiner eigenen Erfahrung bestätigen; insbesondere bei nasskaltem Herbstwetter geht es ihnen schlechter. Lebensrettend hat Blatta gewirkt bei starker Verschleimung der Atemwege mit drohender Erstickungsgefahr. Ferner ist es nützlich bei Fällen von Bronchitis und Phthisis mit großer Atemnot.
- Typische Merkmale eines Blatta-Zustands sind: massive Atembeklemmung; Unruhe; reichliches Schwitzen; unfähig, sich zu bewegen oder zu liegen; lautes Keuchen; nächtliche Verschlimmerung; zu schwach, die verschleimten Atemwege frei zu husten. Dazu kommt das beschriebene, über den ganzen Körper ausstrahlende Hitzegefühl.
- Kopfschmerzen beim Husten viel schlimmer.
- Atembeschwerden durch ständiges Husten, das den Patienten sehr erschöpft. Muss Tag und Nacht aufrecht sitzen, **ausnahmslos jedoch geht es ihm nachts schlechter.**
- Hörbare Rasselgeräusche, Rhonchi sibilantes et sonori, aber nur wenig Auswurf. Der spärliche ausgeworfene Schleim war zu Beginn der asthmatischen Krise klebrig; nach ihrem Ende (und nach Gabe von Blatta orientalis) aber wurden schaumiger weißer Schleim und bisweilen auch große gelbliche Schleimklumpen in großen Mengen expektoriert.
- Emphysem.

Boracicum acidum

Essenzielle Merkmale

Boracicum acidum kann in Fällen angezeigt sein, in denen beim Patienten eine **tiefsitzende Kälte** vorliegt (ähnlich wie HELODERMA, MEZEREUM oder ARA-

NEA DIADEMA). Frauen können diese **Kälte vor allem in der Vagina verspüren.** Selbst der **Speichel** von Boracicum-acidum-Patienten **fühlt sich kalt an.** Bei subnormaler Temperatur (subjektiv wie objektiv) kann demnach Boracicum acidum angezeigt sein. Die tiefsitzende Kälte findet sich insbesondere in der Vagina, **als sei sie mit Eis vollgepackt,** und im **Speichel.** In Fällen, in denen es mit den entsprechenden Lokalitäten vorhanden ist, sollte Boracicum acidum, unabhängig vom „Krankheitsnamen", in Erwägung gezogen werden.

Doch die Arznei wird vor allem dann angezeigt sein, wenn dieses Symptom im Zusammenhang mit massiven Hautausschlägen auftritt, etwa bei Impetigo, Erysipel und Nagelgeschwür.

Typisch sind Hautausschläge, die im Gesicht beginnen und sich zum Rumpf und den Extremitäten hin ausweiten; besonders scheinen aber die **Augenlider** betroffen zu sein, welche so stark anschwellen können, **dass die Augen verschlossen werden.** Solche Ödeme werden von Konjunktivitis und Photophobie begleitet.

An Geistes- und Gemütssymptomen wurden beobachtet: Traurige Gemütsverfassung und starke nervöse Niedergeschlagenheit. Seufzen und Weinen abwechselnd. Apathie.

Allgemeinsymptome und Keynotes

- Ein herausragendes Merkmal ist **Kälte;** subnormale Temperatur.
- Entkräftung und Kollaps können eintreten.
- Allgemeines Unbehagen, das **nach einem längeren Spaziergang verschwindet.** Überhaupt bessert Gehen die Symptome.
- **Hitzewallungen** im Klimakterium.
- Schwäche nach dem Schlaf.

Lokalsymptome

Kopf Kopfschmerzen, Schwindel, Ohrgeräusche. Morgens beim Erwachen ungewöhnliche Benommenheit. Gastrische Kopfschmerzen. Schmerzen in der Stirn, über dem rechten Auge.

Gesicht Ameisenlaufen im Gesicht. Das Gesicht war leuchtendrot und sehr geschwollen, mit klar umrissenen roten Flecken auf der Stirn und über der Oberlippe. Die Entzündung breitete sich auch über Kopf und Hals aus; die Hände waren geschwollen.

Augen Schmerzhafte Schwellung der Oberlider mit Konjunktivitis und Photophobie. Das Ödem wird schließlich so intensiv, dass es die Augen verschließt und die Haut wie sklerotisch aussieht.

Mund und Hals **Kalter Speichel** im Mund. Zunge trocken, belegt, schwer zu bewegen; Trockenheit im Hals. Räuspern.

Magen Schweregefühl und Unruhe im Magen bis zum Mittagessen. Große Übelkeit und Schwere im Magen, die nach einem Spaziergang an der frischen Luft verschwindet. Unkontrollierbares Erbrechen. Würgen und Erbrechen von zähem Schleim mit wäßriger Flüssigkeit, die stark basisch reagiert. Erbrechen von grünlichen Massen. Schluckauf. Schweiß an der Magengrube.

Abdomen Bauchkollern am Nachmittag, und zwei spärliche breiige Stühle.

Harnorgane Ein mäßiger, vorübergehender Schmerz in der Harnleiterregion.

Häufiges Wasserlassen mit Brennen und Tenesmus. **Häufiger und starker Harndrang;** fast doppelt so viel Urin wie gewöhnlich wird ausgeschieden. Albuminurie. Nierenkolik.

Weibliche Genitalien Hitzewallungen im Klimakterium (LACHESIS, AMYLENUM NITROSUM) und sonstige Wechseljahresbeschwerden. Die Vagina kann sich **so kalt anfühlen, als sei sie mit Eis vollgepackt.** (Dieses Symptom wurde zunächst nach lokaler Anwendung beobachtet, konnte aber später klinisch bestätigt werden.)

Extremitäten Schmerzen im Fuß, **besser durch Gehen.** Schwellung der Hände, Ausschlag an Unterschenkeln und Füßen, mit extremer Reizbarkeit.

Haut Erythematöser Ausschlag im Gesicht, am Rumpf und an den Oberschenkeln, gefolgt von perlenartigen Bläschen im Gesicht und am Hals. Erythema multiforme am Rumpf, das sich auf die Arme ausdehnt; begleitet von den oben beschriebenen Augensymptomen. Nagelbettentzündungen. Ameisenlaufen an Händen und Füßen, später im Gesicht.

Ausschlag am rechten Oberschenkel, aus Bläschen bestehend, die sich ständig ausdehnten und mit Schorfen bedeckt wurden; in der Mitte eine umschriebene Stelle, etwa so groß wie ein Zehnpfennigstück, umgeben von neuen Bläschen, die beim Aufbrechen sehr feucht waren. Abschilfernde Dermatitis. Brennende Haut, die anschwoll; jede Bewegung schmerzte.

Borax

Essenzielle Merkmale

Borax wirkt in erster Linie auf das **Nervensystem und die Schleimhäute.** Es scheint in beiden Bereichen gleichermaßen starke Reizungen hervorzurufen.

Wirkung auf Schleimhäute

An den Schleimhäuten erzeugt es **Aphthen** bzw. allgemein einen **aphthösen Zustand;** die Schleimhäute neigen zur Bildung von weißen Flecken und Geschwüren. Leicht entstehen Aphthen im **Mund,** auf der Zunge und an den Innenseiten der Wangen, mit **üblem Mundgeruch, heißem Mund und Speichelfluss.** Die Reizung der Schleimhäute erstreckt sich auf den ganzen Verdauungstrakt, am stärksten aber sind Anfang (Mund) und Ende (Anus, Rektum) betroffen. Die gesamte Umgebung des Anus sieht aphthös aus; überall aphthöse Flecken und Erscheinungen. Die Schleimhäute des Mastdarms können so verdickt sein, dass es zu einer **Analstriktur** kommt.

Der Stuhl ist schleimig und **grünlich** oder auch gelblich. Tag und Nacht besteht häufiger Stuhlgang. Diese Charakteristika weisen auf die Reizung des Verdauungstrakts hin und legen die Vermutung nahe, dass die Geschwürbildung auch vor den Gedärmen nicht haltmacht. Aus dem After können große Mengen **Flüssigkeit** abgehen, die **gekochter Stärke** ähnelt.

Doch die Wirkung von Borax schließt alle Schleimhäute ein, gleichgültig in welcher Körperregion, und so kann man bei diesem Mittel überall Aphthenbildung erwarten. Weiße Flecken zeigen sich z. B. auch an den Schamlippen.

Borax ist eine unserer besten Arzneien bei **membranöser Dysmenorrhö** (CHAMOMILLA, LAC CANINUM). In solchen Fällen hat die Patientin sehr starke Schmerzen, so als läge sie in den Wehen: sie glaubt, der Uterus werde gleich durch die Vagina herauskommen. Die Schmerzen beginnen vor der Regelblutung, halten aber auch während der Periode noch an.

Wirkung auf Nervensystem

Ebenso stark wie auf die Schleimhäute wirkt Borax auf das **Nervensystem.** Menschen, die Borax als konstitutionelles Mittel benötigen, sind typischerweise sehr erregbar, ängstlich und überempfindlich. In ihrer Verwundbarkeit gegenüber äußeren Eindrücken und Reizen erinnern sie sehr an PHOSPHORUS, doch sind sie nicht so mitfühlend und empfänglich, wie wir es von PHOSPHORUS kennen.

Sowohl die Gefühle als auch die Gedanken von Borax-Menschen sind sehr intensiv, und Denken und Fühlen können bei ihnen so eng verknüpft sein, dass sie das eine vom anderen gar nicht mehr trennen können. Dass es Leute geben kann, die kühl oder phlegmatisch sind, ist ihnen unbegreiflich. Man könnte den Borax-Typ als hysterisch bezeichnen – aber nicht in dem Sinn, wie dieser Terminus gewöhnlich in der Medizin und der Psychologie benutzt wird. Die Überempfindlichkeit und Schwäche liegt „an der Oberfläche des Nervensystems", es ist keine Störung auf der tieferen Ebene des zentralen Nervensystems. Somit kann man hier nicht von einer tiefen psychischen Störung oder gar Geisteskrankheit sprechen. Dennoch ist dieser „hysterische" Zustand ausgesprochen lästig und störend, und er verhindert ein tieferes Nachdenken.

Um eine Parallele zu ziehen: Besteht bei Borax der oben beschriebene aphthöse Zustand, so empfindet er in dem Augenblick, wo er zu essen beginnt, so unangenehme Schmerzen, dass er oft gleich wieder aufhören muss und zum Fasten gezwungen ist. Und ebenso überkommt ihn in dem Augenblick, wo er über etwas nachzudenken beginnt, plötzlich ein innerer Verdruss, eine Gereiztheit, Erregung, Unruhe, die ihn zwingt, das Denken einzustellen; er muss aufstehen und im Zimmer umherlaufen. Ein Ausstrecken nach rückwärts bessert diesen Zustand ebenso wie die Unruhe und Übelkeit, die er beim Essen empfinden kann. „Starke Übelkeit während des Nachdenkens bei der Arbeit …" ist ein Prüfungssymptom von Schréter (in: Hartlaub/Trinks: Annalen). Kent beschreibt den Vorgang so: „Von jeder Art von Nachdenken wird ihm übel, er ist erregt und gereizt, muss mit seiner Arbeit aufhören und sich eine Weile ausruhen – und dann geht er wieder an die Arbeit, bis ihm wieder schlecht wird und er erneut eine Pause einlegen muss." Diese Übelkeit wird durch die intensiven Gefühle erregt, die beim Denken in ihm aufsteigen. Es ist ein Zustand geistiger und emotionaler Überempfindlichkeit, der es dem Borax-Patienten nicht gestattet, zusammenhängend oder ein wenig tiefer über etwas nachzudenken. Sobald er es versucht, beschwört er wieder diese starken Emotionen herauf, steigert sich in sie hinein, erregt sich übermäßig – und dann dreht sich ihm der Magen um, manchmal wird ihm auch übel, usw. Dann muss er aufstehen, herumlaufen und seine Gedanken beruhigen; er muss sich ablenken von dem Gegenstand, über den er gerade nachgedacht hat. Es ist ein Erregungszustand, der mit Unruhe verbunden ist. Wenn er versucht, wieder an die Arbeit zu gehen, kehrt die Übelkeit zurück.

Innere Unruhe, Ängstlichkeit

Die extreme innere Unruhe hindert den Borax-Patienten daran, längere Zeit bei einer Sache zu bleiben. Er steht immer wieder auf und wendet sich einer anderen Beschäftigung zu. Doch schnell sind wieder die störenden Emotionen aufgerührt, der Patient wird ängstlich, nervös, erregt, Furcht und Besorgnis steigen auf, er findet keine Ruhe, keinen Frieden mehr; dies wird im Laufe des Tages immer schlimmer, und ein Höhepunkt dieser Entwicklung ist um 16 Uhr erreicht. Abends kann die Ängstlichkeit wieder zunehmen und gegen 23 Uhr auf ihren Gipfel steigen – doch dann wendet sich das Blatt plötzlich, Ruhe und Gelassenheit kehren ein, der Geist wird klar, Angst und Unruhe sind verschwunden.

- Nachmittags um 16 Uhr ist die schlimmste Zeit von Borax. Jeden Tag um diese Zeit ist er „sehr **verdrießlich** ... und ärgerlich, wenn er auch vorher gut aufgelegt war, und er macht den Leuten dann wegen Kleinigkeiten Vorwürfe" (Hahnemann; Hervorhebung G. Vithoulkas). Seine Gereiztheit und Unzufriedenheit zeigt sich regelmäßig besonders zu dieser Stunde.
- Abends ist er ängstlich, nervös und unruhig, und das wird nicht besser bis nachts um 23 Uhr. Dann aber kann, wie Kent beschreibt, „ein großer Wandel eintreten; um 23 Uhr kann dieser Zustand von Angst und nervöser Erregung sein Ende finden." Und nun wird der Patient heiter, ruhig, fröhlich und kann wieder klar denken.
- Die gleiche Erfahrung können Borax-Menschen auch nach dem Stuhlgang machen, wenn sie zuvor missmutig und unzufrieden waren. Verdrießlichkeit, Missmut, Trägheit, Unzufriedenheit, Abgestumpftheit, Pessimismus sind allgemein stark ausgeprägte Symptome dieser Arznei, aber besonders massiv treten sie **gegen 16 Uhr** und **vor dem Stuhlgang** zutage. Nach der Defäkation aber ist der Patient heiter, zufrieden mit sich und der Welt und blickt froh in die Zukunft. Das hat nichts damit zu tun, dass der Stuhl etwa hart oder schwierig gewesen wäre und der Patient sich nun erleichtert fühlte – der psychische Wandel nach Stuhlgang ist vielmehr einfach eine Eigentümlichkeit dieser Arznei, gleichgültig wie der Stuhl geartet war.
- Die Unruhe kann, wie Clarke ausführt, von Blutwallungen begleitet sein; ein solcher Zustand tritt besonders nach Gesprächen auf. „Nach einem starken Gespräche, Unruhe im Körper, Übelkeit und Betäubung mit Schwindel." (Hahnemann).

Ruhelosigkeit und Erregung werden schlimmer durch **Hitze,** und darum kann der Patient nachts oft nicht schlafen, wenn ihm heiß ist. Er geht zu Bett und gerät gleich in einen Erregungszustand, und wenn es im Zimmer warm ist, steigen Unruhe und Aufregung so an, dass er nicht schlafen kann. Die **Schlaflosigkeit** kann jedoch auch zu anderen Zeiten beginnen, vor allem nach Mitternacht, und dann ein bis drei Stunden anhalten. Sie wird häufig **durch ein Hitzegefühl** verursacht, besonders durch Hitze im Kopf oder Blutwallungen zum Kopf. „Unruhige Nächte, er konnte nicht gut schlafen wegen Wallungen nach dem Kopfe, Unruhe im Körper ..." „Ungewöhnlich zeitiges Erwachen, früh um 3 Uhr; sie konnte dann wegen Hitze im ganzen Körper, besonders im Kopfe, und Schweiß an den Schenkeln unter 2 Stunden nicht wieder einschlafen." (Hahnemann). Der Patient kann auch von anderen schlaflosen Zeitabschnitten berichten, etwa von 1–4 Uhr, von 2–5 Uhr oder auch nach 4 Uhr morgens; doch die Schlaflosigkeit durch Hitze kann durchaus auch die ganze Nacht hindurch bestehen.

Verschlimmerung durch Abwärtsbewegung

Das große Leitsymptom von Borax ist freilich die wohlbekannte **Verschlimmerung durch Abwärtsbewegung.** Borax-Menschen empfinden eine **entsetzliche Angst bei jeder Art von Abwärtsbewegung.** Sämtliche psychischen Beschwerden, die Angst, die Nervosität, die Besorgnis usw. werden dadurch schlimmer; auch ein Auf und Ab oder eine Aufwärtsbewegung kann verschlimmern, aber die Richtung nach unten dominiert. Es gibt viele Beispiele dafür: ob sie nun in einem Fahrstuhl nach unten fahren, ob sie auf einem Schiff sind, das bei rauer See auf und ab stampft, ob sie im Auto eine Gefällstrecke hinunterfahren, ob ihr Flugzeug in ein Luftloch gerät und plötzlich nach unten durchsackt, ob sie auf einer Schaukel, Wippe oder im Schaukelstuhl sitzen und schaukeln – immer überkommt sie ein furchtbares, erschreckendes, ganz und gar unerträgliches Gefühl. Auf dem Gipfel ihrer Angst werden sie von Schwindel und totaler Verwirrung erfasst, sie fallen regelrecht auseinander und wissen nicht einmal mehr, wo sie eigentlich sind. Es ist daher nicht verwunderlich, dass Borax-Menschen Fahrstühle meiden und auch bei ruhiger See am liebsten kein Schiff betreten würden. Bei Fällen extremer Seekrankheit hat Borax viele Male Linderung und Heilung gebracht.

Schon eine ganz geringfügige Abwärtsbewegung ruft starke Reaktionen hervor. Wenn ein Kind z. B. ins Bett gelegt wird, beginnt es vor Furcht und Schrecken laut zu schreien und klammert sich an der Mutter fest, als wollte es diese entsetzliche Abwärtsbewegung anhalten. Dieses einzigartige Symptom ist nach meiner Überzeugung Teil einer allgemeinen, alle Bereiche übergreifenden „Tiefenstruktur" des Borax-Patienten. Denn das Phänomen ist besser zu verstehen und zu erklären, wenn man davon ausgeht, dass bei Borax nur eine lose Verbindung zwischen dem Ätherleib und dem physischen Leib existiert (vgl. zu diesem Thema mein Buch „A New Model for Health and Disease"). Der Ätherleib scheint aufzusteigen, während der physische Leib nach unten sinkt – es ist eine Erfahrung des Abgetrenntseins vom eigenen Körper, ein Gefühl, als wollte die Seele durch Magen und Mund herauskommen. Diese ungemein erschreckende Empfindung simuliert die Todeserfahrung, den Augenblick, in dem die Seele (oder der Ätherleib bzw. der Energieleib) den physischen Körper verlässt. Kein Wunder also, dass die Reaktion so stark ist.

Ähnlich sind die Gefühle des Borax-Patienten bei plötzlichem nächtlichem Erwachen zu interpretieren. Er **wacht mit fürchterlichem Schrecken auf,** als sei sein Ende nun gekommen. Der Ätherleib kehrt mit einem Ruck wieder in den physischen Leib zurück, und dieser Schock ist der Grund für den Schrecken des Patienten.

Und auch wenn er ein **plötzliches Geräusch** wahrnimmt, spielt sich der gleiche Vorgang ab. Es ist, als wäre er gerade geistesabwesend, losgelöst von der Umwelt, und das unerwartete Geräusch bringt ihn dann mit einem Schreck wieder in seinen Körper zurück. So erklärt sich die extreme Geräuschempfindlichkeit von Borax, die sich z. B. in den folgenden Prüfungssymptomen aus Hahnemanns *Chronischen Krankheiten* niederschlägt: „Schreckhaft, über einen weit entfernten Schuss fährt er und sie zusammen." „Schreckhaft, ein ängstliches Schreien macht, dass ihm der Schreck in alle Glieder fährt." „Der Säugling erschrickt stark über Räuspern und Niesen." Der Patient kann auch auffahren, wenn etwas vom Stuhl fällt oder wenn sich unerwartet eine Tür schließt; er ist überempfindlich selbst gegen die leisesten Geräusche, so wie das Knistern von Papier oder das Rascheln von Seide.

Geist und Gemüt

Ein wichtiges Kennzeichen von Borax sind häufige Stimmungswechsel. Dass **Stuhlgang** die Gemütsverfassung plötzlich zum Positiven verändern kann, haben wir oben bereits gesehen; im Hinblick auf dieses wichtige Leitsymptom ähnelt die Arznei CALCIUM CARBONICUM und NATRIUM SULFURICUM. Auch **nach Nasenbluten** kann eine Besserung des psychischen Zustands eintreten.

Derartige Stimmungsschwankungen können auch unabhängig von körperlichen Symptomen auftreten. Auf stundenlange Unzufriedenheit mit Lebensüberdruss folgt Fröhlichkeit und Heiterkeit. Mürrisches Gehabe kann mit Lachen alternieren, ebenso Weinen und Reizbarkeit mit Freundlichkeit und Lachen. Vormittags „sehr heiter, lustig, zärtlich, mit Lust und Liebe zu allen Geschäften", nachmittags aber trödelt er nur herum, ohne wirklich zu einer Arbeit zu kommen, ist „matt, faul, verdrießlich … nach dem Mittagsschlafe …" (beide Symptome von Hahnemann). Abends kann Borax, wie erwähnt, aufgeregt, unruhig und schlaflos sein (und zwar auch dann, wenn er tagsüber viel Bewegung hatte und eigentlich schon von der letzten Nacht her Schlaf nachzuholen hätte). Am Morgen wiederum ist er oft unausgeschlafen, „schwindelicht und voll in der Stirne", „mit Mangel an klaren Ideen und Gegenwart des Geistes, sodass er nichts Geistiges arbeiten konnte und auch keine Lust dazu hatte" (Hahnemann) usw.

Weinen bzw. weinerliche Stimmung wurde besonders bei Kindern häufig zu bestimmten Zeiten beobachtet, nämlich morgens und in der Nacht; vor allem aber im Zusammenhang mit (und insbesondere vor) bestimmten körperlichen Phänomenen: **vor dem Husten, vor dem Wasserlassen, während des Stuhlgangs.**

Zu der starken Furcht vor Abwärtsbewegung passt auch die **Furcht zu fallen,** die Borax empfinden kann. Ferner haben Borax-Menschen Angst vor einer drohenden Krankheit, insbesondere vor Ansteckung. Anders als PHOSPHORUS-Personen aber, für die die Furcht vor Krankheit ja so typisch ist, sind Borax-Menschen nicht gesellig, sondern eher ernst und wortkarg, nicht sonderlich zum Reden oder Scherzen aufgelegt, und sie können auch recht schüchtern sein. Sie ähneln in dieser Beziehung NATRIUM MURIATICUM. Gelegentlich kommen im Zusammenhang mit den Ängsten auch Wahnideen vor: vom Teufel besessen zu sein; beraubt zu werden.

Während Spazierengehen an der frischen Luft allgemein bessert, **wirkt geistige Anstrengung verschlimmernd** auf den Zustand des Patienten. Wenn er sich z. B. auf ein wichtiges Geschäft konzentrieren muss, wird er gereizt, verdrießlich, unzufrieden, möchte am liebsten weg und würde es vorziehen, seine Verabredung gar nicht erst einzuhalten. Dies gilt besonders, wenn der Termin in seiner „schlimmsten Zeit" liegt, also um 16 Uhr herum. Reizbarkeit, Verdrießlichkeit, üble Laune und Unbehagen können auch nach dem Essen auftreten, oft im Zusammenhang mit Vollheitsgefühl in Magen oder Kopf.

Da allgemein die schlechte Laune bei Borax-Menschen überwiegt, werden sie nicht selten streitsüchtig, heftig, ja beleidigend. Sie schimpfen und fluchen über Kleinigkeiten und können gelegentlich boshaft werden. Ärgerlich, übelnehmend, macht anderen Vorwürfe; neigt dazu, Leute zu verleumden. Borax kann auch argwöhnisch sein.

Das Gedächtnis von Borax-Menschen ist oft nicht gerade in bestem Zustand. Ihre Gedanken verlieren sich; sie wissen nicht mehr, was sie eben noch getan haben. „Er muss lange nachdenken, bis er alles weiß, was er den Tag über getan hat, und es ist ihm lange nicht deutlich, ob er gestern oder heute an einem Ort gewesen sei." (Hahnemann)

Wenn ein psychischer Zustand vorliegt, wie er auf den letzten Seiten dargestellt wurde, brauchen nicht auch noch die Aphthen vorhanden zu sein, damit eine Verschreibung von Borax gerechtfertigt ist; doch wird man in solchen Fällen oft in der Vorgeschichte auf **Aphthen** stoßen, **die unterdrückt wurden.** Bei Zuständen nach Unterdrückung von Aphthen sollte Borax immer ernsthaft in Betracht gezogen werden.

Sexualität

In sexueller Hinsicht sind diese Menschen sehr leicht erregbar.

- **Männer** können einen Orgasmus schon bekommen, wenn sie eine Frau nur berühren. Ja es kommt vor, dass sie erzählen, sie seien im Grunde mehr an Zärtlichkeiten als an Geschlechtsverkehr interessiert; ihr Verlangen ist zwar stark, aber nicht auf den Koitus ausgerichtet. Dagegen sind **Träume von Beischlaf** häufig, welche Pollutionen auslösen. Starke Erektionen morgens beim Erwachen. Ein Grund für diese spezifische Ausrichtung des Verlangens kann gelegentlich in Harnröhrenschmerzen beim oder nach dem Verkehr bestehen. Typisch sind schneidende oder brennende Schmerzen in der Harnröhre beim Samenerguss. Die Ejakulation kann beim Koitus sehr spät eintreten, gelegentlich sogar erst nach dem Orgasmus.
- Borax-**Frauen** sind ebenfalls sexuell leicht erregbar, Kummer und Enttäuschung können schließlich jedoch zu Gleichgültigkeit oder gar Abneigung gegen Geschlechtsverkehr führen. Auch durch membranöse Dysmenorrhö und Fluor, beides sehr häufige Erscheinungen bei Borax, kann sich das sexuelle Verlangen bis zur Gleichgültigkeit vermindern. Ein charakteristisches Merkmal der Arznei ist leichte Empfängnis. Fluor und Dysmenorrhö können jedoch nicht nur das Verlan-

gen, sondern auch die Konzeptionsfähigkeit beeinträchtigen, sodass am Ende oft Sterilität steht.

Borax-Kind

- Gerade bei Kindern wird Borax besonders dann eingesetzt, wenn sie das große Leitsymptom der Arznei zeigen: die **Verschlimmerung durch Abwärtsbewegung.** Ich gebe im folgenden einige Beschreibungen, wie dieses Symptom bei Säuglingen und bei größeren Kindern praktisch aussehen kann.
  - Abwärtsbewegung ist nicht zu ertragen, nicht einmal im Schlaf. Wenn die Mutter dabei ist, das schlafende Kind in sein Bettchen zu legen, wacht es oft aus seinem Schlaf auf und schreit laut vor Schreck.
  - Hebt man zum Wickeln die Beine des Säuglings an, geht es ihm gleich schlechter, er fängt an zu schreien. Das Borax-Kind weint nicht, es brüllt.
  - **Ein kleines Mädchen schreckte immer wieder auf und warf die Ärmchen hoch, als habe sie Angst zu fallen, wenn man sie ins Bett legen wollte;** es gab Nächte, in denen es unmöglich war, sie überhaupt zu Bett zu bringen. Wenn das Kind in den Wagen oder ins Kinderbett gelegt werden soll, schreit es und klammert sich an die Mutter oder die Pflegerin.
  - Beim Hochheben, Wiegen oder Schaukeln benimmt es Kindern den Atem.
  - „Dem Kinde wird es beim Tänzeln ängstlich; wenn man es in den Armen wiegt, macht es **beim Herabbewegen** ein sehr ängstliches Gesicht." (Hahnemann; Hervorhebung G. Vithoulkas)
- Der nächste wichtige Punkt ist ihre **Ängstlichkeit und Schreckhaftigkeit während des Schlafs.**
  - Häufiges ängstliches Aufschreien im Schlaf. Auffahren im Schlaf wie von Schreck. Schreien bei Fieber, wenn der Kopf heiß wird.
  - Kinder wachen plötzlich auf, schreien und greifen nach den Rändern der Wiege, ohne ersichtlichen Grund.
  - „Der Säugling schreit oft aus dem Schlafe auf und umklammert die Mutter mit Ängstlichkeit, als habe er schreckhaft geträumt." (Hahnemann)
  - Häufiges Aufwachen bei Neugeborenen; unruhiger Schlaf bei kleinen Kindern. Dennoch **schlafen die Kinder oft mehr.** „Das Kind an der Brust schläft mehr als sonst, wacht aber öfter auf." (Hahnemann)
- Weiterhin ist interessant, dass Borax-Kinder oft **weinen und vor Schmerz schreien, bevor sie urinieren oder Stuhlgang haben** (sowie vor dem Husten). „Der Säugling harnt beinahe alle 10, 12 Minuten, und **oft weint und schreit er, ehe der Harn kommt.**" (Hahnemann, Hervorhebung G. Vithoulkas)
- **Heißer Urin beim Säugling.** Brennender Urin bei Kindern. Kinder fürchten sich davor, Wasser zu lassen, sie bekommen beinahe Krämpfe, wenn sie Harndrang spüren.
- Koliken von Säuglingen nach Unterdrückung von Aphthen. Plötzlich beginnen sie zu schreien und zu treten, und ebenso plötzlich werden sie wieder ruhig, bis es nach 10 oder 20 Minuten wieder losgeht. Sie wollen herumgetragen werden, was aber die Anfälle nicht verhindert.
- In Fällen von Enteritis weint das Kind viel, der Mund ist sehr wund, die Zunge und die Innenseiten der Wangen sind weiß belegt, im Gesicht zeigt sich ein roter Hautausschlag, und **alle ein bis zwei Stunden geht grünlicher Stuhl ab.**
- Borax passt auf extrem nervöse Kinder, die besonders auf **Geräusche** reagieren. Schon durch leiseste Geräusche können sie geweckt werden.
- Schreckhaftes Zusammenfahren bei weit entfernten Geräuschen; bei ängstlichem Schreien; bei Räuspern und Niesen. Wenn eine Tür zufällt, **fährt das Kind auf und fängt dann vor Schreck an zu schreien.** Furcht bei Gewitter.
- Nächtliches Weinen. Unruhiger Schlaf, schreit die ganze Nacht im Schlaf und ist morgens in weinerlicher Stimmung.
- Flockenlesen bei Fieber.
- Die Muttermilch ist dick und schmeckt schlecht. Der Säugling **verschmäht die Brust der Mutter,** weil er die Milch nicht mag.
- **Aphthen** bei Kindern. „Der Gaumen des Säuglings ist wie in Runzeln zusammengezogen, und er schreit öfters beim Saugen." (Hahnemann). Die Aphthen bluten leicht beim Essen oder bei Berührung; bei Stillkindern ist der Mund sehr wund und empfindlich; **sehr heißer Mund,** mit großem Durst und Erbrechen nach dem Trinken. Der Mund des Kindes fühlt sich an der Brustwarze der Mutter heiß an; es lässt die Brust los und

schreit vor Schmerz und Ärger, oder es verweigert die Muttermilch ganz.
- Abmagerung bei Kindern aufgrund ihres aphthösen Zustands; sie können nicht verdauen. „Der Säugling wird blass, beinahe erdfahl, das vorher kernige Fleisch schlaff und welk; er weint viel, verschmäht die Brust und schreit aus dem Schlafe oft ängstlich auf." (Hahnemann)
- Die Haare verwickeln sich an den Spitzen und **kleben zusammen,** sodass man sie nicht mehr auseinander bekommt; schneidet man diese Büschel ab, so verwickeln sich die Haare aufs neue.
- Langsames Sprechenlernen.

Allgemeinsymptome und Keynotes

- Wichtige Modalitäten:
  - Bezüglich der Zeit wurde bereits die an LYCOPODIUM erinnernde Verschlimmerung des Gemütszustands um 16 Uhr erwähnt; ebenso die plötzliche Besserung nach 23 Uhr und die häufige Verschlimmerung der Schlaflosigkeit nach Mitternacht, insbesondere zwischen 3 und 5 Uhr morgens.
  - Dazu kommt noch eine „schlechte Zeit" vormittags, die der von NATRIUM MURIATICUM ähnelt. Sie liegt ungefähr zwischen 9 und 12 Uhr, besonders oft um **10 Uhr** herum, wo Kopfschmerzen, Übelkeit, Brechreiz und **Zittern am ganzen Körper** beobachtet wurden.
  - Verschlimmerung: **durch Abwärtsbewegung;** bei warmem Wetter; nach der Menstruation; durch Hammelfleisch, **Birnen** (die Durchfall, **Verdauungsstörungen** und **Magenschmerzen** herbeiführen können), Äpfel, (Trink-)Schokolade; Umdrehen im Bett.
  - Besserung: **nach Stuhlgang** (Gemütsverfassung); nach Nasenbluten; **durch Ausstrecken nach rückwärts;** im Freien; am Meer.
- Ohnmachtsneigung: durch Geräusche, beim Stuhlgang, beim Gehen im Freien; meist jedoch vergeht die Ohnmachtsneigung im Freien.
- Mattigkeit: nach dem Mittagsschlaf; **beim Stuhlgang,** mit Schwäche; während der Regel, dass sie kaum stehen konnte.
- Zittern: bei geringer Anstrengung; durch Gespräche; **während des Nachdenkens bei der Arbeit,** am ganzen Körper.
- **Schauder über den ganzen Körper,** eine Nacht und einen Tag lang, mit klopfenden Kopfschmerzen.
- Hitzewallungen.
- Bei Fieber **Dehnen und Strecken der Glieder.**
- Gefühl wie von Spinnweben im Gesicht; an der Hand.
- Vermehrte Schleimhautabsonderungen: **heiß;** moderig, schimmlig oder kräuterartig riechend.
- Puls nachts schnell, tagsüber langsam.
- Alte Narben öffnen sich wieder; alte Wunden und Geschwüre neigen zur Eiterung.

Lokalsymptome

Schwindel Schwindel: morgens im Bett; beim Ersteigen eines Berges oder der Treppe; **durch Abwärtsbewegung;** beim Liftfahren; beim Schaukeln oder Wiegen; nach Unterhaltungen; wenn er sich im Bett auf die linke Seite dreht.

Schwindel gefolgt von Nasenbluten, welches bessert. Beim Spazierengehen abends Schwindel, wie wenn ihn jemand von der rechten auf die linke Seite stieße. Der Schwindel ist oft von Vollheitsgefühl im Kopf begleitet.

Kopf Borax hat zahlreiche Kopfschmerzen, die für gewöhnlich durch Gehen im Freien oder **nach Stuhlgang besser** werden. Die Stirn und die Schläfen sind besonders betroffen. Lesen und Schreiben können stark verschlimmern. Bei Frauen treten Kopfschmerzen oft vor und während der Regel auf. Einige typische Kopfschmerzsymptome:
- **Weh im ganzen Kopfe, mit Übelkeit, Brecherlichkeit und Zittern am ganzen Körper, früh, 10 Uhr.**
- Drückend ziehender Kopfschmerz in der Stirne, über den Augen und gegen die Nasenwurzel zu, zuweilen bis in den Nacken ziehend; beim Bücken drückt es stark ans Stirnbein, und beim Schreiben und Lesen wird der Schmerz viel heftiger, mit Drücken in der Milzgegend.
- Klopfendes **Kopfweh im Hinterhaupt, als ob dort etwas eitern wollte, mit Schauder** über den ganzen Körper.
- **Jeden Abend Ziehen im Kopf vom Scheitel bis in die Schläfe,** mit Appetitlosigkeit, Übelkeit und

Ziehen im Unterleib zu den Geschlechtsteilen hin.

- Taktmäßig drückendes, stumpfes Stechen in den Schläfen.
- Stechendes Kopfweh über den Augen und in den Schläfen, unter abwechselnder Hitze und Kälte, sodass sie bald ganz heiße, bald ganz blaue Hände hatte.
- Verschiedene Beschwerden gehen mit Hitze im Kopf einher: **schnell in den Kopf steigende Hitze beim Tiefatmen;** Hitze, Schwere und Betäubung im Kopf bei Frösteln im ganzen Körper und allgemeiner Mattigkeit; heißer Kopf bei Durchfall; **Kopf, Mund und Handflächen sind heiß** (beim Säugling).
- Vollheitsgefühle im Kopf: nach dem Essen, als wenn sich das Blut mit Gewalt hineinpresste; mit Schwindel; beim Steigen sowie bei Abwärtsbewegung.
- Dazu kommt die oben beschriebene **Verfilzung der Haare an den Spitzen.**

Augen **Entropium:** Die **Wimpern kehren sich in das Auge hinein** und entzünden es, **besonders am äußeren Winkel,** wo die Lidränder ganz wund sind. **Lidrandentzündungen** (linker innerer oder rechter äußerer Canthus) mit **nächtlichem Zukleben der Augen** und „unordentlichen" Wimpern. **Abends kann sie die Augen nur schwer schließen** und früh nur mit Mühe öffnen.

Geschwollene Meibom-Drüsen. Drückende, stechende oder schneidende Schmerzen in den Augen; Reißen in beiden Augäpfeln mit Zucken in der Stirn und Übelkeit, nachmittags. Abends „Verdunkelung" vor dem linken Auge; Empfindlichkeit der Augen gegen Kerzenlicht.

Flimmern vor den Augen, morgens, beim Schreiben, dass er nichts deutlich sieht; **wie helle, sich bewegende Wellen, bald von der rechten zur linken Seite, bald von oben herab.**

Ohren Borax-Patienten sind **sehr geräuschempfindlich,** wie oben ausführlich beschrieben. Diverse Ohrgeräusche, oft im Zusammenhang mit den Menses: **Ohrensausen vor Eintritt der Regel** bzw. während der Regel. Klingen, Pfeifen, Läuten, Sausen, dumpfes Trommeln in den Ohren. **Brausen in den Ohren** und viel schwereres Hören als gewöhnlich. Schwerhörigkeit und Gefühl wie verstopft, besonders auf dem linken Ohr. Schmatzen im linken Ohr, als wäre eine dicke Schmiere darin, die es verstopfe; öffnet sich dann spontan wieder.

Jucken im linken Ohr, und nach Entfernen des Ohrenschmalzes Wundheitsschmerz darin, abends beim Spazierengehen. **Stechen im linken Ohr.** Stechen in den Ohren bei ungewöhnlich frühem Erwachen; **morgens beim Waschen mit kaltem Wasser. Chronische Otorrhö.**

Nase Plötzliche **Rötung der Nase.** Leuchtendrote Nasenspitze. Rote Nase bei jungen Frauen. Verstopfte Nase, erst rechts, dann links, mit Tränen der Augen. Jucken in der Nase; muss mit dem Finger hineinfahren. Reibt sich ständig die Nase, weil sie juckt.

Rote und glänzende Geschwulst der Nase, mit klopfender und spannender Empfindung. Geschwür im linken Nasenloch, vorn oben gegen die Spitze zu, mit Wundheitsschmerz und Geschwulst der Nasenspitze. **Viel trockene Krusten in der Nase, die nach Entfernung mit dem Finger sich immer wieder erzeugen.**

Schmerzhaftes Herunterdrücken in der Nase (im rechten Nasenloch), **als würde das Hirn herausgezwungen;** schlimmer im Liegen; **schlaflose Nächte durch erstickende Trockenheit in der Nase.**

Gesicht Gesichtsfarbe des Säuglings elend, blass, erdfahl. **Erysipel.** Gesicht **geschwollen, heiß und rot;** mit großen Schmerzen **beim Lachen;** meist linksseitig; **während der Stillzeit; während der Schwangerschaft.**

Gefühl auf der rechten Seite des Gesichts, am Mund, als ob sich Spinnweben angelegt hätten. An den Lippen Kriechen wie von Käfern. Hautausschläge: an den Lippen, besonders an der Unterlippe; rote Papeln, Bläschen oder Flechten an der Stirn oder um den Mund herum, besonders bei kleinen Kindern; Ekzem am Kinn.

Mund **Aphthen: weiß; im Mund, auf der Zunge, an der Innenseite der Wangen; leicht blutend und äußerst berührungsempfindlich; hindern das Kind am Saugen; mit großer Hitze und Trockenheit des Mundes.**

Schnell sich bildende Geschwüre im Mund; gangränös. Merkurialgeschwüre.

Der Mund des Säuglings ist ganz heiß.

Die Schleimhaut des Gaumens ist vorn wie verbrannt zusammengeschrumpft und schmerzt besonders beim Kauen. Der Gaumen des Säuglings ist wie in Runzeln zusammengezogen, **und er schreit öfters beim Saugen.**

Auf der Zunge rote Bläschen, als wenn die Haut abgezogen wäre; sie schmerzen bei jeder Bewegung der Zunge und wenn etwas Gesalzenes oder Scharfes darauf kommt. Krampf in der Zunge, wie steif und eingeschlafen, der Atem wird dadurch gehemmt.

Zahnschmerzen mit Gefühl, als seien die Zähne länger. Feines, aussetzendes Stechen in allen Zähnen. Zahnschmerzen nach jedem Frühstück und Abendessen, **durch Tabakrauchen gebessert.** Zahnweh in hohlen Zähnen, dumpf greifend, **bei nasser, regnerischer Witterung. Alveolen entzündet,** mit sehr starken Schmerzen; nach Zahnextraktion. Dunkelrot verfärbtes Zahnfleisch. Geschwür an der Außenseite des Zahnfleischs, entzündliche Schwellung, mit Geschwulst der Wange und der ganzen linken Gesichtsseite bis unter das Auge, wo sie eine wässrige Blase bildet.

Fader Mundgeschmack. Sie hat keinen Geschmack, wenn sie etwas isst, einige Wochen lang.

Bitter im Munde; wenn sie etwas ißt oder Speichel schluckt, ist ihr alles bitter.

Hals **Zäher, weißlicher Schleim im Rachen, der sich erst nach vieler Anstrengung ablöst.** Der Schleim kann auch blutig oder grün sein. Räuspern und Heraufbringen des Schleims so anstrengend, dass es zu Würgegefühlen und Erbrechen kommt.

Heftiger **Schluckauf, dass der Hals rau wird.** Rauheit im Halsgrübchen, mit ziehendem Stechen dort beim Husten und Niesen. Reißen im Kehlkopf, abends; Reißen von der Kehle bis in die Brust, zum Husten reizend.

Atemwege, Husten, Brust Borax hat eine große Zahl von Atembeschwerden, etwa:

- **Beim Abwärtsgehen oder -fahren benimmt es ihm den Atem.**
- **Vor dem Eintreten der Regel benimmt es ihr abends und morgens den Atem,** mit Schwere auf der Brust und Ohrensausen.
- **Bei jedem Versuch zu atmen zieht es ihr die Brust zusammen.**
- **Beängstigung auf der Brust, abends im Bett.**
- Mit diesen Beschwerden ist sehr häufig ein **Stechen in der Brust, besonders in die rechte Brustseite** verbunden. **Stiche in der Brust beim Gähnen, bei jedem Husten und Tiefatmen;** ebenso beim Niesen.
- **Pleuritischer Schmerz in der rechten Brustseite, kann sich nicht bewegen oder atmen, ohne dass es dort sticht. Rechtsseitige Pleuritis.**
- Der Atem stockt ihm beim Liegen im Bett; muss aufstehen und nach Luft schnappen, wobei es ihn jedes Mal in die rechte Brustseite sticht.
- Stechen zwischen den Rippen der rechten Seite, dass er vor Schmerzen nicht auf dieser Seite liegen kann, mit empfindlichem Ziehen und Atemstockung, dass er nach Luft schnappen muss; legt er sich auf die schmerzende Seite, so **wecken ihn die Schmerzen gleich aus dem Schlaf.**
- Kurzatmigkeit nach Treppensteigen, sodass er kein Wort sprechen kann; sobald er spricht, gibt es ihm jedes Mal einen Stich in die rechte Brustseite; ebenso beim Laufen und jeder erhitzenden körperlichen Anstrengung.
- Alle drei bis fünf Minuten muss er einen schnelleren, tieferen Atemzug tun, dem jedesmal ein Stich in die rechte Brustseite mit einem stillen Schmerzseufzer und langsamem Ausatmen folgt.
- Bei jedem Hustenstoß Stechen in der rechten Brust, in der Gegend der Brustwarze, abends.
- Trockener, kachektischer Husten, wie bei alten Leuten, besonders morgens beim Aufstehen und abends beim Niederlegen, mit Stechen in die rechte Brustseite und Weiche.
- Es zieht sogleich stechend in die rechte Brustseite, **wenn er den Arm hebt.**
- Stechender Druck auf dem Brustbein nach dem Mittagessen, durch Tiefatmen sehr vermehrt.
- Drückendes Klemmen kommt beim Gebücktsitzen aus der Magengrube in die Brust; benimmt den Atem und sticht in der Lunge.
- Besserung der Brustschmerzen durch langsames Umhergehen im Zimmer; **wenn er sich beim Brustschmerz die schmerzhafte Seite mit der Hand hält; durch Waschen der Brust mit kaltem Wasser. Weintrinken vermehrt die Schmerzen.**
- Ein charakteristischer Husten von Borax ist auch der „**Magenhusten**", ein Husten mit Würgen und

Brechreiz, manchmal mit Schmerzen in die Milzregion.

- Husten kann sich auch nach kaltem Baden einstellen.
- **Blutstreifen im Schleim** beim Aushusten eines weißen Schleims, der sich schwer löste.
- Hüsteln und heftiger Husten, mit geringem Auswurf **von schimmligem Geschmack und ebensolchem Geruch aus der Brust,** bei jedem Hustenstoß; abends.

Mammae Ein Leitsymptom ist ein **ziehendes Stechen in der Brust, an der das Kind nicht saugt.** Zusammenziehende Schmerzen in der linken Brust, wenn das Kind an der rechten trinkt. In der linken Brust ein Greifen und zuweilen Stechen, und wenn das Kind ausgetrunken hat, muss sie die Brust mit der Hand zusammendrücken, weil sie ihr von der Leerheit wehtut.

Die Milch wird käsig und gerinnt. Die Milch ist dick und schmeckt schlecht, und das Kind verweigert sie. Vermehrte Milchproduktion; Galaktorrhö. **Milch bei Nichtschwangeren. Blutende Aphthen an den Brustwarzen.**

Herz **Gefühl, als wäre das Herz auf der rechten Seite und sollte abgequetscht werden.**

Magen Wenig Appetit, besonders beim Abendessen. Mittags kein Appetit oder gar Ekel gegen das Essen. Durstig morgens und nach dem Mittagsschlaf.

- **Heftiges und häufiges Aufstoßen während der Wehen.**
- Übelkeit: morgens beim Erwachen, mit Brechreiz oder Ohnmachtsanwandlungen; **um 10 Uhr morgens, mit Kopfschmerzen und Zittern am ganzen Körper;** von 15 Uhr bis zum Abend, mit Schmerzen im Brustbein; **beim Nachdenken;** nach einem Gespräch; während der Mahlzeit, mit Unruhe des ganzen Körpers.
- Erbrechen: **bitter, nach Trinken; von saurem Schleim, nach dem Frühstück;** beim Aushusten oder Ausräuspern von Schleim; nach der Regel.
- Schweregefühl im Magen, Drücken in der Magengrube oder sonstige Magenschmerzen, die **besser sind oder sich verlieren beim Gehen im Freien.**
- Magenschmerzen, die **ins Kreuz ausstrahlen;** während und nach der Regel, mit Brechübelkeit oder Erbrechen.
- Schmerz **zwei Tage vor der Regel** in der Magengegend **nach Heben von etwas Schwerem;** der Schmerz **ging bis in das Kreuz,** wo er **stechend** wurde, sodass sie sich die ganze Nacht nur unter Schmerzen wenden konnte; morgens war es besser. **Zusammenziehender Schmerz in der Magengegend,** jeden Tag von 4 Uhr morgens bis 12 Uhr mittags, ein Zusammenwickeln, **das dann in das Rückgrat übergeht und da Stechen macht.**
- Magenschmerzen, Drücken in der Magengrube, Völlegefühl und Unwohlsein **nach dem Essen,** besonders **nach Genuss von Birnen,** auch nach Äpfeln. Es kann auch ein Vollheitsgefühl im Kopf mit Blutandrang hinzukommen.
- **Nach dem Essen, das ihm sehr gut schmeckte, stark aufgebläht, unbehaglich, unwohl und verdrießlich.** Verschlimmerung durch **Wein** (besonders die Brustbeschwerden); durch Hammelfleisch; durch (Trink-)Schokolade.

Abdomen Ein ganz eigentümliches Borax-Symptom ist **Durchfall und/oder Bauchschmerz nach Tabakrauchen.**

- Bauchweh einige Mal den Tag über, **als sollte Durchfall erfolgen.**
- Gleich nach dem Essen Leibschmerz wie zum Durchfall, **der nach dem Mittagsschlaf vergeht. Kneipen im Leibe mit Durchfall. Nach jedem Essen Blähungsauftreibung.** Kollern im Leib: gegen Mittag; nach dem Mittagessen, mit Durchfall; nachts, **durch Blähungsabgang nach oben und unten erleichtert.** Bald nach dem Frühstück Schneiden im rechten Hypochondrium, quer durch den Bauch nach abwärts, darauf Durchfall.
- Drückende Schmerzen in der Milz und der Milzregion durch **Erschütterung,** etwa beim Fahren in einem ungefederten Wagen. Druck und zuweilen Brennen mit Gefühl im linken Hypochondrium, **beim Tiefatmen,** als zöge etwas aus der Milzgegend in die Brust herauf, was sich beim Ausatmen wieder senkte.
- **Schneiden** im linken Hypochondrium, **im Schnellgehen,** als wenn dort ein hartes, scharfes bewegliches Stück wäre, mit Gefühl im Unterleib, **als wenn da lauter harte Stücke wären, die untereinander gingen.**
- Schmerz in der Leistenregion beim Husten; **beim Gähnen;** zum rechten Schulterblatt ausstrahlend.

- Weiches, welkes, eingesunkenes, welk und **schrumpelig** wirkendes Abdomen (besonders bei „Sommerdurchfall“ von Kindern und Ernährungsstörungen).

Rektum und Stuhl **Durchfall durch plötzliche Geräusche** ist ein großes Leitsymptom von Borax. Überhaupt ruft Borax, wie bereits unter „Abdomen“ gezeigt, häufig **Durchfall** hervor. Hahnemann erwähnt z. B.: „Durchfall, 6 Mal von früh bis nachmittags 2 Uhr, ohne Schmerzen.“

- Durchfall kann nach dem Genuss von Schokolade und **nach Birnen** eintreten; **Gemütsbewegungen oder Rauchen verschlimmern.**
- Der Stuhl ist nicht nur meist weich oder durchfällig, sondern auch sehr häufig: **Öfterer, sehr leichter Stuhl, alle Tage.**
- Stühle sind oft **mit Schleim vermischt** oder bestehen aus Schleim. Der Schleim kann blass, braun oder rötlich sein; zäh und klebrig. Abgang einer Flüssigkeit **wie gekochte Stärke** vom Anus.
- **Weicher, lichtgelber, schleimiger Stuhl, täglich dreimal, mit Mattigkeit und Schwäche.** Häufig sind auch **grüne oder grünliche** Stühle, denen bei Säuglingen **mitleiderregendes Schreien vorangeht.** Ein Wechsel von harten und weichen Stühlen kommt vor; langer, schmaler Stuhl bei **Analstriktur.**
- Bereits ausführlich behandelt wurde die auffällige **Besserung der Gemütsverfassung nach Stuhlgang;** ebenso der **aphthöse Zustand der Anusregion.** Bei letzterem kommt es zu Jucken am After, besonders abends, und Nässen nach dem Stuhlgang.

Harnorgane Drücken und Stechen in der Nierengegend, beim Umwenden vermehrt.

Heftiger Drang zum Urinieren, nachts, mehrere Male. Sehr heftiger, eiliger Harndrang, dass er den Urin fast nicht aufhalten konnte.

Abendliche Harnverhaltung; mit **Harndrang, ohne dass sie einen Tropfen lassen konnte. Vergeblicher** Harndrang.

Dunkelblaues Fleckchen an der Mündung der Harnröhre, als wenn die Haut weg wäre, mit beißendem Schmerz beim Harnen.

Nach dem Wasserlassen brennendes Spannen in der Harnröhre oder **Wundheitsschmerz am Meatus.**

Schmerzen in der (männlichen) Harnröhre auch **bei oder nach Samenerguss** sowie **beim Befühlen.** Nach einer Pollution Drängen zum Harnen, und beim Urinieren Schneiden in der Harnröhre.

Plötzlicher Harndrang während der Regel.

Häufiges Wasserlassen nachts, seltenes am Tage. Vor dem Wasserlassen verschlechterter Allgemeinzustand. Auffallend **scharfer** Geruch des Urins; riecht wie Katzenurin.

Männliche Genitalien **Samenerguss schon bei Berührung einer Frau; ebenso bei Träumen von Beischlaf. Vermehrte sexuelle Begierde, aber kein Verlangen nach Koitus.** Beim Koitus **sehr späte Ejakulation.** Starke Morgenerektionen. Schmerzen in der Harnröhre bei oder nach Koitus (s.o.)

Weibliche Genitalien Die Borax-Frau ist, wie oben ausgeführt, **sexuell leicht erregbar,** ihr Verlangen kann jedoch später bis zur Gleichgültigkeit abnehmen. Auch die **leichte Empfängnis,** die bereits in den Prüfungen festgestellt wurde, kann sich im Verlauf der Pathologie zur **Unfruchtbarkeit** entwickeln. Dies kann mit **hartnäckigem Fluor** zusammenhängen.

Fluor: **wie Eiweiß oder Stärke; dick wie Kleister und weiß von Farbe; heiß und brennend;** klumpig; oder auch blass, durchsichtig. Fluor wie Eiweiß, mit **Empfindung, als flösse warmes Wasser herab.** Tripperartiger Ausfluss **während der Schwangerschaft,** mit Anschwellen, Jucken und Brennen der Vagina.

Die Patientinnen können viele Schmerzen vor, während und nach der Menstruation empfinden. Borax ist ein wichtiges Mittel bei **membranöser Dysmenorrhö.** Oft kommt die Regel zu früh, häufig nur nachts; es ist jedoch auch eine verspätete, aber sehr kurze (nur einen Tag andauernde) Blutung möglich, die ausgesprochen stark ist. Regel vier Tage zu früh und sehr stark, mit Grimmen im Leib, Brechübelkeit und Schmerz vom Magen bis ins Kreuz. **Bei der Regel krampfhaft drängender und stechender Schmerz im Unterleib.**

- Vor den Menses: Schwere auf der Brust, Atemstockung, Ohrensausen; Stechen in den Eierstöcken und im Uterus.
- Während der Menses: Mattigkeit, dass sie kaum stehen konnte; Kneipen im Leib; Klopfen im Kopf

und Ohrensausen; schneidende und stechende Schmerzen in den Ovarien, die zum Schulterblatt ziehen können.

- Nach der Regel am zweiten Tage Drücken wie von einem Stein in der rechten Rippengegend bis zum Schulterblatt, von wo der Schmerz krampfhaft bis in den Magen und das Kreuz ging, mit nachfolgendem Erbrechen.

Die Dysmenorrhö wird **schlimmer durch Abwärtsbewegung.**

Menses während der Stillperiode. Wehenschmerzen, die nach oben schießen, der Kopf des Kindes geht wieder zurück. Krampfhafte Wehen, **mehr im Magen als im Uterus.**

An der Klitoris ein Auseinanderspannen und Stechen, nachts. Aphthen an den weiblichen Genitalien. Borax kann angezeigt sein bei Vaginitis und Endometritis.

Rücken Der Rücken wird leicht überlastet; **Rückenschmerzen vom Heben,** besser im Sitzen. Die **Rückenschmerzen ziehen bis in die Füße herab.**

Im Nacken rheumatisch ziehender Schmerz, der von da in die linke Achsel und dann ins Schulterblatt geht, abends beim Gehen im Freien. An der Achsel und zwischen den Schultern **ziehend-reißender Schmerz, dass sie sich nicht bücken kann.**

Dumpfer Kreuzschmerz beim Bücken. Beim Sitzen und Bücken Kreuzweh, wie von Druck. Im Kreuz, während des Sitzens, wie ein Brennen. Kreuzschmerzen beim Spazierengehen. Kreuzschmerzen während und nach der Regel, meist vom Magen herkommend. Am Steißbein heftiges Jucken und Kribbeln, kann es ohne Kratzen nicht aushalten.

Extremitäten **Zittern der Hände und Schwäche in den Knien während des Nachdenkens bei der Arbeit.**

Kraftlosigkeit in den Gelenken. Schwäche in Gelenken und Füßen nach Durchfall, Gehen bessert.

Phagedänische Ulzera an Finger- und Zehengelenken. Brennen, Hitze und Röte der Finger und Zehen, bei geringer Kälte, wie nach Erfrierung.

Stechen in den Schultern beim Husten, besonders in der rechten Schulter.

Kleieartige Flechten an Armen und Händen. Abwechselnd ganz heiße und kalte, blaue Hände (bei Kopfschmerzen). Gefühl auf der Haut der Hände, **als hätten sich Spinnweben angelegt.** Warzen und hornige Schwielen an den Handflächen.

Starkes **Jucken auf den Gelenken der Fingerrücken,** dass er heftig kratzen muss. Neigung zur Eiterung bei kleinen Wunden an den Fingern; besonders an den Fingernägeln oder in deren Nähe. **Ekzeme** und Pusteln an den Fingern; **Verlust der Nägel. Panaritium.** Nagelgeschwür im Daumen. **In der Daumenspitze klopfender Schmerz, Tag und Nacht;** nachts oft aus dem Schlaf weckend.

Am Gesäß Flechtenausschläge, Bläschen und Geschwüre. **Schmerzen im Oberschenkel bei Frost.** Nächtliche Frostschauder mit Reißen im Oberschenkel und Schmerz im Femur, als ob er zerbrochen wäre. Im Oberschenkel des rechten Beins, nahe bei der Scham, ein Brennen, das sich **beim Husten und Auflegen der Hand vermehrt. Gefühl, als flösse warmes Wasser die Schenkel herab** (bei Fluor).

Taubheitsgefühl und Hitzeempfindung im linken Unterschenkel. **Erysipelatöse Entzündung** am Unterschenkel und Fuß, mit Schwellung; nach körperlicher Anstrengung, z. B. Tanzen; mit Reißen, Spannen und Brennen; bei Druck mit dem Finger verschwindet die Röte auf Augenblicke; Spannen auf dem Fußrücken macht das Stehen beschwerlich, hindert aber nicht am Gehen; Kälte, Frostschauder und Durst, mit Erbrechen von Speisen und Galle, dann Schwere im Kopf und Klopfen in den Schläfen mit unruhigem Schlaf, schließlich Nasenbluten.

Zittern in den Füßen, bei Ängstlichkeit mit Schwäche und Herzklopfen. Ameisenlaufen und Zittern der Füße, mit Übelkeit und Neigung zur Ohnmacht; im Freien vergehend. Schwere in den Füßen, dabei allgemein abgeschlagen, matt und träge. **Stechen in der Fußsohle.**

Beim Auftreten Schmerzen im Fußgelenk und den Zehen, als wenn sie etwas drückte; ebenso an den Ballen der Großzehen. **Hühneraugen.** Bohrendes Stechen darin, das durch Daraufdrücken erleichtert wird; häufiges Stechen in den Hühneraugen, **besonders bei Regenwetter.**

In der Ferse Schmerz wie wundgetreten. **Eiternde Stellen an den Füßen, wo die Schuhe sie aufgerieben haben;** an der Ferse.

Schlaf **Schläfrigkeit in der Abenddämmerung,** wie er sich aber zu Bett legte, verging ihm der Schlaf ganz, obwohl er den ganzen Tag über starke Bewegung gehabt und die Nacht vorher nur wenig geschlafen hatte.

Schlaflosigkeit: abends nach dem Zubettgehen; wacht vor Mitternacht auf und kann dann vor 2 Uhr morgens nicht mehr einschlafen; **nach Mitternacht, zwischen 1 und 4 Uhr,** wegen Gedankenfülle. Schlaflosigkeit während der Zahnung; mit Atembeschwerden.

Ungewöhnlich zeitiges Erwachen, früh um 3 Uhr; sie konnte dann **wegen Hitze im ganzen Körper, besonders im Kopf,** und Schweiß an den Schenkeln vor zwei Stunden nicht wieder einschlafen. **Wacht aus dem Schlaf auf, wenn er auf der schmerzhaften Seite liegt** (besonders bei Brustschmerzen). Spätes Einschlafen und zeitiges Erwachen. Unruhiger Schlaf mit Durst und Kälte. Schläfrigkeit mittags, und tiefer, zweistündiger Schlaf.

Träume: vom Beischlaf; von Halsweh und anderen Krankheiten.

Frost und Fieber Frostschauder nachts von 2 bis 4 Uhr, mit Zittern, Erbrechen, Reißen und Schmerz wie zerbrochen im Oberschenkel. **Kältegefühl nachmittags,** z. B. von 14 bis 18 Uhr. Kälte gleich nach dem Mittagessen, mit **schnell in den Kopf steigender Hitze beim Tiefatmen;** dann abends 18 Uhr Hitze, bei der er sich legen musste, bis 22 Uhr, danach Schweiß. **Schauder über den ganzen Körper,** eine Nacht und einen Tag, **mit klopfendem Kopfschmerz im Hinterhaupt, wie von einem Geschwür. Frost im Schlaf.**

Hitze abends im Bett mit Schweiß; sobald er aber aufsteht, friert ihn. Hitze im Kopf abends beim Schreiben, mit Durst und Gefühl, als sollte Schweiß kommen. Hitze, wenn sie die Hände unter der Bettdecke einhüllt; sobald sie sie aber herausstreckt, wird ihr kalt. Hitzegefühl nachmittags, nach dem Mittagsschlaf. **Heißer Kopf bei Säuglingen;** ebenso **heiße Handflächen und heißer Mund.**

Schwitzen im Morgenschlaf, beim Anziehen aber wird ihm kalt und er bekommt trockenen Husten mit Rauheit auf der Brust.

Haut **Unheilsamkeit der Haut, kleine Verletzungen schwären und eitern. Alte Narben brechen wieder auf; alte Wunden und Geschwüre neigen zur Eiterung.**

Erysipel. Psoriasis. Weißlicher Papelausschlag, hanfsamengroße Papeln, mit rotem Hof, auf Brust und Hals, bis zum Nacken. Hautzustand schlimmer vor der Regel.

Zusammenfassung

Ich wiederhole noch einmal die drei wichtigsten Leitsymptome, die im Allgemeinen ausschlaggebend für die Verschreibung von Borax sind:

- **Verschlimmerung durch Abwärtsbewegung.**
- **Vor dem Stuhlgang verdrießlich,** missmutig, träge, unzufrieden; **nach demselben heiter, zufrieden mit sich und der Welt und froh in die Zukunft blickend.**
- **Besserung der psychischen und der körperlichen Symptome nach 23 Uhr.**

Ferner können als Leitsymptome betrachtet werden:

- Entropium, einwärts gekehrte Wimpern, mit Lidrandentzündung.
- Kopfhaar verfilzt und klebt an den Spitzen zusammen.
- **Sehr heißer Mund** bei Aphthen.
- Tag und Nacht grünlicher Stuhl.
- **Leuchtendrote Nasenspitze.**
- Erwachen **wie von Schreck.**
- Dicke, schlecht schmeckende Muttermilch, sodass Stillen unmöglich ist.

Bovista

Essenzielle Merkmale

Bovista sollte in folgenden Fällen in Erwägung gezogen werden.

- Wenn **dünner oder durchfälliger Stuhl der Monatsblutung vorangeht,** vor Menorrhagien oder Metrorrhagien auftritt oder sonstige Beeinträchtigungen der Gesundheit ankündigt, selbst akute psychische Störungen.
- Wenn die Patienten oder Patientinnen von einem **Gefühl** erzählen, **als ob ein bestimmter Körperteil vergrößert sei,** der Kopf, die Eierstöcke, der Uterus.
- Bei Menschen, die **extrem ungeschickt** sind, beim Handeln wie beim Reden oder Schreiben – denen etwa Gegenstände aus der Hand fallen und zerbrechen, die zu Fehltritten und Stürzen nei-

gen, die Wörter falsch anwenden oder falsch schreiben, sich verschreiben.

- Bei Ausschlägen wie z. B. Ekzemen, Nesselsucht, feuchten Bläschenausschlägen mit Bildung dicker Schorfe, ebenso bei Neurodermitis etc., da Bovista eine ausgeprägte **Wirkung auf die Haut** ausübt;
- Bei Menschen mit **hämorrhagischer Diathese,** da Bovista den **Kreislauf** stark beeinflusst, eine Erschlaffung des Kapillarsystems herbeiführt und dadurch **Blutungsneigung** erzeugt;
- Bei Stottern von Kindern.
- Bei Blähungen mit Bauchauftreibung und geräuschvollem Abgang von Winden.

Ängstlichkeit mit Erregung und Unruhe

Bovista ist in geistiger wie in emotionaler Hinsicht ein ausgesprochen intensives Mittel. Hat man einen Bovista-Menschen in seinem Sprechzimmer, so wird man sogleich den Aufruhr spüren, den er mit sich hereinbringt. Eine überquellende Ängstlichkeit ist bei diesen Menschen mit Erregung und Unruhe verbunden. Ihr Zustand ist so, dass den Arzt das Gefühl überkommt, sie redeten über ihn hinweg. Manchmal fixieren sie beim Sprechen auch einen Punkt über dem Kopf des Arztes, als redeten sie mit seiner Aura. Oft wird man sich bei solchen Interviews fragen, ob der bzw. die Kranke wirklich in Kontakt zu einem selbst steht – so groß ist seine bzw. ihre Erregung, so massiv die Intensität des Auftretens.

In diesem Zustand fühlen sich Bovista-Menschen getrieben, zu reden und zu reden, aber alles **in vollem Ernst.** Es scheint, als wollten sie alles von sich erzählen und mit nichts hinter dem Berg halten; man wundert sich wirklich, wie leicht es ihnen fällt, ihre ganz privaten Familienangelegenheiten auszupacken und dabei von Dingen zu sprechen, die anderen Leuten sicherlich peinlich wären. Bovista ist wie ein Motor, der, wenn er einmal angelaufen ist, nicht mehr zum Stillstand zu bringen ist, und bei der Aufnahme des Falles wird man prompt an LACHESIS oder HYOSCYAMUS denken müssen.

Große Redseligkeit und rückhaltlose Offenheit im Gespräch. Sehr offenherzig, spricht freimütig von ihren Fehlern und erzählt die nackte Wahrheit.

Beim Reden bringen Bovista-Menschen oft Wörter durcheinander oder wenden sie falsch an, und sie verschlucken Silben oder ganze Wörter. Da sie für gewöhnlich sehr schnell sprechen, stottern oder stammeln sie gelegentlich. Beim Schreiben machen sie ähnliche Fehler.

Tatsächlich wünschen sich diese Menschen immer jemanden, mit dem sie reden können, weil sie nicht gern allein sind. In Gesellschaft fühlen sie sich besser. Ein Prüfungssymptom aus Hartlaub/Trinks' *Reiner Arzneimittellehre* lautet: „**In Gesellschaft war sie heiter, allein aber traurig, niedergeschlagen und teilnahmslos.**"

Man merkt ihnen an, dass sie vor Emotionen nur so anschwellen, und sie fühlen sich tatsächlich körperlich ebenfalls ganz aufgebläht – was sie auch wirklich sind. Der Körper ist allgemein aufgedunsen. Bovista empfindet es als sehr problematisch, körperlich oder emotional in irgendeiner Hinsicht eingeschränkt zu sein. Nichts kann Bovista-Menschen daran hindern, sich alles vom Herzen zu reden und genauestens zu erzählen, was in ihnen vorgeht, wenn sie erst einmal damit angefangen haben; jegliche Beschränkung ist ihnen dann unerträglich. Sie klagen unter größtem Gefühlsaufwand über ihre Gelenkschmerzen, ihre Hautausschläge, ihre Bauchschmerzen, über dieses Symptom und jenes Wehwehchen, und so könnte man den Eindruck bekommen, sie hätten große Angst um ihre Gesundheit. Doch dieser Eindruck trügt, denn es geht ihnen einfach nur darum, all das mitzuteilen, was ihnen gerade im Kopf herumspukt. Und ähnlich wie sie in dieser Hinsicht keine Beschränkungen aushalten, ertragen sie auch keinerlei enge Kleidung. Ihr Körper ist aufgedunsen und zugleich höchst empfindlich gegen Einschnürung oder Beengung.

Schwellung und Vergrößerungsgefühl

Unsere Arzneien tragen so etwas wie eine Symbolik in sich, und bei Bovista sieht diese Symbolik so aus, dass die Patienten **auf allen Ebenen, an Körper, Geist und Emotionen** oder wenigstens **in bestimmten Regionen dieser drei Ebenen angeschwollen und aufgebläht sind.** Diese Anschwellung, dieses Vergrößerungsgefühl, dieses Überfließen wird schlimmer durch Beengung und bessert sich, wenn ein Ventil zur Befreiung geboten wird, wenn also eine Absonderung auf einer der Ebenen in vollem Umfang eingesetzt hat.

B

- Hier mag man wieder an LACHESIS denken, doch fehlen Bovista der Neid und die Bosheit, die wir von LACHESIS kennen. Vielmehr sind Bovista-Menschen von einer gewissen Naivität geprägt, und sie haben ein deutliches **Verlangen, die Wahrheit auszusprechen.** Und wenn andere die Wahrheit ein wenig geschönt haben, werden Bovista-Menschen sie ungeschminkt offenlegen – selbst dann, wenn sie zu ihrem eigenen Nachteil ist.
- Die beiden Mittel ähneln sich auch noch in anderer Hinsicht. Bei Bovista ist dünner oder durchfälliger Stuhl eher als Prodrom für größere Katastrophen denn als Befreiung oder Erlösung zu deuten. Wenn Durchfälle auftreten, ist für die Zukunft mit größeren Problemen rechnen. So kann durchfälliger Stuhl bei Bovista-Patientinnen ein Vorzeichen für Leukorrhö, Menorrhagien oder profuse Zwischenblutungen sein. Bei Menorrhagien oder Metrorrhagien ist gelegentlich das eigentümliche Symptom zu beobachten, dass tagsüber, während die Patientin sich bewegt und körperlich anstrengt, eine Besserung eintritt, dass aber **während der Nachtruhe die Blutung enorm stark wird.**

Bovista-Frauen

Bovista-Frauen können zu Beginn jeder Monatsblutung oder auch unmittelbar davor zu akuten psychischen oder nervös bedingten Ausbrüchen neigen. Dann können sie heftig und gelegentlich gewalttätig werden; es kommt sogar vor, dass sie aus dem Bett springen, das Mobiliar entzweibrechen, Fensterscheiben einschlagen oder Gegenstände aus dem Fenster werfen. Zwingt man eine Patientin in einem solchen extremen Gemütszustand, im Bett zu bleiben, bis die Blutung voll eingesetzt hat, so versucht sie zu beißen und zu spucken, während man sie festhält; sie kreischt, spottet, lacht und zieht Grimassen, wenn man sie anspricht. Der Gemütszustand wird insgesamt besser, sobald die Blutung voll etabliert ist. Diese äußerst massive Form von prämenstruellen Störungen kann von ein paar Stunden bis zu einem ganzen Tag andauern. Den akuten psychischen Störungen **geht dünner oder durchfälliger Stuhl voraus.**

Eine weitere Form prämenstrueller Probleme kann so aussehen: ständiges Gähnen, gefolgt von Stichen im Hals und einer Empfindung, als würde die Zunge mit einem Messer durchgeschnitten; begleitet von schmerzhaftem Spannen im Mund und Krämpfen der gesamten Gesichtsmuskulatur. Danach kann es zu krampfhaftem Lachen kommen, mit Erstickungs-, Einschnürungs- oder Anschwellungsgefühl im Hals, schließlich gefolgt von Brustkrämpfen und dunkelroter Färbung des Gesichts.

Starke und wechselhafte Gefühle

Allgemein sind die Gefühle von Bovista stark und wechselhaft. Verzweiflung kann mit Hoffnung alternieren, Zorn mit Aufheiterung. „Sehr aufgeheitert; das Leben kam ihr sehr angenehm vor, des Morgens; gegen Abend aber verstimmt und ärgerlich." „Bald schien ihm das Leben reizend, bald war es ihm verhasst." (Hartlaub/Trinks). Bisweilen können Bovista-Menschen außerordentlich reizbar werden; dann spüren sie ein Bedürfnis zu fluchen und würden sich beim geringsten Anlass am liebsten gleich mit jemandem schlagen.

In diesem Zustand der Reizbarkeit ist auch die oben erwähnte **Ungeschicklichkeit verstärkt vorhanden;** dann stoßen sie gegen Möbel, lassen Tassen fallen, lassen Wörter aus, bringen vor lauter Zorn Wörter durcheinander und bekommen alles in den falschen Hals. Ein solcher ärgerlicher und übellauniger Zustand kann z. B. bei Kopfschmerzen oder **nach dem Koitus** eintreten. Die stark gefühlsbetonten Bovista-Menschen können große Empfindlichkeit entwickeln und neigen dazu, alles übelzunehmen.

Weitere Merkmale

- Sämtliche Beschwerden können **durch Essen gebessert** werden – besonders die Bauchschmerzen, obwohl sich nach einer Mahlzeit Druck und Schweregefühl im Magen sowie Trägheit einstellen können. Es kann auch zu **Konzentrationsstörungen** kommen: stellt beim Sprechen und Schreiben Worte falsch; sehr zerstreut, verschreibt sich leicht, lässt ganze Silben weg und schreibt manche Worte ganz verkehrt.
- Die Zerstreutheit geht mit **Gedächtnisschwäche** einher. „Er erinnert sich nur mit Mühe der vor einigen Stunden verrichteten Geschäfte." (Hartlaub/Trinks). Die **Sinne sind abgestumpft** und benommen; die Patienten starren gedankenlos

vor sich hin oder ins Leere. Ihr Auffassungsvermögen arbeitet langsam; manchmal verstehen sie auch wegen einer gewissen Schwerhörigkeit nicht richtig, was gesagt wurde.

- Zuweilen fühlen sie sich wie betäubt oder ganz **benommen und verwirrt.** „Ein zusammenziehendes Gefühl und wie dumm im Kopfe, **nach dem Frühstück vergehend.**" „Beim Stehen, plötzlicher Anfall von Schwindel und Dummlichkeit im Kopfe; sie verlor auf einen Augenblick das Bewusstsein …" (Hartlaub/Trinks, Hervorhebung G. Vithoulkas). Kopfeingenommenheit beim Bücken; schwindlig und wie betäubt im Kopf nach dem Bücken. Benommenheit stellt sich auch nach dem Genuss alkoholischer Getränke ungewöhnlich schnell ein. Werden Bovista-Menschen nachts aus dem Schlaf geweckt, so kann es vorkommen, dass sie sich nicht zurechtzufinden wissen.
- Auch nach sexuellen Exzessen können Geistes- und Gemütssymptome auftreten. **Auf den Koitus kann Benommenheit mit einem taumeligen Gefühl im Kopf folgen.**
- Melancholische Phasen. Teilnahmslos und in düstere Gedanken versunken. Stiller Trübsinn, verbunden mit Ruhelosigkeit. Solche Zeiten der Niedergeschlagenheit können von Trägheit und Gleichgültigkeit begleitet sein. „Verdrießlich, missmutig und gleichgültig gegen das Leben." „Sehr bang und zugleich ärgerlich; es behagt ihr keine Arbeit." (Hartlaub/Trinks)
- Charakteristische Wahnideen sind vor allem die Vergrößerungsgefühle: **Körperteile,** etwa **der Kopf** oder das Herz, **seien vergrößert.** Auch Wahnideen von herumkriechendem Ungeziefer oder kriechenden Würmern werden berichtet.

Allgemeinsymptome und Keynotes

- Krämpfe nach starken Gemütsbewegungen oder vor der Regel.
- **Koliken** jeglichen Ursprungs, begleitet von hochrotem Urin und **gebessert durch Essen.**
- Blähungsauftreibung und geräuschvoller Abgang von Winden.
- Symptome von Überanstrengung; von Anstrengung der Hände.
- **Ausgeprägte Mattigkeit, Schwäche** und Kraftlosigkeit, besonders in den Gelenken.
- Mittags beim Niedersetzen ein plötzlicher Anfall, wie Ohnmacht, gleich als kehrten sich die Gegenstände von unten nach oben.
- Boericke gibt an, dass Bovista bei multipler Neuritis angezeigt sein kann, während des durch Taubheit und Kribbeln charakterisierten Stadiums.
- Aufgeblähte oder **aufgedunsene Körperoberfläche, mit Vergrößerungsgefühlen** (Kopf, Herz usw.). Die Haut der Finger bekommt von Instrumenten (z. B. vom Arbeiten mit Schere oder Messer) ungewöhnlich starke Eindrücke.
- „Ausgeschlagene" Mundwinkel, Mundwinkelrhagaden.
- Die Haut ist berührungsempfindlich; verträgt keine enganliegende Kleidung, besonders nicht an der Taille.
- Überwiegend Frösteln, mit Zugluftempfindlichkeit.
- **Beim Abendessen** (nervöse) **Schauder und Kälte.**
- Frühmorgens Schweiß, **besonders auf der Brust.** Achselschweiß **riecht nach Zwiebeln.**
- Hitzewallungen beim Essen. Blutwallungen mit Durst.
- Kein Appetit auf Gekochtes, **nur auf Brot.**
- Von der **starken Wirkung auf die Haut** war schon die Rede; nach Clarke hat Bovista auch Hühneraugen und Warzen geheilt.
- Beschwerden erscheinen **bei warmem Wetter und im Sommer.**
- Verschlimmerung: durch kalte Speisen, Kaffee, Wein, **vor der Regel, durch Warmwerden,** bei heißem Wetter und bei Vollmond.
- Besserung: durch Zusammenkrümmen, **durch Essen** und durch warme Speisen.

Lokalsymptome

Schwindel Plötzliche Schwindelanfälle mit „Dummlichkeit" im Kopf, vor allem beim Aufstehen. **Kann dabei auf einen Augenblick das Bewusstsein verlieren;** vorher und nachher drückendes Kopfweh, morgens. Schwindelgefühl und Benommenheit im Kopf **nach Beischlaf.**

Kopf Ein wichtiges Leitsymptom ist das Gefühl, **der Kopf sei vergrößert oder werde größer;** es wird besonders im Hinterkopf empfunden.

- Kopfschmerzen mit Schwere des Kopfes und Unfähigkeit, anhaltend zu denken, besonders schlimm nach Erwachen aus dem Mittagsschlaf. Kopfschmerzen sind **drückend,** stechend und **betäubend.**
- Zusammenziehende, -drückende oder -pressende Schmerzen im Kopf, die manchmal **nach dem Frühstück vergehen;** oft dann beginnend, wenn er aus dem Freien ins Zimmer kommt oder wenn der Kopf warm wird; schlimmer durch Bettwärme. Es gibt jedoch auch ein heftig drückendes Kopfweh mit Schweregefühl nach Gehen im Freien, das nachts verschwindet, aber morgens, gleich nachdem man ins Freie kommt, wiederkehrt und im Zimmer wieder vergeht.
- Zusammenschraubende und Zerschlagenheitsempfindungen im und außen am Kopf. Im Hinterkopf Schmerz, als würde ein Keil eingedrückt.
- Ein Toben im ganzen Gehirn, in kalter Luft entstehend und im Zimmer anhaltend, morgens um 8 Uhr.
- Kopfschmerzen werden tief im Gehirn empfunden.
- Kann des Nachts aus Furcht vor unerträglichen Schmerzen, die erst gegen Morgen etwas nachlassen, den Kopf nicht heben.
- Kopfschmerzen **morgens rechtsseitig, abends linksseitig.**
- Beim Erwachen um 3 Uhr morgens sehr heftiger Kopfschmerz, der ihn jeden Pulsschlag spüren lässt und den Kopf auseinanderzutreiben droht.
- Schmerzhaftes Pochen, Klopfen oder Schlagen in der rechten oder linken Kopfseite, besonders morgens; auch von rechts nach links. Zucken oder „Fippern" im Gehirn.
- So heftiges Jucken an der ganzen behaarten Kopfhaut, bis an den Nacken, **besonders wenn er warm wird,** dass er sich an der Stirne **aufkratzt; durch Kratzen verliert es sich nicht.** Wunde, juckende Stellen auf der behaarten Kopfhaut. **Überaus große Empfindlichkeit der Kopfhaut auf Berührung.** Haarausfall.

Augen Schmerzhaftes Drücken und Wirbeln in der Augenhöhle, die Orbita ist **sehr empfindlich beim Daraufdrücken; während der Menses.**

Schmerzen in den Augen, die ihn dazu zwingen, sie **geschlossen zu halten.**

Matte Augen, ohne Glanz und Feuer. Morgens zugeklebte Augenlider; Tränen der Augen. Reizung oder Entzündung der Lider; gerötete Augenwinkel. Spannen in der (linken) Augenbraue.

Amaurosis.

Gegenstände scheinen ihr näher, als sie es in Wirklichkeit sind. Sie fürchtet sich, die neben ihr sitzende Person steche ihr mit der Schere in die Augen, obschon diese zwei Schritte entfernt von ihr sitzt; aller Versicherungen ungeachtet kam es ihr vor, als wäre die Schere dicht vor ihrem Auge.

Ohren Sausen im linken Ohr, mit Gehörverminderung, kurze Zeit. Er hört nicht ganz deutlich, **versteht vieles falsch und spricht auch manchmal falsch.**

Ein Geschwür im rechten Ohr, mit Schmerz darin beim Schlingen. Dicke, nässende Krusten an den Ohren. Bovista hat langjährige eitrige und übelriechende Otorrhö zum Verschwinden gebracht.

Jucken in den Ohren, was durch Hineinbohren mit dem Finger vergeht. Stechende und ziehende Schmerzen. Reißen: nachmittags; vor dem Ohr, nach dem Mittagessen; tief im Ohr, mit spannendem Gefühl am Rande der Ohrmuschel. Zucken im äußeren Ohr.

Nase Jedesmal beim Schnäuzen oder Niesen Nasenbluten von einigen Tropfen. **Morgendliches Nasenbluten.**

Septum rot, wund, blutend. **Schorfe und Grinde** in den Nasenlöchern, Schorf erneuert sich nach dem Abreißen öfters; Brennen wie wund in der Nase.

Das Nasensekret ist zäh und **fadenziehend.** Die Nase ist verstopft, was das Luftholen und Sprechen sehr behindert; „schnupfige Stimme" morgens. Das linke Nasenloch ist verstopft, und doch laufen einzelne Tropfen Wasser heraus.

Gesicht Starkes Wechseln der Gesichtsfarbe, bald wurde sie sehr rot, bald ganz bleich. Früh nach dem Aufstehen ist sie sehr blaß im Gesicht.

Wangen und Lippen fühlen sich geschwollen an oder sind es tatsächlich. So große Hitze in den Wangen, dass sie glaubt, sie sollten bersten. **Blasse Schwellung** von Wange und Oberlippe nach Zahnschmerzen.

Die Lippen und Mundwinkel sind aufgesprungen. Eiterpusteln oder Papeln am Mundwinkel; an den Lippen. Feinstechen wie mit Nadeln oder wie von einem Splitter in der Unterlippe.

Bohren und Wühlen in beiden Jochbeinen. Reißen im Unterkiefer vor dem Ohr; Klopfen in den Submaxillardrüsen, mit Schwellung derselben.

Akne, **schlimmer im Sommer.**

Mund **Sooft er am Zahnfleisch zieht, bekommt er Blut in den Mund;** dabei schmerzt ihm das ganze Zahnfleisch. Überhaupt Neigung zum **Zahnfleischbluten.** Morgens geronnenes Blut im Mund.

Zahnfleischgeschwüre mit Wundheitsschmerz, **aus denen beim Daraufdrücken Blut kommt.** Zahnschmerzen in den oberen Schneidezähnen, **gefolgt von Anschwellen der Oberlippe und Wange.** Stiche in den Zähnen, die **bis in die Augen** gehen. **Ziehendes** Zahnweh, als würden die Zähne herausgerissen. Zahnschmerzen können **durch Ziehen an den Zähnen mit der Zunge sowohl gebessert als auch verschlechtert** werden; besser auch beim Gehen im Freien und durch Wärme bzw. Warmes.

Morgens gelb belegte Zunge. Schneidende Schmerzen in der Zunge, wie von einem Messer, **vor Asthma.** Geschwüre auf der Zunge, beim Berühren wund schmerzend. Viel Speichelzusammenfluss im Mund; oder große Trockenheit, als hätte sie Sand darin. Große Trockenheit morgens beim Erwachen, sodass die Zunge fast wie Holz ist.

Bitterer, fauler oder übler Mundgeschmack; fauler Mundgeruch. Früh beim Erwachen ist der ganze Mund wie taub und verbrannt, mit bitter-schleimigem Geschmack und Trockenheit im Hals.

Stechender Schmerz im Gaumen, der von da ins Kinn geht.

Stottern. Beim Lesen stottert er zuweilen; manche Worte kann er nicht schnell aussprechen.

Hals Kratzen und **Brennen** im Hals. Morgens beim Erwachen trocken und rauh im Hals. Stechen beim Schlucken. Wenn er Speichel verschluckt, schmerzt es, als stecke etwas im Hals; Speisen konnte er dagegen gut schlucken. Stechen im Hals **vor Asthma.**

Atemwege, Husten, Brust, Herz Heftiges Kratzen in der Kehle, wie wund, **bis in die Brust hinab.**

Bei jeder Anstrengung der Hände Kurzatmigkeit. Hustenreiz, erregt durch Kitzel in Hals, Kehle, Luftröhre oder Brust. Husten abends locker, morgens trocken.

Beklemmung und Zusammenschnüren der Brust: schlimmer durch Genuss trockener Speisen; kann nichts auf der Brust ertragen, der Hosenbund scheint ihm zu eng; während der Fieberhitze; mit Hitze in der Brust und allgemein. **Stechen in der Brust,** von vorn nach hinten, durch Tiefatmen vermehrt, **beim Mittagessen;** Bruststiche **nach dem Mittagessen.**

Brustkrämpfe vor der Regel.

Juckender Ausschlag auf der Brust, der durch Kratzen noch schlimmer wird. Schweiß auf der Brust am frühen Morgen, von 5 bis 6 Uhr.

Sichtbares Herzklopfen beim Treppensteigen, mit **Gefühl, als arbeitete das Herz in Wasser.**

Magen Starker Hunger gegen Abend; oder kaum Appetit, **höchstens auf Brot** (und nicht auf Gekochtes). Viel Durst, besonders abends, nach kaltem Wasser oder Weinschorle.

Morgens große Übelkeit, mit Brechreiz; doch kam bloß Wasser heraus, mit Übelkeit; **nach dem Frühstück hörte es auf.** Übelkeit morgens und vormittags, mit Frösteln, Kälte oder Fieberschaudern, dass sie sich gar nicht erwärmen konnte.

Häufiges leeres Aufstoßen, selbst vor dem Frühstück. Schluckauf vor und nach dem Essen (besonders Mittagessen).

Im Magen ist es ihr **so kalt, als läge ein Eisklumpen darin,** mit Schmerzen. Gluckern im Magen, morgens, was nach dem Essen vergeht. Magendrücken, **besser durch Essen.**

Abdomen Zu den Leitsymptomen von Bovista gehört **Blähungsauftreibung mit geräuschvollem Abgang von Winden.** Nächtliche Aufblähung des Bauches.

Heftige Koliken: **gebessert durch Essen;** mit Zittern und Zähneklappern vor **Kälte;** besser beim Herumgehen und Aufdrücken auf den Leib, **schlimmer in der Ruhe; mit hochrotem Urin;** kneifend-zusammendrehender Schmerz, aussetzend, unter dem Nabel beginnend und zum Oberbauch ziehend, mit spärlichem, rötlichem Urin. Oft kann nichts helfen außer **Essen.** In der Prüfung zeigte sich aber auch folgendes Symptom: Nach dem Essen schrecklicher Leibschmerz, als wenn der Leib mit Messern zerschnitten würde.

Fürchterliches Leibschneiden, **dass er sich ganz krumm biegen muss; dadurch wird es besser.** Der Bauch ist innerlich und äußerlich so empfindlich, dass sie ihn nicht berühren durfte und gekrümmt gehen musste. Morgens Kneifen im Leib **mit Frieren** (Fieberfrost).

Heftiger Schmerz, wie Zusammenschnüren, in der rechten Leiste, **beim Ausstrecken des Körpers erleichtert.** Stechen in der Lendengegend, beim Umdrehen des Körpers vermehrt.

Geschwürigkeitsschmerz und Reißen im Unterleib, mit Durchfall und Mattigkeit, **während der Regel.**

Schmerz fast wie Brennen in beiden Bauchseiten, nach dem Mittagessen. Stiche im Bauch beim Bücken. Brennendes Stechen im linken Hypochondrium, beim Gebücktsitzen, was beim Aufrichten vergeht.

Rektum und Stuhl **Vor und bei der Regel öfters Durchfall.** Durchfall auch nach der Monatsblutung. Diarrhö **bessert sich nach dem Frühstück.** Chronischer Durchfall bei alten Leuten, nachts und vor allem **frühmorgens.** Durchfall mit Koliken, Schneiden oder wie geschwürigen Schmerzen im Bauch. Durchfall mit Zwang und Brennen im After.

Es kommt jedoch auch Stuhlverstopfung vor. Harte und schwergehende Stühle. Oft ist der erste Teil des Stuhls hart, der zweite dagegen dünn und wäßrig. Nach einem gewöhnlichen Stuhlgang ein Gefühl, als sollte noch Durchfall nachfolgen.

Nächtlicher Stuhldrang; vergeblicher Stuhldrang. Flüchtige Stiche durch den Damm nach dem Mastdarm und den Geschlechtsteilen zu.

Harnorgane Häufiger Harndrang, **auch gleich nach der Miktion wieder.** Häufiger und vermehrter Urinabgang nachmittags und nachts.

Jucken oder Brennen in der Harnröhre außerhalb des Wasserlassens. Stiche in der Harnröhre. Brennen in der Harnröhre beim und nach dem Wasserlassen. Harter Knoten in der Urethra. Die Mündung der Harnröhre ist entzündet und zugeklebt. Urin trübe, wie Lehmwasser, mit violettem Bodensatz; oder von hochgelber Farbe, mit einer langsam sich bildenden Wolke.

Männliche Geschlechtsorgane Erhöhter Geschlechtstrieb mit häufigen Pollutionen; **sexuelle Exzesse verschlimmern allgemein.** Roter, harter, schmerzhafter, eiternder Knoten in der Haut des Penis.

Weibliche Geschlechtsorgane Das große Leitsymptom von Bovista in diesem Bereich sind **Durchfälle vor und während der Regel;** auch nach den Menses.

Die Blutung kann zu früh und zu reichlich eintreten, ja sogar alle zwei Wochen, mit viel dunklem und klumpigem Blut; aber auch zu spät und spärlich. Bei Menorrhagie ist die Blutung **nachts oft verstärkt,** und tagsüber sowie **bei Bewegung blutet es weniger;** andererseits kann **körperliche Anstrengung das Einsetzen der Blutung auch auslösen.** Ebenso kommt es vor, dass das Blut **morgens am stärksten fließt,** den Tag über und die Nacht aber nur gering; oder die Menses beginnen abends beim Hinlegen.

Nach Mitternacht schmerzhaftes Drängen nach den Genitalien mit großer Schwere im Kreuz, was den nächsten Tag mit dem Blutabgang wieder nachließ.

Auch Zwischenblutungen kommen vor, z.B. **Schmierblutungen außerhalb des Zyklus.**

Fluor **ein paar Tage vor oder ein paar Tage nach der Monatsblutung.** Der Fluor kann dick und zäh sein, **wie Eiweiß,** und geht **besonders im Gehen** ab. Es kommt auch **grünlicher,** scharfer, ätzender Fluor vor, der grüne Flecken in den Kleidern hinterlässt.

Während der Menses Empfindlichkeit und Wundheit in der Schamregion und Wundheit in den Leistenbeugen. Bovista hat auch Fälle von **Eierstockzysten** geheilt.

Äußerer Hals und Rücken Spitziges Stechen im Genick, das sich gegen das Ohr zieht. Schmerzhaftes Spannen in der rechten Halsseite bei Bewegung des Kopfes, mit Zucken im linken Ohr. Reißen in den Sehnen der linken Halsseite. Geschwollene Halslymphknoten mit spannenden und ziehenden Schmerzen. Stechender und reißender Schmerz am inneren Rand des Schulterblatts beim Gebücktsitzen, **beim Aufrichten vergehend.**

Hartnäckige Rückenschmerzen mit Steifheit nach dem Bücken. Schmerz in der Nierengegend. Laufen wie von Insekten im Rücken. **Heftiges Jucken an der Spitze des Steißbeins, muss sich wund kratzen.**

Extremitäten Sehr matt in Händen und Füßen, den ganzen Tag. **Gliederschmerzen bei Fieberfrost.** Ödem im Gelenk nach einer Fraktur.

Schwäche und Kraftlosigkeit in Armen und Händen; **Ungeschicklichkeit, lässt alles fallen.** Schwäche wie gelähmt und Verrenkungsschmerz in Schulter- und Handgelenken.

Spannen in den Schultergelenken, wie wenn die Sehnen zu kurz wären; kann nicht schreiben. Zerschlagenheitsschmerz im Humerus, durch festes Aufdrücken gemildert. Jucken der Arme nach Waschen, Waschen ruft Brennen und Beißen hervor.

Reißen am Ellenbogen, vor allem morgens; bohrend stechender Schmerz unter dem Ellenbogen, der sich bis zu den Fingern erstreckte, worauf diese wie gelähmt wurden.

Die rechte Hand ist zentnerschwer. Zittern in den Händen, mit Herzklopfen und Beängstigung. Krampfhaftes Ziehen in den Sehnen am Handgelenk. **Wenn sie etwas anfassen will,** Stechen in der (rechten) Handwurzel, besonders wenn sie Daumen und Zeigefinger zusammenbringt.

Ausschläge: **trockene rötliche** oder harte, juckende und brennende Papeln auf der Hand; weiße Bläschen mit rotem Hof auf der Hand; nässende Flechten auf dem Handrücken. Die Haut der Finger bekommt von Instrumenten (z. B. vom Arbeiten mit der Schere, dem Messer etc.) **ungewöhnlich starke Eindrücke.** Panaritium; auf einen Nadelstich hin.

Beine neigen zum Einschlafen und Kribbeln, besonders nachmittags, **sodass sie nicht darauf stehen konnte.**

Jucken der Beine, besser oder unbeeinflusst durch Kratzen.

Schwächegefühl im **rechten** Bein nach Durchfall. Stechen im Oberschenkel beim Hinsetzen und im Knie beim Aufstehen vom Sitzen; Steifigkeit und Schmerz im Knie, wenn er es ausstrecken will. Überhaupt häufiges und anhaltendes Stechen und Steifheitsgefühl im Knie.

Wadenkrämpfe morgens im Bett, so heftig, dass der Schmerz bis zum Abend anhalten kann, mit Gefühl, als wäre das Bein zu kurz.

Starke Stiche im Außenknöchel des rechten Fußes. Ziehen und Reißen in den Füßen.

Ausschläge: roter, krustiger Ausschlag an Oberschenkeln und in den Kniekehlen, der wochenlang verschwinden kann und dann **bei heißem Wetter oder bei Vollmond** zurückkehrt; harte, rote, juckende und brennende Papeln am Fuß, Kratzen verschlimmert; schorfige Ausschläge an der Fußsohle; wund schmerzende Bläschen am Fußrücken, an den Zehenwurzeln.

Die Zehen schmerzen beim Auftreten. Schmerzhafte Hühneraugen.

Schlaf **Abends zeitig überaus große Schläfrigkeit.** Kann **nach dem Koitus** lange nicht einschlafen. Schläft unruhig und wacht oft auf. Schlaf gestört durch Kratzen in der Kehle, muss Schleim ausräuspern; durch Jucken und Brennen eines Nesselausschlags.

Träume voller Angst und Schrecken: dass sie in einem Keller, dessen Gewölbe eingestürzt war, bleiben musste und nicht heraus konnte; von Schlangen, die sie bissen, dass sie sterben sollte; von Überschwemmung und dass jemand ins Wasser gefallen sei.

Fieber, Frost, Schweiß **Frost mit Schmerzen,** besonders Gliederschmerzen. Frieren beim Essen, bei Koliken, Übelkeit etc.; Schauder und Kälte beim Abendessen. Frösteln oder Schüttelfrost nicht gebessert durch äußere Wärme: auch im warmen Zimmer und am warmen Ofen. Frieren frühmorgens um 5 Uhr oder von 6–9 Uhr, auch mit äußerer Kälte.

Wechselfieber: Jeden Abend von 19–22 Uhr starker Frost, verbunden mit Schauder; **dieser Frost kann auch die ganze Nacht anhalten. Frost überwiegt; langanhaltendes Froststadium ohne nachfolgendes Hitze- und Schweißstadium und ohne dass Durst folgt.**

Achselschweiß **riecht nach Zwiebeln.** Allmorgendlich von 5–6 Uhr Schweiß, besonders auf der Brust.

Haut Urticaria **bei Aufregung,** mit rheumatischer Lahmheit, Herzklopfen und Neigung zum **Durchfall.** Jucken nachts und bei oder nach Waschen oder Baden sowie **während der Regel.**

Krustige Ausschläge **bei warmem Wetter;** Akne, **schlimmer im Sommer.** Nässende Ausschläge in Ellenbeugen und Kniekehlen, die dicke Krusten bilden. Schmerzende und eiternde Warzen.

B

Brachyglottis repens

Essenzielle Merkmale

Bei dieser Arznei dominieren die Nieren- und Blasensymptome. Man sollte sie in Betracht ziehen bei Fällen von Glomerulonephritis mit exzessiver Albuminurie. Es besteht enormer und sehr eiliger Harndrang; geht der Kranke nicht sofort auf die Toilette, so wird er Urin verlieren. Er hat heftige Schmerzen am Blasenhals und in der Harnröhre; vor allem treten diese Schmerzen auf, wenn der Patient dem Harndrang nicht augenblicklich nachgibt.

Der Urin wird in großer Menge ausgeschieden und ist von blasser Farbe und niedrigem spezifischem Gewicht. Außer Eiweiß kann er Harnfilamente enthalten, die aus Schleimfäden oder Schleimflocken mit Epithelien bestehen.

Ein Leitsymptom ist eine **flatternde Empfindung** in Magen oder Abdomen bzw. ein Gefühl von Plätschern oder Platschen in der Blase. Der Zustand wird begleitet von Frösteln, Schaudern, **Neigung zum Strecken,** besonders der Glieder, Muskelschmerzen und Berührungsempfindlichkeit, Mattigkeit, Schwäche, innerlichem Pochen oder Pulsieren und Abmagerung.

Das Mittel kann jedoch auch bei anderen pathologischen Zuständen angezeigt sein. So konnte eine Dysmenorrhö mit dem charakteristischen Flattergefühl im Bauch und im rechten Ovar mit Brachyglottis geheilt werden. Auch bei Prostatitis kann es nützlich sein. Als weitere Indikation nennt Boericke Schreibkrämpfe (vgl. dazu die Prüfungssymptome unten). Typisch für das Mittel sind ferner **pochende Schmerzen,** die in der Prüfung einen auffallend großen Raum einnehmen. Schmerzen können am ganzen Körper empfunden werden, tendenziell ist jedoch eher die **rechte Seite** betroffen. Im Prüfungsbericht heißt es, dass die Wirkung von Brachyglottis sich eher auf **Rückgrat und Nerven** richtet als auf die Muskeln. Allerdings wird auch gesagt, dass die Schmerzen, die zunächst einen eher nervösen Charakter hatten, sich im Verlauf der Prüfung zu Muskelschmerzen entwickelten und länger andauerten (während sie zunächst flüchtig und kurz dauernd waren).

Beobachtet wurden ferner: allgemeines Schweregefühl und Schläfrigkeit; Jucken in Ohren und Nasenlöchern; Brustbeklemmung.

Lokalsymptome

Kopf Schwindelgefühl mit Gesichtsröte.

Pochende Kopfschmerzen: in der Stirn; **in der Gegend des rechten Ohrs, von dort zu den Augen und dann zum Hals wandernd.** Sehr intensive Kopf- und Gesichtsschmerzen, die vom Schlaf abhalten.

Kälte- und Spannungsgefühl an der Kopfhaut. Steigendes Verlangen, den Kopf zu beugen. Wunde Empfindlichkeit am ganzen Kopf, mit steifem Hals.

Augen, Ohren, Nase Rote Augenwinkel.

Jucken und feines Stechen in den Ohren. Kribbeln im Ohr, mit Absonderung von Sekreten daraus. Abends Schmerz im linken Ohr.

Wunde, juckende, brennende Nasenlöcher. Reizung in den Nasenlöchern, mit wiederholtem Niesen und Empfindlichkeit gegen die eingeatmete Luft, die zu scharf scheint. Jucken in der Nase.

Gesicht Gesichtshitze bei Frösteln. Gerötetes Gesicht, oder allgemein kränklich wirkendes Aussehen. Linksseitiger Gesichtsschmerz, der auch die Glandula submaxillaris einzubeziehen scheint, mit starken Schmerzen dort. Wunde Empfindlichkeit am Jochbeinfortsatz, besonders rechts. Plötzliche lanzinierende Schmerzen in der rechten Gesichtsseite. Zucken in der linken Gesichtsseite. Wunde Mundwinkel, dann **schwellen die Lippen an, wodurch es besser wird.**

Mund und Hals Zunge wund und empfindlich oder taub und prickelnd. Hitze im Mund. Zahnschmerzen strahlen zum Ohr aus. Trockener Hals, trockene Lippen. Rauher, kratzender Hals; Halsweh durch Schlucken verstärkt.

Atmung und Brust **Atembeklemmung, Seufzen erleichtert;** abends. Fliegende Schmerzen über Brust und Herzgegend. Schießende Schmerzen in den Brustmuskeln der Herzregion. Pochen im Brustbein, mit Schmerz in den Brustmuskeln. Schmerzhafte Empfindlichkeit im Warzenfortsatz des Brustbeins.

Magen und Abdomen **Flatternde Empfindung im Magen; im Bauch. Pochen:** in der rechten Seite von Magen und Darm, mit Wundheit und Empfindlichkeit abends nach Teetrinken; in der linken Leiste; im rechten Hypochondrium. Beinahe ständiger Schmerz in den Leisten, **mit Mattigkeit der Beine.**

Appetitlosigkeit. Übelkeit und Aufstoßen, das nach dem Gegessenen schmeckt, abends. Völlegefühl mit Magenschmerzen. Kolik, mit Stuhldrang.

Rektum und Stuhl Zusammenschnürende Schmerzen im Anus beim Stuhlgang. Schmerzhafte Stuhlverstopfung; erfolgloser Stuhldrang.

Trockene, knotige Stühle, geformt wie Bälle. Durchfälle abends; Durchfallneigung nach geringster Unvorsichtigkeit beim Essen. (Diese Symptome zeigten sich erst im weiteren Verlauf der Prüfung; zu Anfang überwogen trockene Stühle und Stuhlverstopfung.)

Harn- und männliche Geschlechtsorgane **Druck und Wundheitsschmerz im Blasenhals. Ständiger Harndrang,** mit Gefühl, als sei die Blase nicht richtig entleert (auch nachdem eine große Menge Wasser gelassen worden war).

Beim Wasserlassen Blasenschmerzen und Wundheitsgefühl in der Harnröhre; Gefühl, als könnte er den Urin nicht halten. Nach Blasenentleerung Drücken und scharfer Schmerz in der Harnröhre, mit Stechen im Penis. Nagen und Wundheitsschmerz in der Nierenregion. **Platschendes oder plätscherndes Gefühl in der Blase.**

Verringertes spezifisches Gewicht des Urins. Reichlicher Urin, blass gefärbt, mit Eiweiß und Harnfilamenten (Schleimflocken und Epithelien). Dunkel gefärbter Urin, sauer reagierend; mit durchsichtigen, wachsartigen Harnzylindern.

Chronische Verhärtung der Prostata. Wundheitsschmerz in den Leisten, der im Samenstrang zu sitzen scheint, mit einem Bohren oder Schaudern durch den Penis. Pochen im Penis und Harndrang; Druck auf der Blase.

Äußerer Hals und Rücken **Opisthotonus.** Gefühl, als wollte sich der ganze Rücken nach hinten zusammenziehen, das auch die Halsmuskeln einbezieht. Steifer Hals. Halsschmerzen beim Drehen des Kopfes; Empfindlichkeit an den Ansatzstellen des Musculus sternocleidomastoideus.

Viele Rücken- und Wirbelsäulenschmerzen, manchmal mit Schwäche der Extremitäten.

Die ersten Brustwirbel sind äußerst berührungsempfindlich.

Isolierter pochender Schmerz in der rechten Rückenseite.

Wundheitsschmerz im unteren Teil der Wirbelsäule, sehr heftig, den man fast bis zum Ischiasnerv verfolgen kann.

Nach Reiten kehrt sehr intensiv ein Schmerz in der Lendengegend wieder, **der sich auch auf Brustmuskeln** und Arme **erstreckt.**

Durch Gehen großes Erschöpfungsgefühl und Schmerzen in der Lumbalregion.

Mattigkeit im Rücken vom Steißbein aufwärts, mit dumpfem Schmerz in der Nierengegend.

Extremitäten **Große Mattigkeit, Schwäche und Erschöpfung in den Gliedern, nachmittags besonders schlimm.** In der Prüfung wird auch angeführt: Nachmittags hörten alle Symptome auf, außer der Gliederschwäche. **Kalte Hände und Füße.** Knacken in den Gelenken.

Neigung, die Glieder, besonders die Arme zu strecken, um ein Mattigkeitsgefühl zwischen den Schulterblättern und den Musculi trapezii zu lindern. Wundheitsschmerz unter den Armen; Schmerz unter der rechten Achsel, der in die Brustmuskeln zieht. **Pochen** und Stechen **an einzelnen Stellen der Schultern und Arme;** pochender Schmerz in den Achselhöhlen und am Schlüsselbein. Schwäche und Wundheitsschmerz in Schultern und Hals; in den Oberarmen, im Bizeps; in den Handgelenken; von der Schulter zum Handgelenk herab; in den Fingern; schlimmer abends. Schreibkrämpfe in Handgelenk und Fingern, auch im Daumen. Heftige, schmerzhafte Krämpfe **im Daumen, die diesen zur Handfläche herabzwingen.** Wundheitsgefühl im rechten Handgelenk, zum Ellbogen ausstrahlend, es ist, als könnte man seinen Weg entlang des Flexor carpi ulnaris verfolgen.

Morgens Schwäche in den Beinen, mit Wundheitsschmerz im unteren Teil der Wirbelsäule. Die Schwäche wird mehr im linken als im rechten Oberschenkel empfunden. Schwäche erstreckt sich von der Hüfte zum Knie. Beim Gehen Schwäche und Schmerz in den Oberschenkeln. Schmerzhafte Krämpfe in den Oberschenkeln (von der Hüfte zum

Knie); krampfhafte Kontraktionen und plötzliche, flüchtige Schmerzen. Pochen oder Stechen in den Knien. Wundheitsschmerz in den Unterschenkeln, mit Pochen; in der Fußsohle. **Schmerzhaftes Jucken und Brennen unter den großen Zehen, durch Gehen hervorgerufen,** und Jucken in der Fußsohle.

Schlaf und Frost Unruhiger Nachtschlaf; spricht im Schlaf; wacht auf und kann nicht wieder einschlafen; verworrene Träume. Sehr schläfrig tagsüber, gähnt den ganzen Tag.

Fröstelig. Frostschauder über den ganzen Körper. Frösteln mit langsamem Puls; mit Hitze im Gesicht.

Bromium

Essenzielle Merkmale

Dem besseren Verständnis dieses Mittels ist es meiner Ansicht nach dienlich, wenn wir zunächst einige wichtige Krankheitsbilder betrachten, die es heilen kann, und dabei gelegentlich Vergleiche mit anderen Arzneien anstellen, die mit Bromium verwechselt werden könnten.

Entzündung und Infiltration

Das erste auffällige Kennzeichen von Bromium ist, dass die **Drüsen und Lymphknoten** entzündet, infiltriert, vergrößert und schließlich verhärtet sind – es handelt sich um eine Art **Versteinerungs-** bzw. **Petrifikationsprozess.** Im Allgemeinen bleiben sie über lange Zeit hart, und es kommt nur selten zur Eiterung. Sämtliche Drüsen können von diesem Prozess betroffen sein: ob **Schilddrüse, Hoden, Unterkiefer- und Unterzungendrüse, Parotiden, Ovarien, Brustdrüsen** oder **Prostata,** sie alle können sich **enorm vergrößern** und verhärten. Die Schilddrüse kann eine so harte und einseitig vortretende Schwellung ausbilden, dass die Beweglichkeit des Kopfes eingeschränkt wird, ohne dass notwendigerweise andere Symptome auftreten müssten.

Der Entzündungsprozess scheint bei Bromium im Allgemeinen langsam voranzuschreiten, und so kommt es, dass die Geschwulst häufig über einen langen Zeitraum hinweg wächst, **ohne jemals das Stadium der Eiterung zu erreichen.** Hier kann eine Differenzierung zu BELLADONNA ansetzen, das ebenfalls Entzündungen und Schwellungen von Lymphknoten und Drüsen aufweist, wo aber ein ausgesprochen rasanter Verlauf typisch ist. Der Grundgedanke bei Bromium ist, dass **entzündliche Prozesse von Drüsen und Lymphknoten in Vergrößerung und Verhärtung enden.**

Abmagerung, Schwäche und Schwitzen

Neben der **Drüseninfiltration** gehören Abmagerung, allgemeine Schwäche und allgemeines Schwitzen zum Arzneibild von Bromium, und so können wir bei dieser Arznei Heilkräfte in Fällen von **Tuberkulose, Krebs, AIDS** und ähnlichen Krankheitsbildern erwarten.

Krebserkrankungen, besonders Brustkrebs. Die Brustdrüsen werden **steinhart,** die Geschwulst zeigt eine unregelmäßige Oberfläche, **als wären harte Knoten zu einer einzigen Masse verknüpft.** Bei solchen Zuständen sollte man nicht nur an CONIUM oder CALCIUM FLUORICA denken, sondern auch Bromium in Erwägung ziehen.

Die Beine werden schwach, die Glieder zittern; die voranschreitende Entkräftung und die zittrige Schwäche mit Ohnmachtsneigung weisen darauf hin, dass Bromium auch Zustände abdecken kann, die als **Chronisches Müdigkeitssyndrom** bezeichnet werden. Hier kann unter Umständen eine Ähnlichkeit zu GELSEMIUM bestehen.

Asthmatische Beschwerden

Asthma bei Seeleuten, sobald sie an Land gehen. Hier liegt ein Vergleich mit MEDORRHINUM nahe, weil auch bei Bromium Seeluft einerseits und Landklima andererseits einen enormen Unterschied ausmachen: Bromium wie MEDORRHINUM geht es an der Meeresküste oder auf einer Seereise wesentlich besser, ganz im Gegenteil zu NATRIUM MURIATICUM, MURIATICUM ACIDUM oder MAGNESIA MURIATICA.

Auch **als Folge einer Masernerkrankung** können sich asthmatische Beschwerden einstellen. Hering berichtet von einem Fall von „Engbrüstigkeit" bei einem sechzehnjährigen Mädchen, die seit den zehn Jahre zuvor durchgemachten Masern zurückgeblieben war und durch Bromium-Gaben geheilt wurde.

Bei den Asthmaanfällen bekommt der Patient keine Luft, kann nicht tief genug einatmen, und **beim**

Schlucken scheint der Atem beengt bzw. **kurz zu werden.** Krampfartige Verengung oder gar Verschließung der Glottis kommt vor (Laryngospasmus). Aufgrund der Atembeengung ist er gezwungen, nach Luft zu schnappen. Bei jedem Atemzug hat er das Gefühl, **Schwefeldämpfe einzuatmen** oder Staub in den Atemwegen zu haben. **Sägende Atmung.**

Nachts wird das Asthma schlimmer, im Liegen bekommt der Patient keine Luft. Auch morgens, vor der Regel und bei Herzklopfen können Atembeschwerden auftreten oder schlimmer werden. **Gehen und Bewegung können bessern.**

Bromium kann bei Lungenentzündungen mit Erstickungsanfällen angezeigt sein, wenn der Patient nichts auswerfen kann.

Diphtherie, Krupp

Bromium wirkt vor allem auf die oberen Atemwege, insbesondere auf Larynx und Trachea. Sehr nützlich ist die Arznei bei der sogenannten **Kehlkopfdiphtherie** und beim entsprechenden Krupp, wo die Entzündung oder Membranbildung im Kehlkopf beginnt und sich aufwärts ausbreitet. Diesen Zustand finden wir am besten in Kents *Lectures* beschrieben: „Bromium gehört zu den Routinemitteln. Es ist eine der Arzneien, die der Neuling einsetzt, sobald ihm ein Fall von Diphtherie oder Krupp oder Laryngitis über den Weg läuft; und wenn es nicht wirkt, dann ‚versucht er eben etwas anderes'. Alle, die nach Krankheitsnamen verschreiben, benutzen Bromium als eines ihrer Routinemittel; aber in Wahrheit ist Bromium so selten angezeigt, dass die meisten Homöopathen es als für sie vollkommen wertlos abgeschrieben haben … Man wird wohl nur ganz wenige Diphtherie-Fälle zu Gesicht bekommen, die nach Bromium verlangen; aber **wenn man einen Bromium-Fall sieht, dann muss man die Arznei kennen.** Es gibt ein grundlegendes Merkmal der Bromium-Zustände: sie finden sich besonders bei **Menschen, die durch Erhitzung krank werden.** Nehmen wir an, es wütet eine Diphtherie-Epidemie und eine Mutter packt ihr Baby warm ein, bis es ganz erhitzt ist, und bringt es in einem warmen, überheizten Zimmer unter, und nehmen wir weiter an, dass das Kind gegen das warme Einpacken empfindlich ist und dass seine Beschwerden dadurch schlimmer werden – dann sollte man aufmerken, denn man wird es wahrscheinlich mit einer Bromium-Diphtherie zu tun haben. Ebenso kann die Arznei bei Beschwerden angezeigt sein, die nachts nach einem sehr heißen Sommertag auftreten. Nun, näher kann man einer ‚routinemäßigen' Verschreibung bei Diphtherie und Krupp nicht kommen. War die Mutter an einem schrecklich kalten, trockenen Tag mit ihrem Baby im Freien und wacht es dann gegen Mitternacht mit krampfartigem Krupp auf, so wird ACONITUM mit größerer Wahrscheinlichkeit angezeigt sein als jede andere Arznei. Wird man aber gegen Mitternacht zu einem plethorischen Kind gerufen, das an einem heißen Sommertag zu dick angezogen draußen war und sich überhitzt hat, und findet man es mit rotem Gesicht vor und stellt bei der Untersuchung eine Pseudomembran im Hals fest, dann könnte es sich, wie wir im folgenden sehen werden, um einen Bromium-Fall handeln.

‚Heiserkeit durch Überhitzung. Verlieren der Stimme durch Überhitzung.' Überhitzung bringt den ganzen Organismus durcheinander; Kopfschmerzen durch Überhitzung. Dieses Merkmal zieht sich durch das ganze Bromium-Bild: Beschwerden bei heißem Wetter, wenn man sich in einem warmen Zimmer aufhalten muss oder wenn man aus der Kälte ins Warme kommt. Sind die Beschwerden jedoch, wo immer sie bestehen mögen, erst einmal da, dann ist der Patient so kälteempfindlich, dass er schon bei einem kühlen Luftzug zu frieren beginnt; aber wenn er sich überhitzt hat, geht es bei ihm nie ohne Beschwerden ab." (Hervorhebungen G. Vithoulkas)

Ein typischer akuter Anfall, ob von Krupp oder Diphtherie, kann bei Bromium folgendermaßen aussehen: **Heftiges Atmen mit Erstickungsgefühl,** begleitet von **trockenem, hartnäckigem und kruppartigem Husten.** Hohes Fieber, gerötetes Gesicht; während des Hustenanfalls wurden Gesicht und Lippen purpurfarben, die Augen waren kongestioniert und **tränten stark.** Kalte Füße, nachts sehr unruhig, warf und wälzte sich den größten Teil der Nacht herum. **Puls schnell, schwach und zittrig. Heiserkeit und fast totaler Stimmverlust.**

In den Frühstadien des Krupp ist Bromium allerdings nur selten angezeigt.

Weitere Krankheitsbilder

- Viele Bromium-Beschwerden gehen mit Herzklopfen einher. Herzklopfen bei Übelkeit, bei Kopfweh, mit Bangigkeit, bei prämenstruellen

Beschwerden oder verschiedenen Arten von nervöser Erregung. Herzhypertrophie mit Herzklopfen. Brust- oder Herzschmerzen, die zur Achselhöhle, zur Schulter oder in den Arm ziehen.

- Bromium hat ein charakteristisches prämenstruelles Syndrom. Die Patientin klagt über **Vollheitsgefühl** in Kopf und **Brust mit Atembeschwerden,** über Kopfweh und über ein **unbeschreibliches, seltsames Unwohlsein überall, das ihre Lebensgeister niederdrückt.** „Sie fühlt sich anders als sonst, **kann aber nicht sagen warum.**"
- Bei Fieber durch Kälteexposition in erhitztem Zustand, mit heißem Kopf und kalten Extremitäten, besteht Verwechslungsgefahr mit BELLADONNA. Der Unterschied liegt hier darin, dass bei Bromium das Fieber nicht so schnell und nicht so hoch steigt und auch das Gesicht nicht so rot wird wie bei BELLADONNA. Zudem ist BELLADONNA in der Phase hohen Fiebers weniger unruhig, will sich nicht bewegen (außer natürlich bei Delirium!).

„Bei katarrhalischen Erkrankungen ist Pseudomembranbildung in geringerem oder größerem Umfang zu beobachten; **membranartige Exsudation** gehört bei Bromium zum normalen Verlauf dieser Krankheiten. Die Schleimhäute neigen zur **Infiltration.** Sie scheinen kleine gräulich-weiße Beläge auszuschwitzen, unter denen sich Verhärtungen bilden. Auch bei Geschwüren kann man diesen Vorgang sehen. Ein Geschwür bildet sich auf der Schleimhaut und frisst sich hinein, und darunter baut sich eine verhärtete Gewebsschicht auf. Solche katarrhalischen Zustände können von Fieber begleitet sein." (Kent, *Lectures*)

Weitere Gewächse, bei denen Bromium angezeigt sein kann: bei zystischen Tumoren, etwa Atheromen; bei Fettgewebsgeschwülsten. Ebenso kann es bei gangränösen Wunden nützlich sein.

Geist und Gemüt

Ein in gewisser Weise ähnlicher Prozess wie bei den Drüsen und Lymphknoten vollzieht sich bei Bromium auch auf der geistigen und psychischen Ebene. So wie Drüsen und Lymphknoten anschwellen, hart werden und ihrer blutreinigenden Funktion nicht mehr gewachsen sind, so ist auch ein Teil des Geistes wie versteinert: der Teil, der für geistige und emotionale Klärungsprozesse zuständig ist. Er büßt seine Flexibilität ein, wird unbeweglich wie ein Stein und kann seine Funktionen nicht mehr ausüben. Und so geraten die Bromium-Menschen in einen Zustand **lähmender Angst,** der nicht zu beschreiben ist. Sie können nicht sagen, was mit ihnen los ist; ein unbeschreibliches Unwohlsein, wie wir es im Zusammenhang des prämenstruellen Syndroms bereits erwähnt haben, überkommt sie. Dann sind sie tief deprimiert und entmutigt und spüren kein Bedürfnis mehr, irgendetwas zu tun. Die Gefühle sind wie abgestorben, wie versteinert, völlig unbeweglich.

Dies ist der Zustand, in dem Bromium-Menschen sich im Sinne von Herings oben zitiertem, in den *Guiding Symptoms* besonders hervorgehobenem Symptom äußern können: „Ich fühle mich nicht wohl, **aber ich kann nicht sagen warum.**" Sie mögen dann vielleicht irgendwo Schmerzen haben – aber sie können nicht sagen, ob das der Grund für ihren psychischen Zustand ist. Wie bei der Depression, die wir von PULSATILLA kennen, sind sie völlig verzweifelt, **sitzen allein** in ihrem Zimmer, **tun und sagen nichts und schauen nur die ganze Zeit in eine bestimmte Richtung.** Auf Fragen nach ihrem Zustand wird man Antworten bekommen wie etwa: **„Ich bin heute gar nicht ich selbst,** irgendetwas stimmt nicht mit mir, **aber ich weiß nicht was.**" Weil Geist und Psyche ihre Spannkraft verloren haben, weil die Lebensgeister so tief niedergedrückt sind, sind diese Menschen gar nicht imstande zu verstehen, was in ihnen vorgeht, und so sind sie auch völlig unfähig, auf ihren Zustand zu reagieren oder ihn zu beschreiben.

Es ist ein Zustand der Versteinerung, den man irgendwo zwischen der AURUM- und der PULSATILLA-Depression ansiedeln könnte. Solche Bromium-Zustände haben nicht jene Tendenz zur Selbstzerstörung, wie wir sie von AURUM kennen, wo der Patient jedenfalls eines weiß: dass er seinem Leiden ein Ende setzen möchte. Und auch das völlige Sich-Verlieren, das das Endstadium der PULSATILLA-Depression prägt, ist nicht typisch für sie. Bromium-Menschen werden sehr müde, traurig und gleichgültig und entwickeln eine Abneigung gegen jede Art von Arbeit, sogar gegen Lesen oder Sprechen, aber sie machen immer noch irgendwie weiter, gehen den wichtigsten Lebensfunktionen nach – PULSATILLA-Menschen in diesem Stadium dagegen müssen zum Essen gezwungen werden und verweigern das Sprechen ebenso wie sämtliche Verpflichtungen total; sie können sich nicht bewegen, nichts sagen, nicht essen ...

Viele Bromium-Beschwerden gehen mit **Angst** einher.

- Ängstlichkeit begleitet viele physische Symptome: heftige Hustenanfälle, Bauchschmerzen usw.; die Angst scheint vom Herzen oder von den Lungen herzukommen. „Banges Gefühl in der Herzgegend." „Abends etwas Bangigkeit, **Oppression des Herzens** und etwas Kopfweh." (Hering). Dieses beklommene Gefühl ums Herz kann nach körperlicher Anstrengung auftreten. **Brustbeklemmung;** ein Gefühl wie Zusammengezogenheit der Brust, der Atem ist beengt, sehr unangenehm. Nach dem Essen kann er ein Gefühl tief im Hirn spüren, als drohte ihm ein Schlaganfall, als vergingen ihm gleich die Sinne, als würde ihm gleich schwindlig.
- **Ängstliches Delirium. Ängste und Wahnideen** stellen sich ein; ich gebe einige aus Herings Prüfungsbericht im „Neuen Archiv" wieder: „Abends beim Alleinsein ist es ihm, als müßte er sich umsehen und werde irgendeine Erscheinung da erblicken." „Phantasietäuschungen, es scheint ihr, als ob ihr fremde Personen über die Achsel sähen." „Gesichtstäuschung; es scheint ihr, als ob allerlei Dinge auf dem Boden vor ihr her hüpften."
  Furcht im Dunkeln: vor Gespenstern, vor Erscheinungen. Die Wahnideen zeigen sich besonders **bei Fieber** und ähneln denen von BELLADONNA. Man vergleiche dazu auch die Träume aus der zitierten Prüfung: „Sie träumt von nichts als Sterben, Särgen und Begräbnis." „Lebhaft träumend von Reisen, Steigen, Mord und Streit."

Bromium-Menschen sind oft recht launenhaft. Sie können heiter und lebhaft gestimmt sein oder auch verdrießlich und zanksüchtig. Beim Erwachen sind sie häufig gereizt und übellaunig, auch nachmittags beim Erwachen aus dem Mittagsschlaf. Es kann allgemeine Verstimmung und Unzufriedenheit bestehen. Große Niedergeschlagenheit, mit Schmerzen in der Gegend der linken Weiche.

Weinen, Klagen, Jammern und Lamentieren **mit heiserer Stimme.** Dies kann bis zu hysterischen oder manischen Zuständen reichen. **„Bekommt hysterische Anfälle"** heißt es in den *Guiding Symptoms*.

Dort wird auch das bemerkenswerte Symptom aufgeführt: „Drang zu geistigen Arbeiten, **vorher aber ist ihm sein Geschäft zuwider**."

Auf der intellektuellen Seite sind folgende Symptome zu nennen: Kann sich auf nichts richtig konzentrieren; unwiderstehliche Benommenheit, z.B. abends beim Schreiben; sehr große Vergesslichkeit; Gedankenschwund; mag nicht lesen. **Schwäche des Intellekts und Melancholie.**

Bromium-Kind

Bromium wird oft bei Kindern verschrieben, besonders bei akuten Erkrankungen. Es passt in erster Linie auf Kinder mit dünner, weißer, zarter Haut, deren Haare und Augenbrauen sehr hell sind; auf zarte, schwächliche, kränkelnde Kinder; **„skrofulöse" Kinder mit vergrößerten Drüsen und Lymphknoten.** Selbstverständlich heißt das nicht etwa, dass die Arznei nicht auch bei dunkelhaarigen Kindern angezeigt sein könnte. **Verlangt, schnell getragen zu werden; besonders bei Krupp.**

Viele Beschwerden, besonders Brustbeschwerden, **gehen mit Nasenbluten einher.**

Bromium wirkt **vor allem auf die linke Seite,** insbesondere was den (inneren) Kopf angeht. Auch dies gilt jedoch nicht ausschließlich, es kommen auch rechtsseitige oder von links nach rechts gehende Beschwerden vor.

Allgemeinsymptome und Keynotes

- Bromium hat in einem wichtigen Punkt große Ähnlichkeit mit PULSATILLA: **in der Sonne und überhaupt bei Hitze geht es** den Patienten **erheblich schlechter.** Hitze löst Beschwerden aus; setzen sie sich der Sonne aus, sind sogar allergische Reaktionen möglich. Oft handelt es sich um hellhäutige, blondhaarige Menschen.
- Besonders soll hier noch einmal Kents Feststellung hervorgehoben werden, dass Bromium-Menschen **sich leicht zu sehr erhitzen,** in diesem erhitzten und verschwitzten Zustand **dann aber höchst empfindlich gegen (kühle) Zugluft sind.**
- **Zittrige Schwäche:** Zittrigkeitsgefühl und Mattigkeit nachts beim Erwachen; nach dem Frühstück große Mattigkeit wie zerschlagen; Schwächegefühl vor oder bei Eintritt der Regel; Ohnmachtsneigung bei Diphtherie.
- Ein eigentümliches, deutlich auf Bromium hinweisendes Symptom ist der **laute Windabgang aus der Vagina.**

- Krampfanfälle, die für gewöhnlich **halbseitig** sind, bei Keuch-husten.
- Klonische Krämpfe von Augen- und Gesichtsmuskeln sowie der Glieder.
- Die **Linksseitigkeit** des Mittels wurde bereits erwähnt: linksseitige Lähmungen, linksseitige Schmerzen; auch linksseitige Migräne, die durch Bücken und **nach Milchtrinken** schlimmer wird.
- Erweiterte Venen, Krampfadern; schmerzhafte Hämorrhoiden.
- Beschwerden nach unterdrückter Gonorrhö.
- Abneigungen: gegen kalte Getränke; gegen Zwiebeln.
- Verlangen nach Austern.
- Verschlimmerung: durch Tabakrauch; durch Einatmen von Staub; durch Milchtrinken; durch Zwiebeln; **bei heißem Wetter, Warmwerden, Wetterwechsel von Kalt zu Warm, feuchtem Wetter;** zur Zeit der Sommersonnenwende; beim Anblick oder Geräusch von fließendem Wasser, auch auf einer Brücke über einen Fluss oder Bach; im Liegen auf der linken Seite; abends bis mitternachts.
- Besser: **durch Seeluft; durch heftige Bewegung,** beim Reiten, Fahren, Laufen, bei schnellem Gehen; im Liegen auf der rechten Seite. Kältegefühle im Hals werden **durch Rasieren** besser.

Lokalsymptome

Schwindel Schwindel, besonders wenn er über ein kleines fließendes Wasser geht. **Sobald er den Fuß über das Wasser setzt, Schwindel;** es zieht dann den Fuß unwillkürlich in der Richtung des Stromes hin. Überhaupt können schnell sich bewegende Gegenstände (oder schnelle Bewegungen des Patienten) Schwindel auslösen, der von Ängstlichkeit begleitet sein kann.

Der Schwindel ist **schlimmer bei feuchtem Wetter.** Schwindel mit Nasenbluten; **wenn Nasenbluten folgt, wird das Schwindelgefühl besser.** Schwindel mit Kopfschmerzen oder Benommenheit morgens beim Erwachen oder abends beim Niederlegen, ebenso während der Regel. **Schwindel zum Rückwärtsfallen.**

Rauchen, Sonnenlicht und Hitze können Schwindel auslösen, welcher sich im warmen Zimmer verschlimmert.

Kopf **Schwere im Vorderhaupt (oder im Hinterkopf) in der Sonnenhitze;** vergeht im Schatten; wird **in der Dunkelheit besser.** Hitzegefühl im Hinterkopf: Gefühl im Kopf wie von Blutandrang und aufsteigender Hitze; befürchtet einen Schlaganfall.

- **Vor der Regel Vollheitsgefühl in Kopf** und Brust; **bei Eintritt der Regel Kopfschmerzen,** ebenso **während der Regel.**
- **Kopfweh nach Milchtrinken,** wie ein hartes Klopfen **links** und ein harter Puls dort; **gebessert, wenn er sich auf die rechte Seite legt, mit den Armen über den Kopf.**
- Kopfweh vom Tabakrauchen.
- Die Stirnkopfschmerzen haben oft drückenden Charakter, nach innen oder nach außen oder beides.
- Kopfschmerz vom Hinterhaupt nach der Stirne zu, schiebend und drängend, **als wenn vorn alles heraus wollte.** Ruckweise **auf Augen und Nasenwurzel** drückender Schmerz, **wie aus dem Innern des Hirns.** Langanhaltendes Drücken in den Knochen des Vorderhaupts, im Zimmer, aber **nicht im Freien.**
- Betäubender Kopfschmerz in der Stirne, in Ruhe vergehend, beim Reiten oder beim Fahren über unebenes Gelände vergehend.
- Linksseitiger Kopfschmerz vom Ohr zur Schläfe, schlimmer durch Bücken. Kopfweh über dem linken Auge. Kopfschmerzen, die zu den Augen, **den Kieferknochen,** zum rechten Nasenloch hin ausstrahlen.
- Kopfweh tief im Scheitel, mit Herzklopfen.
- **Kopfschmerz, besonders im Vorderhaupt, wechselt mit Kreuzschmerzen.**
- Besserung von Kopfschmerzen **nach Nasenbluten.**

Große Empfindlichkeit des Kopfes gegen kalte Luft. Kitzeln an der Stirn; am Hinterkopf.

Empfindliche Kopfhaut, von Ausschlägen mit übelriechender Absonderung bedeckt (Ekzem). Bösartiger Kopfgrind.

Augen Hervorgetriebene Augen; Schwellung der Konjunktiven und der Tränendrüsen. In einem Vergiftungsfall wurden die Konjunktiven stumpf und wiesen kleine Fältchen auf.

Lästiges Brennen in den Augen, mit krampfhafter Zusammenschließung der Ringmuskeln und **ver-**

mehrtem Tränen, bei starker Brustbeklemmung und Husten.

Tränen des **rechten** Auges. Erweiterte Pupillen. Schneiden in den Augenwinkeln, besonders rechts. Stechendes Gefühl in der Gegend der Augenhöhlen.

Klopfende Stiche im Augenlid, nach den Brauen, der Stirn und der Schläfe ziehend; **durch äußeren Druck, Bewegung und Bücken vermehrt,** in Ruhe gebessert; ein Schmerz, der zu aller Arbeit unfähig macht.

Stechen durchs linke Auge. Blitze vor den Augen. Ein grauer Punkt vor dem rechten Auge, der mit den Augenbewegungen auf und ab hüpft.

Ohren Ohrgeräusche, besonders rechts. Entferntes Rauschen; beständiges Sausen, mehr links; Klingeln wie von Schellen im rechten Ohr.

Parotisaffektionen, besonders links; oft als Masern- oder Scharlachfolge. **Harte Geschwulst der linken Parotis,** warm anzufühlen. Meist kommt es gar nicht zum Eiterungsstadium, Hering hat jedoch auch Eiterung der linken Parotis mit wässriger und wundmachender Absonderung beobachtet; trotzdem blieb die Geschwulst hart und gab nicht nach.

Drückender Ohrenschmerz, wie innen um das Ohr herum, erst im linken, dann im rechten, abends vor dem Einschlafen.

Gegen Abend ein Brenngefühl im Ohr, als ob eine Kohle oder heißes Wasser darin wäre.

Nase Kältegefühl in der Nase, als würden die Nasenschleimhäute durch die eingeatmete Luft kalt; zugleich Brennen in der Nase (bei Schnupfen).

Starker Schnupfen, dabei ist das **rechte Nasenloch verstopft** und überall wund.

Fließschnupfen **mit häufigem, starkem Niesen; unter der Nase und an den Nasenrändern wundgefressen.** Fließschnupfen, wobei das rechte Nasenloch mehr angegriffen und verstopft ist; später das linke.

Die ganze Nase ist wund und die Nasenflügel geschwollen; **es bildet sich ein Grind darin, mit Schmerz und Bluten beim Abwischen.**

Krusten oder Schleim von gelb-oranger Farbe bei Schnupfen.

Starkes, erschütterndes Niesen (z. B. durch Einatmen von Staub), gleich darauf Verstopfung der Nase mit zusammenklebenden Nasenlöchern. Kitzeln am linken Nasenloch, später am rechten.

An der linken Nasenseite Geschwulst und Schmerz beim Daraufdrücken, als bilde sich ein Eiterpickel.

Fächelnde Bewegung der Nasenflügel.

Gesicht Heißes unangenehmes Gefühl im Gesicht, besonders unter der Nase, kitzelnd und „schründend", **wie von Spinnweben,** besonders beim Bewegen der Nase.

Ältliches, hageres Aussehen, mit grauem, erdfahlem Teint. Genötigt, die Stirn zu falten und gefaltet zu lassen. Rotes Gesicht bei Fieber; bei Krupp bläulicher Teint, wird blaurot bei jeder Anstrengung zum Husten.

Steinharte Schwellung von Drüsen und Lymphknoten, besonders am Unterkiefer und am Hals; mehr links.

Hitzegefühl in den Wangen, mehr in der rechten; später erst in der linken. Brennen der Oberlippe; Wundheitsschmerz mit Bildung von Pusteln oder Bläschen.

Knacken im Kiefergelenk beim Kauen.

Mund Wärmeempfindung, die sich bis zum Brennen steigert, **durch den ganzen Schlund bis in den Magen hinein.** Hitze in Mund, Speiseröhre, Magen. Von der Zunge bis in den Magen ein sehr scharfes Brennen.

Der Mund ist trocken und ausgedörrt; oder vermehrte, gelegentlich schaumige Schleimbildung im Mund.

„Zusammenschrumpfender", adstringierender Geschmack; oder scharfer, kratzender, widriger Geschmack. **Wasser schmeckt morgens** auf nüchternen Magen **salzig.**

Zahnweh besser, wenn er die Zähne zusammenbeißt. Zähne empfindlich gegen kaltes Wasser. Morgens schmerzendes, verhärtetes Zahnfleisch.

Brennen und Stechen an der Zungenunterseite. Stechen auf der Spitze der Zunge. Trockenheitsgefühl der Zunge. Unmöglich, die Zunge herauszustrecken.

Hals Kratzen im Hals und **raue, tiefe Stimme.** Chronische Pharyngitis; netzförmige Rötung der Schleimhaut, zahlreiche **erodierte Stellen.** Anschwellung der Schleimhäute von Schlund und Rachen. Entzündung der Fauces und der Uvula, mit trockenem Husten, der durch die Reizung erregt wird, die die verlängerte Uvula ausübt, besonders schlimm morgens.

Schaumiger Schleim im Hals. Trockenheit in Kehle und Rachen. Spannen und Drücken im Hals, beim Schlucken, aber auch sonst. Kropf.

Larynx und Trachea Heiserkeit **von Überhitzung. Heiserkeit; Verlieren der Stimme, er kann nicht rein durchsprechen;** die Stimme ist schwach und leise, mit einem Gefühl im Hals wie geschabt so rau; abends.

Kratzen und Rauheit im Kehlkopf, was trockenen Husten auslöst. Rau wie geschabt im Kehlkopf, muss sich räuspern, um diesen von Schleim zu befreien. Stechendes Zusammenschnüren des Kehlkopfes. **Jedes Mal wenn er Speichel schluckt, ein Stechen im hinteren Teil des Kehlkopfes, mit einem zusammenziehenden Gefühl.** Nach dem Frühstück ein **Kältegefühl am Kehlkopf** und kühles Gefühl beim Einatmen; **besser nach dem Rasieren.** Seltsames Gefühl im Kehlkopf, als wäre er mit Daunen oder mit Samt ausgekleidet – aber **mit Kälteempfindung.** Kehlkopf berührungsempfindlich, ebenso die Gegend unter dem Kehlkopf und das Halsgrübchen.

Laryngospasmus; krampfartige Verengung oder Verschließung der Glottis.

Zusammenziehgefühl innen in der Luftröhre, oder **als würde im Halsgrübchen auf die Luftröhre gedrückt.** Beim Einatmen Kitzel in der Luftröhre, der zum Husten nötigt.

Sehr wund und rau im Halse.

Viel Schleimrasseln im Hals beim Atmen und noch mehr beim Husten; Erstickungsgefahr durch Schleim im Hals. Aber: kein Würgen beim Husten, wie es bei HEPAR der Fall ist.

Erkältungen fangen im Kehlkopf an und gehen von da **nach oben und unten.**

Rezidivierende Laryngitis.

Krupp mit Membranbildung durch Überhitzung. Angezeigt auch, wenn die Fiebersymptome nachgelassen haben und der Patient schwach ist und schwitzt, mit dem beschriebenen Schleimrasseln beim Atmen und Husten, aber ohne Würgen.

Kehlkopfdiphtherie; Membranbildung beginnt im Kehlkopf und breitet sich nach oben aus.

Atmung Der Patient ist **genötigt, ab und zu einen tiefen Atemzug tun,** was aber Husten auslöst. Glaubt, nicht tief genug einatmen zu können. Die eingeatmete Luft wird wie Rauch empfunden; **Gefühl von Schwefeldämpfen, besonders beim Husten.** Auch **Kältegefühl** oder Pfeifgeräusche beim Einatmen kommen vor.

Atmen wird behindert durch Zusammenschnürungsgefühl der Brust oder Brustbeklemmung.

Sofort nachdem der Prüfer das Mittel eingenommen hatte, litt er unter Brustbeklemmung; tiefes Einatmen, verbunden mit einem Gefühl, als bekäme er nicht genug Luft in die Lungen, welches ihn dazu veranlasste, den Brustkorb zu heben und kräftig Luft zu holen.

Gefühl, als wäre eine weiche Substanz zwischen Lungen und Brustbein.

Asthma als Masernfolge; Asthma bei Seeleuten, sobald sie an Land gehen.

Atembeklemmung **beim Schlucken.** Das Atmen wird sehr kurz, er muss nach Luft schnappen. Bekommt im Liegen (besonders nachts) keine Luft; Atembeschwerden auch morgens, vor der Regel und bei Herzklopfen. Besserung der Atembeschwerden **beim Gehen** (selbst schnellem Gehen) und **bei Bewegung.**

Husten **Husten mit Erstickungsanfällen beim Schlucken. Husten, erregt durch Tiefatmen.**

Husten wird ausgelöst oder verschlimmert durch Warmwerden im Bett; in geschlossenen Räumen; durch Saures; durch trocken-kalte Luft; durch Rauchen; durch Milch; durch Berühren des Halses.

- Locker klingender Husten, jedoch ohne Auswurf, **schlimmer durch Anstrengung und beim Betreten eines warmen Zimmers.** Husten besser: im Freien; durch kalte Getränke.
- Quälender, bellender, hohler, rauer Husten; am schlimmsten morgens und abends sowie beim Schlafengehen.
- Anstrengender Husten, der nicht zum Sprechen kommen lässt.
- Trockener Husten durch Kratzen im Hals oder ein Fremdkörpergefühl in der Kehle.
- Husten aufgrund der Reizung durch das verlängerte Zäpfchen (bei Pharyngitis); besonders schlimm morgens.
- Schweißausbruch nach Hustenanfällen.
- Husten mit Krämpfen; kruppartiger Husten.
- **Kruppsymptome bei Keuchhusten.**

- Hüsteln, mehr am Tage.

Spärlicher, schwer zu lösender Auswurf: dicker weißer Schleim, später auch von reinem, dunkel-geronnenem Blut. Oder auch: bläulicher, körniger Auswurf.

Brust **Stechende Schmerzen in den Brustseiten,** beim Gehen und **besonders beim Schnellgehen.** Wandernde Schmerzen in der linken Brustseite, später auf die rechte Seite ziehend und die linke verlassend; sofort auftauchend beim Gehen; schlimmer durch Vorbeugen der Schultern oder durch Drehen des Thorax um seine Längsachse, sodass es sich um Muskelschmerzen zu handeln scheint.

Rechtsseitiger Brustschmerz, sehr viel schlimmer abends; ebenso beim Heben eines Gewichts und beim Gehen; wecken ihn nachts aus dem Schlaf, wenn er sich umdreht; besonders schlimm beim Erwachen; Ruhen ist fast ausgeschlossen.

Schmerzen in den Brustseiten, wie Druck.

Beim Gehen ein heftiger rheumatischer, stumpfer, wie zusammenziehender Schmerz, der sich dann in die rechte Schulter und von da in den Arm zog, wo er sich verlor. Überhaupt häufiges Ausstrahlen von Brustschmerzen zu den **Achselhöhlen, Schultern und Armen.**

Brustsymptome häufig begleitet und gebessert **von Nasenbluten.**

Hepatisation der Lungen. Eitrige und geschwürige Tuberkulose. Entzündung besonders der **rechten** Lunge. Emphysem.

Mammae Ziehen oder Schneiden in der Brustdrüse, als ginge ein Strang von dort in die Achselhöhle.

Tumoren der Mammae, mit Stechen und Brennen der verhärteten Teile. Beim Befühlen besonders der **linken** Brust Gefühl, als ob das Fleisch los und zerschlagen wäre. Epitheliom der weiblichen Brust.

Herz **Herzbeklemmung bei der geringsten Anstrengung.** Beklemmung ums Herz und Herzklopfen, dabei **scheint die eingeatmete Luft sehr kalt,** mit Heben zum Gähnen.

Starkes **Herzklopfen** abends, **das Liegen auf der linken Seite verhindert.**

Herzklopfen bei nervöser Erregung; mit Übelkeit; bei Kopfweh. Herzklopfen beim Aufstehen vom Sitzen; beim Gehen.

Hypertrophie des Herzens, besonders durch Überanstrengung.

Magen Magendrücken wie von einem Stein; noch vermehrt durch Daraufdrücken mit der Hand. Gastritis.

Eine Art zusammenziehender Magenkrampf, der **nach dem Essen verschwindet.** Gegen Abend Übelkeit mit Brechreiz, ohne sich erbrechen zu können; **nach dem Essen besser.**

Leerheitsgefühl im Magen, besser nach Essen, wonach er aber kein Verlangen hatte.

Übelkeit nach Herzklopfen; ebenso vom Rauchen. Erbrechen von blutigem Schleim; kaffeesatzartiges Erbrechen. Öfteres Aufstoßen, wobei viel Schleim heraufgewürgt wurde. Aufstoßen wie faule Eier.

Schmerz im Magen abwechselnd mit Kopfschmerz. Magenschmerzen von warmem Essen, von heißen Getränken; oder aber warme Getränke bessern und nur Speisen verschlimmern. Magendrücken, das in die Speiseröhre aufsteigt. Stechende Schmerzen in der Magengrube, die sich zum Nabel erstrecken; tiefer Druck verschlimmert.

Verlangen nach Austern, die aber nicht bekommen. Verlangen **nach Saurem, worauf sich die Symptome erhöhen und Durchfall folgt.** Abneigung gegen Zwiebeln und gegen kaltes Wasser.

Appetitmangel vor der Regel.

Abdomen **Tympanitische Auftreibung des Abdomens und Abgang vieler Winde.**

„**Schmerzen im Unterleibe und im Kreuze,** wie beim Monatlichen, **und Abgang vieler Blähungen,** wie es beim Monatlichen gewöhnlich der Fall ist." (Hering, *Neues Archiv*)

Kollern und Gären im Bauch.

- Ein **Gefühl wie von einer Kugel im linken Hypochondrium.** Pulsieren in den Hypochondrien; abends. Hypochondrien und Magengegend druckempfindlich; Schmerzen können durch Gehen gelindert werden. Flüchtige Stiche in den Hypochondrien, von rechts nach links.
- Eine Auftreibung und Verhärtung der Milz, nach unterdrückter Gonorrhö entstanden, konnte durch Bromium bedeutend verringert werden.
- Deutliche Schmerzen in der Lebergegend, besonders bei Druck und beim Reiten oder Fahren, mit

Härte und Vollheitsgefühl des rechten Hypochondriums; dabei Gefühl, als sänke ein harter Körper dort herab.

- **Stechende und schneidende Schmerzen im und am Nabel,** mit Stichen **zum Mastdarm, zum Blasenhals und entlang des Samenstrangs.**
- Schmerz in der linken Seite des Unterleibes, wird ein Drängen nach dem Bauchring.
- Schmerzen in der linken Leistenregion, besonders beim Gehen, bei Druck, beim Husten.
- **Nach Tabakrauchen** sehr heftig kneipende Schmerzen im Unterleib, besser beim Daraufdrücken, schlimmer bei raschem Bewegen; beim Krummsitzen und Daraufdrücken merkt er den Schmerz nur während des Ausatmens, nicht während des Einatmens.
- **Vor Eintritt der Regel Stechen im Unterleib, gebessert durch Krummliegen.**
- Bohren oder Stechen im Darmbeinkamm.

Rektum und Stuhl Heftiger Stuhldrang mit Abgang von viel mehr Wind als Stuhl. Mit einem **Durchfall schwarzen Kotes** blinde, heftig schmerzende Hämorrhoiden; **kaltes und warmes Waschen verschlimmerte; Benetzen mit Speichel erleichterte.**

Blinde, schmerzende Hämorrhoiden während oder nach Stuhl. Hämorrhoiden schlimmer durch Gehen; besser durch Kälte.

Nässender Ausschlag am Perineum.

Durchfall schwarzen Kotes. Durchfall hellgelben Kotes. Schleimiger, etwas durchfälliger Stuhl. Membranartige Gebilde im Stuhl; bei Durchfall. Schmerzloser und geruchloser Stuhl, der aussieht wie Abschabsel der Gedärme. Durchfall nach Austern; nach Saurem; nach Tabakrauchen. Durchfall kann nach jeder Mahlzeit auftreten oder **nach jeder Mahlzeit gebessert sein.**

Harter, zäher, brauner, glänzender Stuhl, wie Schafmist.

Harnorgane Häufiger Harndrang, auch gleich nach dem Wasserlassen; **mit Kitzelgefühl im Meatus.**

Nachtröpfeln nach dem Urinieren. Nach dem Harnen kommt noch ein Tropfen, der sehr brennt. Einige klare Schleimtropfen fließen aus der Urethra (gonorrhoischer Ausfluss).

Stiche in der Harnröhre, zum Meatus hin. Pulsieren in der Harnröhre (hinter den Hoden).

Urin kann deutlich nach Ammoniak riechen; rotes oder **weißes, anhaftendes Sediment.**

Drücken in der Prostata beim Gehen.

Männliche Genitalien Geschwulst des linken Hodens, mit Wundheitsschmerz.

Kältegefühl des linken Hodens. **Eine harte, wenig druckempfindliche Schwellung des Hodens blieb nach Gonorrhö zurück; Schmerzen vor allem beim Fahren** (bei einem Droschkenkutscher); Bromium half.

Stiche in der Eichel oder durch den Penis bis zur Eichel. Drückend kneipender Schmerz im Penis. Drücken im Samenstrang. Verfrühter Samenerguss beim Beischlaf.

Weibliche Genitalien Bereits angesprochen wurde das eigentümliche Leitsymptom des **lauten Windabgangs aus der Scheide.**

Wundheitsschmerz in der Scham. Viel Jucken in der Vagina.

Harte Geschwulst des Ovars, **besonders links.** Chronische Eierstockentzündung. **Anschwellung der Ovarialregion vor und bei den Menses.** Ständiger dumpfer Schmerz in der Gegend des linken Eierstocks; milder Fluor albus; kein Lustgefühl beim Beischlaf.

Verzögerter Orgasmus.

Menses zu früh, manchmal alle 14 Tage; außerdem zu stark. Helles Blut. Passiver Fluss mit großer Erschöpfung. Schleimhautfetzen im Blut. Einige Stunden nach Eintritt der Regel heftige zusammenziehende Krämpfe, die stundenlang andauerten, mit nachbleibendem Wundheitsschmerz im Bauch. Schmerzen in Unterleib und Kreuz. Passive Metrorrhagie.

Äußerer Hals und Rücken Steifer Hals und Nacken: besonders nachmittags; mit Schwellung der Halslymphknoten. Zwei abgekapselte Tumoren an beiden Seiten des Halses. **Steinharte Schwellung der Halslymphknoten,** mit **drückenden Schmerzen** darin.

Diverse **Kälteempfindungen am Rücken;** besonders im Sitzen.

Drückender Schmerz an der Innenkante des linken Schulterblatts, zum Hals hinauf, bei Bewegung des linken Arms oder bei nach links gelehntem Sitzen; der Schmerz zieht in den Arm herab.

Kreuzschmerzen: **im Wechsel mit Kopfweh;** vor der Regel, mit Schwächegefühl und Appetitmangel.

Bohren in den Dornfortsätzen verschiedener Wirbel.

Reißen in der Rückenmuskulatur, rechtsseitig; schlimmer durch Bewegen der betroffenen Teile.

Extremitäten Große Steifheit in allen Gliedern, 11 Uhr vormittags; besser nachmittags.

Schmerzen in den Gliedern, **wechseln später mit Frost und Hitze.**

Brennende, nagende, drückende, stechende, reißende Schmerzen in Armen und Beinen. Ruckartiges Reißen, z. B. durch den Daumen, das Stirnbein, den großen Zeh, den Unterschenkel und das Knie, mit Zerschlagenheitsschmerz beim Sitzen.

Morgens nach dem Aufstehen Knacken in den Gelenken. Linksseitige Hemiplegie.

Große Unruhe und Werfen der Arme. **Furunkel oder Blutschwären an den Armen.**

Schmerzhaftes Lahmheitsgefühl in der Schulter, oft in den Arm ausstrahlend. ahmheitsgefühl und Schwäche in den Gliedern, besonders im **linken Arm.**

Hitzegefühl und Kitzeln in den Schultern. Zusammenschnüren in den Obergliedern.

Ekzem am Ellbogen.

Zusammenpressendes Gefühl in den Unterarmen, als wären sie in einem Schraubstock; später stechende Schmerzen in den Fingern, die sich **nach dem Kopf zu** ausbreiteten.

Eiskalte Unterarme (bei Diphtherie). Kalte Hände bei Durchfall. Kalte, feuchte Hände; kalte Fingerspitzen. Schweiß an den Handflächen.

Rechte Hand heiß und voller, wie aufgetrieben.

Rote Flecken auf dem Handrücken, besonders zum Daumen und Zeigefinger hin; teilweise juckend; ein Teil entwickelt sich zu kleinen Bläschen, die innerhalb eines Tages austrocknen und rote Flecken hinterlassen.

Schmerzen in den Beinen, besonders **linksseitig.** Klopfen in den Beinen; besonders im Knie beim Sitzen.

Schlaf **Ein immerwährendes Gähnen den ganzen Tag, und Atembeschwerden.** Tiefes Einatmen geht in Gähnen über.

Abends beim Schreiben **fast unwiderstehliche Schläfrigkeit** mit Benommenheit; es ist ihm, als ob die Kopfhaut dichter anläge oder als ob ein Reif um den Kopf gespannt wäre. Wird beim Lesen schläfrig, kann aber nicht einschlafen, sondern liegt stundenlang wach.

Langer, unerquicklicher Frühschlaf. Schläft morgens wie betäubt, sehr lange, und ist ungemein träge; will bis in den späten Vormittag hinein nicht aufstehen.

Unruhiger Schlaf; Zucken und Auffahren im Schlaf. Bei nächtlichem Erwachen Zittrigkeitsgefühl und große Mattigkeit. Schläft mit offenem Mund.

Schlaf voller Angstträume: von Sterben, Särgen und Begräbnis; steigt im Schlaf in die Höhe. Träumt von einem steilen Anstieg und bewegt sich im Bett, ohne aufzuwachen. Fährt wegen unruhiger Träume aus dem Schlaf auf, springt aus dem Bett und kommt erst wieder zu Sinnen, als er die Füßen auf den kalten Boden stellt. Lebhaft träumend von Reisen, Steigen, Mord und Streit, mit deutlicher Erinnerung beim Erwachen.

Fieber, Frost, Schweiß Starker Schüttelfrost mit **Gähnen und Strecken,** wie beim Wechselfieber, welches sie vor zehn Jahren hatte. Dabei ganz benommen, und es zieht im linken Schienbein bis nach dem Fußgelenk, wobei der Fuß ganz kalt wird; **dies wiederholt sich jeden zweiten Tag als Frostigkeit mit kalten Füßen.**

Schüttelfrost beim Einatmen. Kälte in Rücken und Gliedern im warmen Zimmer. Kaltes, höchst unangenehmes Ziehen durch den ganzen Körper; mit schneller Abwechslung von Wärme, zuerst in der linken Hand und Seite.

Brenngefühl im ganzen Körper, worauf, während mäßiger Handarbeit, ein klebriger Schweiß ausbricht. Vormittags um 9 Uhr ein innerliches Brennen; später ist es wie zwischen Haut und Fleisch.

Kühle Haut, mit klebrigem Schweiß bedeckt (bei Krupp). Schwitzt leicht bei geringer Bewegung. Schwitzen auch nach Hustenanfällen.

Haut Bei lokaler Einwirkung färbt Bromium die Haut gelb und zerstört sie sehr schnell, unter heftigem Brennen und folgender Entzündung; in eine Wunde gebracht, kann es übelriechende Nekrosen erzeugen. Entsprechend kann es bei nekrotisierenden Geschwüren angezeigt sein.

Akneähnliche Papeln, Pickel oder Pusteln überall (u.a. auf der Nase, auf der Zunge, an den Fingern, am Anus). Herabgesetzte Empfindlichkeit der Haut. Furunkel an Armen und Gesicht.

Kitzeln oder Jucken, das durch Kratzen schnell gestillt wird.

Steinharte Schwellung von Drüsen und Lymphknoten, besonders am Unterkiefer.

Bryonia

Essenzielle Merkmale

Das spezifische Krankheitsbild, für das jede einzelne unserer Arzneien steht und das diese bestimmte Arznei im menschlichen Organismus heilt, kann und sollte – statt als bloße Anhäufung unzusammenhängender Symptome – als die **Idee** dieses Mittels begriffen werden. Von unseren „großen" Mitteln, die ausgedehnten Prüfungen unterzogen wurden, ist eine umfassende Symptomatologie bekannt, die für die Ableitung einer solchen Grundidee reiches Material bietet.

Trockenheit

Bei Bryonia ist die zentrale Idee die der **Trockenheit** auf allen Ebenen. Bryonia-Menschen sind geistig und emotional ebenso ausgetrocknet wie auf der körperlichen Ebene; daher **wollen sie in Ruhe gelassen werden,** man soll sie nicht stören. Ebenso brauchen sie ständig die Zufuhr von **großen Mengen Wasser,** um ihre körperliche Trockenheit auszugleichen. Berücksichtigen wir nun, dass das Element Wasser symbolisch für die Gefühle steht, so können wir uns auch die emotionale Eigenart von Bryonia klarmachen: Bryonia-Menschen zeigen wenig Gefühl bzw. ihre Emotionen wurden eingeschränkt oder eingedämmt – sie sind emotional ausgetrocknet.

Das Moment der **Dehydratation auf allen Ebenen** wird man bei einem typischen konstitutionellen Bryonia-Patienten sogleich erkennen können. Er berichtet nicht nur von Trockenheitsgefühlen am Körper (besonders häufig der **Schleimhäute**), sondern in der Art, wie er sich gibt, kommt auch sein „ausgetrockneter" Geist zum Ausdruck. Mit anderen Worten: Es fehlt ihm an geistiger Beweglichkeit, an Schnelligkeit der Auffassung; er ist ein eher phantasieloser Mensch.

- Und so leiden konstitutionelle Bryonia-Patienten unter einer gewissen **Steifheit des Geistes;** sie neigen dazu, sehr nüchtern und „geschäftsmäßig" zu denken und an „Tatsachen" zu kleben. Ihre Perspektiven sind begrenzt – sozusagen durch die Erdenschwere gebunden. Entsprechend konzentrieren sie ihre Energien oft auf den Erwerb irdischer Dinge und materieller Sicherheit, besonders von Geld. Dieser eher nüchternen, grob materiell orientierten und recht schroffen Art liegt ein Gefühl von **Unsicherheit** zugrunde, und diese wiederum äußert sich in erster Linie als **Furcht vor Armut.** Ob sie Erfolg im Beruf haben oder nicht, wie auch immer ihr Kontostand aussehen mag – immer haben sie Angst, eines Tages arm zu sein.
- Die **emotionale** Austrocknung von Bryonia-Menschen zeigt sich vor allem in zwei wichtigen Charakteristika: sie sind **mürrisch** und **reizbar.** Es handelt sich um sehr ernste Leute, denen es an Einbildungskraft fehlt – für das Spielerische im Leben haben sie nichts übrig, man kann sie kaum als Frohnaturen bezeichnen. Selten einmal werden sie einen Witz machen. An Feinsinn und Sensibilität mangelt es Bryonia im Allgemeinen eher, in einer bestimmten Hinsicht aber sind diese Menschen sehr empfindlich: nämlich gegen Belästigungen und Störungen.

Erkennt man die innere Reizbarkeit, die sich darin ausdrückt, so hat man einen neuen Zugang zu dem eingangs erwähnten Leitsymptom „**will in Ruhe gelassen werden**" gewonnen: Bryonia-Menschen wollen nicht, dass irgendetwas oder irgendjemand sich in ihr Leben mischt und ihnen eine Reaktion aufzwingt; sie wollen einfach bloß ihren eigenen Platz, ihre Nische im Leben finden und ansonsten ihre Ruhe haben. Wegen ihrer inneren Reizbarkeit und ihrer Neigung zu Heftigkeit und Zorn, die sie nach außen hin nicht zeigen wollen, können sie es nicht leiden, wenn Leute auf sie zukommen und sie „stören". Ihr Problem bei jeder Art von „Störung" ist es, dass sie selbst in irgendeiner Weise darauf reagieren müssen; dies bereitet ihnen enorme Schwierigkeiten und führt dazu, dass es ihnen schlechter geht. Und so drückt ihre ganze Haltung den Wunsch aus, bloß in Frieden gelassen zu werden.

- Auf der **körperlichen** Ebene offenbart sich eine analoge Haltung z. B. in einem schmerzenden Gelenk, das sich trocken anfühlt und in dem es zu knacken oder zu krachen scheint: Dann will der Patient das betroffene Glied am liebsten die ganze Zeit ruhig halten, er hasst es, zu irgendwelchen Bewegungen gezwungen zu sein.
- Damit haben wir bereits ein weiteres Beispiel für die Trockenheit von Bryonia auf körperlicher Ebene, die sich an verschiedenen Orten zeigen kann. Die Schleimhäute, die serösen Häute oder auch die Haut können extrem austrocknen. **Abneigung gegen und Verschlimmerung durch Bewegung** sind regelmäßig die mit der Trockenheit verbundenen typischen Modalitäten der Bryonia-Pathologie. Wir werden später näher darauf eingehen, hier nur einige typische Bilder: Die Konjunktiva ist so trocken, dass die Augen nicht ohne Schmerzen und Beschwerden bewegt werden können; die Synovialhäute sind trocken, sodass jede Bewegung der Gelenke schmerzt; die Darmschleimhäute sind trocken, sodass der Stuhl nicht vorwärtskommt und eine höchst beschwerliche und hartnäckige Verstopfung einsetzt.

Dies ist das Wesen von Bryonia, und entlang der angedeuteten Züge müssen wir die Symptome der Arznei auf allen Ebenen zu verstehen suchen. Die Beweglichkeit weicht einer Steifheit, ob in Körper, Gemüt oder Geist; die Gefühle sind in ähnlicher Weise trocken, unflexibel, in ihrer Beweglichkeit eingeschränkt, wie es eben für die Gelenke beschrieben wurde, und daher kommt dieses Bedürfnis nach Ruhe und Alleingelassenwerden, diese Gereiztheit gegenüber störenden Einflüssen, diese Abneigung dagegen, dass jemand auf einen zukommt und einen anspricht.

Ausgleich der „Flüssigkeitsverluste“

Der Bryonia-Mensch trocknet in allen Bereichen aus. Um die Verluste an „Flüssigkeit“ auszugleichen, braucht er zusätzliche Zufuhr, nicht nur in Form von Wasser, sondern auch in Form von Geld und Gefühlen – und all dies muss von außen kommen, da der Organismus selbst es nicht liefern kann. So ist das Geldverdienen schon beinahe eine fixe Idee des Bryonia-Menschen. Er mag sein gutes Auskommen haben, und doch wird die Angst von ihm Besitz ergreifen, dass er im Alter arm und bedürftig werden könnte und dass er deshalb äußerst vorsichtig mit seinem Geld umgehen müsse. Im Alter, so befürchtet er, wird niemand ihn mehr lieben und sich um ihn kümmern, und deswegen wird er dann Geld brauchen, um Leute bezahlen zu können, die ihn pflegen und für sein Wohlergehen sorgen.

Der Bryonia-Mensch selbst ist gefühlsmäßig nicht in der Lage, Liebe zu geben, aber er braucht das Gefühl, geliebt zu werden, um sich sicher zu fühlen. Wie wir gesehen haben, scheint er es jedoch keineswegs zu schätzen zu wissen, wenn ihm Liebe entgegengebracht wird. Ein Bryonia-Mann (und es handelt sich in der Mehrzahl der Fälle um Männer) kann eine große Leidenschaft für die Börse entwickeln und viel Energie und Emotionen in den Kauf und Verkauf von Aktien stecken, aber er ist unfähig, sich leidenschaftlich in eine Frau zu verlieben.

Diese Unfähigkeit, starke Gefühle für den Partner zu empfinden oder zu äußern, bedeutet jedoch nicht, dass Bryonia sexuell impotent wäre. Bryonia-Menschen haben einfach keinen Sinn für Romantik und Zärtlichkeit; einem Bryonia-Mann genügt es, wenn seine Frau ihn liebt und für ihn da ist. Und wie er sich auch sonst gegenüber anderen gewöhnlich reizbar oder gar zornig und rücksichtslos verhält, so ist es auch in seinem Sexualleben: Sobald der Geschlechtsverkehr für ihn beendet ist, zieht er sich zurück und will bloß nicht mehr „belästigt“ werden.

Und nicht nur für die große Liebe, auch für immaterielle, spirituelle Werte bringen Bryonia-Menschen im Allgemeinen kaum Interesse auf; ist es einmal doch so, so handelt es sich definitiv um eine Ausnahme. Bryonia mag sich vielmehr denken: „Ich bin doch kein Narr, ich bin ein Tatsachenmensch“ (das glaubt er jedenfalls von sich); die materiellen Dinge des Lebens nehmen für ihn einen sehr hohen Rang ein.

Trockenheit, Verschlimmerung durch Bewegung, die „Lass-mich-bloß-in-Ruhe-Haltung

Wir haben nun in einem ersten Durchgang einige zentrale Wesenszüge von Bryonia beschrieben. Es ist für die Praxis zwingend erforderlich, diese Grundzüge im Zusammenhang zu sehen, denn erst aus ihrer Kombination ergibt sich das volle Bild dieser Arzneimittelpersönlichkeit in ihrer Einzigartigkeit und Eigentümlichkeit. Zusammenfassend lässt sich sagen, dass vor allem folgende Wesensmerkmale bei der Verschreibung von Bryonia immer im Blick behalten werden sollten: die Trockenheit, die Verschlimmerung der ausgetrockneten Teile durch Bewegung, die „Lass-mich-bloß-in-Ruhe-Haltung“. Diese Grundideen sollten in ihrer Verknüpfung verstanden werden, denn erst ein solches Verständnis bietet die Grundlage für eine sichere Verschreibungspraxis. Eine Verordnung hingegen, die sich lediglich an Einzelsymptomen orientiert, lässt viel Raum für Irrtümer.

Man sollte aber auch versuchen, gerade den Feinheiten der Pathologie der Persönlichkeit auf die Spur zu kommen. In einer allgemeinen Darstellung der Wesenszüge eines Mittels ist es naturgemäß nicht möglich, die zahlreichen möglichen Variationen des Bryonia-Typs und all seine unterschiedlichen Gemütszustände zu behandeln. Man sollte daher einerseits nicht sklavisch an den einzelnen Beschreibungen kleben; andererseits wird nur die Erfahrung mit einer größeren Zahl von Fällen und insbesondere die Erfahrung, das Mittel in verschiedenen konstitutionellen Bryonia-Fällen korrekt verschrieben zu haben, wirkliche Sicherheit bringen.

In einem zweiten Durchgang wollen wir nun die angesprochenen Züge von Bryonia vertiefen und das Bild vervollständigen.

- Fassen wir die zentralen psychischen Züge noch einmal zusammen: Bryonia hat vor allem den ausgeprägten Wunsch, in Ruhe gelassen zu werden, der einem hohen Maß an innerer Reizbarkeit und Neigung zum Jähzorn zuzuschreiben ist. Diesen Eigenschaften wiederum liegt ein beträchtliches Unsicherheitsgefühl zugrunde, das sich in einer irrationalen **Furcht vor Armut** und einer **Bangigkeit vor der Zukunft** äußert, insbesondere soweit es um die zukünftige finanzielle Situation dieser Menschen geht.
- Ihre Neigung, sich auf Geld und Geschäfte zu konzentrieren, hat sogar ihr Unterbewusstsein in Beschlag genommen; selbst **im Delirium** kommt häufig „**Irrereden von Geschäften**“ vor, wie es bereits Hahnemann in seiner „Reinen Arzneimittellehre“ aufführt. Es ist somit kaum verwunderlich, dass Bryonia-Menschen sehr vorsichtig mit ihrem Geld umgehen und sich nur widerwillig davon trennen, wenn sie auch nicht gar so knauserig sind, wie wir es etwa von ARSENICUM oder MERCURIUS kennen. Jedenfalls ist es unwahrscheinlich, dass ein Bryonia-Mensch sich etwas Teures kaufen wird, was er im Grunde für überflüssig hält – hingegen für einen guten Zweck zu spenden, dazu wäre er schon eher in der Lage.
- Da seine Grundhaltung ebenso wie seine Ziele und Verhaltensweisen ausgesprochen materialistisch und „irdisch“ ist, wird er im Allgemeinen entschlossen nach dem Erwerb derjenigen Dinge streben, die nach seiner Ansicht gut für ihn sind, und sich dabei kaum beirren lassen. Auch Hartnäckigkeit und Entschlossenheit können daher zu seinen Charakterzügen gehören.

Bryonia ist heute ein häufig benötigtes Mittel. Betrachten wir die eben diskutierten Charakteristika, so könnte dies sehr wohl an dem Druck liegen, der von dem derzeit herrschenden sozioökonomischen System ausgeht. Wer unter dem Druck steht, sich in der Geschäftswelt behaupten und unter den Bedingungen erbitterter Konkurrenz ökonomisch erfolgreich sein zu müssen, dessen Psyche kann dadurch mit Sicherheit tiefgreifend beeinflusst werden. Infolgedessen entwickeln viele Menschen, die dafür eine gewisse Anfälligkeit besitzen, die geistigen, emotionalen und/oder körperlichen Krankheitsbilder, die nach Bryonia verlangen.

Langsame und allmähliche Entwicklung der Beschwerden

Die sture, entschlossene, kaum schwankende Haltung, die wir oben beschrieben haben, hat ihre Parallele in der Art, wie sich die Beschwerden dieses Arzneityps entwickeln: Sie beginnen langsam und steigern sich stetig – über einen viel längeren Zeitraum hinweg als bei den meisten anderen Mitteln. Bei Bryonia brauchen akute Zustände oft mehrere Tage, bis sie voll ausgeprägt sind (ähnlich wie bei GELSEMIUM), während der Organismus bei anderen Mitteln, etwa ACONITUM oder BELLADONNA, sehr viel schneller und explosiver reagiert. Diese **langsame, aber stetige Steigerung der Beschwerden,** die so lange anhält, bis die Krankheit ein sehr ernsthaftes Ausmaß angenommen hat, gehört ebenfalls zu den wichtigsten Bryonia-Charakteristika und sollte niemals aus den Augen verloren werden, wenn eine Verordnung der Arznei erwogen wird.

Bryonia bei akuten Erkrankungen

Dem Verständnis chronischer Bryonia-Zustände wird es dienlich sein, wenn wir einen Blick auf die akuten Erkrankungen werfen, die von dieser Arznei erzeugt und geheilt werden. In schweren akuten Krankheitszuständen – die für gewöhnlich mit Fieber und Atemwegsleiden, besonders Bronchitis einhergehen – müssen Bryonia-Patienten all ihre Kräfte auf die Genesung konzentrieren und sind sich dessen auch bewusst. Sie leiden sehr (Hahnemann nennt z. B. als Kennzeichen eines „Nerven- und Spitalfiebers", das nach Bryonia verlangt, „volles, nur allzu erhöhtes Gefühl der Schmerzen"), und ihre Reizbarkeit ist enorm. Ganz und gar ausgetrocknet, mit trockenem Mund, haben sie im Allgemeinen ein dauerndes Verlangen zu trinken. Der Wunsch, in Ruhe gelassen zu werden, ist hier darin begründet, dass sie der Krankheit nur unter Anspannung ihrer gesamten Lebensenergie trotzen können (bzw. davon überzeugt sind). Und so sind sie während fiebriger Zustände gleich gereizt, wenn jemand ins Zimmer kommt und mit ihnen reden oder ihnen Trost und Hilfe anbieten will. Bryonia-Patienten spüren, dass in dieser Verfassung Ruhe am besten für sie ist. Da sie ihre ganze Kraft für den Kampf mit der Krankheit brauchen, ist alles, was ihnen eine Reaktion oder auch nur irgendeine Bewegung abverlangt, eine wahre Qual für sie.

Bryonia bei chronischen Erkrankungen

Auch in chronischen, nicht krisenhaft zugespitzten Zuständen fällt es einem Bryonia-Menschen nicht leicht, bei anderen Hilfe zur Bewältigung seiner psychischen oder emotionalen Probleme zu suchen; er versucht lieber, alles mit sich allein abzumachen. Im akuten Fieberzustand wird schon die Frage: „Möchtest du eine Tasse Tee?" zu einer Verschlechterung seines Befindens führen. Der bloße Akt des Antwortens, so empfindet er es, stellt eine Vergeudung seiner Lebenskraft dar, die er doch so sehr benötigt. Typisch für solche Fälle ist es, wenn der Arzt von den Leuten, die den Patienten pflegen, Dinge zu hören bekommt wie: „Er ist sehr krank und will auf keinen Fall gestört werden." Auch dann, wenn er durstig ist (was der Normalfall ist), wirkt sich die „Störung" durch die gut gemeinte Frage nachteilig auf ihn aus. Ist der Tee aber einmal da, so trinkt er ihn meist mit großem Behagen und stillt seinen enormen Durst damit, und häufig tun ihm gerade warme Getränke gut. Dies ändert jedoch nichts an der Verschlimmerung durch den vorangegangenen Kommunikationsprozess. Entwickelt man genügend Einfühlungsvermögen, so wird man dies auch ohne Worte wahrzunehmen lernen; und dann ist es am besten, den Tee im Krankenzimmer stehenzulassen und gleich wieder hinauszugehen. Kent rät denn auch: „Kommen Sie einem Bryonia-Patienten nicht in die Quere, es geht ihm dann nur schlechter." Der Patient empfindet es zwar selbst als unfair, Leute so zu behandeln, die echten Anteil an ihm nehmen, aber er kann nicht anders.

Verschlimmerung durch Bewegung

Der Widerwille, den Bryonia-Menschen während ihrer Krankheit gegen soziale Interaktion empfinden, ist nun zwar teilweise durch Mattigkeit und Trägheit bedingt, eine weit größere Rolle spielt jedoch die innere Reizbarkeit des Patienten und vor allem seine grundsätzliche Abneigung gegen Bewegung. Gleichgültig, ob es sich um körperliche Bewegung (bis hin zum Atmen oder zu Augenbewegungen) oder um Regungen von Gemüt oder Geist handelt (Fühlen, Sprechen, ja sogar Denken), **er will sich nicht bewegen,** und tut er es doch, geht es ihm schlechter. Die **Verschlimmerung durch Bewegung,** von der bereits die Rede war, ist das bekannteste und wichtigste Leitsymptom von Bryonia. Sie kann so ausgeprägt sein, dass eine körperliche Untersuchung unmöglich wird, weil der Patient in Ohnmacht fällt, sobald er versucht, sich im Bett aufzusetzen. Entsprechend sind auch üble Folgen von Gemütsregungen bekannt, so z. B. Beschwerden von Kränkung, Ärger oder Verdruss. Meist handelt es sich dabei um Kopfschmerzen.

Ängstlichkeit, Missmut und Verzagtheit

Ferner prägen Ängstlichkeit, Missmut und Verzagtheit das psychische Bild von Bryonia. Der Kranke ist leicht unzufrieden mit seinen Mitmenschen, mit sich und der Welt; oft weiß er selbst nicht recht, was er eigentlich will. Eine innere Beängstigung macht ihn unruhig und treibt ihn um; er muss die Lage wechseln oder umhergehen – und das, obwohl die Bewegung seine Leiden vermehrt. Zu den Ängsten zählen Todesfurcht und die Angst, nicht wieder gesund zu werden; so wird von einem Prüfer berichtet:

„Sogar des Gedankens an den wahrscheinlich üblen Ausgang seines Unwohlseins konnte er kaum Meister werden“ (Arneth, in: *Österreichische Zeitschrift für Homöopathie*, Band 3, 1847). Doch sein logischer und praktischer Verstand lässt es nicht zu, dass diese Ängste ihn überwältigen. Zwar vermögen Jähzorn und Reizbarkeit durchaus in heftiger Form zum Ausbruch zu kommen, die Ängste aber hat der Patient so weit unter Kontrolle, dass sie seinen Geist nicht in ihre Gewalt bringen können.

Psychopathologie: Zusammenfassende Betrachtung

Kent fasst diesen Aspekt der Psychopathologie von Bryonia so zusammen: „Voller Furcht und Angst, Verzweiflung an der Genesung, große Verzagtheit. Ruhe wird sowohl in geistiger als auch in körperlicher Hinsicht benötigt. Der Patient will sich nicht rühren, oft verlangt er, dass das Zimmer abgedunkelt wird. Beschwerden durch Aufregung. Besucher haben beinahe immer negative Auswirkungen auf das Wohlbefinden von Bryonia-Patienten. ‚Mürrisch.‘ … Heftige, kongestive Kopfschmerzen, die ein paar Stunden nach Aufregungen oder Streitereien oder auch nach kleinen Missverständnissen einsetzen, die er nicht bereinigen kann, werden oft von STAPHISAGRIA abgedeckt – aber auch Bryonia kann in solchen Fällen angezeigt sein. STAPHISAGRIA passt auf reizbare, heftige, nervöse, erregbare Leute, die Beschwerden bekommen, nachdem sie sich aufgeregt oder in eine hitzige Auseinandersetzung hineingesteigert haben; ist es Kopfweh, was daraufhin entsteht, so kann ein solches Krankheitsbild auch nach Bryonia verlangen.“

Bryonia-Kind

Bryonia-Kinder wollen während akuter Krankheiten oft Dinge haben, die sie nicht bekommen können. Mitten im Fieber schreien sie unter Wimmern und Stöhnen ihre Forderungen heraus – vorzugsweise gleich nach mehreren Dingen, die gar nicht verfügbar sind. Gelingt es den Eltern doch, diese Wünsche zu erfüllen, so werfen die Kinder das Gewünschte augenblicklich wieder von sich, wie wir es von CHAMOMILLA kennen. Das hervorstechende Merkmal von Bryonia ist hier jedoch das Verlangen nach Dingen, die für die Eltern nur schwer aufzutreiben sind. Eine innere Unzufriedenheit beherrscht diese Kinder; sie wissen einfach nicht so recht, was sie eigentlich wollen.

Auch Kent geht auf dieses Leitsymptom ein, warnt aber davor, es zur alleinigen Grundlage einer Verordnung zu machen: „ ‚Will etwas und weiß nicht was.‘ Dies ist ein wichtiges Bryonia-Symptom, das aber nur dann nach der Arznei verlangt, wenn auch die anderen Symptome übereinstimmen. Nehmen wir an, Sie besuchen ein Kind, das von der Pflegerin auf dem Arm getragen wird und ein Spielzeug nach dem anderen haben will; bekommt es nun, was es sich wünscht, so will es das Spielzeug plötzlich doch nicht und wirft es nach Ihnen. Bei genauerer Prüfung des Falles könnten Sie nun feststellen, dass er von KREOSOTUM abgedeckt wird; ein anderes Kind, das nie zufrieden ist und alles verschmäht, was es eben noch haben wollte, könnte z. B. CHAMOMILLA benötigen.“

Von Zeit zu Zeit wird man auch auf ein weiteres Kennzeichen von Bryonia-Kindern stoßen, nämlich eine Neigung zum Nasenbluten nachts im Bett bzw. im Schlaf, um 3 Uhr morgens oder zwischen 3 und 4 Uhr.

Bei Meningitis oder anderen Hirnaffektionen zeigen Bryonia-Kinder oft merkwürdige **Kaubewegungen der Kiefer, die an Wiederkäuen erinnern,** oder ein seltsames **Verziehen des Mundes** („herüber und hinüber“, wie Hahnemann schreibt). Auch diese Symptome treten für gewöhnlich im Schlaf auf. Die „wiederkäuenden“ seitlichen Kaubewegungen können wir gelegentlich auch bei älteren Leuten finden, die an Arteriosklerose leiden.

Allgemein wirken Bryonia-Kinder matt und müde und neigen zu Schwindelgefühlen und Hinfallen.

Wichtige Modalitäten und sonstige Leitsymptome

Gehen wir zunächst noch einmal näher auf die wichtigste Modalität von Bryonia ein, die bereits mehrfach angesprochen wurde: die **Verschlimmerung durch Bewegung.** Diese Eigenheit von Bryonia kann einen extremen Grad erreichen und vielerlei Formen annehmen. Ich denke hier z. B. an einen Bryonia-Fall, den ich in Südafrika behandelt habe. Als ich das Zimmer des Patienten betrat, lag er hustend mit dem Gesicht zur Wand, vollkommen still, und kehrte mir den Rücken zu. Das Anamnesegespräch fand durch die Vermittlung eines Dolmetschers statt, und der Patient drehte sich während der ganzen Zeit nicht ein einziges Mal zu mir herum, um mich anzusehen. Die Bewegung hätte zu große Schmerzen ausgelöst. Der Dolmetscher, der zugleich der Pfleger des Kranken war, erzählte mir, der Patient habe zwei oder drei Tage lang keinen Appetit gehabt, habe große Schmerzen beim Husten und bewege sich schon die ganze Zeit praktisch gar nicht, behalte immer die Lage bei, in der ich ihn gesehen hatte. Er verlangte auch nach nichts; seine einzige Aktivität bestand darin, dass er ab und zu Wasser trank. Bryonia wurde gegeben, und am nächsten Tag ging es ihm viel besser; er erholte sich völlig, ohne noch irgendein anderes Mittel zu benötigen.

Aufgrund dieser Modalität ist Bryonia häufig nützlich bei arthritischen Zuständen; vor allem schwere Fälle dieser Erkrankung, die durch die leichteste Bewegung verschlimmert werden, profitieren oft von dieser Arznei. Man kann jedoch in solchen Fällen oft eine seltsame und bedeutsame Beobachtung machen: Manchmal fühlt sich der Patient, wenn die Gelenkschmerzen extrem stark sind, trotz der Bewegungsverschlimmerung gezwungen, aufzustehen und umherzugehen – er leidet so sehr, dass er sich bewegen muss, obwohl ihm das nicht gut tut. Diese paradoxe Unruhe kann gelegentlich zu Verwechslungen mit ARSENICUM und RHUS TOXICODENDRON führen.

Besserung durch Druck

Ein zweites wichtiges Leitsymptom ist die Besserung durch Druck. Viele Arten von Schmerzen und sonstigen Beschwerden werden gelindert, wenn man die betroffenen Körperteile festhält und Druck auf sie ausübt. Liegen auf der schmerzhaften Seite (z. B. bei Kopfschmerzen, Brustschmerzen etc.) verschafft häufig Erleichterung. In diesem Zusammenhang ist eine Besonderheit bemerkenswert, die Bryonia zu einem häufig angezeigten Mittel bei akuter Appendizitis macht: Selten besteht Empfindlichkeit gegen direkten Druck, nimmt der Arzt aber danach plötzlich die Hand vom Bauch des Patienten, so tut das sehr weh. Dies entspricht dem klassischen Bryonia-Bild: Der Schmerz wird besser bei Druck, plötzliche Bewegung (in diesem Fall plötzliches Loslassen) löst hingegen Schmerzen aus oder macht sie schlimmer. Wo also das bekannte Appendizitiszeichen des Loslassschmerzes in ausgeprägter Form vorhanden ist und zugleich kaum oder keine Empfindlichkeit gegen direkten Druck vorliegt, wird Bryonia sehr oft heilend wirken; es kann als eines der Spezifika bei akuter Appendizitis bezeichnet werden.

Extremer Durst

Bei der erwähnten Trockenheit von Bryonia ist es nicht verwunderlich, dass im Allgemeinen extremer Durst besteht; der Patient verlangt nach großen Mengen Wasser, das kalt, kühl oder lauwarm sein kann – und es kommt auch ein starkes Verlangen nach warmen Getränken vor, welche zudem insbesondere bei Magenbeschwerden lindernd wirken können. Man kann bei diesem Mittel somit keine allgemein hervorstechende Vorliebe für eine bestimmte Temperatur des Getränks ausmachen; oft ist der Patient mit lauwarmem Leitungswasser schon völlig zufrieden. Dies ist eine Hilfe bei der Unterscheidung zwischen Bryonia und anderen „durstigen Mitteln". So verlangen etwa PHOSPHORUS, NATRIUM MURIATICUM und SULFUR alle nach kaltem Wasser in großen Mengen und kurzen Abständen; dagegen wünscht LYCOPODIUM warme Getränke und erfährt Besserung durch diese, und auch LAC CANINUM, ARSENICUM ALBUM und CHELIDONIUM verlangen typischerweise Warmes zu trinken.

Bei der Verwertung des Durstes als Bryonia-Symptom ist jedoch eine gewisse Vorsicht geboten. Es gibt nämlich auch Bryonia-Patienten mit sehr trockenem Mund, die dennoch keinen Durst empfinden. Diese eigentümliche Kombination – Trockenheit bei gleichzeitiger Abneigung gegen Wasser – findet sich auch bei einigen anderen Mitteln. Bei nux moschata kann so große Trockenheit im Mund vorliegen, dass die Zunge am Gaumen zu kleben scheint, und trotzdem ist kein Durst vorhanden, vielmehr manchmal sogar Widerwille gegen Wasser. In derartigen Fällen können die Patienten Wasser bisweilen überhaupt nicht herunterbekommen; selbst wenn sie nur einen Schluck zu sich nehmen, um das Essen herunterzuspülen, müssen sie das Wasser wieder ausspucken. Dieses Symptom ist auch bei NATRIUM MURIATICUM nicht selten.

Zeitliche Modalitäten

Die bekanntesten Zeitmodalitäten von Bryonia sind seine Verschlimmerungen morgens beim Erwachen und um 21 Uhr; um diese Uhrzeit ist eine allgemeine Erhöhung der Beschwerden zu verzeichnen. Hören wir dazu Kent: „Dies ist eigentümlich an der Bryonia-Verschlimmerung: dass die Beschwerden sehr oft früh am Morgen anfangen. Beim Erwachen, bei der ersten Bewegung merkt der Patient, dass mit ihm etwas nicht stimmt; er ist in einem benommenen Zustand, der an Bewusstlosigkeit grenzen kann … Geht das ein paar Tage lang so, dann mag sich ein kontinuierliches Fieber einstellen …Gewöhnlich wird das Delirium gegen 21 Uhr beginnen und die ganze Nacht anhalten, ebenso wie das Fieber. Die Symptome, durch die sich akute Gemütszustände manifestieren, stellen sich morgens beim Aufstehen ein, aber mit fortschreitendem Fieberzustand, der von dem Patienten zunehmend Besitz ergreift, kommt es zu einer Verschlimmerung um 21 Uhr; bei denjenigen Patienten, die Fröste haben, setzen diese um 21 Uhr ein; bei denen, die Fieberhitze haben, beginnt diese um 21 Uhr. Dominieren in einem Fall die Gemütssymptome, so werden sie zu diesem Zeitpunkt stärker und dehnen sich dann durch die ganze Nacht … BELLADONNA beginnt um 15 Uhr und hält an bis Mitternacht, Bryonia beginnt um 21 Uhr und zieht sich durch die ganze Nacht. Die ebenfalls äußerst reizbaren CHAMOMILLA-Patienten haben ihre typische Verschlimmerung um 9 Uhr morgens."

Verschlimmerung durch Hitze

Schließlich ist Verschlimmerung durch Hitze typisch für Bryonia. Auch hierzu noch einmal Kent, der gerade in Bezug auf die Modalitäten so anschauliche und präzise Schilderungen parat hat: „Der Gemütszustand von Bryonia ist meist besser durch kühle Luft, er will die Fenster offen haben. Ängstlichkeit, Benommenheit, Furcht usw. sind besser im Kühlen. Manchmal wird das Delirium – und das kongestive Gefühl von Vollheit des Kopfes, das den Geist in Mitleidenschaft zieht – stärker, wenn das Zimmer sich beträchtlich erwärmt, oder auch durch Ofenhitze, nach Überhitzung oder wenn der Patient warm zugedeckt ist. Dies kann man z. B. bei Kindern beobachten; öffnet man aber das Fenster, damit es nicht mehr so stickig im Zimmer ist, werden sie ruhig schlafen. Hier ist an Mittel wie Bryonia, Apis, Pulsatilla und viele andere zu denken. Wenn Sie das Zimmer betreten und das Kind im wütenden Delirium vorfinden, sich herumwerfend und hin- und herdrehend, während die Mutter versucht, das Zimmer warm zu halten, weil sie fröstelt, und wenn Sie dann das Fenster öffnen und daraufhin das Kind Schlaf findet, dann sollten Sie so etwas nicht ignorieren; die Linderung muss durch irgendetwas bewirkt worden sein … Bei allen nervös bedingten Beschwerden, bei nervöser Erregung (und das gilt im Allgemeinen auch für den körperlichen Zustand des Kranken) geht es dem Patienten schlechter im warmen Zimmer, durch zu warme Kleidung und durch Bettwärme; will die Fenster offen haben, will kühle, frische Luft atmen. Er leidet mehr als andere unter stickigen Räumen. Menschen, die zu Bryonia-Zuständen neigen, haben Probleme z. B. in der Kirche, in der Oper, überhaupt in geschlossenen, warmen Räumen, ähnlich wie Lycopodium."

Kent macht allerdings darauf aufmerksam, dass Hitze gewisse Bryonia-Beschwerden auch lindern kann, vor allem bestimmte rheumatische Affektionen und einige (nicht-kongestive) Kopfbeschwerden.

Weitere Charakteristika

- Bezüglich des Essens (zum Trinken s. o.) hat Bryonia keine sehr auffallenden oder starken Verlangen und Abneigungen, sieht man von einem starken Verlangen nach Austern und nach Fleisch ab. Allerdings kommt auch eine Abneigung gegen Fleisch vor.
- Bei **Verstopfung** ist Bryonia eines der Hauptmittel, wenn der Stuhl groß, hart und **trocken** ist; es ist, als fehlte dem Darm die Schleimhautauskleidung und als käme der Stuhl daher nicht recht vorwärts. Dazu kommt eine Neigung zur Darmträgheit, es ist zu wenig peristaltische Aktivität vorhanden. In den Prüfungen haben sich aber auch (wenngleich seltener) Durchfälle gezeigt, und daher kann Bryonia bei Diarrhö ebenfalls angezeigt sein (s. u., „Rektum und Stuhl").
- Der Bryonia-**Husten** kann recht schmerzhaft sein; typisch ist es, wenn die Patienten **sich beim Husten die Brust halten, um die schmerzhafte Bewegung der Brustwand zu verringern.**
- Es bleibt noch eine wichtige Eigenart des Deliriums von Bryonia zu ergänzen: Neben dem Irrereden von Geschäften ist es ein häufiges Phänomen, dass die Delirierenden dauernd sagen, **sie wollten nach Hause** – und zwar auch dann, wenn sie

tatsächlich zu Hause sind. Dieser Wunsch entstammt dem Sicherheitsbedürfnis von Bryonia; mit ihrem „eigenen Platz" im Leben, ihrem Zuhause, verbinden diese Menschen ein Gefühl von Sicherheit, und diese Gedankenverbindung macht sich im Delirium bemerkbar. Das Symptom ist oft in starkem Maße zu beobachten, weil es für einen wichtigen Charakterzug steht. Kent berichtet: „Manchmal liegt er nur da und sagt nichts als ‚Ich will nach Hause'."

Oft ist in Fällen, die nach Bryonia zu verlangen scheinen, aber nicht darauf reagieren, ein Mittel wirksam, das in bestimmten Punkten große Ähnlichkeiten mit Bryonia aufweist. Ich spreche von STELLARIA MEDIA, einer Arznei, die bei Rheumatismus, Gelenksteifigkeit, Synovitis und allgemeiner Reizbarkeit angezeigt sein kann. STELLARIA hat auch die steifen, schmerzenden Halsmuskeln und das Gefühl, als würden die Augen herausgedrückt, und es teilt vor allem die allgemeine Verschlimmerung durch Bewegung mit Bryonia.

Bryonia ist eines unserer großen Polychreste und deckt daher ein weitgefächertes Spektrum klinischer Krankheitsbilder ab. Wenn das typische Bryonia-Bild gegeben ist, wie es in diesem Kapitel umrissen wurde, wird man mit Bryonia auch heilen können, ob der Patient uns nun wegen Bronchitis, Interkostalneuralgie, Verstopfung, Durchfall oder einer anderen „Hauptbeschwerde" aufsucht. Freilich müssen die Grundzüge der Bryonia-Symptomatologie vorhanden sein, insbesondere die Trockenheit, die Bewegungsverschlimmerung, der Wunsch, in Ruhe gelassen zu werden, und die Reizbarkeit.

Da unsere Beschreibung selbst die psychischen Symptome eines Polychrests wie Bryonia nicht einmal annähernd vollständig aufführen kann, soll hier abschließend noch einmal auf einige typische Geistes- und Gemütszustände eingegangen werden, wie sie sich in den Prüfungen, in der Literatur und im Repertorium niedergeschlagen haben.

Einige Geistes- und Gemütszustände

Bryonia hat häufig **Beschwerden nach Gemütsbewegungen,** insbesondere nach **Zorn, Schreck, Geringschätzung, Kränkung oder Verachtung durch andere** sowie **Betrübnis** bzw. **Enttäuschung;** ebenso nach Hast und nach Heftigkeit.

Zorn, Reizbarkeit, Übellaunigkeit

Starke Neigung zu Zorn und Reizbarkeit. Die Reizbarkeit wurde besonders intensiv morgens beim Erwachen beobachtet; auch nach dem Essen und während der Regel ist sie stark. Sie begleitet u. a. Kopfschmerzen, Leberbeschwerden und Keuchhusten. Zum Zorn neigen Bryonia-Patienten, so das Repertorium, besonders abends. In einer zwei Monate andauernden Prüfung war das Gemüt die ganze Zeit „offenbar gereizter als gewöhnlich; Widerspruch brachte leicht zum Zorne". Eine „ärgerliche Gemütsstimmung" wurde bei einer Reihe von Prüfern festgestellt. „Gemüt zugleich zornig, ärgerlich und weinerlich." (Hahnemann). Hering nennt ein eigentümliches Symptom: „Nachdem er zornig geworden war, **Frost; hat ein rotes Gesicht und Hitze im Kopf**." Zum **Zanken** aufgelegt, macht anderen oft Vorwürfe. Neid.

Der Reizbarkeit entspricht die **üble Laune** von Bryonia; mürrische Stimmung ohne besondere Veranlassung mit grundloser Angst und Niedergeschlagenheit. Ist den ganzen Tag nervös. „Mürrisch, alles mit Verdruss ansehend." (Hahnemann). „Mürrisch, reizbar, heftig (bei Keuchhusten)". (Hering). Höhnisch und sarkastisch. Die schlechte Laune kann von **Weinerlichkeit und Weinen** begleitet sein; unter „**Weinen, weinerliche Stimmung vor dem Husten**" ist die Arznei dreiwertig. Missmutig; klagt und weint viel. „Unzufrieden mit sich und der Welt" heißt es in der Prüfung von Zlatarovich. Trübsinn, Niedergeschlagenheit, melancholische Gedanken. **Häufiges Seufzen.**

Bryonia hat, wie nach dem Vorangegangenen nicht anders zu erwarten, eine deutliche **Abneigung gegen Gesellschaft, besonders gegen die Anwesenheit von Fremden.** Wortkarg; jeder Unterhaltung abgeneigt; antwortet hastig, verlangt nichts. Auch die Abneigung gegen Berührung lässt sich hier einordnen.

Angst und Furcht

Angst ist ein starkes Merkmal von Bryonia, insbesondere Angst vor der Zukunft. Auch eine (gelegentlich hypochondrische) Angst um die eigene Gesundheit kommt vor; Denken an die Beschwerden verschlimmert diese. Grundlose Besorgnisse. „In der Stube war es ihr zu ängstlich, **im Freien besser**." (Hahnemann). In den Prüfungen wird auch von nächtlichen Angstzuständen bzw. „schreckhafter Phantasie vor Mitternacht" (Hahnemann) berichtet; oder: „Abends beim Niederlegen, Gefühl von Ängstlichkeit, wie es schien, von Beengung der Brust bedingt" (aus den österreichischen Prüfungen).

Auch die **Furcht**-Rubriken im Repertorium führen häufig Bryonia auf. Herausragend sind die **Furcht vor Armut** sowie die **Furcht vor dem Tod** (bzw. vor tödlichem Ausgang der Krankheit), mit Verzweiflung an der Genesung. Die Furcht kann aus der Magengegend oder wie aus dem Unterleib aufsteigen. Weitere Ängste: vor dem Alleinsein; vor drohender Krankheit; vor Unheil; vor Wahnsinn; vergiftet zu werden; beim Fahren im Wagen; vor Leiden; vor dem Verhungern; vor Gewittern. Überhaupt zeigen sich Gemütssymptome manchmal vor oder bei einem Gewitter.

Unruhe und Hast

Die Angst steht häufig mit **Unruhe** im Zusammenhang. „Beängstigung im ganzen Körper, die ihn immer zu etwas hintrieb, und wo er hinkam, fand er keine Ruhe." (Hahnemann). Nächtliche Ängstlichkeit mit Unruhe, wirft sich mit Händen und Füßen im Bett herum. Schließlich will er aus dem Bett entfliehen.

Aber auch unabhängig von den Angstzuständen ist eine gewisse Hast und Ungeduld typisch. „Übergeschäftigkeit; sie will gar zu viel vornehmen und arbeiten." (Hahnemann). **Denkt die ganze Zeit an seine Arbeit oder an das Geschäft.** Verlangen nach materiellem Besitz, habsüchtig; will das große Geld machen.

Bryonia ist ausgesprochen **launenhaft.** „Er verlangt Dinge, die nicht vorhanden sind." „Er verlangt Dinge sogleich, die er dann nicht will." (Hahnemann). Sehnsucht nach Veränderung. Eigensinnig; Zlatarovich berichtet: „Jede Kleinigkeit dünkt ihm von großem Einflusse."

Während der Krankheit kann die **Empfindlichkeit** extrem gesteigert sein: gegen Schmerzen und vor allem **gegen Geräusche.** Überempfindlichkeit **während des Fieberfrostes;** verlangt nach **Ruhe und Stilliegen,** bei Fieberhitze, aber vor allem **bei Frost.**

Benommenheit

Andererseits sind auch Zustände von Benommenheit häufig beobachtet worden, die bis hin zur **Betäubung** und zum Koma reichen können. So kommt z. B. morgens beim Erwachen eine Benommenheit vor, als ob man den Abend zuvor gezecht hätte (mit Kopfschmerzen); Benommenheit zeigte sich in den Prüfungen auch u. a. beim Fahren auf einem holprigen Weg; beim Gehen, besser beim Sitzen; im Zimmer, **besser im Freien;** bei (trockener) Fieberhitze. Linderung des benommenen Zustands verschaffte u. a. Gähnen oder Aufstoßen leerer Winde.

Es handelt sich oft um Schwäche- und Trägheitszustände von Geist und Gemüt. „Dumm im Kopf, mit Vergesslichkeit." (Hahnemann). Unlust zur Arbeit; nicht zum Denken aufgelegt, Abspannung der Geisteskräfte. Eine interessante Beschreibung der Trägheit der Phantasie gibt Zlatarovich: „Ich bin nicht im Stande, irgend einen Plan für die Zukunft, auch nicht für den nächsten Tag zu entwerfen; dabei das Urteil über Tatsachen, über Ereignisse des Augenblickes in ungeschmälerter Kraft."

Für Augenblicke kann das Bewusstsein aussetzen; dies ist mit Gedächtnisschwäche, Schwindelgefühl und Ohnmachtsanwandlungen verbunden. Hahnemann gibt ein prägnantes Beispiel: „**So schwach am Geiste, dass ihm die Gedanken vergehen, wie wenn man in Ohnmacht fallen will, wobei ihm Hitze ins Gesicht tritt, beim Stehen am meisten**." Eine Neigung zum Sitzen ist typisch für Bryonia.

- Das **Delirium** von Bryonia tritt besonders häufig bei Tagesanbruch ein; aber auch abends oder nachts. Es ist oft durch Unruhe und Geschäftigkeit geprägt, und seine bekanntesten Züge, **Irrereden von Geschäften** und „**will nach Hause**", haben wir bereits erörtert. Dazu können Todesvorahnungen und eine Reihe von Wahnideen kommen: beim Schließen der Augen sieht er Erscheinungen und Gesichter; glaubt, von zu Hause fort zu sein, in einem fremden Land; delirierende, schreckhafte Phantasie, als hieben Soldaten auf ihn ein, sodass er im Begriff war zu entfliehen; bildet sich ein, ganz andere Menschen um sich zu haben, redet wie mit fremden Kindern. Versucht im Delirium, durch das Fenster zu entkommen. Die Deliriumssymptome werden **durch Hitze schlimmer.**
- Wimmern, Stöhnen, Ächzen, Murmeln, Schreien im Schlaf. Scheint im Schlaf ins Delirium abzugleiten, mit Irrereden von Geschäften.

Schreckhaftigkeit

Die Schreckhaftigkeit des Mittels zeigt sich auch nachts: „Abends, ehe sie einschläft, schreckt sie auf und fährt zusammen.“ „Zusammenschrecken beim Einschlafen jeden Abend, im Bette.“ „Aufschrecken im Schlafe, bis zum Erwachen.“ „Er schreckt aus einem ängstlichen Traume auf und heulet laut auf.“ (Hahnemann)

Allgemeinsymptome und Keynotes

- Bryonia hat eine ausgeprägte Wirkung auf alle **serösen Häute und die von ihnen umschlossenen Eingeweide; es verursacht dort Entzündung und Exsudation.**
- Die Arznei beeinträchtigt den **Kreislauf** und den Zustand des Blutes und vermag diverse Fieberarten zu erzeugen: Febris continua (vom Typhustyp) oder remittens, auch von Gelbsucht begleitetes „biliöses“ Fieber oder rheumatisches Fieber.
- Die Symptome entwickeln sich langsam, über mehrere Tage hinweg.
- Die charakteristischen Schmerzen sind **stechend,** aber auch reißende, spannende und ziehende Schmerzen sind häufig. Stechen ist überall zu finden, besonders aber in der **Brust.** Sie haben eine Neigung, nach hinten zu ziehen – oder auch zu dem Körperteil, auf dem man liegt. Meist etablieren sie sich langsam und allmählich. Sie zeigen sich mehr rechts und sind **schlimmer durch Bewegung.**
- Bryonia ist oft angezeigt, wenn ein Gelenk verletzt ist und ARNICA nicht hilft. **Stechen in dem leidenden Teil, wenn man darauf drückt.**
- Es besteht **Abneigung gegen die geringste Bewegung.** Selbst Augenbewegungen werden möglichst vermieden, und schon wenn der Patient nur **den Kopf vom Kissen hebt, können Ohnmacht, Übelkeit und Erbrechen auftreten.**
- Auf Nerven und **Muskeln** zeigt Bryonia starke Wirkung, indem es Entzündungen, Empfindlichkeit und Wundheitsschmerz hervorruft.
- Der typische Bryonia-Patient hat dunklen Teint und dunkles Haar und ist von plethorischer oder cholerischer Konstitution; er neigt zu Gallenbeschwerden. Entsprechend auch seine oben ausführlich diskutierte Neigung zu Reizbarkeit und schlechter Laune. Reizbarkeit sowohl des Gemüts als auch der Gewebe zieht sich durch das gesamte Arzneibild.
- Gemütsregungen rufen Beschwerden hervor; **Zorn kann zu Katalepsie führen.** Beschwerden auch durch **Unterdrückung von Ausschlägen** und Absonderungen; durch Alkohol oder ein Zuviel an nahrhaften Speisen und rotem Fleisch; durch **kalte Getränke bei heißem Wetter;** durch Erkältungen oder **Erhitzung im Sommer;** wenn nach kalten Sommertagen wieder warmes Wetter einsetzt.
- Die Arznei kann bei Aluminiumvergiftung angezeigt sein; ebenso bei Influenza.
- **Trockenheit, besonders der Schleimhäute.**
- Häufig sind neuralgische (oft linksseitige) Kopf- oder Gesichtsschmerzen, die – im Einklang mit den allgemeinen Modalitäten der Arznei – **schlimmer bei Bewegung und besser durch harten Druck** sind; **besser auch durch kalte Auflagen.** Berstende, auseinanderpressende Kopfschmerzen, die nach hinten ziehen; **schlimmer durch jede Bewegung oder durch Husten.**
- Bryonia ist ein starker, unersättlicher Esser und hat viele Verdauungsbeschwerden. Das Essen liegt wie ein Stein im Magen. Symptome werden schlimmer nach einer Mahlzeit. **Verlangen nach Speisen, die nicht zu bekommen sind oder die dann doch verschmäht werden.**
- Die Verdauung ist für gewöhnlich im Sommer schlechter. Teste hält den Verdauungskanal und speziell den Magen für den Hauptwirkungsbereich von Bryonia.
- **Luftaufstoßen ohne Geschmack** ist kennzeichnend. Alles schmeckt **bitter.**
- Durchfall morgens, sobald der Patient sich bewegt; Durchfall, der heftig nach faulem Käse riecht. Typischer ist jedoch **Verstopfung** mit großen, **trockenen Stühlen, die wie verbrannt aussehen.**
- Entzündung und **Empfindlichkeit der Leber** und der Nieren. Der Harn ist dunkelrot, aber ohne Bodensatz.
- Häufige Blutungen; bekommt leicht **Nasenbluten, besonders nachts gegen 3 oder 4 Uhr.** Vikariierende Hämorrhagien; **Nasenbluten nach Unterdrückung der Menses.**
- Bryonia hat sich bei Chlorose als heilkräftig erwiesen.
- Mastitis mit Härte und Empfindlichkeit der Brüste.

B

- Krämpfe von unterdrückten Ausschlägen, wenn die Aura **mit einem Rucken im Nacken** beginnt.
- Atmungsorgane und Herz werden durch Bryonia tiefgreifend in Mitleidenschaft gezogen. Ein Leitsymptom ist das häufige Bedürfnis, einen tiefen Atemzug zu tun; **glaubt die Lungen ausdehnen zu müssen** (was aber Schmerzen bereitet, „als wenn sich etwas ausdehnte, was sich nicht ausdehnen lassen wollte").
- Ödematöse Schwellungen in Synovialhäuten und serösen Häuten, **schmerzhaft bei Berührung,** die im Laufe des Tages zunehmen und über Nacht kleiner werden.
- **Heiße Schwellung der betroffenen Teile.**
- **Geschwulst und knotige Verhärtung von Drüsen und Lymphknoten.**
- Die Gelenke sind rot, geschwollen und steif, mit stechendem Schmerz **durch die geringste Bewegung.** Kinder wollen nicht getragen oder hochgehoben werden.
- Jede Stelle im Körper tut beim Anfassen wie zerschlagen weh, **besonders in der Magengrube** und vor allem morgens.
- **Körperliche Schwäche von der mindesten Anstrengung,** mit Schwitzen über und über. Beim Aufstehen stellte sich eine große Abspannung und Mattigkeit ein, welche im Verlauf des Vormittags beim Herumgehen so zunahm, dass er sich förmlich schleppen musste und **beim Treppensteigen in den Knien und Schenkeln eine ungemeine Schwäche fühlte.**
- Beim Gehen, vorzüglich nach dem Aufstehen vom Sitzen und zu Anfang des Gehens, Unfestigkeit in allen Teilen des Körpers, als wenn alle Muskeln ihre Kraft verloren hätten; beim Weitergehen wurde es besser.
- **Beim Aufstehen aus dem Bett wandelt ihn eine Ohnmacht an,** mit kaltem Schweiß und Poltern im Bauch.
- Nach kurzer Bettruhe verschwanden bei einem Prüfer alle Symptome außer der Schwäche und Niedergeschlagenheit.
- Die Symptome sind im Allgemeinen **rechtsseitig,** schlimmer morgens gegen 9 und **gegen 21 Uhr;** ebenso am frühen Morgen, vor dem und beim Einschlafen und während des Schlafs.
- Schlimmer **durch Ärger.**
- Schlimmer **durch Wärme; bei wiedereinsetzender Wärme nach kühlen Tagen im Sommer;** durch kalten Wind; **durch Wetterwechsel von Kalt zu Warm; bei Erwärmung im Freien, ebenso bei Zimmerwärme;** durch kalte Getränke bei heißem Wetter; durch warme, feuchte Auflagen.
- Schwäche schlimmer nach Aufstehen vom Sitzen und zu Beginn des Gehens, besser beim Weitergehen.
- Verschlimmerung beim **Steigen; durch körperliche Anstrengung; durch Laufen, Auftreten, Erschütterung; durch Liegen auf der Seite, insbesondere der schmerzlosen Seite; durch Berührung.**
- Schlimmer durch Gemüse; durch Saures.
- Besserung der Beschwerden: **durch Druck; beim Liegen auf dem betroffenen Körperteil; beim Liegen auf dem Rücken;** durch festes Binden bzw. Verbinden des betroffenen Körperteils; im Kühlen; im Freien; bei Ruhe; an bewölkten, feuchten Tagen; **beim Hochziehen der Knie;** bei Abwärtsbewegung; durch kalte Speisen und Getränke; **nach Schwitzen;** durch Durchfall.

Lokalsymptome

Schwindel Der Bryonia-Schwindel besitzt einige einzigartige Charakteristika. So können Bryonia-Patienten bei Schwindelanfällen im Bett das Gefühl haben, **sie sackten tief nach unten weg.** Dies ist eine ganz eigentümliche, sehr kennzeichnende Empfindung; es ist, als fielen sie gerade durch das Bett hindurch oder als sänke das Bett mit ihnen in die Tiefe.

Es wird diesen Menschen besser gehen, wenn sie ganz still im Bett liegen; sobald sie versuchen, sich aufzusetzen, steigen Übelkeit und Schwindel in ihnen auf, sodass sie sich gleich wieder hinlegen müssen.

Drehschwindel, wenn sie sich im Bett aufsetzt, **und Übelkeit, die in der Mitte der Brust empfunden wird,** als wenn eine Ohnmacht kommen sollte.

Eine Art Schwindel, als sei er betrunken und als steige das Blut heftig nach dem Kopf.

Schwindel beim Stehen oder Gehen, dass er **zurücktaumelt** und **schwankt, als ob er rücklings hinfallen wollte.**

Schwindligkeit mit einer Empfindung, als ob das Gehirn lose wäre, beim Bücken.

Schwindel, **wenn er den Kopf hebt** oder dreht; bei schnellen Kopfbewegungen; bei der leisesten Bewegung.

Früh beim Aufstehen aus dem Bett so taumelig und drehend, als wenn es im Kopf in einem Kreise herumginge.

Den ganzen Tag schwindlig im Kopf und schwach in den Gliedern.

Schwindel, sobald er vom Stuhl aufstand; es drehte sich alles um ihn herum; nach einigem Gehen verlor es sich.

Linderung des Schwindels im Sitzen; im Liegen mit hochgelagertem Kopf.

Kopf Hier haben wir besonders eindrucksvolle Beispiele für die **Verschlimmerung durch Bewegung,** diese zentrale Modalität der Arznei. So können Kopfschmerzen z. B. durch die geringfügigste Augenbewegung stärker werden; wenn der Patient auch nur ein wenig die Blickrichtung ändert, kann das Kopfweh gleich zu quälender Intensität anwachsen. Bryonia-Kopfwehkranke halten sich am liebsten in halbdunklen Räumen auf. Kommt dann jemand ins Zimmer und macht das Licht an, so wachsen die Kopfschmerzen, und höchstwahrscheinlich wird der Patient den „Störer" ganz gereizt anschreien. Selbst die winzige Pupillenbewegung, die zur Akkommodation an das helle Licht notwendig ist, kann schon Verschlimmerung bewirken.

Ein weiteres zentrales Merkmal der Bryonia-Kopfschmerzen ist ihre Lokalität; sie sind meist **linksseitig** und besonders **über dem linken Auge** angesiedelt. Dies trifft z. B. auch für SPIGELIA zu; Bryonia ist jedoch das einzige Mittel, bei dem der Schmerz dann zum Hinterkopf geht und sich schließlich über den ganzen Kopf verbreitet. In der österreichischen Prüfung ist dies wie folgt beschrieben: „Druckschmerz über dem linken Augenbrauenbogen …, worauf sich ein **dumpfer, drückend-pressender Schmerz in der Gegend der Hinterhauptshöcker** einstellte, der sich von da über den ganzen Kopf verbreitete und mehr oder minder den ganzen Tag währte. Bei schneller Bewegung und nach dem Essen steigerte sich der Schmerz so sehr, dass ein deutliches Pulsieren im Inneren des Kopfes wahrgenommen wurde."

- **Berstende, auseinanderpressende** oder **schwer zusammenpressende, zermalmende Kopfschmerzen,** als sollte alles aus dem Kopf herausgepresst werden. Hahnemann kommentiert: „Die Empfindung des Voneinanderpressens kommt mit der des Zusammendrückens … fast gänzlich überein, da sie in dem von dem unnachgiebigen Schädel eingeschlossenen Gehirn gefühlt wird; das organische Gefühl kann dann nicht unterscheiden, ob die Schmerzhaftigkeit von seiner größeren Ausdehnung oder von dem Widerstand der Hirnschale herrühre, und doch ist beides schuld."
- Früh fängt das Kopfweh nicht beim Erwachen, sondern **beim ersten Öffnen und Bewegen der Augen** an.
- Die Kopfschmerzen beginnen meist morgens und hören gegen Abend auf; sie können u. a. eintreten nach **übermäßigem Essen oder Trinken; bei Verstopfung;** nach **Ärger** oder Zorn; vom Heben; vom Laufen; **beim Treppensteigen; durch zu starkes Auftreten; nach Unterdrückung der Regel;** während der Schwangerschaft oder nach Stillen; nach Scharlach; in kalten, rauen, nassen Jahreszeiten (rheumatisches Kopfweh); **im Sommer oder wenn er sich der Sonne aussetzt.**
- Sie werden schlimmer durch **Bewegung, Berührung, Hitze, Bücken oder Öffnen der Augen;** jegliche Störung erhöht das Leiden.
- Der Patient liegt am liebsten mit hochgelagertem Kopf im dunklen Zimmer; Liegen auf dem Rücken oder **auf der schmerzenden Seite** sowie **Liegen mit geschlossenen Augen** bringt Linderung. Besser auch im Kühlen und wenn er allein und in Ruhe gelassen wird.
- Kopfweh nach Waschen mit kaltem Wasser, wenn er im Gesicht schwitzte; in solchen Fällen verstärkt sogar das Heben der Augenlider die Schmerzen.
- Früh, vor Tage, Schmerz, als wenn der Kopf eingespannt wäre, und Schwere darin, mit Stichen untermischt; sie konnte vor Schmerz die Augen nicht offenhalten, und wenn sie sich bückte, kam sie nicht wieder in die Höhe.

Meningitis; Apoplexie.

Schwindel und **Vollheit** im Kopf; **Schweregefühl,** als sollte er ihn nach allen Seiten neigen, mit Druck im Gehirn nach außen und großem Drang, sich zu legen.

B

Blutandrang zum Kopf. Es kommt vor, dass der Kopf heiß und das Gesicht rot ist, **obwohl der Patient fröstelt.**

Kopfweh beim Bücken, als wenn alles zur Stirn herausfallen wollte. Morgens beim Erwachen **benommen** und der Kopf tut weh, als wenn man den Abend vorher gezecht und geschwelgt hätte; **will auch nicht aufstehen.**

Ziehen in den Schläfenbeinen von oben nach unten gegen die Jochbeine. Bei **stärkerem Auftreten** Stiche durch den Kopf, meist von vorn nach hinten.

Berstender Kopfschmerz beim Husten; **hält während des Hustens den Kopf mit den Händen.**

Kopfhaut sehr empfindlich, besonders gegen Abend; verträgt noch nicht einmal eine weiche Bürste.

Früh große Fettigkeit der Kopfhaare; die Hände wurden beim Kämmen ganz fettig.

Augen Schmerzen **hinter den Augäpfeln;** Gefühl, als würden die Augen herausgedrückt.

Intermittierender Druckschmerz im linken Augapfel, besonders heftig bei Bewegung des Augapfels, mit dem Gefühl, als würde das Auge kleiner und ziehe sich in seine Höhle zurück.

Wundheitsschmerz oder drückender, zermalmender Schmerz in den Augen, schlimmer durch Bewegen der Augen bzw. der **Lider;** besonders bei Influenza.

Schwellung der Augenlider. Zucken der oberen Augenlider, besonders rechts.

Augenschmerzen durch Anstrengung der Sehkraft.

Empfindung, als ob ein Sandkorn im Auge wäre. Früh sind die Augenlider wie zusammengeklebt, etwas rot und geschwollen und tun weh wie gerieben und erhitzt.

Brennen, wie verbrüht, in den Augenwinkeln, schlimmer nachts. Augenentzündungen, besonders bei Gichtkranken und Neugeborenen; **besser durch Kälte, schlimmer durch Hitze.**

Glaukom. Blindheit auf dem rechten Auge.

Presbyopie: konnte wohl in der Entfernung sehen, aber nicht in der Nähe. Es flimmerte vor dem rechten Auge. Später erschienen alle Regenbogenfarben. Jeder Gegenstand war in diese Farben gekleidet. Beim Schließen der Augen erschien ein zackig gebrochener irisierender Streif, der bei längerem Zuhalten des Auges blendend weiß wurde.

Ohren Ohrgeräusche: Brummen vor dem Ohr, besonders während der Regel. Ein Zwitschern wie von Heuschrecken im Kopf. Klingen vor dem linken Ohr, wie von kleinen Glöckchen. Empfindung, wie wenn man das Geräusch einer Windmühle aus größerer Entfernung hörte. Zischen im linken Ohr, ähnlich dem Geräusch siedenden Wassers. Sausen in den Ohren.

Knarren im inneren Ohr beim Schnäuzen, Räuspern u. ä. **Jedes Geräusch ist unerträglich; extrem geräuschempfindlich.**

Röte, Hitze und schmerzhafte Schwellung der rechten Ohrmuschel, mit stechenden Schmerzen im Ohr.

Es kommt Blut aus den Ohren; **vikariierende Blutung anstelle der Menses.**

Wenn er im Freien geht und vom Spazieren nach Hause kommt, fühlt er Stiche bald in dem einen, bald in dem anderen Ohr.

Nase Neigung zu täglichem starkem Nasenbluten; der Patient wird anämisch.

- **Nasenbluten durch Unterdrückung der Regel;** auch während der Menses, bei spärlicher Monatsblutung oder zur Zeit der Menopause, ebenso **in der Schwangerschaft.**
- **Nasenbluten beim Gehen im Freien;** bei Keuchhusten; bei Kopfschmerzen; bei Fieberhitze oder Fieberfrost; bei Schweiß; beim Waschen des Gesichts; beim Erbrechen.
- Nasenbluten morgens nach dem Aufstehen (eine Viertelstunde lang); im Schlaf, um 3 Uhr oder zwischen 3 und 4 Uhr (kann davon erwachen); um 8 Uhr morgens.

Geschwüre innerhalb der Nasenlöcher, mit beißendem Schmerz, besonders rechts. An der Nasenspitze (links) eine Geschwulst, mit zuckendem Schmerz darin, und beim Befühlen tut es weh, als wenn die Stelle geschwürig würde.

Häufiges Niesen.

Nach Überhitzung entwickelt sich ein starker Schnupfen. Starker Schnupfen ohne Husten. **Schnupfen mit Kehlkopfentzündung.** Der Schnupfen wandert die Atemwege hinab in die Brust. Beschwerden durch unterdrückten Schnupfen.

Gesicht **Rote, heiße, weiche Aufgedunsenheit des Gesichts. Roter, runder, heißer Fleck an der Wange auf dem Jochbein. Wird rot im Gesicht, wenn er zornig wird.**

Oberlippe der Breite der Nase entsprechend geschwollen, rot und heiß, wie bei beginnendem Erysipel.

Einem Prüfer fiel besonders eine Steifheit der Gesichtsmuskeln auf, die beinah zwei Stunden in verschiedenem Grade andauerte; es schien, als könnte dem Gesicht jeder beliebige Ausdruck nur durch Verschiebung der Muskeln gegeben werden. Die Gesichtsmuskeln zucken im Schlaf.

Zittern der Unterlippe. Zucken der Mundwinkel (sodass er die Zigarre nicht festhalten kann).

Gesichtsschmerz wird **besser durch harten Druck und Stillliegen auf der schmerzenden Seite.** Hingegen **erhöhen körperliche oder geistige Anstrengung und Bewegung die Schmerzen,** bereits das Öffnen oder Bewegen der Augen verschlimmert.

Typisch sind **geschwollene, aufgesprungene und trockene Lippen,** die bei Berührung wehtun.

Starke Trockenheit der Lippen, der Zunge und des harten Gaumens bei feuchter Zungenspitze.

Kinder zupfen an den Lippen.

Mund Der Mund ist so **trocken,** dass die Zunge am Gaumen klebt. Mundtrockenheit, durch Trinken wird der Mund nur für Augenblicke feucht, und bald kehrt die frühere Trockenheit in noch höherem Grade zurück. **Mundtrockenheit ohne Durst,** oder **mit Durst auf große Mengen Wasser.** Trockenheitsgefühl am Gaumen nach dem Essen.

Zusammenfluss von bitterem oder schaumigem Speichel im Mund, abwechselnd mit Mundtrockenheit. Bitterer Geschmack im Mund, verschwindet durch häufiges Trinken von kaltem Wasser. Auch fader, eklig süßer, fauliger, „ranzig räucheriger" (Hahnemann) Mundgeschmack. Das Essen mundet nicht wegen des bitteren Geschmacks, oder nach dem Essen oder Biertrinken bleibt ein bitterer Geschmack zurück.

Aphthen im Mund bei Kleinkindern.

Die Zunge ist häufig **dick weiß belegt,** sie kann aber auch einen gräulichen, dunkelbraunen oder gelben Belag aufweisen. Brennender Schmerz in der Mitte der Zunge, und eine Stunde später ein hartes Knötchen von der Größe einer Linse an derselben Stelle, welches erst nach zwei Tagen verschwand.

Schmerzhaft brennende Bläschen am vorderen oder seitlichen Zungenrand. Kleine **Aphthen** an der Zungenspitze.

- Zahnschmerz, als wenn der Zahn eingeschraubt und dann herausgehoben würde, **durch Spülen mit kaltem Wasser nur auf Augenblicke gelindert, beim Gehen im Freien aber besser.**
- Zahnweh, das sich **vom Liegen auf der schmerzlosen Seite unerträglich verschlimmert** und **nur dann vergeht, wenn man sich auf die schmerzende Wange legt.**
- Wenn man etwas Warmes in den Mund nimmt oder wenn man raucht, entsteht Zahnweh.
- **Der Zahnschmerz kann durch den Druck einer Fingerspitze zum Verschwinden gebracht werden;** Kauen kann sowohl verschlimmern (Bewegung) als auch bessern (Druck).
- Ferner können Zahnschmerzen durch Zähnebürsten, Husten und Sprechen stärker werden, ja sogar wenn der Patient **andere Leute sprechen hört.**
- Rheumatisches, von einem Zahn in den anderen springendes, auch in Kopf und Wangen übergehendes Zahnweh.
- Ziehendes, zuweilen zuckendes Zahnweh in den Backenzähnen des linken Oberkiefers, nur bei und nach dem Essen, wobei die Zähne zu lang schienen und als wackelten sie hin und her.
- Schmerzen des Zahnfleischs bei zahnenden Kindern.

Hals Wegen der Trockenheit des Halses und eines kratzenden Gefühls dort ist das Sprechen sehr erschwert, und die Artikulation wird undeutlich.

Zäher Schleim im Rachen.

Halsweh: trocken und roh im Hals **beim Leerschlucken;** beim Trinken vergeht diese Empfindung auf kurze Zeit, kommt aber bald wieder; **am schlimmsten in der warmen Stube.** Stechen im Hals beim Schlucken und beim Husten.

Schluckbeschwerden beim Schlucken fester Speisen; der Patient kann spüren, wie sie die Speiseröhre hinunterrutschen, bis sie den Magen erreichen.

Larynx und Trachea **Kehlkopfreizung,** mit einem Gefühl, als befänden sich Apfelkerne in der Stimmritze.

Einige Heiserkeit beim Gehen im Freien. Wenn er **aus der freien Luft in die warme Stube** kommt,

Empfindung, als sei Dampf in der Luftröhre, der ihn zum Husten nötigt; **es ist ihm, als könnte er nicht genug Luft einatmen.**

Wundheitsschmerz in der Luftröhre nach dem Husten, heftiger beim Reden und Tabakrauchen.

B

Atmung Beengung und Beklommenheit der Brust, mit dem **Bedürfnis, tief durchzuatmen.**

Seufzendes Atmen. Schnell hintereinander wiederholtes tiefes Aufseufzen.

Die Kurzatmigkeit verschlimmert sich durch die geringste Bewegung, selbst durch Lachen oder Sprechen; der Patient muss sich vollkommen ruhig verhalten. Verstärkung der Atembeschwerden auch beim Betreten eines warmen Raums, wenn man aus dem Freien kommt; Besserung an der kalten Luft und durch Trinken von kaltem Wasser. Atembeklemmung, Kurzatmigkeit und andere Atembeschwerden können zur allgemeinen Verschlimmerungszeit von Bryonia, um 21 Uhr, auftreten oder stärker werden und dann die ganze Nacht andauern.

Brustbeengung: Sie fühlte ein Bedürfnis, tief zu atmen (als wenn es in der Brust verstopft wäre), und wenn sie tief zu atmen versuchte, so schmerzte es in der Brust, als wenn sich etwas ausdehnte, was sich nicht ausdehnen lassen wollte.

Husten Trockener, krampfhafter Husten, hauptsächlich nachts; auch **nach Essen oder Trinken, beim Betreten eines warmen Zimmers, nach tiefem Einatmen,** nach Ärger.

Husten, der im Hals kratzend schmerzt, abends nach dem Zubettgehen.

Trockener, gleichsam aus dem Magen kommender Husten; vorher ein Krabbeln und Kitzeln in der Magengrube.

- **Beim Husten: Stiche in der Brust** bzw. **in den Brustseiten,** im Brustbein, in der Magengegend oder in den Hypochondrien, im Hals; durch den Kopf fahrender Druck.
- **Gefühl beim Husten, als sollte der Kopf oder die Brust zerspringen.** Niesen oder Brechreiz beim Husten.
- Gleich vor dem Hustenanfall ein öfteres Schnappen nach Luft, schnelle krampfhafte Atemzüge, als wenn das Kind nicht zu Atem kommen und deshalb nicht husten könnte; eine Art Erstickungsanfall, worauf dann Husten erfolgt; vorzüglich nach Mitternacht.
- **Morgens ist der Husten lockerer.** Husten wird im Freien gelindert.

Stiche in der Brust beim Einatmen oder beim Husten; muss beim Husten mit der Hand Druck auf den Brustkorb ausüben; auch Liegen auf der schmerzhaften Seite bessert.

Es sticht beim Husten im Brustbein; er muss die Brust mit der Hand halten; auch beim Darauffühlen sticht es.

Brust **Kurze, aber so heftige Stiche in der rechten Brustseite, dass der Prüfer den Atem anhalten musste, um nicht laut aufzuschreien.**

Empfindung, als wäre in der Brust alles lose und fiele herab in den Unterleib.

Innere Hitze oder Brennen **in der Brust.**

Vorwiegend rechtsseitige Pleuritis (exsudativa) oder Pneumonie. Pleuropneumonie mit stechenden Schmerzen; beschleunigte Atmung; blutiger Auswurf; **hohes Fieber; berstende Kopfschmerzen; schlimmer bei Bewegung und beim tiefen Einatmen.**

Herz **Endokarditis.** Stechende Schmerzen in der Herzgegend. Heftiger und beschleunigter Herzschlag.

Magen **Brennender, heftiger Durst mit Verlangen nach großen Mengen Wasser.** Starker Durst (er musste viel Kaltes trinken) mit **innerer Hitze,** ohne dass er äußerlich heiß anzufühlen war. Großer Durst während sämtlicher Fieberstadien; **nach Zorn;** vor und nach dem Stuhlgang. **Biertrinken vermehrt den Durst.**

Heißhunger, besonders morgens, manchmal bis in die Nacht anhaltend. **Launenhafter Appetit;** verlangt nach Speisen, die nicht vorhanden sind oder die er dann nicht will. Hunger mit Appetitlosigkeit. Mangel an Esslust.

- Großes Verlangen nach Wein, Saurem, Kaffee, Austern. Verlangen auch nach Kaltem und nach Süßigkeiten.
- Ausgeprägtes Verlangen nach Fleisch, aber auch Abneigung gegen Fleisch kommt vor.
- Abneigung gegen Fett, Bier, hartgekochte Eier.
- Er hat keinen Appetit auf Milch; wenn er sie aber trinkt, so kommt der Appetit, und sie fängt an zu schmecken.

- Alles schmeckt ihm bitter, er bringt nichts hinunter; oder: Speisen schmecken nach gar nichts, aber außerhalb des Essens bitterer Mundgeschmack.
- Die Speisen riechen ihr gut, aber sobald sie anfängt zu essen, ist der Appetit weg.
- Widerwille gegen alles Essen.

Er musste sich beim Liegen ganz ruhig verhalten, weil beim mindesten Versuch einer Bewegung die Übelkeit sich bis zum Erbrechen steigerte.

- **Übelkeit** und ohnmachtsähnliche Schwäche **beim Aufrichten im Bett, gebessert durch Trinken von kaltem Wasser.**
- **Anhaltende Übelkeit und gleich darauf Heißhunger.**
- Der Versuch, Bier zu trinken, erzeugt Ekel, Brechreiz und Schauer über den Rücken.
- Übelkeit nach Essen oder Trinken, auch beim Mundspülen; beim Tabakrauchen; gegen Mitternacht; morgens beim Erwachen; beim Gehen im Freien.
- **Übelkeit und Erbrechen besonders in der rechten Seitenlage,** z. B. **bei Leberaffektionen.**
- **Erbricht feste Speisen, aber nicht Getränke.**
- Erbrechen sogleich nach geringsten Mengen Flüssigkeit.
- Erbrechen beim Husten; nach Essen von Brot.
- Erbrechen oder Bluterbrechen nach Unterdrückung der Monatsblutung; ebenso während der Zahnung.
- Häufiges, zuweilen säuerliches oder (nach dem Essen) bitteres Aufstoßen; säuerliches Wasser läuft im Munde zusammen.

Aufstoßen, besonders nach nahrhaften Speisen, nach Brotgenuss, nach **Austern.**

Sodbrennen; nach Weingenuss. Nach dem Essen Schluckauf, und bei jeder dadurch hervorgebrachten Erschütterung Druck in der Stirn, als wenn das Gehirn von hinten nach vorn wankte. Schluckauf nach Aufstoßen; nach Erbrechen.

- **Nach dem Essen Drücken im Magen; es lag wie ein Stein darin und machte ihn verdrießlich.**
- Die Magenbeschwerden werden **durch Bewegung jeder Art verschlimmert.**
- **Magengegend schmerzhaft bei Druck oder Berührung.**
- Zusammenziehender Schmerz in der Magengegend, als hätte sich der Magen in eine Kugel umgewandelt; erleichtert durch Anziehen der Beine an den Leib und durch Reiben der Magengegend; durch Aufrechtstehen und Gehen verschlimmert.
- **Pylorospasmus.**
- Magenschmerzen besser durch äußere Wärme, **warme Getränke,** Druck, gebücktes Sitzen und Vorbeugen.
- Stiche in der Magengegend, besonders beim Gehen, bei tiefem Einatmen, bei Neigung des Körpers auf die rechte Seite oder beim Liegen auf der Seite, beim Auftreten und Fehltreten.
- Der Bryonia-Patient bekommt leicht Magenverstimmungen oder Verdauungsstörungen, besonders nach Gemütserregung und durch Erkältungen. Beschwerden können vor allem nach blähenden Speisen entstehen, wie Kohl, Sauerkraut etc. Unverträglichkeitsreaktionen kommen ferner vor nach Brot, Kartoffeln, Obst und Gemüse; allgemein eher nach warmen Speisen und Getränken. Nach Wein und Austern besteht ein Verlangen, obwohl sie oft nicht vertragen werden.
- Besserung von Magenbeschwerden durch warme Getränke; durch kalte Getränke, kaltes Wasser, kalte Speisen – außer bei heißem Wetter, wenn man erhitzt ist; dann können sie Beschwerden auslösen.

Abdomen Die Bauchschmerzen des Bryonia-Patienten werden **schlimmer durch Bewegung, Erschütterung, tiefes Einatmen, Husten und Berührung des Bauchs.**

Zahlreiche **Schmerzen in der Lebergegend,** stechend, brennend oder spannend, **besser im Liegen auf der rechten Seite.** Spannender Schmerz im rechten Hypochondrium unter den falschen Rippen, besonders empfindlich beim Tiefatmen.

Spannung und Auftreibung des Unterleibes nach jeder Mahlzeit, besonders nachmittags.

Kneifen und Gefühl von Wundsein in den Gedärmen, verbunden mit Drängen nach unten und außen. Im Sitzen Gefühl von Schwere des Unterbauches, der auf die Schenkel herabzuhängen scheint.

Schmerzhaftes Schneiden in den Gedärmen, mit dem Gefühl, als ob man ihm mit den Fingern darin herumwühlte, zum Zusammenkrümmen nötigend.

Dumpfe Stiche in der **rechten Leistengegend.** Ziehen in beiden Leisten, das sich auf der rechten Seite allmählich in ein Brennen verwandelt.

Entzündliche Baucherkrankungen: **Peritonitis, Enteritis, Appendizitis.**

Rektum und Stuhl **Hartnäckige Verstopfung mit trockenem, hartem Stuhl.** Die Stühle sind sehr dick geformt und gehen schwer ab, zuweilen muss der Stuhl sogar mechanisch entfernt werden. Sehr ungenügende Stuhlentleerung, erst nach vielem Pressen, welches immer Blutandrang nach dem Kopf und ein Gefühl von Benommenheit verursachte.

- **Stuhldrang beim mindesten Druck der Kleidung;** durch Bewegung; im Stehen.
- Der Stuhl bleibt bisweilen lange im Mastdarm, ohne Drang zur Defäkation, wie wenn Darm und Rektum untätig und zu schwach wären.
- Seltsame Empfindungen am After: Zucken und Stiche (bei trägem Stuhl); juckende, ruckähnliche, grobe Stiche vom After in den Mastdarm herauf. Gefühl, als wenn ein Pflock im After stäke.
- Unwillkürlich abgehender Stuhl, nachts im Schlaf oder auch im Stehen.
- Verstopfung nach Ärger; bei alten Leuten; während der Schwangerschaft; bei Säuglingen und Wöchnerinnen; vor der Regel; von sitzender Lebensweise; nach Drogen- oder Medikamentenmissbrauch; im Wechsel mit Durchfall. **Stuhlverhaltung nach der Entbindung.**
- Flüssige Stuhlentleerungen, wobei der Darminhalt wie aus einem Rohr mit Gewalt herausgetrieben wird.

Durchfall, besonders nachts und morgens nach dem Aufstehen, **mit anschließendem Brennen und Wundheitsgefühl im After.** Durchfall kann ausgelöst werden durch **heißes Wetter,** durch Erkältungen im Sommer oder durch **Trinken von Kaltem in erhitztem Zustand.** Ebenso können Aufregung und **Zorn** zu Diarrhö führen. Durchfall nach der geringsten Unvorsichtigkeit beim Essen (beim kleinsten Diätfehler). **Bewegung und aufrechtes Sitzen** oder Stehen **verschlimmern den Durchfall; Besserung im Liegen.**

Harnorgane Harndrang nach schwerem Heben.

Unwillkürlicher Harnabgang **beim Bewegen,** vor allem bei Husten, Gehen oder körperlicher Anstrengung. Es treibt ihn, auch ohne dass die Blase voll ist, mit einer solchen Eile zum Harnen, dass er den Urin kaum einen Augenblick zu halten imstande ist.

Stechende, reißende oder ziehende Schmerzen in der Harnröhre.

Urin dunkel, bräunlich.

Männliche Genitalien Schmerzhaftes Spannen vom rechten Hoden längs des Samenstranges bis in die Leiste. Stiche in den Hoden.

Weibliche Genitalien **Unterdrückung der Menstruation bei plethorischen Frauen, die sich körperlich überanstrengt und dabei erhitzt haben; statt der Monatsblutung kann es zu Nasenbluten oder Migräne kommen.**

Menses zu früh und zu stark, mit dunkelrotem Blut; während der Blutung heftig drückender Kreuzschmerz, auseinanderpressende Schmerzen im Kopf, besonders in den Schläfen, und Reißen in den Gliedern – alles schlimmer durch Bewegung.

Entzündung und stechende **Schmerzen in den Eierstöcken, vor allem rechts; Liegen auf der schmerzenden Seite lindert die Schmerzen,** während Berührung, **Bewegung** und tiefes Einatmen verschlimmern. Schlimmer auch während der Menses.

Der Uterus ist im Allgemeinen empfindlich und schmerzt wie wund; auch hier verstärkt Bewegung die Schmerzen, Ruhe und Druck erleichtern hingegen.

Drohender Abort durch Überhitzung und körperliche Überanstrengung.

Kindbettfieber, besonders wenn die Brüste vor Milch strotzen; tiefes Einatmen ist schmerzhaft; Stiche im Bauch, welcher beträchtlich aufgetrieben ist; Durst auf große Mengen Wasser; kann nicht auf der Seite liegen.

Unterdrückung der Lochien, dabei Empfindung, als wollte der Kopf bersten.

Mammaabszess im ersten Stadium, wenn die Brüste hart und heiß werden und schmerzen.

Äußerer Hals und Rücken Im Genick, besonders auf der **rechten** Seite, nach der Achsel zu, schmerzhafte Steifheit der Muskeln beim Bewegen des Kopfes. Schmerz im Genick, wo es an den Hinterkopf grenzt, wie Schmerz und Schwäche zugleich, als ob der Kopf schwach wäre.

Ein Ziehen den Rücken herab beim Sitzen, welches durch Bewegung vergeht.

Bei nächtlichem Erwachen drückender Ziehschmerz im Kreuz und in den Lenden, der das Umwenden im Bett sehr beschwerlich machte. Er kann sich **weder biegen noch bücken vor Schmerz** im Rücken und in den Lendenwirbeln – ein **Reißen,** mehr im Stehen als im Sitzen, aber nicht im Liegen. Konnte sich nachts im Liegen nicht ausstrecken, ohne heftigen Schmerz in der Kreuzgegend zu empfinden; Aufsitzen, Aufheben und Drehen des Schenkels vermehrten den Schmerz. **In der Ruhe bei vorwärts gebeugtem Körper fand er noch die meiste Erleichterung.** Kam morgens nur mit Mühe aus dem Bett; der Kreuzschmerz war so heftig, dass selbst das Anziehen der Hose ihm schwerfiel. Gehen (und erst recht Treppensteigen) verursachte große Anstrengung und unerträglichen Schmerz; schweres Heben ließ ihn beinahe hinstürzen. Der Schmerz erstreckte sich von der Kreuz- und Lendengegend teils längs des Rückgrats, teils zog er sich gegen den Schenkel hinab. Versuche, im Bett liegend den Schenkel auszustrecken oder geradezurichten, waren nur unter großem Schmerz zu bewerkstelligen; die meiste Erleichterung verschaffte eine **gekrümmte Lage mit angezogenen Oberschenkeln.** Jede leise Berührung des Rückgrats, besonders in der Kreuzbeingegend, vermehrte den Schmerz.

Im Liegen dumpfe Stiche zwischen den Schulterblättern von hinten nach vorn.

Extremitäten Bryonia ist ein wertvolles Mittel bei rheumatischen und gichtischen Leiden der Glieder, ob akuter oder chronischer Art.

- Die Gliederschmerzen dieser Arznei sind meist **stechend** sowie **spannend, ziehend und reißend** und sitzen hauptsächlich in den Muskeln, Sehnen, Bänder und Gelenken. Es handelt sich oft um wandernde Schmerzen. Verschiedene Schmerzarten (Ziehen, Stechen, Reißen) können gleichzeitig oder unmittelbar nacheinander auftreten. Die schmerzenden Teile, besonders Gelenke, schwellen oft an und werden **berührungsempfindlich.**
- Im Allgemeinen werden die Gliederschmerzen von Bryonia **durch Bewegung** (Auftreten, Gehen, Fahren) **erregt oder verschlimmert und bessern sich oder verschwinden in der Ruhe** (das Gegenteil kommt zwar vor, ist jedoch selten). Vor allem **stechende Gelenkschmerzen bei Bewegung und Berührung** sind bemerkenswert. Bisweilen kommen sie jedoch auch nachts und können dann aus dem Schlaf wecken; der Morgen ist ebenfalls ein typischer Zeitpunkt.

Außer den Schmerzen sind auch Mattigkeits-, Abgeschlagenheits- und Lähmungsgefühle sowie Einschlafen der Glieder und Schwere- und Steifheitsempfindungen charakteristisch.

Rheumatische Schmerzen, die sich nach einer Erkältung einstellen oder wenn nach kalten Tagen wieder warmes Wetter einsetzt; akuter Gelenkrheumatismus.

Schabende Schmerzen in den Röhrenknochen.

Alle Glieder sind wie zerschlagen und gelähmt, als ob er auf einem harten Lager gelegen hätte.

Schmerzhafte Steifigkeit der Glieder als Folge von Schreck.

Schwere und Müdigkeit in allen Gliedern; die Füße kann sie im Gehen vor Schwere kaum fortbringen.

Lahmheitsempfindung, Spannung und Schwere im Akromion beim Hochheben der Arme; auch Verrenkungsschmerz. Schmerzhafter Druck auf dem rechten Akromion, bei Berührung heftiger; beim Tiefatmen ein heftiges Stechen dort, welches sich nach hinten und außen bis in das Schultergelenk erstreckt. Morgens heftig reißende Schmerzen in der rechten Schulter und dem Oberarm, die später mit einem ähnlichen Schmerz in der Hüfte abwechseln.

Reißen in der rechten Schulter mit Lähmungsgefühl im Arm; er konnte mit der Hand nichts festhalten, und wenn er es versuchte, z. B. beim Schreiben, nahmen die Schmerzen im Schultergelenk zu.

Schwellung am Ellbogen, bis zur Mitte des Ober- und Unterarms (hielt in der Prüfung drei Stunden lang an). Am rechten Ellbogengelenk ein Gefühl, als wenn der Arm dort gebrochen wäre, mit lästigem „Lähmigkeitsschmerz“.

Im Handgelenk Schmerz wie verstaucht oder verrenkt bei jeder Bewegung. Feines Stechen in der Handwurzel, wenn die Hand warm wird und in der Ruhe; vergeht auch bei Bewegung nicht. Beim Schreiben oder Anfassen von Gegenständen ein **Gefühl, als wären die Fingergelenke gelockert und geschwollen;** schmerzhaft auch bei stärkerer Anstrengung und bei Berührung. Etwas heiße, blasse Schwellung des untersten Kleinfingergelenks; es sticht darin beim Bewegen des Fingers und beim Daraufdrücken.

Lähmungsartig ziehender Schmerz am (linken) Hüftkopf, der durch Daraufdrücken mit der Hand gemildert wurde, aber jedes Mal beim Gehen wiederkehrte und bei jedem Schritt mit deutlichem Knacken im Gelenk verbunden war. in paar große Stiche, wie Messerstiche, in der Hüfte.

Phlegmasia alba dolens. Spannende, schmerzhafte Steifigkeit der Knie. Gefühl, **als sollten die Kniescheiben zerbrechen** (besonders beim Treppabgehen) oder als ob man längere Zeit gekniet hätte.

Ziehende Schmerzen, die von einem Knie zum anderen wandern. Die Knie wanken und knicken zusammen im Gehen. **Stechende Schmerzen in den Knien, die durch Bewegung, Treppensteigen, Gehen oder warmes Zudecken ausgelöst werden. Morgens beim Aufstehen Mattigkeit und Empfindung wie gelähmt in beiden Knien, was sich im Gehen steigerte, in der Ruhe aber verminderte.** Kniegeschwulst, mit Spannungsschmerz in den Bändern.

Die Unterschenkel sind so matt, dass sie ihn kaum zu halten vermögen, zu Anfang des Gehens und auch schon beim Stehen. An der äußeren Seite der linken Wade Zerschlagenheitsschmerz beim Bewegen und Wenden des Fußes, ebenso beim Befühlen; in völliger Ruhe Taubheitsempfindung an dieser Stelle.

Schmerz in den Füßen wie vertreten, besonders **bei Bewegung;** Spannen im Fußgelenk beim Bewegen. **Heiße, entzündliche Schwellung der Füße, mit Rötung. Die Füße sind abends wie gespannt oder geschwollen. Wenn er gegessen hat und aufsteht, sind ihm die Füße zentnerschwer.** Heiße Geschwulst des Spanns, mit Zerschlagenheitsschmerz, wenn der Fuß ausgestreckt wird; der Fuß spannt, wenn man auftritt, und beim Befühlen tut es weh, als wäre ein Eitergeschwür darunter. Stiche wie von Nadeln, Haken oder Messern in den Fersen oder Fußsohlen, besonders im Liegen und beim Auftreten.

Plötzlicher Schmerz im Ballen der großen Zehe. Stechen und Drücken im Ballen der großen Zehe; auch **Schmerz wie erfroren** dort.

Schlaf Große Schläfrigkeit und immerwährendes Gähnen, obwohl er die letzte Nacht gut geschlafen hat. Am Tage, wenn er allein ist, viel Schläfrigkeit. **Schläfrigkeit jeden zweiten Tag:** Fester Nachtschlaf bis morgens mit Schläfrigkeit am Tag, die nächste Nacht unruhiger Schlaf und den Tag über munter.

Sehr unruhiger Schlaf; konnte fast keine halbe Stunde schlafen und **war während dieses Schlummers unausgesetzt mit dem am Vorabend Gelesenen beschäftigt.**

Schlaflosigkeit vor Mitternacht, die bis 1 oder 2 Uhr oder gar bis 4 Uhr morgens andauern kann. Er konnte nicht gut einschlafen, eine Wärme und Unruhe im Blut hielt ihn davon ab bis Mitternacht. Kann vor Mitternacht nicht einschlafen wegen öfterer Schauderempfindung, die über ein Bein oder über einen Arm läuft; hierauf etwas Schweiß.

Schlaf gestört durch ängstigende Träume. Zusammenschrecken beim Einschlafen, jeden Abend; Aufschrecken im Schlaf bis zum Erwachen, oder aus Angstträumen, mit lautem Aufheulen.

Träume voll Zänkerei und ärgerlicher Dinge. Träumt die ganze Nacht sehr lebhaft von ängstlicher und genauer Besorgung seiner Haushaltsgeschäfte. Er beschäftigt sich im Traum mit der Hauswirtschaft. Träume von Schlägereien, an denen der Prüfer tätigen Anteil nahm.

Träumt wachend, er wollte jemandem die Fenster einwerfen. Alpträume und Schlafwandeln.

Schlaflage: **auf dem Rücken,** oder **zusammengerollt wie ein Hund,** oder **auf der schmerzenden Seite.** Gefühl, als habe er auf einem harten Lager gelegen; morgens tut ihm alles weh, worauf er liegt.

Fieber, Frost, Schweiß Die Fiebererkrankungen von Bryonia zeichnen sich durch vorherrschende Kälte aus, **unangenehmes Frösteln** ist häufiger als Schüttelfrost. Oft ist dabei zugleich der Kopf heiß, mit geröteten Wangen, und der Patient hat starken Durst, verbunden mit großer Mattigkeit und trüber Gemütsstimmung.

- Das Frösteln wird in einem warmen Zimmer oder am heißen Ofen nicht gemildert, eher verschlimmert, während **Aufenthalt im Freien nicht selten sogar bessert.** Charakteristisch ist ein **Frost, der nur die rechte Körperhälfte befällt.**
- **In allen Fieberstadien will der Patient ganz stilliegen, verlangt nach totaler Ruhe.**
- **Frost, der an den Lippen sowie an den Finger- und Zehenspitzen beginnt.**
- Fieberfrost durch Aufenthalt in Sumpfgebieten und tropischen Ländern oder durch Nasswerden;

auch bei stürmischem Wetter oder bei heißem Sommerwetter.

- Frost nach Zorn.
- Heftiger Schüttelfrost durch das Umwenden im Bett und das dadurch bewirkte Lüften der Bettdecke.

Nach dem Mittagsschlaf frostig und benommen („wüste" nennt es Hahnemann) **im Kopf.** Eigentümliches Schauergefühl während des Waschens in der Stirn- und Schläfengegend.

Sogleich nach dem Niederlegen, abends im Bett, Hitzeempfindung und äußere Hitze über und über, ohne Durst, die ganze Nacht hindurch; er legt sich von einer Seite zur anderen, darf sich aber an keinem Teil entblößen, weil sonst sogleich heftiges Bauchweh, ein kneipendes Stechen oder stechendes Kneipen entsteht, wie von hier- und dorthin tretenden krampfhaften Blähungen, bei Schlaflosigkeit von einer Menge herausströmender Gedanken; am Morgen legt sich dieser Zustand, ohne dass er Blähungen merkt.

Innere trockene, brennende Hitze überfällt ihn abends im Bett, ohne vorausgegangene Kälte, mit Trockenheit des Mundes, aber Durstlosigkeit. Innerlich starke Wärme, das Blut scheint in den Adern zu brennen.

Bei jeder Bewegung und jedem Geräusch befällt sie jählings eine trockene Hitze. Fieber von 21 Uhr bis Mitternacht (oder **die ganze Nacht hindurch**). **Gefühl von Hitze im Gesicht, mit Röte und Durst.** Vormittags Hitze im Kopf; es wollte zur Stirn heraus.

Nachtschweiß von 22 **Uhr bis** 10 **Uhr morgens.** Schwitzt beim Gehen in kalter Luft über und über. Schwitzen von Zorn und Ärger; beim Schließen der Augen; nach Krämpfen; **beim Trinken von Warmem;** nach dem Essen, besonders **nach warmen Speisen;** bei der geringsten Anstrengung. Öliger Schweiß. Schweiß, der Fliegen anzieht. Schweiß von saurem oder süßlich-saurem Geruch, vorwiegend nachts nach 3 Uhr auftretend. Im Allgemeinen lindert das Schwitzen die Beschwerden.

Haut Gelbsucht: Der ganze Körper wird gelb, auch das Gesicht, z. B. nach Zorn oder Kränkung.

- **Trockene, brennende Empfindung der Haut.**
- **Langsame Entwicklung oder Zurücktreten des Ausschlags bei akuten Exanthemen** (z. B. **Scharlach), mit erschwerter Atmung oder entzündlichen Thoraxaffektionen,** z. B. **Pleuritis.**
- **Beschwerden nach Masern oder nach Unterdrückung von Masern** bzw. **sonstiger Exantheme.**
- **Gespannte, heiße,** blasse oder **rote Anschwellungen,** mit **Stechen** darin bei Bewegung und Daraufdrücken.
- **Dichtstehende Miliaria alba, mit Brennen und Jucken.**
- Auf eine kleine **Gemütserregung** (auf Lachen) entsteht jählings **ein stechendes (juckendes) Brennen über den ganzen Körper,** als wenn er einen Nesselausschlag hätte, wiewohl nichts auf der Haut zu sehen war; dies Brennen kam hiernach schon auf den bloßen Gedanken daran oder wenn er sich erhitzte.
- Solange er sich ganz still verhält, juckt es nicht; aber **bei der geringsten Regung des Körpers oder des Gemüts beginnt es zu jucken,** und dies steigert sich dann bis zur Unerträglichkeit.
- **Urtikaria durch Erdbeeren.**
- Erysipel, besonders an den Gelenken.
- Krätzeartiger Ausschlag nur an den Gelenken (Ellbogen, Knie, Handgelenk).
- **Purpura.** Purpura senilis. **Petechien.**
- Es friert ihn an seinem Geschwür, und das Geschwür schmerzt, als wenn es von allzugroßer Kälte getroffen würde.

Bufo rana

Essenzielle Merkmale

Die vier Hauptmerkmale dieses Krötengifts lassen sich wie folgt zusammenfassen:

- Bufo rana übt eine bemerkenswerte Wirkung auf **das Nervensystem, die Geschlechtsorgane und die Haut** aus; daher wird die Unterdrückung eines Hautausschlages zu Symptomen am zentralen oder peripheren Nervensystem führen, meist in Form von Krämpfen oder epileptischen Anfällen.
- Die Patienten sind **geistig und psychisch zurückgeblieben,** retardiert; sie sind unreif und verhalten sich kindisch, während der **Körper eher überentwickelt** ist.

- Bufo gilt als ein Mittel, das **die niedersten Leidenschaften** anstachelt. Dies ist so zu verstehen, dass das sexuelle Begehren von Bufo-Patienten (meist handelt es sich um Männer oder Jungen) häufig jegliche Hemmungen vermissen lässt und ohne jede Verfeinerung oder Kultivierung ist; es ist oft nicht mit einem Bedürfnis nach emotionaler Nähe verbunden, sondern erschöpft sich im puren physischen Trieb. Diese Menschen können zu Sklaven ihrer sexuellen Bedürfnisse werden, die extrem stark sind. Häufig sind sie einer maß- und schrankenlosen Masturbationspraxis verfallen. Wie die Prüfungen zeigen, **suchen sie die Einsamkeit, um zu masturbieren.** In manchen Fällen wird Bufo auch **Impotenz** auslösen.
- Es kommt zu **epileptischen Anfällen,** die für gewöhnlich nachts auftreten und auf die ein **tiefer Schlaf** folgt, einem Koma vergleichbar, aus dem die Patienten mit Kopfschmerzen erwachen. Epileptische Anfälle von Jugendlichen, die exzessiv masturbieren. Da Bufo eine Arznei ist, die sehr viele Symptome und Formen des Krankheitsbildes der Epilepsie abdeckt, werden die verschiedenen Modifikationen dieser Krankheit unten gesondert behandelt und im Detail erörtert.

Entwicklungsverzögerung

Bufo kann leicht mit BARYTA CARBONICA verwechselt werden. Beide Arzneitypen leiden unter einer Art **geistiger Retardierung,** der **Intellekt ist nicht gereift,** die Patienten sind geistig nicht voll entwickelt, jedoch mit einem wichtigen Unterschied: BARYTA-CARBONICA-Menschen sind im Allgemeinen auch körperlich nicht voll entwickelt, Bufo-Patienten dagegen sehr wohl, man könnte sagen, sie sind überentwickelt: Sie wirken ausgesprochen kräftig und muskulös. Anders das körperliche Erscheinungsbild von Menschen, die BARYTA benötigen; sie sehen klein und unentwickelt aus, und manchmal sind sie zwergwüchsig. Bufo-Patienten sind **groß an Körper und klein an Geist.** Der Geist bleibt kindlich, nur der Körper wächst. Bufo gehört zu den Hauptmitteln bei Entwicklungsverzögerung auf geistigem Gebiet; die Patienten verhalten sich sehr unreif und wirken beinahe schwachsinnig – wirklicher Schwachsinn allerdings wird auf die Arznei nicht ansprechen. Oft benehmen sie sich kindisch, sie lachen und **kichern** ohne ersichtlichen Grund oder über Dinge, die nicht lustig sind. Diese kindliche Gemütsart ist ein Hinweis darauf, dass Bufo auch in Fällen frühzeitiger Senilität angezeigt sein kann.

Ausgeprägter Sexualtrieb

Die Wirkung von Bufo ist nach unten gerichtet, das Mittel zieht die gesamte Person abwärts, auf die Erde oder, vielleicht noch treffender ausgedrückt, zu den trüben, schlammigen Wassern herab. Bufo-Patienten werden tendenziell auf ihre tiefsten, primitivsten Triebe reduziert. Ihr Verstand ist oft sehr schwach, und die höheren geistigen Fähigkeiten sind unterentwickelt. Und auch die Emotionen, Bedürfnisse und Leidenschaften, insbesondere im sexuellen Bereich, reduzieren sich auf das primitivste Niveau. Verfeinerung und Kultiviertheit wird man hier vergeblich suchen; die Patienten werden beherrscht von einem primitiven, ungezügelten Sexualtrieb, der auf Befriedigung unter allen Umständen drängt.

Im Sprechzimmer mag man einen großen, muskulös gebauten Jungen vor sich haben, der körperlich größer ist, als es seinem Alter entspricht, aber dessen merkwürdiges Verhalten den Eindruck vermittelt, dass er in geistiger Hinsicht weit hinter seinen Jahren zurückgeblieben ist. Manchmal scheint es fast, als hätte er nichts anderes im Kopf als das eine: wie er denn seinen sexuellen Hunger stillen könnte. Er zeigt kein echtes Interesse an seinem Gegenüber oder an seiner Umgebung, das einzige, was ihn beschäftigt, ist sein innerer Drang, der von den Hormonen regiert wird. Houats Prüfung gibt das Symptom: „**Er sucht die Einsamkeit, um sich der Masturbation hinzugeben**." Eine solche Information wird man von dem Patienten allerdings niemals bekommen. Das Symptom muss als Symbol für den Zustand verstanden werden, in dem er sich befindet: er wird von seinen Hormonen getrieben, Verstand, moralisches Urteil, moralische Hemmungen haben nur begrenzten Raum zur Entwicklung, weil das sexuelle Begehren ihn so sehr beherrscht.

In diesem Zusammenhang ist es interessant zu beobachten, wie solch ein Junge aussieht. Seine Lippen sind dick und meistens halb offen, und man kann seine Zunge sehen, die nicht unbedingt heraushängen muss, aber sich doch in dem halboffenen Mund zeigt. Wenn die innere Pathologie fortschreitet und die geistige Schwäche immer deutlicher hervortritt, dann tritt auch die Zunge mehr und mehr hervor, bis man schließlich das voll entwickelte Bufo-Bild mit tatsächlich aus dem Mund geschobener Zunge vorfindet. Die Zunge ist auf eigentümliche Weise mit dem Gehirn verbunden und scheint einen großen Bereich des Gehirns zu repräsentieren – und je mehr das Hirn gelähmt ist, desto mehr gerät die Zunge außer Kontrolle und fällt nach vorn, aus dem Mund heraus.

Das Symptom der **Masturbation** sollte man jedoch vorsichtig bewerten und nicht jedem jungen Mann, der zur Masturbation neigt, Bufo verschreiben. Die meisten jungen Männer masturbieren irgendwann, aber natürlich brauchen sie nicht alle Bufo. Masturbation muss keineswegs immer ein pathologisches Symptom sein. Zudem ist es generell unerlässlich, ein solches Verhalten nicht isoliert, sondern im Gesamtzusammenhang der Person zu sehen; nur auf diese Weise können uns die Symptome den Weg zur korrekten Mittelwahl zeigen.

Die Masturbationspraxis von Bufo-Patienten ist wirklich beeindruckend; sie befriedigen sich sehr häufig, oft mehrmals am Tag, und ohne jegliche Zurückhaltung oder Hemmung; nur an der Lust sind sie interessiert, nichts anderes zählt für sie. Es ist ein unwiderstehlicher Drang, der schließlich sogar zu einer Erschöpfung der Lebenskraft führen kann. In einem solchen Erschöpfungszustand können epileptische Anfälle oder gar Zustände von Geisteskrankheit auftreten. ANANTHERUM ist in dieser Hinsicht Bufo ähnlich.

Bufo-Menschen können auch andere Formen sexuellen Verhaltens praktizieren, die als pathologisch zu bezeichnen sind, und zwar deshalb, weil sie ebenfalls durch einen unwiderstehlichen Drang geprägt sind. Das charakteristische Merkmal besteht darin, dass die Patienten nicht anders können, dass sie nicht in der Lage sind, sich davon abzuhalten, während die Art der Perversion bzw. des Verhaltens keine wesentliche Rolle spielt. Sie haben gar nicht das Gefühl, dass irgendetwas damit nicht in Ordnung ist, und selbst wenn sie etwas Derartiges empfinden, ist es nicht stark genug, um sie zur Beherrschung des Zwangs zu bringen. Das „Synthetische Repertorium" spiegelt dies in der Rubrik „**Schamlos**", in der Bufo zweiwertig verzeichnet ist. Wir finden die Arznei auch in den Rubriken „Obszön", „Obszöne Reden" und „Geisteskrankheit, erotische".

Geist und Gemüt

Bufo-Menschen haben ein jähzorniges Temperament und werden leicht **wütend;** in diesem Zustand neigen sie zum Beißen. Hering berichtet von einem Patienten, der in seiner Reichweite befindliche Dinge zum Mund führte, um darauf zu beißen. Der Zorn dieser Menschen wird oft entfacht, wenn sie sich **missverstanden fühlen.** Dies ist kennzeichnend für Bufo und als Leitsymptom zu werten. Die Missverständnisse können im Übrigen manchmal darauf zurückzuführen sein, dass die Patienten Worte nur halb aussprechen. Wutanfälle können einem Krampfanfall vorausgehen und diesen ankündigen.

Der Zorn kann sehr weit gehen und sich bis zur **Raserei** steigern. Eine eigentümliche Modalität von Bufo ist **Wut beim Alleinsein,** oder, wie die Prüfung es sagt: „Wutanfälle, die aufhören, sobald er jemanden sieht." Bei solchen Anfällen von Manie können die Patienten den **Wunsch haben, zu schlagen und zu zerstören,** was an HYOSCYAMUS erinnert.

Bufo-Menschen haben oft eine Abneigung gegen Fremde. Sie möchten gern allein sein und haben doch zugleich Angst, alleingelassen zu werden, was wiederum zu Verlangen nach Gesellschaft führen kann. Es sind schweigsame Menschen, die sich nicht gerne unterhalten.

Ungeduld, Reizbarkeit und **Unruhe** sind ebenfalls kennzeichnende Züge des psychischen Bufo-Bildes; vor allem **vor einem epileptischen Anfall** sind Bufo-Menschen unruhig. Nachts können sie in einen Unruhe- und Erregungszustand mit Schlaflosigkeit geraten, der mit Schläfrigkeit gepaart ist; sie werfen sich unaufhörlich im Bett herum. Sie sind im Allgemeinen aber keine sonderlich aktiven Menschen, sondern neigen zur Faulheit und sind kaum zum Arbeiten aufgelegt.

In den Prüfungen werden auch Zustände von Schlechtgelauntheit erwähnt: so z.B. abends beim Schlafengehen und auch noch morgens beim Erwachen; ebenso nach den Menses. Bufo-Menschen können trotzig und gehässig sein, und auch zu **Falschheit** sind sie fähig.

Während deliröser oder apathischer Zustände ist der Kopf oft heiß, bei kaltem Körper. Dieses Phänomen begleitet auch andere Zustände, etwa Kopfweh, Übelkeit, Erbrechen und Verstopfung. „Große Hitze im Inneren des Kopfes, mit Gefühl, als ob das Gehirn kochte" (aus Desternes Prüfung).

Bei Bufo-Menschen finden wir viel Traurigkeit, Weinen, **Klagen** und Jammern. Im Schlaf sprechen, weinen und seufzen sie, beim Erwachen immer noch schluchzend; trauriges Erwachen. Sie sind leicht erregbar und weinen bei der geringsten Kleinigkeit. Klagen und Jammern kann mit Weinen abwechseln. **Weinen und Lachen zugleich;** lacht und weint leicht, neigt dazu, viel zu weinen. Die Lach- oder Kicherkrämpfe sind bereits erwähnt worden.

Stuporzustände folgen häufig auf einen epileptischen Anfall. Der Stupor kann mit Unfähigkeit zu sprechen einhergehen und sogar einem Koma ähneln, mit totaler Bewusstlosigkeit. Es gibt auch stuporöse Zustände in Verbindung mit Schwindel; in einer Prüfung heißt es: „Schwindelgefühl, der Kopf scheint sich wie beim Walzer zu drehen und fortgetragen zu werden; darauf Betäubung und Schwinden der Sinne, manchmal eine volle Minute lang andauernd …" Es wird von einem schwindelartigen Gefühl wie betrunken oder betäubt berichtet, das am Morgen und nach jeder Mahlzeit auftreten kann.

Bufo kann die geistigen Fähigkeiten ernsthaft beeinträchtigen. Nicht nur Geistesschwäche (**Imbezilität**), sondern auch Zustände von **Geistesabwesenheit** und **Gedächtnisverlust** treten auf. Die Geistes- und Gedächtnisschwäche bessert sich zum Abend hin. Der Patient macht Fehler beim Sprechen, benutzt die falschen Worte oder spricht sie nur halb aus, sodass er manchmal schwer zu verstehen ist – was ihn wiederum sehr zornig machen kann, wie oben schon erwähnt.

Bufo-Patienten sind ausgesprochen empfindliche Menschen, denen das geringste Geräusch lästig ist; auch Musik bringt schnell (positive oder negative) Reaktionen bei ihnen hervor. Sie erschrecken leicht und neigen zum Auffahren.

Ängste sind ebenfalls zahlreich vertreten. Bufo-Menschen haben Angst vor Tieren und in einer Menschenmenge; sie sind ängstlich in Bezug auf ihren Gesundheitszustand, mit Furcht vor dem Tod oder davor, dass ein Unglück passieren könnte; und sie haben **Angst, sich bei anderen anzustecken.** Sie können keine hellen oder **glänzenden Gegenstände, wie Spiegel,** anschauen.

Bufo-Kind

Bufo ist eine Arznei, die Kindern (besonders Jungen) häufig erfolgreich verschrieben worden ist – nicht nur in Fällen von Epilepsie, sondern auch bei Ekzem, Panaritium, nervösen Tics und Verhaltensstörungen (z. B. extremer Aggressivität). Doch die klinische Diagnose ist nicht der springende Punkt bei der Arzneiwahl; es gilt jeweils die individuellen Symptome des Kindes zu beobachten, die uns dann zum Simillimum leiten werden. Im folgenden gebe ich einige Bufo-Symptome an, die in letzter Zeit bei Behandlungen von Kindern bestätigt werden konnten (insbesondere von Alfons Geukens).

- **Ständiges Herumwerfen oder Schütteln des Kopfes** kommt vor, oder das Kind schlägt den Kopf gegen die Wand, ohne aber Verletzungen davonzutragen. Das Kopfschütteln setzt **nach einem Schreck** ein; es kann auch durch Schelten ausgelöst werden.
- **Ungeduld, Unruhe** und **Unfähigkeit stillzusitzen** prägen oft das Verhalten von Bufo-Kindern. In einem Fall ging die Ungeduld so weit, dass das Kind, ein 14-jähriges Mädchen, Wutanfälle bekam, wenn sie nicht immer alles gleich haben konnte, was sie wollte (siehe Alfons Geukens, *Homöopathische Praxis*, Bd. 3, S. 43 ff.). Wir begegnen häufig Anfällen von **Zorn und Aggressivität,** die manchmal mit großer **Zerstörungswut** einhergehen: das Kind tritt und schlägt alles in Stücke; aber auch eine exzessive Neigung zum Weinen kommt vor. Diese Symptome sind nicht selten mit **Verstandesschwäche** und **Retardierung der geistigen Entwicklung** verbunden.
- Traumartige Zustände, in denen die Kinder in einer anderen Welt zu leben scheinen; sie hören offenbar gar nicht zu. „Aber wenn man ihn was fragt, was ihn interessiert, kriegt er es doch mit" (Geukens).
- **Spielen mit den Genitalien und Masturbation** sind wichtige Symptome, die zum allgemeinen Wesen dieses Mittels passen, wie es oben beschrieben wurde. Bufo-Kinder können auch **in der Nase bohren** und Nägel beißen.
- Eine besondere Sensibilität für Musik ist festgestellt worden – nicht immer in dem negativen Sinn, den die Prüfung angibt („Musik ist unerträglich"); die Kinder hören oft gern Musik und tanzen dazu.
- Oft haben sie ein Verlangen, nach draußen zu gehen, mit **Besserung im Freien,** während Hitze eher verschlimmert.

- Bufo ist ein wichtiges Mittel bei Krämpfen und epileptischen Anfällen von Kindern und Säuglingen. Eine besondere Indikation ist **Epilepsie nach einem Schreck oder Wutanfall der Mutter während der Stillperiode.**

Ein Beispiel für die epileptischen Anfälle eines Bufo-Kindes: Er hatte einen Anfall nach dem anderen. Er saß auf dem Fußboden und spielte mit seinen Spielzeugtrommeln, und dabei bekam er wiederholt Anfälle: er begann nach hinten zu fallen, kam aber wieder aus dem Anfall heraus, bevor er wirklich hingefallen war, setzte sich auf und spielte weiter, offenbar ohne überhaupt zu bemerken, was passiert war. Die meisten Anfälle waren nicht generalisiert, sondern zeigten sich nur partiell. Sie begannen mit einer **Grimasse, als wollte er zum Stuhl pressen,** ähnlich wie der Gesichtsausdruck, den eigensinnige kleine Kinder manchmal zeigen, wenn sie ihren Willen durchsetzen wollen. Häufig **streckte er den rechten Arm zur Seite und nach hinten und machte eine Faust dazu.**

Kennzeichen der Epilepsie bei Bufo

Bufo ist bei Epilepsie besonders dann angezeigt, wenn die Anfälle **nachts im Schlaf** auftreten. Der Patient kann davon aufwachen oder auch nicht; wenn nicht, dann hat er später **beim Erwachen heftige Kopfschmerzen** und manchmal ein Druckgefühl am Scheitel.

Die **Aura** wird in vielen Fällen **in den Genitalien und im Solarplexus** gespürt, etwa vom Uterus zum Magen. Aber auch in anderen Körperteilen kann dieses Vorgefühl empfunden werden: im Gesicht, im Bauch, im Gehirn usw. Es gibt eine große Zahl von Symptomen, die einen epileptischen Anfall ankündigen können. Eine Auswahl:

Ruhelosigkeit; unruhige Bewegungen von Gliedmaßen und Rumpf. Läuft schreiend durchs Haus und **ringt** die Hände. Zorn kann ebenfalls einem epileptischen Anfall vorausgehen; manche Patienten sind vor den Konvulsionen tagelang zornig gestimmt. Der **Kopf** kann **zuerst zur Seite gezogen** werden (nach links oder rechts)**, dann nach hinten.** Manchmal kündigt auch eine **Versteifung der Arme,** der Beine oder des ganzen Körpers einen Anfall an; die Muskeln befinden sich im Zustand tonischer Kontraktion, dann setzen Jaktationen oder Zuckungen ein. Die Zuckungen nehmen rasch zu, bis die gesamte Muskulatur in einem Zustand heftiger Erregung ist. „Anfälle eingeleitet durch ein **Zucken im Nacken**" (Hering). Oder: Leckbewegungen der Zunge, reibt sich die Nase, danach Kontraktionen der Finger, Daumen eingezogen. Oder: Mund weit offen vor dem Anfall. **Pupillen stark erweitert, reagieren nicht auf Licht.** Die Augen sind **nach oben** und nach links gedreht.

Während eines epileptischen Anfalls können wir u. a. folgenden Symptomen begegnen: beißt sich auf die Zunge, rotes Gesicht, Verzerrung und Turgor des Gesichts, Schaum vor dem Mund, blutiger Speichel, unwillkürlicher Harnabgang, Kreischen, Zähneknirschen, Schwindel, krampfhafte Bewegungen von Mund und Augen usw. **Starker Schweiß begleitet die Krämpfe;** schweißgebadet am ganzen Körper, besonders an Händen und Armen. Hering beschreibt einen Anfall so: „Fällt bewusstlos zu Boden, mit einem Schrei, der einem das Blut in den Adern erstarren lässt, gefolgt von Krämpfen in den Gliedern; verzerrtes Gesicht, Zähneknirschen und Schaum vor dem Mund; der Anfall **endet in Schlaf mit lautem Schnarchen.**" Wiederholte Stöße oder Schläge durch den ganzen Körper.

Oft fällt der Patient nach solch einem Krampfanfall in ein **tiefes Koma.** Diesem kann ein tiefes **Seufzen** vorausgehen, und danach ist er durch nichts mehr wachzubekommen.

Allgemein lässt sich sagen, dass die Bufo-Epilepsie gewöhnlich, in größerem oder geringerem Ausmaß, mit **Störungen der Sexualsphäre** verbunden ist.

Allgemeinsymptome und Keynotes

- Bufo erzeugt eine Unmenge von **Konvulsionen und Krämpfen. Zahnextraktionen,** Schreck, **Masturbation,** Unterdrückung oder Einsetzen der Regel können zu Krämpfen führen. Vereiterungen der inneren Organe können ebenfalls Causa der Krämpfe sein oder mit ihnen verbunden sein. Es kommt zu Konvulsionen **während des Geschlechtsverkehrs** mit **schmerzhaften Krämpfen und Steifheit der Extremitäten.** Krämpfe können mit konvulsivischen Bewegungen im Bauch aufhören. Bufo-Patienten können sehr häufig epileptische Anfälle haben, mehrmals pro Woche oder sogar pro Tag; manchmal zeigen sie sich periodisch bei **Neumond.** Die Krampfattacken können manchmal gebrochen werden, wenn die **Füße in heißes Wasser getaucht** werden und wenn etwas Heißes getrunken wird.

- Schmerzhafte Krämpfe und Zuckungen der Glieder. Häufige Muskelkrämpfe, doppelt schmerzhaft in kalter Luft, abends und morgens.
- Clarke stellt fest, dass Bufo schleichende Formen von Entzündungen erzeugt, mit **übelriechenden Ausdünstungen und Absonderungen.** In Krebsfällen mit hoffnungsloser Prognose hat er mit Bufo den üblen Geruch der Tumoren beseitigen können. Hencke hat mit Bufo schmerzhafte Krebserkrankungen (besonders Brustkrebs mit lanzinierenden Schmerzen) erfolgreich behandelt.
- Hering berichtet, dass bei einer Bufo-Epileptikerin ein bläschenartiger Ausschlag eine dünne gelbe Flüssigkeit absonderte, die auch im Erbrochenen und im Fluor vaginae gefunden wurde.
- Guernseys Hauptindikation für Bufo ist Panaritium (oder auch schwarze Verfärbung der Finger aufgrund einer Verletzung), wenn der **Schmerz strichweise den ganzen Arm hinaufzieht.** Diese Schmerzqualität beobachten wir auch bei **Lymphangitis** des Arms.
- E. E. Case führt folgenden Fall an: „**Nasenbluten** fast täglich mehrere Wochen lang, manchmal mehrere Anfälle an einem Tag, gewöhnlich mit **gerötetem Gesicht** und Hitze und **Schmerzen in der Stirn,** was **durch das Nasenbluten gemildert** wird. Schwitzt leicht, der Schweiß ist oft übelriechend, besonders an den Füßen." Bufo CM heilte sofort.
- Bufo affiziert den Blutkreislauf und erzeugt Hitzewallungen, Rötungen und **Brennen** an verschiedenen Körperstellen.
- Der **Körper fühlt sich geschwollen an;** merkwürdige Empfindungen, etwa ein Gefühl, als wäre die Haut bis zum Platzen gespannt.
- **Lähmungen** und **Ödeme.**
- Allgemeine **Schwäche.** Mitten in einer Mahlzeit überfällt ihn ein allgemeines Schwächegefühl, eine Art totaler Erschöpfung, kann weder sprechen noch sich bewegen, getrübtes Sehen, Schmerz und Bedrängnis in der Herzgegend. Unbehagen und Schwäche, besonders morgens, ist nicht in der Lage herumzulaufen. **Ohnmacht nach dem Frühstück.** Ohnmachtsgefühl vor den Mahlzeiten. Ohnmacht bei Magenerkrankungen.
- Taumelnder Gang, **ähnelt mehr einem Hüpfen als einem Gehen.** Diese Neigung zum Hüpfen, die bereits in einer Prüfung beschrieben wird, zeigt sich oft bei Chorea und ist klinisch bei mehreren Bufo-Kindern bestätigt worden.
- Die Knochen sind empfindlich und brüchig. Schwellungen und Geschwüre der Knochen. Schmerzen in den Gelenken wie zertrümmert.
- Launischer Appetit, weiß nicht, was er will, oder verweigert, was ihm angeboten wird. Abneigung gegen salzige Speisen; **Durst auf Zuckerwasser und Spirituosen.**
- Alle Symptome schlimmer morgens beim Erwachen. Große Empfindlichkeit gegen kalte Luft und Wind. Aber auch: Stubenwärme ist lästig.

Lokalsymptome

Schwindel Schwindeligkeit, besonders **morgens,** mit Schwäche wie von Blutverlust; danach Rötung des Gesichts, Herz wie zusammengepresst, Brust wie in einen Schraubstock gespannt. Schwindelgefühl, der Kopf scheint sich wie beim Walzer zu drehen und fortgetragen zu werden. Gefühl wie schwindlig und betrunken, nach dem Mittagessen; nach jeder Mahlzeit. Epileptischer Schwindel.

Kopf Ein **epileptischer Anfall kündigt sich durch Kopfbewegungen an.** Er wird erst **zur Seite gezogen,** nach rechts oder links, dann nach hinten. Oder: Stiche im Kleinhirn, die den Kopf nach hinten ziehen; darauf epileptischer Anfall. Dieser ist von heftigen Kopfschmerzen gefolgt.

Hinterkopf schmerzt, wenn man ihn aufs Kissen legt. Druck in den Schläfen, als ob der Kopf von zwei eisernen Händen zusammengedrückt würde.

Heftiger Blutandrang zum Kopf. Kongestives Kopfweh und gerötetes Gesicht, viel schlimmer im warmen Zimmer oder in der Nähe eines Ofens, besser durch kaltes Bad oder an kalter Luft.

Nasenbluten bessert oder beendet Schmerzen und Hitze in der Stirn oder rechtsseitige Migräne.

Heißer Kopf bei kaltem Körper. Schwere des Kopfes; der Stirn. „Schwere in Stirn und Augenlidern; Sehstörungen; Funken vor den Augen; Schmerz am Herzen; kalter Schweiß am Kopf und in den Haaren; Kälte des Körpers, besonders der Füße, und so durchdringende Kolikschmerzen, dass eine Ohnmacht nahe ist; zugleich brennender Durst, Erbrechen nach dem Trinken; Erbrechen von Speisen, dann bitterer und scharfer Stoffe; die geringste Bewegung verschlimmert die Kopfschmerzen und ruft Übelkeit und Erbrechen hervor" (aus Desternes Prüfung).

Dumpfer Kopfschmerz in der linken Seite. Pochender und stechender Schmerz wie von einem Abszess im Kopf. Kopfschmerz mit Berührungsempfindlichkeit: in der Stirn oder in Schläfe und Scheitel; beim Erwachen gegen 3 Uhr morgens oder nachmittags um 16 oder 17 Uhr. Kopfweh **während der Arbeit,** im Sitzen; nach hartem Stuhlgang. Kopfweh schlimmer durch Licht und Geräusch; besser nachts und im Liegen. Bewegung verschlimmert die Kopfsymptome. Die Kopfschmerzen neigen zu einem wellenförmigen Verlauf: minutenlange Steigerung, dann im gleichen Zeitintervall wieder zurückgehend.

Augen Einige zusätzliche Augensymptome im Zusammenhang mit Epilepsie: Das rechte Auge war offen, das linke fast geschlossen; vor einem Anfall rollten die Augäpfel nach oben und nach links. Es entwickelten sich starke Gefäßinjektionen; die Augen wirkten zusammengezogen und leblos, sobald sich die Anfälle häuften. Eingesunkene Augen während des Krampfanfalls. Der Patient kann ein hässliches Schielen entwickeln.

Schwere Lider; kann unmöglich die Augen offen halten. In komaähnlichen Zuständen, etwa nach epileptischen Anfällen, unfähig, die Augen aufzuschlagen. Das linke Augenlid ist gelähmt und hängt herab (bei Gehirnerweichung beobachtet).

Der Anblick glänzender Gegenstände ist unerträglich. **Alle Gegenstände erscheinen schief.** Wie ein Schleier vor den Augen jeden Nachmittag zwischen 15 und 16 Uhr, mit Brennen in den Augen und Tränen.

Lidränder und Augenwinkel werden geschwürig, mit Bläschenbildung und Rötung, in den Wimpern hängen Krusten. Ausfallen von Wimpern und Brauen.

Ohren **Das kleinste Geräusch stört. Musik ruft starke Reaktionen hervor** (positiv oder negativ). Widerhallen der Herzschläge im Ohr, wie von einer großen Trommel.

Klopfende Schmerzen im Ohr. **Warzenartige Auswüchse** am Ohr. **Entzündliches Anschwellen** der Ohren und der Parotiden. **Geschwürbildung** an den Ohrmuscheln, mit Eiterung und Bluten. **Flechtenausschlag oder Ekzem hinter den Ohren.**

Kaltes Waschen macht die Ohrenbeschwerden schlimmer.

Nase **Nasenbluten mit gerötetem Gesicht und Hitze und Schmerz in der Stirn,** wobei letzteres **durch das Nasenbluten besser** wird. Nasenbluten besonders morgens und abends.

Häufiges Niesen abends beim Zubettgehen; Schnupfen mit Schwere des Kopfes und der Augenlider. Das Nasensekret ist gelblich, grünlich oder gräulich und übelriechend. Schleim gerät aus der Nase in die Choanen und den Hals.

Schmerzen und Wundwerden der Nasenlöcher durch eingeatmete kalte Luft. Geschwürige Nasenlöcher, wie verbrannt.

Brennende, stechende Schmerzen in der Nase, bis zur Stirn sich erstreckend. Pochender und nagender Schmerz im Nasenbein. Bohrt mit dem Finger in der Nase. **Anhaltendes Jucken in der Nase vor epileptischen Anfällen.**

Gesicht Törichter, verwirrter oder berauschter Gesichtsausdruck. Das Gesicht kann gräulich oder rot aussehen; oft **fettige** Gesichtshaut.

Die **Lippen sind dick** und für gewöhnlich halb geöffnet, und die Zunge zeigt sich zwischen den Lippen (ohne unbedingt herauszuhängen). Manchmal sind die Lippen **schwarz,** ebenso wie die Zunge.

Ist genötigt, sich morgens das Gesicht zu reiben.

Während epileptischer Krämpfe ist das **Gesicht schweißgebadet.** Hitzewallungen im Gesicht, für Augenblicke.

Stechende Gesichtsschmerzen, mit Zerschlagenheitsgefühl in den Knochen.

Es können sich Pickel an den Lippen und Pusteln auf der roten und geschwollenen Nase zeigen. Schmerzhaftes Anschwellen der Unterkieferdrüsen, vor allem rechts. Phlegmonöses Erysipel.

Mund Schwierige, eingeschränkte Beweglichkeit der Zunge, undeutliches Sprechen, stammelnd, unverständlich, besonders bei Chorea oder vor epileptischen Anfällen.

Stechende, bohrende und wühlende Zahnschmerzen, durch kalte Luft ausgelöst. Schmerz, als ob die Zähne herausgerissen würden, mit Zusammenbeißen der Kiefer und Zähne. Zahnweh besonders abends und nachts. Zahnfleischentzündung, mit Abszessbildung. Die Zähne scheinen verlängert zu sein und zu wackeln. Zahnausfall durch Parodontopathie.

Brennen im Mund wie von Säure; schlimmer durch kaltes Wasser.

Die **Zunge hat einen schmierigen Belag.** Aufgesprungene, öfters eine bläulich-schwarze Farbe annehmende Zunge; rissig. Risse auch in der Wangenschleimhaut. Morgens süßlicher Geschmack im Mund; auch salziger und blutiger Geschmack. Übler Mundgeruch, besonders am Morgen.

Hals Trockener Hals am Morgen. Krampfhafte Bewegungen und Zusammenziehen des Halses, mit **Gefühl, als ob ein Stein dort läge.** Entzündung und Schwellung von Hals und Mandeln. Schreckliches Halsweh, konnte deshalb weder abends noch morgens etwas essen.

Atemwege und Husten Pochende, stechende und Wundheitsschmerzen im Kehlkopf. Brennen und blutende **Fissuren im Kehlkopf,** mit starkem, stoßweisem, erstickendem Husten. **Pseudomembranbildung im Kehlkopf; Geschwüre und Tuberkel.**

Husten, durch ein Stechen im Kehlkopf veranlasst, nur nachts gegen 1, 3 oder 4 Uhr. Husten durch kalte Füße oder durch die geringste Aufregung. Trockener Husten mit Brennen im Kehlkopf und in der Brust. Heftiger Husten, Erbrechen veranlassend. Kurzer, trockener Husten, gebessert durch häufigen Stuhl. Husten mit Auswurf von Schleim und Blut oder auch von reinem Blut. Husten mit schleimigem Auswurf, besonders morgens beim Erwachen und abends, mit Kältegefühl, dann große Hitze und Blutandrang zur Brust.

Laryngitis, Hämoptysis und Lungentuberkulose.

Atembeschwerden durch Empfindung von Kompression des Kehlkopfs und der Luftröhre und Schweregefühl auf der Brust; kann nicht liegenbleiben, muss sich aufsetzen und nach vorn beugen. Erstickungsanfall nachts, gegen 3 Uhr, mit Unruhe in allen Gliedern; Hände, Beine und Kopf zittern; alles scheint sich zu bewegen, selbst im Kopf. „Als die krampfhaften Bewegungen langsamer und schwächer wurden, kam es zu schwerer, röchelnder Atmung, mit gewohnheitsmäßigem ‚Blasen' der Lippen bei jedem Ausatmen. Dies kulminierte unmittelbar in einem tiefen Seufzen, und der Patient fiel in ein Koma, auf das bald wieder die Unruhe und die epileptischen Krämpfe folgten, wie zuvor (Epilepsie)" (Hering).

Brust und Herz In den Lungen brennt es wie Feuer. Brustbeklemmung am Nachmittag, Brust und Herz wie zusammengeschnürt. Brustbeklemmung mit Herzklopfen, besonders beim Schnellgehen und Treppensteigen.

Schmerzen im Herzen, alle paar Stunden, mit Würgen, Husten und blutgestreiftem Auswurf. **Stöße und Wühlen in der Herzgegend, mit großer Beklemmung,** besonders abends, **nach dem Essen und durch Bewegung.** Muss die **Hand an die Brust pressen,** um den Schmerz zu lindern. Gefühl, als ob das Herz zu groß wäre und **in einem Gefäß voll Wasser stünde.** Herzklopfen: beim Erwachen; abends; bei Kopfschmerzen, die dadurch schlimmer werden; während der Menses. Herzlähmung. Der Puls wird immer schneller und fadenförmig, wenn die epileptischen Anfälle sich häufen.

Magen Eine Woche lang morgendliche Übelkeit. Übelkeit: vor der Regel; bei Bewegung, mit Herzklopfen; nach hartem Stuhl. Ekel und Brechreiz nach Tabakrauchen.

Erbrechen nach Trinken; Erbrochenes bitter und scharf. Erbrechen blutgestreifter Massen; von Galle und Schleim; Erbrochenes enthält eine gelbe Flüssigkeit.

Stinkendes Aufstoßen, wie faule Eier.

Verdauungsbeschwerden, besonders nach dem Frühstück. **Starker Magenkrampf vor dem Frühstück. Magenkrämpfe bei der geringsten Bewegung.**

Der Appetit ist unregelmäßig. Abneigung gegen Salziges und Verlangen nach Leckereien, Zuckerwasser und **Spirituosen.**

Abdomen **Merkwürdige Empfindungen im Bauch: als ob kalte Kugeln durch den Darmkanal**

liefen. Epileptische Anfälle enden in krampfhaften Bewegungen der Eingeweide.

Reichlicher Abgang von Blähungen am Morgen, davor Poltern im Leib. Aufstoßen und Blähungen, mehrere Tage lang, besonders nach den Mahlzeiten.

Entzündung der Leber; der Milz; der Leistenlymphknoten. **Nagen und Wühlen in Leber und Magen, besonders nachts.** Leberschmerzen **während der Menstruation.** Pochende Schmerzen mit Gefühl von Auftreibung und Reißen in der Leber. Vergrößerung und unheilbare Obstruktion der Leber. Alle Leberbeschwerden werden **durch Bewegung schlimmer.**

Tägliches Bauchweh, besonders morgens und nach dem Genuss von Milch, auch vom **Tabakrauchen;** nicht heftig, aber sehr belästigend, **wühlend-schneidend.** So starke stechende Bauchschmerzen, dass er ohnmächtig zu werden glaubt.

Rektum und Stuhl **Dysenterie, mit Delirium, Kopfweh und Schlaflosigkeit.** Hämorrhoiden, stark blutend infolge Pressens zum Stuhl. Anschwellen des Anus; Jucken und Brennen. Stuhl: dünn und gelb; flüssig; weiß.

Harnorgane **Nach jedem Harnlassen Stiche in den Nieren und in der Blase.** Klopfende und stechende Schmerzen in den Nieren, oft von Hämaturie begleitet. **Brennende Schmerzen in den Nieren, mit Atembeklemmung und ohnmachtsartiger Schwäche.**

Reichliches und häufiges Urinieren; oder Urin spärlich, dick, stark nach Ammoniak riechend, bei Verstopfung. Brauner, scharf (wie Stockfisch) riechender Urin. Weißlicher Urin, mit kreidigem Bodensatz. Gelblicher und gräulicher Harnröhrenausfluss von vielem Schleim, mit Abgeschlagenheit und Schwäche der ganzen unteren Körperpartie.

Männliche Genitalien **Neigung zur Masturbation, sucht die Einsamkeit zu diesem Zweck.** Beschwerden durch Masturbation; Masturbation und Epilepsie.

Impotenz. Ejakulation spät oder völlig fehlend; oder schnelle Ejakulation ohne Lustempfindung, manchmal **mit Krämpfen und schmerzhafter Steifheit der Gliedmaßen.** Es kann auch zu unfreiwilligem Samenabgang (Pollutionen) kommen. Das **sexuelle Verlangen** ist entweder **ausgesprochen stark** oder fehlt völlig.

Atrophie oder Hypertrophie der Hoden. Die Hoden schmerzen, als ob sie gezogen und gedreht würden. **Effloreszenzen am Hodensack, von tuberkelartigem Aussehen.** Penis geschwollen, rot, brennend; Brennen an der Vorhaut. **Lymphknotenschwellungen** (Bubones) um die Leiste.

Weibliche Genitalien Neigung zur Masturbation.

Menses zu reichlich und zu bald, manchmal eine Woche zu früh. Bei Epilepsie kann die Menstruation unterdrückt sein, oder sie kommt regelmäßig, aber ziemlich spärlich; epileptische Krämpfe treten kurz vor der Regel auf, oder sie sind **schlimmer während der Regel, welche alle drei Wochen auftritt.**

Monatsblutung mit Blutklumpen, oder sehr dünnflüssig und blass.

- Vor der Regel: Kopfweh, Übelkeit, Kolik, Jucken und Brennen in Uterus und Vagina.
- Während der Regel: Zusammenziehen in den Hypochondrien, Schmerzen in der Leber, Herzklopfen, Schauer durch den ganzen Körper, besonders in den Beinen, starkes sexuelles Begehren, Stiche in der Milzgegend, Steifheit und Schwäche mit Schmerzen, allgemeines Unwohlsein.
- Nach der Regel: schlechte Laune.

Fluor: eitrig und sehr übelriechend; mit Kolik, Brennen im Unterleib, Torticollis und allgemeinen Krämpfen, besonders abends; dick und gelblich oder weißlich, vor und nach der Regel; wie Sahne oder Fleischwasser; auch dünn und gelb; oder geruchlos und klar wie Wasser.

Jucken an der Vulva, mit Lustempfindung.

Anschwellen und große Empfindlichkeit der Ovarialregion; heftige Krämpfe, die bis in die Leisten gehen. Gefühl von **brennender Hitze und Stichen in den Eierstöcken.** Zysten und Tumoren der Ovarien.

Ausdehnende und brennende oder krampfhafte, wühlende oder nagende Schmerzen im Uterus; heftige Stiche wie von einem Stilett; **Uterussymptome schlimmer morgens, im Gehen oder nach zu langem Sitzen.** Polypen und Fibrome im Uterus; Geschwüre und Fissuren am Muttermund. „Enorme Blasen an geschwollenem Uterus, die eine dünne, seröse, gelbe Flüssigkeit absondern (Epilepsie)“ (Hering).

Brennende, reißende Schmerzen in den weiblichen Genitalien, nach unten in die Schenkel ziehend.

Kindbettfieber, wenn Verdacht auf Eiterung besteht. **Hämaturie im Wochenbett.** Strangartige Schwellung von der Leiste bis zum Knie nach der Geburt (Phlegmasia alba dolens, Thrombophlebitis, „milk leg“). Abszesse in den Brüsten und Achselhöhlen; schmerzhafte Verhärtung der Achsellymphknoten; blutende Brustwarzen. Entzündung und Anschwellen der Brüste. **Muttermilch „schlecht“, oft mit Blut vermischt.** Brustkrebs, mit brennenden, nagenden, schneidenden und stechenden Schmerzen.

Äußerer Hals und Rücken Steifer Hals beim Erwachen. Faustgroße Knochengeschwulst, bei Karies der Brustwirbel.

Schmerz in Lenden oder Nieren, als dränge ein glühendes Eisen hinein; so stark, dass jede Bewegung unmöglich ist; tritt morgens auf; später dumpfe Schmerzen, wie von Überanstrengung des Rückens, am Aufrichten und Bücken hindernd. Bohrende Schmerzen, mit schmerzhafter Steifheit in der Lendengegend; muss sich auf den Rücken legen, um sich Linderung zu verschaffen. Schmerz am Kreuzbein, schlimmer beim Aufstehen, Bücken und im Sitzen.

Extremitäten Eingeschlafene Gliedmaßen, morgens beim Erwachen. Sehr leichtes Einschlafen der oberen Extremitäten bei geringem Auflegen; nach einigen Tagen auch der unteren Extremitäten.

Lähmung oder lähmungsartige Schwäche in den Gliedern; Zittern; Schweregefühl.

Schmerzhafte Krämpfe der Gliedmaßen, schlimmer in kalter Luft sowie morgens und abends. **Herumziehende, krampfhaft-wühlende Schmerzen, wie auf der Knochenhaut,** nicht lange anhaltend, **jedes Mal die Mitte der langen Röhrenknochen wählend.**

Zusammenziehen im rechten Arm und rechten Bein.

Stechende, wühlende und spannende Schmerzen mit großer Müdigkeit in den Gliedern.

Große **Blasen in Handflächen und Fußsohlen, gelb; ausfließendes Fluidum gelblich und fressend.** Dies wiederholte sich an anderen Stellen.

Anfälle von Muskelerregung, muss die Arme kräftig bewegen. Brennende und stechende Schmerzen in den Armknochen. Klopfende sowie stechende Schmerzen, mit erysipelatöser Auftreibung der Arme und Hände. **Erysipel;** bläuliche, heiße Schwellung; brennende Schmerzen. **Lymphangitis. Panaritium mit blauschwarzer Schwellung um den Daumennagel.** In all diesen Fällen **zieht der Schmerz strichweise den ganzen Arm hinauf.** Hencke liefert uns dazu ein Prüfungssymptom, das er an sich selbst beobachtet hat: Eine unbedeutende Quetschwunde am kleinen Finger ging in eine höchst schmerzhafte Vereiterung über; einige Tage danach entzündete sich der Finger erneut und verursachte ziehend reißende Schmerzen längs des ganzen Arms und **Rötung vom Finger aus nach dem Verlauf der Lymphgefäße bis zur Achselhöhle hin, in welcher sich kleine Drüsenanschwellungen vorfanden.** Nach 36 Stunden waren die Lymphknoten in der Axilla bis zu Bohnengröße angeschwollen und sie waren hart und schmerzhaft. Der Arm wurde schwer, schmerzhaft und musste in einer Schlinge getragen werden.

Wühlender, krampfartig drückender Schmerz im rechten Arm, bei der Ansatzstelle des Musculus deltoideus am Oberarm, beim geringsten Versuch, den Arm zu heben, sonst bei keiner anderen Bewegung des Armes. Schmerz in den Streckmuskeln des rechten Armes. Wühlend-pochender, periodisch erscheinender Schmerz an der inneren Fläche des rechten Ellbogenknorrens.

Stark brennender Nesselausschlag an den Händen. **Anschwellen der Hand- und Fingergelenke,** mit Brennen und heftigem **Pochen.** Bufo hat eine alljährlich wiederkehrende Blase (Pompholyx) in der Hand geheilt. Warzen, besonders am Handrücken.

Gefühl, wie wenn ein **Pflock in den Gelenken der Schenkel, Knie und Füße eingeschlagen wäre** und sie an der Bewegung hinderte. Große Schwäche der Beine, die, sobald man versucht aufzustehen, die Last des Körpers nicht tragen. Wehtuende Müdigkeit der Oberschenkel beim Gehen. „Die Beine werden schwach, er braucht erst einen, dann zwei Stöcke, um laufen zu können (Hirnerweichung)“ (Hering). Taumelnder Gang, eher ein Hüpfen als ein Gehen.

Wundheit zwischen den Hinterbacken und Oberschenkeln. Heftiges Jucken an Oberschenkeln, Unterschenkeln, in den Kniekehlen und der Fußinnenseite. Phlegmasia alba dolens; strangartige Schwellung von der Leiste bis in die Kniekehle.

Verrenkungsschmerz in Knien und Füßen. Viele Knieschmerzen: wie zerschlagen, muss sich niederkauern; Stiche, besonders beim Gehen. Stechen und Bohren in Knien, Knöcheln und Füßen; **schlimmer durch Bewegung.** Bei einem Kind waren die Beine so zurückgezogen, dass sie fast das Gesäß berührten.

Erysipelatöse Entzündung des Unterschenkels. **Heftige Krämpfe in den Beinen: gegen 4 oder 5 Uhr morgens, plötzlich aus dem Schlaf weckend;** in Zehen und Waden, besonders abends beim Ausstrecken im Bett; stärker durch Bewegung, aufhörend in der Ruhe, mit Schwäche in den Beinen. Podagra; arthritische Knoten in den Füßen; in den Knien.

Kalte Füße: während der Menses; mit Fieberhitze im ganzen übrigen Körper; bei Kopfweh, mit Übelkeit und Mattigkeit. Geschwollene Füße, besonders abends und nach Gehen. Übelriechender Fußschweiß.

Schlaf Sehr frühes Erwachen, **gegen 3 oder 4 Uhr morgens,** manchmal mit Herzklopfen. Alle Symptome sind schlimmer beim Erwachen.

Rauchen am Vormittag erregt einen unwiderstehlichen Drang zu schlafen.

Unüberwindliche Schläfrigkeit nach einer Mahlzeit. Schläfrig und benommen nach Aufenthalt im Freien. Schläfrigkeit, mit Unruhe und Schlaflosigkeit; wirft sich ständig im Bett herum. Sobald er sich ins Bett legt, wird er von Krämpfen, Kribbeln in allen Gliedern und neuralgischen Schmerzen, besonders im Kopf, befallen, was ihn beängstigt und am Schlafen hindert.

Schläft am liebsten auf der linken Seite. **Träume von Größe,** von geschäftlichen Angelegenheiten, von Reisen, von Plänen.

Fieber, Frost, Schweiß Schauer durch den ganzen Körper während der Menses. Schaudern des ganzen Körpers nach dem Stuhl. Frost, Schauder, Zittern und Schwindel, besonders beim Gehen im Freien.

Wenn die epileptischen Anfälle sich häufen, werden die Gliedmaßen kalt, Gesicht und Kopf dagegen immer heißer; der Körper ist in klebrigen Schweiß gebadet, besonders Arme und Hände. Im Delirium oder bei Apathie ist der Kopf heiß, bei kaltem Körper.

Quartanfieber, mit starker Fieberhitze und heftigem Delirium.

Schwächender Schweiß, sauer riechend, besonders morgens im Bett. Morgens beim Erwachen allgemeiner Schweiß. Der Schweiß kann kalt und ölig sein.

Haut Grünliche, immer schmutzig oder ölig aussehende Haut. **Sehr fettige Haut.**

Gefühl, als ob die Haut lose hinge oder aber als ob sie bis zum Platzen gespannt wäre. Jede unbedeutende Verletzung geht in Eiterung über, mit fressendem Schmerz. Rote oder purpurne Streifen zeigen sich unter der Haut an Hals, Rücken oder anderen Körperteilen. Stiche in der Haut, die nachts am Schlafen hindern.

Geschwüre und maligne Tumoren mit brennenden Schmerzen.

Akne rosacea, am Rücken, im Gesicht und am Hals auftretend. Ekzem: an Augenlidern; Ohren; Ellbogen usw. Bläschenartiger Hautausschlag, der eine dünne, gelbe Flüssigkeit absondert. Blasen, die sich öffnen und eine raue Oberfläche zurücklassen, wobei sie eine jauchige Flüssigkeit absondern; an Handflächen und Fußsohlen. Maligne und übelriechende Pusteln. Karbunkel; blaue Verfärbung der Haut im großem Umkreis. Frostbeulen.

KAPITEL

C Cactus grandiflorus – Cyclamen europaeum

Cactus grandiflorus

Essenzielle Merkmale

Cactus grandiflorus hat eine besondere Organbeziehung zum Herzen und seinen Krankheiten, ob es sich nun um funktionelle Störungen oder um schwere organische Pathologien handelt, wobei Herzinfarkt und **Angina pectoris** im Zentrum stehen. Dies ist darin begründet, dass Cactus in seinen Prüfungssymptomen die Hauptmerkmale eines solchen Krankheitsbildes aufweist. Freilich wird auch diese Arznei nur dann heilend wirken, wenn die Symptome übereinstimmen, vor allem das Leitsymptom „Gefühl der Zusammenschnürung um das Herz", auf das unten näher eingegangen wird. Eine Verschreibung von Cactus „für Herzbeschwerden" ohne homöopathische Individualisierung wird in den meisten Fällen keine befriedigenden Resultate zeitigen.

Zu den physiologischen Wirkungen dieses Mittels gehören:

- Cactus bewirkt eine **leichtere Blutgerinnung.**
- Es verursacht **starke und schmerzhafte Kontraktionen der Arterien und des Herzens.**
- Es führt zu **ungleichmäßigen Kongestionen des Blutstroms in bestimmten Organen (Herz, Vagina usw.).**
- Es löst **heftiges Herzklopfen** aus.

Die Lernenden mögen ihre Phantasie anstrengen, um eine Vorstellung davon zu bekommen, wie sich ein Patient unter dem Einfluss eines solchen Mittels fühlen wird.

Funktionelle und organische Herzbeschwerden

Bei **funktionellen Herzbeschwerden** leidet der Cactus-Patient unter Herzrhythmusstörungen mit starkem Herzschlag und häufig heftigem **Herzklopfen** sowie **Zusammenschnürungsschmerzen,** besonders an Herz und Thorax, aber auch an anderen Körperteilen. Kent liefert ein Beispiel: „Um den Ansatz des Zwerchfells ein Gefühl, als werde ein Strick immer enger und enger gezogen; um den unteren Teil der Brust herum. Dies ist ein merkwürdiges Symptom; eine Umklammerung der Taille, die so fest ist, dass es ihm den Atem benimmt, er ringt nach Luft und will irgendetwas tun. Die Umklammerung wird enger und enger." Gelegentliche Attacken von **Herzklopfen,** zeitweise sehr massiv. Jede ungewohnte körperliche oder geistige Anstrengung kann einen Anfall herbeiführen. Schnelle Bewegung, Bücken, Umdrehen usw., all das kann Herzklopfen auslösen. Auch Herzklopfen, das im Schlaf beginnt, ist beobachtet worden; in diesen Fällen ist es meist mit **Schreck oder Angst durch Träume** verbunden. Gehen oder **Liegen auf der linken Seite** verstärkt das Herzklopfen. Es kann auch ein flatterndes Gefühl im Herzen auftreten, wie der Flügelschlag eines Vogels. Zu den möglichen Begleitsymptomen zählen ein ohnmachtsartiges Unwohlsein in der Magengrube und eine Empfindung, als wäre der Hals eingeschnürt, mit Erstickungsgefühl und Pochen der Karotiden.

Im Bereich der **organischen Pathologien** passt das Symptomenbild von Cactus auch auf ausgesprochen schwere Krankheitsbilder, etwa Herzklappenfehler, Lungenödem, Myokarditis, Endokarditis, Perikarditis usw., mit all den entsprechenden Begleitsymptomen. Ich selbst habe mit Cactus gute Erfolge in Fällen von Lungenödem, Myokardinfarkt und Endokarditis erzielt, wobei allerdings Cactus allein nicht zur völligen Heilung ausreichte. Einige Beispiele aus meiner Praxis: Eine Patientin mit Lungenödem benötigte während des ersten Stadiums, das durch fiebrige Erschöpfung, Arrhythmie und Atemnot gekennzeichnet war, zunächst VERATRUM ALBUM. Nach einer deutlichen Besserung entwickelten sich starke Einschnürungsschmerzen, die nach Cactus verlangten, und Cactus half auch sofort, ohne den Fall endgültig zu bereinigen. Die Patientin benötigte später noch CALCIUM CARBONICUM, um völlige Heilung zu erlangen. In einem Fall von Endokarditis wandelten sich die Symptome nach dem ersten Mittel (ARSENICUM) und ergaben nun ein Cactus-Bild. Auch hier waren noch zwei weitere Arzneimittel nötig, um die Heilung zu vollenden. Schließlich war in einem Herzinfarktfall Cactus als Erstverschreibung angezeigt, und danach musste LYCOPODIUM und später SULFUR gegeben werden, bevor der Patient außer Gefahr war. Es gibt jedoch auch Fälle, in denen Cactus allein eine Heilung herbeiführt; diese sind allerdings selten.

C

Herzschmerzen: Zusammenschnürungsgefühl, Berührungsempfindlichkeit

Der typische Cactus-Herzpatient klagt über ein ständiges Gefühl von **Zusammenschnürung** in der Herz- und Oberbauchregion, als ob das Herz **von einer eisernen Hand ergriffen und zusammengepresst würde.** Dies ist die übliche und bekannteste Beschreibung dieses Symptoms; wir alle wissen jedoch, wie unterschiedlich die Beschreibungen jedes einzelnen Patienten ausfallen können. So finden wir bei verschiedenen Patienten eine große Zahl von Versionen desselben Symptoms: als ob das Herz „festgebunden wäre", als ob es „nicht genug Raum zum Schlagen hätte", als würde es „von Bolzen festgehalten" oder „von einem Eisenband zusammengeschnürt, das die normalen Bewegungen verhindert", als ob es „mit Drähten umwickelt" wäre oder „von einer eisernen Hand abwechselnd zusammengedrückt, gequetscht und dann wieder losgelassen würde", als würde es „gewaltsam zusammengepresst und kämpfte heftig darum, seine Bande zu sprengen" usw. usf.

Solche Empfindungen gehen häufig mit starker **Berührungsempfindlichkeit** und mit Wundheitsschmerzen der betroffenen Region einher. Hering zitiert z. B. dieses Symptom: „Starker Druck am Herzen, der unter der linken Achselhöhle bis zur linken Rückenseite herumzieht, wie ein Schmerzgürtel; um Mitternacht wurde der Schmerz sehr schlimm, wie eine Hand, die das Herz packt, mit Wundheit und Wehtun und Berührungsempfindlichkeit der ganzen betroffenen Region …" Aus diesen Symptomen ist ersichtlich, dass Cactus leicht mit LACHESIS verwechselt werden kann. Die beschriebenen Schmerzsensationen sind **außerordentlich quälend** und machen dem Patienten große Sorgen. Ein solcher Zustand, der einer Angina pectoris ähnelt, kann durch eine plötzliche Schlag- oder Stoßeinwirkung veranlasst werden: einen Fehltritt beim Überqueren der Straße, eine Erschütterung beim Autofahren. Ein möglicher Auslöser ist auch körperliche Anstrengung, etwa Ausstrecken der Arme über den Kopf oder unvorsichtiges und unbedachtes tiefes Hinsetzen. Die Zusammenschnürungsgefühle am Herzen werden deutlich verschlimmert durch Muskelanstrengung, Stöße, Erschütterungen, lautes Lesen oder **lautes Sprechen,** durch alle Arten von Emotionen und jede größere Erregung sowie durch nächtliches Liegen auf der linken Seite.

Herzschmerzen: Wundheitsschmerz, Taubheit

Auch der typische, in den linken Arm bis zum Ellenbogen ausstrahlende Wundheitsschmerz, wie wir ihn so oft bei LATRODECTUS MACTANS antreffen, ist bei Cactus zu finden. Der Schmerz geht mit **Atemnot** und einem todesähnlichen Gefühl in der Herzgegend einher. Hering sagt, dass bei solchen Zuständen manchmal die Atmung für Augenblicke völlig aussetzt, während die Haut kälter wird. Darauf folgt heftiges Ringen nach Luft und starkes Herzklopfen. Kent beschreibt, dass, wenn der Patient den Atem anhält, das Herz so rast, als ob es in Stücke bersten wollte. Dieser Zustand findet sich besonders oft in Fällen von **Basedow-Struma mit Herzbeteiligung.** Clarke berichtet, dass bei einem Fall von Angina pectoris, der auf Cactus ansprach, das eigenartige Gefühl auftrat, als ob ein Schwarm Hornissen zum Herzen zöge.

Während und nach einem Angina-pectoris-Anfall kommt es zu massiven Angstzuständen, etwa in der Form einer Furcht, einen organischen Herzschaden zu haben, der einen plötzlichen Tod herbeiführen wird.

Die Herzschmerzen können mit Taubheit des linken Arms und **Ödem der Hände** einhergehen**, ausgeprägter oder gar ausschließlich auf der linken Seite.** Sie sind hauptsächlich **zusammenschnürender Art** (obwohl auch stechende oder andere Schmerzarten möglich sind), ebenso wie die Schmerzen an anderen Körperteilen, und so stark, dass der Patient **laut aufschreit.**

Wenn der Zustand des Herzens sich stark verschlimmert, kann es zu einem akuten Lungenödem kommen. In derartigen, sehr bedrohlichen Zuständen finden wir **heftiges Herzklopfen,** quälende Atemnot, Funktionsstörungen der Herzklappen, mitrale Regurgitation und **Kongestion der Lungen.** Das Atmen wird sehr mühsam, und es ist dem Patienten **unmöglich, sich hinzulegen.** Ödeme der Gliedmaßen, besonders der Hände stellen sich ein, das Gesicht ist aufgedunsen und geschwollen, und schließlich kann der ganze Körper ödematös werden. Der Harn ist spärlich und hochgestellt, die Atmung kurz, das Herz leistet Schwerarbeit, der Patient ist unfähig zu jeder Bewegung.

In solchen fortgeschrittenen Zuständen ist es möglich, dass **die zusammenschnürenden Schmerzen, das wichtigste Leitsymptom von Cactus, völlig verschwinden.** Dies kann jedoch, außer auf die Progression der Krankheit, auch auf allopathische Medikation zurückzuführen sein. Der allopathischen Medizin steht heutzutage eine Vielzahl an Medikamenten zur Verfügung, um akute Herzzustände zu unterdrücken – und dabei schreitet die wirkliche Krankheit weiter fort, und der Zustand des Patienten wird immer schlechter, obwohl er die Schmerzen nicht spürt. Wenn allopathische Unterdrückung stattgefunden hat, sind die Symptome oft kaum mehr zu erkennen. So mag z. B. das starke Herzklopfen von einem schwachen und langsamen Puls abgelöst werden. In derartigen Fällen sollte der homöopathische Arzt im Geiste zurückgehen und das ursprüngliche Krankheitsbild daraufhin studieren, ob es mit dem Cactus-Bild übereinstimmte.

Enge- und Konstriktionsgefühl in allen Körperbereichen

Aus Darstellungsgründen habe ich versucht, eine Trennung zwischen den funktionellen Störungen und der organischen Pathologie durchzuführen, aber in der Realität sind die Grenzen nicht so klar zu ziehen. Es muss dem Lernenden darum gehen, das Muster hinter den Symptomen aufzufassen, die Idee des Mittels zu verstehen. So tritt das Enge- und Konstriktionsgefühl nicht nur am Herzen auf, sondern gehört zu den allgemeinen Merkmalen von Cactus. Es kann sich an einer Reihe von Körperteilen zeigen, etwa an der Speiseröhre, der Blase, der Vagina, am Uterus, am Thorax (wo es die Ansatzstellen des Zwerchfells quasi markieren kann, wie beschrieben), im gesamten Bauchraum usw.

- Eine **krampfhafte Zusammenschnürung der Vagina beim Einführen des Penis (Vaginismus)** ist eine Indikation der Arznei. Die Verkrampfung ist so stark, dass sie nicht nur jede Bewegung ausschließt, sondern sogar ein Zurückziehen des Penis hindern kann. Die Frau hat dabei ein Gefühl, dass sich unmittelbar nach der Penetration ein eiserner Ring um die Scheide legt, was ihr so starke Schmerzen bereitet, dass sie in Krämpfe verfallen kann. Der Partner spürt die Einschnürung, als ob ein Strick fest um den Penis zusammengezogen würde. Dieses Problem zeigt sich nur zu Beginn des Koitus und kann ihn in schweren Fällen dauerhaft verhindern, außer an ein oder zwei Tagen vor und während der Menstruation. Im *Archiv für Homöopathik* (1993/4) ist eine neuere tiermedizinische Bestätigung zu finden: Eine rossige Stute bekam regelmäßig Scheidenkrämpfe, die den Deckvorgang unmöglich machten (obwohl die tierärztliche Untersuchung der Vagina problemlos verlaufen war). Cactus C 30 half sofort.
- Die Einschnürungsgefühle und -schmerzen an verschiedenen Stellen sind sehr häufig begleitet von **heftigem Blutandrang nach dem betroffenen Körperteil.** Diese Kombination von Symptomen beschreibt Kent anschaulich: „Angenommen, Sie legen ein Band um ein stark kongestioniertes Organ und ziehen es fest und immer fester. Es scheint mir, dass das Resultat ungefähr dem Leiden entsprechen sollte, das ein Patient empfindet, wenn er diese Zusammenschnürung eines kongestionierten Organs hat."
- Im Uterus z. B. werden **heftigste Krämpfe** erzeugt. Schmerzhaftes Zusammenschnüren in der Uterusregion, als würde die Gebärmutter gepackt und festgehalten, wie ein Krampf, und in Verbindung damit heftiger Blutandrang zu dem Organ, starke Kongestion, mit unerträglichen pochenden Schmerzen. Der Blutandrang kommt so plötzlich und die Krämpfe sind so massiv, dass die Patientin **laut aufschreit** vor Angst und Schmerz. Daher ist Cactus bei **Dysmenorrhö mit schrecklichen Schmerzen** angezeigt, wenn die Merkmale der starken Hyperämie und des zusammenschnürenden Krampfschmerzes vorhanden sind. Die Monatsblutung hört auf, wenn die Patientin sich hinlegt. Oft ist die Dysmenorrhö durch Herz-

symptome kompliziert oder tritt in Verbindung mit Gelenkrheumatismus auf.

- Eine ähnliche Situation kann sich **während der Wehen** einstellen, mit extrem starken Schmerzen oder gar Unterdrückung der Wehen.
- Die Zusammenschnürung kann auch den Blasenhals betreffen – in solcher Stärke, dass der Harn nicht passieren kann.
- Farrington beschreibt eine charakteristische Form, die das Konstriktionsgefühl annehmen kann: „**als ob ihr ganzer Körper in einem Drahtkäfig wäre und jeder einzelne Draht immer fester zusammengedreht würde.**" Lilienthal liefert aus einem klinischen Fall folgende Beschreibung: „Schmerzen überall – an Kopf, Armen, Beinen, Rücken, Brust, Herz; schießend und springend wie Blitzschläge und endend in einem **scharfen, schraubstockartigen Griff,** nur um im nächsten Moment von neuem anzufangen, mit Unruhe und Stöhnen."

Das erste und bedeutendste Charakteristikum von Cactus sind also die **zusammenschnürenden Schmerzen, die oft so stark sind, dass der Patient laut aufschreit.**

Das zweite Charakteristikum sind die **Kongestionen,** die völlig willkürlich und **unregelmäßig** auftreten. Das Blut scheint in sprunghafter Weise ungleich im Körper verteilt zu werden. So kommt es z. B. zu **Blutandrang zum Kopf bei Kälte der Extremitäten.** Ritters Prüfung von 1936 ergab z. B. als auffallendstes Symptom „allmählich zunehmende, zuletzt sehr intensive Kopfschmerzen ..., an- und abschwellend, schlimmer bei plötzlichen Bewegungen, Hitzegefühl im Kopf", die begleitet waren von „Kongestionsgefühl, drängt förmlich aus beiden Ohren heraus" und „objektiv deutlich nachweisbarer, der Umgebung auffallender Gesichtsröte". Hyperämie kann es jedoch bei Cactus auch in allen möglichen anderen Organen geben: Brust, Herz, Vagina, Uterus – der Blutkreislauf funktioniert niemals wirklich gleichmäßig.

Die Kombination von Kongestion und Konstriktion ist somit ein höchst charakteristischer Zug von Cactus. In der Heftigkeit des Blutandrangs ähnelt die Arznei BELLADONNA oder ACONITUM. Wie bei ACONITUM sind die **Schmerzen unerträglich** und entlocken dem Patienten **Schmerzensschreie.**

- Dennoch kann Cactus nicht mit ACONITUM verwechselt werden, da die entsetzliche Agonie und Todesangst fehlt, die ACONITUM auszeichnet. Cactus-Patienten können zwar sehr große Angst um ihre Gesundheit haben, werden dies aber nicht so deutlich zeigen, sondern eher zu verbergen suchen. Ihre Angst mag sich darin äußern, dass sie dauernd anrufen und all ihre Schmerzen und Leiden detailliert aufzählen, und dies wird man als hypochondrische Angst erkennen – aber sie ist von ihrer Intensität her gar nicht zu vergleichen mit der Todesangst, die ACONITUM-Patienten erleben. Die ACONITUM-Schmerzen haben auch nicht die eindeutig zusammenschnürende Qualität der Cactus-Schmerzen. Man könnte sagen, dass ACONITUM eher in „Pseudo"-Anginafällen mit „realer" Todesfurcht angezeigt ist.
- Cactus ist auch von BELLADONNA zu unterscheiden: die Arznei erzeugt nicht das Ausmaß an Hitze, das BELLADONNA auszeichnet, und auch die Schmerzqualität von BELLADONNA ist typischerweise nicht zusammenschnürend, sondern eher pochend.

In Cactus-Fällen haben wir oft einen schwerkranken Menschen vor uns, dessen Herz in bedrohlichem Zustand ist, mit geschädigten Herzklappen; er hat Ödeme der Extremitäten, ist appetitlos und abgemagert, schläft unruhig; und wenn wir mit ihm reden, gesteht er, dass er verzweifelt ist, **keine Hoffnung mehr hat, noch einmal gesund zu werden,** und er weint leicht und viel. Diese Stimmung kann sich auch in einem Gefühl äußern, er liege im Sterben und werde den nächsten Morgen nicht mehr erleben, aber die extreme Todesangst von ACONITUM ist hier definitiv nicht vorhanden. Das vulkanisch-eruptive Moment des Leidens von BELLADONNA- oder ACONITUM-Menschen fehlt bei Cactus völlig.

Es gibt auch eine gewisse Ähnlichkeit zwischen Cactus und -ARSENICUM. Cactus-Patienten können fast so voller Ängste sein und genau das gleiche Engegefühl auf der Brust haben wie ARSENICUM-Menschen. Die begleitende Zyanose kann bei Cactus aber fehlen, was als Unterscheidungsmerkmal zu ARSENICUM gelten kann. Cactus-Menschen sind auch stiller und viel weniger unruhig als ARSENICUM-Patienten, da es ihnen schlechter geht, wenn sie sich viel bewegen.

Weitere Krankheitsbilder

Einige weitere Krankheitsbilder, auf die Cactus passen kann:

- **Ausgeprägt periodische** Beschwerden, etwa **Wechselfieber** mit überwiegendem Frost, welcher täglich um **11 Uhr vormittags oder nachts** einsetzt. Mögliche Begleitumstände des Fiebers sind Blutungen, besonders Darmblutungen, und Krämpfe. Unmittelbar nach den Anfällen kann kalter Schweiß auftreten, mit entsetzlich quälender Angst.
- **Periodisch auftretende Neuralgien: Kopfschmerzen,** besonders an der rechten Seite und am Scheitel, oft durch **Auslassen einer Mahlzeit** ausgelöst. Chronische Trigeminusneuralgie, rechtsseitig, veranlasst durch Weintrinken, Musik, starkes Licht oder wenn der Patient nicht zur gewohnten Zeit sein Essen bekommt; schlimmer durch die geringste Anstrengung, kann aber im Bett auch nicht stillliegen. **Periodische Erstickungsanfälle,** mit Ohnmacht, kaltem Schweiß im Gesicht und sehr schwachem, kaum tastbarem Puls.
- **Rheumatische Zustände,** wo RHUS TOXICODENDRON angezeigt scheint, aber nicht dauerhaft wirkt und wo schließlich das Herz angegriffen wird. Ein typischer Fall (aus *Journal of Homeopathic Clinics*, 1870): „Rheumatismus, der alle Gelenke der Extremitäten befällt, mit viel Schmerz, Steifheit und Schwellung; **schlimmer abends und dann wieder morgens beim Aufstehen;** schlimmer **in der Ruhe,** zu Beginn der Bewegung und durch Wetterumschwung, besonders wenn es kalt und feucht wird. Besser durch fortgesetzte, aber sanfte Bewegung." Dann wird das Herz in Mitleidenschaft gezogen, und die charakteristischen zusammenschnürenden Schmerzen setzen ein, die nach Cactus verlangen. Ein solcher Fall kann nach RHUS TOXICODENDRON oder TUBERCULINUM aussehen, aber die Herzbeteiligung sollte an Cactus denken lassen.
- Es kann auch angezeigt sein, wenn der Organismus von einer **schweren Infektionskrankheit geschwächt ist und sich schließlich Symptome von Herzversagen zeigen.** Charakteristisch ist ein Gefühl, als ob das Herz jedes Mal, wenn der Patient den Kopf vom Kissen hebt, aufhören wollte zu schlagen.
- **Herzasthma,** wenn sich der Patient aufgrund des Beklemmungsgefühls und der übermäßigen Schleimabsonderung nicht hinlegen kann. Er wird ganz von seinen Herzsymptomen in Anspruch genommen und klagt ständig darüber. **Schleimrasseln** mit Atemnot, was große Angst auslöst. Der Patient hat ein raues Gefühl in der Brust, und dazu ein Zusammenschnürungsgefühl, als ob die Brust immer enger und enger würde, bis er keine Luft mehr bekommt. Dabei können Zyanose und größere Unruhe fehlen.
- Hypostatische Kongestion der Lungen infolge von Herzschwäche. Kann nicht liegen, muss sich im Bett aufsetzen. „Konnte nur mit hochgelagerten Schultern und auf dem Rücken liegend atmen" (Hering).
- Cactus kann eine solche Hirnkongestion hervorrufen, dass das Bild an einen **Hirnschlag** erinnert; der unmittelbare Anlass ist wahrscheinlich die Einschnürung eines Blutgefäßes im Gehirn. Der Patient hat den Eindruck, dass ihm die Fähigkeit zur kontrollierten Bewegung abhandenkommt, es kann zu partieller Blindheit und Sprachstörungen kommen, und der **Gang wird unsicher,** während sich das Gesicht rot färbt. Gleichzeitig zeigt sich das bekannte Konstriktionsgefühl am Herzen.
- Cactus ist auch ein **Blutungsmittel.** Die Blutungen können auf Nachlassen der Gefäßspannung bei Herz- und Gefäßerkrankungen oder auch auf heftigen Blutandrang zu einem Körperteil oder Organ zurückzuführen sein; das Blut kann aus der Nase, den Lungen, dem Mastdarm, der Blase oder dem Magen kommen. Es wird dann jedoch schnell gerinnen und **große Klumpen bilden,** die Obstruktionen der Organe verursachen können.

Geist und Gemüt

Die psychischen Symptome, die Cactus erzeugt, entsprechen jenen bei **Herzerkrankungen mit Traurigkeit** (wie bei AURUM IODATUM). Die Patienten sind traurig, ängstlich und weinerlich; melancholisch, ohne einen Grund dafür finden zu können. Es kann ein unwiderstehlicher Drang zu weinen vorhanden sein. Dieser Drang ist bei Frauen am stärksten vor und während der Regel; auch hysterisches Benehmen zur Zeit der Menstruation kommt vor.

Cactus-Menschen sind **schweigsam,** wortkarg und antworten nicht gern auf Fragen; allgemein neigen sie zu schlechter Laune. Sie wollen allein sein und **meiden die Bekannten, die sie trösten wollen** (NATRIUM MURIATICUM). Diese depressive Stimmung ist gepaart mit Selbstvorwürfen. Die Prüfungen geben folgende Symptome: „Halb reuiges Gefühl, etwas falsch gemacht zu haben." „Habe das Gefühl, mir selbst Gewalt angetan zu haben." Es ist auch eine außergewöhnliche Reizbarkeit beobachtet worden; der geringste widrige Umstand führt zu Wutausbrüchen. Schoelers Prüfung ergab u. a. „eine leichte Erregbarkeit, zuweilen über die belanglosesten Dinge, streitsüchtige Stimmung"; diese „steigert sich befremdlicherweise zur Unbeherrschtheit, sogar mit einer sonst nicht gekannten Neigung zu Wutanfällen". Cactus-Patienten sind geräuschempfindlich und vertragen den Klang von Stimmen und Musik schlecht, ebenso wie starkes Licht.

Bei Herzerkrankungen wie Angina pectoris wird der Patient tatsächlich **hypochondrisch,** ruft ständig beim Arzt an und legt in allen Einzelheiten dar, wie es ihm geht. Angst vor dem Tod kann sich einstellen, aber er macht nicht viel Aufhebens davon. Vielmehr versucht er die Angst zu verbergen und/oder erklärt sie in seiner Lage für ganz natürlich, da er ja schließlich dieses Herzleiden hat. Wenn die Schmerzen schlimm werden, glaubt er, er werde den nächsten Tag nicht überleben und sein Zustand sei unheilbar, aber dies bringt er vor wie eine logische Schlussfolgerung aus den Schmerzen und Leiden, die er empfindet. Diese können sehr intensiv sein und große Qualen verursachen; Cactus-Menschen **schreien vor Schmerzen,** ja können sogar das Bewusstsein verlieren.

Auch bei anderen Beschwerden findet man eine unbeschreibliche Furcht, dass einem etwas Schreckliches zustoßen werde. Der Patient neigt dazu, dies mit seinem Herzen in Verbindung zu bringen, und befürchtet dann, ein schweres Herzleiden zu haben. Cactus ist eines der wichtigsten Mittel bei **Furcht vor Herzkrankheiten;** allerdings ist diese Furcht im Fall von Cactus-Patienten durchaus real begründet.

Die Nacht ist eine schwierige Zeit für Cactus-Menschen, weil bei Herzbeschwerden **Liegen verschlimmert** und bei Herzasthma sich eine **Furcht vor dem nächtlichen Erstickungstod** einstellt.

Beim Erwachen spüren sie **große Angst.** Cactus hat die Morgenverschlimmerung, die bei den meisten Herzerkrankungen und den entsprechenden Arzneitypen (LACHESIS) zu finden ist, aber bei Cactus ist es vor allem die Angst, die den Patienten stört. Sie tritt morgens auf und vergeht dann im Laufe des Tages, um abends wiederzukommen. Nachts und **beim Erwachen** können sich auch deliröse Zustände einstellen. Rubini beobachtete in seiner Prüfung folgendes Symptom: „Redet nachts im Schlaf Unsinn; beim Erwachen redet er unzusammenhängend." Und Hering führt an: „Sehr beunruhigt beim Erwachen, konnte aber den Grund nicht angeben."

Eine andere Eigenheit der Arznei sind die Impulse: etwas Komisches zu tun, das ans Groteske grenzen kann. Diese Unausgeglichenheit auf der psychischen Ebene mag man mit dem „unausgeglichenen" Kreislauf in Zusammenhang bringen, mit der Neigung zu erratischen Kongestionen.

Auf dem Gebiet des Intellekts ist eine Verlangsamung der Denkprozesse festzustellen, eine Art Abstumpfung und Benommenheit. Die Langsamkeit kommt besonders zum Ausdruck, wenn der Patient **Entscheidungen zu treffen** versucht. In einer Prüfung heißt es: „Hatte beträchtliche Schwierigkeiten, sich bei dem, was er in Gedanken verfolgte, in irgendeiner Weise auf etwas festzulegen; war er aber zu einem Schluss gekommen, schien ihm dieser ganz zufriedenstellend." Hering erwähnt außerdem eine „Schwierigkeit, beim Aufschreiben der Symptome den richtigen Ausdruck zu finden".

Allgemeinsymptome und Keynotes

- **Konstriktion, Kontraktion, Kongestion und Blutungen,** das sind die wichtigsten Züge von Cactus. Ein Teil der entsprechenden Symptomatik ist bereits behandelt worden.
- Zusammenschnürungsgefühle können u. a. auch durch **Berühren des betroffenen Körperteils** induziert werden, was auch zu Muskelzuckungen führen kann.
- Kent kommentiert die konstriktiven Schmerzempfindungen: „Wenn Schmerzen in den glatten Muskeln der Eingeweide (und im Herzmuskel, d. Ü.) auftreten, sind sie zusammenschnürend, aber Schmerzen der langen Muskeln sind nicht zusammenschnürend, denn hier sind es

nicht die zirkulär verlaufenden glatten Muskelfasern, sondern die langen Fasern der quergestreiften Skelettmuskulatur, die sich zusammenziehen, und dies nennen wir Crampi. Cactus erzeugt einige krampfartige Zustände in den langen Skelettmuskeln, aber nicht in bedeutendem Ausmaß."

- Und so beschreibt Kent einen kongestiven Zustand: „Heftiger Blutandrang, wird benommen davon. Blutandrang zum Gehirn, zunächst hochrotes Gesicht, das dann durch die venöse Stauung dunkler wird, dann tritt Stupor ein. Die zerebrale Kongestion macht ihn träge."
- Scharfe Schmerzen im Zwerchfell und „Gürtelschmerz" um dessen Ansatz, in Verbindung mit Verdauungsstörungen.
- Niedriger Blutdruck infolge von Herzschwäche oder Hochdruck aufgrund von Arteriosklerose.
- Allgemeiner Schwächezustand mit Traurigkeit und schlechter Laune. Schwäche und Erschöpfung mit niedrigem Blutdruck und **Kälte der Extremitäten.**
- **Causae:** Symptome werden hervorgerufen durch jede Gefühlsregung oder Erregung, durch enttäuschte Liebe, körperliche Anstrengung oder Unregelmäßigkeiten der Atmung; oder (Herz-) Attacken im Schlaf, in Verbindung mit Schreck oder Angst im Traum.
- **Schlimmer:** Viele Symptome werden schlimmer **im Liegen, besonders auf der linken Seite;** um 11 oder 23 Uhr; nachts; durch Treppensteigen; durch Sonne; durch Feuchtigkeit; durch Geräusche. Viele Beschwerden werden schlimmer durch unregelmäßiges Atmen.
- **Besser:** durch fortgesetzte, aber sanfte Bewegung; **im Freien;** Scheitelkopfschmerz besser durch Drücken auf den Scheitel.

Lokalsymptome

Schwindel Schwindel durch Blutandrang zum Kopf: rotes, gedunsenes Gesicht; Pulsieren im Hirn; Tollheit und Angst. Unsicherer Gang, beinahe schwankend, mit Drehgefühl. Schwindel durch körperliche Anstrengung, Umdrehen im Bett, Bücken, Aufrichten aus liegender Position oder tiefes Einatmen.

Kopf Die Cactus-Kopfschmerzen werden oft durch Blutandrang zum Kopf oder Gehirn ausgelöst. Es handelt sich daher oft um heftige Schmerzen, die von starker Hitze im Kopf begleitet werden. Ein ausgeprägtes Symptom ist Hitze des Kopfes durch geistige Anstrengung. Oft sind die Schmerzen zusammenschnürender oder drückender Art.

- **Schwerheitsschmerz wie von einem Gewicht auf dem Scheitel.** Der Schmerz **vermindert sich durch äußeren Druck,** wird aber **stärker durch das Hören von Stimmen,** durch jedes Geräusch oder durch starkes Licht.
  - **Der Klang von Stimmen scheint den Kopf zu durchdringen,** und das Gehirn ist so empfindlich, dass der Klang wie eine materielle Substanz erscheinen kann, die an das Hirn geschleudert wird, sehr ähnlich wie bei THERIDION.
  - Das Druckgefühl kann bisweilen so empfunden werden, als ob der Scheitel eingeschlagen und zertrümmert würde; andere Patienten mit dem gleichen Blutandrang empfinden eher einen auswärts gerichteten Druck. Etwa: „Kopfschmerz … mit Kongestionsgefühl, drängt förmlich aus beiden Ohren heraus. Auch objektiv deutlich nachweisbare, der Umgebung auffallende Gesichtsröte" (aus Ritters Prüfung). Lippe bemerkt, dass die drückenden Kopfschmerzen am Scheitel als Folge von Menorrhagie oder zur Zeit der Menopause auftreten können.
- Es kann ein Gefühl bestehen, als ob der Kopf in einen Schraubstock gespannt wäre und vor lauter Schmerz bersten wollte. Der Cactus-Kopfschmerz kann sich auch in der Form eines Spannungsgefühls besonders über dem Scheitel zeigen: als ob die Kopfhaut immer fester und fester über den Schädel gezogen würde. Auch **pulsierendes** Kopfweh kommt vor. Rechtsseitige Kopfschmerzen und Neuralgien, die **periodisch,** pulsierend und pochend sind und extreme Formen annehmen. (Cactus ist sogar bei drohendem Schlaganfall eingesetzt worden.)
- Schmerzattacken in der rechten Schläfe, ausgelöst durch ein Glas Wein, Opernbesuch oder **verspätete Mahlzeit;** morgens beginnend, sich im Lauf des Tages steigernd, mit Erbrechen; Nase völlig ausgetrocknet; muss ganz still liegen;

schlimmer durch Aufbleiben, durch Geräusch, Licht und Anstrengung.

- Pulsierender Schmerz, mit Gefühl eines Gewichts in der rechten Kopfseite, Tag und Nacht anhaltend und so stark, dass er laut aufschreit.
- Allmählich zunehmende, zuletzt sehr intensive Kopfschmerzen in Vorder- und Hinterkopf, an- und abschwellend.
- Gefühl, als ob etwas von der Brust zum Gehirn hinaufwirbelte, alle Arterien scheinen zu pochen; der Patient glaubt zu sterben. Kent fasst zusammen: „Cactus ist bei drohender Apoplexie empfohlen worden, wenn der Blutandrang ungemein stark und das Gesicht erhitzt und purpurrot oder hochrot ist und wenn der Pulsschlag im Gehirn und im ganzen Körper zu spüren ist. Hat das Gefühl, der Kopf dehnte sich aus, weil der Druck des Blutes so stark ist, aber ohne bedeutenden Temperaturanstieg. Zwar hat Cactus auch Fieber, aber diese Symptome hat es auch ohne Fieber. Hitze im Kopf durch geistige Anstrengung ist ein starkes Cactus-Symptom. Diesem Symptom begegnet man bei Menschen, die versuchen, mit dem Kaffeetrinken aufzuhören, und dann ist Cactus häufig das angezeigte Mittel."

C

Augen Trübsichtigkeit oder Sehschwäche, periodisch wiederkehrend; Gegenstände wirken verschwommen oder verdunkelt; erkennt auf kurze Entfernung einen Freund nicht. Verlust der Sehkraft auf Augenblicke; vor den Augen erscheinen Kreise aus rotem Licht, die die Sicht trüben. Lichtempfindlichkeit, besonders bei Kopfschmerzen. Blutunterlaufene Augen; zerebrale Hyperämie bis hin zum Koma, wenn das Schweißstadium ausfällt (Wechselfieber). Akute rheumatische Ophthalmie; Basedow-Krankheit.

Ohren Pulsieren in den Ohren, mit Ohrensausen, Singen oder Klingeln. **Ohrensausen,** besonders im rechten Ohr. Rheumatische Ohrenentzündung. Otitis nach unterdrücktem Schweiß.

Nase **Starkes Nasenbluten,** das nach kurzer Zeit aufhört. Diese Blutung wird durch den oben erwähnten heftigen Blutandrang zum Kopf verursacht. Ständig trockene Nase bei Kopfweh. Stockschnupfen, muss nachts durch den offenen Mund atmen. Fließschnupfen mit sehr scharfem Sekret, das die Nasenlöcher wund macht.

Gesicht Das **Gesicht sieht rot und aufgedunsen** aus, bei pulsierendem Kopfweh. Hitzewallungen im Gesicht, mit Erstickungsgefühl. Aber auch: Blässe des Gesichts, verbunden mit Abmagerung.

Bei Frost und bei Herzschwäche ist das Gesicht blau, mit blauroten oder fleckigen Lippen. Rechtsseitiger, chronischer Gesichtsschmerz; schlimmer durch die geringste Anstrengung, nur erträglich, wenn er still im Bett liegt; ausgelöst durch Wein, Musik, starkes Licht oder wenn er eine Mahlzeit nicht zur gewohnten Zeit bekommt.

Mund Speisen schmecken nach nichts, mit Übelkeit. Übler Mundgeruch, morgens. Die Zunge ist purpurrot, mit dickem, braunem Zahnbelag. Prickeln in der Zungenspitze.

Hals **Erstickendes Zusammenschnüren des Halses, mit stark pochenden Karotiden.**

Zusammenschnürung der Speiseröhre, am Schlucken hindernd; muss große Mengen Wasser trinken, um irgendeine Speise in den Magen zu bekommen. Plötzlich auftretendes Zusammenziehungs- und Spannungsgefühl an der linken Halsseite, Schlucken etwas erschwert. Würgen, mit Gefühl am Hals wie von einem engen Kragen.

Globus hystericus, als ob eine Kugel im Hals aufstiege, mit ständigem Schlucken und Würgen; kann auch von Krämpfen und Taubheit im linken Arm begleitet sein. Leichtes, aber eindringliches Stechen im Hals mit Schluckreiz.

Atmung und Husten **Atembeschwerden; anhaltende Beklemmung und fortgesetztes Unbehagen, als ob der Brustkorb von einem eisernen Band zusammengeschnürt würde** und sich zum Atmen nicht weiten könnte. Atembeklemmung wie von einem **schweren Gewicht auf der Brust.** Das Atmen wird immer beschwerlicher, sodass der Patient nicht liegen kann und akute Angstzustände bekommt. Bisweilen ist Atmen nur möglich, wenn er sich auf den Rücken legt und die Schultern hochlagert.

Chronische Bronchitis mit **Schleimrasseln;** löst große Angst und Erstickungsanfälle aus, wenn sie durch Erkältung akut wird. Chronische Bronchitis, viele Jahre lang, mit Schleimrasseln, das Tag und Nacht anhält; Atembeklemmung beim Treppensteigen, kann auch nicht flach im Bett liegen. Bronchitis, mit Herzklopfen und Bronchialkatarrh, durch übersteigerte Herztätigkeit.

Periodische Erstickungsanfälle, mit Ohnmacht und kaltem Schweiß im Gesicht, Puls nicht tastbar. „Manchmal setzt die Atmung für eine halbe Minute völlig aus, aber ohne Bewusstlosigkeit, und die Haut wird kälter; danach Ringen nach Luft." „Wenn die Atmung aussetzt, heftiges Ringen nach Luft und starkes Herzklopfen" (Hering.) Erstickungsanfälle, mit turbulenter Herztätigkeit; schlimmer um 23 Uhr.

Anomale Atemgeräusche und Bronchialatmen. Häufige Asthmaanfälle, mit Beengung der Brust wie von einem eisernen Band. Jährlich wiederkehrendes Gefühl wie von einem Reifen um den Hals, einem weiteren um das Herz und einem dritten um das Zwerchfell, bei Asthma.

Einatmen frischer Luft wirkt sehr belebend.

Verschiedene Arten von Husten **infolge von Herzbeschwerden.** Katarrhalischer Husten, mit viel zähflüssigem Auswurf. Husten mit dickflüssigem Auswurf, wie gekochte Stärke, ausgeprägte Gelbfärbung des Sekrets. Sehr starke Schleimabsonderung, mit Beklemmung beim Versuch, sich hinzulegen; das Herz fühlt sich an wie gepackt; Gesicht und Extremitäten werden kalt.

Bluthusten mit ausgeprägtem Gefäßerethismus; Krampfhusten.

Brust **Schmerzhaftes Gefühl von Zusammenschnüren im unteren Teil der Brust, als ob ein Strick fest um die falschen Rippen gebunden wäre, mit Atembeklemmung. Gefühl starker Zusammenschnürung in der Mitte des Brustbeins, als ob die Teile von eisernen Zangen zusammengedrückt würden.** Gefühl von Zusammenschnüren in der Brust, das am Sprechen hindert; wenn er zum Sprechen gedrängt wird, ist die Stimme schwach und heiser.

Plötzlicher und heftiger **Blutandrang zur Brust,** mit furchtbarer Atemnot und Zusammenschnürung des Herzens; kann nicht liegen; der Anfall geht vorüber, ohne eine Entzündung nach sich zu ziehen. Druck- und Schmerzgefühl in der rechten Brustseite (Lunge), besonders in der tiefen Inspiration. Die Brustbeschwerden treten oft gegen 11 Uhr oder 23 Uhr auf bzw. werden zu diesen Zeiten schlimmer.

Lungenentzündung; Pneumonie mit Hepatisation der Lungen; erstes Stadium von Lungentuberkulose.

Greifender Schmerz hinter dem Brustbein. Schmerzen vom unteren Teil der Brust bis zu den Schulterblättern hindurch. Rheumatismus der Brustmuskeln. Bei einem Fall von **Rheumatismus des Zwerchfells,** den Farrington mit Cactus heilte, zeigten sich diese Symptome: **Zusammenschnürung im unteren Teil der Brust, wie durch einen Strick, die Einschnürung markierte die Umrisse des Zwerchfells;** stoßweises Atmen; scharfe Schmerzen schießen durch den Körper, zum Rücken hin und nach oben in die Brust, mit einem Gefühl von Blutandrang zur Brust. „Cactus ist auch ein Mittel bei hypostatischer Lungenkongestion. Kann nicht liegen, muss sich im Bett aufsetzen; gedämpfter Klopfschall im unteren Teil beider Lungen, wobei diese Zone sich langsam nach oben ausweitet, aufgrund von Serumerguß in den unteren Lungenbereich. Diese hypostatische Kongestion geht auf Herzschwäche zurück. Cactus wird diesen Zustand oft ein paarmal lindern, wenn er im Endstadium von chronischen Krankheiten auftritt: in der terminalen Phase von chronischen Nierenentzündungen, von Wassersucht oder Herzleiden. Es wird den Tod hinausschieben" (Kent).

Herz Ständiger Schmerz in der Herzgegend mit Gefühl, als ob das Herz „**festgebunden wäre**" oder „**nicht genug Platz zum Schlagen hätte**" oder als ob es „**von Bolzen festgehalten würde**". **Das Herz fühlt sich an wie von einer eisernen Hand abwechselnd zusammengedrückt, gequetscht und losgelassen.**

- Dumpfer Schwerheitsschmerz im Herzen, schlimmer durch Druck; Erstickungsgefühl; blaues Gesicht; Ödem, besonders der **linken Hand** und der Unterschenkel bis zum Knie; eiskalte Füße; aussetzender Puls. Herzleiden mit **Ödem allein der linken Hand.**
- Starker Druck am Herzen, der unter der linken Achselhöhle bis zur linken Rückenseite herumzieht, wie ein Schmerzgürtel; um Mitternacht wurde der Schmerz sehr schlimm, wie eine Hand, die das Herz packt, mit Wundheit und Wehtun und Berührungsempfindlichkeit der ganzen

C

betroffenen Region; außerdem Wundheitsschmerz im linken Arm bis zum Ellbogen herab; der Herzschmerz verursachte schließlich Atemnot. So schmerzhafte Stiche im Herzen, dass er anfing zu weinen und laut zu schreien, mit quälendem Herzklopfen, Ohnmacht und Atemnot. Anfälle von heftig stechendem Schmerz im Herzen, mit **eiskalten Gliedmaßen.** Stechender Schmerz im Herzen, wenn das Schweißstadium ausbleibt (bei Wechselfieber). Krampfartige Herzschmerzen, die nach der linken Schulter ausstrahlen.

- **Endokarditis mit Mitralklappeninsuffizienz, verbunden mit starker und schneller Herzaktion,** Druck- und Schweregefühl. Akute entzündliche Erkrankung des Herzens; idiopathisch oder infolge von Rheumatismus. Mitrale Regurgitation; Angina pectoris; Klappeninsuffizienz mit Erweiterung der rechten Herzkammer; Insuffizienz der Aortenklappe; Herzklappenaffektionen, wo der zweite Herzton durch ein raues Geräusch ersetzt ist. **Aneurysma der Herzens und der großen Arterien.**
- **Funktionelle Herzbeschwerden** infolge von Emotionen oder Erregung. Das **Herzklopfen** besteht in kleinen, unregelmäßigen Schlägen, und der Patient ist zu tiefem Einatmen genötigt; leichte Aufregung oder tieferes Nachdenken reicht aus, um diesen Zustand herbeizuführen. Nervöses Herzklopfen, **allmählich vermehrt beim Einsetzen der Menstruation.** Unregelmäßige und intermittierende Herztätigkeit. Heftiger, turbulenter Herzschlag; schlägt für kurze Zeit sehr heftig und setzt dann völlig aus. Herzklopfen über einen langen Zeitraum, durch eine unglückliche Liebesbeziehung verursacht. Herzklopfen, das Tag und Nacht anhält, ausgelöst durch geringe Erregung, **durch Gehen** oder nachts im **Liegen auf der linken Seite.** Herzklopfen mit Schwindel, Atemnot und Blähungen.
- Merkwürdige Empfindungen: als ob das Herz sich herumdrehte; als ob es fest gepackt und herumgewirbelt würde.
- Der Puls ist schwach, aussetzend oder gar nicht mehr tastbar.

Magen Dyspepsie mit Herzsymptomen, Herzklopfen und Zusammenschnürung. **Konstriktion, Pulsieren oder Schweregefühl** im Magen mit einer unangenehmen Empfindung in der Magengrube, wie vom Fallen.

Anhaltendes und störendes Pochen im Magen; auch heftiges Brennen. Poltern im Magen geht einer Verschlimmerung des Herzklopfens voraus. Magenübersäuerung, ätzende Säure steigt in Hals und Mund auf, alles, was er zu essen versucht, schmeckt nach der Säure.

Heftiges Erbrechen bei Ausfallen des Schweißstadiums (Wechselfieber). **Reichliches Bluterbrechen.**

Übelkeit am Morgen, die den ganzen Tag anhält. Appetitlosigkeit, oder guter Appetit bei schwacher Verdauung. Kein Verlangen mehr nach Fleisch, das er vorher gern mochte. Isst er es doch, bekommt er Schweregefühl und Schmerzen im Magen.

Abdomen Akute oder chronische Leberanschoppung infolge von Herzerkrankungen.

Unerträgliche Hitze im Bauch, als ob er innerlich verbrenne. Die Bauchdecken teilen der Hand, die sie berührt, ein brennendes Gefühl mit, sie sind deutlich wärmer als der übrige Körper.

Pochen im Bauch im Zusammenhang mit Herzklopfen. Sehr lästiges Pulsieren der Arteria colica, nach dem Essen, mit korrespondierendem Pulsieren der rechte Schläfenarterie.

Schmerz im Unterbauch und Gefühl von Herabdrängen, zeitweise sehr stark.

Häufig sehr lästige Blähungsbeschwerden.

Peritonitis; **schwere Gastroenteritis;** gastrisches Fieber.

Rektum und Stuhl Gefühl einer schweren Last im After und starker Drang, eine große Stuhlmenge auszuscheiden, aber keine Stuhlentleerung.

Stechende Schmerzen im Anus, auf leichte Reibung hin aufhörend. Analfistel mit heftigem Herzklopfen und Herzbeklemmung. **Geschwollene Hämorrhoiden, die viel Schmerz verursachen.** Blutende Hämorrhoiden, mit Herzsymptomen. **Reichliche Blutungen vom Anus;** auch bei Malaria, mit Herzsymptomen.

Verstopfung wie von hämorrhoidaler Kongestion, sehr störend. Morgendiarrhö, sehr dünnflüssige Fäzes, vorher starke Schmerzen; Durchfall bei Herzerkrankungen. Spärliche Stühle, die wie Schmutzwasser aussehen, sehr häufig, manchmal stündlich (bei schleichendem Fieber).

Harnorgane **Zusammenschnürung des Blasenhalses, die die Passage des Urins unterbindet.** Es kommt aber nicht nur Harnverhaltung, sondern auch Anurie vor, bedingt durch Hyperämie der Nieren. Paralytische Blasenschwäche, mit Harnverhaltung. Auch eine starke Neigung zu **Hämorrhagien aus der Blase** bzw. **Hämaturie** ist festzustellen. Durch die gerinnungsfördernden Eigenschaften von Cactus bedingt, können sich **Blutgerinnsel bilden, die unter Umständen die Harnwege blockieren:** Blutungen in die Blase mit Harnverhaltung durch Blutgerinnsel; Blutungen in die Vagina, die Druck auf die Harnröhre ausüben und Harnverhaltung bewirken. Anurie und Schmerzen in der Blase bei Fieberanfall, wenn Schweiß fehlt (Wechselfieber).

Häufiger und starker Harndrang, Pollakisurie. Urin auffallend dunkel und immer sehr trüb. Häufiger Harndrang mit reichlicher Harnsekretion bei jeder Miktion, während der Nacht. Sehr reichlicher Urin, strohfarben oder rötlich und trüb. Aber auch: Harnabgang tropfenweise, mit starkem Brennen. Spärlicher Urin, nicht sehr häufig, aber brennend. Unerträgliche Reizung in der Harnröhre, als ob er ständig Wasser lassen müsste.

Männliche Genitalien Prostataleiden: Schweregefühl im After; Konstriktion der Blase; Verlangen, Wasser zu lassen, was eine Zeitlang nicht möglich war, dann aber doch ging; Harnwegsreizung, als ob er die ganze Zeit Wasser lassen müsste.

Weibliche Genitalien **Schreckliche Schmerzen während der Menstruation, die Patientin weint und schreit laut**. „Vor Einsetzen der Blutung oder gleich zu ihrem Beginn kommt es zu einem **heftigen Krampf.** Die **zirkulär verlaufenden Muskelfasern des Uterus spannen sich an und ‚packen zu**‘; und sie empfindet dies nach ihrer Beschreibung genau so, als ob ein Band um den wundschmerzenden und hyperämischen Uterus gespannt sei. Der Uterus füllt sich mit Blutklumpen, und die Krämpfe, die das Blut austreiben, sind so stark wie Wehenschmerzen, und sie schreit wieder, und es dauert einige Zeit, bis die Blutung frei genug fließt, um Linderung zu bringen“ (Kent). Die Schmerzen sind oft begleitet von Erstickungsanfällen und Herzkonstriktion; sie sind schlimmer abends.

Menses spärlich, **Blutung hört auf, wenn sie** (im Bett) **liegenbleibt. Regel zu früh; schwarzes, teerartiges Blut;** recht profus.

Schmerzhafte Zusammenschnürung am Becken, allmählich zum Magen hinauf ziehend, mit einem Gefühl wie von einem heftigen Schlag oder Stoß in der Nierengegend, zum Aufschreien nötigend. Pulsierender Schmerz in Uterus und Ovarialregion, wie von einem eiternden Tumor; der Schmerz zieht in die Oberschenkel herab und kehrt täglich zur gleichen Zeit wieder.

Krampfhafte Zusammenschnürung der Vagina verhindert den Geschlechtsverkehr (Vaginismus). Krampfhafte Zusammenschnürung von Uterus und Vagina, oft durch die geringste Berührung, plötzlich auftretend und nach wenigen Minuten wieder vorbei.

Unterdrückte Wehen. Metritis. Entzündung der Mammae; Vollheitsgefühl in der Brust; überempfindlich gegen kalte Luft.

Äußerer Hals und Rücken Basedow-Struma mit den typischen Cactus-Herzsymptomen. Rheumatische Schmerzen in der Herzgegend und am Kreuz. Die Lendenmuskeln sind druckempfindlich und steif, besonders zu Beginn der Bewegung, nach der Ruhe.

Extremitäten **Ödem der linken Hand bei Herzerkrankungen.** Ödem der Unterschenkel bis zum Knie; Haut glänzend, Fingerdruck hinterlässt Dellen, die lange bestehen bleiben.

Taubheit des linken Arms. Ameisenlaufen und Schwere in den Armen, schlimmer links. Schmerz in der Herzspitze, der den linken Arm hinunter bis in die Fingerspitzen schießt.

Rheumatische Schmerzen in den Schultern, den Ober- und Unterarmen, in den Hüften bis herab zu den Füßen; weder durch Ruhe noch durch Bewegung oder in irgendeiner Lage gebessert.

Schlaf **Schlaflosigkeit** durch das Pulsieren in verschiedenen Körperteilen oder aufgrund von Schmerzen. Unruhe, Schlaflosigkeit und Herzklopfen.

Unruhiger Schlaf mit vielen Träumen; Schreckträume, Lustträume oder **Träume vom Fallen.** Erwacht voller Schrecken. Nachtschweiß.

Fieber und Frost **Wechselfieber, mit Magenverstimmung.** Wechselfieber mit **Blutandrang zum**

C

Kopf; gerötetes Gesicht; Anurie; Schmerzen in der Blase; Stiche im Herzen; heftiges Erbrechen; kein Schweiß nach Aufenthalt in der Sonne. Wechselfieber **ohne Schweißstadium.**

Quotidianfieber, jeden Tag zur gleichen Zeit; um 11 Uhr, mit großer Kälte für zwei Stunden, dann brennende Hitze, mit großer Atemnot, heftigen Kopfschmerzen, Koma, Betäubung bis Mitternacht, danach unstillbarer Durst und Schweiß.

Fieber mit Frostanfällen, regelmäßig um **11 Uhr vormittags und/oder um 23 Uhr;** begleitet von Blutungen, besonders Darmblutungen; Frost dominiert; gefolgt von kaltem Schweiß und quälender Angst.

Fieber, nachdem er sich der Sonne ausgesetzt hat.

Kälte im Rücken und eiskalte Hände. Allgemeines Frösteln, so stark, dass er mit den Zähnen klappert; durch Zudecken nicht gebessert.

Brennende Hitze nachts nach Frost, mit Kopfweh, Kurzatmigkeit und Unfähigkeit, im Bett liegenzubleiben.

Haut Trockene, schuppige Flechten, ohne Jucken, an der Außenseite der Ellbogen und an der Innenseite der Knöchel. Heftiges Jucken an Schienbeinen und Knöcheln. Jeden Abend sehr lästiges flohstichartiges Jucken an Brust und Unterleib, zum Reiben zwingend, beim Schlafengehen im Bett lässt es nach, am Tage nicht wahrnehmbar; ohne Ausschlag.

Cadmium sulphuratum

Essenzielle Merkmale

Diese Arznei ist hauptsächlich in Fällen angezeigt, die Symptome einer **schweren Gastritis oder Gastroenteritis** aufweisen. Primär liegt eine Reizung der Magenschleimhaut vor, und die Reaktion besteht in **heftigem Erbrechen.** Das Erbrochene kann bräunlich und sogar **schwarz** sein und wie Kaffeesatz aussehen. Das kommt daher, dass Blut langsam aus der Magenschleimhaut sickert und einige Zeit im Magen verweilt, bevor es ausgeworfen wird.

Die **Intensität der Übelkeit,** die im ganzen Körper empfunden wird (in der Brust, im Bauch, im Mund usw.) und die an IPECACUANHA oder TABACUM denken lässt, und die Art des Erbrechens (hartnäckig, gewaltsam und häufig schwarz) legen den Verdacht nahe, dass ein schweres Magengeschwür mit langsamer Magenblutung oder auch, in chronischen Fällen, ein bösartiger Tumor besteht.

Patienten, die Cadmium sulphuratum benötigen, vermitteln sofort den Eindruck, dass sie an einer wirklich schweren Krankheit leiden – nicht in erster Linie wegen ihrer Schmerzen, sondern vor allem wegen der **Art und Auswirkung des Erbrechens. Von der Anstrengung des gewaltsamen Erbrechens sind sie völlig ermattet; sie wollen nur noch bewegungslos daliegen** und jegliche Art von Störung vermeiden. Auf diese Weise versuchen sie den Fortgang des Erbrechens abzuwenden, aber trotzdem **hält die Übelkeit an** und das heftige Erbrechen geht weiter. Die Übelkeit ist so groß, dass **schon eine bloße Berührung der Lippen Brechreiz erregt.** Eine so massive Reaktion des Magens werden wir meist in Fällen von akuter Gastroenteritis, von **Gelbfieber** oder Cholera vorfinden, oder bei akuten Verschlimmerungen einer chronischen Gastritis, eines Duodenalgeschwürs oder eines Magenkarzinoms.

Die typische Vorgeschichte eines konstitutionellen Cadmium-Patienten könnte etwa so aussehen: Eine chronisch magenleidende Person sucht Ihre Praxis auf, und die Anamnese ergibt, dass chronische Augenbeschwerden diesem Leiden vorausgegangen sind, mit rezidivierenden Entzündungen der Augen. Praktisch ihr ganzes Leben lang hatten diese Patienten mit „laufenden Augen" zu kämpfen, insbesondere bei jedem Wetterumschwung, bei jeder Erkältung. Sie litten an Konjunktivitis und Blepharitis, und danach blieb eine Bindehautverdickung zurück. Die Entzündungen entsprechen dem Bild, das man als „skrofulöse Augenentzündung" (Keratoconjunctivitis phlyctaenularis) bezeichnet hat. Ein solcher Patient ist dann plötzlich von einem Tag auf den anderen von seinen Augenbeschwerden befreit, oder diese sind deutlich gebessert – doch im Verlauf weniger Monate versagt sein Magen, und seine Verdauungsbeschwerden setzen sich jahrelang fort und sind mit keiner Arznei in den Griff zu bekommen. Ein solcher Fall kann sich schließlich zur Bösartigkeit entwickeln.

Es ist diese Art von Anamnese – chronische Augenbeschwerden, die in eine Reizung der Magenschleimhaut übergehen –, die uns den Hinweis auf Cadmium liefert. Dass man durch einen Blick in die vollständige Krankheitsgeschichte des Patienten auf die Idee des angezeigten Mittels kommt, ist gar nicht selten. (Freilich müssen die Symptome übereinstimmen.) Für diesen Weg zur Arzneimittelwahl gibt es eine ganze Reihe von Beispielen:

- So sollte man in einem Fall, wo ein hartnäckiger Hautausschlag schließlich scheinbar „geheilt" ist, dann aber von einem Zwölffingerdarmgeschwür abgelöst wird, an GRAPHITES denken.
- Wenn ein Hautausschlag verschwindet und dafür epileptische Krämpfe einsetzen, sind als erste Mittel ZINCUM und CAUSTICUM in Betracht zu ziehen.
- Stellt sich nach Abklingen von Hautausschlägen ein choreatischer Zustand ein, so denke man an STAPHISAGRIA oder AGARICUS.
- Wenn hingegen epileptische Konvulsionen nach Verletzungen auftreten, sollte man ARNICA in Erwägung ziehen – folgen aber auf Kopfverletzungen psychische Probleme, insbesondere Depressionen, so ist NATRIUM SULFURICUM in die Arzneiwahl einzubeziehen.

Man erkennt daraus, dass jede Arznei dazu neigt, ihren Krankheitsprozess vorzugsweise in ganz bestimmten Schritten zu entwickeln, die für sie spezifisch sind. Oft mag es sich um recht feine Unterschiede handeln – aber das feine Differenzieren lässt sich erlernen, wenn wir die Arzneimittellehre studieren. Allgemein ist es wichtig zu begreifen, dass jeder Organismus spezifische Anfälligkeiten auf seinen verschiedenen Ebenen hat – und dass unsere Aufgabe darin besteht, diese Anfälligkeiten mit der Symptomatologie der Arznei in ihrer Gesamtheit zur Übereinstimmung zu bringen.

Schwarzes Erbrechen, äußerste Erschöpfung, Frösteln

Kommen wir nun zurück auf Cadmium sulphuratum und gehen wir noch einmal näher auf das gewaltsame und hartnäckige, häufig **schwarze Erbrechen** ein – das wichtigste Leitsymptom dieser Arznei. Es ist oft begleitet von brennenden und schneidenden Schmerzen im Magen, Zusammenlaufen von viel Speichel im Mund und starker Übelkeit mit heftigem Würgen. In Verbindung mit der **extremen Erschöpfung** nach dem Erbrechen weisen diese Symptome (unterstützt durch weitere Prüfungssymptome) Cadmium sulphuratum als ein Mittel aus, das in Fällen von **Gelbfieber** oder Cholera angezeigt sein kann. Und tatsächlich ist es, wie Hering berichtet, erfolgreich bei einer mörderischen Gelbfieberepidemie eingesetzt worden. Das wichtigste Leitsymptom in solchen Fällen ist die schwarze Farbe des Erbrochenen. Ferner ist im Allgemeinen das erwähnte Bedürfnis vorhanden, stillzuliegen und jede Störung zu vermeiden, und schließlich fällt ein **allgemeines Frösteln** auf, ein Symptom, das in der Prüfung beobachtet wurde und in den beschriebenen Krankheitsbildern für gewöhnlich anzutreffen ist. Die Kälte steckt so tief in den Patienten, dass sie auch **in der Nähe eines Feuers** (bzw. einer anderen äußeren Wärmequelle) **nicht gelindert wird.**

Clarke bezeichnet Cadmium sulphuratum als eine Art Kreuzung zwischen BRYONIA und ARSENICUM: es hat das Verlangen nach Stillliegen und die Abneigung gegen jede Bewegung von BRYONIA, zusammen mit der Erschöpfung und dem gereizten Magen von ARSENICUM. Doch meiner Erfahrung nach kann eine Verwechslung mit diesen beiden Mitteln ausgeschlossen werden, da es einige klare Unterscheidungskriterien gibt. So haben Cadmium-Menschen im Allgemeinen keinen großen Durst – höchstens auf kleine Mengen Flüssigkeit, die sofort wieder erbrochen werden. Es graut ihnen vor Einsamkeit; sie können es nicht ertragen, allein zu sein, und müssen immer jemanden bei sich haben. Andererseits mögen sie es auch nicht, wenn ein Fremder, der Arzt oder sonst jemand auf sie zukommt und sie irgendwie „belastet": etwa indem er irgendetwas von ihnen will oder verlangt oder mit ihnen reden möchte. Sie sind zu müde und erschöpft für jede Art von Kommunikation. Man erhält von diesen Menschen einen deutlich anderen Eindruck als von einem ARSENICUM-Patienten: Cadmium-Patienten bleiben still liegen, wollen nicht gestört werden und haben wenig oder keine Todesangst, selbst wenn sie offensichtlich im Sterben liegen.

Bei Cadmium sulphuratum beherrscht die Idee der **Malignität** das Krankheitsbild. Sie drängt sich förmlich auf: das schwarze Erbrechen, das Frösteln, die extreme Erschöpfung, das Grauen vor der Einsamkeit und zugleich der Wunsch, in Ruhe gelassen zu werden, um in Frieden sterben zu können, all dies deutet darauf hin, dass der Patient sich wirklich dem Tode nähert. Und diese Symptome fügen sich zu einem Bild zusammen, das einzigartig ist und klar und deutlich nach Cadmium sulphuratum verlangt.

Geist und Gemüt

Das psychische Bild dieser Arznei konzentriert sich in erster Linie auf die Vorstellung eines Menschen, dem jegliche Energie und Vitalität abhanden gekommen sind und der deshalb nicht die Kraft zur Kommunikation oder zum Austausch mit anderen hat; er ist unfähig zu allem, was ihn in irgendeiner Weise fordert. Dies erklärt auch den oben erwähnten Wesenszug, dass es dem Patienten **unerträglich ist, wenn jemand etwas von ihm will oder verlangt.** Schon wenn jemand auf ihn zugeht und ihn um irgendetwas bittet, wie klein die erbetene Gefälligkeit auch sein mag, kann er das nicht aushalten. Und dennoch will der Cadmium-sulphuratum-Mensch zugleich, dass jemand bei ihm ist, er möchte nicht allein sein, besonders während des Fieberstadiums nicht – aber auf keinen Fall soll der „Gesellschafter" ihn mit irgendetwas „belasten". In diesen Zusammenhang müssen wir die Prüfungssymptome „**Abscheu vor Arbeit**" und „**Angst bei der Annäherung einer Person**" stellen, ebenso wie Kents Bemerkung: „Es besteht Abscheu vor Arbeit; **Abneigung, sich in irgendeiner Weise zu betätigen, ob geistig oder körperlich.**"

Auf derartige psychische Zustände wird man z. B. in fortgeschrittenen Stadien von Magenkrebs oder bei akuten Verschlimmerungen von Duodenalgeschwüren treffen, oder auch überhaupt bei schweren akuten Erkrankungen. Wenn ein solcher Patient durch irgendetwas gereizt oder verärgert wird, werden sämtliche Symptome schlimmer, und zwar in so hohem Grad, dass er lieber von vornherein jegliche äußere Störung zu vermeiden sucht, die ihm Ärger oder Verdruss einbringen könnte.

Freilich muss man hier die Tatsache berücksichtigen, dass Cadmium-sulphuratum-Patienten ohnehin äußerst reizbare oder wenigstens ziemlich leicht zu reizende Menschen sind. Diese Reizbarkeit wird natürlich wiederum auf ihre Magenschmerzen zurückwirken.

Allgemeinsymptome und Keynotes

- Die Wirkung dieser Arznei richtet sich in erster Linie auf die Magenschleimhaut, aber auch allgemeiner auf den ganzen Verdauungstrakt. Ferner sind oft die Augen, speziell deren Bindehäute, die Nasenschleimhaut und das Nervensystem betroffen. Zu letzterem stellt Kent fest, dass Cadmium sulphuratum Lähmungszustände wie CAUSTICUM hat; **Lähmung eines Körperteils, oder halbseitige Lähmungen.** Wenn sich der Patient nach einem Schlaganfall wieder erholt, aber eine **Schwäche eines Arms und eines Beins** zurückbleibt, wetteifert Cadmium mit PHOSPHORUS.
- Petroz erwähnt zwei Fälle von **halbseitiger Gesichtslähmung,** mit Verziehung des Mundes und erschwertem Sprechen, nachdem die Betroffenen sich kaltem Wind ausgesetzt hatten. Beide Fälle konnten mit Cadmium sulphuratum geheilt werden.
- **Kribbelnde Empfindungen und Horripilationen, Taubheit und Schmerz in den gelähmten Körperteilen** sind charakteristisch. **Taubwerden besonderer Körperteile:** Nase, Kopf, Oberschenkel usw.
- Clarke betont in seinem „Dictionary" vor allem die Nasensymptome; er schreibt: „Kein Mittel hat mir in Fällen von **Ozäna und Polypen** bessere Dienste erwiesen."
- Und Margery Blackie empfiehlt Cadmium sulphuratum bei rheumatischen Schmerzen am oberen Ende der Wirbelsäule. Sie sagt: „Ich bin immer wieder überrascht, wie gut es wirkt, besonders wenn die Patienten auf eine ganz bestimmte Stelle zeigen und sagen, dass es ihnen genau da wehtut."
- Das **Frösteln,** das sich zur **Eiseskälte** steigern kann und auch **in der Nähe des Feuers nicht besser wird,** ist ein wichtiges Allgemeinsymptom.
- Bei Unterdrückung von Schweiß nach Zugluftexposition hat sich die Arznei als nützlich erwiesen.
- Beschwerden durch Ärger, Wutanfall; **kalte Winde,** Zugluft; **in der Sonne;** beim Treppensteigen.
- Verschlimmerung in **kalter Luft;** im Freien; beim Erheben; durch die **geringste Bewegung;** morgens, vormittags; beim Gehen; nach Kummer oder Ärger; durch Rauschmittel (Alkohol usw.). Magen- und Bauchschmerzen schlimmer durch Gehen und Tragen von Lasten.
- Die Symptome zwingen zum Ruhen; allgemeine Besserung durch Essen.
- Zwei weitere Leitsymptome:
- **Lächeln** und Stöhnen oder Seufzen im Schlaf.
- Beängstigung **vor dem Stuhlgang.**

Lokalsymptome

Kopf Schwindel; Bett und Zimmer scheinen sich zu drehen.

Empfindungen von Zusammenschnüren, Stechen und Hämmern im Kopf; Pochen in den Schläfen. „Der gewöhnliche Kopfschmerz verlangt nicht so oft nach dieser Arznei; viel eher das Kopfweh, das bei schleichenden Fieberformen auftritt, mit starkem Blutandrang zum Kopf" (Kent). Kopfschmerzen können einhergehen mit **Unruhe,** Angst, **Eiseskälte des Körpers, Nasenbluten,** Zittern des Unterkiefers, Zusammenschnürung des Halses, Durst, Übelkeit und Erbrechen.

Gefühl von Klemmen an der Nasenwurzel; Drücken über den Augen.

Augen **Hornhauttrübungen,** welche mit schleichenden, entzündlichen oder **blennorrhoischen** Augenleiden verbunden waren. Nach Blennorrhö bleibt eine Bindehautverdickung zurück. Hornhautflecken infolge von Verletzungen der Augen. Chronische Konjunktivitis mit Schleim- und Eiterabsonderung; bei jeder Erkältung und jedem Wetterumschwung entzünden sich die Augen von neuem.

Heiße, brennende Tränen. Das Lid kann geschwollen und gelähmt sein und herabhängen; Unfähigkeit, die Augen zu schließen, bei halbseitiger Gesichtslähmung. Erweiterung der einen Pupille, Verengung der anderen.

Kann Kleingedrucktes nicht lesen; Nachtblindheit.

Nase **Ozäna;** seit langem bestehender Nasenkatarrh, der langsam das Nasenbein angreift und zerstört. **Nasenpolyp.**

Die Nasenlöcher werden geschwürig. Spannen in der Nase. Die Nase ist verschwollen und verstopft. Unempfindlichkeit bzw. Taubheitsgefühl der Nase. Erysipelatöse Entzündung der Nase. Furunkel auf der Nase.

Gesicht Hohle Augen mit blauen Ringen darum; gräulicher Teint. Kribbelgefühl im Gesicht, wie eingeschlafen.

Halbseitige Gesichtslähmung, besonders mit Beteiligung des **Augenlids, das herabhängt;** kann die Augen nicht schließen; mit **verzogenem Mund** und erschwertem Sprechen und Schlucken; mit schmerzhaftem Ziehen im Gesicht. Dieser Zustand kann durch kalte Luft, besonders kalten Wind ausgelöst oder verschlimmert werden und betrifft häufiger die linke Seite.

Mund Die Zunge kann Spuren des Erbrochenen aufweisen, schmutzigbraun oder schwarz.

Sordes an den Zähnen, blutende Zunge, Mund sehr trocken; wie bei Typhus, Typhoid und Gelbfieber. Die **Zunge** kann **schwer beweglich** sein, mit erschwertem Sprechen.

Störungen des Geschmackssinns. Pechgeschmack im Mund; Speisen schmecken salzig; besonders beim Schlucken wahrgenommen.

Hals Zusammenschnürung des Schlundes: mit Muskellähmung, Schlucken sehr erschwert; mit Durst, Übelkeit und Erbrechen.

Atmung und Brust Zusammenziehen oder Zusammenschnüren der Brust; bei Asthma. **Herzklopfen, mit Zusammenschnürung der Brust.** Aussetzen der Atmung beim Einschlafen; Luftmangel beim Erwachen. Brustsymptome schlimmer durch Zusammenkauern.

Magen **Magenschleimhautreizung. Heftiges Würgen und Brechreiz. Schwarzes Erbrechen. Tödliche Übelkeit; muss stillliegen,** um das schwarze Erbrechen abzuwenden, das schon vom Magen her zu riechen ist.

Der Patient verlangt nach kleinen Mengen kalten Wassers, die sofort wieder erbrochen werden. Statt hier all die Magensymptome von Cadmium sulphuratum aufzuzählen, zitiere ich einige eindrucksvolle Passagen aus Kents -*Lectures*:

- „Jedesmal wenn er kaltes Wasser zu sich nimmt, nach dem er starkes Verlangen hat, bekommt er eine Gänsehaut, die Haare stehen zu Berge, ein Schaudern wie bei Capsicum ..."
- Der Magen versagt den Dienst; keine Verdauungstätigkeit mehr. Alles wird sauer; die leichtesten Speisen und Flüssigkeiten, die er geschluckt hat, kommen sauer wieder hoch; vermischt mit Blut und Galle; ranziges Aufstoßen; mit großer Erschöpfung. Die Übelkeit ist quälend. Sie wird vom Mund bis in den Bauch herab empfunden, wie bei Ipecacuanha, ANTIMONIUM TARTARI-

C

CUM und ARSENICUM, ausgedehnte Übelkeit. Kalter Schweiß. Erbrechen gelbgrünen Schleims. **Berührung der Lippen erzeugt Brechreiz.** Bei den hier aufgezählten Symptomen würde ein erfahrener Praktiker an Gastritis denken – Erbrechen der leichtesten Speisen und Getränke. Magenschleimhautreizung nach langwierigen und erschöpfenden Krankheiten, nach zerebrospinaler Meningitis, Typhus, Gelbfieber. Der Magen kapituliert; nichts wird verdaut, alles wird erbrochen …"

- „Viele dieser Patienten sterben, weil sie nichts mehr essen können, aber diese Arznei wird sie retten. In einem Krebsfall mit brennenden Schmerzen, Erschöpfung und Erbrechen wird Cadmium sulphuratum diese Symptome auf Wochen hinaus lindern … Es ist ein großartiges Mittel bei akuten Schleimhautreizungen in Fällen von Magenkarzinom, ein großes Palliativum; Kaffeesatzerbrechen."
- „Brennende und schneidende Schmerzen im Magen. Magensymptome, wie sie in der Schwangerschaft oder bei alten Säufern auftreten. Brennen im Magen, die Speiseröhre hinauf; Flüssigkeit steigt in Hals und Mund und brennt auf dem ganzen Weg; saure, scharfe Flüssigkeit. Kältegefühl im Magen."

Petroz berichtet, dass die Magensymptome bei Schwangeren, bei Trinkern, nach Magenkrämpfen, nach Biertrinken und am Vormittag schlimmer sind.

Abdomen Stechen im linken Hypochondrium. Pulsieren, Druck und Schmerz in den Seiten. Schneiden in den Eingeweiden und Nieren. **Kälte** in Magen und Bauch.

Der Bauch ist berührungsempfindlich, wundschmerzhaft, tympanitisch aufgetrieben; die Lebergegend ist empfindlich und tut weh. Schmerzen im Magen und den Hypochondrien schlimmer im Gehen oder beim Tragen von Lasten.

Entzündliche Erkrankungen von Leber, Milz, Magen und anderen Bauchorganen. Bei einem Fall von Leberkrebs im Endstadium war Kadmiumsulfat (neben CHOLESTERINUM, LECITHINUM und SULFUR) von günstiger Wirkung (vgl. *Klassische Homöopathie*, 1959/6).

Rektum und Stuhl Stuhl beinahe gallertartig, gelblichgrün, von halbflüssiger Konsistenz. Halbflüssige Stühle, mit Anurie. Schwarze, übelriechende Blutklumpen werden durch den Darm ausgeschieden. Die Stühle sind schwarz, blutig und übelriechend. Cholera infantum.

Harnorgane Der Harn ist mit Eiter und Blut vermischt. Die Harnröhre fühlt sich wund und wie roh an.

Schlaf Die Atmung setzt beim Einschlafen aus; erwacht mit Erstickungsgefühl. Fürchtet sich vor dem Einschlafen. Schläfrigkeit vormittags und im Sitzen, mit Schlaftrunkenheit; beim Einschlafen Alpträume, Sehnenhüpfen, Rucke in den Gliedern.

Im Schlaf: Stöhnen oder Seufzen, Lächeln, die Augen stehen offen, Kopf liegt flach, mit den Händen darunter; unterbrochene Atmung; die Füße von Zuckungen bewegt; Durst, Hitze, Jucken; beim Erwachen Luftmangel. „Kann kaum schlafen; schläft, wenn überhaupt, mit offenen Augen" (Hering).

Fieber, Frost, Schweiß **Gelbfieber.** Bei Fieber, wenn Schweiß nach Zugluftexposition unterdrückt wird. **Eiseskälte** am Körper. „Rückfälle bei fiebrigen Erkrankungen, mit Erbrechen, Durchfall und großer Entkräftung. Manchmal erholt sich ein Gelbfieberkranker zeitweilig recht gut, bis Zugluft eine leichte Erkältung auslöst – und schon treten plötzliche Erschöpfung, schwarzes Erbrechen, schließlich der Tod ein. In derartigen Zuständen konkurriert Cadmium sulphuratum mit Carbo vegetabilis, welches bisher das Hauptmittel in den Händen guter Verordner zu sein pflegte" (Kent).

Haut Viel Hautjucken: nachts im Bett; bei Berührung; bei Frost; besser durch Kratzen, das ein Lustgefühl erzeugt. Bläuliche, gelbliche oder fahle Färbung der Haut; schuppige, rissige, nässende, eiternde Flechten.

Chloasma; gelbliche Flecken auf Wangen und Nase, schlimmer durch Sonne und Wind.

Kribbeln auf der Haut und auch zwischen den tieferen Geweben; wie von Ameisen. Hyperästhesie oder Anästhesie; Taubheit einzelner Teile. Frostbeulen.

Cainca

Essenzielle Merkmale

Cainca ist eine Arznei mit ausgeprägten Harnwegssymptomen, die vor allem in Fällen chronischer Nierenbeschwerden angezeigt sein wird. Diese manifestieren sich so: Nierenschmerzen morgens beim Erwachen, die den Patienten am Bewegen hindern, **Hydrops mit trockener Haut, Albuminurie und Atemnot nachts im Liegen.**

Aufgrund seiner Bauchsymptome kann ein Cainca-Fall klinisch ähnlich wie ein LYCOPODIUM- oder PODOPHYLLUM-Fall aussehen: Übelkeit und beständiger Brechreiz**, Gluckern und Kollern im Bauch** mit Leibschneiden und Kneifen, **durchfällige Stühle** mit Luftbläschen untermischt. Die Besonderheit von Cainca besteht darin, dass solche Zustände von **reichlicher Harnsekretion und beständigem Harndrang** begleitet werden. Es besteht Auftreibung und Berührungsempfindlichkeit des Abdomens, besonders unter dem Nabel. Reichliches Erbrechen von Speichel, Galle, Chymus und Darminhalt (kotigen Massen).

Ein eigentümliches Symptom ist ein **Druckgefühl in den Knochen der Augenhöhlen, das zusammen mit Brechneigung und Schmerzen im Unterleib auftritt.**

Eine äußerst deutliche **Verschlimmerung** der Symptome ist **am frühen Abend** bzw. **Spätnachmittag** zu verzeichnen, etwa zwischen 16 und 18 Uhr. Der Patient kann sehr reizbar, jähzornig und heftig werden. Er ist zornig ohne rechten Grund, allein aus Müdigkeit, und **nachts ist er unruhig** und kann nicht schlafen. Bereits geringe Anstrengung erschöpft ihn, und er hat keine Lust zu geistiger Arbeit. Kopfschmerzen hindern ihn an jeder Anstrengung des Verstandes, und wenn er dennoch geistig arbeitet, wird der Schmerz immer schlimmer. Der Patient wird desinteressiert und vergesslich.

In Buchners Prüfung rief Cainca auch folgendes Symptom hervor: „In allen Handlungen herrscht eine gewisse Hastigkeit."

Ängstlichkeitsgefühl und Unbehaglichkeit im Bauch.

Hering erwähnt zudem „**Weinen beim Husten**" als klinisch bestätigtes Symptom.

Allgemeinsymptome und Keynotes

- Cainca ist bisher nicht viel benutzt worden, wurde aber mit Erfolg in Fällen von Wassersucht gegeben, besonders **wenn die Haut dabei trocken war.**
- Es kann angezeigt sein bei **Pollakisurie,** besonders auf Reisen (etwa mit dem Auto), worauf Herings Beschreibung hinweist: „Bei einer Kutsch- bzw. Bahnfahrt (‚in the cars'; d. Ü.) von 18 Meilen mußte er 18mal Wasser lassen."
- Cainca hat auch die **Müdigkeit von anstrengendem, holprigem Reisen** beseitigt, z. B. vom Reiten.
- **Schmerzhaftigkeit des Bauchs bei Berührung.**
- Allgemeine Schwäche, besonders nach Tisch so schwach, dass er sich niederlegen möchte.
- Bewegung und Essen verschlimmern, Ruhe hingegen bessert.
- Allgemein besteht eine bemerkenswerte Ähnlichkeit zwischen Cainca und APOCYNUM CANNABINUM.

Lokalsymptome

Kopf Schwindel: beim Treppensteigen; mit Übelkeit und Brechreiz.

Starke Kopfschmerzen, besonders im Hinterkopf, die Lesen und jede geistige Tätigkeit unmöglich machen. Wenn er trotzdem weiter liest oder lernt, werden die Kopfschmerzen immer schlimmer.

Schwere und Druck in Hinterhaupt und Schläfen; Benommenheit und Vollheit des Kopfes und Drücken in der Frontalgegend. Stechen und Reißen in der Stirn und den Schläfen.

Augen und Ohren **Augenentzündungen mit Fließschnupfen.** Brennen in den Augen. Vermehrte Empfindlichkeit im Auge.

Ödem der Oberlider, besonders des linken, mit Augenschmerzen und Beeinträchtigung des Sehvermögens. Der Schmerz kann sich manifestieren als Druck in der Mitte der Augäpfel, von oben nach unten und dann wieder nach oben, mit **Gefühl, als ob die Pupille nach oben gedreht wäre;** auch brennende und drückend-stechende Schmerzen. Dazu kommt das oben angeführte Leitsymptom, das in Buchners Prüfung vollständig so lautet: „**Druck in den Knochen der Augenhöhlen,** gleich darauf Herabdrücken von der oberen Hälfte des rechten Augenhöhlenrandes; **ziehendes Drücken nach dem Verlaufe des Supraorbitalis unter Brechneigung und Quälungen im Unterleib;** später links dieselbe Affektion." Unerträgliches Zischen in den Ohren. Sausen und Sumsen im Ohr, wie von einem Insektenschwarm.

Nase Heftiger Katarrh von dünnem Schleim, der die Nase wundmacht, besonders tagsüber.

Mund Reizung der Mundschleimhaut bis in den Kehlkopf; vermehrte Speichelabsonderung. Speichel viel und dick. Zunge weiß-schleimig belegt. Nach Tisch pappiger Schleim an den Zähnen. Übler Mundgeruch beim Erwachen.

Hals Rauheit, Brennen, Kratzen, „Scharrigkeit" und Trockenheit im Hals, was zu Heiserkeit führt und Räuspern oder Husten provoziert. Lästige Trockenheit im Hals.

Kratzen im Zäpfchen, mit Drücken des Magens bis zum Schlund hinauf, durch Aufstoßen nicht erleichtert; dabei leichter Brechreiz, später Kollern im Bauch wie vor Durchfall. Halsentzündung mit faulig riechendem Speichelfluss. Schluckbeschwerden, vom oberen Teil des Schlundes ausgehend.

Kältegefühl die Speiseröhre hinab. Geschwüre im Hals, bis hinauf zur Eustachischen Röhre.

Atemwege, Brust Stimme heiser und hohl, mit trockener brennender Hitze im Schlund; Heiserkeit mit ständigem Brechreiz und Kolikschmerzen, besser durch durchfälligen Stuhl.

Hustenreiz; Kitzelhusten weckt ihn um 3 Uhr morgens, zäher, grünlich-grauer Auswurf; Anfälle rauen Hustens von 19 Uhr bis 1 Uhr morgens, mit Schleimrasseln und Kurzatmigkeit und mit Ansammlung von Winden im Bauch. Husten mit Weinen.

Brustbeklemmung mit Atembeengung beim Treppensteigen. Am Rumpf eigentümliche Schmerzen, stechend und schlagend; Stechen in der Brust. Spannung in den Präkordien. **Beschleunigter Puls.**

Magen Geschmackloses Aufstoßen, trockener Hals und Appetitlosigkeit. **Magenverstimmung mit Durchfall, versucht sich ständig zu übergeben, mit Borborygmen, gefolgt von mehreren flüssigen Stühlen.**

Brechreiz, mit Schauder. Reichliches Erbrechen von Schleim, Galle, Chymus und Darminhalt. Kältegefühl in Magen und Oberbauch. Durstig.

Abdomen Unbehaglichkeit und Völle des Bauches, mit Gefühl von Aufgetriebenheit und mit Schmerzhaftigkeit bei Berührung, besonders unter dem Nabel; später viel Windabgang. Unbehaglichkeit und Völle nicht erleichtert nach Aufstoßen.

Viel Gluckern und Kollern im Bauch, mit herumziehenden Schmerzen, schneidend und kneifend, und Stuhldrang. **Durchfälliger Stuhl mit vielen kleinen Luftbläschen untermischt.**

Leibschneiden nach dem Essen; vor dem Stuhl jedes Mal Bauchgrimmen. Ängstlichkeitsgefühl mit vermehrter Wärme im Unterleib. Nach dem Abendessen merkliches Pulsieren der Aorta abdominalis in der Ruhe.

Schmerz in der Lebergegend; Prüfer legte sich zu Bett, weil er eine Hepatitis befürchtete. Stechen in der und durch die Milzgegend. Aszites.

Rektum und Stuhl Öfterer Drang zum Stuhl, wobei bloß Winde abgehen. Stuhldrang mit Druck im Mastdarm. Brennen oder Kratzen am After, Kitzeln im Mastdarm.

Reichlicher, weicher, häufiger Stuhl. Stuhl halbflüssig und gelblich, zuvor jedes Mal Bauchgrimmen.

Harnorgane **Ständiger Harndrang mit häufiger Blasenentleerung, und zugleich kann die Harnmenge vermehrt sein.** Eine sechs Monate andauernde Polyurie verschwand unter der Wirkung von Cainca. Pollakisurie beim Reisen.

Brennen in der Harnröhre beim Wasserlassen, bei Männern besonders im Eichelteil der Urethra; Urin kann schmutzigbraun oder scharf-salzig sein, mit starkem animalischem Geruch.

Schmerz in der Nierengegend am Morgen; Patient kann nicht die Lage wechseln.

Männliche Genitalien Abends anhaltendes Ziehen in Hoden und Samenstrang, mit Schlaffheit und

Vergrößerungsgefühl des Hodensacks und mit Schmerzen. Beim Lassen eines stechend riechenden Harns wächst der Schmerz noch.

Rücken und Extremitäten Schmerzen im Kreuz, die in den Nieren zu sitzen scheinen, besser im Liegen mit nach hinten gebogenem Rücken. **Allgemeines Ermüdungsgefühl im Rücken.**

Zerschlagenheitsschmerz des linken Oberarms. Stechender Schmerz in der linken Hand.

Große Abgeschlagenheit der unteren Extremitäten, Ziehen in den Wadenmuskeln und im Kniegelenk, sowie Schmerz ähnlich dem bei Rheumatismus in den Schulter- und Rückenmuskeln der rechten Seite. Schwere der Beine; Dehnen und Strecken der unteren Extremitäten. Abgeschlagenheit der Kniegelenke, mit dem Gefühl, als sollte der Knochen über die Kniescheibe schnappen. Reißen in den Füßen.

Schlaf **Gähnen;** mit Dehnen und Strecken der Glieder und krampfigem Gefühl der unteren Extremitäten. Schläfrigkeit; Somnolenz; Neigung zum Schlaf.

Unruhiger Schlaf; gestört durch öfteres Erwachen und schwere Träume, z.B. vom Fallen; erwacht mit Schreien und Auffahren infolge eines schweren Traums; erwacht durch Husten. Wollüstige Träume, mit Erektionen und Unruhe, erwacht schließlich gegen Morgen von einer Pollution. Schlaflosigkeit die ganze Nacht.

Fieber, Frost, Schweiß Leichter Schauder, Schütteln, dann Schwere des Kopfes, mit Hitze des Gesichts, darauf Sausen und Klingen vor den Ohren.

Trockene Hitze, kein Schweiß, schlimmer gegen Abend, ohne Durst; Buchners Prüfung ergab aber auch: „Schwitzt abends bei geringer Bewegung und niedriger Temperatur am ganzen Körper."

Cajuputum

Essenzielle Merkmale

Cajuputum ist in erster Linie ein **hysterisches** Mittel, mit Ängsten und **fixen Ideen.**

- Ein Leitsymptom der Arznei ist ein **Gefühl von Vergrößerung.** Es kann **am ganzen Körper** empfunden werden, oder **einzelne Körperteile fühlen sich vergrößert an, besonders der Kopf.** Beim Abwärtsschauen **wirkt die Nase vergrößert** und scheint ungewöhnlich weit vorzuspringen. Die **Zunge** kann sich **so geschwollen anfühlen, dass sie den ganzen Mund auszufüllen scheint.**
- Ein zweites Leitsymptom ist das hartnäckige **hysterische Gefühl, einen Erstickungsanfall zu bekommen** und daran zu sterben, was zu einem Panikzustand führt. Es ist eine Mischung aus hysterischer Atemnot und hysterischem Würgegefühl. In den Prüfungen zeigte sich **ein krampfhaftes Zusammenschnüren der Speiseröhre, das schlimmer wird, wenn man versucht, feste Speisen zu schlucken.** Diese Würge- und Erstickungsgefühle, im Verein mit der beschriebenen exzessiven Schwellungsempfindung der Zunge, lassen den Patienten glauben, er werde bald überhaupt keine Luft mehr bekommen. Dieser Cajuputum-Zustand konnte durch Heilungen von, wie Hering es nennt, „nervöser Dyspnoe" bestätigt werden. Der Patient hat, wo er geht und steht, eine Wasserflasche bei sich, aus der er hin und wieder einen Schluck trinkt. Er ist jedoch nicht durstig, sondern das Trinken dient ihm als eine Art Vergewisserung, dass er noch fähig ist, zu schlucken und zu atmen. Wenn er die Wasserflasche nicht bei sich hat, im Auto oder sonstwo, fühlt er sich äußerst unsicher. Das hysterische Erstickungsgefühl kann solche Ausmaße annehmen, dass Cajuputum-Menschen, wenn sie mit ihrem Wagen in einem Stau stecken, plötzlich keine Luft mehr zu bekommen glauben und schnell in Panik geraten. Vor lauter Angst, nicht rechtzeitig aus dem Stau herauszukommen, reagieren sie völlig irrational und verrückt: sie steigen z.B. einfach aus und lassen das Auto mitten auf der Straße stehen. In einem solchen Panikzustand kann zudem ein Gefühl von Desorientierung auftreten: als ob sie unfähig wären, sich zu sammeln oder „einzukriegen", als ob sie über die ganze Gegend verstreut wären (BAPTISIA).

Bei dem typischen konstitutionellen Cajuputum-Patienten ist eine eigentümliche Überreizung des Gehirns zu beobachten, die sich in einer abnormen Intelligenz äußert. Man bekommt den Eindruck, diese Leute könnten schon unsere Gedanken lesen, bevor wir noch irgendetwas gesagt haben. Das Prüfungssymptom „Kann an tausend Dinge in einer Minute denken" ist ein Ausdruck dieser Disposition. Cajuputum-Patienten können einem erzählen, dass in ihrem Kopf ein Gedanke den anderen jagt, dass eine Unmenge an Ideen in ihren Geist drängt, dass ihr Verstand extrem klar ist – und man fragt sich, wie es möglich ist, dass ein so intelligenter Mensch mit einem so schnell arbeitenden Verstand diese Ängste und fixen Ideen nicht unter Kontrolle bringen kann, warum er so leicht in Panik gerät. Es gibt bei Cajuputum aber auch den entgegengesetzten Zustand: ein Gefühl von Betäubung und Stumpfheit, das manchmal mit Trunkenheit verglichen wird. In diesem Zustand sind die Denkprozesse verlangsamt, und die Patienten sind völlig unfähig, sich mit irgendeiner Arbeit oder Denkaufgabe zu befassen.

Weitere hysterische Phänomene: beständige Neigung zu spucken, räuspert sich pausenlos, um Schleim aus dem Hals heraufzubringen; nervöses oder hysterisches Erbrechen; Rektum scheint gelähmt; nervöse Auftreibung des Darms; die Arme fühlen sich schwer und nutzlos an, als wären sie am Körper festgebunden, besonders der linke, der ihm tatsächlich wie ausgekugelt vorkommt; allgemeines Taubheitsgefühl, besonders im Gesicht.

Bei Cajuputum-Patienten gibt es so etwas wie eine versteckte Arroganz; sie gehen nicht leicht Verbindungen mit anderen Menschen ein, die sie als „nicht standesgemäß" betrachten. Die Prüfungen geben folgende Symptome: „Will in einer langsamen und sehr gravitätischen, würdigen Art gehen, gehe lieber allein", und: „Ich will nicht, dass mich jemand anspricht; nichtsdestoweniger bin ich gern an Orten, wo ich andere Leute sehen und sie reden hören kann."

Allgemeinsymptome und Keynotes

- Hale berichtet, dass Cajuputum nervösen Schwindel, Kopfweh, nervöses Erbrechen, Dysphagie, krampfhafte Striktur der Speiseröhre, Schluckauf, Blähungskolik, unterdrückte Menses, Epilepsie, Hysterie, Lähmungen (wahrscheinlich hysterisch bedingt, wie Hale sagt) und andere nervös bedingte Leiden geheilt.
- Die Arznei kann beinahe als Spezifikum für **Schluckauf** gelten, der durch den geringsten Anlass ausgelöst wird – hysterischer Schluckauf.
- Außer den bereits erwähnten Leitsymptomen, dem **Vergrößerungs-** und dem **Erstickungsgefühl,** gibt es noch ein drittes Keynote: eine **plötzliche Rötung von knorpeligem Gewebe,** etwa der Ohrläppchen oder der **Nasenflügel.**
- Cajuputum ruft starkes Schwitzen hervor.
- Es können Gefühle von Benommenheit und Verwirrung auftreten: fühlt sich am ganzen Körper wie vergiftet; als ob er zu viel Bier getrunken hätte; als ob er sich nicht sammeln oder „zusammenhalten" könnte. Derartige Zustände bessern sich an der frischen Luft.
- Viele Symptome sind nachts und am frühen Morgen schlimmer (besonders gegen 5 Uhr morgens).
- Symptome kommen und gehen plötzlich; **verschwinden plötzlich beim Essen.**

Lokalsymptome

Kopf Der Kopf fühlt sich an wie vergrößert, voll, dumpf und schwer. Fühlt sich wie betrunken, kann kaum geradeaus gehen, glaubt über die eigenen Füße zu stolpern. **Nervöser Schwindel.**

Stirnkopfschmerz, besonders in den Augen, schlimmer beim Vorbeugen. Starke Kopfschmerzen um 5 Uhr morgens, mit neuralgischen Schmerzen im Jochbein und steifem, trockenem Gefühl in den Kiefern; mit Gesichtsschmerz, der nach dem Frühstück plötzlich verschwindet.

Augen und Ohren Die Augen sind schwer, aber ohne Schläfrigkeit; die Oberlider fühlen sich so schwer und dick an wie Schuhleder. Die Ohrläppchen werden rot.

Nase **Plötzliche Röte der Nasenflügel** am Tage, die ebenso schnell wieder vergeht. Beim Abwärtsschauen wirkt die Nase vergrößert und scheint ungewöhnlich weit vorzuspringen.

Gesicht Das Gesicht fühlt sich ganz aufgedunsen an; fühlt sich rau an. Kneifen ins Gesicht bringt keine Schmerzempfindung hervor. Extremer Gesichtsschmerz, verbunden mit starkem Kopfweh, um 5 Uhr morgens.

Mund **Gefühl, als füllte die Zunge den ganzen Mund aus,** was zum Lispeln nötigt. Zunge feucht, fühlt sich wie verbrüht an, sieht weiß und rau aus. **Starker Speichelfluss;** mit Verlangen zu spucken. Die Sprache wird undeutlich („dick") und langsam.

Hals **Krampfhaftes Zusammenschnüren der Speiseröhre, schlimmer beim Versuch, feste Speisen zu schlucken.** Der Patient hat ständig das Gefühl, zu ersticken oder zu würgen.

Stete Neigung zu spucken und große Mengen zähen, weißen Schleims auszuräuspern; spürt, wie sich der Schleim durch die Nasenöffnungen zieht.

Beißender Geschmack und Brennen im Rachen und in der Speiseröhre; als ob Lauge darin wäre.

Atmung **Nervöse Atemnot;** Heiserkeit.

Andauerndes leichtes Wärmegefühl, die ganze Luftröhre herab bis in die Lungen.

Beim Husten muss er sich fast übergeben.

Scharfe Schmerzen durch den oberen Teil einer oder beider Lungen; sie scheinen glatt durch die Lungen zu gehen, von vorne nach hinten.

Magen **Schluckauf** beim geringsten Anlass, vom Reden, Lachen, Essen, von jeder Bewegung. Brennen im Hals bis in den Magen hinab; Übelkeit. **Nervöses Erbrechen;** Erbrechen bei hysterischen Personen.

Abdomen Tympanitisch aufgetriebener Bauch; bei Typhus abdominalis. **Blähungskolik;** besonders wenn eine Entzündung der Haut und/oder der Extremitäten unterdrückt wurde und nach innen geschlagen ist.

Rektum und Stuhl Der Mastdarm scheint völlig gelähmt. Nervöse Auftreibung des Darms. Wässriger, gelblicher Durchfall; **schlimmer nachts.** Choleraartiger Durchfall durch plötzliche Unterdrückung von Schweiß.

Harnorgane und Genitalien Verminderte Urinmenge; milchiger Urin; riecht wie Katzenharn. Erektionen mit starkem sexuellem Verlangen. Langanhaltende Erektionen ohne das geringste Verlangen; der Penis schrumpft und wird schrumpelig. Ausbleibende oder schwächere und schmerzhafte Menses, wenn dies auf eine Erkältung oder auf unterdrücktes Schwitzen zurückgeht.

Äußerer Hals, Rücken, Extremitäten Alle Halsmuskeln sind sehr druckempfindlich. Rheumatische Symptome in allen Gliedern. Gelenke fühlen sich vergrößert an, mit einigem Schmerz; die gleiche Art von Schmerz in beiden Schultern. Die Arme fühlen sich schwer und nutzlos an, als wären sie am Körper festgebunden; Taubheitsgefühl, besonders im linken Arm; linker Arm fühlt sich an wie ausgekugelt. Schwäche und Schmerz in beiden Knien, kann kaum gehen. Stechende Schmerzen durch beide Knie beim Aufrichten im Bett.

Schlaf Verlangen, mit unter dem Kopf verschränkten Armen zu schlafen.

Haut Heftiges Jucken; schlimmer durch Kratzen; masernartiger Ausschlag.

Caladium seguinum

Essenzielle Merkmale

Caladium ist uns als eine Arznei überliefert worden, die vor allem bei Störungen der Sexualsphäre heilend wirkt, insbesondere bei **Impotenz** und den daraus sich ergebenden Problemen. Kent beschreibt es drastisch: „Die Arznei ist angezeigt bei alten Wüstlingen, die den Geschlechtsakt nicht mehr vollziehen können. Er empfindet das quälendste Verlangen nach dem anderen Geschlecht, aber ohne zum Koitus fähig zu sein. Lüsterne Gedanken. Solche Männer stehen an der Straßenecke und weiden sich an den Körpern der vorbeigehenden Mädchen, und ihr Sperma tröpfelt in die Hose; dies ist ein Zustand, der auch bei Picricum acidum und Selenium zu finden ist." Meine eigene Erfahrung sagt mir jedoch: Wenn man auf einen Patienten wartet, der im Interview erzählt, dass ihm beim Anblick einer Frau das Sperma tropfenweise abgeht, dann wird man höchstwahrscheinlich niemals dazu kommen, Caladium zu verschreiben. Dennoch hat Kent recht, denn seine Beschreibung trifft ein bestimmtes Stadium des Arzneityps, die Idee von Caladium in einem fortgeschrittenen Zustand sexueller Degeneration. Sie deckt aber auf keinen Fall all die Stadien ab, die diesem Zustand vorausgehen, und wir können keineswegs erwarten, die von Kent beschriebene Verfassung in allen Caladium-Fällen vorzufinden. Diesen Fehler habe ich zu Beginn meiner Praxis selbst gemacht, und dadurch habe ich viele Jahre lang und in einer großen Zahl von Fällen das Mittel nicht erkannt.

C

Falsches Arzneimittelverständnis

Ein weiteres Missverständnis in Bezug auf Caladium ist der große Wert, der von verschiedenen Autoren einer bestimmten Ätiologie beigemessen wird: dass die Symptomatologie dieser Arznei auf **sexuelle Exzesse** oder Masturbation zurückzuführen sei. Dies mag teilweise stimmen, ist aber nur die halbe Wahrheit. Der Erschöpfungszustand, der ein hervorstechendes Merkmal von Caladium ist, kann durchaus auch andere auslösende Ursachen haben: z. B. eine Unterdrückung des sexuellen Begehrens, also gerade das Gegenteil von übermäßiger sexueller Betätigung, oder auch Überarbeitung, sei es in körperlicher oder geistiger Hinsicht, oder **Unterdrückung von Ausschlägen** oder **exzessiven Tabakgenuss.**

Auch das Verhältnis von Caladium und Tabakkonsum wird immer wieder falsch verstanden und dargestellt. So behauptet etwa Kent, ähnlich wie andere Autoren der Arzneimittellehre, dass Caladium das Tabakverlangen beseitigen oder zumindest reduzieren könne. Dies stimmt so nicht, bzw. wenn Caladium tatsächlich einmal diese Wirkung hat, handelt es sich höchstwahrscheinlich um eine Unterdrückung. Richtig ist vielmehr, dass das Rauchen von Zigaretten oder Zigarren in Caladium-Fällen ganz besonders negative, katastrophale Folgen für den Organismus nach sich zieht. Der Organismus eines Caladium-Menschen weist eine **besondere Empfindlichkeit gegen das Tabakrauchen** auf, und sein Zustand **verschlimmert sich dadurch beträchtlich.** Tabakkonsum induziert beständige Reaktionen des Organismus, Husten, Herzklopfen, Verschlimmerung von Symptomen im Schlaf usw. – eine Art leichter Nikotinvergiftung. Wenn die betreffende Person dann die Warnzeichen des Organismus missachtet und weiterraucht, wird dies sehr wahrscheinlich zu bleibenden Schädigungen führen, sowohl an den Lungen als auch in anderen Bereichen. Gedächtnis, Herz und Kreislauf werden bevorzugt in Mitleidenschaft gezogen. Bei ehemals starken Rauchern kann noch jahrelang ein **brennendes Gefühl** in den Lungen zurückbleiben, so als ob die Lungen praktisch ungeschützt der eingeatmeten Luft ausgesetzt wären, sie fühlen sich wie rohes Fleisch an. Caladium wird in Fällen helfen, wo Raucher sich durch ihre Sucht die Gesundheit ruiniert haben: Lungen, Blutgefäße, Gedächtnis, Sexualfunktion, Potenz. Tatsächlich reagieren Patienten, die nach Verabreichung von Caladium wieder anfangen zu rauchen, auf den Tabak nicht mehr so stark wie vorher. Diese Arznei sollte also in Fällen verschrieben werden, in denen Rauchen Verschlimmerungen hervorruft, nicht aber „für“ exzessives Verlangen nach Tabak.

Ein weiteres Missverständnis besteht in der Vorstellung, Menschen, die Caladium benötigen, seien immer **ganz verrückt nach Sex.** Das trifft lediglich auf das von Kent beschriebene Stadium zu, also einen Zustand weit fortgeschrittenen gesundheitlichen Verfalls auf allen drei Ebenen: geistig, emotional, körperlich. In den vorausgehenden Stadien beobachten wir hingegen häufig **Gleichgültigkeit gegen Sex** oder ein relativ seltenes sexuelles Begehren – ist es aber vorhanden, dann kann es sehr stark sein. In den ersten Stadien der Caladium-Pathologie wiederum finden wir, besonders bei jungen Menschen, oft eine allgemein **starke Erregbarkeit** vor, die sich speziell auf sexuellem Gebiet manifestiert.

Entwicklung der Caladium-Pathologie

Caladium passt auf Menschen, deren Organismus eine **Veranlagung zur Schwäche** aufweist, welche erblich bedingt ist. In den Anfangsstadien können sie sexuell so erregbar sein, dass selbst eine zufällige Berührung eine extreme Erregung mit sich bringt und schnell zum Orgasmus führen kann. Junge Männer können so erregt sein, dass sie den Orgasmus nicht zurückhalten können; das Sperma geht trotz ihrer Anstrengungen und gegen ihren Willen zu früh ab, ohne dass damit ein ausgeprägtes Lustempfinden verbunden wäre. Dies erinnert an LYCOPODIUM und SELENIUM, wo Ejaculatio praecox das Resultat exzessiver sexueller Aktivität ist. Bei Caladium hingegen wird sie durch die enorme sexuelle Erregbarkeit ausgelöst; dem vorzeitigen Samenerguss müssen hier nicht unbedingt sexuelle Exzesse vorausgegangen sein.

Übersteigerte Erregung ohne sexuelle Potenz ist ein Merkmal solcher Caladium-Fälle. Männer, selbst jüngere, haben oft keine ausreichend starken und lang genug anhaltenden Erektionen, und deshalb greifen sie nicht selten zur Masturbation. **Der Penis bleibt schlaff trotz heftigen sexuellen Begehrens,** und auch umgekehrt: **starke, ja schmerzhafte Erektionen** morgens beim Erwachen, **aber ohne sexuelles Verlangen.** Gerade wenn das Verlangen am stärksten ist, ist die Potenz auf dem Nullpunkt. Oder es ist so wie in Schréters Prüfung: „Des Morgens hat er eine Erektion und übt den Koitus aus, doch plötzlich hörte die Wolllustempfindung auf, und er wusste nicht, ob Samen mitging oder nicht." Caladium-Männer werden bisweilen von lasziven Gedanken und Vorstellungen verfolgt, die sie oft die ganze Nacht wachhalten; dieser Zug kommt auch bei Frauen vor, hier gepaart mit nymphomanischen Neigungen. Der beschriebene Zustand kann jahrelang anhalten, ohne jemals das oben erwähnte Kentsche Bild zu erreichen – es sei denn, es handelt sich um Menschen, die hemmungslos auf Sex ausgehen und überhaupt nichts anderes im Kopf haben. Heutzutage wird man dem Spätstadium fortgeschrittener sexueller Degeneration nur selten begegnen; im Laufe einer langjährigen Praxis wird man allerdings vielleicht ein paar Patienten antreffen, bei denen es so weit gekommen ist.

Meist aber endet das Stadium der Übererregbarkeit irgendwann, und es setzt ein Zustand ein, der am besten als **Mangel an Enthusiasmus** zu beschreiben ist. Man könnte auch von Gleichgültigkeit oder Traurigkeit sprechen, aber diese Ausdrücke treffen die Eigenart des Zustands nicht ganz, denn in diesem Stadium sind die Caladium-Personen geistigen, emotionalen oder sexuellen Reizen immer noch zugänglich, und auf solche Stimuli reagieren sie erneut in jener hochgradig erregten Weise. Das Problem ist allerdings, dass sie nicht mehr so leicht auf irgendeinen Reiz ansprechen. Es kommt vor, dass sie jahrelang in einem Zustand der Freudlosigkeit leben und sich für nichts begeistern können. Das wird von Jahr zu Jahr schlimmer, und nur ganz gelegentlich reißt sie ein äußerer Stimulus eine Zeitlang aus ihrer Lethargie heraus – meist eine intellektuelle Diskussion oder ein emotionaler erotischer Reiz. Es handelt sich auch nicht um einen Zustand, der als sehr schmerzvoll empfunden wird, etwa so wie bei PHOSPHORICUM-ACIDUM- oder AURUM-Menschen; vielmehr ist dieses Stadium von Caladium dadurch geprägt, dass Freude und Begeisterung verlorengegangen sind, aber nicht durch negative Emotionen ersetzt wurden. Man könnte es einen „neutralen Zustand" nennen – der Depression benachbart, aber nicht so schmerzvoll.

- In dieser Phase kann Caladium eine Gemütsverfassung hervorrufen, die den Eindruck vermittelt, Gefühle und Denkprozesse seien fast völlig blockiert, als ob sie eingetrocknet wären, und ebenso scheint die Sexualität blockiert zu sein, das sexuelle Lustempfinden trocknet aus und verschwindet. Die Patienten wirken, als ob sie nur ihre Zeit absitzen, ohne Interessen, ohne Freude, ohne Lust. Sie sind unfähig, sich zu verlieben, und wenn sie doch eine Liebesbeziehung eingehen, verlieren sie die Lust, sobald die erste Erregung vorbei ist, und werden gelangweilt und desinteressiert. Die geistige, emotionale und sexuelle Energie, die für eine dauerhafte Liebesbeziehung notwendig ist, scheint bei ihnen erschöpft zu sein.
- Ein Zustand der Geistesabwesenheit stellt sich ein, und auf der intellektuellen Ebene kommt ihnen alles vage und unbestimmt vor. Alles, was Caladium-Menschen in dieser Phase erleben, scheint ihnen „einfach so zu passieren", sie sind offenbar nicht in der Lage, irgendeine Situation selbst zu steuern. Vielleicht verfügen sie noch über genügend Energie, irgendetwas anzufangen, aber es ist keine Kraft mehr da, um dann auch weiterzumachen und durchzuhalten. Eine gewisse geistige Desorientierung und Verwirrtheit scheint zu herrschen.

Zu der Freudlosigkeit kommt nun auch noch ein Verfall des Gedächtnisses. Die spezifische Art des Verfalls der Geisteskräfte, um die es geht, schildert Kent sehr anschaulich, und da ich seine Beschreibung in meiner eigenen Praxis bestätigt gefunden habe, überlasse ich ihm das Wort: „Ein Mensch wendet seinen Geist einer Sache zu, die sich im Laufe des Tages ereignet zu haben scheint, aber er ist sich nicht recht sicher, ob sie nun wirklich geschehen ist oder nicht; er denkt darüber nach und kommt trotzdem nicht zu einem sicheren Schluss, bis er schließlich tatsächlich hingeht und womöglich die Hand auf den Gegenstand legt, um den sich seine Gedanken drehen; er überzeugt sich selbst durch unmittelbaren Kontakt und direkte Beobachtung davon, dass sein vager Eindruck richtig war; und kaum ist er weggegangen, ist er sich wieder nicht sicher, ob es nun stimmt oder nicht. Es geht dabei um Dinge, die wirklich geschehen sind … Daher wird Caladium bei einer ganzen Reihe von Störungen der geistigen Fähigkeiten eingesetzt: nämlich bei **Verlust des Erinnerungsvermögens, wenn eine solche vage, unsichere Geistesverfassung besteht.** Dieser Zustand mag an Schwachsinn grenzen, oder er ist dem Wahnsinn benachbart. Den ganzen Tag ertappt sich der Patient dabei, wie er Dinge zu überprüfen versucht, die er hätte tun sollen; sie sind ihm einfach entfallen, er hat sie vergessen. Der Verstand ist stellenweise abgenutzt, wie durchgescheuert. Eine Art von Geistesabwesenheit, die auch in akuten Zuständen auftreten kann, mit Verlust des klaren Bewusstseins. Es kann ein beträchtliches Ausmaß an Hirnkongestion vorhanden sein, mit mehr oder weniger starker Erregung, aber wichtiger ist **die Erschöpfung des Verstandes, die Schwäche des Geistes.** Unfähigkeit, geistige Arbeit zu vollbringen, es ist schlicht und einfach unmöglich. Er kann nicht denken; je mehr er sich auf einen Gegenstand zu konzentrieren versucht, desto größer wird die Ermüdung des Geistes und desto weiter scheint der Gegenstand entfernt zu sein; je mehr er es versucht, desto weniger kann sich sein Verstand auf eine Sache konzentrieren. Und so verwundert es nicht, dass die Prüfer selbst nicht recht fähig waren, ihre Gedanken in Worte zu fassen und uns ein klares Bild der Prüfung zu verschaffen … Vergesslichkeit bei Menschen, die durch sexuelle Exzesse oder durch **Nikotinvergiftung** körperlich und geistig erschöpft sind."

Dieses Bild legt nahe, dass Caladium bei der Alzheimerschen Krankheit angezeigt sein kann, vor allem wenn die Patienten ein Leben voller sexueller Erlebnisse und geistiger Anspannung geführt haben. Was der Caladium-Patient tagsüber vergisst, kann ihm allerdings im Halbschlaf bzw. im „düseligen Schlaf", wie Hering in seiner Prüfung sagt, wieder einfallen, oder auch wenn er nachts aufwacht und wachliegt.

Schlaflosigkeit

Und tatsächlich leiden diese Menschen unter Schlaflosigkeit und bekommen nicht genug Schlaf. Sie sind extrem geräuschempfindlich, besonders wenn sie schlafen wollen, und dann werden sie immer reizbarer und können unter Umständen sogar die ganze Nacht nicht schlafen. Manchmal spüren sie eine gewisse **Ängstlichkeit vor dem Einschlafen, ohne zu wissen warum.** Zu anderen Zeiten wiederum schlafen sie ganz leicht ein, aber **nach drei oder vier Stunden erwachen sie** und können dann die nächsten zwei oder drei Stunden keinen Schlaf mehr finden. Diese wachen Stunden können auch die Zeit sein, wo ihnen all die tagsüber vergessenen Dinge wieder einfallen. Danach aber versinken sie in einen tiefen, unerfrischenden, schweren Schlaf. Wenn Caladium-Menschen einmal schlafen, ist es meist ein tiefer und schwerer Schlaf: in den ersten zwei oder drei Stunden kann sie nichts aufwecken, sie schnarchen fürchterlich und **stöhnen und ächzen ängstlich.** Es verwundert nicht, dass ein solches Schlafverhalten Leuten, die im gleichen Zimmer schlafen, einen gehörigen Schrecken einjagen kann.

Geist und Gemüt

Caladium-Menschen sind häufig reizbar und niedergeschlagen; die traurige Stimmung kann sich nach Masturbation oder Koitus einstellen, aber auch im Zusammenhang mit Impotenz. „Lautes Heulen über eine Kränkung, wie ein Kind" (Hering).

Die ganze Zeit spüren Caladium-Patienten eine gewisse Gehetztheit, die all ihrem Handeln zugrundeliegt und besonders stark ist, wenn sie erregt sind. Alles muss in Eile geschehen, aber es fehlt ihnen an Energie – oder vielleicht ist auch gerade der Energiemangel die Ursache des Gefühls, alle Unternehmungen möglichst schnell zu Ende bringen zu müssen.

Gehen wir noch einmal zurück zur ersten Phase der Caladium-Pathologie, zum **Stadium der Erregung.** Die nervöse Erregbarkeit kann hier so groß sein, dass jedes Geräusch den Patienten zusammenfahren lässt: Türenschlagen, Zeitungsrascheln, „Zusammenlegen von Papier" (Schréter). Auch sein Zorn ist leicht gereizt und kann durch den geringsten Anlass entflammt werden. Vor allem aber hat er in diesem Stadium eine Unmenge **Ängste und Besorgnisse,** welche abends oder kurz vor dem Einschlafen schlimmer sind (vgl. die schon erwähnte „Bangigkeit vorm Einschlafen"). Männer haben beim Rasieren Angst, sich zu schneiden. Caladium-Menschen haben auch Angst um die Zukunft und insbesondere um die eigene Gesundheit. „Sehr besorgt um seine Gesundheit und über alles besorgt und ängstlich“ (Hering). Sie gehen sehr vorsichtig und penibel mit allem um, was ihre Gesundheit betrifft, machen sich große Sorgen über die Medikamente, die sie bekommen, und fragen immer wieder, wie diese auf ihren Organismus wirken werden. Auch Furcht vor ansteckenden Krankheiten ist vorhanden; sie waschen sich immer sofort die Hände, wenn sie einen Hund oder eine Katze angefasst haben, weil sie Angst haben, sich Würmer zu holen und Echinokokkose zu bekommen. Insgesamt handelt es sich um einen Zustand, in dem sich Angst mit Erregung und einem gehetzten Gefühl mischt. Die Angstzustände gehören zu diesem ersten Stadium, dem der Erregung, wo der Patient begeisterungsfähig ist und die Freuden des Lebens genießen kann, besonders auf sexuellem Gebiet.

Wenn aber dann die Phase der Freudlosigkeit, das **Stadium des Mangels an Enthusiasmus** beginnt, dann machen den Caladium-Menschen auch die Ängste und Sorgen nicht mehr zu schaffen. Es ist, als ob sie tief in ihrem Inneren begraben wären. Sie kümmern sich nicht mehr um ihre Gesundheit und wie sie wieder in Ordnung gebracht werden könnte, nichts kommt an sie heran, was sie beunruhigen könnte – sie gehen tatsächlich achtlos und sorglos mit ihrem Körper und ihrem Befinden um. Es ist einfach keine Energie mehr da, sich noch um irgendetwas zu kümmern, nicht einmal um die eigene Gesundheit. In dieser Phase der Lethargie – oder wie der Patient es sonst nennen mag – ist der Caladium-Mensch völlig außerstande, Gefahren zu erkennen und einzuschätzen. Es ist, als wäre er schon gestorben – was macht es dann schon aus, ob er sich in Gefahr befindet? Er setzt sich gedankenlos jeder Art von Gefahr aus – ein Verhalten, das seine Mitmenschen vielleicht als **törichte Waghalsigkeit oder Dreistigkeit** bezeichnen werden. Der Grund besteht nicht eigentlich darin, dass er keine Angst hätte; es ist vielmehr eine Art Fehleinschätzung, der Verstand ist zu träge, um über potenzielle Gefahren nachzudenken. Zudem können bedrohliche Situationen auch eine Art Stimulation für seine abgestorbenen Gefühle bieten, und wenn andere seinen Mut oder seine Gleichgültigkeit gegenüber Gefahren bewundern, gefällt ihm das.

Allgemeinsymptome und Keynotes

- Das Nervensystem von Caladium-Menschen ist, zumindest in den frühen Stadien der Pathologie, in einem Zustand äußerster Erregung. Nervöse und bizarre, phantastische Phänomene ziehen sich durch das Bild der Arznei und deuten auf ihre Beziehung zu Neurasthenikern und Hysterikern hin.
- Caladium hat eine starke Reizwirkung auf Schleimhäute und Haut und erzeugt dort viele **brennende Empfindungen.** Die Haut weist eine spezifische Sensibilität auf, mit Sensationen von Krabbeln oder Kriechen: als ob hier und da Spinnweben klebten, **als ob eine Fliege auf der Haut herumkröche.** Solche Empfindungen treten vor allem **im Gesicht** auf.
- Auch **Kälte einzelner Körperteile** kommt vor, oft im Zusammenhang mit den krabbelnden Empfindungen. Außerdem wurde ein Trockenheitsgefühl von Teilen beobachtet, die normalerweise feucht sein sollten.
- Caladium hat eine ausgeprägte Wirkung auf den **Schweiß,** der **süßlich riechen** kann. Das „Sonderliche, Ungewöhnliche und Eigenheitliche“ am Caladium-Schweiß ist, dass er die **Fliegen anlockt.** Margaret Tyler kommentiert: „Mit Schaudern habe ich dies bei einigen alten Bewohnern von Armenhäusern beobachtet, denen es unmöglich war, die Fliegen von ihrem Gesicht fernzuhalten.“
- Wie wir im Hinblick auf das männliche Geschlecht bereits gesehen haben, wirkt Caladium in spezifischer Weise auf die **Genitalien.** Das auffallendste Symptom von Caladium in der weiblichen Genitalregion ist ein **starker Juckreiz an der Vulva.** Die Arznei kann bei extrem nervösen Frauen angezeigt sein, die an Pruritus vulvae leiden und deshalb nachts nicht schlafen können.
- Eine wichtige Indikation im Bereich der Atemwege ist katarrhalisches Asthma, wo der Schleim nicht leicht heraufzubringen ist, aber Besserung eintritt, wenn er schließlich doch heraufkommt. Sehr charakteristisch ist **Asthma im Wechsel mit juckendem Hautausschlag.** Manchmal sind die beiden Zustände auch gleichzeitig vorhanden, so als ob der Organismus nicht die Kraft hätte, die Störung vollständig an die Peripherie zu treiben.

- Bei Fieber ist Caladium besonders dann angezeigt, wenn die Fieberhitze abends größer wird. Das Caladium-Fieber verschlimmert sich ungefähr zu dem Zeitpunkt, zu dem das LYCOPODIUM-Fieber besser wird, nämlich gegen 20 Uhr; oder auch etwas früher, etwa gegen 18 Uhr. Das Fieber vergeht durch Schlaf, und eine kennzeichnende Modalität ist: **Schläft abends mit Fieber ein und erwacht, wenn es verschwindet.**
- Ein weiterer charakteristischer Zustand, den Caladium erzeugt und der in der Literatur nirgends aufgeführt wird, besteht in einer eigentümlichen momentanen **Erschlaffung,** ja beinahe Lähmung **der Schließmuskeln** des Körpers. Der Harnröhrensphinkter ist schlaff, und bei Harndrang geht tropfenweise Urin ab; der Patient hat das Gefühl, dass der Sphinkter sehr schwach ist, zu schwach, um den Urin zurückzuhalten. Nachts, in der ersten Schlafphase, werden die Speisen aus dem Magen so widerstandslos regurgitiert, als gäbe es überhaupt keine Barriere, als wäre die Speiseröhre einfach ein beidseitig offenes Rohr. Auch Stuhl kann in ähnlicher Weise unbemerkt abgehen, wenn irgendein ungewöhnlicher Druck auf das Abdomen ausgeübt wird.
- Allgemeine Scheu vor Bewegung, will am liebsten die ganze Zeit liegen – dabei ist er eigentlich kräftig genug, wenn er sich nur anstrengt. Nach Schreiben, Nachdenken, Liegen und beim Aufrichten ein Gefühl, als sollte man ohnmächtig werden. In akuten Zuständen kann es auch zu Delirium, Betäubung und Bewusstlosigkeit kommen.
- **Üble Folgen vom Rauchen,** besonders Kopfschmerzen und geistig-psychische Beschwerden. Allgemeine **Verschlimmerung durch Wärme:** im warmen Zimmer, in warmer Luft, in der Bettwärme; Besserung im Freien, an kühler Luft. Es besteht jedoch eine Abneigung gegen kalte Getränke; **verträgt oder will nur warme Getränke im Magen.** Schlimmer auch nach **sexuellen Exzessen,** durch plötzliche Geräusche und im Liegen auf der linken Seite (dumpfes Stechen in der rechten Brustseite).
- Neben der Linderung durch frische, besonders durch kühle Luft gibt es auch eine allgemeine **Besserung beim Schwitzen** sowie durch einen kurzen Schlaf am Tage.
- Die **schlimmste Zeit** von Caladium liegt **zwischen 21 und 23 Uhr.**

Lokalsymptome

Schwindel Schwindel beim Schließen der Augen. Ein Gefühl wie Schaukeln oder Wiegen, wenn er sich hinlegt und die Augen schließt, am Schlafe hindernd.

Morgens nach dem Aufstehen schläfrig, es fallen ihm beim Gehen im Freien die Augen zu, dabei Übelkeit und Schwindelgefühl im Magen. Nach etwas Laufen wird ihm schwindlig. Schwindel und Übelkeit am Morgen, mit Stichen in der Magengrube.

Kopf Dumpfer Stirnkopfschmerz und pochende Schmerzen im Kopf, besonders bei Rauchern. Kopfweh mit Übelkeit sowie benommenem Kopf; Symptome, die an TABACUM erinnern. Empfindlich betäubender Druck in Augen und Stirn, mit Gesichtshitze und Unruhe, während des Tabakrauchens.

Kopfweh mit Schmerz in der Schulter. Dumpfe, drückende oder scharfe, schneidende Schmerzen in den Schläfen. Vollheitsgefühl im Kopf, wie von allzu großer Blutfülle. Taubheit der rechten oder der linken Kopfseite.

Augen Die **Augen entzünden sich heftig und tränen; Lider rot und entzündet, Augen schmerzen brennend.**

Drücken in den Augäpfeln, mit schmerzlicher Empfindlichkeit bei Berührung oder Druck. Stiche in den Augen, zusammen mit Schmerz in anderen Körperteilen: Stiche im rechten Auge und Pochen im linken Knie; Stiche im linken Auge und in einem Hühnerauge am kleinen Zeh.

Ohren Äußerst geräuschempfindlich, besonders wenn er schlafen will. Beim geringsten Geräusch schreckt er hoch. „Es fällt vor beide Ohren …, als schöbe sich etwas vor" (aus Herings Prüfung), was das Hörvermögen beeinträchtigt. Ein Pulsieren am rechten Ohr, und ringsherum eine Empfindung, als flösse warmes Wasser in einem Kreise herum.

Gesicht **Gefühl, als ob hier und da Spinnweben klebten oder als kröche eine Fliege auf dem Ge-**

sicht herum, oder andere kriechende und krabbelnde Empfindungen. Gesichtshitze; gerötetes Gesicht, beinahe scharlachrot.

Mund Hochrote Mundschleimhäute; Anschwellen der Lippen, der Zunge, des Zäpfchens usw. Zusammen mit der Anschwellung der Zunge kann übermäßiger Speichelfluss auftreten, der wie Eiweiß aussieht und bisweilen in großen Mengen aus dem Mund läuft. Andererseits kann ein trockenes Gefühl im Magen empfunden werden, das Essen scheint ihm trocken im Magen zu liegen, sodass der Patient trinken muss (ohne dabei wirklich durstig zu sein).

Roter, trockener Streifen in der Mitte der Zunge, der sich zur Spitze hin verbreitert (Boger, *Synoptic Key*). Milch schmeckt sauer und ist ihm widerlich.

Hals Trockenheit und Brennen im Rachen, **ohne Durst, ja mit Widerwillen gegen kaltes Wasser.** Kratzen im Hals mit Trockenheitsgefühl, dabei viel Schleimrachsen. Nach Tabakrauchen Ausräuspern von Schleim und schleimiges Erbrechen.

Atemwege, Brust **Kehlkopf und Luftröhre scheinen wie zusammengezogen,** mit Giemen beim Tiefatmen und **Hustenstößen, die über dem Kehlkopf zu entstehen scheinen.** Kitzeln im Hals mit Husten; schlimmer nachts. Katarrhalisches Asthma, bisweilen mit hartem Husten; Schleim ist nicht leicht heraufzubringen, wenn er aber expektoriert wird, bringt das Linderung. **Asthma im Wechsel mit juckendem, brennenden Hautausschlag.** Ein Beispiel aus Herings Prüfung: „Frieselausschlag innen am Vorderarme, von starken, roten Körnern, sehr juckend und brennend … Wenn er vergeht, sogleich starke Brustbeengung, dass er keinen Atem bekommen kann, als sollte ihn Schleim ersticken, ohne Angst …“Stoßweises, seufzendes Atmen.

Dumpfes Stechen in der rechten Brustseite, schlimmer, wenn er auf der linken, besser, wenn er auf der rechten Seite liegt. Der Puls ist hart und hüpfend (schnellend), oder beschleunigt und kaum tastbar.

Magen Klopfen in der Magengrube nach Gehen; macht ihn bald müde. **Empfindung, als flatterte ein Vogel im Magen und versuchte zu entkommen,** was Übelkeit verursacht. Übelkeit kommt oft morgens beim Aufstehen auf. Die Übelkeit kann begleitet sein von einem benommenen Gefühl im Kopf sowie einer Art Schwindelgefühl im Magen, das wie ein Leerheitsgefühl empfunden wird; auch von Stichen in der Magengrube.

Viel **Aufstoßen;** ein öfteres Aufstoßen von sehr wenig Luft, als wäre der Magen voll trockener Speise. Trinkt ohne eigentlichen Durst, nur weil es ihm so trocken im Magen liegt. Isst ohne Hunger, nur weil ihm der Magen so hohl ist, aber sehr hastig. Durstlosigkeit ist bei Caladium oft beobachtet worden; kein Durst bei Fieber; trinkt ganze Tage lang nicht. Es besteht sogar ein **Widerwille gegen kaltes Wasser,** die Patienten vertragen oder wollen häufig nur warme Getränke. Es gibt allerdings auch Caladium-Menschen, die den ganzen Tag Durst haben – sie trinken Tee, Kaffee und kalte Getränke, aber kein Wasser. Hering hat bei seiner Prüfung auch Verlangen nach Bier ohne eigentlichen Durst festgestellt; „er hätte durchaus kein Wasser trinken können“. Dieses Symptom muss nicht unbedingt die Form einer starken Abneigung gegen Wasser annehmen, es kann auch eine Art von Indifferenz sein: der Patient mag es eben einfach nicht sonderlich.

Brennen im Magen, wogegen Trinken nichts hilft. „Dumpfes innerliches Brennen in Magen und Oberbauch; wird endlich zu einem sehr heftigen Drücken, endlich aber Nagen am Magenmunde, und hindert am Tiefatmen“ (Hering).

Abdomen Der Bauch ist geschwollen und berührungsempfindlich, und es tritt krampfhaftes Leibschneiden auf, sowohl im Magen als auch im Abdomen. Windende Schmerzen, und ein Gefühl, **als ob sich ein langer Wurm in der Gegend des Colon transversum oder des Duodenum wände.** Brennen im Oberbauch; im Hypogastrium.

Rektum und Stuhl Die Stühle bei Caladium sind weich, gelb, **breiig,** wie bei Typhus. **Breiiger Stuhlgang von sehr geringer Quantität.** Breiige, lehmfarbene Stühle, die nur mit Schwierigkeiten abgehen. Bisweilen enthält der Stuhl harte Klumpen.

Nach dem Stuhlgang Abgang roten, dünnen Blutes, oder von Schleim und danach einer braunen Flüssigkeit. Brennen im Anus nach dem Stuhlgang. Stiche im Mastdarm bald nach dem Stuhl; wie mit Messern. Erschlaffung des Afterschließmuskels.

Harnorgane Die Blase scheint ihm sehr voll, mit Schmerzen in der Blasengegend, aber ohne Harndrang. Blasenregion berührungs- und druckempfindlich.

Heftiger Schmerz beim Wasserlassen. Stechen tief im Unterbauch, hinter und über der Blase. Stiche in der Harnröhre, abends. Erschlaffung des Harnröhrensphinkters; entweder Harnträufeln nach dem Wasserlassen oder der Patient verliert schon ein paar Tropfen, bevor er die Toilette erreicht.

Urin: übelriechend, mit Bodensatz; spärlich und von fauligem Geruch.

Männliche Genitalien **Sexuelles Begehren bei schlaffem Penis, oder starke, schmerzhafte Erektionen ohne Verlangen. Impotenz mit Niedergeschlagenheit.**

Morgens im Halbschlaf Erektionen, beim völligen Erwachen hörten sie auf. **Ejaculatio praecox.** Oder: Ejakulation und Orgasmus bleiben beim Geschlechtsverkehr aus. Oder: Während des Geschlechtsverkehrs hört die Lustempfindung plötzlich auf, und er kann nicht sagen, ob er einen Samenerguss hatte oder nicht.

Caladium hat sich bei Trippererkrankungen als nützlich erwiesen. **Impotenz nach Unterdrückung von gonorrhoischem Ausfluss** (THUJA).

Häufig nächtliche Samenergüsse; ohne Träume oder auf nicht-sexuelle Träume hin. Nach dem Koitus bleibt die Vorhaut zurückgezogen und lässt sich nicht mehr über die Eichel bringen, mit Schmerz und Anschwellung. Vorhaut geschwollen, wund am Rande, beißt beim Harnen, nötigt oft zum Reiben.

Die Glans penis ist rot, trocken und schlaff; bei Impotenz oder infolge von Masturbation.

Die Geschlechtsteile sind vergrößert, wie gedunsen, schlaff und schwitzen.

Kältegefühl in den Genitalien und kalter Schweiß in der Schamgegend.

Starker Schweiß des Hodensacks.

Pruritus. In einem Fall eines seit langem bestehenden, heftig juckenden Ausschlag am Hodensack, schlimmer nachts, trocken und schuppig, brachte Caladium prompte Linderung (Lindsay, in: „Journal of Homeopathic Clinics“).

Weibliche Genitalien Das auffallendste Merkmal von Caladium im weiblichen Genitalbereich ist der **Pruritus vaginae et vulvae.** Zwei Fälle aus der Literatur mögen als Beispiele dienen: „Ein vierjähriges Mädchen; heftiger Juckreiz an den äußeren Genitalien, der zum Kratzen nötigte; ließ sich nicht davon abhalten, selbst nicht durch Androhung schwerer Strafen; das Kind fiel körperlich wie geistig zurück.“ „Eine Zwanzigjährige klagt plötzlich über häufig wiederkehrendes Jucken an den Genitalien, das schließlich auch von Lustempfindungen begleitet wird; drei Monate später folgt ein schleimiger Ausfluss und ein sehr lästiger Hautausschlag mit Papeln um die Genitalien herum.“ Beide Fälle konnten mit Caladium geheilt werden (Quelle: *Journal of Homeopathic Clinics*). Das Jucken kann auch durch Würmer verursacht werden, die vom Rektum aus in die Genitalregion gelangen. Krampfschmerzen im Uterus nach Mitternacht.

Rücken Der Rücken ist steif, mit zahlreichen rheumatischen Schmerzen, z.B. zwischen den Schultern, sodass er sich kaum im Bett herumdrehen kann.

Extremitäten Schmerzen in der Schulter, bei Kopfweh. Fühlt sich so schwach in den Gliedern, dass er nicht aus dem Bett kommt; den ganzen Vormittag matt und müde, mißmutig und verdrießlich. Gliederzittern; rheumatische Schmerzen in den Extremitäten.

Taubheit in Armen und Händen. „Alle Finger fühlten sich sehr dick an, wie Würste; sie konnte sie nicht recht gebrauchen; sie fühlten sich an, als ob sie bald gelähmt sein würden“ (Berridge). „Arme morgens beim Erwachen eingeschlafen; kann sie kaum bewegen.“ „Der linke Daumen ist taub, wie eingeschlafen; auch der kleine Finger, mit Kribbeln“ (Hering).

Schlaf Wachgehalten durch seltsame kriechende oder krabbelnde Empfindungen. **Schlaflosigkeit durch Juckreiz,** besonders an den Genitalien.

Schläfrig morgens und vormittags, mit Schwäche in den Gliedern, Missmut, benommenem Kopf. Des Morgens nach dem Aufstehen schläfrig, es fallen ihm beim Gehen im Freien die Augen zu, dabei Übelkeit und Schwindelgefühl im Magen. Tagsüber schläfrig, kann aber nicht schlafen, **weil der Juckreiz** (besonders an den Genitalien) **unerträglich ist** oder weil es ihn schaudert und ihm schwindlig ist. Äußerst geräuschempfindlich, besonders wenn er schlafen will.

Sehr lautes **Schnarchen. Stöhnt und ächzt ängstlich** im Schlaf. Unruhiger Schlaf; heftiges Zusammenfahren im Schlaf.

Lebhafte, angstvolle Träume, an die er sich besser erinnern kann als an die Dinge, die tagsüber geschehen sind. Träume von Verstorbenen und Begebenheiten früherer Jahre, so lebhaft, dass er, wenn er aufwacht, gleich wieder einschläft und davon fortträumt.

Nachts weckt ihn Durst mit trockenen Lippen. „Es schien nicht sicher, ob sie immer durch ein Geräusch aufwachte oder ob es nicht auch oft der Durst war; jedesmal wenn sie aufwachte, bat sie um Wasser" (Hering).

Fieber, Frost, Schweiß Kent führt aus: „Das Fieber dieser Arznei ist kontinuierlich, relativ gleich bleibend; nicht sehr hoch, aber gleich bleibend, mit Koma und Stupor; ‚deliröses, unverständliches Murmeln'; geistige Erschöpfung. Caladium passt auf Fälle von Typhus oder Typhoid, die durch schleichendes, entkräftendes Fieber mit murmelndem Delir gekennzeichnet sind; es sind Fälle, die einen sehr langsamen, trägen Verlauf nehmen; kein sehr aktives Delirium, die Patienten murmeln vor sich hin; eine schleichende, passive Form von Bewusstseinstrübung, sehr oft mit Koma oder Betäubung wie bei Phosphoricum acidum." Dies trifft auf die Febris continua zu, die typhoide Form von Fieber. In anderen Fällen aber **steigt das Fieber abends, gegen 18 oder 20 Uhr,** und **bessert sich oder vergeht durch Schlaf. Schläft abends mit Fieber ein und erwacht, wenn es verschwindet.**

Kälte einzelner Körperteile. Fröstelig, selbst in warmem Zimmer. Gesicht, Kopf und Hände heiß, Beine und Füße kalt. Oder: Vor Mitternacht heiß an Händen, Gesicht und Bauch, bei kalten Füßen; nach Mitternacht der Leib kalt, die Füße heiß.

Haut heiß und trocken bei Fieber. **Schweiß gegen Abend, mit Hinfälligkeit,** Gähnen und Schläfrigkeit. **Süßlicher Schweißgeruch; der Schweiß lockt die Fliegen an.**

Haut **Heftiges Jucken an verschiedenen Hautpartien.** Juckender, brennender Ausschlag, **der mit Asthma abwechselt.** Es entsteht öfters und plötzlich ein **heftiges Brennen auf kleinen Stellen in der Haut,** auf Wangen, Nase, Fußzehen, nötigt zum Berühren.

Haut rau und trocken. Merkwürdige Empfindungen, als ob eine Fliege über die Haut kröche oder als ob Spinnweben im Gesicht wären.

Calcium carbonicum

Essenzielle Merkmale

Das Arzneibild dieses großen Polychrests möchte ich mit einigen Vorbemerkungen einleiten:

Calcium carbonicum ist ein Mittel, das alle Lebensabschnitte, von der frühen Kindheit bis ins hohe Alter, und alle Formen und Phasen von Krankheit abdecken kann, von einer simplen Erkältung bis hin zu bösartigen Tumoren, von einfachen Angstzuständen bis hin zu schweren psychischen Krankheitsbildern, z. B. manisch-depressiven Zuständen und Schizophrenie.

Im Laufe meiner klinischen Praxis habe ich eine sehr interessante Beobachtung gemacht: dass nämlich ein unverhältnismäßig großer Prozentsatz an Babys Calcium carbonicum benötigt – um die 40 % aller Kinder mögen es sein, die die Arznei zu Beginn ihres Lebens brauchen –, während das Mittel bei Erwachsenen weitaus seltener angezeigt ist. Warum, so können wir uns nun fragen, treffen wir nicht mehr erwachsene Calcium-carbonicum-Menschen an? Die Erklärung liegt nicht ohne weiteres auf der Hand. Natürlich ist der Kalziumbedarf bei Säuglingen und Kleinkindern enorm, weil kein anderer Stoff so wichtig für den Aufbau und das Wachstum von Skelett und Zähnen ist; aufgrund des erhöhten Bedarfs in diesem Alter macht sich die geringste Assimilationsstörung durch eine bestimmte Symptomengruppe bemerkbar, anhand derer wir sie als Störung des Kalziumstoffwechsels identifizieren können. Wenn das Kind nun heranwächst und nicht mehr so viel Kalzium benötigt, gibt es drei Möglichkeiten:

- Die Störung wird vom Organismus selbst behoben, die betroffene Person wächst zu einem gesunden Menschen heran.

- Wenn die Störung der Kalziumassimilation nicht korrigiert wird und die betroffenen Menschen allmählich auf der abschüssigen, heimtückischen Bahn zur chronischen Krankheit fortschreiten, verändert sich ihre Symptomatologie in Abhängigkeit von den Belastungen und Stressfaktoren, denen sie im Lauf ihres Lebens begegnen. Die Symptome wandeln sich *gemäß den neuen Schichten der Pathologie, durch die die ursprüngliche Schicht, die grundlegende Disposition, überlagert wird.* So kann z. B. Kummer in einem konstitutionellen Calcium-carbonicum-Fall eine IGNATIA- oder NATRIUM-MURIATICUM-Schicht erzeugen, die die ursprüngliche Disposition überlagert, und durch eine Impfung kann auf diese wiederum eine THUJA- oder MORBILLINUM-Schicht folgen, und schließlich mag eine Influenza zur Bildung einer INFLUENZINUM-Schicht führen. In einem solchen Fall wird man den Kranken nicht heilen können, wenn man bei der Arzneigabe nicht exakt in der umgekehrten Reihenfolge der Schichtenbildung vorgeht, d. h. in unserem Beispiel: zuerst INFLUENZINUM, dann THUJA bzw. MORBILLINUM, später NATRIUM MURIATICUM bzw. IGNATIA, und erst danach Calcium carbonicum. Dabei sind die genaue Abfolge und die richtigen Zeitpunkte nicht etwa durch irgendwelche theoretischen Spekulationen zu bestimmen, sondern ausschließlich durch die Symptome, die der Patient jeweils hat. Dies ist das Prinzip der „Schichten der Pathologie“ („layers of disturbance“), eine Theorie, die ich in meinen anderen Schriften näher ausführe, und dies ist zugleich die Idee, die der Miasmenlehre zugrunde liegt.
- Andererseits ist es auch möglich, dass die erwähnten neuen Streßfaktoren *lediglich zu einer Verschlimmerung der Calcium-Symptome führen.* Das Krankheitsbild verschiebt sich dann auf eine tiefere Ebene, aber die Symptomatologie entspricht weiterhin Calcium. In diesem Fall bleibt der Patient sein ganzes Leben lang Calcium carbonicum, der Fall kompliziert sich nicht, es werden keine neuen Schichten aufgeprägt. Wenn wir es daher mit einem älteren Menschen zu tun haben, dessen Symptomatologie nach Calcium carbonicum verlangt, dann wird dieser Patient wahrscheinlich über eine relativ starke Konstitution verfügen. In solchen Fällen sind die Heilungsaussichten gut, wie ernst oder bösartig die Beschwerden auch sein mögen.

Nach meiner Erfahrung wird der Calcium-Zustand selbst nur selten einer anderen Disposition als neue Schicht hinzugefügt; es handelt sich vielmehr im Allgemeinen um eine fundamentale Störung, sozusagen auf der „Basis-Ebene“. Da die Menschen, die dieser dritten Kategorie zuzuordnen sind, meistens relativ gesund und ausgeglichen sind, kann ihre Widerstandskraft und Standfestigkeit nicht so leicht ausgehöhlt werden; wenn jedoch ihre Lebenskraft endlich durch bestimmte Belastungen, z. B. durch exzessive Einnahme allopathischer Medikamente, unterminiert wird, tritt die Calcium-carbonicum-Pathologie an die Oberfläche. Oft wird man feststellen, dass ältere Patienten, die Calcium carbonicum z. B. wegen Lumbago verschrieben bekommen haben, die gleiche Arznei wieder benötigen, wenn sie später andere Beschwerden entwickeln, etwa eine Bronchitis. Oder aber sie brauchen ein akutes Mittel, vielleicht BELLADONNA oder RHUS TOXICODENDRON, ohne dass man danach zu Calcium carbonicum oder einem anderen tiefwirkenden Mittel zurückkehren müsste.

Orientierungspunkte

Calcium carbonicum ist ein derart großes Mittel mit einer so breitgefächerten Symptomatologie, dass der Lernende leicht den Überblick verlieren kann und dann entweder jeden Patienten für einen Calcium-carbonicum-Fall hält oder glaubt, bei keinem seiner Fälle seien all diese Symptome zu finden. Um Anfängern eine Orientierungshilfe zu geben und erfahreneren Homöopathen Anhaltspunkte zur Klärung ihrer Beobachtungen zur Verfügung zu stellen, führe ich im folgenden diejenigen Symptome auf, die nach meiner Erfahrung *im Normalfall* auf diese Arznei hinweisen. Um die neunzig Prozent aller Calcium-carbonicum-Fälle dürften als solche erkannt worden sein, weil sie diese Symptome oder zumindest einen Teil davon aufgewiesen haben. Ich teile die Indikationen in zwei Gruppen: die Leitsymptome von Calcium carbonicum bei körperlichen Beschwerden und die Leitsymptome bei Geistes- und Gemütsstörungen.

Bei **physischer Pathologie** beobachten wir gewöhnlich,

- eine **allgemeine Verschlimmerung bei kaltem und nassem Wetter;** Die Patienten **frösteln, ih-**

nen wird nicht warm, besonders **die Füße sind kalt und gleichzeitig oft von leichtem klammem, klebrigem Schweiß bedeckt;** sie müssen **im Bett Socken tragen** und **können nicht einschlafen, bevor sich ihre Füße warm anfühlen,**
- eine Neigung zum **Dickwerden** und zur **Trägheit und Schwerfälligkeit,**
- **Schwitzen im Schlaf im Bereich des Nackens,**
- ein **Verlangen nach Süßigkeiten und weichgekochten Eiern,**
- **Schwindel an hochgelegenen Orten.**

Bei **Krankheitsbildern von Geist und Gemüt** sehen wir meist,
- dass **eine große Zahl von Ängsten** vorhanden ist, etwa **Furcht vor der Dunkelheit, vor Gespenstern, vor Gewitter, vor Höhen, vor Mäusen, vor Hunden, vor ansteckenden Krankheiten** usw.,
- eine **Furcht, den Verstand zu verlieren, die den psychischen Zustand beherrscht,**
- eine spezielle **Furcht, dass die Leute sie beobachteten und ihnen ihre Verwirrtheit ansähen**
- **Verzweiflung an der Genesung,**
- eine **überwältigende Angst um die eigene Gesundheit** und ganz besonders **Furcht vor Krebs.**

Orientiert sich der homöopathische Praktiker an diesen wichtigsten Leitsymptomen, so sollte er sich in dem riesenhaften Labyrinth der Calcium-Symptome nicht verirren. Im Allgemeinen sollten in einem Calcium-carbonicum-Fall wenigstens vier oder fünf der zehn genannten Leitsymptome vorhanden sein.

Wir müssen hier freilich eine Beobachtung in Betracht ziehen, die für das Calcium-Bild sehr bedeutsam ist: *Die körperlichen Symptome können zurückgehen, ihre charakteristische Konstellation kann sich verändern, wenn die psychische Pathologie in den Vordergrund tritt.* In deren Anfangsstadium, wo die unter 2a aufgeführten Ängste das Bild bestimmen, etwa die Höhenangst, sind im Allgemeinen auch die kennzeichnenden Calcium-Schweiße und die Verschlimmerung durch nasskaltes Wetter und Feuchtigkeit vorzufinden. In Fällen aber, in denen die Krankheit bis zu jenem Punkt nach innen fortgeschritten ist, dass Ängste das ganze Leben des Patienten dominieren – was z. B. für Furcht vor Krebs, vor Herzkrankheiten, vor dem Verrücktwerden usw. zutreffen kann –, kommt es gar nicht selten vor, dass die körperlichen Symptome und die anfänglichen Ängste abklingen. Das als typisch geltende Calcium-carbonicum-Bild wird dann verwischt oder ist gar nicht mehr zu erkennen. In solchen Fällen ist es z. B. durchaus möglich, dass der Patient nicht mehr fröstelt oder dass die Füße weder kalt noch feucht sind; auch das Verlangen nach Eiern kann dann verschwunden sein. Ein Calcium-Fall in diesem Stadium wird häufig schwer von anderen Arzneitypen zu unterscheiden sein und kann etwa mit ARSENICUM oder PHOSPHORUS verwechselt werden. Diese Entwicklung der Pathologie in *Stadien* oder Phasen gilt es immer zu beachten, wenn man in einem Fall nach Leitsymptomen sucht. Eine Symptomenliste wie die hier gegebene sollte der Praktiker daher nicht als unabänderliche Richtschnur verstehen, der stereotyp zu folgen wäre, sondern eher als Orientierungshilfe, die in der großen Mehrzahl der Calcium-carbonicum-Fälle gültig ist. Selbstverständlich ist es an dieser Stelle nicht möglich, sämtliche Aspekte und Kombinationen von Aspekten anzuführen, die ein Calcium-Fall aufweisen kann.

Wenn die **auslösende Ursache** der Beschwerden in **Erschöpfung nach körperlicher oder geistiger Anstrengung** besteht, so ist dies als weitere Bestätigung für Calcium carbonicum zu werten.

Der nächste springende Punkt bei Calcium carbonicum ist eine charakteristische Polarität. **Schlaffheit** und **Verhärtung** sind Züge, die essenziell für diese Arznei sind. Sie können sich auf das Körperliche beziehen (Schlaffheit der Muskeln versus Gewebsverhärtungen), aber auch auf die Ebene des Geistes und/oder der Emotionen, wo ebenfalls „Schlaffheit" und/oder Verhärtung auftreten kann.

Um der Vereinfachung willen könnte man sagen, dass sich die Pathologie bei Calcium-Patienten entweder aus einem Zuwenig oder einem Zuviel an Kalzium entwickelt. Die Zahl der Fälle, bei denen die Krankheit aus Kalziummangel erwächst, ist erheblich größer als die Zahl der Patienten, die aufgrund eines Kalziumüberschusses krank werden. Man darf allerdings niemals vergessen, dass es sich hierbei um eine Verallgemeinerung handelt. Es ist nicht möglich, all die Calcium-carbonicum-Fälle nach einem derart vereinfachten Muster zu klassifizieren.

In Fällen mit Kalziummangel, wo der Organismus nicht genügend Kalzium aufnehmen oder verarbeiten kann, kommt es zur **Erweichung von Teilen des Organismus, deren natürlicher Zustand Härte ist.**

Knochen und Zähne sind weich, die Muskeln sind schlaff, besonders der Herzmuskel. Im anderen Fall, d. h. wenn sich ein Kalziumüberschuss entwickelt, bilden sich überschüssige Kalkablagerungen an bestimmten Stellen der Knochen heraus, und wir finden Knochendeformationen, verhärtete Nägel, skrofulöse Muskelschwellungen und harte Geschwülste der Lymphknoten. Im Reich der Gedanken und Gefühle bedeutet dies eine gewisse Starrheit des Denkens und eine Neigung zum Eigensinn. Übrigens kommt auch eine ungleichmäßige Verteilung vor, etwa bei der Versorgung der Knochen: „Ein Teil eines Knochens, z. B. der Wirbelsäule, ist wohlversorgt, während der andere ausgehungert wird", wie Nash es ausdrückt.

C

Wie bereits angedeutet, ist es die Idee der **Erweichung und Schlaffheit,** die im Calcium-carbonicum-Bild überwiegt. Davon sind nicht nur Muskeln und Knochen, sondern auch Geist und Gefühle betroffen. Der Ausdruck „Schlaffheit" sagt mehr als einfach „Schwäche": die Patienten sind schwach und zugleich weich, es fehlt ihnen der Tonus, die Spannkraft, das Element, das für Ausdauer und Kraft sorgt und den Geweben Halt und Unterstützung bietet. Man darf sich nicht allein auf physiologisches Wissen verlassen, sondern muss seine Wahrnehmungsfähigkeit und Vorstellungskraft benutzen, wenn man verstehen will, was in einem Organismus vorgeht, der dieses grundlegende, existenznotwendige Element nicht aufnehmen und umsetzen kann. Man wird dann erkennen, dass die Gefühle von Calcium-carbonicum-Menschen Ausdauer und Kraft vermissen lassen – und so ist es möglich, dass alle Arten von Angst den Patienten beherrschen können, und er beginnt ein innerliches Zittern zu verspüren. Der Geist hat nicht die Kraft, Schwierigkeiten zu überwinden, sich richtig zu konzentrieren, es fehlt ihm an Ausdauer, und so resignieren die Calcium-Menschen: sie geben alle Anstrengungen auf und gehen nach Hause oder ins Krankenhaus.

Ihr Verstand ist nur zur Beschäftigung mit kleinen, belanglosen, nebensächlichen Angelegenheiten fähig, er geht nicht auf das Wesentliche aus, auf die wirklich wichtigen und nützlichen Dinge des Lebens, denn dies würde Anstrengungen verlangen und eine Kraft und Ausdauer erfordern, die den Calcium-Menschen nicht zur Verfügung steht. Schon eine geringfügige Anstrengung versetzt den Calcium-carbonicum-Organismus in einen Erschöpfungszustand. Die allgemeine Erschlaffung führt zu einem Zustand drohenden Zerfalls, der Organismus spürt, dass er kurz vor dem Kollaps steht, sowohl was den Körper als auch was den Geist angeht. In Fällen von nervöser Reizbarkeit und nervöser Erregung liegt dies offen zutage. Diese Menschen **fangen leicht an zu zittern: Zittern vor Furcht und Angst; nach dem Geschlechtsverkehr; wenn sie nachts wach werden; nach Erschrecken im Traum; nach jeglicher Anstrengung des Geistes oder Körpers.** Es kann eine Art Zittrigkeit oder Beben über den ganzen Körper gehen, so als ob die Muskeln überhaupt keine Anstrengung verkraften könnten, und dies endet schließlich in dem Gefühl, innerlich zu zittern.

„Kleine Gedanken"

Wenn der Verstand eines Calcium-Menschen bereits einen recht ernsthaften, bedrohlichen pathologischen Zustand erreicht hat, geht ihm die Perspektive verloren, er hat keinen Blick mehr für größere Ziele und verfängt sich im Kleinen, Belanglosen, in „kleinen Gedanken", wie Kent es ausdrückt. Es ist schon eigentümlich zu beobachten, wie ein Verstand, der einmal heil und ganz war, unter dem Einfluss der Calcium-carbonicum-Pathologie seine ganze Ausrichtung verändert und die ganze Zeit nur noch mit „kleinen", unwesentlichen Dingen zubringt. Dies ist nicht einfach so zu verstehen, dass diese Menschen Kleinigkeiten besondere Aufmerksamkeit schenken, dass sie an Details ungewöhnlich interessiert sind – vielmehr handelt es sich um einen Zustand, in dem Kleinigkeiten ihren Geist völlig ausfüllen und ihr ganzes Leben beherrschen. Es ist ihnen unmöglich, diese zwanghaften Gedanken einmal beiseitezuschieben; sie scheinen nicht einmal zu merken, dass sie sich mit Belanglosigkeiten beschäftigen und dabei das Wesentliche außer Acht lassen.

Diese Art von **geistiger Unbeweglichkeit,** dieses Kleben am Kleinen ist der Wesenszug, der für den wohlbekannten **Eigensinn** von Calcium verantwortlich ist, welcher besonders stark bei Kindern ausgeprägt ist. Wenn diese Menschen einmal auf ein Bedürfnis fixiert sind, dann können sie nicht mehr lockerlassen, sie müssen es unbedingt befriedigen. Die Befriedigung ihres Bedürfnisses ist von größter Bedeutung für ihr ganzes Befinden, für ihr inneres

Gleichgewicht, aus dieser Quelle scheinen sie tatsächlich neue Kraft zu schöpfen. Dies ist ein kennzeichnender Zug von Calcium, der freilich in seiner Intensität variieren kann, je nachdem, wie weit die geistig-psychische Pathologie fortgeschritten ist: er mag sich als ein gewisser Mangel an Flexibilität im Denken manifestieren, oder als eine auffallende Eigensinnigkeit und Hartnäckigkeit im alltäglichen Leben, oder er kann die Form eines fast bis zum Wahnsinn gesteigerten Besessenseins von „kleinen Gedanken" annehmen.

Kent beschreibt dies sehr anschaulich: „Wenn der Calcium-carbonicum-Patient anfängt, seinen Freunden zu erzählen, was er so denkt, sagen natürlich alle erst einmal: ‚Warum lässt du das nicht erst einmal sein; das bringt doch überhaupt nichts', aber für ihn ist die Sache wichtig, er kann sie einfach nicht beiseiteschieben; und so kommt eins zum anderen, und all diese Kleinigkeiten überzeugen ihn schließlich davon, dass er auf dem besten Wege ist, verrückt zu werden." Es kann sein, dass diese Leute pausenlos von irgendwelchen Dingen reden und reden, die keinen Menschen interessieren. Kent hat solche Patienten nach dem Grund ihres Verhaltens gefragt, und meist bekam er Antworten etwa dieses Typs: „Ich habe eine ganze Weile versucht, damit aufzuhören, aber als das nicht ging, habe ich eben so weitergemacht, es schien mir nämlich gutzutun."

Diese Verhärtung des Denkens kann gepaart sein mit einer gewissen Schlaffheit des Geistes, was ja aufgrund der erwähnten Polarität von Calcium naheliegt. Die betroffene Person verliert ihre Fähigkeit zu tieferem und folgerichtigem Denken. Kent berichtet von einer speziellen Unfähigkeit zu rechnen: „Er kann nicht einmal die einfachsten Additionen und Subtraktionen durchführen." Und er fügt hinzu: „Vielleicht ist er einmal ein Philosoph gewesen, und nun hat er die Fähigkeit verloren, philosophisch zu denken. Ihm ist die geistige Tiefe abhanden gekommen." Freilich kann es vorkommen, wie in einem meiner eigenen Calcium-carbonicum-Fälle, dass ein Patient sagt: „Auf einer geistigen Ebene bin ich irgendwie ruhelos. Ich mag es, wenn ich intellektuell und philosophisch stimuliert werde, da liegt vielleicht meine Unruhe." Aber diese Art von „philosophischem Interesse" hat nicht das mindeste mit der genuinen Auseinandersetzung mit philosophischen Themen zu tun, wie wir sie bei SULFUR-Patienten sehen. Bei Calcium-Patienten ist vielmehr die Furcht der Antrieb für solche Überlegungen, eine Furcht vor dem Sterben. Die Fragen, die solche Menschen beschäftigen, drehen sich alle um die Todesangst, die ihren eigentlichen Kern darstellt; sie lauten z. B.: „Gibt es einen Gott?" „Was für eine Art von Gott?" usw. **Sorge um das eigene Seelenheil** ist ein auffallendes Symptom bei Calcium-Menschen. Ich werde im Kapitel über die Kinder noch ausführlicher auf dieses Thema eingehen, denn bei ihnen tritt diese Art von religiöser „Suche" am häufigsten auf.

Die Erschlaffung des Intellekts kann auch die Form von Wunschdenken annehmen. Folgen wir Kents lichtvollen Bemerkungen zu diesem Thema: „Er zieht Schlussfolgerungen, die mehr von seinen Gefühlen bestimmt sind als von seiner Intelligenz. Er denkt sich die Dinge so zurecht, wie er sie haben will. Man könnte fast glauben, er möchte absichtlich verrückt werden, so viel redet er davon. Er ist völlig unfähig, irgendein Argument zu akzeptieren, und dies wird immer schlimmer. Auch die Versicherungen seines Arztes, dem er immer vertraut hat, kann er nicht mehr annehmen. Es sieht so aus, als hätte es keinen Sinn, mit ihm vernünftig zu reden; aber so weit ist es noch nicht mit ihm gekommen, bei anderen Dingen kann er logisch denken – nur in bezug auf seine eigene Gemütsverfassung nicht."

Beschwerden durch Überanstrengung: geistig und körperlich

Calcium-carbonicum-Menschen neigen dazu, sehr an ihrer Arbeit zu hängen. Sie sind fleißig, gewissenhaft und arbeiten hart, und sie fürchten sich vor Armut; aber infolge der Erschlaffung von Körper und Geist wächst in ihnen ein **Gefühl von Überanstrengung.** Doch sie sind es gewohnt, darauf nicht zu achten und sich trotz ihrer Erschöpfungsgefühle immer weiter anzutreiben, und irgendwann stellen sich Anzeichen einer gewissen **Reizbarkeit** ein. Sie werden schon nach viel geringerer Anstrengung müde, als es früher der Fall war, und sie fangen an, sich bei anderen über ihre Arbeitsbelastung usw. zu beklagen. Es fällt ihnen immer schwerer, sich zu sammeln; ihre Gedanken schweifen ab, wenn sie versuchen, sich zu konzentrieren. Das Gedächtnis lässt nach. Schon bei ganz geringer Anstrengung im Sprechen ist es ihnen, als würde das Gehirn gelähmt; sie können keinen klaren Gedanken mehr fassen und sich nicht besinnen, wovon eigentlich gerade die Rede ist, mit Benommenheitsgefühl im Kopf. Sie vertauschen und verwechseln Wörter und versprechen sich leicht. Benebelter Kopf beim Lesen; sie müssen aufhören zu lesen und wissen nicht mehr, wo sie waren. Ihr Verstand kommt ihnen schwach vor, das Denken fällt schwer, das Selbstvertrauen schwindet, die Arbeit wird ihnen leicht zuviel und erscheint schnell als überwältigende Belastung.

Schließlich kommt eine Zeit, **wo die geringste Verantwortung als eine ungeheure Bürde auf ihnen lastet,** und sie sehen sich nicht mehr in der Lage, damit fertigzuwerden. Dann fühlen sich Calcium-carbonicum-Menschen völlig überlastet und überwältigt, Situationen und Probleme erscheinen ihnen unüberwindlich. Dies ist der Zeitpunkt, zu dem sie eine **Abneigung gegen ihre Arbeit** entwickeln. Es graut ihnen regelrecht vor ihrer Arbeit, vor ihrer Verantwortung, vor den Forderungen, die andere an sie stellen. **Zu aller Arbeit unaufgelegt;** Scheu und Ekel vor der Arbeit, bei großer Reizbarkeit und Schwere der Beine. Sie verspüren einen außerordentlich starken Drang, ihre Stelle aufzugeben, aber immer noch halten sie durch und machen weiter.

Wenn Calcium-Menschen in diesem Stadium, in dem die Angst und die „Furcht, dass etwas Schlimmes passieren wird“, offenkundig werden, mit einem zusätzlichen Stressfaktor konfrontiert werden (z.B. mit einem Kummer oder mit einer akuten Krankheit, die durch allopathische Medikamente kompliziert wird), dann verfallen sie in ein noch weit tieferes Krankheitsstadium. Sie beginnen eine sehr ausgeprägte **Furcht vor Krebs** und eine entsetzliche **Angst um ihre Gesundheit** zu entwickeln, oder eine **Furcht, den Verstand zu verlieren,** kommt auf. Diese beiden Ängste – vor Krebs und vor Wahnsinn – verhalten sich in ihrer Intensität der Tendenz nach umgekehrt proportional zueinander: ist die Krebsfurcht stark, so wird die Furcht vor dem Wahnsinn schwächer, und umgekehrt. Während dieses Schwächezustands von Geist und Gemüt werden die Calcium-Menschen das beunruhigende Gefühl nicht los, dass die anderen ihnen anmerken, wie unsicher sie innerlich sind. Sie haben das Gefühl, dass die Leute sie nur anschauen müssen, um sozusagen ihre Gedanken lesen zu können, und dieser Eindruck macht ihnen noch mehr Angst.

Calcium-carbonicum-Fälle, die auf Überanstrengung zurückgehen (welche schließlich einen Zusammenbruch zur Folge haben kann), durchlaufen verschiedene Stadien, von denen wir einige im folgenden näher beleuchten wollen.

Im ersten Stadium tritt eine gewisse Reizbarkeit auf, die Patienten ärgern sich schon über Kleinigkeiten; sie sind leicht aus der Fassung zu bringen, schon ein paar Worte genügen, um einen Wutanfall zu provozieren, besonders wenn sie das Gefühl haben, jemand wolle etwas von ihnen. **Leicht beleidigt,** nehmen sie alles von der schlimmsten Seite und interpretieren eine Äußerung schnell als persönlichen Angriff. Sie steigern sich schnell in einen Erregungszustand hinein und bekommen oft Schweißausbrüche, wenn sie sich einer Situation nicht gewachsen fühlen. Auch Herzklopfen, äußeres und inneres Zittern und physische Ermüdung stellen sich ein, und häufig kommt es zu Schwindelanfällen und Benommenheit. Die Gefühle sind leicht erregbar – und ebenso leicht erschöpft. Es besteht eine Unfähigkeit, sich mit irgendetwas zu befassen, was Anstrengung erfordert.

Die Erschöpfung von Geist und Gemüt führt nun zu einer Neigung zu Bangigkeit und Besorgnis: die Patienten machen sich **Sorgen um die Zukunft,** um ihre Gesundheit und um ihr Seelenheil. **Rastlose Ängstlichkeit.** Sie sind schreckhaft, und ihre ängstliche Erregung lässt sie nicht zur Ruhe kommen und kann Herzklopfen, Blutwallungen und ein Gefühl von Rucken in der Magengrube auslösen. Die Ängstlichkeit scheint oft aus dem Magen aufzusteigen.

In dem Stadium, in dem sich ein Zusammenbruch abzuzeichnen beginnt und die Ängste aufkommen, leiden die Calcium-Patienten häufig an Schlaflosigkeit, besonders nach 3 Uhr morgens. Oft sind sie in der Lage, ein paar Stunden lang gut zu schlafen, aber gegen 3 Uhr wachen sie auf und können dann nicht wieder einschlafen.

Einen solchen Zustand können Calcium-carbonicum-Menschen erstaunlich lange durchhalten, ohne dass sie aufhören würden, sich weiter zu überanstrengen, aber irgendwann erreichen sie schließlich ein Stadium, in dem es ihnen unmöglich wird, ihre Arbeit fortzuführen, und so ist **Aufgeben der Arbeit infolge übermäßiger Erschöpfung** ein charakteristisches Symptom von Calcium carbonicum. Kent beschreibt die Situation so: „Ein Calcium-carbonicum-Patient bekommt manchmal eine Abneigung gegen die Arbeit und kündigt seinen Job. Er wirft ein blühendes Geschäft einfach hin und geht nach Hause, um gar nichts mehr zu tun, denn er ist erschöpft von der Mühe, die es ihn gekostet hat, das Geschäft in diesen blühenden Zustand zu bringen. Er sagt, das Geschäft tue ihm nicht gut. Er ist müde vom Geschäftsleben, und wenn er doch wieder zur Arbeit geht, scheint sie ihn geradezu in den Wahnsinn zu treiben. Er will nichts mehr davon sehen und hören. Es ist freilich unschwer zu erkennen, dass für Calcium nicht unbedingt Schwäche und Erschöpfung durch Ärger im Beruf besonders typisch ist, obwohl Calcium auch diesen Zustand haben kann; ich spreche hier vielmehr von einem Menschen, der sich bis zur totalen Erschöpfung überarbeitet hat, und gerade wenn der Erfolg endlich da ist, wirft er alles hin und geht nach Hause – es sieht gerade so aus, als ob er faul wäre." Und er fügt eine wichtige Differenzierung hinzu: „Es handelt sich nicht um Menschen, die von Geburt so sind, zum Nichtstun geboren und nie zum Arbeiten aufgelegt; nein, es sind Menschen, die erst zu Nichtstuern werden."

Dies ist die Symptomatologie, die Calcium carbonicum seinen Ruf als Heilmittel für Fälle von Zusammenbruch nach langandauernder Überarbeitung und durch ein Übermaß an Sorgen und Pflichten verschafft hat.

Es gibt allerdings auch noch ein anderes Stadium der psychischen Pathologie von Calcium carbonicum, das erheblich ernsthafter und alarmierender ist.

Furcht vor dem Wahnsinn

In diesem Stadium hat der Calcium-carbonicum-Patient das Gefühl, geistig völlig zusammenzubrechen, er glaubt nicht, dass er unter diesen Umständen überhaupt noch weitermachen kann. Sein Intellekt ist geschwächt, er beginnt wichtige Dinge zu vergessen, sein Kopf ist voll mit irgendwelchen Kleinigkeiten, während die großen und wichtigen Angelegenheiten ungelöst bleiben; er kann sich nicht mehr konzentrieren und wird völlig unfähig, Probleme im Geschäft anzugehen und einer Lösung zuzuführen. Aber der Streß bleibt, die Geschäfte laufen weiter, die Rechnungen müssen bezahlt werden, und so gerät der Patient in einen Zustand von Verzweiflung, er hat das Gefühl, dass seine Gesundheit nicht mehr mitmacht, seine Ausdauer und Energie sind total erschöpft. Dies ist der Zeitpunkt, wo er das Gefühl bekommt, **den Verstand zu verlieren.** Calcium-carbonicum-Patienten behalten diese Angst vor dem Wahnsinn meist für sich, wahren sie lange Zeit als ein striktes Geheimnis. Sie fürchten sich davor, anderen von ihrer Angst zu erzählen, weil sie glauben, diese würden sie dann wirklich für verrückt halten und sie in ein Nervenkrankenhaus sperren lassen. Tag und Nacht denken sie über ihren Geisteszustand nach, sie können nicht mehr schlafen. Es ist eine Furcht, die im Laufe der Zeit übermächtig wird, und je länger sie sich dem Berufsstress aussetzen, desto stärker wird die Angst, bis sie ihren Geist schließlich auf Dauer beherrscht.

In dieser Phase kann man Situationen erleben, die etwa so aussehen: Der Patient kommt ins Sprechzimmer und zählt verschiedene Beschwerden auf – und während man noch aufmerksam zuhört, bricht er plötzlich zusammen und fängt an zu weinen, und die Tränen laufen ihm übers Gesicht. Nun wird die Verzweiflung sichtbar, und wenn man dann nach dem Grund fragt, zögert er erst eine Zeitlang, bis er endlich seine Angst eingesteht, verrückt zu werden. Und wenn diese Menschen einmal angefangen haben, über ihr wirkliches Problem zu reden, dann werden sie schließlich alles erzählen, was in ihnen vorgeht.

Dies ist das Stadium, in dem die Gemütsverfassung zum Hauptproblem der Patienten geworden ist. In dieser Phase haben sie neben der Angst, verrückt zu werden, auch eine **Furcht, dass die Leute ihnen ihre Verwirrtheit ansehen.**

Es ist übrigens interessant, dass die Patienten diese Symptome nicht von sich aus erzählen; wenn man aber den Verdacht hat, dass es sich um einen Calcium-carbonicum-Fall handelt, und daraufhin gezielte Fragen stellt, dann geben sie mit einiger Erleichterung ihr Geheimnis preis. Und dann berichten sie auch von diesem Gefühl, dass die Leute sie argwöhnisch beobachten, von ihrer Angst, von den anderen „durchschaut" oder „erkannt" zu werden. Wie Kent es ausdrückt: „Er denkt, dass die Leute ihn misstrauisch anschauen, und er selbst schaut sie ebenfalls misstrauisch an, und er fragt sich, warum sie davon nichts zu ihm sagen."

Dieser Zustand grenzt an den Wahn, und er kann auch tatsächlich von **Wahnvorstellungen** begleitet

C

sein, **besonders wenn die Patienten die Augen zumachen,** und dies auch tagsüber. Dann sehen sie grausige Phantasiebilder, und sie müssen die Augen sofort wieder öffnen und versuchen, sich selbst davon zu überzeugen, dass sie nicht verrückt sind – dass alles nur ein Spiel ihrer Phantasie ist. Es ist nicht schwer zu erkennen, dass dieser Zustand weit von dem entfernt ist, was man einen gesunden Geist nennt, aber es ist auch noch kein echter Wahn, denn die Betroffenen sind immer noch in der Lage, sich im Umgang mit anderen zu beherrschen. Jedenfalls aber haben Calcium-carbonicum-Menschen in diesem Stadium definitiv den Eindruck, dass sie sich mit Riesenschritten dem Wahnsinn nähern.

Nun werden sie unter Umständen auch eingestehen, dass sie Selbstgespräche führen. In Gegenwart anderer sind sie in der Lage, ihre Selbstkontrolle aufrechtzuerhalten, aber sobald sie glauben, allein zu Haus zu sein, beginnen sie mit sich selbst zu sprechen. Dies ist speziell dann der Fall, wenn ein lang gehegter Kummer besteht. Wir können uns etwa eine Frau vorstellen, deren Mann ihr untreu war und die ihren Zorn und ihre Hassgefühle gegen ihn lange Zeit unterdrückt hat. Sie wird dann anfangen, mit sich selbst zu sprechen, und in diesen „Unterhaltungen“ ohne Partner wird sie eine Menge Worte verlieren.

Calcium-Geisteskrankheit

Das Stadium der Furcht vor dem Wahnsinn kann beschrieben werden als ein Zustand von Verwirrung, Schwäche und Versagen des Geistes. Dieser Zustand wird endlich in eine wirkliche Geisteskrankheit übergehen, welche in Calcium-carbonicum-Fällen meist eine **passive Form** annimmt.

Der Calcium-Wahn ist einerseits durch eine **große Zahl von Wahnvorstellungen** geprägt, die sich **sehr schnell entwickeln. Beim Schließen der Augen** erscheinen **grausige Phantasiebilder** oder fatale, groteske Gesichter. Andere Wahnideen sind etwa, dass ein über einer Stuhllehne hängender Gegenstand ein Mensch sei, der dort sitze, oder dass jemand neben dem Patienten hergehe (wie bei PETROLEUM- oder SILICEA-Menschen). Hahnemanns Prüfung berichtet von einer „Phantasie-Täuschung, als höre sie ein Poltern und Klappern über ihrem Bette, wovon sie ein Schauder überlief“.

Was andererseits das Verhalten gegenüber der Außenwelt angeht, so sitzen die Patienten die meiste Zeit einfach da und tun gar nichts, oder sie tun seltsame „kleine Dinge“: sie spielen die ganze Zeit mit ihren Fingern, zerbrechen Streichhölzer oder Stöckchen oder zerschneiden Papier in kleine Stücke. Margery Blackie berichtet von einer Patientin, die während des gesamten Interviews pausenlos ihre Handtasche auf- und zumachte.

Die allgemeine Idee der Calcium-carbonicum-Geisteskrankheit ist also ein **passiver Zustand mit Wahnvorstellungen, verbunden mit dem Motiv der „kleinen Dinge und Gedanken“,** auf das oben bereits eingegangen wurde.

Wahnideen können auch bei schweren fiebrigen Erkrankungen schnell aufkommen, etwa bei Lungenentzündung oder Nierenbeckenentzündung. Zwei Beispiele dazu aus Herings *Guiding Symptoms*: „Manie; sieht viele Hunde, die auf ihn eindrängen, kämpft gegen sie (nach Verkühlung von Füßen und Beinen in Töpferton).“ „Sieht Katzen und andere Tiere im Delirium, spielt mit ihnen (bei Nervenfieber oder Typhus).“ In diesen akuteren Zuständen zeigt sich ein größeres Maß an Unruhe und Aktivität. Ein weiteres Beispiel von Hering, „fühlt sich, als ob sie am liebsten schreiend auf- und abrennen würde“, wird von Kent so kommentiert: „Hat das Gefühl, sie könnte gar nicht mehr anders, als laut zu schreien. Dies tritt bei überreizten, erschöpften Menschen auf, die durch einen Todesfall im Familienkreis in einen furchtbaren Erregungszustand geraten sind.“

Während einer akuten Verschlimmerung ihrer chronischen Geisteskrankheit kann sich bei Calcium-carbonicum-Menschen auch eine größere Aggressivität manifestieren. Dann kann man auch Zustände antreffen, die der folgenden, von Hering mitgeteilten Beobachtung ähneln: „Wirft sich heftig herum, wälzt sich auf dem Boden, versucht die Kleider der Umstehenden zu packen und stopft sie sich in den Mund, beißt und spuckt, gibt ein lautes, bellendes Geräusch von sich, alles mit offenen, stumpfen Augen.“ Doch auch solche Zustände erreichen nicht die Ausmaße und die Intensität von BELLADONNA oder STRAMONIUM, Arzneitypen, deren Delirium erheblich stärker durch Aktivität und Aggressivität, Verlangen zu beißen und zu spucken usw. gekennzeichnet ist. Calcium neigt bei delirösen und wahnhaften Zuständen eher zur Passivität. An dieser Stelle möchte ich darauf hinweisen, dass die Differenzialdiagnose zwischen einzelnen Mitteln besonders in akuten Zuständen häufig nur aufgrund von Abstufungen hinsichtlich der Intensität möglich ist, weil die Symptome selbst sich gerade in solchen Fällen nicht selten sehr ähnlich sind.

Verschiedene Ängste von Calcium carbonicum

Im Jahre 1976 hörte ich bei einem internationalen Seminar in Athen den namhaften Homöopathen Dr. Paschero sagen, dass Calcium carbonicum alle Ängste der Materia medica habe, dass diese Arznei nur verschrieben werden könne, wenn der Patient voller Ängste sei, und dass das Mittel, das ein Patient mit vielen Ängsten benötige, mit großer Wahrscheinlichkeit Calcium carbonicum sei. Nun ist es zwar völlig richtig, dass es bei Calcium eine große Zahl von Ängsten gibt, ebenso richtig ist es aber, dass nicht alle Calcium-carbonicum-Menschen unter Ängsten leiden – es gibt tatsächlich auch welche, die gar keine Ängste haben! (Ich werde in dem Kapitel über Kinder näher darauf eingehen, weil wir besonders bei jüngeren Calcium-Kinder oft keinerlei Ängste vorfinden.)

Dass auch und gerade die Ängste nach ihrem Intensitätsgrad und ihrem Stellenwert für das gesamte Krankheitsbild beurteilt werden sollten, ist ebenfalls eine Erkenntnis, die hier von großer Bedeutung ist. Eine bestimmte Furcht kann in milder Form ein Begleitsymptom von körperlichen Beschwerden darstellen, ein andermal aber kann die gleiche Furcht überwältigende Ausmaße annehmen, während die physischen Symptome vergehen. Gewisse Ängste werden gerade dann deutlich auf die richtige Arznei hinweisen, wenn sie das Symptomenbild beherrschen und den Patienten völlig unter ihre Gewalt bringen.

Eine überwältigende Furcht vor Gewitter z. B. ist kein starker Hinweis auf Calcium carbonicum, obwohl die Arznei diese Furcht hat. Eine extreme Furcht, wahnsinnig zu werden, bei der andere Begleitsymptome fehlen, deutet eher auf MANCINELLA als auf Calcium. Aber wenn eine dieser Ängste mit einer **überwältigenden Furcht** des Patienten gepaart ist, **dass die Leute ihm seinen geistigen Zustand anmerken könnten,** dann spricht dies für Calcium und nur für Calcium. In diesem Fall ist es durchaus möglich, dass all die anderen Calcium-Ängste (die wichtigsten werde ich unten aufzählen) verschwunden sind, und das gleiche kann auch für die physischen Beschwerden und Modalitäten gelten.

- Eine jener Ängste, die bei Calcium carbonicum eine ungeheure Intensität erreichen können, ist die **Angst um die eigene Gesundheit,** verbunden mit **Furcht vor dem Tod.** Solange körperliche Beschwerden überwiegen, kann diese Angst auf einem niedrigen Niveau bleiben, die Betroffenen schenken ihr keine große Beachtung. Aber die Calcium-Angst um die Gesundheit kann solche Dimensionen erreichen, die Furcht vor dem Tod kann so überwältigende Ausmaße annehmen, dass sie den Patienten das Leben zur Hölle macht und ihre ganze Existenz total zugrunde richtet, und dann wird die Angst auch das erste sein, worüber die Patienten im homöopathischen Interview klagen. Die häufigsten Ausprägungen dieser Angst sind die **Furcht, an Krebs oder einem Herzleiden zu sterben,** und die **Furcht, den Verstand zu verlieren. Diese Formen der Angst können zum Zentrum des Krankheitsbildes werden.** Hingegen ist die Furcht, eine ansteckende Krankheit zu haben oder zu bekommen, in Calcium-Fällen zwar häufig anzutreffen, ich habe sie aber niemals als Hauptbeschwerde in einem Calcium-Gemütsleiden beobachten können.
- Eine weitere starke Angst kann sich aus einem **schlechten Gewissen** entwickeln. Diese Angst, etwas Böses begangen zu haben, kann so intensiv werden, dass sie durch gutes Zureden und logische, vernünftige Argumente nicht im mindesten zu besänftigen ist. Die Schuldgefühle machen sich an Kleinigkeiten fest, die für andere Leute völlig belanglos wären, Calcium-Menschen aber steigern sich so sehr in ihr Problem hinein, dass es ihre ganze Person durchdringt und überwältigt; das Leben wird ihnen unerträglich.
- Kommen wir nun zu den sonstigen Ängsten von Calcium carbonicum. Da ist zunächst eine **Furcht, dass ihm oder anderen ein Unglück begegnen werde** oder **dass schlechte, betrübliche Nachrichten zu erwarten seien.** Auch eine Furcht vor dem Alleinsein ist öfters festgestellt worden. Eine besondere Zeit für diese Ängste ist

die Dämmerung, „**wenn der Abend naht**“, eine Zeitmodalität, die schon Hahnemann bestätigen konnte.

- **Höhenangst** oder auch **Schwindel an hohen Orten** gehört zu den Hauptbeschwerden von Calcium carbonicum und ist in den meisten Calcium-Fällen ein Begleitsymptom. Calcium-Menschen können tatsächlich vor Angst erstarren, wenn sie eine Leiter hinaufsteigen, selbst wenn es nur um drei Sprossen geht. Die Furcht ist so groß, dass sie oft träumen, an einem hohen Ort zu stehen und sich schwindlig zu fühlen. Sie können es noch nicht einmal ertragen, andere am Rand eines Steilabfalls stehen zu sehen; sie rufen den Leuten zu, doch nicht so nahe an die Balkonbrüstung zu gehen, vor lauter Angst, diese könnten abstürzen. Auch vor dem Treppabgehen haben sie Angst, besonders wenn es sich um eine Freitreppe ohne Geländer handelt.
- Weitere Ängste, die bei Calcium-carbonicum-Menschen häufig sind: Furcht vor Gewitter; vor dem Übernatürlichen; vor Gespenstern; vor Ansteckung und Mikroben; vor Schwindsucht, Abzehrung und Armut; vor Mäusen; vor Insekten; vor Spinnen; das Haus zu verlassen und sich auf öffentlichen Plätzen aufzuhalten (Agoraphobie); vor engen Räumen (Klaustrophobie). Auch **nach Anhören von Grausamkeiten** können sie Angst bekommen.

All diese Ängste erreichen jedoch gewöhnlich nicht die allesverschlingende Intensität der zuerst erörterten Angstzustände, vielmehr sind sie meist Begleitsymptome körperlicher Beschwerden. Calcium-carbonicum-Menschen können viele von diesen Ängsten haben, aber in anderen Fällen haben sie nur wenige, manchmal sogar nur eine einzige.

Vergleicht man Calcium carbonicum in bezug auf die Furcht vor Gewitter und vor Dunkelheit (also in einer relativ frühen Phase) mit PHOSPHORUS, so stellt man fest, dass PHOSPHORUS-Patienten viel offenere Menschen mit erheblich stärker akzentuierten Ängsten sind. Die PHOSPHORUS-Furcht vor Gewitter ist entsetzlich; diese Menschen sagen, sie würden sich am liebsten unter dem Tisch verstecken, wenn es draußen stürmt. Calcium-Menschen würden ihre Angst niemals in so massiver Form zeigen. Und die Angst um die Gesundheit wird sich bei PHOSPHORUS-Menschen in einem früheren Stadium äußern als bei Calcium-Personen, bei denen diese Angst sich im Zusammenhang mit der übermächtigen, alles durchdringenden Angst um das eigene Leben und die Zukunft entwickelt. Man könnte den PHOSPHORUS-Menschen als ein dünnes Calcium-Individuum mit schärfer akzentuierten Ängsten und einem starken Verlangen nach kaltem Wasser bezeichnen. Zudem ist der Schweiß bei PHOSPHORUS geringer als bei Calcium, während die Vitalität eher auf einem höheren Niveau liegt. PHOSPHORUS-Menschen sind empfänglicher und reagieren leichter auf Einflüsse als Calcium-Personen.

Angst um die Gesundheit, Verzweiflung an der Genesung

In ihrem Leiden kommen Calcium-carbonicum-Menschen leicht zu dem Schluss, dass in ihrem Fall nichts mehr zu machen ist, dass ihnen nicht zu helfen ist, und dann **überkommt sie eine entsetzliche Verzweiflung.** Sie sind durch nichts zu beruhigen. Wenn man den Versuch macht, sie davon zu überzeugen, dass die Aussichten für ihren Fall eigentlich gar nicht so übel sind und dass man ihnen wahrscheinlich helfen kann, dann predigt man tauben Ohren – die Verzweiflung, die **absolute Hoffnungslosigkeit** steht ihnen ins Gesicht geschrieben. Bei diesem Symptom, **Verzweiflung an der Genesung, keine Hoffnung, je wieder gesund zu werden,** führt Calcium carbonicum gemeinsam mit ARSENICUM die ganze Materia medica an.

Die Angst um die eigene Gesundheit kann auch dann fürchterliche Stärke erreichen, wenn es überhaupt keine Anzeichen eines körperlichen Leidens gibt. Ein Prüfungssymptom von Hahnemann lautet: „Sie hält, hypochondrisch, sich für sterbenskrank, und konnte doch über nichts klagen.“ Calcium-carbonicum-Menschen können sich vor jeder Art von Krankheit fürchten – vor einem Herzfehler, einem Leberleiden oder sonst einer „inneren“ Krankheit –, aber am ausgeprägtesten ist die **Furcht vor Krebs.** Solche Ängste treiben den Patienten dazu, einen Arzt nach dem anderen aufzusuchen. Manchmal ist tatsächlich eine leichte Colitis oder eine geringfügige Schmerzempfindung im Bauchraum vorhanden, aber der Patient ist dann völlig besessen von diesem kleinen Gesundheitsproblem. Es scheint einen Zustand unerträglicher Angst heraufzubeschwören, der mit innerlichem Zittern und Herzklopfen verbunden ist, was die Verfassung des Kranken weiter verschlimmert. Auch der Besuch beim Spezialisten ergibt keinen krankhaften Befund am Darm, und diese Auskunft macht die Sache nur noch schlimmer, statt den Patienten zu beruhigen, denn nun ist er sich ganz sicher, dass er Krebs hat und dass der Tumor zu spät entdeckt werden wird.

Dass die Calcium-Menschen schließlich zu diesem Ergebnis kommen, stürzt sie in tiefe **Verzweiflung,** und sie glauben, dass sie unrettbar verloren sind. Sie „verzweifeln an der Genesung", wie es das Repertorium ausdrückt. Diese Verzweiflung muss nicht gleich beim ersten homöopathischen Interview offenbar werden; vielleicht halten sie den Homöopathen für ihre letzte Hoffnung und warten darum erst einmal ab, was er ausrichten kann. Wenn jedoch nach dem ersten Gespräch nicht Calcium carbonicum gegeben wird, dann werden sie bei der zweiten Konsultation ihre Verzweiflung zeigen – sie sagen, es gebe keine Hoffnung mehr für sie und sie seien unheilbar krank. Dies gilt ihnen als feststehende Tatsache.

Derartige Fälle können gelegentlich mit NITRICUM ACIDUM verwechselt werden. Beide Arzneitypen haben große Angst um die eigene Gesundheit, und beide haben ein Verlangen nach Süßigkeiten und Salzigem. Bei Calcium carbonicum ist aber das Süßverlangen stärker als das Salzverlangen, bei NITRICUM ACIDUM ist es umgekehrt.

Depressionen und Beschwerden durch Kummer

Calcium-carbonicum-Menschen haben häufig so schwere **Depressionen,** dass man an den AURUM-Zustand erinnert wird, aber sie sind niemals so suizidgefährdet wie AURUM-Menschen. Die Calcium-Depression geht einher mit Verzweiflung und physischer Mattigkeit, der Patient ist zu nichts fähig und hat absolut keine Kraft mehr, weder geistig noch emotional, noch körperlich. Er sieht alles nur noch schwarz in schwarz. Es kann ein Zustand eintreten, wo der Patient einfach nur dasitzt und nichts mehr sagt. Die anderen sitzen um ihn herum und unterhalten sich, aber er will sich nicht an dem Gespräch beteiligen, will überhaupt nichts tun, weigert sich, auch nur zu sprechen. Glauben sich Calcium-Menschen in einem solchen Zustand allerdings allein, so werden sie manchmal Selbstgespräche führen, wie ich es oben beschrieben habe.

Diese Patienten sind des Lebens müde; sie wollen nicht mehr weiterleben. Sie haben durchaus Suizidgedanken, obwohl dieses Symptom hier nicht so stark ist wie z. B. bei AURUM; und eine charakteristische Modalität von Calcium carbonicum besteht darin, dass die Suizidneigung **beim Schwitzen** besonders groß ist, ebenso wie die Ängstlichkeit. Sich zu erstechen erscheint ihnen am ehesten als die geeignete Art, ihrem Leben ein Ende zu setzen.

Die **Niedergeschlagenheit und Melancholie** von Calcium kann mit einer Art von Beängstigung gepaart sein. Die Patienten neigen sehr zur **Weinerlichkeit;** trübe, gedrückte Stimmung mit unwiderstehlichem Hang zum Weinen. Das Weinen kann durch Ermahnungen ausgelöst werden, und es besteht auch eine Neigung zum Weinen über Kleinigkeiten und zum Grämen und Klagen über längst vergangene Beleidigungen. Sie stöhnen und jammern, weinen und wimmern; sie fühlen sich alleingelassen und **bemitleiden sich selbst,** wollen aber auch nicht getröstet werden – Trost verschlimmert ihren Zustand eher noch. Das Weinen kann auch mit heftigen Lachkrämpfen abwechseln – ein Zustand, der der Hysterie ähnelt.

Dieser hysterieartige Zustand ist häufig eine Folgeerscheinung von Kummer. Nach einem Kummer können Calcium-Menschen in einen eigentümlichen Erregungszustand geraten, sie möchten schreien und kreischen, um „es loszuwerden", sie glauben verrückt werden zu müssen, wenn sie nicht schreien – es ist, als müssten sie die Hysterie irgendwie körperlich ausagieren. Die körperliche Unruhe ist enorm; sie laufen im Zimmer auf und ab und haben das Gefühl, sie müssten jetzt einfach etwas tun. In diesem Zustand können heftige Schreikrämpfe auftreten.

Kent vermittelt ein anschauliches Bild dieses Erregungszustands nach Kummer: „Eine Mutter verliert ihr Kind oder ihren Ehemann, oder eine junge Frau verliert ihren Bräutigam. Es bricht ihr das Herz, und sie ist furchtbar erregt. Es ist ein hysterischer Zustand. Und doch habe ich das gleiche auch schon bei Männern gesehen. Ich erinnere mich an einen Fall, bei dem geschäftliche Sorgen die auslösende Ursache waren. Der Patient hatte genau das gleiche Gefühl; er lief im ganzen Haus hin und her, er sagte, ihm sei so, als müsse er aus dem Fenster springen oder fliegen, einfach um etwas zu tun. Dies ist analog zu der Gemütsverfassung, die man bei Hysterie vorfindet: ein Zustand starker nervöser Erregung."

Äußere Erscheinung

Fettleibigkeit und Schlaffheit sind natürlich wichtige äußere Kennzeichen dieser Arznei; hochgradige Erschlaffung der Muskeln. Besonders bei Erwachsenen können wir jedoch eine Vielzahl an Erscheinungsformen feststellen, wovon nicht alle übergewichtig sind. Es gibt recht dünne Menschen, die dennoch Calcium carbonicum benötigen. Die Haut dieser schlanken Calcium-Individuen hat eine eigentümliche Textur, recht dick und grob; die Gesichtshaut kann sehr **faltig** sein, mit feinen, aber tiefen Linien, die kreuz und quer über das Gesicht laufen und es in kleine Rechtecke unterteilen. Diese Falten können im Verein mit der Angst von Calcium carbonicum einen sorgengeplagten, abgehärmten Gesichtsausdruck hervorrufen.

Calcium-Kind

Im folgenden werde ich entwickeln, wie sich das Bild von Calcium carbonicum in der Wachstumsphase präsentiert: vom Säuglingsalter bis zur Pubertät.

Das typische Gesamtbild des Calcium-Säuglings sieht etwa so aus: hellhäutig, fett, schlaff, mit vorstehendem Bauch – wobei die Betonung auf „schlaff" liegt. Die Knochen, die zu wenig Kalzium bekommen, sind weich, brechen leicht und haben nicht genug Festigkeit und Stabilität, und so kann das Kind nicht zur normalen Zeit stehen, was wiederum der Grund für das **verspätete Laufenlernen** ist. Die Störung des Kalziumhaushalts kann sich jedoch, wie erwähnt, auch noch in einer anderen Form manifestieren: in Verhärtungen und Exostosen, also Härte an den falschen Stellen, Kalkeinlagerungen in einzelnen Körperteilen.

Ein auffallendes Merkmal schon sehr kleiner Calcium-carbonicum-Kinder ist ihr **Stöhnen und Ächzen,** oder auch ein Jammern und Weinen, als ob ihnen irgendetwas fehlte, oft ohne dass ein erkennbares Problem vorliegt. Vielleicht ist das Kind, kurz bevor diese ersten Anzeichen einer Störung aufgetreten sind, geimpft worden. Weitere deutliche Symptome gehen damit einher. Das Kind **schwitzt am Kopf,** oft so sehr, dass das ganze Kissen nass wird; die Neigung zum Schwitzen ist unabhängig von der Raumtemperatur. Der Schweiß riecht im Allgemeinen sauer, ebenso wie der Stuhl. Das Baby wird unruhig und strampelt die Decken weg. Manchmal wird Milch erbrochen – wirklich erbrochen, nicht nur einfach ausgespuckt. Der Appetit kann verlorengehen, und das Kind verweigert die Brust oder trinkt nicht ordentlich. Die **Fontanellen sind weich und bleiben oft zu lange offen** (ähnlich wie bei CALCIUM PHOSPHORICUM). Calcium-Säuglinge können auch unterernährt wirken, weil Calcium die Resorption und Assimilation von Nährstoffen beeinträchtigen kann. Ist das Kind unterernährt, so hat es oft einen **großen Kopf** und einen dicken Bauch, während der übrige Körper unverhältnismäßig mager ist. Die Kinder haben eine blasse Haut, die sich jedoch leicht rötet. Ein weiteres komplementäres Symptom ist eine harte Schwellung der Halslymphknoten. Später, etwa im Alter von zwölf bis siebzehn Monaten, manifestiert sich die Störung des Kalziumhaushalts in den Knochen, die ungewöhnlich weich sind, mit der Folge von **Schwäche beim Gehen** oder Stehen. **Spät einsetzende Zahnung** ist ebenfalls charakteristisch. Während des Zahnens werden die Kinder schwach und matt, mit kränklich wirkendem Teint.

Man sollte nicht erwarten, dass diese Calcium-Babys kalt sein müssen; in diesem Alter sind sie meistens vielmehr warm. Sie neigen zur Überhitzung und decken sich nachts auf, wie SULFUR- oder PULSATILLA-Kinder. Erst später, ungefähr ab einem Alter von sieben Jahren, stellt sich das typische Frösteln von Calcium carbonicum ein.

Wenn Calcium-Kinder etwa zwischen sieben und zehn Jahre alt sind, zeigen sie immer noch das Stöhnen, Jammern und Wimmern der ersten Lebensjahre, während die Angstzustände, die den späteren Phasen der Calcium-Pathologie entsprechen, noch nicht da sind. Doch der typische Calcium-**Eigensinn** wird höchstwahrscheinlich zu erkennen sein. In diesem Lebensabschnitt werden körperliche Beschwerden gewöhnlich überwiegen; so kann eine erhöhte Anfälligkeit für Infektionen der oberen Atemwege bestehen. Tatsächlich benötigen Kinder, die sich häufig erkälten, fast genauso häufig Calcium carbonicum wie TUBERCULINUM.

Sie **neigen zu starkem Schwitzen im Bereich von Nacken und Hinterkopf, besonders im Bett und in der ersten Schlafphase.** Die Füße können kalt und feucht-klebrig sein. Diese Kinder haben ein stark ausgeprägtes **Verlangen nach weichgekochten Ei-**

ern; Hering bemerkt, dass dieses Verlangen sogar schon viel früher auftreten kann, nämlich wenn sie noch nicht einmal richtig schlucken können! Wir müssen hier „**weich**-gekocht" hervorheben, denn wenn ein Kind hartgekochte Eier will, ist bei ihm sehr wahrscheinlich nicht Calcium carbonicum angezeigt. Diese kleinen Details sind es, die dem erfahrenen, sorgfältig beobachtenden Praktiker seine höhere Erfolgsrate ermöglichen und seine Überlegenheit über den unerfahrenen Homöopathen begründen, der immer Calcium gibt, wenn er „Verlangen nach Eiern" hört. Von zehn Kindern, die hartgekochte Eier mögen, benötigt vielleicht nur ein einziges Calcium carbonicum; die anderen neun verteilen sich auf andere Mittel, z. B. PULSATILLA, CAUSTICUM usw. Man mag sich das so zurechtlegen, dass durch zu langes Kochen das Kalzium oder die sonstigen Nährstoffe, die der Organismus sich aus den Eiern holen muss, zerstört werden. Der Organismus dieser kleinen Menschen besitzt eine erstaunliche Fähigkeit, sich zu suchen, was er braucht, indem er Vorlieben und Abneigungen entwickelt.

Diese Kinder werden leicht müde. Wenn sie mit anderen Kindern spielen, sind sie die ersten, die aufhören und sich hinsetzen, um sich auszuruhen. Sie geraten schnell außer Atem, werden rot im Gesicht und schwitzen schon nach geringer Anstrengung. Der Kreislauf von Calcium-carbonicum-Menschen funktioniert nicht optimal, und daher können diese Kinder, wenn die Pathologie ein wenig weiter fortgeschritten ist, unter sehr starkem Herzklopfen leiden, wenn sie nachts unsanft aufgeweckt werden. Sie haben viele Alpträume, und aus diesen wachen sie manchmal schreiend auf und können dann nicht wieder einschlafen. Es muss hier aber ausdrücklich der häufig vertretenen Meinung widersprochen werden, dass man Calcium nicht geben könne, wenn der Patient nicht ängstlich sei. Ängste treten eher im späteren Verlauf der Calcium-carbonicum-Pathologie auf, aber sie sind keinesfalls notwendige Voraussetzung für eine Verschreibung von Calcium carbonicum.

Im Alter von ungefähr sieben bis vierzehn Jahren kann man bei Calcium-carbonicum-Kindern oft einen hochinteressanten Charakterzug beobachten – sie entwickeln eine eigentümliche Hinwendung zum Religiösen. **Sie stellen Fragen über Gott, die Engel und das Leben nach dem Tod.** Sie greifen begierig nach allem, was sie darüber erfahren können. Eine sehr ernsthafte Religiosität kann sich ausbilden, die manchmal an Fanatismus grenzt. Wenn sie älter werden, lassen sie diese Phase des starken religiösen Interesses im Allgemeinen hinter sich; aber auch bei Erwachsenen kann es sich in Form einer scheinbaren „philosophischen Suche" oder einer Sorge um das eigene Seelenheil erneut manifestieren, wie ich es oben beschrieben habe.

Kent gibt in seinen *Lectures* ein Bild dieser kindlichen Gemütsverfassung: „Es ist schon eigentümlich, mit anzusehen, wie ein fröhliches, lebhaftes kleines Mädchen von 8 oder 9 Jahren traurig und schwermütig wird, wie es anfängt, über das Leben nach dem Tode und über die Engel zu reden. Sie sagt, sie wolle sterben und bei den Engeln sein, und sie möchte den ganzen Tag in der Bibel lesen. Das ist schon etwas Sonderbares; und doch hat Calcium carbonicum diesen Zustand geheilt. Auch ARSENICUM hat solche Fälle geheilt, und ebenso LACHESIS. Diese Kinder neigen ein bisschen zur Frühreife, und sie haben die Dinge, die sie in der Sonntagsschule gelernt haben, allzu ernst genommen."

Die Gewebe von Calcium-carbonicum-Kindern neigen zur Schlaffheit, und infolgedessen könnte man glauben, dass die Kinder auch schwach sind. Diese generalisierende Annahme wäre jedoch ein Fehler. Sie sind keineswegs immer schwach, ja sie können sogar ausgesprochen kräftig sein. Trotz ihres dicken, schlaffen Aussehens können sie über eine erstaunliche Gewandtheit verfügen. In diesem Alter kann sich bei Calcium-carbonicum-Kindern auch eine Anzahl von Ängsten zeigen; besonders haben sie eine Abneigung gegen die Dunkelheit und fürchten sich im Dunkeln. Ferner entwickeln sie ein starkes Verlangen nach Süßigkeiten und vor allem nach Zucker. (Seltsamerweise ist das Verlangen nach Schokolade aber oft nicht so stark wie das Verlangen nach reinem bzw. konzentriertem Zucker.)

Calcium-carbonicum-Kinder müssen im Allgemeinen schon sehr krank sein, bevor sie ihre Konzentrationsfähigkeit und ihre Fähigkeit zu geistiger Arbeit verlieren. Beim Lernen sind sie meist ausgesprochen zielstrebig; sie arbeiten hart, und es kommt vor, dass sie sich auf die Dauer überanstrengen. Bekanntlich ist Überarbeitung ja eine der auslösenden Ursachen für einen Calcium-carbonicum-Krankheitszustand. Aber solange diese Kinder nicht zusammenbrechen, sind sie normalerweise recht gut in der Schule, manchmal sogar ausgezeichnet. Sie arbeiten stetig und systematisch, und so erzielen sie meist überdurchschnittliche schulische Leistungen. Doch ihr Ehrgeiz kann dazu führen, dass sie sich selbst allzu sehr antreiben – manchmal bis zu einem Punkt, wo ihre Kraftreserven erschöpft sind und ihre Konzentrationsfähigkeit ausgehöhlt wird. Wenn es so weit kommt, werden sie ruhelos und wollen von der Schule abgehen.

Nicht selten kann man Calcium-carbonicum-Kinder mit PULSATILLA verwechseln. PULSATILLA-Kinder können in einen ähnlichen Zustand von Religiosität geraten wie Calcium-Kinder. Auch konstitutionell bestehen Ähnlichkeiten; der Körperbau kann der gleiche sein, und PULSATILLA kann sogar das Verlangen nach weichen Eiern haben. (Die Arznei sollte in die entsprechende Repertoriumsrubrik aufgenommen werden.) Aber PULSATILLA-Kinder sind viel weicher und fangen leichter an zu weinen. Dagegen treten Calcium-Kinder bestimmter auf und können sich besser behaupten, manchmal bis hin zu einer hartnäckigen Eigensinnigkeit. Ihre Persönlichkeit ist sehr stark, ihre Wünsche und Vorlieben sind bestimmt und deutlich, und sie sind fest entschlossen, ihren Willen durchzusetzen und zu bekommen, was sie wollen.

In der Pubertät, etwa im Alter von vierzehn bis sechzehn Jahren, beginnen Calcium-carbonicum-Menschen schließlich, die beschriebene Höhenangst und den Schwindel an hohen Orten zu entwickeln. Dagegen ist dieses bei den Calcium-Erwachsenen so häufige Symptom vor der Pubertät nur sehr selten anzutreffen. Die Angst kann so stark sein, dass die Jugendlichen von Höhen träumen und Alpträume bekommen, ja dass sie nicht einmal ruhig bleiben können, wenn sie jemand anders hoch oben stehen sehen. Höhenangst ist ein ausgeprägtes Leitsymptom sowohl für Calcium carbonicum als auch für SULFUR.

Weitere Gemütssymptome

- Die **Angst** von Calcium carbonicum wird, wie gesagt, häufig abends schlimmer. Hier einige Modalitäten der Angstzustände aus Hahnemanns Prüfung: „Vor dem Einschlafen, abends, ängstliche Gedanken, welche vergingen und wieder kamen; dabei hielt er die Gegenstände umher für andere, fürchtete das Dunkel und bestrebte sich, in das Helle zu sehen; was alles sich nach Blähungsabgang legte." „Nach dem Stuhlgange, Beängstigung auf der Brust." „Ängstliches Erwachen nach Mitternacht …" „Ängstliches Erwachen die Nacht, öfters aus ängstlichen Träumen." „**Große Angst und Herzklopfen.**" Während ihrer Verzweiflungs- und Angstzustände können Calcium-Personen ihre Angehörigen Tag und Nacht mit Klagen und Jammern quälen.
- Calcium-Patienten sind **schreckhafte** Menschen; sie fahren leicht zusammen und reagieren empfindlich auf Geräusche, besonders wenn diese laut oder schrill sind. „Den Tag vor der Regel, große Angegriffenheit; eine Kleinigkeit setzt sie in den größten Schreck" (Hahnemann).
- Der weibliche Zyklus kann durch emotionale Einflüsse affiziert werden. Ausbleiben der Regel nach Schreck. **Erregung führt zu Dysmenorrhö; bei der geringsten Erregung besteht die Gefahr, dass die Blutung wieder einsetzt** bzw. eine Zwischenblutung aufkommt.
- Ehemalige Verdrießlichkeiten oder längst vergangene Beleidigungen können die Patienten zum **Zorn** aufreizen oder auch Gram und Klagen bewirken. Reizbare und verdrießliche Stimmung mit **Ärgerlichkeit,** manchmal **ohne jede Ursache.** Zorn und Ärger über Kleinigkeiten kann zu Beschwerden wie Schwindel und Schlaflosigkeit führen. Der Calcium-Zorn kann ausgesprochen heftig werden.
- „Verdrießlich, mürrisch, sehr ärgerlich und höchst gleichgültig gegen die wichtigsten Dinge; dabei verrichtete er alles mit Widerwillen und wie durch Zwang." „**Willenlosigkeit,** und dabei doch Gefühl von Kraft." „Alles ist ihr zuwider, bei großer Ärgerlichkeit" (Hahnemann).
- Extreme Mutwilligkeit, mit Dickköpfigkeit. **Unausstehliche Laune,** besonders morgens, bei großer Schläfrigkeit und drückendem Stirnkopfschmerz.
- **Eigensinnige Kinder, die zum Dickwerden neigen;** verdrießlich und stur. Zugleich sind Calcium-Kinder aber von sensiblem, empfindsamem Wesen; sie können schwermütig werden und denken dann ständig über Tod und Sterben oder über religiöse Dinge nach. Sie haben Angst, nachts **die Augen zu schließen,** weil sie die

Schrecken der Nacht fürchten; manche Kinder haben Angst vor allem, was sie sehen.
- Calcium-Menschen sind oft wortkarg und nicht zum Sprechen aufgelegt, was mit Abneigung gegen Gesellschaft einhergehen kann. Hahnemann gibt das Symptom: „Abneigung, Widerwille, Ekel vor den meisten Menschen"; doch finden wir in seiner Prüfung auch: „Die Einsamkeit ist ihm lästig, bei Kälte des Gesichts, der Hände und Füße."
- Zu der abendlichen Verschlimmerung der Ängste gibt es in Hahnemanns Prüfung ebenfalls eine Polarität, nämlich eine Besserung der Gemütsverfassung gegen Abend, wie aus diesen Symptomen hervorgeht: „Den Tag über ärgerlich und verdrießlich, abends launig und gesprächig." „Den ersten Teil des Tages ängstlich, den letzten heiter und zufrieden mit sich selbst." Die abendliche Lebhaftigkeit des Geistes und der Gedankenandrang können allerdings das Einschlafen erschweren; kann vor Mitternacht nicht einschlafen.

Müßiggang kann den psychischen Zustand verschlimmern: „Sobald er müßig und ruhig sitzt, wird er verdrießlich und schläfrig, und es ist ihm alles zuwider" (Hahnemann). In diesem Fall bessert geistige Beschäftigung und Konzentration; Kopfweh kann bei Anstrengung der Gedanken verschwinden. Häufiger ist aber eine Verschlimmerung durch geistige Anstrengung. So werden Nervosität und Unruhe durch Anspannung des Geistes schlimmer und bessern sich im Liegen mit geschlossenen Augen. **Geistige Anstrengung löst Blutandrang zum Kopf, Chorea oder Anfälle von Zittern aus.**

Wichtige Leitsymptome

Wie Boericke betont, ist das Leitsymptom der Calcium-Wirkung eine **Störung der Nährstoffaufnahme und -umsetzung.** Die Pathologie kann jedes Organsystem des Körpers in Mitleidenschaft ziehen, besonders betroffen aber sind der **Bewegungsapparat (Skelett und Muskulatur)** und das **Lymphsystem.** In Fällen, wo Bewegungsapparat und Lymphsystem gleichzeitig betroffen sind, sollte man immer auch an Calcium carbonicum denken. Es besteht eine Neigung zu skrofulösen und rachitischen Zuständen, **Drüsen und Lymphknoten sind häufig geschwollen,** und die **Schweißsekretion ist erhöht,** sowohl allgemein als auch lokal.

Calcium-Patienten haben meist eher schlaffe Gewebe und werden leicht **dick und recht schwerfällig und träge.** Der Kopf ist groß, das Gesicht großflächig, die Haut ist blass und sieht kreidig oder kalkig aus.

Fettleibigkeit, Abmagerung und Anämie

Eine wichtige Polarität von Calcium carbonicum ist, dass es sowohl Fettleibigkeit als auch Abmagerung verursachen kann. Diese Zustände sind oft mit Anämie verbunden.
- Die Tendenz, **zuzunehmen und schlaff und schwach zu werden,** ist häufig eines der ersten Zeichen einer Calcium-carbonicum-Pathologie – je mehr Gewicht der Patient auf die Waage bringt, desto schwächer wird er.
- Doch bei Calcium gibt es auch einen spezifischen Zustand von Abmagerung und Auszehrung.

Kinder haben oft einen **dicken Bauch und vermehrtes Drüsen- und Fettgewebe, während Hals und Gliedmaßen mager sind.** Kent schreibt: „Calcium entspricht in sehr hohem Grade den Bleichsüchtigen und Anämischen, mit blassem, wächsernem Teint – die trotzdem plump wirken. Es kann sowohl auf fette, schlaffe und blasse Menschen als auch auf Abmagerungszustände passen. Atrophie der Muskeln. Abmagerung am Hals; abgemagert um den Hals und weiter abwärts. Anämische Zustände; bleich, wächsern; kränklich; blasse Lippen; blasse Ohren; blasse Finger; blass und gelblich … Calcium erzeugt massivste Formen von perniziöser Anämie."
- Calcium carbonicum ist oft angezeigt bei fettleibigen, aber blutarmen Menschen mit gerötetem Gesicht, die ganz wie FERRUM aussehen – mit dem Unterschied, dass FERRUM-Menschen eine umschriebene Röte auf den Wangen zeigen, während bei Calcium das ganze Gesicht rot ist. Wenn eine solche Person sich körperlich anstrengt, wird sie sich bald mit Fieber ins Bett legen müssen, oder sie bekommt Kopfschmerzen.
- In solchen Fällen ist es nicht leicht, zwischen FERRUM, BELLADONNA und Calcium zu differenzieren.

Schwäche und Erschöpfung

Dies sind wichtige Merkmale von Calcium carbonicum. Der Patient **bewegt sich langsam und schwerfällig.** Ungeschicklichkeit und Schwerfälligkeit, besonders während der Schwangerschaft; fällt leicht hin.

Der auffallendste Zug der Calcium-Schwäche ist die ungewöhnlich **schnelle Ermüdung bei jeder Art von körperlicher Anstrengung.** Calcium sollte als eines der ersten Mittel in Betracht gezogen werden, wenn ein Patient über Atemnot bei der geringsten Anstrengung klagt. Eine besondere Hürde für Calcium-Menschen ist das **Steigen:** auf Hügel, Treppen usw. Sie geraten davon schnell außer Atem und werden müde und erschöpft. Wenn man von einem Patienten hört, dass er keine Treppen steigen kann, weil er so matt und müde in den Beinen ist und gleich keine Luft mehr bekommt, ist dies ein starker Hinweis auf Calcium carbonicum. **Spazierengehen** kann ebenfalls große Kraftlosigkeit mit sich bringen, besonders in den Beinen, mit ermattendem Schweiß. Es gibt allerdings auch Schwächezustände, die durch fortgesetztes Gehen oder durch Einatmen frischer Luft besser werden, wie Hahnemann berichtet. Auch Sprechen schwächt den Organismus: „Von Sprechen wird sie schwach, sie muss aufhören" (Hahnemann). Geschlechtsverkehr kann ebenfalls große Mattigkeit nach sich ziehen.

- **Schlimmer nach Koitus** ist eine häufige Modalität bei Calcium-Menschen; sie können danach noch **tagelang sehr matt und angegriffen sein.** (Man sollte sich von diesem Symptom aber nicht in die Irre führen lassen und denken, alle Calcium-Menschen seien schwach; gerade auf sexuellem Gebiet sind sie vielmehr meist recht vital, und sie neigen nicht zu sexuellen Störungen.) Mattigkeit und Erschöpfung werden nicht selten schon gleich morgens, nach dem Erwachen aus tiefem Schlaf, empfunden – der „Schlummerzustand" (Hahnemann) dauert selbst nach dem Aufstehen noch fort. Die Müdigkeit und Schläfrigkeit kann sich dann über den ganzen Tag hinziehen.
- So ist die **Verschlimmerung durch jegliche Anstrengung** ein ausgesprochen typisches Merkmal von Calcium carbonicum. Aufgrund ihres Mangels an Ausdauer sind diese Menschen unfähig, eine ernsthafte Anstrengung durchzuhalten.
- **Beschwerden vom Verheben** etwa sind bei ihnen ebenfalls häufig; und auch Beschwerden durch plötzlich unterdrückten Schweiß, wie wir sie von BELLADONNA kennen. „Wenn er beim Gehen ins Schwitzen kommt und lange genug stehenbleibt, um sich wieder einigermaßen zu fangen, hört das Schwitzen so plötzlich auf, dass er Schüttelfrost bekommt, oder auch Kopfweh" (Kent).

Ohmachtsanfälle

Ohnmachtsanfälle auf der Straße; beginnend mit einem Gefühl, als ob etwas vom Magen zum Kopf aufstiege, glaubt, er werde sterben; danach Gefühl von Verwirrung und Bestürzung. Auch abendliche Ohnmachtsanfälle mit Schwarzwerden vor den Augen können auftreten; und bei Frauen kann sich während der Regel eine Unruhe bis zum Ohnmächtigwerden einstellen, mit ziehend-drückenden Schmerzen und Stichen bald hier, bald da. Schwindelgefühl morgens nach dem Aufstehen, als sollte er bewusstlos hinfallen. Die Ohnmachtsanfälle können auch mit Kälte und undeutlichem Sehen einhergehen, ebenso **mit großen Schweißtropfen im Gesicht.**

Beeinträchtigt ist auch die Fähigkeit zur Rekonvaleszenz; **bekommt leicht Rückfälle, die Genesung schreitet nicht voran.**

Knochenbildung

- Die Bildung der Knochen ist häufig gestört. **Knochengewebe entwickelt sich verspätet,** was oft **mit einer Vergrößerung der Lymphknoten einhergeht.**
- Die **Fontanellen bleiben ungewöhnlich lange offen.**
- Die Knochen sind sehr weich, die Extremitäten werden krumm und deformiert. **Knochenverkrümmung, besonders der Wirbelsäule und der Röhrenknochen.** Rachitis; Knochenkaries; Nekrosen; Osteomyelitis.
- Neben solchen Krankheitsbildern mit gestörter Knochenbildung bzw. Gewebsverlust kann Calcium carbonicum aber auch abnormales Knochenwachstum erzeugen: **Exostosen,** Knochentumoren.
- Knochenverletzungen heilen langsam. **Knochenhautverletzungen,** etwa durch einen Hammerschlag, der durch die Muskeln hindurch das Periost beschädigt, können auf Calcium ansprechen. Bohrende, stechende oder klopfende Schmerzen in den Knochen.
- Oft sind die **Gelenke** betroffen. Krepitationen darin, als ob sie zu trocken wären. Arthritische Knotenbildung, mit Steifheit der Gelenke. Gelenkerkrankungen, z. B. Koxarthrose; rheumatische und gichtische Zustände der Gelenke.

Beschwerden von **schwieriger Zahnung.** Bei Babys kommen die Zähne langsam und verspätet heraus;

ältere Patienten haben Probleme mit den Weisheitszähnen.

Ein weiteres Calcium-Kennzeichen sind **brüchige Fingernägel;** dieses Symptom wird man in den meisten Calcium-Fällen vorfinden, außer wenn tiefgehendes Leiden auf der geistigen Ebene vorhanden ist. Die Nägel können auch weiße Flecken aufweisen. Und so beschreibt Kent die Knochenprobleme von „natürlichen Kalk-Fällen“: „Sie leiden an einer angeborenen Unfähigkeit, den Kalk zu verdauen, der in ihrer natürlichen Nahrung zur Verfügung steht, und sie werden dick und schlaff und bilden mangelhaftes Knochengewebe aus. Der Anteil an Knorpelgewebe in den Knochen ist größer als der an Kalk, und so biegen sich die Knochen, und es kommt zu Knochenkrankheiten und degenerativen Prozessen. Mangelhafte Zähne, oder gar keine Zähne. Die Knochen hören einfach auf zu wachsen, und der Patient wird ausgezehrt und entkräftet.“ Er berichtet auch von den wunderbaren Heilwirkungen, die in solchen Fällen auf eine Einzelgabe Calcium carbonicum folgten: „Auf einmal fangen die Zähne zu wachsen an; die Knochen beginnen zu wachsen, die Beine werden stabil genug, dass er anfangen kann zu laufen, sie sind in der Lage, ihn zu tragen … Im Lauf von Monaten, ja von sechs Wochen nach einer Einzelgabe des ausreichend potenzierten Mittels wird man sehen, dass die Nägel, die wellig, gefurcht, uneben, fleckig und unregelmäßig waren, nun eine Randlinie ausbilden und darunter glatt und gesund weiterwachsen. Vorher waren die Zahnkronen hässlich und klein, schief und schwarz, wie sie aus dem Zahnfleisch kamen; aber unter der richtigen homöopathischen Arznei werden sie eine Grenzlinie ausbilden, und von dieser an sehen die Zähne gesund aus, von da an ist der Zahn glatt und rund; als ob das Kind einen Impuls erfahren hätte, nun bessere Zähne zu erzeugen.“

Muskulatur

- Die Muskeln werden schlaff, sie sind leicht zu überanstrengen und neigen zu Verletzungen. Muskelatrophie; Rücken- und Extremitätenmuskeln abgemagert. Kinder **fangen spät an zu laufen,** aufgrund von Muskelschwäche. Kent gibt eine interessante Differenzierung: „Das Kind lernt nicht eigentlich spät laufen, es fängt vielmehr einfach spät an zu laufen. Es weiß, wie das Laufen geht, aber es kann nicht laufen. NATRIUM MURIATICUM hingegen hat zerebrale Probleme, bei denen das Kind bestimmte Dinge spät lernt.“
- Calcium hat auch einen pyämischen Zustand mit **Abszessen in den tieferen Muskeln:** tief im Hals; im Oberschenkel; im Bauch.
- Ein weiteres Merkmal von Calcium, meist bei Patienten ab 35 oder 40 auftretend, sind schmerzhafte Krämpfe in verschiedenen Körperteilen, besonders **Wadenkrämpfe nachts im Bett.** Crampi, die die Glieder krummziehen, besonders Zehen und Finger.

Rheumatische Beschwerden

Calcium carbonicum neigt zu einer großen Zahl rheumatischer Beschwerden; Muskel- und Knochenschmerzen, die im Allgemeinen durch Wärme und Trockenheit besser werden, während in erster Linie **Feuchtigkeit verschlimmert,** ferner auch Kälte. Allgemein hat kaltes Baden auf Calcium-carbonicum-Patienten verschlimmernde, heißes Baden bessernde Wirkung. Viele rheumatische Schmerzen sind schlimmer im Liegen, ähnlich wie bei RHUS TOXICODENDRON. Muskelrheumatismus; bei rheumatischen Schmerzen kann man harte Striemen in den Muskeln spüren.

- Zu den vorrangigen Schwächeregionen von Calcium carbonicum zählt die **Lendengegend.** Das Schwächegefühl in dieser Region hat zur Folge, dass die Patienten nicht fähig sind, längere Zeit aufrecht zu sitzen – eine Besonderheit von Calcium carbonicum. Beim Sitzen fühlt sich der Rücken überlastet und schwach an, und sie neigen dazu, im Stuhl herunterzurutschen. Schon bald nach dem Hinsetzen spüren sie, wie sie rutschen, und es ist gar nicht ungewöhnlich, solche Patienten in einer halb liegenden Position auf ihrem Stuhl „hängen“ zu sehen. Der Rücken ist einfach zu schwach, um das Gewicht des Körpers im Sitzen zu halten, und so nimmt der Patient diese zusammengesunkene Haltung ein, um die Belastung und den Druck zu erleichtern.
- Calcium carbonicum deckt nicht nur Lumbago und Ischialgie ab, sondern auch Arthritis und Gicht, und selbst sehr schwere Krankheitsbilder wie die rheumatoide Arthritis liegen innerhalb seines Wirkungsbereichs. Es ist wichtig zu wissen, dass auch solche schweren oder systemi-

schen Krankheiten, wenn sie ein klares Calcium-carbonicum-Bild bieten, sehr wahrscheinlich heilbar sind. Handelt es sich um Calcium-Fälle, so sind die typischen konstitutionellen Symptome zu erwarten: die kalten Füße; die Verschlimmerung durch Kälte und Nässe, besonders charakteristisch in Form einer „Wetterfühligkeit" in bezug auf naßkaltes Wetter; die Empfindlichkeit gegen kalte Luft und Zugluft, es graut den Patienten vor kalten Winden. Diese Menschen sind empfindlich gegen Wetterlagen, wo sich ein Sturm zusammenbraut, und allgemein gegen Wetterumschwünge, besonders von warm zu kalt. Bei solchen Wetterumschwüngen scheinen sie überhaupt nicht mehr warm werden zu können, und dabei bessert Wärme ihren Zustand erheblich. Der Organismus hat Schwierigkeiten, sich auf die äußeren Temperaturschwankungen einzustellen und entsprechend zu reagieren, und so müssen die Patienten leiden.

Ferner lässt sich über die Calcium-Schmerzen sagen, dass sie fast immer beim Liegen im Bett oder beim Sitzen auftreten; auch an den Stellen, auf denen man eine Zeitlang gelegen hat. Neuralgische Schmerzen in den Gliedern, wie **zerschlagen oder verrenkt.**

Zuckungen, Zittern, Krämpfe und Konvulsionen

Zuckungen, Zittern, Krämpfe und Konvulsionen sind ein weiteres hervorstechendes Merkmal dieser Arznei. Zittern, Zucken, Rucken und „Fippern" der Muskeln. **Chorea,** die manchmal nur eine Körperseite affiziert und nach Schreck oder beim Durchbruch der zweiten Zähne einsetzen kann. Krämpfe zahnender Kinder. Hysterische Spasmen. Klonische Krämpfe und epileptische Anfälle.

Calcium kann bei Epilepsie angezeigt sein. Hering berichtet von einem Fall von Epilepsie, die seit drei Jahren bestand, mit acht oder zehn Anfällen pro Tag, schlimmer zwischen 4 Uhr und 16 Uhr; dieser Fall konnte mit Calcium carbonicum geheilt werden. Calcium-carbonicum-Patienten können ein Vorgefühl im Solarplexus spüren, das sehr schnell von den epileptischen Konvulsionen gefolgt wird.

- Die **Aura breitet sich vom Solarplexus nach außen oder oben aus.**
  - Dieses Symptom ist ähnlich wie bei INDIGO oder LYCOPODIUM. Im Fall von LYCOPODIUM ist das Gefühl von einem Jungen einmal so beschrieben worden, als ob etwas Böses vom Magen hochstiege und sich seiner bemächtigte.
  - Bei CICUTA liegt der Ursprung der Aura weiter unten im Abdomen.
- Ein weiteres Aura-Symptom von Calcium ist das Gefühl, **als liefe eine Maus** den Arm hinauf, oder auch vom Oberbauch zum Uterus oder zu den Beinen hinab.
- Auslösende Ursachen für epileptische Anfälle können Kränkung, Ärger, Schreck, Masturbation, Unterdrückung eines chronischen Ausschlages oder Nasswerden sein. Calcium ist eines der Hauptmittel zur Heilung von **Epilepsie bei Kindern, die viel Zeit mit Videospielen verbringen.** In den *Chronischen Krankheiten* nennt Hahnemann auch „nächtliche Fallsucht-Anfälle zum Vollmonde, mit Schreien" als Indikation für Calcium carbonicum, und Hering fügt hinzu, dass die epileptischen Anfälle zur Zeit der Sonnenwende verstärkt auftreten. Konvulsionen können auch durch Baumeln-lassen der Beine erregt werden. Auf einen Anfall kann Heißhunger folgen.

Ein ungewöhnliches Symptom, das man bei manchen Calcium-carbonicum-Patienten antreffen wird, ist ein Gefühl von **Levitation** bei Ermüdungs- oder Erschöpfungszuständen – wie ein Schweben oder Dahintreiben, oder wie ein Verlassen des physischen Leibes. Dieses Schwebegefühl wird manchmal auch spontan empfunden.

Kreislaufstörungen

Kreislaufstörungen manifestieren sich bei Calcium oft in Form von **Kongestionen.** Folgen wir Kents Beschreibung: „Calcium ist voller Kongestionen. Blutandrang zum Kopf, mit kalten Füßen und heißem Kopf; Wallung des Blutes zur Brust … Bei Blutandrang zum Kopf kann dieser auf Berührung heiß sein; aber oft kommt er dem Patienten kalt vor. Die Kopfhaut fühlt sich an, als ob sie kalt wäre. Aber der übrige Körper ist fast immer kalt, sowohl objektiv als auch subjektiv, und der Patient will sich dick anziehen."

- Diese eigentümliche Verbindung von **Hyperämie** und (subjektiver und/oder objektiver) Kälte ist ein charakteristischer Zug von Calcium. Er kann sich auch wie folgt manifestieren: **„Je ausgeprägter die Kongestion innerer Organe, desto kälter wird die Körperoberfläche"** (Kent).

- Die Kongestionen und Blutwallungen können auch mit Hitzewallungen einhergehen. Häufige Hitzewallungen mit Angst und Herzklopfen; oder als würde die Patientin mit heißem Wasser übergossen, mit Verzweiflung an ihrem Leben, sehr traurigem Gemüt und Weinen. **Warmes Überströmen des Blutes von der Magengrube aus bis zum Kopf.** Nachts Wallung im Blut mit unruhigem Schlaf, besonders während der Regel.
- Die Probleme im Herz-Kreislauf-System können sich auch am Herzschlag zeigen: **Zitterndes Schlagen des Herzens,** schlimmer nach dem Essen und nachts. **Heftiges Herzklopfen** während der Angstzustände. „Nachts, nach Mitternacht, trockener Husten, dass ihm Herz und Adern pochten" (Hahnemann).
- Die Schlaffheit von Calcium carbonicum prägt alle Gewebe des Körpers, besonders aber die Blutgefäße, deren Tonus sehr gering ist: „Große Erschlaffung überall in den Geweben; Erschlaffung der Muskeln; Erschlaffung der Blutgefäße; die Gefäßwände sind so schlaff, besonders in den Beinen und am After, dass sich ausgeprägte Hämorrhoiden oder Krampfadern bilden. Erweiterte Venen, Brennen in den Krampfadern; Brennen und Beißen. Blutungen; Sickerblutungen" (Kent).

Mangel an Lebenswärme, Infektanfälligkeit

- Insgesamt neigt der Calcium-Patient deutlich zum Frösteln. Er ist **nicht gern im Freien,** weil **kalte Luft ihm sofort durch und durch geht.** Trotz der großen Kälteempfindlichkeit verträgt er aber auch Sonneneinstrahlung nicht.
- Hände und Füße sind meist **sehr kalt.** Die Füße liefern nicht selten einen höchst wertvollen Hinweis auf Calcium carbonicum: die meisten Patienten klagen über **kalte Füße;** oft ziehen sie Socken an, wenn sie ins Bett gehen. Später in der Nacht werden die Füße dann oft warm, und sie ziehen die Socken wieder aus. Die Füße (speziell die Sohlen) können im Lauf der Nacht gelegentlich sogar so warm werden, dass sie sie unter der Decke hervorstrecken.
- Bei Fällen **sehr häufig wiederkehrender Erkältungen** sollte Calcium, neben SULFUR, PSORINUM und TUBERCULINUM, zu den ersten Mitteln gehören, die man in Betracht zieht. Aspirin kann bei Calcium-Menschen Verschlimmerungen hervorrufen; die Verschlimmerung kann allgemein sein, oder sie betrifft nur die Symptome, derentwegen der Patient das Aspirin genommen hat.

Schweiß und saure Körperabsonderungen

- Der Typ von Schweiß, den Calcium-Menschen haben, ist ein wichtiges Erkennungszeichen. Sie schwitzen leicht und viel, bei der geringsten körperlichen oder geistigen Anstrengung. Oft ist der Schweiß kalt und klebrig. Er kann am ganzen Körper auftreten, aber noch charakteristischer sind **partielle Schweiße, besonders am Kopf, am Nacken,** an der Brust, an Händen und Füßen. Am stärksten ist der Schweiß **nachts, im Schlaf.** Der Schweiß der Handflächen macht die Hände kalt und feucht, und der Händedruck vieler Calcium-Patienten ist unvergesslich, schlaff und feucht, wie er ist. Auch die Füße schwitzen ähnlich, aber nicht so stark wie bei manchen anderen Mitteln, etwa SILICEA, NITRICUM ACIDUM, GRAPHITES oder LYCOPODIUM. Im Allgemeinen ist der Schweiß nicht übelriechend.
- Ein Kennzeichen von Calcium ist, dass es sauer ist. **Die Körpersekrete sind sauer:** Schweiß, Stuhl, Urin. **Der ganze Körper riecht sauer.** Saurer Mundgeschmack, oder saurer Geschmack aller Speisen; saures Erbrechen, besonders bei Kindern in der Zahnungsphase; auch saurer Durchfall, der mit Schleimhautaffektionen einhergeht.

Lymphknotenverhärtungen, Tumoren und Exostosen

Die Bildung von Lymphknotenverhärtungen, Tumoren und Exostosen, zeigt „Härte, wo Weichheit sein müsste" -- diese Wirkung habe ich oben als Ergebnis eines Kalziumüberschusses interpretiert, als Komplementärwirkung zu den Zuständen von Kalziummangel, die bei dieser Arznei deutlich überwiegen. Es gibt eine Variante der Calcium-Persönlichkeit, die häufiger bei dünnen Patienten anzutreffen ist. Diese Menschen können recht aktiv sein und ausgesprochen optimistisch und „positiv" denken. Sie sind es gewöhnlich, die an Drüsenschwellungen, Tumoren und Exostosen leiden.

- Die Exostosen, ein bekanntes Calcium-Symptom, resultieren aus einer ungleichmäßigen Verteilung von Kalk im Körper, wie Kent bemerkt. Auch die Knorpel können Geschwülste aufweisen. Überhaupt liegen **Tumoren, besonders eingekapselte, zystische Tumoren,** häufig im Wirkungsbereich von Calcium.

- Ein besonders ausgeprägtes Calcium-Merkmal ist seine Tendenz, die Drüsen anzugreifen. Besonders die **Lymphknoten** sind betroffen: **am Hals,** in den Leisten, im Abdomen. Häufig geht Abmagerung oder Atrophie mit Drüsenschwellungen einher, besonders bei skrofulösen Patienten. Die Lymphknoten werden **hart, entzünden sich und schmerzen;** knotige Schwellungen unter der Haut, oft nussgroß.
- Calcium kann auch **Geschwüre** heilen, besonders wenn sie induriert sind. Kent schreibt: „Die Arznei ist angezeigt bei Verhärtungen von Geschwüren, bei Geschwüren mit verhärteter Basis oder verhärteter Umgebung – daher seine großartigen Erfolge bei der Palliation bösartiger Geschwüre und bei der Hemmung ihres Wachstums, da maligne Geschwüre immer eine verhärtete Basis haben … Bei Krebserkrankungen, denen der Patient sonst innerhalb von 16 Monaten erliegen müsste, kann Calcium die Lebenserwartung auf fünf Jahre verlängern, wenn es angezeigt ist. Das ist allerdings etwas, und in vielen Fällen ist es das Äußerste, was man bei Krebsgeschwüren erwarten kann."
- Eine weitere Art von Gewächsen, die Calcium häufig erzeugt und heilt, sind **Polypen.** Sie können sich in der Nase, in den Ohren, in der Vagina, in der Blase, im Rektum usw. bilden.
- Eine bestimmte Art von **Ausschlägen** hinter den Ohren verlangt nach Calcium, besonders nässende Ausschläge mit Hautrissen hinter der unteren Ohrenpartie, etwa in Höhe der Ohrläppchen. Diesem Hautausschlag begegnet man in erster Linie bei Kindern. Das andere Hauptmittel für dort lokalisierte Ausschläge ist GRAPHITES; der GRAPHITES-Ausschlag sondert jedoch eine klebrige, honigartige Flüssigkeit ab.

Weitere Leitsymptome

- Einige weitere Calcium-carbonicum-Leitsymptome:
  - **Großes Verlangen, sich mesmerisieren zu lassen.** Dies kann sich als ein Verlangen äußern, sanft berührt und gestreichelt zu werden, was im Allgemeinen eine positive Wirkung auf den Zustand des Patienten ausübt.
  - Der Schlaf ist unruhig und gestört; erwacht gegen 2 oder 3 Uhr und kann nicht wieder einschlafen. **Nächtliche Angstzustände** sind häufig. Pavor nocturnus bei Kindern; sie erwachen um 2 oder 3 Uhr schreiend und sind nicht ansprechbar, und morgens erinnern sie sich an nichts. Ein bekanntes und wichtiges Symptom sind **schreckliche Visionen beim Schließen der Augen.** Beängstigung vor dem Einschlafen; auch „wenn der Abend naht" (Hahnemann).
  - Tränenfluss ist ebenfalls ein Leitsymptom von Calcium carbonicum. Für gewöhnlich tränt das rechte Auge, was sich im Hause ebenso zeigen kann wie im Freien; besonders leicht aber kommt es zu Tränenfluss, wenn das Auge **dem Einfluss frischer Luft oder dem Wind ausgesetzt ist,** und zwar schon bei ganz geringer Luftbewegung. „Tränen der Augen, im Freien oder früh" (Hahnemann).
  - Ein eigentümliches Leeregefühl oder „flaues Gefühl" im Magen ist bei Calcium anzutreffen, das die Patienten zum Essen nötigen kann, obwohl sie gar keinen Appetit haben. Es ist eine Art nervösen Essens. Andere Mittel haben ein ähnliches Leeregefühl (PHOSPHORUS, SULFUR, SEPIA), aber zu bestimmten Uhrzeiten, während es bei Calcium kontinuierlich anhält. Calcium-Menschen haben ein Verlangen nach Süßem, Salzigem und nach Mehlspeisen, besonders Nudeln, und natürlich das wohlbekannte **Verlangen nach Eiern, vor allem weichgekochten Eiern.** Abneigung gegen Eier mag gelegentlich vorkommen; Verschlimmerung durch Eier aber würde sehr stark gegen Calcium carbonicum sprechen. Charakteristisch für die Arznei ist eine **Abneigung gegen Fett,** und auch einen Widerwillen gegen schleimige Speisen wird man häufig vorfinden. Zwei- bis vierjährige Calcium-Kinder versuchen oft alles zu essen, ob es verdaulich ist oder nicht.
  - Verstopfung gehört oft zu den Symptomen eines Calcium-Falles. Tritt sie bei Kindern auf, so kann man interessanterweise oft beobachten, dass sie sich, **solange sie verstopft sind, insgesamt besser fühlen** – ein Kennzeichen,

das bei Erwachsenen für gewöhnlich nicht mehr vorhanden ist.
  - Bei Stomatitis aphthosa im Säuglingsalter ist Calcium das erste in Betracht zu ziehende Mittel.
- Ein abschließender Hinweis: Soweit es um chronische Zustände geht, sind Calcium carbonicum und BRYONIA einander feindlich. Deshalb gilt es, äußerste Vorsicht walten zu lassen, wenn man BRYONIA auf Calcium folgen lässt. Um es zu veranschaulichen: Sagen wir, ein Calcium-Patient ist wegen eines chronischen Leidens behandelt worden und erleidet dann einen Rückfall. Bei näherer Untersuchung des Falles stellt sich heraus, dass der Zustand nicht mehr exakt der gleiche ist wie zuvor. Vielleicht ist der Durst vermehrt und der Mund trocken, und der Patient fröstelt nicht mehr so sehr. Dies wird so gedeutet, dass im Zuge dieser Rückkehr des chronischen Leidens ein neuer Zustand, nämlich ein BRYONIA-Zustand, eingetreten ist. Man sollte sich hüten, in einem solchen Fall BRYONIA zu geben; dieses Mittel würde höchstwahrscheinlich entweder einen massiven Rückfall auslösen oder den Fall verderben. Wenn die neue Situation allerdings mit einer akuten Störung wie Grippe oder Bronchitis einhergeht und diese akute Störung ein eindeutiges BRYONIA-Bild zeigt, dann kann man es beruhigt verschreiben.
- BELLADONNA und RHUS TOXICODENDRON sind die Komplementärmittel von Calcium. Wenn ein Calcium-carbonicum-Patient eine akute Krankheit bekommt, ist häufig BELLADONNA das angezeigte Mittel.
- Allgemeine Modalitäten:
  - Calcium carbonicum kann angezeigt sein bei üblen Folgen von: Alkohol; Verlust von Körpersäften; sexuellen Exzessen; Masturbation; Überanstrengung; Verheben; Unterdrückung von Schweiß, Ausschlägen oder der Menses. Beschwerden durch Zorn, Kummer, Grobheit, Schreck, **Sorge,** übersteigertes Geltungsbedürfnis oder **schlechte Nachrichten.**
  - Calcium ist ein vorwiegend **rechtsseitiges** Mittel, außer bei Halsmuskelproblemen, Brustbeschwerden, und Ischialgie, die eher auf der linken Seite auftreten.
  - Seltsame Empfindungen, als ob Teile des Körpers bersten oder platzen wollten oder als ob sie auseinandergepresst würden; als hätte man kalte, feuchte Strümpfe an den Füßen.
  - Schlimmer **durch Kälte in jeder Form; Feuchtigkeit;** Wasser, Waschen, feuchte Luft, Regenwetter; geistige oder **körperliche Anstrengung;** bei Vollmond; am Abend (Angst usw.) und am frühen Morgen; **durch Steigen; beim Zahnen; durch Kleiderdruck;** im Stehen; **durch Milch und geräuchertes Fleisch.**
  - Besser **in trockenem Klima;** durch Niesen (Ziehschmerz im Hinterkopf); Berühren und Streicheln des betroffenen Körperteils; Stillliegen im Dunkeln.
  - Im Allgemeinen bevorzugen Calcium-Menschen **beim Liegen die linke Seite.**

Allgemeinsymptome und Keynotes

Schwindel Calcium ist berühmt für den Schwindel, den es erzeugt, **besonders Schwindel an hohen Orten.** Dabei muss „hoch" gar nicht eine bedeutende Höhe meinen; schon auf einen Stuhl zu steigen, um eine Glühbirne auszuwechseln, kann Calcium-carbonicum-Menschen schwindlig machen. Sie sind nicht einmal fähig, auch nur in die Nähe eines wirklichen Steilabfalls zu gehen, etwa in die Nähe einer Klippe. Der Schwindel kann auch durch Träume von Höhen erregt werden; ein Prüfungssymptom lautet: „Schreckhafter Traum, als falle er oder werde herabgeworfen." Schon wenn diese Leute eine andere Person nahe an einem Abgrund oder dicht bei der Balkonbrüstung sehen, befällt sie Schwindel. Sie werden hysterisch, und nichts auf der Welt könnte sie davon überzeugen, dass der Balkon eigentlich völlig sicher ist. **„Schwindel beim Treppensteigen; Schwindel beim hoch Steigen, z.B. aufs Dach"** (Hahnemann). Kent weist darauf hin, dass der Calcium-Schwindel „bei fast allen denkbaren Gelegenheiten" auftreten kann, „vermischt mit allen möglichen Arten von Symptomen". Er erwähnt ein Schwindelgefühl von jeder emotionalen oder geistigen Belastung: „Wenn ihm ein Schock widerfährt, wenn er schlechte Nachrichten bekommt, bei jeder Erregung und jedem Ärgernis oder Kummer entsteht dieser Schwindel", nämlich ein Schwindel mit Blutandrang zum Kopf. „So **ärgerlich über Kleinigkeiten,** dass sie den ganzen Abend schwindlig war …" (Hahnemann). Ferner wird Schwindel erregt **bei schnellem Drehen des Kopfes;** beim Gehen im Freien, als sollte man taumeln; nach Gehen, beim Stehen und Umsehen, als wenn sich alles mit einem herumdrehte.

Der Schwindel kann von Kopfschmerz, Übelkeit und Erbrechen begleitet sein; eine besondere Indikation ist „chronischer Kopfschmerz mit Schwindel, schlimmer beim Treppensteigen, bei anämischen Frauen mit starker Monatsblutung" (T. F. Allen). Morgens vor dem Frühstück ist keine gute Zeit für Calcium-Menschen; Schwindelgefühl und Zittern vor dem Frühstück.

C

Kopf Die Calcium-Kopfschmerzen setzen typischerweise **nach Anstrengung** ein. Weitere auslösende Ursachen sind **Regenwetter,** Kälte und Nässe sowie Zugluft; Erkältung und Schnupfen, besonders wenn die Sekretion aus der Nase versiegt; Verheben und Anstrengung des Rückens; Koitus; und Gefühlsregungen, etwa Kummer. Starke geistige Beanspruchung (allzu viel Lernen) kann Blutandrang zum Kopf und Kopfweh auslösen (etwa „Schulkinder-Kopfschmerz"), aber geistige Betätigung kann auch eine bessernde Wirkung auf Kopfschmerzen haben. Gehen, Geräusche und Sprechen machen das Kopfweh schlimmer; gebessert wird es durch Stilliegen im dunklen Zimmer, besonders durch Stilliegen auf der linken Seite, die von Calcium-Menschen ohnehin bevorzugt wird. Linderung kann auch durch sanften Druck und leichtes Reiben erreicht werden, und es gibt einen Ziehschmerz im Hinterkopf, immer nach der Seite hin, wohin man den Kopf bewegt, der auf Niesen vergeht.
Einige wichtige Arten von Kopfschmerz:

- Betäubender, drückender Schmerz in der Stirn, mit Unbesinnlichkeit und Benebelung des ganzen Kopfes, während des Lesens; der Prüfer musste im Lesen stillhalten und wusste nicht, wo er war.
- Betäubendes, drückendes Weh in der Stirne, wie beim Schwindel, in Ruhe und Bewegung.
- Große Erkältungsanfälligkeit des Kopfes, und davon Kopfschmerz, als wenn ein Brett auf dem Kopf läge, mit drängendem Schmerz darin unter Frösteln des Körpers.
- **Klopfender oder hämmernder Kopfschmerz,** besonders im Hinterkopf.
- **Schwere in der Stirn, durch Lesen und Schreiben erhöht.**
- **Stiche im Kopf,** besonders auf der Seite des Kopfes, über der Schläfe.
- **Reißender Kopfschmerz über den Augen, zur Nase herab, mit Übelkeit.** Kent merkt an, dass diese Art von Kopfweh sich manchmal so anfühlt, als ob ein großer Keil in die Stirn getrieben wäre. „Dieser Kopfschmerz wird im Laufe des Tages immer stärker, bis er dann abends so schlimm wird, dass Übelkeit und Erbrechen aufkommen."
- Gefühl, als ob das Gehirn abwechselnd zusammengequetscht und wieder losgelassen würde.
- Kopfweh **beginnt im Hinterkopf und zieht zum Scheitel hinauf;** es ist so stark, dass sie **denkt, der Kopf werde platzen und sie werde noch verrückt.**
- Beim Husten schmerzhafte Erschütterung des Kopfes mit Stechen und Klopfen, als wollte er zerspringen.
- **Oft halbseitige Kopfschmerzen, stets mit viel leerem Aufstoßen.**
- Linksseitige Migräne, bei spärlicher Regelblutung; rechtsseitige Migräne, bei starker Regel.
- Kopfweh alle sieben oder vierzehn Tage; periodische Kopfschmerzen.

Blutandrang zum Kopf ist ein starker Zug von Calcium. Er kann begleitet sein von Hitze in Kopf und Gesicht, und der Kopf fühlt sich voll, benommen, benebelt oder betäubt an. Das Gesicht kann aufgedunsen und rot sein, oder aber **der Kopf ist heiß und schwer bei blassem Gesicht.** Hände und Füße sind dabei oft sehr kalt.

Andererseits ist aber auch **Eiseskälte im oder am Kopf** ein Leitsymptom. Die Kälte kann auch als ein Taubheitsgefühl im Kopf beschrieben werden, als wäre er aus Holz. Dieses Gefühl kann zugleich mit dem Blutandrang zugegen sein. Kent zufolge ist das Merkmal „je ausgeprägter die Kongestion im Inneren, desto kälter wird die Körperoberfläche" so ausgeprägt, dass es schon fast zum Allgemeinzustand von Calcium gezählt werden kann. **Brennen im Scheitel bei Kälte der Stirn,** oder **der ganze Kopf kann sich kalt anfühlen, außer einer brennenden Stelle am Scheitel.** Wie Hering sagt, kann das Brennen im Scheitel **nach Kummer** auftreten.

Bei Calcium-carbonicum-Kindern ist die Entwicklung der Schädelknochen gestört, und ein charakteristischer Zug ist ein **großer Kopf mit offenen Fontanellen;** der Fontanellenschluss ist verzögert. Oft geht dies mit Kopfschweißen und Vergrößerung der Lymphknoten einher. Auch bei **chronischem Hydrozephalus** kann Calcium angezeigt sein.

Sehr kennzeichnend sind die **Kopfschweiße,** besonders bei Kindern, aber auch bei Erwachsenen. **Reichliche nächtliche Kopfschweiße bei Kindern, die das Kissen in großem Umkreis nass machen.** Der Schweiß kann in großen Perlen das Gesicht hinunterlaufen. Neigung zu saurem Schweißgeruch. Starker, abmattender Schweiß, besonders am **Hinterhaupt und im Nacken; selbst in kalter Umgebung.** „Man sollte normalerweise annehmen, dass jemand, der in ein kaltes Zimmer kommt, zu schwitzen aufhört, aber einem Calcium-Patienten wird manchmal im kalten Zimmer der Schweiß ausbrechen, am Kopf und an den Füßen" (Kent). **Abendlicher Schweiß am Kopf.**

An der Kopfhaut wird Beißen, Brennen und kribbelndes **Jucken** verspürt, das sich vom hinteren Teil des Kopfes ausbreitet und abends in der Bettwärme schlimmer wird. Kratzen führt zu beulenartigen Schwellungen und zu einem blutigen Ausschlag am Kopf, der sich abschuppt. Ausschläge auf der Kopfhaut sind häufig: Ekzem; **Favus, dicke Schuppen, mit dickem Eiter bedeckt.** Sich ausbreitender Schuppengrind; Ringelflechte; während der Zahnung. **Milchschorf bei Stillkindern.**

Das Haar ist trocken, wie Werg, mit viel Schuppen, die gelblich-weiß sind. Die Haare fallen leicht aus, manchmal bleiben kahle Stellen zurück. Ein interessantes, von Hering besonders hervorgehobenes Symptom ist ein **ungeduldiges Kratzen am Kopf** beim Erwachen oder nach dem Aufstehen; es wurde z. B. in Fällen beobachtet, wo die Hauptbeschwerde Hüftschmerz oder Lähmung war.

Augen Die Augensymptome werden im Allgemeinen **schlimmer bei Anstrengung der Augen: beim Lesen, Schreiben oder längeren Fixieren eines Gegenstands;** auch durch **angestrengte Körperbewegung. Helles Licht** verschlimmert ebenfalls, und **Erkältungen durch nasse Füße, Windexposition oder nasskaltes Wetter schlagen sich oft auf die Augen** und verursachen Augenbeschwerden.

- Ophthalmie nach Erkältung; durch Eindringen eines Fremdkörpers; Ophthalmia neonatorum. Lider rot, geschwollen, schmerzhaft, juckend. **Hornhaut- und Bindehautentzündung.**
- **Starke Photophobie,** schlimmer am Abend (bei künstlichem Licht).
- Ein Symptom, das wiederholt von Calcium erzeugt und geheilt worden ist, ist **morgendliches Zusammenkleben der Lider.** In Hahnemanns Prüfung finden wir folgende Beobachtungen: „Die Lider der wässerig aussehenden Augen sind früh mit Augenbutter zugeklebt, und die Augen schmerzen, wenn er ins Licht sieht." „Geschwulst und Röte der Augenlider mit nächtlichem Zuschwären; am Tage sind sie voll Augenbutter mit Hitzegefühl und schründendem Schmerz, und die Augen tränen."
- **Tränen der Augen im Freien** oder auch morgens ist ein weiteres Leitsymptom. Die Augen fangen auch an zu tränen, wenn sie beansprucht werden, z. B. beim Schreiben.
- Verschließung des Tränengangs. Tränengangfistel; dicker gelber Eiter im Augenwinkel; juckende, nässende Ausschläge.
- **Chronische Erweiterung der Pupillen.**
- Spannung in den Augenmuskeln beim Wenden der Augen und Anstrengung derselben im Lesen. Die Augenmuskeln werden schwach, die Augäpfel scheinen steif und schwer beweglich zu sein; unwillkürlicher Nystagmus.
- Schmerzhafte Empfindungen in den Augen, als wäre ein Fremdkörper hineingeraten oder **als wenn ein Sandkorn unter dem oberen Augenlid wäre.**
- Die Augenschmerzen können drückend oder stechend sein. **In den inneren Augenwinkeln kann es stechen oder brennen;** das Stechen kann mit Klopfen abwechseln. Der Schmerz wird schlimmer während des Lesens bei Kerzenlicht am Abend.
- Jucken in den Augen; in den Lidrändern; in den Augenwinkeln.
- **Katarakt.** Margery Blackie berichtet: „Es ist schon erstaunlich, wie oft in den alten Büchern behauptet wird, Calcium könne grauen Star heilen. Ich bin überzeugt davon, dass das richtig ist, wenn die Trübung der Sehkraft anfängt. Ich hatte zwei Fälle, bei denen der Augenarzt und ich uns

ganz sicher waren, dass sie an beginnendem Katarakt litten, und beide Patienten erzählten, dass er nichts finden konnte (nach Gabe von Calcium; d. Ü.)." **Leukome und Hornhautgeschwüre. Blutschwamm mit Trübung der Hornhaut. Pusteln auf der Hornhaut.**

- Die Sehkraft lässt nach, besonders auf Nahdistanz; kann keine Nadel einfädeln. Trübsehen. **Hemianopsie.** Aus Hahnemanns Prüfung: „Wie ein Schatten kommt es ihr vor die Augen, bei sehr erweiterten Pupillen, **sodass ihr die Gegenstände von der einen Seite wie dunkel und unsichtbar vorkommen;** so sah sie z. B. am Menschen nur ein Auge." **Plötzliche Blindheit nach einer Mahlzeit.** „Jählinge Blindheit, gleich nach dem Mittagessen; er konnte selbst den Tisch nicht mehr sehen, an welchem er saß; dabei Angstschweiß und Übelkeit, und zugleich wie ein heller Schein vor den Augen; nach einer Stunde Schlaf war es vergangen" (Hahnemann). Sieht Nebel oder Rauch vor den Augen bei scharfem Hinsehen und beim Lesen. Schwarze Flecken vor den Augen; auch beim Lesen oder bei angestrengter Körperbewegung. Funkeln oder ein heller Schein vor den Augen, mit starkem Schwindel. Trübsehen mit Bedürfnis, die Augen zu schließen.

Ohren Zahlreiche **Ohrgeräusche:** Brausen, Singen, Klingeln, Donnern, Sausen, was mit Schwerhörigkeit verbunden sein kann; Schlucken oder Kauen kann Knacken, „Knurksen" oder „Quatschen" im Ohr hervorrufen; „Singen in den Ohren und hinterdrein Knistern darin" ist ebenfalls in Hahnemanns Prüfung verzeichnet, ebenso ein Fauchen vor dem Ohr.

Ein Gefühl, als ob sich etwas vor das Trommelfell geschoben hätte, mit oder ohne Beeinträchtigung des Hörvermögens, bei kräftigem Naseputzen oder spontan.

Geräuschempfindlichkeit abends beim Einschlafen; Empfindlichkeit im Gehirn bei starkem Schall.

Beeinträchtigungen des Gehörs sind oft von Calcium geheilt worden: **Taubheit vom Arbeiten in Wasser; Schwerhörigkeit nach Chininmissbrauch** zur Unterdrückung von Wechselfieber; auch **nach Tubenkatarrh.** Nasskaltes Wetter führt leicht zu Ohrenbeschwerden, sehr häufig verbunden mit Kopfschmerzen; die ausgeprägte Empfindlichkeit gegen Kälte und Zugluft betrifft auch die Ohren.

Entzündung und Schwellung des äußeren und inneren Gehörgangs.

Mukopurulente Otorrhö, die sich vorzugsweise am rechten Ohr zeigt; mit vergrößerten Lymphknoten. Auch die Parotis kann betroffen sein, wie alle Drüsen bei diesem Arzneityp; Parotitis bei Scharlach, mit jauchiger Absonderung; Parotitis, häufiger rechts. Calcium-Menschen neigen zudem zu **Polypen;** Hering hebt folgende Indikation hervor: **Eiterung, dann Granulation, dann Polypen, mit starkem Fötor.**

Pochen und Pulsieren in den Ohren.

Stiche in den Ohren; in Ohr und Schläfe, was in der Ruhe bei geschlossenen Augen verging.

Erwähnenswert ist auch ein Hitzegefühl: **Hitze im Inneren der Ohren,** wie heißes Blut; Hitze strömt gleichsam aus dem (linken) Ohr aus; Brennschmerz um das Ohr. Aber auch „öfteres Frösteln äußerlich an den Ohren" (Hahnemann) kommt vor, ein äußeres Kältegefühl, wie es bei den Calcium-Kongestionen nicht selten ist (s.o.).

Hinter den Ohren sind häufig **nässende Ausschläge und Risse in der Haut,** oft in gleicher Höhe mit dem Ohrläppchen; diese Risse sieht man häufig bei **Neugeborenen.** Beulen und Geschwülste vor und unter den Ohren. Hahnemann gibt u. a. folgendes Symptom: „Der Knochen hinter dem linken Ohr ist wie geschwollen und juckt; beim Befühlen aber schmerzt die Stelle wie geschwürig."

Nase Die **Nasenlöcher sind wund und geschwürig;** manchmal einzelne geschwürige Stellen, mit Schorf bedeckt und empfindlich gegen Berührung.

Calcium-Patienten **erkälten sich außerordentlich leicht** und bekommen bei jedem Wetterumschwung Schnupfen, **besonders wenn es kalt und nass wird.** Oft plagt sie eine **chronische Rhinitis** mit **wechselnden** Symptomen: einmal **lästige Trockenheit der Nase,** dann wieder mit **gelbem, übelriechendem Eiter verstopft.** Dickes gelbes Nasensekret macht die Oberlippe wund, und rote, juckende Effloreszenzen erscheinen an der Oberlippe und den Wangen, die Nase schwillt an. Auch Fließschnupfen mit reichlicher wasserklarer Absonderung von salzigem Geschmack ist beobachtet worden. „Trockene Nase, nachts; am Tage feuchte" (Hahnemann). Oder der Patient atmet nachts zuerst durch die Nase, doch dann verstopft sie, und er muss durch den Mund atmen. „Morgens schnäuzt er enorme schwärzliche, blutige Brocken aus" (Kent). Der Schnupfen kann von Kopfschmerzen begleitet sein. Kent zufolge können Nasenkatarrhe bei Calcium so lange andauern und so tief sitzen, dass Nasenbein und -knorpel infiltriert und angegriffen werden.

- **Schnupfen im Wechsel mit Kolik.** Dieses eigentümliche Symptom wurde in der Prüfung hervorgerufen: „Arger Schnupfen, der nach zwei Tagen verging und sich in heftiges, mehrtägiges Leibschneiden verwandelte" (Hahnemann).
- **Nasenpolypen** stellen eine Indikation für Calcium dar; manchmal mit **Verlust des Geruchsinns.** Kent hat die Erfahrung gemacht, dass ein paar Wochen nach der korrekten Verschreibung dieses Mittels – ohne dass er um das Vorhandensein des Polypen gewusst hätte – der Patient mit einem „zähen Gallertding im Taschentuch" wiederkam und sagte: „Sehen Sie mal, Herr Doktor, was aus meiner Nase gekommen ist."
- **Anschwellen der Nase und Oberlippe** ist, besonders bei Kindern, ebenfalls ein typisches Symptom. „Geschwulst der Nase, besonders an ihrer Wurzel, öfters vergehend und wiederkehrend" (Hahnemann). Knotige Geschwulst am Nasenrücken.
- Nasenbluten tritt leicht, oft und heftig auf, manchmal fast bis zur Ohnmacht. **Neigung zum Nasenbluten bei fettleibigen Kindern.**
- Häufiges Niesen, mit oder ohne Schnupfen; morgens.
- Sehr **übler Geruch in der Nase;** Gestank vor der Nase wie nach **faulen Eiern oder nach Schießpulver.**

Gesicht Es sind hier unterschiedliche Aspekte möglich:

- In vielen Fällen ist das Gesicht **blass,** mit blauen Ringen unter den Augen; blasses, mageres Gesicht, mit tiefliegenden, dunkelrandigen Augen; kachektisch, fahl, **kalt,** kränklich aussehend. Die bleiche Gesichtsfarbe kann auch dann bestehen bleiben, wenn der Kopf kongestioniert ist und sich heiß und schwer anfühlt. Wenn jedoch Blutandrang mit Gesichtshitze auftritt, kann sich das Gesicht auch heftig röten.
- Oder das Gesicht sieht **alt und faltig** aus, von vielen feinen Linien durchzogen, die es in kleine Rechtecke teilen.
- Besonders bei Kindern finden wir ein **geschwollenes oder gedunsenes Gesicht,** oft mit **geschwollener Oberlippe;** auch bei Erwachsenen kann die Oberlippe morgens geschwollen sein.

Ein allgemeines Merkmal ist jedoch die **große Neigung zu starkem Schwitzen im Gesicht,** wobei der **Schweiß oft kalt ist;** schwitzt bei der geringsten Anstrengung; auch nächtlicher Schweiß auf der Stirn.

Die **Lippen** sind oft **aufgesprungen, rissig** und bluten, die Mundwinkel können geschwürig sein.

Sackartige Schwellungen im Gesicht, die ständig entzündet sind und häufig eitern. Die **Unterkieferdrüsen** neigen zu schmerzhaften Schwellungen mit Verhärtung; mit schmerzhaftem Spannen beim Kauen und stechendem Schmerz beim Befühlen.

Chronische Trigeminusneuralgie, besonders bei fettleibigen Menschen mit kalten, feuchten Füßen und bei Frauen mit starker Monatsblutung. Ziehende und **reißende** Gesichtsschmerzen; schlimmer bei feuchtem Wetter.

Ausschläge im Gesicht mit **heftigem Jucken,** das zum Kratzen nötigt, sind bei Calcium häufig. Schorfige Hautblüten am Rande des Roten der Unterlippe. Ein krustiger Ausschlag auf der rechten Wange mit Jucken und Brennen, am schlimmsten nach Waschen des Gesichts, konnte mit Calcium carbonicum geheilt werden (vgl. *Archiv für homöopathische Heilkunst,* 17/2). **Nesselausschlag, welcher immer an kühler Luft vergeht.**

Kaubewegungen der Kiefer können **im Schlaf** und auch vor epileptischen Anfällen beobachtet werden.

Mund **Hartnäckiger saurer Mundgeschmack,** Speisen werden im Mund sauer. Saurer Speichel sammelt sich im Mund und wird dauernd ausgespuckt. Auch ein **übler Mundgeschmack wie von verdorbenem Magen,** ein bitterlicher oder ein **metallischer** Geschmack wie von Blei sind in der Prüfung beobachtet worden; diese Symptome traten vor allem **morgens** auf. „Kaltes Wasser ist das einzige, was einen guten Geschmack hat", schreibt Hering.

- Die Zunge ist oft **trocken,** besonders nachts und morgens, und schwer beweglich, sodass das Sprechen schwerfallen und unbeholfen wirken kann; redet nicht gern. Raue Streifen in der Mitte einer trockenen Zunge. Doch **exzessive Speichelansammlung** im Mund ist ebenfalls ein hervorstechender Zug des Calcium-Bildes. Diese beiden Zustände können **alternieren.** „Katarrhalische Entzündung von Mund und Rachen, wenn Speichelfluss mit Trockenheit von Mund und Lippen abwechselt" (Hering).
- Die Zunge kann **weiß belegt** sein, oder sie ist rot und rau, oder schmutzig belegt, mit widerlichem Geschmack.
- Die Unterzungendrüsen können geschwollen sein; Schmerz **unter der Zunge, beim Schlucken,** links **hinter dem Zungenbein. Brennschmerz auf der Zungenspitze,** wie von Wundheit; konnte vor Schmerz nichts Warmes in den Mund nehmen.
- Auf der Zunge bilden sich **Bläschen,** die brennen; ebenso an der Wangenschleimhaut; sie **öffnen sich und bilden Geschwüre.** Die Wangenschleimhäute schwellen an, mit ziehend-reißendem Schmerz.
- Ein Leitsymptom von Calcium carbonicum ist **verzögerte und schwierige Zahnung. Die Zähne sind sehr empfindlich und können weder Luftzug noch Kälte ertragen.** „Zahnweh in allen Zähnen (wie von feinen Nadelstichen), das von Eindringen kalter Luft verschlimmert wird" (Hahnemann). Stechende, bohrende, reißende oder nagende Zahnschmerzen, die aufwärts in den Kopf, zum Nasenbein, in die Ohren oder in die Augen ausstrahlen. Reißen in den Zähnen, als würden die Wurzeln herausgerissen.
- **Mangelhaft entwickelte, schadhafte Zähne,** die vor Fäulnis zerbröckeln; **Karies am Zahnfleischrand;** übler Geruch aus den Zähnen.
- Die Zähne **können sich beim Zusammenbeißen oder Kauen locker anfühlen.** „Neigung, mit den Zähnen zu klappen, wie bei Frost" (Hahnemann).
- Geschwollenes Zahnfleisch, mit Klopfen darin; **Zahnfleischbluten,** auch nachts. **Zahnfleischbluten nach Ausbleiben der Menses.**

Hals Entzündliche **Geschwulst der Mandeln,** mit Verlängerung des Zäpfchens und **Gefühl von Enge des Schlundes beim Schlucken.** Sowohl die Mandeln als auch der gesamte Hals- und Rachenraum sind **extrem anfällig für Infekte;** hat kaum Zeit, die eine Erkältung zu überwinden, da kommt schon die nächste. Geschwulst und Entzündung des Gaumens; das Zäpfchen dunkelrot und voll Bläschen. Rote Flecken im Hals, die sich bis zum Gaumendach ausweiten, mit ständigem trockenem Würgegefühl im Rachen. Aphthen erscheinen an den Mandeln und am Gaumendach, bei hochgradig entzündetem Hals. Rauer Hals und Rachen, mit schmerzloser Heiserkeit. Der Hals fühlt sich innen geschwollen an, stärker auf der linken Seite, bis in die Ohren hinauf. Viel Halsschmerz **beim Schlucken,** besonders **Stiche im Hals;** auch **beim Sprechen.** Die Stiche gehen bis ins Ohr hinauf.

Eine **krampfhafte Verengung der Speiseröhre** ist kennzeichnend für Calcium. Dies kann als ein Gefühl wie von einem Kloß im Hals beschrieben werden, oder als wären Speisen im Hals steckengeblieben und nicht in den Magen gelangt. Das Fremdkörpergefühl kann einen **unaufhörlichen Drang zu schlucken** auslösen, aber das Schlucken auch spürbar behindern.

Rauheit und Brennen im Hals, mit **Gefühl, als wenn die ganze Speiseröhre, bis an den Magenmund, rauh und wund wäre.**

Viel Schleim in Hals und Rachen, manchmal mit Eisen- oder salzigem Geschmack; muss ihn ausräuspern.

Struma.

Atemwege und Husten **Schmerzlose Heiserkeit;** kann besonders morgens kaum sprechen. Oder auch: Rauhe Stimme am Morgen, besser durch Räuspern. Heiserkeit mit Beengung der Brust kann auch nach einem Spaziergang auftreten.

Allgemein **greift Sprechen** den Patienten **sehr an;** es verschlimmert Kopfweh und Husten.

Die **Kehle ist rauh,** besonders morgens, mit Schmerz beim Schlucken. Chronische Laryngitis; Vereiterung des Kehlkopfes. Piepen in der Luftröhre, abends nach dem Niederlegen. Kitzelnder Reiz in der Luftröhre, zum Hüsteln reizend; Kitzelhusten wie von Federstaub. Dauernder Kitzelreiz unter der

Mitte des Brustbeins, der kurzes, trockenes Husten erregt; schlimmer durch Sprechen und Bewegen.

Schleim auf der Brust, aber häufig ohne Husten bzw. ohne Expektoration. Schleimrasseln in der Brust oder der Luftröhre beim Ausatmen; schlimmer im Liegen und abends.

- **Husten nachts im Schlaf. Abendhusten im Bett. Morgenhusten.** Der Husten wird tendenziell **morgens beim Aufstehen und am frühen Abend schlimmer,** d. h. vor Beginn und zu Ende der Nacht.
- Husten vom Essen; **vom Klavierspielen, jeder Ton, den sie anschlug, schien im Magen zu vibrieren.**
- Prickeln im Kehlkopf, mit starkem **Nachthusten, der den Patienten erschüttert und erschöpft;** rasselnder Husten mit wenig Auswurf; lässt ihn nicht schlafen; kalte Getränke werden nicht vertragen.
- Sehr starker Husten, anfangs trocken, dann mit häufigem, salzigem Auswurf unter Schmerz, **als würde in der Kehle etwas losgerissen.** Der Husten wird oft auch im Kopf gespürt: „Bei jedem Hustenstoße wird der Kopf schmerzhaft erschüttert, als wolle er zerspringen" (Hahnemann). Auch ein Schmerz wie roh in der Brust kann den Husten begleiten.
- Der Husten ist oft **trocken, besonders nachts.** Wenn Auswurf besteht, dann ist er häufig **gelb und von üblem Geruch.** Auch süßlich schmeckender Auswurf kommt vor, und manchmal wird Blut ausgehustet: nach Verschlucken, bei schnellem Bewegen oder **nach Trinken.** „**Husten trocken vor Mitternacht, danach locker;** schmerzt in der Brust; schlimmer durch Gehen; Sputum ist gelb und dick" (Hering). Oder: „**Nachts, nach Mitternacht, trockener Husten, dass ihm Herz und Adern pochten**" (Hahnemann). „Husten mit Auswurf am Tage, aber die Nacht keinen" (Hahnemann). Husten kann mit Erbrechen einhergehen, das Erbrochene ist von süßlichem Geschmack.
- Husten nach Masern; Keuchhusten, Anfälle schlimmer morgens; während der Zahnung.
- Habitueller Krupp bei skrofulösen Kindern während der Zahnung. **Folgen von Krupp.** Bronchialkatarrh bei zahnenden Kindern; mit starker Schleimsekretion, die den Körper schwächt, und Abmagerung.

Atmung und Brust Das Leitsymptom von Calcium im Bereich der Atmung ist **Verkürzung des Atems beim geringsten Steigen.**

- Kurzatmigkeit, **Beengung der Brust** oder „Luft-Wegbleiben" tritt auch häufig **beim Gehen** oder nach einem Spaziergang auf; beim **Gehen im Wind,** auch im Zimmer noch anhaltend und erneut zunehmend, wenn man nur ein paar Schritte geht; **beim Bücken;** auch **nachts im Liegen,** erwacht nach Mitternacht schwer atmend; **nach dem Stuhlgang,** mit **Beängstigung auf der Brust;** bei Schnupfen. Beklemmung und Beängstigung können so stark sein, dass der Patient dem Ersticken nahe ist.
- Beim Gehen ist mühsames, **lautes Atmen durch die Nase** vermerkt worden; dieses Symptom wird von Hering besonders betont, der es auch in Tuberkulose-Fällen beobachtet hat, bei denen Calcium hilfreich war.

Die Atembeschwerden können erleichtert werden durch **Zurückbiegen der Schultern.**

- **Beengung der Brust, als wäre sie zu voll und mit Blut angefüllt;** oft mit Herzklopfen, Unruhe und nächtlichem Durst.
- Gefühl von Enge und Gespanntheit in der Brust, manchmal besser durch Heben der Schultern. **Öfteres Bedürfnis, tief einzuatmen;** als könnte sich die Lunge nicht genug ausdehnen. Bei diesen tiefen Atemzügen kann es zu **Stichen in der Brust** und auch im Abdomen kommen; Stiche im Bauch bis zum Rücken hindurch, oder Stiche im Herzen, dabei benimmt es ihm jeweils den Atem.
- Schluchzende oder schnarchende Atmung im Schlaf. **Einschnürung der Brust, mit Beängstigung;** abwechselnd mit Schmerzen im Bauch. Schwäche in der Brust, nach einigem lautem Sprechen.
- Ein **Wundheitsschmerz wie roh in der Brust** tritt besonders **beim Einatmen** auf, aber auch nach vielem Sprechen und Gehen („Fußbewegung", wie Hahnemann es nennt) oder beim Husten. Stechen in der Brust und den Seiten bei Bewegung; beim Liegen auf der betroffenen Seite; in der linken Seite beim Biegen auf dieselbe; besser durch Reiben. Es gibt auch nagende, schneidende und ziehende Schmerzen.
- Bei Lungenerkrankungen ist besonders häufig der **obere und mittlere Lappen der rechten**

Lunge betroffen. Abszesse in den Lungen bei Kindern, besonders links; Lungengeschwüre mit eitrigem Auswurf; **tuberkulöse Auszehrung;** Pleuropneumonie bei tuberkulinischen Typen. Hering gibt folgende Indikation: Drohende Lungenlähmung bei Scharlach; lautes Rasseln in der Luftröhre, der Atem ist heiß; Präkordialangst; kein Husten; Rasseln vor allem beim Ausatmen. **Die ganze Brust ist sehr empfindlich gegen Berührung, Abklopfen und Druck.**

- Krampf in den (linken) Interkostalmuskeln; muss sich eilig auf die Seite biegen, um sich zu erleichtern.

Herz Beängstigung am Herzen. **Angst ist oft mit Herzklopfen verbunden.** Fliegende Hitze mit Herzklopfen und Herzangst. Ängstlicher, zitternder Herzschlag.

Herzklopfen: sehr stark, mit ungleichem Puls; **mit ängstlicher Befürchtung, dass er einen organischen Herzfehler habe;** mit ungeheurer Angst und Unruhe, Beklemmung der Brust und Schmerz im Rücken; nach dem Essen, fühlt die Herzschläge, ohne die Hand auf die Brust zu legen; vor dem Einschlafen, mit Beängstigung; **nachts,** mit Kältegefühl; **nach unterdrückten Ausschlägen.** Herzklopfen beim Ersteigen eines Hügels nach dem Mittagessen. Hörbarer Herzschlag.

Krampfhafte, den Atem hemmende Zusammenziehung in der Gegend des Herzens, mit darauf folgenden heftigen Stößen. Stiche im Herzen, die den Atem benehmen und einen drückenden Schmerz im Herzen zurücklassen. Aneurysma, besonders der Aorta. Herzverfettung und Verkalkung der Blutgefäße. Gichtherz und Herzhypertrophie durch Überanstrengung.

Magen Calcium-carbonicum-Menschen spüren ihre Emotionen im Magen: **Furcht, Ängstlichkeit, Beängstigung, Erregung.** „Ängstlichkeit wie aus dem Magen, im Sitzen, mit heißem Brennen im Unterleibe; im Gehen oder Stehen bald wieder verschwindend" (Hahnemann). **Zittern und Klopfen in der Magengegend, und wie geschnürt unter den Hypochondrien.** Es ist auch das merkwürdige Gefühl beobachtet worden, **als ob etwas von der Magengrube zum Kopf hochstiege;** diese Empfindung kann einen epileptischen Anfall ankündigen.

Heißhunger kommt bei Calcium ebenso vor wie gänzliche Appetitlosigkeit. Ein Leitsymptom ist **Heißhunger bei schwachem Magen.** Daher müssen wir bei vermehrtem Appetit nicht notwendigerweise die wohlbekannte Fettleibigkeit von Calcium vorfinden; auch Abmagerung bei großem Appetit ist möglich. Isst Unmengen und verliert trotzdem Gewicht. Erhöhter Appetit und Wolfshunger kann bei Epilepsie auftreten; oder es besteht **morgendlicher Heißhunger.** Schwindelgefühl und Zittern vor dem Frühstück, und wenn der Patient nicht zur gewohnten Zeit frühstückt, bekommt er Kopfschmerzen. Ein flaues Gefühl im Magen kann zu **nervösem Hungergefühl führen,** auch unmittelbar nach einer Mahlzeit; nervöses Eßbedürfnis ohne wirklichen Hunger. **Vermehrter Appetit in Schüben, abwechselnd mit Appetitlosigkeit.** Oder: Appetitlosigkeit; als das Essen aber kam, schmeckte es doch. Appetitlosigkeit mit **stetem Durst,** besonders nach **kalten Getränken** und vor allem nachts.

Die Liste der Calcium-Vorlieben wird von dem wohlbekannten **Verlangen nach weichgekochten Eiern** angeführt.

- **„Verlangen nach Eiern, besonders bei Kindern, während der Krankheit oder in der Zeit der Rekonvaleszenz, sogar bevor sie überhaupt schlucken können"** (Hering).
- Andere Vorlieben von Calcium carbonicum sind: **Süßigkeiten,** Eiskrem, Limonade, sogar reiner Zucker; Salziges; Mehlspeisen, stärkehaltige Lebensmittel, wie Nudeln; **unverdauliche Stoffe,** wie Kreide, Kohle usw.
- Hahnemann weist auf eine allgemeine Abneigung gegen gekochte Speisen und warme Mahlzeiten hin. Insbesondere mögen Calcium-Menschen kein Fleisch und haben eine **Abneigung gegen Fett.** Auch schleimige Speisen können ihnen zuwider sein.
- **Milch** kann verlangt oder abgelehnt werden, aber häufig **bekommt sie den Patienten nicht** und verursacht Übelkeit, Erbrechen, Aufschwulken und **saures Aufstoßen.**
- Überhaupt **werden Speisen im Mund oder im Magen sauer,** mit saurem Aufstoßen. **Übersäuerung des Magens.** Wassertrinken kann Übelkeit erregen, **außer das Wasser ist eiskalt.**

Allgemein schwache Verdauung; nach dem Essen kommt leicht ein Völlegefühl wie ausgestopft auf.

Schweiß nach Essen oder Trinken, und manchmal auch ein **unwiderstehliches Schlafbedürfnis.**

Häufiges, im Allgemeinen saures Aufstoßen, aber auch leeres Aufstoßen, oder nach den genossenen Speisen schmeckend, mit Brennen von der Magengrube aufwärts. Dieses Aufstoßen kann den ganzen Tag anhalten oder zu bestimmten Zeiten auftreten: morgens beim Erwachen; nachts beim Wachliegen oder beim Erwachen; nach dem Essen. „Nachdem er sich mittags kaum halb satt gegessen, wird es ihm übel; die genossenen Speisen schwulken bis in den Mund herauf, mit ekelm Geschmacke, und es erfolgt ein stetes Aufstoßen, drei Stunden lang" (Hahnemann). Es trieb ihr eine geschmacklose Flüssigkeit, wie Wasser, in den Mund. **Unruhige Bewegungen im ganzen Körper von unbefriedigtem Aufstoßen.** Halbseitige Kopfschmerzen, die stets mit viel leerem Aufstoßen einhergehen. Häufiger Schluckauf, manchmal den ganzen Tag lang.

Brennen zum Halse heran nach allem Essen, besonders nach Genuss harter, trockener Speisen.

Übelkeit tritt besonders **morgens** auf, oft mit Schwindelgefühl und Zittern. Ferner kann sich Übelkeit einstellen nach Schwindelanfällen; nach Trinken von Milch oder Wasser (außer eiskaltem Wasser). Übelkeit mit dem Gefühl, als wären Speisen im Hals steckengeblieben.

Auch das **Erbrechen** ist bei Calcium häufig **sauer. Saures Erbrechen während der Zahnungsperiode.** Brechübelkeit mit Auslaufen säuerlichen Wassers aus dem Mund, oder nächtliches Erbrechen sauren Wassers. Schwarzes Erbrechen; Erbrechen einer süßlichen Substanz; von bitterem Schleim. Erbrechen nach epileptischen Anfällen.

Die Magengegend neigt zur Aufblähung, zur gasigen Auftreibung, und **enge Kleidung um die Magengrube ist unerträglich.** Magenregion schmerzhaft bei Berührung. Ein sehr charakteristisches Symptom ist **„Magengrube geschwollen wie eine umgedrehte Untertasse; druckschmerzhaft"** (Hering). Eine Anschwellung der Magengegend eher **nach der linken Seite hin** ist ebenfalls wiederholt von Calcium erzeugt und beseitigt worden. Magenkrämpfe durch Blähungen; nach dem Essen, aber auch wenn nüchtern; mit Übelkeit, Aufstoßen und Gähnen; gefolgt von Schweißausbruch über und über; Magenkrämpfe schneidender und zusammenpressender Art.

Drücken im Magen ist häufig; es kann den ganzen Tag anhalten und auch auf nüchternen Magen empfunden werden. **Drücken quer über den Magen.** Der drückende Schmerz kann sich anfühlen, als ob ein schweres Gewicht oder ein Klumpen im Magen läge, auch wenn er nur eine leichte (Abend-) Mahlzeit gegessen hat; dies wird schlimmer durch Bewegung und besser durch Stilliegen auf dem Rücken. Bei nächtlichem Magendrücken hat Hahnemann jedoch auch die entgegengesetzte Modalität beobachtet: „Arges Drücken im Magen, wie Krampf, zwei Stunden lang; sie konnte nicht davor im Bette bleiben, sondern mußte aufstehen." Auch Magendrücken beim Husten ist in den *Chronischen Krankheiten* vermerkt.

Abdomen Der Bauch wird **hart und aufgetrieben. Eingeklemmte Blähungen,** mit Spannen im Unterleib und starker Berührungs- und Druckempfindlichkeit. **Enganliegende Kleidung um die Hypochondrien ist unerträglich.** Ein merkwürdiges Symptom ist eine **sichtbare Aufblähung des Unterleibs beim Gehen im Freien.** Auch durch emotionale Einflüsse, etwa Kummer oder Kränkung, kann dieses Symptom hervorgerufen werden.

Es besteht eine Neigung zur Ausbildung **starker Fettpolster** am Bauch. Der **Bauch sieht dick und aufgebläht** aus, selbst wenn der Patient am ganzen übrigen Körper abgemagert ist. Neben den Fettgeweben neigen auch die Gewebe der Drüsen und Lymphknoten im Bauchraum zum Anschwellen, was der allgemeinen Wirkung der Arznei entspricht. Bei Kindern sind oft die **mesenterialen Lymphknoten hart und geschwollen;** der Bauch fühlt sich an wie mit Steinen oder eiförmigen Knochen gefüllt. Auch die **Leistenlymphknoten** sind häufig schmerzhaft geschwollen und verhärtet.

Die Blähungen sind mit **stetem Gurren** im Bauch verbunden. Manchmal ist beim Ein- und Ausatmen ein Knurren zu hören.

- Die Calcium-**Bauchschmerzen** werden allgemein **durch Wärme gelindert.** Es sind meistens schießend-stechende, spannende oder drückende Schmerzen. Darmkoliken; ein wichtiges Prüfungssymptom von Hahnemann hierzu: „**Oft arger Krampf im Darmkanale, jedoch vorzüglich abends und nachts, bei Kälte der Oberschenkel.**" Auch ein Kältegefühl im Unterleib kann derartige Krämpfe begleiten. **Öftere Anfälle von Leibschneiden nach Vergehen eines Schnupfens.** Nachmittägliches Schneiden und Greifen im Unterleib, mit Erbrechen der Mittagsspeisen.

- **Ziehen im Unterleib** und Unruhe darin, morgens beim Erwachen. **Zusammenziehen** des Unterleibs, nach der Brust herauf, gleich morgens. Weitere zusammenziehende Schmerzen: im Unterleib, nach dem Kreuz zu; im Oberbauch, dass sie krumm gehen mußte, besonders durch tiefes Atmen erregt; Zusammenraffen im Unterbauch, nach der Gebärmutter zu, mit Abgang blutigen Schleims durch den Stuhl.
- Drückend-kneifendes Bauchweh, mit oder ohne Durchfall. Kneipen tief im Unterbauch, in der Blasengegend, **mit Schmerz bei jedem Tritt, als würden die inneren Teile mit einem Gewicht herabgezogen. Angestrengte Körperbewegung** führt zu Drücken im Unterbauch; Spannen im Unterleib beim Sitzen nach starker Bewegung. **Drücken im Unterleib, von der Magengrube an abwärts.**
- Oft ist bei Calcium-Menschen die **Leber** affiziert. Sie kann vergrößert und verhärtet oder aber atrophiert sein. Ein Spannen und Drücken kann in der Lebergegend empfunden werden, als wäre es da sehr dick, zum Aufplatzen; der Druck wird bei jedem Tritt im Gehen gespürt. Hahnemann hebt als wichtigstes Symptom der Leberregion hervor: **„Stechen in der Lebergegend, bei oder nach Bücken.“** Gallensteinkoliken mit schrecklichen schießenden Schmerzen, starkem Schweiß und Unverträglichkeit von Kleiderdruck um die Taille herum sind mit Calcium geheilt worden.
- Nach Hering treten die **Bauchschmerzen im Allgemeinen eher links** auf, besonders **unter dem linken Hypochondrium;** reißend-stechende Schmerzen von der linken Brustseite zum Hypochondrium hinunter.
- Reißen oder Stechen wie von Nadeln in den Bauchmuskeln unter den Rippen, von innen heraus, vor allem beim Einatmen; auch ein Spannen in den Muskeln des Oberbauchs beim Zurücklehnen, mit Schmerzhaftigkeit beim Streichen des Oberbauches mit der Hand, als wäre die Haut wund.
- Krampfhaftes Zusammendrehen und Zusammenwickeln um den Nabel. **Nabelbruch. Wundheit des Nabels; eine nässende Wucherung, wie „wildes Fleisch“, am Nabel bei Säuglingen.**

Rektum und Stuhl Zum Calcium-Bild gehören sowohl eine eigentümliche **Diarrhö** als auch eine hartnäckige **Verstopfung.** Wenn es zu Stuhlgang kommt, ob weich oder hart, besteht allgemein eine ausgeprägte Neigung zu **unverdauten Stühlen.** Auch weißliche oder gar **ganz weiße Fäzes** fallen auf.

- **Sauer riechender Durchfall bei zahnenden Kindern. Durchfälle mit unverdauten Nahrungsbestandteilen.** Reichlicher Durchfall, wässrig, schleimig, mit Klumpen geronnener Milch von saurem Geruch. Bei Kent heißt es: „Bei Kindern, die sich von Milch ernähren, passiert diese den Darm in unverdauter Form; der Stuhl ist so sauer, dass er beißt. Er macht Anus und Hinterbacken wund …“ Durchfällige, lehmartige Stühle, die **sauer oder fötide riechen.** Stinkender Stuhl, wie faules Ei. Weißlicher, wässriger Durchfall. Durchfall, der über längere Zeit schwächend und ermattend wirkt; Durchfallneigung schlimmer abends.
- Die **hartnäckige Verstopfung** ist oft mit stetem, erfolglosem Stuhldrang verbunden. Derartiger vergeblicher Stuhldrang kann auch die weibliche Monatsblutung begleiten. Wenn der Patient Stuhlgang hat, dann ist er häufig groß und dick geformt, hart, trocken, knotig und geht nur mit großer Anstrengung ab. Harter, **unverdauter** Stuhl, von **heller Farbe oder kreideartigem Aussehen.** Harter Stuhl, weiß und eiförmig, nur unter starkem Pressen auszutreiben. Eine Eigentümlichkeit der Calcium-Verstopfung besteht darin, dass der Patient sich oft **am wohlsten fühlt, wenn er verstopft ist,** während vor Stuhlgang eine Neigung zur Reizbarkeit vorhanden ist.

Weißer, blutstriemiger Stuhlgang, bei argem Missmut und viel Leberschmerzen. Ein nützliches Prüfungssymptom, das häufig zu einer erfolgreichen Verschreibung von Calcium geführt hat: **„Öfterer Abgang erst derben, dann breiartigen, dann dünnen Stuhles.“** Während des Stuhlgangs kann es leicht zu einem Analprolaps kommen. Außerdem kann die Defäkation mit Brennen im After oder einem Schmerz im Mastdarm, als würde er aufgerissen, einhergehen, auch dann, wenn der Stuhl nicht hart ist. Nach dem Stuhl kann sich ein Ziehen und

Schneiden unten im Mastdarm einstellen, mit Hitzegefühl daselbst.

Geschwollene Hämorrhoiden, die heraustreten und den Stuhl schmerzhaft machen, auch wenn er nicht hart ist; schmerzend beim Sitzen und blutend; sehr schmerzend beim Gehen. Wenn die Hämorrhoidalblutung unterdrückt wird, kommt es zu Kopfbeschwerden (Druckgefühl im Kopf, Schwindel usw.).

Abgang von Blut (oder blutigem Schleim) **aus dem Darm.** Dies kann **zugleich mit Schnupfen** auftreten; oder mit **Blutandrang zum Kopf.** Wie Heringslake riechende Feuchtigkeit träufelt aus dem After.

Würmer; bei Säuglingen, bei Kindern; Bandwürmer. Ein Prüfungssymptom ist **Krabbeln im Mastdarme, wie von Maden.**

Langanhaltender Krampf im Rektum, ein Zusammenkneipen und Stechen, mit großer Beängstigung, konnte nicht sitzen, sondern musste herumgehen.

Brennen am After, auch im Mittagsschlaf; **arges Jucken am After.** Entzündeter, brennend schmerzender, traubiger Ausschlag am After. Wundheit am After, zwischen den Hinterbacken und zwischen den Beinen.

Harnorgane **Nierenkolik.** Blasenentzündung; Tumoren und schwammartige Gewächse; **Polypen und Varizen der Blase.**

Häufiges Wasserlassen, besonders nachts. In manchen Fällen geht jedes Mal nur wenig Urin ab, aber oft ist **gleichzeitig auch die Harnmenge erhöht**. „Den ganzen Tag lässt sie ungemein viel wässerigen Urin" (Hahnemann). Man könnte bei Calcium oft von einer Reizblase sprechen. **Wenn sie gerade alle Hände voll zu tun hat, muss sie schnell zur Toilette laufen und einige Tropfen Wasser lassen.** Blasenkrämpfe, hysterisch und hypochondrisch. Bei der Regel kann der Harn während jeder Bewegung unwillkürlich abgehen.

Bettnässen bei fettleibigen Kindern.

Chronische Strangurie vom Stehen auf dem kalten Boden.

Der Urin riecht häufig **säuerlich.** Er kann sehr dunkel gefärbt sein, ohne Bodensatz; oder dunkelbraun und stinkend, mit weißem Satz; oder auch hell und blass und dennoch von stinkendem, beißendem Geruch. Hämaturie; Blutungen aus der Harnröhre. Albuminurie. Diabetes.

Beim Harnen, Brennen in der Harnröhre.

Stechen in der weiblichen Harnröhre. Schneidendes Stechen in der Harnröhre, mit vergeblichem Harndrang. Schmerz in den Harnwegen **nach geringem Nasswerden der Füße.**

Männliche Genitalien Calcium carbonicum **erhöht das sexuelle Verlangen** und kann **Samenergüsse** hervorrufen, **doch der Befriedigung des Geschlechtstriebs folgt eine außergewöhnliche Schwäche.** Ein beeindruckendes Beispiel aus Hahnemanns Prüfung: „Heftiger, bloß in üppiger Phantasie entstandener Geschlechtstrieb, wobei es dem Gliede an Steifheit fehlte, die er nur durch Anschmiegen erzwang; kaum aber eingedrungen, entging ihm der Samen; darauf folgte **ungeheure Schwäche, mit großer Erregtheit der Nerven;** er war unzufrieden und zornmütig, und die Knie schienen ihm vor Schwäche brechen zu wollen." Diese Schwäche nach Geschlechtsverkehr oder Masturbation kann **mehrere Tage lang** anhalten: „Nach dem Beischlafe, einige Tage lang sehr matt und angegriffen." Weitere Beschwerden durch sexuelle Aktivitäten: drückender Schmerz in Kopf und Rücken; **Schwäche und Zittern in den Beinen,** besonders über und unter den Knien; Neigung zum Schwitzen, Schwäche, Zittern der Hände; Krämpfe, Chorea, Epilepsie; Herzklopfen.

Funktionelle Störungen können unter anderem folgende Formen annehmen: **schwache oder unvollständige Erektionen; Ejaculatio praecox;** aber auch **verspätete Ejakulation,** sodass der Samenerguss nicht im Moment des Orgasmus eintritt, sondern das Sperma „gleichsam nur hinterdrein ausläuft", wie Hahnemann es ausdrückt. Der Samenerguss kann auch völlig fehlen; oder es kommt zur Ejakulation, aber ohne Orgasmus.

Calcium hat auch häufig **Impotenz** bewirkt und geheilt. **Häufige nächtliche Pollutionen;** besonders bei Tuberkulose. Der Geschlechtsverkehr kann schmerzhaft sein, mit Stechen und Brennen in den Geschlechtsteilen beim Samenabgang.

Jucken und Brennen der Genitalien ist ein häufiges Symptom. Schneidender Schmerz in der Spitze der Eichel. Drückender Schmerz in den Hoden, mit krampfhafter Retraktion der Hoden zum Abdomen hin; schmerzhaft bei Berührung. Verhärtung der Hoden. Schwellung des Hodensacks, mit sich abschuppenden Hautstellen. Samenstrang schmerzhaft geschwollen; Schmerz wie zusammengezogen. Hydrozele bei Kindern. Phimose. Balanitis. Entzündung von Vorhaut, Frenulum und Harnröhrenmündung, mit ein wenig gelbem Eiter zwischen Frenulum und Eichel. **Chronische Gonorrhö, die unterdrückt worden** ist. Feigwarzen, die oft wie alter Käse oder wie Heringslake riechen. Trockene, kupferfarbene Ausschläge an den Genitalien bei Kindern.

Weibliche Genitalien Das **erhöhte Sexualverlangen** und die **große Mattigkeit nach Koitus oder Masturbation** sind auch beim weiblichen Geschlecht Charakteristika von Calcium carbonicum. Zudem gibt Hahnemann folgendes Prüfungssymptom: „Wollüstige Empfindung in den weiblichen Zeugungsteilen (nachmittags, ohne Veranlassung), und Erguß der Natur, worauf große Mattigkeit folgte."

Die **Menstruation** wird von Calcium stark beeinflusst; in den meisten Fällen kommt die Regel **zu früh, zu stark und hält zu lange an.** Hahnemann kommentiert: „Kommt die weibliche Regel gewöhnlich mehrere Tage vor dem vierwöchentlichen Termine und im Übermaße, so ist die Kalkerde oft unentbehrlich hilfreich, und um so mehr, je mehr Blut abfließt. Kommt die Regel aber stets zum richtigen Termine oder später, so ist, wenn dieselbe dann auch nicht schwach geht, Calcium doch fast nie wohltätig." Das Wörtchen „fast" sollte jedoch nicht übersehen werden; es gibt auch Fälle, wo die Monatsblutung verspätet, schwach oder unterdrückt ist und wo Calcium dennoch heilend wirkt, wie die Arzneimittellehre zeigt (s. u.) – doch diese sind die Ausnahme.

- **Starke Menstruationsblutung, membranös** (mit Ausstoßung der Uterusschleimhaut als zusammenhängende Membran) **und dunkel gefärbt; zu häufig, mit nachfolgender Anämie.**
- **Zwei Wochen lang anhaltende Menses, in Abständen von je zwei Wochen.**
- **Die geringste Erregung führt zur Rückkehr der starken Monatsblutung, zu Dysmenorrhö oder Metrorrhagie.**
- Ausbleiben der Regel durch Arbeiten im Wasser; durch Schreck; bei plethorischen Frauen. Oder: Verspätete Menstruation, manchmal spärlich, mit Aufgedunsenheit (beobachtet in Struma-Fällen).
- Beschwerden, als ob die Regel einsetzen wollte: Schmerzen in der Lendengegend und im Darmbein.
- Vor der Regel, die Nacht, ein sehr wollüstiger Traum.
- Vor der Regel: Kopfweh; Hüft- und Rückenschmerzen; Schmerz und Anschwellen der Brüste; Fröste; Fluor; sehr angegriffen und **schreckhaft,** eine Kleinigkeit setzt sie in den größten Schreck.
- Beim Einsetzen der Regel **schmerzhafte Krämpfe; membranöse Dysmenorrhö.** Weitere Beschwerden während der Regel: **Blutandrang zum Kopf und Hitze darin;** morgens verklebte und tränende Augen, dabei schwerer Kopf, kann ihre Gedanken nicht recht fassen; Brechübelkeit und vergeblicher Stuhldrang; ziehend-drückende Schmerzen, mit Stichen, im Unterleib und an anderen Teilen des Körpers, bald hier, bald dort, mit einer Unruhe bis zum Ohnmächtigwerden; zusammenziehend-kneipender Leibschmerz, wenn der Blutfluss ein paar Stunden aufhört; unwillkürlicher Harnabgang bei jeder Bewegung.

Zwischenblutungen; reichlich, von hellrotem Blut; mit Fluor, während des Klimakteriums. Überhaupt besteht eine deutliche **Neigung zu Uterusblutungen;** auch eine Veranlagung zu Fehlgeburten. Calcium kann bei Patientinnen mit starker Regelblutung und Neigung zu Fehlgeburten angezeigt sein. Manchmal setzt sich die Blutung sogar im ersten Schwangerschaftsmonat noch fort, mit starken Schmerzen.

Milchiger Fluor, juckend und brennend. Der Fluor kann **vor oder nach der Regel** auftreten, und manchmal **vermischt er sich mit der Regelblutung;** oft geht er vor allem **beim Wasserlassen** ab. **Häufiger Fluor zwischen starken und zu früh einsetzenden Menstruationsblutungen.** Fluor in Schüben; **schlimmer nach körperlicher Betätigung; sehr schwächend;** mit Stechen im Muttermund und Wehtun in der Vagina; mit Brennen im Gebärmutterhalskanal; mit Ansammlung von Schleim zwischen Schamlippen und Oberschenkeln.

Brennen und Jucken der Genitalien ist ein ausgeprägtes Merkmal (ebenso wie beim männlichen Geschlecht). Entsetzliches Jucken gegen Abend oder nach dem Zubettgehen. Schmerzen der Eierstöcke oder des Uterus, rechtsseitig, zu den Oberschenkeln herab; **schlimmer durch Lesen oder Schreiben. Ständiger Schmerz in der Vagina.**

Schwere- und Wundheitsgefühl im Uterus. **Uterusprolaps** mit Gefühl von Druck auf die Gebärmutter. **Gefühl von Herabdrängen** („bearing down"), **als ob die Gebärmutter vorfallen wollte und die inneren Organe unten herauskämen,** daher Beschwerden beim Stehen. Geschwüre, Polypen oder Krebs der Uterusschleimhaut. Warzen am Muttermund. **Polypen in der Vagina, Scheidenfistel.**

Unfruchtbarkeit, besonders wenn die Regel zu früh und zu stark ist.

Schwangere, die **schwerfällig und ungeschickt sind und leicht hinfallen;** müde schon nach einem kurzen Spaziergang, durch ein allgemeines Gefühl von Lahmheit im Becken. „**Verkehrte**" **Wehen, aufwärts gerichtet.** Lochien, die übermäßig lang anhalten oder ein milchiges Aussehen haben. **Laktationsstörungen** sind ein hervorstechendes Merkmal. **Übermäßige Milchsekretion; Galaktorrhö.** Die exzessive Milchproduktion führt in Verbindung mit Schweißen zu spürbarer **Schwäche.** Oder: **Brüste geschwollen, Milch spärlich;** ihr ist kalt, sie ist sehr empfindlich gegen kalte Luft; zuwenig Aktivität der Lebenskraft für ausreichende Milchproduktion. Oder: „Die Milch vergeht einer Säugenden aus ihren Brüsten" (Hahnemann). Die **Milch schmeckt dem Kind oft nicht,** es verweigert die Brust, die Milch ernährt es nicht ausreichend, auch wenn sie in großer Menge produziert wird.

Die weiblichen Brüste schmerzen wie von subkutanen Geschwüren, besonders beim Befühlen. Die Brustwarzen sind eingerissen, geschwürig und sehr empfindlich. Beim Stillen starke innere Stiche in den Mammae, als ob Pfeile hindurchgetrieben würden.

Äußerer Hals und Rücken Calcium-Patienten **überanstrengen ihren Rücken sehr leicht,** und es kommt zu zahlreichen **Beschwerden von Verheben,** unter anderem zu **Steifheit und Starre des Genicks,** verbunden mit Kopfschmerz. Diese Nackensteifigkeit kann auch beim Bücken verspürt werden, oder wenn man sich erkältet hat. Kreuzschmerzen von schwerem Heben, aber auch **wie von Verheben.**

Der Rücken ist so **schwach,** dass der Patient beim Sitzen im Stuhl hinunterrutscht; kann nicht aufrecht sitzen. Oder: **Schmerz im Kreuz, dass er kaum wieder aufstehen konnte, wenn er gesessen hatte.** Schwächegefühl im Rücken, **schlimmer durch Ärger und Verdruss.**

Schmerzhafte Steifheit im Rückgrat, mit Trägheit und Schwere der Beine, morgens beim Erwachen und nach dem Aufstehen; hinterher strömt das Blut zum Kopf und zur Brust. Häufig wird über Verrenkungsschmerzen im Rücken geklagt, besonders in den Seiten des Rückens. Das Rückgrat schmerzt beim Zurückbiegen.

Geschwulst und Verkrümmung der Hals- und Brustwirbel. Tabes dorsalis. Spina bifida der Neugeborenen. Rückenmarksentzündung. Schmerzhafte Rucke in der rechten Rückenseite beim Atmen, mit Frost und kaltem Überlaufen. Kälte- und Taubheitsgefühl auf der Seite des Rückens, auf der er gelegen hatte.

Am Hals neigen die Lymphknoten zu schmerzhafter Anschwellung. Dies kann von einem Ausschlag auf der behaarten Kopfhaut begleitet sein. **Plötzlicher Schmerz am Halse, wie von Verrenkung,** beim Drehen und Wenden des Kopfes. Oder: Am Halse, beim Drehen und Wenden des Kopfes, **Schmerz, als wollte da ein Bruch oder eine Beule heraustreten.** Brennschmerz im Nacken, zum Hinterkopf hin; den ganzen Tag; hört erst auf, wenn er abends schlafen geht.

Schwitzen am Nacken im Schlaf ist ein Leitsymptom von Calcium carbonicum.

Zwischen den Schulterblättern werden häufig Schmerzen empfunden. **Druck zwischen den Schulterblättern,** bei Bewegung, **den Atem benehmend.** Auch schneidende oder **ziehende** Schmerzen kommen dort vor, oder ein kneipendes Zusammenziehen.

Kreuzschmerzen sind ein außerordentlich häufiges Calcium-Symptom. Lumbago. Ischialgie. **Zerschlagenheitsschmerz wie gelähmt im Kreuz** (und auch in den Röhrenknochen der Beine) **bei Bewegung; auch im Sitzen oder Stehen.**

Druckschmerz in der Nierengegend. Wehtun in der Nieren- und Lendengegend beim Fahren. Schmerzen des Rückgrats in der Nierengegend beim Ausstrecken. Greifen im Kreuz während der Regel. Kreuzschmerz bei eingeklemmten Blähungen. Stetes Drängen im Kreuz nach dem Mastdarm zu. Rheumatismus der Lendenwirbel, mit heftigem bohrendem, reißendem, brennendem Schmerz, abwärts ziehend, mit Neigung zum Bewegen. Ziehendes und reißendes Kneipen im Steißbein; Hitzeempfindung um das Steißbein herum.

Extremitäten **Schwäche und Müdigkeit in allen Gliedern** ist ein allgemeiner Zug von Calcium carbonicum. Er zeigt sich hauptsächlich nach der geringsten körperlichen Anstrengung, abends vor dem Zubettgehen, morgens nach dem Erwachen oder während einer Erkältung, und zwar ausgeprägter in den Beinen und vor allem den Füßen. Margery Blackie nennt als eine Indikation für Calcium carbonicum eine „**anhaltende Schwäche in verrenkten oder gebrochenen Gliedern**".

Die **Gelenke** neigen zu **rheumatischen Beschwerden und Schmerzen,** die häufig **nach Wetterumschwung zu nasskaltem Wetter** schlimmer werden (wobei „nass" die wichtigere Modalität ist). Kaltes Baden verschlimmert, während ein warmes Bad eher bessert. Auch **beim Liegen im Bett** sind die Schmerzen oft stärker. **Steifheit** in allen Gelenken zu Beginn des Bewegens.

Gichtbeschwerden in den Gelenken, mit Anschwellung; besonders betroffen sind die kleinen Gelenke, die der **Zehen und Finger.** Gichtknoten der Hand- und Fingergelenke.

Rheumatoide Arthritis. „Schmerzen schießen durch die Gliedmaßen, sowohl die oberen als auch die unteren; er begann sich einzubilden, er werde rheumatisches Fieber bekommen" (aus Robinsons Prüfung). Ziehender Druck in den Gelenken. Reißen in den Gelenken von Armen und Beinen; auch reißend-stechende oder ziehend-stechende Schmerzen. **Körperliche Anstrengung verstärkt diese Gelenkschmerzen.**

Verkrümmung und Deformierung der Röhrenknochen ist ein Krankheitsbild, das häufig auf Calcium anspricht, in Übereinstimmung mit der allgemeinen Wirkung der Arznei auf die Knochengewebe.

Lähmungserscheinungen der Glieder, mit aufgehobener oder eingeschränkter Beweglichkeit und „**lähmigem Schmerz**", **oft wie zerschlagen.** Zerschlagenheitsschmerz zeigt sich auch beim Treppensteigen, in den Oberarmen und der Mitte der Oberschenkel. **Verrenkungsschmerzen** in den Gelenken sind ebenfalls häufig, oft verbunden mit Schwäche.

Die Gliedmaßen schlafen leicht ein, besonders Hände, Finger und Füße, aber auch andere Körperteile: Arme, Hüften, Oberschenkel usw.

Krämpfe in verschiedenen Muskeln: in den Unterarmen, Händen, **Waden,** Zehen; Krämpfe, die die Glieder krumm ziehen.

Merkwürdige ruckende, zuckende und zitternde Bewegungen der Glieder finden sich in großer Zahl: Einzelne unwillkürliche Bewegungen und Zuckungen im rechten Oberschenkel, in der linken Schulter und im linken Arm; schmerzloses Zucken einzelner Glieder; schmerzhaftes Zucken in den Armmuskeln; stechender Ruck in das rechte Bein, sodass es plötzlich in die Höhe schnellt; choreatisches Zittern der Arme und Beine.

Kälte und Schweiß der Hände und **Füße, besonders nachts.**

Nächtliches Ziehen und Reißen in den Armen. Nächtliche Schmerzen im Rücken und in den Armen.

Plötzliche Mattigkeit in den Armen, wie Lähmung.

Gefühl, als liefe eine Maus den Arm hinauf, vor einem epileptischen Anfall.

Unruhe und Angst in den Arm- und Handgelenken.

Stiche im linken Achselgelenk, den ganzen Tag. **Arthritische Schmerzen in der** rechten **Schulter.** Nachts, zu Anfang des Schlafs, werden ihm die Schultergelenke steif; **muss die Arme über den Kopf legen.** Die Arme schmerzen wie zerschlagen beim Bewegen und beim Anfassen. „Brennend lähmiger Schmerz im ganzen rechten Arme, von den Fingergelenken bis zur Schulter" (Hahnemann). **Krampf im ganzen linken oder rechten Arm,** eine Viertelstunde lang. Eingeschlafenheit des Arms, auf dem er liegt, mit Schmerzen. **Schwäche und eine Art Lähmung des** linken **Arms;** es fällt ihm schwer, ihn zu bewegen oder zu heben; er will von selbst wieder niederfallen.

Krampfhaft reißender Schmerz außen am Unterarme, vom Ellbogen bis in die Handwurzel, sobald er etwas mit der Hand anfasst. Schmerz wie von Verrenkung im rechten Handgelenk, oder als wäre etwas vergriffen oder verstaucht. Zu den letzten beiden Prüfungssymptomen ein neueres Beispiel von Keller („Klassische Homöopathie", 36/1992, S. 189): „Seit Monaten litt ich an einem ‚Tennisarm'. Nach ausgedehnter handwerklicher Betätigung bildeten sich ein Schmerz und eine Bewegungsbehinderung am linken äußeren Epikondylus und am rechten Handgelenk heraus, der Ellbogenschmerz hinderte mich daran, mit ausgestrecktem Arm proniert etwas anzuheben, der Handgelenkschmerz war manchmal beim Aufstützen des Arms oder bei Anstrengung der Hand spürbar, so als hätte ich das Handgelenk übergriffen." Die starke Ähnlichkeit mit den genannten Prüfungssymptomen ließ Keller nach Calcium carbonicum greifen, und nach dreiwöchiger Einnahme bekam er einen Katarrh, an dessen zweitem Tag die Armschmerzen plötzlich verschwunden waren. (Auch der Katarrh klang in deutlich kürzerer Zeit ab, als Keller es gewohnt war.)

Krampf in den Händen, nachts, bis früh zum Aufstehen. Zittern in den Händen, mehrere Stunden lang, nachmittags. **Schwitzen der Hände.** Schweiß der Handflächen, bei geringer Körperbewegung. **Kalte, weiße Hände;** auch nach leichtem Schreck. Schmerzhafte Schwellung an der Handwurzel, mit Jucken bei Berührung. Anschwellen der Hände.

Ausschlag auf dem Handrücken, Bläschen, die mit einer klaren Flüssigkeit gefüllt sind; **auf Kratzen vergrößern sie sich und nehmen die Form eines Nesselausschlags an.**

Warzen an den Armen; Händen; Fingern. Psoriasis palmaris.

Absterben der Finger; der drei mittleren Finger, sie wurden weiß, kalt und gefühllos, vorher ein gelindes Ziehen darin. „Die **Fingergelenke schwollen stark an**" (aus der Prüfung von Berridge). Aber auch: „Schmerz der Fingergelenke, als wären sie geschwollen, beim Erwachen aus dem (Abend-)Schlafe, ohne sichtbare Geschwulst" (Hahnemann). Krampfartiges Zusammenziehen der Muskeln und Sehnen der Finger; in gestrecktem Zustand werden sie wie „strammend und eingebogen" empfunden, „als wären sie zusammengeklebt" (Hahnemann). **Brüchige Fingernägel.** Deformationen der Nägel, mit tiefsitzendem Panaritium.

Schmerzhafte Müdigkeit der Beine, besonders der Oberschenkel, wie nach angestrengtem Gehen. Extreme Müdigkeit der Beine beim Gehen; abends; nach Geschlechtsverkehr; **so ermattet, als könnten sie den Körper nicht mehr tragen und als wollten die Knie sich beugen.** Diese Mattigkeit kann in den Oberschenkeln, den Knien, Knöcheln, Füßen oder überall gespürt werden. Einschlafen der Beine, abends im Sitzen. „Lähmiger" Zerschlagenheitsschmerz der Röhrenknochen und Gelenke der Beine bei Bewegung; die Muskeln tun bei Berührung weh. Große Unruhe in den Beinen; abends, kann sie nicht still liegenlassen; manchmal mit vielem Aufstoßen.

Kinder fangen spät an zu laufen, oder sie verlernen es wieder.

Nachtschweiß nur an den Beinen, klebrig anzufühlen.

Ziehende und schießende Schmerzen in den Hüften; Hüftschmerz mit ziehenden Stichen, oder mit Reißen oder Schneiden. Ziehender Verrenkungsschmerz im Hüftgelenk, im Gehen. Koxarthrose mit Kontrakturen oder Luxation. **Ischiasschmerz nach Arbeiten in kaltem Wasser, der in die Beine herabzieht und dort einen Zustand ständiger Unruhe erzeugt.** „Taubfühligkeit auf der rechten Hüfte und dem Oberschenkel, als wären diese Teile mürbe und wie kurz und klein" (Hahnemann).

Müdigkeit und eine Empfindung wie Straffheit in den vorderen Muskeln der Oberschenkel, morgens, zu Beginn des Gehens. Abmagerung der Oberschenkel und Lähmung der Oberschenkelstreckmuskeln. Jucken an den Oberschenkeln. Schenkelgeschwüre; fistelartige Öffnungen.

Gichtische Geschwulst der Knie. Stechen im Knie beim Stehen und Sitzen; Ziehschmerz im Knie beim Sitzen und Gehen; Stiche von der Kniescheibe herauf zum Hüftgelenk, beim Auftreten, zu Anfang des Gehens. Der Unterschenkel schmerzt in der Wade beim Gehen und Auftreten, beim Berühren und beim Biegen des Fußes.

Heftiger Wadenkrampf, nachts. Krampf in Waden und Kniekehlen **beim Ausstrecken des Beins,** der beim Anziehen des Beins nachlässt, beim Ausstrecken aber wiederkommt. Varizen an den Unterschenkeln, schmerzhaft oder schmerzlos. Viel Jucken an den Unterschenkeln und Füßen. Jucken unter beiden Waden. „Rote Striefe auf dem Schienbein, die aus Frieselkörnern besteht, mit argem Jucken, und Brennen nach Reiben" (Hahnemann). Heftig juckender, beißender, zum Kratzen nötigender, an den Füßen sich zeigender Ausschlag, beim Kratzen blutend und in der Umgegend in nesselsuchtartigen Ausschlag übergehend. Schmerz im Knöchel wie gebrochen oder verrenkt, besonders beim Gehen und Auftreten. Osteochondritis, mit starken Schmerzen an den Innenseiten beider Fersen; Unterschenkel kalt anzufühlen und schweißnass.

Krampf in der Fußsohle. Krampf in den Zehen. Große Zehen sehr empfindlich; beim Gehen; fühlen sich beim Krümmen taub an; schlimmer nachts.

Fußschweiß, besonders abends und **nachts.** Übelriechender Schweiß macht die Fußsohlen wund. **Kalte, feuchte Füße.** Gefühl in den Füßen und Unterschenkeln, als **ob man kalte, feuchte Strümpfe anhätte.** Kalte und eingeschlafene Füße, besonders nachts im Bett. Aber auch: **Brennen in den Fußsohlen,** besonders später in der Nacht, wenn die Füße warm werden.

Schlaf Der Schlaf ist oft gestört, was tendenziell zu der allgemeinen Schwäche des Calcium-Organismus beiträgt. Kent schreibt: „Er kann nicht schlafen und so dem Körper oder dem Geist ein bisschen Ruhe gönnen. Sein Schlaf wird von schrecklichen Träumen gestört. Es ist ein unruhiger Schlaf."

- Calcium-carbonicum-Menschen haben sehr häufig **Einschlafprobleme.** Sie sind **abends beim Einschlafen geräuschempfindlich.** Lebhaftigkeit des Geistes und ein **Andrang unwillkürlicher Gedanken** lassen sie lange nicht einschlafen. Diese Gedanken können teils erotisch, teils ärgerlich sein und sind einfach nicht loszuwerden; sie verfolgen die Patienten häufig im Schlaf und sogar noch morgens nach dem Erwachen. Oder manchmal **kommt ihnen immer wieder der gleiche unangenehme Gedanke in den Sinn und weckt sie jedesmal, wenn sie in einen leichten Schlummer gefallen sind.** Infolge dieser Störungen können Calcium-Menschen oft **vor 2 oder 3 Uhr morgens nicht einschlafen.** Und haben sie endlich Schlaf gefunden, so wachen sie nicht selten nach kurzer Zeit wieder auf, oder sie erwachen öfters im Lauf der Nacht. Gerade **2 oder 3 Uhr morgens ist zugleich auch eine Zeit, zu der sie oft erwachen** und dann nicht mehr einschlafen können. „Schlaf nur von 11 bis 2, 3 Uhr; dann kann sie nicht mehr schlafen und ist bloß munter" (Hahnemann).
- **Grausige Phantasiebilder** vor dem Einschlafen, unmittelbar **nach Schließen der Augen,** sind ein wohlbekanntes Symptom von Calcium carbonicum. **Angst- oder Schreckträume** stellen sich häufig ein, sobald die Patienten endlich eingeschlafen sind, und diese können sich die ganze Nacht fortsetzen. Sie fahren schreiend und voller Angst aus dem Schlaf auf, manchmal mit schwerem Atem. Kinder wachen nach Mitternacht schreiend auf und sind nicht zu beruhigen. **Träume von Kranken und Leichen** quälen sie. Margery-Blackie berichtet: „(Kinder) haben den sehr hartnäckigen Calcium-carbonicum-Traum, Leichen zu sehen. Manchmal finde ich es schon recht besorgniserregend, von einem kleinen Mädchen zu hören, dass sie im Traum überall im ganzen Zimmer Leichen herumliegen sieht. Erwachsene sagen manchmal sogar, dass sie die Leichen riechen können. Die Calcium-Träume sind wirklich so schlimm, dass sie den Patienten nachts Schreie abpressen." Selbst **beim Erwachen kommen sie von ihren Träumen oft nicht los.**
- Die charakteristische **Furcht, den Verstand zu verlieren,** verfolgt Calcium-carbonicum-Menschen ebenfalls im Schlaf. „Nachts, Angst, als sei oder werde sie närrisch; dann, einige Minuten, Schüttelfrost, und darauf Gefühl im Körper von Vernichtung, wie zerschlagen" (Hahnemann). Und so verwundert es nicht, dass Kent von einem **unruhigen** Schlaf spricht. Auch körperliche Beschwerden plagen die Calcium-Menschen: Husten die ganze Nacht; Herzklopfen; häufiger Harndrang; Krämpfe in den Waden und in den Händen; reißende und ziehende Schmerzen in den Armen; **kalte, feuchte Füße;** Blutandrang zum Kopf, mit Hitze; usw. Ständiges Herumwerfen. Die Atmung kann kurz, asthmatisch, schnarchend und schluchzend sein. Der unruhige Schlaf wird oft von **Schwitzen** begleitet, **besonders am Kopf und am Nacken.** Ein Prüfungssymptom von Hahnemann macht deutlich, wie Schwäche und Schläfrigkeit mit Schlaflosigkeit einhergehen können: „Nachts, Betäubung im Kopfe, worüber er erwacht und die immer stärker wird, fast bis zur Ohnmacht, darauf Zittern in den Gliedern und anhaltende Mattigkeit, dass er nicht wieder einschlafen kann."

Morgens haben Calcium-Menschen **Schwierigkeiten, richtig wach zu werden.** „Beim Erwachen aus tiefem Schlafe, früh, sehr erschöpft, sodass der Schlummerzustand selbst nach dem Aufstehen aus dem Bett noch fortdauerte" (Hahnemann). Andererseits stellen wir eine ausgeprägte **Schläfrigkeit am Tage** fest. Den ganzen Tag sehr müde und schläfrig; schlief vormittags mehrmals ein. Strecken, Dehnen und **häufiges Gähnen,** manchmal gefolgt von erschütterndem Klopfen in Kopf, Unterleib und Brust, mit starker Hitze im Gesicht. Häufig findet man auch **nach einer Mahlzeit einen unwiderstehlichen Drang zu schlafen** vor, besonders nach dem Abendessen.

Fieber, Frost, Schweiß Wie bereits erwähnt, neigen Calcium-carbonicum-Menschen zur **Frösteligkeit** und sind **sehr anfällig für Beschwerden von Kälte und für Erkältungen.**

Häufig werden Calcium-Personen von **großer innerer Frostigkeit** berichten, aber noch kennzeichnender ist **Kälte der Körperoberfläche selbst bei Kongestionen innerer Teile.** Kälte einzelner Körperteile: Kopf, Gesicht, **Hände und Füße;** Kälte des Körpers und kalter Schweiß bei Herzklopfen mit Angst und Unruhe; Zunge, Lippen und Hände ganz weiß und kalt, mit Kälte von Stirn und Gesicht, nach einem Schreck; Kälte des Körpers und undeutliches Sehen bei einem Ohnmachtsanfall.

Frost zeigt sich unter anderem **abends,** mehrere Stunden lang; **nach einem Spaziergang, mit Müdigkeit und Durst;** nach dem Aufstehen aus dem Bett. **Kalte Luft oder Zugluft wird nicht vertragen und macht den Patienten schaudern,** mit Gänsehaut an den Ober- und Unterschenkeln, die Füße werden taub, wie abgestorben. Arbeiten im Wasser und Waschen verschlimmern alle Symptome. Innerliches Frösteln im Wechsel mit Hitzewallungen.

Frost um 14 Uhr, beginnt im Körperinneren, in der Magengegend.

Plötzliche **Hitzewallungen** sind ebenfalls ein häufiges Symptom. Öftere Anfälle plötzlicher allgemeiner Hitze, als würde sie mit heißem Wasser übergossen, mit Verzweiflung am Leben und traurigstem Gemüt. Warmes Überströmen des Blutes von der Magengrube aus, bis zum Kopf. **Hitzewallungen und Zittern.** Nachts kann eine **innere Hitze** empfunden werden, **besonders in den Füßen** und Händen; morgens dann trockene Zunge, ohne Durst, mit äußerer Hitze des Kopfes. **Brennen in den Fußsohlen,** besonders wenn sie später in der Nacht warm werden, während sie im ersten Teil der Nacht oft sehr kalt sind. Hektisches Fieber: mit Frost und Hitze abwechselnd; öftere fliegende Hitze, mit Herzklopfen und Herzangst, oder ständiges Schaudern am Abend, mit roten Wangen. Abendfieber, mit brennender Hitze im Bauch und Durst nach Wasser die ganze Nacht. Fieberhitze alle Tage um 11 Uhr vormittags. Wechselfieber, nach Chininabusus; mit Frost, der im Magen beginnt, und quälendem Schweregefühl, das mit dem Frost stärker wird und mit ihm verschwindet; bei Menschen, die viel in kaltem Wasser arbeiten.

Der wohlbekannte **reichliche, kalte und klebrige** Schweiß von Calcium carbonicum ist an anderer Stelle schon erörtert worden. Einige kennzeichnende Schweiß-Symptome:

- **Viel Schweiß, sowohl am Tage, beim Gehen, als auch die Nacht, im Bett.**
- Schweiß am Tage, **bei der geringsten Bewegung.**
- Starker Schweiß am Tage, bei kalter Luft.
- Nachtschweiß, bei kalten Beinen.
- **Frühschweiß alle Morgen.**
- **Nachtschweiß,** besonders an **Kopf und Nacken,** bei Kindern so stark, dass das Kissen in großem Umkreis naß ist.
- Allgemeiner Schweiß. **Partielle Schweiße: Kopf; Brust; Nacken; Handflächen; Füße; oft mit kalten Gliedern und sehr kalten Füßen.**
- Heiße Haut, dann kalter, klebriger Schweiß.
- Arger Magenkrampf, bis Schweiß über und über ausbrach.

Haut Die Haut von Calcium-carbonicum-Menschen **heilt allgemein schlecht; selbst kleine Verletzungen gehen in Eiterung über und wollen nicht wieder heilen.** Sie sieht blass und schlaff aus, oder trocken, runzlig und gelb. Ein aufgedunsenes Aussehen ist ebenfalls beobachtet worden. Oft fühlt die Haut sich auf Berührung kalt an.

- Raue und trockene, frieselartige Haut; oder ein kleieartiger Überzug der Haut. **Rhagaden, besonders bei Menschen, die im Wasser arbeiten.**
- Sichtbares Pulsieren in der Haut, von den Füßen bis zum Kopf hinauf, wo dann Schwindelgefühl entsteht.
- Ausbrechen juckender und brennender Ausschläge an verschiedenen Körperteilen; **das Jucken wird schlimmer beim Warmwerden im Bett, und ganz besonders gegen Morgen.**
- **Juckender Blasenausschlag am ganzen Körper,** besonders über den Hüften.
- Chronische Formen von **Nesselausschlag,** welcher im Allgemeinen **an kühler Luft vergeht.**
- Erysipel, in wiederholten Schüben auftretend.

- Milchweiße Flecken auf der Haut, mit dunklen Rändern.
- Ausschlag von weißen Stellen und einigen verstreuten roten Flecken, an Handgelenken, Handrücken, Ober- und Unterschenkeln und Knöcheln, die Haut ist stark gereizt.
- **Petechiales Exanthem.**
- **Ekzem, dünner, feuchter Grind auf dem Kopf; mit geschwollenen Halslymphknoten; Ekzem hinter den Ohren.**
- Akne indurata oder punctata.
- Bläschen, die raue Stellen zurücklassen oder sich in Geschwüre umwandeln, besonders am Ellbogen, am Ober- und Unterarm; dabei sieht das Gesicht aufgedunsen, lebhaft rot und schuppig aus, und die Füße sind voller Schorfe und Schuppen.
- Alte Geschwüre, tief, fistelbildend, nekrotisierend; mit klopfendem Schmerz und Reißen drumherum, und Geruch wie von faulen Eiern.
- Runde Geschwülste erscheinen an verschiedenen Stellen: an den Gelenken der Arme, den Unterschenkeln, Füßen und Brüsten.
- Stechen in der Haut, wie von Nadeln.
- Eingekapselte Tumoren.
- **Warzen;** sie entstehen, jucken, bluten und verschwinden wieder; oder sie entzünden sich, mit stechenden Schmerzen, Eiterung und Geschwürbildung.
- Unterdrückung von Ausschlägen kann verschiedene Arten von Krankheiten induzieren, unter anderem Epilepsie, Migräne, nervöses Herzklopfen.

Calcium causticum

Essenzielle Merkmale

Calcium causticum ist ein Mittel, das heute nicht oft gegeben wird. Dabei handelt es sich um eine mächtige Arznei, die bei bestimmten Krankheiten unserer modernen Gesellschaft zunehmend benötigt werden wird, besonders beim **Chronischen Müdigkeitssyndrom** („CFS“, Chronic Fatigue Syndrom); ebenso bei **Hypoglykämie.**

Fälle, die nach Calcium causticum verlangen, können das folgende Erscheinungsbild zeigen: Man bekommt eine Grippe und erholt sich nicht mehr so recht davon. Ein Gefühl der Mattigkeit, eine Schwäche in den Gliedern ist geblieben. Immer wieder einmal fühlt man sich elend, „erledigt“, erschöpft und völlig antriebslos. Das morgendliche Aufstehen ist eine Tortur, man ist müde, mürrisch, schlechtgelaunt und benommen, als hätte man am Vortag den größten Rausch gehabt. Die **Benommenheit im Kopf** wird eigentümlicherweise oft **nur auf einer Seite** empfunden, nämlich meist auf der **linken.** Während diese Menschen tagsüber müde sind, werden sie nachts unruhig, sie können nicht schlafen oder leiden unter unangenehmen Träumen, ja Alpträumen.

Da wir bislang über kein vollständiges Arzneimittelbild von Calcium causticum verfügen, sind wir bisher noch nicht in der Lage, seine „Essenz“ klar herauszuarbeiten, und so sind wir bislang über auf bestimmte Leitsymptome angewiesen, die sich in der Prüfung gezeigt haben, nämlich etwa:

- Vorübergehendes Gefühl, **als würden die Haare vorn auf dem Kopf emporgezogen;**
- Eigentümliche **Benommenheit des Kopfes,** meist auf der **linken** Seite, oft mit Kopfweh verbunden und so massiv, dass man seiner Arbeit nicht nachgehen kann und jegliche Form von geistiger Betätigung schwerfällt. Die Patienten können sagen, es sei einfach nicht auszuhalten. Der Schmerz ist drückend, manchmal mit periodischem Stechen verbunden. Er kann morgens auftreten (dann erinnert er an einen schlimmen Kater), aber auch abends, nachdem man eine geringe Menge Bier getrunken hat.
- Gefühl, als wäre ein Dorn im linken Auge, das zum Reiben zwingt, auch mit Unfähigkeit, das Auge aufzumachen.
- Empfindung im Hals, als steckte ein Knochen darin.
- Gefühl am Gaumen, als wäre Schleim dort, den man wegräuspern will, aber es geht kein Schleim weg.
- Dick belegte Zunge von grünlich-gelbem Aussehen.
- “Wehtun“ des (linken) Schultergelenks **beim Herabhängenlassen des Arms.**
- Starkes **Brennen der Haut vor dem Einschlafen.**
- Zahnschmerzen jede Nacht um 2 Uhr mit einem Gefühl, als wäre der betroffene Zahn zu groß und pelzig.

- Gefühl wie pelzig und eingeschlafen in beiden Schulterblättern am Abend.

Neben der extremen **Mattigkeit und Benommenheit,** welche die Anwendung von Calcium causticum beim Chronischen Müdigkeitssyndrom nahelegen, hat die Arznei auch eine Vielzahl an rheumatischen Schmerzen. Sie kann angezeigt sein bei **rheumatischen Zuständen, Polyarthritis,** rheumatoider Arthritis, besonders wenn die **Kiefer und ihre Gelenke** beteiligt sind, und speziell dann, wenn RHUS TOXICODENDRON und THUJA nichts bewirkt haben. Calcium causticum ist jedoch nicht so empfindlich gegen Kälte und Nässe wie RHUS TOXICODENDRON oder auch CALCIUM CARBONICUM. Eine Bestätigung für die Wahl von Calcium causticum kann das Vorhandensein von Hornschwielen an den Fußsohlen sein, ebenso ein rheumatisches Reißen in den Fersen. Weitere Symptome der Arznei sind Steifheit und reißende Schmerzen im gesamten Hals- und Rückenbereich, auch im Steißbein, sowie in den Gliedmaßen, besonders in der linken Achillessehne und Ferse; ein **Reißen in einer Schulter, den Arm hinunter;** ein Reißen im rechten Jochbein. Ein rheumatischer Kopf- und Zahnschmerz, der seinen Sitz hauptsächlich im rechten Kiefergelenk hatte, wurde durch das Mittel deutlich gebessert.

Menschen, die diese Arznei benötigen, präsentieren oft eine Vorgeschichte häufiger Erkältungen, die nicht selten im Hals lokalisiert sind; akute Entzündungen oder chronische subinflammatorische Zustände im Hals mit stechenden Schmerzen. Die Patienten leiden unter **Heiserkeit,** und das Stechen im Hals wie von einem Dorn, das sie spüren, ähnelt dem Dorn- oder Splittergefühl von HEPAR SULPHURIS und NITRICUM ACIDUM. Sie haben ein Gefühl von Rauheit in der Luftröhre, auf das Husten folgen kann.

Allgemein sollte man an Calcium causticum denken in Fällen, wo Arzneien wie THUJA, RHUS TOXICODENDRON, NITRICUM ACIDUM oder HEPAR SULPHURIS angezeigt scheinen, aber keine Wirkung zeigen.

Clarke erwähnt, dass Calcium causticum in Fällen von **Appendizitis** imstande gewesen ist, ein schnelles Abklingen aller entzündlichen Vorgänge zu bewirken; und dass es in einem schweren Fall von Hämorrhoiden alle Beschwerden beseitigt haben soll. Ferner ist bei der Prüfung der Abgang von **Bandwurmstücken** beobachtet worden.

Allgemeinsymptome und Keynotes

- Die **Mattigkeit** von Calcium causticum wurde bereits erwähnt; **morgens beim Aufstehen müde und mürrisch.** Das Denken fällt schwer. Große **Erschöpfung** mit **Zittern der Extremitäten.** Das Zittern kann **nach Essen verschwinden,** z. B. nach einem Stück Brot.
- Es existiert eine große Zahl von rheumatischen Schmerzen, und die vorherrschende Schmerzqualität ist **reißend;** die **neuralgischen Schmerzen** in verschiedenen Körperteilen können jedoch auch **stechenden** oder klopfenden Charakter haben.
- Die meisten Symptome verschlimmern sich **am Abend;** auch durch **Biertrinken** und Rauchen, was die Benommenheit, die drückenden Kopfschmerzen und die Ohrenschmerzen erheblich verschlimmert. Eine Reihe von Symptomen zeigt sich auch **morgens beim Aufstehen.**
- Bewegung wird im Allgemeinen eher verschlimmern, wie Clarke sagt; aber ein Kreuzschmerz morgens beim Erwachen verliert sich bei Bewegung.

Kopf **Schwindel,** wie wenn das Zimmer im Kreis herumliefe; sie glaubt vom Stuhl zu fallen.

Die oben erwähnten Symptome der **Benommenheit** bzw. „Eingenommenheit" des Kopfes werden gelegentlich Anlaß zur Diagnose eines Chronischen Müdigkeitssyndroms geben. Ich gebe einige von ihnen wörtlich nach Kochs Prüfungen wieder: „Vormittags eingenommener Kopf, **besonders der linken Seite**, mit periodischen Stichen. Der Kopfschmerz ist drückender Art, sodass eine geistige Arbeit nur mit Mühe ausgeführt werden kann." „Nachdem abends, wie gewöhnlich, Bier getrunken wurde, war der Kopf so eingenommen, dass es fast nicht auszuhalten war." „Kopf außerordentlich eingenommen, dumpfer, drückender Schmerz auf der Stirn bis ins Hinterhaupt gehend, sodass die Person ihre Geschäfte kaum besorgen konnte." „Morgens ein Unwohlsein, als hätte er den Tag vorher den größten Rausch gehabt (sogenannter Katzenjammer)."

Nach dem Mittagessen klopfender Schmerz in der Stirnhöhle, dass die Person die Stirnhaut stets zusammenziehen muss, was ihr Erleichterung verschafft. **Beim Bücken heftige Schmerzen im Kopf, als ob das Gehirn der Schwerkraft folgen würde.** Kopfschmerz auf der Stirn, besonders direkt über den Augen.

Reißender Schmerz an der linken Schläfe hinauf bis zum linken Stirnhügel; oder Reißen auf der Stirn, oberhalb der Augenbrauen. Dumpfer rheumatischer Schmerz im Hinterkopf, um 17 Uhr. Stiche durch den Kopf von vorn nach hinten.

Das Gefühl, **als ob die Haare vorn auf dem Kopf emporgezogen würden,** wurde bereits als „sonderliches, ungewöhnliches und eigenheitliches" Symptom erwähnt. Ferner ist eine Tendenz zum **Haarausfall** festgestellt worden. Diese zeigte sich unter anderem bei einem Patienten, der Kalkwasser gegen „Schleimschwindsucht" (Lungenphthise) benutzt hatte: Er verlor sämtliche Haare, sowohl am Kopf als auch an Gesicht und Körper (Franks Magazin 1, S. 353).

Augen Photophobie. **Brennen der Augen bei künstlichem Licht oder Kerzenlicht, besonders beim Lesen.** Tränen der Augen in freier Luft; die Neigung zum Tränen ist ausgeprägter beim rechten Auge. **Empfindung eines Dorns im** linken **Auge** morgens beim Aufstehen, musste das Auge reiben; konnte das Auge nicht öffnen.

Schmerz im rechten Auge wie von einem Fremdkörper unter dem Oberlid, mit Stichen gegen die Stirn hinauf und geröteter Bindehaut des Lids. Heftige Schmerzen in beiden Oberlidern, sodass die Augen bei jeder Bewegung wehtaten. Starker Druck und Schwere der Augenlider.

Schmerz im Auge, als ob der Bulbus herausgedrückt würde. **Neuralgische Schmerzen:** Ein heftiger stechender Schmerz vom rechten Auge zum Stirnhöcker (Nervus supraorbitalis), sodass Tränen aus den Augen flossen. Stiche im Verlauf des Nervus supraorbitalis und supratrochlearis der linken Seite. Stoßweise bohrender Schmerz im oberen Orbitalrand des rechten Auges.

Ohren Heftiges Spannen und Drücken im inneren Ohr. **Dumpfer, stechender Schmerz** in einem oder gleichzeitig in beiden Ohren, als wäre ein Fremdkörper darin. Heftig stechender, herauspressender Schmerz im inneren Teil des linken Ohrs; fast fortwährend, nur mal mehr, mal weniger; schlimmer abends, beim Biertrinken und Rauchen. Krampfartig stechender Schmerz im linken Ohr bis zur Mündung der Tuba eustachii in den Rachen. Reißen hinter dem rechten Ohr (im Processus mastoideus). Reißen durch die inneren Teile beider Ohren.

Klingen und Brausen in den Ohren.

Nase Absonderung von dickem, zähem Schleim aus der Nase, die trockener geworden ist. Schnupfen, besonders der linken Nasenhälfte.

Gesicht Vorübergehender reißender Schmerz vom Supraorbitalrand der linken Augenhöhle am inneren Augenwinkel herunter bis zum Nasenflügel. Reißender Schmerz vom inneren Winkel des rechten Auges bis zur Oberlippe herunter, mit dem Gefühl, als wollten diese Stellen anschwellen. Stiche vom linken Nasenflügel an, im Winkel an der Nase hinaufgehend, bis zum inneren Augenwinkel. **Steifheit in den Kiefergelenken** wurde in der Prüfung mehrfach beobachtet. Bei einer Prüferin verschwand ein nervöser und rheumatischer Zahn- und Kopfschmerz, an dem sie ein halbes Jahr lang gelitten hatte, unter der Wirkung des Mittels; aber nach einem Fußbad kehrte der Schmerz zurück, wurde sehr heftig und setzte sich im rechten Kiefergelenk fest, das unbeweglich wurde, bei Anschwellen der Wange. Wiederholung von Calcium causticum beseitigte den Schmerz und sorgte für ruhige Nächte.

Mund Innere Schleimhaut der Lippen leicht gerötet, mit Äderchen durchzogen.

Die Zunge ist dick belegt, von grünlich-gelbem Aussehen, mit einem bitteren Geschmack im Mund. Der Gaumen fühlt sich an, als wäre Schleim darauf, aber es geht keiner weg.

Jede Nacht um 2 Uhr heftige Zahnschmerzen, wie wenn der Zahn pelzig und zu groß wäre; dabei spannender Schmerz im linken Ohr, als ob etwas darin stäke.

Hals Schleim im Hals, der schwer wegzuräuspern ist und fast zum Erbrechen reizt.

Halsweh morgens beim Aufstehen mit **Schluckbeschwerden** beim Leer- und Vollschlucken, den ganzen Tag anhaltend. Empfindung im Hals, **als steckte ein Knochen darin.**

Atemwege und Brust **Heiserkeit mit Halsschmerzen.** Ausräuspern eines bröcklig-klebrigen Stoffs (wie gekochter Reis), der sich im Kehlkopf und in der Luftröhre sammelt. Dumpfe **Stiche** in der linken Hälfte des Kehlkopfes. **Gefühl von Rauheit in der Luftröhre.** Husten mit Stichen auf der Brust; mit Schleim- und Blutauswurf.

Morgens beim Erwachen **Drücken auf der Brust,** das sich nach einer halben Stunde verlor, mit Kreuzschmerz; wie nach Alpdrücken und wie wenn im Unterleib alles Blut gestockt wäre.

Beklemmung über das Brustbein herüber. Drückend-stechender Schmerz unter dem Brustbein, über die Präkordien und Hypochondrien.

Stechen beim Einatmen, bei rheumatischem Schmerz zwischen den Schulterblättern, mit Beklemmung nach vorne, bis zum Brustbein. **Stechender Schmerz in der Gegend der sechsten und siebten linken Rippe, durch Einatmen vermehrt,** aber ohne Husten, in einen reißenden Schmerz übergehend. Der Sitz scheinen die Interkostalmuskeln und die Pleura kostalis zu sein. Beißen an den (weiblichen) Brustwarzen, ohne Ausschlag.

Magen Appetitlosigkeit, oder auch starker Hunger drei Stunden nach dem Essen. Einem Prüfer schmeckte abends sein gewohntes Bier nicht mehr. **Viel Luftaufstoßen.** Aufstoßen von Speisen mit säuerlich-bitterem Geschmack. Auf Essen von etwas Brot **Übelkeit mit Aufstoßen von schaumiger Flüssigkeit** und allgemeines Unwohlsein, das eine Stunde andauert. Übelkeit, gefolgt von Erbrechen einer sauren Flüssigkeit, eine halbe Stunde nach dem Mittagessen.

Spannendes Gefühl im Magen. Krampfartiges Zusammenziehen des Magens.

Abdomen Beklemmung über die epigastrische Gegend und die Hypochondrien. Zusammenziehende, kneifende und stechende Schmerzen im Abdomen; mittags Kneifen im Unterleib mit Blähungen; zusammenziehende Schmerzen im Unterleib gegen den Uterus hin. **Heftige Stiche in der Dünndarmgegend beim Vorwärtsbeugen.** An der linken Seite in der Milzgegend ein Schmerz, wie wenn eine Kugel sich um ihre Achse dreht. Kollern im Bauch.

Rektum und Stuhl Im Mastdarm, gegen den After hin, stechend-reißende Bewegungen. Kribbeln in Rektum und After. Calcium causticum kann angezeigt sein in Fällen von sehr lästigen Hämorrhoiden mit schmerzhaftem Stuhl, als ob spitze Gegenstände oder Nägel mit abgingen und den After peinigten. Wechselhafter, aussetzender Stuhl, oft mehrere Tage lang kein Stuhl. Mehrere dünne Stühle vor und nach dem Frühstück; ein dünner, breiiger Stuhl mit viel Schleim nach dem Frühstück. Mit dem Stuhl werden Stücke eines **Bandwurms** ausgeschieden.

Äußerer Hals und Rücken **Reißende Schmerzen im ganzen Rücken,** insbesondere in den **Nackenmuskeln, im Kreuz und am Steißbein.**

Spannen der Halsmuskeln auf beiden Seiten; Steifheit aller Nackenmuskeln, steifes Genick. **Beim Sitzen heftige Schmerzen zwischen den Schulterblättern, bis ins Kreuz hinunter.** Rheumatischer Schmerz in beiden Schulterblättern; zwischen den Schulterblättern, mit Stechen beim Einatmen und Beklemmung nach vorne, bis zum Brustbein. Reißen in beiden Schulterblättern; zwischen den Schultern, dann durch den Nacken und den Hinterkopf hinauf, bis an die Stirn. Am Abend Gefühl von **Pelzigkeit und Einschlafen** in beiden Schulterblättern.

Stechender Kreuzschmerz, oder auch drückend-reißender Kreuzschmerz; morgens beim Erwachen, auf Bewegung sich verlierend.

Extremitäten **Gliederzittern mit Mattigkeit;** am Arbeiten hindernd, **gebessert durch Essen;** auch **abends im Bett.**

Rheumatische Schmerzen, abwechselnd, wandernd, in allen Gelenken. Herumziehende Schmerzen in den Extremitäten. Vielerlei **reißende** Schmerzen.

- Bei Anstrengung oder ungeschickter Lage eines Gelenks ziehend-reißender Schmerz.
- **Reißen in den Schultern;** Armen; **Achselhöhlen;** Ellbogengelenken; Handgelenken; Händen; Fingern.
- Reißend-ziehender Schmerz im linken Schultergelenk, welcher sich über den ganzen Oberarm erstreckt und so heftig wird, dass der Arm nicht leicht in die Höhe gehoben werden kann; der Hauptsitz ist im Musculus deltoideus, in der Fascia und im Schultergelenk. Dies dauerte drei Stunden.

C

- Nach dem Mittagessen ziehend-reißender Schmerz im ersten Gelenk des linken Zeigefingers, in Verrenkungsschmerz übergehend.
- Ein ziehend-reißender, dumpfer Schmerz im linken Unterarm, wie im Knochen oder im Ligamentum interosseum (es ist wohl das Ligamentum anulare radii gemeint).
- **Reißen** in beiden Oberschenkeln, besonders im rechten; **in den Knien, durch die Füße hinaus;** in der rechten Seite der rechten Tibia bis zu den Zehen; in den Waden; **in der linken Achillessehne und Ferse.**

Wehtun des linken Schultergelenks **beim Herabhängen des Arms;** den ganzen Tag andauernd.

Nachmittags um 17 Uhr lähmungsartiger Zustand der rechten Hand, sodass sie nichts in die Höhe heben konnte und die Hand der Schwere des Gegenstandes folgen mußte.

Lästiges Spannen in den unteren Extremitäten. Stiche vom rechten Hüftgelenk bis zur Mitte des Oberschenkels herab; **heftige Stiche im Hüftgelenk beim Auftreten, um 17 Uhr;** auch vormittags beim Auftreten und im Freien. **Heftig stechende Schmerzen im rechten Kniegelenk beim Auftreten;** im Bett bei Bewegung noch fortdauernd. Wehtun der ersten Phalanx des (rechten) großen Zehs bei Bewegung des Gelenks. Stechender Schmerz in einem Hühnerauge.

Schlaf Viel **Gähnen.** Große Schläfrigkeit abends, der aber ein **unruhiger Schlaf** folgt, mit starker Benommenheit des Kopfes und **vielen Träumen,** oft unangenehmen, und auch **Alpträumen.** Häufig wussten die Prüfer, dass sie unruhig geschlafen und viel geträumt hatten, konnten sich jedoch morgens an keinen ihrer Träume erinnern.

Fieber und Frost **Heftiges Frieren** am ganzen Körper, **beim Schlafengehen oder vor dem Aufstehen am Morgen;** heftiger Schüttelfrost bis zum Zähneklappern, gefolgt von starker Hitze im Kopf.

Schauer durch den Rücken hinauf.

Haut Lästiges Spannen der Haut, das ihn morgens weckt; **starkes Brennen der Haut vor dem Einschlafen.**

Heftiges Jucken und Stechen auf der Haut; es erheben sich kleine Bläschen, mit klarer oder eitriger Flüssigkeit gefüllt, von einem roten Hof umgeben; an verschiedenen Körperteilen; zuerst im Nacken und Rücken, später auf der Brust, am Hals, hinter den Ohren, am Hinterkopf.

Feiner, frieselartiger Ausschlag an der Stirn, ohne Beißen. Auf dem unteren Teil der Tibia (des linken Beins) waren sechs braunrote, z. T. einzeln stehende, z. T. etwas zusammenlaufende, flohstichartige, pfenniggroße, schmerzlose Flecken; die Haut war etwas geschwollen.

Anmerkung des Verlags

„Eine Unze Ätzkalk wird in einem zuvor erwärmten Glase mit 5 Unzen Wassers übergossen und wohl verstopft, bis zum Erkalten stehen gelassen, dann schüttelt man den zu feinem Pulver zerfallenen Kalk wohl auf und gießt 5 Unzen Weingeist hinzu. Nach mehreren Tagen, während welchen das Gemisch oft geschüttelt wurde, wird dieselbe Flüssigkeit in kleine Fläschchen gebracht und vor dem Zutritte der Luft wohl verwahrt" (Segin, in: Hygea 3, S. 158).

Dies ist die Vorschrift, nach der Calcium causticum oder der „Ätzkalk" für die Kochschen Prüfungen zubereitet wurde, die den größten Teil unseres Wissens über diese wenig benutzte Arznei ausmachen. Die Prüfungen gehen auf eine Preisaufgabe des „Vereins homöopathischer Ärzte im Großherzogtum Baden und im Elsaß" zurück, in der eine vergleichende Prüfung der wie oben präparierten Calcium causticum und der kohlensauren Kalkerde (CALCIUM CARBONICUM) verlangt wird, wobei letztere nicht aus Austernschalen (wie CALCIUM CARBONICUM hahnemanni), sondern aus reiner getrockneter Kreide hergestellt werden sollte. Denn die Aufgabensteller waren mit Hahnemanns Präparaten nicht zufrieden: „Hahnemanns CAUSTICUM besteht nicht", heißt es kurzerhand, und an seiner CALCIUM CARBONICUM wird bemängelt, dass sie als Tierprodukt stark mit anderen Stoffen verunreinigt sei. Dies trifft natürlich zu, und auch CAUSTICUM ist chemisch sicherlich nicht die Substanz, die dem Ätzkalk „seine ätzende Beschaffenheit erteilt", wie Hahnemann annahm. Doch die Kritik der „Hygea" verfehlt ihr eigentliches Ziel, wie die vielfach durch Heilungen bestätigten, charakteristischen und umfassenden Arzneibilder unserer großen Polychreste CAUSTICUM und CALCIUM CARBONICUM beweisen; der Wunsch nach chemischer Reinheit ist nur aus der

Zeit und der Haltung der Hygea-Gruppe zu verstehen und hat nichts mit der Heilkraft einer Arznei zu tun.

Hat sich also die Kritik an Hahnemann längst durch die Zeit (und durch die homöopathische Erfahrung der letzten 150 Jahre) erledigt, so verdanken wir der Preisaufgabe doch eine detaillierte Prüfung eines „kleinen Mittels", die immerhin einige eigentümliche und charakteristische Symptome erbracht hat. Zumindest über ein Teilbild des „Ätzkalks" verfügen wir somit, und wie Vithoulkas zeigt, kann uns diese heute selten verschriebene Arznei gerade bei Krankheitsbildern, die sich in unserer Zeit häufen, sehr nützlich sein – wenn sie nach dem Ähnlichkeitsprinzip gewählt wird.

Calcium fluoricum

Essenzielle Merkmale

Calcium fluoricum ist wohlbekannt für seine starke Affinität zum Knochengewebe und zu den Zähnen. Es besteht eine Tendenz zur Ausbildung von **Exostosen,** und dies ist ein Leitsymptom des Mittels. Die Knochen entwickeln sich langsam; die Zahnung ist langsam und schwierig, die Zähne weisen Schmelzdefekte auf und neigen zur Karies. Die Nägel sind spröde und brechen leicht ab.

Diesen physischen Charakteristika entspricht ein spezifischer Gemütszustand. Ein sehr ausgeprägtes Gemütssymptom von Calcium-fluoricum-Menschen ist, dass sie unter dem **Gefühl einer drohenden Katastrophe in Bezug auf ihre Gesundheit** leiden (vgl. KALIUM CARBONICUM). Sie haben den Eindruck, mit ihrer Gesundheit gehe es bergab, sowohl körperlich als auch psychisch. So wie ihre Nägel abbrechen und ihre Zähne bröckeln und zerfallen, so scheint ihnen ihre Gesundheit überhaupt zu bröckeln. Dieses Gefühl von körperlichem und geistigem Verfall führt schließlich zu einer massiven **Angst um die eigene Gesundheit** mit **Furcht vor dem Tod** (KALIUM ARSENICOSUM, CALCIUM CARBONICUM, LYCOPODIUM, NITRICUM ACIDUM). Doch bei Calcium fluoricum ist die Angst um die Gesundheit von **passiver** Art. Sie kann jahrelang bestehen, ohne dass die betreffende Person jemals professionelle Hilfe sucht. Dies ist ein deutlicher Unterschied zu CALCIUM-CARBONICUM-Menschen, die von ihrer Angst stärker belästigt und aufgeregt werden; sie reagieren dann auch stärker und fühlen sich dazu getrieben, aktiv auf die Suche nach Hilfe zu gehen. Calcium-fluoricum-Menschen befürchten einfach, dass mit ihrer Gesundheit irgendetwas nicht stimmt, und sie scheinen sich beinahe sicher zu sein, dass sie todgeweiht seien und ihnen niemand mehr helfen könne. Sie spüren nicht den Drang, Erleichterung zu suchen; stattdessen bereiten sie sich schicksalsergeben auf den Tod vor. Dieses Gefühl von passiver Resignation stellt eine tiefere Pathologie dar als der aktivere Zustand, der z. B. für CALCIUM CARBONICUM typisch ist. Calcium fluoricum sollte in der Repertoriumsrubrik „Angst um die Gesundheit" ergänzt werden.

Geist und Gemüt

Das psychische Bild von Calcium fluoricum ist vor allem geprägt durch eine in der Tiefe lauernde Angst und eine **Neigung, sich fest an bestimmte Menschen zu binden,** ja diese an sich zu fesseln. Diese Personen haben das starke Bedürfnis, ein Netzwerk von Menschen, auf die sie sich verlassen können, um sich herum aufzubauen. Ihre Bindung an andere kann sehr stark sein, und dies wird leicht zu einer Quelle der **Enttäuschung,** wenn sie Anlaß zu der Vermutung sehen, dass ihre Gefühle von den Menschen, an denen ihnen liegt, nicht in gleicher Weise erwidert werden. So etwas können sie sehr übelnehmen.

Die Gefühle von Calcium-fluoricum-Personen sind lebhaft, stark und ungehemmt. Sie verhalten sich nicht unbedingt berechnend und manipulierend, aber sie versuchen doch, die anderen dazu zu bringen, dass sie ihren Wünschen entgegenkommen. Ihre Methode besteht hierbei nicht in offener Beeinflussung, sondern vielmehr in einer subtilen Art von Überredung, die eher der weiblichen Geschlechtsrolle entspricht. So können sie z. B. versuchen, sich Freunde und Freundinnen mit allen möglichen Tricks in die Nachbarschaft zu holen, damit sie „in der Nähe wohnen", wie eine Patientin, von der Morrison berichtet. Diese Frau, die sich große Sorgen um ihre persönliche Sicherheit machte, wurde von Morrison mit Calcium fluoricum geheilt (vgl. „Proceedings of the 1989 Professional Case Conference", Seattle).

Eine weitere **Angst,** die bei Calcium fluoricum häufig zu beobachten ist, dreht sich **um Geldangelegenheiten.** Diese Menschen neigen zu der Besorgnis, dass sie in Armut geraten könnten, dass es mit ihrer finanziellen Lage „rückwärtsgehen" könnte, und das ohne erkennbaren Grund. Die Angst vor Armut kann eine Art von Geiz bewirken; die amerikanischen Prüfungen sprechen von einer „Neigung, dem Geld einen höheren Wert beizumessen, als es sonst in ihrer Natur lag". Dieser Zustand ist oft mit **Niedergeschlagenheit** und **Unentschlossenheit** verbunden. Die Neigung, immer die düstere Seite der Dinge zu sehen, die in der Angst um die Gesundheit zum Vorschein kommt, ist auch hier zu beobachten: eine pessimistische Haltung.

C

Dem deutschen Homöopathen Mezger verdanken wir eine umfangreiche Prüfung aus dem Jahre 1953, die weitere charakteristische Geistes- und Gemütssymptome von Calcium fluoricum erbracht hat. Aus den Prüfungsberichten spricht vor allem eine auffallende Polarität:

- Einerseits erfuhren die Prüfer nicht selten eine bedeutende Zunahme ihrer geistigen Aufnahmefähigkeit, eine Steigerung der Konzentration; „kann den ganzen Tag intensiv geistig arbeiten, bis um Mitternacht, ohne zu ermüden". Sie verfügten über eine bemerkenswerte Unternehmungslust, die sich bis zu Unruhe und Hastigkeit steigern konnte.
- Andererseits zeigte sich häufig eine starke **Herabminderung der Konzentrationsfähigkeit und der Arbeitslust;** „muss einen Satz mehrmals lesen und versteht ihn dann immer noch nicht". Ein **Verlieren jeder Unternehmungslust,** jeder Initiative und Arbeitslust war zu verzeichnen, mit Angst vor den Aufgaben des Tages, ja gesteigert bis zu einer allgemeinen depressiven Verstimmung. Doch Mezger vermerkt auch: „Unternehmungslust trotz geistiger Abspannung, und gesteigerte Leistungsfähigkeit trotz erheblicher Schlafstörung."

Das folgende Zitat zeigt die Polarität *in nuce:* „Euphorie mit innerer Gelöstheit und Arbeitslust – **Gereiztheit, innere Unruhe und Hast, ängstlich-depressive Stimmung, ja geradezu Angst vor den Aufgaben des Tages."** Mezger selbst beobachtete das Symptom: „Sehr ungeduldig und dann gereizt gegen andere; seine Arbeit kann ihm nicht schnell genug gehen." Eine wichtige Modalität ist in diesem Zusammenhang die **Besserung durch Essen, sowohl was die geistige und psychische als auch was die körperliche Verfassung angeht;** allgemeine Verschlimmerung bei leerem Magen.

Weitere Merkmale

- Das sexuelle Verlangen von Calcium-fluoricum-Menschen kann recht unterschiedlich ausgeprägt sein: sehr schwach (bis hin zur Abneigung gegen Sex), mit Schwierigkeiten, zum Orgasmus zu kommen, besonders bei Frauen, manchmal aber auch recht stark. Doch eine „Hypersexualisierung" wie bei FLUORICUM ACIDUM werden wir hier nicht finden.
- Häufig hören wir von Calcium-fluoricum-Menschen Klagen über **Herzklopfen und Hitzewallungen, im Wechsel mit einer Empfindlichkeit gegen und Verschlimmerung durch Kälte.** Diese Leute können recht warm sein (was sie tendenziell von CALCIUM CARBONICUM unterscheidet), und dennoch vertragen sie nasskaltes Wetter nicht. Das Moment der Wallungen kann sich recht ausgeprägt zeigen, mit einem plötzlichen Hitzegefühl. Im Zusammenhang mit diesen Hitzeanwandlungen können Herzrhythmusstörungen auftreten.
- Auf der körperlichen Ebene gibt es ein starkes und wohlbekanntes Leitsymptom, das eingangs schon erwähnt wurde: die Neigung zu **Exostosen.** Ferner können wir eine gewisse Steifheit vorfinden, die durch rheumatische und arthritische Beschwerden bedingt ist. Die Schmerzen von Calcium fluoricum werden durch Wärmeanwendungen und Bewegung, besonders fortgesetzte Bewegung gebessert, wie bei RHUS TOXICODENDRON; aber anders als RHUS-TOXICODENDRON-Personen sind Calcium-fluoricum-Menschen eher warm.

Calcium fluoricum ist eines der Schüßlerschen „biochemischen" oder „Gewebemittel" und gilt als sein „Knochensalz". Es hat eine machtvolle Wirkung auf das Bindegewebe, besonders auf die elastischen Fasern, sowie auf die Knochen, Sehnen und Bänder.

Wirkung auf Knochen

Allgemein beobachten wir eine ausgeprägte Neigung zur Bildung von **Knochenwucherungen und knö-**

chernen Gewächsen, besonders in den **Gelenken der Hand- und Fußwurzelknochen** und an den **Fingern,** aber auch überall sonst im Körper. Harte, raue, geriffelte Erhebungen auf der Oberfläche der Knochen; **Exostosen nach Verletzungen; knöcherne Infiltrate in der Knochenhaut.** Einige Beispiele: Burnett heilte eine Frau mit einer glänzenden, harten, schmerzhaften Geschwulst am linken Zeigefinger (Enchondroma), so groß wie eine Walnuss, aber flacher, mit Calcium fluoricum. Die Geschwulst verlor ihre knorpelige Beschaffenheit, wurde kleiner und weicher und verschwand innerhalb von drei Monaten völlig. Andere Homöopathen wandten die Arznei bei osteoplastischen Sarkomen ein, die infolge einer Knochenverletzung entstanden waren, und erzielten bedeutende Besserung. Margery Blackie beobachtete bei Calcium-fluoricum-Patienten eine knöcherne Wucherung in der Nase, die aussah, als ob das Septum mehr in die eine Richtung als in die andere gewachsen wäre; sie vergrößerte sich und blockierte die Nase. Dies war meist von einem dicken, gelben Katarrh begleitet. Wesselhoeft heilte zwei Fälle von **Knochenhautgeschwülsten** syphilitischen Ursprungs (einmal an der rechten Elle, einmal an der linken Speiche) mit dieser Arznei.

Eine weitere Indikation sind Fälle von Knochenbrüchen, die langsam heilen. Der Heilungsprozess kann verzögert sein durch einen Mangel an Reaktion der Lebenskraft: es kommt nicht zu ausreichender Eiterung. Auch bei Entzündungen und Vereiterungen von Knochen kann die Arznei angezeigt sein, wie SILICEA und CALCIUM PHOSPHORICUM; ebenso bei **Periostitis.** Rarefizierende Knochen- und Knochenhautentzündungen; Knochenkaries. Farrington behandelte mit Calcium fluoricum einen Fall von Nekrose des Unterkiefers auf der linken Seite. Aus dem Hohlraum kam ein ständiger Ausfluss: eine übelriechende, dunkle, blutige Flüssigkeit, vermischt mit kleinen Stücken verfaulten Knochengewebes. Calcium fluoricum brachte den Zerstörungsprozess zum Stillstand, und es begann sich überall Granulationsgewebe zu bilden.

Nicht nur die Knochen, sondern auch die Zähne sind oft unzureichend ernährt. **Zahnschmelzdefekte** sind häufig, und die Zahnung vollzieht sich langsam und verursacht viele Beschwerden.

Die Nägel neigen zu vermehrtem Wachstum, Hypertrophie, Verhärtung und Sprödigkeit.

Wirkung auf Sehnen, Bänder, Bindegewebe

Häufig ist auch die Bildung von **knotigen Tumoren im Verlauf der Sehnen und Bänder.** Die Gelenke können entzündet sein; chronische Synovialitis des Kniegelenks; Reiskörperchen in Gelenkhöhlen oder Sehnenscheiden. Chronische, rezidivierende Abszesse; Abszesse, die sich um die Gelenke herum bilden. Kent bezeichnet Calcium fluoricum als nützliche Arznei bei Gichterkrankungen mit reichlichem, blassem Urin, Durchfall und einer traurigen, elenden Gemütsverfassung.

Aufgrund der Schwäche des Bindegewebes beobachten wir eine Neigung zur Lockerheit und Überstreckbarkeit der Gelenke bei Kindern, und die Gelenke nutzen sich oft vermehrt ab, was Arthrosen zur Folge hat. Es ist daher nicht überraschend, dass Calcium fluoricum oft bei Verletzungen durch Überanstrengung und Überbeanspruchung angezeigt ist.

Die **Erschlaffung der elastischen Bindegewebe** kann sich auch in einer Erschlaffung und Erweiterung der Blutgefäße, in Erschlaffung und Lageveränderung des Uterus, in Erschlaffung der Bauchdecken mit „Hängebauch", in Uterusblutungen usw. manifestieren. Senkung der inneren Organe (Enteroptosis) gehört zu den Indikationen dieser Arznei.

Resorption von Schwarten und Verwachsungen, auch nach Operationen.

Tumoren, Wucherungen, Verhärtungen

Calcium fluoricum hat eine starke Tendenz zur Bildung von Tumoren, Wucherungen, Geschwülsten, die oft **steinhart** sind. Die ausgeprägte **Verhärtung** ist eine bedeutsame Wirkung dieser Arznei und hat schon oft den Weg zur Wahl von Calcium fluoricum gewiesen. **Indurierte Infiltrationen** finden sich insbesondere in den **Drüsen und Lymphknoten,** auch in den Tonsillen. Basedow-Struma; einfache und knotige harte Strumen; toxisches Adenom. Mezger berichtet von einem **Anschwellen der Schilddrüse mit Gefühl von Beengung und von Pulsieren,** sodass die Kleider geöffnet werden müssen. G. P. Hale hat Verhärtungen nach Typhlitis mit Calcium fluoricum geheilt, ebenso eingekapselte Tumoren der Augenlider. Eine Verhärtung nach mechanischer Verletzung in der Magengegend (verursacht durch den Tritt eines Pferdes) sprach ebenfalls gut auf Calcium fluoricum an. Tumoren verhärten sich, der Boden von Geschwüren wird hart. Verhärtungen in den Muskeln.

Calcium fluoricum kann zahlreiche Arten von Wucherungen beeinflussen: bösartige Tumoren, Karzinome; eingekapselte Tumoren; Fibrome; Hygrome; Nävi. Kent berichtet von einem Fibrom in der Kniekehle, das chirurgisch entfernt wurde, aber sich dann erneut bildete und zu Faustgröße anwuchs. Der Unterschenkel wurde im Winkel von 45 Grad hochgezogen, das Gelenk wurde unbeweglich. Aufgrund der Symptome des Falls und der Härte der Geschwulst wurde Calcium fluoricum verschrieben. Die Geschwulst schrumpfte nach und nach, und das Bein wurde wieder normal. Erfolgreich angewandt wurde die Arznei auch beim **Kephalhämatom** und der Geburtsgeschwulst, einer fluktuierenden Schwellung am Schädel von Neugeborenen (Kent). **Harte Knoten in den weiblichen Brüsten** können ebenfalls durch dieses Mittel geheilt werden, wie O. A. Palmer (in: Boericke & Dewey, *The Twelve Tissue Remedies of Schüssler*) berichtet; in einem Fall hatten sie seit drei oder vier Jahren bestanden, in einem anderen Fall empfahl ein führender Chirurg die sofortige operative Entfernung des Knotens, aber Calcium fluoricum brachte ihn innerhalb von sechs Wochen zum Verschwinden.

Wirkung auf Lymphsystem, Pankreas

Wie die Drüsenschwellungen vermuten lassen, hat Calcium fluoricum eine starke Beziehung zum Lymphsystem, ähnlich wie andere Arzneien, die Fluor enthalten. Es wirkt auf die Schleimhäute, Lymphknoten und Tonsillen. Mezger hebt hervor, dass Calcium fluoricum wie andere „Fluor-Mittel" besonders bei chronischen Entzündungen der Schleimhäute, der Drüsen, der Knochen usw. bedeutende Heilkraft hat, während die nahe verwandten „Jod-Mittel" für frischere, aktivere und akutere Zustände in Frage kommen. Die Fluor-Mittel folgen daher oft gut auf die Jod-Mittel, indem sie deren Wirkung vervollständigen. Mezger selbst gelang es, eine schwere chronische Stirnhöhlenentzündung mit Calcium fluoricum bedeutend zu bessern. Die Arznei kann unter Umständen auch beim Morbus Hodgkin (Lymphogranulomatose) angezeigt sein.

In seiner Prüfung stellte Mezger weiterhin einen besonderen Einfluss des Mittels auf die **Bauchspeicheldrüse** fest, mit fettglänzenden Stühlen und Unverträglichkeit von Fettgenuss, welcher zu Durchfall führt.

Wirkung auf Gefäße

Die Wirkung von Calcium fluoricum auf die Gefäßwände wurde oben ebenfalls schon angedeutet. **Varizen** sind durch die Arznei erzeugt und geheilt worden, wie Mezger berichtet. Die Venen sind erweitert und blau durchscheinend. Die Entstehung von Phlebektasien und Teleangiektasien ist als Arzneiwirkung dokumentiert. Bei Mezgers Prüfung bildete sich eine federkieldicke Krampfader am Oberschenkel heraus. Hämorrhoiden; Hämangiome; Aneurysma; Arteriosklerose; drohender Schlaganfall. Der Blutkreislauf wird von Calcium fluoricum stark in Mitleidenschaft gezogen, was sich bei der Prüfung unter anderem in **geschwollenen Füßen** bei heißem Wetter und einem Bedürfnis, die schweren Beine hochzulegen, äußerte. **Schmerz entlang der Vena saphena.** Die Füße werden nachts zur Abkühlung aus dem Bett gestreckt, müssen aber aufgrund eines Kältegefühls bald wieder zurückgezogen werden. In Verbindung mit den oben erwähnten Hitzewallungen kommt es auch zu Kopfkongestionen, und wenn dies der Fall ist, werden die Kopfbeschwerden durch frische Luft, durch Zugwind und durch Absprudeln mit kaltem Wasser gebessert.

Clarke erwähnt im Übrigen, dass Calcium fluoricum bei Hämoptyse erfolgreich angewandt wurde, und führt diese Wirkung auf eine durch die Arznei ausgelöste Kontraktion der Blutgefäße zurück.

Empfindlichkeit der Sinnesorgane

Ein weiteres Merkmal ist eine übermäßige **Empfindlichkeit der Sinnesorgane.** Lichteinflüsse oder Geräusche (wie Radiomusik) steigern die Kopfschmerzen, und der Geruchssinn ist übermäßig fein, während die Prüfer beim Geschmackssinn von einer gewissen Abstumpfung berichteten. Die Sensibilität der Haut ist bis zur Schmerzhaftigkeit bei Berührung gesteigert; **Schmerzhaftigkeit der Teile, auf denen man liegt,** oder Gefühl, als läge man auf Krümeln. Mezgers Prüfung erbrachte jedoch nicht nur hyperästhetische, sondern auch anästhetische Hautbezirke, mit Ausfall der Sensibilität an einzelnen Stellen.

Calcium fluoricum ist erfolgreich bei Erkrankungen der Augen mit Beeinträchtigung der Sehschärfe angewandt worden: Flimmerskotom; Katarakt.

Innerer und äußerer Hals

Calcium fluoricum hat eine besondere Affinität zum Bereich des inneren und äußeren Halses, wie in

Mezgers Prüfung festgestellt wurde. Nicht nur die Muskeln und Gelenke des Halses und der Halswirbel zeigten eine deutliche Reaktion, sondern auch die Schleimhäute des Kehlkopfes und die Schilddrüse. Die Kälteempfindlichkeit in diesem Bereich, die bereits in der älteren Prüfung von Bell erwähnt wurde, konnte von Mezger bestätigt werden.

Verdauungsapparat

Was den Verdauungsapparat anbetrifft, wurde Heißhunger mit ausbleibendem Sättigungsgefühl beobachtet; doch trotz guten Appetits kam es zur Abmagerung. Calcium-fluoricum-Patienten sind meist eher schlanke Menschen, die sich leicht schwach fühlen und schnell müde werden. „Gefühl der Müdigkeit den ganzen Tag" (aus Bells Prüfung).

Die **Besserung durch Essen,** die eine auffallende Modalität von Calcium fluoricum darstellt, gilt allgemein: Sie bezieht sich nicht nur auf den „Hungerschmerz" im Magen, sondern auch auf die geistigen Funktionen, die Kopfschmerzen, die nervöse Unruhe und Reizbarkeit und die allgemeine Spannkraft. Calcium fluoricum hat diese ausgeprägte allgemeine Modalität mit anderen Halogenen gemeinsam.

Nach Mezger hat Calcium fluoricum ein Verlangen nach Salz und gesalzenen Speisen, nach pikanten Speisen und nach Süßigkeiten, wobei letztere jedoch nicht gut vertragen werden. Abneigung gegen Fleisch und Fett, welches Durchfall verursacht; Abneigung gegen Eier.

Wie bei den anderen Kalksalzen findet sich auch bei Calcium fluoricum eine Neigung zu **reichlichen Schweißen,** die hier jedoch einen **übelriechenden** Charakter annehmen, wie bei FLUORICUM ACIDUM.

Clarke zufolge wandte Dr. Sarah Hogan Calcium fluoricum erfolgreich in einem Fall von Blähungen bei einer Schwangeren an. Die Patientin kam ganz leicht durch die Wehen, während sie bei einer früheren Geburt große Probleme gehabt hatte. In einer großen Zahl anderer Fälle machte Dr. Hogan die Erfahrung, dass die Arznei Geburten erleichterte. Im übrigen stellte sie fest, dass Blähungen auch unabhängig von einer Schwangerschaft eine ausgeprägte Indikation für das Mittel darstellen (was durch einige Prüfungssymptome gedeckt ist).

Auswahl an Symptomen: Allgemeinsymptome und Keynotes

- Phatak erwähnt als ein Allgemeinsymptom, dass **Absonderungen** zu einer **grasgrünen Färbung** neigen. Zudem gibt er Verbrennungen durch Röntgenstrahlen als Indikation für Calcium fluoricum an.
- Eine auffallende **Linksseitigkeit** der Symptome wurde in Mezgers Prüfung beobachtet, und Mezger schreibt, dass diese mit der besonderen Affinität der Arznei zur Bauchspeicheldrüse im Zusammenhang gesehen werden müsse. Nur die linke Körperseite betrafen bei mehreren Prüfern folgende Symptome: Zerschlagenheitsgefühl, Gelenkschmerzen, Pelzigkeitsgefühl und Prickeln, Schmerzhaftigkeit einer Tonsille.
- Ich habe bereits einige wichtige Modalitäten von Calcium fluoricum erwähnt: die **Besserung durch Essen** und die **Verschlimmerung** der meisten Symptome (rheumatische Schmerzen usw.) **durch nasskaltes Wetter.** Hitze und Wärmeanwendungen wirken meist bessernd. Dasselbe gilt für warme Getränke, während kalte Getränke verschlimmern. In der Ruhe und zu Beginn der Bewegung sind die Symptome stärker, aber fortgesetzte Bewegung bessert. Symptome wie Kopfkongestion und Hitze in Beinen und Füßen werden allerdings durch Hitze verschlimmert und durch frische Luft und kaltes Wasser gebessert. Und eine **Unverträglichkeit von heißem und schwülem Wetter** und von Sonneneinstrahlung ist ein charakteristischer Zug, den Calcium fluoricum mit anderen Halogenen gemeinsam hat.
- Eine deutliche Zeitmodalität ist die ausgeprägte **Verschlimmerung zwischen 3 und 5 Uhr nachts.** Zu dieser Zeit zeigt sich eine nervöse Unruhe, die zur Unterbrechung des Schlafs führt und mit Kopfschmerzen, Schwindel und Lustlosigkeit verbunden ist. Diese Beschwerden dauern auch morgens nach dem Aufstehen noch an, und nach dem Mittagsschlaf wird über Gereiztheit und Verstimmung geklagt. Man kann somit von einer **Verschlimmerung durch Schlaf** sprechen. Während Berührung die Symptome eher verstärkt, wirkt fester Druck häufig bessernd (bei Kopf- und Magenschmerzen sowie Herzbeschwerden).

Eine Lokalsymptome

Kopf Ein knarrend-ziehend-zerrendes Geräusch im Kopf stört den Schlaf erheblich. Dumpfer Schmerz über den ganzen Kopf, mit vager Übelkeit im Magen den ganzen Nachmittag über, besser am Abend. Kopfschmerzen an sämtlichen Teilen des Kopfes, verbunden mit Benommenheit, Drücken, wie zum Zerspringen, oder bohrend, stechend, schneidend, mit Besserung an der frischen Luft, selbst bei Zugluft, durch Eintauchen des Kopfes in kaltes Wasser, durch Druck; schlimmer durch Bücken, Hitze, Besonnung, schwüles Wetter, Treppensteigen, Abwärtsfahren im Fahrstuhl, Alkoholgenuss. In manchen Fällen kommt jedoch auch eine Besserung durch Wärme vor. Kopfschmerzen, Schwindel und Lustlosigkeit zwischen 3 und 5 Uhr nachts; morgens nach dem Aufstehen fortbestehend. Lichteindrücke und Geräusche wie Radiomusik verstärken die Kopfschmerzen; Essen bessert sie hingegen.

Exostosen und **Kephalhämatom bei Neugeborenen.** Das Haar ist glanzlos oder fettig; Haarausfall, auch Ausfallen der Augenwimpern und der Schamhaare.

Augen Bells Prüfung ergab folgendes Symptom: „Nachdem er eine Weile geschrieben hatte, war er nicht mehr in der Lage, klar zu sehen, weil er eine Art verwischten Fleck oder Nebel vor den Augen hatte, mit so etwas wie Wehtun im Augapfel; **besser beim Schließen der Augen und leichtem Daraufdrücken**." Das optische Bild des Gelesenen bleibt noch eine Weile vor den Augen stehen. Mückensehen (Mouches volantes) nach übermäßigem Tabakgenuss.

Keratoconjunctivitis phlyctaenularis. Leukom; Hornhauttrübungen; Katarakt. **Rezidivierende Tumoren der Augenlider;** eingekapselte Tumoren; **subkutane Zysten an den Augenlidern.** Rezidivierende **Gerstenkörner.**

Ohren **Überempfindliches Gehör;** Geräusch des Radios im Nebenzimmer ist unerträglich. **Chronische eitrige Mittelohrentzündung.** Ein Fall von Kalkablagerungen am Trommelfell, mit Brausen im Ohr, schlimmer nachts, mit den Begleitsymptomen Kälte der Füße, Handgelenke und Knöchel sowie einem Kribbelgefühl auf der Haut, konnte mit Calcium fluoricum geheilt werden (vgl. Hayes, in: Boericke & Dewey, a. a. O.).

Sklerose der Gehörknöchelchen und der Pars petrosa ossis temporalis, mit Taubheit und klingelnden und brausenden Ohrgeräuschen (Boericke). Mastoiditis, wenn vor allem die Knochenhaut betroffen ist.

Nase Der Geruchssinn ist verstärkt. Geruchstäuschungen. Ausschneuzen von viel Schleim aus der Nase, mit vergeblichem Drang zu niesen. Adenoide Vegetationen im postnasalen Raum und im Rachen (Rachenmandelhyperplasie). Dicke, gelblich-grüne Nasensekrete; übelriechender, seit langem bestehender Katarrh. Knöcherne Wucherungen in der Nase, die diese blockieren, für gewöhnlich mit dickem, gelbem Katarrh.

Rhinitis atrophica. Ozäna. Erkältung mit verstopften Atemwegen; Stockschnupfen.

Gesicht Harte Schwellung der Wange (u. U. Zahnfleischabszess), schmerzhaft oder mit Zahnschmerz. Harte Geschwulst des Kiefers durch Zahnleiden oder Verletzung. Geschwulst unter dem Kinn, mit Induration und unebener Oberfläche. Nekrose des Unterkiefers, linksseitig. Herpes labialis. Kleine Hautabszesse an Lippen und Mundwinkeln.

Mund Große Mundtrockenheit. Gefühl des Anschwellens an Lippen und Zunge. Abgestumpfter Geschmackssinn.

Rissiges Aussehen der Zunge, mit oder ohne Schmerzen; **Verhärtung** der Zunge, auch nach Entzündung. **Zahnschmelzdefekte,** die Zahnoberfläche ist rauh und uneben. Die Zähne werden kariös, bröckeln und verfallen. Die Zahnung vollzieht sich langsam und schwierig; Kinder haben schon früh Löcher in den Zähnen. Die Zähne fühlen sich locker an oder werden wirklich locker. Zahnschmerzen durch jede Berührung mit Speisen; Zahnschmerzen schlimmer durch Kälte.

Hals, Larynx, Trachea In der Prüfung von Bell stellte sich ein Prickeln und Brennen mit **Erstickungsgefühl im Hals** ein, das **nachts stärker wurde; kalte Getränke schienen zu verschlimmern** und **warme Getränke,** allerdings nur für kurze Zeit, **zu lindern.** Nach einigen Tagen verstärkten sich die Symptome, und der Prüfer hatte solche Atembeschwerden, dass es ihm vorkam, **als wäre die Epiglottis fast völlig verschlossen** oder als müßte er durch einen dicken Stoff hindurch atmen, der nur einen geringen Luftstrom zu den Lungen durchdringen ließ.

Tonsillen rau und zerklüftet. Schleimpfröpfchen bilden sich beständig in den Krypten der Tonsillen. **Schmerzhafte Anschwellung der Mandeln mit eitrigem Belag. Chronische Tonsillitis.**

Schluckschmerzen, dabei Rötung der hinteren Rachenwand, der Seitenstränge und des Rachenrings. Wundheit und Rauheit im Hals bis hinab zur Bifurkation, dabei Husten mit hellem, wässrigem Auswurf, schlimmer im Liegen. **Sehr heiser nach Lachen;** auch vom lauten Lesen.

Das Zäpfchen hängt schlaff herab, was Kitzelreiz und Husten erzeugt. Trockenheit und **Kitzel** im Kehlkopf mit dem Bedürfnis zu räuspern. **Kitzelndes Jucken im Kehlkopf, das krampfhaften Husten auslöst; schlimmer zwischen 15 und 16 Uhr.** Trockener Husten durch Kitzel im Kehlkopf, wie von einem kleinen Fremdkörper; mit Bedürfnis zu schlucken, aber weder der Husten noch das Schlucken bringt Erleichterung. Krupp.

Beengungsgefühl in der Gegend der Schilddrüse mit Pulsieren; muss die Kleider öffnen. Harte Struma; Adenoma toxicum.

Herz Beklemmungsgefühl am Herzen mit Angst, als ob das Herz versagen würde. Gefühl von Schwereempfinden am Herzen wie von einem Stein, schlagartig verschwindend durch Gegendruck mit beiden Fäusten. Intensives Herzstechen beim Sitzen in gebückter Haltung.

Magen Steigerung des Appetits und des Hunger-**Gefühls; Ausbleiben des Sättigungsgefühls, könnte immerfort essen; Abmagerung trotz gutem Appetit.**

Hungerschmerz zwei Stunden nach dem Essen mit Besserung durch Essen. Sehr zornig, wenn er hungrig auf das Essen warten muss; wenn es dann schließlich kommt, wird es ihm zum Ekel. Aber auch: Verlust des Appetits. Schwacher, wählerischer Appetit, Übelkeit und Schmerzen nach dem Essen, bei Kindern, die durch die Schule überfordert sind.

Verlangen nach Salz, Gesalzenem, pikanten Speisen, Süßigkeiten (die aber nicht vertragen werden); Abneigung gegen Fleisch, Fett und Eier. **Fett wird nicht vertragen und verursacht Durchfall.**

Morgendliches Ausräuspern von Schleim verursacht einen erschöpfenden, langanhaltenden Anfall von Schluckauf, der den ganzen Tag immer wieder auftritt.

Sodbrennen. **Erbrechen von unverdauten Speisen; Zahnungserbrechen. Akute Magenverstimmung von Ermüdung und geistiger Erschöpfung;** viel Blähungen.

Abdomen Völlegefühl mit Blähbauch, besser nach Abgang von Blähungen. **Blähungen während der Schwangerschaft.** Blähungen, **schlimmer beim Fahren** (oder Reiten) und gegen Abend, besser nach Zubettgehen.

Gegen Mitternacht oder bald danach erwachte er durch einen scharfen, stechenden Schmerz im rechten Hypochondrium, unterhalb der elften Rippe, der anfallsweise auftrat; schlimmer beim Liegen auf der schmerzhaften Seite, so sehr, dass es ihm wie eine Sprengung vorkam; besser beim Liegen auf der schmerzlosen Seite und durch Zusammenkrümmen; begleitet von Unruhe. Häufige Attacken desselben stechenden Schmerzes in der Lebergegend, schlimmer im Sitzen, besser beim Herumlaufen. Magen- und Bauchschmerzen besser durch Auflegen der Hand; auch durch Liegen auf dem Bauch.

Pankreasstörungen.

Rektum und Stuhl **Hämorrhoiden,** blind oder blutend, häufig mit **Rückenschmerzen, meist tief im Kreuzbein,** und Verstopfung. Analfissur oder Analfistel.

Nachts von einem Jucken am Anus geweckt, wie von Würmern. **Brennen und Jucken, Stechen und Splitterschmerzen am Anus.** Nässen und Feuchtigkeit am Anus; **Intertrigo.**

Leichter Durchfall; der erste Teil des Stuhls ist normal, der letzte dünn, mit drängendem Schmerz vor dem Stuhlgang. Durchfälle: breiig oder spritzend; **fettglänzend;** gleich nach dem Essen. **Fette Speisen rufen Durchfall hervor.**

Verstopfung mit Schwindelgefühl und dumpfem Kopfschmerz. Stuhl hart, wie Schafkot, oder aus großen, harten Knollen bestehend. **Beim Abgang harten Stuhls Gefühl, als ob der Anus zerrissen würde.** Gefühl des Zurückgleitens des harten Stuhls.

C

Harnorgane Vermehrter Abgang blassen Urins. Mußte nachts zweimal aufstehen, um reichlich Wasser zu lassen. Oder: Urin spärlich, hochgestellt, trübe. Blasenreizung, häufiger Harndrang; der Urin verursacht einen brennenden Schmerz entlang der Harnröhre, besonders an ihrer äußeren Mündung; er strömt einen beißenden Geruch aus.

Genitalien Verhärtung der Hoden. Orchitis. Hydrozele.

Sehr starke Menstruationsblutung mit herabdrängendem Schmerz. Drängender Schmerz in der Gegend des Uterus und der Oberschenkel; Herabdrängen des Uterus. Vor der Periode Schmerzen im Genitale und in den Brüsten. Uterusverlagerungen.

Außerordentlich **starker Fluor von gelblich-milchiger Beschaffenheit.** Nachwehen aufgrund schwacher Kontraktionen.

Uterusfibrome. Harte Knoten in den Brüsten.

Äußerer Hals und Rücken **Steinharte Schwellung der Halslymphknoten.** Schmerzen in der Halswirbelsäule. Schiefhals.

Lumbago von Überanstrengung; chronische Lumbago, schlimmer zu Beginn der Bewegung, besser bei fortgesetzter Bewegung und durch Wärme. Müdigkeitsschmerz in den Lendenwirbeln, wie nach einem langen Ritt, obwohl der Prüfer gar nicht weit geritten war. Müdigkeitsschmerz tief im Rücken, mit körperlicher Unruhe. **Schmerzen tief im Kreuzbein in Fällen von Hämorrhoiden.**

Extremitäten Krepitationen in den Gelenken, mit Luxationsneigung, besonders der Finger- und Zehenglieder; Überstreckbarkeit der Gelenke. Spontane Hüftluxation.

Arthritische Knoten und **Exostosen** bilden sich an den Knochen; besonders an den **Fingern.** Margery Blackie berichtet, dass ein Sarkom am Humerus durch Calcium fluoricum stark gebessert wurde und dass Knochensporne an den Fersen durch das Mittel beseitigt werden können (vgl. HECLA LAVA). Hygrom am Handgelenk. Plötzlich auftretende anästhetische Zone im rechten Nervus ulnaris. Taubheit im linken Ring- und Kleinfinger, schlimmer durch Kälte. **Varizen an den Beinen.**

Gefühl von Schwere und Schwäche der Beine, mit dem ausgeprägten **Bedürfnis, die Beine hochzulegen, was die Beschwerden bessert. Schmerz entlang der Vena saphena bei Berührung.** Eine steinharte rachitische Schwellung des gesamten Oberschenkels bei einem 2-jährigen Kind sprach prompt auf Calcium fluoricum an (Ward, in: Boericke & Dewey, a. a. O.).

Chronische Synovialitis des Kniegelenks. **Fibrome** in der Kniekehle. Nächtliche **Wadenkrämpfe,** besser durch Aufdecken und durch Strecken. **Teigige Schwellung der Füße an warmen Tagen.** Streckt nachts die Füße unter der Decke hervor, um sie abzukühlen, muss sie aber bald darauf wieder zurückziehen wegen eines Kältegefühls.

Schlaf Schlaf gestört durch ständige Träume: lebhaft und deutlich; vom Tod eines Verwandten, mit großem Kummer und Weinen; von vergeblichen Bemühungen, diverse Tätigkeiten auszuführen; **von neuen Schauplätzen und Orten, nicht unangenehm, aber mit einem Gefühl von drohender Gefahr.**

Unterbrechung des Schlafs zwischen 3 und 5 Uhr morgens, bei lebhaftem Gedankenzudrang.

Beim Erwachen morgens Gefühl des Nichtausgeschlafenseins sowie Kopfschmerzen, Schwindel, Herzklopfen, Mattigkeit, Lustlosigkeit. Der gewohnte Mittagsschlaf kann nicht gefunden werden. Nach dem Mittagsschlaf erhebliche innere Gereiztheit und „scheußliche" Stimmung.

Fieber, Frost, Schweiß **Hitzewallungen mit Herzklopfen, manchmal mit Herzrhythmusstörungen, im Wechsel mit Kälteempfindlichkeit.** Warmes Gefühl am ganzen Körper, mit Hitzewallungen. Brennende Hitze der Fußsohlen; ebenso der Hände.

Frieren mit Zittern; wird nicht warm nach einer kalten Dusche.

Fieberanfälle, die eine Woche oder länger dauern, mit Durst; trockene, braune Zunge.

Neigung zu **Schweißen bei der geringsten Anstrengung;** der Schweiß besitzt einen **üblen Geruch.**

Haut Die Haut sieht **dünn, durchscheinend und auffallend weiß** aus. Sie ist rauh und trocken und neigt zu **Rissen, Sprüngen, Rhagaden** und **Fissuren.**

Bildung von verhärteten Narben; Narbenkeloide. Ekchymosen; Nävi. Entzündungserscheinungen der Haut, wie Akne, Pusteln, Papeln, Herpesbläschen. Die **Umgebung der Körperöffnungen** ist der bevorzugte Sitz von Hautaffektionen (Mundwinkel, Lippen, Lidränder, Nasenlöcher, hinter den Ohren, Glans penis, Skrotum, Anus).

Lästiges Jucken der Haut mit oder ohne sichtbare Hautveränderungen, **schlimmer in der Bettwärme,** besser durch Aufdecken.

Mezger kommentiert: „Die Haut ist wesentlich stärker affiziert, als man dies beim bloßen Kalk erwarten könnte. Es bilden sich Akneknötchen, Pusteln, Furunkel und kleine Hautabszesse, ferner Herpesausschläge, die in flächige Ekzeme von nässendem Charakter übergehen. Dabei wird heftiges Jucken angegeben, welches jedoch auch ohne Hautausschläge geklagt werden kann. Die Neigung alter Narben, sich zu entzünden, die wir von FLUORICUM ACIDUM her kennen, prägt sich wenigstens in einem Juckreiz derartiger Narben aus."

Calcium phosphoricum

Essenzielle Merkmale

Calcium phosphoricum ist ein tief wirkendes Mittel mit breitgefächerter Symptomatik. Leider wird es nicht selten mit verschiedenen Polychresten verwechselt, am häufigsten mit CALCIUM CARBONICUM, PHOSPHORUS, PHOSPHORICUM ACIDUM, TUBERCULINUM und CHAMOMILLA. Ein tieferes Verständnis dieses Mittels wird dem Homöopathen die Differenzierung zwischen Calcium phosphoricum und den genannten Arzneien erleichtern.

Drei auslösende Faktoren sind es in der Hauptsache, die die Entwicklung eines Calcium-phosphoricum-Falles induzieren können:

- **Schlechte Ernährung**
- **Schlechte Nachrichten**
- **Schlechtes Wetter**

Mangel- bzw. **Fehlernährung** führt zu jenem Bild von Calcium phosphoricum, das als klassisch gelten kann und insbesondere die körperliche Ebene betrifft. Gemeint sind die grundlegenden organischen Krankheitsbilder und Entwicklungsstörungen, die in älteren Texten beschrieben werden:

- **Rachitis**
- **Abmagerung, Marasmus**
- **Knochenkrankheiten**
- **Ausbleibende Frakturheilung**
- **Offenbleiben von Suturen und Fontanellen bei Kindern**
- **Spätes Gehenlernen, auch spätes Sprechenlernen**
- **Verspätete Zahnung, Beschwerden in der Dentitionsphase**
- **Anämische Zustände**
  Langsame bzw. schlechte Rekonvaleszenz nach akuter Krankheit

Auslösender Faktor: Mangelernährung

Ich möchte hier darauf hinweisen, dass Calcium phosphoricum heute nicht mehr so häufig angezeigt ist, wie es vor 50 oder 100 Jahren der Fall war, zumindest nicht in den westlichen Industrieländern. Dies liegt daran, dass die Ernährungssituation sich im Allgemeinen erheblich verbessert hat. Deshalb begegnen uns in der heutigen Praxis nicht mehr so häufig jene „klassischen" Fälle von Calcium-phosphoricum-Kindern, wie sie unsere Vorgänger immer wieder antrafen und wie sie in der homöopathischen Literatur in großer Zahl dokumentiert sind. In den Entwicklungsländern allerdings können wir derartige Fälle noch oft zu Gesicht bekommen.

Auslösender Faktor: unerwartet schlechte Nachrichten

Nicht nur Mangelernährung kann den Organismus aus dem Gleichgewicht bringen und den betroffenen Menschen krank machen – ähnliche Wirkungen kann es auch haben, wenn unerwartet schlechte Nachrichten eintreffen. Es gibt natürlich auch noch andere Auslöser für Calcium-phosphoricum-Zustände – einmal abgesehen von der Prädisposition, die Kinder von ihren Eltern erben können –, nämlich die psychischen Belastungen, die das moderne Alltagsleben in verstärktem Maße mit sich bringt, Kummer, Ängste, Unsicherheiten, Zorn, Widerspruch, Beleidigungen, Kränkungen usw.; aber ganz besonders sind es unerwartete schlechte Nachrichten, die eine verheerende Wirkung auf den Organismus ausüben. Er kann diese Art von Schock nicht verkraften, das Gleichgewicht wird massiv gestört, und Krankheit ist die Folge – freilich nur bei Menschen, die entsprechend veranlagt sind. Diese Causa ist eines der großen Kennzeichen von Calcium phosphoricum. Ein Beispiel: Eine Person bekommt einen Anruf, dass ein naher Verwandter einen Autounfall hatte, und ihr Organismus scheint nicht in der Lage, mit dieser Nachricht fertig zu werden. Sie wird krank, und die Störung der inneren Balance vergeht nicht wieder, sondern wird zum chronischen Zustand. Es kommt zu Erregungszuständen mit Herzklopfen und Ohnmachtsanfällen. Die Erregung wird auch von starken Schweißausbrüchen begleitet, besonders um den Hals und am Kopf. Es verlangt sie die ganze Zeit nach „Belüftung" an diesen Körperteilen. Furcht überkommt sie, und sie kann schlechte Neuigkeiten absolut nicht mehr aushalten; schon der Gedanke, sie könnte etwas Schlimmes zu hören bekommen, ist ihr unerträglich. Solche Menschen geraten außer sich bei jeder Art von unangenehmen Nachrichten.

C

Die pathologischen Folgen eines solchen Schocks können die geistige, die emotionale oder die körperliche Ebene des Organismus affizieren, oder auch alle drei Ebenen gleichzeitig.

- Ein Mensch, der zuvor eine geduldige und ausgeglichene Persönlichkeit war, wird nun **ängstlich, verdrießlich** und fängt an, **Furcht vor der Dunkelheit** und vor dem Alleinsein zu entwickeln. Diese Leute werden überempfindlich: sie können niemanden mehr leiden sehen, und diese Empfindlichkeit nimmt krankhafte Ausmaße an.
- Und es entwickeln sich auch **Reizbarkeit und Zorn.** Bei Calcium phosphoricum kann man Wut, Raserei, Fluchen fast in dem Grad antreffen wie in einem NUX-VOMICA-Fall. Die Prüfungen geben unter anderem folgende Symptome: „Wird sehr heftig, wenn man anderer Meinung ist oder ihm widerspricht, sodass es ihn dann ärgert, dass er nicht imstande war, sich zu beherrschen." Oder: „Heftig, ärgerlich, auffahrend, am meisten greift es ihn unangenehm an, wenn er hört, dass jemand unrecht gehandelt hat; es steigt eine Indignation in ihm auf, und möchte gern dem Gespräch ausweichen." Es besteht eine Neigung, sehr kritisch gegenüber anderen, aber auch gegenüber der eigenen Person zu sein, und diese Neigung kann zu jenen reizbaren und heftigen Stimmungen führen. Kaffeekonsum hat diesbezüglich einen verstärkenden Effekt: er kann nicht nur Übelkeit, Sodbrennen, Benommenheit und Kopfweh verursachen, sondern auch sehr schlechte Laune und Reizbarkeit heraufbeschwören oder verschlimmern.

Die **Auswirkungen schlechter Nachrichten** auf einen Calcium-phosphoricum-Menschen sind in den Prüfungen z. B. so beschrieben: „Eine unangenehme Nachricht bringt ihn ganz außer sich, **er kann sonst über nichts Ernstes denken, kann keine Gedanken sammeln, und kommt darüber ganz in Schweiß.**" Phatak schreibt auch, dass „Taubheit und Kribbeln" durch schlechte Nachrichten auftreten können, eine Angabe, die wahrscheinlich auf folgenden Prüfungsbericht von Schréter zurückgeht: „Sehr verstimmt, will nichts reden, es ist ihm am liebsten, wenn man ihn nichts fragt und ihn in Ruhe lässt, nach einer unangenehmen Nachricht. – Sehr unruhiger Schlaf, wirft sich viel herum. – Des Morgens nach dem Erwachen sind die Extremitäten eingeschlafen, besonders die Hände und Füße (nach einer tags vorher unangenehmen Nachricht)." Ärger durch schlimme Neuigkeiten kann auch andere Symptome nach sich ziehen: Niedergeschlagenheit, Depression, Gefühl wie lahm; unfähig zu arbeiten, kann nicht einmal gehen; Durchfall; usw.

Interessanterweise ist Calcium phosphoricum nur selten bei Folgen von enttäuschter Liebe angezeigt. In Liebesbeziehungen gibt es nämlich oft irgendwelche Warnzeichen einer bevorstehenden Trennung, ob sie nun offen ausgesprochen werden oder sich nur in versteckten Andeutungen äußern. Werden solche Warnzeichen wahrgenommen, so kann man sich bis zu einem gewissen Grad auf den Schock vorbereiten, und er kommt nicht mehr ganz plötzlich aus heiterem Himmel. Es ist dann nicht der gänzlich unerwartete Schlag, der typischerweise einen Calcium-phosphoricum-Zustand auslöst.

Calcium phosphoricum ist häufig bei **Beschwerden von Kummer** angezeigt, insbesondere wenn der Kummer tief ist und die Person **ganz plötzlich überwältigt.** Eine **unerwartete Kränkung,** die unbeantwortet bleibt, kann ebenfalls einen Calcium-phosphoricum-Zustand heraufbeschwören. Hier sind Verwechslungen mit STAPHISAGRIA möglich.

Auslösender Faktor: Wetter

Wetterumschwünge, besonders zu **kaltem und nassem Wetter,** lösen häufig starke Symptome aus.

Es können rheumatische Schmerzen auftreten, die im Winter (bei kaltem Wetter) am schlimmsten sind, im Frühling besser werden und dann im Herbst wiederkommen. Doch bei den rheumatischen Beschwerden ist auch eine andere jahreszeitliche Modalität beobachtet worden: **schlimmer, wenn die Luft „von schmelzendem Schnee erfüllt ist"** (Nash), also im Frühling und u. U. auch im Herbst oder frühen Winter. Dies ist ein wertvolles und oft bestätigtes Symptom.

Nasswerden im Regen führt ebenfalls oft zu rheumatischen Schmerzen, in Schultern, Brust, Gliedern; der Schmerz „fliegt" durch alle Teile des Rumpfs und der Gliedmaßen. Ferner wurde ein dumpfer Gliederschmerz in den Beinen bei feuchtem, regnerischem, kaltem Wetter beobachtet, oder auch Empfindungen wie lahm und zerschlagen, etwa in den Gesäßbacken, aber auch in anderen Körperteilen.

Unzufriedenheit und Unruhe

Ein zentrales Thema von Calcium phosphoricum ist die Unzufriedenheit. Es handelt sich um Menschen, die nie mit sich zufrieden scheinen, und ihre innere Unzufriedenheit macht sie aggressiv und extrem **mürrisch,** sie **klagen** beständig, genauer: sie **jammern und stöhnen.** Dies ist ein Charakteristikum, das man vor allem bei **Kindern** beobachten kann; sie sind aus verschiedenen Gründen (Knochenschmerzen, Probleme bei der Zahnung usw.) unzufrieden und stöhnen und jammern dann pausenlos, Stunden um Stunden. Die Eltern beklagen sich, dass das Gejammer ihnen den letzten Nerv raubt, und es ist typisch für Mütter von Calcium-phosphoricum-Kindern, dass sie erzählen, ihr Kind sei ein „**Jammerkind**", womit sie die ganze Situation auf den Punkt bringen und die Essenz des Falls beim Namen nennen.

Ich erinnere mich an den Fall eines vierjährigen Jungen. Er war hingefallen und hatte eine Kopfverletzung davongetragen. Ohne dass ein objektiver Grund festgestellt werden konnte, stöhnte, jammerte und kreischte er 72 Stunden lang so gut wie ununterbrochen. Sein Vater trug ihn herum und ging mit ihm um den Block, was aber kaum half. CHAMOMILLA zeigte bei diesem Kind keine Wirkung, aber unter Calcium phosphoricum fiel er sofort in einen erholsamen Schlaf, aus dem er ausgeruht und beschwerdefrei erwachte. Calcium phosphoricum ist auch das erste in Betracht zu ziehende Mittel bei Kindern, die **im Schlaf stöhnen;** bei Erwachsenen ist das Hauptmittel hier AURUM.

Die Unzufriedenheit von Calcium phosphoricum kann der von TUBERCULINUM gegenübergestellt werden.

- Bei TUBERCULINUM bezieht sich die Unzufriedenheit mehr auf die Umwelt: Diese Menschen fühlen sich in ihrer Umgebung nicht wohl, und deshalb entwickeln sie einen Drang zu reisen, ihr Umfeld, ihre Situation, „die Tapeten" zu wechseln, immer auf der Suche nach etwas Neuem, was sie nicht langweilt, nach kräftiger Stimulation auf geistigem Gebiet.
- Bei Calcium phosphoricum hingegen handelt es sich um eine undefinierbare **innere, passive Unzufriedenheit,** im Gegensatz zu der aktiven bei TUBERCULINUM. Im Kern ist es bei Calcium phosphoricum **eher eine Unzufriedenheit mit sich selbst als mit anderen** – auch wenn im Verhalten dieser Menschen Züge wie große Reizbarkeit, Zorn und Tadelsucht zutage treten können. Im Grunde ist der Calcium-phosphoricum-Patient ein Realist, kein Träumer. Seine innere Unzufriedenheit holt ihn immer wieder zurück auf die Erde, zurück zu seinem Organismus, der träge und langsam arbeitet, stumpf, unreflektiert, freudlos.

Es ist daher nicht überraschend, dass Calcium phosphoricum das Verlangen zu reisen zwar im Repertorium mit TUBERCULINUM teilt, dass aber die Bedeutung hier eine völlig andere ist. Genaugenommen ist es noch nicht einmal ein wirklicher Wunsch zu reisen, sondern ein Verlangen, von dort wegzukommen, wo man sich im Moment befindet. Die innere Unzufriedenheit, die innere Unruhe bessert sich mit dem Wechsel der Eindrücke, der mit einem Ortswechsel verbunden ist, und auch mit dem Wechsel des unmittelbaren Ziels, das zu erreichen ist; es ist eine Ablenkung von den eigenen Beschwerden, und das bringt Calcium-phosphoricum-Menschen Linderung, weil ihre Symptome definitiv **schlimmer werden, wenn sie an sie denken.** Wenn sie zu Hause sind, gehen sie aus irgendeinem unwichtigen Grund gleich wieder weg und besuchen Freunde, die in einer anderen Stadt leben – aber wenn sie dann dort sind, werden sie auch schnell wieder unzufrieden und wollen zurück nach Hause.

Sie wollen einfach „irgendwohin weg“, die Besserung kommt durch den Akt der Fortbewegung, nicht dadurch, dass man etwas Neues zu sehen bekommt, wie es bei TUBERCULINUM der Fall ist. Mit IGNATIA teilt Calcium phosphoricum ein **Gefühl der Besserung während der Reisezeit.**

An diesem Punkt sehe ich mich genötigt, eine Warnung auszusprechen. Es ist bedauerlich und sorgt für Verwirrung, dass einige Autoren auf der Grundlage meiner „Essenzen“ in ihren Vorträgen oder Schriften Persönlichkeitsmerkmale ihrer Klienten beschreiben – anstatt der Psychopathologie des Patienten. Aber zur Wahl und Verschreibung einer Arznei sind nicht die Persönlichkeitszüge heranzuziehen, sondern allein die geistige und emotionale Pathologie. Für den Homöopathen ist das von Interesse, was sich *mit oder nach der Krankheit* auf der mentalen und emotionalen Ebene geändert hat. Ein neugieriger Mensch z. B., der gerne Leute aus fremden Ländern kennenlernt, wird auf die Frage, ob er gern verreist, mit ja antworten – aber das ist nichts Pathologisches!

- Ein weiterer Ansatzpunkt zur Differenzierung zwischen Calcium phosphoricum und TUBERCULINUM, speziell bei Kindern: Wenn ein Calcium-phosphoricum-Kind verletzt oder verärgert ist, zieht es sich zurück und fängt an zu klagen und zu jammern, und das von morgens bis abends. Es scheint mit nichts zufrieden zu sein, es scheint selbst nicht zu wissen, was es will.
- Das TUBERCULINUM-Kind neigt dagegen mehr dazu, seine Unzufriedenheit aktiv auszuagieren: indem es boshaft wird und andere zu verletzen sucht. Wenn eine Mutter sagt: „Mein Kind ist so richtig garstig“, dann würde man nicht an Calcium phosphoricum denken. Die Unterscheidung der beiden Mittel auf der Basis ihrer Unzufriedenheit wird dadurch praktisch besonders relevant, dass es auf einer oberflächlichen Ebene einige Ähnlichkeiten gibt, insbesondere das starke Verlangen nach geräuchertem Fleisch, Speck und Wurst sowie das schon erwähnte Verlangen zu reisen.

Entrüstung

Ein weiteres Charakteristikum von Calcium phosphoricum ist Entrüstung. Wenn diese Menschen von jemandem beleidigt werden, dann stellen sie sich nicht zum Kampf; sie wehren sich nicht, sondern ziehen sich mit einem Gefühl der Indignation zurück. Interessanterweise können sie sogar **über unangenehme Träume indigniert sein.** Dies ist ein weiterer Punkt, in dem sie STAPHISAGRIA ähneln. Aber denken Sie daran, dass STAPHISAGRIA sanft und mild und nachgiebig ist, während Calcium-phosphoricum-Personen heftig, zornig, kritisch und unzufrieden mit sich und anderen sind. Das Symptom ist dasselbe, aber der ganze Kontext ist anders.

Trägheit

Ohne genau zu wissen, woran es liegt und woher es kommt, merken Calcium-phosphoricum-Patienten, dass irgendetwas mit ihrem Organismus nicht stimmt. Sie werden träge. Früher war vielleicht alles bestens in Ordnung mit ihnen, doch ganz plötzlich merken sie, dass sie leichter müde werden. Sie fangen an, das Interesse an den all-täglichen Tätigkeiten zu verlieren, an der Arbeit ebenso wie an Freizeitaktivitäten. Sie sind geistig nicht mehr so rege, der Intellekt wird stumpf. Um ihn in Schwung zu bringen, brauchen sie Anregungsmittel, ob psychische – eine gute Unterhaltung – oder physische: eine gute Tasse starken Kaffee … Woher ihre vage Unzufriedenheit kommt, können sie sich selbst nicht erklären; sie nehmen lediglich wahr, dass sie nichts Aufregendes oder Begeisterndes mehr am Leben finden, dass ihre Aufnahmefähigkeit nachgelassen hat, dass sie nicht mehr so schnell verstehen – dass sie einfach müde sind. Diese Trägheit auf der geistigen Ebene könnte als „geistige Erschlaffung“ bezeichnet werden, analog zu der körperlichen Schlaffheit, die Calcium phosphoricum kennzeichnet – in ähnlicher Weise, wie ich es für CALCIUM-CARBONICUM-Patienten ausgeführt habe.

Bei Calcium-phosphoricum-Patienten ist die **Denk- und Reflexionsfähigkeit stark beeinträchtigt.** (Dies ist das genaue Gegenteil von CHAMOMILLA, wo das Denkvermögen sehr aktiv ist.) Geistige Aktivitäten brauchen sehr viel mehr Zeit als vorher; geistige Anstrengung fällt sehr schwer und kann Kopfweh auslösen. Calcium phosphoricum ist in der Tat eines der Hauptmittel bei **Schulkinderkopfschmerz** (vgl. NATRIUM MURIATICUM). CALCIUM CARBONICUM hingegen ist das wichtigste Mittel bei Kopfweh durch *körperliche* Anstrengung.

Die fortschreitenden Defizite im Bereich des Verstandes nehmen z. B. folgende Formen an: das Gedächtnis wird ungenauer (ein Prüfer berichtete etwa, er habe „sich nicht mehr an gängige Symptome gängiger Arzneimittel erinnern können") oder setzt völlig aus, sodass man überhaupt nicht mehr weiß, was man eben getan hat oder was man tun sollte. Intellektuelle Operationen verlieren ihre gewohnte Klarheit; ganz normale Denkvorgänge können nur mit Schwierigkeiten vollzogen werden. Worte werden verwechselt (einem Prüfer fiel auf, dass er versehentlich „Hals" statt „Mandeln" schrieb, „rot" statt „geschwollen" usw.) oder zweimal geschrieben. Es wird immer schwieriger, die Dinge und Begriffe auseinanderzuhalten, um die es gerade geht. Die geistige Ausdauer beginnt zu leiden; man hält längere geistige Anstrengungen nicht mehr durch.

Anstrengung und Erschöpfung

Infolge ihres trägen Verstandes mögen Calcium-phosphoricum-Menschen keine geistigen Anstrengungen, ja eigentlich haben sie eine Abneigung gegen jede Art von Arbeit; wenn sie allerdings gar nichts tun, haben sie das Gefühl, ihre Pflichten vernachlässigt zu haben, und leiden dann noch mehr unter Unzufriedenheit. Wenn sie sich einen Ruck geben und mit der Arbeit beginnen oder wenn jemand anders sie dazu anregt, fühlen sie sich zunächst einmal besser durch die geistige Beanspruchung. Für kurze Zeit erleben sie ein Gefühl von Befriedigung, etwas Sinnvolles getan zu haben. Aber die Trägheit gewinnt wieder die Oberhand, das nagende Gefühl, dass irgendetwas nicht stimmt, und die Unzufriedenheit kommen zurück und werden immer schlimmer. Wenn diese Menschen ihre Aufmerksamkeit ihren Symptomen zuwenden – ihren Konzentrationsschwierigkeiten, ihrem schlechten Gedächtnis usw. –, dann fühlen sie sich erheblich schlechter, und ihre Unzufriedenheit wächst. Wie bei OXALICUM ACIDUM geht es Calcium-phosphoricum-Menschen schlechter, wenn sie über ihre Symptome und Beschwerden nachdenken.

Das Auffassungsvermögen kann sich so weit verschlechtern, dass die Patienten anfangen, Dummheiten zu machen; sie reißen dumme Witze oder sagen törichte Dinge, die der Situation unangemessen sind. Solche „Sprüche" wären akzeptabel und verständlich, wenn sie im Scherz vorgebracht würden, aber häufig sind sie vollkommen ernst gemeint, und die Betreffenden nehmen kaum wahr, wie sie damit auf die anderen wirken.

Auch die Emotionen von Calcium-phosphoricum-Menschen leiden unter Ermüdung. Sie werden **gleichgültig,** emotional träge und unbeweglich. Diese Indifferenz ist in der Art ähnlich wie die von PHOSPHORICUM ACIDUM, aber nicht annähernd so tiefgreifend.

Seufzen

Seufzen ist ein wohlbekanntes Leitsymptom von Calcium phosphoricum. Ein Calcium-phosphoricum-Fall kann durchaus fälschlich für IGNATIA gehalten werden, weil das Seufzen bei beiden Arzneitypen so häufig ist. Doch bei Calcium phosphoricum ist es hauptsächlich **körperlich bedingt,** im Gegensatz zu der psychischen Ätiologie bei IGNATIA. Es scheint eher organisch-pathologische als psychologische Ursachen zu haben: die Neigung zum Seufzen datiert nicht vom Zeitpunkt einer leidvollen Erfahrung – obwohl sie sich dann verstärken kann –, sondern findet sich schon viel früher in der Geschichte des Falles, ohne erkennbaren psychischen Anlass. Ein seelischer Schock, z. B. Kummer, wird bei Calcium phosphoricum vorzugsweise andere Symptome auslösen, etwa solche, wie sie im Abschnitt über „schlechte Nachrichten" aufgezählt wurden. Bei IGNATIA steht das Seufzen dagegen in direktem Zusammenhang mit einem kummervollen Erlebnis, und man kann die Spur bis zu diesem Erlebnis zurückverfolgen. In Calcium-phosphoricum-Fällen mag z. B. eine Schwäche des Atmungsapparates vorliegen, die zu einem tiefen Atemzug nötigt, und das unwillkürliche tiefe Einatmen, das daraus folgt, klingt wie ein Aufseufzen.

Übersteigertes Mitgefühl und Ängste

Für gewöhnlich sind Calcium-phosphoricum-Personen sensible, empfindsame Menschen. Bevor sie jenen Zustand der inneren Unzufriedenheit erreichen, sind sie recht offen und gesellig. Zwar sind sie scheuer als PHOSPHORUS, aber das phosphorische Element trägt zu ihrer Geselligkeit bei. Ihre Gefühle können allerdings ziemlich leicht verletzt werden, und wenn das geschehen ist, neigen sie dazu, eine

Abneigung gegen Gesellschaft zu entwickeln – sie schmollen und werden auch zornig. Somit findet sich bei Calcium phosphoricum sowohl das Verlangen nach Gesellschaft als auch die Abneigung dagegen, aber in jeweils verschiedenen Stadien der Pathologie.

Auch ein starkes, übersteigertes Mitgefühl mit dem Leid anderer ist bei Calcium phosphoricum beobachtet worden; häufig entwickelt sich eine massive **Angst um andere** (was wiederum das phosphorische Element in diesen Menschen zeigt). Dieses Symptom und auch einige **Ängste,** etwa **vor Gewitter, vor Dunkelheit, vor Hunden, vor Katzen, vor dem Alleinsein,** die allesamt charakteristisch für PHOSPHORUS oder CALCIUM CARBONICUM sind, wird man häufig bei Calcium-phosphoricum-Kindern antreffen. Das Element des Mitgefühls nimmt krankhafte Ausmaße an; es gehört jedoch zu einer früheren Phase der Pathologie als die innere Unzufriedenheit, die in den fortgeschrittenen Stadien so ausgeprägt ist.

Sexualität

Was die Sexualität betrifft, so kann einerseits die allgemeine Schwäche des Organismus dazu führen, dass Calcium-phosphoricum-Patienten weniger zu sexuellen Aktivitäten geneigt sind. Andererseits haben einige Calcium-phosphoricum-Menschen, vor allem Frauen, ein sehr starkes sexuelles Verlangen, was bei manchen so weit geht, dass sie unter der Macht dieses Begehrens leiden. Diese „Nymphomanie" ist vor den Menses am stärksten. Und ein Orgasmus kann bei Calcium-phosphoricum-Patienten wiederum manchmal für eine Art Energieschub sorgen, sodass sie sich danach allgemein besser fühlen, mit gutem Appetit und **Lust zum Arbeiten nach dem Koitus.**

Calcium-phosphorium-Kind

Das allgemeine Erscheinungsbild von Calcium-phosphoricum-Kindern, besonders in Fällen, bei denen Mangelernährung die auslösende Ursache ist, ist in der homöopathischen Literatur oft beschrieben worden. Ein gutes Bild ist z. B.: Das Kind ist blass, dünn, mager, stark untergewichtig, geistig wie körperlich unterentwickelt, langsam beim Laufenlernen (oder verlernt es wieder), wacklige Beine, kann kaum sprechen, Kopf neigt zum Wackeln, **Bauch schlaff** und entweder vorstehend oder eingesunken, sehr instabiles Nervensystem, sehr unruhig, Neigung zu Bronchitis und Tonsillitis. Als Vergleichsmittel sollten etwa BARYTA CARBONICA, CALCIUM CARBONICUM, BORAX, PHOSPHORICUM ACIDUM, NATRIUM MURIATICUM, MEDORRHINUM und MAGNESIA CARBONICA herangezogen werden.

Probleme bei der Knochenbildung indizieren häufig Calcium phosphoricum, ebenso wie eine Neigung zu Knochenkrankheiten und Knochenschmerzen. Das Mittel sollte bei Fällen in Erwägung gezogen werden, **wo die Ossifikation der Schädelknochen langsam vonstattengeht** bzw. **nicht mit dem Wachstum des Körpers Schritt hält.** Die Fontanellen schließen sich nicht rechtzeitig oder öffnen sich gar erneut. Clarke weist in diesem Zusammenhang auf eine interessante Differenzierung hin: „Calcium carbonicum hat eine offene Stirnfontanelle; Calcium phosphoricum hat beide offen, besonders die Hinterhauptfontanelle." Der **Schädel ist oft dünn und weich,** auf Fingerdruck fühlt er sich stellenweise an wie knisterndes Papier oder gibt elastisch nach. Es treten Schmerzen in den Schädelknochen auf, **besonders in der Gegend der Suturen.**

Eine weitere Indikation sind die sog. „Wachstumsschmerzen" bei schnell wachsenden Kindern; die Schmerzen treten besonders nachts auf. Oft reicht die Assimilation von Nährstoffen nicht aus, um das rapide Wachstum dieser Kinder zu unterstützen, und dies führt zu Problemen im Bereich des Skeletts und der Zähne. Eine Anzahl von Krankheitsbildern, die durch Calcium phosphoricum geheilt oder günstig beeinflusst wurden: laterale Wirbelsäulenverkrümmungen (Skoliose); Hydrozephalus, akut oder chronisch; Rachitis, häufig mit Durchfall (Cholera infantum), bei abgemagerten Kindern; Zahnkaries, Neigung zu Fäulnis und Verfall der Zähne, besonders der Milchzähne; verzögerte oder langsame Zahnung, in Verbindung mit einer Unmenge von Beschwerden: Husten, Durchfall, Krämpfe, besonders ohne Fieber. Selbst in Fällen von Spina bifida soll Calcium phosphoricum positive Wirkungen gezeigt haben. **Vergrößerte Tonsillen und Rachenmandeln** sind häufig.

Ein wichtiges Symptom, wenn auch nicht so stark ausgeprägt wie bei CALCIUM CARBONICUM, ist **starker Nachtschweiß um den Kopf herum.** Was den Bereich von Geist und Gemüt angeht, sind einige wichtige Züge bereits beschrieben worden. Die **Unzufriedenheit** mit dem typischen **Stöhnen** (vor allem **im Schlaf**) und der **Unruhe** bilden den Kern der geistigen und emotionalen Pathologie. Calcium-phosphoricum-Kinder neigen dazu, **verdrießlich, mürrisch und schlecht gelaunt** zu sein. Boericke beschreibt sie so: „**Anämische Kinder, die launisch und schlaff sind, mit kalten Gliedmaßen und schwacher Verdauung.**" Säuglinge drehen sich die ganze Zeit hin und her, weinen viel, sind unruhig, bewegen dauernd die Gliedmaßen, strampeln und treten. Wenn man sie zu trösten versucht und hochnimmt, bringt das gar nichts; im Gegenteil, es macht das Ganze noch schlimmer und kann sogar einen Erstickungsanfall auslösen, mit zyanotischem Gesicht und extremer Unruhe. Diese Verschlimmerung durch Hochheben kontrastiert mit der Verschlimmerung durch Abwärtsbewegung, die BORAX auszeichnet.

Eine Beschreibung von Hering: „Ein fünfzehn Monate altes Kind, mit großem Kopf und offenen Fontanellen … schreit heftig, greift in großer Qual nach der Mutter; kalter Schweiß, am meisten im Gesicht, der ganze Körper kalt …"

Ängste sind bei Kindern, die Calcium phosphoricum benötigen, ebenfalls ein häufiges Symptom. Sie hängen oft mit körperlichen Beschwerden zusammen (Bauchschmerzen, Brust- und Atmungssymptome, Zahnprobleme). Die Kinder sind meist eher schüchtern und scheu. Sie schrecken leicht auf und neigen zu Krämpfen durch Schreck oder andere äußere Einflüsse. Auch gegen Kälte und Erschütterungen sind sie sehr empfindlich.

Der Wachstumsprozess ist häufig nicht nur auf körperlichem, sondern auch auf intellektuellem Gebiet gestört. Die Kinder haben ein schlechtes Gedächtnis und scheuen vor geistigen Anstrengungen zurück; längere geistige Beanspruchung kann Symptome auslösen (den erwähnten Schulkopfschmerz, aber auch z. B. eine Art dumpfer Trägheit mit Verlangen nach Alleinsein).

Geistige Retardierung bei körperlicher Hyperaktivität ist eine Indikation, die mehr als einmal bestätigt werden konnte, z. B. von Stiegele, der selbst bei schwereren Formen dieses Syndroms (etwa nach zerebraler Polio) vielversprechende Ergebnisse beobachten konnte.

Die Vorlieben beim Essen sind sehr ungewöhnlich und stark ausgeprägt. „Starkes Verlangen nach **fettem Speck**", oder, wie Margaret Tyler schreibt, „nach Schinkenschwarte" ist ein gut abgesichertes Symptom bei Kindern. Oft mögen sie **geräuchertes Fleisch** am liebsten. Es gibt auch ein Verlangen nach **Wurst,** Kartoffeln und Mehlspeisen, ebenso nach unverdaulichen Dingen – dies kann sich sowohl auf Speisen beziehen, mit denen die Verdauung des kranken Kindes nicht fertig wird (z. B. fetter Speck bei Cholera infantum), als auch auf Dinge wie Bleistifte, Lehm u. ä. Statt Verlangen ist allerdings auch schon Abneigung gegen Schinken beobachtet worden. Der Appetit ist häufig vermehrt, das Kind möchte die ganze Zeit essen oder gestillt werden; dies tritt oft bei ausgemergelten Kindern auf, die trotzdem nicht zunehmen. Es gibt auch Säuglinge, die die Muttermilch verweigern; dies liegt allerdings meistens an der Milch, die bei Calcium-phosphoricum-Müttern salzig schmecken und verdorben aussehen kann.

Allgemeinsymptome und Keynotes

- Der Bewegungsapparat stellt den Hauptwirkungsbereich von Calcium phosphoricum dar, insbesondere wirkt das Mittel auf die Knochen, aber auch auf verwandte Gebilde, wie die Zähne. Einige pathologische Zustände der Knochen sind oben bereits beschrieben worden. Allgemein sind die Knochen meist unterversorgt, weich, dünn, brüchig usw. Besonders betroffen sind die **Knochenverbindungen: Knochennähte, Symphysen, Gelenke** usw.
- Die Muskeln, Sehnen und Bänder sind lahm, schwach, wie wund schmerzend, besonders nach Belastungen oder bei kaltem Wetter. Die **Strecker** sind interessanterweise oft **stärker betroffen als die Beuger.**
- Auch die Drüsen und Lymphknoten leiden unter Nährstoffmangel. Nicht selten sind sie geschwollen und tun weh. Besonders die Tonsillen und Rachenmandeln sind betroffen; **vergrößerte Gaumen- und Rachenmandeln** sind bewährte Indikationen. Es treten auch Schwellungen der Hals-, Leisten- oder Mesenteriallymphknoten auf.
- Wie CALCIUM CARBONICUM, so ist auch Calcium phosphoricum ein nützliches Mittel bei **Schleimhautpolypen:** an Nase, Uterus, Rektum.

- Hinsichtlich der **Modalitäten** sind zunächst die eingangs als Causae erwähnten Bedingungen bedeutsam:
  - **Verschlimmerung durch schlechte Ernährung, schlechte Nachrichten, schlechtes Wetter** (d. h. **kalt und nass**). Sobald der Patient ohne Kopfbedeckung ausgeht, barfuß draußen oder in der Wohnung herumläuft oder nasse Füße bekommt, erkältet er sich. Frostschauder laufen den Rücken hinauf oder herab. Wärme wird im Allgemeinen bessern. Der eine oder andere Patient mag, infolge des phosphorischen Elements, warmblütig sein; doch auch die Lokalsymptome dieser Menschen werden durch nasskaltes Wetter stärker. **Zugluft** kann ebenfalls sehr leicht Beschwerden auslösen, und **jede Änderung des Wetters** wird eine deutliche Verschlimmerung bringen. Die Verschlimmerung durch Kälte erstreckt sich auch auf das Essen: Speiseeis, Gefrorenes und gekühlte Getränke können leicht Kolik oder Durchfall verursachen. Ähnliche Wirkungen haben Obst und Apfelwein.
  - Eine weitere stark ausgeprägte Modalität ist, dass Anstrengung, besonders **geistige Anstrengung,** Beschwerden auslösen kann. Aber auch körperliche Beanspruchung, etwa Heben, wirkt sich negativ aus (Rückenschmerzen usw.).
  - **Verschlimmerung durch Denken an die Beschwerden;** durch Trost.
  - Warmes, trockenes Wetter bessert den Zustand in den meisten Fällen; das gleiche gilt häufig für das Hinlegen. Manche Beschwerden werden auch durch Waschen mit kaltem Wasser besser.
- Die Zeit der **Zahnung** und die Pubertät sind kritische Phasen in der Entwicklung eines jungen Calcium-phosphoricum-Menschen.
- Calcium-phosphoricum-Menschen neigen dazu, groß und schlank zu sein, ja sogar dürr, was einen deutlichen Unterschied zu der eher aufgeschwemmten Erscheinung eines CALCIUM-CARBONICUM-Menschen ausmacht. Beide haben einen **schlaffen Bauch;** bei Calcium phosphoricum kann er aber eingefallen sein, während er bei CALCIUM CARBONICUM üblicherweise vorsteht. Der Teint von Calcium-phosphoricum-Personen ist meist nicht so kalkweiß wie bei CALCIUM CARBONICUM, sondern eher schmutzigweiß oder bräunlich.
- Ein ausgeprägtes Merkmal von Calcium phosphoricum ist die **Schwäche und Mattigkeit** auf allen Ebenen. Die Abgeschlagenheit wird schlimmer durch Treppensteigen; will sich hinsetzen und dann nicht mehr aufstehen. Beine, Bauch und Kreuz schlafen ein, er kommt nicht mehr von seinem Stuhl hoch. Zustände von Schwäche und Abgeschlagenheit treten etwa auf im Zusammenhang mit der Regel oder einer Schwangerschaft; bei vaginalem Ausfluss; bei Durchfall; **während des Zahnens;** nach akuten Erkrankungen. Anstrengungen jeder Art bringen ein Schwächegefühl hervor, vornehmlich geistige, aber auch körperliche, selbst Sprechen kann erschöpfen. Auch Ärger kann Schwächezustände auslösen.
- Physisch ist eine Schlaffheit der Muskeln typisch für Calcium phosphoricum; besonders ein erschlaffter Unterbauch ist oft auffällig. Im Laufe der Herausbildung eines Calcium-phosphoricum-Zustands wird ein Mensch, der vorher muskulös und voller Energie gewesen sein mag, seine Kräfte einbüßen, oft ganz rapide und plötzlich; die Muskeln verlieren ihre Festigkeit und Stärke, er beginnt Fett anzusetzen. Die Erschlaffung breitet sich auf den ganzen Organismus aus, und dies wirkt sich nicht selten auf die Knochen und Gelenke aus. Bei höheren Altersgruppen deckt Calcium phosphoricum viele Fälle von Arthritis ab, besonders wenn die Bänder mit betroffen sind und wenn **Steifheit** ein herausragendes Symptom ist. Viele dieser Fälle erinnern an RHUS TOXICODENDRON; die Patienten können so steif sein, dass es an eine Kontraktur grenzt, die beinahe die Beweglichkeit aufhebt. Den Patienten, die unter solchen Versteifungen leiden, geht es etwas besser, wenn sie ein wenig herumlaufen. Es kann ein sehr schwächender und unangenehmer Zustand sein. Schlechte Nachrichten können ein plötzliches Hinken zur Folge haben.
- **Steifheit der Nackenregion, ganz besonders an den Rändern der Trapezmuskeln,** ist ein ausgeprägtes Merkmal von Calcium phosphoricum. Zugluft wird dieses Symptom massiv verschlimmern; die Patienten sind allgemein zugluftemp-

findlich, ganz besonders aber in der Zervikalregion. Calcium phosphoricum, RHUS TOXICODENDRON und CIMICIFUGA sind die Hauptmittel für Steifheit und Schmerzen in der Nackengegend, die durch Zugluft schlimmer werden. Bei Calcium phosphoricum tritt der steife Nacken gewöhnlich in Verbindung mit einer gewissen Stumpfheit und Trägheit des Verstandes auf; es ist, als würde die Blutversorgung des Gehirns in Mitleidenschaft gezogen. Im Fall von CIMICIFUGA wird die Steifheit so schlimm, dass man das Gefühl hat, das Gehirn sei wie in eine Wolke gehüllt. Und bei RHUS TOXICODENDRON ist es ein Gefühl von Reizbarkeit, das die Steifheit begleitet – die Patienten werden gereizt und wollen umhergehen, sie können keine fünf Minuten stillsitzen; Reizbarkeit und Unruhe durch die Steifheit. RHUS-TOXICODENDRON-Patienten neigen außerdem dazu, sich dauernd am Nacken zu reiben. Bei Calcium phosphoricum fehlt diese Ruhelosigkeit; die Patienten sitzen still da, und ihr Geist wird immer stumpfer und benommener. Bei beiden Arzneitypen finden wir eine Neigung, **durch Halsbewegungen ein Knacken zu produzieren,** und in beiden Fällen ist das Knackgeräusch von eindrucksvoller Lautstärke.

- Übrigens ist die Nackenregion heutzutage bei sehr vielen Menschen streßempfindlich; alle Welt scheint heutzutage Verspannungen und Steifheit im Nacken zu haben, vor allem bei Ermüdung. Aber ganz besonders zeigen sich diese Symptome, wenn jemand merkt, dass die Verantwortung, die er übernommen hat, seine Kräfte übersteigt – oder auch, wenn das Bedürfnis, die Erwartungen anderer zu erfüllen, frustriert wird.
- Einige weitere Allgemeinsymptome von Calcium phosphoricum:
  - **Kribbeln, Taubheits- und Kältegefühle** sind charakteristische Empfindungen, die schon Schüßler, der Verfechter der „Gewebemittel", erkannte. Oft begleiten sie Schmerzen, die durch anämische Zustände bedingt sind. Diese Sensationen sind oft **auf kleine Stellen begrenzt.**
  - **Zittern, besonders der Arme und Hände,** ist ebenfalls ein häufiges Begleitsymptom anderer Beschwerden (Uterusprobleme, Kopfweh, Bauchweh usw.).
  - Die **Absonderungen** von Calcium-phosphoricum-Menschen sind meist **albuminös:** Eiweiß enthaltend und wie Eiweiß aussehend.
- Calcium phosphoricum kann auch bei **Krämpfen** angezeigt sein. Schüßler nannte als spezielle Indikation: Krämpfe ohne Fieber bei zahnenden Kindern. Krampfhaftes Hochfahren bei Kindern, wenn sie auf dem Rücken liegen, was in der Seitenlage aufhört. Bei Krämpfen von Kindern muss die Arznei allerdings außerhalb der Krampfphase gegeben werden, um die beste Wirkung zu erzielen.
- **Epileptische Konvulsionen:** nach unterdrückten Menses infolge eines Bades; bei jungen Menschen, deren körperliche Entwicklung noch im Gange ist. Krampfattacken, **die durch den Körper gehen wie ein elektrischer Schlag, sodass die Patientin hinfällt,** etwa eine Minute andauernd und bis zu dreißigmal am Tag auftretend.

Lokalsymptome

Schwindel **Schwindel, Taumel beim Gehen im Freien, bei windigem Wetter,** mit Ziehen im Nacken und auch mit **Benommenheit.** Schwindel und Gedächtnisverlust während des Mittagessens; Schwindel bei vaginalem Ausfluss vor der Menstruation. Allgemein kann Anstrengung, ob geistig oder körperlich, Schwindel auslösen.

Schwindel beim Aufstehen aus dem Bett oder vom Sitzen, besonders **bei alten Menschen.** Auch wenn der Schwindel alter Leute **in Verbindung mit Verstopfung** und harten, blutigen Stühlen auftritt und von Niedergeschlagenheit und Kopfweh begleitet wird, hat sich Calcium phosphoricum als heilsam erwiesen.

Kopf Kribbelgefühle laufen über den Scheitel, mit einem **eisigen Kältegefühl, als ob Eis auf dem oberen Teil des Hinterkopfs läge.** Der Kopf kann heiß sein, mit schmerzenden Haarwurzeln. Hitze im Kopf; **Brennen auf dem Scheitel, das bis zu den Zehen hinunterläuft.**

- Kopfweh **wie von Vollheit des Kopfes,** als ob das Hirn schmerzhaft gegen den Schädel drückte, am schlimmsten am Scheitel. Dieses Symptom aus Herings Prüfung zeigte sich zunächst in Abständen von zehn Sekunden und wurde dann zu einer fast permanenten Schmerzempfindung. Diese Art Kopfweh ist schlimmer bei Bewegung, beim Bücken, beim Aufsetzen vom Liegen, beim Aufstehen vom Sitzen; auch durch äußeren Druck (durch eine Kopfbedeckung). Es wird gelindert beim **Stillliegen;** oft will der Patient einfach nur in Ruhe gelassen werden.

- **Pochende Kopfschmerzen,** durch eine oder beide Seiten gehend, schlimmer durch Erschütterung (Auftreten) und besonders **durch schnelle Bewegung.**
- **Kopfweh durch geistige Anstrengung** ist eine wohlbekannte Indikation von Calcium phosphoricum, besonders bei **Schulkindern,** in Verbindung mit Durchfall. (Auch wenn Kinder **vom Fernsehen Kopfweh bekommen,** kann Calcium phosphoricum angezeigt sein.) Wenn diese Kinder ins Freie gehen, an die frische Luft, kann das die Kopfschmerzen bessern. Allerdings kann geistige Arbeit Kopfschmerzen gelegentlich auch lindern, wahrscheinlich weil die **Gedanken dabei von den Schmerzen abgelenkt werden.** In den Prüfungen finden wir z. B. das folgende Symptom: „Kopfweh morgens beim Erwachen, eine lastende, schmerzhafte Benommenheit, scheint dicht an den Schädelknochen zu sitzen, von innen und von außen drückend, schlimmer am Scheitel; es scheint bei geistiger Anstrengung zu verschwinden und bei körperlicher Betätigung zurückzukehren; besser durch Waschen mit kaltem Wasser."
- Weitere bemerkenswerte Modalitäten: Drängen zum Stuhlgang kann von Kopfweh begleitet sein; auch Magen- oder Uterusbeschwerden gehen oft mit Kopfweh einher. Herings Prüfung brachte auch die folgende eigentümliche Beobachtung hervor: „Starkes Verlangen nach Tabakrauchen; Kopfweh gelindert."
  Durch **Wetterumschwünge** wird oft ein Kopfschmerz ausgelöst oder verstärkt, der abwärts zieht: von der Stirn zur Nase, oder von den Schläfen zum Kiefer; dieser Kopfschmerz kann mit rheumatischen, reißenden Schmerzen in anderen Körperteilen verbunden sein, z. B. von den Schlüsselbeinen zu den Handgelenken.

Die Probleme der Knochenbildung beim Kind wurden bereits erörtert; bei **Hydrozephalus** (oft mit Durchfall und Erbrechen), **verspätetem Fontanellenschluss, weichen, dünnen Schädelknochen** ist an Calcium phosphoricum zu denken. Manchmal sieht man Kinder mit großem, wackelndem Kopf, bei denen der Hals zu schwach ist, um den Kopf richtig zu unterstützen. **Knochenschmerzen zeigen sich besonders in der Gegend der Suturen und sind von ziehender, reißender, zerreißender Art.**

Die Kopfhaut neigt zu **Jucken und Wundheit,** und daher ist Calcium phosphoricum erfolgreich bei Impetigo oder Ekzem der Kopfhaut angewandt worden. **Haarausfall** (Alopecia areata) oder mangelhafte Qualität der Haare ist nicht selten anzutreffen.

Augen Gefühl, als wäre etwas im Auge, **erneuert, wenn man andere darüber reden hört.** Bisweilen scheint es im Auge umherzuwandern, oft aber wird diese ausgesprochen lästige Empfindung in der Gegend des inneren Augenwinkels verspürt. Sie kann von morgendlicher Eiterabsonderung aus dem inneren Augenwinkel und Röte und Schwellung oben am Canthus gefolgt sein.

Im Auge ein Schmerz wie geschlagen, er muss es leise drücken und halten, bis es vergeht. **Hitzegefühl in den Augen,** besonders in den Lidern, **mit Schweiß der Augenbrauen und Lider.** Auch ein **Gefühl von Kühle zu den Augen hin oder hinter den Augen** ist berichtet worden.

Entzündung des (linken) Auges, Hornhaut verschleiert, von roten Blutgefäßen durchzogen, mit

Photophobie. Die Kapillargefäße können in Streifen von den Augenwinkeln zur Hornhaut sichtbar sein. Maculae corneae nach einem Abszess.

Lichtscheu: Licht tut den Augen weh, insbesondere künstliches Licht (auch Kerzenlicht). In den Prüfungen kam **Trübsehen** vor, mit Verstärkung einer schon vorher bestehenden Kurzsichtigkeit – das Gesichtsfeld war **wie aus kleinen, runden, gräulichen Flecken zusammengesetzt.** Buchstaben verwandeln sich in kleine schwarze Flecken, oder die Patienten berichten, dass sie so etwas wie **einen kleinen Vogel** sehen, **der von links nach rechts fliegt.** Phänomene wie **schimmernde, funkelnde, feurige Kreise** vor den Augen sind ebenfalls berichtet worden.

Calcium phosphoricum hat sich bei krampfhaften Affektionen der Augenlider als nützlich erwiesen, wenn MAGNESIA PHOSPHORICA nicht wirkte. Ein wertvoller Hinweis von Margery Blackie: „Sie haben oft lange Wimpern und ziemlich dunkelblaue

Augen.“ Natürlich ist dies nur eine nützliche Beobachtung, die niemals für sich eine Verschreibung begründen kann!

Ohren **Kältegefühl oder objektive Kälte der Ohren,** gefolgt von Pochen, Hitze und Schwerhörigkeit. Oder: **Brennendes Jucken an den Ohren im warmen Zimmer,** nach Reiten (obwohl es draußen nicht kalt war), die Ohren sind rot, aber bei Berührung nicht warm; bei Aufenthalt im Haus den ganzen Tag anhaltend. Rheumatisches Reißen in den Ohren, wenn das Wetter kalt wird. Wundsein und Schmerz in den und um die Ohren; in den Knochen um die Ohren herum; auch in der Gegend der Parotiden.

Starker **brennender Schmerz an einer kleinen Stelle** über dem Ohr, diese Stelle ist extrem berührungsempfindlich. **Ohrenschmerzen von rechts nach links,** die einem Ziehen über dem Schambein von rechts nach links folgen. Wundmachende Otorrhö. **Schwerhörigkeit,** fast bis zur Taubheit, **durch Hypertrophie der Gaumen- oder Rachenmandeln.**

Nase Eiskalte Nasenspitze. Gefühl, **als ob etwas in die Nase geraten** und nicht mehr herauszubekommen wäre (wie ein Krümel beim Essen).

Neigung zu **heftigem Niesen und Schnupfen,** oft sind die Nasenlöcher und das Innere der Nase wund. Der Schnupfen kann sehr stark sein („kommt mit drei Schnupftüchern kaum aus über den Tag“, heißt es in Schréters Prüfung). Dem gleichen Prüfer war außerdem aufgefallen, dass er im kühlen Zimmer (nach einer Ausfahrt) Fließschnupfen hatte, während die Nase draußen, wo es heiß war, verstopft war. Schnupfen, der sich auf die Nebenhöhlen schlägt.

Große, gestielte Nasenpolypen, die leicht bluten. In der Nasenscheidewand bildet sich ein Geschwürchen, das sehr schmerzt, Schnäuzen verursacht Wundschmerz.

Gesicht Das Gesicht ist meist blass und wächsern, erdfahl, manchmal mit einem Stich ins Gelbliche. Es kann voller Pickel und Pusteln sein; Akne, besonders bei Mädchen. Kupferrote Verfärbung oder dunkle Flecken im Gesicht sind ebenfalls mit Calcium phosphoricum geheilt worden. Das Gesicht kann heiß sein, bei sonst kaltem Körper; auch kalter Gesichtsschweiß bei kaltem Körper kommt vor.

Gesichtsschmerz neuralgischer oder rheumatischer Art, schlimmer nachts. Er befällt vor allem den Oberkiefer und **neigt dazu, sich auszubreiten oder den Ort zu wechseln:** von rechts nach links, oder er **beginnt in anderen Körperteilen und erstreckt sich zum Gesicht, oder umgekehrt.** Einige Modalitäten der Gesichtsschmerzen: schlimmer durch nasses Wetter, durch Zugluft; durch körperliche oder geistige Anstrengung; durch Geräusche; besser im Liegen.

Geschwollene Oberlippe; schmerzhaft, hart und brennend.

Mund **Bitterer Mundgeschmack:** morgens, mit Kopfweh; **wenn die Regel einsetzt;** Brot und selbst Wasser schmecken bitter. Der **schlechte Geschmack morgens beim Aufwachen** kann auch fade und widerlich („garstig“) sein. Dieser Mundgeschmack kann mit einem weißen Zungenbelag einhergehen. Aus Schréters Prüfung: „Früh weißlich belegte Zunge, mit Furchen auf derselben, wie gespalten, und fadem, süßlichem Geschmack nach dem tags zuvor genossenen Gefrorenen.“

Die Zunge kann geschwollen sein, taub und steif, mit Pickeln darauf. Die Zungenspitze brennt wie wund oder verbrannt; manchmal finden sich dort kleine brennende Bläschen.

Wunde Stellen an den Wangenschleimhäuten zeigten sich bei zwei Prüfern.

Kinder neigen dazu, den Finger in den Mund zu stecken.

Zähne und Zahnung sind oft problematisch. **Langsame und schwierige Zahnung mit einer Vielfalt von Beschwerden** (Husten, Durchfall, Erbrechen, Kältezittern, **Krämpfe ohne Fieber,** Abmagerung usw.). **Karies** tritt in großem Ausmaß auf und zeigt sich bei Kindern häufig schon sehr früh; die Zähne verfallen schnell und bröckeln. Empfindliche Zähne; die Berührung und der Druck vom Kauen werden nicht vertragen. Frische Luft, besonders kalter Luftzug ist ebenfalls unerträglich und verschlimmert das Zahnweh, ebenso wie warme und kalte Speisen.

Hals Calcium phosphoricum hat eine ausgeprägte Wirkung auf die **Gaumen- und Rachenmandeln.**

- **Chronische Vergrößerung der Tonsillen, mit Abneigung, den Mund zu öffnen.** Wenn der Patient ihn dennoch aufmacht, z. B. um zu gähnen, verspürt er einen **wunden Schmerz in den Mandeln.**

- Die Arznei kann auch angezeigt sein bei **Rachenmandelhyperplasien,** die den Nasopharynx vollständig blockieren können.

Jede Erkältung setzt sich im Hals fest. Wundheits- und Roheitsgefühl beim Schlucken, viel Schleim im Hals. **Muss sich häufig räuspern,** erst nach Räuspern kann er deutlich sprechen. Auch abends zu fortwährendem Räuspern genötigt, um den Schleim herauszubekommen, **selbst noch im Schlaf.**

C

Wenn die Patienten sich kalter Luft aussetzen, bekommen sie leicht Halsschmerzen. Zwei Beschreibungen aus den Prüfungen: „Gestern Halsweh; heute Mandeln, Zäpfchen und Rachen rot und geschwollen, Schmerz beim Schlucken vermehrt" (Cate). Und: „Halsweh morgens beim Erwachen, schlimmer rechts, tief unten im Schlund, mehr nach dorsal; schlimmer beim Schlucken; verschwindet nach dem Aufstehen und beim Frühstück; warmes Getränk verursacht keine Schmerzen" (Hering).

Schlucken kann überhaupt zu Schmerzen an verschiedenen Orten führen: in der Zunge, in der Brust, in der Magengrube.

Es ist auch ein merkwürdiges Leere- oder Schwächegefühl im Rachen bemerkt worden.

Stimme, Atemwege, Atmung Heiserkeit kommt häufig vor, besonders morgens und beim Gehen im Freien; muss sich räuspern, bevor er sprechen oder singen kann.

Katarrhalische Erkrankungen der Atemwege. Schweratmig, mit Zusammenschnüren der Brust; **besser im Liegen, beim Aufstehen am Morgen wieder schlimmer,** mit starkem Schmerz in der Brust beim Atmen. Erstickungsanfälle bei der leichtesten Anstrengung, oder beim Treppensteigen; **bei Kindern, wenn sie aus der Wiege gehoben werden.**

Die Atmung wird mühsamer, schneller und kürzer. Die Prüfer waren oft genötigt, einen **tiefen seufzenden Atemzug** zu tun, was zu dem wohlbekannten Leitsymptom des **unwillkürlichen Seufzens** führt. **Tiefes Atmen kann allerdings auch Schmerzen auslösen oder verstärken:** scharfe Schmerzen in der linken Brust, auch links von der linken Mamma, gefolgt von dumpfem Schmerz; scharfen Schmerz in der Herzgegend; stechenden Schmerz in der Lebergegend.

Husten Kurzer, trockener Husten, schlimmer bei feuchtkaltem Wetter, bei dünnen, blassen, kränkelnden Leuten. Trockener Husten mit Heiserkeit, Wundheit und Trockenheit im Hals. Kurzer, trockener Husten und Fließschnupfen während eines Frostschauders.

Husten mit gelbem Auswurf, stärker morgens; mit Fieber, Trockenheit und Durst; **während schwieriger Zahnung,** auch mit Schleimrasseln auf der Brust, der Schleim ist schwer auszuwerfen. **Husten während der Sonnenstunden des Tages, von 6 bis 18 Uhr.**

Chronischer Husten bei Schwindsüchtigen, die unter kalten Extremitäten leiden. Keuchhusten bei zahnenden Kindern, auch in hartnäckigen Keuchhustenfällen mit Abmagerung.

Brust und Herz Ein **scharfer Schmerz in der linken Brust, in der Herzgegend,** manchmal von schneidender und stechender Art, ist von mehreren Prüfern beobachtet worden. Er wird hauptsächlich **bei tiefem Einatmen** verspürt und ist manchmal **so stark, dass er den Atem benimmt.** Ein Prüfer hatte dieses Symptom hauptsächlich morgens vor dem Aufstehen, ein anderer den ganzen Tag. Zeitweise kann dieser Schmerz mit einem ähnlichen Schmerz in der rechten Brust abwechseln.

Brennendes Gefühl in der Brust, bis in den Hals hinauf; manchmal auch abwärts. Ein scharfer Schmerz, als ob ein scharfes Werkzeug das untere Ende des Brustbeins herausstieße. Reißen, Drücken, Schießen im Brustbein. Dumpfes Wehtun in der Brust, die berührungsempfindlich ist. **Schmerz in der Brust beim Schlucken.** Schmerzen an den Verbindungen der Rippen und der Rippenknorpel. Wundheitsschmerz an und über den Schlüsselbeinen, der sich den Arm herab bis ins Handgelenk erstrecken kann. **Kalter Luftzug kann Brustschmerzen verursachen.**

Geschwür über dem Brustbein oder dem Schlüsselbein. Harter Tumor, wie eine Walnuss, in der linken männlichen Brust. Schweißige, ausgezehrte Brust; reichlicher Schweiß und kalte Extremitäten bei Tuberkulose. Herzklopfen mit Angst, gefolgt von zittriger Schwäche, besonders in den Waden.

Magen Die auffälligsten **Vorlieben** sind bereits im Kinder-Kapitel genannt worden: **Verlangen nach fettem Speck, Schinken, Schinkenschwarte, Salz- oder Räucherfleisch, Wurst,** Kartoffeln, Mehlspeisen, unverdaulichen Dingen. Hinzuzufügen ist ein Verlangen nach Käse, Fisch und scharf gewürzten Speisen, besonders **Pfeffer.** In Bezug auf Eier ist sowohl Verlangen als auch Abneigung möglich, wobei die Abneigung gegen weichgekochte Eier recht stark sein kann (starkes Verlangen: CALCIUM CARBONICUM). Auch bei **Milch** (Muttermilch oder Kuhmilch) kann starke Vorliebe oder massive Abneigung bestehen.

Trotz Abmagerung kann ein wahrer Heißhunger vorhanden sein. Säuglinge wollen die ganze Zeit gestillt werden, erbrechen aber leicht. Ein spezieller Zeitpunkt für ein plötzlich auftretendes **starkes Hungergefühl** ist nachmittags gegen 16 Uhr. Vor und während der Menstruation kann der Appetit gänzlich verlorengehen. Hering hat zudem die folgende interessante Beobachtung gemacht: „Kein Appetit von einem Mittag zum nächsten; **aber sobald sie daran denkt, möchte sie essen.**"

Es kommt leicht zu Magenverstimmungen. **Trinken von kaltem Wasser, Essen von Eiscreme oder Obst erregt Kolikschmerzen und Erbrechen oder Durchfall.** Clarke gibt an, dass eine bestimmte Art von Dyspepsie mit Calcium phosphoricum geheilt wurde: „Schmerz kurzzeitig besser durch Luftaufstoßen; wenn nüchtern, geht der Schmerz bis hin zur Wirbelsäule, mit Gefühl, als sollte man Luft aufstoßen, könnte das aber nicht. Dyspepsie mit unbeschreiblicher Qual in der Magengegend, nur zeitweise besser durch Essen." Aber auch: Heftiger Schmerz im Magen, mit großer Schwäche, Kopfweh und Durchfall; der kleinste Bissen, der den Magen erreicht, erregt diesen Schmerz.

Übelkeit nach Kaffeetrinken, mit anfänglichem Sodbrennen, außerordentlich unangenehmes Gefühl, begleitet von Benommenheit, Kopfweh und sehr schlechter Laune. **Sodbrennen nach dem Mittagessen,** das einige Zeit anhält, ist in den Prüfungen mehrmals beobachtet worden. Übelkeit, von der Magengrube aufsteigend, bei Bewegung; besser in Ruhe; gefolgt von Kopfweh und Mattigkeit.

Allgemein hat Calcium phosphoricum **viele Blähungen** in Magen und Bauch, die lautes Aufstoßen provozieren. Dadurch können Blähungskoliken für eine Weile gelindert werden, aber manchmal bleibt nach saurem Aufstoßen ein Brennen im Oberbauch zurück.

Durch Schleim im Hals wird oft Brechreiz ausgelöst. Die Magenschmerzen sind oft **brennend.** Eine Empfindung von unbeschreiblichem Unwohlsein in der Magengegend ist wiederholt berichtet worden: ein flaues Leeregefühl, oder auch ein Gefühl, als ob der Magen mit Speisen vollgestopft und aufgetrieben wäre.

Abdomen **Blähungen und Blähungskoliken** sind häufig, vom Essen oder durch bestimmte Speisen (s. o.), und der Schmerz, der oft von **schneidender,** scharfer Qualität ist, ist besonders **um den Nabel** lokalisiert. „Schmerz in der Mitte des Abdomens während und nach dem Essen, eine halbe Stunde lang; nach einem reichlichen Abgang stinkender Flatus klang dieser Schmerz ab" (aus Cates Prüfung). Nicht immer bringt Windabgang eine so deutliche Besserung, manchmal lässt der Schmerz nur etwas nach, oder nicht einmal das. Oft gehen die Winde nur unter Schwierigkeiten ab. Scharfe Schmerzen um den Nabel herum können auch von einem Gefühl von Wundheit begleitet werden. Die Blähungen können ausgesprochen massiv sein, mit starken Schmerzen und auch **mit Benommenheit, die sich zu einem dumpfen Kopfschmerz steigert,** welcher beim Bücken schlimmer ist; nach einer dünnen Stuhlentleerung kann der Schmerz nachlassen.

Gefühl im Bauch wie von einem Lebewesen.

Brennende Schmerzen: überall im Bauch; um den Nabel herum; im Oberbauch; in die Brust und den Hals aufsteigend.

Flaues Leeregefühl um den Nabel, oder im ganzen Bauch.

Auch in der **Lebergegend** sind einige Beschwerden lokalisiert: ein **Pochen im rechten Hypochondrium, das durch Windabgang nach oben oder unten besser wird.** Stechen in der Lebergegend während eines langen Atemzuges, wie von Blähungen; auch durch plötzliche Bewegung. Leberschmerzen mit Empfindlichkeit der Leberregion können durch Verkühlung ausgelöst werden und werden nach Essen und durch Bewegung schlimmer; der Patient will Ruhe, möchte sich nicht bewegen.

Schmerzen in den Hypochondrien durch zu langes Sitzen. Wundheitsschmerz, Schneiden und Ziehen in der linken Leiste, später in der rechten.

Äußerst unangenehmes Kribbeln über das ganze Abdomen, beträchtliche Zeit andauernd; auch eine Art Zittern der Bauchdecke. Bauchwandhernie, bei anämischen Patienten.

Sickern einer serös-blutigen Flüssigkeit aus dem Nabel bei Säuglingen.

Rektum und Stuhl **Jucken von Rektum und Anus** ist charakteristisch, **besonders abends.** Ein Beispiel aus Schréters Prüfung: „Jucken, Kitzeln, Prickeln im Mastdarm mit dem Bedürfnis, ihn stark einzuziehen, nachdem er den ganzen Tag keinen Stuhl hatte; abends im Bette." Auch **Schneiden und Stechen** im Rektum wird verspürt, oder ein **Wundheitsschmerz im After,** der abends, besonders beim Gehen, auftauchen kann, oder auch morgens beim Aufstehen.

Während der Prüfungen wurden bereits bestehende **Hämorrhoiden** viel schlimmer; sie traten vor und bereiteten starke Schmerzen, die von schneidender, wühlender und juckender Art waren; auch wundschmerzend und pochend; mit Blutabgang, besonders nach Stuhl, oder Aussickern einer gelben Flüssigkeit. Kent schreibt, der Schmerz könne so stark sein, dass der Patient wochenlang im Bett bleiben muss; schlimmer durch Stehen, Gehen, Berührung; besser durch Hitze; kehrt jedes Mal wieder, wenn das Wetter kalt wird.

Kleiner Furunkel in der Nähe des Anus, nach rechts hin, sehr schmerzhaft; kann nicht sitzen, muss stehen oder auf der linken Seite liegen; Sekretion von Blut oder Eiter, eine schmerzlose **Fistel** bleibt zurück (bei zwei Prüfern beobachtet). **Analfistel im Wechsel mit Brustsymptomen,** etwa Husten mit schmerzendem, trockenem Hals und dumpfem Wehtun in der Brust; oder bei Personen, denen jeder Wetterumschwung Schmerzen in allen Gelenken bereitet.

Reichlicher Windabgang, häufig stinkend. Eine Disposition zum Wurmbefall bei anämischen, kränkelnden Personen kann durch Calcium phosphoricum geheilt werden.

Der Patient bekommt **heftigen Durchfall** von saftigem Obst oder Speiseeis, auch von Apfelwein oder kaltem Wasser. **Ärger** kann ebenfalls Diarrhö auslösen, und **durchfällige Stühle mit viel Windabgang** zeigen sich während der (ersten) Zahnung oder im Zusammenhang mit Schulkinder-Kopfschmerzen.

- Dünnflüssige Stühle, die viele kleine weiße Punkte oder Flocken enthalten. Grüne, durchfällige Stühle bei Kindern, manchmal schleimig; oder wässrige, sehr heiße Stühle; oder weiß und breiig. **Durchfällige Stühle sind oft sehr übelriechend.**
- Diarrhö im Wechsel mit Hautausschlägen. Morgens ausgiebiger weicher Stuhl; beim Abwischen gleich neuer Stuhldrang, worauf noch eine unbedeutende Menge abging.
- Auch Verstopfung findet sich bei dieser Arznei, besonders bei älteren Menschen: harter Stuhl mit Blut, einhergehend mit Niedergeschlagenheit, Schwindel und Kopfweh.
- Nach dem Abendessen Druck im Rektum, mit Stuhlgang; zuerst hart, dann dünnflüssig.

Harnorgane Die Blase ist **schwach und reizbar,** mit **öfterem und dringendem Bedürfnis, Wasser zu lassen,** häufiger Abgang kleiner Mengen von hellem, blassem Urin. Solche Zustände sind mit viel Schmerz und Unwohlsein verbunden; sie werden ausgelöst oder verschlimmert, wenn man sich Kälte und Nässe aussetzt. Aber auch: Häufiger, **reichlicher** Harnabgang, mit **Schwäche und Abgeschlagenheit.** Calcium phosphoricum kann bei Bettnässen mit allgemeinem Schwächezustand angezeigt sein; außerdem bei Glykurie in Diabetes-mellitus-Fällen, wenn die Lungen in Mitleidenschaft gezogen sind. Bei Männern ist Erschlaffung und Schwäche der Genitalien nach dem Wasserlassen beobachtet worden.

Dunkler Urin, wärmer als gewöhnlich und von durchdringendem Geruch; dunkelgefärbt, heiß, wie starker Tee riechend.

Ein Prüfer (Cate) hatte einige Stunden lang keine Gelegenheit, Wasser zu lassen; dabei verspürte er wachsende Schmerzen in Blase und Prostata. Als er schließlich urinierte, kam nur ein dünner Strahl, und die Miktion nahm beträchtliche Zeit in Anspruch. Als sie beendet war, spürte er einen erheblichen Wundheitsschmerz in der Blase, worauf wiederum häufiges Harnen folgte.

Schmerzhafte Empfindung im Blasenhals, ähnlich dem Gefühl, wenn der Harnstrahl plötzlich unterbrochen wird. Bei Frauen kommt **ein Aufwärtsziehen in der Blase beim Urinieren** vor, und nach dem Wasserlassen ist ein Drücken und Schneiden in der Blase berichtet worden. Drückender Schmerz in der

Blase, einseitig (links oder rechts); ebenso Schneiden in der Blase vor dem Wasserlassen.

Schneiden und Stiche in der Harnröhre sind in den Prüfungen häufig registriert worden; auch beim Wasserlassen, öfter aber „außer dem Harnen". Ein auffälliges, mehrfach aufgetretenes Symptom eines männlichen Prüfers (Schréter): **„Beim Urinieren dehnt sich die Harnröhre stark aus, schwillt an und wird hart, und dabei Brennen;** gegen Abend." Dieses Prüfungssymptom dürfte die Basis für die Indikation „chronische Verhärtung der Harnröhre" und für Herings Symptom „Erektion, schmerzhaft, mit Brennen in der Harnröhre und Spannen im Penis, abends" abgegeben haben. Bei demselben Prüfer war die Harnröhrenmündung etwas entzündet und verklebt; nach dem Harnen spritzte noch einmal eine Quantität Urin nach.

Schmerz in der Nierengegend beim Heben, Graben, Schnäuzen, oft **so heftig, dass der Patient laut aufschreit.**

Männliche Genitalien Das sexuelle Begehren ist oft vermehrt, aber das Verlangen nach Geschlechtsverkehr kann auch vermindert sein – infolge der allgemeinen Schwäche des Calcium-phosphoricum-Organismus. Morgens kann das Koitusverlangen besonders stark sein, „verbunden mit sehr ungewöhnlichem Orgasmus", wie es in Herings Prüfung heißt. Darauf folgte dort allgemeines Wohlbefinden, mit gutem Appetit auf das Frühstück und mehr Lust zum Arbeiten als zuvor. Andererseits ist auch von **Schwäche in den Füßen nach dem Koitus** berichtet worden, ähnlich wie bei CALCIUM CARBONICUM. Nachts 1 Uhr eine **starke Pollution mit einem wollüstigen Traum,** als übe er mit seiner Gattin den Beischlaf aus. Beim längeren Fahren starke Erektionen ohne Wolllustgefühl.

Nach Miktion oder Stuhlgang sind die Genitalien erschlafft und schwach. Calcium phosphoricum hat Kent zufolge zahlreiche Fälle **chronischer Gonorrhö** geheilt, bei denen Ausfluss bestand und scharfe Schmerzen in der Harnröhre und der Prostata auftraten. **Weißes Sekret aus der Harnröhre bei anämischen Patienten.** Eine schießende Empfindung durch das Perineum hindurch in den Penis. Schießende Empfindung in Peniswurzel und Blase. Geschwulst der Hoden. Hodensack wund, seröse Flüssigkeit absondernd; feucht, schweißig; juckend, es entstehen Pickel.

Weibliche Genitalien Bei Frauen ist das **sexuelle Verlangen oft gesteigert,** manchmal bis ins Unersättliche, sodass die Patientin darunter leidet, besonders **vor der Menstruation.** Erektion der Klitoris mit sexuellem Verlangen kommt auch nach dem Wasserlassen vor. Ein Prüfungssymptom ist ein „wollüstiges Gefühl, als ob alle weiblichen Organe sich mit Blut füllten; **sie spürt Pulsieren in all diesen Teilen,** bei gesteigertem sexuellem Verlangen."

Die Monatsblutung kommt bei Mädchen oft zu früh wieder, mit viel hellrotem Blut; bei erwachsenen Frauen setzt sie eher zu spät ein (manchmal um Wochen verspätet), mit dunkelrotem Blutfluss. Es sind auch Fälle mit zuerst hellroter, dann dunkler Blutung beobachtet worden. **Dunkle Monatsblutungen** finden sich besonders oft bei Frauen mit **rheumatischen Erkrankungen.**

Calcium phosphoricum kann häufig bei **Dysmenorrhö** helfen, besonders bei jungen Mädchen, und dies ist auch der Hauptgrund für Kents Urteil: „Die Frau hat keinen besseren Freund als Calcium phosphoricum." **Extreme, wehenartige Schmerzen,** die häufig vor Beginn der Monatsblutung einsetzen, begleiten oft die Menses. **„Heftige Krämpfe im Uterus und in den Leisten, einige Stunden bevor die Menstruation einsetzt,** gelindert, nachdem die Blutung voll da ist" (Kent). Der Schmerz ist so stark, dass sie laut schreien muss, und es geht ihr so schlecht, dass sie im Bett bleiben muss. Eine **schmerzhafte Empfindung von Abwärtsdrängen des Uterus, als ob er heraustreten wollte,** ist ein häufiges Symptom vor den und während der Menses. Die schmerzhaften Menses können seit einer Erkältung bei der ersten Monatsblutung bestehen, und es kommt vor, dass die Patientin dann bis zum Klimakterium unter Menstruationsbeschwerden leidet (wenn sie nicht die heilende Arznei bekommt).

Weitere Symptome in Verbindung mit der Menstruation:

- Vor der Regel: Kopfweh drei bis sieben Tage zuvor; Kneifen und Rumoren in den Eingeweiden; stechende Schmerzen in der linken Kopfseite; Ausfluss, mit Schläfrigkeit tagsüber. Calcium phosphoricum ist erfolgreich beim **prämenstruellen Syndrom** eingesetzt worden, mit **extremer**

Reizbarkeit, geschwollenen Augenlidern, aufgeblähtem Bauch, wunden Brüsten, Schweregefühl des Uterus, Kreuzschmerz, scharfem Schmerz im Rektum und einer Unzahl anderer Symptome.
- Während der Menstruation: Schwindel und Pochen in der Stirn, das Blut strömt zum Kopf; pochendes Kopfweh; Druck über dem Schambein; Appetitlosigkeit; Bauchweh und Durchfall; schießende Rückenschmerzen; Abgeschlagenheit der Beine; Übermüdung; fühlt sich beim Treppensteigen über und über steif; Brennen in Vagina und Uterus.

C

Eiweißartige Leukorrhö, Tag und Nacht, schlimmer morgens nach dem Aufstehen, von **süßlichem Geruch; verstärkt beim Stuhlgang,** weiß und übelriechend. Ausfluss zwei Wochen lang nach der Menstruation, oder **von einer Monatsblutung bis zur nächsten.**

Während einer Schwangerschaft Mattigkeit in allen Gliedern; schmerzende Brüste: kneifende, schießende, brennende Schmerzen, berührungsempfindlich; Brustwarzen schmerzend, wund.

Blutungen während der Stillphase. Die Muttermilch ist **wässrig und dünn,** oder sie **hat einen salzigen Geschmack, sodass das Kind sie nicht trinken will.**

Es besteht eine Neigung zu **Uterusverlagerungen,** oft in Kombination mit rheumatischen Schmerzen. Schwäche und Schmerzen in der Uterusregion mit Neigung zum Prolaps, schlimmer während des Abgangs von Stuhl, Urin oder Menstruationsblut. Drücken, Ziehen und Wundheitsgefühl, **als ob die Menses einsetzen wollten;** Wundsein, Schmerz, Drücken in Uterus und Vagina; Hitzewallungen in den Lenden; Mattigkeit vom Treppensteigen; Schmerzen von der rechten Leiste in die linke Hüfte. Pochen, Stechen, Kribbeln, Wundheitsschmerz oder Drücken in den Genitalien, nach oben in die Schamfuge, nach unten zu den Oberschenkeln ziehend. Aufwärtsdrücken, Pochen u. ä. Empfindungen über dem Schamberg.

Morgendliches Wehtun im Uterus; **Uterusschmerzen bei nasskaltem Wetter.** Gebärmutterhals und Muttermund sind geschwollen, rot, schmerzhaft.

Brennen in der Vagina, mit Schmerzen auf beiden Seiten von Blase und Gebärmutter; Brennen wie Feuer bis in die Brust hinauf. **Wehtun in der Vagina nach Nasenbluten. Schmerzen ziehen vom Bauch, besonders vom Nabel, zur Vagina.**

Äußerer Hals und Rücken Die **Hals- und Nackengegend** ist ein äußerst empfindlicher Bereich bei Calcium phosphoricum, und er gehört auch zu den ersten Körperregionen, die angegriffen werden.
- Der Hals ist oft **schwach und dünn,** sodass Kopfwackeln vorkommen kann. **Nach einem leichten Zugwind heftig rheumatisch ziehende Schmerzen im Nacken mit einer Art Steifheit** und mit Benommenheit im Kopf. Die Steifheit wird oft begleitet von einem **Verlangen, das Genick „knacken zu lassen“**, was jedoch nur momentane Linderung bringt. Krampfartige Schmerzen im Nacken, erst auf der einen, dann auf der anderen Seite.
- Schmerz in der **Zervikalregion, der sich zum Kehlkopf erstreckt, welcher bei Berührung sehr schmerzt.** Im Sitzen **spürt er den Pulsschlag im Nacken** und in der linken Brust.
- Schmerzen und Wehtun in und nahe, zwischen und vor allem unter den Schulterblättern, pochend, ruckend.
- **Schmerz wie geprellt auf beiden Seiten der Brust- und Lendenwirbelsäule,** in der zweiten Nachthälfte und **morgens, der nach Bewegung verschwand. Heftige Kreuzschmerzen bei der geringsten körperlichen Anstrengung; manchmal so schlimm, dass er schreien musste;** auch durch Erschütterungen (Schnäuzen usw.); besonders in der Nierengegend.
- Scharfer Schmerz in der Lendenwirbelgegend und am oberen Ende des Kreuzbeins, gefolgt von Wundheit.
- **Taubheit von Kreuz und Beinen.** An der **sakroiliakalen Symphyse Wundheitsgefühl, als wäre sie „auseinandergegangen“**.
- Wunde, drückende, reißende und schießende Schmerzen im Steißbein; besonders durch Berührung oder Druck.
- Ziehen im Rücken und in den Gliedern, mit Gähnen, Strecken, Rückwärtsbeugen; schlimmer abends und morgens.
- **Rückenschmerzen, wenn bei jungen Mädchen in der Wachstumsphase ein Mangel an Muskelkraft besteht;** mit Fehlbildung der Wirbelsäule; Krümmung der Brustwirbelsäule nach links. Rü-

ckenschmerzen mit Uterusschmerzen; Rückenschmerzen, als ob die Regelblutung einsetzen wollte. Gefühl, als ob ein elektrischer Schlag die Wirbelsäule entlangliefe.

Extremitäten **Rheumatische Schmerzen in allen Gliedern durch kaltes und nasses Wetter;** für gewöhnlich verschlimmert Bewegung. Am stärksten betroffen sind die Gelenke; Schmerzen in allen Gelenken, am meisten auf der linken Seite.

- Gichtige Finger und Zehen werden bei kaltem Wetter schmerzhaft. Wehtun und extreme Abgeschlagenheit aller Glieder. Steifheit nach Ruhe, auch morgens.
- Wehtun in den Knochen, wie Wachstumsschmerzen.
- **Wundheitsschmerz um die Sehnenscheiden,** sowohl beim Strecken als auch beim Beugen.
- Rheumatische Schmerzen und Lähmungssymptome befallen tendenziell die **Strecker stärker als die Beuger.**
  - Lahmheitsgefühl der Flexoren; **plötzliches Wehtun der Streckmuskeln in allen Gliedern.**
  - Rheumatischer Schmerz im Oberarm nahe beim Schultergelenk; kann den Arm nicht heben.
  - Rheumatische Schmerzen in Schulter und Arm, auch mit Anschwellen des erkrankten Körperteils und fiebriger Hitze. Alle Knochen des Arms schmerzen, besonders die der **Daumen.**
- In Butes Prüfung trat eine Lähmung des ganzen linken Arms auf.
- Harte bläuliche Knoten unter dem Arm, nässend und schuppend, nach unterdrückter Krätze.
- Dumpfe Schmerzen in den Armen, **erst links, dann rechts;** von den Schultern bis zu den Fingern, vom Schlüsselbein bis zum Handgelenk; schlimmer durch Wetterwechsel. **Die Kondylen der Ellenbogen neigen zum Anschwellen.**
- Schießen durch die Ellenbogen, meist **erst links, dann rechts. Brechende Schmerzen in den Unterarmknochen.**
- Calcium phosphoricum ist eines unserer Hauptmittel beim **Karpaltunnelsyndrom.** Beide Hände können befallen sein, was bei diesem Syndrom recht selten ist. Die Hände werden schwach, lassen Dinge fallen.
- **Schmerz im Handgelenk, mit Lahmheit wie zerschlagen;** krampfartige Schmerzen, wenn es bewegt oder belastet wird; Taubheit, die sich nach oben ausbreitet; brennender Schmerz. Alle Daumengelenke wie verrenkt oder verstaucht.
- Schmerzen in den Fingern der rechten Hand beim Schreiben, abends; **Schreibkrampf.** Krampfhafte Bewegungen der Daumen. **Geschwürschmerzen in den Nagelwurzeln, besonders am Mittelfinger. Wunde Fingerspitzen.**
- Die unteren Extremitäten sind besonders stark betroffen, mit reißenden, schießenden, rheumatischen Schmerzen usw. Kent meint, wahrscheinlich bestehe der Grund darin, dass **die unteren Gliedmaßen bis zum Knie hinauf immer kalt sind** und dass bei diesem Arzneityp **immer die kalten Körperteile die sind, die am meisten leiden.**
- **Schweregefühl, Abgeschlagenheit und Steifheit** zeigen sich ebenfalls stärker an den Beinen als an den Armen, besonders **während der Menstruation oder während einer Schwangerschaft.**
- **Taubheit,** Einschlafen und Kribbeln verschiedener Körperteile, besonders der Gesäßbacken. Dieses Gefühl erstreckt sich **nach oben bis zum Kreuzbein oder nach unten bis zu den Fußsohlen.** Es kann im Sitzen aufkommen, nach dem Aufstehen vom Sitzen oder durch Fahren im Wagen. Es kann von einer eigentümlichen **Unruhe in den Beinen** begleitet sein. Schréters Prüfung rief das folgende Symptom hervor: „Einschlafen der Gesäßmuskeln mit Unruhe in den Unterschenkeln, er muss sie immer bewegen, die Lage wechseln, dabei ein Ängstlichkeitsgefühl, er möchte aus dem Wagen springen, wendet er sich auf die rechte Seite halb liegend, so schmerzt der Nervus ischiadicus wie gedrückt und (er) muss sich gerade setzen (beim längeren Fahren nachts)." Lahmheit in den Gesäßbacken, wie zerschlagen; nach einem Sturm alle Arten von Schmerzen mit Wundheitsgefühl, vor allem von rechts nach links gehend, aber wechselnd; am stärksten auf der rechten Seite. Stechende, brennende, juckende Empfindungen an kleinen Stellen des Gesäßes, es entwickeln sich nässende Hautblüten, die Schorfe bilden und nach dem Kratzen weiter jucken.
- Calcium phosphoricum kann bei Koxarthrose nützlich sein.

- Wehtun und Wundheitsschmerz der Oberschenkel, wie zerschlagen, mit Schmerzen im Kreuzbein. Scharfe Schmerzen in den Sehnen an der Innenseite der Oberschenkel, stärker beim Gehen.
- Spannendes Ziehen in der Kniekehle **beim Aufstehen und beim Ausstrecken des Fußes, als wären die Sehnen zu kurz;** durch längeres Gehen gemildert.
- Knieschmerzen: wie verrenkt oder verstaucht, wie wund, bohrend; schlimmer beim Gehen oder beim Ausstrecken des Beins. Chronische Kniegeschwulst; Hygroma patellae.
- Die Knochenschmerzen der Untergliedmaßen machen sich am meisten im **Schienbein** bemerkbar. **Im linken Unterschenkel brechende Knochenschmerzen wie zerschlagen.**
- Wadenkrämpfe, ziehender, reißender, schießender Schmerz; Krampf an einer kleinen Stelle innen, beim Gehen.
- Zusammenziehen um die linke Wade herum, als wäre er dort gebunden.
- **Sprunggelenke wie verrenkt;** sie neigen zur Schwäche und sind verletzungsanfällig. **Geschwüre am Knöchel; fistelartige Öffnungen.**
- Aus Herings Prüfung: „Alter Gichtschmerz im großen Zeh, mit **Neigung, die Gelenke knacken zu lassen,** was er aber nicht tat." Schmerzen im großen Zeh, wie ein Krampf, oder **Wehtun im Bereich der Nagelwurzel,** erst rechts, dann links.

Schlaf Den ganzen Tag sehr müde; **unwiderstehliche Schläfrigkeit,** besonders vormittags, ständiges Gähnen und Strecken, auch **mit Schweiß im Gesicht;** Gähnen mit Tränen in den Augen und Benommenheit des Kopfes. Schläfrigkeit vor der Monatsblutung. **Kann am frühen Morgen nicht wach werden.** Ein Symptom aus Schréters Prüfung: „Des Morgens zeitig erwacht mit Erektionen ohne Wollustgefühl, darauf verfiel er in Schlummer, in dem er alles hörte, sich aber nicht ermuntern konnte, und von Reisen träumte, wobei lauter Hindernisse eintraten." Der Nachtschlaf hingegen ist oft gestört. Kann nicht einschlafen, muss sich hin- und herwenden, es juckt ihn am Körper, legt sich öfters auf den Bauch, schläft erst nach 2 Uhr morgens ein.

Sehr lebhafte Träume: von **Reisen;** vom Wiedersehen alter Bekannter; von Begebenheiten des vergangenen Tages; von Räubern oder einer Armee von Katzen; von Gefahren (jedoch ohne Angst); von Feuer (aber ohne viele Flammen). Erwacht mit Aufschrecken aus Schreckträumen. Kinder schreien im Schlaf.

Fieber Calcium-phosphoricum-Patienten neigen im Allgemeinen **zum Frösteln;** sie **frieren leicht** und bekommen oft **Beschwerden von Verkühlung oder Nasswerden.** Es überläuft sie oft kalt; Kälte-, Kribbel- und Taubheitsempfindungen bei Schmerzen. Fröste laufen den Rücken hinauf oder herunter. Aber auch: Hitze im Kopf, die bis zu den Zehen herabläuft. Der untere Teil des Körpers ist fast immer kalt, aber das Gesicht kann heiß sein. Frost morgens nach dem Anziehen; Schüttelfröste, wenn man ins Freie geht.

Reichliche Nachtschweiße; partielle Schweiße (Kopf und Hals); Schwitzen weckt aus dem Schlaf. Profuse Schweiße bei Tuberkulose. **Kalte Schweiße, bei kaltem Körper.** Emotionen können Schweißausbrüche auslösen: **schlechte Nachrichten; Traurigkeit.**

Haut Die Haut hat oft eine schmutzigweiße oder auch dunklere (braune) Färbung; manchmal auch leicht gelblich. Trockene Haut, mit **trockenen, schuppigen Hautaffektionen;** Ekzem bei Anämie. **Jucken und Brennen überall auf der Haut.** Aus Schréters Prüfung: „Nach einem kalten Flussbade ganz krebsrot am Körper mit Beißen und Prickeln wie von Brennesseln."

Calcium phosphoricum kann bei **Geschwürbildungen** von Nutzen sein: Exulzerationen alter Narben, z. B. nach einer Amputation; Geschwüre, die sich aus Furunkeln entwickeln. Geschwüre, die durch fortgesetzte äußerliche Anwendungen (z. B. Senfpackungen) entstehen; fistelnde Geschwüre an den Knöcheln.

Hautausschläge treten oft **an verletzten Körperteilen** auf. **Akne** bei Jugendlichen, besonders **bei Mädchen.**

Calcium silicium

Essenzielle Merkmale

Calcium silicium sollte in Fällen angewandt werden, die nach CALCIUM CARBONICUM oder SILICEA aussehen, wo diese Mittel aber nicht wirken. Es handelt sich um ein sehr tief wirkendes Mittel, das einen profunden Einfluss auf Haut, Schleimhäute, Gelenke, Drüsen und Lymphknoten ausübt.

Ich habe die Erfahrung gemacht, dass Calcium silicium häufig in Fällen von **schwerer Akne, schwerer Verstopfung,** Arthritis, Gicht und Angstneurosen angezeigt ist. Kent zufolge hat das Mittel auch Epitheliom und Lupus geheilt, und es hat einen guten Ruf bei **Exsudaten der Cornea,** deren Absorption es fördert. Auch **Atrophie bei Kindern** kann eine Indikation für Calcium silicium sein. Kinder, die diese Arznei benötigen, sind typischerweise unterernährt, aus-gemergelt, fröstelig und schwitzen stark. Typische Krankheitsprozesse, die bei Calcium silicium zu erwarten sind, sind unter anderem Geschwüre und Abszesse mit **scharfkantigen, wie ausgestanzten Rändern** und dicker, grünlich-gelber Eiterabsonderung. Ebenso katarrhalische Erkrankungen mit grünlich-gelbem Auswurf; rezidivierende Bronchitis; chronische Sinusitis. Eine wichtige Kategorie von Beschwerden in Calcium-silicium-Fällen besteht in **Beschwerden durch unterdrückten Schweiß.** Diese Menschen neigen zu starkem Schwitzen, aber der Schweiß wird durch Zugluft oder Kälte leicht gehemmt, mit der Folge, dass die Symptome allgemein schlimmer werden und der Patient steif und lahm werden kann.

Physische und psychische Zerbrechlichkeit

Wenn man jedoch das Arzneibild in seiner Gesamtheit betrachtet, fällt als Erstes die **tiefe Müdigkeit** und Schwäche auf, an der ein Calcium-silicium-Patient den ganzen Tag hindurch leidet. Der Patient hat keine Energie, irgendetwas zu tun, jede Anstrengung verschlimmert die Symptome und die Müdigkeit. Kein Wunder, dass eine ausgeprägte **Abneigung gegen jegliche Anstrengung, besonders körperlicher Art** besteht. Diese Schwäche und Abgespanntheit führt dazu, dass der Patient sich häufig hinlegen muss, und **Liegen bessert** den Allgemeinzustand, die Schwäche und eine Reihe anderer Symptome (wie bei MANGANUM-Fällen). Wenn er eine Weile gelegen hat, scheint es dem Patienten sehr gut zu gehen, aber sobald er anfängt herumzulaufen, kommt die Mattigkeit zurück, und er muss sich erneut hinlegen. Calcium silicium ist ein tuberkulinisches Mittel wie MANGANUM und STANNUM; so stark wie bei STANNUM ist die Müdigkeit jedoch nicht.

Der Calcium-silicium-Mensch ist **schwach und fragil,** leicht einzuschüchtern, er hat **kein Selbstvertrauen,** ist schüchtern und mutlos, **mit vielen Ängsten.** Sein Gemüt ist ständig beunruhigt von allerlei Sorgen und kleinen Dingen; **voller Angst um seine Gesundheit, macht sich Sorgen um Familienangelegenheiten** oder Geldprobleme. Dies ist das allgemeine Bild des konstitutionellen Typs. Die physische und psychische Zerbrechlichkeit findet ihre Entsprechung in der Körperstruktur: das einzig Harte am ganzen Körper scheinen die Nägel zu sein, aber sie sind nicht stark oder kräftig, sondern neigen vielmehr zum Brechen, zum Splittern oder zu sehr langsamem Wachstum (vergleiche SILICEA).

Ängste

Die Angst um die Gesundheit von Calcium silicium sieht wie eine Kombination der Ängste von CALCIUM CARBONICUM und SILICEA aus, hat aber eine Eigentümlichkeit: die **Ängste treten meist nachts im Bett auf.** Der Patient kann die ganze Nacht mit vielen Ängsten wachliegen, wie z. B. dass er **an einer unheilbaren Krankheit leidet,** dass er einen Gehirntumor hat und nie mehr gesund werden wird. Während der Nacht, sogar im Schlaf scheint der gesamte Organismus extrem sensibilisiert zu sein für Ängste, Furcht, Schrecken usw. Calcium-silicium-Menschen schreien im Schlaf oder schrecken auf, und sie können auch im Schlaf weinen. Wenn sie dann wach werden, können sie sich oft kaum davon abhalten, in Schluchzen auszubrechen vor lauter imaginären Ängsten und Sorgen; sie sitzen da und weinen stundenlang. Sie haben viele Alpträume, furchtbare, schreckliche Träume, Träume vom Tod, von Krankheit, von Mord usw. Morgens beim Erwachen sind sie oft ängstlich und irgendwie erschrocken, ohne auch nur zu ahnen, warum. Geistige Anstrengung kann ebenfalls Angstzustände hervorbringen; **eingebildete Ängste und Kümmernisse nach geistiger Anstrengung.**

- Zwei interessante Modalitäten: Während Furcht und Angst nachts im Bett am schlimmsten sind, ist der **Mangel an geistiger Energie tagsüber am schlimmsten und wird in den Abendstunden besser.** Am Tag hat der Patient keinen Antrieb, irgendetwas zu tun, er kann regelrecht Abscheu oder Furcht vor Arbeit und jeglicher Anstrengung entwickeln, aber abends steigt sein Energie-

C

niveau, der Verstand ist nicht mehr so stumpf, er kann besser denken und sich konzentrieren. Die Ideen, an denen es ihm tagsüber mangelt, sind abends und nachts im Überfluss vorhanden, wie bei SEPIA, MEDORRHINUM und AURUM.

- Und obwohl **geistige Anstrengung oft Symptome hervorbringt oder verschlimmert,** geht es dem Patienten doch gleichzeitig merklich **besser, wenn er beschäftigt ist.**

Traurigkeit

Traurigkeit ist ein starkes psychisches Merkmal von Calcium silicium. In manchen Fällen fühlt sich der Patient die meiste Zeit traurig und niedergeschlagen, vor allem **tagsüber,** ohne ersichtlichen Grund und ohne selbst zu wissen, warum. Die Depression kann so stark werden, dass der Patient unter Umständen sogar eine Suizidneigung entwickelt und den **Impuls haben kann, zu springen,** wenn er sich an einem hochgelegenen Ort befindet oder am Fenster steht. Aufgrund dieser Symptome wird oft AURUM anstelle von Calcium silicium verschrieben, insbesondere weil die Modalitäten „besser am Abend" und „besser bei Beschäftigung" auch für AURUM typisch sind.

Unzufriedenheit und Reizbarkeit

Calcium-silicium-Menschen spüren eine tiefe Unzufriedenheit, nichts gefällt ihnen, sie **begehren das Unerreichbare,** wie TUBERCULINUM. Sie versuchen, Gefallen an neuen Dingen zu finden, werden aber schon bald müde und gereizt. Der **Ärger und die Reizbarkeit,** die sie verspüren, sind oft eine **Folge geistiger Anstrengung,** welche sie auch **zornig** machen kann. (Margery Blackie bemerkt dazu, dass diese Patienten oft zu schwach sind, um wirklich zornig zu werden, aber wenn es doch geschieht, können sie „wegen nichts" eine ziemliche Wut entwickeln.) **Geschlechtsverkehr** und andere sexuelle Aktivitäten können ebenfalls Reizbarkeit auslösen und die psychischen Symptome verschlimmern. Im Allgemeinen mögen diese Menschen keine Kommunikation, sie reden nicht gerne mit anderen, sie wollen allein bleiben mit ihrer stumpfen Trägheit. In ihrem Zustand von Sorge und Müdigkeit **wollen sie sich einfach nur hinlegen.** Wenn irgendjemand versucht, sie zu stören, mögen sie das nicht und reagieren gereizt. Sie wollen keine Fragen beantworten, und sie mögen keinen Trost. Sie sind **überempfindlich gegen Vorwürfe,** selbst gegen den milden Tadel eines Freundes. Andere Mittel, mit denen Calcium silicium in dieser Hinsicht leicht verwechselt werden kann, sind SEPIA und NATRIUM MURIATICUM.

Intellekt und geistiger Zustand

Der Intellekt von Calcium silicium ist völlig zerrüttet und kann sogar einen Zustand erreichen, der der **Alzheimerschen Krankheit** ähnelt. Anfangs ist es das Gedächtnis, das bei diesen Menschen leidet, sehr schwach wird. Ideenmangel tagsüber, der Patient ist **geistesabwesend,** die Konzentration fällt schwer, besonders bei Gesprächen, und er neigt dazu, beim Sprechen Fehler zu machen und Worte an die falsche Stelle zu setzen. Die geistige Erschöpfung kann später extreme Ausmaße annehmen und durch eine totale Unfähigkeit gekennzeichnet sein, sich auf das zu konzentrieren, was er gerade liest oder hört. Er ist ganz durcheinander, besonders morgens beim Erwachen und bei jedem Versuch, nachzudenken. Ein solcher Patient kann so vergesslich sein, dass er sich **nicht einmal an den gerade gesprochenen Satz erinnern kann.** Kent berichtet von einer Patientin: „Sie sitzt lange Zeit an einem Platz, schaut ins Leere und antwortet nicht, wenn sie angesprochen wird."

Schließlich erfolgt der geistige Zusammenbruch, der Patient gerät in einen Zustand des **Deliriums und Wahnsinns.** Er fängt an, mit **Leuten zu reden, die schon längst tot sind; er sieht sie, hört ihre Stimmen und antwortet ihnen.** Eine Frau glaubte, dass ihr vor langer Zeit verstorbener Ehemann im Nebenzimmer sei, und grämte sich, weil sie nicht zu ihm durfte; sie wollte ihm das Essen bringen und bildete sich ein, dass er verhungern müsse, wenn sie nicht zu ihm könnte. Sie nannte ihren lebenden Sohn bei dem Namen des längst verstorbenen. Es können auch andere Wahnvorstellungen und **Schreckensvisionen** auftreten: sieht im halbwachen Zustand unerfreuliche Menschen; sieht Leichen; sieht nachts Hunde. **Murmelt törichtes Zeug;** ruheloses Delirium, wandert die ganze Nacht schlaflos in ihrem Zimmer umher.

Allgemeinsymptome und Keynotes

- Der Patient ist **schwach, müde und abgemagert, kalt und fröstelig, sehr empfindlich gegen Kälte.**
  - Schwach und abgespannt bei Tag und bei Nacht, muss die ganze Zeit liegen, **fühlt sich**

am wohlsten, wenn er im Bett auf dem Rücken liegt. Dieser allgemeine Schwächezustand ist sehr lebendig beschrieben worden: „Er ist immer so müde“ (Kent); „Mangel an Vitalität, sie sagt, dass sie sich nie ganz wohlfühle, sie habe ein erbärmliches Leben, weil sie immer wie erschlagen sei“ (Blackie). Die Schwäche zeigt sich besonders nach der geringsten Anstrengung, körperlich oder geistig; vom Gehen im Freien. Treppensteigen verursacht Schwäche und lässt den Patienten außer Atem geraten, wie bei CALCIUM CARBONICUM.
- Extrem **empfindlich gegen Zugluft; gegen Kälte im Allgemeinen;** gegen kalte Luft; gegen nasskaltes Wetter; gegen Aufdecken. Er scheint sich ständig zu erkälten, scheint kaum fähig, den Winter zu überstehen, aber im Sommer geht es ihm wesentlich besser. Viel Zittern am ganzen Körper. Beschwerden von plötzlicher Unterdrückung des Schweißes durch Zugluft oder Kälte. Kaltes Essen, **kalte Milch** und kalte Getränke verschlimmern viele Beschwerden. **Abneigung gegen** und **Verschlimmerung durch Baden, insbesondere kaltes Baden,** ist ein Leitsymptom (Kent beobachtete es bei einem Prüfer, der sonst immer gern kalt gebadet hatte). Aber trotz des allgemeinen Mangels an Lebenswärme und des Wärmeverlangens tritt eine entschiedene **Verschlimmerung bei Überhitzung** ein. Neigung zu Kopfkongestionen; das Blut scheint vom Rumpf zum Kopf zu schießen, mit starken Hitzewallungen.

- Nach Pahuds Erfahrung ist eine **länger anhaltende Eiterung des Nasopharynx bei fröstеligen Leuten mit Fußschweiß** ein Hinweis auf Calcium silicium (*Klassische Homöopathie,* 1959).
- **Die Funktion von Organen und Drüsen ist träge** und oft stark beeinträchtigt. Anschwellen von Drüsen und Lymphknoten, mit Härte. Neigung zu Krampfadern.
- Berührung verschlimmert an vielen Körperstellen; **es graut ihm vor Berührung;** Knochen schmerzen bei Berührung. Überall schmerzempfindlich; extrem empfindlich gegen Erschütterung in allen inneren Organen.
- Viele Taubheitsgefühle, besonders in den Körperteilen, auf denen er liegt, und in schmerzenden Körperteilen.
- Die Schleimhäute **bluten** leicht; Blutungen aus Hals, Nase, -Lungen.
- Es besteht eine Krampfneigung, die sich in der Kontraktion von Körperöffnungen äußert; Muskelzuckungen.
- Pulsieren überall am Körper – innerlich und äußerlich.
- **Ausgeprägte Periodizität vieler Symptome.**
- Drei Modalitäten: Verschlimmerung der Symptome um die Zeit der Menstruation herum (davor, währenddessen oder danach); Verschlimmerung nach dem Frühstück; Verschlimmerung aller Symptome durch Bewegung.

Lokalsymptome

Schwindel Von einem „schwummrigen Gefühl im Kopf“ nach Unterdrückung von Schweiß durch Betreten eines kühlen Zimmers berichtet Margery Blackie. Schwummriges Gefühl, als ob man nicht gerade gehen könnte, nach der geringsten Menge Alkohol.

Schwindel tritt vor allem morgens beim und nach dem Aufstehen auf; auch durch geistige Anstrengung oder beim Gehen im Freien.

Kopf Kälte des Kopfes, besonders des Hinterkopfes und am **Scheitel.** Hitze im ganzen Kopf, schlimmer in der Stirn, abends. Blutandrang zum Kopf, besonders nachts und beim Husten. Ausgeprägtes Vollheitsgefühl im Kopf; der Kopf neigt dazu, vornüber zu sinken.
- Die Kopfschmerzen sind stark und treten überall im Kopf auf, der Schmerz kommt anfallsartig. Die Schmerzen können so heftig werden, dass der Patient sich wie betäubt fühlt. **Periodische Kopfschmerzen** (jeden Tag oder einmal pro Woche).
- Anstrengung der Augen, Berührung, Gehen, Wein oder Schreiben, all dies kann Kopfschmerzen auslösen. Der Schmerz wird schlimmer durch **kalte Luft und Zugluft; bei nasskaltem Wetter, aber auch durch Überhitzung;** durch Aufstecken der Haare; durch Geräusch, Licht, Erschütterung; durch körperliche Anstrengung (Treppensteigen) oder geistige Beanspruchung. Muß sich hinlegen.
- **Ständiger dumpfer, schwerer Stirnkopfschmerz, besser nach dem Essen und bei Be-**

schäftigung, schlimmer durch geistige Anstrengung; besser durch vollkommene Ruhe.
- Drückende Schmerzen im Hinterkopf, in den Schläfen und am Scheitel. Reißen in Stirn und Hinterkopf.

Wehtun tief im Gehirn, mit Pulsieren bei Bewegung. Merkwürdige schüttelnde oder wallende Empfindungen im Gehirn. Zucken der Kopfmuskeln.

Krusten-, Ekzem- oder Pustelausschläge auf der Kopfhaut; viel Jucken der Kopfhaut. Das Haar sträubt sich, steht zu Berge; Neigung zu Haarausfall. Schwitzen der Stirn; der behaarten Kopfhaut; von Gesicht und Kopfhaut.

C

Augen Konjunktivitis mit dicker Absonderung. Augenlider von Eiter verklebt. Auffallende Rötung der Augen: der inneren Augenwinkel, der Lider, der Blutgefäße. Calcium silicium hat sich bei Trübung, Flecken und Geschwüren der Cornea als nützlich erwiesen.

Sehr starke Augenschmerzen, schlimmer durch Licht, **vor und während eines Sturms,** mit Röte.

Jucken der Augen. Schwere Lider; Lidzucken. Lähmung des Sehnervs; Photophobie; Pulsieren in den Augen, mit verengten Pupillen. Flimmern oder Farben vor den Augen. Anstrengung der Augen verursacht Kopfschmerzen und viele nervöse Symptome.

Ohren Otorrhö: übelriechend, eitrig, dick, **gelb oder grünlichgelb;** auch wässrig und blutig. Gehör zuerst überempfindlich, später beeinträchtigt.

Heiße Ohren. Jucken tief in den Ohren. Flatternde oder klatschende Empfindung in den Ohren; viele Ohrgeräusche: Brummen, Klingeln, Brausen, Schwirren; Knacken beim Kauen.

Heftige ziehende, zuckende, stechende, reißende Schmerzen in den Ohren. Pulsieren mit und ohne Schmerz; Schwellung im Ohr mit Gefühl wie verstopft; vermehrtes Ohrenschmalz; Zucken in den Ohren. Entzündung, Eiterung, Schwellung der Parotis.

Nase **Starke Erkältungsneigung.** Das Mittel kann bei **chronischer Rhinitis,** Heuschnupfen und **Sinusitis** angezeigt sein, oft begleitet von **Bronchitis und Husten. Reichlicher, dicker, gelber oder grünlicher Katarrh aus der Nase und den Choanen.** Das Sekret kann auch harte Krusten bilden. Im Freien wird das Sekret flüssig, und der Patient fühlt sich dabei besser.

Nasenbluten mit hellrotem Blut; beim Naseputzen. Schmerzen hoch oben in der Nase, in der Nasenwurzel. Geruchssinn zuerst überempfindlich; später vermindert und am Ende ganz verloren.

Gesicht Sehr blass, anämisch, erdfahl; Lippen bläulich, aufgesprungen, trocken. Das Gesicht kann aber auch heiß und rot sein, mit umschriebener Wangenröte; besonders bei Kopfschmerzen. Gesichtsschmerz bei Kälte, besser durch Wärme.

Calcium silicium ist ein großes Aknemittel: **Akne mit Mitessern;** Furunkel; Ekzem; Herpes; Flechten; Pickel, Eiterpusteln; **Hautausschläge überall im Gesicht.**

Mund Leukoplakie. Mundschleimhäute sind mit bedeckt. **Geschwüre der Mundschleimhaut,** schmerzhaft, sich ausbreitend, **mit entzündeten Rändern. Aphthen.**

Zunge: weiß belegt; sehr wund, mit reichlichem Speichelfluss und Schwierigkeiten beim Sprechen; geschwollen, auch das Zahnfleisch ist angeschwollen.

Übler, sogar fauliger Mundgeruch. Geschmack: schlecht, metallisch, faulig oder sauer; manchmal Verlust des Geschmackssinns.

Die Zähne werden locker und fühlen sich zu lang an. **Karies.** Zahnschmerzen schlimmer durch kalte Luft und alles Kalte im Mund, besser durch äußere Wärme oder warme Dinge im Mund.

Hals Entzündung von Hals, Rachen und Mandeln, mit Trockenheit und Rötung. „Frosch im Hals", will sich ständig räuspern. Viel Halsschmerzen, oft wund und brennend; bei Verkühlung und Kaltwerden; beim Husten. Schmerzen wie von einem Splitter beim Schlucken, welches schwerfällt.

Mandeln und Zäpfchen geschwollen; Ulzerationen im Hals. **Zäher, klebriger Schleim im Hals,** wie ein Kloß; grünlicher Schleim aus den Choanen, der im Hals steckt und klebt.

Atmung, Brust und Herz Calcium silicium hat eine starke Wirkung auf die Atemwege, und sein Ruf als Mittel bei **chronischer Bronchitis mit Husten**

ist vielfach bestätigt. Kent schreibt: „Es hat verzweifelte Fälle von Bronchialkatarrh geheilt … Chronische Entzündung der Bronchien und der Lunge." Die Patienten sind meist **abgemagert, schwach und fröstelig.**

Chronische Reizung der Luftwege, mit reichlicher, dicker, gelblich-grüner Absonderung. Häufig auch **Bluthusten.**

Kurze, asthmatische Atmung, rasselnd, erstickend; Atembeschwerden beim Husten und im Liegen.

Der **Husten** von Calcium silicium kommt oft **nachts,** aber auch morgens nach dem Aufstehen und wieder abends im Bett; er kann durch feuchtkalte Luft, kalte Getränke, alles Kalte ausgelöst werden und wird durch Reden verschlimmert. Krampfhafter Husten, besonders abends, der den ganzen Körper peinigt.

Herzklopfen: nachts; nach dem Essen; durch Anstrengung, schon bei der geringsten Bewegung.

Magen Starker Durst, besonders nachts; dabei **Abneigung gegen Milch.** Es kann allerdings auch ein Verlangen nach Milch bestehen.

Appetit zuerst gesteigert, dann Heißhunger und schließlich Appetitlosigkeit, mit **Abneigung gegen Speisen,** besonders **Fleisch.** Die Verdauungsfunktion ist träge, so wie die meisten Organfunktionen von Calcium silicium. Wasseraufschwulken; Sodbrennen; Schluckauf; saures Aufstoßen.

Übelkeit morgens; während und nach dem Essen, besser nach leerem Aufstoßen. Erbrechen morgens und nachts; beim Husten; nach Milchtrinken; Erbrechen von schwarzem Blut.

Gefühl von **Angst im Magen.** Kältegefühl im Magen, besonders wenn er leer ist. **Leeregefühl im Magen, das auch durch Essen nicht gelindert wird.** Aber auch: Völle, Auftreibung, Blähungen nach dem Essen. Oder: **Gefühl eines Steins im Magen;** ausgeprägte spannende Empfindung.

Magenschmerzen nach kalten Getränken, auch beim Husten und nach dem Essen. Pulsieren im Magen.

Abdomen Auftreibung des Bauches nach dem Essen. **Blähungen mit viel Rumoren und Völlegefühl; mit einem Gefühl, als bewegte sich etwas im Bauch.** Ausgeprägtes Spannen; sogar tympanitische Auftreibung. Bauch sehr hart, Leber vergrößert, hart. Drückende Krampfschmerzen; morgens und nachts; vor den Menses. Bauchfellentzündung.

Rektum und Stuhl **Extreme Verstopfung, mit Darmträgheit,** Gefühl, als wäre der Mastdarm gelähmt. Patient muss sehr pressen. Bei Verstopfung ist der Stuhl trocken, hart, knotig, groß, er kann aber auch weich und hell sein.

Calcium silicium hat eine Striktur des Rektums geheilt, die nur noch Bleistiftstühle zuließ. Schmerzlose Diarrhö, mit reichlichen Stühlen; übelriechend, faulig; sauer; lienterisch. Dysenterie, mit blutigen, spärlichen Stühlen. Reichliche, übelriechende Blähungen.

Ausgeprägte Wundheit des Anus; Nässen um den Anus; Jucken; Brennen während und nach dem Stuhl. Drückende, stechende und reißende Schmerzen.

Hämorrhoiden, die während des Stuhlgangs hervortreten und bei Berührung wehtun, schlimmer im Gehen. Blutung aus Rektum und Anus beim Stuhlgang. Analfistel.

Harnorgane Tenesmus der Blase, Harnverhaltung, drückender Schmerz in der Blase. Harndrang nachts, schlimmer beim Umhergehen, besser im Liegen; häufiges nächtliches Wasserlassen, auch unwillkürlich.

Der Harn enthält oft Blut oder Schleim; Blasenkatarrh.

Schneiden und Brennen beim Wasserlassen. Eitrige, grünliche, gelbe Absonderung aus der Harnröhre. Calcium silicium ist bei Harnröhrenstriktur, aber auch bei Diabetes mellitus erfolgreich angewandt worden.

Männliche Genitalien **Verstärktes sexuelles Verlangen ohne Erektionen.** Nächtliche Erektionen ohne erotische Gedanken oder Träume. Samenergüsse.

Hoden angeschwollen. Calcium silicium hat Hydrozele geheilt; ebenso Verhärtung der Hoden. Schweiß der Genitalien; übelriechend. Die Prostata ist vergrößert und empfindlich; Abgang von Prostatasekret beim Pressen zum Stuhl.

Weibliche Genitalien Vermehrtes sexuelles Verlangen. Menstruationsblutung scharf, hellrot; reichlich, zu früh, zu lang anhaltend; die Menses können aber auch ausbleiben, oder sie sind unregelmäßig und schmerzhaft. Zwischenblutungen. Fluor kann milchig-weiß oder **gelblich-grün** sein.

Schweregefühl des Uterus; Uterusprolaps.

Ausschlag an der Vulva mit starkem Jucken. Wundsein der Genitalien; **Geschwüre** von Schamlippen, Vagina, **Muttermund.**

Äußerer Hals und Rücken **Kälteempfindung im Rücken;** im Nacken und im Kreuzbein. Die **Wirbelsäule ist an vielen Stellen berührungsempfindlich.**

Der Rücken ist schwach, besonders in der Lendengegend. Steifer Hals, mit Spannen in der Zervikalregion; steifer Rücken.

Viel Rückenschmerz, besonders nachts; auch zur Zeit der Menses; schlimmer bei Bewegung, beim Aufstehen vom Sitzen, im Sitzen. Schmerzen in den Schulterblättern und dazwischen, in der Wirbelsäule; im Steißbein.

Ausschläge: Akne, Mitesser, Pickel, Pusteln; besonders in der Nackenregion. **Schwitzen am Rücken, schlimmer im Nacken.**

Extremitäten **Schwäche aller Gliedmaßen,** besonders der Gelenke; leicht überanstrengt und verstaucht; **vertritt oder verdreht sich leicht die Knöchel.** Steifheit; **Ungeschicklichkeit;** Schwere, besonders der Beine und Füße.

Neigung zu Gelenkentzündungen. Stechende oder reißende Schmerzen in allen Gelenken, besonders aber im großen Zeh. Schmerzen in allen Gliedern, mit Steifheit bei nasskaltem Wetter. Schwellungen: der Hände, Unterschenkel, Knöchel, Füße. Kälte aller Gliedmaßen; kalter Schweiß. Aber auch: Brennen der Füße und Fußsohlen. Heftiges Jucken aller Glieder, besonders der Unterschenkel und Füße.

Nägel hart und brüchig; wachsen sehr langsam oder gar nicht mehr.

Nächtliche Schmerzen in den Armen; schlimmer durch Kälte, Bewegung und beim Ergreifen eines Gegenstandes. Blackie berichtet von einem Fall mit Schmerzen in den Armmuskeln nach mäßiger Anstrengung (Tragen eines schweren Koffers), die nicht weniger als zehn Tage anhielten. Calcium silicium heilte innerhalb von 24 Stunden. Lähmungsgefühl der Arme; der Hände.

Viele **Hautrisse an Händen und Fingern.** Zusammenziehung der Sehnen von Händen und Fingern. **Warzen auf den Händen;** an Rücken oder Ballen des Daumens; große, harte Viruspapillome. **Gichtknoten an den Fingern** können eine Indikation für die Arznei sein. Kribbeln in den Fingern.

Heftige Schmerzen im Hüftgelenk; Schmerzen, als wollte sich ein Abszess bilden. Das Mittel kann bei **Koxarthrose** nützlich sein. Neigt zu Schmerzen in den Unterschenkeln, welche regelmäßig taub werden. Krämpfe, besonders in den Waden, Füßen, Sohlen und Zehen. Ulcus cruris; mit dickem, grünlich-gelbem Pfropfen darin; keine Heilungstendenz, „wird es nicht los", fühlt sich elend.

Die Füße schwitzen leicht, Schweiß oft kalt und übelriechend. Viele Hühneraugen, schmerzhaft, wund und stechend.

Schlaf Unruhiger Schlaf, durch lebhafte Träume gestört. **Schlaflosigkeit durch Gedankenflut;** kann nicht wieder einschlafen, wenn er einmal aufgewacht ist. Unerquicklicher Schlaf, erwacht früh, wacht öfters auf. Müdigkeit und Schläfrigkeit tagsüber, besonders nach dem Essen.

Viele Träume: von Verstorbenen, von Tod, von Mord; von Krankheit, **kranken Menschen** und Krankenpflege; von Zorn; bange, wirre, erotische, furchtbare oder erschreckende Träume; Alpträume.

Fieber, Frost, Schweiß **Frost überwiegt** bei diesem Mittel. Frost im Freien, in kalter Luft, aber auch im Bett; Schüttelfrost; Frost mit Zittern vom Aufdecken, **verlangt nach Wärme, die jedoch keine Besserung bringt;** Frösteln beim Stuhlgang.

Ausgeprägte Fieberhitze abends und nachts; Hitze wechselt mit Frost. Äußerliche Hitze mit Frösteln; Hitzewallungen.

Starkes Schwitzen, der Schweiß kann heiß oder **kalt** sein. **Kalter Schweiß vor allem an den Extremitäten** (besonders an den Füßen). Schweiß bei jeder Anstrengung, ob körperlich oder geistig. Schwitzen mit großer Angst. Der Schweiß kann sauer oder übelriechend sein. Was die oben erwähnten Beschwerden durch **unterdrückten Schweiß** betrifft, möchte ich ein Beispiel von Margery Blackie zitieren, das die Besonderheiten solcher Fälle sehr anschaulich beschreibt: „Sie sagte:

Ich schwitze nicht richtig, aber ich kann ‚feucht werden', wie ich es nenne. Aber wenn ich in ein kühles Zimmer gehe, Zugluft abkriege oder ins Freie komme, **hört es sofort auf.** Hinterher fühle ich mich dann ganz durcheinander und ein bißchen schwummrig im Kopf."

Haut Eine gute Beschreibung von Hautbeschwerden bei Calcium silicium findet sich bei Boericke: „Juckt, brennt, ist kalt und blau, sehr empfindlich. **Pickel, Mitesser, Grützbeutel.** Psorische Hautausschläge." Bei einem schweren Aknefall, der von Wolfgang Springer erfolgreich behandelt wurde, waren die **bläuliche Verfärbung,** die kühle Haut und die **Mitesser** wichtige Hinweise für die Verschreibung von Calcium silicium.

Die Haut neigt zu Rissen, Sprüngen, Abschuppungen, wunden, rauen Stellen, Verhärtungen, Furunkeln, Warzen, Epitheliomen, Lupus; zu allen Arten von Hautausschlägen: Ekzem, Flechten, Pickel, Pusteln, Nesselausschläge; mit Sekretion von Eiter oder eine weißen, eiterähnlichen Substanz; beißend, brennend, juckend. Jucken tritt auch ohne Ausschlag auf; Kratzen verschlimmert im Allgemeinen. **Strahlungshitze** (Heizung, Ofen usw.) **lindert das Jucken. Geschwüre** sind ebenfalls häufig; keine Heilungstendenz, gestanzte Ränder, grünlich-gelbe Absonderung, brennende und stechende Schmerzen.

Calcium sulfuricum

Essenzielle Merkmale

Die allgemeine Idee, die sich durch das Arzneimittelbild von Calcium sulfuricum zieht, ist die eines Organismus, der zur Bildung von Tumoren und Abszessen neigt. Es handelt sich um Abszesse, die nicht nur schlecht heilen, sondern auch **reichlich eitern,** und das **über einen langen Zeitraum hinweg.** Der charakteristische Zug dieses Mittels ist somit nicht in erster Linie die Neigung zur Abszessbildung an sich, sondern vielmehr die Tatsache, dass ein offener Abszess **sehr langsam verheilt und fortwährend gelben Eiter absondert.** Das Vorhandensein von **Eiter, der einen Abfluss gefunden hat,** ist typisch für Calcium sulfuricum. Die Eiterung hält selbst dann noch an, wenn kein Infiltrat mehr vorhanden ist. Im Fall einer Entzündung erreicht der Organismus schnell ein Stadium der Eiterung.

Ich habe mit Calcium sulfuricum gute Erfahrungen bei der Behandlung bösartiger **Akne** von Jugendlichen gemacht, und auch in Fällen von **Hidradenitis suppurativa** mit nachfolgender Narbenbildung. Ich muss hier jedoch darauf hinweisen, dass es bei dieser Art von chronischen Leiden einige schwere Fälle gibt, die zur vollständigen Heilung mehr als ein Mittel benötigen. Bei Akne weisen beide Wangen eine hässliche, unebene Kruste auf, die aus eingetrocknetem Eiter, vermischt mit Blut und Serum, besteht. Die Eiterbildung ist so reichlich, dass der Patient den Eiter gar nicht schnell genug abwischen kann; kaum ist er beseitigt, bildet er sich schon wieder neu.

Abszesse, Fisteln und Prozesse der Eiterbildung Calcium sulfuricum kann bei **bösartigen Tumoren** nützlich sein, nachdem Geschwürbildung eingesetzt hat, wobei sich viel Eiter bildet. Laut Kent kann dieses Mittel, „wenn es rechtzeitig gegeben wird, verhindern, dass eine bösartige Wucherung ihr gewöhnliches Ende nimmt", und selbst später kann es „ein ausgezeichnetes Palliativum sein".

Abszesse an Zähnen und Zahnfleisch (Wurzelspitzengranulome, Zahnfleischabszesse) mit eitrigen Absonderungen sind mit Calcium sulfuricum leicht in den Griff zu bekommen, selbst in hartnäckigen Fällen. Manchmal haben wir mit Verschreibungen aufgrund von Symptomen auf einer „oberflächlichen" körperlichen Ebene, etwa aufgrund derartiger Zustände der Zähne, tiefgreifende Heilungen des Organismus erzielt – der Calcium-sulfuricum-Patient neigt generell stark zu rezidivierenden Zahn- und Zahnfleischabszessen. Wenn Sie den Fall eines Patienten, der an einer inneren Krankheit leidet, über einen längeren Zeitraum betrachten und in seiner Geschichte rezidivierende Abszesse, schwere Akne oder gar Hidradenitis vorfinden, die durch Antibiotika unterdrückt wurden, dann besteht definitiv die Möglichkeit, dass es sich um einen Fall von Calcium sulfuricum handelt.

Ein weiterer pathologischer Zustand, der bei diesem Mittel häufig vorkommt, ist die Bildung von Fisteln, insbesondere von **perianalen Fisteln mit schmerzhaften Abszessen.** Dies ist auch in jüngster

Zeit mehrfach bestätigt worden, z. B. durch Wolfgang Springer, der mit Calcium sulfuricum einen Fall von multipler perianaler Fistelbildung von mehrjähriger Dauer geheilt hat. Und Vogt (AHZ, 1963) führt mehrere Fälle von eiternden Fisteln auf, die sich infolge von Injektions- oder Drainagewunden gebildet hatten und unter diesem Mittel auf Anhieb verschwanden.

Calcium sulfuricum kann auch in Fällen von Glomerulonephritis mit Ausscheidung von Harnzylindern und Eiweiß helfen, wenn diese als Komplikation nach einer Kinderkrankheit (z. B. Scharlach) auftritt und das Herz mitbetroffen ist. Es ist auch nützlich in fortgeschrittenen Diabetesfällen, wo sich Geschwüre auf der Haut gebildet haben, die keine Heilungstendenz zeigen.

Es gibt noch eine Reihe anderer pathologischer Zustände, die auf Calcium sulfuricum ansprechen, meist solche, die mit der allgemeinen Idee der Eiterung verknüpft sind.

- **Eiterung in irgendeinem Organ oder Körperteil** weist auf dieses Mittel hin: eitrige Absonderung aus dem Ohr, z. B. bei Mittelohrentzündung, eitriger Nasenkatarrh, Lungentuberkulose mit viel schleimigem und eitrigem Auswurf, Mandelabszesse, **eiternde Drüsen,** eitrige Exsudationen in seröse Hohlräume (etwa Pleuraergüsse), tiefe eiternde Geschwüre auf der Cornea usw.
- **Rezidivierende Abszesse** der Haut oder irgendeines anderen Organs sind ein starker Hinweis auf Calcium sulfuricum. Das Mittel ist außerdem bei Verbrennungen, Verbrühungen oder Frostbeulen angezeigt, wenn und sobald Eiterung auftritt. Kurz: „Bei allen Beschwerden, bei denen der Eiterungsprozess zu lange anhält und die Eiterung die Epithelgewebe angreift" (Boericke und Dewey), sollte man Calcium sulfuricum in Betracht ziehen.
- Allgemein ist der abgesonderte **Eiter** meist **gelb,** auch mit Blut vermischt, und oft **dick und klumpig.** Dieselben Eigenschaften haben meist auch die Absonderungen der Schleimhäute, etwa bei Husten, Gonorrhö, Fluor, Schnupfen usw.

Haut, Bindegewebe

Wir beobachten pathologische Veränderungen der **Haut** wie Milchschorf oder „Kopfgrind" bei Kindern; Ekzeme mit Krustenbildung, oft in Verbindung mit Drüsenschwellungen; Hauterkrankungen mit gelblichen, grünlichen oder bräunlichen Krusten; dicke, gelbe, eitrige Exsudate; Lupus vulgaris und Lupus erythematoides; **Akne vulgaris; Pemphigus foliaceus.** Zudem besteht eine Veranlagung zur Bildung verschiedener Arten von Tumoren: eingekapselte Tumoren, Fibromata und Fibroide; auch bösartige Tumoren wie Skirrhus. Fibröse Polypen der Schleimhäute.

Ein weiterer Wirkungsbereich von Calcium sulfuricum ist das **Bindegewebe.** Es ist schwach, und aufgrund dieser Schwäche ist es anfällig für Entzündungen und Eiterung.

Auch der **Bewegungsapparat** ist häufig betroffen. Calcium sulfuricum kann bei Beschwerden durch Anstrengung der Muskeln und Sehnen von Nutzen sein, durch Verheben usw., wenn der Schmerz lange anhält und scheinbar angezeigte Arzneien nicht wirken. Das Mittel ist auch nützlich bei Erkrankungen der Knochen, einschließlich Knochenkaries.

Es besteht eine Neigung zu Schwellungen und Geschwürbildung an **Drüsen und Lymphknoten.**

Epilepsie, Krämpfe

Epilepsie, epileptiforme und hysterische Krämpfe sind ebenfalls der Wirkung von Calcium sulfuricum zugänglich; Muskelzuckungen am ganzen Körper.

Folgen mangelnder Wertschätzung

Es ist kein einfaches Unterfangen, einen konstitutionellen Calcium-sulfuricum-Patienten zu behandeln, und es ist nicht leicht, die Arznei an den psychischen Charakteristika des Patienten zu erkennen. Dieser Patient weiß nicht, wie krank er ist, und er wird seinen Gemütszustand verbergen. Er spricht nicht darüber, und die Informationen werden eher von den Angehörigen kommen.

Das wichtigste Merkmal der psychischen Pathologie, das ich festgestellt habe, ist ein übersteigertes Gefühl der **eigenen Wichtigkeit.** Es besteht ein **ausgeprägtes verborgenes Geltungsbedürfnis,** das häufig traumatische Auswirkungen haben kann. Solche Menschen gehen mit der Erwartung durchs Leben, dass jeder anerkennen muss, wie nett und wie klug sie doch sind, und daher verletzt es sie tief, wenn jemand sie nicht richtig beachtet oder sie nicht gebührend zu schätzen weiß. Sie klagen und beschweren sich und hegen Groll gegen andere Menschen, wenn sie das **Gefühl haben, dass diese sie nicht schätzen.** Dies ist eine zentrale Idee von Calcium sulfuricum.

Stellen Sie sich einen Menschen mit einer inneren Verletzung vor, die nicht heilen will, die sich nicht schließen kann, die nässt und eitert. Sie wundern sich, wo nur all dieser Eiter herkommt, Tag für Tag, Woche für Woche, oder sogar Jahr für Jahr. Diese Vorstellung lässt sich auf die Seele übertragen, die verwundet worden ist und nicht blutet, sondern eitert. Es ist etwas faul im Inneren dieses Patienten, in ihm vollzieht sich ein Fäulnisprozess. Das Ich ist verletzt worden und die Seele weint, aber nicht auf gesunde Art und Weise. Eine allgemeine **Unzufriedenheit** kommt zum Vorschein, mit mürrischer und störrischer Laune. Der Patient verabscheut das Leben und wird **boshaft** gegen andere. Er hat ein streitsüchtiges Wesen, und weil er erwartet, dass andere tun, was er sagt, fühlt er sich beleidigt oder gekränkt, wenn dies nicht der Fall ist. **Hass** oder Verachtung überkommen ihn, nur **weil andere nicht seiner Meinung sind.** Er will nicht angesprochen werden, er hat eine Abneigung dagegen, Fragen zu beantworten, und gegen Gesellschaft überhaupt. Eine andere mögliche Reaktion bei einem solchen Menschen wurde bereits beschrieben: Er verlegt sich aufs Lamentieren, weil er sich nicht gebührend anerkannt fühlt.

Reizbarkeit, Eifersucht. Calcium-sulfuricum-Menschen sind **schnell gereizt und geraten leicht in Zorn.** Oft sind sie von sehr ungeduldiger und hitziger Wesensart, und sie scheinen immer in Eile zu sein. **Große Reizbarkeit** ist am **späten Nachmittag** und auch abends festgestellt worden, und auch „Reizbarkeit nach Koitus" ist ein Symptom, das beobachtet wurde. Ist er seinen Ärger und Zorn losgeworden, so gerät der Patient in einen Zustand totaler Erschöpfung und großer Schwäche.

Eifersucht ist ein starker Aspekt von Calcium sulfuricum. In dieser Hinsicht ähnelt die Arznei LACHESIS und SALICYLICUM ACIDUM; eine bösartige Eifersucht ist allen drei Mitteln eigen. Reizbarkeit und Eifersucht können fast **hysterische** Ausmaße annehmen.

Stimmungsschwankungen

Stimmungsschwankungen kommen bei Calcium sulfuricum häufig vor, besonders nachmittags und abends. Manche seiner Gemütszustände sind **morgens schlimmer, mit Traurigkeit beim Erwachen, abends hingegen werden die Patienten heiter,** sie machen sogar Späße und lachen laut heraus. Dieses Symptom wurde von Springer in seinem oben erwähnten Fistelfall als Leitsymptom benutzt und damit bestätigt, da es zur erfolgreichen Verordnung der Arznei führte. Die Arzneiprüfung hat für die Stimmungsschwankungen eine ganze Reihe an Zeitmodalitäten ergeben: „Gute Stimmung, am besten gegen 18 Uhr." „**Übergroße Fröhlichkeit am Nachmittag.**" „Sehr niedergeschlagen am frühen Abend, dann etwas heiterer, dann wieder trübsinnig." Auch die umgekehrte Reihenfolge wurde beobachtet: „Große **Unruhe am Nachmittag und Abend, traurig,** mag nicht reden; verdrießlich; **es verlangt ihn danach, zu weinen und elend, allein und unglücklich zu sein;** einigermaßen gutgelaunt am Morgen; die Stimmung ändert sich nicht plötzlich, aber der Umschlag erfolgt etwa zwischen 14 und 15 Uhr."

Diese Art von **weinerlicher Stimmung,** die ein allgemeines Merkmal des Mittels ist, paart sich oft mit düsterer Melancholie. Manchmal lässt sich der Patient leicht aus diesem Zustand herausreißen und in eine Unterhaltung einbeziehen. In anderen Fällen aber **sitzt er da und grübelt, vertieft in eingebildetes Unglück,** und weigert sich zu antworten; apathisch und gleichgültig, will auf keinen Fall gestört werden.

Manchmal besteht das Verlangen, etwas zu tun, aber es hält nicht lange an, wie ein Symptom von Hering zeigt: „**Zuweilen ein Verlangen, zu irgendeinem Zweck auszugehen; sobald sie sich aber anschickte, es zu tun, war das Verlangen verschwunden.**"

Ängste, Befürchtungen

Der Calcium-sulfuricum-Mensch befindet sich in einem Zustand steter **Besorgnis.** Er kann die ganze Zeit **schüchtern,** scheu und ängstlich sein, was eine Unterhaltung mit ihm sehr erschwert; außerdem hat er viele kleine Wahnvorstellungen, Grillen und seltsame Phantasien. Er leidet unter Anfällen extremer, bitterer Melancholie mit quälenden Befürchtungen, dass denen, die er liebt, etwas Schlimmes zustoßen könnte. Eine Vielzahl von **Ängsten** und Befürchtungen peinigt ihn: Angst um die Zukunft; Angst um sein Herz und seine Gesundheit im Allgemeinen;

Angst um sein Seelenheil; Furcht vor dem Tod; Furcht, dass ihn Unheil treffen könnte; wahnsinnig zu werden; vor Unglück. Angst und Furcht treten vor allem im Bett auf: abends oder **in der Nacht,** aber auch morgens beim Erwachen. **Nachts sieht er Schreckensvisionen, wenn er versucht zu schlafen.** In der Fieberhitze sind Angst und Furcht ebenfalls stärker, und der Patient **verzweifelt dann an seiner Genesung.** In der frischen Luft jedoch werden die Ängste geringer, wie auch viele andere Beschwerden des Arzneimittels **im Freien besser** werden.

Benommenheit, geistige Schwäche

Der Intellekt wird **träge.** Besonders **morgens beim Erwachen** und dann wieder abends besteht ein Zustand von **Benommenheit und Verwirrung,** ein Zustand, der auch durch geistige Anstrengung hervorgerufen werden kann. Diese Menschen können einen **plötzlichen Gedächtnisverlust** erleiden, sie können sich kaum erinnern, was sie gerade tun wollten. „Alte Probleme, die schon längst entschieden sind, kommen mir in den Sinn, und ich kann mich nicht an meine Entscheidung erinnern", ist ein Symptom, das bei einem Prüfer plötzlich nach dem Mittagessen auftrat. Mitten im angestrengten Nachdenken können die Gedanken plötzlich vollkommen entschwinden. Verhaspelt sich beim Sprechen und setzt Worte an die falsche Stelle. Diese Art von Benommenheit oder Verwirrung ist ebenfalls an der frischen Luft besser.

Zustände von **geistiger Schwäche** können auch von Gleichgültigkeit gegenüber der Umgebung begleitet sein, mit Abstumpfung der Sinne, einer Unfähigkeit, Entscheidungen zu treffen, Unentschlossenheit und sehr viel Ängstlichkeit. Abneigung gegen jede geistige Betätigung, Trägheit und Müdigkeit, manchmal verbunden mit Unruhe.

Allgemeinsymptome und Keynotes

- Calcium-sulfuricum-Patienten neigen im Allgemeinen zum Frieren, und sie erkälten sich leicht, besonders wenn sie **Zugluft,** Kälte oder nassem Wetter ausgesetzt sind. Gleichzeitig sind sie aber auch auffallend **wärmeempfindlich.** Bei Krupp oder ähnlichen Leiden haben sie ein **starkes Verlangen, sich aufzudecken,** und tatsächlich **bessert frische Luft ihren Zustand** (im Gegensatz zu HEPAR). Aber Wärme kann bestimmte Beschwerden auch bessern: so werden körperliche Schmerzen oft durch lokale Wärmeanwendungen gelindert. Dies gilt für Schmerzen von Fisteln und auch von akutem und chronischem Rheumatismus. Stehen verschlimmert die Schmerzen in den Gelenken.
- Überall in Brust und Kopf heftige Blutwallungen, Hitzewellen, Pulsieren, manchmal bis in die Extremitäten.
- **Trägheit, Mattigkeit, Schwäche** und **Müdigkeit** kommen häufig vor.
  - Den ganzen Tag sehr müde und benommen, könnte glatt einschlafen. Müdigkeit und Unruhe, mit Traurigkeit. Zittrige Schwäche; verlangt nach Aufputschmitteln, um sie zu überwinden. Die Müdigkeit kann mit einer gewissen Steifheit und schmerzhaften Starre verbunden sein, besonders in den Muskeln der Extremitäten.
  - Extreme Müdigkeit zwischen 10 und 12 Uhr; unerträgliche Abgespanntheit am Nachmittag, nach einem Mittagsschlaf, fühlt sich vollkommen elend, schwach und matt. Große Erschöpfung nach dem Erwachen aus einem schrecklichen Traum.
- Calcium-sulfuricum-Menschen sehen oft sehr **blass** aus und neigen zur Korpulenz. Aber mit ihrer Tendenz zu vielerlei Hauterkrankungen können sie, Margery Blackie zufolge, auch die rauhe rote Haut von SULFUR haben. Laut Candegabe neigen sie zu teigiger Fettleibigkeit, haben häufig eine gebeugte Körperhaltung und breite Hände mit langen Fingern.
- Calcium sulfuricum hat sich als besonders nützlich erwiesen in Fällen, wo die Konstitution infolge von Alkoholismus ruiniert war.
- Mangel an Reaktionsfähigkeit ist ein allgemeines Merkmal von Calcium sulfuricum. Wenn sorgfältig gewählte Mittel nur kurze Zeit wirken, kann, neben SULFUR, TUBERCULINUM und PSORINUM, auch Calcium sulfuricum angezeigt sein.
- Springer empfiehlt, in Fällen von Drüsenschwellungen, die ungewöhnlich weich sind, an Calcium sulfuricum zu denken.
- Schlimmer: durch **Zugluft;** Berührung (aber, laut Clarke, ohne die extreme Berührungsempfindlichkeit von HEPAR); durch Kälte und Nässe,

aber auch durch **Wärme** in vielerlei Form: warme Räume, warme Umschläge, **Bettwärme,** Warmwerden oder Erhitzung. Nachts; auch beim Erwachen. Anstrengung (körperlich oder geistig).

- **Starkes Verlangen, an der frischen Luft zu sein, wo er sich besser fühlt.** Besser durch **Aufdecken,** Baden, Essen, lokale Wärme (körperliche Schmerzen).

Lokalsymptome

Schwindel Schwindel morgens beim Aufstehen, gelegentlich abends von neuem auftretend; **besser im Freien.** Schwindel mit tödlicher Übelkeit; bei schneller Bewegung des Kopfes. Beim Gehen schwindlig im Kopf; zu gleicher Zeit eine Schwäche und Beklemmung vom Kopf bis hinunter zum Magen. Schwindel mit Fallneigung. Epileptischer Schwindel.

Kopf Hitzewallungen im Kopf: morgens und abends; an der Stirn und am Scheitel. **Blutandrang zum Gehirn** tritt häufig auf, besonders abends und nachts; in einem warmen Zimmer; nach Stimulanzien; beim Husten; während der Menses oder **bei Ausbleiben der Regel.** Auch dieses Symptom ist wieder besser im Freien. Aber auch: Kälte des Kopfes, besonders am Scheitel.

Der Kopf fühlt sich an wie zusammengeschnürt, besonders die Stirn und der Hinterkopf. **Eine Empfindung um den Kopf, als hätte er seinen Hut auf;** griff hinauf, um ihn abzunehmen, aber er war nicht da. Schmerz um den Kopf herum, mehrmals vor dem Zubettgehen. Reißen um den ganzen Kopf herum, mit Übelkeit, beim Aufstehen vom Liegen; besser im Liegen. Aufstehen vom Liegen verursacht Pulsieren und verstärkt den Schmerz.

Viele hartnäckige chronische und periodische Kopfschmerzen sind durch Calcium sulfuricum geheilt worden.

- Die periodischen Kopfschmerzen setzen häufig **morgens** (beim Erwachen) oder **abends** (nach dem Abendessen) ein, und das Schmerzzentrum liegt oft **in der Stirn.** In den meisten Fällen werden sie **im Freien besser.** Periodische Migräne mit Übelkeit und Erbrechen.
- Einige Causae des Kopfwehs: von Erschütterung (Stoß); durch **Kaltwerden, aber durch kühle Luft gebessert; durch Erhitzung, schlimmer durch Erschütterung.**
- Fast alle Kopfschmerzen sind von Pulsieren begleitet. Krampfartiges pochendes Kopfweh, hauptsächlich in der Stirnregion, morgens.
- Viele Kopfschmerzen sind von drückender Art und werden schlimmer durch geistige Anstrengung (Lesen usw.).
- Einige weitere Modalitäten: Kopfschmerzen schlimmer vom Hochschauen, beim Bewegen des Kopfes, durch Geräusch, im Stehen, beim Bücken, durch Sonnenhitze, Reden, Waschen, kaltes Wetter; besser durch Druck.

Milchschorf mit eitriger Absonderung; mit gelben Eiterkrusten. Pickel, Pusteln, harte Schwellungen, Ekzeme erscheinen auf der Kopfhaut, häufig mit Eiterung und Grind- oder Krustenbildung, manchmal aber auch trockene Ekzeme. Die betroffenen Stellen können wund sein und manchmal brennen oder jucken. Starke Schuppenbildung und Tendenz zu Haarausfall.

Augen **Augenentzündung, mit Absonderung von dickem, gelbem Eiter;** schlimmer abends und nachts; besonders die Augenwinkel sind betroffen. Augen rot und heiß; rot wie rohes Fleisch; trüb, rot.

Keratitis und Konjunktivitis phlyctaenularis, mit vergrößerten Halsdrüsen. Eitrige Absonderung bei Ophthalmia neonatorum.

Calcium sulfuricum hat sich bei **Augenverletzungen** durch Fremdkörper bewährt, **wenn viel Eiter austrat und vom Organismus nicht absorbiert werden konnte.** In einem Fall hatte ein eingedrungener Holzsplitter eine Bindehaut- und Lidentzündung sowie den Verlust des Sehvermögens auf dem betroffenen Auge verursacht. Die Hornhaut war trüb, die vordere Augenkammer zwischen Hornhaut und Iris hatte ein dunstiges Aussehen, und fluktuierender Eiter war deutlich zu erkennen. HEPAR half nicht, aber Calcium sulfuricum führte zur vollständigen Absorption des Eiters, das Sehvermögen wurde wiederhergestellt und die Entzündung verschwand (Köck, bei Boericke und Dewey).

Tiefe Geschwüre auf der Hornhaut. Schneidender Schmerz im Augapfel, mit Schmerzhaftigkeit, als wären die Augen in den Kopf eingesunken, mit

Kopfweh. Schmerz im rechten Auge vom Schauen auf ein Blatt Papier.

Fissuren der Augenwinkel. **Brennen in den inneren Augenwinkeln.** Verklebte Lider am Morgen. Zucken der Augen und Augenlider, zuweilen mit vorübergehender Blindheit. Ausfallen der Wimpern.

Trüb- oder Nebelsehen. **Sieht einen Gegenstand nur zur Hälfte, spät abends.** Flimmern vor den Augen.

Ohren **Eiterabsonderung aus dem Mittelohr, der Eiter ist dick, mit Blut vermischt,** manchmal übelriechend; kann von Schwerhörigkeit und Ohrgeräuschen begleitet sein, wie **Singen oder Klingen.** Solche Symptome bestehen oft seit einer Scharlacherkrankung. Der **Gehörgang kann mit Eiter gefüllt sein; Abszesse im Gehörgang** sind eine wichtige Indikation für Calcium sulfuricum. Die Otorrhö kann, muss aber nicht von Schmerzen begleitet sein.

Tubenkatarrh. Mastoiditis.

Dunkelbraunes Ohrenschmalz; Ohrenschmerz besser, wenn es entfernt wird. Die **rechte Ohrspeicheldrüse ist wund;** besser beim Gehen im Freien. Pickel um das Ohr oder oben auf dem Ohr; empfindliche Schwellungen hinter den Ohren mit Eiterungstendenz.

Nase **Erkältet sich leicht und häufig, besonders durch Zugluft** (offene Fenster). Schnupfen mit **dickem, gelbem, klumpigem Sekret;** oft **eitrig** und **blutgestreift.** Kent merkt an, dass Calcium sulfuricum selbst hartnäckigste Fälle von Nasenkatarrh geheilt hat und dass die Fälle mit **einseitigen Beschwerden** am besten auf das Mittel angesprochen haben. Zum Beispiel: Gelblicher Schleim aus dem linken Nasenloch mit Tränen des linken Auges.

Es gibt zwei wichtige Modalitäten für den Schnupfen und das Niesen.

- Erstens **bessert auch hier oft der Aufenthalt im Freien.** Die Prüfungen ergaben Symptome wie: „Neigung zu Schnupfen und Niesen, verschwindet an der frischen Luft." „Sehr geringer Auswurf, aber starker Schnupfen, verschwindet im Freien und ist schlimmer im rechten Nasenloch."
- Zweitens übt **Baden oder Waschen, besonders mit kaltem Wasser,** einen starken Einfluss aus. Die Nasensekretion kann dadurch verursacht oder verschlimmert, aber auch gebessert werden: „Schnaubt immer gelblichen oder grünlichen Schleim aus der Nase, morgens nach dem Baden", aber auch: „Wundmachender Schnupfen im Freien, verschwindet bald, wenn er im Haus ist und nachdem er sich das Gesicht mit kaltem Wasser gewaschen hat." Letzteres Symptom zeigt, dass frische Luft auch verschlimmern kann.

Am Tage Stockschnupfen im linken Nasenloch, während das rechte weißen, wässrigen Schleim in kleinen Mengen absondert; nachts ist es umgekehrt: das rechte Nasenloch ist zu, das linke läuft.

Wässriger Schnupfen aus den vorderen Nasenöffnungen; die Choanen aber sind verstopft, er muss durch den Mund atmen.

Blutiger Schnupfen bei Säuglingen. Nasenbluten im Schlaf und täglich beim Waschen des Gesichts.

Verlust des Geruchssinns. Karies des Nasenbeins.

Beben oder Kribbeln an der Nasenwurzel, erstreckt sich zu den Wangen.

Gesicht Blasse und kränkliche Gesichtsfarbe, aber **viele Ausschläge** und auch **häufiges Erröten.**

Akne bildet **Krusten aus Eiter und Serum. Pickel und Geschwürchen** mit trockenen gelben Grinden, juckend. Pusteln; Herpes, Flechten; Furunkel an der Stirn; Ekzem; Lupus erythematoides. Viele Pickel unter dem Bart, die nach dem Kratzen bluten oder eine ölige, durchsichtige Substanz absondern.

Die Lippen können aufgesprungen sein, und gelbe, bläschenartige Geschwürchen zeigen sich dort, die bei Berührung brennend schmerzen.

Empfindung von großer Hitze in Gesicht und Augen, aber objektiv sind die Teile kühl; großes Verlangen nach und Besserung durch frische Luft. Schießende Nervenschmerzen in der rechten Gesichtshälfte.

Mund Trockener, heißer Mund. Geschwüre und Bläschen im Mund. Entzündung und Schwellung der Schleimhäute.

Wundheit an der Innenseite der Lippen, roh und brennend; am Gaumen, wie verbrannt, beim Mittagessen.

Hinten an der Zunge gelblicher Belag, einer Lage halbgetrockneten gelblichen Lehms gleichend. Schwellung und Entzündung der Zunge; wenn Eiterung einsetzt. Die geschwollene, steife Zunge macht das **Sprechen schwierig.**

Geschmack seifig, sauer, scharf oder bitter.

Calcium sulfuricum ist ein wichtiges Mittel bei **Zahnfleischabszessen und Wurzelspitzengranulom.** Geschwollenes, wundes Zahnfleisch; es blutet beim Zähneputzen. Die Zahnschmerzen werden sehr viel schlimmer, wenn man leicht über das Zahnfleisch streicht. Die Zähne sind empfindlich gegen kalte Luft und kaltes Wasser.

Hals Zu diesem Thema möchte ich Margery Blackies anschauliche Beschreibung zitieren: „Ein großes Halsmittel. Charakteristisch ist, dass es in der Lage ist, Infektionen herauszutreiben. Der ganze Mund ist trocken. In der Regel sieht der Mund vorne völlig sauber aus. Wenn man die Patienten jedoch bittet, den Mund etwas weiter zu öffnen, dann sieht man, dass der ganze hintere Bereich gelb belegt ist, mit einer Menge Sekret, das sie nicht loswerden. Sie haben Schmerzen beim Schlucken, es besteht eine Neigung zu Mandelvereiterung, und auch die Halslymphknoten werden schnell in Mitleidenschaft gezogen. **Vollheits- und Erstickungsgefühl, recht oft eine Art Lufthunger**, Durst auf kalte Getränke oder Verlangen nach Obst. Regelmäßig Verschlimmerung, wenn Heißes in den Hals gelangt …“

Einige Ergänzungen: Rachen und Hals geschwollen, rot, wund; Halsweh mit Vereiterung. Dicker, gelber Schleim wird von den hinteren Nasenöffnungen in den Hals gezogen. **Pflockgefühl im Hals. Tonsillitis** mit eiterndem Peritonsillarabszess.

Atmung, Brust, Herz Hartnäckige **Heiserkeit, besser im Freien.** Gefühl von Staub im Kehlkopf.

Erstickungsgefühle sind charakteristisch für Calcium sulfuricum, ebenso wie für HEPAR. **Krupp mit viel Erstickungsgefühl,** der Patient **wirft die Bettdecke von sich und verlangt nach Luft, die auch eindeutig bessert** – wogegen bei HEPAR Aufdecken und der leichteste Luftzug verschlimmern.

- Viel Schleim in den Atemwegen, **Katarrh mit dicker, gelber oder weißlicher, klumpiger Absonderung, oder mit eiterartigem Sekret. Reichliche Expektoration.** Auswurf von durchsichtigem Schleim früh am Tag, gelblich von etwa 12 bis 15 Uhr, gegen Abend dann wieder durchsichtig.
- Erschwertes Atmen: rasselnd und kurz; mit Giemen und Erstickungsanfällen, das Mittel kann daher bei Asthma angezeigt sein. Asthma oder Husten mit hektischem Fieber; eitriges, blutiges Sputum. **Asthmatischer Husten, kruppartig morgens beim Erwachen und nach der Mittagsruhe.**
- Viel Schleim in den Atemwegen, mit Rohheits- und Schmerzempfindung; Katarrh, der dick, klumpig, weiß-gelb oder eiterartig ist.

Enger, kurzer Husten, der ein Kratzen im Hals und eine Spannungs- oder Stressempfindung in Brust und Kopf hinterlässt. **Husten nach Baden; Husten oft besser in kalter Luft oder im Freien.**

Bronchitis mit gelbem, gelblich-grünem oder blutvermischtem Auswurf. Beklemmung und Rauheit der Brust; Brennen und Schwäche in der Brust. Brust wie gelähmt und wie roh hinter dem Sternum, mit Übelkeit am Vormittag, die einen Höhepunkt gegen 13:30 Uhr erreichte, in einem **kleinen, engen, überfüllten Raum,** vom Zuschauen bei einer Operation; danach tödliche Übelkeit und Schwindel; er schaffte es kaum auf die Straße, wo er sich nach etwa 15 Minuten besser fühlte.

Empyem, Eiteransammlung in der Pleurahöhle. Angst in der Herzgegend. Ängstliches Herzklopfen; nachts.

Magen Gesteigerter Appetit und Durst, bis hin zum **Heißhunger;** oder der Appetit fehlt ganz. Essen bessert den Zustand im Allgemeinen.

Verlangen: **grünes, saures Obst und Gemüse;** Tee und Wein; erfrischende Dinge, Salziges. Abneigung gegen **Fleisch,** Milch und Kaffee.

Übelkeit: mit Schwindel; bei Kopfweh; mit Schmerzen im Becken.

Bitteres oder saures Aufstoßen; nachts. **Anfällig für Verdauungsstörungen,** besonders nach dem Frühstück.

Schweregefühl im Magen und in der Brust morgens, besser nach dem Mittagessen. Schmerzen im und am Magen: Krämpfe; ein einzelner, schneidender Kolikspasmus im Magen geht dem Stuhlgang voraus; Wundheitsschmerz; wandernde Schmerzen in Magen und Bauch; Schmerzen vom Magen zur Leber; Kolik, vorübergehend gelindert durch Trinken kalten Wassers, mit Gefühl von Zusammenschnürung im Magen, gefolgt von Stuhlgang, danach viele Blähungen und Aufstoßen.

Abdomen Heftige Schmerzen in der Lebergegend. **Krämpfe und Kolik in den Hypochondrien;** den ganzen Tag, oder spät abends; **nachts, nach-**

dem er sich zur Ruhe begeben hat, mit großer Unruhe.

Blähungen, mit Auftreibung und Kolik. Faulig riechende Blähungen. Blähungen und Aufstoßen nach Baden.

Große Kälte im Bauch, mit Auftreibung. Scharfe, schneidende, schießende Kolik; nach Eiswasser (was für den Prüfer sehr ungewöhnlich war); mit Kollern; mit trüben Augen. Appendizitis. Gefühl am Unterbauch, als ob die Haut zu eng wäre, mit Schmerzen. Schmerzen in der rechten Beckenseite, gefolgt von Mattigkeit, Übelkeit und Magenschmerzen.

Rektum und Stuhl Calcium sulfuricum ist häufig bei **schmerzenden oder schmerzlosen Abszessen um den Anus mit anhaltender Eiterabsonderung** angezeigt. Auch **Analfisteln** sind eine wohlbestätigte Indikation. Analprolaps.

- **Jucken und Ameisenlaufen im Rektum.** Feuchtigkeit um den Anus, die Brennen und Jucken verursacht. Druck auf den Darm, wie zum Stuhl, und **Zusammenschnüren des Anus** nach dem Frühstück.
- Dem Stuhlgang können schneidende Kolikspasmen im Magen oder Bauch vorausgehen. Stühle mit starkem Tenesmus, mit wundmachender, beißender und brennender Empfindung am Anus während oder nach dem Stuhlgang. Große, harte Stühle, Tenesmus am Ende des Stuhlgangs, mit krampfhaftem Schaudern während der Entleerung, beißend-brennenden Schmerz am Anus hinterlassend.
- Chronische Verstopfung; schwierige, ungenügende Stühle.
- Diarrhö: Morgen- oder Abenddurchfall; von Wetterwechsel oder nach Genuss von Ahornzucker; mit Absonderung von Eiter oder blutigem Eiter. Calcium sulfuricum ist sehr nützlich bei **Durchfall von Kindern,** schlimmer, wenn sie noch so wenig gegessen haben, schmerzlos, unwillkürlich. Seit langem bestehende Diarrhö, Stühle von breiiger Konsistenz, belegte Zunge.
- Dysenterie, wenn der Stuhl aus eiterartigem Schleim besteht; kann mit Blut vermischt sein.
- Drängen zum Stuhl, morgens beim Erwachen; der erste Teil hart, der letzte Teil dünn.
- Stühle von heller Farbe; unverdaut.

Harnorgane Chronische Nephritis, mit starken Schmerzen in der Nierengegend Tag und Nacht, und reichlicher, schwächender Absonderung von Eiter mit dem Urin. Nephritis nach Scharlach. Calcium sulfuricum ist ein wertvolles Mittel für Blasenkatarrh, wenn reichlich gelber Eiter ausgeschieden wird. Harnröhrenabsonderungen: gelb, blutig, oft wie Nachtripper. Brennen in der Harnröhre beim Wasserlassen. Roter Harn bei hektischem Fieber.

Männliche Genitalien Abszess der Prostata. Spermatorrhö bei Impotenz.

Unangenehme Empfindungen in den Genitalien; Schmerzen in den Hoden wie gequetscht oder sonst wie verletzt; Ziehen im Samenstrang und in den Hoden, mit fast unwiderstehlichen erotischen Phantasien und Begierden. Hydrozele bei Jungen.

Weibliche Genitalien Die Menses kamen später und dauerten länger, die üblichen Symptome wie Kopfweh, nervöses Zucken, Krampfschmerzen, Schwäche waren schlimmer. **Abwärtszerren im Becken während der Menses,** wie von Uterusprolaps. Fibroide Tumoren der Gebärmutter. Geschwüre der Vulva; des Muttermundes.

Jucken in der Vagina nach den Menses, Schwellung der Schamlippen; Jucken der Genitalien während der Menses oder bei Fluor. Die Schamlippen sind wund, entzündet und eitern.

Fluor, dick, gelb oder weiß, klumpig; **blutig; brennend;** wundmachend.

Mastitis, wenn Eiter sich zu bilden beginnt oder während der Eiterung; auch wenn nach ausgedehntem Stillen Eiter abgesondert wird.

Rücken Schmerzhafte Steifheit an der Halsseite oder im Nacken. **Schwäche des Rückens, besonders in der Lendengegend.** Kent sagt, dass Calcium sulfuricum sich als wertvolles Mittel bei der Behandlung von Rückgratverkrümmungen in der Lendengegend erwiesen hat, die das Aufsetzen erschweren. **Schwäche des Kreuzes, nur spürbar in Rückenlage.** Schwäche des Rückens mit Steifheit der Hände und geschwollenen Fingern. Rückenschmerzen abends, nachdem der Patient sich zur Ruhe begeben hat, verursachen große Unruhe und Unbehagen.

Extremitäten Rheumatische Gelenkschmerzen. Jucken, oft brennendes Jucken der Haut an den Extremitäten; Pickel und Bläschen entstehen.

Zunehmende **schmerzhafte Steifheit** der Arme, Schultern und des Rückens, vom Vormittag bis in den späten Nachmittag. Besonders **die Schultern sind extrem steif und starr und schmerzen bei Berührung;** das An- und Ausziehen eines Mantels bereitet Schmerzen; schlimmer morgens und abends; besser im Freien und beim Gehen. Neuralgische Schmerzen in der Schulter, die in das Handgelenk und den Handrücken ausstrahlen.

Taubheit der Hände, mit klebrigem Gefühl. Schmerzhafte Krämpfe in der rechten Hand, mit Steifheit und Taubheit des kleinen Fingers. Die **Finger sind dick, geschwollen, steif, starr,** besonders **morgens;** auch am Nachmittag, mehr an der rechten Hand; ungeschickt und plump. Fingerglieder geschwollen. Kleiner Finger entzündet und geschwollen. Nach Verletzungen der Finger mit anhaltender Eiterung. Nagelgeschwür, wenn die Eiterung beginnt.

Hüftgelenksentzündung; in den Eiterungsstadien der Koxarthrose. Ischialgie. Schmerzhafte Steifheit in den Oberschenkeln, am schlimmsten am frühen Abend.

Mattigkeit der Knie nach dem Gehen, für gewöhnlich in den Waden verspürt. Die Innenseite des linken Knies ist sehr lahm, beim Bücken oder Schnellgehen.

Unterschenkel steif, schwach, berührungsempfindlich; Füße geschwollen und empfindlich. **Tiefe Geschwüre.** Margery Blackie sagt, dass Calcium-sulfuricum-Menschen fast immer **sehr kalte Füße haben,** bei Hitze überall sonst am Körper. Kalter, übelriechender Fußschweiß. Es sind aber auch heiße, brennende Füße beobachtet worden, mit starkem **Brennen und Jucken** der Sohlen. (Vergleiche die beiden Komponenten des Kombinationsmittels Calcium sulfuricum, CALCIUM und SULFUR.) **Schmerzende Hühneraugen; stechend, brennend.**

Schlaf Schläfrig am Tage; wach in der Nacht. Schlaflosigkeit durch hartnäckige Gedanken und Unruhe.

Schreckträume, gefolgt von Krämpfen. Träumte, sie hätte einen Krampf von Erschrecken; erwachte schreiend, sehr erschöpft. Träumte, er versuchte, einen Aal zu fangen und festzuhalten, und schaffte es nicht, weil seine Finger so steif waren.

Fieber, Frost, Schweiß **Hitzewallungen, Pulsieren, pochende Hitze;** als wäre er kurz vor einem Schweißausbruch, oder auch verbunden mit Schweiß. Hitzewallungen während des Essens. Das Mittel hat mehrere Fälle von chronischem Wechselfieber mit abendlichem Frost geheilt. Hektisches Fieber: durch Eiterbildung ausgelöst; bei Asthma und Husten; mit Brennen in den Fußsohlen.

Reichliches Schwitzen, durch die geringste Anstrengung; kalter und übelriechender Fußschweiß.

Haut Calcium sulfuricum hat zahlreiche Hautsymptome, was, wie Kent bemerkt, nach einem Studium seiner Komponenten CALCIUM CARBONICUM und SULFUR erwartet werden konnte.

- **Wunden** (Schnitte, Prellungen, Quetschungen usw.) **zeigen allgemein schlechte Heilungstendenz und neigen zur Eiterung.**
- Im Winter neigt die Haut dazu, nach dem Waschen rissig zu werden, besonders an den Händen.
- Die meisten Hautbeschwerden sind durch **Brennen, Jucken und sehr oft durch Eiterung gekennzeichnet.**
- Viele Hautsymptome sind bereits beschrieben worden. Eine kurze zusammenfassende Aufzählung: Flechtenausschläge überall am Körper, Psoriasis, **Lichen;** Pemphigus foliaceus; Eiterpusteln, **Akne;** Ekzeme bei Kindern, Milchschorf; Furunkel, Karbunkel; eiternde Verbrennungen, Verbrühungen, Frostbeulen; **Geschwüre, die dicken gelben oder blutigen Eiter absondern; Abszesse; eiternde Fisteln; Hidradenitis suppurativa, Schweißdrüsenabszesse,** besonders in den Achselhöhlen; Zellulitis, Phlegmone; Urticaria usw.

Margery Blackie hält Calcium sulfuricum für „das beste aller Aknemittel, es sei denn, es gäbe starke Indikationen für ein anderes Mittel". Die Läsionen heilen langsam. Der Teint kann blass, gräulich oder bleifarben sein; nichtsdestotrotz kann die Haut auch ein raues, rotes Erscheinungsbild haben wie bei SULFUR.

Calendula officinalis

Essenzielle Merkmale

Calendula ist für **Risswunden,** was ARNICA für Prellungen ist. Beide gelten als spezifische Heilmittel für **Verletzungen** (ebenso wie LEDUM, BELLIS PERENNIS und einige andere Arzneien). Wenn die Haut bzw. das betroffene Organgewebe nicht zerrissen ist und das Trauma nur einen Blutaustritt ins Gewebe bewirkt hat, ist ARNICA angezeigt. Wenn aber eine Risswunde der Haut oder ein Einriss eines Organs vorliegt und ein Entzündungsprozess einsetzt, dann ist Calendula das Mittel der Wahl – allerdings nicht immer, denn die Verletzungen müssen bestimmte charakteristische Merkmale der Arznei aufweisen, wenn das Mittel wirken soll.

Folgen von Verletzungen, Entzündung

Ein wichtiges Merkmal von Calendula ist, dass die im Falle einer Verletzung, Entzündung oder Geschwürbildung empfundenen **Schmerzen sehr heftig sein können und oft in keinem Verhältnis zum Ausmaß der Verletzung stehen.** Auch der Allgemeinzustand des Patienten wird stark beeinträchtigt: **allgemeine Schwäche,** die wiederum **sehr viel größer** sein kann, **als man es vom Grad der Verletzung her erwarten würde.** Die Erschöpfung kann auch durch starken Blutverlust aus dem verletzten Organ bedingt sein, oder durch Entzündungen mit schwächender Eiterung und drohender Sepsis; aber Schwäche und Schmerzen sind auch dann übermäßig, wenn die Wunde gar nicht so schlimm ist. In diesem Zustand heftiger Schmerzen und Schwäche kann dem Patienten auch übel werden. Das physische Trauma hat auch noch andere Folgeerscheinungen: **Fieberfrost** ist ein ausgeprägtes Merkmal, und wie die Prüfung gezeigt hat, treten viele Symptome während des Frostes auf; auch Fieber und Kopfschmerzen können zu den Folgen einer Verletzung gehören.

Calendula kann bei **Verletzungen der Muskeln und Sehnen** angezeigt sein (in Fällen, wo normalerweise BRYONIA oder RHUS TOXICODENDRON gegeben wird), auch wo heftige Entzündungen eintreten und die Symptome nach BRYONIA aussehen, BRYONIA aber nicht hilft. Der Schmerz ist **schlimmer bei Bewegung des betroffenen Körperteils** und **gelindert, wenn der Patient vollkommen still liegt.** Die verletzte Stelle ist **empfindlich gegen Berührung,** die Wunde schmerzt auch noch nach dem Verbinden. Aber wir beobachten bei Calendula auch eine **Besserung durch Umhergehen;** außerdem eine **Verschlimmerung durch nasses Wetter** (wie RHUS TOXICODENDRON) bei Schmerzen, die **anfallsweise** auftreten (LACHESIS).

- Bei Verletzungen fördert Calendula (äußerlich angewandt, aber auch oral gegeben) eine gesunde Granulation und primäre Wundheilung, ohne entstellende Narbenbildung.
- Die **granulationsfördernde Wirkung** hat dazu geführt, dass Calendula bei überschießender Wucherung von Granulationsgewebe („wildes Fleisch“) und bei Narbenkeloiden verwendet wurde. In solchen Fällen ist es besonders dann angezeigt, wenn das Narbengewebe am Trommelfell situiert ist und das Gehör beeinträchtigt.
- Cooper hat gezeigt, dass Calendula eines der besten Mittel bei **Schwerhörigkeit oder Taubheit durch Narbengewebe auf dem Trommelfell** ist. Er hat das Mittel auch erfolgreich in Fällen von Schwerhörigkeit mit unterdrückten Hautausschlägen in der Vorgeschichte eingesetzt. Seine wichtigsten Modalitäten waren dabei: **Taubheit schlimmer bei nassem Wetter und vom Trinken.**

Konstitutioneller Calendula-Zustand

Der konstitutionelle Calendula-Zustand zeigt einen Menschen mit **geschwächten Abwehrkräften,** der sich häufig erkältet und leicht müde wird – geistig, emotional und körperlich –, der extrem nervös, reizbar und schreckhaft ist, sehr empfindlich gegen Geräusche, bei denen er hochfährt. Er vermittelt den Eindruck eines schwachen und angsterfüllten Menschen. Jede schwierige Situation, jede Belastung löst bei ihm Panik aus. Eine **Furcht, dass etwas Schlimmes passieren wird** (wie bei CAUSTICUM oder PHOSPHORUS), beherrscht ihn, „ein Gefühl, als ob ein überwältigendes Unglück über mir lauern würde, so stark, dass es so gut wie unerträglich ist“, wie ein Prüfer es ausgedrückt hat, und diese Angst macht ihn sehr **unruhig.** Calendula-Patienten sind sehr **empfindlich** und reagieren verärgert und gereizt, wenn sie angegriffen oder beleidigt werden. **Mürrische und verdrossene Stimmung,** die mit

Angst und Besorgnis verbunden sein kann, **besonders bei Fieberfrost,** oder aber mit einem schläfrigen, traumartigen Zustand. Der psychische Schmerz ist so heftig, dass er ganz und gar unerträglich werden kann, mit Qual und Verzweiflung, und daher kann der Kranke sich schließlich in einen Zustand der Gleichgültigkeit flüchten und wie verhärtet wirken. (In diesem Kontext ist es interessant, dass Calendula erfolgreich in Fällen angewendet wurde, bei denen die Haut der Hände und/oder Fußsohlen verdickt, hart und schwielig war.)

Bei einem Baby verursachte Calendula Schreien, Zucken der Hände und des Gesichts, mit kolikartigen Schmerzen (offenbar durch Blähungen). Das Kind hatte sogar Krämpfe, mit starrem Blick, und erbrach Milch mit Schleim. Diese Symptome waren mit der erwähnten extremen Unruhe und Geräuschempfindlichkeit verbunden. Ein weiteres Symptom war eine deutliche Gelbtönung der Haut und auch der Stühle („von der Farbe der Ringelblume"). Laut Clarke, der von dieser unfreiwilligen Prüfung berichtet, sind Fälle von **Gelbsucht** erfolgreich mit Calendula behandelt worden. **Starke Reizbarkeit,** die, wie viele Symptome dieses Mittels, **während des Frierens schlimmer** wird, kann ein Charakteristikum in diesen Fällen sein.

Allgemeinsymptome und Keynotes

In den meisten Fällen wurde das Mittel äußerlich als Lösung (meist heiß) der Tinktur oder der Potenz angewandt, es ist aber auch oral verabreicht worden (in Tinktur oder Potenz), entweder ohne äußerliche Applikation oder um deren Wirkung zu unterstützen.

- Calendula ist als Wundheilmittel wohlbekannt, besonders bei **Risswunden mit Gewebsverlust,** bei **eiternden Wunden und Geschwüren;** bei **Knochenbrüchen,** besonders wenn sie **kompliziert** sind und langsam heilen; Folgen von Stoß, Schlag oder Sturz; Dekubitus; Verbrennungen. Jahr, der sich im blutigen Jahr 1849 in Paris aufhielt, wandte das Mittel bei mehreren Opfern von **Schussverletzungen** mit Trümmerfrakturen an; Gliedmaßen, die andernfalls amputiert worden wären, konnten mit Calendula gerettet werden.
- Entzündungen infolge mechanischer Traumata (Ophthalmie usw.). Nützlich auch nach **chirurgischen Eingriffen, nach Dammriss bei der Geburt;** Clarke weist darauf hin, dass „die Applikation eines mit heißer Calendula-Lösung getränkten Schwammes nach der Entbindung der Patientin größte Erleichterung bringt".
- Wenn Wunden nach **Zahnoperationen** (Extraktionen usw.) sich nicht rechtzeitig schließen und die Blutung anhält. Die bemerkenswerte Fähigkeit des Mittels, **Eiterung, Sepsis und Gangrän zu verhindern,** ist oft bestätigt worden.
- **Neuritis** als Folge von Risswunden.
- **Blutige und seröse Infiltrationen der Zellgewebe** in offenen Wunden und Geschwüren (Sugillation, Suffusion) werden ebenfalls als Indikationen genannt.
- Auch in manchen Fällen von Karbunkeln wirkt es prompt, indem es Schmerzen und Fieber dämpft.
- Bei schlechter Vernarbung oder überschüssiger Narbengewebebildung, Keloiden, Schwäche und anderen Folgen schlecht verheilter Verletzungen oder Geschwüre hat Calendula gute Wirkungen erzielt.
- Andere Indikationen, bei denen Calendula mit gutem Ergebnis verordnet wurde: Lähmung nach Schlaganfall; Rheumatismus, der bei Bewegung schlimmer wird; chronisches Erbrechen; Menstruationsstörungen, insbesondere Ausbleiben der Regelblutung und dadurch bedingte Beschwerden; und anderes mehr. „Äußerlich aufgelegt und als Bähung (Umschlag) sollen vorzüglich die Blumen … Zahn- und Kopfweh stillen" (Hahnemanns Apothekerlexikon).
- Ein allgemeines Merkmal ist **große Anfälligkeit für Erkältungen, besonders bei feuchtem Wetter.** Katarrhalische Leiden.

Lokalsymptome

Kopf **Risswunden der Kopfhaut.** Komplizierte Schädelbrüche.

Benommenheit des Kopfes, wie bei einem Kater. Schwere des Kopfes morgens, wie nach einer langen Krankheit.

Dumpf drückende Empfindung, besonders im Hinterkopf. Stirnkopfschmerz nach dem Essen, mit Hitzegefühl in der Stirn. Fliegende Hitze in der Stirn, abends.

Augen **Traumatisch bedingte Ophthalmie mit Eiterung** (z. B. durch einen Fremdkörper im Auge); Konjunktivitis, Iritis, Keratitis. Riss- oder Schnittwunden der Augen. Nach Augen- oder Lidoperationen, um Entzündung und Eiterung zu vermeiden. Verletzungen der Lider und Augenbrauen, die schlecht behandelt worden sind und eitern. Bei der Prüfung von Franz ergab sich das folgende Symptom: „Das Weiße in den Augen ist entzündet, bei drückenden Kopfschmerzen bald der Stirne, bald der Schläfe im Liegen, aber nicht im Sitzen und Stehen."

Blennorrhö aus dem Tränensack. Trockenheit und Beißen der Lidränder, wie von Rauch. Gelbsehen.

Ohren **Schwerhörigkeit oder Taubheit,** mit **Narbengewebe auf dem Trommelfell.** Manchmal finden sich in der Vorgeschichte Otorrhö und unterdrückte Ekzeme. In einem Fall von Schwerhörigkeit war nach Unterdrückung eines Ekzems eine Verdickung der Epidermis am Handrücken zurückgeblieben, und dies war entscheidend für die Wahl von Calendula.

Das **Gehör** kann **besser in einer lauten Umgebung** sein, auch **beim Fahren im Zug oder Bus.** Entfernte Geräusche werden besser gehört. **Schlimmer, wenn die Luft feucht und schwer ist; vom Trinken.** Schlimmer bei Erkältung oder Müdigkeit. **Baden** kann Schwerhörigkeit auslösen. Kann nicht zwei Menschen gleichzeitig sprechen hören, ist unfähig zu unterscheiden, woher der Schall kommt.

Nase Schnupfen in einem Nasenloch; mit viel grüner Absonderung. Heftiges Niesen.

Gesicht „Blaues Auge", durch Blutaustritt ins Gewebe nach einer Verletzung. Gesicht aufgedunsen und geschwollen, besonders unter den Augen.

Nachdem er einen Teelöffel der Tinktur eingenommen hatte, erlebte Price dies: „Sofort das Gefühl, als wären die Lippen geschwollen; von den Lippen breitete es sich zu den Nasenflügeln aus und -gewann schnell an Intensität. Nach einer Stunde waren die Lippen stark geschwollen und die Pupillen erweitert…"

Mund und Hals **Nach Zahnextraktionen oder -operationen,** die Risswunden im Zahnfleisch zur Folge hatten.

Verbrennungen auf Lippen und Zunge, Verbrühungen der Mundschleimhaut; Zunge trocken, rot und eingerissen. Verbrühungen des Halses, mit Substanzverlust.

Die **Unterkieferdrüsen** sind geschwollen und schmerzhaft bei Berührung, wie geschwürig, auch die Achsellymphknoten schmerzen bei Berührung. Oder: Die Unterkieferdrüsen schmerzen wie geschwollen bei Berührung und verursachen noch außer derselben spannenden Schmerz, der besonders beim Schlucken zum Drücken im Hals wird. Oder: In den Drüsen hinter dem linken Ast des Unterkiefers herauf ziehend spannender Schmerz, **bei Bewegung des Kopfes.**

Ein Fall von **heftigem Zahnschmerz,** der als akute Pericoronitis diagnostiziert worden war, wurde mit einer einzigen Dosis Calendula C 200 (oral verabreicht) erfolgreich behandelt. Die Symptome waren: Starke Schmerzen in den Muskeln und im Knochen des linken Unterkiefers; schlimmer nachts; Schmerz strahlt zum linken Ohr aus; Müdigkeit, Schwäche und Übelkeit; allgemeine Verschlimmerung durch Wärme. Calendula wurde aufgrund eines Ratschlags verschrieben, den der behandelnde Homöopath bei einem Workshop erhalten hatte: dass das Mittel bei allen septischen Zuständen in Betracht zu ziehen sei, bei denen keine andere Arznei indiziert ist (Gregory Pais, *Simillimum,* Winter 1991, S. 82).

Vor dem Essen bitterer Geschmack des Schleimes im Hals; das Essen schmeckt aber normal.

Husten, Brust Husten mit Heiserkeit und grünem Auswurf; mit Auftreibung des Leistenrings.

Ziehendes Drücken in der linken Brustseite und auf dem Brustbein, mit Stichen in der rechten Brustseite. Drücken und Beklemmung auf der linken Brustseite, abends im Bett.

Magen **Sodbrennen mit Gänsehaut** ist ein eigentümliches Symptom dieser Arznei. Flaues Gefühl; Anwandlungen von **Übelkeit. Übelkeit wird in der Brust verspürt.** Chronisches Erbrechen: nach einer Erkältung; mit Kardialgie, hektischem Fieber und Abmagerung; mit Schmerzen in der Uterusregion; nach vorausgegangener Diarrhö. **Auftreibung des Epigastriums.**

Abdomen Im Gehen **ein bohrender und wühlender Schmerz tief in der Nabelgegend.** Stumpfe, grobe Stiche in der Mitte der rechten Bauchseite bei Bewegung, die in der Ruhe vergingen.

Enteritis durch Fremdkörper. Ständige Schmerzhaftigkeit der Bauchdecke und Empfindlichkeit in der linken Iliakalregion, mit häufigen, fast ausschließlich aus Schleim bestehenden Stühlen.

Rektum und Stuhl Stuhlgang nach vorhergegangenem Kneifen und Angst im Unterleib, unter Fieberfrost. Verstopfung: mit Blähungen, presst, hat aber keinen Stuhlgang; durch Retroversio uteri. Diarrhö: mit Blähungen; den Anus wundmachend; mit Erbrechen.

Harnorgane Verletzung der Blase **nach einer Operation. Reißen in der Harnröhre während des Fieberfrostes.**

Häufiges Wasserlassen mit Ausscheidung eines weißen, wasserhellen Urins, der sehr heiß ist und brennt. Urin dunkel, übelriechend. Clarke erwähnt, dass **Schwierigkeiten beim Wasserlassen,** wie sie bei alten Männern sehr verbreitet sind, für einige Tage ganz beseitigt waren, nachdem der Betroffene ein paar Minuten lang ein Blatt der Ringelblume (Calendula) gekaut hatte.

Männliche Genitalien Mechanische Exkoriation der Schleimhaut des Präputiums nach Koitus; in zwei Tagen geheilt durch eine Lösung von Calendula C 200, hergestellt aus ein paar in Wasser gelösten Globuli (*Journal of Homœopathic Clinic,* Bd. 4, S. 116).

Weibliche Genitalien Anschwellung und Verhärtung des Uterus; mit Spannen und Zerren in den Leisten; Vollheits- und Schweregefühl im Becken; Menorrhagie; Verstopfung durch gelegentliche Retroversio uteri; Schmerz bei plötzlichen Bewegungen. Prolaps. Ausbleibende Monatsblutung; mit Husten.

- **Ulzeration des Muttermundes;** mit übelriechendem Fluor. **Kondylome am äußeren Muttermund.** Calendula ist sogar bei Uterus- oder Brustkrebs angewandt worden.
- Calendula ist hilfreich bei Einreißen der Zervix und des Damms während der Entbindung, oder zur Behandlung der verletzten Gebärmutter nach einem Kaiserschnitt.
- **Entzündung der Genitalien nach Koitus.** Entzündung der Vulva infolge von Schnitt- oder Risswunden.
- Reichliche, übelriechende, wässrige Absonderung aus der Vagina, mit großer Erschöpfung, nach Zangengeburt.
- **Wunde und rissige Brustwarzen.** Knoten in der Brust.

Äußerer Hals und Rücken Drückend-reißender Schmerz zwischen den Schulterblättern. Drückender Schmerz unter der rechten unteren Schulterblattspitze mit der Empfindung, als wäre alles geschwürig und zerschlagen.

Rheumatisch ziehender Schmerz in der rechten Halsseite, der sich beim Beugen des Halses zu dieser Seite und beim Heben des rechten Armes verschlimmert und bis zur Schulter erstreckt.

Extremitäten Ziehend-drückendes Spannen in Händen und Fußgelenken, in der Ruhe. Schmerz wie zerschlagen an der Außenseite der Knie, im Sitzen. Brennender, reißender Schmerz oben auf der Wade, im Sitzen. Ziehend-krampfartiger Schmerz am inneren Rand der Fußsohle, im Sitzen. **Gefühl von Müdigkeit und Erschöpfung in den unteren Extremitäten;** kalte Hände und Füße.

Ulcus cruris varicosum. Tiefe, gezackte Geschwüre mit häufig auftretenden **furchtbaren Schmerzen,** reichlicher Eiterung und scheußlichem Gestank der Absonderung (CALCIUM SULFURICUM).

Schlaf In der Nacht liegt er sehr unruhig, keine Lage bringt ihm Ruhe, immer wieder wacht er auf, muss öfters Urin lassen und trinkt viel. **Beim Einschlafen das Gefühl, aus der Höhe herabzufallen.**

Fieber, Frost, Schweiß Die Frost- und Fiebersymptome aus der Prüfung von Franz sind sehr auffallend, markant und zahlreich:

- **Den ganzen Morgen fröstelig, und sehr empfindlich gegen Zugluft.**
- **Fast alle Symptome treten mit dem Fieberfrost auf.** Gemüt während des Frostes ängstlich, mürrisch und besorgt. Den ganzen Vormittag Fieber-

C

frost in Händen und Füßen ohne Durst; dabei ziehend-drückende Schmerzen durch den ganzen Körper; die Rippen tun weh wie zusammengedrückt und zerschlagen, wenn er einige Zeit gesessen hat.

- Während die Haut warm anzufühlen ist, empfindet er Schauder und eine Art Gänsehaut.
- Bei Schauder im Rücken Drücken an der letzten wahren Rippe links mit Bewegungen in der Magengrube und im Unterleib, als würde er ohnmächtig.
- Nachmittags Hitze, mit unterlaufendem Schauder und häufigem Durst, aber Trinken verursacht jedes Mal Schauder und Schüttelfrost.
- Gegen Abend Hitzegefühl in den sonst kalten Händen und im ganzen Kopf, mit unterlaufendem Schauder, er hat keinen Durst und fast eine **Abscheu vor dem Trinken.**
- **Abends im Bett große Hitze,** fängt an zu schwitzen, besonders die Füße brennen stark und schwitzen.
- Den ganzen Vormittag große Hitze, mit **viel Schweiß,** flaues Gefühl auf der Brust, die Schultern sind sehr heiß.

Haut **Gelbtönung der Haut;** Gelbsucht. Traumatisches Erysipel.

Alte, vernachlässigte Wunden, die zu stinken anfangen. **Hautverdickungen,** schwielig, besonders an Handrücken oder Fußsohlen. **Keloide. Beschwerden durch schlechte Vernarbung oder überschüssiges Narbengewebe.**

Einige Fälle haben gezeigt, dass Calendula einen vorteilhaften Einfluss auf Hautkrebs haben kann (maligne Epitheliome usw.).

Camphora

Essenzielle Merkmale

Camphora ist so wirkungsvoll, dass es die meisten unserer Arzneien antidotiert. Man sollte Kampfer nicht in der Nähe anderer homöopathischer Mittel aufbewahren und ihn meiden, während man in homöopathischer Behandlung ist.

Diese Eigenschaft von Camphora ist kein Zufall, denn die Arznei hat einen tiefgreifenden Einfluss auf die Lebensprozesse im Körper. Camphora hindert das Blut, zur Peripherie zu gelangen: zum Kopf, zu den Extremitäten oder auch zum Penis. Es verursacht **Kollaps** (infolge des Blutmangels im Gehirn), das **Raynaud-Syndrom** (Blutleere in Händen und Füßen, weil das Blut aufgrund von Spasmen der Blutgefäße nicht die Peripherie erreicht) oder **Impotenz** (aufgrund der Tatsache, dass die Blutzufuhr unterbrochen ist) – in der Form, dass der Koitus für eine Weile normal verläuft, dann aber plötzlich die Erektion verlorengeht. Dies sind einige der pathologischen Zustände, an die wir bei Camphora denken sollten.

Die Ergebnisse von Prüfungen und klinischen Erfahrungen mit Camphora lassen sich in einer Trias zusammenfassen: **extreme Kälte, Kollaps, Krämpfe** (insbesondere tonische Krämpfe). Aus diesen Symptomen erklärt sich die wohlbekannte prompte Heilwirkung des Kampfers bei Ohnmachten und Kreislaufzusammenbrüchen.

Äußere Erscheinung

Vom Erscheinungsbild her präsentiert sich ein Camphora-Patient als eine Person mit Kälte der Körperoberfläche, vor allem der peripheren Teile, des Gesichts, besonders der Nase; das Gesicht ist blass und eingefallen, vielleicht auch bläulich (zyanotisch). Der Mund und selbst die **Zunge sind ebenfalls kalt,** und der Atem scheint aus einem dumpfen Keller zu kommen, oder gar aus dem Grab … Trotz dieser Kälte besteht Verlangen nach eiskaltem Wasser, und der Durst kann enorm, praktisch unstillbar sein. Das eigentümliche Syndrom, das Camphora in solchen Fällen indiziert, ist ein **Zustand von plötzlichem Kollaps, bei dem der Körper eiskalt ist und der Patient es dennoch ablehnt, zugedeckt zu werden.** Wird er trotzdem zugedeckt, leidet er oft unter der Hitze und schwitzt stark. Kent beschreibt dies für Fälle von Hitzewallungen in der Menopause: „Die Gliedmaßen und das Abdomen sind sehr kalt, sie leidet unter der Kälte, wenn sie aufgedeckt ist, und schwitzt stark, wenn sie zugedeckt ist. Sie kann es nicht ertragen, sich zuzudecken, um ihre Gliedmaßen zu wärmen, obwohl ihr so kalt ist." Andererseits kann auch ein Zustand von **brennender innerer Hitze auftreten, mit großer Angst und**

Schweiß, und dann **lehnt der Patient jede Entblößung des Körpers ab.** Ihm ist es entweder zu warm oder zu kalt: Wenn er drinnen ist, will er, dass die Fenster geöffnet werden, will etwas Kaltes spüren; wenn er draußen ist, ist es ihm zu kalt. Der **Kreislauf scheint aus den Fugen geraten.** Es ist, als könnte die natürliche Reaktion der Blutgefäße auf Temperaturänderungen, die Konstriktion oder Dilatation der Gefäßwände, nicht stattfinden. Kent liefert eine sehr eindrucksvolle Beschreibung davon, wie dieses eigentümliche Phänomen aussehen kann: „Der Camphora-Kranke ist in der Pflege ein höchst schwieriger Patient: nichts und niemand kann es ihm recht machen. Wenn sich etwa eine Blasenentzündung entwickelt, ist dieser Bereich ungemein schmerzhaft und empfindlich, und durch den schockartigen Einfluss der Schmerzempfindungen gerät der Patient in einen wahnartigen Zustand. Dann kommt die Kälte, und der Patient möchte die Bettdecken forthaben; es verlangt ihn nach kalter Luft, die Fenster sollen geöffnet werden; doch bevor man diese Wünsche erfüllen kann, überkommt ihn schon wieder eine Hitzewelle: auf einmal möchte er zugedeckt sein, die Heizung soll aufgedreht werden, und er verlangt eine Wärmflasche. Bald geht auch dieses Stadium vorüber, und wenn die Schwester gerade die Wärmflasche bringt, soll sie schon wieder die Fenster öffnen, und alles soll kalt sein. Man sieht sofort, dass es sich hier um ernste Fälle handelt …"

Camphora-Pathologie

Wir können uns vorstellen, dass Camphora eine plötzliche Erweiterung der Blutgefäße bewirkt, sodass zu viel Blut zur Peripherie gelangt – und dann ziehen sie sich plötzlich zusammen und schneiden die Blutzufuhr fast völlig ab, was zu Kollaps und Kälte führt.

Ganz sicher ist der Camphora-Zustand ein **Zustand der Gegensätze,** nicht nur was die Wärmeregulation anbetrifft. Eine analoge Situation finden wir auch auf der **emotionalen Ebene.** Beim geringfügigsten Anlass, bei der geringsten Entzündung oder dem leichtesten Schmerz reagiert der Patient mit extremer Erregung, dann mit Reizbarkeit, die bald in eine Art Raserei übergeht. Die Patienten können sich nicht beherrschen und wissen überhaupt nicht, was sie wollen. Zustände von extremer Reizbarkeit, von Raserei oder gar gewalttätigem Verhalten – und wenn diese Phase vorüber ist, gleitet der Patient nicht etwa sanft in einen Normalzustand, nein, er fällt ins andere Extrem, sieht vollkommen erschöpft aus, beinahe kollabiert, ist kalt am ganzen Körper, man kann ihm keinerlei Reaktion entlocken, er scheint nichts zu fühlen, alle Sinnesempfindungen scheinen blockiert. Selbst der **Tastsinn kann verloren sein,** die Haut ist kalt und unempfindlich wie Marmor.

SECALE CORNUTUM ist ein Mittel, das Camphora in gewisser Weise ähnelt, weil es ebenfalls das Verlangen hat, sich bei Kälte aufzudecken, aber bei Camphora vermischen sich oft die Phasen von Hitze, Kälte, Raserei und Schmerzen. Unerträgliche innere Hitze kann z. B. mit extremer objektiver Kälte der Körperoberfläche einhergehen. Dieses Bild der „verrückten" und merkwürdigen Symptome und Modalitäten wird vervollständigt durch ein weiteres Leitsymptom, das fast unerklärlich scheint. Nachdenken über die bestehenden Beschwerden hat einen starken Einfluss auf den Zustand des Patienten, was auch für andere Mittel keineswegs ungewöhnlich ist. Aber in den meisten anderen Fällen verschlimmert dieses Nach-denken, wohingegen der Camphora-Patient sich für gewöhnlich **besser fühlt, wenn er an seine Beschwerden denkt** – eine merkwürdige Modalität, die erstmals in Hahnemanns Prüfung beobachtet wurde.

Die Intensität und Plötzlichkeit des Leidens bei Camphora kann man vielleicht besser verstehen, wenn man an den Ruf denkt, den sich das Mittel bei der **Heilung der Cholera** erworben hat, wenn die Symptome übereinstimmten. Ein solcher Cholerazustand kann so aussehen: **Plötzlicher Kräfteabfall, tödliche Kälte am ganzen Körper,** die sehr bald nach der Infektion auftritt, **hoffnungslose Mutlosigkeit und Angst,** die sich in allen Gebärden ausdrückt, **Krampfschmerzen und Zuckungen der Muskeln, besonders der Waden,** später dann heftiger, entkräftender Durchfall und Erbrechen, schließlich Kollaps, und dies alles **innerhalb eines kurzen Zeitraums von 24 bis 48 Stunden.** Nach Hahnemann und anderen homöopathischen Autoren war Camphora indiziert, wo Kälte und tonische Krämpfe vorherrschten, während die Stadien der wiederholten reichlichen Entleerungen oft nach anderen Mitteln, wie z. B. CUPRUM, verlangten.

Krankheitsbilder

Camphora kann bei verschiedenen Krankheiten und krankhaften Zuständen angezeigt sein, meist bei akuten, aber auch bei chronischen Leiden.

- Es ist z. B. eines der Mittel, die wir bei Erkältungen und grippalen Infekten anwenden, wenn der Patient **sehr empfindlich auf kalte Luft reagiert** und die Kälte des ganzen Körpers, objektiv wie subjektiv, extrem ist, mit Frösteln und Niesen, aber einer Abneigung gegen Zudecken.
- Wir verwenden Camphora aber auch bei allen Arten von schweren Entzündungen: Meningitis, Entzündungen der Harnwege, des Darms, der Leber, der Augen usw. Bei Zystitis ist der Verlauf so heftig, dass der Fall nach CANTHARIS aussieht, mit **heißem Brennen in der Harnröhre, Strangurie, Tenesmus des Blasenhalses,** mit blutigem Urin, der nur tropfenweise kommt – aber die Kälte des Körpers unterscheidet Camphora von CANTHARIS. Camphora kann bei Hirnkongestionen angezeigt sein, oder wenn der Organismus sich durch die heftige Entzündung eines Organs oder aufgrund einer Verletzung in einem Schockzustand befindet. Camphora ist eines der Hauptmittel bei Schock, wenn der Patient **schnell kalt wird und kollabiert.**
- Bei einem **perforierten Magengeschwür** z. B., **mit heftigen Schmerzen im Oberbauch** und extremer Kälte der Haut, sehr schwachem Puls, sehr niedrigem Blutdruck und **heftigem Durst auf eiskaltes Wasser,** heißt das Mittel nicht CARBO VEGETABILIS oder PHOSPHORUS, sondern Camphora. **Krämpfe** sind ebenfalls eine wichtige Indikation. Sie können mit hysterischer Erregung verbunden sein, mit **Schreien, Brüllen,** Hilferufen. Oder es besteht Erbrechen und häufiger Harndrang bei krampfhaften Kontraktionen der Extremitäten und Verlust der Besinnung. Tonische und sogar tetanusartige Krämpfe, epileptische Anfälle, bei denen der Patient bewusstlos hinfällt, sind häufig beschriebene Wirkungen von Camphora, aber auch klonische Krämpfe des Gesichts und der Extremitäten wurden beobachtet.
- Die meisten akuten Beschwerden sind von einem Zustand extremer nervöser Erregung, bis fast zur Raserei, begleitet, mit ungeheurer Angst und Unruhe, Krämpfen und Konvulsionen, Erweiterung und Pochen der Blutgefäße, gefolgt von einem **rapiden, plötzlichen Sinken der Kräfte** und totaler Erschöpfung.

Furcht und Angst

Auf der geistigen und emotionalen Ebene fallen die Ängste und Befürchtungen auf, die zunächst wie eine Mischung aus PHOSPHORUS, CALCIUM und LYCOPODIUM aussehen, aber Camphora hat eine ganz eigene Kombination von Ängsten. Ein Ausdruck **großer Angst liegt auf dem Gesicht.** Die Angst erreicht ein Stadium der **Qual, ja sogar des Wahnsinns.**

Alle äußeren Gegenstände können bei dem betroffenen Menschen eine **„zurückstoßende Verdrießlichkeit“** (Hahnemann) hervorrufen. Die Gedanken fließen unkontrolliert, sie scheinen ein Eigenleben zu führen, auch gegen seinen Willen, und erzeugen einen Zustand furchtbarer Qual; er bekommt Angst vor seinen eigenen Gedanken, aber er hat keine Möglichkeit, sie aufzuhalten. Er empfindet nicht nur **Furcht vor dem Tod,** sondern er hat ein **Todesgefühl,** was etwas ganz anderes ist. Der Tod ist da, ist gegenwärtig und wird auch so empfunden. Ein mit Camphora vergifteter Mann hatte z. B. das Gefühl, dass die ganze äußere Welt verschwunden sei, und er konnte nicht an sich halten auszurufen: „So bin ich wirklich tot, die Hölle, an die ich sonst gedacht, ist keine Dichtung, ich bin ihr verfallen auf ewig!“

Im Anfangsstadium, dem Stadium der Erregung, mischt sich ungeheure Ruhelosigkeit in die Furcht, der Patient wirft sich in großer Angst im Bett herum. Jedes Geräusch, das im Zimmer zu hören ist, erschreckt ihn. Seine Phantasie belebt die Dunkelheit mit Geistern, Gespenstern und übernatürlichen Erscheinungen. Er wagt nicht, sein Bett im Dunkeln zu verlassen, bohrt den Kopf tief ins Kissen, um sich den abscheulichen Gesichtern zu entziehen. Alles, was sich bewegt, scheint ihm ein Gespenst zu sein, die unbelebten Dinge im Zimmer werden lebendig und jagen ihm Schrecken ein, wie bei PHOSPHORUS. Diese Zustände kommen meist beim Alleinsein im Dunkeln auf, und so wird eine enorme **Furcht vor Alleinsein und Dunkelheit** empfunden. Ein Prüfer ging abends nicht allein in den Keller, sondern pflegte seine kleine Tochter mitzunehmen, ein Mädchen von gerade einmal acht oder neun Jahren. Eine unbändige Angst vor Spiegeln, „dass er sich darin sehen könnte“, wurde beobachtet. „So extrem war diese Angst manchmal nachts, dass er aufgestanden wäre und die Spiegel zerbrochen hätte, wäre seine Angst, allein im Dunkeln aufzustehen, nicht noch größer gewesen.“ Eine andere Angst ist, dass ein Mörder am Bettrand stehen könnte. Schreckliche Angst vor dem Atomkrieg, vor der allumfassenden Katastrophe (NATRIUM MURIATICUM).

All diese Ängste und Wahnideen müssen im Zusammenhang mit dem Gesamtbild der Agonie, der Raserei, der Kälte und der Krämpfe gesehen werden, wenn man eine Verschreibung von Camphora rechtfertigen will. Wenn jedoch dieses Stadium der Erregung vorüber ist, tritt ein Zustand von **Unempfindlichkeit,** Erschöpfung, Kollaps und Kälte ein. Der Patient reagiert nicht auf Außenreize, spürt überhaupt nichts, all seine Sinne scheinen verloren. Er liegt mit geschlossenen Augen da, so als schliefe er, man kann ihn nicht aufrütteln, er antwortet nicht auf Fragen und will nicht berührt werden.

Reizbarkeit und Depression

Im chronischen Zustand ist der Camphora-Patient reizbar und leicht aufbrausend, jedenfalls innerhalb der Familie. Diese Menschen sind schnell gekränkt, sie neigen dazu, alles übelzunehmen, und fühlen sich auch dann beleidigt und angegriffen, wenn kein ersichtlicher Grund vorhanden ist. Sie sind streitsüchtig, legen eine dogmatische Besserwisserei an den Tag und neigen dazu, allem und jedem zu widersprechen. Sie werden **diktatorisch** (allerdings nicht gegenüber Außenstehenden). Es besteht eine Tendenz, andere zu dominieren, zu beherrschen; Frauen fühlen sich zu Männern hingezogen, die ihre Hilfe brauchen. Auf der anderen Seite neigen sie dazu, unentschlossen, ja sogar schüchtern und furchtsam zu sein. Oft leiden sie unter Minderwertigkeitskomplexen, sie denken, dass jeder sie für einen Versager hält, und deswegen fühlen sie sich elend.

Wenn die gereizte Stimmung vorübergeht, kann der Patient in einen selbstzerstörerischen Zustand verfallen, er wird niedergeschlagen, traurig und verzweifelt. Er hat ein **unbeschreibliches Gefühl von Unbehagen und Ekel,** körperlich wie emotional. **Ihm ist nach Weinen zumute, aber seine Augen bleiben trocken.** In einem solchen Stadium können Suizidneigungen auftreten, mit einem Drang, sich aus dem Fenster zu stürzen, das auf den Patienten eine gefährliche Anziehungskraft ausüben kann. Die Depression kann auch mit einem Gefühl von ungewöhnlicher Mattigkeit und mit häufigem Gähnen und Dehnen einhergehen, ein Zustand, der sich allmählich verstärkt und bald ausgesprochen störend und beschwerlich wird.

Selbst schwere Fälle agitierter Depression können mit Camphora geheilt werden, wie ein Fall von Müller zeigt *(Allgemeine Homöopathische Zeitung, 1992)*.

Allgemein sind Camphora-Menschen verschlossene Personen. Wenn sie etwas zu sagen versuchen, was in direkter Verbindung zu ihren Gefühlen steht, ist es charakteristisch, dass ihre Hände kalt werden, so als würde die Blutzufuhr abgeschnitten.

Gedächtnisverlust und Benommenheit

Die intellektuellen Fähigkeiten werden durch Camphora stark beeinträchtigt. Geistige Trägheit und Abstumpfung kommt auf, mit Benommenheit und Abneigung gegen jede geistige Arbeit, besonders während des Froststadiums. Die Konzentration fällt sehr schwer; beim Lesen ist der Patient nicht in der Lage, dem Gedankengang des Autors zu folgen und sich einen klaren Begriff davon zu machen, was dieser sagen will. „Unvermögenheit zu denken, zu empfinden, sich zu erinnern“ (Hahnemann).

Gedächtnisverlust ist ein wichtiges Merkmal. Nach geistigen, psychischen oder sensorischen Störungen, wie sie oben beschrieben wurden oder noch zu beschreiben sind, ist oft das Gedächtnis für alles, was der Patient während dieser Zeit getan hat, vollkommen verloren, er kann sich nicht mehr erinnern, was er getan hat. Vergesslichkeit kann auch von Ideenflucht begleitet sein. Wenn man die Alzheimersche Krankheit und das Raynaud-Syndrom gleichzeitig in einem Fall beobachtet, sollte man an Camphora denken.

Delirium und Halluzinationen

In Zuständen von Delirium, wie etwa bei Meningitis, ist Camphora schwer von HYOSCYAMUS oder BELLADONNA zu unterscheiden. Ähnlich wie bei diesen Mitteln kann ein aktives Delirium auftreten, bei dem der Patient wilde Reden führt und ständig denselben Satz wiederholt. Camphora hat sich in einigen manischen Zuständen mit extremer Erregbarkeit als heilend erwiesen: heftige und **beleidigende, auch obszöne Reden;** heftige, rasende Gebärden; schlägt, kratzt, spuckt (BELLADONNA) und beißt; **zerreißt sich die Kleider** (TARENTULA); hat Schaum vor dem Mund. Er wirft sich mit fürchterlichem Geschrei rückwärts aufs Bett und versucht nach allem zu greifen und es zu zerreißen.

Das Camphora-Delirium hat oft eine sexuelle Komponente: Frauen entblößen ihre Brüste und reißen sich die Kleider vom Leib (HYOSCYAMUS), klammern sich an ihren Ehemann; Männer ziehen sich nackt aus und tanzen wild herum, versuchen manchmal, aus dem Fenster zu springen. In einem Fall, bei dem Camphora erfolgreich angewandt wurde, wälzte sich ein junger Mann in seinem eigenen Kot, ohne die geringste Empfindlichkeit oder Scham zu zeigen. Er wollte sich nirgends hinlegen, außer auf den nackten Fußboden. **Lachen, Weinen, Reden und Schreien können einander abwechseln,** oder lautes Lachen wechselt mit tiefer Depression und Angst zu sterben. Diese Zustände der Raserei sind häufig von **heftigen Krampfanfällen** begleitet.

Es gibt auch noch eine andere Art von delirösem Wahnsinn bei Camphora, die genauso intensiv, aber weniger geräuschvoll und heftig ist. Ein gutes Beispiel dafür findet sich im Bericht eines Vergiftungsfalls: „Wie im Wahnsinn erfaßt mich der Gedanke, ‚ich bin tot, nein, ich bin nicht tot, ja, ich bin es doch' … Die äußere Welt war für mich verschwunden, meine Gedanken vergangen, nur ein einziger fürchterlicher war mir geblieben: ich glaubte mich in eine andere Welt versetzt, alles Übrige war für mich erloschen … ich war allein im großen Weltraum, ich allein war von allem übrig geblieben … Es war in mir kein anderes Gefühl als das meines unendlichen, ewigen Verderbens. Hingestreckt auf dem Bette hielt ich mich für den Dämon des Bösen in einer Welt, aus der Gott ausgeschieden …" Dies ähnelt HYOSCYAMUS oder MANCINELLA. Ein Gefühl von Leichtigkeit kann solche Zustände begleiten, ein Gefühl, als flöge man, als glitte man über den Boden, ohne ihn zu berühren, oder als würde man trotz allen Widerstands durch die Luft davongetragen.

Tranceartige Zustände: steht bewegungslos und ohne Bewusstsein da, die Augen starr, reagiert nicht auf Fragen.

Die Wahnideen treten meist **nachts beim Alleinsein** auf. Der Patient leidet unter Anfällen großer Angst, weil absurde Gestalten vor seinen Augen schweben, alles scheint lebendig und in Bewegung, Gespenster überall im Zimmer. Starkes Verlangen nach Gesellschaft, schreit um Hilfe.

Allgemeinsymptome und Keynotes

- Camphora hat tiefe Kälte, der Körper kann eine bläuliche Farbe annehmen. Es ist eine merkwürdige Empfindung beobachtet worden, als **ob ein kalter Wind über den Körper oder Teile des Körpers wehte,** oder als ob eine kalte Flüssigkeit darüber liefe. Das Gefühl des kalten Windes wird sogar an **bedeckten Stellen empfunden,** aber gleichzeitig schwitzt der Patient stark, wenn er zugedeckt ist.
- Die Entscheidung für die Gabe von Camphora sollte jedoch nicht darauf beruhen, dass der Patient fröstelig ist – viele unserer Arzneien haben starkes Frieren –, sondern auf der Tatsache, dass der Patient, **je mehr er leidet, um so kälter wird und sich aufdecken muss, wenn ihm kalt ist.**
- Der ganze Körper wird **unempfindlich gegen Berührung, trocken und unempfindlich wie Marmor,** es ist keine Lebenswärme mehr zu spüren. Nicht nur der Tastsinn geht verloren, sondern auch das **Unterscheidungsvermögen zwischen heiß und kalt.** Kochend heißer Tee scheint kalt, und Zunge, Mund und Hals können objektiv kalt sein, selbst beim Trinken heißer Flüssigkeiten.
- Das **plötzliche, vollständige Sinken der Kräfte,** ein allgemeines Camphora-Merkmal, kann sich in **schnell aufeinanderfolgenden Ohnmachtsanfällen** manifestieren. Plötzliche Ohnmacht, der Patient fällt bewusstlos zu Boden; manchmal angekündigt durch ein Gefühl von schwüler Hitze in Kopf und Rumpf. Atmung und Puls werden sehr schwach, oft kaum wahrnehmbar. Der Körper, besonders die Stirn, kann von kaltem Schweiß bedeckt sein.
- Camphora ist für seine Tendenz zu **Konvulsionen und Krämpfen** bekannt; trotzdem wird das Mittel bei Epilepsie oder bei Krämpfen aufgrund von Entzündung oder hohem Fieber oft außer Acht gelassen. **Trismus** und andere Tetanussymptome. Sehnenhüpfen mit Erregbarkeit, Rucken, Zucken und Zittern. **Die Arme können sich krampfhaft im Kreis bewegen.** Der Kopf wird

oft krampfhaft nach hinten oder zu einer Seite gezogen. Die Augen sind konvulsivisch nach oben verdreht. Epileptische Anfälle, gefolgt von extremem Erschöpfungszustand.

- Eine wichtige Camphora-Indikation sind Krämpfe bei Kindern, **wenn ein Exanthem nicht herauskommt** (bei **Masern,** Scharlach). Krämpfe können auch nach einer unterdrückten Erkältung oder bei Neugeborenen auftreten. Asphyxia neonatorum mit Zyanose und Krämpfen.
- Einige weitere bemerkenswerte Allgemeinsymptome:
  - Hastig im Handeln und Sprechen.
  - **Nach dem Essen, Frost und Ziehen durch den ganzen Körper, mit kalten Armen, Händen und Füßen.**
  - **Gefühl von Trockenheit im und am Körper,** am meisten im Kopf und in den **Bronchien.**
  - Ein Gefühl von **unbeschreiblichem Unbehagen** im ganzen Körper.
  - **Schmerzen ziehen vom Kopf bis in die Fingerspitzen, mit Zittern und Unruhe.**
  - Er findet Wohlgefallen am Trinken, aber ohne Durst.
  - Ekel vor Tabak.
  - Camphora kann bei üblen Folgen von **Schock** (durch eine Verletzung oder Entzündung), Ärger, Sonnenstich oder extremer Kälteeinwirkung indiziert sein. Üble Folgen von Unterdrückung: Kopfschmerzen oder andere Symptome durch Unterdrückung des sexuellen Verlangens; Krämpfe durch Unterdrückung von Exanthemen, Hautausschlägen oder Absonderungen.
  - Es besteht eine starke Empfindlichkeit gegen **kalte Luft und Zugluft,** welche verschlimmert (aber Kälte kann durch kalte Luft besser und durch Zudecken schlimmer werden!). Plötzlicher Wetterwechsel kann katarrhalische Affektionen mit Kopfschmerzen hervorrufen. Bewegung verschlimmert tendenziell, und die meisten Schmerzen von Camphora treten bei Bewegung auf.
  - Starkes Schwitzen bessert meist (jedoch nicht immer).
  - Besserung wird auch durch warme Luft und das Trinken von kaltem Wasser bewirkt, ebenso durch Kaltwassergüsse.

Lokalsymptome

Schwindel Schwindel ist ein häufiges Symptom bei Camphora. Er tritt oft in **häufigen, kurzen Anfällen** auf, die sehr heftig sein können; manchmal ausgelöst durch übermäßige geistige Anstrengung. Schwindelgefühl nach Übelkeit und Würgen, mit Funken vor den Augen, Trübsehen, Klingeln in den Ohren, Hitze und Zittern; neigt dazu, vornüber zu fallen.

Schwere des Kopfes mit Schwindel, der Kopf sinkt hintenüber; besonders beim Bücken. Camphora erzeugt oft ein **trunkenes Gefühl im Kopf,** mit Benommenheit; er **torkelt beim Gehen,** als ob er hinfallen sollte, unsicherer Gang.

Beim Lesen scheint das Buch sich mit der Sonne zu drehen, er kann sich kaum auf dem Stuhl halten, hat das Gefühl, nach rechts zu fallen und in Schlaf oder Bewusstlosigkeit zu sinken. Schwindel, wenn er aus dem Fenster schaut; alles auf der Straße scheint in größtem Tumult und größter Verwirrung zu sein, es kommt ihm vor, als wäre er darin verwickelt; fühlt sich in Gefahr, das Gleichgewicht zu verlieren.

Kopf **Blutandrang zum Kopf,** zum Gehirn; Pochen der Schläfenadern, Erweiterung der Jugularvenen. **Hitze im Kopf** und Gefühl, in Schweiß auszubrechen, mit **Kälteschauern über die Extremitäten und den Bauch.** Schwere und Hitze in der Stirn, schlimmer beim Gehen. Kalter Schweiß, besonders auf der Stirn; mit Angst.

- Hervorstechend sind die **klopfenden Kopfschmerzen.** Sie werden besonders **im Kleinhirn empfunden, wie Hammerschläge, isochron mit dem Pulsschlag.** Klopfen im Nacken und im Hinterkopf, als sollte er zerspringen; besser durch Aufrichten, schlimmer beim Vornüberbeugen des Kopfes.
- Klopfend stechender Kopfschmerz in der Stirn, welcher die Nacht über anhält, mit allgemeiner, trockener Hitze, aber ohne Durst.
- Flüchtiger Kopfschmerz, als würde der Kopf von beiden Seiten zusammengepresst; er **spürt ihn nur, wenn er nicht auf seinen Körper achtet; sobald er sich seines Schmerzes bewusst wird und daran denkt, verschwindet dieser augenblicklich.** Diese Modalität hat sich als allgemeines Leitsymptom von Camphora erwiesen.

- Ein zusammenschnürender Schmerz im Grunde des Gehirns, -besonders im Hinterhaupt und über der Nasenwurzel, der ohne abzusetzen anhält, wobei der Kopf auf die eine oder die andere Seite gelehnt wird; ein Schmerz, der sich durch tiefes Bücken, Niederlegen oder äußerliches Aufdrücken sehr vermehrt – bei Kälte der Hände und Füße, heißer Stirne und „wachendem Schlummer".
- **Schneidende Stöße fahren durch die Stirn und die Schläfen bis mitten ins Gehirn,** nach kurzen Pausen wiederkehrend, nach dem Hinlegen. Schneidender Druck von der linken Seite des Hinterkopfes zur Stirn.
- **Bohrender Kopfschmerz** in der rechten Schläfe, mit einem Stich endend, der bis ins Auge und in einen Zahn fährt, in kurzen Anfällen.
- Stumpfes Kopfweh über der Stirn, mit Übelkeit, Neigung zum Erbrechen. Dumpfer Kopfschmerz, mit flüchtigen Stichen in beiden Schläfen und Augenhöhlen.
- Von innen herausdrückender Kopfschmerz in der Stirn. Drückender Kopfschmerz über dem linken Auge, abends.
- Kopfschmerz, als wäre das Gehirn zerschlagen oder wund.

Meningitis: nach Sonnenstich; besonders mit hämmerndem Schmerz im Kleinhirn. Hydrozephalus; die Haut ist sehr kalt, trotzdem lässt sich das Kind nicht zudecken. Der Kopf wird **krampfhaft seitlich zur Schulter hingezogen.**

Augen **Stierer, wilder Blick;** die Augen sind **krampfhaft aufwärts** (oder zur Seite) **verdreht;** manchmal sind die Lider dabei halb geschlossen und in ständiger Bewegung. Extrem **zusammengezogene Pupillen;** manchmal abwechselnd mit Erweiterung der Pupillen.

Photophobie. Empfindung, **als ob alle Gegenstände zu hell und glänzend wären.** Sieht Funken und feurige Räder; kleine schwarze Punkte schweben vor den Augen. Beim Lesen **verschwimmen die Buchstaben,** was das Lesen sehr schwierig macht; wenn er aufhört zu lesen, erscheinen helle Kreise vor den Augen. Trübsehen, **Gegenstände scheinen sich im Nebel zu verlieren.** Camphora hat sich in einigen Fällen von Trübsehen bewährt; wie durch einen Nebel, oft Doppeltsehen; beim Fixieren eines Gegenstandes schien dieser sich fortzubewegen, als bekäme er einen Ruck zur Seite, wodurch das Bild noch undeutlicher wurde. Sehvermögen besser am Morgen, viel schlechter abends. Nach Einnahme des Mittels traten leichte Schwindelanfälle auf, und während der Schwindel stärker wurde, besserte sich das Sehvermögen.

Wundheitsgefühl oder angespanntes, steifes Gefühl in Augen und Augenlidern, den ganzen Tag. Die Augenlider sind mit vielen roten Flecken besetzt. Druck auf den rechten Augenbrauenmuskel. Chronische, hartnäckige Augenentzündung.

Ohren Blutandrang zu den Ohren; **heiße, rote Ohrläppchen.** Sausen oder **Klingen in den Ohren; mit Schwindel. Stechen ins Ohr von Luftzug oder Wind.**

Im äußeren Gehörgang ein dunkelrotes Geschwür, größer als eine Erbse, bei Berührung fühlte er einen stechenden Druck.

Nase **Erkältet sich leicht,** mit Fließ- oder **Stockschnupfen,** Niesen, Frösteln; oft bei älteren Menschen angezeigt. Camphora ist erfolgreich in den Anfangsstadien von Erkältungen angewandt worden.

Morgens beim Aufstehen Ausfluss dünnen Nasenschleims, ohne Niesen und ohne echten Schnupfen.

Nase kalt und spitz. Selbst die Zimmerluft, die durch die Nase eingeatmet wird, erscheint kühler.

Hartnäckiges **Nasenbluten;** besonders wenn zugleich **Gänsehaut** besteht.

Ziehen in der linken Nasenseite. In der Haut der Nasenwurzel **Stechen oder Kribbeln vom Nasenrücken zur Spitze,** nötigt zum Reiben; dadurch wird es besser, aber das Gefühl kehrt bald zurück. Stechender Schmerz im vorderen Winkel der Nasenlöcher, **wie geschwürig und wund.**

Gesicht Das Gesicht ist oft **blass,** sogar bläulich, mit blauen Lippen, **abgehärmt, hager und eingefallen,** mit Augen, die tief in den Höhlen liegen, umgeben von blauen Ringen, mit **ängstlichem Blick,** der Verzweiflung ausdrückt; aber dies kann auch mit einem **dunkelroten, glühenden Aussehen** abwechseln. Die Gesichtszüge können kollabiert, paralytisch erschlafft, **ausdruckslos** erscheinen; oder heftig verzerrt, mit unaufhörlichen krampfhaften Bewegungen und Grimassen, starrem, wildem Blick und Schaum vor dem Mund.

Die Lippen sind oft **hochgezogen,** sodass die Zähne entblößt werden, insbesondere die **Oberlippe;** dieses Symptom kann Anfälle von Bewusstlosigkeit begleiten, mit tetanischen Krämpfen und Kälte am ganzen Körper; es ist aber auch bei Magenschmerzen beobachtet worden, wenn kalte Schweißtropfen auf der Stirn stehen.

Kieferklemme. Hochrotes Gesicht, wie bei Erysipel. Gesichtsrose, mit gelben Blasen um das Ohr herum; mit Rötung der Ohrläppchen und Wangen. Bohren im rechten Jochbogen.

Mund Der ganze **Mund ist kalt,** auch die **Zunge ist kalt** und zittert, selbst der **Atem ist kalt.** Die Kälte kann sogar noch **beim Schlucken heißer Flüssigkeiten** empfunden werden. Aber auch ein brennendes Gefühl und unangenehme Wärme in Mund und Rachen sind beobachtet worden.

Der ganze innere Mund, samt Zunge, Zahnfleisch und Gaumen, fühlt sich wie geschwollen an. **Kratziges, trockenes Gefühl am Gaumen.**

Verstärkter Geschmack aller Speisen: **Essen schmeckt bitter, besonders Fleisch;** Tabak schmeckt bitter und widerwärtig.

Schlechter Geschmack, Übelkeit, Erbrechen, besonders morgens. Übler Mundgeruch morgens, den der Prüfer selbst an sich bemerkte. Ansammlung von Speichel im Mund, der manchmal schleimig und zäh ist.

Die Zunge ist dick, schwammig, rissig, mit viel zähem gelblichem Schleim belegt. **Trockenheitsgefühl auf dem hinteren Teil der Zunge,** wie kratzig, mit viel Speichel.

Zahnschmerzen schlimmer durch Kaffee und Spirituosen, bei Berührung mit jeglicher Speise, für Augenblicke besser durch Trinken von kaltem Wasser, wenn aber **kaltes Wasser im Mund behalten wird, verschlimmert sich der Schmerz ungeheuer;** merkwürdigerweise **lindert Biertrinken den Schmerz,** ebenso wie Tabakrauchen. **Geschlechtsverkehr bringt die Zahnschmerzen zum Verschwinden.** Beim Aufenthalt in kalter oder windiger Luft zieht ein stechender Schmerz von einem Zahn zum Auge. Zahnfleisch schmerzhaft, locker, Zähne fühlen sich zu lang an oder wackeln.

Hals Hitze in Mund, Rachen, Magen. Heftiges Brennen am Gaumen bis in die Speiseröhre hinunter, das ihn zum Trinken zwingt, aber das Trinken bringt keine Linderung. Halsweh, schlimmer beim Schlucken, wie wund und „aufgeritzt" (Hahnemann), mit einem Gefühl, als hätte er ranzige Speisen gegessen.

Stimme, Atemwege, Atmung, Husten Stimme belegt und tief; **schwach, spröde, heiser;** unsicher; kann nur flüstern; auch Aphonie. Große Schwierigkeiten beim Sprechen; kann sich kaum verständlich machen.

Schleim in der Luftröhre, der die Stimme unrein macht und durch Räuspern nicht entfernt wird. **Schmerzen in der Luftröhre und in den Bronchien, meist beim Husten, aber auch beim Räuspern. Schneidende, kalte Empfindung in der Luftröhre,** die Stechen auf der Brust und Hüsteln auslöst.

Die **Bronchien fühlen sich trocken an.** Die Kehle fühlt sich an wie zusammengeschnürt, wie von Schwefeldämpfen; mit Erstickungsgefühl; krampfartiges Zusammenziehen der Luftröhre.

Atmung beklommen, ängstlich, keuchend; mit Bronchophonie und Rasseln. Die Atmung kann unregelmäßig und hastig sein oder fast vollständig zum Stillstand kommen. **Atemnot zum Ersticken;** wie von einem Druck in der Magengrube; Asthmaanfälle mit starker Atembeklemmung; Asphyxia neonatorum mit resultierenden Krämpfen.

Sehr erschöpfender Husten, ohne irgendetwas heraufbringen zu können. Husten, mit Schmerz in Hals, Brust, Magen und Bauch.

Beständige **Kälteempfindung, die von der Magengrube ausgeht, sich über die ganze Brust verbreitet und als kalter Hauch ausgeatmet wird.**

Brust und Herz **Blutandrang zur Brust.** Zusammenziehung und Beklemmung der Brust.

Stiche auf der, in und durch die Brust, die sich häufig bis ins Rückgrat erstrecken. **Krampfartige Stiche in der Herzgegend mit Beklemmung im Liegen auf der linken Seite;** beim Umdrehen auf die rechte Seite hören sie auf.

Inneres Zittern der linken Brustseite und des linken Arms im Liegen auf der linken Seite; beim Umdrehen auf die rechte Seite hört es auf. Nach dem Essen fühlt und hört er das Pochen seines Herzens an die Rippen. **Zitternde Bewegung des Herzens.** Angst und Unbehagen in der Herzgegend, sehr stark, begleitet von einem Gefühl großer Kälte und unwiderstehlicher Schläfrigkeit. Puls klein, hart, langsamer und langsamer; schwach, kaum spürbar.

Magen Weder Appetit noch Durst; oder er isst gierig und hat häufig Durst; oder: **Unstillbarer Durst, mit großen Mengen kalten Wassers nicht zu stillen.**

Häufiges leeres Aufstoßen nach dem Essen. Aufstoßen und Herausrülpsen des Mageninhalts.

Tödliche Übelkeit mit Brechreiz, mit **kaltem Schweiß im Gesicht. Übelkeit und Erbrechen morgens;** chronisch, von saurem Schleim; einer wässrigen, schleimigen Masse. Erbrechen gefolgt von Kälte am ganzen Körper; von kurzen Schwindelanfällen.

Starkes **Kältegefühl im Magen** oder in der Magengrube (das sich manchmal über die ganze Brust ausbreitet). Dies kann **mit einem brennenden Hitzegefühl im Magen abwechseln,** das schreckliche Ausmaße annehmen kann, mit ungeheurer Pein, die den Patienten zur Verzweiflung treibt.

Die **Magengrube ist sehr empfindlich und überaus schmerzhaft bei Berührung.** Unbehagliches Gefühl in der Magengrube, mit leichtem, vorübergehendem Schwindel. Drückender Schmerz in der Magengrube oder im vorderen Teil der Leber.

Abdomen **Kälteempfindung im Ober- und Unterbauch,** die mit **heftig brennender Hitze** abwechseln kann. Oder aber es kann ein **inneres Brennen im Abdomen bei äußerer Kälte** auftreten.

Bei Bauchschmerzen deckt er sich zu, aber wenn die Schmerzen vorüber sind, wird die Haut kalt, und er wirft die Decken von sich. Starker kolikartiger Bauchschmerz; schneidende Schmerzen in der Nacht oder wenn er sich erkältet hat. Sehr starker Schmerz im Oberbauch, über das ganze Abdomen und bis in die Extremitäten ausstrahlend.

Ziehender Zerschlagenheitsschmerz in der ganzen rechten Seite des Unterleibs, bis zur Lebergegend und Brust, mehr innerlich als äußerlich, besonders beim Einatmen. **In der rechten Seite des Unterbauchs eine stechend-ziehende Schwere,** deutlicher spürbar beim Daraufdrücken.

Gefühl von Härte und Schwere über dem Nabel. Zusammenziehender Schmerz unter den kurzen Rippen bis zu den Lendenwirbeln. Brennendes Stechen auf einer handgroßen Stelle, unter dem vorderen Darmbeinkamm.

Rektum und Stuhl Die erfolgreiche Anwendung von Camphora bei der **Cholera** ist ein Vermächtnis Hahnemanns. Bei einer unlängst ausgebrochenen Choleraepidemie in Peru konnte die französische Gruppe „Homéopaths sans Frontières“ einmal mehr die Wirkung dieses Mittels bestätigen (neben anderen Arzneien, vor allem veratrum album und cuprum). Hahnemann empfahl Camphora besonders für das erste Stadium der Krankheit, in dem Symptome wie eisige Kälte am ganzen Körper und tonische Krämpfe überwiegen und die entkräftenden Durchfälle noch nicht eingesetzt haben. Kent beschreibt einen Cholerazustand, bei dem Camphora wirken kann: „Manchmal streckt sich der Cholerapatient, der kalt ist und dessen Haut bläulich verfärbt ist, und strengt sich an zu erbrechen, er leidet unter furchtbarem Stuhlzwang, nur um ein bisschen Stuhl loszuwerden, und hat Krämpfe hier und da am Körper. Diese Symptome verstärken sich allmählich, bis ein Lähmungszustand eintritt, eine totale Unfähigkeit, zum Stuhlgang zu pressen. Der Mastdarm scheint zusammengezogen und tut weh.“

- Der **paralytische Zustand des Anus** ist ein wichtiges Camphora-Symptom; er **ähnelt einem tonischen Krampf.** Das Rektum fühlt sich an wie verengt, geschwollen, schmerzhaft, selbst beim Abgang von Blähungen. **Blähungen sind manchmal so schwer herauszubringen wie der härteste Stuhl.** Dies kann auch für Sommerdurchfall zutreffen, mit **Reiswasserstühlen, die durch starken Blähungsabgang eingeleitet und nur unter größten Schwierigkeiten ausgeschieden werden.**
- Mezger zufolge taucht Durchfall in den Arzneimittelprüfungen von Camphora nicht auf, aber das ist nicht korrekt, wie ein Symptom aus Hahnemanns Prüfung zeigt: **„Er kann sich leicht verkälten**, und dann erfolgt entweder Frostschauder, **oder Schneiden im Leibe, mit durchfälli-**

gem Abgange schwarzbraunen oder schwarzen Kotes, wie Kaffeesatz.“ Dieses Symptom hat zur Heilung von Durchfall mit kolikartigen Schmerzen nach Verkühlung geführt, besonders wenn dabei das Gefühl auftrat, **als bliese kalte Luft selbst durch die bedeckten Körperteile.**

- **Plötzlicher Anfall von Diarrhö, mit plötzlichem und starkem Sinken der Kräfte, eisiger Kälte des Körpers und kaltem Schweiß.**

Harnorgane **Strangurie, Tenesmus des Blasenhalses, schmerzhaftes, brennendes Wasserlassen** ist ein sehr ausgeprägtes Symptom von Camphora in diesem Bereich, das zur Anwendung des Mittels bei **Zystitis** geführt hat (vergleiche CANTHARIS, das aber nicht die für Camphora so typische kalte Körperoberfläche hat).

Harnverhaltung bei voller Blase; mit ständigem Druck in der Blase und Harndrang, aber es wird nichts ausgeschieden; mit sehr **langsamem Urinieren,** die Blase scheint wie gelähmt zu sein; mit tröpfelndem Urinieren; mit schmerzhafter Miktion, brennend und stechend; mit **blutigem Urin.** Harnverhaltung oder Anurie bei Cholera; durch Unterdrückung von Tripperausfluss; **durch unterdrückte Hautausschläge** (besonders Masern); bei Neugeborenen; bei Frauen während der Schwangerschaft.

Nach heftigem Harndrang unwillkürliches Urinieren. Heftig brennend-schneidende Schmerzen im Blasenhals bis hin zur Fossa navicularis, besonders vor und nach dem Urinieren. Fast unwillkürliches Wasserlassen und **Schmerz in der Harnröhre nach dem Urinieren, wie ein Zusammenziehen von vorne nach hinten.** Beißender Schmerz im hinteren Teil der Harnröhre beim Wasserlassen, gefolgt von Drücken in der Blasengegend, wie erneuter Harndrang.

Gelbgrüner, trüber Urin von dumpfigem Geruch.

Genitalien Camphora hat eine starke Beziehung zu den Sexualfunktionen und Geschlechtsorganen. Das Mittel kann eine **Verstärkung des sexuellen Verlangens** auslösen (sowohl bei Männern als auch bei Frauen), aber auch einen **totalen Ausfall des Sexualtriebs.**

Männliche Genitalien Er leidet unter Anfällen von heftigem Priapismus, besonders nachts. Erlebt ungewöhnliche sexuelle Leidenschaft, mit anhaltenden Wahnideen, die sich um seine Sexualpartnerin drehen. Heftiger Priapismus mit einem tranceartigen Zustand.

Fehlendes sexuelles Verlangen und Impotenz. Oder: **Völlig impotent, keine Erektion, äußere Reize haben keine Wirkung, trotz ständigen sexuellen Verlangens.** Unvollständige Erektionen mit schwachem Verlangen, das bald verschwindet. Oder: **Frustriert durch plötzliches Erschlaffen des Penis.** Nächtliche Pollutionen, mit oder ohne erotische Träume.

Skrotum erschlafft; kalt. Zusammenziehendes Gefühl in den Hoden. Drängendes Gefühl in der Richtung der Samenstränge nach den Hoden hin.

Weibliche Genitalien Manische Zustände im Kindbett mit exzessivem sexuellem Begehren, wobei sie ständig die Brüste entblößt, mit bleichem Gesicht und starrem Blick; kühle, trockene Haut. Fürchtet sich vor Sex; hat Angst, überwältigt zu werden.

Camphora hat eine stärkere Monatsblutung verursacht, kann aber auch das gänzliche Ausbleiben der Blutung bewirken.

Die Arznei kann bei **drohender Fehlgeburt** angezeigt sein, besonders in Zeiten von Grippeepidemien, wenn mit stärkerer Ausbreitung der Grippe immer mehr Frauen Fehlgeburten erleiden; besonders bei Frauen mit blasser, schlaffer, kalter Haut und Neigung zu Katarrhen.

Wenn die Wehen schwach sind oder ganz aufhören, mit kalter, trockener, gerunzelter Haut, die Patientin will nicht zugedeckt sein und ist unruhig.

Hitzewallungen und Schweiß, bei großer Kälte von Abdomen und Extremitäten, während der Menopause.

Eitern der Brüste; feines Stechen in den Brustwarzen.

Äußerer Hals und Rücken Steifheit im Nacken. Spannender Schmerz in den Halsmuskeln, bei jeder Bewegung und Drehung des Kopfes heftiger. Reißender Schmerz im Genick beim Vorbeugen des Kopfes. Schmerzhaftes Ziehen und Steifheitsempfindung an der Seite des Halses und im Nacken herab, beim Gehen im Freien. Schwitzen im Nacken beim Gehen.

C

Ziehend schmerzende Stiche durch die Schulterblätter und zwischen denselben, bis in die Brust, bei Bewegung der Arme. Reißendes Drücken am vorderen Rand des Schulterblatts, das die Bewegung des Armes erschwert.

Heftiger Schmerz im Rücken, den ganzen Tag. Starke Schmerzen im Rückgrat, die es schwer machen, sich aufrecht zu halten. Zerschlagenheitsschmerz des Rückens. Häufiges **Frösteln** im Rücken; **als bliese kalte Luft darüber.** Innerliches Frösteln zwischen den Schulterblättern; **in der Lendengegend und im Kreuz, schlimmer im Gehen, schon nach wenigen Schritten. Empfindung von Hitze und innerlichem Beben,** die im Nacken und zwischen den Schulterblättern beginnt und sich als Drücken in die Extremitäten erstreckt. Abwechselnd Frösteln und Hitze im Kreuz beim Gehen. Drücken im Kreuz, mit Extremitäten so schwer wie Blei.

C

Extremitäten **Schwerbeweglichkeit der Glieder. Krämpfe und Konvulsionen der Extremitäten:** krampfhafte Kontraktionen; **tetanische Krämpfe,** Schultern zurückgebogen, die Arme anfangs leicht gekrümmt, dann gerade ausgestreckt und steif, Finger steif und gespreizt; der Daumen ist eingekrümmt oder weit nach außen und hinten gebogen, fast im rechten Winkel zu seinem Mittelhandknochen; Zehen hochgezogen oder gespreizt; konvulsivische Rotation der Arme; Krämpfe im Allgemeinen stärker in den oberen Extremitäten.

Kalte Extremitäten, oft mit einem Gefühl von Taubheit und Kribbeln, oder mit klebrigem Schweiß und großer Erschöpfung. **Trotz der Kälte scheint Zudecken unerträglich. Hände und Füße eiskalt.** Reißendes Stechen in den Gelenken, bald da, bald dort. Knacken und Knarren in den Gelenken der Lenden, der Hände und Füße. Schmerz im Periost aller Knochen.

- Ziehen in den Muskeln des linken Oberarms beim Gehen. Drücken und Ziehen an der Innenseite beider Arme, in Ruhestellung der Teile, das vergeht, wen man sie bewegt. Müdigkeitsgefühl von der Schulter zum Handgelenk, ebenfalls durch Bewegung gebessert. Reißen an der Innenseite des linken Armes, manchmal abwärts bis in den Daumen und den Zeigefinger.
- **Schmerzhafter Druck im rechten Ellbogengelenk, beim Aufstützen desselben heftiger, wovon sich der Schmerz bis in die Hand zieht.**
- Hände blass, bläulich; **werden kalt beim Gehen;** zitternd. Mit Stichschmerz verbundenes Jucken auf dem Handrücken und den Fingerknöcheln, durch Kratzen vergehend.
- Im untersten Daumengelenk, bei Bewegung desselben, ein Schmerz wie verstaucht.
- Große Mattigkeitsempfindung der Beine beim Gehen; die Schenkel sind wie zerschlagen und wie gespannt. **Wanken, Müdigkeit und Schwere der Beine.** Die Knie sind wie zerschlagen und scheinen einzuknicken. **Zittern der Füße, zittriges Wanken der Beine.**
- **Innere Kälte durch den rechten Oberschenkel, als bliese kalte Luft darauf;** auch im rechten Unterschenkel bis zu den Zehen, als zöge ein kalter Luftstrom durch die Wade zum Fuß.
- Im Sitzen und beim Beugen des Knies schläft der Oberschenkel ein, mit Kälteempfindung. Stechen auf der Kniescheibe im Sitzen.
- **Schmerzende Knie; drückendes Ziehen unter der Kniescheibe, an der Innenseite des Knies.**
- **Schwere in den Unterschenkeln, wie von einem im Kniegelenk hängenden und sie herabziehenden Gewicht. Wadenkrämpfe.**
- Morgens, beim Auftreten und Gehen, Schmerz im Fußgelenk, als wäre es vertreten oder verstaucht. Reißender Krampfschmerz auf dem Fußrücken, längs der äußeren Wade herauf bis in die Oberschenkel. **Ziehender Krampfschmerz auf dem Fußrücken, vor allem bei Bewegung.**
- **Eiskalte Füße.** Die Wärmeregulation der Füße kann sich verhalten wie bei CALCIUM CARBONICUM: geht mit eisigen Füßen zu Bett, aber bald werden sie heiß und rot und brennen, und er muss sie unter der Decke hervorstrecken.
- Wundheitsschmerz auf den Knöcheln der Zehen und in den Hühneraugen.
- Reißen in den Zehenspitzen und unter den Zehennägeln, am linken Fuß, beim Gehen.

Schlaf **Schläfrigkeit und Benommenheit. Gähnen und Schläfrigkeit den Tag hindurch, nachts kann er dann nicht schlafen** (STAPHISAGRIA), **mit Unruhe und kalten Gliedern.**

Furcht vor dem Schlafengehen; wenn er glaubt, einschlafen zu können, flieht ihn plötzlich der Schlaf, die Augen öffnen sich von selbst, und seine Gedanken werden auf mystische und unheimliche Gegenstände gedrängt. Wenn er doch schläft, hat er viele Träume, oft sehr verworrene: eifersüchtige Träume und ängstigende von Diebereien, träumt auch leicht über Gegenstände, von denen bei Tag die Rede war; Alpträume, er ruft um Hilfe, weil ihm ist, als stünde ein Mörder an seinem auszuführenden Vorhaben; erotische Träume.

Murmeln, Seufzen, Schnarchen im Schlaf; **Reden im Schlaf, die ganze Nacht, mit leiser Stimme.** Der Schlaf wird durch Auffahren gestört; auch im Wachliegen fährt er erschrocken hoch, mit Herzklopfen.

Fieber, Frost, Schweiß Die **eisige Kälte des ganzen Körpers, Zunge und Atem eingeschlossen,** ist ein Leitsymptom von Camphora, besonders in Verbindung mit einer Abneigung gegen Zudecken. Subjektives Kältegefühl und objektive Kälte des Körpers. Schüttelfrost, Zähneklappern.

- **Kongestiver Frost;** Eiseskälte mit Blutandrang zum Kopf und zur Brust.
- Die Haut ist kalt und in der Regel **trocken,** oder auch mit **kaltem, klebrigem Schweiß** bedeckt.
- **Friert leicht, starke Abneigung gegen kalte Luft, wenn er kalter Luft ausgesetzt ist, friert er durch und durch.**
- Aber **äußere Kälte kann auch mit brennender innerer Hitze verbunden sein, oder Kälte und Hitze wechseln einander ab.**
  Große Hitze am ganzen Körper, mit aufgetriebenen Adern. Hitze am ganzen Körper, die im Gehen aufs Höchste steigt. Vermehrte Wärme des ganzen Körpers, mit Röte des Gesichts.
  Morgens beim Erwachen ein sonderbares Gefühl von Hitze auf der ganzen Körperoberfläche, wie kurz vor einem Schweißausbruch.
  Deckt sich zu während der Fieberhitze; wenn sie vorbei ist, wird die Haut kalt, und nun entblößt er sich wieder.

Viel Schweiß im Schlaf. Starkes Schwitzen bessert im Allgemeinen, kann aber auch schwächend wirken, wie das folgende Symptom zeigt: „Am nächsten Morgen erwachte er elend und schwach, der Schweiß hatte die ganze Unterseite des Federbetts durchdrungen, Nachthemd und Bettwäsche waren schweißdurchtränkt." Der Schweiß kann nach Kampfer riechen (oder er ist geruchlos).

Haut **Die Haut des ganzen Körpers ist schmerzhaft empfindlich, schon leichte Berührung tut weh.** Aber auch: **Verlust aller taktilen Empfindungen, nicht einmal heiß und kalt können unterschieden werden.**

Die Haut ist welk, kühl, schlaff, oft sehr kalt. Der **Verlust der Elastizität der Haut** ist ein kennzeichnendes Merkmal. Im Hitzestadium jedoch kann sie auch gespannt sein, heiß und trocken, wie Pergament.

Üble Folgen von unterdrückten oder zurückgetretenen Exanthemen (Krämpfe, Harnverhaltung usw.). **Erysipelatöse Entzündung,** mit Kälte, Blässe, Schwächegefühl und Abneigung gegen Zudecken. Erysipel bei Säuglingen, mit Krämpfen. Ein Beispiel: Ein Kind, fünf Wochen alt, wurde sehr unruhig, schrie unablässig und bekam rote Flecken am rechten Oberschenkel und in der Schamgegend, die sich rasch vergrößerten und zusammenflossen; nach drei Tagen waren sie schon deutlich hart, die Rötung breitete sich nach oben zum Nabel hin aus, der berührungsempfindlich wurde. Abends kamen leichte, aber anhaltende Zuckungen auf, verstärkt, wenn das Kind aus der Rückenlage kam. Camphora ließ alle Symptome verschwinden; an ihrer Stelle trat ein allgemeiner roter Hautausschlag auf, aber mit ihm kamen auch Schlaf, Schweiß, Appetit und allgemeines Wohlbefinden.

Carcinosinum

Zur Geschichte der Krebsnosode

Der erste, der Carcinosinum, die Krebsnosode, erwähnte und anwendete, war James Tyler Kent. Er nennt sie „Carcinoma", und folgendermaßen hat er sie zubereitet: „Das Carcinoma-Präparat, das ich jahrelang verwendet habe, wurde aus einem Mammakarzinom gewonnen. Aus dem offenen Tumor der Patientin sickerte ständig eine klare, farblose, wässrige Flüssigkeit. Eine kleine Menge dieser Flüssigkeit wurde aufgefangen und potenziert, und diese Zubereitung hat in vielen fortgeschrittenen Krebsfällen zufriedenstellende Dienste geleistet.“ Kent benutzte das Mittel als Palliativum bei Krebs-fällen: „Carcinoma lindert die scharfen, brennenden, reißenden Schmerzen. Unter diesem Mittel (dieser Nosode) blieb das Befinden von Patienten viele Jahre lang gut, wenn eine Heilung unmöglich war und der Tumor sich weiterentwickelte. Der maligne Prozess wurde verzögert, und die Beschwerden, die für gewöhnlich mit dem Zustand einhergehen, wurden vermieden.“ (Kent, *New Remedies, Lesser Writings, Clinical Cases, Aphorisms and Precepts,* S. 523 f.).

Der englische Homöopath James Compton Burnett und sein bekannter Kollege J. H. Clarke waren die nächsten, die auf dem Gebiet der Krebsnosoden forschten und praktizierten. Sie verwendeten hauptsächlich SCIRRHINUM, das aus einem Karzinom von harter Konsistenz (Scirrhus) gewonnen sein soll, und Carcinosinum (nach Clarkes Darstellung in seinem Buch *The Cure of Tumours* stammt auch diese Nosode von einem harten Karzinom). Sie begannen diese beiden Mittel auch bei anderen Erkrankungen als Krebs anzuwenden (z. B. bei Befall mit Fadenwürmern und bei bestimmten psychischen Störungen). Clarke berichtet, dass Burnett auch eine fragmentarische Arzneimittelprüfung mit SCIRRHINUM an sich selbst vorgenommen habe.

Später hören wir nicht viel über die Krebsnosoden (abgesehen von ein paar Zeilen in Boerickes *Pocket Manual* und einigen wenigen Erfahrungsberichten anderer Autoren, darunter Nebel, der in Davos arbeitete, sowie LeHunt Cooper und Burford, die einige Fälle von erfolgreicher Krebsbehandlung mit Carcinosinum veröffentlichten). Donald Foubister ist derjenige, dem die Homöopathie die Wiederentdeckung dieser Mittel zu verdanken hat. 1952 fiel ihm auf, dass Kinder, deren Mütter während der Schwangerschaft Krebs gehabt hatten, ein bestimmtes Erscheinungsbild aufwiesen, das hauptsächlich aus **blauen Skleren,** einem **Café-au-lait-Teint** und **zahlreichen kreisrunden schwarzen Muttermalen** bestand, und er begann sich zu fragen, ob dieses Aussehen seinen Ursprung in der Krebserkrankung der Mütter habe. Er begann, ähnliche Fälle zu sammeln und bestimmten Patienten, die diese Merkmale aufwiesen und Krebsfälle in der Familienanamnese hatten, Carcinosinum zu verschreiben, womit er beachtliche Erfolge erzielte. Daraufhin führte Lees Templeton eine reguläre Arzneimittelprüfung durch. (Die Herkunft des von der Firma Nelson bezogenen Präparats, das die Prüfer erhielten, ist leider unbekannt geblieben. Möglicherweise geht es auf die Arbeiten von Kent, Clarke, Nebel oder Cooper zurück.) Dies war der Beginn einer schnellen Entwicklung des homöopathischen Wissens über die Krebsnosoden, einer Entwicklung, an der viele Homöopathen mitwirkten. Neue Zubereitungen sind her-gestellt und angewandt worden, u. a. CARCINOSINUM ADENO-STOM. (vom Drüsenepithelkrebs des Magens), CARCINOSINUM LUNGE, CARCINOSINUM MAMMAE, CARCINOSINUM INTEST. CA. (vom Darmkrebs), CARCINOSINUM UTERUS, CARCINOSINUM ADENO-VESICA (vom bösartigen Papillom der Blase).

Essenzielle Merkmale

Carcinosinum kann als die Nosode eines Miasmas betrachtet werden: des *cancerinischen Miasmas.* Unter cancerinischem Miasma verstehen wir die ererbte Prädisposition eines Organismus, in einer bestimmten Phase seines Lebens maligne Erkrankungen zu entwickeln. Ich bin sicher, dass Wissenschaftler, die auf diesem Gebiet arbeiten, bald auf den genetischen Code stoßen werden, der die Veranlagung für diese Krankheit liefert, und dass eine solche Entdeckung uns bei der Verschreibung von Carcinosinum helfen kann.

Seit dreißig Jahren vertrete ich die Auffassung, dass die Entwicklung von Krebs in einem Organismus eine Frage der Prädisposition ist, die zumindest in den meisten Fällen *ererbt* werden kann. Damals war diese Idee noch nicht voll anerkannt, aber ich glaube, dass sie heute auf wachsende Akzeptanz stößt. Die Tatsache, dass Carcinosinum bei Patienten wirkt, die viele Krebsfälle in der Familiengeschichte haben, unterstützt die Richtigkeit dieser Behauptung. Trotzdem ist hier Vorsicht angebracht, denn nicht alle Patienten mit Krebs in der Familienanamnese werden auch tatsächlich Krebs entwickeln. Krebs ist nicht eigentlich eine Krankheit per se, sondern eine allumfassende Störung des Organismus; es gibt kein System, kein Organ, keine Stelle im Körper, die nicht von Krebs befallen werden kann. Die Art der Manifestation und die spezifische Lokalisierung dieser Störung sind abhängig von den inhärenten Empfänglichkeiten des Organismus, die ererbt oder im Laufe des Lebens entwickelt wurden. Einflüsse aus einer gestörten Umwelt gehören ebenfalls zu den auslösenden Faktoren. Allgemein lässt sich Krebs als das unvermeidliche Ergebnis eines fundamentalen Ungleichgewichts beschreiben, das sich durch die Zeitalter und Generationen aus verschiedenen Krankheiten entwickelt hat, die durch falsche Medikation unterdrückt oder modifiziert wurden.

Wir müssen begreifen, dass die globale Entwicklung einer Pathologie ein Kontinuum ist, wie ich es in meinem Buch *A New Model for Health and Disease* erläutert habe. Krankheitsprozesse entwickeln sich auf dieselbe oder auf eine ähnliche Art, wie die soziale oder spirituelle Evolution der Menschheit stattfindet – oder zumindest das, was wir als Evolution bezeichnen. Wir sagen, dass dieses Volk höflicher ist als jenes, dass Norweger zivilisierter sind als Nigerianer. Was sich hinter einer solchen Aussage, uns selbst unbewusst, eigentlich verbergen mag, ist, dass dieses entwickelte Volk eine Reihe degenerativer Prozesse durchgemacht hat, über mehrere Krankheitsgenerationen hinweg, welche die primitiven Instinkte in akzeptablere Formen des Sozialverhaltens umgewandelt haben – aber nicht unbedingt in größere Gesundheit. Evolution kann Hand in Hand gehen mit Degeneration, indem einige elementare Lebenstriebe, die dem Menschen auf der körperlichen Ebene Lust oder Glück verschaffen, gemäßigt oder gezügelt werden. Wenn er den Lustgewinn auf der körperlichen Ebene verliert, versucht der Mensch das Glück der spirituellen Bewusstheit zu erlangen. Somit ist Krankheit der Lehrmeister des Menschen bei seinem Aufstieg zur spirituellen Evolution.

Der Heiler muss sich dieser Wahrheiten oder Realitäten bewusst sein, wenn er in einem Fall tiefen Leidens die richtige Hilfe geben und den Patienten aus dem Unglück der Krankheit zum Glück wahrer Gesundheit führen soll (siehe die Definition von Gesundheit in meinem Buch „Die wissenschaftliche Homöopathie", wo die Kreativität des Menschen als das Kriterium der Gesundheit herausgearbeitet wird).

Carcinosinum ist ein Mittel mit einem breiten Anwendungsgebiet und deckt viele verschiedene Pathologien ab. Dennoch glaube ich, dass wir die exakte und einzigartige Symptomatik, die dieses Mittel erzeugt und heilt, bis heute noch nicht kennen. Carcinosinum – oder einige seiner Spielarten – ist dabei, ein fast universelles Mittel zu werden, weil mehr und mehr Generationen von Krebsfällen in Erscheinung treten und ihre Spuren bei ihren Nachkommen hinterlassen. Das Mittel ist mehr und mehr auf Patienten von heute anwendbar, wie TUBERCULINUM und MEDORRHINUM in früheren Zeiten. Ich glaube auch, dass die jeweiligen Arzneibilder von Präparaten der verschiedenen Krebsarten ausgearbeitet und differenziert werden sollten, damit wir die unterschiedlichen Fälle von cancerinischem Einfluss abdecken können.

Carcinosinum kann entweder als konstitutionelles Mittel angezeigt sein, das tief wirkt, auch als Wiederholungsmittel bei Rückfällen, oder es kann dazu dienen, eine bestimmte Schicht der Störung freizulegen und einen Fall zu öffnen; in letzterem Fall wird es nur einmal wirken, und eine Wiederholung wird keinerlei Ergebnis zeigen.

Carcinosinum *kann* auch ein nützliches Mittel in manifesten Krebsfällen sein, so wie bei vielen anderen Krankheiten auch, aber, so enttäuschend dies sein mag, es hat *keine* tiefe oder heilende Wirkung in den *meisten aktiven Krebsfällen* – was darauf schließen lässt, dass der Patient die *„sonderlichen, ungewöhnlichen und eigenheitlichen" Symptome der Arznei aufweisen muss, damit sie ihm nützt.* Dies stimmt mit Kents Darstellung überein, wonach auch bei Krebsfällen „das Ziel des Arztes als erstes, als letztes und immer sein muss, das Mittel zu finden, das dem Patienten am meisten entspricht, und *für den Patienten zu verschreiben,* an welcher Manifestation dieser zur Zeit der Mittelwahl auch leiden mag" (a. a. O., *Cancer Cures,* S. 522 f.). Es ist daher sehr wichtig, die Essenz und die Individualität der Pathogenese von Carcinosinum zu verstehen, soweit sie heute bekannt ist.

Man sollte auf jeden Fall an dieses Mittel denken, wenn in der Familie eine **starke Tendenz zu Krebserkrankungen** besteht, selbst wenn die Eltern des Patienten nicht von der Krankheit betroffen waren, aber z. B. die Großeltern, Onkels oder Tanten. (Bedenken Sie jedoch, dass man nicht von einer „starken Tendenz" sprechen kann, wenn ein einzelnes Familienmitglied in sehr hohem Alter Krebs bekommen hat.)

In der individuellen oder Familienanamnese von Carcinosinum-Fällen können auch andere Krankheiten vorhanden sein, Krankheiten, die am Entwicklungsprozess des cancerinischen Miasmas beteiligt gewesen sein mögen. Wir können in der Familienanamnese Krankheiten vorfinden wie Diabetes, Tuberkulose und andere Krankheiten der Atemwege (inkl. Asthma), perniziöse Anämie, Leukämie, Probleme des Verdauungstrakts (z.B. Magengeschwüre). Eine heftige Impfreaktion (oder eine Impfung, die scheinbar nicht „angegangen" ist) bei den Eltern oder in der persönlichen Vorgeschichte des Patienten kommt in Carcinosinum-Fällen ebenfalls vor, ebenso wie ungewöhnlich früh auftretender und langwieriger Keuchhusten oder auch ein verspätetes Auftreten von Kinderkrankheiten (nach der Pubertät). Man sollte das Auftreten dieser Pathologien in der individuellen oder Familienvorgeschichte jedoch nicht als sichere Leitlinie für die Verschreibung von Carcinosinum bewerten; es sind wichtige Hinweise, nicht mehr. Nur eine Familienanamnese von Krebserkrankungen kann als Leitsymptom für die Verschreibung von Carcinosinum angesehen werden.

Boericke schreibt, unter Verweis auf Clarke: „Es wird behauptet, dass Carcinosinum auf all jene Fälle günstig und modifizierend wirkt, bei denen entweder eine Vorgeschichte von Krebs ans Licht gebracht werden kann oder die Symptome der Krankheit selbst existieren." Dem „all" kann ich zwar nicht zustimmen, aber ganz entschieden ist Carcinosinum ein Mittel, das in solchen Fällen bedacht werden sollte.

Um die Besonderheiten des Mittels zu verstehen, müssen wir uns die Hauptmerkmale der Krebserkrankung vor Augen halten:

- Sie ist mit entsetzlichen Schmerzempfindungen verbunden.
- Es liegt eine Störung der Abwehrkräfte des Organismus vor, eine Desorganisation, die zur totalen Zerstörung mittels Vermehrung der erkrankten Zellen tendiert – eine Tendenz, gegen die die Abwehrkräfte verzweifelt ankämpfen, um wieder Ordnung zu schaffen.
- Es ist eine schreckliche Erfahrung für den krebskranken Menschen, etwas so Abscheuliches wie den Krebstumor in seinem Körper zu haben.

Die wichtigsten Kennzeichen des Mittels sind:

- **Leicht beleidigt, kann keinerlei Tadel ertragen.**
- **Strebt nach Ordnung und Kontrolle, wird pingelig und pedantisch.**
- **Mitfühlend, mitleidig, spürt intensiv den Schmerz anderer Menschen.**
- **Schreckliche Dinge ergreifen sie tief.**
- **Mangel an Selbstvertrauen, will es jedem recht machen, hat Schuldgefühle für etwas, was er nicht getan hat.**
- **Reaktionsmangel auf Krankheitsreize, z.B. Apyrexie.**
- **Frühreife.**

Wir werden nun versuchen, den roten Faden dieses Arzneimittelbildes aufzuspüren, und uns dabei an einigen dieser Merkmale orientieren.

Verletzlichkeit, überempfindlich gegen Vorwürfe

Carcinosinum-Menschen sind im Allgemeinen sehr leicht zu verletzen, sie sind emotional sehr verwundbar, versuchen aber diese Verletzlichkeit zu verbergen. Es gibt bei diesem Arzneityp allerdings verschiedene Arten der Manifestation und der Reaktion. Nach meinem Verständnis lassen sich *zwei Typen* des Carcinosinum-Patienten unterscheiden, obwohl es sicherlich noch andere geben wird. Beim *ersten Typ* von Menschen, die Carcinosinum benötigen, manifestiert sich die Verletzlichkeit in einer **extremen Sensibilität für psychischen oder körperlichen Schmerz,** und infolgedessen können sie **keinerlei Kritik vertragen.** Eine große **Furcht vor Demütigung** ist vorhanden. Die Empfindlichkeit für Tadel ist so ausgeprägt, dass sie jede Art von Kritik wie einen Schock erleben. Wenn sie getadelt werden, können sie in einen Zustand von regelrechter **Hysterie** geraten, sie können **weinen und schluchzen und so aus der Fassung geraten, dass sie aufhören zu atmen und puterrot werden.** Schon die geringste kritische Bemerkung scheint sie schwer zu kränken, weil sie Kritik so schmerzlich empfinden. Selbst wenn der andere gar nicht die Absicht hat, sie anzugreifen oder ihnen Schmerz zuzufügen, selbst wenn anderen Menschen die Bemerkung unbedeutend und unwichtig erscheint, empfinden sie so; sie neigen dazu, **alles übelzunehmen.** Die Mutter eines Jungen, der Carcinosinum benötigte, erzählte, dass sie „ihm nichts sagen konnte, weil er schon beim leisesten Anflug eines Vorwurfs in Weinkrämpfe ausbrach". Wenn diese Menschen etwas aus der Fassung bringt, denken sie oft tagelang darüber nach, sie können es einfach nicht vergessen. Sie neigen zum Brüten und Grübeln. Manche müssen später über den Vorfall reden; jedes Mal, wenn sie getadelt worden sind, kommen sie wieder und stellen Fragen: was, warum, wie usw.. Sie können die Sache nicht auf sich beruhen lassen. In diesem Verhalten können wir einen Zug von Hartnäckigkeit erkennen, ein Symptom, das bei Carcinosinum mehrfach beobachtet wurde.

Diese Art von Empfindlichkeit bewirkt, dass Carcinosinum-Menschen ständig unglücklich sind. Kummer und Sorgen finden schnell Eingang in ihr Leben, weil sie so leicht zu verletzen sind. Kummer kommt bei Carcinosinum nicht unbedingt von großen und schwerwiegenden Schicksalsschlägen, es genügen die alltäglichen Ereignisse des Lebens. Ein Ereignis, das sich für andere Menschen vielleicht als eine etwas kompliziertere Situation darstellt, kann bei ihnen furchtbaren Schmerz auslösen. Nach einigen Jahren entwickeln diese Patienten ernsthafte Symptome als Folge dieses aufgestauten Kummers. Es ist ein Kummer, über den sie nicht sprechen, über den sie nicht klagen, den sie nicht zeigen. Man kann ihn als **stillen Kummer** bezeichnen. In diesem Zustand scheint Carcinosinum NATRIUM MURIATICUM ähnlich, einem Mittel, mit dem es auch eine Reihe weiterer Symptome teilt.

Aber der stille Kummer von Carcinosinum hat einen anderen Ursprung, und er ist auch von anderer Art. Der Kummer von Carcinosinum entspringt aus einem Gefühl der Willensschwäche – einer Neigung, Konfrontationen aus dem Wege zu gehen, nichts für sich zu verlangen: kurz, einer Neigung, eher hinzunehmen als zu fordern. Der Kummer bei NATRIUM MURIATICUM oder auch bei IGNATIA ist dagegen oft ein tiefes Gefühl, das von dem Verlust einer geliebten Person herrührt, es ist ein Kummer, der die Emotionen einschnürt und dem Patienten nicht erlaubt, irgendwelche Gefühle zu äußern. Und Carcinosinum-Menschen resignieren auch leichter und halten eher still, weil sie Angst haben, andere mit ihren Klagen zu stören. In dieser Hinsicht liegt Carcinosinum gewissermaßen zwischen STAPHISAGRIA und NATRIUM MURIATICUM. **Verdrängung von Gefühlen** ist bei diesem Typ von Carcinosinum etwas sehr Verbreitetes.

Typ I: Unterwürfig und unterdrückt

Furcht vor der Grobheit anderer kommt bei Carcinosinum-Menschen des *ersten Typs* ebenfalls häufig vor. Da ihre Abwehr geschwächt ist, fühlen sie sich von Kindheit an nicht in der Lage, der Aggressivität der Welt die Stirn zu bieten. Kinder dieses Typs sind **gehorsam,** wohlerzogen, „pflegeleicht", überangepasst. Sie erscheinen sehr brav und nett, folgsam und hilfsbereit. Es sind die Kinder, die ihren Eltern gefallen wollen (und oft genug auch wirklich gefallen), und doch werden intelligente und sensible Eltern ihre Schwachpunkte wahrnehmen, sie werden sich Sorgen machen und sich an einen Arzt wenden, weil sie begreifen, dass diese Art von Unterwürfigkeit „nicht normal ist". Denn Carcinosinum-Kinder dieses Typs können keine Forderungen an andere stellen, sie können sich in der Schule nicht gegen andere Kinder behaupten, aber sie sind auch unfähig, ihren Eltern deutlich zu machen, was sie brauchen und wollen, und deshalb kann der Anschein entstehen, sie würden von den Eltern unterdrückt (was zutreffen kann oder auch nicht). Dieses Verhalten wird verstärkt, wenn die Eltern sich der besonderen Empfindlichkeit des Kindes tatsächlich nicht bewusst sind.

Diese Kinder haben nie die Fähigkeit (und/oder die Erlaubnis) besessen, ihre Individualität zum Ausdruck zu bringen. Sie können nicht „sie selbst sein", aus **Angst, nicht akzeptiert, nicht geschätzt, nicht geliebt zu werden,** und deshalb befinden sie sich in einem Zustand ständiger Unsicherheit. Das ist die tieferliegende Ursache ihres Verhaltens.

Wenn sie älter werden, spüren sie weiterhin, dass sie einen schwachen Willen haben, nicht nein sagen können, es allen recht machen wollen, sie wirken unterwürfig und gehemmt, scheinen sich alles gefallen zu lassen, aber sie begreifen und empfinden dies nicht als pathologisch – sie sind vielmehr überzeugt, dass dies der beste Weg ist, durchs Leben zu kommen.

Typ I: Mangel an Selbstvertrauen und Depressionen

Es liegt nahe, dass es diesen Menschen auch an Selbstvertrauen mangelt. Sie glauben nicht genug an sich selbst, um das verfolgen zu können, was sie wirklich wollen. Jede Stress- oder Konfliktsituation auf der emotionalen Ebene macht sie fast krank. Sie gehen jeder Situation aus dem Weg, die zu einer Auseinandersetzung führen könnte; Kinder lassen es sich z. B. gefallen, dass andere Kinder ihnen das

Spielzeug wegnehmen, um nur ja Streit zu vermeiden. Und auf einen Streit zwischen ihren Eltern reagieren sie sehr empfindlich, sie können weinen und voller Verzweiflung sein … Sie wünschen sich Harmonie und Vollkommenheit.

All diesen Verhaltensweisen liegt eine **Sehnsucht nach Zuwendung** zugrunde. Kinder und Erwachsene, die Carcinosinum benötigen, sehnen sich nach Liebe. Oft werden sie es niemals müde, umarmt zu werden, Zuneigung gezeigt zu bekommen, beschützt zu werden. Das Gefühl, ungeliebt zu sein, kann zu verschiedenen Beschwerden führen: Fieber, Magenschmerzen, Asthma usw. Aber wenn Patienten dieses Typs deprimiert sind, wollen sie oft lieber für sich sein – damit andere sie nicht bedauern. In einem solchen Zustand reden sie nicht gern, sie wollen keinen Trost, sie ziehen es vor, allein zu sein und ihre Ruhe zu haben. Es besteht eine Abneigung gegen Gespräche (die sich auch in der Prüfung zeigte), und durch Gespräche geht es ihnen schlechter. Ein interessantes Merkmal, das bei verschiedenen Carcinosinum-Fällen beobachtet wurde, ist „**Traurigkeit, kann aber nicht weinen**", sogar in Fällen schweren Kummers (z. B. nach dem Tod der Mutter). So ist auch dieses Ventil für die Emotionen blockiert. Ein ständiges Gefühl von Traurigkeit, Unzufriedenheit und Unglücklichsein stellt sich ein, und schließlich werden diese Menschen apathisch und gleichgültig, selbst ihrer Familie gegenüber, oder geraten gar in einen Zustand echter Depression mit **Suizidneigung.**

Typ II: Aggressivität, Wut, Destruktivität

Auch Menschen des *zweiten Typs* von Carcinosinum können **Tadel, Kritik, Vorwürfe nicht ertragen,** aber sie reagieren in genau entgegengesetzter Weise darauf. Wenn sie von ihren Eltern oder Verwandten in irgendeiner Form provoziert werden, etwa durch eine Bemerkung, die als Vorwurf aufgefaßt werden kann, fühlen sie sich ungeheuer beleidigt und verletzt, und sie reagieren mit **Aggressionen, ja mit Gewalt, verbal oder gar körperlich.** Sie fluchen und schlagen, im Zorn neigen sie dazu, andere herumzuschubsen und einzuschüchtern, sie terrorisieren ihre ganze Umgebung. Und ihr Zorn ist leicht anzufachen, sie sind sehr reizbar und **neigen zu destruktiven Ausbrüchen,** zu Zerstörungswut. In ihrem Zorn sind sie wie Bulldoggen. Die Neigung zu destruktiven Ausbrüchen kann gelegentlich auch beim *ersten* Carcinosinum-Typ auftreten, aber beim *zweiten* hat sie eine besondere Qualität: sie **nehmen überhaupt keine Rücksicht auf die Gefühle anderer.** Oft sind sie brutal und grob in ihrem Verhalten gegenüber Verwandten, aber nett zu Fremden. Das zugrundeliegende Problem ist auch hier wieder, dass diese Menschen sich nicht anerkannt, nicht geliebt fühlen.

Kinder dieses Typs bewegen sich in einem Teufelskreis. Ihre innere Unausgeglichenheit macht sie so aggressiv und verletzend, und wegen eben dieses Benehmens bekommen sie wiederum nicht genug Anerkennung und Unterstützung von ihren Eltern, die z. B. gegenüber dem Bruder oder der Schwester, die sich besser benimmt, ein anderes Verhalten an den Tag legen. Die Eltern neigen dann oft dazu, die Äußerungen des Carcinosinum-Kindes als Bosheit oder Angriff zu interpretieren, und das Kind spürt dies und fühlt sich durch jeden Kommentar um so mehr verletzt, wobei es wiederum auf eine aggressive Art reagiert, die absolut unakzeptabel ist (zumindest für die Eltern). Diese Kinder wehren sich gegen Kontrolle und Unterdrückung, indem sie sich beleidigend und aggressiv verhalten. So wirken innere und äußere Faktoren zusammen und machen die ganze Situation immer schlimmer. Der Zug der Hartnäckigkeit und des Eigensinns, der schon oben erwähnt wurde, taucht hier wieder auf, aber in sehr viel direkterer Weise.

Eine andere Art, auf Zurückweisung zu reagieren, ist die Entwicklung von Eßstörungen. In manchen Fällen stopfen die Kinder wahllos Essen in sich hinein, alles durcheinander. Sie nehmen viel zu, werden dick und fett, und obwohl sie sich selbst verabscheuen, können sie einfach nicht widerstehen. Das Essen scheint an die Stelle der fehlenden Zuneigung zu treten.

Schreckliche Dinge und das Übernatürliche

Beide Typen von Carcinosinum-Menschen haben eine besondere Sensibilität für schreckliche Dinge, für alles, was schrecklich aussieht. Carcinosinum gehört als Nachtrag in die Repertoriumsrubrik „**Schreckliche Dinge, traurige Geschichten ergreifen sie tief**". Sogar der *zweite Typ* hat, trotz seines tyrannischen Verhaltens, Angst vor allem, was in seinen Augen schrecklich aussieht. Wenn er etwa ein verletztes Tier sieht, kann er nicht hinschauen, es graust ihn schon beim bloßen Gedanken. (Der Leser mag dieses Merkmal mit der oben erwähnten schrecklichen Vorstellung eines Tumors vergleichen, der im Körper heranwächst.) Hier besteht eine Verbindung zu dem mitfühlenden Zug von Carcinosinum, auf den wir noch eingehen werden.

Zusammen mit der Furcht vor schrecklichen Dingen verbindet beide Typen eine besondere Sensibilität für das Übernatürliche. Die Patienten vom *zweiten Typ* haben, bei all ihrer Aggressivität, Angst vor dem Jenseits, dem Übernatürlichen, vor Geistern usw. Aber gleichzeitig können Geistergeschichten eine magische Anziehungskraft auf sie ausüben! Und wenn Carcinosinum-Patienten von ihren destruktiven Ausbrüchen zu einem Stadium echter Geisteskrankheit fortschreiten, dann tritt wieder das **Element der Übertreibung, des Gewaltigen, Übernatürlichen hervor.** In ihrem Wahnzustand äußern die Patienten diese Übersteigerung auf verschiedene Arten. Oft haben sie das Gefühl, übernatürliche Fähigkeiten zu besitzen, etwa auf Entfernung Menschen zu beeinflussen, Lebewesen auf anderen Planeten zu manipulieren, Dinge zu materialisieren, fliegende Untertassen herbeizuzaubern, zu anderen Galaxien zu reisen, mit ihnen zu kommunizieren, das Wetter zu ändern, kraft ihres Wortes über die Naturgewalten zu gebieten.

Gewaltige Naturphänomene wie etwa Gewitter können ebenfalls einen starken Einfluss auf diese Menschen ausüben. Sie können Furcht vor Gewitter empfinden, aber sie können Unwetter auch genießen, ganz wie SEPIA-Patienten.

Typ I: Ordentlich, perfektionistisch, pingelig

Ein weiteres ausgeprägtes Merkmal, das sich nur bei dem *ersten Typ* von Carcinosinum findet, ist ein **inneres Bedürfnis, Ordnung zu schaffen,** die Unordnung um sich her zu beseitigen (oder was sie als solche empfinden), und indem sie diesem Bedürfnis nachgeben, können sie **pingelig** werden. Es ist, als spürten sie unbewusst die Drohung der inneren Desorganisation auf sich zukommen.

Ihr starker Ordnungssinn lässt sie sehr **reinlich** werden. Kinder räumen ihre Zimmer peinlich auf, das Spielzeug steht in Reih und Glied. Erwachsene arbeiten sehr genau, **mit übertriebener Aufmerksamkeit für Details.** Sie sind gewissenhaft in Kleinigkeiten und spüren einen Drang nach Perfektion in allem, was sie tun. Sehr leicht stellen sich **Schuldgefühle** ein, **ein Gefühl, etwas nicht korrekt erledigt zu haben,** selbst wenn klar ist, dass es nichts dergleichen zu befürchten gibt. Es kann das Bedürfnis bestehen, die ganze Zeit etwas zu tun zu haben – die Repertoriumsrubrik „Fleißig, -Arbeitswut" drückt diesen Zug aus. Oft bessert Beschäftigung, besonders körperliche, den Allgemeinzustand, während Ruhe verschlimmert.

Der **ausgeprägte Ordnungssinn** ist ein Merkmal, das bei Carcinosinum sogar noch stärker betont ist als bei ARSENICUM-Menschen, auf die wiederum der Begriff des Pingeligen, Pedantischen, Wählerischen („fastidious") besser passt. Es gibt auch Carcinosinum-Fälle, bei denen Ordnungsliebe in den meisten Angelegenheiten einhergeht mit Unordentlichkeit in Dingen, die der Patient für unwichtig hält.

Wenn wir es allerdings mit dem *zweiten* Carcinosinum-Typ zu tun haben, können wir totale Unordnung und Unsauberkeit vorfinden, eine absolute Gleichgültigkeit gegenüber Ordnung, Disziplin und ähnlichen Dingen. Diese Menschen mögen zwar auch von anderen Ordnung erwarten, aber sie wenden dieses Prinzip nicht auf sich selbst an und sind dazu auch gar nicht in der Lage.

Ängste und Befürchtungen

Alle Carcinosinum-Patienten neigen zur Ängstlichkeit, und das Arzneimittelbild enthält viele Ängste. Oft ist große **Erwartungsangst mit Furcht vor Versagen** vorhanden, besonders bei Prüfungen, aber auch in anderen Situationen. Sie steht in engem Zusammenhang mit der oben erwähnten **Angst vor Demütigung und Vorwürfen** und kann auch die Form einer **Angst um die Zukunft** annehmen. Es gibt auch eine Furcht, die Kontrolle zu verlieren, die sich z. B. so äußern kann: „Ich habe das Gefühl, dass es schrecklich ist, wenn ich überanstrengt bin. Es wird mir einfach alles zu viel."

Verschiedenartige **Phobien** sind ebenfalls bei Carcinosinum beobachtet und mit dem Mittel geheilt worden. **Höhenangst** kann in manchen Fällen sehr stark sein. Es gibt auch die Angst vor engen Räumen (Klaustrophobie), vor belebten Straßen (in einer Menschenmenge) und viele andere. Angst vor Tieren ist häufig: vor Hunden, Katzen, Vögeln; vor „ekligen" Tieren, ein mit Angst vermischter Ekel vor

Fröschen, Schlangen, Spinnen, vor allen möglichen Insekten, Bienen, Wespen usw. Doch wie die übernatürlichen Phänomene und gewaltigen Naturereignisse, die oben erwähnt wurden (Angst vor Gespenstern und doch auch Faszination durch Geistergeschichten; Angst vor Gewitter, aber auch Begeisterung, wenn man ein Gewitter erlebt), können Tiere auch eine große Anziehungskraft auf Carcinosinum-Menschen ausüben, und sie können große Tierfreunde sein, wenn auch nicht im selben Maße wie AETHUSA-Patienten.

C

Weitere Ängste sind: Angst beim Autofahren, besonders beim Schnellfahren; Angst im Dunkeln und Furcht vor der Dunkelheit; Furcht vor Erdbeben. Carcinosinum-Menschen können auch eine **unerklärliche Angst** verspüren, etwas, wovon sie nicht sagen können, wo es herkommt, verbunden mit Nervosität und Unruhe.

Sie haben große Angst um ihre Gesundheit, insbesondere die Furcht, an Krebs zu erkranken. Aber Angst um die Gesundheit bezieht sich bei diesem Mittel oft auch auf die Gesundheit anderer, besonders auf Familienmitglieder und geliebte Menschen. Die **Angst um andere** kann bei Carcinosinum so stark sein wie bei ARSENICUM, PHOSPHORUS und SULFUR, und dies gilt für *beide* Typen. Dies ist wirklich ein merkwürdiges Merkmal bei Personen des *zweiten Typs*, die in ihren Wutanfällen so rücksichtslos gegen andere erscheinen. Es kann aber auch eine völlige Gleichgültigkeit gegenüber der Familie und geliebten Personen bestehen, und der *zweite Typ* von Carcinosinum kann sogar völlig blind für den Schmerz anderer Menschen sein und überhaupt keine Notiz davon nehmen (oder es scheint zumindest so).

Typ I: Mitfühlend und äußerst verantwortungsbewusst

Um noch einmal auf den *ersten Typ* von Carcinosinum-Patienten zurückzukommen: diese Menschen sind sehr **einfühlsam und mitfühlend.** Wenn man bedenkt, dass sie nichts für sich selbst fordern können und gleichzeitig Schmerz und Leid so intensiv fühlen, ist es leicht zu verstehen, warum sie so sehr auf die Probleme anderer eingehen. Sie sind so sensibel für das Leid anderer Menschen, dass sie sich vom Umgang mit deren Problemen ganz erschöpft fühlen. Sie **spüren den Schmerz der anderen buchstäblich am eigenen Leib.** Bei diesem Typ von Carcinosinum-Patienten handelt es sich um Menschen, die ihr Wohlergehen für andere opfern, die das Gefühl haben, anderen alles schuldig zu sein, während diese ihnen nichts schulden. Sie sind oft ausgesprochen fähige und intelligente Menschen, die sich allerdings nicht für ihre eigenen Rechte einsetzen, selbst wenn sie ganz offensichtlich im Recht sind. Es sind Menschen, die Gerechtigkeit für andere begehren und anderen zu ihrem Recht verhelfen, aber nicht reagieren, wenn sie von anderen ungerecht behandelt werden.

In diesem Zusammenhang ist ein **starkes Verantwortungsbewusstsein** zu erwähnen. Kinder fühlen sich von klein auf übermäßig verantwortlich, sie übernehmen die Verantwortung für die ganze Familie. Sie versorgen sehr zuverlässig ihre Haustiere, kümmern sich um den Haushalt usw. Ihr übersteigertes Verantwortungsbewusstsein für das Wohlergehen von Verwandten und geliebten Personen kann zu Schuldgefühlen, Angstattacken und schließlich zu depressiven Zuständen führen.

Die Fähigkeit, sich in andere einzufühlen und mit ihnen mitzufühlen, die in einigen Fällen an Hellsichtigkeit grenzt, kann bei diesen Menschen so ausgeprägt sein, dass sie tagelang weinen könnten, wenn sie einen traurigen Vorfall mit angesehen haben, z. B. einen Unfall, bei dem jemand verletzt wurde. Auch wenn sie Gewalttaten in den Nachrichten oder in einem Film sehen, können sie tief betroffen sein. Mit dieser Art von Mitgefühl und Offenheit, in Verbindung mit der Angst um andere, ähneln sie PHOSPHORUS-Menschen.

Der *zweite Typ* von Carcinosinum ist dagegen vollkommen rücksichtslos, egozentrisch, verantwortungslos und selbstsüchtig. Diese Menschen fordern nur von anderen und geben nichts dafür, und wenn man ihnen ein Unrecht antut, „hat man sein Fett".

Intellekt

Carcinosinum-Patienten können Menschen mit starken intellektuellen Fähigkeiten sein, oft sind es Literaten oder Wissenschaftler, die gern lernen, lesen, ihren Verstand anregen. Aber auch schwere Störungen der intellektuellen Fähigkeiten kommen vor, insbesondere was das Gedächtnis betrifft.

Wenn diese Menschen sich viel Verantwortung aufbürden, kann ihr Verstand zur Erschöpfung neigen, er beginnt zu kapitulieren, und das Gedächtnis ist das erste, was versagt. **Schlechtes Gedächtnis** ist ein hervorstechendes Symptom in der Prüfung. Sie **vergessen normale alltägliche Dinge** (Templeton berichtet, dass einer seiner Prüfer dreimal umkehren musste, weil er seine Brille vergessen hatte), und sie müssen eine Willensanstrengung unternehmen, ihrem Verstand einen absichtlichen Ruck geben, damit ihnen die Dinge wieder einfallen. Sie werden reizbar wegen ihrer Vergesslichkeit.

Das schlechte Gedächtnis kann mit einer allgemeinen **Abstumpfung des Geistes** einhergehen. Konzentration und Denken fallen schwer, der Geist ist träge, der Intellekt langsam; sich zum Denken zu zwingen erfordert Anstrengung. Das Gehirn scheint zusammengeschnürt. Ein Gefühl der Schwäche und der Müdigkeit kann Geist und Körper überkommen. Die Patienten werden desinteressiert, geistesabwesend, mit einem Gefühl wie benebelt; es kann als ein Gefühl beschrieben werden, betrunken oder „weggetreten" zu sein. Sie können nichts aufnehmen; in einer Unterhaltung sind sie sich zwar bewusst, etwas zu hören, aber die Worte kommen nicht wirklich an, und sie reagieren nicht mehr richtig, geben z. B. keine Antworten. Eine **Abneigung gegen Unterhaltung** ist daher nicht verwunderlich; und sie taucht tatsächlich als hervorstechendes Symptom in der Prüfung auf. Das Gefühl der Schwäche und Müdigkeit kann nach einem kurzen Schaf vergehen, es kann aber auch „weggearbeitet" werden. Ein Prüfer drückte es so aus: „Wenn ich gegen diese Müdigkeit ankämpfe und kein Schläfchen halte, kann ich mich nach kurzer Zeit wieder an meine Bücher setzen und mit ebenso viel Energie wie vorher weiterarbeiten." Auch die klinische Erfahrung spricht dafür, dass **geistige Anstrengung ebenso wie körperliche Betätigung oft den Allgemein- und Geisteszustand bessert.**

Carcinosinum-Kind

Frühreife ist ein Charakteristikum von Carcinosinum, das wir häufig bei Kindern antreffen. Extrem frühe und schnelle Entwicklung auf körperlicher und geistiger Ebene (dazu gehört auch das übertriebene Verantwortungsbewusstsein, das ich oben beschrieben habe). Diese Kinder können sehr früh laufen lernen und vorzeitig „sauber sein", sie haben oft einen scharfen Verstand und lernen schnell. Man kann sie als „Frühentwickler" bezeichnen. Insbesondere ihre sprachlichen Fähigkeiten sind verblüffend. Man hat fast das Gefühl, mit einem Erwachsenen zu reden; von einem dreieinhalbjährigen Carcinosinum-Jungen sagte seine Mutter, er „rede wie ein Rechtsverdreher". Diese besondere Fähigkeit, **in sehr frühem Alter sehr gebildet und altklug zu reden,** ist ein nützlicher Anhaltspunkt.

Auch die sexuelle Entwicklung kann bei diesen Kindern sehr früh einsetzen und schnell fortschreiten. Sie sind ungewöhnlich früh sexuell erregbar, was zu früher und häufiger Masturbation führen kann.

Andererseits können Carcinosinum-Kinder aber auch **sehr langsam in ihrer Entwicklung** (besonders der geistigen) sein. Schwierigkeiten, sich in der Schule sozial zu behaupten, treten bei vielen Carcinosinum-Kindern unterschiedlichen Typs auf, aber bei diesen Spätentwicklern liegen die Probleme auch auf der geistig-intellektuellen Ebene. Kindisches Benehmen, keine Lust zu lernen. Alle Prüfungssymptome, die oben erwähnt wurden, können bei diesen Kindern auftreten: geistige Stumpfheit, Desinteresse, Konzentrationsschwierigkeiten usw. Carcinosinum ist auch bei geistig zurückgebliebenen oder unterentwickelten Kindern mit gutem Ergebnis angewandt worden. Selbst bei Kindern, die am Down-Syndrom leiden, sollte Carcinosinum als Konstitutionsmittel in Betracht gezogen werden (ebenso wie MEDORRHINUM), weil sie von der Wirkung sehr profitieren können, auch wenn an der zugrundeliegenden Chromosomenaberration nichts zu ändern ist. Foubister beobachtete bei einer solchen Behandlung gute Resultate.

Ein bedeutendes Charakteristikum von Carcinosinum-Kindern ist ihre **Schlaflosigkeit,** die manchmal von den ersten Lebenstagen an da ist und sehr hartnäckig und extrem sein kann. Sie können abends einfach nicht einschlafen, können nicht schlafen bis spät in die Nacht. Oft sind sie abends sehr aufgeregt und lebendig und wollen nichts von dem verpassen, was um sie herum passiert, und so wollen sie auch nicht ins Bett gehen. Und damit sie einschlafen können, brauchen sie häufig die Gesellschaft ihrer Mutter. Sie wollen im Bett der Eltern schlafen oder können nachts nicht durchschlafen, und wenn sie dann aufwachen und die Eltern nicht sehen, rufen sie nach ihnen oder gehen zu ihnen ins Bett. Manche können viel leichter einschlafen, wenn sie gewiegt werden.

Sie wachen häufig auf, manchmal mit einem plötzlichen Ruck, wie von einem Schreck (ähnlich wie SULFUR-Kinder). Sie erschrecken leicht; erwachen zitternd vor Angst. Im Schlaf können oft unfreiwillige Zuckungen auftreten, die sie ebenfalls aufwecken können; im fortgeschrittenen Stadium finden wir manchmal chronische Krämpfe in der Nacht vor. Auch häufiges nächtliches Wasserlassen kann sie lange Zeit wachhalten. Manche Kinder müssen immer und immer wieder herumgetragen werden und können nicht länger als eine Stunde am Stück schlafen, dabei sind sie äußerst erschöpft und übermüdet. Oder sie wachen nach Mitternacht auf und können die nächsten zwei oder drei Stunden nicht wieder einschlafen. Auch **Pavor nocturnus** ist beobachtet worden. Ein Fall von Foubister: „Sie schreit, während sie noch schläft; wenn sie geweckt wird, gibt sie korrekte Antworten, und am Morgen hat sie den Zwischenfall vergessen" (ein seit fünf Jahren andauernder Zustand; ein Rückfall zwei Jahre später sprach ebenfalls auf Carcinosinum an).

Die **Schlafposition** von Carcinosinum-Kindern ist oft die Bauchlage, und, noch genauer, die **Knie-Ellbogen-Lage,** wie bei MEDORRHINUM. Laut Foubister ist dies ein wertvolles Symptom, wenn das Kind älter als ein Jahr ist, denn im ersten Lebensjahr nehmen viele Kinder diese Stellung ein, um später davon abzukommen.

Eine weitere Pathologie, der wir bei Kindern häufig begegnen und die wir kennen müssen, ist die Tendenz, **asthmatische Erkrankungen** zu entwickeln. In vielen Fällen wird das Asthma dieser Kinder Carcinosinum brauchen, bevor es sich verliert. Es ist interessant zu sehen, wie der Mangel an Zuwendung, den diese Kinder so intensiv empfinden, zu einer Pathologie führt, die mit dem Entzug von Liebe und Zuwendung in einem sehr engen Zusammenhang steht.

Aussehen, Sexualität und andere wichtige Merkmale

Die klassische Trias des Erscheinungsbildes von Carcinosinum wurde bereits in der Einleitung erwähnt: ein **bräunlicher Café-au-lait-Teint, blaue Skleren** und **zahlreiche, kreisförmige schwarze Muttermale.** Es gibt einige Variationen: die Haut kann auch blass und durchscheinend sein und dem Patienten ein feines und zerbrechliches Aussehen verleihen, das in seinem Verhalten eine Entsprechung findet; und es können auch braune Flecken auf der Haut auftreten (Lentigines). Der Kopf kann unverhältnismäßig groß sein, wobei insbesondere die Stirn gewaltig ist, und es kann eine Neigung zu ungewöhnlichem Haarwuchs im Gesicht oder auf der Wirbelsäule bestehen. (Für die Verschreibung eines Mittels ist es natürlich nicht notwendige Bedingung, dass das Aussehen „stimmt", und man sollte das auch im Einzelfall nicht erwarten.) Es besteht eine Tendenz zur Bildung von Keloiden, und Paschero hat festgestellt, dass Carcinosinum, vor plastischen Operationen gegeben, die Bildung von Narbenkeloiden verringert hat.

Was ihr Sexualleben angeht, sind Carcinosinum-Menschen oft sehr leidenschaftlicher Natur; besonders Frauen hängen mit großer Leidenschaft an ihrem Partner. Sie verspüren ein so starkes Bedürfnis nach Liebe und Zuneigung, dass sie ein geradezu zwanghaftes Verlangen entwickeln können, soviel Sex wie möglich zu bekommen. Sex ist für sie immer einfacher zu geben und zu nehmen, weil ihr schüchternes und anspruchsloses Wesen sie davon abhält, Zuneigung auf einer emotionalen Ebene einzufordern. Die Tatsache, dass sie sich schwach und wehrlos fühlen und ihre Bedürfnisse und Wünsche nicht ausdrücken können, gibt ihnen noch mehr das Gefühl, von ihrem Partner abhängig zu sein. Sie sind nicht promisk, aber sexuell sehr leicht erregbar. Selbst wenn sie merken, dass das Interesse bei der anderen Person eher gering ist, können sie sehr an ihr bzw. ihm hängen und sind dann sehr deprimiert, weil sie so viel von sich selbst gegeben haben.

Carcinosinum-Patienten sind oft **künstlerisch** begabte Menschen; sie sind sensibel für Musik, **tanzen leidenschaftlich gern** und haben ein ausgeprägtes Rhythmusgefühl. Oft **lesen sie sehr gern und viel,** schon kleine Kinder sind begeistert von Literatur („Leseratten"). Alles, was sie emotional nicht verletzen kann, aber gleichzeitig geeignet ist, Geist und Phantasie anzuregen, spricht sie sehr an. So kann schöne Musik sie zum Weinen bringen, wenn sie eine Geschichte lesen, dann leben sie die Handlung intensiv mit, traurige Geschichten rühren sie zu Tränen. Ein ähnlicher Wesenszug ist ihre **Liebe zur**

Natur. Nun kann man natürlich sagen, dass „jeder die Natur liebt“ und dass dies keine Pathologie ist, kein Symptom. Aber Carcinosinum-Menschen haben eine besonders geartete Sehnsucht nach der Natur, sie fühlen sich in der Natur am wohlsten, weil die ihre Gefühle niemals verletzen oder beleidigen wird. Ihre große Schwäche, die Verletzlichkeit, ist bei diesem Liebesobjekt ungefährdet und in guter Obhut. Sie reisen auch gern, aber nicht so sehr, um andere Menschen kennenzulernen, sondern um „mit der Natur zu leben“.

Was Vorlieben beim Essen angeht, haben Carcinosinum-Menschen ein starkes **Verlangen nach Schokolade.** Oft zeigen sie starkes **Verlangen nach oder Abneigung gegen Obst und Fett von Fleisch,** und auch ein Verlangen nach Gewürzen kommt vor. Die Vorlieben und Abneigungen beim Essen werden im Magen-Kapitel ausführlich behandelt.

Zwei wichtige Modalitäten: Häufig findet sich eine **starke Verschlimmerung oder Besserung durch Seeluft.** Foubister merkt an, dass ein Patient in Südengland z. B. Besserung an der Ostküste und Verschlimmerung an der Südküste erfahren kann – oder umgekehrt. Eine **starke Besserung am Abend** ist ebenfalls charakteristisch, das Energieniveau ist zu dieser Zeit hoch. „Müde in der Sonne, besser abends“ und „müde am Morgen, besser am Abend“ sind Modalitäten, die bei Carcinosinum-Patienten oft beobachtet wurden. (Aber die Prüfung hat auch eine Schwäche und Müdigkeit hervorgerufen, die am späten Abend schlimmer war; außerdem hat sie eine allgemeine Verschlimmerung in der Zeit von 18 bis 19 Uhr bewirkt.)

Allgemeinsymptome und Keynotes

- **Widersprüchliche und alternierende Zustände.** Foubister erwähnt auch, dass Carcinosinum Symptome hat, die von einer Seite zur anderen wechseln. Die Prüfung hat einige Empfindungen hervorgebracht, die in verschiedenen Teilen des Organismus auftraten: Gefühle von Enge und Zusammenschnürung, Pochen und Zuckungen in verschiedenen Muskelgruppen, besonders im Gesicht (Augenlider). Hui Bon Hoa hat bestätigt, dass **nervöse Tics,** oft bizarrer Art, Teil des Arzneimittelbildes von Carcinosinum sind. Er nennt die folgenden Beispiele: „Einer meiner Patienten tippte seinen Brüdern ständig mit den Fingerspitzen auf den Schädel; ein anderer pflegte Kinder sanft in die Fingerspitzen zu beißen, Finger für Finger; im Alter von 40 Jahren war er noch nicht von dieser Gewohnheit abgekommen. Manche Carcinosinum-Patienten **zupfen an ihrer Nagelhaut.**“
- Hier noch einige Modalitäten, die in den *Essenziellen Merkmalen* nicht aufgeführt wurden:
  - Sowohl Hitze als auch Kälte können verschlimmern, allerdings wird im Allgemeinen vor allem Hitze sich negativ auswirken. Carcinosinum-Menschen sind tendenziell warmblütig, und in warmen, stickigen Räumen geht es ihnen oft schlechter. „Weniger gesprächig, schlimmer im stickigen Zimmer, besser im Freien“ (aus der Prüfung).
  - „Ausziehen verschlimmert“ ist ebenfalls eine interessante Modalität, die auf den Husten und die Hautsymptome zutrifft.
  - **Allgemeine Besserung durch ein kurzes Schläfchen.**
- Für gewöhnlich haben Carcinosinum-Patienten einen enormen Appetit; sie sind gierige Esser. Sie können sehr dick werden, regelrecht unförmig.
- Nahrungsmittelallergien wurden beobachtet; allergisch gegen Eier, verträgt keinen Eiergeruch.
- Reichlicher, übelriechender Achselschweiß.
- Einige Pathologien, bei denen Carcinosinum sich als nützlich erwiesen hat: Mononucleosis infectiosa („Pfeiffersches Drüsenfieber“; hier kann es nach Foubister bei epidemischem Auftreten fast ein Spezifikum sein); rezidivierende Infektionen bei Kindern (auch rezidivierende Tonsillitis); zyklisches Erbrechen; Neurodermitis.
- Das Mittel kann bei Beschwerden angezeigt sein, die mit jährlicher Periodizität auftreten, z. B. Heuschnupfen.
- **Reisekrankheit.**
- Hitzewallungen während der Wechseljahre.

Lokalsymptome

Schwindel, Kopf **Schwindel und Angst an hochgelegenen Orten. Enge- und Einschnürungsgefühl im Gehirn,** das auch eine Abneigung gegen Gespräche bewirken oder verstärken kann. Ein Gefühl wie von dumpfen Schlägen, vor allem an der **rechten Seite** des Kopfes.

- Hämmernder Kopfschmerz hinter den Augenbrauen von 13 bis 18 Uhr. **Pochender Schmerz tief drinnen im Kopf,** wobei die Eigenschaft „tief drinnen" sehr ausgeprägt ist.
- Schwere hinter dem rechten Auge; zwischen den Schläfen. Dumpfer schwerer Stirnkopfschmerz; **Schwere in der Stirnregion über den Augen,** mit Benommenheit und Schwindelgefühl; **besser im Freien.**
- Schmerz in der rechten Schläfe, als drückte jemand darauf.
- Stirnkopfschmerz, der in die Augen ausstrahlt.
- Kopfschmerzen im Hinterkopf, besonders am späten Nachmittag, die von 17 Uhr bis zur Schlafenszeit andauern. Schwere, drückende Hinterkopfschmerzen, die zur Hirnbasis und in den Nacken ausstrahlen.

Diese Kopfsymptome aus der Prüfung haben zur Anwendung von Carcinosinum bei Migräne geführt, die von Sehstörungen und Erbrechen begleitet sein kann. Auf die Migräne können asthmatische Beschwerden folgen, oder Migräne und Asthma können einander abwechseln.

Kopfweh vor Gewitter. Eine Kopfverletzung (selbst bei der Geburt oder in der Kindheit) oder Gehirnerschütterung in der Vorgeschichte kann laut Foubister auf Carcinosinum hindeuten.

Augen **Blaue Skleren. Zucken der Augen, Lider, Brauen;** des linken Unterlids; wiederholtes Blinzeln, **Tics.**

Wehtun hinter dem rechten Auge, empfindlich gegen Druck. Die Lidränder sind wund und trocken. Stechen in den Oberlidern. Nässende Gerstenkörner. Die Augen fühlen sich überanstrengt und schwach an.

Ohren Gefühl, als wäre das Ohr verstopft; entzündete Meatuswand. **Rechtes Ohrläppchen entzündet.** Bildung von Furunkeln in den Ohren, von einem Ohr zum anderen überwechselnd. Die Patientin war nie länger als ein oder zwei Wochen frei von Furunkeln (Foubister).

Nase Chronischer, langanhaltender Schnupfen oder ständig wiederkehrende Erkältungen seit der Kindheit. Wundmachende Absonderung, oder verstopfte Nase mit dicker Absonderung, **wie ein Kloß in der Kehle.** Heuschnupfen.

Gesicht Tics; macht alle Arten von Grimassen; Zuckungen mit Kribbelgefühl. Glatte, weiche, bräunliche Haut; Café-au-lait-Teint. Viele Hautausschläge: Akne (trat in der Prüfung auf), Akne mit Bläschenbildung; Ekzem, das blutig gekratzt wird; Herpes an der Oberlippe und Nase. Steifheit des Unterkiefers.

Mund **Mundgeschwüre** am Zahnfleisch des Oberkiefers und an der Seite der Zunge; Geschwüre mit fauligem Geschmack. **Aphthen bei Kindern.** Leukoplakie-Flecken an Zahnfleisch und Gaumen.

Fehlen der Papillen an der Zungenspitze. Die Zunge bewegt sich ständig vor und zurück, wobei sie an die Zähne anstößt; sie wird wund, mit starken Schmerzen (Fall von Meyer-König, geheilt mit Carcinosinum M).

Empfindliches Zahnfleisch, druckschmerzhaft, mit steifem Unterkiefer. Wehtun an den Zahnwurzeln. Früh auftretende Karies.

Hals **Halsweh,** schlimmer bei Wärme, besser bei Kälte. Der Halsschmerz hat eine besondere Lokalisation: **am Gaumen, als wäre dort ein Kloß.** Halsschmerzen beim Schlucken von Speichel (Leerschlucken), schlimmer morgens, im Laufe des Tages besser, nachts wiederkehrend; Halsweh beim Nichtschlucken. Rezidivierende Tonsillitis.

Stimme, Atemwege, Husten, Brust, Herz **Räuspert sich ständig;** muss sich räuspern, bevor er sprechen kann. Stottern, Stammeln; unfähig, bestimmte Worte auszusprechen, z. B. die Zahl „acht". Kloßgefühl in der Kehle.

Wiederkehrender Katarrh der Atemwege. **Asthma: bei Kindern; seit einem schweren Schock** (durch eine Fliegerbombe); **besser oder schlimmer am Meer;** schlimmer bei nassem oder windigem Wetter, besser an kühlen, trockenen Tagen. Kurzatmigkeit beim Laufen.

Die Prüfung hat eine ganze Reihe von **Hustensymptomen** hervorgebracht:

- Husten, der im Magen wehtut, durch ein Kitzeln im Hals; Kitzelhusten nachts, räuspert sich dauernd; schlimmer beim Reden, Singen, Lachen, im warmen, vor allem stickigen Zimmer; **schlimmer morgens, beim Anziehen, Waschen oder Rasieren; schlimmer beim Ausziehen; schlimmer beim „Dehnen des Halses“**, etwa beim **Gähnen.**

- (Husten-)Reiz in Rachen, Kehlkopf und Schilddrüse, schlimmer, wenn er aus der kalten Luft ins Warme kommt. Magenhusten beim Sprechen, der Hals ist „zu“ und wird dann durch Husten frei.
- Husten kann in der kalten Luft oder in der Zimmerwärme verschlimmert werden, besonders aber beim Wechsel von kalt zu warm oder umgekehrt.
- **Langwieriger Keuchhusten** oder **chronische Pneumonie;** Vorgeschichte solcher Erkrankungen in der frühen Kindheit.

Stechender Schmerz hinter dem Brustbein. Gefühl, als wäre das Herz beklommen und zusammengeschnürt, als wollte man seufzen. Herzklopfen von 14 bis 18 Uhr, „kann sein Herz spüren und hören, im Liegen“. Stechender Herzschmerz im Stehen.

Magen Carcinosinum-Menschen können einen unersättlichen Appetit haben und wahllos alles durcheinander essen. Öfter aber haben sie beim Essen sehr ausgeprägte Vorlieben und Abneigungen, mit der Eigentümlichkeit, dass sie ein bestimmtes Essen einmal gern mögen, ein anderes Mal aber eine deutliche Abneigung gegen eben diese Speise haben („widersprüchliche und alternierende Zustände“).

- Nach folgenden Nahrungsmitteln kann ein ausgeprägtes Verlangen bestehen: **Schokolade** und andere Süßigkeiten, einschließlich Eiscreme, sogar reiner **Zucker** (Paschero berichtet von Kindern, die nur Zucker essen wollten); **Fett und das Fett von Fleisch,** Schinken, geräucherter Speck, Butter, Wurst; **rohe Kartoffeln; pikante Speisen;** Salz; Suppe; Süßes **und** Saures; Obst, saure Äpfel; Kakao; kalte Getränke, besonders Milch; Eier.
- Ausgeprägte Abneigungen: **Obst;** Eier, sogar gegen den Geruch von Eiern; Fleisch, Fett, Butter; **Kartoffeln; Milch; Salz;** Süßigkeiten.
- Unverträglichkeit von Honig, Milch, Zwiebeln; Allergie gegen Eier; Ekel vor Senfgeruch.
- Sehr durstig, Durst auf große Mengen; oder sehr wenig Durst.

Übelkeit beim Auto- oder Busfahren; Reisekrankheit. Aufstoßen schmeckt nach Erbrochenem.

Wenn **Angst oder Erwartungsspannung in der Magengrube** oder im Oberbauch verspürt wird, kann Carcinosinum indiziert sein, besonders CARCINOSINUM ADENO-STOM. (laut Foubister). Magenschmerzen vom Husten. Geschwüre des Magens und Zwölffingerdarms; in der individuellen oder Familienanamnese.

Abdomen und Rektum Die Prüfungen ergaben ein **ständiges Gefühl von Zusammenschnürung** in Magen, Bauch und Rektum. Dieser **zusammenschnürende Schmerz wurde besser durch Druck, Beugen des Rumpfs und heiße Getränke.**

Verdauungsstörungen, Ansammlung von Blähungen in Magen und Darm.

Hartnäckige Verstopfung. Verstopfung mit Schmerz über dem Nabel, der langsam kommt und geht, schlimmer von 16 bis 18 Uhr. **Verstopfung mit nur sehr geringem Stuhldrang** (aber vielen Blähungen), Stuhl sehr hart und trocken, geht schwierig und unter Schmerzen ab. Der Stuhl bleibt lange im Mastdarm.

Viel Blähungen bei Neugeborenen; **Windeldermatitis.**

Prolapsus ani; von psychischem Stress durch unfaire Behandlung bei der Arbeit; bei Kindern.

Analfisteln. Fissuren und schmerzhafte Risse im anal-rektalen Bereich.

Harnorgane Chronische oder rezidivierende Infektionen; Zystitis; Nephritis; Pyelonephritis. Harn enthält granulierte Zylinder. Unwillkürliches Wasserlassen. Ständiges Aussickern von kleinen Mengen Urin. Oder: Enuresis nocturna, auch noch im Alter von 12–14 Jahren (Kokelenberg).

Weibliche Genitalien **Dysmenorrhö.** Der erste Tag der Menses ist extrem schmerzhaft, die Patientin muss sich zusammenkrümmen und schwitzt vor Schmerzen. Extremer Druck im unteren Rückenbereich während der Menses, der die Patientin an Wehen denken lässt und sie manchmal nachts wachhält. Krampfhafter und herabzerrender Schmerz, der sich in die Oberschenkel erstreckt.

Übelkeit und Erbrechen zu Beginn der Regel. Schwellung und Schmerz der Brüste vor den Menses, in der Mitte des Zyklus beginnend. **Prämenstruelles Syndrom.** Aufgedunsen, ängstlich, furchtsam.

Rezidivierende Ovarialzysten, rechtsseitig, verursachen einen betäubenden Schmerz bis hinab in den Oberschenkel. Bildung von Ovarialzysten und zugleich Akne und Furunkel, die Eiter dick wie Butter absondern. Rechtsseitiger Ovarialschmerz.

Fibroide in der Gebärmutter; Endometriose. Flatus aus der Vagina. Herpes genitalis.

Rezidivierende Scheinschwangerschaft mit vergrößertem Abdomen und Milch in den Brüsten. **Chronische Mastitis.**

Äußerer Hals und Rücken Schmerzen in der rechten Halsseite beim Drehen des Kopfes nach rechts. Schmerz am inneren Winkel des linken Schulterblattes. Zucken im Rücken; mit Kribbeln.

Extremitäten Kälte der Extremitäten, schlimmer durch Zugluft.

Schmerzen in Armen und Beinen, akute Kälte von Händen und Füßen; Schmerzen schlimmer bei Kälte und beim Stillsitzen. Die Hände können weiß und blau werden.

Allgemeines Gefühl von Schwäche und Müdigkeit, vor allem in den Beinen, am späten Abend; besser, wenn er aktiv blieb und sich nicht hinlegte; besser auch nach kurzem Schlaf.

Schmerzen an der Hinterseite der Oberschenkel, mit Taubheit und Kribbeln in Armen und Beinen, wenn er die Arme kreuzt oder beugt. **Muskelzuckungen** in Oberschenkeln und Armen, **die Muskeln hüpfen,** mit einem Kribbelgefühl. Schmerzen „wie Zahnweh“ (aus der Prüfung) in den Schultermuskeln, besser durch Wärme und Bewegung. Niednägel; zupft oder kaut an der Nagelhaut.

Schmerz in den Hüften, rechts und links, schlimmer bei Bewegung, schlimmer, wenn das Gewicht nicht auf den Beinen ruht. Ischialgie. Rheumatische Schmerzen in den Beinen, besser durch Wärme und leichte Bewegung, wohingegen schnelle Bewegung verschlimmert. Schwäche der Knöchel.

Schlaf **Hartnäckige Schlaflosigkeit, besonders bei Kindern.** Braucht lange zum Einschlafen. **Müde, aber geistig viel zu rege, um einzuschlafen,** liegt lange Zeit wach, oft den größten Teil der Nacht.

Schlaf unruhig, gestört; leichter Schlaf, häufiges Aufwachen. **Erwacht um 4 Uhr morgens** und kann nicht wieder einschlafen. Generalisiertes Muskelzucken im Schlaf; wacht mit Zucken auf; erwacht mit einem Ruck, wie von Schreck.

Müde beim Erwachen am Morgen, selbst wenn er gut geschlafen hat; unerholsamer Schlaf.

Neben der **Knie-Ellbogen-Lage,** bei welcher der Kopf ins Kissen gedrückt wird (vergleiche MEDORRHINUM), sind auch noch andere Schlafpositionen beobachtet worden: schläft auf dem Rücken, die Hände über dem Kopf; oder kann nur auf der linken Seite schlafen.

Träume: **jemanden zu suchen und ihn nicht zu finden;** zu arbeiten; zu reisen; dahinzutreiben; von Mord; Angstträume (z. B. in Sorge, bei der Arbeit etwas nicht korrekt erledigt zu haben); Alpträume; von Vampiren; erschöpfende Träume; aufregende Träume.

Haut **Viele pigmentierte Naevi, schwarz und kreisförmig oder braun (Muttermale, Lentigines).**

Die Prüfung bewirkte die Rückkehr eines alten **Ekzems** (das seit der Kindheit nicht mehr aufgetreten war) **zwischen den Schultern und auf dem Brustbein,** offenbar eine seborrhoische Reizung, **die beim Ausziehen schlimmer wurde.**

Ekzem mit Jucken; muss sich kratzen, bis es blutet; Ekzem schlimmer nach Milchtrinken; **Neurodermitis** mit rauher und trockener Haut. Wunden und Geschwüre heilen langsam. Neigung zur Bildung von **Furunkeln. Warzen** sind wiederholt mit Carcinosinum geheilt worden: an den Lippen; am Bauch; am Handrücken; an den Fingern; an der Grenze zu den Fingernägeln; an den Fußsohlen.

Verwandtschaften Carcinosinum kann *jedem* Mittel vorausgehen oder folgen. Foubister hat eine Liste von Komplementärmitteln zusammengestellt: ALUMINA, ARSENICUM ALBUM und ARSENICUM IODATUM, BELLIS PERENNIS, CALCIUM CARBONICUM und CALCIUM PHOSPHORICUM, DYSENTERIAE COMPOSITA, GRAPHITES, LACHESIS, LYCOPODIUM, MEDORRHINUM, NATRIUM MURIATICUM und NATRIUM SULFURICUM, NITRICUM ACIDUM, OPIUM, PSORINUM, PULSATILLA, SEPIA, STAPHISAGRIA, SULFUR, SYPHILINUM, THUJA, TUBERCULINUM. Er sagt, dass „Carcinosinum-Kandidaten bei anderen Leiden oft mit einem oder mehreren dieser

Mittel geholfen worden war", und er schlägt vor, Carcinosinum in Betracht zu ziehen, wenn ein Patient auf ein sorgfältig ausgewähltes Mittel aus dieser Liste nicht anspricht oder wenn für zwei oder mehr von ihnen starke Argumente sprechen, aber keines den Fall angemessen abdeckt.

Ich persönlich bin der Meinung, dass diese Idee nicht ausreichend bestätigt wurde. Allerdings wird Carcinosinum manchmal wirken, indem es einen Fall „knackt" (ohne ihn zu heilen), sodass ein Folgemittel erkannt und verschrieben werden kann, das dann auch in der Lage ist zu wirken. Und es ist durchaus möglich, dass dasselbe Mittel schon vor Carcinosinum gegeben wurde, ohne eine Wirkung zu erzielen.

Cannabis indica

Essenzielle Merkmale

Cannabis indica ist ein Mittel, das heute immer häufiger benötigt wird, und dies hauptsächlich wegen des weit verbreiteten Missbrauchs von Haschisch und Marihuana. Der unüberlegte Konsum von Haschisch kann in vielen Fällen einen chronischen Cannabis-indica-Zustand hervorrufen. Die Vorstellung, dass Cannabis ein ungefährliches, harmloses Kraut oder „Gras" sei, ist ein großer Mythos, denn wir haben Hunderte von Fällen gesehen, die noch Jahre, nachdem sie die Droge genommen hatten, unter den Nebenwirkungen litten. Die Gewissheit, dass dieses Symptomenbild durch die Einnahme der Droge entstanden ist, leitet sich aus der Tatsache her, dass solchen Menschen mit Hochpotenzgaben von Cannabis indica geholfen werden konnte – sofern die Symptome übereinstimmten. Das bedeutet jedoch keineswegs, dass Cannabis indica bei allen Personen indiziert ist, die unter den Folgen von Haschischmissbrauch leiden. Der Organismus kann auch in anderer Form reagieren und die Symptomatik eines anderen Mittels hervorbringen. Außerdem ist eine Vorgeschichte von Cannabis-Konsum natürlich nicht notwendige Bedingung für die Entwicklung eines Cannabis-indica-Zustands. Cannabis-Zustände können auch spontan auftreten, als Ergebnis einer individuellen Prädisposition oder als spezifische Reaktionsweise auf äußere Einflüsse oder innere Störungen. Trotzdem ist festzuhalten, dass man bei einer Anamnese von Haschisch- oder Marihuana-Missbrauch Cannabis indica als Mittel in Betracht ziehen sollte.

Wenn wir von einem Cannabis-indica-Zustand reden, meinen wir damit immer einen gewissen Grad an **Verwirrung.** Das Spektrum reicht von leichter Benommenheit, einem milden Rausch-zustand vergleichbar, bis hin zum vollkommenen Wahn, bei dem hauptsächlich alle möglichen **Wahnvorstellungen** zutage treten. Wenn wir versuchen, die *zentralen Elemente* dieses wichtigen Mittels auf den Punkt zu bringen, können wir sagen, dass sich Cannabis-indica-Fälle vor allem durch die folgenden Symptome auszeichnen: **Verwirrung, maßloses Theoretisieren, ätherische Empfindungen (Schwebegefühle), Furcht, verrückt zu werden oder „die Kontrolle zu verlieren", und eine extreme Angst um die Gesundheit.**

Zum besseren Verständnis der essenziellen Merkmale dieses Mittels können wir annehmen, dass es *zwei Haupttypen von psychischer Pathologie* gibt, die unter dem Einfluss von Cannabis indica auftreten können.

Beim *ersten Typ* dominiert die **Verwirrung** das Bild, aber wir sind nicht mit eigentlichen Wahnideen konfrontiert; wir sehen Sprunghaftigkeit des Verstandes mit endlosem Theoretisieren, aber keine totale Inkohärenz der Gedanken; wir erleben eine Schwäche der intellektuellen Fähigkeiten, aber nicht ein völliges Beherrschtsein von Illusionen; wir beobachten eine Furcht, die Kontrolle zu verlieren, eine Furcht vor dem Wahnsinn, aber nicht den ausgebildeten Wahn, der in den Krankheitsbildern des *zweiten Typs* vorliegt. Der *erste* Zustand ist eindeutig quälender und peinigender als der *zweite,* zu dem ich gleich kommen werde, denn der Patient ist sich seines geistigen Verfalls bewusst. Sein Denken ist nicht nur wirr, sondern auch unklar und verzettelt, und aus diesem Zustand geht eine überwältigende Angst um die geistige Gesundheit hervor, der Patient kann den drohenden Wahnsinn tatsächlich kommen spüren.

Und trotzdem ist dieser Typ von Pathologie zweifellos immer noch deutlich besser als der *zweite Krankheitstyp,* der hauptsächlich bei akuten Erkrankungen auftritt, wie bei Fieber oder akuten psychischen Störungen, aber auch in chronischen Zuständen, etwa bei chronischen Fällen von Geistesstörungen und Geisteskrankheiten. Bei all diesen Zuständen hat der Geist tatsächlich kapituliert, der Kontakt zur Realität geht verloren, totale geistige Verwirrung gewinnt die Oberhand, und unausweichlich zeigen sich **Wahnideen** verschiedener Art und Stärke.

Wahnideen

Cannabis indica könnte als *das* Mittel für Wahnideen bezeichnet werden. Es gibt kein anderes Mittel, das eine solche Mannigfaltigkeit an Wahnideen erzeugt und geheilt hat, obwohl ich glaube, dass andere halluzinogene Drogen, wenn sie kunstgerecht geprüft würden, eine ähnliche Zahl und Vielfalt an Wahnideen hervorbringen könnten. Was Cannabis indica betrifft, so kann man sagen, dass es praktisch keine Wahnvorstellung gibt, die bei jemandem, der unter dem Einfluss der Droge steht oder das Mittel benötigt, nicht auftreten könnte. Werfen wir nun einen Blick auf die eindrucksvolle Mannigfaltigkeit der Wahnideen, die in den Prüfungen aufgezeichnet wurden (viele von ihnen sind durch substantielle Dosen der Droge hervorgerufen worden).

Empfindungen von **Unwirklichkeit** sind oft beschrieben worden: glaubt in einem Traum zu sein, **als ob die Dinge nicht wirklich wären;** vertraute Gegenstände erscheinen fremd und unwirklich, auch Menschen, sogar die eigene Familie; die **Stimme klingt merkwürdig, als wäre es nicht seine eigene,** fremd und unwirklich, als wäre es jemand anders, der da spricht; manchmal weiß er nicht, wo er ist; glaubt, jemand anders zu sein; zweifelt an seiner eigenen Existenz, die Idee beschäftigt ihn, dass er nicht wisse, ob er sei, ob der Mensch überhaupt existiere und wozu er existiere.

Es gibt viele verschiedene Sinnestäuschungen, Halluzinationen von großer Vielfalt, die sich oft schnell ändern und manchmal in Synästhesie vermengt sind. Hört den Ton von Farben; schwimmt in einem Meer von Klängen; spürt eine Wolke von Musik und Parfüm um sich herum. Sieht Sterne auf seinem Teller und das Firmament in seiner Suppenschüssel. Sein Erbrochenes erscheint ihm wie der Kopf eines Nilpferds, dann wie ein Haufen Würmer. Sieht eine schweigende Armee vorbeimarschieren und erkennt in ihr die Armee der Zeitalter, die vorüberziehen in die Ewigkeit. Halluzinationen, auf einem Pferd zu reiten; blaues Wasser zu sehen, glaubt zu schwimmen oder der Kapitän eines Schiffs zu sein. Wasser scheint köstlicher Nektar zu sein, vom Geschmack ebenso wie vom Aussehen, funkelnd von göttlichem Feuer. **Erhabene Visionen** von wunderschönen Landschaften, großartiger Architektur, Visionen, die nur im Paradies Ihresgleichen finden. Hört Stimmen; jemand ruft ihn; hört sich selbst rufen und singen, auch wenn er es in Wirklichkeit nicht tut; seine Stimme scheint so laut, dass sie aus jedem Winkel des Gebäudes widerhallt wie Donner. Hört das Rauschen eines Wasserfalls, das sich in menschliche Stimmen und das Rumpeln von Fahrzeugen verwandelt, und dann in Kanonendonner. Der Wind, der im Schornstein seufzt, wächst zu einem beständigen Surren an, wie ein riesiges Rad in immer schnellerer Drehung, und dann zum hallenden Dröhnen einer gewaltigen Orgel. **Hört Musik;** Sphärenmusik; die erhabensten Melodien und Harmonien.

Nicht nur das Erhabene, sondern, oft gleichzeitig, auch das Element des Absurden, Grotesken und **Lächerlichen** ist in den Wahnideen stark ausgeprägt und bewirkt manchmal, dass er in **Lachkrämpfe ausbricht.** Bildet sich ein, die Spritzdüse einer Pumpe zu sein, durch die ein Strahl heißes Wasser rauscht, und droht seinem Freund mit einem Wasserguss. Sein Kopf scheint ein umgekehrtes Pendel zu sein, das nach unten gedrückt werden muss, weil es von der Decke angezogen wird. Alles, was er sieht, kommt ihm lächerlich vor; alle Gegenstände um ihn herum nehmen einen so wunderlichen Ausdruck an und werden so unsagbar komisch und absurd, dass er einen langen Lachanfall bekommt.

Wahnideen von Größe, oft eine Art von **Größenwahn.** Bildet sich ein, alle Reichtümer der Welt zu besitzen, und mit einer Mildtätigkeit, die diesem Wohlstand nicht nachsteht, überschüttet er all die Bedürftigen um sich her mit Reichtümern. Seine Kräfte werden übermenschlich, sein Wissen umfasst das Universum, sein Gesichtsfeld wird unendlich; er glaubt, dass seine Worte schöpferische Kraft haben, dass er nur zu sprechen braucht und es wird geschehen. Glaubt, er sei der wiedererstandene Christus, gekommen, um den Frieden auf Erden wiederherzustellen. Wird Kaiser, Feldherr, Kommandant einer Armee. Häufig geht solch ein Zustand mit eindrucksvoller Redegewandtheit einher (die jedoch manchmal nur vom Patienten selbst als brillant empfunden wird), und die Fähigkeit vieler Cannabis-indica-Personen, inmitten ihrer Verwirrung wortgewandte Debatten zu führen, ist wirklich verblüffend. **Wahnideen von Vergrößerung des Körpers oder seiner Teile, von der Ausweitung des Raums und der Ausdehnung der Zeit ins Unendliche** sind sehr häufig und werden in einem besonderen Kapitel ausführlich behandelt. Es gibt Halluzinationen und Wahnideen, durch den Raum befördert zu werden, meist in eine gewaltige und erhabene Umgebung. Glaubt, er werde in den Himmel getragen; wähnt sich in der Ewigkeit. Es ist ihm, als würde er von der Ebene auf einen Berg, von da auf eine steile Höhe, dann auf einen nackten Felsen, endlich auf einen Bergrücken mit einem ungeheuren Abgrund vor sich versetzt. **Gefühl, als fliege er von einem ungeheuren Felsen in einen furchterregenden und dunklen Abgrund.** Glaubt sich in eine andere Welt versetzt, deren Gegenstände er nicht wahrnehmen kann, deren Wege er nicht kennt. Scheint in einer riesigen Arena umherzulaufen, die von ungeheuren Wänden umschlossen ist.

Die Wahnideen sind oft begeisternd, aber sie können sich in schreckliche Erlebnisse verwandeln. Nicht nur in den Himmel kann er sich versetzt fühlen, sondern auch in die Hölle; sieht Teufel, die ihm eine weißglühende Forke in die Seite stoßen und ihn in eine feurige Wiege schleudern. Hat das Gefühl, ein Nichts zu sein, sitzt da und erwartet seine Auslöschung. Ist fest überzeugt, dass er sterben müsse und bald seziert werde, so fest, dass er von den Anwesenden Abschied nimmt; kann auch das Gefühl haben, dass er schon gestorben ist. Die Wände des Raums scheinen aufeinander zuzugleiten, die Decke kommt herunter, der Fußboden hebt sich, schließlich gibt es einen großen Krach, und er fühlt, wie alle seine Sinne in der Dunkelheit erlöschen. Oder die Krisis einer Wasserkatastrophe bildet den Abschluss jeder Vision, mit dem regelmäßig wiederkehrenden Gefühl, zu ertrinken oder vom Ertrinken bedroht zu sein. **Misstrauische und argwöhnische Wahnideen,** die paranoiden Zuständen ähneln, sind ebenfalls häufig: meint, es wären Leute gedungen worden, ihn zu töten; wenn er Leute in einem Zimmer flüstern hört, ist er der festen Überzeugung, dass sie ein Komplott schmieden.

Es können Empfindungen auftreten, unbeweglich und hart wie Stein zu sein. Plötzlich hat er das Gefühl, eine Marmorstatue zu sein, mit Frost am ganzen Körper, unfähig, sich zu bewegen. Das Gehirn scheint in Marmor verwandelt, ebenso die Augen. Aber häufiger ist ein **Gefühl von Levitation.** Glaubt, dass er schwerelos sei; dass sein Körper durchsichtig sei und das Licht hindurchleuchten könne, meint, er könne in seinen Körper hineinschauen. **Empfindung, als würde der Körper oder ein Körperteil in die Höhe gehoben, als begänne er zu schweben oder aufzufliegen;** Gefühl, als könnte er fliegen wie ein Vogel. Verliert das Gefühl für die Existenz seines eigenen Körpers; er scheint in der Luft zu hängen; scheint in einen Zylinder oder eine Kugel verwandelt. Ein **Gefühl, den eigenen Körper zu verlassen,** wird empfunden, oft mit einem **gespaltenen, verdoppelten Bewusstsein,** so als wäre die Seele vom Körper getrennt und schaute auf diesen herab, oder als wäre der Körper zu klein für die Seele und müsste auf die passende Größe gedehnt werden, oder als teilte er sich von Kopf bis Fuß in zwei Teile und spaltete sich in zwei Personen.

Diese **Erfahrungen des Verlassens des eigenen Körpers** können angenehm sein, besonders im Anfangsstadium des Cannabis-Zustands. (Die hier und später benutzte Bezeichnung „Anfangsstadium" sollte nicht mit den beiden Typen der Psychopathologie verwechselt werden, die ich oben erwähnt habe; ich spreche hier von der Entwicklung des Cannabis-Zustands und den Wirkungsstadien der Droge, nicht von den Grundtypen der geistigen Pathologie.) Die Droge erzeugt eine gehobene, exaltierte Stimmung, oft verbunden mit den beschriebenen erhabenen Visionen und begleitet von großer Freude und Heiterkeit. Eine sonderbare ekstatische Empfindung kann Körper und Sinne durchdringen, ein Schauder von Glückseligkeit überläuft die Glieder und lässt sie erzittern. Diese Verzerrungen der Sinnes- und Geisteswahrnehmungen und die Erfahrungen von Auflösung und Schwerelosigkeit spiegeln eine tiefere Dissoziation, die sich zwischen dem Ätherleib und dem physischen Leib vollzieht. Das Ergebnis ist ein traumartiger Zustand: die Person wird sich einer anderen Ebene der Existenz bewusst, die vielleicht eine Verwandtschaft zu dem hat, was als ätherische oder astrale Ebene bezeichnet worden ist – ein Zustand, der jedoch als der Anfang von Geisteskrankheit verstanden werden muss.

Dieser ekstatische Zustand, den Cannabis zu erzeugen in der Lage ist, ist der Grund dafür, dass eine ganze Generation von Haschischkonsumenten fälschlich glaubte, dass „Gras" oder „Dope" ihr neue Dimensionen des Verstehens geben könnte, mehr Offenheit des Geistes, ein erweitertes Bewusstsein und größere Spiritualität – aber was sie wirklich davon hatte, war ein „ausgeflippter" Geisteszustand, in dem Wirkliches und Unwirkliches nicht mehr unterschieden werden konnten. Die Droge schien ihren Konsumenten die Öffnung zu neuer Freiheit zu versprechen, aber in Wirklichkeit sperrte sie sie in ihrem eigenen Unterbewussten ein. Sie versprach den Geist in seiner Entwicklung schneller voranzubringen, aber in Wirklichkeit zerrüttete sie ihn und machte ihn zur Beute der unterbewussten Ängste und der zufälligen Eindrücke der Umwelt, die sich auf verwirrende Art vermengten. Selbst nach vielen Jahren können wir Homöopathen manchmal noch sehen, wie tiefgreifend sich dieses „Wundermittel" auf die Gesundheit ausgewirkt hat.

Ich erinnere mich an einen dramatischen Fall, den ich in Gstaad in der Schweiz gesehen habe. Ein italienischer Kameramann hatte mit Freunden eine Party gefeiert, auf der sie große Mengen Cannabis konsumierten und obendrein vielfachen Geschlechtsverkehr hatten, es war eine Art hemmungsloser Orgie, aus der er am nächsten Tag als totales Wrack hervorging. Seine Augen konnten nichts mehr fixieren, er war vollkommen verwirrt, konnte den Harn nicht halten, der die ganze Zeit tröpfelte, er hatte seine Willenskraft und seine sexuelle Energie verloren, seine Schwäche war unglaublich – aus ihm war eine Art Zombie geworden. Sobald er versuchte, durch seine Kamera zu blicken, wurde ihm schwindelig, und er war absolut nicht in der Lage, weiter hindurchschauen. Er verlor seinen Arbeitsplatz. Ich sah ihn einen Jahr nach diesem Vorfall, und all diese Symptome waren immer noch da. Es ist interessant, dass in diesem Fall nicht Cannabis indica, sondern PHOSPHORICUM ACIDUM als Heilmittel angezeigt war, was wieder einmal beweist, dass der Organismus nicht immer das Symptomenbild der vergiftenden Substanz erzeugt, sondern auch Symptome und Zustände anderer Mittel annehmen kann. (Die Folgen von Haschischmissbrauch sind natürlich nicht immer so dramatisch, aber wenn die Konstitution zu schwach ist, um der Wirkung der Droge zu widerstehen, oder wenn eine zu hohe Dosis genommen wird und eventuell noch andere Einflüsse hinzukommen, kann dies tatsächlich zu so schwerwiegenden Störungen wie in dem beschriebenen Fall führen. Dies gilt insbesondere für chronische Zustände, wie sie im folgenden Abschnitt beschrieben werden.)

Furcht vor Wahnsinn und Furcht, die Kontrolle zu verlieren

In den Frühstadien der Entwicklung des Cannabis-indica-Zustands lassen sich zusätzlich zu den allgemeinen Levitationserlebnissen andere, mehr lokalisierte Symptome der Dissoziation beobachten. Das Gefühl, als ob ein Glied oder alle Extremitäten zu schweben begännen oder nach oben bewegt würden, ist verbreitet. Der Patient liegt auf dem Bett, und plötzlich scheint ein Arm oder ein Bein in die Luft „emporzuschweben". Die Extremität fühlt sich an, als besäße sie kein Fleisch, keine Knochen; sie ist gar nicht richtig „da", nicht körperlich. Beat Spring berichtet, dass eine Cannabis-indica-Patientin sich in solchen Zuständen am Stuhl festhalten musste, weil sie das Gefühl hatte, sie würde sonst davonfliegen. Solche Empfindungen werden oft als entschieden unangenehm erlebt und können schließlich richtig erschreckend werden. Sie sind dann der Auslöser für die Entwicklung von Furcht, einer großen **Furcht vor Wahnsinn** und auch **vor dem Tod.**

Diese Furcht vor dem Wahnsinn ist bei Cannabis indica sehr ausgeprägt, aber selten wird sie von einem Patienten so in Worte gefasst. Er spricht eher von einer **Angst, die Kontrolle zu verlieren.** Die Levitation und die Schwebeempfindungen geben den Patienten das Gefühl, dass ihre ganze Existenz in Auflösung begriffen ist und dass sie die Herrschaft über sich verlieren, und aus dieser quälenden Erfahrung entspringt die überwältigende Furcht vor dem Wahnsinn, die daher als Angst vor Kontrollverlust empfunden wird. Die Patienten sträuben sich dagegen, ihre heftige Furcht zu offenbaren, oft geben sie nicht einmal zu, dass sie diese Schwebeempfindungen haben, und sie fürchten sich häufig davor, der Arzt könnte im Zusammenhang mit ihnen das Wort „Geisteskrankheit" gebrauchen. Es besteht ein ausgeprägtes **Verlangen nach Kontrolle,** das aus dem Gefühl der Dissoziation erwächst; sie wenden all ihre Kraft auf, um sich zusammenzureißen, und dies unter großen Schwierigkeiten und ständiger Anstrengung. Das kann zur Folge haben, dass sie meinen, alles kontrollieren zu müssen; wenn man sie

z. B. im Auto mitnimmt, können sie den Drang verspüren, einem zu erzählen, wie man fahren soll: „Halt an, fahr weiter, fahr nicht so schnell …"

Bei PULSATILLA ist die Furcht vor dem Wahnsinn ganz anderer Art. Hier sieht man nicht die gleiche Angst und Panik. PULSATILLA-Menschen sagen unter vielen Tränen: „Ich werde verrückt." Sie weinen und weinen. Cannabis-indica-Patienten stellen ihre Emotionen nicht so zur Schau; stattdessen spürt man an ihnen eine **enorme Intensität,** hinter der sich eine ungeheure Angst verbirgt. Ihre Fragen kommen mit großer Vehemenz: „Bin ich verrückt? Welches Mittel wollen Sie mir geben? Wird es das richtige sein?"

Diese Furcht vor Wahnsinn in der Form einer Angst, die Kontrolle zu verlieren, kann so überwältigend und beunruhigend sein, dass sie ihrem unglücklichen Opfer das Leben dauerhaft zur Hölle macht (statt zu dem Paradies, das die Droge zu versprechen scheint). Andere Symptome wie Gleichgültigkeit, Verwirrung, endloses Theoretisieren, gestörtes Zeitgefühl usw. sind nichts im Vergleich zu dem Aufruhr, den die Angst vor Wahnsinn heraufbeschwört. Gerade wegen solcher Zustände haben wir schon Patienten behandelt, bei denen der Haschischkonsum schon zehn oder fünfzehn Jahre zurückliegt und die immer noch an den Folgen leiden.

Oft ist diese Angst vor Wahnsinn mit einer überwältigenden **Angst um die Gesundheit** im Allgemeinen verbunden, die aber ebenso wenig eingestanden wird. Ich werde später noch erklären, auf welche Art diese Ängste sich normalerweise bei den Patienten äußern.

Neben der Furcht vor Wahnsinn können auch noch andere Ängste auftreten, besonders ein **Horror vor der Dunkelheit.** Andere Beispiele aus den Prüfungen: Angst vor Ohnmacht; „Furcht vor Kongestion, Schlaganfall, Blutungen und einer Vielfalt von Todesarten"; wacht vor Mitternacht auf, überwältigt von dem schrecklichen Gefühl zu ersticken (vergleiche LACHESIS); Angst, einen Anfall zu bekommen; vor Gespenstern; Furcht, dass jemand ihnen näherkommen könnte; vor glänzenden Gegenständen und Wasser (Hydrophobie); vor dem Ertrinken. Man sollte sich jedoch bewusst sein, dass die anderen Ängste in dem Maße zurücktreten, in dem die Furcht vor dem Wahnsinn in den Vordergrund tritt.

Ausdehnung der Zeit, Ausweitung des Raums und des Körpers

Ein sehr charakteristisches Kennzeichen des Cannabis-indica-Zustands ist eine Verzerrung und Verwirrung des Zeitgefühls. Die Zeit ist in diesem Zustand gedehnt; es scheint beinahe, als wäre sie zum Stillstand gekommen. „**Zeit vergeht zu langsam**" heißt die Repertoriumsrubrik, die diesen eigenartigen Zug ausdrückt, und Cannabis indica ist dort dreiwertig verzeichnet. Diese Ausdehnung der Zeit kann sehr eindrucksvolle, ja ungeheure Formen annehmen: in Wirklichkeit mögen fünf Minuten vergangen sein, aber dem Menschen im Cannabis-Zustand scheint es, als wären Stunden, Tage, Jahre oder gar Zeitalter verstrichen. In den Prüfungen heißt es: „Eine außergewöhnliche Langsamkeit der Zeiterfahrung, die die Prüfer auf so einzigartige Weise beeindruckte und sie so ungeduldig machte, dass sie immer wieder auf ihre Uhren blickten und mit einer Art Ehrfurcht beobachteten, wie aus Minuten Epochen wurden." Dieses Gefühl von Ausdehnung ist bei der Zeit am stärksten ausgeprägt, gilt aber auch für die Vorstellung des Raums. „Extreme Übersteigerung der Zeitdauer und der Raumausdehnung – **ein paar Sekunden erscheinen wie Zeitalter,** das Aussprechen eines Wortes so lang wie ein Drama, **wenige Meter sind wie eine Entfernung, die niemals zurückgelegt werden kann**." Ein Spaziergang auf der Straße scheint zu einer unendlichen Reise zu werden. Das Zimmer scheint sich auszudehnen, Decke und Wände laufen in gleitender Bewegung nach oben hin, als wären sie belebt durch eine plötzliche Kraft widerstandslos fortschreitenden Wachstums. Äußere Gegenstände scheinen vergrößert, scheinen lebendig zu werden. Wenn diese Empfindungen intensiver und dramatischer werden, kommt die Wahnidee auf, durch den Raum befördert zu werden, in eine andere Welt versetzt zu sein usw. Die Droge kann dann bewirken, dass ihr Konsument sich abwechselnd an verschiedenen Plätzen und in verschiedenen Seinszuständen wiederfindet: einmal ist er Gondoliere in Venedig, ein anderes Mal türmen sich die Alpen vor seinem Blick auf … Der Prüfer, der dies erlebte, nannte Haschisch die „Reisedroge". Diese Überdehnungen von Zeit und Raum können einen erhabenen und feierlichen Charakter annehmen, es mag scheinen, als offenbare sich die ureigene Zeit der Seele in diesen Erfahrungen; sie können aber auch furchterregend und erschreckend sein.

Das Thema der Ausdehnung spiegelt in der Tat viel von dem spezifischen Cannabis-indica-Zustand wider, und es bezieht sich auch auf den Körper des Patienten. **Der ganze Körper oder Teile davon scheinen anzuschwellen, sich auszudehnen,** manchmal in unendliche Dimensionen. Er hat das Gefühl, die ganze Erde zu bedecken. Der Kopf scheint zu gigantischen Ausmaßen anzuschwellen; die Unterlippe kann sich so dick anfühlen, dass sie bis zur Nase zu reichen scheint; die Augenwimpern scheinen verlängert zu sein; alle Gliedmaßen fühlen sich vergrößert an, oder nur die Hände nehmen eine monströse Größe an; ein Bein scheint länger zu werden, sodass er darauf hüpfen muss, oder eine Seite des Körpers scheint vergrößert, sodass er das Gefühl hat, er werde sich zur anderen Seite hinüberlehnen müssen, wenn sie noch weiter wüchse; Fingernägel können die Größe und Form von Tellern annehmen … Diese Gefühle von Aufblähung und Größe sind oft mit den beschriebenen Erfahrungen von Levitation und Verlassen des Körpers verbunden. Alle Sinnestäuschungen und Wahnideen von Ausdehnung können als vorübergehende Phantasien zusammen mit der Angst vor Wahnsinn erlebt werden (*erster Typ*), oder es kann sich um ständige Wahnideen bei wirklicher Geisteskrankheit handeln, wobei die quälende Angst vor dem Wahnsinn nicht mehr gespürt wird (*zweiter Typ*). Das Ausmaß, die Dauer und die Intensität der Wahnideen sind somit eine Frage des Grades der geistigen Störung.

Wenn die Empfindungen und Wahnideen freudig und angenehm sind, können **nervöse Lachanfälle** auftreten. Dies stimmt mit der Neigung zum Absurden, Grotesken, Lächerlichen überein, die in den Prüfungen erfahren wurde. **Lacht unmäßig bei ernsthaften Bemerkungen;** lacht unterschiedslos bei allem, was man sagt, oder bei der geringsten Kleinigkeit, oder ohne ersichtlichen Grund. Es können **krampfhafte Anfälle** von absolut **unkontrollierbarem Gelächter** auftreten, bis das Gesicht purpurrot anläuft und Rücken und Lenden wehtun. Fröhliches Scherzen über sich selbst und andere wird beobachtet, auch albernes Verhalten: schreit herum, springt in die Luft, klatscht vor Freude in die Hände. Es kann allerdings einen Teil im Inneren des Bewusstseins geben, der versucht, dieses Verhalten zu kontrollieren und die Person davon abzuhalten, „irgendwelche Dummheiten anzustellen".

Das fröhliche Verhalten kann mit depressiven Zuständen abwechseln, mit grundlosem Weinen. Seufzen, Stöhnen, Lachen und Weinen können abwechselnd auftreten. Im Zustand von Depression und Angst kann ein Gefühl aufkommen, von allen um sich herum isoliert zu sein, eine große Einsamkeit (sogar inmitten all ihrer Freunde), ein Gefühl, verlassen zu sein (vergleiche PULSATILLA). Die Heftigkeit der Angstzustände kann sich auch in einem Gefühl von **Unruhe und Nervosität** und in entsprechendem Verhalten ausdrücken, ebenso in **Stöhnen** – ein Symptom, unter dem Cannabis indica dreiwertig verzeichnet ist.

Die Symptome des *zweiten Typs* geistiger Pathologie, insbesondere die Wahnideen, aber auch die Launenhaftigkeit, haben zur Anwendung von Cannabis indica bei einigen delirösen Zuständen geführt: Delirium tremens mit Halluzinationen, besonders mit Störungen der Zeit- und Raumwahrnehmung, auch mit Zittern. Wochenbettpsychose ist ebenfalls als Indikation genannt worden. Manchmal erotisches Delirium. Während die meisten delirösen Zustände eher passiven Charakters sind, ist gelegentlich auch ein Delirium mit Raserei und Zerstörungswut beobachtet worden.

Duales Bewusstsein

Es ist interessant zu sehen, dass das Symptomenbild bei den Prüfungen recht unterschiedlich sein konnte, je nach der individuellen Disposition der Person, die das Mittel genommen hatte. Die Entwicklung des Zustands hängt besonders von den Inhalten des Unterbewussten ab. Wenn das Unterbewusste der Person voller Ängste ist, steht Angst auch im Mittelpunkt des zum Vorschein kommenden Symptomenbildes, wenn aber das Unterbewusste von Schuldgefühlen beherrscht wird, wird die Symptomatik in eine andere Richtung gehen, und es bildet sich z. B. eine Art **Bewusstseinsspaltung** heraus (vergleiche die oben angeführten Wahnideen dieser Art). Boericke beschreibt dies so: „Zustand von Dualität. Ist scheinbar unter der Kontrolle des zweiten Selbst, aber das ursprüngliche Selbst verhindert die Durchführung von Handlungen, die unter der Herrschaft des zweiten Selbst stehen. Anscheinend können die beiden Instanzen nicht unabhängig voneinander handeln, eine überwacht die andere." Diese Art von Dualität kann in verschiedenen Manifestationen existieren: scheint zwei Existenzen zu haben, oder sich zweier Zustände bewusst zu sein, oder in zwei Sphären zu existieren. In den Prüfungen finden wir Symptome wie: „Hatte ein Gefühl von Dualität. Der eine Teil des Geistes dachte über etwas nach, während der andere darüber lachte." Oder: „Mein Wille oder meine spirituelle Existenz war getrennt von meiner körperlichen Existenz, er spornte sie an, trieb sie vorwärts und benutzte sie, so wie ein Handwerker sein Werkzeug benutzt." Oder: „Ein Teil von mir wachte auf, während der andere sich weiterhin in vollkommener Halluzination befand. Der wache Teil befand es für notwendig, dass ich mich auf dem Nachhauseweg in den Seitenstraßen hielt, damit nicht ein unpassender Ausbruch von Ekstase in den belebteren Hauptstraßen Aufsehen erregte."

Dies ähnelt einem schizophrenen Zustand, der infolge einer solchen Spaltung zwischen dem physischen Leib und dem Ätherleib entsteht. Beim Schizophrenen kann der Energie- oder Ätherleib sich nicht vollständig in den physischen Leib integrieren, und infolgedessen wandert das Bewusstsein unkontrollierbar über die astrale Ebene, ein Reich psychischer Projektionen. Freilich kann ein Bewusstsein dieser Existenzebene bisweilen auch zu gültigen Einsichten führen; so können beim Cannabis-indica-Patienten tatsächlich Hellsichtigkeit und prophetische Träume auftreten. Lebhafte, ekstatische Träume kommen vor, aber auch sehr eindrucksvolle Alpträume. Die Dissoziation kann auch für einen Traumzustand verantwortlich sein, in dem der Cannabis-indica-Patient sich fühlt, als fiele er in einen dunklen Abgrund, in den leeren Raum. Man könnte dies vielleicht so erklären: Wenn der Ätherleib in den physischen Leib zurückkehrt, tritt dieses Gefühl des Fallens auf und endet mit einem plötzlichen Schock, wenn die beiden Körper sich vereinigen. Diese Idee kommt in einigen Prüfungssymptomen zum Ausdruck: „Als er das Bewusstsein wiedererlangte, fuhren heftige Schläge durch sein Gehirn." Oder: „Ich wurde durch ein lästiges Kräuseln oder Knacken im Gehirn beunruhigt, gerade im Moment des Einschlafens oder Aufwachens." Es kann sogar ein Geräusch wie ein Krachen oder eine Explosion sein, eine Empfindung, die den ganzen Körper durchfährt.

Der Homöopath sollte diese Zustände erkennen und versuchen, sie richtig zu verstehen und zu beurteilen. Was wie ein schizophrener Zustand aussehen mag, ist vielleicht in Wirklichkeit nur eine vorübergehende Abspaltung des Astralleibs vom physischen Leib. Es liegt im Wesen von Cannabis indica, solche Symptome und Zustände zu erzeugen, aber oft regulieren sie sich von selbst und gehen vorüber, obwohl sie unter Umständen in einer anderen Situation wiederkommen können. Aber es besteht natürlich auch die Möglichkeit, dass solche Zustände andauern, und dann haben wir es mit einer ernsten geistigen Erkrankung zu tun.

C

Exzessives Theoretisieren

Ein allgemeines Merkmal von Cannabis indica in allen Stadien ist die Tendenz des Patienten, auf **theoretische Diskussionen und Erklärungen** „abzufahren". Der Verstand produziert Gedanken und Vorstellungen mit großer Geschwindigkeit, und der Patient scheint keine Kontrolle darüber zu haben. Ideenflucht und Neigung zum **Theoretisieren** sind Leitsymptome von Cannabis indica.

Um dieses charakteristische Merkmal zu illustrieren: Sie treffen einen Menschen, der vollkommen normal und geistig gesund wirkt, er kann z. B. Bankangestellter sein. Aber in dem Moment, in dem die Diskussion auf ein philosophisches Thema kommt, bringt der Mann seine Argumente mit einer solchen Geschwindigkeit vor, dass Sie dem Gang seiner Gedanken nicht richtig folgen können. Das gleiche passiert ihm, wenn er emotional engagiert ist, etwa beim Flirt mit einer Frau. Er beginnt mit allen möglichen theoretischen Ausführungen, natürlich mit dem Ziel, sie zu beeindrucken, aber er bringt dauernd neue Gedanken ins Spiel, sodass sie bald verwirrt ist und gar nicht mehr weiß, was eigentlich Sinn und Zweck der Diskussion ist. Dieses „Diskutieren" oder Theoretisieren wird ständig fortgeführt, und obwohl er weiß, dass sein Redefluss der Situation völlig unangemessen ist oder dass er gar nur Unsinn von sich gibt, kann er nichts dagegen tun, er kann einfach nicht aufhören. Das ist die Art von Verhalten, die den Eintrag von Cannabis indica unter der Repertoriumsrubrik „Theoretisieren" rechtfertigt.

Es ist eine rastlose geistige Aktivität, die sich nicht beherrschen lässt, der Verstand arbeitet in seiner eigenen Geschwindigkeit, so schnell, dass die Sprache ihm nicht zu folgen vermag. „Wunderbare Theorien bilden sich ständig im Geiste“, wie Kent schreibt, **eine Idee folgt auf die andere,** und die Ideen treiben ihn immer weiter; aber **die Gedanken drängen ineinander** und lösen Verwirrung aus, und oft sind sie von unwahrscheinlicher, unglaublicher Art, von rationalem Denken weit entfernt. Oder aber es sind hartnäckige Gedanken, **fixe Ideen,** von denen der Patient einfach nicht lassen kann. Er geht vom Rationalen zum Irrationalen über, in schneller Folge, hin und her. Kent beschreibt es so: „Jede Bemühung, vernünftig zu denken, wird unterbrochen durch Höhenflüge von wilder Phantasie und Theorie.“ Wenn diese Menschen sich an Diskussionen beteiligen, schweifen sie von einem Thema zum nächsten und spinnen dabei unausgesetzt neue Theorien.

Ihre Gedanken sind jedoch schwach, nicht klar oder stark genug, um verfolgt oder realisiert zu werden. Große Pläne werden geschmiedet, aber den Patienten fehlt es an Willenskraft und geistiger Disziplin, um eine Ordnung in ihre Konzepte zu bringen und danach zu handeln. Sie verlassen niemals das Reich der Diskussion. Wenn man einen Cannabis-indica-Patienten vor sich hat, mag man im ersten Moment von seinen phantastischen Vorstellungen und der enormen Geschwindigkeit seines Denkens und Theoretisierens überrumpelt werden, aber bald merkt man, dass mit dem Typ etwas nicht stimmt, weil er einfach keine Grenzen kennt und vor nichts haltmacht.

Maßlose Geschwätzigkeit, als würde er ständig von seinem Geist weitergetrieben, ist die Folge dieses Ideendrangs (sie ist in der Literatur auch als „Logorrhö“ bezeichnet worden), eine Geschwätzigkeit, die ganz anders ist als die von LACHESIS. Der große Unterschied besteht darin, dass ein LACHESIS-Patient sehr leidenschaftlich über Angelegenheiten oder Situationen redet, die ihn emotional berühren. Bei LACHESIS dreht sich alles um Leidenschaften, um Eifersucht, es geht um menschliche Gefühle und um die Beziehungen zu den Mitmenschen. Cannabis-indica-Menschen dagegen theoretisieren. Sie reden lieber über abstrakte Dinge als über persönliche Gefühle; was sie sagen, betrifft den Verstand, die Gefühle sind nicht beteiligt, jedenfalls nicht leidenschaftlich. Es ist der Intellekt, der stimuliert wird, nicht die Emotionen, nicht die erotischen oder -sexuellen Leidenschaften, in einem Wort: sie sind **verkopft.**

Wenn dieser Zustand fortdauert, wird ihr Verstand unscharf, nebelhaft, zerstreut. Sie werden untauglich für ihre Arbeit, können sich nicht einmal für kurze Zeit auf die Realität konzentrieren, haben ihren Verstand nicht mehr so weit unter Kontrolle, dass sie vernünftig über irgendetwas nachdenken könnten. Es ist typisch für diese Menschen, dass sie von einer Arbeitsstelle zur anderen getrieben werden, aus einer Art Unzufriedenheit heraus. Sie geben eine Stelle auf, einfach weil sie das Interesse daran verloren haben; sie wollen lieber etwas anderes tun. Sie fühlen überhaupt keine Bitterkeit deswegen. Tatsächlich handelt es sich im Allgemeinen um sehr liebe, nette Menschen; sie wirken oft gelassen und unbeschwert.

In vielen Fällen mag Cannabis indica den Verstand beschleunigen, aber gerade wegen dieser Geschwindigkeit kann er auch zusammenbrechen. Wo die Geisteskräfte bei jungen Menschen nicht sehr stark sind, können sie diese Geschwindigkeit manchmal nicht aushalten, und ihr Geist kapituliert – eine verheerende Erfahrung. Dies ist ein Punkt, an dem sich die **ungeheure Furcht** entwickelt, **die Kontrolle zu verlieren und wahnsinnig zu werden,** und diese Furcht kann das Hauptmerkmal eines chronischen Zustands werden.

Geistige Stumpfheit, Gedächtnisschwäche

In ähnlicher Weise, wie der Verstand beschleunigt wird, kann er auch verlangsamt werden. Eine **Gedächtnisschwäche** kann sich entwickeln. Der Patient vergisst, was er gerade in einer Unterhaltung gesagt hat; beantwortet Fragen unpassend und vergisst sofort, wonach er gefragt wurde und was er geantwortet hat; vergisst Eigennamen; eine neue Idee folgt der anderen, aber jede wird augenblicklich wieder vergessen; vergisst, was er gerade gelesen oder geschrieben hat. Oft beobachten wir, dass der Patient sich nicht erinnert, was er gerade tun wollte. In einem Fall von Berridge finden wir folgende Beschreibung: „Schlechtes Gedächtnis; vergisst beim Sprechen, was sie sagen will; vergisst, was sie zu tun hat, wenn sie es sich nicht aufschreibt.“ Besonders beim Sprechen oder Schreiben besteht diese Tendenz, zu **vergessen, was man gerade tun wollte,** was nicht nur zu einer unzusammenhängenden

Sprechweise führt, sondern auch zu dem merkwürdigen Symptom, dass die Patienten **unfähig sind, einen Satz zu beenden.** Aufgrund dieses Prüfungssymptoms verschrieb Nash Cannabis indica erfolgreich im Fall einer Frau, die infolge einer Herzklappenerkrankung an Wassersucht gelitten hatte und nach Beseitigung des Ödems plötzlich nicht mehr reden konnte. Lassen wir ihn selbst zu Wort kommen: „Wenn sie auf eine Frage antworten wollte, konnte sie einen Satz beginnen, ihn aber nicht zu Ende führen, weil sie sich nicht daran erinnern konnte, was sie sagen wollte. Sie war deswegen sehr ungeduldig und weinte, aber sie konnte den Satz nicht beenden. Sie konnte aber ihre Zustimmung signalisieren, wenn jemand anders ihn für sie zu Ende führte." Cannabis indica gab ihr schnell die Kraft zurück, sich auszudrücken.

Eine andere Beschreibung: „Ich vergaß vollkommen, was ich im vorherigen Moment gedacht, gesagt oder getan hatte. Zum Beispiel konnte ich plötzlich aufschrecken, weil ich sozusagen das Echo der letzten Worte eines Satzes hörte, den ich selbst gesagt hatte, ohne zu wissen, worüber ich gesprochen hatte …" In solchen Fällen kann ein ernstzunehmender Niedergang des Gedächtnisses festgestellt werden. Es können Sprachstörungen unterschiedlicher Art auftreten: „Einmal fehlen ihm die Worte, dann wieder versagt die Stimme" (Clarke). Ähnliche Probleme können sich auch beim Lesen zeigen: „Konnte nicht lesen, teils bedingt durch Anfälle von traumartigen Zuständen, teils, weil er nicht die volle Sehkraft hatte" (Hering).

Konzentrationsschwierigkeiten können aufkommen; kann seine Gedanken auf nichts fixieren. Es kann eine übermäßige Geräuschempfindlichkeit bestehen; kann sogar ein Flüstern im angrenzenden Zimmer hören und ist verärgert darüber. Dann werden diese Menschen unfähig, über längere Zeit den Worten anderer zu folgen; sie sind verwirrt wie in einem Traum; machen Fehler beim Schreiben, wie z. B. Wiederholen oder Auslassen von Wörtern. Die Gedanken beginnen plötzlich abzuschweifen, besonders während geistiger Tätigkeiten wie Lesen oder Schreiben. Eine Abneigung gegen geistige Arbeit macht sich breit.

Häufig treten **Zustände von Geistesabwesenheit** und Verträumtheit auf; ist ganz vertieft in seine eigenen Gedanken und Phantasien, will in vollkommener Stille verharren, ohne zu sprechen, sogar ohne sich zu bewegen. Es gibt in diesem Zustand also auch eine ausgeprägte Tendenz zum Schweigen, genau das Gegenteil der oben beschriebenen Logorrhö. Und schließlich ist es auch möglich, dass die **Gedanken stillzustehen scheinen.*** Er kann sich zwar auf diese und jene Dinge besinnen, aber die Ideen bleiben fest, wie stillstehend, unter langem Hinsehen auf den zu bearbeitenden Gegenstand.* Das Reflexions- und Vorstellungsvermögen scheint verloren*, der Patient ist **geistlos, apathisch, gleichgültig.**

C

Überwältigende Angst um die Gesundheit, mit Panikattacken

Die Cannabis-indica-Patienten, die zum *ersten Typ* gehören, diejenigen also, die den Kontakt zur Realität noch nicht ganz verloren haben, entwickeln schließlich eine **ungeheure Angst um ihre Gesundheit.** Sie wird nicht als solche benannt, und vielleicht erkennen die Patienten nicht einmal, dass sie unter einer solchen Angst leiden. Tatsächlich erzählen sie dem Arzt, dass sie überhaupt keine Angst um ihre Gesundheit haben. Die Art, wie sie ihre Symptome darstellen und mit dem Arzt reden, vermittelt allerdings schnell den Eindruck einer substantiellen Angst. Ich erinnere mich an einen NITRICUM-ACIDUM-Fall, der die Angst um die Gesundheit, die Cannabis indica und NITRICUM ACIDUM gemeinsam haben, sehr lebhaft illustriert. Ein Mann schrieb mir aus Frankreich einen Brief, in dem er über Lumbago klagte. Er war bei einem Chiropraktiker gewesen, dessen Manipulationen den Schmerz nur noch verschlimmert hatten. Er hatte viele andere Ärzte und später einen Homöopathen konsultiert, dessen Verschreibungen keine Wirkung gehabt hatten. Der Mann war ans Bett gefesselt und konnte nicht arbeiten. Der Brief, den er mir schrieb, war zwölf Seiten lang – zwölf Seiten! Ich las und las, notierte ein Symptom nach dem anderen. Er schrieb, dass er sicherlich sterben oder sich in ein Kloster zurückziehen werde, dass sein Leben nicht mehr lebenswert sei. Beim Lesen des Briefes wurde offenkundig, dass dieser Mann an einer tiefen Angst um seine Gesundheit litt – das einzige Symptom, das er nicht erwähnte! Ich schickte ihm eine Gabe NITRICUM ACIDUM 10 M, und binnen einer Woche erholte er sich vollständig. Ähnliche Zustände lassen sich auch bei Cannabis indica beobachten.

Das ausgeprägte **Verlangen nach Kontrolle,** das in dem Kapitel „Furcht vor Wahnsinn" beschrieben wurde, kostet Cannabis-indica-Patienten viel Anstrengung. Daher haben sie bei jeder kleinen Belastung das Gefühl, zusammenzubrechen. Sie fühlen sich ganz erschöpft und flüchten sich ins Bett. Und wenn sie zum Arzt gehen, klagen sie über eine Unmenge von Symptomen – Erschöpfung, Verstopfung, Kopfweh, Schmerzen, usw., und so fort … Die Litanei ihrer Symptome und Leiden kann phantastisch sein. Schon wenn sie keine Arzneimittellehre gelesen haben, ist es schwierig genug, mit der Liste ihrer Symptome fertigzuwerden; aber sollten sie jemals eine studiert haben, schwillt die Symptomenflut zum Ozean an. Sie können zwanzig Seiten mit Symptomen produzieren, es gibt kein Symptom, das sie nicht hätten, und sie sagen dem Arzt, dass er auch ganz bestimmt das eine Symptom zweimal, ein anderes dreimal unterstreichen solle, weil es sehr wichtig sei, usw.. Und wenn der Arzt sie nach einem Symptom fragt, haben sie es natürlich auch gleich. Wenn man sich allein auf die berichteten Symptome konzentriert, ist der Fall hoffnungslos verwirrend. Dann folgt man einer Sackgasse nach der anderen.

Häufig macht man in Cannabis-indica-Fällen die Erfahrung, dass die Patienten in **panischem Tonfall** und mit größter Intensität über ihre zahlreichen Beschwerden klagen, aufgrund ihrer starken Angst. Sie rufen ihren Arzt sehr häufig an, manchmal jeden Tag. Andere Mittel wie AGARICUS, ARSENICUM, NITRICUM ACIDUM zeigen ein ähnliches Verhalten. Cannabis-indica-Patienten halten den Arzt mit ihren Beschwerden lange am Telefon fest; ihre Angst lässt sich trotz angestrengter Bemühungen des Arztes nicht leicht beschwichtigen. Sie fordern Erklärungen, aber wenn sie sie bekommen, lassen sie sich auch nicht so ohne weiteres beruhigen. Auch PHOSPHORUS-Menschen rufen ihren Arzt häufig aus Angst um die Gesundheit an, aber sie können leicht binnen weniger Minuten beruhigt werden; ihre Besorgnis verfliegt schnell.

Cannabis-indica-Menschen können ihren Arzt testen, indem sie einen zweiten aufsuchen und zusehen, ob dieser ihnen die gleichen Antworten gibt wie der erste – ein Verhalten, in dem sich auch das **misstrauische** Element des Mittels manifestiert (Cannabis indica steht dreiwertig in dieser Rubrik). Das Verlangen nach Kontrolle zeigt sich auch in ihren Nachfragen zum Behandlungsplan. Sie fragen immer wieder: „Was geben Sie mir da?" Sie wollen lange im Voraus wissen, was im Laufe der Behandlung passieren wird.

Die Verkopfung, der Hang zum Theoretisieren ist bei Cannabis-indica-Patienten auch im Hinblick auf ihre Angst um die Gesundheit ausgeprägt. Sie sind voller Theorien und haben einen starken Drang, die Dinge detailliert zu erklären (sich selbst, ihren Zustand, den Zustand anderer, der Gesellschaft, der Welt, und so fort). Der Arzt muss ihnen zuhören, um sicherzustellen, dass sie das Gefühl haben, alles losgeworden zu sein, was sie zu sagen hatten. Und trotzdem legen sie dann oft noch einmal nach und übermitteln schriftlich oder telefonisch zwei Extraseiten mit Symptomen, die sie „vergessen hatten". Dieses Verhaltensmuster ist ganz typisch.

Ein weiteres wichtiges Merkmal sollte an Cannabis indica denken lassen: Diese Patienten haben immer das Gefühl, dass ihr Mittel antidotiert worden ist. Sie liefern mehrere Gründe dafür, dass sie ihr Mittel antidotiert haben, garniert mit vielen Theorien. Dieses Charakteristikum ist eine weitere Manifestation der Panik, die jede ihrer Krisen verschlimmert. Ihre Symptome werden durch diese Panik um ein Mehrfaches verstärkt; ein Patient kann z. B. ein leichtes Schwindelgefühl verspüren, aber die Panik verschlimmert diese Beschwerden in einem Ausmaß, dass er das Gefühl hat, sein Kopf schwebe in der Luft oder seine Arme seien vom Körper abgetrennt und schwebten davon. Diese Panikzustände sind eine entsetzliche Erfahrung für den Patienten.

Ausweichendes Patientenverhalten

Im folgenden geht es um ein weiteres Charakteristikum, das sich bei Cannabis-indica-Patienten beobachten lässt; es erinnert an THUJA. Nehmen wir einmal an, Sie möchten ein Symptom bestätigen und fragen den Patienten: „Sind Sie wirklich durstig?" Die anfängliche Antwort kann sein: „Ja." „Sehr durstig?" fragen Sie noch einmal nach, und wieder ist die Antwort: „Ja." Dann sagen Sie, dass Sie sich bei der Verschreibung auf diesen Durst stützen werden. In dem Moment, in dem Sie eine solche Erklärung abgeben, bekommt der Patient Angst, dass Sie einen Fehler machen könnten, indem Sie dieses Symptom benutzen, und er entwickelt eine Theorie, um es in Zweifel zu ziehen: „Aber gestern habe ich viel Salz zu mir genommen, und vorgestern habe ich Sardinen gegessen. Vielleicht kommt mein Durst nur daher!" „Sind Sie denn nicht die ganze Zeit durstig?" fragen Sie. „Schon, aber es ist erst in der letzten Zeit so stark geworden. Deswegen habe ich es auch betont. Ich weiß nicht. Bin ich wirklich durstig?" Sollten Sie ein anderes Symptom wählen, weicht er wieder genauso aus. Das Ausmaß an Erklärungen kann wirklich phantastisch sein. Freilich ist dieser Zug auch bei anderen Patienten häufig. Aber der wichtige Punkt, den man sich bei Cannabis indica merken sollte, ist die **Intensität, mit der die Symptome vorgebracht werden,** und das Ausmaß, in dem die Patienten versuchen, die Validität der Symptome mittels diskreditierender Theorien zu sabotieren. Diese Züge lassen auf die Stärke der zugrundeliegenden Angst um die Gesundheit schließen.

Diese Patienten haben auch Schwierigkeiten, im Follow-up-Gespräch zu berichten, ob es ihnen besser geht oder nicht, was teilweise auf die Verwirrung zurückzuführen ist, die ihren Geist beherrscht. Daher muss der auswertende Arzt beim Analysieren der Antworten des Patienten sehr umsichtig sein.

Ein interessanter Fall hilft vielleicht, das psychische Bild von Cannabis indica und die Art, wie sich seine Angst um die Gesundheit manifestiert, anschaulicher zu machen. Es handelte sich um einen Patienten, der ohne Erfolg an unserer Klinik behandelt worden war. Er hatte ARSENICUM und NITRICUM ACIDUM usw. bekommen, ohne Erfolg, aber er blieb dabei, denn er hatte sich etwas mit Homöopathie beschäftigt und spürte, dass „da was dran ist". Er half uns bei unserer Öffentlichkeitsarbeit. Im Laufe seiner Tätigkeit kam er öfter zu mir, um bestimmte Fragen zu diskutieren; er konnte reden und reden bis zu dem Punkt, an dem ich der Diskussion müde wurde. In der Zwischenzeit versuchten mehrere Ärzte der Klinik, ihn zu behandeln. Er ging von einem Arzt zum anderen und beschwerte sich: „Er hat meinem Fall nicht die gebührende Aufmerksamkeit gewidmet." Ich bekam die Fallberichte und verschrieb anhand der Symptome, doch ohne Ergebnis. Vielleicht war ein Grund für seine Mithilfe bei unserer Öffentlichkeitsarbeit, dass er sich die Chance erhoffte, schließlich von mir persönlich behandelt zu werden, aber nichtsdestoweniger glaube ich, dass er uns wirklich helfen wollte. Er arbeitete auch in einem Ministerium; bei dieser Arbeit konnte er ebenfalls reden und reden, eine Menge spekulieren. Zwischen seinen Ergüssen brachte er natürlich immer wieder die Sprache auf seine Gesundheit. Schließlich erkannte ich die Zusammenhanglosigkeit seines Denkens und die Intensität der Angst um die Gesundheit – beim Thema Gesundheit konnte er eine echte Nervensäge sein. Und da kam es mir: „O mein Gott, das ist ein Cannabis-indica-Fall." Ich fragte ihn, ob er jemals Cannabis als Droge genommen hätte. Nachdem er dies mehrmals abgeleugnet hatte, gab er schließlich einen einmaligen Drogengebrauch zu. Vielleicht bestand keine Beziehung zu seiner Drogenerfahrung, oder vielleicht hatte er eine besondere Prädisposition hinsichtlich der Droge, dass eine einmalige Einnahme sich so schwerwiegend auswirken konnte, vielleicht hatte er mich aber auch angelogen und sie doch öfter genommen – wie auch immer, sein Geist lief aus dem Ruder.

Emotional wirr und diffus; sanft und nachgiebig

Die Emotionen von Cannabis-indica-Patienten können unter denselben Tendenzen leiden wie ihr Geist: auf beiden Ebenen kann die gleiche Zerstreutheit und Diffusion erfahren werden. Im Grunde werden die Emotionen „wegerklärt", sie werden nicht als echte Gefühle durchlebt, sondern eher als etwas Intellektuelles oder Intellektualisiertes. Oft sind sich die Patienten ihrer Schwäche im emotionalen Bereich bewusst und versuchen aus diesem Grund, gefühlsmäßige Verwicklungen zu meiden. Wenn sie sich dann doch einmal emotional engagieren, neigen sie dazu, ihre Gefühle auf törichte, -alberne Art auszudrücken.

Nehmen wir z. B. einen Mann, der mit einer Frau flirtet. Sie haben ihre erste Verabredung, vielleicht zum Tee bei ihr zu Hause. Während sie sich unterhalten, wird er immer aufgeregter, und er fängt an, beim Reden von einem Thema zum anderen zu wandern. Eigentlich will er fragen: „Möchtest du mit mir schlafen?", aber er kann es nicht. Deshalb erzählt er Belanglosigkeiten und wechselt dauernd das Thema. Er beginnt zu merken, dass er nervös und verwirrt ist, und ihm wird angst und bange. Mitten in diesem Aufruhr der Gefühle verliert er plötzlich die Beherrschung und reißt die Frau hysterisch an sich, mit den Worten: „Ich liebe dich!" Wenn er sich hinterher den Vorfall ins Gedächtnis ruft, fühlt er sich gedemütigt, weil er sich so dumm verhalten hat.

Der Cannabis-indica-Zustand kann auch aus vielen Liebesgefühlen bestehen, die jedoch unkontrolliert sind. Es steckt keine Kraft oder Disziplin hinter der Liebe, die es ihr erlauben würde, sich in Handlungen zu manifestieren. Die Liebe existiert im Reich der Phantasie; sie erscheint eher eingebildet als real. Diese Menschen können recht sanft wirken, ganz wie die „Blumenkinder" vergangener Zeiten, und in den meisten Fällen sind sie sehr nett zu anderen.

Ich habe an Cannabis-indica-Konsumenten einen interessanten Zug beobachtet (es handelt sich um einen starken Eindruck, aber ich bin nicht sicher, ob er voll zutrifft): Personen, die diese Droge wiederholt genommen haben, scheinen sanfter geworden zu sein, leichtgläubiger und leichter zu überzeugen, besonders in spirituellen Fragen. Sie werden bereitwillig zu Anhängern von Gurus, die offensichtlich falsche Idole sind, aber sie finden nichts Verkehrtes an ihnen; jede seltsame Verhaltensweise ihres Gurus werden sie weg-erklären. Es scheint, als ob der Geist empfänglicher, mitfühlender geworden wäre, in einem Wort: menschlicher, er hat seinen egoistischen Antrieb eingebüßt. Diese Menschen unterwerfen sich leichter dem Willen anderer, sie neigen dazu, willige Jünger zu werden. Wenn diese Personen eine Revolution durchführen, dann tun sie dies unter Vermeidung von Gewalt, sie sind Anhänger der Ökologiebewegung und von allem, was sanft und gewaltfrei ist. Es ist bestimmt kein Zufall, dass die Generation der Sechziger, die viel Haschisch rauchte, den Namen „Blumenkinder" trug, dass sie nach Frieden und einem schönen Leben voller Freuden strebte – eigentlich könnte man sie eher die „Graskinder" nennen. Und so glaube ich, dass Cannabis indica einerseits unserem Planeten viel Gutes gebracht hat (weil es die Härte bezähmt, die wir in uns haben, dieses Zeichen von Abwehr und Trennung), dass es aber andererseits bei den Individuen, die die Droge eingenommen haben, viel Unheil gestiftet hat – indem es ihren logischen Verstand, ihr Urteilsvermögen geschwächt und ihre geistige Gesundheit beeinträchtigt hat.

Da ihre Antriebskräfte vermindert sind, sind diese Menschen der Arbeit abgeneigt und fühlen sich unfähig, ihren Pflichten nachzukommen. Oft sieht ihre Vorstellung vom Leben so aus: ein bisschen arbeiten, vielleicht im Haus herumwerkeln, sich dann für eine Weile ins Bett legen, dann aufstehen und ein bisschen weitermachen usw.. Sie gehen ungern nach draußen, aber wenn man sie dazu nötigt, fühlen sie sich an der frischen Luft besser.

Sexualverhalten

Cannabis indica erzeugt ein Übermaß an sexuellem Begehren (allerdings mit all den Problemen der „Umsetzung", die oben erwähnt wurden), kann aber auch den gegenteiligen Effekt haben und Gleichgültigkeit oder gar Aversion gegen Sex bewirken. Bei dem verkopften oder *ersten Typ* von Cannabis-indica-Patienten sehen wir für gewöhnlich ein sehr **starkes Verlangen nach Sex.** Bei ihren Anstrengungen, die Kontrolle über sich aufrechtzuerhalten, scheint sich die Lebensenergie auf den sexuellen Bereich zu konzentrieren. Das Verlangen ist so stark, dass sie zur Masturbation Zuflucht nehmen, wenn sie im Moment keinen Partner zur Verfügung haben. Sie sind nicht besonders wählerisch in Bezug auf ihre Partner; sie wollen einfach schnelle Befriedigung. Infolgedessen sind sie ziemlich anfällig für Gonorrhö.

Cannabis indica ist eines der Mittel, die bei akuter Gonorrhö verwendet worden sind. Allerdings hat der typische Ausfluss, gelb oder gelblich-weiß und schleimig, manchmal dick, manchmal wässrig*, keinen Wert für die Verschreibung, weil er bei Gonorrhö üblich ist; es müsste schon das charakteristische psychische Bild vorhanden sein. Ich glaube, dass Cannabis in akuten Fällen selten wirkt, aber von größerem Nutzen bei Beschwerden nach einer Gonorrhö sein könnte.

Ein häufiges Symptom bei Männern sind **schmerzhafte Erektionen in der Nacht** (CANTHARIS, STAPHISAGRIA); bei Cannabis indica sind diese Erektionen mechanischer Art, ohne Drang zur Masturbation oder zum Koitus, es handelt sich um eine Art von Erektion ohne (sexuelle) Empfindung.

Schlussbemerkungen

Die beiden anfangs beschriebenen *Zustände oder Typen* können sich in unterschiedlichem Ausmaß *überschneiden.* So kann z. B. der *erste* Patiententyp, der eher verkopft und kontrollierend ist, recht angenehme ätherische Zustände erleben, etwas Ähnliches wie Zustände erhöhter spiritueller Bewusstheit. Er kann sich tatsächlich in eine andere Sphäre versetzt fühlen, eine kleine Welt für sich. Beschrieben wird etwa ein Gefühl, von einer ätherischen Flüssigkeit umgeben zu sein, weniger dicht als Wasser, aber nicht so dünn wie Luft, die Bewegungen Widerstand entgegensetzt, welcher durch geistige Willenskraft überwunden werden muss. Diese Art von Empfindung tritt häufig auf, wenn der Patient sich in einem hypnagogischen Zustand befindet, ganz kurz vor dem Einschlafen, und sie wird als angenehm empfunden und bereitwillig ertragen. Aber wenn diese Tendenz sich zum Krankhaften hin entwickelt, beginnen verstörende Visionen aufzutreten. Unerwünschte Gesichte erscheinen, wenn der Patient die Augen schließt, um zu schlafen; sie können sogar tagsüber, bei offenen Augen kommen. Dann treten Erregungszustände auf, die nervöses und maßloses Gelächter heraufbeschwören. Derartige Zustände werden bei geistig stark gestörten Kindern und Erwachsenen beobachtet. Da diese Menschen zunehmend den Kontakt mit den wirklichen Ereignissen, mit der Realität verlieren, erscheint ihnen alles verblüffend unwirklich, und sie gleiten in die Psychopathologie des *zweiten Typs* hinüber. Ein ähnliches Gefühl von Unwirklichkeit tritt auch bei ALUMINA und MEDORRHINUM in Erscheinung. Es ist interessant, sich die Ähnlichkeiten des Geisteszustands von Cannabis indica und MEDORRHINUM vor Augen zu führen. Beide Mittel teilen auch die Desorientierung des Zeitsinns, das Gefühl, die Zeit vergehe zu langsam.

Wie oben angedeutet, kann der chronische Cannabis-indica-Zustand durch übermäßigen Drogengenuss verursacht werden, und zwar nicht nur von Haschisch und Marihuana, sondern auch von anderen Rauschmitteln. Zu erwähnen ist hier ein spezieller Menschentyp mit einer Geschichte von Cannabismissbrauch: Menschen, die, nachdem sie dem Haschisch reichlich zugesprochen haben, extrem empfindlich dagegen werden, fast allergisch. Die kleinste Menge kann einen Zustand auslösen, der einem Alptraum im Wachen gleicht. Sie können die Droge nicht mehr anrühren. Und zugleich zeigen diese Menschen chronische Symptome von Cannabis indica – schwere Depressionen und quälende Angst, dazu die Angst vor dem Verrücktwerden und um die eigene Gesundheit. Cannabis indica ist ein Spezifikum in solchen Fällen.

Zusammenfassend ist zu bemerken, dass man sich bei Cannabis indica vor allem auf die geistig-psychische Ebene konzentrieren sollte, besonders auf die Diffusität und **Verwirrung,** die für diese Ebene so charakteristisch ist.

Allgemeinsymptome und Keynotes

- Manchmal hat Cannabis Krämpfe und Konvulsionen hervorgerufen, in einer Reihe von Fällen Spasmen klonischer Art, mit heftiger Muskelbewegung, zumeist aber tonische Krämpfe, sogar kataleptische Zustände oder Flexibilitas cerea. Das Mittel wurde bei Epilepsie gegeben, wenn vor einem Anfall alle geistigen und körperlichen Kräfte angeregt waren. Erregung oder **geistige Anstrengung** können Krämpfe verschiedener Art auslösen oder intensivieren.
- Zittern ist häufig; zitternde Bewegungen von Händen und Füßen; unangenehmes Schaudern durch alle Glieder, mit einem schmerzhaften Schweregefühl im Hinterkopf und einer intermittierenden starrkrampfartigen Kontraktion der Nackenmuskeln.
- Anästhesie des ganzen Körpers oder einer Seite; **gelähmt,** unfähig, die betroffenen Teile zu bewegen, sie scheinen versteinert, mit einer Empfindung von **Marmorhärte,** z. B. im Gehirn oder in den Augen; mit **Kribbeln oder Stechen in den betroffenen Teilen,** das manchmal in unwillkürliche Zuckungen übergeht. Cannabis indica kann in den Frühstadien bestimmter neurologischer Erkrankungen angezeigt sein, die durch Schwäche und Taubheit der Extremitäten gekennzeichnet sind – vor dem Stadium der echten Lähmung oder eines klinisch diagnostizierbaren Zustands.
- Andererseits ist auch ein sonderbares Gefühl von Luftigkeit und Leichtigkeit der Bewegungen beobachtet worden.
- Merkwürdige Empfindung von **Vibrationen** oder Zuckungen, die durch den ganzen Körper gehen; plötzliche und heftige Schläge schießen durch das gesamte Skelett, durchbohren das Gehirn; Schläge, Stöße und Zittern in verschiedenen Körperteilen.
- Eine charakteristische Empfindung ist ein **Kältegefühl wie ein Tröpfeln, als fielen kalte Wassertropfen** auf die Haut oder von einem Körperteil, in verschiedenen Körperregionen, besonders **am Kopf,** am Herzen, im Bereich des Anus.* Es gibt

auch ein Gefühl, als würde wiederholt heißes Wasser über den Patienten gegossen*, oder auch als flösse warmes Wasser den Rücken hinauf.

- **Anfallsartige Traumzustände, die tagsüber periodisch wiederkehren.** „Alle Augenblicke verlor er sich selbst und wachte dann sozusagen wieder auf." Plötzliche, **vorübergehende Anfälle von Bewußtlosigkeit,** die durch Sinneseindrücke wie Kerzenlicht oder Musikhören ausgelöst werden können. Erwacht vor Mitternacht in einem halbbewussten Zustand, mit Bewegungsunfähigkeit, Herzklopfen, langsamem, tiefem, mühsamem Atmen und einem Gefühl, als läge er im Sterben. Ohnmachtsgefühle, die jeden Tag wiederkehren können, manchmal fällt er einfach ohnmächtig hin.*
- Cannabis indica hat nicht nur optische und akustische Halluzinationen, sondern auch eine verstärkte Empfindlichkeit gegen Licht und **Geräusche,** manchmal bis zur **Hellsichtigkeit** und **Hellhörigkeit** gesteigert. „Visuelle Hellsichtigkeit" wurde oft in den Prüfungen erlebt. Dazu zwei Beschreibungen: „Scheinbare Hellsichtigkeit, das heißt, ich sah Gegenstände in einem anderen Zimmer oder bildete es mir ein, aber das Gefühl war nur von kurzer Dauer." „Genau um Mitternacht wachte er plötzlich und vollständig auf; das Zimmer war dunkel, doch schien ihm der Standort eines jeden Gegenstands um ihn herum vollkommen klar zu sein, er konnte die Titel von Büchern lesen, die sich auf einem vier oder fünf Meter entfernten Tisch befanden." Oder die Hellhörigkeit betreffend: „Sein Gehör war extrem geschärft; er hörte sehr deutlich, was weit entfernt und mit leiser Stimme gesprochen wurde." Solche Erlebnisse können ziemlich beunruhigend sein.
- Es ist typisch für Cannabis-indica-Menschen, dass sie **extrem durstig** sind, besonders in akuten Zuständen. Dieses Symptom, zusammen mit der Todesfurcht, kann zu einer Verwechslung mit ARSENICUM führen. Es gibt allerdings einen wichtigen Differenzierungspunkt: Cannabis-indica-Patienten wollen sich immer ausruhen, haben ein **starkes Verlangen, sich tagsüber hinzulegen** und fühlen sie dadurch besser, wie sie sagen. Nach meinen Beobachtungen beruht diese Modalität in Wirklichkeit auf Intellektualisierung. Sie kommen vom Verstand her zu dem Schluss, dass es ihnen besser gehen müsse, wenn sie sich hinlegen, und deshalb tun sie es. Wenn man sie drängt, einen **flotten Spaziergang zu machen, besonders in kühler, frischer Luft, fühlen sie sich besser.** Besonders Gemütssymptome, wie ein Gefühl von quälender Angst, das mit großer Beklemmung einhergeht, sind im Freien besser. Man muss jedoch bei diesen Patienten darauf achten, sie nicht übermäßig zu beanspruchen; Überanstrengung macht alle Cannabis-indica-Symptome schlimmer. Die Prüfungen liefern auch die folgenden Symptome: „Vollkommen erschöpft nach einem kurzen Spaziergang", und: „Große Mattigkeit nach kleiner Bewegung"*, wie z. B. Treppensteigen.
- Der **Durst kann jedoch auch mit Abscheu vor Trinken einhergehen;** der Patient kann unfähig sein, auch nur einen einzigen Schluck zu trinken, obwohl er so durstig ist.
- Der **Puls** ist ungewöhnlich **langsam,** und er kann schwach sein, manchmal kaum spürbar, und unregelmäßig aussetzend, aber dies kann abwechseln mit frequentem Puls, hüpfend, flatternd, voll usw. Kent nennt ihn sehr passend einen „nervösen Puls". Manchmal wird röchelndes Atmen bzw. Cheyne-Stokes-Atmung beobachtet.
- Neben dem Gemüt sind bei Cannabis der Kopf und die **Harnorgane** am meisten betroffen.
- Einige Modalitäten: Schlimmer beim **Urinieren** (Schmerz in den Harnwegen); **Dunkelheit; Überanstrengung;** Alkohol, Tabak; enge Kleidung.
- Besser an der **frischen Luft,** vom Tiefatmen; Waschen mit kaltem Wasser; Ruhe; Kaffee (Schwindel und Kopfschmerzen).
- Hinlegen kann bessern oder verschlechtern, ebenso mäßige Bewegung.
- Was die Zeitmodalitäten betrifft, wird am häufigsten Verschlimmerung am Morgen und Vormittag beobachtet.

Lokalsymptome

Schwindel **Chronischer Schwindel, als schwebte er davon,** als würde er emporgehoben. Schwindel beim Aufstehen, mit einem betäubenden Schmerz im hinteren Teil des Kopfes, und er fällt hin. Schwindlig beim Gehen, mit einem Gefühl zu fallen oder tatsächlichem Vornüberfallen und der gleichzeitigen Empfindung, als schwänden ihm die Sinne.* Heftiger Schwindel; Clarke berichtet von einem Fall, bei dem die Patientin die Empfindung hatte, als stürze das Haus über ihr ein; Cannabis indica beseitigte dieses Gefühl.

Das spezifische Schwindelgefühl von Cannabis indica wird durch Umhergehen verstärkt und klingt in Ruhe ab. Starker Kaffee kann es ebenfalls lindern.

Kopf Ein merkwürdiges Symptom ist das Gefühl, als **öffne und schließe sich der Schädel.** Der Kopf scheint sich auszuweiten, als teilte er sich an den Schädelnähten, mit einem Gefühl, dass kalte Luft ins Gehirn bläst, und dann scheint er wieder mit einem schlurfenden Geräusch in sich zusammenzufallen. Oder es ist ein Gefühl im Kopf, als kochte das Gehirn über und **höbe die Schädeldecke wie den Deckel eines Teekessels.** Kopfschmerz mit einem Gefühl von Öffnen und Schließen in der rechten Schläfe und am Scheitel; beginnt beim Erwachen und hält den ganzen Tag an, aussetzend und wieder anfangend; schlimmer durch Geräusche; Empfindung, als sollte der Kopf in alle Richtungen fallen.

- Heftiger Blutandrang zum Kopf, mit einem Gefühl, als kochte das Blut. Vollheit in der Stirn, als wollte sie zerbersten. Oder: Andrang des Blutes nach dem Kopf mit angenehmer Wärme im Gehirn, doch mit drückendem Kopfschmerz in den Schläfen.*
- Hitze im Kopf bei Kälte der Extremitäten.
- Spannen erst im Hinter-, dann auch im Vorderkopf, zuletzt in den Schläfen.*
- Merkwürdige Gefühle im Kopf: **heftige Schläge durch das Gehirn beim Wiedererlangen des Bewusstseins; Geräusch wie ein Krachen oder eine Explosion im Schlaf; kräuselnde oder knackende Empfindung, besonders beim Einschlafen und Aufwachen; pendelartige Schwingungen.** Gefühl, als stiege etwas vom hinteren Teil des Kopfes zur Stirn.
- Zucken in der rechten Stirnseite und zum inneren und hinteren Teil des Kopfes hin.
- Starke Zusammenschnürung im Kopf, wie von einer eisernen Schädelkappe.
- Der Vorderkopf wird von den Augenhöhlenrändern bis zu den Schläfen zusammengepreßt; Vorbücken erleichtert nicht.*
- **Dumpfer, schwerer, pochender Schmerz durch den Kopf,** mit Gefühl wie von einem schweren Schlag auf Hinterkopf und Nacken. **Pochen im Hinterkopf.** Pochender Schmerz in der Stirn.
- **Empfindung einer schweren Last am Hinterkopf.** Dies kann als ein zermalmendes Gewicht auf Kleinhirn, Hals und Schultern empfunden werden, das es unmöglich macht, sich aus einer gebeugten Haltung aufzurichten, mit einem dumpfen Schlagen im Kopf (während eines Schüttelfrostes beobachtet). Das Schweregefühl am Hinterkopf kann auch von Schmerzen begleitet sein, **die von dort aus die Kopfseiten hinauf zu den Schläfen und zum Scheitel schießen,** so stark, dass sie dem Patienten zum Weinen bringen. Schwerer, unwiderstehlicher Druck aufs Gehirn, der ihn zwingt, sich zu bücken.
- **Schmerz in der ganzen rechten Kopfseite.** Cannabis indica hat bei Hemikranie geholfen, z. B. mit dem Gefühl, als öffne und schließe sich der Schädel, oder wenn dem Anfall ungewöhnliche Erregung mit Geschwätzigkeit vorausgegangen ist.
- Dumpfer ziehender Schmerz in der Stirn, besonders über den Augen.
- Drückender Kopfschmerz mit extremer Lichtempfindlichkeit.'
- **Heftiger Kopfschmerz mit Halluzinationen.**
- **Kopfschmerzen mit Blähungen,** die anhalten, bis er nach oben oder nach unten Wind ablassen kann; mit Pochen im Hinterkopf.
- Kaffee wird manchmal augenblicklich die Kopfschmerzen lindern.
- **Häufiges unwillkürliches Kopfschütteln** ist ein charakteristisches Symptom.
- Der Kopf scheint in der Luft zu schweben; als wäre er vom Körper getrennt.
- Die Kopfhaut tut bei Berührung weh und kann sich anfühlen, als wäre sie straff über den Schädel gespannt, „wie eine Blase, die über einen Topf gezogen ist". Kribbeln auf der Kopfhaut oben am Kopf.
- Auf einer kleinen Stelle des Seitenbeins (später auch auf anderen Stellen des Kopfes) ein **Kältegefühl, als wäre ein Tropfen kalten Wassers darauf getropft.***

Augen Die **Augen werden rot und klein. Gefäßinjektion der Bindehaut** wird häufig beobachtet.

Starrer Blick; Augen leuchtend, sehr hell und glänzend; manchmal auch auffallend stumpf.

Gefühl von Ausdehnung in den Augäpfeln, als wollten sie aus dem Kopf springen; sie tun weh, wenn er versucht zu lesen. Die Pupillen weiten und verengen sich im selben Licht.* **Empfindung von krampfhaftem Ziehen in den Augen.*** **Drücken hinten an den Augen auswärts.*** Zucken im äußeren Augenwinkel und Lid. Entzündung der Caruncula lacrimalis beider Augen.

Gefühl von Augenschwäche und Schwäche im Sehen*; Gegenstände sind undeutlich; trübes, verschwommenes Sehen. Nach langem Fixieren eines Gegenstandes Nebel vor den Augen, kann nicht gut sehen. **Beim Lesen laufen die Buchstaben ineinander.** Vorübergehende Blindheit, mit Ausnahme eines kleinen Punktes genau in der Blickrichtung (während eines Schüttelfrostes erlebt). **Photopsie.** Aufblitzen, Zittern und Flackern vor den Augen. Visuelle Verzerrungen, Gegenstände vergrößert oder weiter entfernt; visuelle Halluzinationen; Lichtempfindlichkeit; visuelle Hellsichtigkeit.

Ohren **Pochen und Vollheit in beiden Ohren.** Bohrender Schmerz unmittelbar über und hinter dem rechten Ohr. Verstopfungsgefühl im rechten Ohr.

Ohrgeräusche: Sausen; Klingeln; wie kochendes Wasser. **Periodisches Klingen in den Ohren bei Anfällen traumartiger Zustände,** oder beim Dösen im Liegen; immer nachlassend, wenn er zu sich kommt oder aufsteht, aber erneuert bei der nächsten Traumattacke. **Alle Klänge, besonders Stimmen** (seine eigene eingeschlossen), **scheinen weit weg zu sein,** wie gedämpft durch einen Schleier oder Gaze. Große Geräuschempfindlichkeit, leicht gereizt durch Geräusche; akustische Halluzinationen; Hellhörigkeit.

Nase **Trockenheit in der Nase,** objektiv ebenso wie subjektiv; mit Hitze darin.* Vollheitsgefühl und Schmerzen an der Nasenwurzel. Schnupfen nach dem Essen.

Gesicht Ausdruck matt, erschöpft; niedergeschlagen, abgehärmt; **schläfrig-benommen und dumm;** ängstlich und **blass.**

Gesicht blass, wie bei Ohnmacht, besser an der frischen Luft. Aber auch: Hitze nur im Gesicht.*

Leichtes Palpitieren an vielen Gesichtsstellen, besonders im linken Backenmuskel.*

Die **Gesichtshaut,** besonders an Stirn und Kinn, **fühlt sich an wie fest gespannt.**

Gefühl, als ob die Gesichtsmuskeln um den Kiefer herum fest angespannt wären. Unterkiefer sehr steif und unbeweglich vor dem Einschlafen. Starrkrämpfe um die Kiefer. Oder: Unterlippe hängt im Schlaf herunter. **Lippen sind zusammengeklebt;** sehr trocken. Zittern der Lippen.

Mund und Hals **Mund, Hals und Lippen sind extrem trocken,** ausgedörrt, mit heftigem Durst auf kaltes Wasser, oder auch ganz ohne Durst. **Der Speichel ist weiß, dick, schaumig und klebrig.**

Jede Speise ist extrem schmackhaft; einfaches Brot wird zur Delikatesse erklärt und in großen Mengen gegessen.

Ekelhafter Geschmack im Mund morgens beim Erwachen, der nach dem Zähneputzen verschwindet, aber nach den Mahlzeiten wiederkehrt.*

Zusammenbeißen und Knirschen der Zähne im Schlaf. Auch wenn er wach ist, scheint es ihm, als müsse er die Kiefer gewaltsam zusammenpressen. Zahnschmerz neigt dazu, nach unten zu ziehen.

Empfindung eines Pflocks, der im Hals aufsteigt und ihn würgen lässt. Drücken in den Mandeln.

Stimme, Atmung, Brust, Herz **Kann seine Stimme nicht beherrschen;** spricht unkontrollierbar laut und korrigiert sich dann selbst, oder sehr leise mit belegter Stimme, oder die Stimmlage ist viel höher als gewöhnlich. Plötzliches Versagen der Stimme. Stammeln und Stottern.

Brennen im Hals beim Einatmen. Tiefes Einatmen erfordert große Anstrengung.

Atembeklemmung und Herzklopfen; banges Gefühl im Hals.* Asthma mit Atemnot und extremer Erregung; Erstickungsanfälle; kann nur atmen, wenn er sitzt oder aufrecht **steht,** besonders mit vorgebeugtem Oberkörper am offenen Fenster stehend.*

Beklemmung der Brust, mit tiefem, mühsamem Atmen; hat das Gefühl zu ersticken und will Luft zugefächelt bekommen. **Beklemmung mit quälender Angst, besser im Freien.** Atembeklemmung, besonders beim Aufwachen in der Nacht, vor Mitternacht; Furcht zu ersticken, mit Gefühl zu sterben, oder langsames, tiefes, mühsames, aussetzendes Atmen.

Drückender Schmerz im Herzen, mit Atemnot die ganze Nacht.

Stiche im Herzen, begleitet von starker Beklemmung; letztere wird durch tiefes Durchatmen gelindert.

Rauher Husten, kratzt in der Brust unmittelbar unter dem Brustbein.

Scharfer, schneidender Schmerz hinter dem Brustbein, schlimmer beim Schlucken. Stiche zur Brust, von beiden Brustwarzen aus. Herzklopfen, das ihn aus dem Schlaf weckt. Stiche im Herzen beim Liegen auf der linken Seite. Gefühl, als fielen Tropfen vom Herzen.*

Magen In den meisten Fällen ist der **Appetit gesteigert,** oft in einem gewaltigen Ausmaß. „**Heißhunger,** der durch Essen ungeheurer Mengen nicht vermindert wird; hört nur auf zu essen aus Angst, sich dadurch etwas anzutun." Besonders stark ist das Verlangen nach Süßigkeiten; alles scheint köstlich zu schmecken und scheint auch gut verdaut zu werden. Auch Bulimie wird in den Prüfungen erwähnt. Manchmal kann der Appetit jedoch auch schlecht sein, mit einem Widerwillen gegen Fleisch, das der Patient früher gern mochte.*

Extremer Durst ist häufig, kann jedoch mit **Abscheu vor Flüssigkeiten** verbunden sein (wie Hydrophobie). Durst auch nachts im Bett; die ganze Nacht, oder beim Aufwachen gegen Mitternacht.

Aufstoßen: bei Bewegung; **von bloßer Luft***; Aufschwulken von geschmackloser Flüssigkeit bis in die Luftröhre, sodass er sich immer verschluckt*; **Aufschwulken einer bitter-sauren, kratzigen Flüssigkeit***.

Übelkeit und angestrengte Versuche zu erbrechen nach dem Essen. Erbrechen einer schleimigen, bitterlich schmeckenden Flüssigkeit, oder von säuerlichem, zähem Schleim.* Kaffee kann Erbrechen verursachen, aber auch die Übelkeit lindern.*

Schmerz am Mageneingang, durch Druck gelindert.

Gefühl von Wärme in der Magengrube. Pylorus-krämpfe; Pylorus-Syndrom beim Zwölffingerdarmgeschwür (Schmerzbesserung durch Essen); Schmerzanfälle gehen mit Schweiß und ohnmächtiger Schwäche einher. Beim Essen fühlt sich der Magen so geschwollen und die Brust so beklommen an, als würde er ersticken; er muss die Kleider lockern.

Abdomen Gefühl von extremer Spannung in den Blutgefäßen des Abdomens; sie fühlen sich zum Platzen geweitet an. Pochen hier und da. Es fährt mit schmerzlichem Rucken im Bauch herum von einer Stelle zur anderen, als wäre etwas Lebendiges darin.* „Im Unterleibe, Schüttern der Eingeweide bei heftiger Bewegung der Arme, als wären die Eingeweide ganz los."* Oder ein herabdrängendes Gefühl, als ob alle Eingeweide sich senkten und herausgepresst würden, in Mastdarm und Kreuz empfunden.* Stiche im rechten Hypochondrium, beim Atmen.

Blähungen morgens beim Aufstehen; mit Kopfschmerzen. Gefühl, als wäre der Bauch geschwollen, gelindert durch Aufstoßen einer beträchtlichen Menge Luft. Unangenehmes Rumoren, von Blähungen oder so als wollte Durchfall kommen, gleich beim Hinlegen, oder nachts im Liegen.

Rektum und Stuhl Gefühl im Anus, als säße er auf einem Ball; als wäre der Anus und ein Teil der Harnröhre mit einem harten, runden Körper ausgefüllt. Am After Gefühl, als träufelte etwas heraus an der Haut hin, was kalt wäre.*

Während einer schwierigen Darmentleerung, nachts, exzessive Absonderung von Prostatasekret.

Harnorgane Cannabis indica hat eine Vielzahl von Harnwegssymptomen und ist häufig bei **Infektionen der Blase, der Harnröhre und der Nieren** angezeigt. Das Urinieren bereitet oft Schwierigkeiten, als läge eine Lähmung der Blase, ein Sphinkterkrampf oder eine Harnröhrenstriktur vor. Muss einige Zeit warten, bis der Harn fließt, und selbst dann bleibt die Entleerung unvollständig; muss viel pressen, muss die letzten Tropfen mit den Händen herausdrücken.

- **Der Urin tröpfelt nach, nachdem der Harnstrahl aufgehört hat.**
- Starker und **hartnäckiger Harndrang,** der oft noch nach der Urinausscheidung anhält und mit viel Pressen verbunden sein kann; starke Strangurie beim Wasserlassen; manchmal kaum fähig, den Harn lange genug zu halten, manchmal trotz heftigen Harndrangs unfähig, auch nur einen Tropfen auszuscheiden.
- **Häufiges Wasserlassen,** besonders abends und nachts, aber für gewöhnlich nur in kleinen Mengen. Häufiges Urinieren, mit brennendem

C

Schmerz, abends. Es kann jedoch auch ein Wechsel zwischen reichlicher Ausscheidung klaren, hellen Urins und häufiger Entleerung kleiner Mengen unter Schmerzen vorkommen. Der Urin kann viel Schleim enthalten, besonders nach Aufenthalt in feuchter Kälte.

- **Urin spärlich, tropfenweise mit Brennen abgehend,** bisweilen mit Blut vermischt, mit stetem unerträglichem Drang.*
- **Stechen, Beißen und Brennen in der Harnröhre vor, während und besonders nach dem Wasserlassen** ist ein kennzeichnendes und vielfach bestätigtes Symptom. Der **Schmerz zieht oft nach hinten zur Blase.***

Unbehagen und Unruhe, mit brennendem Gefühl in Penis und Harnröhre und häufigem Harndrang. Ein Beispiel für pathologische Zustände, die mit Cannabis geheilt werden konnten: Harnröhrenentzündung mit brennendem, beißendem Schmerz, der sich beim Urinieren rückwärts zur Blase erstreckt, nach der Entleerung aber schlimmer wird, mit häufigem Harndrang (alle 15 bis 20 Minuten); sehr schmerzhaftes krampfhaftes Schließen des Sphinkters, und gleichzeitig starke Striktur des Anus mit Drang zum Stuhl, aber Unfähigkeit, ihn auszuscheiden.* Ein merkwürdiges Symptom ist ein **scharfes Stechen, wie von Nadeln, in der Harnröhre, so stark, dass ein Schauer durch Wangen und Hände geht.**

Nierenschmerzen sind ebenfalls häufig. **Nierenschmerzen, die ihn nachts wachhalten. Schmerzen in den Nieren beim Lachen** (oder durch andere Erschütterungen). Brennende Nierenschmerzen. Nierenkolik.* Nephritis mit ständigem dumpfem Schmerz in der Nierengegend, mit heftigen kolikartigen Schmerzen längs der Harnleiter; auch dumpfer Schmerz in der Eichel. Ziehender Schmerz von der Nierengegend an bis in die Leistenlymphknoten, mit ängstlicher Übelkeitsempfindung in der Magengrube.*

Genitalien Wie oben erwähnt, kann Cannabis indica bei Gonorrhö indiziert sein, wenn auch recht selten. Es ist erfolgreich bei akuten gonorrhoischen Erkrankungen angewendet worden, wo die Harnröhre sehr empfindlich gegen Berührung und Druck war und der Patient gezwungen war, breitbeinig zu gehen.* Die Absonderung war weißgelb, schleimig und reichlich oder dünn und wässrig; oft schmerzlos. Häufiger kann Cannabis jedoch bei Beschwerden nach Gonorrhö von Nutzen sein, denn Cannabis-Menschen neigen dazu, sich mit Tripper anzustecken, und leiden oft lange Zeit unter den Folgen.

Eine wichtige Indikation bei Männern war eine **starke Schwellung der Vorhaut.***

Das **sexuelle Verlangen ist bei beiden Geschlechtern oft verstärkt,** manchmal maßlos, mit Nymphomanie bzw. Satyriasis; aber wir beobachten auch Abneigung oder Gleichgültigkeit gegen Sex.

Männliche Genitalien **Schmerzhafte Erektionen nachts,** aber meist eher „mechanisch", ohne Verlangen nach sexueller Betätigung. Erektionen beim Fahren, Gehen, auch beim Stillsitzen, **nicht durch erotische Gedanken verursacht.** Das ganze Glied ist etwas geschwollen, ohne eigentliche Erektion.* Es gibt jedoch auch Erektionen mit erotischen Gefühlen und Sehnsüchten; mit wollüstigen Träumen und reichlichen Samenergüssen; mit Priapismus. **Maßloses Verlangen mit häufigen Erektionen während des Tages.** Die Potenz kann gesteigert sein; in den Prüfungen heißt es: „Sexuelle Erregung stark verlängert, mit mehr als einem Dutzend Samenergüssen." Die Erektion kann lange nach dem Koitus anhalten und so schmerzhaft werden, dass der Penis mit kaltem Wasser gekühlt werden muss.

Neben diesem lästigen Problem können bei Cannabis-indica-Männern auch noch andere Störungen der sexuellen Funktionen und Empfindungen auftreten: Keine Ejakulation, es kommt zwar zum Orgasmus, aber er besteht nur aus einem heftigen Brennen. Oder: Wenig oder kein Gefühl beim Koitus, aber bald danach ein recht scharfer Schmerz in den Lenden oder im Rücken. Der Penis kann auch ungewöhnlich schlaff und sogar geschrumpft sein.

Nächtliche Pollutionen mit Blut gemischt.*

Starke Schwellung der Vorhaut, an Phimose grenzend.* Stechend-brennender Wundheitsschmerz in der Eichel. Jucken (angenehm oder unangenehm) der Eichel, der Vorhaut oder unter der Vorhaut, am Frenulum*; Jucken und Brennen des Hodensacks. **Beim Zusammendrücken der Eichel sickert weißer, eiweißartiger Schleim heraus.** Die Prostata kann affiziert sein: mit Ausscheidung von transparentem Sekret, manchmal während des Stuhlgangs; das unter „Rektum" aufgeführte Ballgefühl kann auch in Verbindung mit Prostatabeschwerden auftreten.

Weibliche Genitalien Es heißt, dass Cannabis indica Sterilität hervorgerufen hat, und es ist auch bei Sterilität angewendet worden, besonders wenn zugleich das sexuelle Verlangen verstärkt war.

Dysmenorrhö ist ebenfalls eine Indikation für das Mittel. Laut Hale „scheint es bei den neuralgischen und krampfhaften Varianten zu wirken, ist aber besonders dann angezeigt, wenn … vor, während oder nach den Menses ungewöhnliches sexuelles Verlangen auftritt." Bei Dysmenorrhö sind die Menses im Allgemeinen **sehr stark,** dunkel, aber ohne Klumpen; die Blutung kann verlängert sein (Hering berichtet von einem Fall, bei dem sie 18 Tage dauerte). Menorrhagie mit heftiger krampfhafter Uteruskolik; Schmerzen wiederkehrend wie Wehen; starke Erregung und Schlaflosigkeit. Die starke Menstruationsblutung kann auch von Dysurie und einem Gefühl von Wundheit im ganzen Harnröhrenverlauf begleitet sein.*

Cannabis indica ist auch benutzt worden, wenn die Menstruation spärlich, aber zu häufig war (alle zwei Wochen), mit Verschlimmerung der Rückenschmerzen während der Regel.

Drohende Fehlgeburt: mit Blutungen aus der Vagina noch im achten Schwangerschaftsmonat; bei Tripperpatientinnen, mit Brennen beim Wasserlassen und eitrigem Ausfluss.

Cannabis indica hat bei Metrorrhagie und **postpartalen Blutungen** geholfen; begleitet von heftiger Uteruskolik, mit schmerzhaften Krämpfen in den Extremitäten.

Fluor bei jungen Mädchen, mit Dysurie und Wundheitsschmerz der Vulva bei Berührung.*

Das Mittel hat entzündliche Schwellung der Vagina verursacht, als wenn sie wund wäre, mit beißendem Fluor albus.*

Äußerer Hals und Rücken Intermittierende starrkrampfartige Kontraktionen der Nackenmuskeln; kataleptische Krämpfe. Ziehen vom Nacken zum Ohr, mehr krampfartig und äußerlich.* Das Kinn wurde plötzlich zum Brustbein heruntergezogen, es dauerte mehrere Tage, bis sich der Krampf löste.

Eigentümliches Gefühl wie ein Strom von warmem Wasser, der sich allmählich den Rücken heraufstahl und sich seinen Weg bis ins Gehirn bahnte.

- Rückenschmerzen: können bei Männern durch Koitus verursacht werden; schlimmer vom Lachen; Rückenschmerzen schlimmer während der alle 14 Tage erscheinenden Menses.
- Rückenschmerzen mit außerordentlicher Angst und Qual, die Sprache hebt sich.* Oder: Rückenschmerz versetzt ihm den Atem.*
- Reflexbewegungen des Rückgrats, die wellenartig verlaufen.
- **Schmerz durch Schultern und Wirbelsäule, der zum Bücken zwingt und am aufrechten Gehen hindert;** oder zermalmendes Gewicht auf Kleinhirn, Hals und Schultern, kann sich nicht aus einer gebückten Haltung aufrichten.

Kältegefühl im Kreuz und zwischen den Schultern. Auf dem Steißbein Druck wie von einer stumpfen Spitze.*

Extremitäten Wie bereits erwähnt, kann Cannabis indica bei **extremen Schwäche- und Müdigkeitszuständen der Glieder** angezeigt sein, selbst bei **lähmungsartigen Zuständen,** oft mit Taubheit und Kribbeln in den betroffenen Körperteilen. Das Müdigkeitsgefühl in den Extremitäten kann mit Schmerzen in den Gelenken verbunden sein, manchmal mit Schüttelfrost.

- Einseitige Lähmung. Die Prüfungen ergaben auch andere Symptome von partieller Lähmung, etwa gleichzeitige Lähmung der Beine und des rechten Arms.
- **Vollständige Lähmung der Beine.** Bleiernes Gefühl in den Gliedern, als ob er sie nicht bewegen könnte, für einige Zeit.

Krampfhafte Bewegungen der Extremitäten sind ebenfalls beobachtet worden; es kann eine Art von gestikulierenden Krämpfen in Armen und Beinen auftreten, oder eine roboterartige und schnelle Bewegung der Hände, wobei eine Hand an die Brust gepresst war und heftig mit der Handfläche der anderen Hand gerieben wurde; Aneinanderschlagen der Knie; veitstanzartige Bewegungen. **Tonische Krämpfe, Gliederstarre.** Unangenehmes Schaudern durch alle Glieder. Kontraktionen und auch Kontrakturen von Muskeln und Sehnen werden ebenfalls beobachtet:

heftiger Schmerz mit Zusammenziehung in der Achillessehne und Kontraktionsgefühl im linken Fuß*; Kontraktur der Finger nach einer Verstauchung*.

„Schaudernde" Empfindungen: **Angenehmes Schaudern durch Arme und Hände; angenehmes Schaudern in beiden Beinen von den Knien abwärts, mit einem Gefühl, als ob Vogelkrallen die Knie umklammerten.**

Eine interessante Modalität, von der Boger in seinem *Synoptic Key* berichtet: Schmerzen in den Extremitäten schlimmer durch einen tiefen Atemzug.

Schmerz wie von Müdigkeit in der rechten Ellenbeuge. **Schweregefühl des Unterarms, als läge ein Gewicht darauf;** unfähig, die Hände zu heben. Kalte Hände (objektiv wie subjektiv). Schmerzen in den Fingergelenken.

Mattigkeit und Wanken der Knie, und wie ein dumpfer Schmerz darin*. Kann keine Treppen steigen, die Beine sind fast gelähmt, mit Steifheit und Müdigkeitsschmerz in beiden Knien. Die Beine scheinen kaum fähig, den Körper zu tragen, manchmal tatsächliches Hinfallen. Große Schwere der Füße. Wadenkrämpfe können ebenfalls lähmend wirken. Dislokation (Schnappen) der Kniescheibe beim Treppensteigen.* Beim Versuch zu gehen verspürte er intensive, heftige Schmerzen, als träte er auf eine Anzahl von Dornen, die sich in die Fußsohlen bohrten und durch seine Beine hindurch bis in die Hüften vordrangen; schlimmer auf der rechten Seite, und begleitet von ziehenden Schmerzen in beiden Waden; er war gezwungen zu humpeln und musste laut aufschreien.

Taubheitsgefühl in der linken Fußsohle, dann im Fuß, das sich zu einer Taubheit des ganzen Beines verstärkte.

Schießende Schmerzen in den Zehengelenken, schlimmer im großen Zeh; Wehtun und stechender Schmerz im Ballen des linken großen Zehs.

Schlaf Tagsüber schläfrig, aber nachts oft Schlafstörungen durch Schmerzen oder sexuelle Erregung. **Maßlose, unwiderstehliche Schläfrigkeit; besonders nachmittags, mit abwechselndem Dösen und Wachen,** auch die wache Zeit wird als „traumartiger Zustand" beschrieben. **Anfälle von traumartigen Zuständen tagsüber, periodisch wiederkehrend.** Manchmal hält das Schlafbedürfnis extrem lange an, kann drei Tage durchschlafen. **Schläfrig, kann aber nicht schlafen.** Große Erregung und Schlaflosigkeit bei schmerzhafter Menorrhagie. Furcht vor dem Zubettgehen (Lektophobie).*

Während des Schlafs: Gliederzucken, das ihn weckt; Reden; Zähneknirschen.

Alpträume jede Nacht unmittelbar nach dem Einschlafen. Ärgerliche Träume; Träume von Gefahr, von zu bestehenden gefährlichen Erlebnissen; von Leichen; wollüstige Träume mit Erektionen und reichlichen Samenergüssen; prophetische Träume; melancholische Träume.

Fieber, Frost, Schweiß **Mangel an Lebenswärme und allgemeine Frostigkeit.** Viele Schauder über den ganzen Körper. Starker Schüttelfrost mit der festen Überzeugung, im Sterben zu liegen. **Kälte der Hände, Füße und besonders der Nase nach dem Essen,** mit Schaudern, Zittern und Unfähigkeit, sich zu erwärmen. Kälte und Schaudern, bei äußerer Hitze.

Reichlicher klebriger Schweiß, der ihm in Tropfen auf der Stirn steht.

Haut **Anästhesie der Haut** ist in den Prüfungen oft eindrucksvoll beschrieben worden. **Taubheit und Kribbeln** über den ganzen Körper oder Körperteile, oft wohltuend; manchmal abwechselnd mit Zuckungen. Ameisenlaufen und Jucken an verschiedenen Körperteilen oder über den ganzen Körper. Die Haut fühlt sich an wie fest gespannt, besonders an Kopf und Gesicht.

Cannabis indica und Cannabis sativa

Eine Differenzierung zwischen Cannabis indica und Cannabis sativa ist kaum möglich. Dafür gibt es mehrere Gründe: Die beiden Pflanzen gehören nicht nur zur selben botanischen Art, auch die Prüfungen haben viele sehr ähnliche Symptome ergeben (und nicht in allen Prüfungsberichten ist klar, welche Pflanze als Rohsubstanz genommen wurde). Noch wichtiger ist die Tatsache, dass in der klinischen Erfahrung die Möglichkeit nachgewiesen wurde, das eine Mittel durch das andere zu ersetzen und dennoch eine Heilung zu erzielen. Dies ist schon 1870 getestet worden, als Berridge absichtlich Cannabis sativa in einem Fall verschrieb, der von seinen Symptomen her nach Cannabis indica zu verlangen schien, und von einem vollständigen Heilungserfolg berichten konnte (*Journal of Homœopathic Clinic,* 4, 26). Auf diese Weise ist bestätigt worden, dass viele Symptome von Cannabis sativa auch auf Cannabis indica ansprechen. Ich habe deshalb auch einige Symptome, die zuerst bei Cannabis sativa beobachtet wurden, in mein Arzneimittelbild von Cannabis indica aufgenommen. Aus Gründen der Präzision wurden die Symptome, die ursprünglich von Cannabis sativa erzeugt oder geheilt wurden, mit einem Stern (*) markiert. Ein Stern nach einem Punkt bezieht sich auf den ganzen Satz; ansonsten bezieht er sich auf den Teil des Satzes nach dem letzten Semikolon oder Doppelpunkt.

Cantharis vesicatoria

Essenzielle Merkmale

Wie wir aus unserer Materia medica wissen, greifen Arzneien im Allgemeinen bevorzugt ein bestimmtes System oder Organ oder eine bestimmte Körperregion an und entfalten dort ihre Wirkung, obwohl ihre Aktivität keineswegs darauf beschränkt ist. Cantharis bevorzugt eindeutig das Urogenitalsystem und wirkt für gewöhnlich auf *beide* Bereiche: sowohl die Harnorgane als auch die Sexualsphäre werden in Mitleidenschaft gezogen. Wenn wir in Cantharis-Fällen eine Entzündung des Harntrakts, insbesondere der Harnröhre und der Blase haben, beobachten wir zugleich eine Erregung des Sexualtriebs. Je schlimmer die Entzündung der Harnwege ist, desto größer ist auch die sexuelle Erregung, die ein solches Ausmaß erreichen kann, dass sie fast die Form sexueller Besessenheit annimmt.

Urogenitalsystem: Brennende Schmerzen

Das erste Leitsymptom von Cantharis ist ein Gefühl von **maßlosem Brennen,** ein brennender Schmerz, der sich durch das ganze Arzneimittelbild zieht. Sowohl bei äußerlicher Anwendung als auch in den Prüfungen, bei denen Cantharis oral verabreicht wurde, hat sich gezeigt, dass das Mittel ein solches Brennen auf den Schleimhäuten und auch auf der Haut hervorruft. Infolgedessen ist es von großem Nutzen bei der Behandlung von **Verbrennungen und Verbrühungen** gewesen, selbst in sehr schweren Fällen.

Deshalb sollten wir Cantharis in allen Fällen in Erwägung ziehen, wo **exzessiver brennender Schmerz vor, während und nach dem Wasserlassen** ein hervorstechendes Merkmal ist und wo dieser Schmerz für den Patienten störender und quälender ist als jedes andere Symptom, besonders in Fällen von Entzündungen der Harnwege, aber auch, wenn andere pathologische Zustände von diesem schmerzhaften Urinieren begleitet sind. Außerdem kann Cantharis angezeigt sein, wann immer ein Patient über extremes Brennen in irgendeinem Körperteil klagt. Dies gilt besonders dann, wenn ein solches Brennen mit einer Übererregung der Sexualsphäre verbunden ist.

Urogenitalsystem: Entzündungen

Ein zweites Charakteristikum dieses Mittels ist, dass es sehr **starke und heftige Entzündungen hervorruft, die sich extrem schnell entwickeln.** Bei Harnwegserkrankungen schreitet der Zustand mit solcher Geschwindigkeit voran, dass die Reizung und das Brennen innerhalb weniger Minuten entsetzliche Ausmaße annehmen und der Patient beim Urinieren vor Schmerzen schreit. Mit Kents Worten: „Innerlich eingenommen, geht es fast unmittelbar zum Angriff auf die Harnwege über und schafft einen urämischen Zustand … Die lokale Entzündung tritt mit großer Geschwindigkeit ein und erzeugt sehr schnell einen heftigen Krankheitszustand." Und er schreibt weiter: „Die Blase und die Genitalien sind entzündet, und die Reizung und Kongestion der Teile erregt oft den Sexualtrieb, sodass sexuelle Gedanken und sexuelle Besessenheit aufkommen. Heftige erotische Manie, eine Erregung, wie sie Entzündungen begleitet, mit den entsprechenden Gedanken. Der Sexualtrieb ist aus dem Ruder. Die Erektionen bei Männern sind schmerzhaft und heftig. Der Penis ist entzündet und wund, und Geschlechtsverkehr wäre schmerzhaft, trotzdem ist diese Besessenheit da."

Diese Beschreibung entspricht einem Zustand heftiger **akuter Zystitis,** und zusätzlich zu den genannten Merkmalen kann dabei ein manisches **Delirium sexuellen Typs** auftreten, mit **ungeheurer Unruhe** und **Ausbrüchen wilder Raserei.** Man wird

C

allerdings nicht immer diesen Extremzustand vorfinden, den Kent beschreibt, sondern eher ein Krankheitsbild, das *in diese Richtung* geht.

Urogenitalsystem: Sexualität

Der *chronische* Cantharis-Zustand entspricht einer Person, die **ruhelos in Körper und Geist** ist, **reizbar bis zum äußersten,** mit einer **sexuellen Begierde, die unersättlich scheint** – aber das Delirium und die extremen Zustände von sexueller Besessenheit finden wir hier nicht. Die Patienten lassen sich als magere, drahtige, nervöse Menschen beschreiben, die dazu neigen, bei jeder Gelegenheit eine **obszöne und aggressive Sprache** zu benutzen. Sie verspüren einen Drang dazu, sie scheinen nicht anders zu können. Sie sind rüde in ihrem Verhalten dem anderen Geschlecht gegenüber.

Das sexuelle Verlangen ist enorm verstärkt, eine rastlose Sexualität treibt sie an. Der Sexualtrieb scheint von dem ganzen Menschen Besitz zu ergreifen; die Patienten können an nichts anderes denken als an Sex. Cantharis-Frauen oder -Männer haben keine Hemmungen, eine andere Person aufzufordern, auf der Stelle mit ihnen ins Bett zu gehen. Und gerade bei Frauen wird das Verlangen durch einen einzigen Orgasmus nicht befriedigt, sondern steigt sofort von neuem auf. Die obszöne Sprache ist eine andere Art, den sexuellen Drang zum Ausdruck zu bringen, und entsprechend werden solche Worte häufig beim Geschlechtsverkehr gebraucht (aber keineswegs nur dann). Cantharis verlangt sogar mehr nach Sex als PLATINUM, obwohl bei Patientinnen mit einem so extremen sexuellen Begehren fast immer PLATINUM verschrieben wird. Neben ihren ständigen sexuellen Forderungen an den Partner haben Cantharis-Patienten oft auch außereheliche Affären, um ihren ausgeprägten Sexualtrieb zu befriedigen. Es ist interessant, dass solche Menschen nicht so ohne weiteres auf Masturbation zurückgreifen, weil sie „richtigen Sex“ brauchen, vor allem den Kontakt mit der anderen Person. Wir sollten uns jedoch darüber klar sein, dass ein verstärktes Sexualverlangen nur dann als Symptom zu werten ist, wenn es pathologisch ist, ein Drang, unter dem die Betroffenen leiden und der sie in der Freiheit einschränkt, ihr menschliches Potenzial auszuleben.

Bei chronischen Cantharis-Fällen, und besonders bei Frauen, besteht oft eine lange **Vorgeschichte von wiederholten Blasenentzündungen** (oder auch Tripperinfektionen), die falsch behandelt wurden. Die rezidivierenden Harnwegsinfekte, von denen sie berichten, können mit ihren zahlreichen Affären in Zusammenhang stehen, oder es kann die gleiche Zystitis sein, die immer und immer wiederkehrt – dies ist schwierig zu entscheiden. Man wird Cantharis-Zustände häufig bei Prostituierten und deren Freiern antreffen, da hier viele Gelegenheiten zur Ansteckung bestehen. Aber ungeachtet des Weges, auf dem die Infektion erfolgte, ist es im Grunde die Konstitution, die die Anfälligkeit für die Entzündung bedingt. Daher kann auch ein kleines Mädchen nach Zuglufteinfluss oder Baden im Meer eine heftige Zystitis bekommen, mit dem extremen Brennen, das oben erwähnt wurde. Bei konstitutionellen Cantharis-Erwachsenen ist gewöhnlich die Vorgeschichte wiederholter Infektionen vorhanden.

- Ein Leitsymptom von Cantharis, das manchmal in Verbindung mit sexuellen Aktivitäten auftritt, ist, dass **Druck auf den Hals** als **unerträglich** empfunden wird. Eine Cantharis-Frau wird zornig, wenn während des Geschlechtsverkehrs die Hand ihres Mannes zufällig ganz leicht ihren Hals drückt, und sie stößt die Hand sofort weg, wie vor Schreck.
- Es gibt einige Symptome, die ähnlich wie dieses Merkmal in Beziehung zur Hydrophobie zu stehen scheinen, wie **Furcht vor Wasser und vor glänzenden Oberflächen,** ähnlich STRAMONIUM – aber Cantharis hat nicht annähernd die echte Aggressivität von STRAMONIUM.
- Ein weiteres Symptom, bei dem die Differenzierung wichtig sein kann, ist die obszöne Sprache. Hier ähnelt Cantharis HYOSCYAMUS, aber bei HYOSCYAMUS tritt das Verlangen nach Sex nicht annähernd so häufig auf wie bei Cantharis.

Geist und Gemüt: Unruhe und Angst

Eine ungeheure Ruhelosigkeit beherrscht die psychische Sphäre von Cantharis, aber es ist eine **fruchtlose Unruhe,** ein gehetztes Gefühl, das bewirkt, dass der Patient herumrennt und ständig etwas zu tun versucht, ohne irgendetwas zustande zu bringen. Die Prüfungen liefern die Symptome: „Er hat keine Ruhe, sucht immer einen anderen Ort, zugleich eine innerliche Hitze im Kopf.“ Und: „Höchste Unruhe im Sitzen und Liegen; sie muss immer auf und nieder, hin und her sich bewegen; Tag und Nacht.“ Diese Ruhelosigkeit begegnet uns als körperliche Rastlosigkeit, aber auch als Unruhe des Geistes; zu viele Gedanken drängen sich in seinem Kopf, und er kann sich ihrer nicht erwehren (dies wird besonders morgens beobachtet). Diese Unruhe lässt nicht die innere Ausgeglichenheit zu, die nötig wäre, um eine angefangene Arbeit zu beenden; mittendrin drängt sich dem Patienten ein anderer Gedanke auf, und er fängt eine andere Arbeit an, die er ebenso wenig zu Ende bringt.

Oft begleiten Angst und Besorgnis diese Ruhelosigkeit, manchmal verbunden mit einem Gefühl von Schuld, als hätte man ein Verbrechen begangen, **und das Angstgefühl sitzt meist im Magen** (KALIUM CARBONICUM, MEZEREUM, ARSENICUM), oder es geht von dort aus und erstreckt sich in andere Körperteile. Es kann mit einem Völlegefühl im Magen verbunden sein und zeigt sich dann besonders nach dem Essen. Es besteht eine allgemeine Neigung zu Angst und Schreckhaftigkeit, mit Unruhe, aber auch mit Niedergeschlagenheit und Mutlosigkeit. Dazu einige Symptome aus den Prüfungen: Zunehmende Angst mit Zittern am ganzen Körper, was im Gehen an der freien Luft fortdauert. Früh Ängstlichkeit, als wenn man etwas Wichtiges erwartet. Innere Ängstlichkeit, mangelndes Vertrauen zu sich selbst, wie Hypochondrie (nachmittags). Äußerste Verzagtheit und Kleinmütigkeit, **sie sagt, sie müsse sterben.**

Die innere Spannung, die sich in Unruhe und Angst äußert, findet nur im Geschlechtsverkehr ein echtes Ventil. Sie kann aber auch in abwehrendem und aggressivem Verhalten zutage treten. Das Prüfungssymptom „**Laune von Trotz und Widerspenstigkeit am Nachmittag**“ ist eine Manifestation dieser Spannung, die klinisch bestätigt worden ist. Anmaßend, unverschämt, frech; leicht beleidigt und sehr gereizt durch Beleidigungen bzw. das, was er als solche ansieht. Oder es besteht eine Neigung, **mit allem und jedem unzufrieden** zu sein; mürrisch, verdrießlich, ärgerlich, laut und lärmend, man kann ihm nichts recht machen. **Zorn und Wut** können ebenfalls leicht aufkommen; auch richtige Bosheit. Die Gemütsverfassung eines Cantharis-Patienten kann Wandlungen durchmachen von einer heiteren und gesprächigen Stimmung zu Unzufriedenheit, großer Niedergeschlagenheit und Verzagtheit mit unaufhörlichen Stöhnen, oder auch zu einem introvertierten, trägen, gleichgültigen Gemütszustand. Weinerliche Stimmung mit Verdrießlichkeit und Ärgerlichkeit ist ebenfalls mehrfach beobachtet worden.

Die intellektuellen Fähigkeiten können beeinträchtigt werden: Zustände von Geistesabwesenheit, Konzentrationsschwierigkeiten, Schwäche und Erschöpfung des Intellekts. Ein Beispiel aus den Prüfungen: „Will er über etwas nachdenken, so vergehen ihm gleich die Gedanken; er bleibt unverwandt und nichtssagend auf einem Gegenstand (den er jedoch kaum bemerkt) und hat Mühe, sich zu sammeln, um einige Worte in Zusammenhang zu bringen.“ Dieser Zustand kann mit Benommenheit, einem Gefühl wie benebelt und einem Schweregefühl im Kopf verbunden sein. „Schwere im Hinterkopf, mit Schläfrigkeit und Unfähigkeit zu denken“ (Hering). Und dann wieder kommt eine Flut von Ideen, die auf ihn einstürmt und ihm keinen Frieden lässt. Die Patienten werden buchstäblich überwältigt von seltsamen Ideen, die „Amok laufen“, wie Kent sagt, die ein Eigenleben zu führen scheinen und weder gestoppt noch gesteuert werden können. Tatsächlich haben die Patienten in solchen Fällen das Gefühl, von einer äußeren Macht besessen zu sein, die sie zu ihren Handlungen antreibt. Dieser Zustand kann sich bis zur totalen Verwirrtheit steigern und den Patienten an den Rand des Wahnsinns treiben, und dann kann ein akutes Delirium auftreten.

Geist und Gemüt: Tobsüchtiges Delirium, Wahnideen, Besinnungslosigkeit

Um uns einen Begriff vom Cantharis-Delirium zu machen, wollen wir uns zunächst Kent zuwenden, der oft sehr plastische Beschreibungen von akuten Zuständen auf Lager hat: „**Unruhe, die in Raserei endet.** Ruhelosigkeit, die zu ständiger Bewegung führt, Raserei und Delirium vermischt mit erotischem Wahn … In manchen Fällen singen die Patienten im Wahn lüsterne Lieder und plappern von menschlichen Genitalien, Urin und Kot, es ist ein wildes Phantasieren über Dinge, über die im gesunden Zustand nicht gesprochen wird, außer unter Verwahrlosten. Aber in ihrer Krankheit reden sittsame und schamhafte Leute, selbst Jungfrauen so, dass man sich überrascht fragt, wo sie eine solche Sprache aufgeschnappt haben … Ich habe erlebt, wie ein liebes altes Mütterchen weinte und die Hände rang und ausrief: Wo hat meine Tochter nur diese Sprache gelernt?"

Neben der erotischen Qualität ist der **wütende, tobsüchtige** Charakter des Deliriums bemerkenswert. Das Delirium, das seine Ursache sowohl in einer Geisteskrankheit als auch in akuten Erkrankungen mit Fieber und extremen Schmerzen haben kann, beginnt meist abends oder in der Nacht und ist oft begleitet oder gefolgt von **klonischen Krämpfen,** die in **plötzlicher Bewußtlosigkeit** enden. Die Krampfattacken haben oft eine starke Ähnlichkeit mit Tollwutanfällen, und in der Tat ist Cantharis in den alten Zeiten oft bei Tollwut verschrieben worden, sogar prophylaktisch. **Große Erregung und Raserei, Krampfanfälle, die erneuert werden durch Berührung des Kehlkopfes,** durch Druck auf schmerzende Stellen des Unterleibs, durch den **Versuch, Wasser zu trinken,** ja selbst durch das Geräusch oder den Anblick von Wasser bzw. heller oder glänzender Gegenstände. Es wird **große Furcht vor Wasser oder glänzenden Gegenständen** gezeigt; auch **große Angst vor dem Tod.** Während der Wutanfälle kann schaumiger Speichel vor dem Mund sein, wobei Kieferklemme und offenstehender Mund im Wechsel auftreten. Hier wird wieder die Differenzialdiagnose zu STRAMONIUM und auch zu HYOSCYAMUS wichtig. Bei Cantharis kann während der Anfälle ein starkes Verlangen nach Koitus geäußert werden. Der Patient heult entsetzlich, bellt wie ein Hund, oder er schreit, jammert, stöhnt, wimmert, weint. Im akuten Delirium kann destruktives Verhalten auftreten: schlägt gegen die Wand und versucht den Putz abzukratzen vor lauter Schmerz; packt die eisernen Vorhangstangen und zerbricht sie, wobei er ein schreckliches Geschrei ausstößt. Diese Anfälle können unmittelbar gefolgt sein von generalisierten Krämpfen, Ohnmacht und tiefem Sopor.

Cantharis kann schnell in einen Zustand von **Bewusstlosigkeit** verfallen (mit oder ohne Delirium), mit rotem Gesicht, aber oft mit kalter Körperoberfläche, der Patient sieht nach OPIUM aus. Die Idee ist ein **plötzlich** eintretender Stupor. „Liegt im Stupor, mit kalter Körperoberfläche und gelegentlichen Zuckungen" (Hering). Die Patienten können bewusstlos daliegen, mit lang am Körper herabgestreckten Armen, aber von Zeit zu Zeit fahren sie plötzlich auf und schlagen schreiend um sich, sie werfen sich hin und her und verfallen in klonische Krämpfe; solche Zustände können infolge von Vereiterungen innerer Organe oder im Zusammenhang mit einer entzündlichen Reizung der Gehirnhaut auftreten.

Einige weitere Deliriumssymptome: Nächtliche Erscheinung im halbwachen Zustand; sie hörte im Zimmer leise gehen, es klopfte dann unter dem Bett und hob das Bett in die Höhe. Etwas schien ihre Hand zu ergreifen und sie etliche Male auf und ab zu biegen, dann wurde ihr **Hals von zwei eiskalten Händen gepackt.** Schwatzte viel und ohne Zusammenhang von seinen Geschäften und von Leuten, die schon längst tot waren.

Cantharis kann bei **manisch-depressiven Zuständen** angezeigt sein, wo die manischen Phasen mit Stadien schwerer Depression, Niedergeschlagenheit und Mutlosigkeit abwechseln, mit unaufhörlichem Stöhnen oder mit Weinen ohne ersichtlichen Grund.

Allgemeinsymptome und Keynotes

- **Rapide fortschreitende, die Gewebe zersetzende Entzündung** der serösen Membranen und der Schleimhäute, die rasch zu Nekrosen führt.
- **Entzündungen der Harnorgane und Genitalien.** Cantharis sollte bei allen Zuständen in Betracht gezogen werden, bei denen der Urin spärlich ist, mit schneidenden und **brennenden** Schmerzen und **unerträglichem, ständigem Harndrang.**
- Die **Schmerzen sind generell von brennender Art, ganz gleich in welchem Teil des Körpers.** Alle Höhlen des Körpers brennen wie roh und wund. Rohheits- und Wundheitsschmerz im ganzen Körper, innerlich und äußerlich. Im ganzen Körper wie gerädert, alles empfindlich, innerlich und äußerlich, und solche Schwäche, dass man im Bett bleiben muss. Die Schmerzen sind im Allgemeinen von **großer Erregung** und Reizbarkeit begleitet. Cantharis ist auch ein wertvolles Mittel bei **Verbrennungen und Verbrühungen.**
- **Krämpfe** durch Dysurie oder Blasen- oder Nierensteine, mit den oben genannten Hydrophobiesymptomen; sehr ausgeprägt ist die Abneigung gegen Berührung am Hals. Die Krämpfe können sehr heftig sein, mit Emprosthotonus und Opisthotonus im Wechsel; mit krampfhaftem Tremor aller Glieder und kaltem Schweiß auf Stirn und

Brust; findet keinen Moment Ruhe, weil sie sofort wieder auftreten.

- Großer Durst, aber häufig Abneigung zu trinken; Abscheu vor Flüssigkeiten. Dies kann zentral, aber auch lokal bedingt sein, nämlich durch ein Strangulationsgefühl im Hals oder durch einen brennenden Halsschmerz beim Schlucken, der beim Schlucken von Flüssigkeiten am schlimmsten ist.
- **Plötzliche Anfälle von Bewusstlosigkeit.** Sinken der Kräfte; extreme Schwäche, Erschöpfung, starke Abmagerung; Ohnmacht und Kollaps; allgemeine Kälte.
- Cantharis hat eine rechtsseitige Lähmung geheilt, anscheinend ohne Gefühl in der betroffenen Seite, bei der die Sprache in Mitleidenschaft gezogen war: sie war sehr undeutlich und kaum verständlich.
- **Verschlimmerung durch Trinken,** besonders kalte Getränke; **durch Wasser,** sogar beim bloßen Geräusch oder Anblick; **durch Kaffee** (Magen-, Bauch- und Leberbeschwerden); **vom Urinieren.** Einige Gemütssymptome sind morgens oder nachmittags schlimmer; Delirium meistens abends und nachts.
- Besserung: Im **Liegen** und in der Ruhe (aber einige Symptome sind besser durch körperliche Anstrengung); durch Wärme.

Lokalsymptome

Schwindel Beim Gehen im Freien Schwindel mit schnell vorübergehenden Anfällen von Bewusstlosigkeit, wobei es ihm wie Nebel vor den Augen war, in einer halben Stunde mehrmals wiederkehrend. Schwindel und Ohnmacht. Schwindlig und schwach im Kopf.

Kopf **Blutandrang zum Kopf** mit Gefühl von **Schwere** und **brennender Hitze** des Kopfes und besonders **Brennen im Gehirn** ist häufig. Boericke beschreibt ein charakteristisches **Gefühl, als wäre kochendes Wasser im Gehirn.** Brennen in den Seiten des Kopfes, vom Nacken her aufsteigend, mit Empfindlichkeit und Schwindelgefühl; schlimmer morgens und nachmittags; im Stehen oder im Sitzen; **besser beim Gehen oder im Liegen.**

- **Schmerz tief im Gehirn,** von dumpfer, wundschmerzhafter oder stechender Art. Starke stechende Schmerzen tief im Gehirn, besonders im Hinterkopf. Heftiger Wundheitsschmerz innen im Kopf. Schwere und Gefühl wie dumm in der Stirn, tief im Gehirn, **mit Gefühl, als ob ihr jemand den Kopf vorwärtsdrückte.** Diese letztgenannte Empfindung ist charakteristisch und kann mit einem auswärts gerichteten Druck in der Stirn verbunden sein. Zum Beispiel: Zerren und Reißen nur bei Bewegung; beim Bücken und Drehen des Kopfes ist es, „**als wenns aus dem Genick heraufkäme und drückte den Kopf vor, und als wenn dann alles zur Stirn herauswollte**". Oder: Wacht die Nacht vor Kopfweh auf; ein Herausdrücken in der Stirn, das vom Aufsetzen im Bett vergeht.
- Kopfschmerzen, die nachts den Schlaf unterbrechen, können auch eine stechende Qualität haben: „Schneidendes Stechen im Kopf, was sie aus dem Schlaf weckte."
- Allgemein treten häufig stechende Kopfschmerzen auf, besonders in den Kopfseiten; Stechen im linken Scheitelbein beim Sprechen.
- Schmerzhaftes Reißen auf dem Scheitel, **mit dem Gefühl, als zöge jemand ein Büschel Haare in die Höhe.** Ein merkwürdiges Symptom ist: „**In Abständen schmerzhaftes Zucken, bald am rechten Hinterhaupte, bald an der äußeren Fläche des linken Knies.**"
- Kopfschmerzen vom Waschen oder Baden.

Cantharis ist erfolgreich bei Neuralgien des Kopfes und Gesichts nach Verkühlung verschrieben worden, mit lautem Schreien und Muskelzuckungen; auch in Fällen von Meningitis oder Reizung der Hirnhaut mit lanzinierenden Schmerzen oder mit Bewusstlosigkeit und Krämpfen ist es angewandt worden.

Die **Haare gehen beim Kämmen stark aus; nach der Entbindung oder während der Laktation. Kopfhaut sehr schuppig; enorme Schuppenbildung.**

Augen **Augen hervortretend, stark glänzend,** auch feurig oder funkelnd, mit **starrem, stierem Blick;** Pupillen stark geweitet. Oder rastlos in Bewegung, furchtbar rollend, abwechselnd mit unbeweglichem Stieren; Pupillen zusammengezogen. Diese

Merkmale finden sich besonders in akuten delirösen oder manischen Phasen. In anderen Zuständen können die Augen auch **eingesunken und trüb aussehen, umgeben von blauen Ringen.**

Die Augen brennen, **Glühen der Augen wie von Kohlen;** beißende Empfindung, als wenn Salz hineingekommen wäre. Beißen in den Augen, nachdem sie geschlossen wurden. Die Augen schmerzen bei Anstrengung, besonders beim Schreiben, was sie zum Tränen bringt und schneidenden Schmerz verursacht. Im Freien läuft ihm Wasser aus den Augen; er muss sie zumachen; wenn er sie aufmacht, schmerzen die Ränder der Augenlider wie wund, wie rohes Fleisch.

Akute oder chronische Entzündung der Augen, mit Beißen und Brennen; **insbesondere wenn durch Verbrennung verursacht.** Netzhautblutungen; wässrige Absonderungen mit Blut vermischt.

Alles, was man ansieht, ist gelb; Buchstaben auf einem Blatt Papier sehen grün und gelb aus.

Ohren. Brennen, Glühen der Ohren; Otitis. Es geht **absatzweise und öfters ein heißer Dunst aus den Ohren.**

Reißen und Stechen in der Ohrengegend, besonders **im rechten Processus mastoideus,** wo es so heftig sein kann, **als würde der Knochen herausgerissen;** es brachte die Prüferin zum Schreien.

Pickel am Warzenfortsatz, bei Berührung brennend.

Klingende, summende, sausende Ohrgeräusche; Sausen in den Ohren, abends nach dem Essen.

Nase **Absonderung von viel zähem Schleim aus der Nase,** ohne Niesen; der zähe Schleim wird durch die Choanen in den Mund gezogen.

Rote, geschwollene Nase mit dem Gefühl, als wenn sie eitern sollte, besonders innerlich; bei Berührung und Reden wird der Schmerz vermehrt. Entzündung am rechten Nasenflügelrand, glänzend rot. Die Nase rot und heiß, mit eiternden Pickeln. Erysipelatöse Entzündung der Nase, mit vorhergehendem Schmerz auf dem Nasenrücken wie gedrückt oder gezwickt.

Gesicht Höchst **kränkliches und elendes Aussehen,** ein Ausdruck von Angst, Schrecken und Verzweiflung.

Blutandrang zum Gesicht mit plötzlicher glühender Hitze und Röte. Beim Bücken wird er gleich sehr rot im Gesicht, das Blut schießt ihm gewaltig in den Kopf, schon beim Sitzen wird das Gesicht heiß (beim Gehen nicht). **Rotes Gesicht während plötzlicher Anfälle von Bewußtlosigkeit.** Das Gesicht ist oft sehr geschwollen und aufgedunsen, aber auch ein eingesunkenes, blasses, fahles, sogar totenähnliches Aussehen ist häufig beobachtet worden, besonders während und nach schweren Schmerzen; es kann auch gelblich verfärbt sein, mit gelb aussehenden Augen. Oder: Die rechte Gesichtsseite glüht, während die linke wachsgelb aussieht.

Die rechte Gesichtsseite ist geschwollen, mit Spannen, aber ohne Röte und Hitze.

Brennen im Gesicht, selbst wenn es bei Berührung nicht wärmer ist als sonst.

Erysipel, das sich, vom Nasenrücken ausgehend, zu beiden Wangen ausbreitet, aber mehr zur rechten; mit **brennender, beißender Hitze; mit Harnwegssymptomen.** Erysipelas bullosum im Gesicht mit brennendem Schmerz und großer Unruhe.

Pickel treten an verschiedenen Stellen des Gesichts auf und **brennen bei Berührung.**

Mund **Schmerzhaftes Brennen der ganzen Mundhöhle und des Rachens, bis hinunter in den Magen.** Brennen auf der Zunge und dem Gaumen; heißes Gefühl im Gaumen, als hätte man etwas Brennendes gegessen.

Alle Schleimhäute im Mund sind entzündet; wund; **rot und mit kleinen Bläschen bedeckt.** In der ganzen Mundhöhle, am Gaumen, Zahnfleisch und an der Zunge nadelkopf- bis bohnengroße, weiße Bläschen.

Trockenheit im Mund; Zunge morgens trocken und mit Schleim bedeckt. **Zunge geschwollen; dick belegt,** weiß oder gelb, und **rot an den Rändern;** oder an der Spitze und den Seiten gebleicht, mit schwärzlich-brauner Mitte.

Zittern der Zunge.

Geschmack bitter, mit Ekel gegen alles; übler Geschmack; Pechgeschmack. Der Geschmackssinn kann zeitweise ganz verloren sein; oder die Speisen schmecken, als wären sie ungesalzen.

Starker und häufiger Speichelfluss; Ansammlung von geschmacklosem Speichel im Mund, oder der Speichel ist widerlich süß und zwingt ihn zum

Ausspucken. Bei manischen oder Krampfanfällen: Zähneknirschen und schäumender Speichelfluss, Trismus.

Unterzungendrüsen geschwollen und rot. Zahnfleisch schwammig und geschwollen; entzündete Stellen, mit Anschwellung. Zahnfistel, mit Eiterung.

Hals **Brennendes Gefühl und Wundheit im Hals; brennt buchstäblich wie Feuer.** Das Brennen ist schlimmer beim Schlucken, aber besonders **beim Wassertrinken, was den Schmerz unerträglich macht.**

Halsentzündung, wund, brennend, kratzig; verschwollen. Entzündung und Vereiterung der Mandeln. Hals voller Blasen und Geschwüre. Aphthen, mit einer weißlichen Kruste bedeckt, im hinteren Teil des Rachens und an den Mandeln.

Krampfhaftes Zusammenziehen des Halses, oder **ein Gefühl von Zusammenziehen der Kehle bis zum Ersticken; kann nicht einen Tropfen Flüssigkeit herunterschlucken, ohne unbeschreibliche Angst auszustehen.**

Das **Schlucken ist sehr schwierig, manchmal unmöglich, besonders von Flüssigkeiten.**

Getrunkenes Wasser kommt durch die Nase wieder hoch.

Alle Halssymptome werden **schlimmer vom Trinken** und **besser im Liegen.**

Stimme, Atemwege, Brust, Herz **Sprache sehr matt und zaghaft,** wegen eines Gefühls von Schwäche der Sprach- und Atmungsorgane. Heiserkeit, mit schmerzhaftem Rasseln von zähem Schleim und mit stechenden Schmerzen in der Luftröhre. Aphonie bei Schwächeanfällen; oder bei Krupp.

Akute Laryngitis, mit extremer Hitze und Brennen. Brennen und Stechen im Kehlkopf, besonders wenn er versucht, einen zähen, klebrigen Schleim auszuräuspern. Nächtliches trockenes, schneidendes Stechen längs der Luftröhre.

Eine wichtige Cantharis-Indikation ist **Bronchitis, wenn der Schleim** reichlich, **klebrig und fadenziehend** ist (KALIUM BICHROMICUMICUM) und wenn gleichzeitig **Brennen beim Urinieren** auftritt. Mezger hat festgestellt, dass Cantharis bei Grippebronchitis, verbunden mit zystitischer Reizung und Auftreten von Albumen im Urin sowie mit Wegspritzen des Harns beim Husten, zu sehr eindrucksvollen Erfolgen führen kann. Hering gibt an: „Katarrh in den größeren Bronchien, mit reichlichem gelbem Auswurf." Öfteres trockenes Hüsteln. Blutiger Auswurf.

Atembeschwerden, manchmal auch Atembeklemmung, durch krampfartiges Zusammenziehen von Hals oder Brust. **Stechende und schießende Schmerzen in der Brust, schlimmer beim Einatmen, die die Atmung behindern oder ins Stocken bringen.** Die Stiche können von einer Seite zur anderen gehen, oder von vorne bis zum Rücken, oder sie erstrecken sich zu den Achselhöhlen. „Ein Schmerz in der Brust, wie ein Schuss, von vorne gegen den Rücken zu, wobei es ihr den Atem verhält." Sie kann auf der linken Seite nicht liegen, wegen Stechen beim Einatmen, gegen Mitternacht.

Extreme Hitze und Brennen in der Brust, wie Feuer.

Starkes Herzklopfen. Ziehender Schmerz in der Herzgegend. Stich in das Herz, mit einer kribbelnden Empfindung hinterher. Angst in den Präkordien; bang um das Herz, nachmittags. Der Puls ist sehr variabel: meistens hart, voll und frequent, zeitweise aussetzend; frequent und klein; langsam, schwach und kaum wahrnehmbar; voller und schneller am Morgen.

Magen Der Appetit ist für gewöhnlich vermindert, und oft besteht Widerwille gegen alles, Getränke, Speisen, Tabak. „Der Appetit, der sich etwas geregt hatte, verlor sich auf Kaffee." Übelkeit, wie Schwäche im Magen, nach Kaffee.

Ständig großer Durst, oft maßlos, **mit brennendem Schmerz in Hals und Magen;** aber gleichzeitig sehen wir häufig einen extremen Abscheu vor allen Getränken; stößt sie von sich, sobald sie ihm gereicht werden. Oder: Wasser kann trotz Durst nicht geschluckt werden wegen der brennenden Schmerzen oder aufgrund krampfhafter Kontraktion des Halses. Oder: **Trockene Lippen ohne Durst.**

Sodbrennen und heißes Aufstoßen, ohne Durst; Wassertrinken vermehrt das Brennen.

Nächtliche Regurgitation von Gegessenem. Aufstoßen von saurem schaumigem Schleim, hellrot durchzogen; saures Aufstoßen nach Trinken.

Übelkeit und häufiges Erbrechen, zuerst von Speisen, dann von galligem Schleim. Erbrechen von klebrigem Schleim in Klumpen. Erbrechen mit heftigem Würgen und starker Kolik; Schwangerschaftserbrechen.

Magenblutungen, mit Bluterbrechen. **Heftig brennender Schmerz im Magen;** auch stechende und kneifende Schmerzen. **Heftigste Gastritis.** Ein ungemeines Vollheitsgefühl in der Magengegend, das mit **Angst und Unruhe** verbunden ist.

Abdomen Cantharis erzeugt **heftige Entzündung des Magen-Darm-Kanals,** besonders im unteren Darmabschnitt. **Peritonitis,** mit brennenden, schneidenden Schmerzen, Tenesmus der Blase und Blasenkrämpfen. Das Mittel kann bei verschiedenen Magen-, Leber- und Bauchbeschwerden angezeigt sein, die durch **Kaffee verschlimmert** werden. Die Prüfungen berichten von einem Vollheitsgefühl in Brust, Magen und Bauch nach Kaffee.

Der **ganze Verdauungstrakt fühlt sich sehr heiß an und brennt. Starke Auftreibung und Empfindlichkeit des Bauches;** tympanitisch. Das ganze Abdomen ist **extrem empfindlich gegen Berührung und Druck.** Einklemmung der Blähungen unter den kurzen Rippen. Hörbares Kollern im Bauch, im Sitzen.

Kolikartige Schmerzen, der Patient muss sich krümmen.

- Die Bauchschmerzen sind sehr heftig und meistens **schneidend, brennend** und stechend. Entsetzlich schneidende Schmerzen von 17 Uhr bis zum nächsten Morgen, muss sich „herumkugeln". Ungeheuer schneidende Schmerzen im Unterbauch, die beständig hin- und herziehen und nur kurze Zeit aussetzen. **Während Stuhl Leibschneiden gegen Abend;** oder nach jedem Stuhlgang.
- **Brennender Schmerz um den Nabel und im Unterbauch.** Brennender Schmerz über dem Nabel beim Husten, Niesen und Naseputzen, wobei es ihm heiß im Unterleib ist; in der Gegend dieses Schmerzes sind äußerlich einige gelbe Flecken, welche auf Berührung mehr stechend als brennend schmerzen.
- **Heftiger Schmerz in der Magen- und Blasenregion, mit so hochgradiger Empfindlichkeit, dass der leichteste Druck Krämpfe auslöst.**
- **Die Schmerzen werden besser im Liegen** sowie durch Wärme.

Hepatitis. Rechte Bauchseite und Leber schmerzhaft und empfindlich; dazu Harnwegssymptome. Schneiden, Stechen und Brennen in den Leisten; mit heftigem Schneiden beim Urinieren.

Rektum und Stuhl **Ständiges, heftiges Drängen sowohl zum Stuhl als auch zum Urin, mit extremem Tenesmus.** Ständiger fruchtloser Stuhldrang; kehrt bald nach dem Stuhlgang wieder; beim Wasserlassen kommt vergeblicher Stuhldrang auf. **Verhaltung von Stuhl und Urin.** Kent sagt: „Der Patient sitzt auf dem Nachtstuhl mit heftigem Stuhl- und Harnzwang, er hat das Gefühl, dass er Erleichterung fände, wenn er nur ein paar Tropfen Urin oder noch etwas mehr blutigen Stuhl ausscheiden könnte, aber es kommt keine Linderung."

- **Heftiger Durchfall mit unerträglichem Brennen im After, das anhaltend fortdauert;** wässriger Stuhl macht den Anus wund.
- **Durchfall, der aus Blut und Schleim besteht;** oder nach heftigem Pressen wird reines Blut abgesondert. Dysenterie.
- **Ausscheidung von weißem, festem Schleim, wie Abschabsel von Gedärmen mit Blutstreifen.**
- Stühle schleimig und rot oder grün. Reichliche Stühle.
- **Frost nach dem Stuhl,** mit Gefühl, als würde man mit eiskaltem Wasser übergossen.

Harnorgane Wie erwähnt, sind die Harnorgane der Hauptwirkungsbereich von Cantharis, und es sollte immer dann in Betracht gezogen werden, wenn irgendwelche Beschwerden von den charakteristischen Symptomen im Harntrakt begleitet ist.

Zystitis und Urethritis sind die pathologischen Zustände, bei denen Cantharis am häufigsten verschrieben wird, besonders, wenn sie von **erhöhtem sexuellem Verlangen** begleitet sind. MERCURIUS CORROSIVUS, NUX VOMICA, SARSAPARILLA und APIS sind Mittel, von denen Cantharis bei Zystitis zu differenzieren ist. Die wichtigsten Symptome: **ständiger Harndrang mit heftigem Tenesmus und Strangurie und brennenden, schneidenden Schmerzen vor, während und nach dem Wasserlassen.** Die Schmerzen erstrecken sich für gewöhnlich nach unten, **von der Blase** (oder sogar von den Nieren) **durch die Harnröhre** (vergleiche cannabis, wo die Schmerzen oft von der Harnröhre rückwärts zur Blase gehen). **Harnentleerung in geringen Quantitäten** und **schmerzhafte Harnverhaltung** sind häufig, und der **Harn ist oft blutig.** Da die entzündlichen Zustände der Blase und Harnröhre, aber auch der Nieren sich so schnell entwickeln, **treten Blutungen recht früh im Verlauf der Entzündung auf.**

Eine Auswahl von Symptomen aus den Prüfungen und aus klinischen Erfahrungen:

- Schmerzen in den Lenden, den Nieren und im ganzen Bauch, mit so **schmerzhaftem Urinieren, dass er ohne Heulen und Schreien nicht einen Tropfen Harn lassen konnte.**
- **Schmerzen in den Lenden mit unaufhörlichem Verlangen zu Urinieren;** nur eine kleine Menge geht ab.
- **Heftige krampfhafte, schneidende und brennende Schmerzen in beiden Nieren; die Gegend ist sehr berührungsempfindlich;** abwechselnd mit ebenso starkem Schmerz und Brennen in der Spitze des Penis; Harndrang und extrem schmerzhafte Entleerung, tropfenweise, von blutigem Urin; manchmal wird reines Blut ausgeschieden.
- Die **Nierengegend ist von einem anhaltend dumpfen Schmerzgefühl** ergriffen, spät abends.
- Die Nierenschmerzen breiten sich nach unten hin aus, entlang der Harnleiter zur Blase hin.
- Schneidende und zusammenziehende Schmerzen von den Harnleitern zum Penis hinab; Druck auf die Eichel mindert den Schmerz etwas.
- Ein Gefühl von Schwere in der Blasengegend, bei der leisesten Bewegung in Wundheitsschmerz verwandelt.
- Dem Harndrang geht ein drückend-stechender Schmerz im Blasenhals voran, und trotz beständigen Drängens gehen nur einige Tropfen Urin ab.
- **Heftig brennend-schneidende Schmerzen im Blasenhals, bis in die Fossa navicularis reichend,** vorzugsweise vor und nach dem Urinieren auftretend.
- Heftige Blasenkrämpfe. **Heftige Schmerzen in der Blase, die schlimmer werden, wenn er noch so wenig trinkt.**
- **Harnverhaltung wegen zu großer Anfüllung der Blase. Ischurie.** Aber auch reichlicheres und häufigeres Urinieren als gewöhnlich ist in den Prüfungen beobachtet worden.
- Eine Art Lähmung des Blasenhalses: der Urin fließt ohne Harndrang und Kraftaufwand, kann kaum gehalten werden.
- **Ischuria paradoxa; ständiges unwillkürliches Harntröpfeln.**
- Beim Wasserlassen ein eigentümlicher Schmerz, als ob es nicht möglich wäre, den Harn herauszubringen, mit unangenehmem Druck in der Blasengegend; in Verbindung mit diesem Gefühl ist auch ein drückender Schmerz vorn in der Harnröhre berichtet worden.
- Schmerzhafte Absonderung weniger Tropfen blutigen Urins, was sehr **starke, scharfe Schmerzen bereitete, als würde ein rotglühendes Eisen durch die Harnröhre gezogen;** der Schmerz wurde am meisten in der Pars membranacea der Urethra und an der Harnröhrenmündung empfunden.
- Stetiges Brennen in der Harnröhre, selbst außerhalb des Wasserlassens.
- Vor, während und nach dem Urinieren grausame Schmerzen in der Harnröhre; sie musste sich zusammenkrümmen und schreien vor Schmerzen.
- **Sehr häufiger Harndrang, unerträglicher Tenesmus.** Die Harnorgane sind so gereizt, **dass er kaum mehr als einen Löffelvoll Urin in der Blase ohne Reiz zur Entleerung zu halten vermag.**
- Plötzlicher Harndrang beim Sehen oder Hören von laufendem Wasser. Erwachen durch Harndrang, mit sehr spärlicher Entleerung, wonach ein unerträgliches Brennen zurückblieb.
- Beim Stehen, und noch mehr beim Gehen, weit größerer Harndrang als im Sitzen.
- **Alle paar Minuten der heftigste Harndrang, aber es geht höchstens ein Kaffeelöffel voll ab,** und zu Ende dieses spärlichen Urinierens entstehen unerträgliche brennend-schneidende Schmerzen in der Harnröhre.
- **Heftiger Harndrang ohne jegliche Entleerung.**
- Häufiges schmerzhaftes Wasserlassen, **dem stets ein heftiger Schmerz in der Eichel vorausgeht.**
- **Harn geht nur tropfenweise ab; mit Brennen.**
- Beständiger schmerzhafter Harndrang mit tropfenweisem Abgang geringer Mengen rötlichen, zuweilen mit etwas Blut vermischten Harns.
- Der Urin fließt in **dünnem und geteiltem Strahl** und geht schwer ab.

- Abgang von Blut mit quälenden, schneidend-brennenden Schmerzen durch die ganze Harnröhre und heftigem Tenesmus; hellrotes Blut oder geronnene Blutklumpen.
- **Urin eiweißhaltig; gleich beim Wasserlassen trübe; enthält Schleim, Eiter, Blut** und Harnzylinder.
- Absonderungen aus der Harnröhre wie Nachtripper, weiß und wässrig, begleitet von ständigem Harndrang.
- Einige weitere pathologische Zustände des Harntrakts, bei denen Cantharis angezeigt sein kann:
  - Akute parenchymatöse Nephritis.
  - Zystitis nach Scharlach; Nephritis nach Scharlach.
  - Geschwüre der Blase und der Harnwege.
  - Schmerzhafte Harnverhaltung durch unterdrückte Gonorrhö.
  - Krampfbedingte Harnröhrenstriktur.
  - Entzündung der Harnröhrenmündung.

Genitalien Cantharis ist bei akuter Gonorrhö verschrieben worden, die mit intensiven Schmerzen, ständigem Blasenschmerz, blutigem Sekret und sexueller Erregung einhergeht; bei Männern mit Chorda (schmerzhafte Erektion mit Abwärtskrümmung des Penis).

Das charakteristischste Merkmal von Cantharis im sexuellen Bereich ist ein **stark gesteigertes Sexualverlangen bei beiden Geschlechtern, durch Geschlechtsverkehr kaum verringert; exzessive Satyriasis** bzw. **Nymphomanie.**

Männliche Genitalien **Starkes sexuelles Verlangen, das nachts den Schlaf stört;** manchmal mit lästigem Kitzeln und Wärme in der Harnröhre und **ständiger Erektion.**

Heftiger, schmerzhafter Priapismus; ausgedehnte Erektionen mit exzessiven Schmerzen entlang der Harnröhre.

In der Nacht starke Erektion, während es in der ganzen Harnröhre wie zusammenziehend und wund schmerzt. Es gibt aber auch starke und persistierende Erektionen ohne Schmerz und ohne sexuelle Empfindung.

Brennen am Ausführungsgang der Samenbläschen in der Harnröhre, während und nach dem Beischlaf.

Spermatorrhö. Morgens im Bett fließt bei schlaffem Penis und fast ohne Empfindung Sperma aus. Pollutionen mit Blut vermischt.

Schneidende Schmerzen von den Nieren am Samenstrang entlang zum Penis, mit Retraktion der Hoden. Ein **ziehender Schmerz im Samenstrang, während des Urinierens.** Ein heftiger Schmerz in der Eichel geht regelmäßig dem Urinieren voraus. Anschwellung der Eichel, die auch bei äußerem Druck sehr schmerzhaft ist. Ödematöse Schwellung von Penis und Hodensack. Hitze und Schweiß an den Genitalien. Wenn **kleine Jungen häufig an ihrem Penis ziehen,** ist dies ein Leitsymptom für Cantharis.

Weibliche Genitalien **Unerträgliches Jucken (Pruritus) der Vagina, oft mit stark gesteigertem und anhaltendem sexuellem Verlangen. Unerträglicher Pruritus im Klimakterium,** der manchmal jahrelang anhält. **Anschwellen und Reizung der Vulva.** Die sexuelle Erregung kann während der Menses gesteigert sein; mit Brennen beim Wasserlassen, wobei der Harn tropfenweise abgeht.

Gefühl im Unterleib, als sollte die Monatsblutung erscheinen, nach Mitternacht. Menses: zu früh; zu reichlich, oder auch spärlich; oft schwarzes Blut; begleitet von großer Schmerzhaftigkeit der Brüste. Uterusblutungen mit starker Reizung im Blasenhals.

Cantharis ist erfolgreich bei Zuständen nach Fehlgeburt eingesetzt worden, wo ständiger Harndrang bestand. Das Mittel hat den Ruf, die Fruchtbarkeit zu fördern, und es hilft, Molen, abgestorbene Feten und die Nachgeburt auszutreiben. **Retention der Plazenta oder von Membranen, für gewöhnlich mit schmerzhaftem Wasserlassen,** ist eine vielfach bestätigte Indikation für das Mittel.

Metritis puerperalis, besonders, wenn sie von sexueller Manie begleitet ist.

Herabdrängender Schmerz vom Abdomen zu den Genitalien.

Entzündung der Ovarien, mit brennendem Schmerz, besonders stark während der Menstruation, Ovarien extrem empfindlich. Stiche in der Ovarialgegend, so schlimm, dass ihr der Atem stockt. Ovarialzysten; Hydatiden.

Äußerer Hals und Rücken Geschwollene Halslymphknoten, bei Berührung schmerzhaft. Steifer

Nacken, beim Bücken schmerzhaft spannend. **Reißen in den Halsmuskeln;** beim Gehen.

Reißender Schmerz im Rücken, vor allem morgens. Fröste und Schauer, die den Rücken hinauf- und herunterlaufen. Ein merkwürdiges Prüfungssymptom ist ein wiederholtes Kältegefühl in der Gegend links neben den Lumbalwirbeln, auf einen handgroßen Raum beschränkt; es ist ein Gefühl von Gänsehaut mit heftigem und lästigem Ameisenlaufen, das sich aber nicht weiter verbreitet. Dieses Gefühl wurde am meisten abends im Sitzen verspürt.

Schmerzen in der Lenden- und Nierengegend, stechend, schneidend oder reißend, bei Harnwegssymptomen. Dumpfer schwerer Schmerz in der Lendengegend, durch Druck verstärkt; erstreckt sich manchmal zum Perineum. Schneidender Schmerz in beiden Lenden, der sich bis unter die Achseln zieht, wo er stechend wird.

Stechen im Kreuz, nach dem Aufstehen vom Sitzen, im Gehen. Stechende und nagende Schmerzen im Kreuzbein, besonders abends.

Stechen und Reißen im Steißbein, fährt erschreckt hoch.

Extremitäten **Große Mattigkeit der Glieder, besonders der Beine,** kann kaum die Treppe steigen; Zittern der Glieder mit Unruhe; Zittern der Beine bei Bewegung.

Ödematöse Schwellung von Händen und Füßen. Kalte Extremitäten; kalte Hände und Füße, oder brennende Fußsohlen bei eiskalten Händen. Aber auch: Handflächen brennen wie Feuer. **Kalter Schweiß der Hände und Füße.**

Reißende und stechende Schmerzen in den Armen. Reißen im rechten Humerus, beim Daraufdrücken vergehend. In der Mitte des rechten Oberarms ein schmerzhaftes Nagen. Reißen in der rechten Ellenbeuge.

Stechen vom rechten Handgelenk zum Ellenbogen herauf, und bei jedem Stich ein Schlag.

Schmerz und Spannung am kleinen Finger.

Ekzem am Handrücken und zwischen den Fingern; brennende, stechende, flache Bläschen, die sich mit Flüssigkeit füllen und bald zu dünnen Krusten trocknen, die sich abschälen und Hautdefekte hinterlassen; **schlimmer durch kühles Wasser, besser durch Wärme.**

Furchtbar juckende und brennende Bläschen zwischen den Fingern. Die Bläschen **brennen bei Berührung.**

Koxalgie mit krampfhaften Schmerzen in der Blase und Strangurie. Reißen vom rechten, später vom linken Hüftknochen bis hinab ins Knie.

Heftige, manchmal bohrende Schmerzen in den Knien, dass die Prüferin laut schrie; nur warme, trockene Umschläge milderten etwas. Sie durfte die Knie nicht zusammenbringen wegen zu großer Empfindlichkeit und Schmerzhaftigkeit. Schmerzhaftes Gefühl von extremer Mattigkeit in Knien und Unterschenkeln; Zittern der Knie beim Treppabgehen. In Abständen schmerzhaftes Zucken an der Außenseite des linken Knies, abwechselnd mit Zucken an der rechten Seite des Hinterkopfes.

Heftiges Reißen in den Waden, als würde das Fleisch mit Gewalt von beiden Waden losgerissen.

Reißen und Stechen vom rechten Fußspann herauf bis zur Mitte des Oberschenkels; abwechselnd mit Reißen in der linken Kopfseite. **Schießender Schmerz vom rechten Fuß zur rechten Kopfseite, anfallsartig. Grässlicher Schmerz in den Fußsohlen, wie von einem Geschwür, konnte vier Tage nicht auftreten.**

Schlaf Schläfrig den ganzen Tag, besonders nach dem Mittagessen.

Unruhige Nächte mit Erregung und Unruhe und häufigem Erwachen; oft nur leichter Schlaf vor Mitternacht, wie Halbschlaf.

Schlaflosigkeit durch sexuelle Erregung oder ängstliche Gedanken, oder ohne ersichtlichen Grund.

Sehr ängstliche Träume, die ganze Nacht hindurch, besonders vor den Menses; Träume vom Fallen, dadurch Hochfahren vor Schreck. Wollüstige Träume.

Weitere Träume aus den Prüfungen: von Hirschen, Spaziergängen im Wald; Träume von Gesellschaften und vom Kochen.

Fieber Wie die meisten Beschwerden bei diesem Mittel setzen auch Fieberhitze oder -frost plötzlich und heftig ein und entwickeln sich rasch. **Äußerlich oder innerlich brennende Hitze** ist häufig, besonders an den leidenden Teilen. **Brennende Hitze der Haut, die der Patient selbst nicht spürt; nachts.**

Nachts Hitze des ganzen Körpers, vor allem im After und in den Genitalien. Hitze sowie Röte über und über; mit tobsüchtigem oder geschwätzigem Delirium.

Langanhaltender Schüttelfrost, der von nachmittags 15 Uhr bis nachts 3 Uhr besteht. **Frost nachts, der sofort wiederkehrt, wenn sie aus dem Bett aufsteht, sogar wenn sie nur ein Glied aus dem Bett streckt.** Heftiger Frost am Abend, der sich weder durch Ofenwärme noch durch Zudecken vertreiben lässt.

Schweiß, der nach Urin riecht. Starkes Schwitzen beim Erwachen nachts oder morgens; auch durch jede Bewegung. Schweiß – besonders an den Genitalien; auch kalter Schweiß an Händen und Füßen oder auf der Brust.

Haut Cantharis hat eine starke Wirkung auf die Haut. Lokal (unverdünnt) appliziert, ruft es Entzündungen hervor, die schnell zur Bildung von schmerzhaften Blasen führen. Aus den Blasen können große, mit Flüssigkeit gefüllte Bullae werden, die die betroffene Stelle wie verbrannt oder verbrüht aussehen lassen. Dies hat zur Anwendung von Cantharis bei **Verbrennungen und Verbrühungen geführt, vor der Blasenbildung, aber auch noch später;** die Arznei ist sowohl oral verabreicht als auch äußerlich angewandt worden. Dorothy Shepherd (*Magic of the Minimum Dose*) hat während des Weltkrieges in London schlimmste Brandverletzungen behandelt. Sie sagt, dass Cantharis besonders dann mit solchen Zuständen fertig wurde, wenn eine Niereninfektion bestand, mit Dysurie, Schmerzen beim Wasserlassen und Ausscheidung von Blut aus der Blase. „Cantharis heilt die lokale Verbrennung wesentlich schneller, als das eine orthodoxe Behandlung erreichen kann, und die Nieren- und Blaseninfektion ist in kurzer Zeit geheilt."

Ein weiterer Zustand, bei dem Cantharis nützlich ist, ist **Erysipelas bullosum,** besonders wenn es mit großer Unruhe und brennendem Schmerz einhergeht. Nash liefert in diesem Zusammenhang eine interessante Differenzierung zwischen Cantharis und APIS: „Bei Erysipel ist es (Cantharis) manchmal das beste Mittel, und man muss zwischen ihm und APIS wählen, das in solchen Fällen bisweilen ebenfalls eine starke Reizung der Harnwege hat. Bei APIS-Fällen besteht eine stärkere Neigung zu Ödemen, bei Cantharis zur Blasenbildung. Bei Cantharis ist das Brennen heftiger als bei APIS, das dafür mehr stechende Schmerzen hat. Die Harnwegssymptome, sofern vorhanden, sind bei Cantharis sehr viel heftiger. Die Gemütssymptome der beiden Mittel sind wiederum ganz unterschiedlich. In APIS-Fällen … ist der Patient meist nicht so unruhig und klagt nicht so viel; aber im Fall von Cantharis ist er ruhelos, unzufrieden, gequält, manchmal stöhnt er oder schreit heftig auf; er will ständig bewegt werden."

Margaret Tyler empfiehlt Cantharis bei **Mückenstichen.** Als C 30, oral verabreicht, hat es das unerträgliche Jucken mit unglaublicher Geschwindigkeit beseitigt.

Einige weitere Hautsymptome:

- **Pustel- oder Bläschenausschläge, die entsetzlich jucken und bei Berührung brennen.**
- Ekzem mit Bläschenbildung am Handrücken und zwischen den Fingern (siehe unter „Extremitäten"); Bläschen überall am Körper, schlimmer zwischen den Zehen, schmerzend und eiternd.
- Erythem durch Sonneneinstrahlung.
- Es besteht eine Tendenz zur Gangrän, und Cantharis kann helfen, wenn bei Verbrennungen schnell Wundbrand eintritt.
- Eine typische Empfindung ist: **Geschwürschmerz der Haut bei Berührung.**

Capsicum annuum

Essenzielle Merkmale

Konstitutionelle Capsicum-Patienten haben meist ein bestimmtes Erscheinungsbild: **fettleibig, schlaff,** mit **rotem Gesicht,** besonders **roter Nasenspitze,** aber auch geröteten Wangen und Augen; sie neigen zu **Krampfadern,** der Kreislauf ist träge und schwach. Bei näherem Hinsehen stellt man fest, dass die Gesichtsröte auf ein feines Netz von erweiterten Äderchen zurückgeht, ähnlich wie wir es von gewohnheitsmäßigen Trinkern kennen. Entsprechend ist die Röte nicht unbedingt mit Wärme des Gesichts verbunden; im Gegenteil, die Haut ist trotz der lebhaften Färbung oft kühl bis kalt.

Der Körper wirkt im Allgemeinen plump und rund, und das Abdomen wird wie ein schlaffer Sack empfunden, mit schweren Eingeweiden, die den Bauch nach unten ziehen. Die Patienten besitzen keine Ausdauer, kein Stehvermögen; die Capsicum-Konstitution ist **träge, müde, schlaff, faul.** Der ganze Organismus scheint langsam und träge zu arbeiten. Diesen Zustand müssen wir uns vorstellen, wenn wir Hahnemanns Bemerkung lesen: „Man findet solche durch Capsicum heilbare Krankheiten bei Patienten von straffer Faser seltener."

Die Schlaffheit, die Capsicum auszeichnet, lädt zum Vergleich mit anderen Arzneien ein, etwa KALIUM CARBONICUM, CALCIUM CARBONICUM oder FERRUM – aber sie hat ganz einzigartige Züge. Gibt man einem Patienten, der Capsicum benötigt, irrtümlich CALCIUM CARBONICUM, so wird er nur noch dicker und schlaffer werden. Bei FERRUM gibt es ein wichtiges Kriterium zur Differenzierung: Das FERRUM-Gesicht ist im Allgemeinen blass bei klar umrissener, deutlich abgegrenzter Röte der Wangen.

Das niedrige Vitalitätsniveau von Capsicum-Menschen manifestiert sich auch in ihrer **Reaktionsschwäche:** schwache Reaktion des Organismus auf Krankheiten, Reaktionsmangel bei Verordnung eines offenbar angezeigten und gut gewählten Mittels. Es zeigt sich ferner in ihrer Neigung zum Frieren und Frösteln; Besserung durch Wärme ist eine allgemeine Modalität. Capsicum-Patienten leiden an Assimilationsstörungen, und diese dürften auch für den Mangel an Lebenskraft verantwortlich sein.

Wie bei den meisten Arzneitypen unserer Materia medica entwickelt sich der Krankheitsprozess auch bei dieser Arznei, die im Übrigen bei Männern häufiger angezeigt scheint als bei Frauen, in Phasen oder Stadien, und auch hier gibt es wie so oft durchgängig vorhandene Elemente ebenso wie solche, die sich verändern oder in ihr Gegenteil umschlagen.

Erstes Stadium: Extreme Empfindlichkeit und Heimweh

Capsicum-Patienten sind ausgesprochen **empfindliche** Personen, die **leicht etwas übelnehmen** und **schnell beleidigt sind;** besonders wenn sie das Gefühl haben, getadelt zu werden, vertragen sie das sehr schlecht. Sie sind jederzeit bereit, herabsetzende Bemerkungen von anderen auf sich zu beziehen, selbst wenn eine solche Bemerkung überhaupt nicht auf sie gezielt war. Dann fühlen sie sich zutiefst verletzt.

Bei ihnen besteht eine tiefe innere **Unsicherheit, was ihre sozialen Beziehungen angeht,** und auch **ihre Ängste kreisen um dieses Thema;** aber das führt keineswegs dazu, dass sie sich zurückziehen. Im Gegenteil, nicht selten unternehmen sie Anstrengungen, geselliger zu sein, als es ihrem inneren Zustand entspricht, eben um so ihre Unsicherheit vor der Welt zu verbergen. Dadurch wird es natürlich für den homöopathischen Arzt nicht gerade einfacher, ihre eigentlichen, inneren Gemütsmerkmale zu erkennen. Die Unsicherheit ist oft gepaart mit einem tiefen Schuldgefühl (vergleiche MERCURIUS). Diese Kombination kann zu einem interessanten Symptom führen: Furcht vor der Polizei. So berichtet z. B. Keller in der *Klassischen Homöopathie* (1989) von einem Fall von Strafangst, die sich darin äußerte, dass der Patient unangenehme öffentliche Briefe am liebsten gar nicht erst öffnen wollte. Zugleich beobachtete der Patient an sich ein Symptom aus Hahnemanns Capsicum-Prüfung: „Er muss oft einen einzigen, recht tiefen Atemzug holen, wodurch er sich in allem, was ihn beschwert, Erleichterung zu verschaffen wähnt." Capsicum besserte sowohl seinen Allgemeinzustand als auch seine geistige Arbeitsfähigkeit in auffallender Weise.

Capsicum-Menschen haben starke Gefühle; charakteristisch an ihnen ist jedoch, worauf sie gerichtet sind. Die emotionalen Bindungen von Capsicum-Patienten sind **auf die Vergangenheit zentriert,** und so kommt es, dass sie häufig eine **tiefe Wehmut** empfinden. Sie hängen im Geist den „alten Zeiten" nach. Solche nostalgischen Gefühle gibt es natürlich bei vielen Menschen, und sie müssen durchaus nichts Krankhaftes sein; bei Capsicum aber sind sie so stark, dass sie den Patienten förmlich überwältigen. Manchmal leiden diese Menschen so intensiv unter dem Gefühl, von ihrer Vergangenheit abgeschnitten zu sein, dass sie vor lauter Trauer und Wehmut zu sterben glauben. Sie können tatsächlich körperlich krank werden vor Wehmut, z. B. Fieber entwickeln. Hering hebt das Symptom „**Hektisches Fieber nach Gefühlregungen und bei Nostalgie**" mit zwei fetten Balken hervor.

Solche Empfindungen repräsentieren ein archetypisches **Heimweh,** ein Leitsymptom von Capsicum. Dieses Symptom ist zuerst von Hahnemann in seinen *Chronischen Krankheiten* (an schwer aufzufindender Stelle, nämlich im ersten Band, S. 164) beschrieben worden, nämlich als „Heimweh mit Backenröte". Wenn Sie z. B. folgende Kombination antreffen: **Intensives Heimweh mit roten Wangen, Schlaflosigkeit und einem Gefühl brennender Hitze in Rachen und Hals,** dann sollten Sie nicht zögern, Capsicum zu verschreiben. Vor allem **Schlaflosigkeit aufgrund von Heimweh** ist ein sehr starkes Charakteristikum von Capsicum. Weitere ähnliche Zustände, die mit Capsicum geheilt wurden: „Heimweh, weint die ganze Zeit, mit Frösteln und heißem Gesicht" (T. F. Allen, *Handbook of Materia medica*). Oder: „**Fieber mit Wangenröte nach Gefühlsregungen**" (Hering), wobei aber, wie Kent bemerkt, das Gesicht durchaus objektiv kühl sein kann, selbst wenn die Körpertemperatur allgemein erhöht ist.

Die heimwehkranken Capsicum-Patienten scheinen ganz und gar in der Vergangenheit zu leben. Die alten Zeiten haben sie völlig im Griff; die Jahre ihrer Kindheit und all die schönen Dinge, die sie früher erlebt haben, erregen ganz gegenwärtige, überwältigend starke Gefühle. In einem meiner eigenen Fälle war ein Mann selbst im Unterbewussten von seinen wehmütigen Gefühlen so sehr ergriffen, dass er immer wieder **sehr lebhafte, sich wiederholende nostalgische Träume** von seiner Kindheit und Jugend hatte. Genau das ist es, was Hahnemanns Prüfungssymptom besagt: „Träume trauriger Art aus der Vergangenheit; er wusste beim Erwachen nicht, ob es Wirklichkeit gewesen sei oder nicht." Das Capsicum-Heimweh zeigt sich nicht nur dann, wenn der Patient wirklich weit weg von zu Hause ist; es ist vor allem auf die Vergangenheit gerichtet und steigt immer dann auf, wenn der Patient aus irgendeinem Grund an „früher" denken muss.

Irgendwann werden diese Gefühle so stark, dass sie unerträglich erscheinen. Sie drücken dem Patienten die Kehle zu, er empfindet „Angst und Bangigkeit bis zum Sterben", wie es in der Prüfung heißt. Die Vergangenheit droht ihn aufzufressen, die Wehmut droht ihn zu überwältigen, er kann diese Emotionen einfach nicht mehr zulassen. Das ist der Zeitpunkt, zu dem die Patienten das zweite Stadium von Capsicum erreichen.

Zweites Stadium: Unerwartetes wird unerträglich

In dieser Phase werden die Erinnerungen begraben, die allzu starken Gefühle aus dem Bewusstsein gedrängt; die Patienten spüren kaum mehr Emotionen, sie „empfinden nichts mehr". Es scheint sie nichts mehr so recht zu berühren oder zu erregen.

Gegen alles, was von ihrem gewohnten Alltag abweicht, hegen sie nun eine starke Abneigung. Sie mögen es, wenn alles routinemäßig verläuft, und **alles, was unerwartet kommt und die Routine durchbricht, können sie nicht ausstehen.** Mit ihrem langweiligen Routineleben scheinen die Capsicum-Patienten in dieser Phase ganz zufrieden zu sein. Es ist, als ob der Organismus zu schwerfällig und zu langsam wäre, um auf eine neue Lage ohne längeren „Vorlauf" angemessen zu reagieren.

Anstrengung jeder Art, ob körperlich oder geistig, ist ihnen zuwider. „Unlust zu arbeiten und zu denken" heißt es in der Prüfung. Vor allem körperliche Anstrengung oder gar Sport mögen sie nicht, obwohl es ihnen besser geht, wenn sie sich dazu aufraffen. Bewegung bessert überhaupt viele Beschwerden, besonders fortgesetzte Bewegung; aber, wie Hahnemann es ausdrückt: „**Er scheut alle Bewegung.**" Ein allgemeines Schweregefühl in Körper und Geist beherrscht diesen Zustand.

Meist sind Capsicum-Patienten in dieser Phase eher traurig oder melancholisch gestimmt, und sie machen einen gleichgültigen Eindruck, als ob ihnen alles egal wäre. Auch ihre äußere Erscheinung scheint ihnen gleichgültig zu sein, sie neigen zur Unsauberkeit. Hering beschreibt sie als „faule, fette, unsaubere Personen mit Abneigung gegen frische Luft". „Er ist gegen alles gleichgültig", lautet ein Prüfungssymptom von Hahnemann. Doch dies ist nicht eigentlich echte Indifferenz, wie sie für PHOSPHORICUM ACIDUM typisch ist, und auch nicht die tödliche Leere von CARBO VEGETABILIS. Vielmehr wächst mit fortschreitender Krankheit auch die beschriebene Angst, die der Unsicherheit der Patienten im sozialen Umgang entstammt, immer weiter an, und sie entwickeln ein beunruhigendes Gefühl, dass sie nicht viel leisten, kaum etwas zustande bringen. Eine starke Furcht, getadelt oder kritisiert zu werden, ist charakteristisch. Das Element von Ehrgeiz, das sich hierin ausdrückt, macht in gewisser Weise einen paradoxen Eindruck, weil zugleich Faulheit und mangelnde Flexibilität so deutlich hervortreten und jede Abweichung vom gewohnten Lauf der Dinge abgelehnt wird. Man könnte sagen, diese Menschen hoffen, bei minimalem

Energieeinsatz ein Maximum an Ergebnissen zu erreichen.

Doch nun ist auch ihr Intellekt stumpfer und langsamer geworden. Es kann gelegentlich zu Zuständen kommen, wie sie Jahr beschreibt: „Lähmige Geistesschwäche, die keinen Gedanken zur Klarheit kommen lässt; große Zerstreutheit und verworrenes Denken." Vor allem morgens beim Erwachen ist manchmal „der Kopf so dumm, als ob er sich selbst nicht mehr kennte" (Hahnemann). Und mit der Wahrnehmung dieser Einschränkung ihrer intellektuellen Möglichkeiten geht die Furcht einher, sie seien nicht mehr fähig, die selbstgesteckten Ziele zu erreichen. Diese Furcht führt zu Schlafstörungen. Die Patienten sind den ganzen Tag müde, und nachts schaffen sie es kaum, mehr als drei oder vier Stunden zu schlafen; beim Erwachen überwältigt sie die Angst, und sie liegen stundenlang wach. Nach vielleicht zwei Stunden gelingt es ihnen, wieder einzuschlafen, und morgens sind sie unerfrischt, unausgeschlafen und immer noch sehr müde. Ein typisches Muster kann so aussehen: Geht um 23 Uhr schlafen und wacht gegen 2 Uhr wieder auf, liegt wach bis 5 Uhr morgens. Auch hier sind Verwechslungen mit KALIUM CARBONICUM möglich. Eine eigentümliche Schlaflage ist jedoch für Capsicum-Patienten sehr charakteristisch: sie liegen oft auf dem Rücken, ein Oberschenkel ist fast im rechten Winkel abduziert, das Knie dieses Beins ist gebeugt, sodass der Fuß in der Nähe des anderen Knies ruht. Sie glauben, dass diese Position ihnen beim Schlafen hilft.

Ein **Verlangen nach Aufputschmitteln** regt sich in dieser Phase. Häufig handelt es sich um überarbeitete Intellektuelle, die sich bei der Arbeit völlig verausgabt haben und nun nicht mehr ohne Stimulanzien auskommen. Sie schieben ihre Aufgaben bis zum letzten Moment hinaus, und wenn nun die „Deadline", der endgültige Termin immer näher rückt, greifen sie zu Aufputschmitteln, um es noch einmal zu schaffen. Ein Verlangen nach Kaffee und nach Alkohol, vor allem **Bier und Whisky,** ist charakteristisch. Kent hat die Erfahrung gemacht, dass es sich oft um Rechtsanwälte handelt, „die eine Menge Arbeit unter dem Einfluss von Stimulanzien erledigen". Aber die Aufputschmittel haben negative Wirkungen auf die Psyche der Capsicum-Patienten: danach fühlen sie sich schlecht, einfach „mies". Sie werden still und mürrisch – und vor allem **hartnäckig und starrsinnig,** manchmal ganz extrem. Wenn sie etwas wollen und das tatsächlich auch vorgeschlagen wird, aber von einer anderen Person, sind sie plötzlich dagegen – in diesem Zustand können sie unausstehlich sein. Oder aber sie sind einfach still in sich gekehrt und empfinden einen **Widerwillen gegen alles,** mit großer Verdrießlichkeit.

Wenn Angst und Depression zunehmen, verlieren Capsicum-Menschen all ihre Lebensfreude. Kents Symptom „beinahe überwältigt von hartnäckigen Suizidgedanken" habe ich allerdings bislang in meiner persönlichen Praxis noch nicht bestätigen können. Jedenfalls leiden diese Patienten weder unter Furcht vor dem Tode noch unter Angst um die eigene Gesundheit, und Kent gibt ja auch an, dass es hier um hartnäckige Impulse und nicht etwa um den Willen zur Selbsttötung gehe. Capsicum-Patienten neigen auch nicht dazu, sich über wichtige Lebensfragen tiefere Gedanken zu machen; gleichgültig und träge, wie sie sind, wünschen sie sich einfach nur einen ungestört ablaufenden Routine-Alltag.

In diesem zweiten Stadium der Pathologie kann auch eine **körperliche Ungeschicklichkeit** auftreten, ähnlich wie bei APIS, AGARICUS und BOVISTA. Wenn sie sich bewegen, neigen sie dazu, überall anzustoßen. Hering beschreibt diesen Capsicum-Typ so: „Phlegmatisch, ungeschickt, leicht beleidigt; faul und melancholisch; Reaktionsmangel; Magenbeschwerden."

Neben den bereits genannten Anregungsmitteln verlangen Capsicum-Patienten auch nach stark gewürzten, vor allem **gepfefferten Speisen.** Auch Salz mögen sie sehr gern, wenn man hier auch nicht von einem überwältigenden Verlangen sprechen kann. Und alles, was sie essen, setzen sie gleich in Form von Fettpolstern an.

Launenhaftigkeit

Ein durchgehendes Motiv des Gemütszustands von Capsicum ist das **launische Wesen** der Patienten. Eben noch waren sie heiter, lustig und guter Dinge, lachten die ganze Zeit, gaben Scherze und Witzeleien von sich, und schon im nächsten Augenblick müssen sie weinen – oder, was noch typischer ist, sie werden plötzlich **zornig.** Ein Prüfungssymptom von Hahnemann beschreibt diesen Zug sehr anschaulich: „Er ist zufriedenen Gemüts, ist spaßhaft und trällert **und ist dennoch, bei der mindesten Veran-**

lassung, geneigt, böse zu werden.“ Ihre Späßchen hindern sie nicht daran, die geringste Kleinigkeit bei anderen übelzunehmen. Und während sie selbst äußerst empfindlich gegen jegliche Andeutung von Kritik sind, neigen sie gegenüber anderen zu Vorwürfen. Capsicum-Patienten machen leicht „aus einer Mücke einen Elefanten“, Kleinigkeiten werden über Gebühr wichtig genommen und getadelt. **Ihr Zorn ist leicht zu erregen;** wenn sie wieder einmal in Wut geraten, kann das bei ihnen zu **Hustenanfällen** führen. Auch der oben bereits erwähnte hartnäckige Starrsinn gehört in diese Kategorie.

Ängstlichkeit und Schreckhaftigkeit

Erregungszustände treten bei Capsicum oft im Zusammenhang mit Fieber ein, und zwar ganz speziell **in der Phase des Fieberfrostes,** die bei Capsicum ohnehin sehr ausgeprägt ist und ungewöhnlich lange anhalten kann. Auffallend ist in dieser Phase vor allem eine gesteigerte Ängstlichkeit und Unruhe sowie eine extreme **Geräuschempfindlichkeit.** Einige kennzeichnende Symptome aus der Prüfung: „Schauder … mit Schütteln und Zähneklappern – dabei war er durstig und kalt über und über, unter Ängstlichkeit, Unruhe, Unbesinnlichkeit und Unleidlichkeit des Geräusches …“ Oder: „Bei Fieberfrost und Kälte zugleich Ängstlichkeit, Taumeligkeit und Dummheit im Kopfe, wie eine Unbesonnenheit und Ungeschicklichkeit, dass sie überall anstieß.“ Auch eine missmutige Stimmung kann sich mit der Kälte einstellen, und dann wächst der Missmut proportional zur Kälte. Bei Bauchschmerzen hat sich in der Prüfung folgende eigentümliche Kombination von Gemütssymptomen ergeben: „Unmut über den Schmerz und Unzufriedenheit und Weinerlichkeit über leblose Sachen (nicht über Menschen oder moralische Gegenstände), und bei der Ärgerlichkeit eine Art Bänglichkeit mit Schweiß im Gesicht.“

Schreckhaftigkeit ist allgemein ein ausgeprägtes Symptom von Capsicum, nicht nur während Fieberhitze und Fieberfrost, sondern auch sonst. Der Schlaf ist oft von Schreien und Aufschrecken unterbrochen, mit einem Gefühl, als ob man fiele. Hering gibt folgendes Symptom: „**Erwacht mit Schreck, schreit laut auf,** voller Furcht, die weiter andauert.“

Capsicum-Kind

Capsicum kann angezeigt sein bei dicken, „schwabbeligen“, rotgesichtigen Kindern von Alkoholikern. Sie sind oft ausgesprochen ungeschickt und schwerfällig, mit schwacher Reaktion auf Krankheits- oder Arzneireize. Oft zeigen sie sich sehr eigensinnig, starrköpfig, reizbar, unbeherrscht, jähzornig und vor allem **launisch.** Capsicum-Kinder können genauso launisch sein wie CHAMOMILLA- oder CINA-Kinder. Sie wollen Sachen nicht mehr, bloß weil man sie ihnen angeboten hat, obwohl sie vorher danach verlangt hatten; und wenn sie etwas Bestimmtes tun sollen, werden sie gerade das Gegenteil machen. „Widerstreben, mit Heulen“ (Hahnemann).

Eine Indikation von Kent: „Schulkinder, die weder lernen noch arbeiten können, sie werden heimwehkrank und wollen nur noch nach Hause.“ Wie Margery Blackie bemerkt, können Capsicum-Kinder auch Durchfall entwickeln, wenn man sie von zu Hause wegschickt, selbst noch Wochen danach. Capsicum kann auch bei Kindern angezeigt sein, die tagelang ohne ersichtlichen Grund weinen (vergleiche ANTIMONIUM CRUDUM).

Die Schreckhaftigkeit von Capsicum kann sich bei Kindern in Schreckträumen von Gespenstern und Monstern manifestieren, mit Schreien im Schlaf; sie erwachen vor Schreck (vgl. STRAMONIUM).

Allgemeinsymptome und Keynotes

- Patienten, die diese Arznei benötigen, suchen oft Hilfe wegen unterschiedlicher, wechselnder Beschwerden, etwa für ihr Magengeschwür, für Herzklopfen, für Hämorrhoiden usw.; man gibt jeweils unterschiedliche Arzneien, etwa CALCIUM CARBONICUM, FERRUM, NUX VOMICA, hat aber den Eindruck, dass der Organismus nicht recht ansprechen will und „schwer aufzuwecken ist“ – bis man endlich herausfindet, dass der Patient starkes Heimweh empfindet oder immer wehmütig „an früher denken muss“, und dann wird man das Capsicum-Bild erkennen.
- Bei Hämorrhoiden konkurriert die Arznei mit AESCULUS, und die Unterscheidung fällt oft schwer, weil die Kombination von Hämorrhoiden und Gesichtsröte für beide Mittel kennzeichnend ist.

- Die bereits erwähnte **Reaktionsschwäche** von Capsicum zeigt sich vor allem **bei übergewichtigen, fettleibigen Personen.** Die Arznei kann auch angezeigt sein bei älteren Leuten, deren Vitalität durch Krankheit geschwächt ist, oder bei Menschen mit sitzender Lebensweise, die durch geistige Überarbeitung Raubbau an ihren Kräften betrieben haben. Gänzliche **Abspannung der Kräfte;** großes Verlangen, sich einfach hinzulegen und zu schlafen; will nicht die mindeste Anstrengung auf sich nehmen; scheut alle Bewegung. Abstumpfung der Sinne; entsprechend vermerkt Hahnemann als Heilwirkung: „Alle Sinne sind schärfer."
- Capsicum hat eine ganze Reihe sehr charakteristischer körperlicher Symptome. Zwei davon beziehen sich auf den Fieberfrost bzw. die Kälte. Einmal ist das **Gehör bei Fieberfrost äußerst empfindlich,** was extreme Geräuschempfindlichkeit zur Folge hat; zum anderen ist vor und vor allem **während jedes Frostanfalls großer Durst** vorhanden, **aber Trinken verschlimmert. „Nach jedesmaligem Trinken Schauder und Frostschütteln"** (Hahnemann). Während der Fieberhitze dagegen kann der Durst oft völlig fehlen. Auch **Durst nach dem Stuhlgang** ist auffällig, vor allem bei Durchfall. **„Nach jedem Stuhlgang Durst, und nach jedem Trunk Schauder"** (Hahnemann).
- Allgemein sind Capsicum-Patienten frostige Leute, die vor allem **Zugluft nicht vertragen, selbst wenn sie warm ist.** Deshalb gehen sie nicht gern nach draußen, vor allem nicht ins Kalte, aber auch wenn die Luft draußen nicht besonders kalt ist, fangen sie gleich an zu frieren. Sie sind lieber im warmen Zimmer. Auch gegen Baden sind sie empfindlich. Allgemein **bessert Wärme, während Kälte verschlimmert.**
- Die Abneigung gegen Bewegung kann mit Mattigkeit und Schmerzen in den Muskeln einhergehen. Eine Reihe von Symptomen, vor allem Gliederschmerzen und Steifheit, sind zwar zu Anfang der Bewegung schlimmer, fortgesetzte Bewegung jedoch bessert. Auch manche Kopfschmerzen sind in der Ruhe schlimmer und bei Bewegung besser, während für andere das Gegenteil zutrifft. Allgemein kann man sagen, dass Bewegung bzw. Anstrengung bei den meisten Symptomen eher positive Folgen hat.
- Ein weiteres sehr kennzeichnendes Symptom ist ein **Husten, der einen Schwall übelriechende Luft heraufbringt** und einen **üblen Mundgeschmack erzeugt.** Husten mit Schmerz in allen möglichen, auch weit entfernten Körperteilen.
- Die Schmerzen sind oft brennend, manchmal als ob die Stelle mit Cayennepfeffer bestreut würde – doch zugleich kann Frösteln bestehen. **Lokales Brennen bei allgemeiner Kälte** ist charakteristisch. Auch reißende Schmerzen, vor allem abwärts gehende, sind häufig.
- Capsicum hat eine intensive Wirkung auf die Schleimhäute. Entzündungen mit Aussickern von blutigem Schleim (aus Darm, Blase, Hals usw.); dunkle, gerötete, schwammige Schleimhäute. Bei entzündlichen Prozessen besteht eine ausgeprägte Neigung zur Eiterung. Die Arznei erzeugt auch häufig **Empfindungen von Zusammenschnürung,** etwa um Hals, Brust, Blase oder Rektum.
- Weitere Allgemeinsymptome: Empfindung über den ganzen Körper, als ob alle Teile einschlafen wollten. Zittrigkeit der Glieder bei Gesichtshitze und -röte. „Bei verliebten Tändeleien ein unbändiges Zittern des ganzen Körpers" (Hahnemann). Knackende Gelenke, steif, schwerfällig, schwach, schmerzend, schnell überbeansprucht.
- Verlangen: **nach Kaffee, der aber Übelkeit erregt; nach Alkohol,** der aber oft schlecht vertragen wird; nach Gewürzen und Stimulanzien.
- Einige Zustände, bei denen Capsicum häufiger angezeigt ist:
  - **Heftige Mastoiditis mit ausgeprägtem Brennschmerz;** in solchen Fällen wird fast durchweg Capsicum helfen.
  - **Durchfall oder Ruhr,** wenn entweder **heftiges Brennen** in Mastdarm und After oder ein **Kältegefühl in After oder Skrotum** vorhanden ist.
  - Halsweh und Heiserkeit von Rauchern und Trinkern, vor allem wenn die Schmerzen zu den Ohren gehen und der Atem übelriechend ist.
- Eine Zusammenfassung der wichtigsten Modalitäten:
  - Schlimmer durch Aufdecken und Entblößen, durch **Kälte** und **Zugluft;** im Fieberfrost; durch Trinken; manche Symptome schlimmer

in der Ruhe, manche durch Bewegung, vor allem zu Beginn der Bewegung; durch Leerschlucken; durch Baden.
- Besser durch **Wärme;** beim Essen; häufig bei Bewegung, vor allem **fortgesetzter Bewegung;** durch Hochlagern des Kopfes.
- Die Symptome treten vorzugsweise linksseitig auf.

Lokalsymptome

Schwindel Schwindelgefühl im Kopf morgens beim Erwachen. „Taumeligkeit" und Ungeschicklichkeit im Fieberfrost. Schwindel mit Schwanken von einer Seite zur anderen Seite. Schwindel bei träger Verdauung.

Kopf Benebelt, wie leer oder dumm im Kopf, Benommenheit. Gefühl, als ob der Kopf zu groß wäre; **als wenn das Gehirn zu voll wäre,** mit ausdehnendem Kopfschmerz.

- **Berstende Kopfschmerzen, als wenn die Hirnschale zerspringen sollte;** sie treten auf bei Bewegung des Kopfes und beim Gehen, vor allem aber **beim Husten.**
- Auch halbseitige, drückend stechende, **migräneartige Schmerzen** werden durch Kopfbewegungen schlimmer, besonders durch Heben der Augen oder durch Vorbeugen des Kopfs; sie sind **von Vergesslichkeit und Übelkeit begleitet,** auch von **Erbrechen.**
- Andererseits gibt es auch Kopfweh mit den entgegengesetzten Modalitäten: „Ein mehr stechender als reißender **Kopfschmerz, welcher in der Ruhe schlimmer, bei Bewegung aber gemäßigter ist"** (Hahnemann). Auch andere stechende oder schießende Schmerzen im Kopf werden durch Bewegung gemildert.
- Kälte und Zugluft können ebenfalls Kopfschmerzen hervorrufen oder verschlimmern, während Wärme meist bessert.
- **Klopfendes, pochendes Kopfweh,** in einer Schläfe oder in der Stirn. Drückender Schmerz in der Schläfengegend.
- Anhaltender drückender Stirnkopfschmerz, über der Nasenwurzel; manchmal mit einigen Stichen durch das Ohr und über das Auge.
- Ein drückender Kopfschmerz in der Stirn, „als wenn es vom Hinterhaupte vor zur Stirn drückte", mit einem Schneiden vom Hinterkopf her. Dies ist bisweilen mit einem Gefühl verbunden, als würde das Gehirn oder die Augen herausgepreßt.
- **Ziehend reißende Schmerzen in den Knochen, meist einseitig;** in der linken Kopfseite oder im Stirnbein, mehr rechts.
- Heftiges Stechen im Scheitel; manchmal zur Stirn hin.

Jucken auf der Kopfhaut, wie von Ungeziefer, nötigt zum Kratzen; aber nach dem Kratzen tun Haarwurzeln und Kopfhaut so weh, als ob die Haare ausgerissen würden. Oder: Brennendes Jucken am Kopf, dem ein leiser Schauder über die behaarte Kopfhaut vorangeht; Kratzen bessert kurzfristig, aber das Jucken kehrt bald mit verstärkter Kraft zurück.

Augen **Rote Augen;** morgens brennend und tränend; aus den Höhlen tretend. Beim Schnupfen jucken sie. **Ein drückender Schmerz im Auge, wie von einem Fremdkörper.**

Druck auf die Augen, kann sie nicht weit genug öffnen. Die Pupillen können erweitert sein; bei Fieberfrost verengen sie sich proportional zur wachsenden Kälte des Körpers, bei steigendem Missmut.

Morgendliches Trübsehen, als ob etwas auf der Hornhaut schwömme und das Gesichtsfeld verdunkelte; Reiben beseitigt das Trübsehen, zumindest für kurze Zeit. Alle Gegenstände erscheinen schwarz vor den Augen.

Ohren In diesem Bereich wird vor allem der Processus mastoideus angegriffen. **Mastoiditis mit Knochenhautentzündung und drohender Nekrose** ist eine wohlbestätigte Indikation. Große Empfindlichkeit und starke Schmerzen in der betroffenen Region; retroaurikulärer Abszess. Die Prüfungen haben dazu folgende Symptome ergeben: „**Am Felsenbein hinter dem Ohr eine bei Berührung schmerzhafte Geschwulst**" und „**Reißender Schmerz hinter dem linken Ohr**".

Auch bei chronischer Mittelohrentzündung mit Vereiterung kann Capsicum angezeigt sein, wenn Begleitsymptome bestehen wie etwa berstende Kopfschmerzen und Frösteln; ebenso bei akuter Otitis media mit Perforation des Trommelfells und dickem, gelbem Eiter.

Drückende oder juckende Schmerzen tief im Ohr. **Bei jedem Husten ein drückender Schmerz im Ohr,** als wenn ein Geschwür aufgehen wollte, oder auch andere ein- oder beidseitige Ohrenschmerzen. Heiße Ohren, besonders gegen Abend.

Reißen in der Ohrmuschel. Brennende und stechende Ohrenschmerzen, danach Schwerhörigkeit. Beeinträchtigung des Hörvermögens durch Tubenkatarrh. **Ausgeprägte Geräuschempfindlichkeit während Fieberfrost.** Der indische Homöopath Srinivasan berichtet, dass Schmerzen und Druckgefühl in den Ohren während und nach einer Flugreise mit Capsicum behoben werden konnten.

Nase **Auffallend rote Nase und vor allem Nasenspitze,** die jedoch oft **objektiv kühl** bis kalt ist. Gegen Abend kann die Nasenspitze aber sehr heiß werden.

Heftiger Niesreiz, der als ein Kitzeln **in der Luftröhre** empfunden wird. Kribbeln und Kitzeln in der Nase, wie bei Stockschnupfen. Brennendes Kribbeln, mit starkem Niesen und Schleimausfluss.

Blutig-schleimiges Sekret aus der Nase, wenn der Patient hustet. Überhaupt sind die Absonderungen oft blutig-schleimig, oder es handelt sich um dicken, zähen Schleim, der durch die Choanen in den Rachen kommt und ausgeräuspert werden muss. Nasenbluten morgens im Bett, gefolgt von Blutschnäuzen. Zusammenziehend zuckende Schmerzen in der linken Nasenseite, über das linke Auge hin. Brennend-spannende Empfindung am linken Nasenloch, als ob dort ein Pickel entstehen sollte. Schmerzhafte Pickel unter den Nasenlöchern.

Gesicht Die auffallende **Gesichtsröte ohne entsprechende Wärme** wurde bereits mehrfach erwähnt. Sie kann mit Blässe abwechseln. Einige Prüfungssymptome sollen die Situation illustrieren: „Abwechselnd ist das Gesicht bald blass, bald, nebst den Ohrläppchen, rot, mit einer Empfindung von Brennen, ohne dass man jedoch mit der Hand besondere Hitze fühlt.“ Oder: „Ungewöhnliche Röte des Gesichts, ohne Hitze, nach einer halben Stunde aber ein elendes, blasses Aussehen.“ Auch ein Wechsel mit einer fleckigen Gesichtsfarbe ist beobachtet worden. Die erweiterten Äderchen, die für die typische Capsicum-Gesichtsröte verantwortlich sind, finden sich am ausgeprägtesten in den Jochbeinregionen. Andererseits können Nase, Ohren und Wangen auch förmlich glühen vor Hitze, besonders abends und nach dem Mittagessen, während Hände und Füße kalt sind.

Gesichtsneuralgien, schlimmer bei Berührung und abends. „Gesichtsschmerzen teils als Knochenschmerz, durch äußere Berührung erregbar, teils als **feine, die Nerven durchdringende Schmerzen, welche beim Einschlafen peinigen“** (Hahnemann). E. E. Case beschreibt einen Fall, den er mit Capsicum heilen konnte: Neuralgie beginnt über der rechten Schläfe und erstreckt sich abwärts übers Gesicht, besonders unter dem Auge und an der rechten Nasenseite. Empfindung kribbelnd; „tickend“ wie eine Uhr; brennend wie Feuer; **wie heiße Nadeln durchs Gesicht; wie dünne Fäden, die fest durchs Gesicht gezogen werden.**

Stechend brennendes Jucken im Gesicht, oder **ätzendes Brennen,** vor allem an zarten Teilen (Lippen, Nasenflügel, Augenlider usw.).

Die Lippen sind meist **aufgesprungen und rissig.** Geschwollene, brennende Lippen, manchmal mit einem geschwürigen, nur bei Lippenbewegung schmerzenden Ausschlag. Rote Punkte im Gesicht; juckende Flechte an der Stirn; Akne um die Lippen.

Mund Ein deutlicher Hinweis auf Capsicum ist ein **übelriechender Luftstrom aus dem Mund beim Husten,** der auch einen „**fremden, widrigen Geschmack im Munde**“ erregt. Auch bei anderen Zuständen mit üblem Mundgeruch kann Capsicum angezeigt sein, etwa bei Stomatitis simplex oder ulcerosa mit aashaftem, fauligem Geruch. Weitere Symptome, die aus Stomatitis-Fällen stammen, aber durchaus auch bei anderen Beschwerden auf Capsicum deuten können: Heftige Hitze, Brennen, Röte, Anschwellung und große Empfindlichkeit am Zahnfleisch, welches schwammig und zurückgezogen ist; **Zähne schmutzig und schmerzhaft;** an der Zunge und der Innenfläche der Lippen flache, sehr empfindliche, um sich greifende Geschwüre mit speckigem Grund; **sehr kopiöser Speichelfluss.**

Capsicum ist bei **Geschwüren der Mundschleimhaut mit brennendem Schmerz** erfolgreich angewandt worden. Auch **Bläschen-, Blasen- oder Pustelbildung auf der Mundschleimhaut und der Zunge mit Brennen.**

Zäher Schleim im Mund.

C

Mundgeschmack: wässrig und fade, dann Sodbrennen; fade und „erdhaft“ (Hahnemann); wie von verdorbenem, fauligem Wasser; herb und säuerlich; sauer, auch Speisen schmecken sauer.

Morgens Trockenheitsgefühl vorn auf der Zunge, aber ohne Durst. Boger gibt an: „Zunge am Grund grünlich.“ Schmerz in der Gaumendecke, als würde sie von etwas Hartem gedrückt oder gekniffen, zunächst mehr beim Nichtschlucken, später mehr beim Schlucken.

C

Hals Bei **Entzündungen und brennenden Schmerzen im Hals- und Rachenraum mit Hitzegefühl** ist Capsicum ein wichtiges Mittel.

- Es kann angezeigt sein bei Tonsillitis mit brennend-beißenden Schmerzen; bei brennendem Halsweh von Rauchern und Trinkern, mit Trockenheit, vor allem **wenn der Schmerz zu den Ohren geht;** bei Scharlachangina mit rotem Gesicht und brennenden Bläschen auf der Mundschleimhaut; bei **Geschwürbildung im Rachen mit Brennschmerz** und Wundheit. Margery Blackie gibt an: Halsentzündungen, die sich hinziehen, ohne erkennbare Besserung oder Verschlimmerung. Bei Entzündungen sieht der Hals dunkelrot aus, mit Brennen und Drücken. Eine auffällige Modalität: die meisten Halsschmerzen sind **schlimmer zwischen den Schluckakten.**
- Schmerz beim Schlucken wie bei Halsentzündung, aber beim Nichtschlucken ein ziehender Schmerz im Schlund.
- **Krampfhafte Zusammenziehung des Halses.** Schmerz im oberen Teil, beim Nichtschlucken, als wären die Teile wund und würden krampfhaft zusammengezogen.
- Schluckbeschwerden aufgrund von Trägheit oder paralytischer Erschlaffung der Rachen- und Speiseröhrenmuskulatur. Schmerzhaftes Drücken im harten und weichen Gaumen beim Schlucken; die Uvula ist schlaff und verlängert und fühlt sich an, als ob sie auf etwas Hartes drückte.
- Zäher, geronnener Schleim im Nasopharynx morgens beim Aufstehen, der nur unter viel Räuspern gelöst und ausgeworfen werden kann.
- Anhaltende Stiche im Hals, in der Gegend des Kehldeckels, die trockenen Husten erregen, ohne dass sie dadurch vergehen.
- **Schmerzen im Rachen und Hals nur beim Husten;** wie von einer Geschwulst oder einem sich öffnenden Geschwür.

Stimme, Atemwege, Atmung **Heiserkeit,** vor allem **durch Überanstrengung der Stimme,** bei Kanzelrednern, Sängern usw. (ARGENTUM NITRICUM, ARGENTUM METALLICUM). Rauer Hals.

Extremes Kribbeln und Kitzeln im Kehlkopf, mit trockenem Hüsteln, besonders abends nach dem Niederlegen.

Tiefes Atmen, fast wie ein Seufzen; als ob man die Luft nicht tief genug in die Lungen bringen könnte. Muss oft einen einzigen, recht tiefen Atemzug holen, **wodurch er sich in allem, was ihn beschwert, Erleichterung zu verschaffen wähnt.** In dem oben zitierten Bericht Kellers (vgl. S. 279) waren dies z.B. Kopf-, Bauch- oder Kreuzschmerzen, Beklemmungsgefühle bei feuchtem Nebelwetter oder die Ratlosigkeit vor dem überfüllten Schreibtisch. Keller weist auch darauf hin, dass nicht der tiefe Atemzug selbst, sondern der Gedanke daran das Wesentliche der Empfindung war (entsprechend dem „wähnte“ im Prüfungssymptom).

Atemnot oder **Atembeengung, die aus dem Magen zu kommen scheint;** Atemnot durch Blähungen, durch Auftreibung des Unterleibs. **Atembeengung mit Schmerz, als wenn die Brust zusammengeschnürt wäre; der Schmerz vermehrt sich schon bei geringer Bewegung.** Orthopnoe, bekommt nur bei aufgerichtetem Körper Luft.

Asthma mit Gesichtsröte, bei Heimweh; mit Aufstoßen und Empfindung, als ob die Brust aufgetrieben wäre; mit Gefühl von Vollheit der Brust; bei Bewegung, beim Gehen und Treppensteigen, aber auch in der Ruhe; mit pfeifendem, giemendem Atemgeräusch.

Husten Der Capsicum-Husten ist besonders durch zwei Eigentümlichkeiten bemerkenswert: einerseits durch den **übelriechenden Atem, der beim Hustenanfall (und nur dann) aus der Lunge ausgestoßen wird;** zum anderen durch die zahlreichen, besonders schießenden oder **berstenden Schmerzen beim Husten in** allen möglichen, selbst **weit entfernten Körperteilen.** Letztere sind jeweils an den entsprechenden Orten aufgeführt; sie können im Kopf, in den Ohren, im Hals, in Bauch oder Brust, in der Blase, im Kreuz oder in den Gliedmaßen auftreten.

Nervöser, krampfhafter Husten; plötzliche Hustenanfälle, bei denen sich der ganze Körper verkrampft; explosionsartiger Husten. Husten, der Übelkeit und Erbrechen erregt. Sehr häufiges, meist trockenes Hüsteln.

Der Husten kann **durch Kaffeetrinken** erregt werden (während kalte Getränke bessern). Husten besonders **gegen Abend** (Hahnemann gibt 17–21 Uhr an) und nachts; schlimmer im Liegen, manchmal **einsetzend, sobald der Kopf das Kissen berührt.** Husten, der nach scharfen Winden und trockener Kälte anfängt; Husten durch jeden Luftzug, ob warm oder kalt. Hustenanfälle schlimmer nach Zorn.

Schmutzigbrauner Auswurf. Boger gibt an: „Er ist zu schwach, um das Sputum auszuhusten."

Brust und Herz **Vollheits- und Ängstlichkeitsgefühl in der Brust** nach dem Essen, gefolgt von saurem Aufstoßen oder Sodbrennen.

Ein **Schmerz in der Brust im Sitzen, als wäre die Brust zu voll** und nicht genug Raum darin. **Klopfender Schmerz** in der Brust.

Beim Atemholen: Schmerzen in Rippen und Brustbein; Stechen in den Brustseiten, besonders links; oberflächliche stechende Schmerzen zwischen den Schulterblättern, in der Magengegend, in den Seiten des Unterleibs, im Brustbein und am Schwertfortsatz. Ein Schmerz wie Drücken auf der Brust, beim Tiefatmen und Wenden des Körpers.

Beim Husten: Schmerz, als ob es die Brust zersprengen sollte; zuckender Schmerz im Unterlappen der rechten Lunge; ziehender Schmerz in einer oder beiden Brustseiten bis zum Hals; zerrendes Gefühl vom Magen die Brust hinauf bis zum Halsgrübchen.

Drückender Schmerz in der Brustseite, auf der man liegt. Rippen wie verschoben oder ausgerenkt. Schmerz an der Brust, unter dem rechten Arm, bei Berührung der Stelle oder beim Heben des Arms.

Puls: unregelmäßig, häufig aussetzend; langsam, aussetzend; voll, stark und vor allem abends sehr frequent (besonders bei Ruhr).

Magen Gelegentlich gesteigerter Appetit (wobei jedes Gramm in Fett umgesetzt wird), wechselnd mit Abneigung gegen Essen und völliger Appetitlosigkeit. „Wenn er essen will, muss er sich dazu zwingen; er hat gar keinen Appetit, ob ihm gleich die Speisen richtig schmecken" (Hahnemann).

Verlangen nach anregenden Speisen und Getränken, nach starken Gewürzen (Whisky, Pfeffer usw.). **Verlangen nach Kaffee, aber „brecherliche Übelkeit" und Speichelspucken nach Kaffeetrinken.**

Großer Durst vor allem zu Beginn des Fieberfrostes und auch nach Stuhlgang, aber Trinken ruft Frostschauder hervor.

Übelkeit und Erbrechen bei Migräne. Nervöses, krampfhaftes Erbrechen, besonders bei Schwangeren. Seekrankheit.

Sodbrennen, manchmal mit brennendem oder auch saurem Aufstoßen; das Brennen kann sehr heftig werden. Brennen im Magen bis in den Mund, nach dem Frühstück. **Entweder Brennen im Magen oder Eiseskälte,** auch mit Gefühl, als ob kaltes Wasser darin wäre. Der Capsicum-Magen ist wie ein schlaffer Sack. Chronische Magenverstimmungen, durch Trägheit der Verdauungsorgane, besonders bei älteren Leuten, oder auch durch Hyperazidität des Magensafts. Blähungsdyspepsie, vor allem nach Genuss von Gemüse.

Capsicum ist bei den **Folgen von Trunksucht,** insbesondere bei Entzugssymptomen angewandt worden. Das flaue Gefühl im Magen und das Morgenerbrechen konnten durch die Arznei beseitigt werden. Vergleiche dazu das Prüfungssymptom „Wabbligkeit und Brecherlichkeit in der Herzgrube, früh und nach Mittags".

Kneifender, nach außen bohrender Schmerz in der Magengrube, besonders beim Krummsitzen. Stiche in der Magengrube beim Tief- und Schnellatmen, beim Reden, bei Berührung.

Abdomen Blähungen mit **Auftreibung und spannendem Schmerz,** die auch Beklemmung und **Erstickungsgefühle** hervorrufen können, sind die auffälligsten Symptome in diesem Bereich; außerdem **brennende und schneidende Schmerzen,** besonders um den Nabel.

- Ein drückendes Spannen im Unterleib, vor allem in der Regio epigastrica, zwischen Magengrube und Nabel, besonders durch Bewegung vermehrt, zugleich mit einer drückenden Spannung im Unterteil des Rückens.

C

- Spannender Schmerz vom Unterleib nach der Brust zu, wie von Auftreibung des Unterleibs.
- **Gefühl, als ob der Unterleib bis zum Zerplatzen aufgetrieben wäre, wodurch der Atem bis zum Ersticken gehemmt wird.**
- Aufgetriebener, harter Unterleib, kann keine enganliegende Kleidung vertragen.
- Drückend kneifendes Bauchweh gleich nach dem Essen, und eingesperrte Blähungen.
- Schmerzhaft im Bauch herumgehende Blähungen; auf- und niederwärts gehendes Kollern; ein „Ziehen und Umwenden" im Unterleib, mit oder ohne Durchfall.
- **Brennende Bauchschmerzen tief im Unterleib, zugleich mit Schneiden in der Nabelgegend,** bei Bewegung, besonders beim Bücken und Gehen, mit Unzufriedenheit und Weinerlichkeit „über leblose Sachen".
- **Eigentümliches Gefühl, eine Art Ziehen im Bauch; muss sich zusammenkrümmen.**

Ungewöhnlich starkes Pulsieren der Blutgefäße des Unterleibs. Zuckender Schmerz in der Lebergegend beim Husten. Schmerzhafte Milzgeschwulst bei Wechselfieber, besonders während des Froststadiums; nach Chininmissbrauch. Neigung zu eingeklemmten Leistenbrüchen.

Rektum und Stuhl **Brennende und beißende Schmerzen in After und Mastdarm,** besonders bei nächtlichen Durchfällen. Brennen im Anus während der Schwangerschaft. Auch ein **Kältegefühl im Anus** kommt vor.

Unter schneidendem, sich um den Nabel windendem Bauchweh durchfälliger Abgang zähen, zuweilen mit schwarzem Blut untermischten Schleims; **nach jedem Stuhlgang Durst, und nach jedem Trinken Schauder.**

Nach Blähungskolik kleine, häufige Stuhlgänge, welche aus Schleim, zuweilen mit Blut untermischt, bestehen und Stuhlzwang erregen.

Schleimiger Durchfall mit Tenesmus; **Durchfall und gleich darauf leerer Stuhlzwang. Kleine Stuhlgänge, nur aus Schleim oder aus Schleim mit Blut bestehend.** Der Stuhl kann auch blutig-schleimig-zottig und grünlich schaumig sein.

Capsicum kann bei **Diarrhö und Ruhr** angezeigt sein, vor allem wenn **extremes Brennen im After und starker Tenesmus** bestehen. Charakteristisch ist **Tenesmus von After und Blase zur gleichen Zeit.** Zugluft, selbst warme, verstärkt die Schmerzen. Nach dem Abgang kommt es oft zu starken ziehenden Rückenschmerzen. Margery Blackie bemerkt, dass der Tenesmus besonders heftig ist, wenn der Patient durstig wird; bleibt der Durst nach dem Stuhlgang aus, ist auch der Tenesmus schwächer. **Diarrhö, nachdem man der Zugluft ausgesetzt war. Trinken kann Stuhldrang erregen,** selbst bei Verstopfung; doch es geht dann nur Schleim ab. Oder nach Trinken entsteht ein Gefühl, als sollte Durchfall kommen, aber nur eine geringe Menge wird ausgeschieden.

Hämorrhoiden, brennend wie von darauf gestreutem Pfeffer; geschwollen, juckend, pochend; blutend oder blind; mit blutig-schleimigen Stühlen, heftigen Schmerzen beim Stuhlabgang und ziehenden Kreuzschmerzen danach. **Hämorrhoiden mit Gesichtsröte.**

Harnorgane **Tenesmus und Strangurie,** oft bei gleichzeitigem Tenesmus des Afterschließmuskels; **Harnverhaltung nach Anstrengung. Häufiger Harndrang, fast vergeblich;** am meisten im Sitzen, nicht im Gehen. Harn geht nur mit großer Mühe tröpfelnd und schubweise ab. Krampfhaftes Zusammenziehen am Blasenhals, mit schneidendem Schmerz, aussetzend und wiederkehrend, morgens im Bett; nicht direkt als Harndrang empfunden; scheint durch Wasserlassen leicht gemildert.

Brennen in der Blase. Während des Hustens und noch einige Zeit danach **ein Pressen nach der Blase zu** und einige von innen nach außen gehende **Stiche im Blasenhals. Harnbrennen.** Brennend beißender Schmerz nach dem Urinieren in der Harnröhre. Ein Brennen in der Mündung der Harnröhre gleich vor, während und eine Minute nach dem Urinieren. Die meisten Harnröhrenschmerzen werden jedoch **außerhalb des Urinierens** empfunden, vor allem **stechende und schneidende.** „Außer dem Urinieren starke Stiche in der Harnröhrenmündung." „Außer dem Urinieren Stechen wie mit Nadeln im vorderen Teil der Harnröhre." „Außer dem Urinieren ein schneidender Schmerz in der Harnröhre, rückwärts."

Die Urethra ist äußerst empfindlich und schmerzt bei Berührung. Ektropium der Harnröhre, Harnröhrenvorfall. Spontane, schmerzlose Blutung aus der Urethra. **Weißer Ausfluss, wie fette Milch,** besonders bei Brennen während und Stechen und Schneiden außerhalb der Miktion. Langwieriger Nachtripper.

Männliche Genitalien Erektionen tagsüber; vormittags, nachmittags, abends. Heftige Morgenerektion, nur durch kaltes Wasser zu dämpfen. **Schmerzhafte, anhaltende nächtliche Erektionen, bei extremer Empfindlichkeit der Harnröhre;** auch bei Gonorrhö. **Kälte des Hodensacks,** besonders morgens beim Erwachen; Impotenz.

Beim Urinieren und einige Zeit danach, ziehender Schmerz im Samenstrang und klemmender Schmerz in den Hoden.

Weibliche Genitalien **Unregelmäßige, gestörte Menstruation mit einem stoßenden oder stechenden Gefühl in der linken Ovarialregion.**

Während der Monatsblutung Drücken in der Magengrube mit Brechübelkeit.

Uterusblutung mit Übelkeit, kurz vor der Menopause. Klimakterische Störungen mit Brennen der Zungenspitze.

Zahlreiche Beschwerden während der Schwangerschaft: Schwellung, Röte und Schmerzhaftigkeit am Felsenbein; krampfhaftes Erbrechen; Durchfall mit Brennen und Wundheitsschmerz im After; Schmerzen im After, als wäre roter Pfeffer darüber gestreut; Brennen und Beißen nach der Miktion.

Äußerer Hals und Rücken **Zuckend-reißender Schmerz in den rechten Lymphknoten des Halses.** Halslymphknoten geschwollen und schmerzhaft. Schmerz äußerlich am Hals. Zuckender Schmerz im Nacken. Steifheit im Nacken, entweder nur bei Bewegung des Halses verspürt oder durch Bewegung gebessert.

Steifer, spannender Rücken; bei Asthma oder Auftreibung des Abdomens. **Rückenschmerzen wie Stechen beim HustenSchauder und Frost, im Rücken beginnend,** vor allem zwischen den Schulterblättern, und herablaufend, mit einem **Gefühl, als tröpfelte Wasser den Rücken hinab,** bei Kälte quer über die Brust. **Ziehend-reißende Schmerzen in und neben dem Rückgrat.** Im Fieberfrost so starke reißende Schmerzen, dass sie Schreie abpressen und zum Zusammenkrümmen zwingen.

Stechender Schmerz zwischen den Schulterblättern beim Atmen. Herabziehender Schmerz im Kreuz beim Stehen und Bewegen, wie Zerschlagenheitsschmerz. **Starke ziehende Rücken- und Kreuzschmerzen nach durchfälligem Stuhl;** bei Ruhr; bei Hämorrhoiden.

Extremitäten **Vom Husten und Niesen fährt ein Schmerz in dieses oder jenes Glied.**

Mattigkeit der Gliedmaßen, mehr in der Ruhe und beim Sitzen, bei Bewegung eher besser. Mattigkeit und Schwere der Gliedmaßen, dann Zittern der Arme und Knie; die Hände versagen beim Schreiben den Dienst.

Steifheitsschmerz wie gelähmt in allen Gelenken, vor allem, nachdem man gelegen hat, und zu Anfang der Bewegung; dagegen **mildert fortgesetzte Bewegung** deutlich, vor allem das Lähmungsgefühl in Knien und Fußgelenken.

Krampf zuerst in einem Arm, dann im ganzen Körper; die Arme steif, können nicht voll gestreckt werden; auch die Beine beim Aufstehen steif, wie eingeschlafen und kribbelnd. Kribbeln in den Armen und Beinen, von den Füßen hinauf bis zum Schlund.

Alle Gelenke schmerzen wie ausgerenkt, mit der Empfindung, als ob sie geschwollen wären. Knacken und Knarren der Gelenke der Knie und der Finger. Kälte der Gliedmaßen; der Hände und Füße, bei glühenden Wangen.

Das Schultergelenk schmerzt wie ausgerenkt. Ziehend reißender Schmerz, der sich vom rechten Schlüsselbein über den ganzen Arm bis in die Fingerspitzen erstreckt. Brennen der Hände nach Waschen in kaltem Wasser. Zuckend-zitternde, schmerzhafte Empfindung in der linken hohlen Hand.

Zitternde Schwäche in den Beinen; **Ungeschicklichkeit, Stolpern beim Gehen. Ziehender Schmerz im Hüftgelenk** (ein Schmerz wie beim steifen Genick), **vermehrt bei Berührung und beim Zurückbiegen des Rumpfs.** Vor allem **beim Husten stechend-reißender Schmerz vom Hüftgelenk bis zu den Füßen.**

Ischialgie, schlimmer beim Zurückbeugen und Husten.

Verrenkungsschmerz im rechten Oberschenkel, nur wenn der Schenkel nach außen gestreckt wird. Beim Husten tief eindrückender Schmerz an der Seite des Oberschenkels bis ins Knie. Schmerzen im Oberschenkel, wie zerschlagen oder ziehend-stechend-wühlend, die durch Bewegung verschwinden. Beim Gehen im Freien ein eigentümliches **Gefühl an den Oberschenkeln, als ob sie mit kaltem Schweiß überzogen wären** (wie von kalter Luft auf schwitzender Haut), ohne dass wirklich Schweiß vorhanden wäre.

Spannender Schmerz im Knie. Spannen in den Waden beim Gehen. Kalte Füße, bis über die Knöchel herauf, gar nicht mehr zu erwärmen; bei sonst gewöhnlicher Körperwärme, morgens. Stechen zu den Spitzen der Zehen heraus. Einzelne Stiche in der rechten großen Zehe, durch Stampfen aufhörend.

Schlaf Fast ununterbrochenes **Gähnen,** besonders nach dem Essen. Große Schläfrigkeit, **großes Schlafbedürfnis tagsüber,** besonders nach dem Essen; will sich nicht im geringsten anstrengen, aber Bewegung bessert. „Schlummersucht; betäubte Schlafsucht mit halboffenen Augen, großer Abspannung und Hinfälligkeit" (Jahr).

„Er ist in der Nacht munter und kann nicht schlafen" (Hahnemann). **Schlaflosigkeit von Heimweh** oder anderen Gefühlsregungen; durch Überarbeitung. Besonders **nach Mitternacht häufiges Erwachen, liegt zwei oder drei Stunden wach,** bevor er in den Morgenstunden wieder einschlafen kann.

Unruhiger, traumvoller Schlaf, von Schreien und Aufschrecken unterbrochen, als ob er von einer Höhe herabfiele. Morgens unausgeschlafen, erwacht mit Schrecken.

Träume trauriger Art **aus der Vergangenheit;** er wußte beim Erwachen nicht, ob es Wirklichkeit gewesen sei oder nicht. Träume von Hindernissen.

Fieber, Frost, Schweiß Wie erwähnt, ist Capsicum ein frostiges Mittel, und so ist es kein Wunder, dass auch in fiebrigen Zuständen **Frost und Schauder dominieren.** Frost ist oft mit Schütteln und Zähneklappern verbunden; er tritt besonders abends auf und kann sehr lange anhalten, wobei er langsam steigt und sinkt. Hahnemann sagt, er habe die Kälte des Körpers unter dem Einfluss von Capsicum elf Stunden lang steigen sehen, wonach sie weitere zwölf Stunden zum Abnehmen und völligen Verschwinden brauchte.

- Schauder, Frost und Kälte beginnen häufig im Rücken, vor allem zwischen den Schulterblättern, und wandern dann den Rücken hinab bzw. verbreiten sich über den ganzen Körper; dabei kann das erwähnte **Gefühl kalten Tröpfelns den Rücken hinunter** auftreten.
- Auffällig ist die schon mehrfach erwähnte Beziehung zwischen **Frost und Durst,** die hier noch einmal zusammenfassend dargestellt werden soll. Während **mit dem Froststadium von Fiebern meist sofort starker Durst einsetzt** (manchmal geht der Durst dem Frost sogar voraus), ist die Phase der Fieberhitze oft durch völlige Abwesenheit von Durst gekennzeichnet. Oder: „Hitze und zugleich Schauder, mit Wasserdurst" (Hahnemann). Andererseits **verstärkt Trinken regelmäßig das Kältegefühl und ruft Schaudern und Schütteln hervor.**
- Einerseits kann, infolge der extremen Zugluftempfindlichkeit, jeder Luftzug Frösteln und andere Symptome (Durchfall usw.) auslösen; andererseits bessert Bewegung nicht selten, sodass Gehen im Freien sich auch positiv auf das Kältegefühl auswirken kann. Es wird jedoch auch „Schauder bei der kleinsten Bewegung, ohne Kälteempfindung und ohne kalt zu sein" vermerkt.
- Während der Frostphase zeigt sich, neben der schon oben hervorgehobenen **extremen Geräuschempfindlichkeit,** eine große Zahl anderer Symptome (bzw. sie werden im Frost verstärkt). Unter anderem: Missmut und Verengung der Pupillen (proportional zur Kälte ansteigend); Ängstlichkeit; Unruhe; körperliche Ungeschicklichkeit; entsetzliche reißende Kreuz- und Gliederschmerzen, die nur durch eine Wärmflasche im Rücken gelindert werden (manchmal können die Patienten nur mit Wärmflasche schlafen); Reißen in den Gliedern, die angezogen werden („Kranker wird wie ein Igel zusammengezogen", Hartlaub); Kopfschmerz mit Taumel, muss sich festhalten; Speichelfluss und Schleimerbrechen; schmerzhafte Anschwellung der Milz.
- **Fieberhitze mit Wangenröte** kann durch Gefühlsregungen erzeugt werden, vor allem durch **Heimweh und Wehmut. Heftiges Brennen** und

Kopfschmerz können sie begleiten. Auch die Fieberhitze wird meist durch Bewegung gebessert. Es sei noch einmal daran erinnert, dass **allgemeines Frösteln bei lokalem Brennen** charakteristisch für Capsicum ist. Manchmal besteht äußeres Frösteln bei innerem Brennen.

- Hitze- und Schweißstadium (oder eines davon) können auch völlig ausfallen.
- Auch der Schweiß, der nicht selten kalt ist, kann stark sein; die ganze Nacht Schwitzen über und über; **Bewegung mildert den Schweiß.** In einem Vergiftungsfall war der Schweiß so scharf und beißend, dass die Hände anderer Personen nach Kontakt mit der Haut der Kranken kribbelten und brannten.

Haut Die Haut sieht aufgedunsen und **schlaff** aus. Häufig tritt **starkes Brennen** an einzelnen Teilen auf, wie von Pfeffer. „Ätzendes Brennen an mehreren zarten Teilen." Auch **stechend brennendes Jucken** wird wiederholt berichtet, **besonders im Gesicht** und auf der Brust. Das Jucken wird gelegentlich durch Kratzen kurzfristig gemildert, kommt aber dann oft mit verstärkter Kraft zurück; im Allgemeinen verschlimmert Kratzen eher.

Hautausschläge: Akne, besonders um Lippen und Nase; Rosacea; Karbunkel; Flechtenausschläge.

Carbo animalis

Essenzielle Merkmale

Der Carbo-animalis-Patient ist ein **ausgebrannter** Mensch, ohne Selbstvertrauen, ohne Ausdauer und Stehvermögen, und mit vielen Befürchtungen, Ängsten und Wahnideen. Fast alle Merkmale einer Person, die die Fähigkeit verloren hat, sich selbst zu schützen, finden sich bei ihm, und so kommt es zum schnellen und endgültigen Ausbrennen („Burning-out").

Jeder x-beliebige kann zu ihm kommen, ihn um irgendetwas bitten, was immer er will, und es sich nehmen – der Carbo-animalis-Mensch hat **keine Widerstandskraft,** er ist einfach unfähig zu sagen: Nein, ich bin jetzt sehr müde, ich kann das nicht. Er begreift nicht mehr, was sein eigener Körper von ihm fordert, er sieht nur die Forderungen anderer an ihn und fühlt sich verpflichtet, sie zu erfüllen, um den Preis wachsender Erschöpfung. Die Alarmsignale, die sein Körper aussendet, kann er nicht mehr wahrnehmen. Eine Carbo-animalis-Person fühlt sich schwach und erschöpft und hat gleichzeitig das Gefühl, überhaupt nichts zu sein, nicht zu zählen: eine Nicht-Entität, als hätte sie gar kein Ich in sich; sie glaubt, dass die anderen sie nicht ernst nehmen. Aber eigentlich finden die anderen, dass sie ein sehr lieber, netter Mensch ist, sehr freundlich, sehr **freigiebig** – und eben eine Person, die ihren Forderungen nachgeben wird.

Meiner Erfahrung nach lassen sich in der Carbo-animalis-Symptomatologie prinzipiell zwei Stadien unterscheiden.

- Im **ersten Stadium** haben wir einen Menschen, der geistig immer müde ist und deshalb **allein zu sein wünscht;** er ist traurig, in sich gekehrt und meidet jedes Gespräch – abgesehen von seiner Arbeit und seinen Pflichten, denen er gewissenhaft nachzukommen sucht, soweit er es schafft. Er ist tatsächlich so müde und hat zugleich so viele Gefühle von Minderwertigkeit und Inkompetenz, dass er niemanden treffen möchte, dass er sich keinen Herausforderungen stellen will.
- Im **zweiten Stadium** sind die Ängste und Befürchtungen vergangen, und an ihre Stelle tritt ein Zustand von tiefer Gleichgültigkeit und Müdigkeit. In diesem Stadium zeigen sich eine Menge Gefühle, Befürchtungen und Ängste, die später, im zweiten Stadium, wieder verschwinden.

Geist und Gemüt

Sehr charakteristisch für Carbo animalis ist eine starke emotionale Bindung an die Familie, den einzigen Ort, wo er sich sicher fühlt, und wie wir sehen werden, kehrt er immer wieder an diesen sicheren Ort zurück, sein Refugium, sein **Heim.** Da Gefühle von Verletzlichkeit des ganzen Organismus und von geistiger Unzulänglichkeit vorhanden sind, wird das Mittel häufig mit BARYTA CARBONICA verwechselt. Aber Carbo animalis zeigt andere Symptome, die es einerseits von BARYTA CARBONICA, andererseits von ANACARDIUM unterscheiden, Arzneitypen, denen es ebenfalls an Selbstvertrauen mangelt. An erster Stelle müssen hier wir das Element des **Heimwehs** betonen, das bei diesem Mittel so ausgeprägt ist. Im Repertorium finden wir es dreiwertig, und zu Recht. In Carbo-animalis-Menschen steckt eine solche Sehnsucht nach der ersten Elternliebe, die sie zu Hause erfahren und in den Härten und Forderungen des Lebens verloren haben, dass sie wieder und wieder zu diesen Gefühlen zurückkehren, mit einem fast unwiderstehlichen Verlangen, wieder heimzukommen. Das Heimweh von Carbo animalis ist so stark, dass es schmerzhaft ist. Sie kehren immer wieder in ihr Elternhaus zurück, wo sie sich zuerst sicher und geliebt gefühlt haben; wie verwundete Vögel zum Nest zurück wollen, so fliehen sie vor den Gemeinheiten und Härten des Lebens in ihr erstes Heim. Es sind nicht so sehr besondere Härten, die für dieses Heimweh verantwortlich sind, es ist vielmehr der eigentümliche, ungesunde Gemütszustand von Carbo animalis. Was sie empfinden, wenn sie heim wollen, ist jenes ungesunde Gefühl einer schmerzhaften Sehnsucht, und obwohl sie wissen, dass es ungesund ist und ihnen Schmerz bereitet, können sie ihm nicht widerstehen. Unter allen Mitteln hebt sich der Carbo-animalis-Patient durch das echte **Heim**-Weh hervor, ein wirkliches Verlangen, nach Hause zurückzukehren. Dieses Gefühl ist für gewöhnlich morgens am schlimmsten und bessert sich gegen Abend. „Er fühlt sich, früh, wie verlassen, und voll Heimweh" (Hahnemann). Andere Arzneitypen, wie CAPSICUM, kehren in ihre Vergangenheit zurück und durchleben ihre Erfahrungen mit großer Intensität noch einmal, so intensiv, dass sie gleich sterben zu müssen meinen, aber bei ihnen ist es nicht speziell das Heim, was sie so bewegt.

Um die Wirkung des Mittels zu verstehen, müssen wir noch einige andere Elemente in Betracht ziehen.

Carbo animalis **hat eine tiefgreifende Wirkung auf den Geist,** macht ihn **träge, langsam, passiv.** Es ist ein Verstand, der nur widerwillig in Gang kommt und unfähig ist, Entscheidungen zu treffen. Er ist stumpf, funktioniert nur gerade auf Minimalniveau. Der Patient hat das Gefühl, als hätte sein Verstand aufgehört zu arbeiten, als hätte er an einem bestimmten Punkt des Lebens aufgehört nachzudenken; seit diesem Ereignis scheint der Geist nur noch 10 Prozent seiner eigentlichen Kapazität aufzubringen. Carbo-animalis-Patienten klagen über ein Stillstehen ihres Verstandes, sie können das Gefühl haben, dass sie innerhalb eines Monats alt und geistig hinfällig geworden sind, und oft führen sie diese Degeneration auf einen ganz bestimmten Zeitraum zurück, in dem sie erstmals den Unterschied gespürt haben. **Der Verstand hat unter dem Einfluss von Stress, Kummer, Betäubungsmitteln usw. aufgehört zu funktionieren.** Es kann sein, dass diese Leute vorher großartige Ideen hatten und sehr lebhaft waren – und plötzlich haben sie alles verloren, ihre Energie, ihr klares Denken, ihre Fähigkeit zur Reflexion. Für eine Arbeit, die ein gesunder Mensch in einer Stunde erledigen würde, brauchen Carbo-animalis-Patienten drei Stunden, und das liegt nicht nur an ihrer Abstumpfung, sondern auch daran, dass es ihnen an **Selbstvertrauen mangelt:** sie wissen einfach nie, ob sie das Richtige getan haben.

Das Gefühl der Verwirrung und Benommenheit ist ebenfalls morgens besonders ausgeprägt: es kann sein, dass der Patient nicht einmal mehr weiß, ob er geschlafen oder gewacht hat, er kann sich ständig wie in einem Tagtraum fühlen. Dies kann mit einem trauervollen Gefühl der Isolation, der Verlassenheit verbunden sein, mit großer Neigung zu weinen. „Kleinmütig und traurig; es kommt ihr alles so einsam und traurig vor, dass sie weinen möchte" (Hahnemann). Neben dem Heimweh kommt auch ein kummervolles oder verdrießliches Verweilen in der Vergangenheit vor. „Nicht zu vertreibende grämliche Gedanken und Unmut über Gegenwärtiges und Vergangenes, bis zum Weinen." (Hier können wir ein merkwürdiges Symptom anfügen: ein Gefühl, als wären Gegenstände „verändert". „Die Gegenstände auf der Straße scheinen ihm verändert, z. B. weiter auseinander und heller als gewöhnlich, wie in einer leeren verlassenen Stadt.") Bei Carbo animalis sehen wir aber nicht nur melancholische Zustände, auch zornige und gereizte Stimmungslagen sind möglich: „Ärgerlich, gleich früh beim Erwachen." „Übelnehmig." Will nicht reden, will nichts tun, will nur „heim". Die Verstimmungen sind von großer Mattigkeit begleitet, so groß, dass man kaum sprechen kann, mit Gähnen und Dehnen. (Bei Frauen tritt dieser Zustand leicht nach Einsetzen der Menses auf.)

Stadium I: Befürchtungen und Ängste

Carbo animalis hat eine Menge Befürchtungen und Ängste. Die Patienten sind **schreckhaft** und sehr ängstlich. Abends, besonders **in der Dunkelheit,** können sie ein gespenstisches Grauen empfinden, bis zum Schaudern und Weinen; und **vor dem Schlafengehen sehen sie in ihrer Phantasie grässliche Gesichter.** Wenn sie die **Augen schließen, wird alles noch schlimmer,** der Patient ist oft zu verängstigt, die Augen zuzumachen. Ein Prüfungssymptom besagt z. B.: „Vor dem Einschlafen, abends im Bett, **Furcht vor dem Ersticken, liegend, beim Schließen der Augen,** die nur beim Aufsitzen und Öffnen der Augen verging und so die ganze Nacht den Schlaf hinderte…"

Es fällt auf, dass Zustände von Furcht und Angst vorzugsweise nachts auftreten: eine große **Furcht vor der Dunkelheit** ist charakteristisch. Solche Zustände können den Patienten extrem unruhig und nervös machen, er wirft sich herum, und schließlich treibt es ihn aus dem Bett. Aufsetzen oder Aufstehen bringt etwas Erleichterung. Die Angstzustände können mit Hitzewallungen oder Blutwallungen einhergehen. „**Nachts so arge Angst und Blutwallung, dass sie sich aufsetzen muss.**" „Hitze im Kopf, mit Ängstlichkeit, abends im Bett; sie musste aufstehen und es ward besser."

Eine andere Furcht ist, **dass ein Unheil hereinbrechen könnte,** dass „ihm Übles bevorstünde". Sie kann nach einer sehr erschöpfenden Pollution eintreten, die den Patienten sowohl geistig als auch körperlich schwächt. Oder es besteht die Befürchtung, plötzlich vom Stuhl zu fallen – eine Furcht, ohnmächtig zu werden oder einen Anfall zu bekommen, wie das Repertorium es ausdrückt. Andere Ängste: vor drohender Krankheit; in einer Menschenmenge; vor Geisteskrankheit.

Stadium II: Müdigkeit, Gleichgültigkeit und Erschöpfung

Im zweiten Stadium sind die Ängste und Befürchtungen vergangen, und an ihre Stelle tritt ein Zustand von tiefer Gleichgültigkeit und Müdigkeit. In dieser Verfassung kümmert es die Carbo-animalis-Patienten nicht, ob sie leben oder sterben, aber sie erledigen weiterhin ihre Alltagspflichten, so als wäre alles in Ordnung. Die anderen sollen nichts merken.

Es bleibt nur eine tiefsitzende, unbeschreibliche Angst, als lastete irgendeine Schuld auf ihm, die den Patienten nach ein paar Stunden (vielleicht drei oder vier) aus dem Schlaf weckt, und dann kann er zwei oder drei Stunden lang nicht wieder einschlafen. Aber er ist so müde, dass er dann nicht aufstehen und etwas arbeiten kann – obwohl er weiß, dass er sowieso stundenlang keinen Schlaf finden wird. Wenn er im Bett bleibt, schläft er schließlich noch einmal für eine halbe oder ganze Stunde ein, und morgens erwacht er todmüde, bleibt es auch den ganzen Tag und geht abends erschöpft zu Bett. Dann schläft er sofort ein, aber nach zwei oder drei, seltener vier Stunden wacht er wieder auf, und der Teufelskreis beginnt von neuem.

In diesem Erschöpfungszustand sind Carbo-animalis-Patienten sehr leicht zu reizen und schreien nahestehende Menschen wegen Kleinigkeiten an. Ein eigensinniger Zug tritt zutage: sie haben ihre eigene Meinung, die sie nicht ändern wollen, und niemand kann es ihnen recht machen. Aber sie lassen sich eine Menge Unsinn von Fremden gefallen und versuchen für andere alles zu tun, was diese von ihnen verlangen, sie sind unfähig, ihnen Hilfe zu verweigern. Sie hören nicht auf ihren Körper. Beispielsweise ruhen sie sich nicht aus oder schlafen, wenn der Körper sein Recht fordert. Der Grund ist, dass sie nicht daran glauben, dass sie Ruhe finden können, wenn sie sich hinlegen. Tatsächlich treiben sie sich selbst ständig weiter an, indem sie Extra-Energien aus ihren Reserven mobilisieren. Das natürliche Verhalten in ihrer Verfassung wäre, sich erst einmal hinzusetzen und gar nichts zu tun, denn die Müdigkeit, Erschöpfung und Gleichgültigkeit sind enorm. Aber ihr Gewissen erlaubt ihnen das nicht. Sie können nicht ausspannen.

Und so **meiden** Carbo-animalis-Patienten **Menschen, meiden Partys;** was andere als Entspannung und großes Vergnügen empfinden, etwa in die Kneipe oder Disco zu gehen, ist für sie eine Qual. Sie benehmen sich wie alte Leute, die nur ihre Ruhe haben und allein sein wollen, und dadurch fühlen sie sich besser. Ob sie leben oder sterben, ist ihnen egal, so eine Anstrengung ist das Leben für sie. Sie haben ein starkes Verlangen zu weinen, aber in diesem Stadium können sie oft nicht einmal mehr das.

Durch ihre Erschöpfung in diesem zweiten Stadium bringen sie nur sehr wenig zuwege, und deshalb sind sie **ständig in Eile,** sie haben das Gefühl, dass sie nie all die Arbeit geschafft haben, die sie hätten tun sollen.

Wenn sie traurig oder müde sind, wollen sie es nicht zeigen und wollen auch nicht getröstet werden. Sie haben das Gefühl, dass die anderen das vielleicht nur aus Mitleid oder Pflichtgefühl tun, und deshalb mögen sie keinen Trost. Nur wenn man mit echter Liebe und aufrichtigem Interesse auf sie zugeht, sind sie eventuell in der Lage, Mitgefühl und Trost anzunehmen.

Hoffnungslosigkeit und Todesgedanken kommen in diesem Stadium häufig vor, aber diese Leute fürchten den Tod nicht mehr. Abends kann sich ihre Stimmung etwas bessern.

Die intellektuellen Fähigkeiten sind nun sehr stark beeinträchtigt. Konzentration und Denken fallen schwer, die Patienten schaffen es nur mit großer Willensanstrengung und unter Ausbeutung ihrer Reserven. Die morgendliche **Verwirrung, Benommenheit und Stumpfheit** ist nun stärker als je zuvor. Manchmal sind solche Zustände von Nasenbluten gefolgt, und danach fühlt der Patient sich etwas besser. Es können sogar Empfindungen von plötzlicher Betäubung auftreten, im Sitzen oder auch beim Bewegen des Kopfes oder im Gehen; Sehkraft, Gehör und Denken setzen für einige Zeit aus. Bewegung in nasskalter Luft verschlimmert solche Zustände, aber Ruhe in einem warmen Zimmer bessert.

Das Gedächtnis ist gestört, und der Carbo-animalis-Patient vergisst **Worte beim Sprechen,** vergisst das eben gesagte Wort. Das gleiche gilt für die Fähigkeit, die eigenen Gedanken auszudrücken; er fühlt sich nicht in der Lage, einen Brief zu schreiben. Die allgemeine Müdigkeit und Schwäche kann man in der Sprechweise spüren, die Sprache wird mühsam, schleppend und sehr leise; der Patient hört sich an, als wäre er betrunken.

Allgemeinsymptome und Keynotes

Die Krankheitsprozesse bei Carbo animalis entwickeln sich für gewöhnlich langsam, aber sie gehen sehr tief, „heimtückisch", wie Kent es nennt. Damit steht es der anderen „Kohle", CARBO VEGETABILIS, sehr nahe, wie auch in Bezug auf die große Schwäche und Erschöpfung schon durch geringe Verluste an Körpersäften, durch Krankheiten usw.

- Ein speziell Carbo animalis eigenes Merkmal ist jedoch seine Tendenz zu **Infiltration und Verhärtung.** „Wenn ein Organ eines Carbo-animalis-Patienten hyperämisch wird, dann wird es ganz bestimmt auch durch Infiltration hart und blaurot, und es besteht die Tendenz, dass es so bleibt" (Kent). Bei **harten, oft blauroten Schwellungen der Achsel- und Halslymphknoten oder der Drüsen, besonders der Mammae** war dieses Mittel oft hilfreich; ebenso bei anderen Infiltrationsprozessen mit Hypertrophie, besonders der abdominalen und genitalen Lymphknoten und Drüsen. Dabei handelt es sich um träge, indolente Prozesse, bei denen kaum Neigung zur Eiterung besteht, völlig anders als z. B. bei HEPAR SULPHURIS, MERCURIUS oder SULFUR.
- Die Eigenschaft der „Trägheit" ist bereits angesprochen worden, soweit sie den Geist betrifft, aber sie manifestiert sich auf allen Ebenen des Organismus. Carbo animalis ist in allen Bereichen ein passives Mittel. „Die Carbo-animalis-Entzündung beginnt langsam, schreitet langsam fort, und es besteht keine Heilungstendenz" (Kent). Reaktionsmangel. Extreme Erschöpfung geht damit einher: „**Schwäche und Mangel an Energie des Körpers, mit Kopf-Benommenheit.**" Auch der Kreislauf ist träge; die Venen neigen zur Erweiterung, die Haut kann zyanotisch werden, besonders an Händen und Füßen. Jede Art von Anstrengung, Belastung oder Substanzverlust des Organismus kann leicht unverhältnismäßige Schwäche erzeugen, allgemein oder lokal: geringe Flüssigkeitsverluste, Verheben, kalte Luft oder Zugluft usw.; die Gelenke sind schwach und anfällig für Dislokationen. Auch die Verdauung ist schwach und träge, alles, was gegessen wird, kann Beschwerden verursachen, besonders **Blähungen.** Bei Auftreibung des Abdomens nach chirurgischen Eingriffen wetteifert das Mittel mit seinem engsten Verwandten, CARBO VEGETABILIS, und Margaret Tyler wertet es hier sogar höher als letzteres: „Nichts könnte beeindruckender sein als die prompte Linderung flatulenter Auftreibung durch Carbo animalis nach Bauchoperationen. Ich habe dies mehr als einmal beobachtet."
- Die Schmerzen, die Carbo animalis erzeugt und heilt, sind häufig von heftig **brennender** Qualität. Bei einer unfreiwilligen Prüfung, von der Mezger berichtet, war ein Mann genötigt gewesen, in einen mit dichtem Qualm von verkohlenden Rindsklauen angefüllten Raum einzudringen. Am dritten Tag danach kam es zu heftigem Brennen der Schleimhäute, erst am Ohr, dann am Auge, in

der Rippenfellgegend und der Nierengegend; ebenso in einer alten Narbe von einer Verbrühung. Interessanterweise stellte sich über dem linken Ligamentum inguinale eine taubeneigroße, violett gefärbte Hauteruption ein, die lange nicht abheilte und stark juckte und brannte. Wir können uns hier auch auf Kent beziehen, der berichtet: „Die Frau leidet unter solchem Brennen in der Vagina, dass sie den Arzt überredet, sie noch sorgfältiger zu untersuchen. Vermutlich wird er dann die gesamte Zervix entzündet finden; purpurrot und etwas vergrößert. Sie sagt, es brennt wie glühende Kohlen."

- Ein weiteres Merkmal ist eine Tendenz zu Geschwürbildung und **Zersetzung,** mit **fauliger, beißender Absonderung.** Bei Noack/Trinks heißt es: „Die Tierkohle entspricht dem Prozeß der Verjauchung." Bedenkt man diese allgemeinen Merkmale, ist Kents Indikation **„bei Geschwüren und fistelartigen Öffnungen, wo die Wände hart werden und brennen und die Absonderung scharf wird"**, leicht nachzuvollziehen.
- Und so ist es kein Wunder, dass Carbo animalis bei Tumoren und anderen Erkrankungen eingesetzt worden ist, bei denen der Verdacht auf **Bösartigkeit** bestand, wenn die charakteristischen lokalen und allgemeinen Symptome übereinstimmten. Kent berichtet von guten Erfahrungen mit Carbo animalis bei bestimmten Krebsfällen mit harten Tumoren, deren Oberfläche dunkel gefärbt war, violett, mit brennenden Schmerzen, scharfer Absonderung, viel Blutung und starken Nachtschweißen – allerdings mit einer wichtigen Einschränkung: „Es hat in unheilbaren Fällen gelindert und den kanzerösen Zustand auf Jahre beseitigt, auch wenn er später wiederkehrt und dann tödlich ist. Dieses Mittel ist oft ein großes Palliativum für die Schmerzen, die beim Krebs auftreten, die Verhärtungen und die stechenden, brennenden Schmerzen. Natürlich wollen wir weder lehren noch Ihnen die Schlussfolgerung nahelegen, ein Patient mit einer fortgeschrittenen Krebserkrankung, wie etwa einem Szirrhus, könne wieder vollkommen gesund gemacht und die Krebserkrankung beseitigt werden. Man kann diesem Patienten Erleichterung verschaffen und die Ordnung zumindest zeitweise wiederherstellen, sodass bei solchen malignen Prozessen eine Zeitlang Beschwerdefreiheit besteht. Bei den meisten Krebspatienten ist der Organismus tatsächlich so gestört und aus der Ordnung gebracht, dass nur ein temporärer Waffenstillstand erwartet werden kann; und jeder, der mit den Krebsfällen hausieren geht, die er geheilt hat, sollte mit Misstrauen betrachtet werden. Verweilen Sie nicht bei dem Krebs, denn es nicht der Krebs, sondern der Patient, den Sie behandeln."
- Eine neuere Erfahrung mit einem Fall von bösartiger Erkrankung findet sich bei Mezger. Dr. Berndt beschreibt einen Patienten, der nach einer Röntgenstrahlenbehandlung mit einer chronischen lymphatischen Leukämie zu ihm kam. Er sah aus wie todgeweiht, mit faustdicken Lymphknotenschwellungen am Hals, unter den Achseln und an den Leisten; wachsfarbenem Aussehen; er war teilnahmslos, apathisch; die Schmerzen waren unerträglich; starker Meteorismus; kalte, purpurfarbene Nase, eiskalte Hände usw. Berndt wollte ihm ein Opiat injizieren, damit er ohne die qualvollen Schmerzen sterben konnte – aber dann stellte er fest, dass die Füße des Patienten, obwohl dieser angab, sie seien warm, beim Hinfassen fast noch kälter waren als die Hände. Dieses Symptom **„Füße eisig kalt, empfindet es aber nicht"** in Verbindung mit dem allgemeinen Bild, den Drüsenschwellungen, dem Gasbauch und der tonuslosen Apathie brachte ihn auf Carbo animalis, das er dem Patienten dann in der Absicht gab, sein Leiden zu lindern, wobei er fürchtete, dieser werde noch in derselben Nacht sterben. Aber am nächsten Tag ging es dem Patienten viel besser, er war schmerzfrei, die Drüsenschwellungen waren zurückgegangen, und drei Monate später ergab die Kontrolluntersuchung in der Klinik, dass die Blutwerte sich deutlich gebessert hatten. Im Klinikbericht stand: „Eine weitere Behandlung ist vorerst nicht erforderlich." Dies ist sicherlich keine „Krebsheilung" – aber welche andere Behandlungsmethode hätte diesem Patienten besser helfen können als die Homöopathie!
- Einige Fälle von rezidivierenden Mammatumoren, die (wie sich herausstellte) nicht bösartig waren, werden in Geukens *Homöopathischer Praxis* vorgestellt. Die Ärzte befolgten Kents Ratschlag

C

und behandelten nicht den Krebs, sondern die Patientinnen, und deren starkes Heimweh, zusammen mit den brennenden Schmerzen (nicht unbedingt am Ort des Tumors, sondern z. B. in den Knien oder den Fersen), gab den Ausschlag für Carbo animalis, wiederum mit guten Ergebnissen.

- Kent weist darauf hin, dass die „gestörte Distribution von Substanz", wie sie die hypertrophischen Zustände charakterisiert, eine Analogie im Blutkreislauf hat. Schlagen in den Blutgefäßen; „Pochen und Klopfen im ganzen Körper, abends schlimmer" (Hahnemann). Hitzewallungen, aber auch Blutwallungen oder lokale Kongestionen ohne Hitze. „Ein Hitzeschwall, als wäre der Körper voller Dampf. Entsetzliche Empfindung durch die Brust und im Kopf, wie von einem starken Erdbeben" (Kent).
- Eine nützliche Indikation: „Bei Pleuritis, wenn alles geheilt wird außer dem Stichschmerz, welcher bestehen bleibt" (Guernsey).
- Einige zusätzliche Modalitäten: Schlimmer besonders **während** des Essens, aber oft auch hinterher, besonders nach fettigen Speisen; während und nach den Menses; vom Rasieren; vom Liegen auf der Seite. Schlimmer durch kalte Luft und Zugluft, **durch Abkühlung,** manchmal durch feuchtkalte Luft, aber häufiger durch **trockene Kälte** (ACONITUM). Dr. Gaublomme *(Small Remedies)* hat bei einem Carbo-animalis-Fall eine Verschlimmerung durch Wetterumschwung von nass zu trocken beobachtet, eine interessante Modalität, die weiterer Bestätigung bedarf.
- Linderung der Schmerzen durch Handauflegen auf die betroffene Stelle.

Lokalsymptome

Schwindel Schwindel, **besonders am Morgen,** oft **gefolgt von Nasenbluten.** Schwindel mit **Übelkeit,** besonders beim **Wiederaufrichten nach Bücken, zwingt zum Gebücktsitzen oder Hinlegen.** Zum Beispiel: „Schwere in der Stirn beim Bücken, mit Gefühl, als wollte das Gehirn vorfallen; beim Aufrichten Schwindel, dass sie bald fiel." Oder: „Wenn sie den Kopf aufrichtete, ging alles mit ihr herum; sie musste immer gebückt sitzen, und beim Aufstehen taumelte sie hin und her; es war ihr dabei wie düster im Kopf, und als wenn sich alle Gegenstände bewegten; im Liegen spürte sie auch die ganze Nacht hindurch nichts; bloß früh wieder, beim Aufstehen."

Schwindel im Sitzen, als wenn man rückwärts über den Stuhl fallen sollte, mit „Dummlichkeit". Ein merkwürdiges Symptom ist: „Schwindel nach dem Rasieren" (Hering).

Kopf Schwere des Kopfes: morgens, mit Trübsichtigkeit und wässrigen Augen; oder nachts, mit Müdigkeit der Füße, die sie kaum heben konnte.

Gefühl in der Stirn, als wenn etwas über den Augen läge, dass sie nicht aufsehen könne. Dies ist auch als Empfindung „wie von etwas Beschwerendem in der Stirn" oder „wie ein Brett vor dem Kopf" beschrieben worden; Hahnemann erklärt: „eine Empfindung, wie wenn man aus großer Kälte gleich im Zimmer vor den heißen Ofen tritt." Die Schwere in der Stirn wird am meisten beim Bücken verspürt, „als wollte das Gehirn vorfallen". Mit der Schwere auch Hitzegefühl in der Stirn, die äußerlich aber kalt anzufühlen war.

Gefühl schmerzhafter Lockerheit des Gehirns, bei Bewegung, auch vom Husten; schlimmer an kalter Luft; besser durch Wärme und bei Bettruhe. Diese Lockerheitsempfindungen können sehr stark sein und sich zu einem Gefühl steigern, „als wütete ein Tornado im Kopf" (Hering). Oder: „Plätschern in der linken Gehirnhälfte beim Schnellgehen." Die **Verschlimmerung durch kühle oder kalte Luft** ist charakteristisch für viele Kopfsymptome. Zum Beispiel: „Bohrend ziehende Schmerzen am Kopf, und Reißen dabei; wenn es kühl wird am Kopf, wird es schlimmer, besonders nach dem Ohr zu."

Blutandrang zum Kopf, mit Eingenommenheit und Schwere, besonders im Hinterkopf. **Drückendes Gefühl im Kopf, gefolgt von Nasenbluten.** Nervöse, kongestive Kopfschmerzen: Druck im Hinterkopf bald nach dem Essen, bei Empfindlichkeit der Kopfhaut; oft in Verbindung mit Verdauungsbeschwerden und Flatulenz. **Hitze im Kopf, mit Ängstlichkeit, im Bett, besser vom Aufstehen.**

Stechen und schmerzhaftes Pochen im Hinterkopf oder im Scheitel, auch so stark, als müsse der Kopf platzen, das besonders im Gehen auftritt. Oder: Reißen und Klopfen im ganzen Kopf, in den Augenhöhlen, dem Ohr, der linken Gesichtsseite, den Backenknochen, und im Unterkiefer, durch Aufdrücken mit der Hand etwas gemildert. Schmerz im Scheitel, als wäre die Hirnschale dort gesprengt oder gespalten, sodass sie den Kopf mit der Hand halten musste (selbst stundenlang), aus Furcht, er könnte sonst auseinanderfallen; besonders bei nasser Witterung und nachts. Der Schmerz kann nach vorn in die Stirn gehen.

Reißen auf der rechten Kopfseite.

Die Kopfhaut ist oft **extrem empfindlich gegen kalte Luft, besonders gegen trockene, und gegen Druck oder Berührung,** bei den Kopfschmerzen, aber auch ohne sie. Spannen der Haut an der Stirn und am Scheitel, sie scheint unwillkürlich aufwärtsgezogen zu werden.

Ausschläge auf der Kopfhaut, besonders wenn sie Borken bilden, sind mit Carbo animalis geheilt worden. Es kann heftiges Jucken vorhanden sein, mit einem Drang, sich blutig zu kratzen, wovon es aber nicht vergeht.

Augen Auch bei den Augen gibt es ein Gefühl der Lockerheit, **als lägen sie lose in ihren Höhlen;** mit einem Gefühl, als hätte er bei aller Anstrengung nicht die Kraft, scharf zu sehen.

Vor den Augen scheinen Netze zu schwimmen. Oder bei Kerzenlicht werden viele kleine schwarze und gelbe Punkte in regelmäßigen Reihen gesehen. Trübsehen, wie durch einen Nebel, die Augen sind schwach, kann nichts tun, was Anstrengung der Augen erfordert. Neigung zur Weitsichtigkeit (CARBO VEGETABILIS: zur Kurzsichtigkeit).

Die Augen schmerzen drückend, abends, bei künstlichem Licht.

Ohren Das wichtigste Symptom in diesem Bereich ist eine besondere Art von **schwachem und „verwirrtem" Gehör: die Töne kommen durcheinander, und er weiß nicht, von welcher Seite sie kommen.** „Es war ihm, als kämen sie aus einer anderen Welt." Dies kann sich z. B. in einer Unfähigkeit äußern, irgendetwas zu verstehen, wenn jemand mit einem redet und zur gleichen Zeit der Fernseher läuft. Klingen oder Pfeifen im Ohr; die ganze Nacht; oder auch beim Gehen oder Schnäuzen.

Knochenhautgeschwulst hinter dem (rechten) Ohr, worin es sticht. **Schwellung und Verhärtung der Ohrspeicheldrüse, mit stechenden Schmerzen.** Otorrhö; jauchig, übelriechend, scharf. Ohrenschmerz durch die Eustachische Röhre zum Pharynx, wodurch das Schlucken erschwert wird.

Nase Die **Nasenspitze ist rot und schmerzhaft bei Berührung;** oft **aufgesprungen, mit brennendem und spannendem Schmerz;** auch **geschwollen.** Dieses Zeichen kann **während der Menses auftreten oder schlimmer werden. Purpurfarbene Nase;** harte bläuliche Geschwülste an der Nasenspitze. Mit der äußeren Anschwellung kann eine Wundheit in der Nase einhergehen, mit Bläschen um die Nasenlöcher, oft mit Geschwürbildung und ohne Heilungstendenz.

Nasenbluten: regelmäßig jeden Morgen, dem Schwindel vorausgeht oder auch Drücken und Dummheit im Kopf; Nasenbluten morgens im Sitzen.

Fließschnupfen mit Geruchsverlust, Gähnen und vielem Niesen. Oder Stockschnupfen, kann keine Luft durch die Nase holen, besonders morgens beim Erwachen, vergeht nach dem Aufstehen oder hält danach noch einige Zeit an. Carbo animalis kann bei banalen Erkältungen nützlich sein, mit Schnupfen und „scharrendem" Halsweh, das besonders abends und nachts auftritt, vor allem beim Schlucken. Manchmal hängen zähe Schleimfäden von den Choanen in den Pharynx herab. Übelriechende Absonderungen; Ozaena.

Gesicht Bleiche oder fahle Gesichtsfarbe, abgemagertes Aussehen, tiefliegende Augen; oder bläulich verfärbte Wangen und Lippen. Ein **bräunlich-gelber Nasensattel** kann ein Schlüsselsymptom sein.

Viele Hautausschläge verschiedener Art: schmerzlose Pickel, rote, braune oder rosafarbene Flecken; **Kupferausschlag wie bei Rosacea;** Akne. Carbo animalis hat **Gesichtsrose** geheilt.

Hitze in Kopf und Gesicht, nachmittags; beim Mittagessen, mit viel Schweiß im Gesicht; auch nachts.

Die Haut ist empfindlich, z. B. beim Rasieren, und schmerzt an den Wangen, um den Mund und das Kinn. Beide Lippen brennend und geschwollen; mit Blasen; trocken, aufgesprungen, auch blutend.

Anschwellen der Unterkieferdrüsen, hart und purpurfarben. Eine Indikation von Hahnemann:

„Stechen in den Backenknochen, dem Unterkiefer und den Zähnen.“

Mund Die Schleimhäute der Mundhöhle sind rau und oft schmerzhaft, es bilden sich Blasen, die ulzerieren können und **Brennen** verursachen. Blasen oder Bläschen auf der Zunge (Spitze und Ränder), die wie verbrannt schmerzen; **Brennen der Zungenspitze.**

Das Zahnfleisch ist rot und geschwollen und sehr schmerzhaft, es bilden sich leicht Pusteln; auch Zahnfleischbluten; ziehender Schmerz im Zahnfleisch. **Knotige Verhärtungen der Zungensubstanz,** die bis kirschgroß werden können. Große Lockerheit der Zähne, sodass selbst die weichsten Speisen nicht ohne Schmerzen gekaut werden können. Die Zähne sind auch **empfindlich gegen Kälte** und gegen salzige Speisen; Zahnschmerzen am heftigsten abends im Bett.

Bitterer Mundgeschmack, jeden Morgen; auch fauler Geschmack. Die Kauwerkzeuge ermüden schnell beim Essen. Mund und Zunge wie unbeweglich, mit **mühsamer, schleppender und sehr leiser Sprache.** Rote Zunge mit gelblichem Belag in der Mitte, oder schleimig belegt. Trockenheit des Gaumens und der Zunge.

Salzige Flüssigkeit oder sehr vermehrter dünner Speichel, geschmacklos, aber faulig-süßlich riechend, läuft aus dem Mund, manchmal mit einem merkwürdigen und lästigen Gefühl von Kälte im Mund, das vom Unterleib aufzusteigen scheint. Dieses Symptom ist besonders bei schweren Erkrankungen des Verdauungstrakts beobachtet worden (Magengeschwür, Magenkrebs, Pankreasaffektionen usw.).

Hals Rohheitsempfindung im ganzen Schlund und der Speiseröhre, bis in die Magengrube, durch Schlucken nicht vermehrt. Rauheit im Hals, fast jeden Morgen, die nach dem Frühstück vergeht. **Halsweh wie wund und Brennen, wie Sodbrennen,** bis in den Magen, nach Essen und Trinken etwas besser; schlimmer gegen Abend, nachts und morgens; besser nach dem Aufstehen.

Drücken im Hals, nur beim Schlucken. Viel Schleim im Hals, und oft Schnäuzen und Räuspern.

Atemwege, Atmung, Husten, Brust Heiserkeit und Rauheit im Hals, morgens, aber schlimmer noch abends. Oder: Heiserkeit am Tage, nachts völlig stimmlos, wacht auf mit starkem Husten und Angstschweiß, kann gar nicht zu Atem kommen.

- Hustenreiz mit Zuschnüren der Kehle und Brustkrampf.
- Kitzel in der Luftröhre, mit Husten, was sich nach dem Essen mindert. In der Luftröhre Schmerz wie nach vielem Husten.
- Starker trockener Husten, früh beim Aufstehen und fast den ganzen Tag, **welcher den Unterbauch erschüttert, als wolle da alles heraus; sie muss den Bauch mit den Händen halten und sitzen;** es „schnärgelt“ auf der Brust, ehe sie etwas loshustet.
- **Erstickender, heiserer Husten,** durch Rohheit und Trockenheit im Kehlkopf und in der Luftröhre erregt; nachts ohne, am Tag mit grauem oder **grünlichem Auswurf,** manchmal eiterartig und von faulem, etwas säuerlichem Geschmack. Ein Prüfer berichtete, dass der Husten „bloß auf einer kleinen, zollgroßen Stelle in der rechten Brust“ erregt zu werden schien.
- Nachts trockener Husten, **nur beim Liegen auf der rechten Seite.**
- **Vom Husten: Schmerz im Unterbauch wie wund;** oder ein Lockerheitsgefühl des Gehirns.

Atemnot und Brustbeklemmung, besonders morgens und nach dem Essen; mit Keuchen oder Pfeifen beim Einatmen. **Heftiges Zusammenschnüren oder Zusammenpressen der Brust, wie zum Ersticken.** Die Atemnot ist oft von Angst und Kleinmut begleitet, was sich zu „weinerlicher Verzweiflung“ steigern kann. Röcheln und Piepen auf der Brust, abends im Bett. **Furcht vor dem Ersticken im Liegen beim Schließen der Augen;** vergeht beim Aufsitzen und Öffnen der Augen.

Brennen in der Brust, mit Druckschmerz; oder **spitziges, brennendes Stechen.** Heftiger Schmerz in der ganzen Brust, als wollte es sie zersprengen, mit Wundheitsschmerz darin. **Kältegefühl in der Brust;** in den Präkordien; von vorne direkt zum Rücken durch.

Das Mittel passt bei Pleuritis und anderen Erkrankungen der Atemwege mit langsamer, träger Entwicklung und Reaktionsmangel; oder in der Rekonvaleszenz, wenn nur der stechende Schmerz zurückbleibt.

Herz Starkes Herzklopfen: morgens beim Erwachen, muss ganz stilliegen, ohne die Augen zu öffnen und ohne zu sprechen; auch „beim Kirchengesang". Jeder Herzschlag ist im Kopf fühlbar. Stiche im Herzen vom Sprechen, und bei Bewegung der Arme ein Gefühl, als ob Herz und Brust zerreißen wollten; mit Zusammenschnürung der Brust und Erstickungsgefühl.

Magen Völlige Appetitlosigkeit, nichts schmeckt. Manchmal besteht ein **leeres, ohnmachtsartiges, „hinfälliges" Gefühl im Magen, aber ohne jeden Hunger und Appetit und nicht im mindesten durch Essen gebessert.** Dieses Symptom kann nach dem Stillen auftreten; „so schwach, dass sie nichts essen kann". Aber auch: Heißhunger.

Abneigung gegen Fett ist auffallend, besonders gegen **fettes Fleisch,** welches Beschwerden verursacht: langanhaltende Übelkeit mit Brechreiz und viel leerem Aufstoßen. **Verlangen nach Gemüse,** besonders nach rohem Sauerkraut, **mit Abneigung gegen Fleisch** ist charakteristisch. Verlangen nach Säuerlichem und Erfrischendem. Widerwille gegen Tabakrauchen und Übelkeit davon; manchmal Abneigung gegen kalte Getränke.

Die Verdauung ist im Allgemeinen schwach und träge, **fast alle Speisen verursachen Beschwerden.** Essen löst zahlreiche Symptome aus, im Verdauungssystem und auch sonst; es macht müde, ermüdet die Kauwerkzeuge und die Brust, erregt Hitze und Schweiß im Gesicht; es erzeugt brennenden Schmerz im Magen und besonders Bauchauftreibung (während einige andere Symptome, wie Rauheit oder Rohheit im Hals, durch Essen gelindert werden).

Viel **Aufstoßen, mit dem Geschmack der lange vorher gegessenen Speisen;** auch mit fauligem, fischigem Geschmack, oder sauer; **versagendes Aufstoßen mit Schmerz.** Singultus, Aufstoßen mit Schluckauf, beim und nach dem Essen, plötzlich beginnend. **Übelkeit nachts;** nach Fleischgenuss. **Sodbrennen und Wasseraufschwulken.** „Anfall von Würmerbeseigen (= Wasseransammlung im Mund), mit Auslaufen salzigen Wassers durch den Mund, unter Würgen und krampfhaftem Gefühl in den Kinnladen, drauf heftiges leeres Aufstoßen bei kalten Füßen, zuletzt Schlucksen (= Schluckauf) eine halbe Stunde lang." Magengeschwüre; Magenkrebs.

Raffen und Greifen im Magen; oder Drücken im Magen, wie von einer Last, besonders stark abends nach dem Niederlegen im Bett; gebessert durch Auflegen der Hand auf die Magengegend; zusammenziehende Magenkrämpfe; und besonders **Brennen.** Oder ein lästiges **Gefühl von Kälte in der Magengegend, besser durch Druck und Reiben;** oft bei geschwächten Frauen in der Stillzeit.

Abdomen **Starke Bauchauftreibung von Blähungen,** nach dem Essen, nach einer Operation, aber auch dauerhaft. Aufstoßen und Flatus lindern für gewöhnlich (im Gegensatz zu CHINA). Umgehen im aufgetriebenen Bauch, mit Abgang stinkender Winde. Eingeklemmte Blähungen, mit hörbarem Knurren.

Stichartiges Kneifen morgens im Bett, als hätten sich Blähungen angehäuft; Windabgang, Stuhlgang und Harnen erleichtern. Ein Gefühl in der linken Weiche, beim Niedersetzen, als läge ein großer schwerer Körper dort; nach Daraufdrücken geht eine erleichternde Blähung ab.

Brennende oder kneifend-zusammenschnürende Schmerzen. Es liegt ihm schwer im Bauch, wie ein Klumpen, mehrere Tage lang, auch bei nüchternem Magen.

Leberschmerzen: stark drückender Schmerz, fast wie ein Schneiden, die Gegend tut auch äußerlich beim Betasten weh; Drücken in der Leber, selbst im Liegen. Brennen und Stechen in der Milz. Erkrankungen der Bauchspeicheldrüse.

Hypogastrium und Inguinalregionen sind stark betroffen. Eine besondere Empfindung ist: „**Am Unterbauche, auf der rechten Seite, schmerzhafte Empfindung, als wollte sich da etwas durchquetschen.**" Weitere Symptome: „Reißen quer über das Schambein und dann durch die Scham, bis zum After." „Stechen in den Schößen, auch nachts, den Schlaf störend und sie aufweckend." Carbo animalis ist bei Leistenbruch angewendet worden. „Auftreibungen hie und da am Bauche, wie Brüche." Das Mittel hat eine starke Affinität zu den mesenterialen Lymphknoten und noch mehr zu den **Leistenlymphknoten. Harte, purpurfarbene Schwellungen, die nicht heilen wollen.** In alten Zeiten wurde es viel bei Bubonen mit aufgeworfenen Rändern und jauchigen, stinkenden Absonderungen angewendet.

Rektum und Stuhl Heftiges **Brennen** in Mastdarm und After. Stark geschwollene **Hämorrhoiden,** die beim Gehen brennend schmerzen.

Der After ist oft **wund** und nässt. **Klebrige, geruchlose Feuchtigkeit** dringt aus dem Mastdarm oder wird vom Perineum (hinter dem Hodensack) ausgeschwitzt. Stiche am wunden After. Leichtes Wundwerden zwischen den Hinterbacken, wonach Blasen entstehen. Schneidendes Ziehen vom After durch das Steißbein hindurch, außerhalb des Stuhlgangs. Oder: Reißen quer über das Schambein und dann durch die Scham, bis zum After.

Carbo animalis kann bei Enteritis und bei Mastdarmtumoren angezeigt sein, wenn zudem scharfe, brennende, übelriechende Absonderungen bestehen.

Verstopfung. Stuhlgang **zögernd und spärlich;** harter bröckeliger Stuhl, kann nur mit großer Anstrengung ausgeschieden werden, als wären die Bauchmuskeln untätig; sehr harter Stuhl, mit vorhergehendem Schaudern am Kopf, als würde sie mit eiskaltem Wasser übergossen; **mit Blutabgang;** mit **Kreuzschmerzen und Aufblähung des Bauches,** bis in die Brust.

Pressen auf den Mastdarm wie zum Stuhl, es kommen aber nur Blähungen, und dann kehrt das Pressen gleich wieder zurück.

Weicher Stuhl, nach vorhergehendem Drängen am Schambein; mit Schleim, der wie geronnenes Eiweiß aussieht.

Ziehen vom After durch die Scham, vor dem Stuhlgang. Reißen nach oben von der Scham in den Bauch, beim Stuhlgang.

Harnorgane **Nierenkolik,** manchmal sehr heftig. Stechender Schmerz in der Nierengegend; Nierenschmerz beim Gehen, im Sitzen besser. **Schneidender Schmerz in den Harnleitern.**

Vermehrter Harndrang und vermehrte Harnmenge bei Nacht, mit öfterem nächtlichem Wasserlassen. Harndrang nach Stuhlgang. Brennender Wundheitsschmerz in der Harnröhre im Sitzen. Der Harnstrahl kann unterbrochen sein.

Gestank des Urins; rötlich gefärbt; oder trübe, orangefarben; oder gelb, mit lockerem Bodensatz bald nach dem Urinieren. Der Satz ist von gelblichweißer Farbe.

Männliche Genitalien Ausbleiben des sexuellen Verlangens, selbst „bei Anreizungen". Die Genitalien können gänzlich erschlafft sein, mit Schwächegefühl darin. Ein Prüfer berichtete, dass die gewöhnliche Morgenerektion ausblieb, nachdem er das Mittel genommen hatte.

Starke Pollutionen, die man nicht gewohnt ist; mehrere Nächte hintereinander, auch nachmittags; ohne Erektion; gefolgt von krampfhaftem Schmerz längs der Harnröhre, vor allem in ihrem hinteren Teil; **gefolgt von großer geistiger und körperlicher Erschöpfung,** mit großer Ängstlichkeit, als ob etwas Übles bevorstünde.

Harte, auch bösartige Schwellungen der Lymphknoten im Genitalbereich. Berichten zufolge soll Carbo animalis eine vorteilhafte Wirkung bei **Krebs des Skrotums** gezeigt haben („Schornsteinfegerkrebs", durch den ständigen Kontakt mit Ruß begünstigt).

Weibliche Genitalien Regelblutung einige Tage zu früh; **stärker** als gewöhnlich, vor allem vom zweiten Tag der Blutung an, **mit dunklem Blut, das oft klumpig ist** und faulig riechen kann. Bei Menorrhagie durch verhärtete Tumoren am Gebärmutterhals. Oder: **Regel nicht stark, doch länger als sonst** und nur morgens. Den Menses können Kopfschmerzen vorangehen. Während der Regel: Schmerz im Kreuz und in den Leisten; **große Abgeschlagenheit der Oberschenkel;** heftiges Pressen in den Schößen, im Kreuz und in den Schenkeln, mit vergeblicher Neigung zum Aufstoßen, Frostigkeit und Gähnen. Die Blutung schwächt die Patientin oft sehr; **nach dem Eintritt der Regel so starke Mattigkeit, dass sie kaum sprechen konnte, mit Gähnen und Dehnen.**

Ausfluss: wässrig, im Stehen und Gehen; **brennend und beißend;** färbt die Wäsche gelb; ruft Schwächegefühl im Magen hervor.

Viele Krankheitszustände der inneren Genitalien, gewöhnlich mit **Brennen** („wie glühende Kohlen"), manchmal mit reißenden Schmerzen, und mit einem **Gefühl von Schwere und Drücken.** Sie sind gewöhnlich mit **Verhärtungen** verbunden und können von **Blutungen oder blutigen Absonderungen** begleitet sein, **die scharf und übelriechend sind.**

- Brennender Schmerz im Unterleib, unter dem Nabel, sich bis in die Oberschenkel und ins Kreuz erstreckend; wehenartiges Abwärtsdrängen („Bearing-down").

- „Verhärtung des **rechten Eierstocks, der wie eine schwere Kugel empfunden wird.**"
- Chronische Metritis oder andere entzündliche Erkrankungen, die mit **Verhärtung der Zervix** einhergehen.
- Geschwüre am Muttermund, oder Tumoren mit brennenden Schmerzen.
- Beckenknochen schmerzhaft, besonders im Sitzen, muss sich zusammenkrümmen, damit es besser wird.

Schwangerschaftsübelkeit, mit der eigentümlichen Modalität, dass sie hauptsächlich nachts auftritt. **Lochien sind zu lang anhaltend, dünn, übelriechend, wundmachend;** mit Taubheit in den Gliedern. Carbo animalis hat eine besondere Affinität zu den **Mammae. Schmerzhafte Knoten in den Brüsten, sehr hart, oft blaurot;** selbst die ganze Brustdrüse kann steinhart sein und schmerzen. Die Schmerzen sind **heftig brennend,** oder auch reißend und stechend, ziehen sich zur Achselhöhle und verbreiten sich über den Arm; die **Achsellymphknoten sind ebenfalls häufig betroffen,** geschwollen und hart. Die Tumoren können bösartig sein oder nicht. Carbo animalis hat sich bei **rezidivierenden Mammatumoren** als hilfreich erwiesen, wenn die Symptome passten, besonders wenn das charakteristische Heimweh vorhanden war.

Ein Prüfungssymptom: „Im Sitzen, stechender Schmerz im unteren Teil der rechten weiblichen Brust; beim leisen Daraufdrücken stärker, bei stärkerem Daraufdrücken Atemversetzung."

Äußerer Hals und Rücken **Schwellung und Verhärtung der Drüsen und Lymphknoten am Hals, mit stechenden Schmerzen und violetter Verfärbung.** Geschwulst der Schilddrüse, mit starker Empfindlichkeit gegen Berührung und enge Kleidung am Hals.

Brennen im Rücken. Der Rücken ist auf der linken Seite schmerzhaft, dass sie nicht darauf liegen kann.

Pressender oder spannender Schmerz zwischen den Schulterblättern, als hätte man sich verhoben, besonders bei Bewegung des Armes; durch Reiben erleichtert.

Ziehender Kreuzschmerz, mit Gefühl wie zerbrochen, im Gehen, Stehen und Liegen. Scharfes Ziehen quer über das Kreuz, sehr empfindlich bei jedem Schritt. Pressschmerz im Kreuz; steifes Kreuz. Kreuzschmerzen beim Stuhlgang, mit Aufblähung des Bauches. Carbo animalis kann manchmal bei **Steißbeinschmerzen** angezeigt sein, die nach Verletzungen zurückbleiben oder unabhängig davon auftreten. Die Affinität zum Steißbein manifestiert sich in den folgenden Prüfungssymptomen: „**Drängender Zerschlagenheitsschmerz am Steißbein.**" „Am Steißbein, **Schmerz, der bei Berührung der Stelle zu einem Brennen wird.**" „Schmerz wie von einem Geschwür unter der Haut am untersten Ende des Rückgrats, meist nur im Sitzen und Liegen."

Extremitäten Alle Glieder wie zerschlagen, besonders bei Bewegung. Die **Gelenke sind im Allgemeinen schwach,** wie zerschlagen und zerbrochen oder auseinandergegangen, **anfällig für Verrenkungen.** Oft Gelenkknacken bei Bewegung.

Die Gliederschmerzen sind vorwiegend von **brennender** Art. Geukens beschreibt einen Fall, bei dem brennende Schmerzen in den Extremitäten abwechselnd mit einem rezidivierenden Mammatumor auftraten; die Schmerzen traten immer dann auf, wenn der Tumor sich zurückgebildet hatte.

Eisig kalte Füße und Hände. Äußerst kalte Füße, tagsüber oder abends, **auch noch lange im Bett.** „Füße eiskalt, empfindet es aber nicht."

Schwellung und Verhärtung der Achsellymphknoten. Flechtenartige Ausschläge in der Achselhöhle.

Das Handgelenk schmerzt wie verrenkt. Leichtes Einschlafen der Hände; die Taubheit beginnt in den Fingern und breitet sich auf die ganze Hand aus. Heftiges Zittern der Hände morgens beim Frühstück, sie sind wie gelähmt; beim Zugreifen werden die Finger steif, als fehlte es ihnen an Muskelkraft. Gichtische Steifheit der Fingergelenke; Sehnenverhärtungen usw. Lästiges Spannen der Haut an den Beinen, mit Gefühl von Brennen oder Eiseskälte.

Stiche in der linken Hüfte, im Sitzen, oder heftig ziehende Schmerzen dort. **Hüftschmerz, der Hinken verursacht.** Brennende Schmerzen in den Kniegelenken. Beim Gehen, Krampf im Unterschenkel, vorn, neben dem Schienbein; oder schmerzhaftes Spannen in den Waden. Ziehen und Stechen in den

Unterschenkeln. Schmerzhaftes Zusammenziehen der Achillessehne, öfters wiederholt, abends. **Schwäche der Fußgelenke, sie knicken um beim Gehen;** auch bei den ersten Gehversuchen von Kindern. **Schmerzen in den Fersen:** brennend; geschwürig; Ziehen und Reißen in den Sehnen dieser Region.

Frostbeulen, erfrorene Zehen. „Geschwulst des Ballens der großen Zehe, früh; es ist viel Hitze darin, und er schmerzt wie ehedem erfroren und geschwürig." **Hühneraugen, die bei Berührung schmerzen.**

Schlaf Schläfrigkeit mit öfterem Gähnen, den ganzen Vormittag; dabei „dummlich", was sich nach dem Mittagessen noch verschlimmert. **Benommen, wie im Schlummer den ganzen Tag, und davon träge, schwerhörig, trübsichtig, verdrießlich, mit einer Neigung zum dumpfen Brüten.**

Viele Schlafstörungen: **Hitzegefühl, Blutwallungen, Unruhe, Angst verhindern das Einschlafen oder sorgen für häufiges Erwachen.** Umherwerfen im Bett. Manchmal kann der Patient bis 5 Uhr früh nicht einschlafen; aber charakteristischer ist **Erwachen nach zwei, drei oder vier Stunden Schlaf, mit großer Müdigkeit,** kann dennoch nicht wieder einschlafen. Selbst nach gutem Schlaf herrscht morgens Müdigkeit, Abgeschlagenheit und Traurigkeit.

„Schlaf voll lebhafter Schwärmerei." **Sieht grässliche Gesichter in seiner Phantasie vor dem Schlafengehen,** oder schreckt auf, als ob er fallen sollte. **Starke Angst und Furcht im Dunkeln;** Furcht vor dem Ersticken beim Schließen der Augen, daher die ganze Nacht am Schlafen gehindert. Stöhnen, lautes Reden, Weinen im Schlaf.

Fieber, Frost, Schweiß Carbo animalis ist in erster Linie ein **frösteliges** Mittel. Sehr empfindlich gegen frische Luft, erkältet sich leicht usw.; Hände und Füße oft eiskalt und bläulich. **Große Frostigkeit am Tage.** Schauder den Rücken herauf, der seinen Anfang in der Brust zu nehmen scheint, nachmittags. Nachts im Bett Fieberfrost, der sie aufweckt.

Es gibt aber auch viele **nächtliche Hitzeempfindungen,** mit Pochen und Blutwallungen, häufig mit großer Angst. **Hitze und Schweiß beim Essen** ist ein gut bestätigtes Symptom, aber langandauernde Frostigkeit nach dem Mittagessen ist ebenfalls beobachtet und bestätigt worden.

Carbo-animalis-Patienten **neigen sehr zu starkem Schwitzen, besonders nachts,** aber auch tagsüber, z. B. beim Gehen im Freien und beim Genuss warmer Speisen; oder morgens beim Erwachen. Der Nachtschweiß hat einige eigentümliche Merkmale: er ist **stark, stinkend, sehr schwächend und ermattend, färbt die Wäsche gelb.** Ermattende Schweiße, besonders an den Oberschenkeln. Ein merkwürdiges Schweiß-Symptom: „Sowie er die Augen zutut, verfällt er in einen ungeheuren Schweiß" (vgl. CONIUM).

Haut Carbo animalis hat eine starke Wirkung auf die Haut. Es erzeugt viele Arten von Ausschlägen: **Akne, Rosacea,** Furunkel, Karbunkel, Maculae usw., besonders im Gesicht. „Rosenrote (hell karmesinrote), glatte, dicklich anzufühlende Flecke im Gesicht" (Bönninghausen). **Verhärtung und bläulich-rote Verfärbung** sind häufig. **Übelriechende, jauchige, beißende Absonderungen** von Geschwüren und anderen Hautdefekten; Tendenz zur Ulzeration, Nekrose, Verjauchung. Die Arznei kann auch bei **erysipelartigen Schwellungen mit brennendem Schmerz** und Verhärtung der betroffenen Stelle angezeigt sein. Bei Narben, die stechen und aufbrechen, viel schlimmer bei Wetterwechsel. Unansehnliche Narben von Hautausschlägen.

Das allgemeine Erscheinungsbild der Haut ist trocken und schlaff, manchmal buchstäblich in Falten hängend, und oft besteht **Blässe und bläuliche Verfärbung der Körperoberfläche,** bedingt durch die Kreislaufstörungen. Jucken, das sich über den ganzen Körper verbreitet, besonders abends im Bett.

Carbo vegetabilis

Essenzielle Merkmale

Wenn sich die Pathologie dieses Mittels in einem einzigen Wort charakterisieren läßt, so muss dieses Wort „**Leere**" heißen. Es ist ein Gefühl, als wäre das Leben gewichen und hätte einen leeren Raum hinterlassen, eine leblose Hülle, einen **leeren Sack.** So sind die Empfindungen des typischen Carbo-vegetabilis-Patienten: eine totale Erschöpfung der Energiereserven, als wäre „die Batterie leer", und so fühlt er sich sowohl in akuten als auch in chronischen Krankheitszuständen.

Wollen wir den Versuch einer stark verallgemeinerten und vereinfachten Darstellung der Ursachen solcher Pathologie wagen, so können wir sagen, dass sie das Ergebnis einer **unzureichenden Sauerstoffversorgung des Blutes** und eines **trägen Blutkreislaufs** ist. Der Sauerstoff, der das Leben in Gang hält, kann die Gehirnzellen nicht mehr in ausreichender Menge erreichen, und so mag der Zustand sogar lebensbedrohlich erscheinen. An Carbo vegetabilis sollten wir denken, wenn der Patient mit Bestimmtheit sagt, dass der gegenwärtige Zustand nach einer spezifischen Belastungssituation entstanden ist, sei es eine Erkältung oder eine schwerere akute Erkrankung, ein Sturz, ein Unfall, irgendeine Art von Blutverlust, abendliches Überessen mit nachfolgenden Verdauungsstörungen oder auch zuviel Alkohol – allgemein überall da, wo der Organismus unter dem Einfluss eines solchen akuten Stressfaktors in einen chronischen Krankheitszustand verfallen ist, der ihn nun jahrelang plagen kann, ohne dass eine Erholung stattfände. Auch starke allopathische Medikamente, eine Entbindung, chirurgische Eingriffe usw. können Auslöser für Carbo-vegetabilis-Zustände von **Leere, Apathie, Erschöpfung und Schwäche** sein – akut wie auch chronisch. Die Holzkohle ist ein Mittel, das sehr häufig **nach Operationen** angezeigt ist, **um den Patienten schneller aus seiner langen Anästhesie zurückzuholen** – wobei sie enorme Erfolge erzielt.

Es ist interessant, dass die Arznei einen Ruf als „Totenerweckerin" hat. Menschen, die fast tot scheinen, beinahe ohne Lebenszeichen, gelangen unter diesem Mittel erstaunlich leicht ins Leben zurück. Carbo vegetabilis wird solche Patienten wiederbeleben, und wenn der Krankheitszustand überhaupt eine Heilung zulässt, wird das Mittel sie für lange Zeit am Leben erhalten. Der Blutkreislauf wird sofort stabiler, der Organismus wird in die Lage versetzt, dem Blut Sauerstoff zuzuführen, Ohnmachten werden verhindert oder verkürzt, die Arznei kann schwere Komplikationen und in bestimmten Fällen sogar den Tod verhüten. Jedenfalls gewinnt man diesen Eindruck, wenn man derartige Fälle beobachtet.

Es gibt viele Berichte über solche Heilungen, wie z. B. diesen beeindruckenden Fall von Margaret Tyler: „Ein kleines Mädchen mit einer Herzerkrankung, die akut exazerbiert war und das junge Leben der Patientin abrupt zu beenden drohte; es bestand eine Pneumonie mit Pleuraerguss sowie eine Endo- und Perikarditis mit Perikarderguss. Eines Morgens, als der Stationsarzt in Begleitung mehrerer Kollegen seine Runde machte, traf er sie über ihren Kissen liegend an (sie hatte mehrere Stützkissen bekommen, weil sie sonst nicht liegen konnte) – kalt, weiß, bewusstlos. Sie lebte noch, denn von Zeit zu Zeit konnte man die gepressten, tiefen Atemzüge hören, wie sie bei Sterbenden auftreten. Rasch wurde ihr Carbo vegetabilis (ich glaube, in der C 200) verabreicht, wobei ein Kollege, der große Erfahrung besaß, meinte: ‚Ich fresse einen Besen, wenn das Kind durchkommt!' Aber noch bevor die Stationsrunde beendet war, war sie wieder warm geworden und hatte das Bewusstsein wiedererlangt – der Tod war an ihr vorübergegangen!"

Leere und mangelnde Lebenskraft – emotionale Ebene

Das sind Fälle, wo die Leere und der Mangel an Lebenskraft in erster Linie die körperliche Ebene betreffen, aber die Leere von Carbo vegetabilis wird auf allen drei Ebenen empfunden. Emotional verspürt der Patient eine Gefühlsleere, die ihn gleichgültig gegen alles macht, was um ihn geschieht, gegen alle äußeren Eindrücke. Carbo vegetabilis ist eines der besten Mittel bei jener Art von Depression, die das Stadium **totaler Gleichgültigkeit** erreicht. Eigentlich ist es weniger eine echte Depression als vielmehr eine Art Apathie, ausgelöst von einer tiefen Pathologie, die hauptsächlich die Blutzirkulation affiziert. Den Patienten kümmert es nicht, ob er lebt oder stirbt, ob sein Haus brennt, ob geliebte Menschen in Gefahr sind. Er hat einfach nicht die Energie, sich darum zu kümmern. Dieser Zustand spiegelt sich in Hahnemanns Prüfungssymptom: „Gleichgültig hört er alles **ohne Wohl- oder Mißbehagen** mit an, **und ohne dabei etwas zu denken**." Haben die Patienten früher Musik geliebt, so bewegt oder berührt sie diese nicht mehr, wenn sie sich in einem Carbo-vegetabilis-Zustand befinden. Die Emotionen sind „praktisch ausgelöscht", wie Kent sagt, nichts scheint den Patienten mehr aufrütteln oder stören zu können. Weder schreckliche noch angenehme Dinge kommen an eine solche Person heran, sie scheint kaum oder gar nicht davon berührt zu werden. „Er bringt es nicht mehr fertig, sich darüber klar werden, ob etwas so oder so ist, ob er seine Familie liebt oder nicht, ob er seine Feinde haßt oder nicht“ (Kent). Die Patienten können diesen Zustand als Gefühl beschreiben, „total weg“ zu sein, als Resignation und Sich-Aufgeben, wie in einem Fall von Beat Spring eine Frau mit Schwächezuständen und Ohnmachtsanfällen nach einer Entbindung. Sie verspürte keine Angst, keine Unruhe, keine Reizbarkeit, was ein wichtiger Punkt zur Differenzierung von ARSENICUM war (vgl. *Der psychische Aspekt bei der Arzneiwahl,* Fall 3).

Leere und mangelnde Lebenskraft – geistige Ebene

Auf der geistigen Ebene nimmt die Leere die Form von **Abstumpfung und Trägheit** an. Wenn der Patient einer Diskussion zuhört, nimmt sein Verstand die Inhalte, die diskutiert werden, nicht auf, der Intellekt wirkt stumpf und dumm, zu träge, um aktiv werden zu können. Was wir auch tun, immer muss zuerst der Wunsch da sein, es zu tun, die Gefühle, die den Anstoß geben, aber bei Carbo vegetabilis fehlt dieser Antrieb, diese Aktivität. Der Patient hat nicht genug Energie, dass so ein Wunsch sich überhaupt erheben könnte, er ist antriebslos, er will sich nur noch hinlegen und schlafen.

Der Patient kann sich nicht konzentrieren, kann seine gewöhnliche Arbeit nicht verrichten. Weil sein Verstand nicht richtig funktioniert, wird er **unentschieden und unentschlossen.** Dieser geistige Zustand scheint wiederum aus einer unzureichenden Sauerstoffversorgung des Gehirns infolge träger Gehirndurchblutung zu resultieren. Kent beschreibt es so: „Unfähig zu denken oder nachzusinnen, alles infolge der Turgeszenz.“ Interessant ist, dass bei Carbo vegetabilis **Anfälle von Gedächtnisverlust** auftreten. Der Patient verliert plötzlich eine Zeitlang sein Gedächtnis, kann sich nicht mehr erinnern, worüber er noch kurz zuvor gesprochen hat; später kommt das Gedächtnis genauso plötzlich wieder. Dies scheint auf eine zeitweilige Beeinträchtigung des Blutkreislaufs hinzudeuten.

Der Carbo-vegetabilis-Patient kann auch fixe Ideen haben – „arteriosklerotische“ Ideen, als hätte das Gehirn nicht genug Vitalität, um die Dinge einmal von einer anderen Seite zu sehen. „Langsamer Gang der Ideen, welche sich immer um einen Gegenstand herumdrehen, mit Gefühl, als sei der Kopf zu fest gebunden“ (Hahnemann). Während eines Deliriums kann sich dies im stundenlangen Wiederholen derselben Worte äußern.

Natürlich begegnet man diesem extremen Stadium nicht in allen Fällen. Bevor sich eine so tiefe Pathologie entwickelt, sind reizbare Verstimmungen mit Zornesausbrüchen zu beobachten, die hauptsächlich am Morgen und vormittags auftreten. Diese Verstimmungen resultieren aus einer Müdigkeit des Organismus, die es ihm sehr schwer macht, Stresssituationen zu bewältigen, sehr ähnlich wie bei NUX VOMICA. Die Reizbarkeit kann sich nach dem Essen einstellen; es ist, als hätte die Nahrung nicht die benötigte Energie geliefert, sondern statt dessen nur eine Menge Gas und Blähungen erzeugt, und so kommt es zur Erschöpfung auf der geistigen Ebene. Manchmal führt diese Erschöpfung zu einer gewissen Abneigung gegen Gesellschaft; der deprimierte Patient mag sich besser fühlen, wenn er allein ist. Im Zustand der reizbaren Verstimmung kann sich auch ein gewisses Maß an allgemeiner Ruhelosigkeit und Nervosität zeigen, besonders in Bezug auf die Gesundheit.

Angst und Furcht

Ein weiteres Symptom, das sich bei manchen Patienten findet, ist eine unbeschreibliche, entsetzliche **Angst,** die sie meist **in der Dunkelheit** überfällt und während sie im Bett liegen, besonders bei fiebrigen Zuständen. „Abends mehrere Stunden lang steigende Angst, mit Hitze im Gesicht“ (Hahnemann). Die nächtliche Angst kann von Unruhe begleitet sein und in manchen Fällen schreckliche Ausmaße annehmen. Auch **Deliriumszustände** können auftreten, während die Patienten **im Dunkeln liegen,** mit Visionen von schrecklichen Gestalten. Kann nach dem Schlafengehen nicht im Bett liegenbleiben, aus schierer Angst. Erwacht nachts mit Wahnideen und Angst. Kent schreibt: „Es besteht Angst, Leiden, Rucken und Zucken, er empfindet Grauen. Alles ist entsetzlich … Ein eigentümlicher träger, todesähnlicher Schlaf, mit Visionen. Der Carbo-vegetabilis-Patient erwacht voller Angst und mit kaltem Schweiß bedeckt.“ Interessanterweise ist das typische Merkmal nicht eine Furcht vor der Dunkelheit, sondern eine Verschlimmerung durch Dunkelheit.

Furcht, die bekanntlich durch ein gefürchtetes Objekt definiert wird, ist für diese Art von Carbo-vegetabilis-Zuständen weniger typisch als jene unbestimmte und allgemeine Ängstlichkeit, gepaart mit geistiger und körperlicher Schwäche. Diese Patienten **erschrecken leicht,** bei mutloser und niedergeschlagener Gemütsverfassung. Zittrige Ängstlichkeit und Unruhe, manchmal mit Weinen, selbst vor Fremden auf der Straße. Auch Essen kann solche Angstzustände auslösen. Oder wir beobachten eine Art von Erwartungsangst: „Wenn sie unter Menschen sprechen soll, klopfen ihr alle Pulse, und das sonst blasse Gesicht wird aufgetrieben und bläulich rot“ (Hahnemann). Eine **Furcht vor Unfällen** aber ist im Zusammenhang mit solchen Angstzuständen beobachtet worden. Diese Furcht muss so verstanden werden, dass der Organismus plötzliche Veränderungen nicht verkraften kann, der Kreislauf ist zu träge, um schnell in Bewegung zu kommen und den Patienten vor einem jähen Schock zu retten. Und dieser Mangel an adäquater Reaktionsfähigkeit zeigt sich auch in einigen anderen Symptomen: „Bei jedem kleinen Schmerze fühlt sie sich unglücklich.“ „Es ward ihm weinerlich, war ihm alles fürchterlich, und er war wie verzweifelt“ (Hahnemann).

Nichtsdestoweniger ist Carbo vegetabilis ein Mittel, das man am häufigsten bei körperlichen Beschwerden benötigen wird. Meiner Erfahrung nach kommt es selten vor, dass man einem Carbo-vegetabilis-Patienten begegnet, der ernsthaft psychisch oder geistig krank ist.

Kinder

Hier die exzellente Beschreibung eines Falls von Dr. Gounard (aus: *A Study on Materia medica* von N. M. Choudhuri, S. 177): „Das Kind präsentierte ein hippokratisches Gesicht, die Augen halb offen, die Nase spitz und kalt, die Lippen blau, die Pupillen reaktionslos; kein Klagen oder Weinen. Ich stellte fest, dass der Puls klein und frequent war, schwer zu zählen, aber über 130; der Körper dünn, mager und marmoriert; Füße und Hände blau und kalt, obwohl ständig heiße Umschläge gemacht wurden; Abdomen gasig aufgetrieben; Atmung schnell, aber nicht voll. Auskultation ergab nur Trachealtöne und kein vesikuläres Atemgeräusch. Der Atem war kalt. Die Vorgeschichte des Falles war, wenn auch nicht ganz klar, nicht gerade ermutigend. Das kleine Mädchen hatte während der letzten zwei Monate drei Kinderfrauen gehabt; seit drei oder vier Tagen hatte sie Fieber und Husten, und seit Mittag hatte sie aufgehört zu husten und zu saugen; kein Stuhl oder Urin. Ich bereitete die Eltern darauf vor, dass das Kind bald sterben könnte; aber zugleich ordnete ich eine öftere Anwendung der heißen Wickel an und löste in der Zwischenzeit vier Globuli Carbo vegetabilis 30 in sieben oder acht Teelöffeln Wasser auf. Alle zehn Minuten wurde hiervon eine Dosis verabreicht. Von da an besserte sich der Zustand des Kindes.“

Bei schweren Erkrankungen wie Typhus kann das Kind sich in einem halb bewusstlosem Zustand befinden, es verliert Urin und durchfälligen Stuhl; das Abdomen ist aufgebläht; die Zunge trocken, aufgesprungen und dunkelrot; bei totaler Erschöpfung.

Manchmal tritt bei Carbo-vegetabilis-Kindern auch ein Verlangen auf, sich in Wutanfällen „Luft zu verschaffen“, mit Schlagen, Treten und Beißen.

Wichtige allgemeine Krankheitszustände

- Wie erwähnt, konzentriert sich die Wirkung von Carbo vegetabilis auf den Kreislauf, und speziell auf seine **venöse Seite.** Das **Blut scheint in den Venen zu stocken, besonders in den Kapillaren** der Lippen und Gliedmaßen, und dadurch wird der Körper blau und kalt. Häufig treten **Ekchymosen** auf; auch **variköse Venen** an verschiedenen Körperteilen: an Beinen, Genitalien, Nase, Rachen usw. Oder es kann ein Zustand auftreten, wo alles am Organismus **gedunsen, aufgetrieben und geschwollen** ist. In diesen Fällen besteht ein Vollheitsgefühl in den Beinen, sodass **der Patient die Füße hochlegen will,** um das Blut abfließen zu lassen, was seinen Zustand bessert.
- Laut Boericke „finden Bakterien einen reichen Nährboden in dem fast leblosen Blutstrom“, und **septische Zustände** treten auf. Es besteht eine allgemeine Tendenz zu **Zersetzung, Fäulnis, Nekrose und Gangrän,** wobei Absonderungen, Geschwüre, Atem, Schweiß usw. einen ausgeprägt **fauligen Geruch** haben. Boger fasst in seinem *Synoptic Key* „Blaufärbung und Zersetzung“ als für Carbo vegetabilis typische Merkmalskombination zusammen. Die Absonderungen sind oft **scharf, ätzend, wundmachend.**

- Eine **herabgesetzte Lebenskraft** mit **Reaktionsmangel** des Organismus ist sehr charakteristisch für dieses Mittel. (Carbo vegetabilis sollte in Fällen von AIDS in Betracht gezogen werden.) Diese Schwäche des Organismus ist oft auf besondere Stresssituationen zurückzuführen, wie ich sie in der Einleitung erwähnt habe. Sehr typisch ist der Zustand, dass es dem Patienten „**seither nie wieder gut ging**": es ging ihm nie mehr gut seit einer akuten Erkrankung wie den Masern, er hat sich nie ganz erholt von den Folgen einer früheren Krankheit. Margaret Tyler berichtet, dass sie mit Carbo vegetabilis in solchen Fällen nur dann Erfolge hatte, wenn auch die Symptome übereinstimmten; dann konnte die Arznei eine erstaunliche Wirkung haben.
- Der Zustand nach chirurgischen Eingriffen, in dem Carbo vegetabilis angezeigt ist, kann so aussehen: Blässe, kaum Lebenszeichen; erschöpft, kalt, mit **feinem kaltem Schweiß,** dennoch mit **Verlangen, Luft zugefächelt zu bekommen,** besonders am Kopf. Bei solchen Zuständen wird das Mittel dem Patienten helfen, sich viel schneller und ohne Komplikationen zu erholen. Eine weitere Indikation sind **exzessive Blähungen nach Bauchoperationen** (CARBO ANIMALIS).
- Die akuten **Kollapszustände** von Carbo vegetabilis sind praktisch unverkennbar. **Tödliche Kälte, kalter Körper, kalte Zunge, kalte Nase, kalter Atem, kalter Schweiß,** aber in einigen Fällen **bleibt der Kopf heiß trotz der Kälte des Körpers;** Lufthunger, **Verlangen nach frischer Luft,** will das Fenster offen haben und kräftig Luft zugefächelt bekommen, ungeachtet der Kälte; **schwacher, kaum tastbarer Puls;** beklommene, beschleunigte Atmung.
- Das Schwäche- und Erschöpfungsgefühl kann zum chronischen und dauerhaften Zustand werden, aber es kann auch plötzlich, von einem Moment zum nächsten auftreten: „**Sehr oft nur augenblickliche Anfälle von Ohnmacht,** zum Hinsinken" oder „**Anfälle von jählinger Ohnmachts-Schwäche**" (Hahnemann) sind Symptome, die von diesem Mittel verursacht und geheilt werden.
- Carbo vegetabilis kann auch bei **passiven, anhaltenden Sickerblutungen** angezeigt sein. Diese Art von Blutung zieht sich durch das gesamte Arzneimittelbild. Kent beschreibt die Carbo-vegetabilis-Hämorrhagien: „Aufgrund der Kreislaufschwäche wird eine kapillare Sickerblutung einsetzen und andauern. Das Mittel hat kaum jemals das, was sich als aktiv strömender Blutfluss bezeichnen lässt, wie er BELLADONNA, IPECACUANHA, ACONITUM, SECALE und dergleichen Mitteln eigen ist, wo der Blutstrom mit Heftigkeit kommt, es ist vielmehr eine passive kapillare Sickerblutung … Schwarzes, venöses Blut." Häufig treten **schwärzliche,** faulige Exsudationen auf. Carbo vegetabilis ist von den alten Homöopathen oft bei schweren Erkrankungen wie Typhus und Gelbfieber eingesetzt worden. Eine Indikation für das hämorrhagische Stadium des Gelbfiebers (mit dem charakteristischen schwarzen Erbrechen), das die Begleitsymptome der Carbo-vegetabilis-Blutung auch bei anderen Krankheitszuständen sehr gut illustriert: „**Hämorrhagien bei großer Blässe des Gesichts, heftigem Kopfschmerz, großer Schwere in den Gliedern und Zittern des Körpers.**"
- Bei **Verdauungsstörungen** wird Carbo vegetabilis oft das Mittel der Wahl sein, besonders wenn **extreme Blähungsauftreibung** besteht. Die Nahrung scheint sich zu zersetzen und in Gas zu verwandeln, bevor sie verdaut werden kann. Diese Blähungen sind von **häufigem Aufstoßen** begleitet, das **lindert,** zumindest für einige Zeit. Beide Symptome, die Blähungen und auch die Linderung durch Aufstoßen, können bei vielen pathologischen Affektionen auftreten. Beispielsweise erfahren **Asthmafälle, die von Blähungsauftreibung begleitet oder verschlimmert werden,** für gewöhnlich Linderung durch dieses Mittel. Durch die Auftreibung wird das Zwerchfell nach oben gedrückt, und es kommt zu periodischer Dyspnoe oder Kollapszuständen. Aufstoßen lindert nicht nur die Auftreibung von Magen oder Bauch, sondern auch Symptome wie **Kopfschmerzen werden durch Aufstoßen besser.**
- Auch Magengeschwüre, Gastritis und Colitis können Carbo vegetabilis erfordern. Die Verdauungssymptome sind allgemein schlimmer durch Überessen, aber besonders **verschlimmert fettes Essen,** speziell **Butter.** Zusätzlich zur Fettunverträglichkeit beobachten wir **Alkoholunverträglichkeit.** Es muss nicht unbedingt eine starke Re-

aktion eintreten, aber stark genug, dass der Patient es bemerkt. **Schon nach einem kleinen Schluck Alkohol wird das Gesicht rot bis zu den Haarwurzeln;** oder es folgt Schwäche und Blässe.

- Die **Atemwegserkrankungen** neigen dazu, sich weiter unten festzusetzen, in der Brust, selbst wenn sie zunächst mit einem Schnupfen oder einer gewöhnlichen Erkältung begonnen haben. Fortgeschrittene Stadien von Lungenerkrankungen können Carbo vegetabilis benötigen, z. B. ein plötzliches Sinken der Lebenskräfte bei Pneumonie. Es gibt auch eine besondere Art von **Asthma, das sich beim Hinlegen verschlimmert und wiederum durch kräftiges Luftzufächeln gebessert wird.** Die Modalität „schlimmer durch Hinlegen" ist leicht zu verstehen – es ist, als hätte das venöse System zu wenig Tonus, sodass der Kreislauf nicht im Gleichgewicht bleiben kann.
- Periodische Asthmaanfälle, die an den Wochenenden auftreten. Heuschnupfen. Carbo vegetabilis ist eines der großen Mittel gegen **Keuchhusten,** besonders zu Beginn der Krankheit.
- Carbo vegetabilis hat einen guten Ruf bei der Behandlung von **Geschwüren,** besonders **Ulcus cruris varicosum. Brennende** Schmerzen, stärker in der Nacht; **übelriechende faulige Absonderung;** marmorierte oder **bläuliche Verfärbung** der Umgebung. Die Geschwüre bluten leicht. Auch hier besteht eine ausgeprägte Tendenz zu Gangrän und Nekrose.
- **Brennen** ist allgemein eine Empfindung, die sich durch das ganze Mittelbild zieht. Brennende Schmerzen in den Gliedmaßen, in Knochen und Geschwüren; Brennen in den Blutgefäßen; Brennen in verschiedenen Teilen der Haut. Oft ist **inneres Brennen von äußerer Kälte begleitet.** Einige weitere allgemeine Empfindungen: Gefühle von Schwere oder Gewicht überall; rheumatisches Ziehen durch den ganzen Körper, mit Kälte der Hände und Füße.
- Einige weitere Modalitäten:
- **Wärme und Erhitzung verursachen häufig Beschwerden.** Andererseits jedoch besteht eine Neigung, **sich bei jedem Luftzug zu erkälten,** und diese Empfindlichkeit ist am ausgeprägtesten nach Erhitzung. „Im warmen Zimmer schwitzt er leicht am Oberkörper und erkältet sich dann ebenso leicht" (Hahnemann). Kent drückt es so aus: „Er leidet unter der Hitze, und die Kälte macht ihn frieren; bei jedem Luftzug erkältet er sich; ein warmes Zimmer bringt ihn ins Schwitzen, und so leidet er unter beidem." Man sollte aber bedenken, dass auch Lufthunger ein ausgeprägtes Symptom dieses Mittels ist und Luftzufächeln und frische kalte Luft in Fällen von Kollaps, Ohnmacht, Schwäche, Asthma usw. bessert – trotz der Kälte und Frostigkeit.
- **Feuchtes Wetter oder feuchte Umgebung** verursachen ebenfalls Krankheitszustände, **besonders schwülwarmes Wetter,** aber auch **nasskalte Luft** (wie bei Heiserkeit und Husten).

Allgemeinsymptome und Keynotes

Schwindel **Schwindel mit häufigen, nur Augenblicke andauernden Ohnmachtsanfällen.** Schwindel mit Ohnmacht, **nach dem Schlaf, im Sitzen oder beim Aufstehen;** auch vor dem Aufstehen morgens, wenn er noch im Bett ist. Schwindel beim Umdrehen im Bett, begleitet von Schweiß am ganzen Körper. „Drehend im Kopfe, den ganzen Tag" (Hahnemann). Gehen und Sitzen kann Schwindel hervorrufen; auch Schwindel beim Bücken, als ob der Kopf hin und her wackelte. Schwindel, dass er sich festhalten muss, um nicht zu fallen. **Schwindel durch Blähungen; durch Venostase, besonders nach übermäßigem Essen oder Trinken.** Den Schwindelanfällen kann auch Nasenbluten vorangehen (wenige Tropfen Blut). Manchmal ist der Anfall von einem drückenden Schmerz in der Stirn begleitet.

Kopf Die Kopfschmerzen von Carbo vegetabilis haben ihr Zentrum im **Hinterkopf.**

- Oft ziehen sie vom Nacken oder vom Rückgrat nach oben. **Dumpfer Kopfschmerz am Hinterhaupt.** Manchmal beginnen diese Kopfschmerzen nach dem Essen. Zum Beispiel: „Nach jeder Mahlzeit ziehen Schmerzen die Wirbelsäule nach oben, bis es ca. eine Stunde nach dem Essen zu dumpfen Hinterkopfschmerzen kommt" (Wegener). Oder: „**Druck im Hinterhaupte, vorzüglich nach dem Abendessen**" (Hahnemann). Oder es treten heftig drückende Schmerzen am und im Hinterkopf auf, dicht am Genick. Diese **dumpfen oder drückenden Hinterkopfschmerzen** können furchtbare Heftigkeit erreichen; der Patient kann sich nicht mehr bewegen, nicht umdrehen, nicht auf der Seite liegen, denn bei jeder Erschütterung scheint sein Kopf zu bersten. Manchmal dehnt sich der Schmerz über den ganzen Kopf und zu den Augen aus. Bei solchen Schmerzen kann den Patienten eine merkwürdige **Eingenommenheit des Kopfes** überkommen; er kann nicht richtig denken und muss sich mit Mühe zusammenreißen.

- Drückender Stirnkopfschmerz, besonders dicht über den Augen, die beim Bewegen wehtun. Drücken in beiden Schläfen.
- **Brennen im Kopf; heißer Kopf bei kaltem Körper und kaltem Atem;** eine heiß anzufühlende Stelle auf dem Kopf, handgroß, bei anhaltenden Kopfschmerzen; brennendes und heftig pressendes Kopfweh, abends im Bett.
- Blutandrang zum Kopf, manchmal gefolgt von Nasenbluten; der Kopf fühlt sich geschwollen und ausgedehnt an. Ein Gefühl von **Bleischwere** ist sehr charakteristisch. Klopfende Kopfschmerzen, besonders abends im Bett, mit Schweratmigkeit; Klopfen in den Schläfen und Vollheit des Gehirns, nach Erwachen aus tiefem, langem Mittagsschlaf; oder auch schmerzhaftes Klopfen im Kopf beim Atemholen.
- Kopfschmerzen **nach Erhitzung,** besonders wenn der Patient in erhitztem Zustand Zugluft ausgesetzt ist – „bei schneller Abwechslung von Wärme und Kälte", wie Hahnemann sagt. Auch **jeder übermäßige Genuss** (Wein, Essen, vor allem fette Speisen) kann zu Kopfschmerzen führen, und eine interessante Modalität ist, dass **Kopfschmerzen durch Aufstoßen gelindert werden.**

Die Kopfhaut ist **sehr druckempfindlich.** Ein charakteristisches Symptom: „**Der Hut drückt auf dem Kopf wie eine schwere Last, und wenn er ihn abnimmt, behält er doch das Gefühl, als sei der Kopf mit einem Tuch zusammengebunden**." Kopfschmerzen, als wäre die Kopfhaut zusammengezogen. Diese Empfindung bessert sich, wenn der Kopf entblößt wird; außerdem durch frische kalte Luft und Fächeln. Schon **Berührung der Haare kann einen Wundheitsschmerz auslösen.**

Haarausfall ist eine starke Indikation, besonders wenn er **nach massiven Belastungen auftritt: nach akuter Krankheit, Entbindung** usw. **Schweiß auf der Stirn,** sehr oft **kalter Schweiß,** ist ebenfalls typisch.

Augen **Es liegt ihm schwer auf den Augen,** sodass er sich beim Lesen und Schreiben sehr anstrengen muss, um die Buchstaben zu unterscheiden. Drücken in den Augen, mit Hitze. **Brennen in den Augen.** Die drückenden Kopfschmerzen können von Tränen und einem Zwang, die Augen zu schließen oder zusammenzukneifen, begleitet sein; von einem Schmerz im Auge, als sollte es herausgerissen werden. Schmerz in den Augenhöhlen und Augäpfeln, der in den Hinterkopf zieht, besser beim Gehen im Freien, schlimmer im Liegen.

Anstrengung der Augen, wie bei feinen Handarbeiten, führt zu Schmerzen und Sehschwäche und kann **Myopie** hervorrufen (während Weitsichtigkeit eher typisch für CARBO ANIMALIS ist). Die **Augenmuskeln schmerzen beim In-die-Höhe-Sehen.** Nächtliches Verkleben der Augenlider. Nachts, als sie nicht einschlafen konnte, war sie unfähig, die Augen zu öffnen.

Jucken um die Augen und an den Lidrändern, stärker morgens. Sieht **schwarze, fliegende Flecken vor den Augen,** oder Ringe mit einem helleren Feld darin, oder Flimmern vor den Augen früh beim Aufstehen.

Bei Schwächezuständen oder entkräftenden Krankheiten sind die Augen matt, glanzlos, tiefliegend, Pupillen reagieren nicht auf Licht.

Blutungen aus den Augen, mit Brennen und Blutandrang zum Kopf.

Ohren „**Es liegt ihm schwer in und vor den Ohren**; sie deuchten ihm wie verstopft, doch ohne Gehörverminderung" (Hahnemann). Es tritt aber auch Taubheit auf, besonders nach akuten Exanthemen.

Ohren trocken, Mangel an Ohrenschmalz; oder übelriechendes Ohrenschmalz. Otorrhö: **Ausfluss einer dicklichen, fleischfarbenen, übelriechenden Feuchtigkeit** aus dem Ohr; besonders nach Exanthemkrankheiten wie Masern oder Scharlach.

Schmerz vom rechten Ohr den Hals hinunter, beim Drehen des Kopfes; nach krätzeartigen Ausschlägen. Reißender Schmerz im Grübchen hinter dem rechten Ohr. Hitze und Röte des linken Ohrs, jeden Abend. Reißend-brennender Schmerz am Ohrläppchen.

Jucken in den Ohren, mit Neigung zum Schlucken, um es zu lindern. Oder: Fühlt sich genötigt, den Finger ins Ohr zu bohren, um den Juckreiz zu lindern, aber er kommt stets wieder. **Klingen** im Ohr, **besonders in Verbindung mit Schwindel;** oder brausende Geräusche, z. B. nach Koitus. Gehör sehr empfindlich: gegen lautes Sprechen; oder wenn er nachts mit Blutandrang zum Kopf erwacht, wobei das geringste Geräusch im Ohr widerzuhallen scheint.

Parotitis, Mumps; Schwellung der Ohrspeicheldrüsen, mit Metastasis zu den Hoden.

Nase **Nasenbluten.** Eine typische Art von Nasenbluten wird im folgenden Prüfungssymptom beschrieben: „Starkes Nasenbluten, zwei Wochen hindurch, täglich etliche Male, **mit großer Gesichtsblässe jedesmal vorher und nachher**." Das Nasenbluten kann auch **nachts** auftreten, mit Blutwallungen. Epistaxis nach jedem Bücken oder nach jedem Pressen zum Stuhl, oder als Vorbote eines Ohnmachtsanfalls; auch nach einer Aufregung oder Erschütterung.

Der **Schnupfen** bei Carbo vegetabilis **neigt dazu, abwärts zu wandern** und sich schließlich in der Brust festzusetzen; schwere Brusterkrankungen wiederum beginnen oft in der Nase, mit einem Schnupfen. Im Verlauf dieser Wanderung wird die Schleimabsonderung, die zunächst dünn ist, dick, gelblichgrün und bekommt einen schlechten Geschmack. Leidet ständig an Schnupfen, besonders **nach Erhitzung und Schwitzen, wenn er dann dem leichtesten Luftzug ausgesetzt ist.** Einige charakteristische Schnupfen-Symptome:

- **Vergeblicher Niesreiz im linken Nasenloch,** welches feucht wird; nach dem Schneuzen ist das rechte Nasenloch verstopft, mit Kribbeln und Beißen in der linken Gaumenseite.
- **Öfteres Niesen mit stetigem und heftigem Kribbeln, Kitzeln und katarrhalischer Rauheit in der Nase und in der Brust,** nachts im Bett. **Heftiges Niesen, und darauf stark beißender Schmerz in und über der Nase, mit Tränen;** derselbe Schmerz auch beim Naseputzen. Diese Symptome können Carbo vegetabilis bei Heuschnupfen indizieren.
- Anhaltendes Niesen in der Nacht. Niesen kann Stiche im Unterleib hervorrufen, oder ein Brennen auf einem großen Teil des Bauches.
- Es kommt stets viel Schleim aus den Choanen.
- Ziehen in der Nasenwurzel. Oder: Pressen in Nasenwurzel und Nasenbein.
- Heftiger **Schnupfen mit Heiserkeit und Rohheit auf der Brust;** mit Husten; **erkältet sich besonders leicht bei feuchtwarmem Wetter.** Frische Luft kann den Schnupfen bessern. Sehr häufig ist der Schnupfen von Verdauungsstörungen mit Blähungen begleitet.
- **Nasenspitze rot,** wund, grindig.

Gesicht Das Gesicht zeigt einen Ausdruck extremer Erschöpfung. Es kann **blaß, gräulich-gelb, spitz und leichenhaft** aussehen; oft **kalt, mit kaltem Schweiß bedeckt.** Oder es ist **düsterrot,** bläulich-rot, mit einem **feinen Netzwerk von Äderchen, wie marmoriert.** Bei Blutandrang zum Kopf sind die Wangen manchmal gerötet, und gleichzeitig erscheint dort kalter, klebriger Schweiß. Aber das normalerweise blasse und abgezehrte Gesicht kann von reizenden Einflüssen auch aufgedunsen, heiß, rot werden: **Hitze des Gesichts mit Angst; Erröten bis zu den Haarwurzeln schon nach einem Schluck Wein;** bläulich rotes, aufgedunsenes Gesicht, wenn sie vor anderen sprechen muss, mit Pulsieren im ganzen Körper.

In den Gesichtsknochen können viele Schmerzen auftreten, besonders ziehende und reißende. **Ziehschmerz in Ober- und Unterkiefer auf beiden Seiten,** mit Ziehen im Kopf und Benommenheit. **Ruckweises Reißen im Oberkieferknochen** der rechten Seite. **Halbseitiges Reißen, im Jochbein.** Oder auch: Ziehende Schmerzen und Wehtun im Verlauf des Nervus facialis.

Ein Leitsymptom ist **Zucken in der Oberlippe.** Die Lippen neigen zum **Anschwellen und Aufspringen,** manchmal sind sie braun oder gar schwärzlich verfärbt.

Pickel, Pusteln und Herpes im Gesicht, oft um die Lippen herum und in den Mundwinkeln. Carbo vegetabilis kann bei Akne angezeigt sein, vor allem bei jungen Leuten; auch bei Rosacea.

Mund Carbo vegetabilis ist bei **Stomatitis oder skorbutähnlichen Leiden** verschrieben worden, weil es zahlreiche Symptome hat, die auf diese Zustände hinweisen: **Zahnfleischschwund,** besonders an den Schneidezähnen, mit **Geschwürbildung, Lockerheit der Zähne und Blutungsneigung. Zahnfleischbluten beim Zähneputzen** oder beim Saugen am Zahnfleisch. Wundheitsschmerz des Zahnfleisches, am Tage. Das Zahnfleisch ist **schmerzhaft empfindlich beim Kauen.** Pusteln am Zahnfleisch. Aphthen, kleine Geschwüre im Mund verstreut; von gräulicher Farbe, brennend wie glühende Kohlen. **Fauliger Geruch und Geschmack.**

Schwärzliche, faulige Sickerblutungen, die Zahnfleisch und Zunge ein schwarzes Aussehen verleihen. Die Zähne sind sehr empfindlich gegen Kaltes und Warmes; auch gegen eingeatmete Luft, das Einatmen kann schmerzhaftes Klopfen hervorrufen. **Salzige Speisen verursachen Schmerzen** in den Zähnen, besonders **im Zahnfleisch.**

Die Zähne neigen oft zu Karies, aber auch gesunde Zähne können wehtun. „Ziehender und reißender Schmerz in allen Backenzähnen." „Reißen in den Schneidezähnen."

Kalter Atem und Kälte des Mundes, der Zähne, der Zunge und des Halses ist ein wichtiges Merkmal bei den oben genannten kollapsartigen Zuständen; es kann aber auch Hitze im Mund auftreten, mit Rauheit und Trockenheit der Zungenspitze. **Empfindlichkeit der Zunge, mit Rohheitsgefühl.** Der Mund ist entweder trocken (aber ohne Durst) oder es sammelt sich verstärkt Speichel im Mund, welcher oft fadenziehend und zäh wird und faulig schmecken kann.

Geschmack: **bitter, besonders vor und nach dem Essen;** salzig, insbesondere salziger Geschmack der Speisen.

Die Zunge kann weiß oder **mit gelbbraunem Schleim belegt** sein. Schweregefühl der Zunge, schwer beweglich, Sprechen fällt schwer. Schmerzen lokalisieren sich oft in der **Zungenwurzel;** sie sind krampfartig oder werden als drückendes Reißen empfunden. Drückender Schmerz am Gaumen, im hinteren Teil.

Hals Das charakteristische Symptom ist hier eine **Empfindung wie verengt oder zusammengezogen im Schlund.** Halsentzündung mit einem **Gefühl, als stecke etwas darin.** Speisen können kaum geschluckt werden, weil der Hals wie durch einen Krampf zugeschnürt ist, was jedoch völlig schmerzlos sein kann. Entzündung und Schwellung des Zäpfchens.

Kratzende, beißende und brennende Schmerzen in Hals, Gaumen und Rachen, mit Rohheitsgefühl. Gefühl von extremer Trockenheit, wie mit Löschpapier ausgetrocknet. Ein **Gefühl, als stiege etwas Heißes und Scharfes die Speiseröhre hoch,** wie Sodbrennen.

Wundheitsschmerz in Rachen und Choanen beim Schlucken, Husten und Schnäuzen.

Viel zäher Schleim im Rachen, der zum Räuspern zwingt und sich leicht auswerfen lässt; manchmal faulig, blutig, schwärzlich.

Stimme und Atemwege Heiserkeit, selbst Aphonie ist eine Indikation für Carbo vegetabilis. Sie kann morgens auftreten, aber das Mittel ist besonders bei **abendlicher Heiserkeit** angezeigt, durch die kalte, feuchte Abendluft. „**Starke Rauheit der Kehle mit tiefer Rauheit der Stimme,** die ihm versagt, wenn er sie anstrengt."

Viel **Kratzen, Kribbeln, Kitzeln im Kehlkopf, auch viel Rohheit und Rauheit** in Hals und Brust. Muss sich abends so oft räuspern, dass der Kehlkopf wie roh und wund wird. Wundheits- und Geschwürschmerz in Kehle und Luftröhre. Beim Husten starker Schmerz im Kehlkopf und in der Gegend des Schildknorpels, wie geschwürig.

Ungewöhnliches **Trockenheitsgefühl in der Luftröhre,** wogegen Räuspern nichts hilft.

Häufig wiederkehrender Hustenreiz, hinten im Hals, mit kurzem Husten. Der Kitzelreiz wird besonders **abends nach dem Hinlegen schlimmer.**

Bronchialkatarrh, heiseres Schleimrasseln; Brust und Rippen wie zerschlagen; blaue Nägel und kalte Extremitäten; besonders bei alten Leuten oder nach Krankheiten wie Masern.

Viel Schleim setzt sich in den Atemwegen fest, besonders nachts, mit Würgen beim Husten, manchmal mit Schleimerbrechen; besser beim Aufsetzen oder bei Bewegung.

Atmung und Husten **Mühsames, schnelles und kurzes Atmen, bei kalten Händen und Füßen.** Auch Cheyne-Stokes-Atmung, besonders bei organischen Herzerkrankungen.

Bei **Atemnot, Brustbeklemmung und Asthma** kann Carbo vegetabilis angezeigt sein, insbesondere wenn diese Zustände von **Blähungsauftreibung** verursacht oder begleitet sind und **durch Aufstoßen gelindert werden.**

Schweres Atmen mit Vollheit der Brust und Herzklopfen, selbst bei geringer Bewegung, am meisten gegen Abend.

Rasselnde oder pfeifende Atmung, mit **Lufthunger,** besonders nachts im Bett; **kann bei dem Lufthunger nicht im Bett bleiben.** Das **starke Verlangen nach frischer Luft** ist ein allgemeines Symptom dieses Mittels: Asthma schlimmer in warmen Räumen, will die Fenster offen haben trotz Kälte und Frösteln, will Luft zugefächelt bekommen. „Die Arznei heilt Asthma. Wir sehen den Patienten aufgestützt im Stuhl am offenen Fenster sitzen, oder ein Familienmitglied fächelt ihm so schnell wie möglich Luft zu. Das Gesicht ist kalt, die Nase spitz, die Extremitäten kalt und er ist totenblass. Halten Sie ihm die Hand vor den Mund: auch der Atem ist kalt. Atem übelriechend; faulig" (Kent).

Asthma alter Leute, oder bei geschwächten, entkräfteten Personen; Schwäche, Zittern; sieht aus, als ob er gleich sterben würde; Bauch voller Luft, die er nicht loswerden kann. **Zyanotische, bläuliche Haut bei asthmatischen Zuständen.** Asthma als Folge von Masern oder anderen akuten Krankheiten; Asthmaattacken im Winter, oder immer an den Wochenenden; chronisches Asthma, ein- oder zweimal monatlich Anfälle. In manchen Fällen kamen die Attacken immer im Schlaf. Der Atem bleibt weg beim Umdrehen im Bett oder beim Einschlafen; oder Anfälle von Zusammenschnürung der Brust, die das Atmen verhindern. Drang zum Tiefatmen, mit Stöhnen, häufig wiederkehrend. **Schmerzhaftes Klopfen in Kopf und Zähnen beim Einatmen.**

- Carbo vegetabilis ist ein wichtiges Mittel bei **Keuchhusten,** besonders zu Beginn der Krankheit. Bönninghausen beschreibt den Husten so: „Krampfartiger, hohler Keuchhusten in kurzen Stößen und in seltenen (4–5) Anfällen, wie von Schwefeldampf oder von einem kriebelnden Reiz im Kehlkopf und Hals erregt, abends ohne, morgens mit gelbem, grünlichem oder eiterartigem, zuweilen bräunlich blutigem, seltener zähem, weißschleimigem oder wässrigem Auswurf, von faulem, säuerlichem oder salzigem Geschmack und üblem Geruch."
- Der Husten ist besonders **abends schlimmer, bis Mitternacht; nach dem Hinlegen;** außerdem bei nasskaltem Wetter oder **vom Übertritt aus der Wärme in die Kälte.** Er wird besonders von starkem **Brennen auf der Brust** begleitet, oder auch von einem **Rohheitsschmerz** dort („wie rohes Fleisch"); auch von **Blähungen. Hustet jedes Mal, sobald sie sich satt gegessen hat.** Essen oder Trinken verschlimmert allgemein, aber **kalte Getränke** noch mehr. Heftiger Kitzelhusten, mit weißlichem Auswurf, früh nach dem Erwachen. Husten von Jucken in der Kehle, mit zähem, salzigem Auswurf, abends beim Schlafengehen und morgens, eine Stunde nach dem Aufstehen. Husten mit Niesen oder in Niesen endend (AGARICUS). Bei jedem Hustenanfall **schmerzhafte Stiche durch den Kopf. Nach jedem Ausatmen muss er trocken husten, wobei ihn Wärme und Schweiß überläuft.**
- Anfälle von harten Hustenstößen, sehr beschwerlich, die nicht aufhören, bis Massen von übelriechendem Auswurf heraufgebracht wird. Der Husten wird häufig von Erstickungsgefühl und Würgen begleitet und endet in Erbrechen von Schleim.

Brust und Herz **„Arges Brennen in der Brust, wie von glühenden Kohlen, fast ununterbrochen"** (Hahnemann) ist ein Leitsymptom von Carbo vegetabilis, welches bei vielen Brusterkrankungen auftritt, wie auch immer ihr Krankheitsname sei.

Gefühl von Schwäche und Angegriffenheit der Brust, besonders beim Erwachen. Diese Schwäche wird oft von der andauernden Empfindung begleitet, als läge ein **Gewicht auf der Brust.** Schmerzen in der Brust und in der Herzgegend durch eingeklemmte Blähungen; auch warme Aufwallung in der Brust aus demselben Grund, mit Beängstigung.

Carbo vegetabilis hat bei fortgeschrittenen und schwersten Fälle von Lungenentzündung, mit drohender Lungenlähmung, stinkendem Sputum, kaltem Atem, kaltem Schweiß, drohender Gangrän, Erfolge erzielt. Lungenemphysem.

Drückendes Reißen auf oder in der linken Seite der Brust. Druckschmerz oben in der rechten Brustseite, bis durch in das rechte Schulterblatt. Zu den

Symptomen, die von Carbo vegetabilis „am ehesten gemindert oder gehoben" werden, gehört nach Hahnemann auch: „Bräunliche Flecke auf der Brust."

Brennender Schmerz kommt auch in der Herzgegend vor, mit Blutandrang in der Brust und **heftigem Herzklopfen.** Das Herzklopfen tritt vor allem im Sitzen und nach einer Mahlzeit auf. Es kann tagelang anhalten und manchmal so heftig sein, dass es den ganzen Körper erschüttert. Tiefatmen und Aufstoßen lindert. Carbo vegetabilis kann **bei alten Menschen mit Herzproblemen** nützlich sein. Angezeigt ist es besonders, wo **Erschöpfung, Kurzatmigkeit, kalter Atem, Blaufärbung durch venöse und kapillare Kongestion und Neigung zum Erröten** bestehen und wo alle diese Symptome von **Alkoholkonsum** schlimmer werden. Bei so schwerwiegenden Diagnosen wie Endokarditis mit Erguss, Hydrothorax usw. hat sich Carbo vegetabilis als wirksam erwiesen; auch bei Herzwandaneurysma. Der Puls kann aussetzend und unregelmäßig sein, oft **sehr schwach, kaum tastbar.**

Magen Das Verdauungssystem ist ein sehr wichtiger Wirkungsbereich von Carbo vegetabilis. Die Verdauung ist allgemein langsam und träge, und **alle Speisen scheinen Beschwerden zu verursachen, selbst die einfachsten und bestverdaulichen.** Spezielle Verschlimmerungen nach **allen Arten von reichhaltigen und fetten Speisen, besonders nach Butter; nach Milch, welche Blähungen verursacht;** nach Schweinefleisch und Geflügel; nach jeder Art von Überessen; nach **kalten Getränken,** besonders eisgekühlten; nach jeder Art von blähenden Speisen. Kent sagt, dass man einen Carbo-vegetabilis-Zustand herbeiführen kann, indem man den Patienten „vollstopft": „Ich würde ihn mit fetten Speisen füttern, mit Süßigkeiten, mit Pudding, mit Pasteten und Saucen und all diesem unverdaulichen Zeug, und ich würde ihm große Mengen Wein zu trinken geben: dann hätte ich über kurz oder lang einen Carbo-vegetabilis-Kranken vor mir." Zu den Magenbeschwerden gehören besonders **extrem schmerzhafte Blähungen, hauptsächlich in der Magengegend und im Oberbauch,** mit großer Berührungsempfindlichkeit in diesem Bereich und einer **Empfindung, als wollte der Magen platzen,** die oft etwa eine Stunde nach einer Mahlzeit beginnt und stundenlang andauern kann. **Liegen verschlimmert** den Schmerz und die Auftreibung. **Häufiges Luftaufstoßen,** das stundenlang andauern und sehr quälend sein kann, aber gewöhnlich **die Blähungen deutlich lindert.** Dieselbe Besserung tritt auch ein, wenn die Gase nach unten abgehen.

Carbo vegetabilis hat Verlangen nach **Süßem und Salzigem,** auch nach Saurem und **Kaffee,** aber alle diese Speisen können leicht Beschwerden verursachen. Andererseits ist **Abneigung gegen Fleisch, besonders fettes Fleisch, Milch und Butter** oft sehr stark ausgeprägt. Auch „Abneigung gegen die bestverdaulichen Speisen" (Kent). In einem Carbo-vegetabilis-Zustand kann schon der bloße Gedanke an Essen Abscheu hervorrufen.

Heftiges, fast ständiges Aufstoßen. Öfteres leeres Aufstoßen, und vorher kurzes Kneifen im Bauch. Oft ist das Aufstoßen heiß und übelriechend, mit **ranzigem** oder saurem Geschmack, und wird von Würgen bis fast zum Erbrechen begleitet. Saures Aufstoßen nach Milchgenuss, oder abends beim Spazierengehen. Aufstoßen nach jedem Essen und Trinken.

Sodbrennen, besonders nachts; **es steigt heiß und scharf in den Hals hoch.** Wasseraufschwulken. „Beim Liegen auf dem Rücken und beim Spazierengehen spürt er die Schärfe im Magen" (Hahnemann).

Übelkeit wird besonders **morgens** verspürt. „Übelkeit, früh, eine Stunde nach dem Erwachen, mit Weichlichkeit im Magen" (Hahnemann). Sie kann auch nachts und vor oder nach einer Mahlzeit auftreten und von Würgen begleitet sein; oder sie wird durch Sonnenhitze ausgelöst. Erbrechen von Blut; von Galle; von Schleim.

Nach jeder Mahlzeit allgemeines Schwere- und Völlegefühl und starke Schläfrigkeit. Der Magen schmerzt wie schwer und hängend, beim Gehen und Stehen.

Brennen im Magen, fast ständig; **manchmal bis ins Kreuz ausstrahlend** (vgl. BISMUTHUM), selbst bis in die Schultern. Die brennenden und berstenden Schmerzen sind vorherrschend, aber es gibt auch andere Schmerzqualitäten. Zum Beispiel: **Zusammenziehender Magenkrampf,** sogar nachts, **bis zur Brust heraufsteigend, bei Bauchauftreibung;** sie mußte sich zusammenkrümmen und **konnte sich nicht hinlegen, weil dies verschlim-**

merte; der Schmerz kam anfallsweise und benahm ihr den Atem. Oder: Brennender und lanzinierender Schmerz im Oberbauch und tief im Abdomen, mit quälender Angst, Blähungen und Durchfall. **Magenkrämpfe bei stillenden Frauen, nachdem sie ihr Kind gestillt haben** (Verschlimmerung durch Säfteverlust); auch nach emotionalen Erregungen, bei **Schreck, Ärger, Enttäuschung** usw. Magengeschwüre können daher eine Indikation von Carbo vegetabilis darstellen.

Abdomen Die ausgeprägtesten Symptome in diesem Bereich sind die **extremen Blähungen und die Auftreibung,** die schon unter „Magen" beschrieben wurden. Zwei Symptome aus den *Chronischen Krankheiten* seien genannt, um die Art dieser Blähungen zu beschreiben: „Blähungsaufstauung im linken Oberbauche mehr nach dem Rücken zu, mit klemmendem Schmerz." Und: „Die Blähungen stemmen sich hie und da im Bauche, unter den kurzen Rippen, in der Blasengegend, erregen Klemmen und Drücken, und gehen allmählich mit Hitzeempfindung im Mastdarm ab." Brennende, klemmende, drückende und kneifende Schmerzen sind charakteristisch. **Jede enge Kleidung um die Taille ist unerträglich.** Manchmal erzeugen die Blähungen einen starken „**lähmigen**" **Ziehschmerz, der in das linke Bein hinabzieht.** Außerdem „Herumgehen" im Bauch, oft mit hörbarem Kollern.

Blähungsabgang bessert allgemein, und die **Flatus** sind **reichlich, heiß, feucht und sehr übelriechend, faulig.** Carbo vegetabilis ist bei exzessiven Blähungen durch Atonie des Darms angezeigt; nach chirurgischen Eingriffen; es ist sogar schon erfolgreich bei paralytischem Darmverschluss angewandt worden.

Drängender oder klemmender Bauchschmerz nach Stuhlgang. Drängende oder **herabdrängende** Schmerzen, auch wehenartig. **Kolik vom Fahren.** Stechende Schmerzen in der Lebergegend und im Epigastrium, auch in der Milz, und von dort nach beiden Seiten, durch tiefes Einatmen verstärkt. Kneifen im Bauch, unter dem Nabel, in der linken Seite beginnend und von dort nach rechts ziehend.

Schwere im Unterleib. Gefühl, als hinge er schwer herab; die Prüferin musste ganz krumm gehen. **Schmerz im Bauch wie von Verheben oder Verrenken;** sobald sie auf der Seite liegt; am meisten in der linken Seite. Zerschlagenheitsschmerz in den Hypochondrien, die bei Berührung schmerzhaft sind. Besonders die **Lebergegend ist sehr empfindlich, mit Schmerz wie zerschlagen** oder einem ständigen dumpfen Schwere- und Vollheitsgefühl. Milzstechen.

Rektum und Stuhl Bei Blähungsabgang können unwillkürlich Faeces mit abgehen; oder es besteht **vergeblicher Stuhldrang, bei dem nur Winde abgehen, mit schmerzhaftem Druck im Mastdarm.** Carbo vegetabilis kann Verstopfung oder Durchfall haben. Bei Verstopfungsneigung kann der Stuhl zäh sein, hart, spärlich, „nicht gehörig zusammenhängend"; aber **auch weicher Stuhl wird nur unter großer Anstrengung ausgeschieden.** Eine gut bestätigte Indikation ist **schmerzhafte Diarrhö bei alten Leuten.** Unwillkürliche Durchfallstühle mit gleichzeitigem Harnabgang sind ebenfalls mit der Arznei geheilt worden. Carbo vegetabilis kann in Fällen angezeigt sein, die Cholera oder Typhus ähneln, mit Schwäche, Erschöpfung, Entkräftung, Fäulnis usw., wenn die Symptome passen.

- Die Stühle verursachen oft Brennen im Rektum. Sie sind sehr übelriechend, faulig. „**Faulige Stühle mit kaltem Atem**" ist eine gute Indikation.
- Dünner, blasser Stuhl. Hellfarbige Schleimstühle. „Schleimabgang bei Drang auf den Stuhl."
- Gelblicher, fadenartiger Schleim umwindet den Stuhl, **dessen letzter Teil blutig ist.**
- **Starkes Bluten aus dem Anus;** während und nach jedem Stuhl.
- **Nach dem Stuhl:** Gefühl von gänzlicher Leere im Bauch; **Abspannung, Ängstlichkeit, zittrige Schwäche.**
- **Ausfluss einer scharfen, beizenden Feuchtigkeit** oder einer klebrigen, dumpf riechenden Flüssigkeit aus dem Anus; wundmachende Feuchtigkeit auch am Perineum. Brennen am After, mit lästigem Trockenheitsgefühl darin.
- **Jucken am After,** auch viel **Wundheit und Brennen.** „Jücken am After, früh im Bett, durch Kratzen vermehrt und dann Brennen"
- **Wundheit am Perineum, mit schmerzhaftem Jucken bei Berührung.** Wundwerden der Kinder bei heißem Wetter.

C

- Kribbeln im Rektum, bei Beschwerden durch Askariden; das Mittel soll auch die Ausscheidung eines Bandwurms herbeigeführt haben.
- Kneifen oder Nagen im Mastdarm außerhalb des Stuhlgangs.
- **Hämorrhoiden:** hervortretend; dick, geschwollen, **blau;** schmerzhaft oder kitzelnd juckend, aber besonders **mit brennendem Schmerz;** eiternd und übelriechend.

Harnorgane Die Harnmenge kann vermindert sein, mit dunkler Färbung des Urins, oder auch mit dickem Harn von strengem Geruch; oder er ist reichlich und hellgelb. „Etwas dicker, milchiger Urin zum Ende des Harnens."

Blasenvarizen. **Dunkelroter Harn, als wäre er mit Blut gemischt;** roter Bodensatz.

Häufiger ängstlicher Harndrang, bei Tag und Nacht; kann früh am Morgen von Harndrang geweckt werden. Druck auf die Blase, muss nachts mehrmals zum Wasserlassen aufstehen. Nächtliches Bettnässen bei Kindern.

Krampfartige Verengung der Harnröhre, jeden Morgen. Reißen in der Harnröhre beim Urinieren; die letzten Tropfen bestehen aus Schleim und gehen schmerzhaft ab. Beißender Schmerz beim Wasserlassen. Nach dem Harnen Reißen und Ziehen in der Harnröhre.

Sexualorgane Carbo vegetabilis kann bei **Beschwerden nach sexuellen Exzessen** indiziert sein (Schwäche, Erschöpfung usw.). Es kann ein lästiger Andrang von lüsternen Gedanken vorhanden sein. Andererseits gibt Hahnemann das Prüfungssymptom: „Gänzlich mangelnder Geschlechtstrieb, früh, selbst durch sinnliche Vorstellung nicht erregbar."

Männliche Genitalien **Ejaculatio praecox, und darauf Brausen des Blutes im Kopf.** Ständige Erektionen in der Nacht, ohne Lustempfindungen oder sexuelle Phantasien. Heftige Pollution, die die Nerven schmerzhaft erregt, mit heftigem Brennen vorn in der Harnröhre und starkem Schneiden und Brennen beim Harnen.

Glatte, rote, nässende Flecke auf der Eichel. **Jucken,** Wundheit, Exkoriation der Vorhaut. **Jucken am Oberschenkel neben dem Hodensack, mit Nässen der Stelle.** Kribbeln in den Hoden und im Skrotum. **Schwellung der Hoden durch Metastasis bei Mumps.**

Weibliche Genitalien **Wundheit, Jucken, Brennen und Anschwellen der Schamteile** tritt häufig auf. Manchmal werden diese Symptome durch wundmachenden Fluor erregt, oder sie sind schlimmer während der Menses. „Hitze und Röte in der Scham." „Das sechs Tage später kommende Monatliche war wie beizend und machte die Teile wund" (Hahnemann).

Jucken der Vulva und des Afters gleichzeitig; auch dies besonders während der Menses.

Varizen der weiblichen Genitalien mit Dysurie sind mit diesem Mittel geheilt worden. Aphthen oder **rote, wunde, wie Geschwüre aussehende Stellen** an den äußeren Genitalien, mit Jucken und Fluor. Tumoren in den Genitalien; bläulich, hart, mit schießendem und stichelndem Schmerz. Scheidenfistel, mit brennenden Schmerzen; begleitet von viel Luftaufstoßen, das nur kurze Zeit erleichtert.

Menses zu früh; zu reichlich, aber manchmal auch spärlich. **Zu lang anhaltende Monatsblutungen** sind mit Carbo vegetabilis ebenfalls geheilt worden: **passives Sickern von dunklem, fauligen Blut,** das fast bis zur nächsten Menstruation anhält. Dickes und **stark riechendes Blut; scharf, wundmachend;** manchmal auch blass.

Menorrhagie mit Brennen quer über dem Kreuzbein; passive Blutung. **Metrorrhagie durch Uterusatonie, die Patientin ist kalt und leichenblass, will ständig Luft zugefächelt bekommen.**

Der Monatsblutung können krampfhafte Bauchschmerzen und Fluor vorausgehen, oder juckende Ausschläge, z. B. am Hals, oder auch Brennen in den Genitalien; während der Menses können Schneiden im Unterbauch, Kopfschmerz, der die Augen zusammenzieht, Erbrechen, Brennen in den Handflächen und Fußsohlen sowie Zahnschmerzen auftreten. „Beim minder fließenden Monatlichen, viel Leibschneiden, Rückenweh und Schmerz in allen Knochen, wie zerschlagen" (Hahnemann).

Grünlicher Fluor, oder dicklich und gelblich. Reichlicher, **sehr dünner Ausfluss, nur früh beim Aufstehen,** dann den ganzen Tag nicht mehr. Intermittierender Fluor, kommt und vergeht plötzlich. Beißender, wundmachender Ausfluss, mit Schwellung der Vulva, juckend und brennend; vor oder nach der Regel.

Neigung zu Fehlgeburt durch Wehenschwäche. Wehen zu schwach oder ganz aufhörend, bei großer allgemeiner Schwäche; besonders nach schwerer Krankheit oder starkem Flüssigkeitsverlust. Brauner, faulig riechender Wochenfluss. **Erschöpfungszustände durch Stillen,** mit Magenschmerzen. Carbo vegetabilis ist bei Knoten in den Brüsten angewendet worden, mit Verhärtung der Achsellymphknoten und brennenden Schmerzen; ebenso bei Gebärmutterkrebs, wo der Schmerz **brennend** war und anfallsartig auftrat.

Äußerer Hals und Rücken Die Drüsen und Lymphknoten am Hals schwellen und schmerzen, besonders die hinteren nach dem Nacken zu.

Nackensteifheit. Reißende Schmerzen in den Hals- und Nackenmuskeln. **Ziehender Schmerz im Genick, der bis in den Kopf heraufsteigt,** mit Übelkeit und Auslaufen von Wasser aus dem Mund.

Zerstreute rote Flecken am Hals, mit Jucken und Stechen.

Schweregefühl und **schmerzhafte Steifheit** im Rücken, **besonders morgens beim Aufstehen. Rheumatisches Ziehen im Rücken,** schlimmer beim Sitzen oder Bücken, besonders links; **brennende Schmerzen** an verschiedenen Stellen, besonders im Bereich der Schulterblätter und um die Hüften, mit Wehtun entlang der Wirbelsäule; oder der ganze Rücken tut weh, wie zerschlagen.

Starker Kreuzschmerz, kann nicht sitzen, es ist dann wie ein Pflock im Rücken; muss ein Kissen unterlegen. Starke Spannung und Steifheit im Kreuz, manchmal mit Gefühl von Kälte und Taubheit. Krampfartiger Druckschmerz neben dem untersten Teil des Rückgrats. Drückender Wundheitsschmerz unter dem Steißbein.

Extremitäten **Mattigkeit** (vor allem in den Beinen), **Schwere** (manchmal nur linksseitig) und sogar Einschlafen der Extremitäten. Nach langem Sitzen beim Aufstehen Schwere und Steifheit in den Gliedern, was sich nach einigem Gehen legt. **Die Glieder, auf denen er liegt, schlafen leicht ein.**

Schmerz in den Gliedern wie von Verheben oder Verrenken; **Zerschlagenheit und Ziehen in allen Gliedern; Brennen in Gliedern und Knochen.** Bohrender Schmerz, wie im Mark, in allen Knochen der Extremitäten vor einem Fieberanfall. Reißende Schmerzen, die von den Gliedmaßen ausgehen und im Kopf zu enden scheinen.

Kalte Extremitäten; sehr kalte Hände und Füße, besonders abends; **kalte Knie,** oder **eiskalte Beine von den Knien abwärts; einseitige Kälte, meist linksseitig.**

Unwillkürliches Zucken und Zittern der Glieder, was manchmal am Einschlafen hindert.

Altersgangrän, in den Zehen beginnend. Geschwüre an den Finger- und Zehenspitzen.

Ziehender Schmerz nachts in dem Arm, auf dem er liegt. Mattigkeit wie gelähmt in den Armen und Händen, besonders beim Schreiben fühlbar, das langsam und beschwerlich vonstattengeht. **Lähmigkeit und Schwäche in den Fingern der rechten Hand oder im rechten Handgelenk, beim Zugreifen;** mit reißendem Schmerz. Brennen auf der rechten Schulter. In den Ellbogengelenken beider Arme, Schmerz wie zerstoßen. **Ziehendes Reißen im Unterarm, vom Ellenbogen bis zur Hand,** bis in die Finger hinein, schlimmer beim Bewegen. **Reißen im rechten oder linken Handgelenk;** auch in den Fingern. Feiner, juckender Ausschlag an den Händen.

Erstarrungsgefühl in den Beinen nach einem Schläfchen am Abend, sodass er unsicher im Gehen war, bis er wieder „in Gang kam". Spannen in den Gelenken der Hüften, Knie und Füße; besonders morgens beim Erwachen. **Starker lähmiger Ziehschmerz vom Bauch in das linke Bein herab; bei Blähungen.** Reißen in den Beinen, das durch starke Blähungsanhäufung gesteigert zu werden scheint. Ziehender Schmerz im Hüftgelenk, den Oberschenkel herab, beim Gehen vermehrt. Reißend-drückender Schmerz unter und neben der Hüfte, nach dem Rücken zu, oft wiederholt. Ziehende Schmerzen in den Oberschenkeln. Lähmiges Gefühl im linken Unterschenkel. **Unterschenkelgeschwüre, Ulcus cruris varicosum; der Schmerz wird besser, wenn das Bein hochgelegt wird. Krampfadern, besonders bei schwangeren Frauen. Krampf in den Fußsohlen,** abends nach dem Hinlegen; es zog ihm die Zehen krumm. **Füße fühlen sich an wie in kaltes Wasser getaucht. Fußschweiß,** der die Zehen wundmacht; oft von **fauligem Geruch; kalt.**

C

Schlaf **Große Schläfrigkeit, manchmal unwiderstehlich, tagsüber, besonders nach dem Mittagessen;** muss vor und nach Mittag schlafen. Schläfrigkeit, vormittags im Sitzen und beim Lesen, die **durch Bewegung vergeht.**

Spätes Einschlafen, nicht vor 1 Uhr. Unruhe im Körper, Kopfschmerzen, Beklemmung der Brust, Zucken und Schmerzen in Armen und Beinen, Kälte in Händen und Füßen, Schmerzen in den Augen usw. hindern am Einschlafen. **Häufiges Erwachen durch kalte Gliedmaßen, besonders kalte Knie.** Der Schlaf wird gestört durch Wahnvorstellungen; durch Gefühl von Hitze und Pulsieren im Kopf, mit Furcht vor einem Schlaganfall; **durch ängstliche Träume, die ihn aufschrecken lassen.** Morgens fühlt er sich **müde und unerfrischt;** alle Glieder fühlen sich wie zerschlagen an.

Viele **lebhafte Träume,** oft nicht erinnerlich; Schlaf voller phantastischer Träume.

Viel Gähnen und Dehnen, was die Symptome etwas lindern kann.

Fieber, Frost, Schweiß Kälte und Frost herrschen vor. Charakteristisch ist **Frost mit großem Durst,** besonders auf **kalte Getränke,** wogegen bei Hitze der Durst ganz fehlen kann. „Frost, mit ausgeprägtem Durst; kein Durst oder nur geringer bei Fieber, aber der Patient möchte die ganze Zeit angefächelt werden, als sollte so die Durstlosigkeit kompensiert werden" (Hering).

Gefühl von innerer Hitze bei objektiver Kälte der Körperoberfläche.

Schüttelfrost mit **blauen Fingernägeln.** Clarke beschreibt „einen typischen Fall von Carbo-vegetabilis-Intermittens": „Kopfweh ein oder zwei Stunden lang vor dem Froststadium. Frost immer von 9 bis 10 Uhr morgens, breitet sich, in Händen und Füßen beginnend, über den Körper aus; Nägel sehr blau."

Abends Fieberschauder und Müdigkeit, und vor dem Schlafengehen fliegende Hitze. **Häufige fliegende Hitze; auch nach Weintrinken** oder verbunden mit Angst und Schmerz.

Starke Schweißneigung, besonders an Kopf und Gesicht, auch generell am Oberkörper; bekommt leicht eine Erkältung vom Schwitzen. **Starker Schweiß nachts,** schlimmer vor Mitternacht, und **morgens. Schweiß während und nach dem Essen.** Das Schwitzen kann den Patienten ermatten, der Schweiß kann **faulig** oder sauer riechen und ist oft **kalt.**

Haut **Blaue und kalte Körperoberfläche,** oft mit **Ekchymosen.** „Blaue Färbung des Körpers nebst fürchterlicher Herzensangst und eisiger Kälte des ganzen Körpers" (Noack/Trinks).

Carbo vegetabilis hat einen guten Ruf bei **Geschwüren,** besonders indolenten Geschwüren, mit **Tendenz zu Nekrosen und Gangrän.** Die Prüfungen ergaben dieses Symptom: „Ein schon geheiltes Geschwür bricht wieder auf und gibt, statt Eiter, Lymphe von sich, mit Blut gemischt; die Stelle ist hart und schmerzt beim Anfassen." Wunden werden nekrotisch. **Dekubitus; Altersgangrän, die in den Zehen beginnt.** Mezger berichtet über einen Fall von eitriger Phlegmone des ganzen linken Unterschenkels bei einer Diabetikerin. Nach Inzisionen zwecks Eiterabfluss heilten die Wunden nur teilweise, Sehnen- und Fasziensequester wurden abgestoßen. Es blieben drei lange Wundfisteln zurück, mit blutig-eitriger Sekretion, der ganze Unterschenkel war zyanotisch gefärbt. Unter Carbo vegetabilis trat zunächst eine Erstverschlimmerung der Schmerzen und der Sekretion ein, dann Besserung, und nach drei Wochen waren die Wunden abgeheilt.

Allgemeine **Tendenz zu Varizen,** oft mit Geschwürbildung.

Teleangiektasien von Kindern; erhabene, runde, platte, weiche, elastische rote Geschwülste, gebildet aus einem Gewebe erweiterter Haargefäße, mit heftigen Blutungen nach geringen Verletzungen.

Hautfalten werden wund und geschwürig.

Feiner, nässender Ausschlag, mit Brennen an Stellen, wo kein Ausschlag ist. **Brennen an verschiedenen Stellen der Haut, besonders nachts im Bett.**

Jucken am ganzen Körper, besonders in der Bettwärme; kann nachts nicht einschlafen. Juckende Stiche auf der Seite, auf der er liegt. Nässende flechtenartige Ausschläge, besonders im Gesicht. Akne.

Zusammenfassung der wichtigsten Merkmale

- Beschwerden nach Schock durch Unfall oder akute Krankheit (oft Pneumonie): herabgesetzte Vitalität, Indifferenz, Kälte.

- Trägheit auf der physischen und emotionalen Ebene.
- Apathie, geistig abgestumpft, „Aussetzer" des Gedächtnisses, fixe Ideen.
- Lungenbeschwerden: z. B. Pneumonie, Asthma. Atmung schlimmer im Liegen, besser durch kräftiges Luftzufächeln.
- Allgemeine Verschlimmerung im Liegen (Kopfweh, Verdauungsbeschwerden, Asthma usw.).
- Lufthunger; Verlangen nach Luftzufächeln.
- Große Kälte von Atem, Extremitäten, Zunge, Nase usw., doch manchmal mit heißem Kopf.
- Verlangen nach Salz; auch nach Süßigkeiten und Kaffee.
- Kollaps bzw. Ohnmacht mit Kälte, Blaufärbung, Lufthunger.
- Extreme Blähungen, mit häufigem Aufstoßen, welches bessert.
- Verschlimmerung durch Fett, besonders Butter. Alkoholunverträglichkeit.
- Ältere Patienten mit indolenten Hautgeschwüren, mit Herzkrankheiten, mit Schwäche und Ohnmachtsneigung.

Carduus marianus

Essenzielle Merkmale

Carduus marianus, die „Frauendistel", ist ein sehr altes Mittel, das von Rademacher, dem Exponenten der „Organopathie", wiederentdeckt wurde. Tatsächlich hat diese Arznei eine starke Affinität zu einem Bauchorgan, nämlich der **Leber** – es ist ein „Lebermittel" par excellence. Kent sagt es so: „Dies ist eines der wichtigsten Lebermittel, wenn man einem homöopathischen Autor diesen Begriff nachsehen kann." Es bleibt freilich dabei: auch Carduus marianus muss, wie alle unsere Arzneien, nach den individuellen Symptomen verordnet werden, die es erzeugen und heilen kann.

Leberdysfunktion, Pfortaderkreislauf

Wenn man einen Fall hat, in dem **Leberdysfunktion mit Varizen kombiniert** ist, wird höchstwahrscheinlich Carduus marianus angezeigt sein. Das gilt unabhängig davon, an welchem Körperteil und zu welchem Zeitpunkt die varikösen Venen auftreten, ob gleichzeitig mit der Leberfunktionsstörung oder in der Vorgeschichte. Diese Indikation wird gestützt durch die Beobachtungen verschiedener Autoren, wie sie von Clarke in seinem *Dictionary* zitiert werden. So behandelte Windelband eine Frau aufgrund ihrer chronischen Leberschwellung mit Carduus marianus, und im Verlauf dieser Behandlung wurden zugleich einige „kolossale" Unterschenkelgeschwüre beseitigt. Diese Erfahrung brachte ihn dazu, die Arznei in einer großen Zahl ähnlicher Fälle anzuwenden, die er ebenfalls heilen konnte. E. A. Cook verabreichte einer Patientin mit Leberanschoppung, geschwollenen Unterschenkelvenen, Hämorrhoiden und Kopfschmerzen Carduus marianus, woraufhin sich alle Symptome bedeutend besserten. Am zweiten Tag nach der Arzneigabe entwickelte die Patientin ein neues Symptom, das sie nie zuvor gehabt hatte und das sie sehr beunruhigte: „Starkes **Schwindelgefühl** mit Neigung zum Vornüberfallen; und plötzliches und starkes **Nasenbluten, gefolgt von großer Erleichterung**."

Neben der Leber ist der **Pfortaderkreislauf** besonders betroffen. Leberaffektionen mit **Schmerzen, Berührungsempfindlichkeit und Ikterus.** Nach Burnett hat Carduus eine Affinität zur Milz und ganz besonders zum milznahen Ende der Leber. Die Prüfungen belegen eine Beziehung zum linken Leberlappen. Ferner kann die Arznei angezeigt sein bei Ödemen im Zusammenhang mit Lebererkrankungen und Hyperämie der Beckenorgane.

Bei Erkrankungen der Leber, der Milz oder der Nieren **infolge von Missbrauch alkoholischer Getränke,** besonders **Bier,** hat Carduus ebenfalls gute Resultate vorzuweisen. Clarke zitiert Pröll mit zwei Fällen: eine Köchin mit Symptomen von Leberzirrhose und allgemeinem Ödem, das ihre Gesichtszüge völlig entstellte, sowie ein Brauereiarbeiter mit Hydrops. Auch in letzter Zeit sind für die Indikation bei Leberzirrhose mit Hydrops bestätigende Erkenntnisse publiziert worden (siehe *Allgemeine Homöopathische Zeitung* 3/86 und 3/90), ferner wurde eine Verminderung der Todesrate bei Knollenblätterpilzvergiftung (Amanita phalloides) nach Gabe des Hauptwirkstoffs der Frauendistel, Sylibinin, festgestellt. Zudem gibt Pröll an, dass Carduus marianus bei bestimmten Fällen von Flatulenz und Durchfall heilen kann, insbesondere wenn die Stühle eine Lehmfarbe aufweisen (Mangel an Gallenpigment).

Berührungsempfindlichkeit

Wollten wir versuchen, die allgemeinen Züge der Carduus-Symptomatologie in einem Wort zusammenzufassen, so müsste dieses Wort „**Empfindlichkeit**" lauten. Ein konstitutioneller Carduus-marianus-Fall wird **verschlimmert durch Berührung der schmerzhaften Stellen** – sowohl am Körper als auch im emotionalen Leben des Patienten. Der Patient kann dann zornig werden und laut aufschreien. Die physische und emotionale Berührungsempfindlichkeit ist so groß, dass sie der von LACHESIS ähnelt. Eine Verwechslung ist jedoch kaum möglich, da es sonst kaum Gemeinsamkeiten zwischen dem allgemeinen Bild von LACHESIS und Carduus marianus gibt. Carduus-Patienten sind eher traurige, schwermütige Menschen, die nur ihren Frieden haben wollen (anders als CHELIDONIUM, das ebenfalls ein großes Lebermittel ist); deshalb wollen sie nicht, dass man den Finger auf die schmerzenden Stellen in Gemüt und Körper legt. Sie möchten Streit lieber vermeiden; aber auch für sie gibt es eine Grenze, und wenn die überschritten wird, gehen sie in die Luft. Schon in den Prüfungen ist eine **Neigung zu zorniger Aufregung** beobachtet worden, und es ist charakteristisch für Carduus marianus, wenn zugleich mit dieser Neigung **der Wunsch besteht, Streit zu vermeiden.** Der Unterschied zu LACHESIS ist damit bereits deutlich markiert.

Zudem reden Carduus-Patienten nicht gern und nicht viel. Sie sind leicht gereizt, besonders wenn sie glauben, dass man sie missversteht oder dass man sich ungebeten in ihr Gefühlsleben einmischen will. Es sind hart arbeitende, ehrgeizige Leute, die am liebsten allein arbeiten. Sie haben ein empfindliches „Nervenkostüm", das nicht viel Störung verträgt.

Gedächtnisschwäche

Ein weiteres Leitsymptom, besonders im Zusammenhang mit Störungen der Leberfunktion, ist eine enorme Gedächtnisschwäche. „Unbesinnlichkeit auf das eben Gewollte", **ihnen fällt nicht mehr ein, was sie gerade tun oder sagen wollten.** Carduus-Patienten können ins Nebenzimmer gehen, um etwas zu holen, und auf diesem kurzen Weg bereits wieder vergessen haben, was sie dort eigentlich wollten. Dann müssen sie sich konzentrieren, ihr Hirn zermartern, um darauf zu kommen, was sie im Sinn hatten, und trotz dieser angestrengten Bemühungen dauert es einige Zeit, bis es ihnen wieder einfällt. Sie sitzen eine Weile herum und warten mit totaler Leere im Kopf, bis die Erinnerung zurückkommt. Mitunter bleibt ihnen nichts anderes übrig, als umzukehren und auf dem Rückweg darüber nachzudenken, was sie eigentlich wollten; vielleicht fällt es ihnen dann wieder ein, wenn sie zurück sind.

Charakteristisch ist es auch, dass solche doch recht massiven **Gedächtnisstörungen nicht zu Angst und Furcht führen.** Die Patienten merken, dass ihre Gesundheit untergraben wird, und das akzeptieren sie schlicht und einfach als Tatsache, sie versuchen nicht, irgend etwas dagegen zu tun. **Sie kämpfen nicht:** nicht gegen andere, nicht für sich selbst, nicht um eine bessere Gesundheit, mit so etwas wollen und können sie sich nicht abgeben.

Aber in ihrer Arbeit sind sie gewissenhaft, sie arbeiten schwer und legen großen Wert auf Anerkennung ihrer Leistungen. Für Konflikte, Streit und Widerspruch haben sie keine Energie übrig, die wird komplett fürs Arbeiten verbraucht. Dieser Bereich ihres Lebens wird nicht vom Niedergang ihrer Gesundheit in Mitleidenschaft gezogen.

Große Mattigkeit, Erschöpfung und Abgeschlagenheit

Große Mattigkeit, Erschöpfung und Abgeschlagenheit ist ein starker Zug im Bild dieses Mittels. Schon wenn sie morgens erwachen, sind Carduus-marianus-Patienten müde und haben keine Lust zum Aufstehen. Schlaf scheint sie nicht zu regenerieren, was auch damit zusammenhängen mag, dass er oft recht unruhig ist. Auch ihre sexuellen Energien sind gering; selbst für einen Flirt ist ihre Müdigkeit zu groß, und es fehlt ihnen die Kraft, sich mit den Problemen auseinanderzusetzen, die eine sexuelle Beziehung mit sich bringt. Auf diese allgemeine Müdigkeit ist wohl auch ihre Gedächtnisschwäche zurückzuführen.

Es sieht so aus, als ob Carduus-marianus-Patienten all ihre Kräfte allein für die Arbeit reservierten. Sie konzentrieren sich aufs „Praktische", sie verwenden ihre Energien hauptsächlich aufs Überleben in der Arbeitswelt – und es scheint ihnen egal zu sein, ob sie selbst dabei draufgehen oder nicht. Solche Patienten werden im Allgemeinen keine systematischen und konsequenten Anstrengungen unternehmen, um ihr Leben und ihre Gesundheit zu retten. Selbst wenn die Leber nachweislich in einem sehr schlechten Zustand ist, kommt es nicht zu realen Aktivitäten, die auf Besserung des Gesundheitszustands zielen, noch nicht einmal Angst um die Gesundheit ist vorhanden. Vielmehr sind es normalerweise andere Leute, etwa die Ehefrau, die sich darum kümmern, dass sie halbwegs gesund essen und leben, die sie zum Arzt schleppen und sie förmlich dazu zwingen müssen, die verschriebenen Medikamente einzunehmen und die Anweisungen des Arztes zu befolgen. Es ist eine **Gleichgültigkeit gegenüber der eigenen Gesundheit,** auch im Angesicht des möglichen Todes. Dabei sind sie oft grau im Gesicht und appetitlos.

Melancholie, Teilnahmslosigkeit, Apathie

„**Traurigkeit,** mit Neigung zum Weinen" ist ein weiteres wichtiges Symptom. Eine melancholische Grundstimmung scheint die Carduus-Patienten nie zu verlassen. Auch wenn sie gar keinen Grund zum Traurigsein haben, wenn es in der Arbeit gut läuft und ihre Freunde und Angehörigen sie lieben – ein Gefühl, dass es mit ihrer Gesundheit abwärts geht, ohne Hoffnung auf Genesung, führt bei ihnen zu jener Grundstimmung von Traurigkeit und **Resignation,** die wohl meistens auf einer unterbewussten Ebene angesiedelt ist. Dies ist keine genuine Depression, es gibt Augenblicke von Freude, in denen sie sich sehr lebendig fühlen; aber solche aufgehellten Stimmungen bleiben an der Oberfläche, die melancholische Grundierung besteht weiter und wird davon nicht beeinflusst.

Oft herrscht eine allgemeine **Teilnahmslosigkeit und Apathie,** mit einer gewissen **Neigung zur Gereiztheit,** die sich u.a. in leichtem Aufschrecken und Geräuschempfindlichkeit äußert. Eine derartige Gemütsverfassung prädisponiert zum Trinken und zur Alkoholsucht. Alkohol stimuliert die Patienten, sie fühlen sich vorübergehend besser, und so wird der Alkoholkonsum zur Gewohnheit. Im Grunde wissen wir nicht genau, was zuerst kommt: der Alkoholismus oder die Gemütsverfassung, welche die Suchtneigung hervorruft. Sicher ist aber, dass beides zum Carduus-Zustand gehört und durch Carduus marianus geheilt werden kann, und zahlreiche Leberbeschwerden von Carduus-Patienten gehen eben auf den gewohnheitsmäßigen Alkoholkonsum zurück.

Allgemeinsymptome und Keynotes

Einige weitere Krankheitsbilder, bei denen Carduus angezeigt sein kann:

- **Leberfunktionsstörungen mit Bluterbrechen;** anders als bei PHOSPHORUS ist das erbrochene Blut nicht hellrot, sondern sehr dunkel.
- **Galleerbrechen** in regelmäßigen Intervallen, in Verbindung mit großer Kälteempfindlichkeit. Migräne, die in Galleerbrechen endet.
- **Erbrechen mit gleichzeitigen Bauchschmerzen.** Burnett berichtet von einem Fall heftiger Brechanfälle mit Bauchschmerzen. Verschiedene Arzneien linderten das Erbrechen, nicht aber die Schmerzen; eine körperliche Untersuchung ergab eine enorme Hypertrophie von Leber und Milz, die „das ganze Abdomen zu erfüllen schienen". Dies gab den ausschlaggebenden Hinweis auf Carduus marianus. Kunze gibt an: Magenkrämpfe mit zusammenziehenden Schmerzen, Erbrechen, wenn der Schmerz seinen Höhepunkt erreicht hat.
- **Uterusblutungen,** Zwischenblutungen; auch Nasenbluten und blutende Hämorrhoiden, im Zusammenhang mit der Stauung im Pfortaderkreislauf.
- **Leber- oder Milzsymptome mit Atmungssymptomen vergesellschaftet: Leberschmerzen mit Hämoptysis.** Kent gibt an: „Leberhusten; wenn der Unterlappen der rechten Lunge angegriffen ist, mit chronischer Leberanschoppung." Hier kann eine Heilung von „Bergsucht" bei einem Arbeiter in einer Goldmine angefügt werden, die Pröll berichtet: Erdfahle Gesichtsfarbe; schleimiger Belag der Zunge; starke Atemnot und Herzklopfen beim Steigen; Magen, Leber und Milz aufgetrieben, empfindlich gegen Druck; viel leeres Aufstoßen, ständiges Darmkollern; Verstopfung abwechselnd mit Durchfall; graue Entleerungen, spärlicher und blasser Urin; Haut trocken, wie welk; große allgemeine Schwäche, Augen glanzlos und trüb; und ein Wandel von einem ehemals heiteren Temperament zu einem freudlosen, teilnahmslosen, apathischen Zustand.

Carduus marianus in der Tinktur bewirkte eine spektakuläre Besserung aller Symptome.

- Magen-Darm-Katarrh.
- **Muskelrheumatismus und Arthritis im Zusammenhang mit Leberbeschwerden.** Beispielsweise finden sich ziehende, krampfartige oder drückende rheumatische Schmerzen in den Gliedmaßen; rheumaähnliche Schmerzen im rechten Deltamuskel; Hüftschmerzen, die sich durch Bewegung, besonders durch Bücken und Aufrichten verschlimmern; Waden- und Fußsohlenkrämpfe.
- Einige Allgemeinsymptome:
  - Ein auffallendes Merkmal ist ein **sehr unbehagliches Allgemeingefühl, mit großer Mattigkeit,** Abgeschlagenheit und Erschöpfung sowie **allgemeinem Krankheitsgefühl.** So ist die Arznei etwa benutzt worden bei Erschöpfungszuständen nach langem Leiden und wiederholten Blutungen (CHINA), z. B. aus dem Uterus nach Abortus, besonders wenn häufige Anfälle von Gallenkolik auftreten. Solche Zustände können mit starker Abmagerung einhergehen. Die generelle Müdigkeit ist besonders stark nach einer Mahlzeit oder morgens beim Erwachen.
  - **Der Schweiß kann nach Urin riechen.** Die Haut ist meist von fahler oder grauer Farbe, der Urin oft dunkel gefärbt, goldgelb, orangefarben, braun, der Stuhl nicht selten hell (lehm- oder schokoladenfarben).
  - Carduus marianus ist eher ein **frostiges,** kälteempfindliches Mittel; friert leicht nachts, besonders beim Aufdecken.
  - Schmerzen meist von ziehendem, stechendem oder brennendem Charakter, auch drückend; ferner sind durch den ganzen Bauch-, Brust- und Rückenraum wandernde Schmerzen, Zusammenschnürungs- und Bandgefühle sowie schmerzhafte Krämpfe bekannt.
  - Bedeutsam ist ein **Schmerz unter dem rechten Schulterblatt** (CHELIDONIUM, AESCULUS).
- Einige Modalitäten:
  - **Druck und Berührung verschlimmern gewöhnlich;** Liegen auf der linken Seite verschlimmert die Leberschmerzen (besonders des linken Leberlappens). Bewegung, besonders wenn sie plötzlich und heftig ist, ruft Schmerzen im Bauch und in der Brust hervor und verschlimmert die Atemnot. Essen und besonders Trinken von Alkohol löst Beschwerden aus oder verschlimmert sie. Aufsitzen im Bett bessert die Atmungssymptome. Blutungen (Hämoptysis, Hämatemesis, Teerstühle, Nasenbluten usw.) können den Allgemeinzustand und die beschwerlichsten Symptome des Patienten bessern.
  - Im Allgemeinen befallen die Beschwerden bevorzugt die rechte Seite.
- Einige Symptomkombinationen, bei denen sich Carduus marianus als heilsam erwiesen hat:
  - Eine Kombination von **Magen-, Milz- und Nierenbeschwerden mit Schlaflosigkeit,** Appetitlosigkeit, gereiztem Gemüt und allgemeiner Schwäche.
  - **Abmagerung und anhaltende Übelkeit mit häufigem Erbrechen** in Gastritisfällen.
  - **Allgemeines Ödem,** besonders Unterschenkel und Arme hart geschwollen, wie Holz anzufassen.
  - **Periodische Schmerzen im Bauch.** Sie beginnen in der Mitte des Abdomens und ziehen sich zur Magengrube und zum rechten Hypochondrium. Die Herzgegend ist so empfindlich gegen die leiseste Berührung, dass der Patient laut aufschreit; eine gründliche körperliche Untersuchung ist nicht möglich. Oder: Starke Schmerzen im rechten Mittelbauch. Hart und geschwollen; **auf die leiseste Berührung oder auf Druck steigert sich der Schmerz zu extremer Heftigkeit.** Dabei Appetitlosigkeit, leicht belegte Zunge, deutlich erhöhte Temperatur.
  - **Herzklopfen** mit eine Viertelstunde anhaltendem Frost, krampfhaftem Ziehen in Waden und Händen sowie Taubheit der Finger.
  - **Seitenstechen links,** mit Brustschmerzen; **linker Leberlappen druckschmerzhaft, geschwollen,** Zunge gelb belegt.
  - **Appetitlosigkeit, bitterer Mundgeschmack, Verstopfung,** Spannen oder Schmerz in der Herz- und Lebergegend.
  - **Asthma mit starkem Husten und mehr oder weniger Auswurf dickflüssiger Sputa;** dabei extrem berührungsempfindlicher, harter linker Leberlappen. **Druck auf das rechte Hypochondrium führt leicht zu Atembeengung und Husten mit dickem und zähem Auswurf.**

Atmung ständig keuchend, Stimme heiser, jede Anstrengung erhöht die Atemnot. Nachts Husten beschwerlicher als Asthma, erst gegen Morgen wird der Husten lockerer.

- **Metrorrhagien bei Leberaffektionen.** Die Zwischenblutungen können zwölf bis vierzehn Tage lang dauern, danach Ausfluss. Dabei Verstopfung, Abmagerung, Gelbfärbung um Schläfen und Mundwinkel, bitterer Mundgeschmack, große Reizbarkeit.
- **Rheumatische Affektionen von Kreuz, Hüften und Oberschenkel.** Zum Beispiel: Eine im sechsten Monat schwangere Frau klagt über heftige Schmerzen in der rechten Hüfte, die zur Mitte des Oberschenkels und dann bis zum Knöchel herab ziehen. Dabei starker Kreuzschmerz. Kann nur mühsam gehen, hinkt und zieht das Bein nach. Schmerz besonders stark beim Aufstehen vom Sitzen, wird beim Gehen allmählich schwächer. Zugleich leichte Druckempfindlichkeit unter den rechten kurzen Rippen.

Lokalsymptome

Schwindel Starkes **Schwindelgefühl** mit Neigung zum Vornüberfallen; und plötzliches und starkes **Nasenbluten, gefolgt von großer Erleichterung.** „Duseligkeit", mit Unklarheit im Denken.

Kopf Ein **Gefühl von Benommenheit oder Vollheit des Kopfes** ist auffallend; es kann auch als Schwere im Kopf empfunden werden. Diese Empfindungen können von einer **Spannung in der Kopfschwarte** begleitet sein, als zöge sie sich um den Schädel zusammen, oder von einem spannenden Schmerz in der Kopfschwarte des linken Scheitelbeins; auch von der Neigung zu zorniger Aufregung, wie sie oben beschrieben wurde. Die Benommenheit steigert sich manchmal zu einem regelrechten Kopfschmerz, besonders in Schläfen und Stirn; ein **Drücken in der Stirn direkt über den Augen** ist charakteristisch. Dabei kann Schwindelgefühl auftreten, mit der erwähnten „Unklarheit im Denken". Der Stirnkopfschmerz kann halbseitig sein, besonders im rechten Supraorbitalgebiet, und wird schlimmer durch Husten und Bewegung. Supraorbitalneuralgie; habituelle Migräne; **Migräne, die in Erbrechen von Galle endet.**

Zusammenziehendes Gefühl über den Augenbrauen. Drückender Schmerz im Hinterkopf; Schmerz im linken Scheitelbein.

Augen Brennen und Drücken in den Augäpfeln; auch Empfindung, als würden sie gegen die Augenhöhlen gedrückt. Brennen in den Rändern der oberen und unteren Augenlider. Drückendes Brennen in den Augenlidern, mit Geschwulst und Schweregefühl der Lider, mehr im linken Auge, das nur mit Mühe geöffnet werden kann.

Ophthalmie, mit Rötung der Konjunktiven.

Nase Kitzelnde Empfindung erst im einen, dann im anderen Nasenloch, mit Wasserausfluss aus der Nase. **Nasenbluten;** bei Leber-oder Milzerkrankungen; habituelles Nasenbluten; **Epistaxis lindert den Schwindel.**

Gesicht **Gesichtsfarbe schmutzig und gelblich** oder erdfahl; manchmal auch hochrot. Graugelbes, eingefallenes Gesicht. Gesichtsausdruck verdrießlich, schlaff.

Mund Ein Charakteristikum: Feuchte Zunge, **in der Mitte weißlich belegt, an den Rändern und der Spitze gerötet. Bitterer Mundgeschmack** begleitet viele Symptome.

Ein Schlüsselsymptom: Gefühl, als wäre die Schleimhaut am Gaumen ganz glatt, **wie mit Fett überzogen.** Andererseits wird auch eine Empfindung von Rauheit und Trockenheit an Gaumen und Rachen beschrieben, die zu trockenem Husten reizt. Wasserzusammenlaufen im Munde.

Hals Brennen im Schlund, wie Sodbrennen, mit mehrmaligem Luftaufstoßen. Brennen und Stechen in Mandeln und Rachen. Rauheitsgefühl im Hals, saures Aufschwulken. **Trockenheit im Hals.**

Husten, Atmung, Brust In dieser Region sind charakteristisch: das **Seitenstechen,** wobei die Schmerzen dazu neigen, **über den ganzen Thorax, Rücken und Bauch zu wandern;** der **Husten mit blutigem Auswurf,** manchmal von reinem Blut, manchmal von blutgestreiftem Schleim; die **Atem-**

beengung und der Husten, die durch Druck auf das rechte Hypochondrium ausgelöst werden. Atmungssymptome, die mit Lebersymptomen vergesellschaftet sind.

Hustenreiz an der Hinterseite des Kehlkopfs. Der Husten ist oft trocken und kurz; manchmal geht ihm Kitzelreiz voraus, manchmal nicht. Trockener Husten, mit Schmerz **am unteren Winkel des rechten Schulterblattes,** der zur Brust ausstrahlt (vgl. CHELIDONIUM). Starker Husten und Auswurf bald weniger und zäher, bald massenhafter und dicker Sputa, Schleimrasseln auf der Brust; bei asthmatischen Erkrankungen, mit Lebersymptomen. Verlangen zum Tiefatmen, aufgrund von Vollheitsgefühl oder Schmerzempfindungen im Bauch.

Beklemmung in der linken Seite der Brust, mit Schmerzen dort, besonders beim Tiefatmen. Dyspnoe, die bei Bewegung schlimmer wird, besonders beim Steigen; asthmatische Erkrankungen. Die Prüfungen ergaben viele ziehende und stechende Schmerzen in der Brustregion. Die **ziehenden Schmerzen** waren halbseitig (bei Buchmanns Prüfung traten sie auf der linken Seite auf), anhaltend und wurden vor allem in den **Brust- und Zwischenrippenmuskeln unterhalb der Achselhöhle** verspürt, manchmal zogen sie bis in die Axilla hinein. Sie können sich über die ganze Vorderseite der Brust ausbreiten und so heftig werden, dass sie die Bewegung der Arme, das Gehen und Bücken fast unmöglich machen; oder sie ziehen zum Rücken. Diese ziehenden Schmerzen sind von **stechenden Schmerzen in der Seite,** in der Gegend der fünften, sechsten oder siebenten Rippe begleitet, die bei tiefer Inspiration verspürt werden, aber noch mehr **beim Ausatmen nach tiefem Einatmen.** (Das Mittel ist bei Pleuritis und ähnlichen Erkrankungen angewendet worden.) Oder: Stechen am unteren Rippenrand vorn zwischen beiden Lineis mammalibus bei jedem Einatmen. Stechen in der rechten Seite in der Gegend der siebenten Rippe bei tiefem Einatmen und **beim Bücken.** Kurzes Stechen hinter den kurzen Rippen der linken Seite. Ausschlag über dem Processus xiphoideus.

Herz Stiche in der Herzgegend. Herzklopfen beim geringsten Steigen, mit Atembeschwerden. Plötzlich ein Gefühl von heißem Wallen in den Präkordien, mit ängstlicher Beklemmung; durch einen schwarzen, pech- oder teerartigen, aashaft stinkenden, breiigen Stuhl erleichtert.

Magen **Appetitlosigkeit.** Speisen werden mit Widerwillen genossen; danach leeres Aufstoßen. Ein seltsames Prüfungssymptom ist: „Fader Geschmack der wie gewöhnlich gesalzenen Suppe. Wohlgeschmack der sehr scharf gesalzenen Suppe, obgleich sonst scharf gesalzene Speisen zuwider sind. Bedürfnis, die Wassersuppe noch zu salzen … obgleich sie wie gewöhnlich gesalzen ist." **Übermäßiger Durst.**

Heftige Übelkeit, schmerzhaftes Würgen und **Erbrechen saurer, grüngefärbter Flüssigkeit.** Übelkeit mit Wasseransammlung im Mund. Die Tendenz zur **Magenübersäuerung** ist bei vielen Carduus-Beschwerden zu beobachten und häufig mit starker Bauchauftreibung und Magendrücken verbunden. „Beim Luftaufstoßen brennendes Gefühl im Magenmund, wie von Magensäure. Brennen im Magen wie von Magensäure, mit vorübergehendem Drücken im Magen." Übelkeit von 16 bis 17 Uhr; besser nach dem Abendessen.

Bei hartnäckigem Morgenerbrechen auf nüchternen Magen bei Schwangeren hat Carduus Heilungen bewirkt. In einem Fall hatte die Patientin dabei den ganzen Tag keinerlei Magenbeschwerden und aß mit gutem Appetit. Erbrechen mit gleichzeitigen Schmerzen im Abdomen. **Bluterbrechen,** besonders von schwarzem Blut, ist ein prominentes Symptom im Zusammenhang mit Leber- oder Milzaffektionen; Hämatemesis, die **den Allgemeinzustand des Patienten bessert.**

Magendrücken ist ein gut bestätigtes Symptom von Carduus. Es kann **nachts beim Erwachen** verspürt werden (der Patient kann auch davon aufwachen), oder auch **den ganzen Tag hindurch,** oder es **kommt und geht den Tag über.** Magendrücken mit viel Luftaufstoßen; Auftreibung des Magens. Starke **Empfindlichkeit der Magen- und Lebergegend gegen äußeren Druck.**

Abdomen Wie oben erwähnt, hat Carduus eine starke Affinität zur **Leber,** und so sind auch die Lebersymptome sehr auffällig. Um zu viel Wiederholung zu vermeiden, fasse ich sie nur kurz zusammen: **Leber vergrößert,** hauptsächlich in **transversaler Richtung,** und angeschoppt; hart und sehr **druckempfindlich;** besonders der linke Lappen, aber auch der rechte; Leberaffektionen, wo die Lungen in Mitleidenschaft gezogen sind, mit **Bluthusten und Bluterbrechen,** mit Atembeengung und Husten bei Druck auf die Lebergegend, mit **Seitenstechen;** bei Leberzirrhose oder anderen Leberschäden durch Alkohol, Pilzvergiftung o. ä.; bei **Gelbsucht.**

- Die Leberschmerzen sind für gewöhnlich von drückender, spannender, ziehender und stechender Qualität. „**Beim Liegen auf der linken Seite Spannungs- und Druckgefühl in der Leber**" (linker Leberlappen betroffen). Schulz gibt folgende Indikation: „Bei den eigenartigen, ursächlich nicht immer klar zu deutenden, besonders bei Frauen wiederholt auftretenden **Schmerzanfällen in der oberen Partie des Colon ascendens und der Lebergegend,** wie auch bei ausgesprochener Cholelithiasis."
- **Heftige Gallensteinkoliken.** Kent schreibt: „Es sorgt für einen gesunden Gallenabfluss und heilt dadurch den Zustand, der die Bildung von Gallensteinen begünstigt", eine Feststellung, die von anderen Homöopathen wiederholt bestätigt wurde.
- Das Mittel ist besonders dann angezeigt, **wenn Gallenblasenerkrankungen** (Gallensteine, Entzündung) **mit Verstopfung einhergehen.** Hale gibt folgende weitere Indikation an: „Schmerzhafte Empfindlichkeit und Schwellung der Gallenblase, wahrscheinlich durch Obstruktion des Ductus choledochus communis."

Auftreibung der **Milz,** mit ständigem Borborygmus und Luftaufstoßen; Beschwerden, welche mit Milzerkrankungen vergesellschaftet sind (vgl. CEANOTHUS). Ein Prüfungssymptom: „**Stechende Schmerzen in der Milzgegend,** besonders beim Einatmen und Bücken."

Allgemeiner können wir mit Buchmann sagen, dass Carduus angezeigt sein kann, „wo eine **Plethora im Pfortadersystem** besteht, die sich durch Hyperämie der Leber, Katarrh der Gallengänge und träge peristaltische Bewegung im Dickdarm, Hämorrhoiden, Neigung zu übermäßiger Säurebildung mit Luftauftreibung in den Gedärmen ausspricht." Ein eigentümliches Symptom aus den Prüfungen ist eine **Empfindung, als wenn sich die Gedärme beim Ausatmen bewegten,** bis eine Handbreit um den Nabel.

Gefühl von Vollheit in den Hypochondrien und schmerzhafte Empfindungen im Bauch, zum Tiefatmen nötigend; durch starke Körperbewegung vermehrt.

Kommend und vorübergehend ziehender Schmerz zwischen Nabel und Magengrube im Bauchfell der Bauchdecke von rechts nach links, darauf brennender Schmerz mit Hitzegefühl in einer hühnereigroßen Stelle in der Mitte zwischen Nabel und Inguinalgegend links.

- **Heftiger Schmerz in der rechten Bauchseite, durch Daraufdrücken vermehrt,** gleichmäßig anhaltend bis zum Eintritt des Schlafs. Drückender Schmerz zwischen Rippen und Hüfte im Bauch auf der rechten Seite, eine Stunde anhaltend während des Fahrens.
- **Druckschmerz rechts im Bauch bei ausgestrecktem Körper,** mit Hitzegefühl. Dieser Schmerz kann sich durch Zusammenkrümmen bessern.
- **Stechender Schmerz in der rechten Bauchseite,** in der Nähe des Hüftknochens.
- Stiche im Dünndarm, welche durch Drücken auf den Bauch gebessert werden.
- Carduus ist bei **Typhlitis** eingesetzt worden, besonders um Rezidive zu verhindern. Typhlitis stercoralis.

Viel **Blähungen** mit ständigem Darmkollern, besonders im Dünndarm, und ungewöhnlich häufiger Abgang von Blähungen. Es können auch hydropische Affektionen auftreten: Aszites anasarca. Ziehender Schmerz durch die Unterbauchgegend.

Rektum und Stuhl Carduus hat **Verstopfung** hervorgerufen und geheilt, selbst wenn sie sehr hartnäckig war und seit langem bestand, mit **ungenügenden, schwierigen, sehr harten Stühlen,** die knotig und braun sind. Andererseits hat dieses Mittel auch **gelblichen** oder schokoladenfarbenen, **lehmigen, breiigen Stuhl ohne Gallenfärbung** erzeugt. „Stühle bald hart, bald weich" (Hering).

Melaena; aashaft riechend, breiig, teerfarben; **verschafft dem Patienten Linderung.** Ruhrsymptome, bei Leber- oder Milzerkrankungen.

Das Mittel hat auch Durchfälle, von gelber oder rötlicher Farbe. Wapler hat profuse Diarrhö bei Mastdarmkrebs mit Carduus behandelt. Durchfall und Verstopfung können auch im Wechsel auftreten. Nach einem Glas Weißbier der heftigste Drang zum Stuhl (auf dem Heimweg).

Brennender Schmerz im Mastdarm und After, am Sitzen hindernd. Hämorrhoiden, mit Neigung zu übermäßiger Magensäurebildung und Luftauftreibung in den Gedärmen; blutende Hämorrhoiden. Wundsein im After; Hautwolf.

Harnorgane **Strangurie** ist eine häufige Begleiterscheinung von Carduus-Zuständen. **Harndrang bei Brustschmerzen;** starker Harndrang bei nächtlichem Erwachen, mit Frösteln, aber nur wenig Urin wird gelassen; **Harndrang, ohne Urin lassen zu müssen.** Bei erfolglosem Drang auf den Stuhl starker Druck auf die Blase, sodass Harntröpfeln eintritt.

Der Urin ist trübe, **goldgelb,** sauer, enthält bräunlichen Gallenfarbstoff (**verstärkter Gehalt an Urobilin,** das dem Stuhl fehlt); oder sogar von **bräunlicher Farbe** und spärlich. Orangegelber oder rotgelber Harn. Reichlich entleerter Urin mit rotem Bodensatz. Sehr reichliche Entleerung goldgelben Harns, mit Ziehen in den Seiten des Hypogastriums. Glykurie; Carduus ist bei Diabetes angewendet worden.

Brennen in der Harnröhrenmündung nach dem Urinlassen; oder ein Ausfluss farblosen Schleims folgt dem Harnen, mit Brennen. Brennender Schmerz in der weiblichen Harnröhre, mit Geschwulstgefühl in der Umgebung der Urethra, zum Aufstehen vom Sitzen nötigend. Erwachen durch Schmerz in der Harnröhre, mit Schmerz in der rechten Nierengegend. Ziehender Schmerz in der Blase beim Sitzen.

Weibliche Genitalien Das wichtigste Merkmal ist die **Uterusblutung,** die gewöhnlich im Zusammenhang mit Pfortaderstauung steht. Bei chronischen Blutungen hat Carduus nicht nur den Blutfluss gehemmt, sondern konnte auch die Rezidivneigung abschneiden. Solche Blutungen können auch nach Abortus oder in den Wechseljahren auftreten. Auch bei anderen klimakterischen Beschwerden, wie Migräne, Fluor albus, Asthma.

Menstruation zu reichlich oder auch unterdrückt. Schlegel verwendete Carduus mit großem Erfolg bei regelmäßigen intermenstruellen Schmerzen im Unterleib (siehe auch unter „Abdomen").
Einfache entzündliche Reizung der Mammae.

Äußerer Hals und Rücken Ein charakteristisches Symptom, das von einem anderen Lebermittel (CHELIDONIUM) besser bekannt ist: **Schmerz am unteren Winkel des rechten Schulterblatts,** zur rechten Seite der Brust ausstrahlend. Mezger erwähnt auch fibrilläre Zuckungen der Muskeln unter dem rechten Schulterblattwinkel.

Druckempfindlichkeit der Hals- und Brustwirbel (was mit Hypertrophie des linken Leberlappens verbunden sein kann).

Ziehende Muskelschmerzen sind im Rücken vorherrschend: **Ziehender Schmerz im ganzen Rücken, mit nachfolgender Müdigkeit;** auf der **rechten Seite des Rückens, vom Schulterblatt bis in die Lendengegend,** nach minutenlanger Dauer auf einer Stelle **den Ort wechselnd;** im Kreuz. E. E. Case nennt ein Lumbago-Symptom, das mit schmerzhafter Steifheit in den Beinen verbunden war: Ziehender Schmerz quer über die Lumbosakralregion; **schlimmer nach dem Aufrichten vom Bücken,** auch schlimmer vom Gehen.

Extremitäten In allen Gliedern wird ein starkes **Abgeschlagenheitsgefühl** verspürt, **besonders auf der rechten Seite,** das morgens nach dem Aufstehen am schlimmsten ist und durch Gehen ins Freie nicht gebessert wird; verbunden mit einem sehr unbehaglichen Allgemeingefühl, „Krankheitsgefühl". „Zerschlagenheitsgefühl in den Armen und Beinen."

Die Gliederschmerzen sind gewöhnlich ziehend und krampfartig, manchmal ausgesprochen heftig; sie können die Seiten wechseln.

- Das am besten bestätigte Armsymptom ist:
  - **Ziehender Schmerz in den linken Radius bedeckenden Muskeln, abwechselnd mit Schmerzen derselben Muskeln rechts.** Eine weitere Lokalität ist der rechte Musculus deltoideus, an dem in den Prüfungen wiederholt heftige rheumatismusähnliche Schmerzen verursacht wurden; manchmal so stark, dass der Prüfer ein Stöhnen nicht unterdrücken konnte.
  - Rheumatischer Schmerz in den Schultern, vom Hals ausstrahlend.
  - Reißen im linken Oberarm.
  - **Krampfschmerzen** sind häufig: in den Muskeln, die den Radius bedecken; in den Händen und Fingern; besonders **im Zeige-, Mittel- und Ringfinger der rechten Hand,** auf der Außenseite.

- **Ischiasschmerz** ist eine alte Indikation von Rademacher, die durch ein Prüfungssymptom gestützt wird: **Schmerz in den Hüftgelenken durch die Hinterbacken sich verbreitend, das Aufstehen erschwerend, durch Bücken verschlimmert.** Dieses Symptom mit seinen Modalitäten ist vielfach klinisch bestätigt worden, so in einem kürzlich von Müller im *Archiv für Homöopathik* veröffentlichten Fall, wo zusätzlich eine interessante Modalität beobachtet wurde: Die Patientin lag fast den ganzen Tag auf dem Bauch, die einzige Position, die Erleichterung brachte. Die Rechtsseitigkeit der Ischiasbeschwerden, die Verschlimmerung durch Bücken sowie die Alkoholentwöhnung, der sich die Patientin gerade unterzog (zur Unterstützung dieser Kur hatte Müller OPIUM verschrieben), ließen ihn an Carduus denken, welches die Schmerzen binnen einiger Tage vollständig zum Verschwinden brachte.
- **Hüftschmerzen** bei Milz- oder Lebererkrankungen. In seinen „Prescription drills" nennt E. E. Case auch folgendes Symptom: Schmerzhafte Steifheit der **Sehnen unter den Knien;** schlimmer zu Beginn des Gehens und bei Müdigkeit vom Gehen; eine Zeitlang besser durch fortgesetztes Gehen (auch mit Pulsieren an der Innenseite des linken Kniegelenks). Dies ähnelt einem Prüfungssymptom von Buchmann: „Steifheitsgefühl in den Knien beim Gehen, an der Kniescheibe und in den Sehnen an der Kniekehle mit Lähmigkeitsempfindung in den Unterschenkeln, unsicheren, stolprigen Gang verursachend." Ziehender Schmerz im linken Kniegelenk. Gefühl beim Gehen, als läge ein Band um die Waden, oder als wären die Beinkleider zu eng, eine Handbreit unterhalb der Kniegelenke. Kältegefühl: in den **Knien** (CARBO VEGETABILIS); Sohlen; Zehen. Wadenkrämpfe. Plötzlich schmerzhafter Krampf in den Muskeln der rechten Fußsohle, die Zehen beugend; nach dem Aufhören desselben in der Sohle vor der Ferse starkes Jucken. Schmerz auf dem rechten Fußrücken.

Schlaf **Große Müdigkeit;** beim Erwachen, mit Unlust zum Aufstehen; **nachmittags,** gegen 16 Uhr, beim Fahren im Wagen, mit etwa zehn Minuten dauerndem Schlaf; nach dem Essen; nach ziehenden Rückenschmerzen; mit häufigem Gähnen; mit großer Mattigkeit. **Unruhiger Schlaf,** besonders vor Mitternacht; mit öfterem Aufwachen; traumvoll. Liegen auf dem Rücken erzeugt Alpträume.

Fieber, Frost, Schweiß **Frost und Fieberhitze bei Gelbsucht.** Diese Indikation wurde von Farrington bestätigt, in einem Fall von Fieber und Frost mit dreitägiger Periodizität, mit schmerzhafter Leber, Stuhl frei von Gallenfarbstoff, Urin mit erhöhtem Urobilingehalt. Der Frost und das Fieber treten vorzugsweise abends auf, die Fieberhitze lässt manchmal erst gegen Morgen nach. **Frösteln beim nächtlichem Erwachen, mit starkem Harndrang.** Frostschauder mit beschleunigtem Puls; mit Gefühl von Pulsieren im Bauch.

Neigung zum Schwitzen; allgemeiner Schweiß und Mattigkeit beim Erwachen; Schweiß nach einer Mahlzeit auf der Stirn und am Rücken.

Haut Neben dem **Ikterus** sind die Hauptindikationen in diesem Bereich die **varikösen Venen und Geschwüre.** Zahlreiche mit Carduus geheilte Fälle werden berichtet. „Anschwellen der sichtbaren Venen" (Mezger); die Varizen können hart sein, die Aderknoten neigen gelegentlich zum Bersten. Ulcus cruris varicosum, das gewaltige Ausmaße annehmen kann. „Schmerzendes, juckendes, rezidivierendes Ulcus von etwa 13 cm Durchmesser am rechten Unterschenkel" (Burnett). Leeser gibt diese Beschreibung eines Carduus-Geschwürs: Ulcus varicosum, ausgebildete Geschwüre von bläulicher Farbe, jauchigen, mißfarbigen Granulationen, gezackten, meist kallösen Rändern, leicht blutend, Umgebung mit erweiterten Venen bräunlich pigmentiert. Entstanden nach Stoß, Bersten eines Aderknotens, bei **Krampfaderekzem,** selten nach Bindegewebsentzündungen, meist durch Aufkratzen der juckenden, ekzematösen Haut.

Intertrigo am After. Bläschengruppen auf dem Handrücken mit wässrigem Inhalt. Hautjucken.

Causticum

Essenzielle Merkmale

Für die Entwicklung eines Causticum-Zustands gibt es hauptsächlich sechs verschiedene auslösende Ursachen:

- **Langanhaltender Kummer mit tiefer Trauer, die nicht ausgedrückt wird.** Im Allgemeinen entwickelt Causticum Symptome nicht über Nacht, wie IGNATIA, STAPHISAGRIA oder NATRIUM MURIATICUM, sondern es bedarf dazu eines längeren Zeitraums und einer ganzen Reihe von kummer- und leidvollen Erfahrungen. Ist es aber einmal soweit gekommen, hat man es mit einem Fall von tiefgreifender, ernsthafter Krankheit zu tun.
- **Schreck, Furcht, Enttäuschung oder Ärger.** Solche Emotionen können vor einem chronischen Hintergrund die auslösenden Momente für das Erscheinen der Ängste und Befürchtungen von Causticum darstellen.
- **Emotionale Erregung, auch freudige.** Beschwerden mit dieser Causa (z. B. Stottern) zeigen sich meist in chronischen Fällen; gewöhnlich verschlimmern sie einen chronischen Zustand, lösen ihn aber nicht selbst aus.
- **Verbrennungen oder Verbrühungen.** Causticum erzeugt ein Gefühl von Rohheit und Wundheit, wie es auch bei Verbrennungen auftritt, und aufgrund dieser Eigenschaft eignet es sich nicht nur zur Heilung akuter Verbrennungen (auch solcher zweiten Grades), sondern auch zur Behandlung der Folgesymptomatik schwerer Verbrennungen, etwa schlecht verheilter Wunden, Ulzeration, selbst Atrophie verbrannter Gliedmaßen. Oder: Bei Kindern, die nach einer schweren Verbrennung nicht mehr wachsen (Foubister).
- **Unterdrückung von Ausschlägen.** Dies kann schwere Störungen verursachen: **Chorea, Epilepsie, Krämpfe;** aber auch Gemütsleiden, selbst Wahnzustände; Lähmungen, z. B. des Nervus facialis; Neuralgien usw. Kent gibt einige Beispiele: „Geistige Erschöpfung, Hoffnungslosigkeit, Verzweiflung, nachdem ein Ausschlag mit Zinksalbe unterdrückt worden ist. Es ging ihm einigermaßen gut, solange er den Ausschlag hatte, aber als dieser verschwand, ließ ihn sein Geist im Stich." Oder: „Ausschläge auf einer Seite von Kopf und Gesicht, die sich über den ganzen Kopf ausbreiten. Dicke, schorfige Ausschläge, die den ganzen Hinterkopf bedecken. Wenn diese Ausschläge bei Kindern unterdrückt werden, kann Chorea auftreten."
- **Kalte, trockene Winde** (vgl. ACONITUM). Lähmungen, Neuralgien oder rheumatische Schmerzen werden oft ausgelöst, wenn der Patient kaltem, trockenem Wind und Zugluft ausgesetzt ist, während **nasses Wetter seinen Zustand im Allgemeinen bessert.** Doch auch Nasswerden (z. B. von Durchnässung im Regen oder Baden in einem Fluss) kann ein kausativer Faktor für den Causticum-Zustand sein. Interessanterweise wird der Causticum-Patient, der diesen Einflüssen ausgesetzt ist, nicht in erster Linie anfällig für Krankheiten der Atemwege (Bronchitis, Lungenentzündung), sondern vielmehr für Affektionen des neuromuskulären Systems (Lähmung, Krämpfe usw.).

Sensibilität für Ungerechtigkeit und Mitgefühl für andere

Große Sensibilität für Ungerechtigkeit und ein übergroßes Mitgefühl für das Leid anderer sind die beiden großen Leitsymptome von Causticum auf der geistig-emotionalen Ebene. Diese Eigenschaften der Causticum-Patienten rühren von ihrer Neigung her, reinen Herzens zu beobachten, was um sie herum geschieht, ganz wie ein Kind. Ihre Gefühle sind von solcher Intensität, dass sie leidenschaftlichen Anteil an der Außenwelt und den Ereignissen in ihrer Umgebung nehmen, ähnlich wie PHOSPHORUS-Patienten. Sie scheinen dem Leid anderer schutzlos gegenüberzustehen, es trifft sie mitten ins Herz und bringt sie aus der Fassung. Dies zeigt sich in dem Prüfungssymptom: „Übertrieben mitleidig; bei Erzählungen anderer und ihnen angetaner Grausamkeiten ist sie außer sich vor Weinen und Schluchzen und kann sich nicht zufriedengeben." Wenn sie eine Situation beobachtet und begriffen haben und dabei eine Ungerechtigkeit wahrnehmen, dann trifft sie das sehr, und deshalb neigen sie zu augenblicklichen Reaktionen darauf.

Es ist die Empfindsamkeit beim Anblick fremden Leids, die bei ihnen selbst Leiden hervorruft, und aus dieser Sensibilität kommt auch der Impuls, auf eine solche Ungerechtigkeit zu reagieren. Erwachsene Causticum-Patienten sind oft Menschen, die sich von gesellschaftlichen Ungerechtigkeiten sehr betroffen fühlen und sie nicht dulden können. Sie äußern ihren Unmut sofort, und es ist sehr wahrscheinlich, dass sie das auf impulsive Weise tun. Wenn die erwähnten Gemütsdispositionen von Causticum stärker werden und zunehmend krankhaften Charakter annehmen, können diese Menschen in wachsendem Maße dahin tendieren, Fanatiker zu werden. Man kann Anarchisten, Revolutionäre usw. unter ihnen finden. Sie bewerten Situationen nicht mehr rational, sondern fanatisch, sie hören nicht mehr auf die Stimme der Vernunft. Solche Leute schließen sich extremistischen Bewegungen an, vielleicht einer kommunistischen Partei; sie können für drastische, selbst gewaltsame Maßnahmen plädieren, um Reformen zu erwirken. Ein Causticum-Patient könnte in diesem Stadium leicht zum Terroristen werden – nicht aus ideologischen Gründen, sondern aufgrund seiner Pathologie. Die Sache, die er verficht, wird etwas Unpersönliches, die fanatische Gerechtigkeitsbesessenheit tritt an die Stelle echter humanitärer Betroffenheit.

Es sei darauf hingewiesen, dass solches Verhalten nur dann als Symptom zu werten ist, wenn es pathologisch ist. Sensibilität für Ungerechtigkeit ist an sich selbstverständlich nichts Pathologisches, und politische Ansichten, ob radikal oder nicht, sind nicht Gegenstand homöopathischer Behandlung. Wenn aber politische Meinungen und Handlungen Resultate *geistiger Pathologie* sind, kann Causticum angezeigt sein und *diesen zugrundeliegenden Geisteszustand* heilen. Ich erinnere mich an einen interessanten Causticum-Fall, den eines Kommunisten, der gegen die Ungerechtigkeit der Regierung ankämpfte und in der Vergangenheit einen hohen Regierungsbeamten getötet hatte. Er war materialistisch orientiert, der Hunger der armen Bevölkerung bewegte ihn tief und schloss alle anderen Themen aus. Von spirituellen Themen, Fragen der persönlichen Weiterentwicklung usw. wollte er nichts hören. Was seine politische Überzeugung betraf, war er immun gegen logische Argumente. Nachdem er Causticum bekommen hatte, wurde er ruhiger. Der leidenschaftliche, fanatische Zug in ihm schwächte sich ab. Er fing an, logischer zu denken. Man konnte mit ihm diskutieren; er war empfänglicher für Logik und Vernunft. Sein Charakter änderte sich natürlich nicht. Er glaubte immer noch, dass er die Dinge richtig sah, aber er machte dies nun auf logische und nicht mehr auf pathologische Art geltend.

Ein ziemlich hoher Prozentsatz von Causticum-Patienten zeigt diese Neigung zum Fanatismus und Anarchismus. Natürlich gehen nicht alle bis zum äußersten, aber dies ist die Richtung, die Idee, die man bei Causticum-Patienten erkennt, wenn sie auf der geistigen Ebene pathologisch affiziert sind.

Das Aufbegehren gegen Autoritäten kann sich auch in der Beziehung zur Arbeit äußern; Causticum-Patienten können eine Abneigung gegen Arbeit haben und ihren Vorgesetzten das Leben ganz schön schwer machen. Sie können starke Charaktere sein, die Konfrontation und Konflikt suchen, und oft zeigen sie Insubordination und Trotz, „Widerspenstigkeit", wie es in der Prüfung heißt. „Wütige Rechthaberei und Zanksucht" (Hahnemann). Manchmal ist auch eine diktatorische Haltung gegenüber Untergebenen zu beobachten, aber für gewöhnlich suchen sie eher die Kraftprobe mit ihren Vorgesetzten als mit ihren Untergebenen.

Es hat den Anschein, dass das Ausmaß der Widerspenstigkeit davon abhängt, ob es sich um einen konstitutionellen Causticum-Fall handelt oder nicht. Menschen, die lediglich eine Schicht von Causticum-Symptomen entwickeln, unter der andere pathologische Schichten liegen, werden eher eine weniger heftige Form von Rebellion an den Tag legen. So kann z. B. ein STAPHISAGRIA-Patient, der vorher fügsam und folgsam war, nach der Verschreibung von STAPHISAGRIA in einen Causticum-Zustand geraten. Wenn sich dieser Zustand weiterentwickelt, sammelt der Patient allmählich immer mehr Willenskraft an, bis er schließlich aufbegehrt. Wurde er vorher unterdrückt, wird er jetzt seine Rechte einfordern; z. B. wird sich eine unterdrückte Ehefrau nach der Einnahme von STAPHISAGRIA weigern, weitere Beleidigungen und Misshandlungen von ihrem Mann hinzunehmen. Natürlich erfordert eine solche Veränderung für sich allein keine Behandlung (im Gegenteil, es handelt sich um eine Entwicklung zur Gesundheit!); aber wenn auf einer Ebene pathologische Symptome bestehen, die eine Behandlung erfordern, ist eine solche charakterliche Veränderung wichtig für die Überlegungen zur Wahl des nächsten Mittels. Es könnte sein, dass die Patientin in einen extrem rebellischen Zustand gerät, der nach Causticum verlangt. In solchen Situationen ist es wichtig, daran zu denken, dass Causticum und STAPHISAGRIA Komplementärmittel sind.

Auch religiöser Fanatismus kommt bei Causticum-Patienten oft vor. Sie schließen sich gern Gruppen an, die sowohl Sozialarbeit als auch religiöse Riten praktizieren – je strenger die Normen, desto besser, scheinen sie zu denken. Causticum-Patienten finden sich oft in religiösen Gemeinschaften außerhalb der offiziell anerkannten und gängigen Religion.

Es ist leicht zu verstehen, dass solche Patienten eine große **Rigidität** in ihren Ideen und Entscheidungen zeigen und dazu neigen, die Dinge schwarz oder weiß zu sehen. Es sind voreingenommene, rechthaberische Leute, die nicht objektiv über politische Themen diskutieren können; ihr eigener Standpunkt ist der einzig richtige und muss sich durchsetzen. Diese Starrheit findet sich nicht nur auf der geistigen Ebene, sondern auch auf der emotionalen und körperlichen.

Sensibel und emotional, aber nicht expressiv

Eines der grundsätzlichen Merkmale, die man bei Causticum-Patienten feststellen wird, ist die **große Aufmerksamkeit für alles, was andere sagen und was um sie herum geschieht.**

Der emotionale Zustand von Causticum-Patienten ist stets „aufgedreht", die Gefühle sind sehr intensiv. Diese Emotionalität, gepaart mit ihrer Empfindsamkeit für die Ereignisse der Außenwelt, kann sie für sehr viel Kummer im Leben anfällig machen. Oft erzählen sie eine Geschichte von zahlreichen Enttäuschungen, die sie erlitten haben, und das kommt daher, dass alles tiefen Eindruck auf sie macht und sie dazu neigen, sich über Ereignisse in ihrem Leben sehr aufzuregen. Schließlich können sie kein weiteres Leid mehr ertragen und „machen dicht"; eine Art emotionaler Lähmung tritt ein – Gleichgültigkeit. (Bei Patienten, die dieses Stadium psychischer Pathologie erreicht haben, sind die Eigenschaften des Mitgefühls und der Emotionalität natürlich nicht mehr manifest.)

Ein wichtiger Zug der Sensibilität von Causticum-Patienten ist, dass ihre Empfindlichkeit für Bedrückung von außen, ihre Empfänglichkeit für Kummer nicht mit Expressivität gepaart ist, zumindest nicht bei Erwachsenen. Sie behalten ihren Kummer eher für sich und grübeln darüber nach. Sie sind nicht so flink, beweglich und offen wie PHOSPHORUS-Menschen; sie neigen mehr zum Bedenken, Überlegen, Grübeln. Schon Causticum-Kinder scheinen „tiefe Denker" zu sein, die die Dinge ernster nehmen als PHOSPHORUS. Und im Lauf ihrer Denkprozesse leiden sie auch viel mehr.

Das gilt auch für das Mitgefühl von Causticum. Bei einem Autounfall ist die Causticum-Person eine der ersten, die zu Hilfe eilen – im Allgemeinen aber wohnt das Causticum-Mitleid tief im Inneren des Patienten, und es bedarf einiger Zeit des Abwägens, vielleicht von Wochen oder gar Monaten, bevor es sich in Handeln umsetzt.

Dieses Mittel hat nicht die unmittelbare und oberflächliche Angst um Kleinigkeiten, wie sie für ARSENICUM, PHOSPHORUS und SULFUR charakteristisch ist. Causticum-Menschen brüten mehr im stillen über einer Angelegenheit, und sie haben nicht so viel Angst um andere wie die drei oben genannten Mittel. Während sie typischerweise sofort handeln, wenn sie Zeugen eines Unrechts werden, werden sie, wenn sie jemanden z. B. gesundheitlich leiden sehen, zwar auch selbst darunter leiden, aber nichts unternehmen.

Dies ist ein wichtiger Aspekt zur Differenzierung zwischen Causticum und PHOSPHORUS: das Mitgefühl von Causticum ist für gewöhnlich nicht mit einer Angst um die Gesundheit verbunden; PHOSPHORUS entwickelt dagegen sehr leicht eine ausgeprägte Angst um die eigene Gesundheit als Konsequenz seines Mitgefühls. Wenn etwa ein Freund einer PHOSPHORUS-Person Rückenschmerzen hat, könnte es durchaus sein, dass sie selbst plötzlich einen ähnlichen Rückenschmerz verspürt. Und dieses Gefühl könnte dann wiederum eine Furcht vor Krebs auslösen. Stirbt ein junger Freund an einem Herzanfall, so stellt sich bei PHOSPHORUS prompt aufrichtiges Mitleid ein; und später entwickelt der Patient wahrscheinlich selbst Symptome von Angina pectoris. Dieser Angst begegnet man bei Causticum-Menschen nicht; trotz des mitfühlenden Elements entwickeln sie nicht aus Furcht oder Angst ähnliche Symptome wie das Objekt ihres Mitleids. Es ist jedoch möglich, dass Causticum Chorea „durch Imitation" entwickelt, wie es im Repertorium heißt, was bedeutet: „Nach dem Anblick eines Falls von Chorea bekommt sie selbst Chorea" (Hering). Aber selbst dann spielt zwar das Mitgefühl, nicht aber Angst und Furcht die Hauptrolle bei der Auslösung des Krankheitszustands.

Causticum hat überhaupt viele Symptome mit PHOSPHORUS gemeinsam. Eines davon ist, dass die Magenschmerzen von Causticum ebenfalls durch kalte Getränke besser werden (vgl. auch BISMUTHUM, BRYONIA, PHOSPHORUS, SEPIA).

Gedächtnisschwäche und Routine-Rituale
Wenn die Causticum-Pathologie fortschreitet, sind auch die intellektuellen Prozesse betroffen, und das Gedächtnis verfällt langsam. Ein typischer Ausdruck dieses Verfalls ist die Unfähigkeit, sich an prosaische Kleinigkeiten zu erinnern, ob man den Herd ausgeschaltet oder die Tür abgeschlossen ha: Die Patienten vergessen, was sie gerade getan haben. Solche Fragen kommen ihnen in den Sinn, nachdem sie zu Bett gegangen sind oder das Haus verlassen haben. Sie sind verwirrt, sie haben kein klares Bewusstsein der Ereignisse und Handlungen des Augenblicks. Causticum-Patienten sind in der Lage, sich mechanisch ein Spiegelei zu machen und zu essen – und dann sofort zu vergessen, dass sie etwas gegessen haben. Solche Vergesslichkeit führt in weiter fortgeschrittenen Fällen oft zu Ritualen im Leben von Causticum-Patienten. Sie können sich z. B. nach dem Schlafengehen nicht mehr erinnern, ob sie den Herd ausgeschaltet haben, und so machen sie es sich zur Gewohnheit, vorher jeden Abend den Herd zu kontrollieren. Diese Manier, Kontrollrituale zu vollziehen und Routine-Abläufe zu etablieren, um ihre Vergesslichkeit und Unsicherheit zu beschwichtigen, ist sehr charakteristisch für Causticum.

Eine eigentümliche Art von Geistesabwesenheit kann sich einstellen. Der Patient ist zerstreut, unaufmerksam, und es **fällt ihm schwer, sich zu konzentrieren,** er ist wie gedankenlos. „Eine augenblickliche Abwesenheit der Gedanken, bei der es schien, als denke er über etwas nach, ohne jedoch zu denken." Er versteht Fragen erst nach Wiederholung. Jeder Versuch geistiger Anstrengung verursacht Symptome, wie Stiche in den Schläfen, Spannen im Kopf und der Kopfhaut, besonders in der Stirn und an den Schläfen. Durch einen Samenerguss kann große Benommenheit ausgelöst werden, der Patient fühlt sich den ganzen Tag „dämisch im Kopfe". Und mit dem Verfall von Körper und Geist sinkt auch das Selbstvertrauen.

Auch in der Sprache zeigt sich eine gewisse Verwirrung. Der Patient kann seltsame Fehler beim Sprechen oder Schreiben machen. Die Prüfungen ergaben z. B. das Symptom: „Er spricht oft Worte verkehrt aus und verwechselt die Silben und Buchstaben, (wie z. B. schnaufender Lupfen statt laufender Schnupfen)."

Wenn der geistige Verfall weiter fortschreitet, kommt es zu Abstumpfung, Verwirrtheitszuständen und schließlich Imbezillität oder Senilität. (Causticum kann bei der Alzheimerschen Krankheit angezeigt sein.) Dies kann so weit gehen, dass die Patienten geistig vollständig lahmlegt sind. Sie sitzen tatenlos da in einem betäubungsähnlichen Zustand (vgl. PULSATILLA). Mürrisch, verdrießlich und still, verharren sie in unbesieglicher Schweigsamkeit, in sich versunken oder apathisch.

Furcht, dass etwas Schlimmes passieren könnte
Wenn Causticum-Patienten merken, dass ihre intellektuellen Fähigkeiten allmählich versagen, entwickeln sie eine **Furcht, dass etwas Übles geschehen könnte.** Wenn das Telefon klingelt, stellen sie sich vor, dass sie gleich eine Unglücksbotschaft hören werden. Sie haben Angst, dass sie per Telefon schlechte Nachrichten erhalten könnten. Beim Zubettgehen kommen ihnen oft Phantasien einer unangenehmen, beunruhigenden Situation, sie „wissen", dass ihnen etwas Schreckliches, ein katastrophales Ereignis bevorsteht. Sie stellen sich Unglücksfälle vor, die ihren Kindern zustoßen könnten, Autounfälle usw. Es geht dabei besonders um Übel, die jenen widerfahren könnten, denen sie verbunden sind und die sie lieben. Sie können sich auch alle Arten von finanziellen Schwierigkeiten einbilden.

Dagegen laufen die Denkprozesse von NATRIUM-MURIATICUM-Patienten ganz anders. Diese Menschen liegen nachts wach und lassen die Ereignisse des vergangenen Tages Revue passieren. Sie führen sich jede Kränkung, ob real oder nur eingebildet, noch einmal vor Augen, z. B.: „Heute morgen ist er an mir vorbeigegangen und hat mich nicht einmal bemerkt." Oder sie denken vielleicht: „Er hat ziemlich gleichgültig ‚Hallo' gesagt; er hat nicht gelächelt und war auch nicht besonders nett." Sie rufen sich abends im Bett jede schmerzliche oder schwierige Situation des Tages ins Gedächtnis und grämen sich darüber. In ihrer Phantasie übertreiben und entstellen sie die Bedeutung solcher Ereignisse und geben damit ihrem Kummer neue Nahrung.

CHINA ist in dieser Hinsicht das genaue Gegenteil von Causticum. CHINA-Menschen projizieren in ihrer Phantasie wunderbare und heroische Taten in die Zukunft, wie etwa: „Ich werde mein Ziel erreichen. Ich werde Präsident der Firma werden." Sie sehen sich immer phantastischere Glanzleistungen vollbringen – sie bauen Häuser, gründen Firmen, retten die Welt usw. Wenn sie morgens aufwachen, ist ihnen jedoch klar, dass es keine reale Möglichkeit gibt, diese Ziele zu erreichen.

Mangel an sexueller Lust

Causticum-Patienten sind gewöhnlich nicht sonderlich an Sex interessiert. Oft sind die Frauen frigide und die Männer impotent. Manchmal **fehlt das Lustgefühl ganz,** oder sie haben zwar einen Orgasmus, erleben ihn aber nicht als besonders lustvoll. In einigen Fällen wird diese Gleichgültigkeit gegen Sex durch Kummer oder Enttäuschung ausgelöst. Beispielsweise: Ein Mann, der bisher keine sexuellen Probleme hatte, gerät in Geldschwierigkeiten. Er nimmt einen zweiten Job an und eine Hypothek auf sein Haus auf. In seinem neuen Job arbeitet er sehr gewissenhaft, aber sein Chef ist nicht zufrieden und kritisiert ihn. Eine Zeitlang schluckt er die Kränkungen herunter. Nach zwei oder drei Monaten Überanstrengung und Kränkung beginnt er zu spüren, dass er beim Geschlechtsverkehr mit seiner Frau immer weniger empfindet. Er hat ein schlechtes Gewissen seiner Frau gegenüber wegen dieser Lustlosigkeit; er hat das Gefühl, dass der Mangel an sexueller Erregung ihr gegenüber unfair ist. Und dies hat zur Folge, dass er nun gar kein Interesse mehr an Sex hat; der Koitus verschafft ihm keinerlei Lust, er wird zu einer rein mechanischen Angelegenheit. (Da Causticum-Patienten leicht erregbare Menschen sind, können sie allerdings zu Seitensprüngen neigen.)

Reizbarkeit und Erregbarkeit

Wenn solch ein Zustand von fehlender Lust, von Impotenz oder Frigidität erreicht ist, tritt **Reizbarkeit** auf. Ärgerliche, gereizte Stimmung, mit Neigung zum Zorn. „Sehr empfindlich, hitzig und auffahrend" (Hahnemann). Die Patienten sind zum Zanken und Schimpfen aufgelegt, rechthaberisch und tadelsüchtig, und diese Stimmung kann sich zu regelrechten Wutanfällen steigern, mit Herumbrüllen und Schreien. Während solcher Schübe von Reizbarkeit können sie sich vollkommen unvernünftig verhalten. Sie sind schnell beleidigt, schon über Kleinigkeiten; sie nehmen alles übel und werden ausfallend. „Leicht sehr heftig nach dem Mittagsschlaf, bei großem Mißmute." Oder: „Höchste Reizbarkeit des Gemüts; der geringste Ärger fährt ihr durch den Körper, dass ihr die Knie einsinken" (Hahnemann). Die Gereiztheit kann von einer sehr **verdrießlichen** Stimmung begleitet sein, in der sie nichts erfreuen oder aufheitern kann. „Ärgerlich, reizbar, keine Freude an Musik." Manchmal wechseln auch Zustände von „Ärgerlichkeit" und Fröhlichkeit einander ab.

Die Neigung zur Reizbarkeit kann sich auch in Form von **Hysterie** äußern, in hysterischen Zuständen, die sich allmählich steigern. Das Nervensystem ist „extrem empfindlich gegen Geräusch, Berührung, Aufregung oder alles Ungewohnte" (Kent). Jegliche Selbstbeherrschung ist verloren, närrisches Gerede, törichtes Handeln; auch Zucken, Rucken und Zusammenfahren, selbst im Schlaf. Diese Art von **närrischem Benehmen** kann, zusammen mit **Vergesslichkeit** und selbst so etwas wie Schwachsinnigkeit, einem epileptischen Anfall vorausgehen, oder vor, während oder nach einem epileptischen Anfall treten **krampfhafte Lachanfälle** auf. Im Zusammenhang mit der leichten Erregbarkeit lässt sich eine allgemeine Krampfneigung beobachten: Chorea, Epilepsie, Zuckungen, Tics usw.

Emotionale Erregung kann auch andere Symptome hervorrufen, besonders **Stottern.** Dies ist ein starkes Symptom von Causticum: Wenn der Patient nicht aufgeregt ist, im gewohnten Freundes- und Familienkreis, kann er sich ganz normal unterhalten, ohne eine Spur von Stottern; aber sobald seine Emotionen stimuliert werden, sobald er Furcht, Befangenheit usw. empfindet, tritt das Stottern auf. Die Intensität seiner Gefühle schafft ein Hindernis für die Ausdrucksfähigkeit. Die Emotionen von Causticum können stark genug sein, um Ohnmacht oder Bewusstlosigkeit zu bewirken.

Auch während einer Diskussion kann sich die Erregbarkeit sehr deutlich manifestieren, der Causticum-Patient zittert fast vor Erregung; oder Aufregung stellt sich nach geringen körperlichen Anstrengungen ein, z. B. nach einem langsamen Spaziergang im Freien; oder in den **Abendstunden,** wo die Einbildungskraft dieser Leute besonders aktiv ist. Hahnemann nennt hierzu Symptome wie: **„Voll furchtsamer Ideen, abends.**" Oder: „Wenn sie die Augen zumacht, hat sie nichts als fürchterliche Fratzen und verzerrte Menschen-Gesichter vor sich." Es ist leicht zu verstehen, dass bei so erregbaren Menschen die Beschwerden oft schlimmer werden, wenn sie daran denken. Dies gilt besonders für Hämorrhoiden.

Hast, Unruhe, Ängste und Befürchtungen

In den Anfangsstadien von Causticum ist innere Unruhe ein hervorstechendes Symptom, mit einem **gehetzten Gefühl,** das recht stark ist. Daher essen die Patienten hastig, so als müssten sie den nächsten Zug erreichen oder die nächste Verabredung einhalten, obwohl sie alle Zeit der Welt haben. Diese Hast kann auch Kurzatmigkeit verursachen. Die **Unruhe ist abends und nachts am schlimmsten:** kann nachts keine ruhige Lage finden, keine Minute stillliegen; besonders **die Beine sind äußerst unruhig.**

Diese Unruhe beschwört einen Angstzustand herauf, große Ängste und Befürchtungen; insbesondere „große Befürchtungen bei allen Vorfällen" (Hahnemann). Solche Symptome **verhindern oft das Einschlafen** oder wecken die Patienten in der Nacht. Dann liegen sie wach und machen sich Gedanken um die Zukunft, und oft müssen sie aufstehen und herumlaufen, um die Angst abzuschütteln. Die Causticum-Ängste kreisen vor allem um die Zukunft; Misstrauen für die Zukunft, Furcht, dass etwas passieren könnte. Ein charakteristisches Symptom ist: „Ängstlichkeit, den ganzen Tag, **als wenn er Böses begangen oder zu befürchten hätte oder ein Unglück vorgefallen wäre**." Ängstliche Vorahnungen, die **in der Dämmerung schlimmer** werden, „wenn die Schatten länger werden" (Farrington). Solche Angst kann sogar Todeswünsche und Todesgedanken hervorrufen, einen suizidalen Zustand.

Ängstliche Besorgnis, dass Übles bevorsteht, wird auch **beim Pressen zum Stuhl** oder nach dem Stuhlgang empfunden; oder nach dem Essen, besonders nach dem Abendbrot. In den früheren Stadien der psychischen Pathologie von Causticum kann eine ganze Reihe von Ängsten vorhanden sein, wobei die Furcht vor der Dunkelheit und vor dem Alleinsein am ausgeprägtesten ist. Charakteristisch ist eine **Furcht, nachts im Dunkeln allein zu sein.** STRAMONIUM ist das Mittel, das bei einer solchen Furcht als Erstes in Betracht zu ziehen ist; Causticum ist das zweite. Es kommt vor, dass die Patienten Angst vor dem Schlafengehen haben, weil sie wissen, dass die angstbesetzten Gedanken kommen und ihnen den Schlaf rauben werden. Damit kann Gespensterfurcht einhergehen. Außerdem kann **Furcht vor Hunden** sehr ausgeprägt sein. Angst, Furcht, Unruhe und Besorgnis erzeugen manchmal einen Zustand von extremer ängstlicher Erregung, wie er in dem folgenden Prüfungssymptom anschaulich dargestellt wird: „Äußerste ängstliche Furchtsamkeit; sie hatte so große Angst vor einem nahen Hunde, der ihr nichts tat, dass sie am ganzen Leibe zitterte; das Geräusch auf der Straße setzte sie in Bangigkeit, und wenn sie Knaben klettern sah, geriet sie in große Unruhe, dass sie Schaden nehmen möchten." Hier soll aber noch einmal angemerkt werden, dass Angst um andere kein typisches Causticum-Symptom ist.

Traurigkeit, Melancholie, Depression und Geisteskrankheit

Causticum wird kaum bei manischen Zuständen mit heftigen Delirien angezeigt sein, aber psychische Störungen depressiver Art, „bei denen das Gehirn müde geworden ist" (Kent), können auf dieses Mittel ansprechen, wenn die Symptome passen. Eine lange Geschichte von Kummer, Leid und Problemen verursacht eine anhaltende Traurigkeit, eine **melancholische** und weinerliche **Stimmung,** oft begleitet von **Ängstlichkeit und extremer Ermattung und Hinfälligkeit.** Der Patient verliert die Selbstbeherrschung, ist außer sich; er weint über jede Kleinigkeit, weint im Schlaf; hat die ganze Nacht kummervolle Gedanken und muss tagsüber weinen. Weinen bei Tag und bei Nacht, ganz wie SEPIA oder PULSATILLA; alte Leute, die grundlos weinen. Solche Zustände völliger Hoffungslosigkeit und Mutlosigkeit, manchmal mit Suizidgedanken, können vor den Menses schlimmer sein, wo der Patientin dann „alles in schwarzen Farben vorkommt" (Hahnemann).

Weitere Symptome in solchen Zuständen: Argwöhnisch, misstrauisch; pessimistisch, hypochondrisch; unzufrieden mit sich selbst, bei finsterer Miene; verdrießlich den ganzen Tag, alles, was ihn umgab, machte einen widrigen Eindruck auf ihn.

Nota bene: Man kann durchaus auch auf Causticum-Patienten treffen, die kaum oder gar nicht auf der geistigen und emotionalen Ebene affiziert sind, sondern nur körperliche Beschwerden haben. Wir dürfen nicht glauben, dass wir in jedem Causticum-Fall die beschriebenen geistig-emotionalen Charakteristika finden werden; aber auch bei vorherrschender physischer Pathologie kann man in bestimmten

Fällen eine leichte Färbung von Geist und Gemüt in Richtung dieses Bildes erkennen.

Mutter und Kind

Mutter und Kind haben einen großen Freund in Causticum, und es gibt viele Zustände in Verbindung mit Schwangerschaft, Entbindung und Stillen, die auf dieses Mittel ansprechen.

Es wurde schon erwähnt, dass das sexuelle Verlangen von Causticum schwach ist; in Bezug auf Frauen ist dies Symptom seit Hahnemann wohlbekannt, der „weibliche Abneigung gegen Beischlaf" in seine Liste der „am ehesten geminderten oder gehobenen Symptome" aufnahm. Causticum-Patientinnen sind weder besonders an Sex interessiert noch sexuell leicht erregbar; auch Empfängnis kommt nicht leicht zustande.

Die Schwangerschaft ist für Causticum-Frauen eine Zeit voller Beschwerden. Sie leiden an Verdauungsstörungen; Übelkeit mit Abneigung gegen den Anblick oder den Geruch von Speisen, besonders von Fleisch; saurem Erbrechen; sowie einer Menge anderer Bauchsymptome. Sehr schmerzhafte Hämorrhoiden, der Schmerz wird beim Gehen unerträglich. Lästig ist auch eine Unfähigkeit, die Lider oben zuhalten, sie fallen unwillkürlich herab. Auf der Ebene von Geist und Gemüt sind die Angst um die Zukunft und die Furcht, dass etwas Schlimmes passieren werde, vorherrschend. Große Angst vor den Wehen; **Furcht, dass bei der Entbindung etwas schiefgehen** oder **dem Kind während der Wehen etwas zustoßen** könnte. All diese **Sorge und Angst, verbunden mit durchwachten Nächten und körperlicher und emotionaler Abspannung, kann schon von sich aus zu nervöser Erschöpfung führen.** Dies kann auch nachteilige Folgen für die Milchbildung haben; Causticum ist ein wohlbekanntes Mittel bei **Unterdrückung der Milch** aus diesen Gründen.

Schwierige Entbindung. Weil die neuromuskulären Gewebe, die an der Austreibung des Fötus beteiligt sind, schwach oder gelähmt sind, ist einfach nicht genügend Kraft für die Geburt vorhanden, sodass sie sich oft verzögert. Causticum sollte bei Austreibungsschwäche des Uterus in Betracht gezogen werden; auch bei spasmodischen Wehen. Trotz dieser Probleme kann die werdende Mutter mehr um andere als um sich selbst besorgt sein, vielleicht macht sie sich sogar mehr Gedanken wegen der Unannehmlichkeiten, die sie dem Arzt und den Hebammen bereitet, als wegen ihrer eigenen Situation. Oder sie kann es nicht ertragen, die Schreie der Mütter in den benachbarten Kreißsälen zu hören. Dies ist eine weitere Form, in der sich das mitfühlende Element von Causticum äußern kann.

Die Uterusmuskulatur gewinnt nach der Entbindung oft nicht ihre frühere Vitalität zurück; sie scheint in einem Zustand der Erschlaffung zu verbleiben. Andere Funktionen können ebenfalls gestört bleiben, wie das Urinieren; **Harnverhaltung nach Entbindung** ist eine Indikation für Causticum (vgl. ARSENICUM), auch Harnverhaltung nach einem chirurgischen Eingriff. Neben dem Ausbleiben der Milch gibt es bei Causticum-Patientinnen weitere Beschwerden an den Brüsten, besonders in der Stillzeit. Die Brustwarzen tun oft **weh, sind wund und aufgesprungen.** Selbst Geschwüre und Fistelbildungen an den Mammae konnten mit Causticum geheilt werden.

Causticum-Kind

Harnverhaltung findet sich auch bei Neugeborenen (vgl. ACONITUM). Dies kann durch den Geburtsschock bedingt sein, oder es handelt sich um einen Zustand, der von der Causticum-Mutter auf das Kind übertragen wurde (entstanden durch Ermüdung, Angst und durchwachte Nächte). Im letzteren Fall wird eine Arzneigabe an die stillende Mutter ausreichen, um die Störung zu beheben.

Causticum-Kinder sehen oft **schwach und abgemagert** aus, besonders im Gesicht und auch an den Beinen, **während der Bauch dick ist. Beim Gehenlernen sind sie oft langsam,** ihr Gang ist unsicher, und sie fallen leicht hin. Eine gewisse Ungeschicklichkeit, die sich auch beim Sprechen und Kauen zeigen kann, ist ein häufiges Merkmal des Mittels.

Zwei charakteristische Gemütssymptome von Causticum-Kindern: Sie haben **Angst, allein ins Bett zu gehen.** „Der Knabe kann nicht einschlafen, weil er immer an ängstliche Dinge denken müsse; mit Mühe kann man ihn bewegen, abends zu Bett zu gehen." Und sie sind **weinerlich über jede Kleinigkeit;** auch weinen sie schnell, wenn sie ihren Willen nicht durchsetzen können.

Wenn man Causticum-Kinder zwischen zehn und fünfzehn Jahren betrachtet, stellt man eine gewisse

Ähnlichkeit mit SEPIA-Kindern fest. Sie sind leicht erregbar, sehr sensibel, sehr aufgeweckt und, im Gegensatz zu SEPIA, recht extravertiert. Wo SEPIA-Kinder zurückhaltend und schüchtern sind, da zeigen sich Causticum-Kinder expressiv, offen und kontaktfreudig. Sie sind an anderen Menschen interessiert und knüpfen gern Freundschaften. Sie interagieren bereitwillig mit ihrer Umgebung und sind empfänglich für Einflüsse von außen. Man könnte sagen, dass sie so etwas wie eine Mischung aus SEPIA und PHOSPHORUS darstellen: empfindsam wie SEPIA, extravertiert wie PHOSPHORUS. Weil Causticum-Kinder so an ihrer Umwelt interessiert und so aufgeweckt sind, sind sie auch leicht zu verletzen. Wenn sie älter werden, geht das expressive Element oft verloren, weil sie so viele Kränkungen erlitten haben.

Causticum-Kinder leiden an einer Schwäche des Nervensystems; daher können in emotional belastenden Situationen verschiedene neurologische Störungen auftreten; z. B. Tics, Zittern, Zuckungen und selbst Konvulsionen. Auch **Chorea** wird häufig beobachtet; der „Veitstanz" befällt hier allerdings meist nur einen bestimmten Teil des Organismus, wie z. B. einen Arm oder eine Schulter, die Gesichtsmuskeln usw.

Allgemeinsymptome und Keynotes

- Einer der speziellen Wirkungsbereiche von Causticum ist das Nervensystem, besonders die motorischen, aber auch die sensorischen Nerven. Causticum ist ein Mittel in vielen Fällen von **Paralyse und Parese.** Zu seinen besonderen Eigenschaften gehört hier, dass die Lähmung oft nur **einzelne Körperteile** befällt, häufig nur **eine Körperseite** (für gewöhnlich, wenn auch nicht immer, ist es die **rechte**). Etwa: Lähmung der Augenmuskeln; der Augenlider, mit Ptosis; des Seh- oder Hörnervs; der Zunge; der Stimmbänder; der Speiseröhre; der Blase; der Extremitäten einer Seite; usw. Eine **isolierte Schwäche des rechten Musculus deltoideus** z. B. ist mit Causticum wiederholt geheilt worden. Ein weiteres Charakteristikum ist die **allmähliche Entwicklung der paralytischen Zustände:** sie beginnen mit Schwäche und allmählich zunehmendem Verlust an Muskelkraft, bis schließlich ein voll ausgeprägter Lähmungszustand erreicht ist. Diese langsam fortschreitende Ermattung auf der körperlichen Ebene (die der oben beschriebenen Pathologie auf der geistigen Ebene ähnelt) steigert sich bis zur Erschöpfung – es ist nicht die totale Erschöpfung von MURIATICUM ACIDUM, sondern eher eine Müdigkeit, die so stark ist, dass der Patient keinen Fuß heben kann.
- Die Lähmungszustände von Causticum sind oft mit einer weiteren ausgeprägten Wirkung des Mittels verbunden, nämlich **Verkürzung und Verhärtung der Sehnen.** Das „Thema" von Causticum in Bezug auf die Paralyse ähnelt dem von CONIUM: während die Essenz von CONIUM in einer allmählich fortschreitenden Paralyse mit Verhärtung der Drüsen und Bildung von Tumoren besteht, ist das Causticum-Thema **allmähliche Lähmung mit Verkürzung und Verhärtung der Sehnen.** Aber trotz dieser thematischen Ähnlichkeit sind die Persönlichkeiten der beiden Arzneitypen vollkommen unterschiedlich. Man findet bei CONIUM nicht das bei Causticum so stark ausgeprägte Mitgefühl. Auch CONIUM-Menschen können materialistisch sein, aber auf andere Weise: sie hängen an ihrem Eigentum, sie sagen: „Das ist meins. Das ist mein Tisch. Das Haus gehört mir."
- Ein Zustand, der mit Causticum oft geheilt werden konnte, ist eine **einseitige Fazialislähmung, besonders rechts** (die von Causticum generell „bevorzugte" Seite). Sehr oft ist die auslösende Ursache, dass der Patient **Wind oder Zugluft** ausgesetzt war. Ein Patient kann etwa nach Fahrrad- oder Motorradfahren mit einer solchen Lähmung in die Praxis kommen. In dieser Situation kann sich die Pathologie **recht rasant entwickeln,** nicht, wie sonst, langsam und allmählich. **Eine Fazialislähmung nach Wind- oder Zugluftexposition kann sich innerhalb von zwei Tagen herausbilden.**
- Eine weitere Eigentümlichkeit von Causticum: Die Arznei kann **Taubheit einer Körperhälfte** erzeugen. Die Grenze dieser Gefühllosigkeit ist sehr scharf umrissen, als wäre eine Linie auf dem Körper gezogen – eine Seite ist taub, während die andere ihre normale Sensibilität hat. In Hahnemanns Prüfung betraf dies die **linke** Körperseite, und tatsächlich habe ich linksseitige Fälle mit

dieser Beschwerde gesehen, die auf Causticum gut ansprachen.

- Der langsam sich entwickelnde Schwäche- und Lähmungszustand ist oft von unwillkürlichen Bewegungen begleitet, von Zucken, Beben, Rucken der Muskeln. „**Zittrige Schwäche**" ist ein Causticum-Zustand, der schon von Hahnemann hervorgehoben wurde; Schwäche und Zittern in allen Gliedern. Dieser Zustand kann sich zu massiver physischer Unruhe steigern, wo die Beine nicht einen Moment lang stillgehalten werden können, besonders abends und nachts.
- Konvulsivische Bewegungen sind ebenfalls häufige Symptome von Causticum. Sie können in Form von **hysterischen oder choreatischen Zuständen** auftreten. Die klonischen Krämpfe können auf einen Bereich oder eine Seite des Körpers beschränkt sein. **Schreck oder unterdrückte Hautausschläge** können solche Zustände auslösen. „Wenn er erschreckt wird, wird er fast sicher in irgendeinen Krampfzustand geraten" (Kent). Auch Chorea **rheumatischen Ursprungs** (Chorea rheumatica) kommt bei Causticum vor. Eine andere Causa kann Kälteeinwirkung sein, z. B. vom Kaltbaden, oder auch Wetterwechsel; die Symptome sind gewöhnlich besser im Sommer und in warmem Klima. Überdies neigen Causticum-Patientinnen in bestimmten Phasen, etwa während der Regel oder in der Pubertät, zu Krämpfen. Die Zuckungen verschwinden oft nicht einmal im Schlaf, sodass Causticum ein prominentes Mittel bei **choreatischen Bewegungen im Schlaf** ist (im Gegensatz zu AGARICUS).
- Die neurologischen Störungen sitzen oft sehr tief, und in diesem Fall sprechen sie oft nur sehr langsam auf Causticum an. Es wäre ein Fehler, in solchen Fällen zu schnell das Mittel zu wechseln!
- Kommen wir zurück auf die **Verkürzungen und Verhärtungen der Muskeln und Sehnen.** Kent beschreibt solche Zustände so: „Die Sehnen der Unterarme ziehen sich zusammen, mit allmählich zunehmender Flexion. Manchmal wird sich ein ganzer Muskel verhärten und verkürzen, sodass man ihn mit der Hand als harten Wulst spüren kann … Eng verwandt damit ist ein rheumatischer Zustand der Sehnen und Bänder im Bereich der Gelenke, manchmal mit Schwellung, aber stets mit Schmerzen, der mit Schrumpfung und Versteifung des Gelenks endet, welches schließlich ankylosiert. Große Steifheit der Gelenke, und dabei wird der Patient immer schwächer und gerät in einen Zustand von Schwermut, Hoffnungslosigkeit, Ängstlichkeit und Furcht." **Karpaltunnelsyndrom** und **Dupuytrensche Kontraktur** können auf Causticum ansprechen.
- Die **Schmerzen,** die Kent erwähnt, können extrem stark sein, reißende, zerreißende Schmerzen, die „das Leben aus ihm herausziehen", wie er sagt. So wird Causticum auch manchmal die blitzartigen Schmerzen lindern, die bei lokomotorischer Ataxie auftreten. Was die Lokalisation betrifft, mag ein Prüfungssymptom Hahnemanns nützlich sein: „Reißen, vorzüglich in den Gelenken, und von ihnen aus durch verschiedene Knochen des Körpers, auch in mehreren zugleich." Die rheumatischen Schmerzen sind stets schlimmer bei trockenem Wetter, besonders wenn man kalten, trockenen Winden ausgesetzt ist. Ein weiteres hervorstechendes Symptom ist das Auftreten von **nächtlichen Wadenkrämpfen.**
- Ein wichtiges Leitsymptom ist ein Gefühl von **Wundheit wie roh** an verschiedenen Körperstellen. Nash liefert eine nützliche Differenzierung: „Wir bemerken, dass die Wundheitsempfindung weder der von ARNICA gleicht, wo es sich um ein Gefühl wie wund und zerschlagen handelt, hauptsächlich in den Muskeln, noch derjenigen von RHUS TOXICODENDRON, ein Wundheitsschmerz wie verrenkt, meistens in den Sehnen und Muskelscheiden oder in den Zellgeweben; bei Causticum ist es vor allem ein Wundheitsgefühl in den Schleimhäuten, **als ob die Teile roh wären.**" Ein solches Gefühl wird auch auf der Haut verspürt, es ist eine Empfindung, als wäre die schützende Deckschicht verschwunden und die tieferen Gewebeschichten lägen offen da – genau das Gefühl, das man hat, wenn die Haut verbrannt ist. Causticum hat jedoch auch Symptome wie das folgende, das Hahnemann uns liefert: „Nachts tat die Seite, die Hüfte und der Oberschenkel, worauf er lag, wie zerschlagen weh, oder wie gedrückt, und er mußte sich oft umwenden." Berührung kann solche Wundheitsschmerzen auslösen oder verschlimmern, ebenso brennende Schmerzen: „Wo sie hingreift, brennt es" (Hahnemann).

- Einige weitere eigentümliche Symptome und Merkmale: Nicht nur die Beschwerden der Atemwege sind manchmal von einer merkwürdigen Empfindung begleitet. Der Patient beschreibt es als ein „**Felsgefühl**“, **eine Empfindung, als wäre ein Felsbrocken an der betroffenen Stelle.** Am häufigsten wird dieses Gefühl in der Brust im Zusammenhang mit Brustschmerzen bemerkt, aber es kann auch bei Halsschmerzen, Magen- und Bauchschmerzen, Rückenschmerzen usw. auftreten. Man muss Causticum stark in Betracht ziehen, wenn diese Empfindung erwähnt wird.
- Ein weiteres Leitsymptom ist ein **Gefühl, als hätte sich Schleim hoch oben in den Atemwegen, in der Luftröhre festgesetzt.** Beim Husten besteht nicht nur das **typische Gefühl von Rohheit und Brennen in den Luftwegen,** sondern auch ein lähmungsartiges Symptom: ein **Gefühl, als könnte man nicht tief genug husten,** „als käme man nicht unter den Schleim“. Die Patienten husten und husten, aber bringen nichts herauf. MEDORRHINUM hat ein ähnliches Symptom.
- Ferner ist eine merkwürdige Kälteempfindung zu erwähnen: „als wenn **kaltes Wasser** vom rechten Schlüsselbein an über die Brust bis an die Zehen liefe, **auf einem schmalen Striche.**“
- Causticum kann auch sehr dramatische Blähungen haben. Ich habe Causticum-Patienten mit enormer Flatulenz und ausgeprägter Bauchauftreibung gesehen.
- Im Bereich der Haut gibt es zwei herausragende Symptome: **Fissuren** und **Warzen.** Hautrisse treten bei der geringsten Reizung auf, besonders an den Nasenflügeln, in den Lippen, am Anus usw. Warzen finden sich vor allem im Gesicht und **an den Händen** – überhaupt sind die Hände eine wichtige Lokalisation vieler Causticum-Beschwerden. Ein häufiger Befund sind Warzen an den Fingern; auch Arthritis der kleinen Gelenke der Hände, mit Deformationen.
- Man sollte sich merken, dass PHOSPHORUS, das Causticum in so vielerlei Hinsicht nahesteht, sich in vielen Fällen als unverträglich mit Causticum herausgestellt hat.
- Eine Zusammenfassung der wichtigsten Modalitäten:
  - Schlimmer **im Freien und von jedem Luftzug, besonders kaltem,** auch vom Nasswerden; durch **kalte, trockene Winde;** bei klarem, schönem, trockenem Wetter; durch Bücken (besonders Hals-, Atmungs- und Hustensymptome); durch körperliche oder geistige Anstrengung; durch **Kaffee,** Brot, frisches Fleisch, Säuren, Essig, Süß- und Mehlspeisen; **in der Abenddämmerung und bei Dunkelheit;** beim Erwachen aus dem Schlaf; morgens (Heiserkeit), abends und nachts, besonders von 3 bis 4 Uhr morgens.
  - Besser durch **einen Schluck kaltes Wasser;** bei feuchtem Wetter, besonders wenn es regnet; auch durch Waschen oder Befeuchten des erkrankten Körperteils; durch Wärme, besonders Bettwärme; im Liegen (besonders bei Magenschmerzen) oder bei fortgesetzter mäßiger Bewegung (Steifheit und andere Extremitätensymptome).

Lokalsymptome

Schwindel Schwindel **nachts im Bett, beim Aufrichten und wenn man sich wieder hinlegt;** auch morgens beim Aufstehen aus dem Bett; und **beim Bücken.** „**Bei der Regel,** Schwindel und Drehen im Kopf, beim Vorbücken am schlimmsten; nachmittags gemindert.“ Angestrengtes Sehen auf einen Punkt kann ebenfalls ein Schwindelgefühl verursachen. Der Schwindel kann begleitet sein von einem Gefühl wie betrunken, oder von einer Empfindung, als wäre der Kopf zusammengedrückt. Die Prüfungen erwähnen einen Schwindel „vorwärts und seitwärts“, aber es gibt auch Schwindel mit Rückwärtsfallen, besonders nach Bücken. Schwindel im Freien; alles dreht sich mit ihr herum und die Personen kommen ihr größer vor als sonst; im Zimmer vergeht er.

Schwindelgefühl oder Schwindel kann als Begleitsymptom von Übelkeit, Kopfschmerzen und Lähmungen auftreten. Schwindel während und nach dem Stuhlgang, mit Übelkeit.

Kopf Heftige **rheumatische Schmerzen im Kopf, so stark, dass sie Übelkeit** und sogar Erbrechen herrufen können. **Blindmachende Kopfschmerzen,** das Sehen wird nicht besser, wenn der Kopfschmerz stärker wird; gefolgt von Lähmung. **Kann bei Kopfschmerzen die Augenlider nicht offen-**

halten. Am häufigsten kommen die Kopfschmerzen morgens auf, und langjähriges Morgenkopfweh ist mit Causticum geheilt worden. Oft gibt es auch eine abendliche und nächtliche Verschlimmerung. Die Kopfschmerzen konzentrieren sich vor allem auf die Stirn und auf den **Hinterkopf.** Dumpfes, düsteres, den Kopf einnehmendes Drücken im Gehirn; Gefühl im Kopf wie dumm, dumpf, wie betrunken, wie zusammengedrückt oder zusammengeschraubt. Drückender Schmerz im rechten Stirnhügel.

Viele pochende oder stechende Kopfschmerzen, sehr heftig; sehr schmerzhaftes Pochen in den Hirnarterien. Kopfschmerzen mit innerer Hitze im Kopf, auch mit Brennen, mit Blutwallungen und Brausen des Blutes im Kopf. Heftige Stiche durch den ganzen Kopf: in den Schläfen, besonders bei jeder geistigen Anstrengung; im Hinterkopf, im Scheitel; auch am äußeren Kopf. „Klopfen im Scheitel, mit Stichen untermischt, in Anfällen." Auch bohrende Kopfschmerzen sind mehrfach beobachtet worden. Ein schmerzloses „Wühlen" im ganzen Kopf. Kopfweh, nachts, als wäre ein Geschwür darin.

Ein Leitsymptom ist eine **schmerzhafte Empfindung, als wäre ein Hohlraum zwischen Stirnbein und Gehirn.** Dieses Symptom ist in vielen Fällen bestätigt worden, auch in neuerer Zeit. In einem Fall von Keller wurde es so beschrieben: „Wenn ich eine Weile sitze oder schreibe oder auf einen Fleck sehe und ich sehe dann auf, dann wird mir ganz komisch, dann denke ich, da läuft das Blut runter in die Beine und da oben ist nichts mehr. Da ist es also leer im Kopf und die ganze Stirnpartie, da habe ich das Gefühl, es ist ein großes Loch, und ein Hohlraum über den Augen, und da kommt ein leichter Kopfschmerz." Diese eigentümliche Empfindung wird durch Wärme gelindert.

Die Kopfhaut fühlt sich sehr **gespannt und eng** an, und sie ist schmerzhaft bei Berührung. „Schmerz auf einer kleinen Stelle des Scheitels, wie gestoßen oder geschlagen, bloß beim Befühlen." Jucken der behaarten Kopfhaut. **Tinea capitis in der Okzipitalregion.**

Unwillkürliche Kopfbewegungen: Nicken, Hin-und-her-Werfen usw.; die Kopfbewegungen gehen oft einem Epilepsie- oder Choreaanfall voraus. „Heißer, verschwitzter Kopf" kann ein Symptom der Aura sein.

Augen Ein sehr charakteristisches Symptom im Bereich der Augen ist eine **Lähmung der Augenmuskeln, besonders wenn sie durch Kälteeinwirkung verursacht ist.** Die **Lider fühlen sich sehr schwer an,** sodass der Patient sie kaum obenhalten kann. Manchmal **fallen sie unwillkürlich zu,** oder, was noch charakteristischer ist, **ein Lid hängt herab** (Ptosis). Diplopie durch Parese des Nervus abducens einer Seite; wenn sie zu der betroffenen Seite schaut, sieht sie doppelt; um dies zu verhindern, dreht sie den ganzen Kopf auf diese Seite. Kent bemerkt, dass Causticum auch bei Lähmung des Sehnervs nützlich sein kann.

Die Lider sind nicht nur schwer, sie haben auch eine **Neigung zum Verkleben,** was ebenfalls das Öffnen der Augen erschweren kann. Sichtbares **Zucken** beider Augenlider und auch der linken Augenbraue.

Ein wichtiges subjektives Augensymptom ist ein **Drücken, als wenn Sand darin wäre.** Drückende Schmerzen in und hinter den Augen, auch als würden sie herausgedrückt, manchmal mit einem Gefühl von Trockenheit.

Brennen in den Augen, **besonders in beiden inneren Augenwinkeln.**

Die Augen sind oft trocken und wie steif, mit Lichtscheu. Ein gut bestätigtes Symptom ist: Brennen und Stechen wie mit Nadeln in den Augen, mit **Trockenheit und Photophobie, von** 18 **bis** 20 **Uhr.** Oder: Lichtscheu den ganzen Tag, er muss beständig mit den Augen blinzeln. Auch: Erst Trockenheit der Augen, morgens, später Tränen. Oder: Tränen der Augen, selbst im Zimmer, am meisten aber im Freien.

Causticum kann bei Augenentzündungen angezeigt sein, mit scharfen Tränen und schmerzhaften Stichen, die aus der Umgebung des Auges in den Kopf dringen, schlimmer abends und nachts.

Trübes, undeutliches Sehen morgens, wie ein dicker Nebel vor den Augen; bis sie sich wäscht. Verdunkelung der Augen wie von einem Schleier oder Häutchen davor; auch nur augenblicklich, beim Schnäuzen. Oder: Nach wenig Gehen im Freien steigt das Blut in Kopf und Gesicht, und es wird trüb vor den Augen. Das Sehvermögen kann allmählich schwächer werden, bis es ganz verlorengeht. Causticum ist in den Anfangsstadien des grauen Stars angewandt worden und hat, laut Hughes' *Pharmacody-*

namics, den Krankheitsprozess zum Stillstand gebracht. Flimmern oder Flirren vor den Augen, wie von einem Insektenschwarm; oder vor den Augen schwebende dunkle Gewebe. Feuerfunken vor den Augen beim Blinzeln, auch am hellen Tag.

Gerstenkörner, besonders am inneren Ende des Unterlids. **Starkes Jucken der Augen, besonders der Lider,** manchmal mit Brennen, sobald man das Auge berührt oder bewegt. Blepharitis, die im Freien besser wird. **Warzen in den Augenbrauen.** Fissuren um die Augenwinkel.

Ohren **Taubheit durch Lähmung des Hörnervs** ist das Hauptcharakteristikum in diesem Bereich. **Schwerhörigkeit mit Tinnitus,** mit einer Vielzahl von Geräuschen in den Ohren und im Kopf: **Sausen, Brausen,** Summen, -Pochen, Singen, Klingen; sogar Zirpen wie von Grillen oder Pfeifen wie ein Vogel. Menièresche Krankheit; Farrington berichtet von einer Heilung dieser Krankheit mit Causticum.

Man findet aber auch Hörbeschwerden katarrhalischen Ursprungs: ein Katarrh, der sich von Nase und Hals ausgehend in die Tuben erstreckt, mit brausenden und knackenden Geräuschen und **Widerhallen im Ohr.** Besonders **die eigene Stimme scheint zu laut und hallt im Ohr wider,** ebenso jeder Schritt. Spricht sehr leise, weil seine Stimme ihm so laut vorkommt. Verstopftheitsgefühle in den Ohren werden ebenfalls beschrieben.

Causticum ist bei chronischen Mittelohrentzündungen angewendet worden, mit eitriger, übelriechender Absonderung; oder das Sekret ist dick, zäh und klebrig, wie die meisten Schleimhautabsonderungen von Causticum.

Stiche im rechten Ohr, ruckweise und schnell hintereinander. Ein Schmerz in den Ohren, als drängte sich da alles heraus und als sollten sie aufplatzen. Ansammlung von Ohrenschmalz, manchmal übelriechend. Stechen in der Ohrmuschel, erst rechts, dann links. **Die Ohren brennen und werden sehr rot.**

Nase **Ausschläge oder Warzen an der Nase, besonders an der Nasenspitze,** sind charakteristisch für das Mittel. **Entzündung, Geschwulst und Überschorfung der Nasenspitze,** mit Ulzeration der Nasenlöcher. In einem kürzlich von Reis und Müller beschriebenen Fall verschwand eine seit Monaten unheilsame, sehr malignitätsverdächtige Hautstelle auf der Nase binnen einer Woche nach Einnahme von Causticum.

Viel Nasenjucken: der Nasenspitze, der Nasenflügel und in der Nase, als käme ein Schnupfen.

Lästiger chronischer Schnupfen; entweder **Stockschnupfen mit völliger Verstopfung beider Nasenlöcher,** oder **Fließschnupfen, mit scharfer, brennender, wundmachender Absonderung und Brust- und Gliederschmerzen.** Stinkender Schleim aus der Nase. Dickes, gelbes oder gelblich-grünes Sekret. Bönninghausen nennt ein weiteres interessantes Symptom: „Am Tage Stockschnupfen, nachts Fließschnupfen.“ Schnupfen und starke Heiserkeit, dass sie nicht laut sprechen konnte. Häufiges Niesen am Morgen, manchmal blutig. Starkes Nasenbluten.

Gesicht **Lähmung einer Gesichtshälfte, gewöhnlich rechts; Neuralgien durch Wetterumschwung, durch kaltes oder stürmisches Wetter, durch Naßwerden usw.; Krämpfe der Gesichtsmuskeln bei Chorea** – dies sind die wichtigsten Kennzeichen in diesem Bereich.

Die halbseitige Gesichtslähmung wird meist durch Zugluft verursacht, z. B. vom Fahren im offenen Wagen, selbst an einem warmen Tag. Dabei können die sensorischen Nerven in Mitleidenschaft gezogen werden, mit einem tauben oder pelzigen Gefühl im Gesicht, oder mit neuralgischen Schmerzen.

Die Gesichtsneuralgien können sehr hartnäckig sein, mit Schmerzen von ziehendem, reißendem und krampfendem Charakter, die heftig sind und in plötzlichen Anfällen auftreten. Schmerzen in der Wangengegend, die sich manchmal bis ins Ohr erstrecken; in den Wangenknochen, dem Jochbogen und im Oberkiefer; im Kinn. Die Schmerzen können Muskelkrämpfe erzeugen, auch ein Taubheitsgefühl wie eingeschlafen auf der betroffenen Gesichtsseite. Abreiben der Stelle mit einem in kaltes Wasser getauchten Tuch bessert den Schmerz. Schmerzen **rheumatischen** Ursprungs sind ebenfalls wohlbekannt, und sie befallen besonders den **Unterkiefer und die Kiefergelenke.**

Chorea-Fälle, wo die Gesichtsmuskeln besonders betroffen sind. Zucken der Wangenmuskeln; um Mund und Nase herum; um die Augen; mit Pulsieren.

Das Gesicht ist im Allgemeinen blass, manchmal gelb (besonders um die Schläfen), mit bläulichen Lippen, und sieht sehr krank aus; es wirkt finster und unzufrieden. Doch während eines epileptischen Anfalls oder anderer plötzlichen Attacken wird es sehr rot.

Ein Leitsymptom: „**Gefühl von Spannung und Schmerz in den Kinnbacken, dass sie den Mund nur schwierig auftun konnte und nicht gut essen, weil ein Zahn zugleich so hoch stand.**" Krampfhafte Empfindung in den Lippen. Schwellung der Unterlippe, in der es sticht und kribbelt. Geschwüre mit brennendem Schmerz an der Innenseite der Unterlippe.

Hautausschläge im Gesicht (manchmal nur auf einer Seite). **Rosacea an den Wangen und an der Stirn; in verstreuten Gruppen. Akne mit Brennen und Stechen. Viel Jucken im Gesicht,** mit oder ohne Ausschlag. Fissuren und Ulzerationen. **Warzen und hornartige Auswüchse im Gesicht;** auch an den Lippen.

Mund **Lähmung der Zunge, wodurch das Sprechen undeutlich wird,** und **Stottern nach Aufregung oder Ärger** sind die Hauptcharakteristika in diesem Bereich. Eine gute Beschreibung liefert Jahr: „Verzerrung der Zunge, wie auch des Mundes, beim Sprechen; Sprache stammelnd, schwierig, zischend und sehr undeutlich." Bei choreaähnlichen Affektionen scheinen die Worte buchstäblich aus dem Mund geschleudert zu werden. Dieser Zug der „Ungeschicklichkeit" ist auch beim Kauen zu sehen: neigt dazu, sich in die Wange (oder auf die Zunge) zu beißen. In der Prüfung war dies durch eine Schwellung der Wangeninnenseite bedingt, aber die klinische Erfahrung hat gezeigt, dass das Wangenbeißen auch unabhängig von solchen „mechanischen" Ursachen auftritt.

Auf der Zungenspitze bilden sich schmerzhafte Blasen oder Bläschen. Ein typisches Erscheinungsbild ist: **Zunge auf beiden Seiten weiß belegt, mit einem roten Streifen in der Mitte.** Mundhöhle und Zunge neigen zur Trockenheit, manchmal mit Brennen; aber auch Wasseransammlung im Mund, bisweilen von ranzigem Geschmack, oder es sammelt sich viel Schleim im Mund. Die spezifische Wirkung von Causticum auf die Schleimhäute manifestiert sich in einem Wundheitsschmerz oder einem Brennen und Kratzen, auch in einem Schmerz wie verbrannt an der Zungenspitze. Ein gut bestätigtes Prüfungssymptom lautet: „**Oben am Gaumen eine wundschmerzende Stelle.**" Causticum ist mit vorteilhaften Ergebnissen bei Folgen von Verätzung der Schleimhäute von Mund, Schlund und Magen angewandt worden.

Mundgeschmack fettig, auch faulig oder sauer, wie bei verdorbenem Magen.

Das **Zahnfleisch** neigt zur **Anschwellung, zum Bluten oder zu langanhaltender Eiterung.** Häufig wiederkehrende Abszesse; auch Zahnfisteln. Zahnfleisch zieht sich von den Zähnen zurück, sodass die Zähne sich verlängert und locker anfühlen oder es tatsächlich sind. Empfindliches Zahnfleisch (mit oder ohne Zahnschmerzen), was beim Essen, Kauen und Beißen große Schmerzen bereitet.

Die Zähne sind ebenfalls sehr empfindlich und schmerzen leicht. „Schmerzhafte, aus ihren Höhlen getriebene Zähne." **Wenn kalte Luft an die Zähne kommt oder wenn Kaltes oder Warmes in den Mund genommen wird, verursacht das Schmerzen,** auch in gesunden Zähnen. Oder: Chronische Zahnschmerzen, von pochendem Charakter, aber ohne (fiebrige) Hitze, nach einer Erkältung. Nervöse Zahnschmerzen, ohne organischen Befund. Die Zahnschmerzen können pochend, stechend oder reißend sein, auch bohrend. Oft **erstrecken sie sich in die Nase und das Auge,** auch ins Jochbein oder sogar bis ins Ohr. „Reißender Zahnschmerz in beiden rechten Zahnreihen, bis in das Jochbein, mit Zerschlagenheitsschmerz in den Kinnladen dieser Seite, beim Daraufdrücken und Kauen." Stumpfe Stiche in den Backenzähnen, zu den Wurzeln hin. Ein „eigenes Gefühl" in den Zahnwurzeln, das zum Zähneknirschen nötigt.

Hals Ein **Gefühl von Rohheit im Hals** und eine Empfindung, **als hätte sich ein Schleimpfropfen darin festgesetzt, den man nicht ausräuspern kann,** so sehr man sich auch bemüht, sind die großen Charakteristika in diesem Bereich. Wundheit wie roh in Pharynx und Ösophagus. **Kratzen, Brennen und Stechen wie mit Nadeln** sind auffallende schmerzhafte Empfindungen, die besonders oft **beim Schlucken** verspürt werden. Aber auch: „**Brennender Schmerz im Hals,** nicht durch Schlucken verursacht; **auf beiden Seiten, scheint von der Brust aufzusteigen**."

Schluckbeschwerden sind bei Causticum allgemein häufig, gewöhnlich aufgrund einer partiellen Lähmung der Muskulatur. Kent empfiehlt die Arznei bei Paralyse nach Diphtherie. „Die Speisen nehmen den falschen Weg", oder sie geraten in die Choanen.

Gefühl eines **Fremdkörpers** in der Speiseröhre, besonders beim Schlucken. „Kratziger, kralliger Halsschmerz, mit Gefühl beim Leerschlucken, als müsse er über einen Knoll weg schlucken. „Ein stumpfes Drücken im Schlund, wie unter dem Brustbein, als wäre ein allzu großer Brocken verschluckt." „Ein würgendes Drücken im Schlund, morgens beim Erwachen, wie vom Verschlingen nicht klein gekauter Brotrinde." Andererseits kann auch ein ständiger Schluckzwang bestehen. **„Sie muss immer schlingen; es ist ihr, als wäre der Hals nicht gehörig weit, und beim Schlucken fühlt sie Trockenheit darin."** Dies kann ein Vorbote von Lähmungserscheinungen sein, wie Kent ausführt.

Beschwerden von viel Schleim im Hals, mit stetem, aber erfolglosem Verlangen, sich zu räuspern – ist **genötigt, den Schleim zu schlucken. „Schleimräuspern, mit Schmerz im Halsgrübchen"** ist ein anderes gut bestätigtes Symptom.

Alle Halsschmerzen verschlimmern sich beim Bücken.

Stimme, Atemwege **Aphonie durch Lähmung der Sprachorgane** und **Heiserkeit** sind die großen Charakteristika. Wie Kent lakonisch feststellt, hat „der Causticum-Patient Probleme mit der Stimme". Diese Beschwerden können katarrhalischen Ursprungs sein und nach Kälteexposition auftreten, oder sie sind durch Überbeanspruchung der Stimme bedingt, etwa bei Sängern oder öffentlichen Rednern; sie können aber auch idiopathisch entstehen, und das ganz plötzlich – ein vollständiger Verlust der Stimme durch Parese des Nervus recurrens, des Musculus transversus usw. „**Die Kehlmuskeln versagen ihre Dienste; er kann trotz aller Anstrengung die Worte nicht laut hervorbringen**." Heiserkeit oder Aphonie sind für gewöhnlich **morgens** am schlimmsten (im Gegensatz zu CARBO VEGETABILIS), aber eine Verschlimmerung am Abend ist ebenfalls beobachtet worden. Zwar wird **Sprechen oder Anstrengen der Stimme häufig verschlimmern;** Mezger berichtet jedoch von einem Fall von Transversusparese, wo Nichtgebrauch der Stimme verschlimmerte. In diesem Fall wurde die Stimme durch mechanische Entfernung des Schleims vom Kehlkopf ziemlich klar, aber aufgrund der Muskellähmung sammelte sich der Schleim sofort wieder an, wenn der Patient nicht sprach (Verschlimmerung morgens).

Ein Prüfungssymptom: „Die Stimme verstopft sich mehrere Morgen, als sei ein Keil im Kehlkopf, den er herauswerfen sollte." Trockenheit der Atemwege, oder Schleimansammlung; viel Rohheit, Brennen, Kratzen und Wundheit. „**Heiserkeit mit Rohheit, Brennen und Wundheit auf der Brust**" wird von Hering mit zwei fetten Balken hervorgehoben. Im Kehlkopf empfindlicher Druckschmerz beim Schnäuzen.

Husten, Atmung, Brust Der Causticum-Husten ist begleitet von einer Empfindung, **als ob der Patient nicht tief genug husten könnte, um den Schleim auszuwerfen;** er „kann nicht unter den Schleim kommen", obwohl er es immer wieder und wieder versucht, bis er erschöpft ist. Selbst wenn der Schleim gelöst wird, besteht eine Unfähigkeit, ihn auszuwerfen; er **muss geschluckt werden.** Er schmeckt oft scharf, **fettig** oder seifig. Der Husten wird durch Schleimansammlung und/oder **Kitzelreiz im Hals** erregt. Eine sehr ausgeprägte Modalität ist, dass **ein Schluck kalten Wassers den Hustenreiz lindert.** Trockene, hohle Hustenstöße („als hustete er in ein Faß", wie Kent es ausdrückt), mit **Wundheitsgefühl auf einem Streifen im Inneren der Luftröhre, wo es bei jedem Hustenstoß schmerzt** und fast den Atem hemmt.

- Einige Modalitäten: Hustenreiz bei jedem Ausatmen; **beim Bücken;** von jedem Sprechen. Der Husten ist **abends und nachts** (besonders vor Mitternacht) am schlimmsten und weckt den Patienten aus dem Schlaf; tagsüber hat er oft wenig oder gar keinen Husten. Bönninghausen berichtet, dass in den meisten Fällen nachts beim Husten Schleim gelöst wird, tags aber nicht; dass aber auch das Umgekehrte möglich ist.
- Es gibt einige sehr auffällige Begleitsymptome: **Verlust einiger Tropfen Urin bei jedem Husten** (ein echtes Leitsymptom von Causticum); ein

Schmerz über der Hüfte, als wollte es da aufplatzen; Schmerz im Bauch, Wundheitsgefühl in Bauchmuskeln und Gedärmen; **Rasseln, Wundheitsschmerz wie roh und Brennen in der Brust und den Atemwegen;** auch **Retrosternalschmerz, wie roh.** Den Hustenanfällen geht **Kurzatmigkeit** voraus.

Es benimmt ihr den Atem beim Sprechen und Schnellgehen; sie muss jäh nach Luft schnappen. **Schweres und tiefes Einatmen.** Atemnot, meist morgens; mit häufigem Seufzen. Erstickungsanfälle beim Einatmen, als ob jemand die Luftröhre zuschnürte, dass es ihm augenblicklich den Atem raubte. **Brustbeengung, muss öfters tief atmen.** Die Beklemmung kann so empfunden werden, **als wären die Kleider an der Brust zu eng;** oder ein schmerzhaftes Zusammendrücken der Brust von beiden Seiten, nach dem Brustbein zu, mit Beengung des Atems und Schwäche der Stimme; oder wie ein Gewicht auf der Brust.

Beängstigung auf der Brust nach dem Stuhlgang.

Tiefatmen erzeugt Stechen im Brustbein (dasselbe Symptom auch vom Heben) oder ein Gefühl von Spannen in der Brust. Wundheitsschmerz, Brennen, Stechen in der Brust; beim Husten, aber auch sonst. Viel Schleimrasseln. Brustschmerzen bei Fließ- oder Stockschnupfen. Stiche an der Brust, unter dem Arm, bis zur Magengrube, mit Bangigkeit.

Herz Stiche am Herzen. Große Herzbeklemmung, mit Schwermut. Unruhe und Beängstigung am Herzen, im Sitzen; sie muss aufstehen und herumgehen.

Herzklopfen, mit Mattigkeit. **Puls beschleunigt gegen Abend, mit Blutwallung.**

Magen Charakteristisch sind die **spezifischen Vorlieben und Abneigungen** von Causticum. Typischerweise zeigen die Patienten ein **Verlangen nach Salz** und eine **Abneigung gegen Süßigkeiten,** ferner ein **Verlangen nach geräuchertem Fleisch.** Wenn man diese drei Charakteristika zusammen antrifft, stehen die Chancen gut, dass der Patient Causticum benötigt.

Das Verlangen nach Geräuchertem hat auch damit zu tun, dass frisches Fleisch Beschwerden verursacht: starke Übelkeit bis zum Erbrechen. Kalbfleisch und **fette Speisen** werden schlecht vertragen, ebenso Mehl- und Süßspeisen, Säuren, Saures. Eine weitere deutliche **Verschlimmerung** ist die durch **Brot,** das zu Magendrücken und anderen Symptomen führt; dies ist eine allgemeine Modalität. Das gleiche gilt für **Kaffee. Heftiger Durst,** besonders auf **kalte Getränke.** Wie bei PHOSPHORUS werden viele Symptome **durch einen Schluck kaltes Wasser gelindert** (nicht nur der Husten). Eiswasser kann jedoch Magenschmerzen verursachen. Weitere Verlangen: nach Erfrischendem; Bier; scharf Gewürztem.

Der Appetit kommt bei Causticum nicht etwa beim Essen, sondern verschwindet vielmehr, sobald der Patient die Speisen sieht oder zu essen anfängt. „Er hat Appetit, aber beim Essen ward ihm die Speise gleich zum Ekel." „Schon beim Anfang des Essens, Ekel." Hering weist darauf hin, dass dies ein Hinweis auf Causticum bei Schwangeren sein kann.

Häufiges leeres Aufstoßen, oder Aufstoßen, das nach dem Gegessenen schmeckt (selbst Stunden nach der Mahlzeit). Das Aufstoßen kann **brennend heiß** sein. Ein interessantes Symptom ist ein Gefühl, „als ob Kalk im Magen gelöscht würde". Dies bedeutet ein beständiges Aufwallen, mit „rollendem Aufstoßen vieler Luft". (Beim Löschen von Kalk entwickelt sich viel Hitze, sodass ein großer Teil des Wassers unter Zischen verdampft.) Häufig ist auch **saures Aufstoßen,** manchmal auf **saures Erbrechen** folgend.

Aufsteigen von Flüssigkeit vom Magen in den Mund, mit Übelkeit, die nach Aufstoßen verschwindet. **Erbrechen von saurem Wasser.** Viel Übelkeit, selbst vor dem Essen, mit Hunger; oder Übelkeit, sobald man zu essen anfängt. **Übelkeit und Kopfschmerz.**

Die Magenschmerzen sind meist von **drückendem** und/oder **krampfhaftem** Charakter. Sie können sehr heftig werden (besonders während der Menses, in Verbindung mit Uteruskrämpfen); Essen der geringsten Menge der bestverdaulichen Speisen verschlimmert stark, ebenso Kleiderdruck. Die Schmerzen werden außerdem vermehrt durch jede rasche Bewegung, der Patient muss sich hinlegen. **„Magenschmerzen, die sich durch Niederlegen beruhigen"** ist ein wertvolles Prüfungssymptom. Ein **„kneipendes Raffen" in der Magengrube, beim Tiefatmen.** Magendrücken, wenn kalte Luft den Bauch berührt; das ganze Verdauungssystem ist sehr empfindlich gegen kalte Luft und kann mit

Durchfall und anderen Symptomen darauf reagieren.

Abdomen **Starke Blähungen mit schmerzhafter Bauchauftreibung, die den Patienten nötigt, die Kleider zu lockern und sich zu krümmen.** Der Bauch scheint wie drückend vollgestopft, buchstäblich zum Platzen. Lautes Kollern und Rollen im Bauch; öfterer Abgang lauter Winde, den ganzen Nachmittag; manchmal ziemlich übelriechend.

Die **krampfartigen, kolikartigen Bauchschmerzen** treten besonders **morgens** auf, und sie neigen zum Ausstrahlen in Rücken und Brust. Leibschneiden beim Einsetzen der Monatsblutung. Stechende Schmerzen in der rechten Bauchseite; unter den Rippen; in der Lebergegend. Schwellung des Nabels, mit Schmerzhaftigkeit rundherum, beim Betasten.

Rektum **Paralytische Schwäche des Rektums und infolgedessen Schwierigkeiten bei der Defäkation** sind hier charakteristisch. Hartnäckige Verstopfung, große Anstrengung der Bauchmuskeln ist nötig, um Stuhl abzusetzen. Ein Schlüsselsymptom ist: „**Der Stuhl geht besser im Stehen ab.**" Die Verstopfung kann einhergehen mit **häufigem vergeblichen Stuhldrang, mit vielen Schmerzen, Ängstlichkeit und Röte im Gesicht.** Es kann auch **krampfhafte Zusammenziehung des Afters** auftreten (manchmal extrem schmerzhaft), die jede Stuhlentleerung verhindert, obwohl das Drängen und Pressen fortdauert. Oder: „Drängen im Mastdarm, als säße Kot da." „Im Mastdarm, Druck, den ganzen Tag." Andererseits können aber **selbst harte Stühle,** die sich in dem inaktiven Mastdarm ansammeln, **unwillkürlich abgehen** (z. B. „unter der Empfindung, als wolle bloß eine Blähung abgehen", Hahnemann), ja sogar **unbemerkt.**

Die Stühle sind oft hart und knotig; aber auch zähe, fettig glänzende Stühle werden beobachtet; oder Stühle, die mit weißem Schleim bedeckt sind. Oder: Hellfarbige, sogar weiße Stühle. Durchfall mit viel Zwängen und Brennen; oft abends und nachts; während der Menses. Diarrhö kann hervorgerufen werden durch Kälteeinwirkung auf den Bauch oder durch Genuss bestimmter Speisen (frisches Fleisch).

Die Krampfneigung von Rektum und Anus kann auch zu extrem dünn geformtem weichen Stuhl führen („wie eine Federspule", ein Federkiel). Oder Krämpfe im Rektums treten zugleich mit Stuhl- und Harnverhaltung und viel Drängen auf. **Krampf im Mastdarm, wobei es unmöglich ist zu gehen,** muss sogleich stillsitzen. **Oft plötzlich durchdringender, pressender Schmerz im Mastdarm.**

Nach dem Stuhl: **viel Brennen im After,** Herzklopfen; Hitze im Gesicht und Neigung zum Schwitzen; Beängstigung auf der Brust; sehr aufgetriebener Unterleib.

Hämorrhoiden sind ebenfalls eine wichtige Indikation für Causticum (Lippe soll Herings Hämorrhoiden mit diesem Mittel geheilt haben). Die Causticum-Hämorrhoiden sind typischerweise sehr schmerzhaft, mit einem Wundheitsschmerz wie roh, der **durch Gehen und Darandenken unerträglich erhöht wird.** Weitere „hämorrhoidale" Beobachtungen: Hämorrhoiden, die den Stuhlgang hindern; geschwollen, mit juckendem Stechen und viel Nässen; hart und äußerst schmerzhaft stechend und brennend, besonders bei Berührung und Gehen; Hämorrhoiden nach Halten öffentlicher Reden bzw. nach Anstrengung der Stimme.

Starkes Jucken und Stechen an Anus und Rektum, manchmal gleichzeitig auch im Genitalbereich; besser durch kaltes Wasser. **Exkoriationen und Fissuren in der Gegend von Anus und Perineum, besonders schmerzhaft beim Gehen.** Analfistel; mit viel Schmerz und Pochen im Perineum.

Harnorgane **Lähmung der Blase mit Harnabgang bei jeder Art von Druck auf die Bauchmuskeln,** so wie er **beim Husten, Lachen oder Niesen** ausgeübt wird, ist das große Charakteristikum von Causticum in diesem Bereich. Auch **Inkontinenz infolge von Überdehnung der Blase,** also bei Personen, die nicht die Gelegenheit hatten, rechtzeitig zur Toilette zu gehen, ist mit Causticum geheilt worden; ebenso **Inkontinenz nach Verkühlung.**

Sehr häufiger Harndrang mit unwillkürlichem Harntröpfeln. Unwillkürlicher Harnabgang. Causticum ist ein Mittel bei **Enuresis nocturna, besonders im ersten Schlaf,** die im Winter schlimmer und im Sommer besser ist. Die sensorischen Nerven der Harnröhre können ebenfalls affiziert sein, was in dem folgenden gut bestätigten Prüfungssymptom schön zu sehen ist: „**So leichtes Harnen, dass er den Strahl gar nicht empfindet und kaum im Finstern glauben kann, dass er harnt, bis er sich**

mit der Hand davon überzeugt." Causticum hat noch eine zweite Art von Blasenlähmung, die die Austreibungsmuskeln betrifft und **Harnverhaltung** zur Folge hat. Diese kann ebenfalls durch **Überdehnung der Blase** verursacht sein (Kent nennt das Beispiel einer Frau, die sich in einem überfüllten Eisenbahnwaggon nicht traut, zur Toilette zu gehen), oder auch durch Verkühlung; und das Mittel ist sehr nützlich bei **Harnverhaltung nach Entbindung oder Operationen.** Anbei zwei Prüfungssymptome, die die Harnverhaltung betreffen: „Drang zum Harnen, ohne dass etwas abgeht, nach langem Warten kommt nur sehr wenig, und das Drängen erneuert sich bald wieder." „Vergebliches Drängen zum Harnen, und kommen ja einige Tropfen, so bekommt er heftigen Schmerz in der Blase, und (später) auch Krämpfe im Mastdarm."

Sehr häufiger **Harndrang ohne Abgang;** dann, **beim Sitzen, unwillkürlicher Abfluss.** Der Harn fließt oft **langsam, mit Unterbrechungen;** die letzten Tropfen kommen oft verzögert, und es tritt **Nachtröpfeln nach dem Wasserlassen** auf.

Harn dunkelbraun; trübe und wolkig; aber auch vermehrt und blass, wie Wasser. Brennen in der Harnröhre beim Wasserlassen, oder scharfer Urin, **mit Fressen wie von Salz in der (weiblichen) Scham.** Plötzliches Brennen in der Harnröhre, nachts. **Jucken an der Mündung der Harnröhre. Drückender Krampfschmerz in den Nieren** und im Kreuz, beim Sitzen.

Männliche Genitalien **Stechende Schmerzen in den Hoden (besonders rechts)** und **fehlendes Lustempfinden beim Geschlechtsverkehr** sind die Hauptkennzeichen in der männlichen Genitalsphäre.

Neben den Stichen sind **drückende Schmerzen in den Hoden, wie gequetscht** (wiederum besonders rechts), von Causticum hervorgerufen und geheilt worden. **Vermehrte Absonderung von Smegma.** Viel Wundheit und Jucken im Genitalbereich; Jucken am Hodensack, an der Haut des Penis, an der Mündung der Harnröhre. Causticum ist bei Phimose angewandt worden, mit guten Resultaten. Ejakulat mit Blut vermischt.

Weibliche Genitalien In der weiblichen Sexualsphäre findet sich nicht nur **fehlendes Lustempfinden beim Koitus,** sondern eine deutliche **Abneigung gegen Geschlechtsverkehr** (vgl. SEPIA). Der **Sexualtrieb ist vermindert** oder ganz abwesend.

Verspätete und beschwerliche Menarche. Zahlreiche Beschwerden im Zusammenhang mit der Menstruation: **Dysmenorrhö, mit heftigen krampfhaft drückenden Bauchschmerzen, sobald die Blutung einsetzt;** mit Reißen in Rücken und Kreuz, besonders bei Bewegung; mit Durchfall.

- Weitere Symptome während der Menstruation: missmutig und sehr müde, große Schwäche; ganz gelb im Gesicht; Schwindel und Drehen im Kopf, beim Bücken am schlimmsten, nachmittags gemindert; Kopfschmerzen; Schweißneigung; eine Art Stichschmerz unter der linken Brust.
- Vor der Regel: viel Kreuzschmerz und **ängstliche Träume;** deprimiert, ihr kommt alles in schwarzen Farben vor; Schmerzen im Hinterkopf und Rücken, besser nach dem ersten Tag der Periode.
- Die Menses sind oft **verzögert, aber verstärkt,** das Blut geht in großen Stücken ab. Bönninghausen nennt „Unfruchtbarkeit bei zögernder Regel" als Indikation. Andererseits gibt es auch eine verstärkte Blutung, die zu früh kommt; nach Beendigung der Regel dann von Zeit zu Zeit etwas Blutabgang.
- Ein interessantes Symptom ist: **Kein Blutabgang bei Nacht, Blutung nur tagsüber.**
- Das Menstruationsblut kann einen üblen Geruch haben und **Schamjucken** erregen. Dasselbe kann für den Ausfluss gelten, und **Wundheit und Reizungen im Genitalbereich** sind generell häufig.

Sehr starker Fluor, herausschießend wie das Monatsblut und auch so riechend. Im Gegensatz zur Periode neigt jedoch der Ausfluss dazu, nur nachts aufzutreten.

Äußerer Hals und Rücken Die Hauptcharakteristika sind eine **Steifheit der Nackenregion,** mit **Spannen und auch Verkrampfung dort,** und eine Tendenz zum **Knacken** im Genick. **Steifheit des Nackens und Halses, mit Schmerz am Hinterkopf, die Muskeln waren wie gebunden, sodass sie den Kopf fast gar nicht bewegen konnte.**

Spannen und Gefühl wie zu kurz in den Halsmuskeln, oder in der Seite von Hals und Brust; der Kopf oder der ganze Körper kann auch wirklich nach einer (der rechten) Seite gezogen sein. Solche Verspannungen oder Verkürzungen können auf Kälteeinwirkung oder schnelle, unbedachte Bewegungen zurückgehen. Reißende Schmerzen, die ihren Ursprung im Nacken haben und sich nach oben und nach vorn in die Stirnregion ziehen. Ziehen und Reißen in den Schulterblättern. Sehr juckende und nässende Flechte im Nacken.

Steifheit im Kreuz, die sehr schmerzhaft sein kann und vor allem **beim Aufstehen vom Sitzen** verspürt wird. Aufgrund dieser Steifheit ist es allgemein schwierig, sich aus einer liegenden oder sitzenden Position aufzurichten. Kreuzschmerzen vom Verheben; der Schmerz entspringt im Kreuz, zieht sich bis in die Hüfte und ist **spannend, als wenn die Muskeln zu kurz wären.** Krampfschmerzen, drückend oder zwickend, in der Lumbal- und Sakralregion; gleichzeitig im Gesäß.

Gut bestätigt sind die **Steißbeinschmerzen: dumpf-ziehend; wie zerschlagen;** zuckender Schmerz. Causticum kann bei Rückenschmerzen während der Menses oder während der Entbindung nützlich sein.

Viel Jucken am Rücken; auch Stechen. Fieberfröste beginnen bei Causticum häufig im Rücken, oft in der Nacken- oder Dorsalregion. **Empfindung, als ob ein kalter Wind zwischen die Schulterblätter mitten auf das Rückgrat bliese;** bleibt selbst am warmen Ofen kalt. Schmerzen und Steifheit werden jedoch im Allgemeinen von äußerer Wärme besser.

Extremitäten Die wichtigsten Merkmale sind **lähmungsartige Schwäche** aller oder einzelner Gliedmaßen, mit **Zittern** und oft mit **Kontrakturen;** und eine **unerträgliche Unruhe der Extremitäten,** besonders der Beine, **abends und während der Nacht; ständige Bewegung der Beine im Schlaf.** Die Lähmungssymptome sind oft einseitig, besonders **rechtsseitig,** und sie entwickeln sich langsam und **allmählich.** Solch eine Entwicklung kann durch **Kälteeinwirkung oder Nasswerden** verursacht sein. Eine weitere auslösende Ursache kann die **Unterdrückung eines Hautausschlags** sein, wie in einem neueren Fall von Clerk, bei dem nach der Behandlung eines nekrotisierenden Zoster am linken Oberarm eine Lähmung, besonders des Musculus deltoideus, auftrat, mit sensiblen und motorischen Ausfällen. Nach Causticum bildeten sich die Lähmungserscheinungen allmählich vollständig zurück.

- Der **Deltamuskel,** insbesondere der rechte, ist eine besondere Lokalität der Causticum-Schwäche. „Kann die Hand nicht zum Kopf heben." Die paralytischen Symptome können aber auch an anderen Stellen auftreten: lähmungsartige Schwäche des **rechten Arms** (wird besonders beim Schreiben verspürt); beider Unterarme, kann sie kaum heben; **Lähmungsgefühl in der rechten Hand;** auch der Beine, der Patient **stolpert und fällt beim Gehen leicht hin.**
- **Verkürzungen und Verhärtungen der Sehnen** und auch der Muskeln sind, wie schon erwähnt, ein wohlbekanntes Merkmal von Causticum. Davon sind vor allem die **Beugemuskeln betroffen, mit Krummziehen der Glieder.** Dies lässt sich besonders an den **Ellenbogen- und Kniegelenken** beobachten, sowie an den **kleinen Gelenken der Hände und Finger.** Einige Prüfungssymptome, die in dieser Hinsicht nützlich sind: Schmerz in der linken Ellenbeuge, beim Ausstrecken des Arms, als wäre eine Sehne zu kurz. Spannschmerz und Steifheit in der Kniekehle, beim Gehen. Spannen in der Beuge des rechten Oberschenkels, früh, beim Aufstehen und beim Beugen des Knies. Ziehen in der Wade, mit **Gefühl, als wenn der rechte Schenkel kürzer wäre,** beim Aufstehen vom Sitzen und beim Gehen. Die Fingerknöchel spannen beim Beugen der Finger.
- Causticum ist ein Hauptmittel bei der **Dupuytrenschen Kontraktur;** vgl. Hahnemanns Prüfungssymptom: „Ziehschmerz vom Handwurzelknochen durch den Mittelhandknochen bis in den kleinen Finger, wo es in der Spitze am schlimmsten ist; beim Ausstrecken der Hand ist der Schmerz noch größer und zieht den Finger unwillkürlich zusammen, worauf sich das Ziehen von den Handwurzelknochen auch der anderen Finger bemächtigt und sie alle nach und nach krummzieht, bald mehr, bald weniger."
- **Steif in allen Gelenken;** besonders nach Ruhe, hat Mühe, „wieder in Gang zu kommen".
- **Gichtische und rheumatische** Schmerzen treten in allen Extremitäten auf, manchmal an mehreren gleichzeitig. Sie sind von ziehendem und **reißendem** Charakter, oft beginnend oder am schlimmsten in den Gelenken und von dort aus zu den Röhrenknochen hin. **Verschlimmerung bei trockenem Wetter, im Freien,** besonders bei

Kälte; **besser bei feuchtem Wetter,** „im Regen", wie Margery-Blackie sagt, und **durch Wärme.** Rheumatismus mit **brennenden Gelenkschmerzen** kann ebenfalls mit Causticum geheilt werden; Boger empfiehlt es bei akutem Gelenkrheumatismus mit berstenden, auseinanderreißenden und brennenden Schmerzen, die zuerst auf der rechten, dann auf der linken Seite auftreten.

- Es besteht eine Neigung, **mit den Gelenken zu knacken;** auch die Glieder zu dehnen, besonders nachts.
- Drücken auf der Achsel. Dumpfes Ziehen und Reißen in Armen und Händen. Greifen und Krallen wie von einer Hand um den Ellenbogen, besser durch Wärme. **Vollheitsempfindung in der Hand beim Zugreifen. Zittern der Hände.** Zucken und Zittern der Finger beim Schreiben; **Schreibkrampf.** Ziehende Schmerzen in den Fingergelenken. **Schmerz in den Fingerspitzen, als wollten sie aufspringen. Warzen** an Händen und Fingern, besonders an den **Fingerspitzen** und um die Nägel.
- **Plötzliche starke Schmerzen im Hüftgelenk, wie verrenkt** oder vertreten, muss einige Schritte lahm gehen; vergeht auch plötzlich wieder. Hüftschmerzen, als ob da etwas aufplatzen wollte, beim Husten. **Zerschlagenheitsschmerz in Ober- und Unterschenkeln,** morgens im Bett. Ziehende und reißende Schmerzen in Oberschenkeln, Knien, Unterschenkeln, Füßen. **Marmorierte Haut, voll dunkelroter Äderchen,** auf den Ober- und Unterschenkeln.
- Einknicken der Knie beim Gehen. **Schmerzhaftes Knacken im Knie,** beim Gehen, vor allem beim Treppabgehen, als würde es zerbrochen. Ein Fall von Wegener: Arthrose des rechten Knies, über einen längeren Zeitraum allmählich fortschreitend; mit seltsamem Surren und Krabbeln im Knie wie von Ameisen und einem Gefühl, als ob kaltes Wasser in zwei schmalen Streifen links und rechts vom Knie zum Knöchel hinunterliefe. Letzteres Symptom, sehr ähnlich einem Prüfungssymptom, wo die „Kaltwasserempfindung" im Schlüsselbein begann (vgl. S. 133), war der entscheidende Hinweis auf Causticum, das ausgezeichnet wirkte. **Heftiges Reißen im Knie,** kann nicht auftreten; nachts stärker, erwacht aus dem Schlaf, kann nicht wieder einschlafen. Gefühl im Stehen, als ob etwas zu kurz wäre, in der Kniekehle; das Gefühl geht vom Gesäß bis zur Wade. Spannen in den Kniekehlen im Sitzen und zu Anfang des Gehens; beim Weitergehen gebessert.
- Heftiges Reißen in den Sehnen unter der rechten Wade. **Gichtiges Reißen im unteren Beinbereich, besonders in den kleinen Fußgelenken, mit Anschwellen der Teile. Krämpfe in den Waden; in Sohlen und Zehen.** Steife und anfällige Fußgelenke; vertritt sich leicht den Fuß. Kalte Füße. Kribbeln in beiden Fußsohlen, als wäre etwas Lebendiges darin. Taubheit der Ferse beim Auftreten; oder **Geschwürschmerz in der Ferse,** besonders bei Berührung und beim Auftreten. Kribbelndes Brennen oder heftig brennendes Stechen im Ballen der großen Zehe. Starker Druckschmerz im hinteren Gelenk der großen Zehe. **Nagelgeschwür am großen Zeh.**

Schlaf Viel **Gähnen und Dehnen der Glieder.** Gähnt, während er anderen zuhört. **Anfälle großer Schläfrigkeit am Tag, aber Schlaflosigkeit nachts.** Selbst in Gesellschaft kann er dem Schlaf kaum widerstehen, muss sich legen; manchmal schläft er während der Unterhaltung ein.

Nachts jedoch lassen **große Angst und Unruhe ihn nicht einschlafen** oder wecken ihn auf. Körperliche Unruhe; **kann keine ruhige Lage finden und keine Minute stillliegen,** die ganze Nacht. Macht im Schlaf viele Bewegungen mit den Armen und Beinen; vor allem **große Unruhe der Unterschenkel.** Schreckhaftes Zusammenfahren beim Einschlafen, oder häufiges Aufschrecken aus dem Schlaf; öfteres Erwachen ohne bewusste Ursache, besonders zwischen 3 und 4 Uhr morgens; Lachen, Weinen, undeutliches Sprechen im Schlaf; ängstliche oder ärgerliche Träume, oder Träume voller Streit.

Schlaflosigkeit wegen trockener (Fieber-)Hitze. Offener Mund nachts, davon Trockenheit desselben. Allgemeine **Verschlimmerung beim Erwachen aus dem Schlaf. Üble Folgen von Nachtwachen.**

Fieber, Frost, Schweiß **Frostigkeit** ist ein allgemeines Merkmal von Causticum-Menschen; **extrem empfindlich gegen kalte Luft und Zugluft. Inneres Frösteln.** Der Frost **wird durch Trinken gelindert;** auch **im Bett.** Das Schaudern und Frösteln kann im

Gesicht oder im Nacken anfangen und sich von da nach unten ausbreiten. Bemerkenswerte Kälteempfindungen: **als ob ein kalter Wind zwischen die Schulterblätter bliese,** oder als ob **kaltes Wasser vom rechten Schlüsselbein bis an die Zehen liefe,** auf einem schmalen Strich. **Einseitige Kälte** und Taubheit; der ganzen linken Körperhälfte. **Kälte der erkrankten Teile.** Frösteln begleitet die Schmerzen bei Prosopalgie. Gänsehaut am Körper, während Kopf und Gesicht heiß und kongestioniert sind und brennen.

Hitzewallungen; danach Frost. Fiebrige Hitze jeden Abend von 18 bis 20 Uhr.

Bei Intermittens hat Causticum ein eigentümliches Symptom, was die Abfolge der Stadien angeht: Frost sogleich gefolgt von Schweiß, ohne Fieberhitze dazwischen.

Nachtschweiße, am ganzen Körper. Wacht um 4 Uhr morgens schweißgebadet auf. Starker Schweiß von Bewegung, besonders im Freien. Starker Schweiß beim Schlafen tagsüber.

Haut Viel **Jucken:** am ganzen Körper; an verschiedenen Körperteilen: **Nase,** Gesicht, Rücken, Waden, Fußrücken usw. Wundheit in Hautfalten, besonders zwischen den Schenkeln; Neigung zu **Intertrigo.** Causticum erzeugt nicht nur Wundheit und Rohheit wie verbrannt, sondern auch **subakute und chronische Hautausschläge, welche Verbrennungsblasen gleichen.** Es ist ein wichtiges Mittel bei den Folgen von **Verbrennungen und Verbrühungen;** auch wenn alte Narben, besonders von Verbrennungen, wieder zu schmerzen beginnen und aufbrechen.

Warzen. Die Causticum-Warzen finden sich vor allem im Gesicht (Nase, Augenlider, Brauen) und an den Händen (Fingerspitzen); sie sind meist groß und gezackt, oft gestielt, nässen und bluten leicht. Geschwüre mit zuckenden, hindurchfahrenden Schmerzen. Heftig juckender Nesselausschlag.

Chamomilla

Essenzielle Merkmale

Die wichtigsten Züge, die man sich bei Chamomilla merken muss:

- Patienten, die diese Arznei benötigen, werden **beim geringsten Anlass zornig und äußern ihren Zorn auf schnippische Art, gleichgültig gegen die Gefühle anderer.**
- Wenn sie **geärgert oder gereizt** werden, können sie **ernsthafte Beschwerden** entwickeln, **Schmerzen, Kolik, auch Fieber.** Derartige Zustände zeigen sich besonders häufig bei **zahnenden Kindern.**
- Schließlich sind Chamomilla-Menschen **extrem empfindlich gegen Schmerzen, die ihnen unerträglich scheinen und sie zur Verzweiflung treiben.**

Aus diesen Hauptmerkmalen ist ersichtlich, dass Chamomilla-Patienten allgemein in einem extremen Grad überempfindliche Menschen sind; Überempfindlichkeit und Reizbarkeit durchziehen das gesamte Arzneibild. Viele Chamomilla-Symptome wurzeln in diesen Grundzügen. Da Chamomilla in seinen Reaktionen sehr lebhaft ist, gehört es zu jenen Mitteln, die jeder Homöopath schon einmal angetroffen hat und mit den lebendigsten Ausdrücken schildern kann.

Während der **Zahnung** wird es sehr oft angezeigt sein; mir ist kein anderes Mittel bekannt, das so häufig in dem Alter passt, wenn das Kind seine Zähne bekommt. Wenn im Zusammenhang mit der Zahnung Beschwerden auftreten, wird Chamomilla in einer großen Zahl von Fällen helfen (wenn auch natürlich nicht immer). Das Verhalten zahnender Kinder, die Chamomilla benötigen, wird manchmal **absolut unerträglich,** sie schreien, kreischen und jammern die ganze Zeit, man kann ihnen nichts recht machen, und beim geringsten Anlass bekommen sie unglaubliche Wutanfälle. Es ist der als völlig unerträglich empfundene Schmerz, der sie zu diesem hässlichen Benehmen treibt. Chamomilla kann solche Kinder innerhalb von Minuten auf wundersame Art besänftigen.

Ein weiterer Zustand, in dem Chamomilla – unabhängig vom „Krankheitsnamen" – angezeigt sein kann: wenn aus der Anamnese hervorgeht, dass der Patient **jedesmal, wenn er wirklich wütend wurde, in den nächsten Stunden oder am nächsten Tag Fieber bekam.** Bei Chamomilla-Patienten **steigt die Temperatur schnell, wenn die Emotionen heftig werden,** besonders wenn es sich um Ärger oder Verdruss handelt, der aufgrund der sozialen Umstände nicht voll „herausgelassen“ werden kann. Das Interessante ist, dass diese Hitze sich oft nicht gleichmäßig im Körper verteilt, sondern z. B. **eine Wange rot färbt, während die andere blass bleibt.** Dies ist ein wohlbekanntes Leitsymptom von Chamomilla.

Überempfindlichkeit, Reizbarkeit, weinerliche Unruhe

Chamomilla-Patienten sind krankhaft empfindlich gegen alles Mögliche: gegen Licht, Geräusche, Gerüche usw., gegen Personen, gegen die Umgebung. Sie sind **leicht verärgert, zornig oder gekränkt** und neigen dazu, **jede Störung,** selbst die geringste, **als unerträglich zu empfinden.** Ihre Emotionen können so stark sein, dass sie Ohnmachtsanwandlungen hervorrufen. Reizbarkeit und Ungeduld sind herausragende Merkmale dieses Mittels. Und **am reizbarsten reagieren sie auf Schmerz,** den sie regelmäßig als äußerst intensiv und unerträglich wahrnehmen. Gelassenheit beim Ertragen von Schmerzen ist tatsächlich, wie Hahnemann ausführt, eine Kontraindikation von Chamomilla: „Chamille scheint … bei im Schmerze gelassenen und geduldigen Personen nicht anwendbar zu sein …“

Die Prüfungen zeigen, dass Schmerzen auch dann, wenn sie vom Prüfer selbst als „gering“, „nicht sehr stark“ und „überdies noch flüchtig“ beschrieben werden, als unerträglich empfunden werden, ärgerlich und wütend machen oder **zur Verzweiflung treiben.** Der Patient ist genötigt, sich andauernd zu bewegen, er wirft sich in Qualen hin und her, er läuft auf und ab, unfähig, im Bett zu bleiben, er stößt laute Schreie aus; **sehr unruhig und ungeduldig.** Bewegung lindert den Schmerz nicht immer, aber der Leidende muss sich einfach bewegen, kann keinen Moment stillsitzen, weil der Schmerz so stark ist. Chamomilla ist das „Kann-es-einfach-nicht-ertragen“-Mittel, wie es Margaret Tyler treffend nennt. Das sind die Leute, die sagen, dass sie den Schmerz keine Minute länger aushalten können; sie bestehen darauf, dass der Arzt sie sofort und auf der Stelle heilen muss. „Es kümmert sie nicht, ob sie stirbt oder nicht; **möchte lieber sterben, als so zu leiden“** (Nash).

Zorn, Ärgerlichkeit, üble Laune, „unmögliches“ Benehmen sind bei Schmerzzuständen gewöhnlich in extremem Maße vorhanden, aber nicht nur dann; es sind allgemeine Merkmale des Mittels. Die Reizbarkeit kann sich in „ganz einzigartiger Weise“ äußern, wie Kent sagt: „Die Schmerzen scheinen die Patientin zum Wahnsinn zu treiben, sie vergißt allen Anstand, alle Rücksicht, alle Diplomatie. Keinerlei Entgegenkommen; **nimmt keine Rücksicht auf die Gefühle anderer.** Sie fängt einfach Streit an, ohne sich um die Empfindungen irgendwelcher Leute zu scheren. Wenn Sie also eine Visite machen, seien Sie nicht überrascht, wenn Sie an das Bett einer Patientin treten, die in den Wehen liegt und voller Schmerzen und Leiden ist, und diese Frau zu Ihnen sagt: **‚Herr Doktor, ich will Sie nicht haben, hauen Sie ab.‘** Das können Frauen sein, die in anderen Situationen problemlos als feine Dame erscheinen … Unfähig, sich zu beherrschen, die Wut steigert sich zur Weißglut.“ Dies steht hier im Zusammenhang mit Schwangerschaft und Entbindung, wo Chamomilla nicht selten angezeigt ist; aber noch häufiger treten derartige Zustände bei Kindern auf. Sie haben eine solche **Abneigung dagegen, sich ansprechen, anfassen oder auch nur ansehen zu lassen,** dass sie womöglich dem Arzt eine Ohrfeige versetzen, wenn er sie untersuchen will. Oder sie schicken die Mutter oder die Krankenschwester aus dem Zimmer. Tyler weiß zu diesem Thema einige Geschichten zu erzählen: „Ich habe miterlebt, wie eine Mutter vor einer geschlossenen Tür hockte, hinter der ihr kleiner, kranker Sohn sogleich zu toben begann, wenn sie es wagte, einmal die Nase hereinzustecken.“ **Angeredet oder beim Reden unterbrochen zu werden** ist etwas, was Chamomilla-Personen überhaupt nicht ausstehen können, besonders **wenn sie gerade erst aufgestanden sind.** Und ihre Reaktion ist dann extrem grob und unhöflich. Sie haben keine Lust zum Reden und antworten nur kurz, abgebrochen, schroff und **schnippisch.**

- Diese schnippische Art ist ein Zug, der vom Patienten kaum zu beherrschen ist, etwas Zwanghaftes. Hering gibt in seiner „Gynäkologie und Geburtshilfe“ einige eindrucksvolle Beispiele: „Durch alle ihre Klagen zieht sich wie ein roter Faden etwas Widerwärtiges; sie **kann sich kaum eines milden Ausdrucks bedienen; es ist ihr, als müßte sie zanken über alles und jedes, trotz ihres Bestrebens, an sich zu halten, kommt es zum Ausbruch.“** Oder: „Großer Hang zu Gezänk, auffallend laut und schreiend zu sprechen; es kostet sie Überwindung, Fragen auf anständige

Art zu beantworten; **sie vermag es kaum, die Leute mit Anstand zu behandeln, kann sich kaum beherrschen, gibt sehr kurze Antworten.**" Diese Verdrießlichkeit und Unleidlichkeit kann **bei Einsetzen der Monatsblutung** stärker werden oder plötzlich aufkommen.

- „**Gereiztes Gemüt**" ist in den Prüfungen und in klinischen Fällen immer und immer wieder beobachtet worden. Einige weitere Prüfungssymptome: „**Den ganzen Tag hindurch das Gemüt etwas gereizt und ungeduldig, und selbst die leichtesten Symptome erscheinen beim Arbeiten lästig und ärgerlich.**" „Er ist immer verdrießlich und zum Ärger geneigt." „Er ärgert sich innerlich über jede Kleinigkeit." „Zank-Ärgerlichkeit; sie sucht alles Ärgerliche auf." „Mürrische Verdrießlichkeit; alles, was andere machen, ist ihm nicht recht; niemand macht ihm etwas zu Dank." „**Er kann es nicht ausstehen, wenn man ihn anredet, ihn im Reden unterbricht,** vorzüglich nach dem Aufstehen vom Schlafe, bei wenig beweglichen, schwer sich erweiternden und zusammenziehenden Pupillen." Hochgradige Hast und Ungeduld: „**Große Ungeduld, und es schien alles zu langsam zu gehen.**"

Zugleich sind Chamomilla-Patienten sehr empfindlich gegen Verletzung ihrer Gefühle. „Heulen wegen geringer, auch wohl eingebildeter Beleidigung, die wohl gar von alten Zeiten her ist."

- **Ächzen und Stöhnen aus Unmut.** Unwillkürliches Stöhnen bei Gesichtshitze. Nash fasst zusammen: „Die Patientin ist eigensinnig, übellaunig, gehässig, schnippisch. Sie weiß das, gibt es zu, und alle anderen wissen es auch. Sie gibt ihren besten Freunden gemeine, unhöfliche Antworten und gesteht dann ihren Fehler ein, nur um ihn immer von neuem zu wiederholen. Und dabei behauptet sie trotzig, sie könne einfach nicht anders, sie fühle sich eben so."
- Es gibt eine wichtige Modalität, die besonders auf Kinder zutrifft, nämlich eine gewisse **Besserung, wenn sie getragen oder geschaukelt werden.** Dies hängt mit der ungeheuren Unruhe des Patienten zusammen; das Kind kann nicht schlafen, kann nicht zur Ruhe kommen, und wenn es nicht die ganze Zeit umhergetragen wird, hört es nicht auf zu schreien, es brüllt richtig vor Schmerzen und Unbehagen. Und so nimmt die Mutter das Kind auf den Arm und trägt es ständig im Zimmer herum. Bei Erwachsenen lässt sich, wie Voisin bemerkt, eine ähnliche Modalität beobachten, nämlich eine Besserung durch passive Bewegung oder „mechanische Vibration", etwa bei Geschäftsleuten, die nur auf Auto- oder Bahnfahrten zur Ruhe kommen.
- Beim konstitutionellen Chamomilla-Typ stößt man manchmal auf eine Vorgeschichte von **unterdrücktem Zorn, nach dem sich eine Neurodermitis entwickelt hat.** Dies ist überhaupt eine Krankheit, die sich im chronischen Zustand des Mittels recht häufig zeigt. Und in Verbindung mit dieser Entwicklung wird der Patient extrem reizbar und antisozial. Jeder Kontaktversuch bringt ihren Zorn in Wallung.
- Aber wenn Chamomilla-Patienten jemanden finden, der bereit ist, ihnen ein offenes Ohr und Mitgefühl zu schenken, **dann können sie nicht aufhören, über die alten Ärgernisse zu reden.** Es spielt freilich keine große Rolle, wie viel sie darüber sprechen – es kommt doch nicht zu einer wirklichen Befreiung von dem alten Trauma. Wenn sie einmal in einen Chamomilla-Zustand geraten sind, können die Patienten ihren Zorn selten lange zurückhalten, wenn sie das überhaupt schaffen. Sie müssen einfach ein Ventil für die heftigen Gefühle finden, die schnell in ihnen aufsteigen und eine innere Hitze mit sich bringen.

Furcht und Angst

Wir wissen nicht viel über besondere Ängste bei Chamomilla, mit Ausnahme einer auffallenden Furcht: der **Furcht vor Wind,** oder, wie Hahnemann es nennt, „großer Abscheu vor dem Winde". Diese Furcht vor Wind ist nicht unbedingt damit verbunden, dass man den Wind wirklich spürt, ihm ausgesetzt ist. Man muss dazu nicht auf einem hohen Berg sein, wenn sich gerade ein mächtiger Sturm zusammenbraut. Nein, die Furcht und die Verschlimmerung durch Wind zeigt sich bei einem Chamomilla-Patienten auch, wenn er im Haus ist und draußen der Wind um die Ecken weht. Das Nervensystem dieser Personen ist sehr empfänglich für diesen speziellen Einfluss, es wird ihnen ängstlich zumute. Und ihre Symptome werden dadurch auch verstärkt. Für die Verschlimmerung des Geistes- und Gemütszustands ist tatsächliche Windexposition gar nicht nötig. Wenn in einem konkreten Fall eine starke Furcht vor Wind besteht, sollte an Chamomilla gedacht werden.

Dieses Keynote kann auch als Anhaltspunkt zur Differenzierung zwischen Chamomilla und CALCIUM PHOSPHORICUM dienen, zwei Mitteln, die sehr dicht beieinander sind. Bei Kindern können sie fast ununterscheidbar sein: sie jammern und stöhnen, sie sind absolut unmöglich, man wird mit ihnen nicht mehr fertig, sie können einen tatsächlich so weit bringen, dass man sie umbringen möchte. Ein kleiner Unterschied mag darin bestehen, dass bei Chamomilla mehr Aggression und Reizbarkeit vorhanden ist, ein ständiges „Ich will dies" und „Gib mir das". Das Chamomilla-Kind stößt die Sachen von sich, die es verlangt hat, schleudert sie durchs Zimmer, tritt und schlägt, verteilt Ohrfeigen. Bei CALCIUM PHOSPHORICUM ist das Gesamtbild mehr durch Stöhnen und Jammern geprägt. Doch wenn eine große Furcht vor Wind vorhanden ist, weist das klar auf Chamomilla hin.

Es *gibt* noch einige andere Ängste von Chamomilla im Repertorium und in der Materia medica, aber es sind nicht viele, und sie sind nicht sehr scharf umrissen. Dennoch: Wenn bei einem Fall starke Ängste auftreten, unter denen Chamomilla nicht aufgeführt ist (vielleicht Furcht vor Ärzten, Angst um andere oder Angst um die Gesundheit), ist dies keineswegs als Kontraindikation zu werten.

- Einige zusätzliche Furcht- und Angstsymptome aus der Materia medica: „Ängstlichkeitsgefühl mit großer Unruhe." „Sehr ängstlich; alles, was sie machen will, ist ihr selbst nicht recht; sie ist unentschlüssig; dabei fliegende Hitze im Gesicht und kühler Schweiß in den flachen Händen." „Er wirft sich die Nacht ängstlich im Bett herum, voll Phantasien."
- Hypochondrische Grillen, hypochondrische Ängstlichkeit.
- Erschrickt leicht; mit Zittern; durch die geringste Kleinigkeit erschreckt. Es will ihm das Herz abdrücken, er ist außer sich vor Angst, wimmert und schwitzt unmäßig dabei. Zittrige Angst, mit Herzklopfen. Wiederholte Anfälle von Angst am Tage.
- **Größte Angst im Bett,** nicht aber, wenn er aus dem Bett heraus ist; dabei schnell bewegliche Pupillen. **Kann nicht im Bett bleiben.**

Im Repertorium ist Chamomilla auch unter den Rubriken „Furcht vor Berührung, vor Geräuschen, vor Annäherung anderer" aufgeführt – Symptome, die direkt mit der beschriebenen Empfindlichkeit gegen äußere Einflüsse zusammenhängen. Es sind keine so ausgeprägten Ängste wie die Furcht vor dem Wind, sondern eher verschiedene Manifestationen der extremen Reizbarkeit.

Melancholische Zustände und Geistesstörungen

Aus dem oben beschriebenen Zustand des Zorns und Ärgers, in dem der Patient seine Wut an jedem auslässt, der das Pech hat, in seiner Nähe zu sein, kann die Chamomilla-Person in einen entgegengesetzten Zustand verfallen: eine Art von Introversion, während der sie zu niemandem irgendetwas sagt, es ist einfach kein Wort aus ihr herauszubringen. Der Zorn ist noch da, auch die nervöse Gereiztheit ist noch vorhanden, aber die Reaktion ist eine andere, sie ist tiefer, ernsthafter. „Sie sitzt steif auf ihrem Stuhle, wie eine Bildsäule, und scheint nichts zu bemerken um sich her" (Stapf).

Ein melancholischer Zustand kann eintreten, in dem der Patient mit sich selbst spricht und **unaufhörlich vor sich hin stöhnt und murmelt, wenn er allein ist.** Dieser Zustand ist entweder mit Unruhe gepaart: läuft pausenlos im Zimmer auf und ab; oder der Patient sitzt stundenlang da, ohne zu sprechen, scheinbar völlig in sich versunken. Der Gemütszustand ist **deprimiert und hoffnungslos,** mit häufigen Todesgedanken. Der Tod mag als bessere Alternative gegenüber der Wiederkehr der Schmerzen erscheinen: „würde lieber sterben, als so zu leiden."

In den späteren und tieferen Stadien der Pathologie können wir auch eine Herabsetzung der geistigen Fähigkeiten beobachten, und eine Art **Stumpfsinnigkeit mit verminderter Fassungskraft** stellt sich ein. Die Kranken sind nicht mehr fähig, wirklich zu verstehen, was um sie herum vorgeht. Es scheint nichts zu geben, was sie aus dieser Teilnahmslosigkeit aufrütteln könnte. „Freudenlose Stumpfsinnigkeit mit Schläfrigkeit, ohne jedoch schlafen zu können." Versteht und begreift nichts recht, als ob ein Wachtraum oder Taubheit ihn daran hinderte. Lässt beim Reden oder Schreiben ganze Wörter aus. Vergehen der Gedanken; oder zerstreut, sitzt da wie in Gedanken. Will nichts tun; Abscheu vor jeder Arbeit. „Er versteht die Frage unrecht und antwortet verkehrt, mit gedämpfter Stimme, als wenn er delirierte." In diesem Stadium wird es Ihnen schwerfallen, das Mittel zu erkennen, und Sie werden es womöglich leicht mit PHOSPHORICUM ACIDUM oder PICRICUM ACIDUM verwechseln, aber der vorausgegangene Zustand von Zorn und schnippischem Benehmen, von dem man Ihnen berichten wird, wird den Ausschlag für Chamomilla geben.

Causae

Zahnung und Zorn oder Ärger sind die hauptsächlichen auslösenden Ursachen für den Chamomilla-Zustand. **Beschwerden durch Zahnung.** Schwierige Dentition mit extremer Reizbarkeit und Durchfall, der grünlich und wässrig ist oder grün und gelbweiß, wie „gehackte Eier mit Spinat". Chamomilla ist fast ein Spezifikum für dieses Krankheitsbild, besonders wenn zugleich das Leitsymptom „eine Wange rot, die andere blass" vorhanden ist.

Beschwerden durch Zorn, Verdruss, Wut, **Ärger,** aber am meisten durch „heftige zornmütige Ärgernis", wie Hahnemann es ausdrückt. Der Zorn kann z. B. von Widerspruch oder Störungen ausgelöst werden, und ob er nun abreagiert oder unterdrückt wird, in jedem Fall wird er sehr wahrscheinlich Symptome nach sich ziehen. Ein Wutanfall kann Krämpfe, Zuckungen, Frost und Fieber, Gelbsucht, Kolik, Durchfall, Husten und andere Beschwerden hervorrufen. „Das nervöse Kind bekommt Krämpfe, wenn es bestraft wird" (Kent). „Krämpfe bei Kindern, wenn etwas gegen ihren Willen geschieht" (Leeser). Es ist sogar möglich, dass der **Säugling** Krämpfe bekommt, **nachdem die stillende Mutter einen Wutanfall hatte.**

Beschwerden **von Erkältung.** Obwohl es Chamomilla-Patienten oft durch Hitze schlechter geht und sie bei den Schmerzen oft „**heiß und durstig**" sind, sind sie zugleich extrem empfindlich gegen frische Luft, besonders gegen kalte Luft und **Wind.** Dies gilt besonders für die Gegend um die Ohren. „Nervöse, empfindliche Frauen, die nicht im Wind fahren können, ohne ihre Ohren zu bedecken. Die **Ohren sind so empfindlich gegen Luft,** auch wenn andere Teile des Kopfes und des Gesichts nicht empfindlich sind."

Ein vierter kausativer Faktor ist **Kaffeetrinken oder der Konsum narkotischer Palliative** (Morphium, Opiate, aber auch Beruhigungs- oder Schlafmittel wie Kaliumbromid, Chloralhydrat usw.). Diese können Reizbarkeit, Zahnschmerzen, Erbrechen, Koliken oder zusammenschnürende Magenschmerzen, Schlaflosigkeit usw. hervorrufen. Nach meiner Erfahrung werden der Kaffeekonsum und seine Auswirkungen insbesondere auf den Schlaf jedoch in erster Linie durch NUX VOMICA antidotiert, weniger häufig durch Chamomilla. Dennoch hat sich das Mittel fraglos als eines der Antidote gegen üble Folgen von Kaffee und Narkotika erwiesen. Auch wenn es keine vollständige Heilung bewirkt, wird es manchmal doch „den Aspekt des Falles verändern und ihn für die Heilung zugänglicher machen" (Allen), d. h., nach Chamomilla kann unter Umständen ein neues Mittelbild an die Oberfläche treten, das eine weitere Verschreibung erlaubt.

Chamomilla-Kind

Die folgenden beiden Symptome bei Chamomilla-Kindern sind sehr charakteristisch und vielfach bestätigt worden: „**Jämmerliches Heulen des Kindes, weil man ihm das Verlangte abschlug**." Und „**Weinerliche Unruhe; das Kind verlangt dies und jenes, und wenn man's ihm gibt, so will es dasselbe nicht, oder stößt es von sich**." Kent erklärt: „Ob es sich um etwas zu essen handelt, um etwas zu spielen oder um ein Spielzeug, das Kind wirft weg, was ihm gegeben wird; schleudert es quer durchs Zimmer. Schlägt die Kinderfrau ins Gesicht, wenn sie es wagt, dies oder jenes zu bringen, was das Kind nicht wollte – wonach es aber gefragt hat."

Diese extreme **Launenhaftigkeit,** zusammen mit all den oben beschriebenen Symptomen der Reizbarkeit, Eigenwilligkeit und „Häßlichkeit" der Laune und des Benehmens, tritt am häufigsten bei Kindern auf, vor allem im Alter der Zahnung. Hier sehen wir auch oft die wohlbekannten Leitsymptome: „eine Wange rot, die andere blass", Besserung durch Getragenwerden usw. Es gibt aber auch noch viele andere krankhafte Zustände bei Kindern dieses Alters, auf die Chamomilla passt.

- Beispielsweise Krampfzustände: „Das Kind macht sich steif und biegt sich zurück, strampelt mit den Füßen auf dem Arme, schreit unbändig und wirft alles von sich." Oder: „Das Kind liegt wie unbesinnlich, ganz ohne Verstand, verwandelt sich oft im Gesichte, verdreht die Augen, verzieht die Gesichtsmuskeln; es röchelt ihm auf der

Brust, mit viel Husten; es gähnt sehr und dehnt sich viel." Konvulsionen können hervorgerufen werden, wenn das Kind bestraft oder gescholten wird, durch jeden Vorfall, der es ärgert.

- Andere häufige Krankheitszustände sind Blähungskoliken ohne Besserung durch Aufstoßen; Durchfälle mit Stühlen wie gehackte Eier mit Spinat und Wundheit um den Anus; Keuchhusten, wenn die Anfälle durch Gereiztsein und Zorn ausgelöst werden und das Kind erst rot im Gesicht wird und dann zu husten anfängt, usw. Sehr häufig sind auch **Ohrenschmerzen,** vor allem bei Mittelohrentzündung, wo Chamomilla oft angezeigt ist, vorausgesetzt, die Symptome stimmen.

Aber bei all diesen Erkrankungen sollte der Gemütszustand von Chamomilla vorhanden sein, mit der extremen Reizbarkeit, dem Schreien Tag und Nacht, Treten, Beißen usw.

Hahnemann und nach ihm Kent haben auf die schwerwiegenden Probleme hingewiesen, die durch den Missbrauch von Kamillentee bei Kindern auftreten können. Sogar heutzutage sind manche Leute noch davon überzeugt, dass Kamillentee „immer gut und gesund ist" und wegen seiner beruhigenden Wirkung kranken Kindern zum Trinken gegeben werden kann. Aber Missbrauch von Kamillentee kann einen Zustand auslösen, wie wir ihn hier beschrieben haben! Daher sollte man auf dieses Hausmittel verzichten.

Allgemeinsymptome und Keynotes

- Es gibt bei Chamomilla-Patienten zwei besonders empfindliche Lokalitäten im Körper: die **Ohren** und die **Zähne.** In beiden Bereichen treten leicht Entzündungen mit starken Schmerzen auf. Auch: Entzündung der Parotiden, mit Speichelfluss im Schlaf. Rheumatismus, der den Patienten zwingt, aufzustehen und herumzulaufen; durstig, heiß. Schlaflosigkeit bei Kindern; Auffahren im Schlaf; Zuckungen der Hände und des Gesichts; auch heißer Schweiß ist sehr bezeichnend.
- Drei wohlbekannte Leitsymptome:
  - Der Chamomilla-Patient hat sehr häufig heiße und rote Wangen, aber noch typischer ist es, wenn dieses Symptom sich einseitig zeigt: **eine Wange rot und heiß, die andere blaß und kalt.** Dies geht einher mit **heißem klebrigem Schweiß,** allgemein **am Kopf** und im besonderen an der Stirn und der behaarten Kopfhaut, das Haar wird ganz naß davon. **Hitze mit unstillbarem, unablässigem Durst** ist ein häufiges Begleitsymptom. Wenn diese drei Symptome bei einem fiebrigen oder schmerzhaften Zustand zusammenkommen und die Geistes- und Gemütszeichen vorhanden sind, sollte man definitiv an Chamomilla denken.
  - Einige Charakteristika der Chamomilla-Schmerzen (zusätzlich zu der Schmerzüberempfindlichkeit und den damit verbundenen Gemütssymptomen): Sie sind oft von **ziehender und reißender Art** und **„fast nie ohne eine gleichzeitige lähmige oder taube Empfindung in dem Teile"** (Hahnemann). Andererseits wird die lähmige oder taube Empfindung, die Chamomilla erzeugt, kaum je ohne einen gleichzeitigen ziehenden oder reißenden Schmerz in dem Körperteil auftreten. Das Wort „Empfindung" ist hier zu betonen, denn es handelt sich nicht um eine wirkliche Anästhesie (schließlich existiert zugleich starker Schmerz!), sondern um ein **Gefühl** wie taub oder gelähmt. Es kann auch so beschrieben werden: „Wenn der Schmerz anfängt, ist gleich Schwäche zum Niedersinken da; er muss sich legen." Diese Empfindung kann auch nach dem Schmerz auftreten: „In den Teilen, worin der Schmerz nachgelassen hat, Empfindung von Lähmung." Eine andere häufige Schmerzqualität, die in Hoppes Prüfungen mehrfach erzeugt wurde, ist **stechend:** „Dumpfe Stiche an verschiedenen Stellen des Körpers, teils auf einmal an mehreren Stellen gleichzeitig, teils sprungweise bald hier bald da, besonders in der Tiefe der Gelenke." Ein Prüfer verglich diese Schmerzen mit elektrischen Schlägen. Er gab an, dass er noch nie so viele Stiche in so vielen Teilen des Körpers verspürt habe. Und regelmäßig wurden sie von jenem „lähmungsartigen Schmerz" begleitet, der, wie der Prüfer es ausdrückt, „nebst dem Stiche dem Verlauf der Nerven folgte".
  - Die Chamomilla-Schmerzen sind stets **nachts am schlimmsten;** Kent nennt eine genauere Verschlimmerungszeit: **gegen 21 Uhr.** Viele Schmerzen und andere Chamomilla-Sympto-

me, wie der Husten, **werden gegen 21 Uhr schlimmer und halten dann bis Mitternacht an,** während von Mitternacht bis morgens die meisten Symptome besser sind oder ganz verschwunden zu sein scheinen. Um 9 Uhr morgens ist dann erneut eine Zeit der Verschlimmerung, tagsüber hingegen geht es den Patienten oft gut.

- Eine andere interessante Modalität ist, dass die Intensität der Schmerzen stark von Temperatureinflüssen abhängt. Und zwar werden **alle Schmerzen im Kiefer- und Zahnbereich durch Hitze schlimmer.** Andererseits gibt es viele Schmerzen, die durch heiße Anwendungen gebessert werden, wie die Ohrenschmerzen, und weil Chamomilla-Patienten generell fröstelige Menschen sind, sehr empfindlich gegen Kälte und Wind, bessert sich auch ihr Allgemeinzustand eher durch Wärme.
- **Liegen im Bett verschlimmert** die Schmerzen ebenfalls, hauptsächlich wegen der Unruhe, die die Schmerzüberempfindlichkeit für gewöhnlich begleitet. „Heftige rheumatische Schmerzen, die ihn nachts aus dem Bett treiben und ihn zwingen herumzulaufen" (Hering). „Er kann nicht im Bette bleiben. Die größte Angst hat er im Bette, nicht aber, wenn er heraus ist …" Und auch: „Wegen äußeren Hitzegefühls kann er das Deckbett nicht vertragen" (Hahnemann). Dies führt zu einem anderen Leitsymptom, nämlich: **„In der Nacht brennen die Fußsohlen und er streckt die Füße zum Bett heraus.**" Oder: „Reißender Schmerz in den Füßen, er darf sie nicht mit dem Bett zudecken."
- Symptome (Kopfweh, Husten) scheinen **im Schlaf** verspürt zu werden oder treten wirklich im Schlaf auf, manchmal ohne dass der Patient davon erwacht.
- Rheumatische und katarrhalische Fieber, mit nächtlichen Verschlimmerungen und allgemeinen Schweißen. Rheumatische Beschwerden, auch entzündliche, mit Fieber.
- Krampfhafte Beschwerden und Anfälle, besonders bei Neugeborenen, beim Zahnen, bei Schwangeren und Wöchnerinnen. **Konvulsionen mit Rückwärtsbeugen** (Opisthotonus). Konvulsivische Bewegungen und Zuckungen der Glieder wie auch der Lippen, Gesichtsmuskeln, Zunge, Augen und Lider.
- **Erschöpfung bis hin zur Ohnmacht** ist ein ausgeprägtes Allgemeinsymptom von Chamomilla. „Große Mattigkeit und Müdigkeit, Betäubung des Kopfes, Neigung zum Einschlafen, und besonders in den Beinen sehr matt und schwach, mit der Neigung, dieselben zu strecken und zu dehnen." „Art von Ohnmacht: es wird ihm übelig und weichlich ums Herz, die Füße werden jähling wie gelähmt, und es liegt ihm in allen Gliedern, als wenn sie abgeschlagen wären." „Anfälle von Ohnmacht, die früher oder später wiederkehren."
- Große Schwäche mit Scheu vor jeglicher Arbeit; **in Ruhe schlimmer als bei Bewegung.**

Lokalsymptome

Schwindel Schwindel nach dem Essen. Leichte Anfälle von Schwindel, bis zur Ohnmacht. Trunkener, wankender Schwindel morgens beim Aufstehen aus dem Bett. Schwindel mit Düseligkeit. (Hahnemann verweist in einer Fußnote zu diesem Symptom auf die oben genannten Geistessymptome, wie Zerstreutheit, Versprechen, Vergehen der Gedanken usw.) Abendschwindel, als wenn er sich nicht recht besinnen könnte.

Kopf Chamomilla kann angezeigt sein bei **Migräne** bzw. Kopfschmerzen mit Übelkeit, besonders bei **halbseitigen Kopfschmerzen.**

- „Kopfweh bei sensiblen Leuten, sensiblen Frauen. Nervös; überanstrengt, übermüdet" (Kent). Diese Kopfschmerzen sind häufig vasomotorisch bedingt, mit Blutfülle verbunden und von **pochender** Art. **„Überhingehende Anfälle von Klopfen in der einen Gehirnhälfte"** (Hahnemann). Ein starker Blutandrang zum Kopf begleitet den Schmerz. „Blutandrang nach dem Kopf und Drücken und Pressen auf dem Scheitel." Das Gesicht kann rot und heiß werden, während der übrige Körper kalt ist, besonders die Extremitäten, und mit dem Blutandrang gehen Stiche im Kopf und in der Brust sowie Brustbeklemmung einher. Die Kongestion wird oft ausgelöst von heftigen Gemütsregungen wie Zorn, Ärger usw. Die Migräne kann sich auch als halbseitiger **ziehender**

Kopfschmerz manifestieren. Nächtlicher rheumatischer Kopfschmerz hypersensibler Frauen.

- Schwere im Kopf, mit **starker Neigung, den Kopf rückwärts zu beugen.** Manchmal besteht auch der Wunsch, den Kopf nach vorne *oder* nach hinten zu beugen; in diesem Fall ist es unmöglich, den Kopf gerade und still zu halten.
- Ein anderer Kopfschmerz (der in Hoppes Prüfungen hervorgerufen wurde) ist ein **drückender und pressender Schmerz,** der im Scheitel beginnt und sich über Stirn und Schläfen verbreitet (manchmal nur über eine Schläfe). Dieses Pressen ist beständig wahrnehmbar, nimmt aber an Intensität bald zu, bald wieder ab. An den Schläfen kann er beschrieben werden **„wie von einem starken Hineindrücken mit den Fingern“**. Manchmal ist dieser Schmerz von sehr starken stumpfen Stichen begleitet, die wie elektrische Funken bis in den Hinterkopf ausstrahlen können. Das Pressen wird oft als nicht auszuhalten beschrieben, und durch jede geistige Anstrengung, beim Nachdenken und auch beim Lesen, nimmt es an Heftigkeit zu – am meisten aber dann, **wenn die Aufmerksamkeit darauf gerichtet wird.** Dies ist der Grund für Kents Bemerkung, dass der Kopfschmerz besser ist, wenn man „den Geist mit etwas anderem beschäftigt“ – doch dies andere darf nichts sein, was Anstrengung des Verstandes verlangt. Der Patient ist in diesem Zustand nicht fähig, sich länger auf einen Gegenstand zu konzentrieren. Auch schnelles Bücken verschlimmert den Schmerz.
- Eingenommenheit des Kopfes, mit schmerzhaftem Druck auf die Augen.
- Eine andere Art von Chamomilla-Kopfweh besteht in einem Drücken nach außen statt nach innen. „Beim Erwachen aus dem Schlaf Schmerz im Kopf, als wenn er zerspringen sollte“ (Hahnemann).
- **Reißen und Stechen nach außen, zu den Schläfen heraus.**

Zu den zeitlichen Modalitäten des Kopfwehs: „Der Kopfschmerz liebt die Nachtzeit, **wird sogar im Schlafe empfunden**, oder auch früh beim Erwachen, oder im Halbschlafe, und verschwindet dann meistens beim Aufstehen“ (Noack/Trinks). Kent gibt die Zeit von 21 Uhr bis Mitternacht als typisch an, mit Linderung nach Mitternacht.

„Über der Nase gerunzelte Stirnhaut“ (Stapf).

Heißer, klebriger Schweiß, hauptsächlich oder nur am Kopf und besonders an der Stirn und an der behaarten Kopfhaut, der das **Haar buchstäblich schweißnaß** macht, ist ein Leitsymptom.

Augen „Es fällt schwer, an Chamomilla als ein Augenmittel zu denken, und doch kann es sehr nützlich sein“ (Blackie). Es kann bei Entzündung und Rötung der Augen, der Bindehäute, der Lider oder Lidränder angezeigt sein, besonders bei Neugeborenen. Auch bei Keratitis, besonders mit Pustelbildung. Tropfenweises Ausfließen von Blut oder blutigem Wasser aus den Augen, die schließlich von geronnenem Blut verklebt sein können, mit Unfähigkeit, sie zu öffnen. Oder: Starke Anschwellung und bläuliche Rötung der Augenlider, Auflockerung und dunkelrote Färbung der Bindehaut, Bedeckung der inneren Fläche der Lider sowie des Augapfels mit teils vielem gelbem, eiterartigem Schleime, teils blutiger Flüssigkeit. Hahnemanns Prüfung gibt ein gut bestätigtes Symptom: **„Das Auge ist früh geschwollen und mit eiterartigem Schleim zugeklebt.“** Das „eiterartige“ Sekret ist oft gelblich, und es tritt häufig nach Wind- oder Zugluftexposition auf.

Die Augen sind blutunterlaufen, oder Gelbfärbung des Weißen.

Krampfhafte Zuckungen der Augen und Lider; Blepharospasmus, mit krampfhafter Verschließung der Lider; große Schwere der Lider. Starkes Hitzegefühl in den Augen. Hahnemann: **„Gefühl, als wenn Feuer und Hitze aus den Augen käme.“** Und: „Kälte des ganzen Körpers mit brennender Gesichtshitze, welche zu den Augen herausfeuert.“

Heftiges Pressen in der Orbitalgegend, mit dem **Gefühl im Bulbus, als würde er von allen Seiten fest zusammengepresst,** und mit momentaner Verdunkelung des Gesichts. Überempfindliche Augen; kann kein Licht ertragen; Photophobie.

Ohren Chamomilla ist schon fast ein Spezifikum für **Mittelohrentzündung kleiner Kinder, wenn sie mit Reizbarkeit und Schreien** verbunden ist (PULSATILLA: Weinen).

- Der Schmerz wird als extrem stark empfunden, und weil Säuglinge ihren Schmerz nicht in Worte fassen können, äußern sie ihr Befinden auf andere Weise: durch „diesen scharfen, durchdringenden Ton der Stimme“ (Kent), der für die Umgebung kaum zu ertragen ist, und indem sie die Hand ans Ohr legen und dabei „ingrimmig stöhnen, brüllen und kreischen“. Das Ohr ist rot und geschwollen, das Kind lässt den Arzt sein Ohr nicht berühren, nicht einmal anschauen, es versetzt ihm Ohrfeigen usw. Manchmal beginnt die Mittelohrentzündung mit einem Schnupfen, der die Nebenhöhlen und schließlich die Ohren in Mitleidenschaft zieht, oder mit einer Mandelentzündung. Otitis mit plötzlichem hohem Fieber.

- Die Schmerzen sind für gewöhnlich **stechend und schießend.** „Einzelne große Stiche im Ohr, besonders beim Bücken, bei **Übelnehmigkeit und Ärgerlichkeit über Kleinigkeiten“** (Hahnemann). „Stiche vom Tragus bis in den Gehörgang“ (Hoppe); manchmal mit einer vorübergehenden krampfhaften Empfindung in der Gegend des Tragus, die sich zuweilen ebenfalls bis in den Gehörgang erstreckt. Oder auch pressende Ohrenschmerzen in Anfällen. Nach Kent werden die Ohrenschmerzen im Allgemeinen durch Wärme gelindert.

Ein Gefühl, als wären die Ohren verstopft; mit einem Geräusch, „als wenn ein Vogel darin ruschelte und scharrte“ (Hahnemann). Dies kann auch mit einer Art Schwerhörigkeit einhergehen, „wobei der Schall ganz von der Ferne zu kommen scheint“ (Hahnemann), besonders abends beim Hinlegen. Diese Symptome können Chamomilla bei Tubenkatarrh indizieren. Berridges Prüfung ergab das folgende Symptom: „**Mehrmals am Tag das Gefühl, als liefe heißes Wasser aus dem rechten Ohr.**“

Die Ohren sind im Allgemeinen **äußerst empfindlich, besonders gegen kalte Luft.** „Nervöse, empfindliche Frauen, die nicht im Wind fahren können, ohne ihre Ohren zu bedecken. Die Ohren sind empfindlich gegen kalte Luft, während andere Teile des Kopfes und Gesichts unempfindlich sind“ (Kent). Das **Gehör ist ebenfalls überempfindlich;** extrem empfindlich gegen jedes Geräusch, Kinder fahren zusammen, wenn etwas zu Boden fällt, auch wenn dabei nur ein leises Geräusch entsteht; Musik ist **absolut unerträglich.**

Ohrenklingen; auch nach Blutungen, z. B. postpartalen Hämorrhagien. Sausen in den Ohren, wie von Wasserrauschen.

Nase **Äußerst empfindlich gegen alle Gerüche.** Schnupfen, mit Niesreiz, **Verstopftheit der Nase, Kribbeln und trockener Hitze in der Nase.** „Kriebeln in der Nase bis zum Tränen der Augen.“ Schnupfen bei Kindern mit verstopfter Nase, dennoch tröpfelt heißes, brennendes schleimiges oder wässriges Sekret aus der Nase; sie können nicht schlafen.

Gesicht Das große Leitsymptom in diesem Bereich wurde schon erwähnt: **eine Wange rot und heiß, die andere blaß und kalt.** Anschwellen einer Wange, mit Röte und Hitze (bei Zahnschmerzen, Gesichtsneuralgien, Ohrenschmerzen usw.). „**Anfallsweise wiederkehrende Röte in dem einen Backen, ohne Schauder und ohne innere Hitze.**“ Hitze und Röte sind freilich nicht immer einseitig (wenn es aber so ist, ist dies ein sehr starker Hinweis auf Chamomilla). „Brennen in den Backen, mit fliegenden Frostschaudern.“ „Hitzegefühl im Kopf und Gesicht, Brennen im Gesicht und Sausen in den Ohren.“ Heißes, rotes Gesicht, bei Kälte des übrigen Körpers. Gesicht aufgedunsen, ebenso wie die Hände. „**Nach Essen und Trinken Hitze und Schweiß des Gesichts.**“ Die Hitze kann ihr Zentrum in den Augen haben, von wo sie „herausfeuert“. Das Gesicht ist bei Schmerzzuständen manchmal auch blass, eingefallen, schmerzverzerrt – es bietet ein sehr lebhaftes Bild der extremen Schmerzempfindlichkeit.

Trigeminusneuralgie nach Ärger über nahe Angehörige, wenn die kranke Wange rot ist wie nach einer Ohrfeige. Gesichtsneuralgie, wo der Schmerz ins Ohr ausstrahlt und sich am Kopf heißer Schweiß bildet. Stiche im Kiefer bis ins Ohr. Stiche im Kiefergelenk und von hier an den oberen Backenzähnen entlang, stark, aber schnell vorübergehend. Solche Schmerzen sind generell **schlimmer durch Hitze und besser durch Kälte.**

Gefühl von Schwere im Unterkiefer, Schwächegefühl in den Kaumuskeln mit Neigung, den Mund etwas offen zu halten, und vermehrter Speichelabsonderung.

Krampfhafte Zuckungen der Gesichtsmuskeln; stierer Blick, oder krampfhafte Verschließung der Lider, oder Augenrollen; der Mund wird verzerrt, er kann aussehen wie krampfhaft lächelnd. Die Lippen bekommen Risse und schälen sich; **Riss in der Mitte**

der Unterlippe (AMMONIUM CARBONICUM, HEPAR, PULSATILLA, SEPIA).

Urtikaria im Gesicht, entsetzlich brennend. **Roter Frieselausschlag an den Wangen.**

Mund Chamomilla hat einen bemerkenswerten **Zahnschmerz,** oft ausschließlich nervös bedingt.

- Seine auffallendste Modalität ist, dass er im Allgemeinen **durch warme Getränke im Mund,** besonders durch **Kaffee, erzeugt oder verstärkt wird.** Die Applikation eines Tropfens kalten Wassers auf die schmerzhafte Stelle bessert gewöhnlich. Auch wenn man etwas Warmes isst bzw. überhaupt in den Mund bringt, verursacht dies Zahnschmerzen; schon das Betreten eines warmen Zimmers kann die Schmerzen erneuern. Zuweilen werden auch kalte Getränke oder Speisen Zahnweh auslösen, oder Essen und Trinken im Allgemeinen, und die Zähne sind generell sehr berührungsempfindlich. Ein weiteres interessantes Symptom zu den Causae von Odontalgien: „Zahnweh wie von Verkältung, wenn man voll Schweiß sich der freien Luft aussetzt."
- Die Zahnschmerzen sind im Allgemeinen von einer (einseitigen) **Schwellung der Wange und des Zahnfleischs begleitet,** auch von **reichlichem Speichelfluss,** und oft strahlen sie in die Augen oder besonders **in die Ohren** aus. „Gefühl, als wolle an einzelnen Backenzähnen das Zahnfleisch schwellen" (Hoppe). Am häufigsten sind die Zahnschmerzen von **ziehender** oder reißender Art, und **nachts** sind sie sehr viel **schlimmer.** „Ziehender Zahnschmerz, **man weiß nicht, in welchem Zahne eigentlich,** welcher während des Essens vergeht und vorzüglich die Nacht tobt, **wobei die Zähne wie zu lang sind**" (Hahnemann).
- Nervöse Zahnschmerzen während der Menstruation oder Schwangerschaft, die die Patientin vor Schmerzen fast wahnsinnig machen.

Große Schwere in den Alveolen (in den Backenzähnen des Oberkiefers), die wie mit Blei angefüllt erscheinen; mit Bohren und Wühlen in den Wurzeln, als wären die Alveolen aufgetrieben und bildeten eine harte, spannende Geschwulst.

Zahnfleisch rot und empfindlich; geschwollen. Chamomilla ist bei vielen Beschwerden **zahnender Kinder** angezeigt. Schwieriger Zahndurchbruch, mit Durchfall, Bauchweh, Krämpfen, Husten, Schlaflosigkeit und anderen Beschwerden, wenn das psychische Bild mit den Chamomilla-Symptomen übereinstimmt und Leitsymptome wie „eine Wange rot" und „heißer, klebriger Schweiß am Kopf" vorhanden sind. „Das Chamomilla-Kind hält sich oft ein Glas mit kaltem Wasser ans Zahnfleisch. Das Kleine hat geschwollenes und schmerzendes Zahnfleisch; der Zahndurchbruch ist schmerzhaft, und es scheint zu versuchen, möglichst lang die Kälte im Mund zu bewahren. Und das, wo es noch so klein ist, dass man es gar nicht für fähig hält, den Vorteil dieses Verhaltens zu erkennen" (Kent).

Die Zunge ist oft dick belegt, ein gelblich-weißer oder schmutzig-weißer Belag. Auf und unter der Zunge Bläschen mit stechendem Schmerz. Bei Kinderkrämpfen kann auch die Zunge krampfartig von einer Seite zur anderen gebogen werden, oder die Zähne sind fest zusammengebissen. **Vermehrte Speichelabsonderung, besonders nachts; von süßlichem, metallischem Geschmack.** Stinkender, fauler oder saurer Mundgeruch. **Bitterer Mundgeschmack,** besonders morgens. Alles, was er zu sich nimmt, schmeckt wie altes, ranziges Fett. Oder: Saurer Mundgeschmack, besonders Brot schmeckt sauer.

Hals Brennende Hitze im Schlund, bis in Mund und Magen.

Krampfartiges Zusammenschnüren im Schlund; manchmal mit starken Stichen bis zur Schädelbasis hinauf. Halsweh wie von einem Pflock im Hals, beim Schlucken. Unfähigkeit, feste Speisen zu schlucken, ganz besonders **im Liegen.**

Beim Schlucken Schmerz innen links im Rachen, das Velum etwas gerötet, Druck außen dicht unter dem linken Kieferwinkel regt den Schmerz im Rachen an. **Halsweh mit Schwellung der Drüsen** und Lymphknoten; der **Ohrspeicheldrüse,** der Unterkieferdrüsen, der Mandeln. Chamomilla kann bei **Tonsillitis** angezeigt sein, oder bei Halsweh durch Erkältung, **wenn der Hals von einer einheitlichen Röte ist, die sich schön gleichmäßig über den ganzen Hals ausbreitet,** mit beträchtlicher Schwellung (Kent). Oder: Tonsillitis, die die Ohren involviert, mit Besserung durch heiße Anwendungen.

Stimme, Atemwege, Atmung, Husten Heiserkeit von zähem, im Kehlkopf sitzendem Schleim, der nur durch starkes Räuspern wegzubringen ist. Katarrhalische Laryngitis, mit Heiserkeit und Rauheit im Kehlkopf. Katarrhalische **Heiserkeit** der Luftröhre, **mit Trockenheit der Augenlider.**

Laryngospasmus. „Die Krämpfe, die das Kind am ganzen Körper befallen können, neigen dazu, speziell im Kehlkopf aufzutreten, manchmal auch nur dort" (Kent). Heftigste Brust- und Halskrämpfe bei Angstattacken, nach Zank, Jähzorn, Eifersucht, Ärger usw.

Gefühl von Rauheit und Kratzen im Kehlkopf; in der oberen Hälfte der Luftröhre. Gefühl wie von leisem Drücken auf die Luftröhre, mit etwas Reiz zum Hüsteln.

- Kitzel im Halsgrübchen, der Anfälle eines kratzenden, trockenen Hustens provoziert; Reizhusten. „Fast ununterbrochener, kitzelnder Reiz zum Husten unter dem oberen Teil des Brustbeins, ohne dass es jedoch allemal zum Husten käme."
- „Husten mit Reiz in der Tiefe der Luftröhre." Der Husten ist **nachts schlimmer** und tritt sogar **im Schlaf auf, ohne das Kind zu wecken.** „Ein starker, trockener Husten im Schlaf." Kaltes windiges Wetter kann Husten auslösen; Chamomilla kann bei Husten angezeigt sein, der jeden Winter wiederkehrt. „Keuchhustenartiger, dumpfiger Erstickungshusten, von Kitzel in der Brust, im Hals, Kehlkopf und Halsgrübchen erregt, nachts ohne, am Tag mit wenigem, zähem, schleimigem Auswurf von bitterem oder fauligem Geschmack" (Bönninghausen). Um Mitternacht ein Hustenanfall, wobei ihr etwas im Halse heraufzukommen scheint, als wenn sie ersticken sollte. Katarrhalischer Krupp bei Kindern, mit Erstickungsanfällen. „Ein sehr häufiges Mittel bei Keuchhusten, wo das Kind getragen werden will; es hält die Pflegerin die ganze Zeit auf Trab. Hustet und würgt und erbricht…" (Kent). **Erbrechen beim Husten** ist ein häufiges Chamomilla-Symptom. Bronchitis, mit reichlichem Auswurf, besonders bei Kindern.
- Asthma, beginnend mit einer Pneumonie während der Schwangerschaft, dabei starke Licht- und Geräuschempfindlichkeit.
- **Asthma oder Husten nach einem Wutanfall;** wenn der Patient schon unter Husten leidet und sich nun über irgendetwas ärgert, bekommt er gleich einen Hustenanfall. „Das Kind erbost sich und -bekommt dann Husten" (Hahnemann). Asthmaanfälle durch Ansammlung von Blähungen; besser beim Zurückbeugen des Kopfes; schlimmer bei trockenem Wetter, bei trockenen Ost- und Nordwinden.

Erstickungsanfälle, nachdem ein Masernexanthem von der Haut verschwunden ist. Atemnot mit Erstickungsgefühl und Zuschnüren der Kehle, in der Gegend des Halsgrübchens, mit beständigem Reiz zum Husten. Pfeifen, Giemen, Schnurcheln, Rasseln in Luftröhre oder Brust, beim Atmen; besonders bei Kindern. Zusammenschnürung des oberen Teils der Brust, der dann auch beim Husten wehtut.

Brust, Herz Stiche, die aus dem Bauch in die Mitte der Brust dringen; wie von Blähungen. Zu Zeiten einzelne, starke Stiche in der Brust. Stechen in der Brust, wie Nadelstiche. Drückender Retrosternalschmerz, weder die Atmung behindernd noch durch Atmen oder Berührung stärker werdend.

Übelkeitsgefühl um das Herz herum, mit plötzlichen ohnmachtsartigen Schwächeanfällen, wie gelähmt. Wie eine Last auf dem Herzen, das Herz tut weh, fühlt sich an, als würde es abgedrückt; mit ängstlichem Schreien und ungeheurem Schwitzen. Herzklopfen.

Magen **Appetitlosigkeit,** aber **ständiger unstillbarer Durst, besonders auf kaltes Wasser und saure Getränke.** Kann an keiner Speise Gefallen finden; „bekommt nichts herunter". Es schüttelt ihn buchstäblich beim Anblick von Speisen, alles ist ihm zuwider. Spezielle Abneigungen: gegen Bier (das „ihn anstinkt", wegen seines überempfindlichen Geruchssinns); gegen Fleischbrühe; gegen **Kaffee, der auch stark verschlimmert.** Andererseits kommt auch ein heftiges Verlangen nach Kaffee vor (eine Wechselwirkung, wie Hahnemann anmerkt). Appetit auf rohes Sauerkraut. Chamomilla in Potenz wird auch bei üblen Folgen von übermäßigem Kamillenteekonsum empfohlen (Koliken, Schlaflosigkeit, Durchfall usw.).

Aufstoßen, das nach faulen Eiern riecht. **Vom Aufstoßen werden** die bestehenden **Schmerzen gewöhnlich stärker.**

- Übelkeit mit Brechreiz nach dem Morgenkaffee, mit Erstickungsanfällen; Übelkeit wird am Herzen verspürt, mit Gefühl, als würde es abgedrückt. Oder: Hitze und Schweiß über und über nach dem Morgenkaffee, mit Erbrechen von bitterem Schleim.

- Bitteres, galliges Erbrechen, oder Erbrechen grünen Schleims, oder saures Erbrechen, mit saurem Geruch aus dem Mund; dem Erbrechen geht Aufstoßen voran, manchmal ist es von Durchfall und Kolik begleitet. Saures Erbrechen und Durchfall mit oder anstelle einer Migräne.
- **Fruchtlose Anstrengungen zum Erbrechen.** Brechwürgen, Drehen und Greifen in der Magengrube. Heftiges Würgen, heftige Anstrengungen zu erbrechen, es ist, als zerrisse es ihm den Magen, mit kaltem Schweiß und großer Erschöpfung. Aus diesem Grund kann Chamomilla das Erbrechen beheben, das eine Morphiumgabe gegen Schmerzen bei empfindlichen Patienten erzeugt; der Schmerz lässt zunächst kurze Zeit nach, kehrt dann aber mit furchtbarem Aufstoßen und heftigem Würgen wieder, und hier wird Chamomilla helfen.
- **Magendrücken, wie wenn ein Stein herabdrückte.** Drückender Schmerz im Magen und unter den kurzen Rippen, welcher das Atmen beengt, **vorzüglich nach dem Kaffeetrinken.**
- Drückender Schmerz in der Magengrube, der dem Patienten Schreie abnötigt, mit Ängstlichkeit und ungeheurem Schwitzen. Magendrücken nach jeder Mahlzeit, selbst wenn man noch so wenig gegessen hat. **Zusammenschnürende Magenschmerzen bei Kaffeetrinkern. Magenverstimmungen, die durch Zorn hervorgerufen werden.** Brennen quer über den Magen bis in beide Hypochondrien.

Abdomen Starke Bauchauftreibung, auch tympanitisch; Bauch berührungsempfindlich; besonders nach dem Essen.

- **Von Zeit zu Zeit wiederkehrende Kolik;** besonders bei zahnenden Kindern, bei Kaffeetrinkern und nach Erkältung. **Blähungskolik,** die Blähungen häufen sich in den Hypochondrien, und **es fahren stumpfe Stiche in die Brust.** Blähungen, die sich bald hierhin, bald dorthin drängen, mit großer Gewalt, als wollten sie die Bauchmuskeln durchbohren; nur sehr wenige Blähungen gehen ab, ohne Linderung; **Aufstoßen verschlimmert den Schmerz, aber warme Umschläge bessern.**
- **Gallenkolik und Gelbsucht nach Ärger und Zorn;** sie kann auch durch andere emotionale Erregungen oder durch Kälteexposition ausgelöst werden.
- „**Kolik beim Wasserlassen**" ist ein merkwürdiges Symptom. Wehenartige Bauchschmerzen vor dem Wasserlassen. Die Bauchschmerzen sind hauptsächlich von **schneidender** Art, seltener kneifend oder stechend, und gewöhnlich sind sie **nachts am schlimmsten.** Leibschneiden mit Speichelzusammenfluss im Mund. Auch: Kneifend-reißendes Leibweh in der Nabelgegend und weiter unten auf beiden Seiten mit einem Schmerz im Kreuz, als wenn es zerbrochen wäre. Anhaltender reißender Bauchschmerz, wie eine Kugel zusammengeballt, in der Seite des Unterleibs. Häufig sind die Bauchschmerzen begleitet von **Röte einer Wange und heißem Schweiß.**

Ein Drängen nach dem Bauchring, wie wenn dieser zu schwach wäre, als sollte ein Eingeweidebruch entstehen. Empfindung, als wäre der ganze Leib wie hohl, mit ständiger Bewegung in den Därmen; bei blauen Ringen um die Augen, und mit kurzen Ängstlichkeitsanfällen.

Rektum und Stuhl Chamomilla ist wohlbekannt für eine bestimmte Art von **Diarrhö, besonders während der Zahnung und/oder nach Zorn oder Erkältung.**

- Dieser Durchfall ist **grasgrün und wäßrig, besteht aus Kot und Schleim,** hat oft ein gelblichgrünes oder weiß-grünes Aussehen und sieht aus „wie zerhackt"; **wie gehackte Eier mit Spinat.** Der Stuhl fühlt sich **brennend heiß an und stinkt nach faulen Eiern,** oft ist er auch scharf und macht den Anus wund; wenn Kinder aus diesem Grund um den After wund sind, kann Chamomilla helfen. Sauer riechender Durchfall. Das Mittel hat sich auch als nützlich erwiesen, wenn der Stuhl unverdaute Nahrungsbestandteile enthält.
- Durchfall kann von heftigen Leibschmerzen mit Bauchauftreibung begleitet sein, auch von Galleerbrechen, und er kann im Zusammenhang mit Zahnungskrämpfen auftreten. „**Nächtlicher Durchlauf mit Leibschmerzen, dass sie sich ganz zusammenkrümmen mußte.**" „Bloß weißschleimiger Durchfall mit Leibweh." Durst, bitte-

rer Mundgeschmack und bitteres Aufstoßen sind andere wichtige Begleiterscheinungen.

- Chamomilla hat sich jedoch auch bei einer Art von **Verstopfung mit Darmträgheit** bewährt, bei der die Exkremente nur mittels der Anstrengung der Bauchmuskeln ausgeschieden werden können.
- Hämorrhoiden, besonders blinde, aber auch blutende; mit **geschwürigen Schrunden am After.** Anus geschwollen, stark gerötet, vorfallend (wie „Schmollmündchen"). „Jückender Schmerz im After" (Hahnemann).

Harnorgane Vergeblicher Harndrang, ohne dass viel Urin in der Blase ist; mit Angst. Drang nach der Gebärmutter, wie Geburtswehen, mit sehr häufigem Drang zum Urinieren.

Unwillkürlicher Abgang von Harn, der sich **brennend heiß** anfühlt. Heißer gelber Harn, mit flockigem Sediment. Brennen im Blasenhals beim Urinieren. Oder: Urin trüb, mit gelblichem Satz. Oder: Häufiges Lassen farblosen Harns in großen Mengen.

Stechender Schmerz im Blasenhals, auch wenn man gerade nicht Wasser lässt. **Bauchweh vor oder während des Urinierens;** die Schmerzen können Harnverhaltung herbeiführen.

Männliche Genitalien Verstärktes sexuelles Verlangen. Erektion morgens im Bett; häufige und anhaltende Erektionen. Heftige Erektionen, die eine halbe Stunde lang anhielten, als ein allgemeiner Hitzeschwall den ganzen Körper überlief, gefolgt von leichtem Schweiß und Verschwinden der Erektion. Nächtliche Samenergüsse.

Jucken des Hodensacks. Am Rand der Vorhaut: Wundsein; juckend stechender Schmerz. Anschwellen der Vorhaut.

Weibliche Genitalien Chamomilla wirkt sehr viel mehr auf die weiblichen Genitalien als auf die männlichen. Es hat allerlei Beschwerden im Zusammenhang mit Menstruation, Pubertät, Schwangerschaft, Entbindung, Wochenbett, Laktation und Klimakterium geheilt, die beinahe alle von **extremer Reizbarkeit und Überempfindlichkeit** begleitet waren, **besonders gegen Schmerzen.** Hering hat in seiner „Gynäkologie und Geburtshilfe" einige Gemütssymptome im Verbindung mit „Frauenleiden" gesammelt; sie sind z. T. im Abschnitt „essenzielle Merkmale" zitiert. Die Gemüts- und Allgemeinsymptome dürften im Allgemeinen den Ausschlag für die Verordnung von Chamomilla geben; wo die Reizbarkeit fehlt, wird es kaum angezeigt sein. Chamomilla ist ein nützliches Mittel bei **Dysmenorrhö und Uterusblutungen jeglicher Art** (Zwischenblutungen, postpartale Blutungen usw.) mit **extremer Reizbarkeit und sehr starken Schmerzen.**

- Das Blut ist für gewöhnlich **reichlich, sehr dunkel, schwärzlich und klumpig** und geht oft **schubweise** ab. „**Es zieht vom Kreuz vor, packt und greift ihr in die Gebärmutter ein,** und dann gehen allemal große Stücke Blut ab." „**Unter starken Schmerzen wie zum Kinde und wie Geburtswehen in der Gebärmutter, häufiger Abgang geronnenen Blutes,** mit reißenden Schmerzen in den Adern der Unterschenkel." „**Schneidender Leibschmerz und Ziehen in den Oberschenkeln vor der Monatsblutung.**" „Drang nach der Gebärmutter, wie Geburtswehen, mit sehr häufigem Drang zum Urinieren" (Hahnemann). „Beständiges Aussickern von dunklem, fauligem Blut, mit gelegentlichen hellroten Güssen" (Allen). Die Blutungen können von Durst, Kälte der Extremitäten und Ohnmachtsanfällen begleitet sein.
- **Membranöse Dysmenorrhö,** auch wenn sie schon seit der Menarche besteht.
- **Menstruationsschmerzen infolge eines Wutanfalls** (oder sonstiger emotionaler Erregung), bei Frauen, die normalerweise nicht unter Regelkrämpfen leiden.
- **Verdrießlich, unleidlich, bis zum Zanken eigensinnig,** vor oder während der Menses, besonders **beim Einsetzen der Blutung.**
- Ausbleiben der Monatsblutung nach unterdrücktem Schweiß oder nach Ärger; mit ungeheurer Reizbarkeit und Streitsucht.

Gelber, beißender Ausfluss. Scharfer, beißender, wässriger Ausfluss nach dem Mittagessen.

Metritis nach heftigem Wutanfall.

Schwangerschaftsübelkeit, mit ohnmachtsartiger Schwäche; mit Schmerzen, die durch Aufstoßen schlimmer werden.

Bei Fehllagen des Fötus, mit häufigem Harndrang und häufigem Drücken zum Uterus hin; mit Abgang von dunklem, geronnenem Blut. Drohende Fehlgeburt: Wehen mit Ausscheidung von dunklem geronnenem Blut, häufigem Urinieren, Urin reichlich, blass.

Qualvolle, krampfhafte Wehen, mit Rigidität des Muttermundes; kann sie kaum aushalten, „möchte sich davon entfernen" (Hering). Chamomilla ist oft angezeigt bei **irregulären Wehen, die in die falsche Richtung pressen;** sie scheinen nach oben zu pressen oder sitzen zu sehr im Rücken, drücken vom Kreuz aus die Innenseiten der Oberschenkel herab. „Wehen, die hier und da zupacken, krampfende Wehen; daran erkennt man, dass bestimmte Muskelfasern des Uterus sich in die eine Richtung zusammenziehen, andere Fasern in eine andere Richtung" (Kent). Sanduhrkontraktionen des Uterus. Während der Wehen **extrem gereizt, schimpft auf alles und jeden, ist heiß und durstig.**

Sehr quälende, langanhaltende Nachwehen. **Wochenbettkrämpfe nach Zorn;** eine Wange rot, die andere blass.

Lochien sind zu reichlich, blutig, ungewöhnlich dunkel, auch mit wehenartigen Schmerzen, die vom Kreuzbein nach vorn gehen; oder ausbleibender Wochenfluss und daraufhin Durchfall, Kolik und Zahnschmerzen.

Ein harter Knoten unter der Brustwarze, beim Befühlen schmerzhaft, auch ohne Berührung zuweilen ziehend-reißender Schmerz; ärgerlich, unleidlich, schlaflos. Verhärtungen der Brüste, wie bei einer Krebsgeschwulst. **Sehr empfindliche Brüste, Warzen entzündet und geschwollen.** Selbst Berührung der Kleider ist unerträglich; wird wütend über ihre Schmerzen.

Probleme beim Stillen; die Milch ist „verdorben" (Guernsey), das Baby will nicht saugen; oder der Säugling bekommt nach dem Stillen Krämpfe, nachdem die Mutter einen Wutanfall hatte. Äußerst empfindliche Brustwarzen, **kann die Schmerzen beim Stillen kaum aushalten.** Brüste wund und entzündet vom Stillen (besonders nach Ärger), es bleiben harte Knoten zurück, die für einige Zeit bestehen bleiben.

Krämpfe in Uterus oder Rücken, sobald sie dem Säugling die Brust gibt.

Chamomilla ist auch in der tierhomöopathischen Praxis erfolgreich angewendet worden: wenn bei Kühen die Milch aus dem Euter tröpfelt, ohne dass sie gemolken werden (Wolff).

Rücken Ziehender Schmerz im Rücken. **Lumbago, besonders nachts.** Schmerz im Kreuz wie zerschlagen. Zerschlagenheitsgefühl in den Rücken- und Lendenmuskeln. Nachts unerträglicher Schmerz in den Lenden und dem einen Hüftgelenk, **wenn er auf der entgegengesetzten Seite liegt.**

Extremitäten Knacken in den Gelenken, vorzüglich der unteren Gliedmaßen, und Schmerzen wie zerschlagen darin. Schmerz im Periost aller Glieder, mit lähmiger Schwäche. Alle Gelenke tun weh wie zerschlagen und abgeschlagen; keine Kraft in Händen und Füßen, doch ohne Müdigkeit. Herumziehende Gliederschmerzen, die sich häufig einstellen und die in ihrem Beginn jedes Mal am stärksten sind; lähmungsartige Schwäche in den von diesen Schmerzen betroffenen Teilen. Eine solche **Empfindung von Taubheit oder Lähmigkeit begleitet** bzw. **folgt auf die meisten ziehenden und reißenden Gliederschmerzen** von Chamomilla.

- Heftige rheumatische Schmerzen treiben ihn nachts aus dem Bett und zwingen ihn zum Umhergehen. Reißende Schmerzen in den Gliedern, nur besänftigt durch stetes Herumdrehen im Bett.
- Ziehend-reißende Rucke in den Knochenröhren und Sehnen der Gliedmaßen. Gliederschmerzen, die „in den Arterien" (so der Prüferbericht) verspürt werden, mit einem Gefühl, als wären die Blutgefäße zu kurz.
- Hände und Füße erstarren leicht in der Kälte, als wenn sie erfrieren wollten.
- Anhaltende Bewegungseinschränkung des Oberarms, die es unmöglich macht, sich mit der Hand auf den Kopf zu langen und den Mantel an- oder auszuziehen; Schmerz schlimmer nachts und im Bett.
- **Die Hände schlafen ihr gleich ein, wenn sie derb zufasst;** sie muss den Gegenstand gleich sinken lassen. Eine Steifigkeit des Arms, als wenn er einschlafen wollte, wenn man mit der Hand zugreift. Schmerz in den Armen, kann die geringste Bewegung nicht ertragen. Krampfhaftes Werfen der Arme, mit eingeschlagenen Daumen; krampfhaftes Zucken der Finger. Kalte Hände, mit kaltem Schweiß an den Handflächen; oder auch sehr trockene Hände. Die Finger werden kalt und neigen zum Einschlafen, im Sitzen.

- Heftig ziehendes Reißen vom Ischium zum Fersenbein und zur Fußsohle, mit krampfartiger Anspannung der Muskeln; Ischialgie.
- Großes Schwächegefühl in den Kniegelenken mit dem **Gefühl, als wollten sich die Gelenkflächen voneinander abheben;** auch **beim Gehen.** Stiche um das Kniegelenk herum, mit Schmerz in der Kniekehle, „als wäre die Arterie zu kurz, geschwollen und schmerzhaft". **Beim Strecken des Knies spannender Schmerz in der Kniekehle.** Aufgrund dieser Prüfungssymptome heilte Gypser eine schmerzhafte Empfindung im linken Knie, „als wäre es vom Bein abgetrennt", mit leichter Schwellung, Rötung, Überwärmung und Schmerzhaftigkeit in der Kniekehle sowie Verschlimmerung beim Gehen, Berühren und Strecken des Gelenks (*Klassische Homöopathie,* 6/85). Knie- oder Fußgelenke knicken ein, plötzliche Ermattung der Gelenke; besonders am Nachmittag.
- **Starke Neigung zu Wadenkrämpfen;** beim Ausstrecken und Anstemmen der Füße; besser durch Beugen der Knie. Kribbeln und Schwere in den Waden. Füße wie gelähmt, besonders nachts; sie sind kraftlos, kann nicht auftreten, wenn er aufsteht, sinkt er zu Boden, unter ziehendem Schmerz im Oberschenkel und Taubheit in der Fußsohle.
- **Empfindung, als liefe sie auf den Enden ihrer Unterschenkelknochen** und hätte keine Füße, als wären diese verschwunden. Reißender Schmerz in den Füßen, darf sie nicht zudecken. **Brennen der Fußsohlen, nachts; streckt die Füße zum Bett heraus.** Krampfhafte Zusammenziehung der Zehen unter reißendem Schmerz in den Gliedmaßen.

Schlaf **Schläfrigkeit, ohne schlafen zu können,** ist hier das vorherrschende Symptom. „Wenn er am Tage sitzt, so will er schlafen; legt er sich aber, so kann er nicht schlafen, sondern wacht." Manchmal eine Art von betäubter Benommenheit; unfähig, die Augen aufzumachen.

- Schlaflos bei vielen Beschwerden, und **völlig unfähig, im Bett zu bleiben,** wenn Schmerzen, Angst usw. auftreten; **muss das Bett verlassen und herumlaufen** oder sich zumindest ruhelos im Bett herumwälzen. Schlaflosigkeit nach Schlaf- oder Beruhigungsmitteln (etwa Morphium, Kaliumbromid, Chloralhydrat). **Schlafstörungen durch Schmerzen.**
- Schlaflosigkeit besonders vor Mitternacht, in der ersten Nachthälfte, teilweise wegen Hitze und Unruhe, teilweise wegen schmerzhafter Schwäche in den Gliedern. Enorme Hitze nachts, kann nicht schlafen; mit brennendem, unstillbarem Durst und trockener Zunge. **Kann wegen des Hitzegefühls die Bettdecke nicht ertragen; dennoch schaudert es ihn, wenn er sich aufdeckt.**
- Schlaflosigkeit bei Kindern, die ständig herumgetragen werden möchten; manchmal schlafen sie nach Mitternacht schließlich ein, mit tiefem, festem Schlaf bis in den Morgen. Schlafstörungen mit Unruhezuständen, oft in Verbindung mit Infektionen; plötzliches Einsetzen der Krankheit.

Unruhiger Schlaf, mit **Wimmern, Stöhnen, Weinen und Heulen, Reden im Schlaf, Auffahren, Aufschreien, Umherwerfen.** Sieht im Schlaf finster, verdrießlich und traurig aus; der Schlaf scheint ihm beschwerlich und lästig zu sein. Im Schlaf schnarchendes Einatmen, bei etwas geöffnetem Mund und heißem, klebrigem Stirnschweiß. Krampfhaftes, isoliertes Zucken der Glieder, wenn man eben einschläft. Morgens größte Schwäche, kann nicht aus dem Bett aufstehen.

Fieber, Frost, Schweiß Wie oben erwähnt, sind Chamomilla-Menschen **sehr empfindlich gegen Kälte und besonders gegen Wind,** sie erkälten sich leicht, was viele üble Folgen hat; gleichzeitig sind sie aber auch sehr **hitzeempfindlich, besonders gegen warme Bedeckungen** (während warme Umschläge einige Beschwerden lindern können).

Bei Schmerzen und anderen akuten Zuständen sind sie meist ausgesprochen **heiß und durstig;** bei Infektionskrankheiten, Entzündungen usw. tendieren sie zu **hohem Fieber;** langanhaltende Fieberhitze, mit heftigem Durst und häufigem Auffahren im Schlaf; **Hitze und Schweiß nach Essen und Trinken.** Andererseits besteht eine **Neigung zum Schaudern, beim leichtesten kalten Luftzug** oder wenn er sich auch nur für eine Minute aufdeckt.

Störungen in der Wärmeregulation sind bei Chamomilla offensichtlich und zeigen sich in einer großen Zahl eigentümlicher Symptome. Eins davon ist **Hitze und Röte mancher Körperteile bei Kälte und Blässe anderer, oft in schnellem Wechsel.** Die bekannteste Manifestation dieser Eigenart ist die Hitze und Röte nur einer Wange, aber es gibt noch andere: „Beständiger Wechsel von Hitze und Kälte in verschiedenen Teilen; bald sind die Hände kalt, bald warm – bald der Unter-, bald der Oberarm kalt, bald warm – bald die Stirn kalt und die Backen heiß usw." Schauder und Frost werden etwa nur auf der hinteren Seite des Körpers verspürt, oder, genau entgegengesetzt, nur auf der Vorderseite. Oft sind Gesicht und Kopf (ganz oder teilweise) heiß und hyperämisch, **Augen und Atem brennen wie Feuer, bei Kälte des übrigen Körpers, besonders der Extremitäten.** Oder: „Überlaufen eines leisen Schauers, mit Hitze abwechselnd, über Rücken und Unterleib." Im Bett sind selbst leicht bedeckte Körperteile brennend heiß, während unbedeckte Teile fast kalt sind.

Hitze und Schaudern vermischen sich häufig; und subjektive Empfindung und objektive Temperatur klaffen nicht selten auseinander. „**Gefühl von äußerer Hitze, ohne äußere Hitze**." Oder: Schauder an einzelnen Teilen, anfallsweise wiederkehrend, ohne äußere Kälte, vielmehr mit innerer, trockener Hitze. Oder: „Innere Hitze mit Schauder."

Der Schweiß ist für gewöhnlich **reichlich, besonders an bedeckten Körperteilen;** er ist oft **heiß und klebrig und zeigt sich hauptsächlich am Kopf,** das Haar wird schweißnaß. „Sie berühren den Kopf des Kindes und finden ihn warm und feucht" (Tyler). Der Schweiß riecht für gewöhnlich sauer. Aber auch: „Hauttrockenheit infolge übermäßigen Schweißes" (Hering/Groß). Im Allgemeinen folgt auf das Schwitzen Linderung, aber während des Schweißes können sich die Symptome sogar verschlimmern. Chamomilla kann bei Wechselfieber mit biliösen und gastrischen Symptomen und Nachtschweißen angezeigt sein (Leeser).

Haut Die Haut heilt im Allgemeinen schlecht; **jede Verletzung führt zu Entzündung und Vereiterung.** Exkoriierte, wunde Stellen, besonders bei Kindern. Überempfindlichkeit der Haut bei Kindern; Neigung zu **Intertrigo** zwischen den Beinen. Nächtliches Brennen und Beißen in Geschwüren, mit Kribbeln darin und schmerzhafter Berührungsempfindlichkeit; Umgebung gerötet und geschwollen, mit Zerschlagenheitsschmerz. Beim Schwitzen starkes Jucken auf den schwitzenden Stellen. Jucken und Stechen bald hier, bald da, an kleinen Stellen; nach dem Kratzen tut es mehr weh. **Feuchte, brennendheiße Haut.**

Ausschläge roter, dichter Hautblüten, die auf einem roten Hautflecken zusammengedrängt sind, welcher besonders nachts juckt und etwas beißt; über den Lendenwirbeln und auf der Seite des Unterleibs; von Zeit zu Zeit, besonders abends, entsteht um diese Stellen ein Schauder.

Frieselausschlag von Wöchnerinnen und Säuglingen, durch Hitze oder Ernährungsfehler verursacht, mit grünlichem Durchfall. **Erysipel,** besonders in Verbindung mit Zahnschmerzen. **Gelbsucht,** besonders wenn sie plötzlich nach Zorn auftritt; Haut, Gesicht, Augenweiß gelb. **Neurodermitis infolge von unterdrücktem Zorn,** mit extrem antisozialem Verhalten und starker Überempfindlichkeit gegen jeden Kontaktversuch.

Chelidonium majus

Essenzielle Merkmale

Chelidonium ist ein wohlbekanntes **Lebermittel** mit einer starken Tendenz zu rechtsseitigen Symptomen. Es ist sehr häufig erfolgreich bei **Gelbsucht,** verschiedenartigen Lebererkrankungen, etwa Hepatitis, bei **Cholelithiasis, Gallenkolik** usw. angewendet worden; außerdem bei Erkrankungen der Atemwege (Pneumonie, Asthma usw.), hauptsächlich wenn sie die rechte Körperseite betrafen und besonders wenn sie in Verbindung mit Leberbeschwerden auftraten; Neuralgien verschiedener Art, besonders bei rechtsseitiger Supraorbitalneuralgie; usw.

Die **Rechtsseitigkeit** der Arznei ist sehr ausgeprägt. Ein hervorstechender Zug sind **Schmerzen in der rechten Seite im Zusammenhang mit Leberbeschwerden,** und besonders charakteristisch ist ein **Schmerz im rechten Hypochondrium, der zum unteren Winkel des rechten Schulterblatts zieht.** (Manchmal wird es auch so beschrieben: Schmerzen, die von der Magen- oder Lebergegend nach dem Rücken zu hinschießen.) Er kann von scharfem, stechendem, schießendem Charakter sein oder sich unter dem Schulterblattwinkel als dumpfer Dauerschmerz festsetzen. In akuten Fällen ist diese

Schmerzlokalität praktisch unlösbar mit Chelidonium verbunden. Im übrigen hat Chelidonium keine Besserung durch Liegen auf der schmerzhaften Seite.

Die Arznei hat auch **Arthritisschmerzen,** welche auf Leberkrankheiten zurückgehen. Diese Schmerzen befallen typischerweise die **rechte Schulter und beide Knie** (bei einer gewissen Präferenz für das rechte Knie). Die Knieschmerzen weisen eine ausgeprägte Verschlimmerung durch Gehen auf. Chelidonium ist eines der ersten Mittel, die bei **Knieschmerzen mit Verschlimmerung durch Gehen** in Betracht gezogen werden sollten.

Es sollte jedoch beachtet werden, dass Chelidonium, wie jede Arznei, nach den Symptomen verschrieben werden muss. Die Organaffinität zur Leber ist definitiv vorhanden, und viele Chelidonium-Patienten haben Probleme mit der Leber, doch kann das Mittel, das sehr gründlich geprüft ist, auch bei vielen Krankheitsbildern heilen, die nichts mit der Leber zu tun haben – sofern die Symptome übereinstimmen.

Die allgemeine Regel ist, dass Chelidonium-Patienten **durch Kälte eine Verstärkung ihrer Beschwerden** erfahren; ausgenommen die Kopfschmerzen, die Sinusitis und die Neuralgien, die in der Kälte besser werden. Charakteristisch ist eine **Verschlimmerung durch Wetterumschwünge,** und zwar auch dann, wenn kaltes durch warmes Wetter abgelöst wird. Es wird allgemein angenommen, dass auch feuchtes Wetter verschlimmert, aber ich halte das nicht für ein starkes Chelidonium-Zeichen; ich habe mehrere Chelidonium-Patienten gesehen, die in der Nähe der See leben konnten, ohne größere Schwierigkeiten damit zu haben.

Ein sehr ausgeprägtes Charakteristikum von Chelidonium, das in der Literatur meines Wissens nicht hervorgehoben wird, ist das **starke Verlangen nach Milch und Milchprodukten, besonders Käse.** Die **Abneigung gegen Käse** ist dagegen gut bekannt. Es ist so, dass Chelidonium-Patienten selten ein neutrales Verhältnis zu Käse haben; entweder mögen sie ihn gern oder sie können ihn nicht leiden. Zudem verlangt Chelidonium **nach warmen Getränken und warmen Speisen,** die auch Besserung bringen. Margaret Tyler hat vor allem eine deutliche **Besserung durch heiße Milch** als charakteristisch wahrgenommen, was nach dem oben Gesagten nicht verwundert.

Weitere Modalitäten werden in den Abschnitten „Die Unterscheidung von LYCOPODIUM“ und „Allgemeines“ ausführlicher diskutiert.

Einige klassische Fälle von akuten Gemütsleiden

Kent bemerkt in seinen *Vorlesungen über Materia medica* noch, dass das Mittel „weiterer Prüfung bedarf“, was die Gemütssymptome angeht, obwohl es „bezüglich vieler Körperregionen im Überfluss geprüft worden ist“. Doch einige ausgeprägte und eigentümliche geistige und emotionale Merkmale sind in den Prüfungen herausgebracht worden. Schon von Rademacher und Buchmann sind im Übrigen auch akute Gemütsleiden mit diesem Mittel geheilt worden. Buchmann, der sich große Verdienste um die Arznei erworben hat, schreibt: „Rademacher hat Geistesstörung allein durch Chelidonium geheilt, wo Verdacht auf Leberkrankheit vorhanden war“, und empfiehlt: „Bei Geistesstörungen an Chelidonium denken, wenn sonst die vorangegangenen oder noch bestehenden Beschwerden auf Chelidonium hinweisen.“

Ein klassischer Fall von Buchmann: Eine 22-jährige Frau kommt „mit ängstlichem, verstörtem Blick und sagt …, es sei in ihrem Kopf nicht mehr richtig, sie werde wohl ganz verrückt werden, denn sie habe eine fürchterliche Angst, Tag und Nacht keine Ruhe, als habe sie jemanden um das Leben gebracht. Dieser Zustand habe seit fünf Wochen gedauert und sei täglich schlimmer geworden … Die Angst lasse ihr bei keiner Arbeit Ruhe und nehme ihr ganz den Appetit, etwas zu genießen. Durst habe sie gar nicht. Dabei habe sie oft Schwindel, als müsse sie vornüberstürzen, fliegende Hitze im Gesicht und heftiges Herzklopfen mit Brustbeklemmung.“ Daneben bestanden etwas bitterer Mundgeschmack, harte, weißgelbliche Stuhlausleerungen sowie Druckempfindlichkeit von Magengrube und linkem Hypochondrium. Chelidonium stellte ihre Gesundheit wieder her. Die Verordnung beruhte auf den Symptomen „**Unruhe und Gewissensangst, als habe sie ein großes Verbrechen begangen, als müsse sie davonlaufen und werde doch nirgends Ruhe finden**“, und: „**Sie glaubt, nicht denken zu können und den Verstand zu verlieren**“, die in den Prüfungen herausgebracht worden waren.

Eine weitere Bestätigung findet sich bei Hale: „Ich habe zudem auch einen Fall von Geistesstörung gesehen, der mit Chelidonium geheilt werden konnte. Die Zunge war trocken, weiß, schmal und spitz, ohne dass besondere Verdauungsstörungen bestanden hätten; mit Verlangen nach Wein, aber dabei wenig Appetit. Die geistigen Symptome waren Unruhe und ein schlechtes Gewissen. **Sie hatte das Gefühl, die unverzeihliche Sünde begangen zu haben und nun für immer verloren zu sein.“** (Chelidonium ist in den Rubriken „Religiöse Affektionen“, „Reue“, „Verzweiflung, religiöse“, „Wahnideen, Sünde begangen, er habe eine unverzeihliche“ enthalten.)

Geist und Gemüt

Heute können wir jedoch auf viele neuere Erfahrungen zurückgreifen bezüglich der Persönlichkeitsstruktur und der Gemütssymptome von Chelidonium zurückgreifen. Ich möchte im folgenden die Wesenszüge des konstitutionellen psychischen Bildes von Chelidonium umreißen, wie ich sie aus meiner Praxis kenne.

Dabei ist anzumerken, dass meiner Erfahrung nach das konstitutionelle Bild von Chelidonium eine bemerkenswerte Ähnlichkeit mit dem von LYCOPODIUM aufweist, und das führt zu Problemen, wenn diese beiden Arzneien differenziert werden müssen. Diese Schwierigkeiten werden besonders dann akut, wenn man die ganze Person betrachtet. Deshalb werde ich meine nun folgenden Beobachtungen zu den Wesenszügen von Chelidonium durch einige Hinweise zur Unterscheidung der Arznei von LYCOPODIUM ergänzen.

Diktatorische Neigungen

Wie ich im Laufe meiner Beobachtungen festgestellt habe, sind Chelidonium-Patienten recht **kraftvolle** Persönlichkeiten, die ein **Bedürfnis** an den Tag legen, **andere zu beherrschen.** Sie sind voreingenommen und möchten anderen ihre Meinung aufzwingen, wenn auch mit den besten Absichten. Ihre Wertvorstellungen, ihre Ansichten über Falsch und Richtig, sind sehr ausgeprägt, auch auf Gebieten, die außerhalb ihrer Kompetenz liegen. Es sind Leute, die mit Ratschlägen schnell bei der Hand sind; und genauso schnell sind sie beleidigt, wenn man ihrem Rat nicht folgt. In dieser Beziehung hat Chelidonium Ähnlichkeit mit DULCAMARA.

Der diktatorische Aspekt von Chelidonium erinnert an LYCOPODIUM – freilich mit einem fundamentalen Unterschied. Anders als Chelidonium ist der LYCOPODIUM-Patient ein Feigling. Und so beschränken sich LYCOPODIUM-Personen bei ihrem Bestreben, andere zu beherrschen, auf Leute, über die sie Kontrolle ausüben können: ihre Untergebenen, ihre Kinder usw. Chelidonium-Patienten hingegen machen ihr Verhalten nicht davon abhängig, um wen es gerade geht: sie drängen ihre Meinung ihren Vorgesetzten genauso auf wie ihren Untergebenen. Den „Pazifismus“, das Bedachtsein auf den lieben Frieden, wie wir ihn von den meisten Lebermitteln kennen, finden wir bei Chelidonium nicht. Solche Patienten kämpfen für ihre Rechte oder Überzeugungen, ohne zu zögern.

Anteilnahme für andere ohne echtes Verständnis

In gewissem Sinn zeigen Chelidonium-Patienten durchaus **Anteilnahme für andere,** doch diese Teilnahme resultiert nicht aus mitmenschlicher Sensibilität, sondern eher aus einem **Schuldgefühl.** (Man vergleiche oben die von Buchmann beschriebene Gewissensangst.) Ein solcher Patient mag z. B. große Opfer für jemanden bringen, aber zugleich hat er keine Bedenken, kritische Bemerkungen über dieselbe Person in deren Gegenwart zu machen, und wenn seine Ratschläge nicht befolgt werden sollten, ist er schnell beleidigt und verliert das Interesse an dieser Person. Die Einstellung von Chelidonium-Patienten läßt sich so beschreiben: „Da ist ein Problem, das wir erledigen müssen, bringen wir's hinter uns“; echtes Verständnis und der Wunsch, anderen in ihren Nöten und Bedürfnissen beizustehen, wird man hier weniger finden.

Man kann in Chelidonium-Patienten eine tiefe **Unsicherheit** wahrnehmen, und diese Unsicherheit treibt sie sowohl dazu, anderen zu helfen, als auch dazu, diese ihrem Willen zu unterwerfen. Es sind Menschen mit einer **starken Willenskraft,** die ein Gefühl von Sicherheit und Befriedigung daraus zu ziehen scheinen, andere zur Befolgung ihrer Anweisungen zu bringen.

Kurzdauernde Depressionen aus geringfügigem Anlass

Chelidonium-Patienten können in tiefe **Depressionen** verfallen, doch sind solche Zustände meist **von kurzer Dauer** und machen sich an eher unbedeutenden Anlässen fest. So mag eine Chelidonium-

Frau, die ihrem Ehemann gegenüber sehr fordernd auftritt, in Brüten verfallen und tief deprimiert sein, wenn ihr Mann nicht genauso reagiert, wie sie es sich wünscht. Aber am nächsten Tag ist sie gewöhnlich darüber hinweg und bleibt auch weiterhin guter Dinge – bis die nächste kleine Enttäuschung kommt.

Einige „depressive" Symptome, wie sie in den Prüfungen und klinischen Erfahrungen niedergelegt sind: „**Außerordentlich niedergeschlagen, voll trüber Gedanken über Gegenwart und Zukunft bis zum Weinen;** er hatte keine Ruhe an irgendeinem Orte." „Traurig bis zum Weinen, und niedergeschlagen über Gegenwart und Zukunft." „Sie ist traurig gestimmt und fürchtet durch die Prüfung ihre Gesundheit zu verlieren." Weinen und Verzagtheit; Verzweiflung. Melancholie in Verbindung mit vergrößerter Leber und Gelbsucht. „Sie glaubt sterben zu müssen", ja sogar: „Sie möchte gern sterben." „Brüten über irgendwelche Probleme zieht sich allgemein durch den Gemütszustand der Arznei" (Kent). „Der Kranke ist niedergeschlagen, neigt zum Weinen, **ohne einen Grund angeben zu können**; unruhig, geht von einer Stelle zur anderen, mit innerlicher Angst" (Farrington). Die Erfahrungen von Margery Blackie mit deprimierten Chelidonium-Patienten sehen so aus: „Sie bekommen ein schreckliches Gefühl, dass sie mit dem Leben nicht zurechtkommen, und sind voller Ängste, dass irgendetwas passieren könnte. Wenn sie einmal irgendwelche Sorgen hatten, dann machen sie diese zum Zentrum ihrer Depression und brüten darüber nach. Selbst wenn das Ereignis lange her ist und es jetzt längst keinen Grund mehr zur Sorge gibt, gehen sie in Gedanken zurück zu diesem alten Problem und brüten darüber nach. Sie ertragen es nicht, gestört zu werden. Sie gehören nicht zu den Menschen, die möchten, dass jemand hereinkommt und sie aufheitert – sie möchten in Ruhe gelassen werden."

Angst um andere

Sentimental sind Chelidonium-Patienten überhaupt nicht. Es passiert nicht so leicht, dass sie von ihren Gefühlen überwältigt werden, und sie zeigen auch nicht so ohne weiteres ihre Zuneigung. Aber von anderen erwarten sie sehr wohl, dass diese ihnen Zärtlichkeit und Zuneigung beweisen. Insbesondere entwickeln Leute, die Chelidonium benötigen, eine **starke Bindung zu einer ganz bestimmten Person** – z. B. zu ihrem Ehemann bzw. ihrer Ehefrau. Dann leiden sie unter beträchtlichen Angstgefühlen um das Wohlergehen dieser bestimmten Person. Es ist diese Situation, die zur Aufnahme von Chelidonium in die Rubrik „Angst um andere" führen sollte. Aber ungeachtet dessen kann z. B. eine Chelidonium-Frau, die sehr an ihrem Mann hängt, ihn doch ohne Bedenken und Zögern herumkommandieren. Ihre Persönlichkeit mag so kraftvoll sein, dass der Gatte einfach zurücksteckt, den Mund hält und das Reden ganz ihr überlässt.

C

Realisten: illusionslos, nüchtern, praktisch

Chelidonium-Patienten sind Realisten, nicht etwa Intellektuelle. Man kann sie als Tatsachenmenschen, als nüchterne, illusionslose „harte Brocken" bezeichnen. Tatsächlich können sie eher antiintellektuell eingestellt sein. „Abgehobenen" intellektuellen Tätigkeiten gehen sie gewöhnlich lieber aus dem Weg, wo es geht; mit mathematischen Problemen, Abstraktionen usw. wollen sie nicht konfrontiert werden. Niemals würden Chelidonium-Leute „ihre Zeit damit vergeuden", ihre Gefühle zu analysieren, eine Situation zu erklären, ein Verhalten zu interpretieren usw. Man könnte so weit gehen und Chelidonium-Patienten als denkfaule Personen beschreiben, die für geistige Anstrengung und für Gespräche nichts übrig haben. Und so sind Chelidonium-Menschen auch kaum geeignet, gute Wissenschaftler zu werden. Viel erfolgreicher sind sie als Geschäftsleute, als Immobilienmakler usw.; also auf Gebieten, wo ihre Bemühungen zu fassbaren Resultaten führen. Haben Sie Probleme beim Haus- oder Autokauf? Ein Chelidonium-Patient wird massenhaft praktische Vorschläge parat haben, die sehr wohl ausführbar sind.

Übrigens können die Geschäfte auch die Träume der Patienten beherrschen, wie sich schon in Hahnemanns Prüfung gezeigt hat: „Schlaf mit Träumen von der täglichen Beschäftigung." Margery Blackie erzählt: „Jeder Patient, dem ich Chelidonium wegen seiner Träume gegeben habe, hat von seinen Geschäften geträumt. Diese Menschen können auch von schrecklichen Dingen wie Leichen und Begräbnissen träumen, aber das Geschäftliche ist ausnahmslos das hervorstechende Thema." Hier kann auch die innere Unsicherheit dieser Patienten zum Vorschein kommen: „… die simplen, ziemlich beunruhigenden Träume von ihren Geschäften: dass sie nicht fertig geworden sind, dass sie nicht alles abgerechnet haben, dass sie die Papiere nicht richtig abgelegt haben, dass sie nicht pünktlich zu einer Verabredung kommen werden" (Blackie).

Für die „Denkfaulheit" gibt es eine Anzahl von Belegen aus Prüfungen und klinischen Erfahrungen: „Unlust zu geistiger Beschäftigung." „**Unlust zum Sprechen, Abneigung gegen Konversation**." „**Nach Tische sehr große Unlust und Trägheit zur Arbeit mit Schläfrigkeit**." Der Verstand und das Gedächtnis können auch wirklich schwach und träge werden. Buchmann hebt besonders eine Neigung zu **Zerstreutheit und Vergesslichkeit** hervor. Aus den Prüfungen: „Er geht in ein anderes Zimmer, um ein Buch zu holen, braucht aber, dort angekommen, mehrere Minuten, um sich auf die Absicht zu besinnen, in der er den Weg gemacht hat." „Ich vergesse die Unterhosen anzuziehen und beim Rasieren stehe ich auf vom Stuhle, bevor Lippen und Kinn rasiert sind." **Erschwertes Denken. Vergißt leicht, was sie tun will oder getan hat.** Kent kommentiert: „Bei Leberbeschwerden wird der Geist langsamer, unfähig zu geistiger Arbeit, geistige Trägheit, unfähig zu denken, zu überlegen, langsamer Puls. Trägheit des gesamten Energiehaushalts."

Angst um die Gesundheit

Begeben wir uns wieder auf die emotionale Ebene: hier stoßen wir auf die Ängste, die Chelidonium-Patienten haben können. Dazu gehört die erwähnte Angst um das Wohlergehen eines Menschen, an dem sie hängen, aber auch eine **Angst um die eigene Gesundheit.** Diese Angst um die Gesundheit ist vielleicht nicht so stark wie bei anderen Arzneitypen, aber vorhanden ist sie definitiv. Bei Chelidonium könnte man sie eine „realistische Angst" nennen. Das ist nicht so gemeint, dass ihre Angst völlig realitätsangemessen und gesund wäre (dann wäre sie kein pathologisches Symptom), sondern in einer anderen Bedeutung. Solche Patienten lassen sich von den qualifiziertesten Ärzten „durchchecken", und wenn dabei ein noch so geringfügiges Gesundheitsproblem zum Vorschein kommt, bekommen sie es mit der Angst zu tun und wollen, dass augenblicklich etwas Praktisches und Konkretes unternommen wird. Dies ist die Gesundheitsangst der Chelidonium-Realisten.

Außerdem neigen sie auch zum **Misstrauen** gegenüber dem, was der Arzt tut. Diagnostiziert er eine Colitis, so wird den Chelidonium-Patienten diese Diagnose nicht zufriedenstellen. Er fragt dann: „Sind Sie sicher? Könnte es nicht auch die Leber oder die Milz sein? Haben Sie wirklich an alle Möglichkeiten gedacht?" Es ist die Angst, die ihn dazu treibt, möglichst „alles abzudecken".

Sowohl in ihrer Krankheitsentwicklung als auch in ihrer Reaktion auf das Heilmittel sind Chelidonium-Patienten **langsam.** Wenn also (in chronischen Fällen) nach einem Monat keine besonders beeindruckende Reaktion zu verzeichnen sein sollte, ist der Behandler keineswegs gehalten, hastig das Mittel zu wechseln; er sollte sich und dem Patienten Zeit lassen. Nicht nur ist die Reaktion als solche langsam, Chelidonium-Patienten sind auch nicht gerade dafür bekannt, bereitwillig von Besserungen zu berichten. **Ehe sie nicht fassbare, objektive, unbezweifelbare Resultate vor Augen haben, sind sie grundsätzlich nicht zufrieden.** Selbst wenn die Arznei eine ans Wunderbare grenzende Veränderung hervorrufen sollte – ein solcher Patient würde das doch nicht zugeben, wenn die Besserung nicht eine lange Zeit angehalten hat, z. B. ein ganzes Jahr. Und selbst dann kann er noch misstrauisch sein. So könnte er sagen: „Ja, Sie erzählen mir, dass es mir besser geht, aber die ganzen anderen Ärzte haben alle gesagt, dass meine Leber nie mehr normal sein wird. Wie kann denn das überhaupt möglich sein, was Sie mir da erzählen?" Es ist sogar möglich, dass er nun auf Leberfunktionstests besteht – in der Hoffnung, dass irgendein Test schon beweisen wird, dass die Leber immer noch krank ist. Und all das, obwohl alle Symptome sich gebessert haben!

Weitere Ängste

Einige weitere Angst- und Furchtsymptome aus den Prüfungen und klinischen Erfahrungen: **Todesangst** mit Zusammenschnürungsgefühl in der Luftröhre und dem Verlangen, aufstoßen zu können, was aber nicht gelingt (**Zusammenschnürungsgefühle** sind sehr kennzeichnend für Chelidonium, und sie können überall im oder am Körper auftreten). **Ungeheure Angst und Unruhe,** besonders nachts (Mitternacht), **mit einem Gefühl, als würde der Kopf gewaltsam hinten übergezogen.** Plötzlich große Angst mit Herzklopfen. Kann es vor Angst, Unruhe und Hitze nicht mehr aushalten. Angstanfälle abends am stärksten, mit Delirium, sehr verwirrter Zustand; redet unzusammenhängend. Angstanfall mit Übelkeit und Würgen; während der Angst helle flimmernde Punkte vor den Augen. Angstanfälle in der Stube mit Gefühl, als bräche auf der Stirne Schweiß aus; die Angst treibt sie ins Freie, wo ihr besser wird. Große Angst und Zucken in allen Gliedern. Schreckhaftigkeit bei dem geringsten Geräusch, **als wenn man kein gutes Gewissen hat** und sich fürchten muss; Ängstlichkeit bei jedem kleinen Geräusch.

Differenzialdiagnose: Lycopodium

Wie ich oben erwähnt habe, kann die Unterscheidung zwischen LYCOPODIUM und Chelidonium im konkreten Fall ganz schön schwierig sein. Allgemein verhalten sich Chelidonium-Patienten, wenn sie ihre starken Überzeugungen äußern und anderen aufzwingen wollen, erheblich kraftvoller und risikobereiter. LYCOPODIUM-Patienten sind dagegen viel zaghafter und neigen zur Feigheit, sie beschränken sich beim Ausleben ihrer diktatorischen Neigungen auf Untergebene oder Kinder, Leute, die sie auf jeden Fall unter Kontrolle haben. Beide Arzneitypen haben Angst um die eigene Gesundheit, aber die von Chelidonium ist weniger stark, nüchterner und realistischer als die von LYCOPODIUM. Auch wirken beide Mittel vorzugsweise auf die rechte Seite, doch der Chelidonium-Schmerz strahlt in charakteristischer Weise zum unteren Schulterblattwinkel aus. LYCOPODIUM-Leute liegen eher auf der rechten Seite, aber bei Chelidonium bringt diese Position keine Linderung: diese Patienten ziehen eher die linke Seitenlage vor. Beide Arzneien haben Blähungen und Bauchauftreibung, aber bei Chelidonium ist dies nicht annähernd so stark wie bei LYCOPODIUM. (Dies ist auch ein wichtiger Unterschied zu CHINA, das zudem eine Verschlimmerung durch leichten Druck hat, die es bei Chelidonium nicht gibt; Besserung durch harten Druck kann dagegen bei beiden Mitteln anzutreffen sein.) Zu den Verlangen und Abneigungen: LYCOPODIUM verlangt sehr viel stärker nach Süßigkeiten als Chelidonium. Dafür ist bei LYCOPODIUM gewöhnlich keine besondere positive oder negative Affinität zu Käse zu finden, während Chelidonium entweder ein starkes Verlangen nach Käse hat oder eine starke Abneigung dagegen. Gemeinsam ist ihnen das Verlangen nach warmen Getränken und warmen Speisen und die Besserung dadurch.

Bemerkenswert sind auch die Zeitmodalitäten. Wie bei anderen Lebermitteln ist auch bei Chelidonium eine charakteristische **Verstärkung der Symptome am Morgen** zu verzeichnen, nach einem Nachtschlaf, der keine Erquickung gebracht hat. Dazu kommt die spezielle Verschlimmerungszeit **um vier Uhr morgens,** besonders bei Neuralgien und Kopfschmerzen. Dies ist für die Differenzialdiagnose ein interessantes Faktum, denn LYCOPODIUM hat eine Verschlimmerung um vier Uhr nachmittags. Bei Chelidonium gibt es keine besondere Verschlimmerung in der Nachmittagszeit, aber eine Besserung am Abend, ungefähr um 20 Uhr, ist Chelidonium und LYCOPODIUM gemeinsam.

Die Unterscheidung zwischen Chelidonium und LYCOPODIUM ist ein perfektes Beispiel für die Notwendigkeit, in den Aufzeichnungen über einen Fall die starken Symptome zu unterstreichen. Die Differenzialdiagnose basiert hauptsächlich auf Abstufungen in der Intensität, nicht auf Schwarz-Weiß-Gegensätzen. Hat man nur schriftliche Aufzeichnungen über einen Patienten vorliegen, in denen nicht durch Unterstreichungen die Intensität der Symptome, wie sie der Patient beschrieben hat, festgehalten ist, dann kann es unter Umständen unmöglich sein, die Unterscheidung zu treffen! Die Homöopathie ist eine Wissenschaft, die auf fein abgetönten Unterscheidungen zwischen den Arzneimitteln beruht. Diese Tatsache ist vielleicht nirgends so deutlich zu sehen wie in der Differenzierung zwischen Chelidonium und LYCOPODIUM.

Weitere Gemütssymptome

- Übellaunigkeit und Gereiztheit sind mehrfach dokumentiert. Zum Beispiel: „Verdrießliche Stimmung mit Neigung zum Weinen." Ärger über jede Kleinigkeit und heftige Zornausbrüche. Zu Zorn und Wutanfällen geneigt. Große Gereiztheit und Verstimmung. Aus den Prüfungen: „Seit 8 Tagen sehr gereizte Stimmung, täglicher Ausbruch von Zorn ohne Veranlassung. **Sie möchte die Kinder schlagen und zittert vor Wut, dass sie dazu keine Veranlassung hat.**" (Der Eintrag von Chelidonium in der Repertoriumsrubrik „Kinder, möchte sie schlagen" hat seinen Ursprung in dieser Beschreibung.)

- Die Trägheit des Geistes kann sich auf den gesamten Organismus ausdehnen: **Unüberwindliche Abneigung gegen Bewegung.** „Eine Art von Widerwillen gegen Bewegung … extreme und andauernde Apathie, mit Abneigung gegen körperliche Anstrengung, bei unveränderter Gemütsverfassung“ (Teste). Mattigkeit und Angegriffenheit bei der geringsten Anstrengung. „**Große Trägheit** und Schläfrigkeit; fühlt sich abgeschlagen, matt, krank; Mattigkeit und Unlust; Müdigkeit und Trägheit der Glieder.“ Ein vages Gefühl von Unwohlsein, wie krank. „Große Unbehaglichkeit: es ist ihm gar nicht wohl, ohne dass er weiß, was ihm eigentlich fehlt; er muss sich legen, ohne schlafen zu können, und es war ihm alles unleidlich“ (Hahnemann). **Trieb, sich niederzulegen,** auch ohne schläfrig zu sein. **Große Schläfrigkeit, den ganzen Tag hindurch.**
- Auch bei den Deliriumszuständen von Chelidonium neigen die Patienten dazu, passiv, lethargisch, ruhig zu sein, und danach folgt große Lethargie und Sopor. **„Stille Delirien, meist nur nachts, später auch am Tage Sopor“** (Buchmann). „Stilles Delirium, hauptsächlich nachts, gefolgt von Lethargie, die den ganzen Tag anhält“ (Hering). „Gedämpfte Formen des Deliriums, von ruhigem Charakter“ (Allen, *Clinicals*). Oder, wie bei Buchmann: Oft „verkommen“ (verwirrt), wobei sie aus dem Bett aufsteht, ohne dass man von ihr herausbringen kann, weshalb sie aufgestanden sei. Fortwährender Sopor und Delirium beim Erwachen.“
- Andererseits gibt es auch auffällige Unruhezustände, die schon oben im Zusammenhang mit der Gewissensangst angedeutet wurden. Zum Beispiel: „Plötzliche Unruhe in allen Gliedern, die zu Bewegungen nötigt.“ „Sie kann nicht stillstehen und trippelt beim Versuch dazu mit den Füßen. Sie muss die Arme bewegen. Sie muss plötzlich aufstehen und umhergehen und hätte um alles in der Welt nicht sitzenbleiben können. Beim Versuch dazu hebt sie die Füße unwillkürlich.“ „Sie faßt unwillkürlich mit den Händen an die Unterarme und drückt die Hände ineinander. Nachdem sie einige Minuten hat umhergehen müssen, hört der Anfall auf. Während desselben hat sie es nicht über sich gewinnen können, über ihren Zustand zu sprechen“ (Buchmanns Prüfungen). Oder: Trieb, sich zu bewegen und den Ort zu wechseln. Oder: Delirien nachts, mit viel Angst und Unruhe gegen Mitternacht. Plötzliche nächtliche Aufregung mit Sinnesverwirrung.

Allgemeinsymptome und Keynotes

- Einige Krankheitsbilder, bei denen Chelidonium angezeigt sein kann: natürlich bei Lebererkrankungen aller Art und bei Gelbsucht. **Rechtsseitigkeit** und **Gelbfärbung** sind allgemein wichtige Kennzeichen. Aber nicht in allen Fällen müssen die Beschwerden auf der rechten Seite lokalisiert sein; besonders, wenn Symptome im Kopfbereich auftreten, finden sich oft Affektionen (z. B. Neuralgien und andere Schmerzen) der linken Kopfseite, während die Symptome des Rückens, der Atmungs- und Verdauungsorgane auf der rechten Seite auftreten. So kann Chelidonium rechtsseitige Supraorbitalneuralgie heilen, aber auch linksseitige, sofern die Symptome passen. Selbst der Schulterblattschmerz, der charakteristischerweise rechts sitzt, kann sich manchmal auf der linken Seite zeigen, wie aus Buchmanns Prüfung hervorgeht. (Morrison berichtet von einem Fall, der dieses Symptom bestätigt.) Die Gelbfärbung manifestiert sich auf der Haut des ganzen Körpers, aber auch an einzelnen Körperteilen, besonders im Gesicht, im Weißen der Augen, an den Händen usw., auch auf der Zunge, die einen dicken gelben Belag aufweisen kann; ebenso in Stuhl und Urin (hellgelb oder goldgelb; auch lehmfarbene Stühle). Hier sieht man vor allem die Wirkung auf die Gallenabsonderung: verminderte Gallensekretion macht den Stuhl grau oder gelblich-weiß.
- Andere Pathologien, mit oder ohne Zusammenhang zu Lebererkrankungen: Angstattacken; Neuralgien (supraorbital, Prosopalgie etc.); Augenentzündungen, die die Sehkraft beeinträchtigen; Kardialgie; Darmkatarrhe mit hellgefärbter Diarrhö; Nephritis; Bronchitis und Laryngitis; Influenza; Keuchhusten im Anfangsstadium; Glottiskrampf und Asthma bronchiale; Pneumonie und Pleuritis, besonders rechtsseitige; Endokarditis, Perikarditis; Hämorrhoiden; Wechselfieber; akuter Rheumatismus; Erysipel, Akne usw.

- Besondere Lokalisationen von Chelidonium sind, neben der Leber, das Pfortadersystem, die Schleimhäute (katarrhalische Erkrankungen) und serösen Häute (besonders Pleura, Perikard und die Synovialmembranen der **Kniegelenke;** eine Lokalisation **„zwei Fingerbreit unter der Kniescheibe einer Seite"**, die sich aus Hahnemanns Prüfungen ergeben hat, ist von Keller bestätigt worden). Laut Boericke sind seröse Ergüsse generell eine klinische Indikation für Chelidonium.
- Einige Allgemeinsymptome:
  - **Mattigkeit, Schläfrigkeit, Krankheitsgefühl,** vage und unspezifisch, „weiß nicht, was ihm eigentlich fehlt".
  - „Große Trägheit und Schläfrigkeit, ohne Gähnen." „Große Schwäche und Mattigkeit." „Große Lethargie, Schwäche, Mattigkeit, zu keiner Anstrengung aufgelegt." „Krankheitsgefühl, wie bei der Grippe." „Mattigkeit, als könne sie nicht aufstehen."
  - Ein Charakteristikum in Verbindung mit diesem Zustand der Schwäche und Abgeschlagenheit des Organismus ist auch starke **Appetitlosigkeit;** bei den meisten Beschwerden hat der Patient wenig oder kein Verlangen zu essen und verliert infolgedessen an Gewicht, mit starker Abmagerung.
- Die Abneigung gegen jegliche Anstrengung und die Scheu vor Bewegung geht mit einer entschiedenen **Verschlimmerung durch Bewegung** einher, besonders in dem leidenden Körperteil, aber auch generell durch jede Bewegung. Kent sagt: „Man wird nicht lange praktizieren müssen, bis man seinen ersten Chelidonium-Patienten sieht: er sitzt aufrecht im Bett, mit hohem Fieber, nach vorn gebeugt, auf die Ellbogen gestützt und hält ganz still, denn dieses Mittel hat genauso stark Verschlimmerung durch Bewegung wie BRYONIA. Der Patient sitzt da in einem Schmerz, der ihn erstarren lässt; er kann sich nicht rühren, kann sich nicht bewegen, ohne dass der Schmerz ihn wie ein Messer durchfährt. Anderntags wird man feststellen, dass seine Haut sich gelb verfärbt."
- **Berührung und Druck verschlimmern** gewöhnlich ebenfalls, besonders in der Bauchregion. Es kommt aber auch **Besserung durch festen Druck** bei verschiedenen Beschwerden vor, z. B. bei Gallenleiden. Auch bei Supraorbitalneuralgie ist eine Besserung durch Druck mit der Hand in den ersten Stadien beobachtet worden, aber später stellt sich die charakteristische Empfindlichkeit gegen Berührung und Druck ein. Wenn eine besondere Druckempfindlichkeit am **Rippenrand, auf der Grenze zwischen Magengrube und rechtem Hypochondrium** verspürt wird, ist dies ein starker Hinweis auf Chelidonium.
- Sehr charakteristisch ist ein Gefühl von **Zusammenziehen oder Zusammenschnüren** (als ob ein Strick, Reifen, Band usw. fest um den Körperteil gebunden wäre), das fast überall am Körper auftreten kann: an Stirn und Schläfen, im Nacken, im Kehlkopf und der Speiseröhre, in Hals, Thorax, Magen, quer über den Nabel, am Anus usw.
- In der Kopfregion beobachten wir häufig einen **Schmerz, der nach außen drückt** statt nach innen, manchmal begleitet von Rauschen in den Ohren oder im Kopf.
- Weitere häufige Schmerzqualitäten: **krampfhafte Schmerzen** von dumpfem oder schießendem Charakter; **ziehende Schmerzen;** brennende Schmerzen.
- Oft findet man auch, dass der **Schmerz nach hinten zieht,** vor allem vom Magen, von der Leber, vom Bauch aus zum Rücken hin und natürlich besonders zum rechten unteren Schulterblattwinkel.
- Charakteristische Schmerzmodalitäten: „Die Schmerzen wechseln oft schnell den Ort, **verschwinden nach dem Mittagessen auf einige Stunden**, hindern am Einschlafen vor Mitternacht, **wecken des Morgens zwischen 4 Uhr und 5 Uhr aus dem Schlaf** und werden beim Erwachen zur gewöhnlichen Zeit empfunden" (Buchmann). Dass Beschwerden nach dem Essen aufhören, besonders nach dem Mittagessen, trifft nicht nur für die Magen- und Bauchschmerzen zu, sondern auch für die Übelkeit und sogar für die Kopfschmerzen oder die Gemütssymptome. Manchmal verschwinden sie für zwei oder drei Stunden („Zeit der ersten Verdauung"), aber in einigen Fällen besteht die Besserung nur für die Zeit des Essens selbst, und schon nach sehr kurzer Zeit kehren die Beschwerden wieder.
- Neben der Besserung vom Essen im Allgemeinen hat Chelidonium, wie erwähnt, eine spezielle Bes-

serung durch warmes Essen und Trinken. Und äußerliche Wärme, besonders lokale Wärme, wird im Allgemeinen ebenfalls die Chelidonium-Symptome lindern. Ferner besteht Verlangen nach sauren Speisen, Essig usw., und auch nach Wein, und diese Speisen und Getränke bessern gleichfalls. Was die Vorlieben und Abneigungen bei Speisen betrifft, so ist eine starke Beziehung zu Käse wohlbestätigt.

- Dass Wetterumschwünge, in welche Richtung auch immer, allgemein verschlimmern, wurde oben schon gesagt. Besonders gut dokumentiert ist dies für kalte Stürme, „Nordoststürme" (Boger) an der Ostküste Amerikas bzw. Nordweststürme in Mittel- und Westeuropa (Buchmann).
- Eine weitere charakteristische Empfindung:
  - Schlagartige Unempfindlichkeit und **Taubheitsempfindung** des ganzen Körpers, mit Zittern (Hahnemann); oder eine Art von Taubheit in den Muskeln der Lebergegend und der ganzen rechten Seite von Gesicht, Hals und Kopf (Teste).
  - Ein Temperatursymptom, das einmal mehr die Rechtsseitigkeit der Arznei unterstreicht: Der **rechte Fuß, bis ans Knie, ist eiskalt,** mit Kälteempfindung daran, während der andere Fuß und der ganze übrige Körper ihre gehörige Wärme haben und die **Adern auf der Hand und dem Arme angeschwollen sind** (Hahnemann).
  - Wie erwähnt, übt Chelidonium eine starke Wirkung auf die sensorischen Nerven aus und ist daher bei Neuralgien nützlich; es affiziert aber auch die motorischen Nerven, verursacht **Zittern** des Kopfes und der Glieder, **Zucken einzelner Muskeln, hauptsächlich der Extremitäten,** unwillkürliche Muskelbewegungen und **tonischen Krämpfe in den Beugemuskeln der Finger und Zehen.** Das Mittel ist mit Erfolg bei bestimmten Arten von Chorea verschrieben worden, wo Abgeschlagenheit, Ärgerlichkeit, Angst, Herzklopfen, Atembeklemmung, Müdigkeit, Appetitlosigkeit, Schwindel, Dusel oder Benommenheit bis hin zur Ohnmacht die vorherrschenden Symptome waren. „Zittern am ganzen Körper mit Ohnmächtigkeit, Übelkeit und Angst." Beim Erwachen leichtes Zucken in den Muskeln hier und dort.
  - Bei vielen Symptomen ist der **Puls auffallend langsam.**
- Tyler erwähnt einen kleinen Symptomkomplex, der auf Chelidonium hinweist und bei eher vagen und unbestimmten Fällen sehr von Nutzen sein könne: Schmerz am rechten unteren Schulterblattwinkel; Zahneindrücke an der Zunge; große Schläfrigkeit am Tage. (Sie fügt hinzu:) Besser durch Milch, heiße Getränke, besonders heiße Milch.
- Buchmann fasst seine wichtigsten Chelidonium-Indikationen folgendermaßen zusammen: **Schwindel, Taumel, Dusel;** Eingenommenheit des Kopfes; Zittern und Zucken in den Gliedern; graugelbes, eingefallenes Gesicht; **vermehrte Absonderung der Meibomschen Drüsen; entzündete Talgdrüsen und Mitesser im Gesicht;** Gesichtshitze; Frostanfälle abends; kalte Extremitäten; unruhiger Schlaf vor Mitternacht; Träume von Leichen und Begräbnissen; **Morgenschweiße;** Aufschrecken aus dem Schlafe durch die gewöhnlichen Beschwerden; Nachlassen der Beschwerden nach dem Mittagessen; Schläfrigkeit bei Tage; Kurzatmigkeit und **Angst durch Aufstoßen erleichtert;** Zusammenschnürungsgefühl, Spannung und Empfindlichkeit in der Magengrube und dem rechten Hypochonder; Trockenheit im Hals; Übelkeit; Abneigung gegen Fleischspeise; hellgefärbte, schleimige Durchfälle; sauer riechender trüber Urin.

Lokalsymptome

Schwindel Schwindel, Taumel, Dusel, mit einer Art von Benommenheit oder Benebelung im Kopf sind ausgeprägte Symptome. **Schwindel, als müsse sie vornüber stürzen;** oder auch Duseligkeit mit Taumel und dem Gefühl des Vorwärtsfallens ohne tatsächlichen Schwindel. Schwindel und zugleich Schaudern am Oberkörper, es vergeht ihm einen Augenblick das Bewußtsein; es ist ihm, als wenn es ihn im Kreise herumdrehe. **Schwindel beim Schließen der Augen, als drehe sich alles im Kreise.** Dies kann zu Übelkeit und sogar Erbrechen führen. „Es dreht sich so sehr im Kopf, dass er erbrechen muss" (Kent). Schwindel mit Galleerbrechen und Leberschmerzen. Schwindel beim Aufsitzen im Bett oder beim Versuch aufzustehen, zwingt dazu, im Bett liegenzubleiben. Schwindel im Zimmer, mit Angst, Zittern, **Hitze im Kopf;** sie muss ins Freie, wo ihr besser wird. Eine „**duselige, schwindlige Schwere**" **im oberen Teil des Kopfs,** besonders im Scheitel; mit Spanngefühl.

Kopf **Hemikranie, Migräne, Kopfschmerzen mit Übelkeit,** aber auch **Neuralgie** (supraorbital oder zerviko-okzipital). Die Migräne wird gewöhnlich strikt auf eine Kopfseite (**rechts** oder links) beschränkt sein, kann an der Nasenscheidewand und in der Mitte der Stirn wie abgeschnitten aufhören. Die Kopfschmerzen können sehr heftig sein, so stark, dass eine Patientin den Drang verspürte, sich die Hand abzuhacken. „Sie sind allgemein **schlimmer durch Hitze,** warme Auflagen, im warmen Zimmer etc., was im Gegensatz zum Allgemeinzustand steht. Periodische Kopfschmerzen mit Übelkeit, mit Erbrechen von Galle, verursacht durch Überhitzung, schlimmer bei Bewegung, er will vollkommen still in einem dunklen Zimmer liegen; Erbrechen bessert" (Kent).

- Glühende Hitze im Kopf mit scharf begrenzter, dunkler Röte der Wangen, Klopfen in den Adern, vollem Pulse, Ohnmächtigkeit, mühsamer Sprache, Übelkeit, kurzem Atem und kalten Füßen.
- **Drückender Schmerz in der rechten Stirne.** Drücken in der Stirn, das sich bis auf die Augenhöhlen erstreckt, die beim Bewegen der Augen wie wund schmerzen. Auch ein drückender Schmerz im Schläfenbein hinter dem Ohr. Dumpfes Drücken in der rechten Schläfe, nach dem Scheitel ziehend, zuletzt dicht über dem rechten Auge.
- **Rechtsseitige Supraorbitalneuralgie;** mit scharfen Schmerzen, **Tränenfluss** („Tränen laufen nur so über die Wangen"), Lichtempfindlichkeit; zunächst etwas Besserung durch Druck mit der Hand, später zunehmende Berührungs- und Druckempfindlichkeit. „Unter Schauder und Gähnen trat meist morgens klopfender Schmerz in der rechten Augenbrauengegend und Schläfe ein, erstreckte sich allmählich bis in die Stirn und ins rechte Auge, steigt in wenigen Stunden bis zu bedeutender Höhe. Äußerer Druck bessert vorübergehend; **Gehen, Licht, Luft, Bewegung des Kopfes verschlimmern**" (Rückert). Oder auch schneidende Schmerzen, die nach oben und unten ausstrahlen und auch das rechte Ohr befallen können.
- Rechtsseitige Kopfschmerzen, die nach unten bis hinter die Ohren ziehen, und dann **zum rechten Schulterblatt, wo der Schmerz sich dann festsetzt.**
- Auch **linksseitige Supraorbitalneuralgie, mit rechtsseitigen Bauch-, Thorax- oder Rückensymptomen. Stiche im Knochen über dem linken Auge.** Drückender Schmerz über dem linken Auge, der das obere Augenlid herabzudrücken schien.
- Langsam ziehender, druckartiger Stich von der linken Seite des Hinterhaupts nach der Stirne zu.
- Heftige ziehende Schmerzen vom Scheitel nach der rechten Schläfe, sodass **er sich niederlegen musste.**
- Kopfweh in der Stirn und auch in den Schläfen, **wie von einem Reifen oder Band über den Augen, dicht über den Augenbrauen, mit Gefühl, als werde der Kopf dadurch zusammengepresst. Linderung beim Schließen der Augenlider.** Diese drückend-zusammenziehende Empfindung kann auch im Scheitel verspürt werden, „als würde der ganze obere Teil des Gehirns eingedrückt".
- Es gibt aber auch Kopfschmerzen mit Schwellungsgefühl und **Druck von innen nach außen.** Sie können sich durch Wärme bessern (anders als die von Kent beschriebene Chelidonium-Migräne ‚s. o.) und sind hauptsächlich lokalisiert im Ohr, in der Stirn, im Hinterkopf; begleitet von Rauschen in Ohren oder Kopf. Dazu einige Prüfungssymptome: Ein **Drängen im großen Gehirn, als wenn es im Schädel nicht Raum hätte** und sich durchs Ohr drängen wollte, worin ein Geräusch wie von einem entfernten Wasserwehr gespürt wird. Oder: Schwere und Schmerz in der Stirn, als sollte das Gehirn herausfallen, beim Bücken. Oder: Von innen heraus drückend pressender Kopfschmerz, **vorzüglich nach der Stirne zu, der durch freie Luft, Husten, Schnauben der Nase und durch Bücken sehr vermehrt wird, während des Essens aber nicht zugegen ist.** Manchmal hält der Kopfschmerz den ganzen Tag über an und hört nur während des Essens auf. Ein Fallbeispiel von Keller: „Ein Brummschädel,

da über den Augen ist es, als ob es nach außen drückte, besonders beim Bücken … Denken ist manchmal ein Problem. Es sind eigentlich keine ausgesprochenen Kopfschmerzen, es ist mehr ein Brummschädel, es saust alles im Kopf.“ Oder: „Bei den Kopfschmerzen … so schwindelig. Sie gingen von der Stirn … nach hinten. Es war so ein Druck auf dem Kopf drauf, als wenn jemand von innen herausdrückt, ich habe ein bisschen dagegen gedrückt, es war so wie aufgeblasen, ein richtiger Druck von innen.“

- **Schwere wie von einem Gewicht** in verschiedenen Teilen des Kopfes, aber **besonders im Hinterkopf; der Hinterkopf scheint vom Nacken auf dem Kissen festgehalten zu werden, wie vom übrigen Schädel losgebrochen;** muss, wenn sie sich im Bett aufrichten will, den Kopf mit den Händen hochheben. Ziehen im Hinterkopf und im Nacken von oben nach unten. Das Ziehen kann sich in die rechte Schulter und den Arm bis ins Handgelenk und die Finger fortsetzen; auch in die rechte Brustseite. **Schmerz, als ob der Kopf nach hinten gezogen werde.**
- Linksseitiger Hinterkopfschmerz; Kopf wird schwer wie Blei, linke Nackenhälfte wie steif, Genick wie gebrochen, in den Verschlimmerungsperioden wird der Kopf nach links hinübergezerrt.
- Heftiger ziehender Schmerz vom Scheitel nach dem Nacken, sodass sie die Schultern dabei hochziehen, die Augen schließen und leise auftreten muss.
- Gefühl von Kälte im Hinterkopf, vom Nacken heraufsteigend.
- Klopfendes Kopfweh. **Wiederholte Anfälle von heftigen, klopfenden Schmerzen** vom Genick und dem Hinterhaupt nach Stirn und Schläfen zu. Klopfen in den Schläfen, auch mit Angst, oder ein dumpfer Schmerz mit Schlägen im Takt des Pulses, als wenn die Gefäße mit zu viel Blut angefüllt wären. Sogar: „Ticken wie eine Uhr, in der rechten Schläfe“ (Berridge).
- Der **Scheitel schmerzt beim Befühlen,** wie eine wunde Stelle; Kopfhaut beim Befühlen heiß. Beim Kämmen der Haare Schmerz in den Wurzeln, wie **wund oder geschwürig.**
- Starker Haarausfall. Gefühl, als sträubten sich die Haare, an Stirn und Hinterkopf; oder „ein Gefühl wie Gänsehaut in der Kopfhaut“ (Keller).

Augen Einige Augensymptome bei Supraorbitalneuralgie: „Reißender Schmerz in und über den Augen.“ „Neuralgischer Schmerz um das rechte Auge herum, besonders beim Lesen im Kerzenlicht, auch eine Art Flimmern vor diesem Auge, das ihr kaum das Lesen erlaubt.“ „Starke neuralgische Schmerzen über die Augen von rechts nach links, begleitet von stärkstem Tränenfluss und Lichtscheu. Sie muss den Raum vollkommen abgedunkelt lassen, und alle Geräusche stören sie; kaum Schlaf, kein Appetit.“ Reißen, Drücken und Stechen im rechten, darauf im linken Auge.

- Bei Augenerkrankungen beobachtete Buchmann ein Symptom, das ein wertvoller Hinweis auf Chelidonium sein kann: **Bedürfnis, die Augen zu schließen, mit Linderung der Beschwerden dadurch in den Augen, ohne dass Lichtscheu dazu zwingt.**
- Schwere, müde Lider. Zucken der Augenlider.
- **Schmutziggelbe Verfärbung des Weißen im Auge** ist ein Leitsymptom.
- Entzündung der Augen und der Lider, Lidränder aufgetrieben und gerötet, rote Conjunctiva, **vermehrte Absonderung der Meibomschen Drüsen;** Augen jeden Morgen verklebt durch trockenen, dicken, gelblichen Schleim, nur wenig zu öffnen.
- Hordeolum internum; Conjunctiva wulstig aufgetrieben, bis an die Cornea dunkelrot gefärbt. Starkes **Tränen der Augen** bei den Augenschmerzen, oder bei Kitzelhusten, **Tränen laufen nur so über die Wangen.**
- Ein charakteristisches Symptom aus Hahnemanns Prüfung: Ein **blendender Fleck** schien ihm vor dem Auge zu sein, und **wenn er hinein sah, so tränte es.** Dieses Symptom kann bei Augenentzündungen und sogar bei Fällen von Katarakt nützlich sein. Aus einem Fall von Berridge: „Seit zehn Monaten sieht er oft ein sehr helles Licht, beginnend am rechten äußeren Augenwinkel, das größer wird und dann etwa pfenniggroß vor dem rechten Auge steht, danach wieder kleiner wird und verschwindet. Er sieht es bei offenen und geschlossenen Augen, wenn er sie aber fest schließt, dann wird es kleiner und verschwindet; es tritt hauptsächlich auf, wenn er sich streckt; die Augen tränen beim Hineinblicken, und er fühlt sich wie betäubt davon.“ Andere

Sehstörungen: Flimmern oder glänzende Punkte vor den Augen, oder Mückensehen; Trübsichtigkeit wie durch einen Nebel; die Buchstaben erscheinen weniger deutlich, als brenne die Lampe nicht hell; Doppeltsehen; verminderte Sehkraft.

- Wehes Gefühl der Augäpfel beim In-die-Höhe-Sehen, oder allgemein beim Bewegen der Augen. Schmerz in den Augenhöhlen wie wund beim Bewegen der Augen. Gefühl von **Druck auf die Augenhöhlen und Augäpfel, von außen nach innen oder auch von innen nach außen.** „Betäubender Druck auf die rechte Augenhöhle, gleichsam von außen hinein." „Druck und Schmerz im oberen Teil der Augäpfel, als würden sie hineingedrückt." „Heftiger Druckschmerz in der Mitte des Augapfels, als sei dieser so groß, dass das obere Augenlid nicht darüber gesenkt werden kann." Gefühl, als sei Sand in den Augen, beim Schließen weniger bemerkbar. Brennen und Hitzegefühl in den Augen.

Ohren Von den neuralgischen Kopfschmerzen sind häufig die Ohren mit betroffen, und Schmerz hinter dem rechten Ohr ist ein Prüfungssymptom. „Rechts vom Backenknochen nach dem Ohr zu um das Ohr herum Reißen. Von da zieht es nach dem Hinterkopf oben nach der Naht mit den Scheitelbeinen." Ein lang anhaltender Stich im äußeren rechten Ohr, der allmählich verschwindet.

Beide Ohren wie verstopft. Während des Hustens vergeht ihm das Gehör; es ist ihm, als wenn ihm jemand mit der Hand das rechte Ohr zuhielte, lange dauernd. **Brausende Geräusche wie von Wasser oder Wind** begleiten häufig die Kopfschmerzen, manchmal mit Schwerhörigkeit. **Donnern im Ohr, wie weit entfernter Kanonendonner,** so wie „wup, wup". Unleidliches Gefühl in beiden Ohren, **als strömte aus ihnen Wind aus,** sodass er den Finger oft einbringen musste, um dies Gefühl zu tilgen. Schmerzhaftes Herausdrücken aus dem rechten Ohr, mit nachfolgendem Kitzeln darin. Klingen im linken Ohr beim Gehen. Klingen, wie Pfeifen in den Ohren.

Nase **Fächerartige, flatternde Bewegung der Nasenflügel** bei Brusterkrankungen.

Katarrhalische Affektionen, mit tiefem, anstrengendem Husten und Stockschnupfen. **Extrem viel Schleim in der Nase,** muss täglich mehrmals das Taschentuch wechseln. Verstopfung der Nase, auch bei Leberbeschwerden. Wundheitsgefühl in den Nasenlöchern. Jucken und Stechen in der Nasenspitze; sie ist angeschwollen und gerötet. Nasenlöcher auffallend trocken, wie verstopft. Für Sekunden und Minuten sich wiederholende Halluzinationen des Geruchssinns.

Gesicht **Prosopalgie und Trigeminusneuralgie,** mit den unter „Kopf" und „Augen" aufgeführten Symptomen, besonders mit **reichlichem und oft heißem Tränenfluss.** Einige Prüfungssymptome: „Ruckende Schmerzen im rechten Jochbein, als würde es zerrissen." „Reißende Schmerzen rechts im Backenknochen, vor und hinter dem Ohr, im Schläfenbein, und von da nach dem oberen Rande des Hinterhauptbeins ziehend."

Gelbfärbung des Gesichts bei vielen Beschwerden, **hauptsächlich auf Stirn, Nase und Wangen; graugelb** oder fahl; Wangenrot erscheint dunkler als sonst, durch die Mischung mit Gelb. Das Gesicht ist **eingefallen,** kollabiert, extrem kränklich aussehend; tiefliegende, blaurändrige Augen. Es ist aber auch **Röte und Hitze des Gesichts bei Kälte der Extremitäten** beobachtet worden. Glühende, brennende Hitze; neigt zu fliegender Hitze, mit umschriebener Röte der Wangen, manchmal ein roter, kreisrunder Fleck auf der rechten Backe. Chelidonium kann bei **Gesichtsrose** angezeigt sein, wo dieser Fleck etwas erhaben ist, allmählich größer und dunkler wird, die Röte nicht auf Fingerdruck weicht, mit Geschwulst und Röte der Nasenspitze. Das Erysipel kann auch den behaarten Kopf einbeziehen. Begleitsymptome: periodische Angst, Unruhe, Gesichtshitze, Atemnot, kein Schlaf, kein Appetit.

Chelidonium ist auch ein Mittel bei **Akne.** Rote Stippchen im Gesicht, in der Mitte erhaben, sich scharf anfühlend; **knotiges Exanthem. Entzündete Talgdrüsen und Mitesser.** Die Wiener Prüfungen ergaben eine „besondere Beziehung zur Haut, vorzüglich im Gesicht", mit „papulösem Exanthem auf roter Basis auf der Oberlippe und rechten Wange" sowie „Knötchen und Pusteln im Gesicht, besonders in der Stirn- und Schläfengegend, auf der Wange, den Nasenflügeln und der Oberlippe, in Gruppen zu Vieren stehend". Masernartiger Ausschlag im Gesicht; brennender Schmerz wie von Nesseln. Akne mit Abneigung gegen Käse (oder Verlangen danach) kann eine Indikation für Chelidonium sein.

Geschwulstgefühl im rechten Backenknochen. Ein wühlendes Reißen in der Oberkieferhöhle. Druck oder flüchtige Schmerzen in den Kieferknochen.

Mund Trockenheit von Lippen, Mund, Zunge und Hals, mit Durst. Brennen und Hitzegefühl in der Mundhöhle. Oder: **Viel Wasserzusammenlaufen im Mund, mit Übelkeit, Ekel und Schwindel.** Oder: Ansammlung von **zähem schleimigem Speichel.** Viel Schleim im Mund, morgens.

Pappiger Geschmack im Mund, oder ein eklig fader Geschmack wie nach Holunderblütentee, oder metallisch säuerlicher Geschmack auf der Zunge, oder **bitterer Geschmack im Mund, während Essen und Trinken richtig schmeckten.** „Es läuft ihr bitteres Wasser im Munde zusammen, daher sie immer spucken muss." Übler Geruch aus dem Munde. Blutende Phlyktänen im Munde.

Zunge weiß belegt, oder, charakteristisch: **Zunge dick gelb belegt mit rotem Rand, an dem die Zahneindrücke sichtbar sind.** Hale gibt jedoch an, dass in Fällen von Dyspepsie die Zunge meist schmal und spitz war, mit einem geringen weißlichen Belag. Schleimige Zunge.

Mehrere Wochen dauernde Zahnschmerzen, meist links in der ganzen Backe, namentlich bei Nacht; ziehender Schmerz. Am Nachmittag öfteres Reißen vom rechten Ohr aus in die Zähne rechts.

Hals Das wichtigste Symptom in diesem Bereich ist ein krampfartiges Gefühl der Spannung: **Starke Spannung am und im Hals, über der Kehlkopfgegend, als wenn er zugeschnürt wäre,** wodurch jedoch nur der Schlund verengt wurde. Beobachtet wurde auch eine **Empfindung, als würde der Kehlkopf von außen auf die Speiseröhre gedrückt, wodurch nicht das Atmen, sondern das Schlucken erschwert wird.**

Ein **Würgen im Hals, als wenn man einen zu großen Bissen allzu schnell hinunterschlingt.**

Trockenheit, Kratzen, Brennen im Hals; erschwertes Schlucken. Absonderung von dünnem Schleim im Hals.

Stimme, Atemwege Spannendes Gefühl am Kehlkopf wie zusammengedrückt oder wie durch ein Tuch zusammengeschnürt. **Druck auf den Kehlkopf, oder Gefühl von Anschwellung, als könne die Luft nicht hindurch; besonders auf der rechten Seite.** (Das Zusammenschnürungsgefühl kann also die Atmung oder das Schlucken betreffen.) **Zusammenschnürungsgefühl in der Luftröhre mit Todesangst** und dem Verlangen, aufstoßen zu können, was aber nicht gelingt, nachts beim Erwachen.

Stechender Schmerz im Hals, in der Kehlkopfgegend. Chelidonium ist ein Mittel bei **Laryngitis oder Bronchitis,** mit krampfhaften Hustenanfällen, Dyspnoe, Angst und Zusammenschnürungsgefühl in der Kehle. Bronchitis bei Kindern, mit dunkelrotem Gesicht und Atembeklemmung. Bronchiolitis; schwieriges Atmen, kurze Hustenanfälle, Schleimrasseln in der Brust, besonders wenn von dünnen, hellgelben Stühlen begleitet. Auch bei **Glottiskrampf, tonischem und klonischem Krampf der Kehlkopf- und Halsmuskeln.**

Starke **Heiserkeit jeden Nachmittag um** 17 **Uhr,** sodass ihre Stimme kaum zu hören war (Carleton Smith).

Atmung Kurzatmigkeit und Beklemmung, **als würde die Brust zusammengeschnürt und als könnte der Atem nicht hindurch.** Kurz- und Schweratmigkeit mit **Beklemmung und Angst auf der Brust;** besonders beim Erwachen um Mitternacht. Atemnot und Brustbeklemmung können viele Beschwerden begleiten, oft verbunden mit einem **Gefühl, als wären die Kleidungsstücke zu eng auf der Brust.** „Die Kleidungsstücke verursachen ihr Beklemmung auf der Brust, sodass sie dieselben lösen muss." „Beengung auf der Brust, als sei sie mit einem Panzer zusammengeschnürt." „Den Atem beschwerendes Drücken auf der Brust."

- Kann nur kurz und mit Anstrengung atmen, mit Angst, als müsse er ersticken. Kurze und schnelle Atmung; manchmal **mit Flattern der Nasenflügel.**
- Ein eigentümliches Symptom: „Er kann nicht mit jedem Atemzug so viel Luft einatmen, als er braucht, **atmet deshalb schnell aus, um bald wieder einatmen zu können.** Einige recht tiefe Atemzüge bessern diese Beschwerde." Verlangen nach frischer Luft, um leichter atmen zu können.
- Kurzatmigkeit und Angst werden **durch Aufstoßen erleichtert.** Erschwertes Atemholen mit kur-

zem Hustenstoß nach vorangegangenem Schmerz erst in der rechten, dann in der linken Seite des Thorax.

- **Nächtliche asthmatische Anfälle** mit Gefühl von Zusammenschnürung in der Brust. Das Chelidonium-Asthma hat seinen Sitz vorzugsweise im **Zwerchfell.** Einige Symptome, die diese Lokalisation bestätigen: Schneidender Schmerz und Stiche in den Hypochondrien, **Zusammenschnürungsgefühl dort wie durch einen Strick, Gefühl eines sich windenden Tiers in der Oberbauchgegend,** Schluckauf, stechender, ruckender Schmerz vom unteren Teil des Brustbeins **gerade durch in den Rücken,** Schmerz tief in der Brust beim Bücken gegen die Wirbelkörper hin, durch schnelles Gehen, Schnauben, Niesen hervorgerufen, schmerzhafte Spannung beim tiefen Atemholen ringsherum an der inneren Seite des Thorax, an dessen Basis, Besserung der Schmerzen durch Luftaufstoßen (weil die Luftansammlung im Magen aufs Zwerchfell drückt), und Beengung durch Kleidergürtel oder wie durch einen zu engen Gürtel, wodurch Angst entsteht.
- Ein eigentümliches und seltenes Symptom ist: „Asthmaanfall während des Urinierens."

Husten Chelidonium hat einen **kurzen und heftigen, krampfhaften Husten,** entweder trocken, ohne Auswurf, oder mit **kraftvollem Auswerfen kleiner Schleimklümpchen;** der Schleim fliegt buchstäblich aus dem Mund. Im Halsgrübchen und hinter dem Brustbein ein **Gefühl wie von Staub,** das zum Husten reizt, aber **durch Husten nicht beseitigt wird.**

Anstrengender Husten, namentlich morgens, **mit vielem Auswurf tief aus der Lunge kommend, schwer zu lösen und heraufzubringen,** in großen Klumpen. Oder: Beim Husten zieht sich der ganze Unterleib jedes Mal schmerzhaft zusammen. Schmerzen hinter dem Brustbein beim Husten, hauptsächlich bei Nacht; oder Schmerz im Kehlkopf mit Brust- und Kreuzschmerzen.

Öftere Anfälle von kurzem Husten mit **Stichen in der rechten Seite** und Schweratmigkeit.

Eine Art Keuchhusten mit den folgenden Symptomen: Heftiger, anstrengender, Tränen hervorpressender, anhaltender, auch aus dem Schlaf weckender Husten in Anfällen kurz hintereinander mit brennendem, stechendem Schmerz, stetem Kitzel und Hustenreiz im Kehlkopf, Glottiskrampf und Schleimauswurf. Krampf der Hals- und Kehlkopfmuskeln: Empfindung, als werde der Kehlkopf auf die Speiseröhre gedrückt; zusammenschnürende, drückende, würgende Empfindung in Hals und Luftröhre, als könne die Luft nicht durch; Beklemmung, Zusammenschnürung, Krampf auf der Brust, Luftmangel mit Angst auf der Brust, auch nachts beim Erwachen.

Brust Chelidonium hat sich als wertvolles Mittel bei Lungenerkrankungen erwiesen, selbst bei Pneumonie, aber in der großen Mehrzahl der Fälle war es die **rechte Lunge,** die betroffen war, und noch spezieller der **Unterlappen der rechten Lunge.** Pneumonie mit Hepatisation der rechten Lunge; mit Hämoptyse. T. F. Allen erwähnt, dass „zahlreiche Fälle von Entzündung der rechten Lunge geheilt wurden, wenn sie in Verbindung mit Leberstörungen und **quälendem Schmerz unter dem rechten Schulterblatt** auftraten". Das Mittel kann auch bei **rechtsseitiger Pleuritis** mit den charakteristischen stechenden Schmerzen indiziert sein.

- Ein **dumpfer und schwerer tiefsitzender Schmerz in der ganzen rechten Brust und Schulter,** ohne Husten, aber mit Atembeengung; dieser Schmerz, der zeitweise von **dumpfen Schlägen in der Brust begleitet ist,** lässt ihn keinen langen Atemzug tun, wird aber durch Bewegung des Arms nicht merklich verschlimmert; er wird besonders in der Achselhöhle und **unter dem Schulterblatt** verspürt.
- Stiche **hinter oder unter den rechten Rippen;** es bestehen allgemein viele stechende Schmerzen in der Brust, aber vor allem auf der rechten Seite. „Schmerz in dem unteren Teile der Brustwand rechts bis in die Seite, in der Breite einer Hand, jedes Mal beim Einatmen verschlimmert." „Heftige Stiche im unteren Teil des Thorax auf der rechten Seite, beim Einatmen, bei Bewegung und durch Husten verschlimmert." Stiche **nach dem Schulterblatt zu; sie kann wegen der Stiche nicht tief Atem holen.** Ziehende Schmerzen vom unteren Teil des Brustbeins nach rechts herum bis an die Wirbelsäule mit Wundheitsschmerz, sodass **selbst die Berührung der Kleidungsstücke den Schmerz vermehrt.**
- **Plötzlicher heftiger Schmerz in der rechten Seite** in der Gegend der 7. und 8. Rippe, **durch**

Atemholen und durch Bewegung vermehrt, zwei Stunden lang; vorher und nachher heftiges Kopfweh. Muß aufrecht sitzen und darf sich nicht bewegen, weil sonst die Brustschmerzen unerträglich werden. Heftige Stiche, weshalb sie langsam und behutsam den Atem einziehen muss, auch nur leise sprechen und mitunter sich gar nicht rühren oder sprechen darf. Schmerz zwischen der sechsten und siebenten Rippe der rechten Seite bei Bewegung des Thorax nach der entgegengesetzten Seite. **Wundheitsgefühl in den unteren Rippen der rechten Seite.** Stiche vorn im unteren Teil des Brustkastens; sie ziehen sich von hier in die Gedärme unter dem Nabel. Nachts Erwachen durch krampfhaftes Drücken hinter dem Brustbein auf einem Fleck von ungefähr 2 Zoll Durchmesser; der Druck zieht sich zur Luftröhre, mit Zusammenschnürungsgefühl dort.
- **Heftige Schmerzen im Brustbein bei jedem Atemzug.** Schmerz im Brustbein dicht über der Magengrube beim Gähnen. Beklemmender Druck unterhalb des linken Schlüsselbeins am Hals hinauf. Interkostalneuralgie. Keller hat ein auffallendes Hautsymptom bestätigt, von dem besonders die Vorderseite des Thorax betroffen ist: **Wie Nesseln heftig brennende, oft herpesartig veränderte kleine Stellen.**

Herz **Starkes Herzklopfen, mit Angst und Unruhe den ganzen Tag,** zuvor heftige Stiche in der Herzgegend. Oder: Plötzlich große Angst mit Herzklopfen; der Herzschlag ist nicht frequenter, **aber so verstärkt, dass durch die der Thoraxwandung mitgeteilten Bewegungen die Kleidungsstücke darüber gehoben werden.** Die Prüferin hörte den Herzschlag so laut, dass sie glaubte, es müssten auch andere ihn hören. **Anfälle von Herzklopfen, mit langsamem Puls.**

Chelidonium kann bei Herzbeutel- und Herzerkrankungen angezeigt sein, auch bei Klappenfehlern. Mögliche Indikationen: verstärkter, manchmal arrhythmischer Herzstoß, beschleunigte mühsame Respiration, Gefühl von Zusammenschnürung in der Brust, Unruhe, Angst, Ohnmacht, trauriges, ängstliches Gemüt, Kälte der Extremitäten usw.

Magen **Appetitlosigkeit, mit Ekel und Übelkeit,** bei den meisten Beschwerden. Der Durst kann mäßig gesteigert oder vermindert sein. Andererseits ist die **allgemeine Besserung durch Essen** (Magenschmerzen, Bauchweh, Übelkeit, Kopfweh usw.) eine bedeutsame Modalität von Chelidonium.

Starkes Verlangen nach Milch, die lindert. Hale hat dieses Symptom bei Dyspeptikern beobachtet, die, als sie noch gesund waren, von Milch Blähungen bekommen hatten – eine Bestätigung von Hahnemanns Prüfungssymptom: „Viel Durst auf Milch, darauf Wohlbehagen durch den ganzen Körper, ohne Beschwerden danach, da sie ihm sonst zuviel Blähungen verursachte.“ Verlangen nach warmen und heißen Speisen, auch **nach warmen und heißen Getränken, die lindern;** Abneigung gegen kalte Getränke. **Große Abneigung gegen Fleischspeisen;** auch gegen Fleischbrühe; oder auch allgemein gegen Gekochtes. **Große Abneigung gegen oder großes Verlangen nach Käse.** Großes Verlangen nach Wein oder nach sauren Speisen, die die Bauchschmerzen zu bessern scheinen. Es kann Abneigung gegen oder Verlangen nach Kaffee bestehen (letzteres vor allem, wenn er sehr heiß ist).

Viel **Übelkeit** mit Ekel, Brechreiz und auch wirklichem Erbrechen. Die Übelkeit beginnt im Magen und **steigt in die Höhe, selbst bis in den Kopf.** „In der Nacht ist es mir immer so schlecht, so übel. Das kommt von ganz unten rauf bis in den Kopf. Wenn ich vielleicht aufstehen würde und etwas essen würde, wäre es besser, aber da komme ich nicht aus dem Bett. Es ist immer **so gegen drei, vier Uhr morgens,** da wache ich richtiggehend daran auf“ (aus einem Fall von Keller). Starke Übelkeit bei vermehrter Körperwärme; Übelkeit und Würgen während eines Angstanfalls; **Aufstoßen bessert die Übelkeit; Übelkeit durch einen Schmerz, der von unter dem rechten Schulterblatt zum Magen zieht.**

Erbrechen von zähem Schleim nach starker Übelkeit. Schwangerschaftserbrechen. **Galleerbrechen, auch bei Migräne;** auch bitteres oder saures Erbrochenes, schleimig, manchmal grünlich. Das Erbrechen kann sehr heftig sein, nichts kann im Magen behalten werden, **außer kochend heißem Wasser.**

Viel Schluckauf; viel leeres Aufstoßen, manchmal mit Geschmack nach Wacholderbeeren. Bitteres Aufstoßen, dass ihr schaudert, mit anhaltend bitterem Nachgeschmack. Aufstoßen mit Sodbrennen.

Krampfhafter Magenschmerz, besonders, wenn der Magen leer ist, besser durch Essen, durch

Milchtrinken („den Schmerz in Milch ertränken“, wie eine Patientin von Keller es ausdrückte); **Schmerz zieht zum Rücken oder zum rechten Schulterblatt. Ein spitziger, schmerzhafter Stich in die Magengrube hinein, der durch den Körper bis in den Rücken geht.** Wehtun in der Magengrube und in derselben Höhe im Rücken. Magendrücken mit Beklemmung und Beängstigung und erschwertem Atem, **schlimmer durch Druck und Berührung. Große Empfindlichkeit, Spannung und Zusammenschnürungsgefühl in der Magengrube und der Lebergegend;** besonders empfindlich auf der **Grenze zwischen Epigastrium und rechtem Hypochondrium.** Heftiger Schmerz in der Magengrube, **als werde der Magen zusammengeschnürt.**

Brennen auf der linken Seite unter den Rippen, „waagerecht mit der Magengrube“. Brennen im Magen mit Aufstoßen; durch Essen für mehrere Stunden gebessert. Ziehende Schmerzen, vom Kreuzbein ausgehend, zur rechten Seite in die Höhe, bis in die Magengrube, wo sie anhaltend sind. Bewegung verschlimmert, Aufstoßen bessert. **Nagen oder Graben im Magen, wo der Schmerz nur durch erneutes Essen gelindert werden kann** (bei Drücken, Raffen oder Ziehen sollte auch an petroleum gedacht werden). Dies ist ein Leitsymptom der Arznei. Zusammenschnürungsgefühl, Appetit auf Saures, häufiges Luftaufstoßen, Übelkeit, pappiger Geschmack, dick belegte Zunge können bestätigend für die Wahl von Chelidonium bei Kardialgie sein.

Abdomen Die **Leber und die Gallenblase** sind bekanntlich die Organe, zu denen Chelidonium eine spezielle Affinität hat. Geheilt oder gelindert wurden mit Chelidonium z. B. **Hepatitis, Fettleber, Gelbsucht, Gallenkoliken** usw.; auch viele andere Erkrankungen, wo die Leber mitbetroffen ist und Ikterus, hellgelbe Stühle usw. auftreten. Das bekannte Leitsymptom ist der **Schmerz in der Lebergegend, der geradewegs nach dem Rücken zu oder unter das rechte Schulterblatt schießt, wo er sich dann festsetzt.** Ein Prüfungssymptom: „Schmerz durch die Hypochondern und im rechten Schulterblatt.“ Oder auch: Schmerz in der Lebergegend, der sich schnell nach unten quer über den Nabel durch die Gedärme zieht; es fühlt sich an, **als wäre der Leib an dieser Stelle wie durch einen Strick zusammengeschnürt.** Im Abdomen sind die charakteristischen Konstriktionsgefühle gewöhnlich **quer über dem Nabel** lokalisiert. Der Nabel kann auch krampfartig eingezogen sein, mit vorübergehender Übelkeit. Heftiger, pressender, periodisch wiederkehrender, auch anhaltend krampfartiger Schmerz in der Nabelgegend. Ein weiteres Schlüsselsymptom ist ein **„Gefühl von Drehen und Bewegen oberhalb des Nabels, als schlängele sich ein Tier durch die Gedärme“**. Die Region des Colon ascendens ist ebenfalls eine Stelle, an der heftige Schmerzen auftreten können. Oder auch: „Die zusammenziehenden Schmerzen zogen durch beide Hypochondrien durch und längs der Brust aufwärts.“

Die Lebergegend ist meist **aufgetrieben** oder wird so empfunden (mit oder ohne wirkliche Vergrößerung der Leber) und **sehr berührungs- und druckempfindlich; selbst Kleiderdruck kann hier starke Schmerzen verursachen.** Die Leberschmerzen sind oft **stechend,** schießend, lanzinierend; auch **drückend;** oder es ist ein **dumpfer spannender Schmerz, wie zerschlagen** und wund oder einem Zerrungsgefühl ähnelnd; oder **brennend.** Auch die Milz kann mitbetroffen sein und wehtun. Wie die Magenschmerzen, so werden auch die Leberbeschwerden **durch Essen gebessert:** „Gefühl von Wohlbehagen gleich nach dem Essen“, wie Neidhard sagt. Auch äußere Wärme oder warmes Essen und Getränke lindern. Schmerzen im rechten Oberschenkel oder der rechten Hüfte, Schwere im Hinterkopf und verschiedene rechts- oder linksseitige drückende Schmerzen im Kopfbereich können Begleitsymptome sein. Ein weiteres interessantes Symptom ist eine „Art Taubheit in den Muskeln der Leberregion und in der ganzen rechten Seite von Hals, Gesicht und Kopf“ (Teste).

Darüber hinaus hat Chelidonium eine spezifische Wirkung auf die Funktion des gesamten Verdauungstrakts. Buchmann nennt eine Reihe von Fällen, in denen das Mittel **Magen- und Darmkatarrh** geheilt hat, **mit verminderter Gallensekretion, großer Mattigkeit und Schwere der Glieder, Kopfweh und Unfähigkeit zu denken.** Epidemische Gastrointestinalkatarrhe, die sich durch hellgefärbte Durchfälle, Appetitlosigkeit, Fiebererscheinungen u. a. auszeichnen; mitunter sehr hartnäckig, große Abmagerung und Hinfälligkeit nach sich ziehend.“

Weitere Bauchsymptome:

- Unterleib aufgetrieben, gespannt und hart; gebläht; mit Vollheitsgefühl und Unbehaglichkeit. (Bei CHINA und LYCOPODIUM ist dies viel intensiver.) Blähungen gehen in großer Menge ab.
- Knurren und dumpfes Kollern im Unterleib.
- Zusammenziehung der Bauchdecken, besonders beim Husten.
- Kneifen in der Nabelgegend, dann **Schneiden im Unterleib und über die rechte Lumbalgegend zum Rücken hin.**
- Kneipen in den Gedärmen, **nach der Brust und dem Rücken ziehend,** durch Windabgang gebessert.
- Anhaltendes Schneiden im Darm, unmittelbar nach dem Essen, welches doch gut geschmeckt hatte. Oder Bauchschmerz, der nach dem Essen und während der zwei oder drei Stunden Verdauungszeit besser ist.
- Schneiden in den Eingeweiden des Unterleibs, wie mit Messern, ruckweise; muss Stuhl entleeren, der von weicher Konsistenz ist, ohne Erleichterung.
- **Zusammenschnürende Empfindung im Hypogastrium,** mit Druck auf die Blase; kurz vor der Entleerung trüben Urins.
- **Krampfhafter Schmerz dicht über dem Schambein** mit häufigem Drang zum Urinlassen.
- Spannender, krampfhafter, von oben und außen nach unten und innen ziehender Schmerz auf beiden Seiten der Regio inguinalis.

Rektum und Stuhl Wegen der Stockung im Pfortaderkreislauf kann Chelidonium ein nützliches Mittel bei **Hämorrhoiden** sein, ob blind, blutend oder Schleim absondernd, deren Vorboten Schmerzen in Lendengegend und Kreuz, Hinterkopf und Nacken sind und die mit den Chelidonium-Bauchsymptomen einhergehen.

Ein starkes **Jucken und Kribbeln in Rektum und Anus** oder auch am Perineum ist ein häufiges Symptom. Es kann über lange Zeit täglich verspürt werden; in einer Prüfung dauerte es fünf Wochen an. Manchmal alterniert das Jucken mit einem **Zusammenschnürungsgefühl:** „Gefühl, als werde der Mastdarm herausgedrängt mit **krampfhafter Zusammenschnürung des Afters und Mastdarms.** Der Stuhlgang verursacht Schmerzen im After. Brennen und Schneiden im Mastdarm und Zusammenschnürung des Afters mit abwechselndem Jucken im After". Oder: „Normale Stuhlbeschaffenheit, aber dabei Empfindung, als sei der After zusammengeschnürt und lasse die Ausleerung nur schwer durch."

Chelidonium hat Durchfall und Verstopfung, und **Durchfall im Wechsel mit Verstopfung** ist eine Begleiterscheinung vieler Beschwerden, bei denen die Arznei angezeigt ist.

- Der durchfällige Stuhl zeigt oft einen **Mangel an Gallenfarbstoff,** er ist **hellgelb, goldgelb** oder hellgrau, sogar weiß, gewöhnlich von breiiger oder flüssiger Beschaffenheit; bei Erwachsenen sieht er manchmal wie Kinderkot aus. Er enthält **viel Schleim** in Form von Flocken, Fäden oder Gallertklümpchen. Bei Darmkatarrh wird manchmal ein schmerzloser Durchfall beobachtet, fast ohne Vorwarnung oder Stuhldrang, ein „ganz unerwartetes Entschlüpfen" (Buchmann). Auch hier kann Chelidonium angezeigt sein.
- Die Verstopfung kann ziemlich hartnäckig sein. **Vergebliches Drängen und Pressen.** Und wenn dann ein harter Stuhl ausgeschieden wird, ist er oft **lehmfarben,** weißlich, manchmal mit Blut vermischt, mit schneidenden Schmerzen in Mastdarm und After. Typisch ist eine aus **kleinen harten Knoten bestehende Ausscheidung, wie Schafkot.**

Harnorgane Buchmann gibt an, dass Chelidonium auch eine Affinität zu den Nieren hat. **Dumpfe, drückende oder Krampfschmerzen in den Nieren** mit starker Berührungs- und Druckempfindlichkeit sind in den Prüfungen wiederholt hervorgerufen worden, manchmal gleichzeitig mit Leberschmerzen derselben Qualität. Nierenschmerzen können sich auch die Harnleiter entlang bis zur Blase er-strecken. Chelidonium kann entsprechend bei Nierenentzündungen angezeigt sein. Zudem hat es Veränderungen des Harns hervorgerufen, mit Trübung, Überschuss an Harnsäure und Hippursäure, Nierenzylindern, Mangel an Chloriden (NaCl); ebenso ödematöse Anschwellungen an den Extremitäten, besonders den Knöcheln.

Drängender Schmerz auf die Harnblase mit krampfhaften zitternden Schmerzen in der Inguinalgegend; nach dem Nachlassen dieser Schmerzen

Brustbeklemmung. Stechende Schmerzen in der Blasengegend. Brennen und schneidender Schmerz in der Harnröhre beim Urinlassen. Stechen in der (männlichen) Harnröhre, besonders zur Mündung hin.

Häufiger Harndrang, mit wenig oder keinem Urinabgang. Der Harn ist häufig **dunkelgelb, goldgelb** (CARDUUS MARIANUS) oder sogar **dunkler, braunrot, wie Braunbier,** am Rande blasenbildend. **Urin rötlich** oder hochrot; bei kleinen Kindern die Windeln rötlichbraun färbend. Oder: Trüber **zitronengelber Urin** gleich nach dem Lassen. Die **Trübung unmittelbar nach der Ausscheidung** wurde bei fast allen Prüfern hervorgerufen, aber es wurde auch dunkelgelber klarer Urin beobachtet. Urin **riecht sauer** oder harzig. Andererseits hat Teste auch **extrem reichliche Ausscheidung von weißlichem, schäumendem Urin** beobachtet, was in den Wiener Prüfungen bestätigt worden ist.

Männliche Genitalien Häufige Erektionen, auch bei Tage. Schmerzen an oder in der Eichel; oder ein peinigendes und beängstigendes Gefühl in der Eichel, wie nach starken Erektionen. Ziehender Schmerz in den Samensträngen. Jucken und Kribbeln am Hodensack. Röte, Hitze und Geschwulst des Hodensacks, mit Erscheinen flacher, mit gelblichem Serum gefüllter Bläschen, bei Berührung schmerzhaft. Ziehen in den Hoden. Chelidonium ist bei Hydrozele angewandt worden.

Weibliche Genitalien Monatsblutung stark und zu früh oder zu spät, oder auch ausbleibend; mit dem charakteristischen rechtsseitigen Schulterblattschmerz. Leber- oder Gallenblasenbeschwerden während der Schwangerschaft, mit Ikterus, Galleerbrechen, Schmerz unterhalb des rechten Schulterblatts. Verlangen nach ungewöhnlichen Speisen während der Schwangerschaft (Hering). Schwangerschaftserbrechen. Agalaktie.

Täglich vormittags und nachmittags bis zu einer Stunde anhaltendes Brennen in der Scheide. Schleimiger, zäher, weißlicher, die Wäsche gelb färbender Ausfluss aus der Vagina. Jucken an der Vulva; Pruritus. **Schmerz im rechten Eierstock.**

Äußerer Hals und Rücken In der Zervikalregion ist eine **schmerzhafte Steifheit des Halses, hauptsächlich im Genick,** charakteristisch für Chelidonium. Sie ist oft verbunden mit **bleierner Schwere im Hinterkopf** und mit **Schmerzen, die von oben nach unten ziehen,** vom Scheitel in den Nacken und weiter in den Rücken hinunter. Schmerzhaftes Spannen an einem schmalen Streifen der rechten Halsseite nach der Schulter zu, wie in einer Sehne, nachmittags im Sitzen. Um 4 Uhr morgens **Erwachen mit schmerzhafter Steifigkeit der Nackenmuskeln der rechten Seite.** Beim Bewegen des Kopfes ist der Hals auf beiden Seiten steif und schmerzt beim Tiefatmen. Im Nacken **Steifheit und lähmiger Schmerz; Schmerz, als wäre er gebrochen.** Steifheit im Nacken, **mit Knacken oder Knarren in den Halswirbeln beim Bewegen des Halses.**

In der Dorsalregion findet sich *das* Leitsymptom von Chelidonium, der **festsitzende Schmerz unter dem unteren Winkel des rechten Schulterblatts.**

- Der Schmerz ist von dumpfer und drückender Art oder stechend und schießend. Er wird nicht immer als von der Leber oder der Magengegend kommend empfunden, sondern kann auch als isoliertes, unabhängiges Symptom auftreten. Einige weitere Prüfungssymptome, die an dieser wichtigen Lokalität auftreten: **„Kneifend krampfartiger Schmerz am inneren Rand des rechten Schulterblatts,** der ihn abhielt, den Arm zu bewegen.“ Dies kann auch etwas anders beschrieben werden: „als ob da ein Klumpen im Rücken ist“, oder „als ob mir da etwas eingeklemmt wird“ (Keller). **Erwacht gegen 4 Uhr mit Schmerzen im rechten Schulterblatt,** beim Einatmen schlimmer, ebenso bei Bewegung des rechten Arms; die Schmerzen ziehen sich nach dem Aufstehen rechts zur Brust herum und verursachen dort Beklemmung; oder zum Magen, wo sie Übelkeit und Erbrechen auslösen. Später ziehen sich die Schmerzen zum rechten Schultergelenk und den Arm hinab bis zum Handgelenk, mit Kälte und Steifheit des Arms, Unfähigkeit, ihn zu bewegen, und Gefühl, als sei er abgebrochen.
- **Drücken und Beklemmung, vom rechten Schulterblatt durch den Brustkasten nach dem Brustbein ziehend.** Ähnliche Schmerzen können manchmal am oder unter dem linken Schulterblatt auftreten, gelegentlich mit einem Stechen gerade durch die Brust nach vorn.

- **Stiche zwischen den Schulterblättern,** auch wie ein Hineinstechen mit einem Messer, beim Bewegen, etwa wenn man etwas vom Boden aufhebt; es ist unmöglich, sich zu drehen (Keller). **Ziehender Schmerz zwischen den Schulterblättern bis ins Kreuz.**

Schmerz in der rechten Seite des Rückens, mit Schweregefühl im Hinterkopf. Rückenschmerz wie zerschlagen, besonders beim Aufrichten nach dem Bücken und beim Aufstehen nach dem Sitzen. Wundheitsschmerz in allen Rückenwirbeln, durch Bewegung und Druck auf die Dornfortsätze verschlimmert

Reißender Druck an den untersten Lendenwirbeln bis in die Nähe der Beckenschaufeln; es ist, als ob die Wirbel auseinandergebrochen würden; wird empfunden beim Vorwärtsbeugen und wenn man sich dann wieder zurückbeugt, auch im Gehen. Wundschmerz im untersten Lendenwirbel, als sei er verrenkt oder zerbrochen. Schmerz im Kreuzbein den ganzen Tag.

Extremitäten Die Extremitäten fühlen sich allgemein **schwer, steif, matt, lahm, sogar wie gelähmt an,** jede Bewegung bedarf großer Anstrengung und kann den Allgemeinzustand verschlimmern.

- **Kälte der Extremitäten,** mit Hitze von Kopf und Gesicht; besonders an den **Fingerspitzen und Füßen.** Andererseits sind **aufgetriebene Venen an den Händen** ebenfalls ein charakteristisches Symptom, wobei die Hände bis zur Mitte des Unterarms heiß und geschwollen sein können. Oder: Der **rechte Fuß, bis ans Knie, ist eiskalt,** während der andere Fuß und der ganze übrige Körper ihre gewöhnliche Wärme haben.
- Starke **neuralgische und rheumatische Gliederschmerzen,** heftige reißende, ziehende und stechende Schmerzen. Zum Beispiel: „Ein sechsjähriges Mädchen wird von einem außerordentlich schmerzhaften Rheumatismus der Muskeln und Gelenke gepeinigt. **Die leiseste Berührung irgendeines Körperteils verursacht die größten Schmerzen.** Der Rheumatismus begann mit hohem Fieber, mit mäßigem, nicht linderndem Schweiß; Urin braun; das Kind stöhnt andauernd vor Schmerzen." Chelidonium kann bei **Zervikobrachialneuralgie** angezeigt sein, besonders bei rechtsseitiger.
- Die Arznei hat auch Symptome von Reizung der motorischen Nerven: Zittern und **Zucken in den Gliedern. Tonischer Krampf in den Beugemuskeln der Finger und Zehen.**
- Rheumatische Schmerzen in Schultern, Armen, Fingerspitzen, alles berührungsempfindlich.
- Viele **Schmerzen in der rechten Schulter,** die oft vom Schulterblatt kommen und in den Arm hinunter ziehen. Die Arme, besonders der rechte, sind schwer, **als hingen Gewichte daran; steif, wie gelähmt oder gebrochen, mit Taubheitsempfindung und Kälte.** Aber auch: Lähmiger Schmerz in der linken Schulter und im ganzen linken Arm; oder linksseitiger Schmerz wie zerbrochen oder verrenkt, mit Kältegefühl im Oberarm.
- Schwellung der Ellbogen, wie bei Rheumatismus. **Die geschlossenen Hände können morgens nur mit Mühe geöffnet werden, aufgrund tonischen Krampfs in den Beugemuskeln der Finger.** Die vorderen Glieder der Finger der rechten Hand werden gelb, kalt und wie abgestorben, die Nägel blau. Stechen in den Gelenken des Zeigefingers (rechts oder links).
- Rheumatische Schmerzen in Hüften, Ober- und Unterschenkeln, Beinen, **am schlimmsten in den Knien und in der rechten Seite.** Zerschlagenheitsschmerz in den Beinen, in den Hüft-, Knie- und Fußgelenken; von den Oberschenkeln bis in die Waden, beim Gehen und bei Berührung schlimmer. **Vom Hüftknochen bis zu den Zehen des rechten Fußes lähmig ziehender Schmerz,** der plötzlich verschwindet. Die Beine kommen ihr noch einmal so dick und schwer vor wie gewöhnlich. Kann wegen Erstarrungsgefühl und Kälte in den unteren Extremitäten nicht einschlafen. **Lähmigkeit, Steifheit und Kältegefühl im rechten Oberschenkel.** Eine Art Lähmung im linken Oberschenkel und Knie beim Auftreten.
- Zittern oder Einknicken der Knie. Eine besondere Lokalisation des Schmerzes sind die **Kniegelenke,** besonders ihre serösen Häute; **sogar die einzelnen Gelenkflächen wurden als schmerzhaft bezeichnet.** Knieschmerzen: lähmiges Ziehen; Stechen; **Steifheitsgefühl mit Brennen** im Gelenk. Schmerz in der Kniekehle. Die **Knieschmerzen sind stärker beim Gehen.** Harter

Druck, **zwei Finger breit unter der rechten oder linken Kniescheibe.**

- Schwere in den Unterschenkeln, als müsste man mit jedem Schritt eine große Last fortschleppen. Kälte und Gefühllosigkeit beider Unterschenkel. Herabziehender Schmerz in der linken Wade. **Steife Fußgelenke,** wie vertreten. **Ödematöse Geschwulst der Unterschenkel, hauptsächlich um die Knöchel herum;** Schwellung gerötet, elastisch oder hart. Drückender Schmerz am Knöchel, bei jedem Tritt. Unerträglicher Schmerz in den Fersen, als wären sie durch zu enge und kleine Schuhe wund. **Krampf der rechten Fußsohle, Sohle und Zehen nach unten gekrümmt. Zehen wie abgestorben und ohne Gefühl.** Durch Zusammendrücken der Wade mit der Hand ließ der Krampf nach, vermehrte sich aber beim Versuch aufzutreten.

Schlaf **Große Schläfrigkeit, Lethargie den Tag über,** besonders nach einer Mahlzeit und abends; schläft im Sitzen ein. Fernsehschlaf. Unerfrischender Nachtschlaf, große Müdigkeit am Morgen. „So große Müdigkeit, sogar beim Gehen im Freien, dass sie das Gefühl hat, auf der Straße einzuschlafen" (Teste). Oder: „Während einer Unterhaltung schläft er im Sitzen mehrmals einige Minuten lang ein" (Buchmann). **Häufiges Gähnen,** bisweilen mit fortwährendem Luftaufstoßen. Häufiges Dehnen und Recken; manchmal ein richtiger Zwang, reckt besonders die Arme so heftig, dass man sie knacken hört. **Müdigkeit und Schläfrigkeit, mit Drang, sich niederzulegen, ohne wirklich schlafen zu können.**

Unruhiger Schlaf **bis Mitternacht,** durch Unruhe und Aufgeregtheit, Kälte und Steifheit der Glieder oder wegen anderer Beschwerden. **Außergewöhnliches Erwachen gegen 4 Uhr morgens** durch verschiedene Beschwerden. Wiederholtes Aufschrecken aus dem Schlaf. Mehrmaliges nächtliches Erwachen mit Benommenheit.

Schlaf mit Träumen von der täglichen Beschäftigung. Träume von Leichen und Begräbnissen; schreckliche Träume, getötet oder lebendig begraben zu werden. Traum vom Soldatwerden, mit großer Angst und Weinen im Schlaf. Verwirrte Träume, an die man sich morgens durchaus nicht erinnern kann.

Fieber, Frost, Schweiß Chelidonium-Patienten sind überwiegend fröstelige, kälteempfindliche Menschen. Oft haben sie jedoch einen heißen Kopf bei Kälte der Extremitäten, besonders der Füße und Fingerspitzen. Frösteln und Schauder in der Nacht beim Erwachen. Schaudern am Oberkörper, mit Schwindel und momentaner Ohnmacht. **Schüttelfröste am Abend, gegen 18 Uhr, mit Zähneklappern und Schaudern,** als würde eiskaltes Wasser über den Körper gegossen, etwa eine Viertelstunde lang; hierauf starke Hitze, hauptsächlich im ganzen Kopf.

Hitzegefühl im ganzen Körper, hauptsächlich im Gesicht und an den Händen. Vermehrte Wärme im ganzen Körper, **besonders in den hohlen Händen, von wo die Wärme auszugehen schien;** in den Füßen nicht. Innere und äußere Hitze mit warmem Schweiß im Gesicht, an Hals und Brust, mit Schwindel und Übelkeit. „Bald hatte er ein Gefühl von Wärme zugleich im ganzen Körper, bald ein Gefühl von Kälte; oft wechselte es auf diese Art in einzelnen Gliedern ab" (Hahnemann). **Schwitzen im Schlaf,** nach Mitternacht und besonders **gegen Morgen.** Ein Prüfer hatte fünf Wochen lang jeden Tag Morgenschweiße. Schwitzen von der geringsten körperlichen Anstrengung. Wechselfieber mit **täglicher Periodizität,** nachmittags oder gegen Abend eintretend, **kurzes Froststadium** (selten länger als eine Viertelstunde), auf das zweistündige **Hitze, hauptsächlich im Kopf,** mit Durst folgt.

Haut **Gelbe, gelbgraue oder fahle Farbe; Haut welk, spröde. Viel Hautjucken, bald hier, bald dort;** besonders um After, Perineum und Genitalien; auch auf Rücken, Armen und Beinen. Boger schreibt im *Synoptic Key,* dass die allgemeine Besserung durch Essen sogar auf das Jucken zutrifft. Einzelne flüchtige Stiche wie von Nadeln, abwechselnd an verschiedenen Stellen. Rote, runde, brennende Flecken auf dem Unterarm, münzgroß.

Roter Frieselausschlag an Hals, Brust und Armen. Rote Hautblüten und Pusteln an verschiedenen Körperteilen, schmerzhaft oder schmerzlos. Knötchenausschläge, die sich bei Berührung scharf anfühlen, besonders im Gesicht. Ekzem, mit starker Schwellung, Hitze und Rötung der Haut, mit dünnen Schuppen bedeckt, zwischen denen Feuchtigkeit hervor sickert; wo sie sich lösen, ist die Haut glänzend rot und nässend; unerträgliches Jucken und periodische stärkere Anschwellung und Entzündung. Kleine herpesartig veränderte Stellen, heftig brennend wie von Nesseln; besonders auf der Vorderseite des Thorax. Chelidonium kann angezeigt sein bei **Erysipel;** bei **Akne, entzündeten Talgdrüsen und Mitessern;** masernartigen Ausschlägen; Herpes facialis. Alte, fressende Geschwüre, faulig riechend.

China officinalis

Essenzielle Merkmale

China ist das vielleicht berühmteste Mittel der Homöopathie – das erste, das Hahnemann geprüft hat, das Mittel, das ihn die „Morgenröte" des Ähnlichkeitsgesetzes, der wahren Wissenschaft und Kunst des Heilens sehen ließ. Die Arznei selbst ist nicht Hahnemanns Erfindung; zu seiner Zeit war die Chinarinde bereits wohlbekannt als Medikament gegen Wechselfieber und als „Roborans" oder „Tonikum" zur Stärkung eines schwachen Patienten. Damals wurde es wahllos „gegen das Fieber" eingesetzt und „für mehr Kraft"; dazu in extrem hoher Dosierung, was oft Vergiftungssymptome hervorrief. Und so heilte es kaum jemals die Krankheitszustände, für die es verabreicht worden war – außer zufällig, im Sinne „unbeabsichtigter Homöopathie". In seinem langen und exzellenten Vorwort zur China-Prüfung in der *Reinen Arzneimittellehre* übt Hahnemann harte, aber gerechte Kritik an der damals weit verbreiteten Praxis, große Dosen Chinarinde bei „allen Arten von Schwäche" zu geben. „Wie mögen sie wohl glauben, einen kranken Menschen stärken zu können, während er noch an der Krankheit, der Quelle seiner Schwäche leidet? Haben sie je einen Kranken durch *passende* Hilfe von seiner Krankheit schnell heilen sehen, der nicht schon während der Entfernung seiner Krankheit von selbst wieder zu Kräften gekommen wäre? … Wie verkehrt muss es nicht gehandelt sein, einen Kranken durch China (und Wein) kräftig und munter machen zu wollen, an welchem noch die Krankheit nagt! Krankheiten *heilen* können diese Praktiker nicht, aber die ungeheilten Krankheiten mit Chinarinde *stärken* wollen sie … Denn solange die Plage der Krankheit noch den ganzen Menschen verstimmt, seine Kräfte verzehrt und ihm jedes Gefühl von Wohlsein raubt, ist es ja ein kindisches, törichtes, sich selbst widersprechendes Unternehmen, einem solchen ungeheilten Menschen Kräfte und Munterkeit geben zu wollen."

Wie jeder Homöopath weiß, gab Hahnemann sich nicht mit der Kritik zufrieden, sondern zog praktische Schlussfolgerungen: Er begann, auf dem Wege der Arzneiprüfung die Wirkung des Mittels auf gesunde Menschen zu testen. Und aus diesen reinen Wirkungen des Mittels leitete er seine Indikationen für China officinalis bei pathologischen Zuständen ab. Zwar verabreichte auch er China in Fällen von Wechselfieber und bei Schwäche, aber er tat es nach dem Ähnlichkeitsgesetz, und das heißt: entsprechend den Symptomen, die China im gesunden Organismus zu verursachen in der Lage ist. Und er verwendete die potenzierte Einzelgabe, niemals die häufigen „heroischen" und toxischen Dosen, die seine Zeitgenossen zu geben pflegten.

Die „Schwäche, als wäre ein großer Säfteverlust vorgegangen", welche ein Ergebnis seiner Prüfungen war, veranlasste ihn dazu, China in Fällen zu verabreichen, „wo in der Schwäche die Krankheit selbst liegt", nämlich Fälle, **bei denen die Schwäche durch Blutverlust verursacht wird, durch Durchfall, reichlichen und erschöpfenden Schweiß, durch allzu langanhaltenden Milchfluss und andere Verluste von Lebenssäften** – sofern die Symptome der kranken Person mit den von China verursachten Prüfungssymptomen übereinstimmten. **Schwäche durch Verlust von Körperflüssigkeiten,** dies ist nach wie vor die wichtigste auslösende Ursache für einen China-Zustand. Für gewöhnlich wird der Erschöpfungszustand durch **anhaltenden und langandauernden** Flüssigkeitsverlust hervorgerufen. Symptome aller Ebenen, aller Körperregionen und Körperfunktionen können hierdurch ausgelöst werden, wie Kopfweh, Summen oder Klingen in den Ohren, Ohnmachten, Verdauungsstörungen, Gemütsleiden usw. Neben Schwäche und Erschöpfung sind auch **Blässe und starkes, ermattendes Schwitzen** häufig. Manchmal kann ein langer Zeitraum zwischen dem Säfteverlust und dem Auftreten der Symptome liegen – bis zu 30 Jahren, wie ein Fall von Stockebrand (zitiert bei Mezger, *Gesichtete Arzneimittellehre*) zeigt, bei dem eine 59-jährige Patientin seit Jahren unter Ohrgeräuschen und Schwerhörigkeit litt. Stockebrand fand heraus, dass sie in ihren Zwanzigern an starken Blutverlusten bei der Regel gelitten hatte, so stark, dass eine Amputatio uteri durchgeführt worden war. Wegen des kausativen Faktors und der Tatsache, dass die aktuellen Symptome in den China-Prüfungen zu finden waren, gab Stockebrand China – und hatte damit glänzenden Erfolg.

So häufig wie früher sieht man heute Fälle von Schwäche durch anhaltenden Flüssigkeitsverlust nicht mehr, weil starke Blut- oder Flüssigkeitsverluste oft gestoppt werden können, bevor ein China-Zustand eintritt. Es gibt andere Causae, die zu einem ähnlichen Zustand von Schwäche und Erschöpfung führen, hauptsächlich **schwere akute Krankheiten,** auch Influenza (**„bleibt nach einer Grippe ‚frostig' und schwach,** kommt nicht mehr recht auf die Beine", wie Tyler sagt); Schlafmangel durch Nachtwachen (hier ist allerdings COCCULUS häufiger angezeigt); anhaltende geistige Anstrengung („geistiger Säfteverlust", wie Ghegas es ausdrückt); oder auch „emotionale Anstrengung", wie Ärger.

Nervöser Erethismus

Neben den Folgezuständen von Blutungen, Durchfall oder exzessiven Schweißen gibt es zahlreiche andere Fälle, in denen China gute Dienste leisten kann, ohne dass eine Vorgeschichte von Säfteverlust vorhanden sein müsste. Sie sind allerdings oft nicht leicht zu erkennen. Ich hatte lange Zeit einige Probleme mit dieser Arznei, bis ich endlich ein besseres Verständnis von ihr gewonnen hatte, und so habe ich mit Sicherheit früher oft andere Arzneien verschrieben, wo China gepasst hätte. Insbesondere kann China in bestimmten Fällen NATRIUM MURIATICUM, NUX VOMICA oder LYCOPODIUM ähnlich sein.

Natürlich sind Schwäche und Erschöpfung starke Merkmale der Arznei, insbesondere als Folge einer akuten Krankheit, aber sie sind in einem chronischen Fall nicht immer vorhanden. Ein zuverlässigerer Indikator ist der „**nervöse Erethismus**", ein Begriff, der meiner Ansicht nach die Essenz von China am besten beschreibt. Nervöser Erethismus umfasst mehr als bloße Reizbarkeit; der Patient ist nicht nur ständig gereizt, er fühlt sich an der Grenze seiner nervlichen Belastbarkeit – ein ständiger Zustand von nervöser Anspannung, reizbar und überempfindlich, **extrem empfindlich gegen alle äußeren Einflüsse.** Hahnemanns Prüfungen und seine luziden Fußnoten geben uns einen Hinweis darauf: **„Allzu große Empfindlichkeit aller Nerven, mit einem krankhaften Gefühl allgemeiner Schwäche**", und in seiner Fußnote sagt er: „Hierin besteht ausgezeichnet die besondere Schwäche, welche Chinarinde in hohem Grad erregt, und vorzüglich diese ist es, welche von Chinarinde dauerhaft gehoben werden kann ... Diese besondere Art von Schwäche ist den durch Säfteverlust Erschöpften ganz besonders zu eigen." Hier sehen wir, wie Nervosität und Erschöpfung Hand in Hand gehen. Oder, noch anschaulicher: „Allzugroße Zartheit und Überempfindlichkeit des Nervensystems; **alle Gegenstände des Gesichts, Geruchs, Gehörs und Geschmacks sind ihm zu stark, beleidigen sein inneres Gefühl und sind seinem Gemüt empfindlich**."

China-Patienten klagen oft über vielerlei neuralgische und ischiasähnliche Schmerzen, mit dem **zuckend-reißenden Schmerz,** den Hahnemann als eine wichtigsten Schmerzqualitäten von China beschreibt, besonders wenn er durch leichte Berührung erneuert oder fürchterlich verschlimmert wird. Einen Tag mag der Ischiasschmerz auf der einen Seite, am nächsten Tag auf der anderen Seite auftreten, ein paar Tage später taucht an irgendeiner Körperstelle ein anderer neuralgischer Schmerz auf. Der Schmerz wird so empfunden, als ob alle Nerven überreizt, überstimuliert wären. Kent sagt, dass in solchen Fällen „oft der Verlauf der Nerven durch den Schmerz deutlich markiert wird, etwa bei den kleinen Nerven in den Fingern, wegen ihrer extremen Empfindlichkeit". Und diese Idee der nervösen Erregbarkeit und Empfindlichkeit lässt sich auch auf die Gemütsebene übertragen.

So kann eine China-Frau mit ihrem häuslichen Leben unzufrieden sein und plötzlich beim geringsten Anlass auf ihren Ehemann losgehen. Danach bereut sie es in der Erkenntnis, dass ihre Reaktion übertrieben war. Sie wird klagen: „Ich habe mich selbst nicht unter Kontrolle. Ich bin so reizbar." Ein Patient sagte: „Wenn jemand mich besucht oder ich selbst irgendwo hingehen muss, werde ich gleichzeitig so aufgeregt und erschöpft." Oder: „Ich rege mich so schrecklich auf! Jede neue Situation bringt mich in diesen Zustand." Kent drückt es so aus: „Er ist **unfähig, seinen Verstand unter Kontrolle zu halten, er kann ihn nicht dazu bringen, das zu tun, was er will**."

Die **extreme Empfindlichkeit gegen leichte Berührung** auf der körperlichen Ebene, die oben bereits erwähnt wurde, ist ein bemerkenswertes Charakteristikum von China. Hahnemann merkt an, dass die Schmerzen durch Berührung nicht nur verschlimmert werden, sondern auch, wenn sie gerade nicht vorhanden sind, durch bloße Berührung der Stelle sich erneuern und dann oft zu einer fürchterlichen Höhe steigen. **Selbst ein Luftzug auf dem betroffenen Körperteil verursacht große Schmerzen.** Diese Modalität hat ihr Gegenstück in einer **Besserung durch harten Druck,** der tiefer in die Gewebe einwirkt. Und beide Modalitäten haben eine Analogie auf der Gemütsebene, nämlich in der Empfindlichkeit der China-Patienten. Ein empfindlicher, gereizter Nerv wird durch Berührung schmerzhafter; ebenso verträgt ein Thema, das emotional schmerzlich ist, keine Berührung. So läßt sich dieses Leitsymptom in eine **Intoleranz gegen oberflächliche Gesten der Unterstützung und des Trostes** übersetzen. Wenn China-Patienten aufgeregt sind oder Sorgen haben, wird ihr Zustand durch konventionelle Mitleidsbekundungen nur schlechter. Ein oberflächlicher Versuch zur Konversation, etwa über das Wetter als ein neutrales Thema, kann eine aggressive Reaktion hervorrufen. Aber wenn diesen Menschen echte, tiefe Betroffenheit und Wärme entgegengebracht wird, fühlen sie sich besser. Und **ihr Sinn für die Echtheit von Gefühlen ist sehr fein ausgeprägt,** sie können die Schwingungen spüren, die von ihrem Partner oder Therapeuten „rüberkommen". Also: Besserung wird körperlich durch festeren Druck auf die Gewebe, emotional durch tieferes Eingehen auf die Gefühle der Person erreicht.

- Einige weitere Prüfungssymptome zur Erregbarkeit des China-Patienten: „Überreiztheit mit Kleinmütigkeit und Unerträglichkeit jeden Geräusches." „Munterkeit, doch mit starren Augen, den ganzen Abend über." (Hahnemann merkt in der Fußnote an: „Eine Art unnatürlicher Aufreizung, wie bei den Stärkungskuren gewöhnlicher Ärzte, wenn sie den Kranken nicht von seiner Krankheit befreien können, und ihm doch Stärke, Kräfte und Munterkeit auf einige Stunden erheucheln wollen.")
- Hering führt, neben einem **„entsetzlichen Gefühl von Aufregung"**, eine **übermäßige Lebhaftigkeit von Geist und Einbildungskraft** bei Kopfweh an. Dazu ein Prüfungssymptom: „Kopfweh, als wäre das Gehirn wie zusammengeballt, mit allzu großer Aufgeregtheit des Geistes, Unruhe, übermäßiger und überspannter Aufmerksamkeit und Überspanntheit der Phantasie."
- Kent: „Durch den ganzen Körper hindurch eine allmählich ansteigende Empfindlichkeit, eine langsam wachsende Reizbarkeit der Nerven; die Nerven liegen ständig blank, sodass diese Menschen sagen: Was ist bloß los mit mir, Herr Doktor, ich bin so nervös?"
- Die Neigung zu **aggressiven** Reaktionen spiegelt sich etwa in diesen Symptomen: „Er ist ärgerlich, böse und gerät leicht in Zorn." „Unzufriedenen und empfindlichen Gemüts, zum Zanken aufgelegt." „Unmut bis zum **heftigsten Zorne, sodass er jemand hätte erstechen mögen.**" Es sind plötzliche Stimmungswechsel möglich: „Während heiterer Gemütsstimmung jählinges, kurz dauerndes Aufschreien und Herumwerfen, ohne sichtliche oder merkbare Veranlassung." „Sie verfällt von Zeit zu Zeit in eine Laune von Weinen, ohne äußere Veranlassung, durch eine selbst gemachte, nichtige Grille, z. B. eines eingebildeten Bedürfnisses, etwa dass sie sich nicht sattessen könne."
- Dass sich eine unzufriedene, verdrossene Stimmung durch menschlichen Kontakt eher verschlimmert, sieht man z. B. in diesem Prüfungssymptom: **„Liebkosungen vermehren seine Verdrießlichkeit."** Auch: **„Untröstlichkeit."** Oder: **„Mangel der** (gewöhnlichen) **fröhlichen Laune; er ist lieber für sich allein."**

Feinfühlig, aber sehr introvertiert

Die verstärkte Empfänglichkeit aller Sinne und die starke Erregbarkeit haben noch eine andere Konsequenz. China-Menschen haben einen **verfeinerten Sinn für das Schöne,** die Schönheit der Natur ebenso wie die der Kunst. Farben und Formen, Klänge und Sprache, alles ist für sie lebendiger. Das hat auch eine negative Seite: weil alles sie so stark beeinflusst, werden sie helles Licht, Geräusche, Gerüche (etwa Küchengerüche oder Parfums) leicht als unerträglich empfinden. Die nervöse Erregung von China führt dazu, dass diese Menschen sehr intensiv denken und fühlen; daher sind viele von ihnen mit großer Einbildungskraft begabt und neigen zu **künstle-**

rischen Tätigkeiten, besonders zur Poesie. Hier könnte man China mit IGNATIA vergleichen, aber IGNATIA ist eher Musiker, China eher Dichter. Natürlich sind Poeten und Künstler nicht zwangsläufig pathologisch affiziert (obwohl tatsächlich viele große Künstler „an der Grenze sind", wie ein Blick in die Geschichte leicht zeigen wird). Doch es ist diese Hypersensibilität, wie wir sie von Künstlern kennen, die krankhaft werden kann und dann ein Charakteristikum des Gemütsbilds von China ist.

Und obwohl die Vorstellungskraft von China so sehr nach Ausdruck strebt, vor allem in künstlerischer Form, sind die Patienten doch nicht extravertiert, sondern **verschlossen, zurückhaltend, in sich gekehrt.** Ihre Introversion kann zur Verwechslung mit NATRIUM MURIATICUM führen. Sie haben oft eine Abneigung gegen Gespräche, außer mit Personen, denen sie vertrauen, mit engen Freunden und Verwandten.

Schon Kinder verfassen manchmal großartige Gedichte, die sie nie jemandem vorlesen. So berichtet Ghegas von einem neunjährigen Kind, das Gedichte an seine Mutter schrieb, sie ihr aber nie gezeigt hat. Hier ist die Kombination von künstlerischer Sensibilität und Introversion sehr schön zu sehen.

Optimistische Phantasien bei Nacht

Abends vor dem Einschlafen und nachts kann die Welt der Phantasie, in der die China-Patienten so häufig leben, einen ganz besonderen, einzigartigen Ausdruck finden. China-Personen durchleben dann die Ereignisse des Tages noch einmal und ändern dabei die Wirklichkeit um in Phantasieszenarien, die ihnen besser passen. Haben sie etwa am Tag eine recht zahme, unterwürfige Antwort gegeben, dann sind sie in der imaginären Rückblende viel selbstbewusster und deutlicher, oder wenn sie tagsüber eine Gelegenheit, ihre Meinung zu sagen, ausgelassen haben, werden sie nachts eine große Rede halten, die an die Stelle ihres Schweigens tritt. In ihrer Phantasie werden sie die **Helden großer Ereignisse, Vollbringer heroischer Taten.** In den Prüfungen drückt sich diese Eigenschaft so aus: „**Er entwirft viele Pläne und denkt über ihre Ausführung nach;** es drängen sich ihm viele Ideen auf einmal auf." „Er entwirft eine Menge großer Pläne für die Zukunft." „Er hat vielerlei Ideen, nimmt sich allerlei vor auszuführen, **baut Luftschlösser**." „Er hat eine Menge Pläne im Kopf, die er gern ausführen möchte, **abends**."

Doch beim Erwachen am nächsten Morgen sind sie mit einer ganz anderen Welt konfrontiert – mit der Realität. Wenn sie nun zurückblicken auf ihre nächtlichen Phantasien, dann kommt ihnen das Ganze völlig verrückt vor. Sie müssen zur Arbeit, zurück auf den Boden der Tatsachen, und die Differenz ist so groß, dass sie sich selbst nicht verstehen können – aber abends im Bett geht es wieder los mit den Phantasien, denn in ihnen fühlen sie sich wohl.

NATRIUM-MURIATICUM-Menschen verweilen ebenfalls bei den Ereignissen des Tages, wenn sie im Bett liegen, aber ihre Gedanken sind ganz anders als die von China. Sie sind düster und negativ, kreisen um unangenehme Erlebnisse – eine unbedachte Bemerkung, die jemand gemacht hat; eine wirkliche oder eingebildete Kränkung, die ihnen zugefügt wurde; ein sozialer Fauxpas, den sie begangen haben können usw. Depressive, schmerzliche, düstere Gedanken. Bei STAPHISAGRIA sieht es wieder anders aus: Ihre Phantasien wenden sich der Liebe und Sexualität zu. STAPHISAGRIA-Menschen denken sich eine sexuelle Beziehung zu jemandem aus, den oder die sie mögen. Während sie im Bett liegen, erschafft ihr Geist erotische Szenarien; auf diese Weise stimuliert, sind sie zur Masturbation genötigt. STAPHISAGRIA neigt sehr zum Masturbieren (vgl. PLATINA, LACHESIS).

Ghegas gibt einige Beispiele für optimistische Phantasien bei China-Kindern: „Sie können sich vorstellen, dass sie fliegen können, dass sie die reichste Person auf der Welt sind, dass sie mit Geld um sich werfen und damit andere Menschen glücklich machen. Sie können sich vorstellen, dass sie Kriegshelden sind, die alle Feinde getötet haben. Sie denken sich Geschichten aus, in denen sie die Helden sind."

Die Prüfungen zeigen zugleich auch eine starke Abneigung gegen wirkliche, reale Arbeit. „**Abneigung vor körperlichen und geistigen Anstrengungen**." „Keine Lust zur Arbeit; er ist untätig" (Hahnemann). Und die „Lust zur Arbeit, zu lesen, zu schreiben und nachzudenken; überhaupt besondere Aufgelegtheit und Betriebsamkeit", die im übrigen als „Verlangen zu schreiben" im Repertorium auftaucht, wird von Hahnemann als Heilwirkung ausgewiesen. Zwei weitere Symptome, die in diese Richtung weisen: „Verdrießliche Unentschlossenheit: sie

C

kann nirgends zum Zweck kommen und ist unwillig dabei." „Unlust zu geistigen und ernsthaften Beschäftigungen."

Kommunikationsschwierigkeiten

Ihre extreme Sensibilität kann es China-Menschen sehr schwer machen, **mit anderen Menschen umzugehen.** China ist eines der Hauptmittel für solche Kommunikationsschwierigkeiten. Man kann ihre Empfindsamkeit an ihrem Verhalten während des Interviews erkennen, besonders bei China-Kindern. Sie sind sehr angespannt und schauen den Arzt nicht gern an, wenn er etwas sagt, weil sie so intensive Empfindungen haben; es kommt vor, dass ein Kind gar nicht sprechen mag, und wenn doch, dann sind seine Augen auf Mutter oder Vater gerichtet. Man hat den Eindruck, dass das Kind intensiv eingestimmt ist auf die Gedanken und Haltungen des Behandlers, es scheint sich ihrer geradezu schmerzhaft bewusst zu sein. Diese außergewöhnliche Sensibilität macht es ihm gerade so schwer, die eigenen Gefühle zu äußern.

Ein Beispiel für die Kommunikationsschwierigkeiten und die verborgene innere Sensibilität von China-Personen: Ein 14-jähriges Mädchen ist das Sorgenkind der Familie, ihre Mutter weiß überhaupt nicht mehr mit ihr umzugehen. Das Mädchen ist am liebsten allein und macht gern lange, einsame Spaziergänge in der Natur. Und sie kann sich nicht überwinden, auch nur ein Wort der Zuneigung zu ihrer Mutter zu sagen, obwohl sie innerlich ein starkes Bedürfnis danach verspürt. Schließlich findet die Mutter an ihrem Geburtstag einen hübschen Brief oder ein schönes Gedicht auf ihrem Gabentisch, oder ihre Tochter überreicht ihr ein sehr phantasievolles, wunderbares Geschenk. Aber das Mädchen ist nicht fähig, ihre Liebe in schlichten Worten zu äußern, sie bringt es nicht fertig, das im Alltag zu tun, mit einem „Danke" oder „Das ist nett" vielleicht, und so greift sie auf solche indirekten Kommunikationsmittel zurück. Die direkte Übermittlung von Dankbarkeit und Liebe ist für China-Patienten sehr schwierig.

Auch **Reizbarkeit** ist ein starkes Merkmal der psychischen Konstitution von China, das seine Wurzeln in der Sensibilität hat. Alles kann diese Menschen provozieren und leidenschaftliche Ausbrüche oder sarkastische, verletzende Kommentare hervorrufen. Die Reizbarkeit kann ein solches Ausmaß annehmen, dass das Mittel mit NUX VOMICA verwechselt wird. Kinder können bei solchen Wutanfällen schlagen und beißen, wenn man sie auch nur berührt. Man vergleiche das Prüfungssymptom: „Äußerst geneigt, sich zu ärgern und jede Veranlassung, sich zu ärgern, herbeizuziehen; nachgehends zänkisch und aufgelegt, andere zu ärgern und ihnen Vorwürfe und Verdruss zu machen."

Im homöopathischen Interview können diese Kommunikationsschwierigkeiten oft eine andere Form annehmen: China-Patienten sind oft unfähig zu sagen, dass sie sich nach der Arznei besser fühlen. Sie können Nörgler sein, die über jeden Schmerz klagen, den es unter der Sonne gibt. Und als Patienten werden sie selten zugeben, dass Ihre Verschreibungen ihnen geholfen haben. Ihren Dank in Worten zu äußern ist für sie immer eine extreme Schwierigkeit; sie sagen nie „danke", weil sie es einfach nicht können, sie können ihre Gefühle nicht äußern, auch wenn man viel für sie getan hat. Dies ist der Grund, warum sie diese Gefühle im Bett, in ihrer Phantasie, auf einem Spaziergang in der Natur „herauslassen" müssen. Aber andererseits werden sie sehr **loyal.** Ihrer Loyalität kann man sich absolut sicher sein. Sie können Ihnen z. B. sagen, dass sie nie zu einem anderen Arzt gehen werden, und dies ist keine leere Behauptung: sie werden es Ihnen beweisen. Aber zuzugeben, dass man ihnen geholfen hat, ist zu viel für sie.

China-Menschen sind sehr introvertiert. Ich habe sie beobachtet, wenn sie bei einem geselligen Ereignis waren: Sie sitzen da und beobachten die anderen; sie wollen sich mit niemandem unterhalten außer mit einem sehr guten Freund oder nahen Verwandten – hier ähneln sie NATRIUM MURIATICUM und IGNATIA, so verschlossen sind sie gegen andere Menschen. Aber China-Personen sind sehr **selbstgenügsam in ihren Emotionen,** anders als NATRIUM-MURIATICUM-Menschen, die sich vor Zurückweisung fürchten. Sie **suchen nicht nach Bestätigung von anderen und brauchen sie auch nicht;** sie scheinen an sich selbst zu glauben. In der Kommunikation mit anderen aber ist definitiv eine Unsicherheit, ein Mangel an Selbstvertrauen zu spüren – aber das kommt eben von ihrer erhöhten Sensibilität, deshalb fühlen sie sich in Gesellschaft nicht wohl.

Es ist wichtig zu erkennen, dass die Kommunikationsprobleme nicht von Schüchternheit herrühren;

freilich könnte man ihre emotionale Zurückhaltung leicht als Schüchternheit missdeuten. Aber sie sind überhaupt nicht schüchtern, wenn es darum geht, ihre Meinung zu äußern; tatsächlich haben sie eine Neigung zum **Eigensinn.** Auch dies kann man im Interview beobachten. Normalerweise muss man vorsichtig sein, um die Patienten nicht durch Suggestivfragen zu beeinflussen. Wenn Sie z. B. eine Frage stellen wie: „Ist Ihnen denn nicht kalt?", werden Sie für gewöhnlich die Antwort „Doch" bekommen, weil die meisten Patienten zu schüchtern sind, Ihre Erwartungen zu enttäuschen. Bei China ist das anders. Wenn Sie einer China-Person eine solche Frage stellen, wird sie nicht zustimmen, wenn es nicht der Wahrheit entspricht, und die Antwort kann recht schroff herauskommen, manchmal geradezu beleidigend. Ghegas berichtet, dass China-Kinder „die peinliche Angewohnheit haben, die nackte Wahrheit zu sagen", und die kann allemal beleidigend sein. Wenn sie z. B. ein Haus betreten, in dem es unangenehm riecht, sagen sie: „Hier stinkt's!"

Ihr Verhalten im Interview kann von Argwohn und Auf-der-Hut-Sein geprägt sein; sie fragen sich, was man Ihnen hier wohl wieder antun wird. Das ist nicht Schüchternheit, sondern nervöse Anspannung! Stellen Sie sich ein Mädchen vor, das gegen seinen Willen von der Mutter in die Sprechstunde gebracht wird. Das Mädchen vermittelt diese Haltung: „Warum bringst du mich hierher? Was soll denn mit mir nicht in Ordnung sein? Es gibt überhaupt keinen Grund, mich hierherzuschleppen." Die Mutter könnte z. B. erzählen, dass ihr Kind oft Kopfschmerzen hat und sich seltsam benimmt, dass es verschlossen und unnahbar geworden ist. Ein solches Kind kann Sie auf sehr aggressive Art ansehen, aggressiv genug, dass Sie Mittel wie NUX VOMICA oder STRAMONIUM in Betracht ziehen. China ist in der Rubrik „Ungehorsam" aufgeführt. Wenn wir diese Rubrik mit dem obigen Kontext in Beziehung setzen, können wir sehen, dass der Ungehorsam dieser Kinder aus ihren starken Überzeugungen kommt. Sie sind eigensinnig, und deshalb sind sie unfolgsam, wenn sie mit dem Grund für irgendein Gebot oder Verbot nicht einverstanden sind.

Eine Bestätigung für viele dieser Symptome, die mit „Kommunikationsschwierigkeiten" zu tun haben, findet sich in einem interessanten Fall von Wegener, *Klassische Homöopathie,* 6/89. Die Patientin litt unter rezidivierenden Zystopyelitiden, die trotz Antibiotika nicht in den Griff zu bekommen waren. Nach einer Erkältung (sie fuhr trotz wiederholter Warnung Fahrrad und geriet dabei in einen kalten Regenguss) trat eine akute Verschlimmerung mit hohem Fieber, Brennen und Stechen in der Nierengegend und trübem, blutigem Urin bei deutlich verringertem Urinfluss ein; es musste akute Pyelonephritis mit drohendem Nierenversagen angenommen werden. Trotz der bedrohlichen Situation reagierte die Patientin sehr unwillig auf Empfehlungen wie Bettruhe usw. Eigensinnig lehnt sie diese Ratschläge ab und besteht darauf, ihre täglichen Erledigungen zu besorgen. Es tritt jetzt etwas deutlich zutage, was dem Arzt bei ihr schon vorher vage aufgefallen, bisher aber nicht recht greifbar gewesen war. Sie war schon immer wortkarg, einsilbig, eigensinnig und zeitweise mürrisch gewesen; diese Eindrücke waren nun noch stärker. Und trotzdem brachte sie ihrem Arzt vollstes Vertrauen entgegen. Die Gemütssymptome brachten Wegener auf China, das schnelle und deutliche Besserung brachte. Wegener bemerkt, dass das deutliche Zutagetreten der Gemütssymptome während der akuten Erkrankung die Mittelwahl wesentlich erleichterte.

Verfeinerte, kultivierte Persönlichkeiten – Furcht vor Tieren

Zwar sind China-Personen für gewöhnlich nicht schüchtern, aber in ihrem Verhalten können sie eine Menge Angst zeigen, die einen selbst dazu verleiten kann, an STRAMONIUM zu denken. Sie scheinen sich vor ihren eigenen Trieben zu fürchten. Wenn sie in einer Beziehung spüren, dass bei ihnen tiefere emotionale Schichten in Bewegung kommen, können sie einen panischen Schreck erleben und Angst vor dem Verletztwerden entwickeln – nicht durch Zurückweisung, wie NATRIUM-MURIATICUM-Personen, sondern durch die „animalischen", instinktiven Kräfte, denen sie ausgesetzt sein könnten. China-Menschen sind zivilisierte, **verfeinerte** Persönlichkeiten, ihre Triebe und Leidenschaften sind ganz anders als die starken, animalischen Passionen von STRAMONIUM.

Sehr interessant ist in diesem Zusammenhang die **Furcht vor Tieren,** und speziell vor Hunden. „Furcht vor Hunden und anderen Tieren, besonders nachts" (Jahr). Wenn eine China-Person einem

Hund begegnet, möchte sie sich nur noch verstecken. Diese Furcht ist unkontrollierbar. Nicht jeder China-Patient hat diese Furcht, aber wenn sie da ist, ist sie sehr charakteristisch. Die große Reizbarkeit von China, gepaart mit Furcht vor Tieren (und insbesondere Hunden), ergibt wiederum eine große Ähnlichkeit mit STRAMONIUM.

Eine Patientin von mir, ein 16-jähriges Mädchen, war so introvertiert und „Nur-Beobachterin" auf Partys, dass ich ihr bereits IGNATIA und NATRIUM MURIATICUM gegeben hatte. Dann traf ich sie eines Tages zufällig und hörte sie zu ihrer Mutter sagen: „In dem Haus war ein Hund. Warum hast du mich dahin mitgenommen? Wusstest du nicht, dass es dort einen Hund gibt?!" Beim nächsten Termin fragte ich sie, ob sie Angst vor Hunden habe. Ihre Reaktion war zunächst eher vorsichtig und unverbindlich. Später erzählte sie mir aber, dass sie mit ihrem Freund, in den sie sehr verliebt war, Bekannte besucht hatte. Ihr Freund liebte Hunde, und als der Hund der Bekannten auftauchte, nahm er ihn auf den Schoß. Sie verschwand sofort und versteckte sich in einem anderen Zimmer, wo sie zitternd vor Angst dasaß. Das ist die Art von Furcht, die wir meinen, wenn wir von Furcht vor Hunden reden. Dieses Beispiel illustriert die Intensität dieses Gefühls ebenso wie die Introversion von China.

Die Furcht vor Tieren kann sich auch z. B. auf Hühner, Katzen, Kühe, Schafe oder Pferde beziehen, eigentlich auf alles Mögliche; aber es sind immer vergleichsweise große Tiere. Eine Furcht vor Insekten, wie ich sie bei CALCIUM, NATRIUM MURIATICUM und PHOSPHORUS gefunden habe, ist von China nicht bekannt, und wenn Kent eine Angst vor „kriechenden Dingern" beschreibt, bezieht sich dies auf Tiere wie Schlangen usw., nicht auf Insekten. Ghegas nennt das Beispiel eines zehnjährigen Kindes, das einen großen Umweg macht, um nicht an den Kühen vorbeizumüssen.

Die echte „Wechselwirkung", also eine übertriebene Tierliebe, habe ich bei China noch nicht gesehen; prinzipiell wäre sie aber meiner Ansicht nach möglich. Wenn das selbstgenügsame Element von China sich in dieser Neigung ausdrücken würde, wäre eine ausgesprochen krankhafte Tierliebe denkbar.

Wie Spring sagt, manifestiert sich die „poetische" Disposition von China auf eine spezifische Art in den Liebesbeziehungen dieser Patienten. Eine China-Frau könnte z. B. sagen, in der Liebe fehle ihr bei ihrem Freund das poetische Element, der Geist gehöre auch dazu.

Einige Symptome aus den Prüfungen und klinischen Erfahrungen zur China-Angst: „Eine überängstliche Besorglichkeit um Kleinigkeiten." „Ängstliche Unruhe durch den ganzen Körper." „Unnennbares Angstgefühl mit heftigem sicht- und fühlbarem Pulsieren in der Magengrube." Die Angst kann sehr stark werden und Suizidneigung hervorrufen: „**Untröstliche Angst,** bis zum Selbstmord." „Unerträgliche Ängstlichkeit … **er springt aus dem Bett und will sich das Leben nehmen, und fürchtet sich doch, an das offene Fenster zu gehen oder sich dem Messer zu nähern**."

Schlaflosigkeit, Erschöpfung

Die Überreizung des Nervensystems führt zu einem allgemeinen **Mangel an Schlaf,** für gewöhnlich schlafen China-Menschen nicht gut. **„Unruhiger Nachtschlaf mit ängstigenden, aufschreckenden Träumen, nach denen man beim Erwachen nicht zur Besinnung kommen kann, oder über die man sich dann noch fortängstigt, sind der Chinarinde ganz eigen"** (Hahnemann). Die Schlaflosigkeit verstärkt ihre Erschöpfung, und die charakteristische China-Erschöpfung ist wiederum mit zunehmender Reizbarkeit verbunden. Die Patienten sind in einem Teufelskreis gefangen, ihre Gesundheit bricht langsam zusammen. Wenn sie einschlafen wollen, werden sie von schrecklichen Phantasien aufgerüttelt, oder: **„Er kann nicht einschlafen vor vielen Ideen und Betrachtungen,** deren jede ihn nur kurze Zeit beschäftigt, aber immer von einer anderen verdrängt wird" (Hahnemann). Und wenn die Patienten es fertigbringen einzuschlafen, neigen sie zum Schnarchen, und ihr Schlaf ist **voll lebhafter Träume.** Ihre Phantasie ist so erregt, dass sie manchmal aus einem Traum erwachen und nicht wissen, ob sie noch träumen oder ob es Realität ist – sie begreifen nicht einmal, dass sie aufgewacht sind, ihre Realität zu dieser Zeit ist noch das Traumerlebnis. „Verworrene, unsinnige Träume nach Mitternacht, mit halb unbesinnlichem Aufwachen vermischt." Ähnliches kann auch für beängstigende, erschreckende Träume gelten, wo der Schrecken nach dem Erwachen fortdauert. „Ängstigender Traum: er soll steil in einen Abgrund hinunter, worüber er erwacht, aber den gefährlichen Ort so lebhaft vor seiner Phantasie behält (vorzüglich wenn er die

Augen zumacht), dass er noch lange Zeit in großer Furcht darüber bleibt und sich nicht beruhigen kann."

Aus ihrem angespannten, erregten, reizbaren Zustand heraus können diese Menschen leicht in einen Zustand der Erschöpfung geraten. **Erschöpfung ist eines der Hauptthemen, die das Arzneibild von China durchziehen.** Eine schwere, langanhaltende Krankheit ruft einen solchen Zustand akut hervor – Erschöpfung und zugleich Anspannung der Nerven bis zum Zerreißen. Diese Patienten finden keinen Frieden mehr in sich. In einem solchen Zustand ist starke Reizbarkeit vorhanden, die fast wie NUX VOMICA aussieht, aber mit der Vorgeschichte eines erschöpfenden, zehrenden Krankheitsprozesses.

Aber die Erschöpfung von China ist nicht zwingend mit einer körperlichen Krankheit verbunden. Stellen wir uns einmal jemanden vor, der sich seit Jahren in einem China-Gemütszustand befindet. Die extreme Empfindlichkeit, die lebhafte Phantasie, die Ängste usw. fordern ihren Zoll, der Patient ist einfach nur noch müde.

Die intellektuellen Fähigkeiten sind geschwächt, der Geist ermüdet. Eines der ersten Anzeichen dieser geistigen Erschöpfung ist eine **Neigung zu falscher Wortstellung beim Lesen oder Schreiben.** „Er kann die Ideen nicht in Ordnung halten, und begeht Fehler im Schreiben und Reden, indem er Wörter, die nachfolgen sollen, voraus setzt …" (Hahnemann). Diese Leute sagen vielleicht „Sie Äpfel haben" statt „Sie haben Äpfel". Oder sie haben Wortfindungsstörungen, sagen z. B. „Butter" statt „Brot" oder verwenden ein vollkommen anderes Wort, das gar nichts mit dem zu tun hat, was sie eigentlich meinten. „Langsamer Ideengang" und „periodischer Stillstand der Gedanken" sind Symptome, die sich nun einstellen können. „Bei großer Abspannung der Geisteskräfte, ängstlich, peinlich, unruhig." Wie Ghegas ausführt, kann vor allem bei China-Kindern allzuviel geistige Arbeit (die aus eigenem Antrieb geleistet wird) zu intellektueller Erschöpfung und Nachlassen der Konzentration führen, sodass eigentlich sehr intelligente Kinder allmählich ernsthafte Probleme in der Schule bekommen.

Dann werden sie **gleichgültig,** ihre Emotionen sind erschöpft. Wenn dieser Zustand fortschreitet, beginnen sie das Gefühl zu haben, dass niemand sie wirklich mag, dass niemand eine tiefere Beziehung zu ihnen möchte. Dieses Misstrauen gegen andere Leute kann wiederum zu der Vorstellung führen, dass diese etwas gegen sie haben, und schließlich kann es zu fixen paranoiden Wahnvorstellungen kommen; charakteristisch ist die Wahnidee, von Feinden verfolgt zu werden. Hahnemann erwähnt dieses Symptom: „Unzufriedenheit; **er hält sich für unglücklich und glaubt, von jedermann gehindert und gequält zu werden**." China ist eine der Hauptarzneien für derartige Wahnideen. Der Verfolgungswahn ist der Kulminationspunkt des pathologischen Prozesses, der mit den gestörten sozialen Beziehungen begonnen hat. Die Unfähigkeit von China-Patienten, intime und ehrliche Beziehungen aufzubauen, untergräbt ihre Fähigkeit, anderen zu vertrauen. Ihr Mangel an Vertrauen und Kommunikation kann dazu führen, dass ihnen die Welt als kalter, unfreundlicher Ort erscheint. Wenn der Prozess weit genug voranschreitet, fangen sie an zu glauben, dass sie von Feinden verfolgt wären; sie haben das Gefühl, dass ständig jemand hinter ihnen lauert. Diese Paranoia kann zum Dauerzustand werden.

Einige Prüfungs- und klinische Symptome zu den depressiven und paranoiden Neigungen von China: „**Was ihm sonst in hellem, freundlichem Lichte erschien, zeigt sich ihm jetzt glanzlos, unwürdig und schal**." „Gleichgültigkeit, Unempfindlichkeit; er mag nichts von den Umgebungen, nichts von den ihm sonst liebsten Gegenständen wissen." „**Niedergeschlagenheit, Trübsinn, Hoffnungslosigkeit**." „**Gemüt düster, keine Lust zu leben**." Dransart berichtet von einem Fall von Depressionen, die seit schwerem Blutverlust bei einer Entbindung bestanden hatten. Zentral war die Wahnidee der Patientin, die Menschen in ihrer Umgebung wollten ihr Böses, verbunden mit nächtlichen Verfolgungsträumen. Die Wahnvorstellung und die Causa wiesen auf China, das in der C 30 heilte. Vgl. auch Herings Angabe: **„Delirium nach Säfteverlust; sieht Personen, wenn er die Augen schließt."**

Bei Gemütsleiden kann auch eine starke **Periodizität** auf China hindeuten. So beschreibt Griesselich eine Fall von manischen Zuständen, wo der Patient alle drei Tage um 11 Uhr morgens begann, „wirres Zeug" zu reden und zu treiben, mit Aufregung und Hin- und Herrennen, ohne dass er nach dem etwa einstündigen Schub eine deutliche Erinnerung daran behalten hätte.

Wichtige körperliche Krankheitsbilder

- Das Bauchorgan, das bei China-Menschen am häufigsten betroffen ist, ist die **Gallenblase.** Cholezystitis und Gallensteine (vgl. CHELIDONIUM), aber meist wird bei China eher **Gallengrieß** oder „Sand" gebildet als große Konkremente. Von Zeit zu Zeit wird Grieß ausgeschieden und erzeugt starke Reizungen und Koliken. Es gibt jedoch auch China-Fälle mit größeren Gallensteinen. Leichte Berührung der schmerzenden Gegend verschlimmert regelmäßig.
- Im Zusammenhang mit den Funktionsstörungen der Gallenblase ist oft die Verdauung beeinträchtigt, es kommt zu Gärungsprozessen und gewaltigen **Blähungen** im ganzen Abdomen. **Die Blähungen werden durch Aufstoßen oder Flatus nicht gebessert;** gelegentlich verschlimmern sich Schmerzen dadurch sogar. Zudem tritt häufig ein **bitterer Mundgeschmack** auf; alles, was man in den Mund nimmt, schmeckt bitter, selbst reines Wasser.
- Die Kombination von Gallenleiden und großer grundloser Reizbarkeit ist sehr typisch für China. Stellen Sie sich einen Menschen vor, der es an der Galle hat, stellen Sie sich dazu den emotionalen Stress vor, der eine solche Reizung von Gemüt und Verdauungsorganen auslösen kann – dann haben Sie ein Bild vor sich, das Sie an China denken lassen sollte.

Allgemeinsymptome und Keynotes

- China-Patienten geht es **allgemein nachts schlechter,** sowohl vom Gemüt her als auch bei Kopfweh, Asthma, Schmerzen usw.
- Wenn Symptome mit **großer Regelmäßigkeit** wieder auftreten, sollte man an China denken. Besondere Verschlimmerungszeiten sind: genau um Mitternacht oder gegen 3 Uhr morgens, und dies dann jeden Tag, jeden zweiten Tag oder vielleicht auch alle fünf oder sieben Tage. Kent: „Ein Teil dieser Periodizität ist Verschlimmerung in der Nacht, und manchmal exakt um Mitternacht. Kolik, die regelmäßig jede Nacht um 24 Uhr auftritt … Eine Frau hatte Kolik und Blähungen jede Nacht um zwölf Uhr. Nachdem sie viele Nächte lang gelitten hatte, ersparte eine einzige Dosis China ihr alle weiteren Beschwerden." Hering erwähnt „Krankheiten **malarischen Ursprungs** mit **ausgeprägter Periodizität**". Beide Teile dieser Indikation sind nützlich: Beschwerden mit Malaria-Erkrankungen in der Vorgeschichte, vielleicht mit Chinin unterdrückt; und periodisch wiederkehrende Beschwerden aller Art. Aber China sollte niemals allein nach diesen Indikationen gegeben werden; die charakteristischen China-Symptome müssen vorhanden sein.
- Kent: „Der China-Patient wird zunehmend empfindlich gegen Berührung, Bewegung, kalte Luft, er erkältet sich leicht in kalter Luft. Die Schmerzen werden von Wind und kalter Luft hervorgerufen und durch Bewegung und Berührung verschlimmert." **Schlimmer durch Kälte** und „**Scheu vor freier Luft**" sind allgemeine Merkmale von China.
- Ferner gibt es eine **Verschlimmerung nach dem Essen.** Mezger erwähnt, dass Essen, Ruhe und Schlaf, die natürlicherweise ja kräftigen, in China-Zuständen nicht bessern (im Unterschied zu PHOSPHORUS, das ebenfalls eine Art „reizbarer Schwäche" haben kann).
- **Anstrengung, sowohl geistige als auch körperliche, verschlimmert** im Allgemeinen ebenfalls; ebenso können alle Arten von Sinneseindrücken den Zustand der „reizbaren Schwäche" erneuern oder verstärken: Licht, Geräusche, Gerüche usw.
- Schmerzen. „Reißender (ziehender) Druck und drückendes Reißen (Ziehen) scheint ein Hauptschmerz der Chinarinde zu sein" (Hahnemann). Solche Schmerzen können sehr stark sein und als „Zersprengungsschmerz" empfunden werden, besonders im Kopf. Eine weitere charakteristische Schmerzqualität ist ein **zuckendes Reißen,** wie häufig bei Ischialgie. Der Schmerz kann als stechendes Reißen oder stechendes Ziehen beginnen und dann in zuckendes Reißen übergehen.
- Bewegung wird häufig Schmerzen auslösen oder verschlimmern. „Knochenschmerz in den Gelenken der Rippen, der Gliedmaßen, der Achseln und den Schulterblättern, als wenn sie zerschlagen wären, **wenn er sich nur im geringsten rührt und bewegt.**" „Dehnender, höchst empfindlicher Schmerz fast in allen Knochen, bald in diesem, bald in jenem, welcher im Liegen anfänglich einige Augenblicke nachließ, dann aber desto heftiger wiederkehrte."

- Es gibt aber auch die „Wechselwirkung", wo der Schmerz in Ruhe am schlimmsten ist und dazu nötigt, die schmerzenden Teile zu bewegen, was Linderung verschafft. Es ist diese Wechselwirkung, die nach Hahnemann ein gutes Bild der reizbaren Schwäche liefert, „als wäre ein großer Säfteverlust vorgegangen". Etwa: „**Schmerz der Gelenke im Sitzen und Liegen; die Glieder vertragen nicht, dass man sie auf einer Stelle ruhig liegen läßt, wie nach einer übermäßigen Ermüdung auf einer großen Reise, oder wie nach einer großen Entkräftung durch übermäßiges Blutlassen oder allzuhäufigen Samenverlust;** man muss die Glieder bald hierhin, bald dorthin legen, und sie bald biegen, bald aber wieder ausstrecken."
- Die charakteristischste Schmerzmodalität ist jedoch die wohlbekannte **Verschlimmerung durch leichte Berührung, mit Besserung durch harten Druck.** Selbst Kleiderdruck kann Schmerzen erneuern und furchtbar verschlimmern. Ein **leichter Luftzug,** der die Haut an der schmerzenden Stelle berührt, hat dasselbe Ergebnis. „Übermäßige, fast schmerzhafte Empfindlichkeit der Haut des ganzen Körpers."
- Eine taube, widrige Empfindung, welche im **Periost** aller Knochen ihren Sitz zu haben scheint, ist ebenfalls ein wichtiger allgemeiner Zug, der schon in Hahnemanns allererstem Selbstversuch mit der Chinarinde hervorgerufen wurde. Manchmal fühlt es sich an, als würde die Knochenhaut mit einem stumpfen Messer geschabt. „**Es tut ihm alles weh;** die Gelenke, die Knochen und die Knochenhaut, wie wenn er sich verhoben hätte und wie ein Ziehen und Reißen, vorzüglich im Rückgrat, im Kreuz, im Knie und den Oberschenkeln."
- Einige wichtige Krankheitsbilder:
  - Die **Cholelithiasis** wurde oben bereits kurz erwähnt. Bei Gallenkoliken von kleinsten Konkrementen (Gallengrieß) kann China, wenn es durch die Symptome angezeigt ist, den Abgang des Sandes mit Linderung aller Symptome bewirken, während die Austreibung größerer Gallensteine nicht möglich ist. Auch im letzteren Fall kann China aber, falls indiziert, den Schmerz und die Entzündung deutlich mildern. Zwei Beispiele aus meiner Praxis:
  - Eine Patientin hatte wiederholt Gallenkoliken gehabt. Im Krankenhaus wurde eine Cholezystocholangiografie vorgenommen, bei der die Gallenblase nicht dargestellt wurde, wohl aufgrund von Verschluss des Gallenblasengangs. Der Patientin wurde mitgeteilt, dass sie operiert werden müsse. Wir baten um Verschiebung der Operation um zwei Wochen – vielleicht könnten wir inzwischen etwas für sie tun. Und tatsächlich wurde nach Verabreichung von China mehrere Tage lang Gallengrieß mit dem Stuhl ausgeschieden, wonach sie beschwerdefrei war. Ein chirurgischer Eingriff war nicht mehr nötig, es kam später nur noch einmal zu einer leichten Schmerzattacke.
  - Patientin mit Gallenkoliken, Fieber und starken Schmerzen. Fehlende Kontrastdarstellung der Gallenblase. Die im Krankenhaus verabreichten Antibiotika senkten das Fieber nicht. Stuhlverstopfung seit vier oder fünf Tagen. Vor einer Operation wollte sie jedoch zuerst mit mir sprechen. Aufgrund der von ihr berichteten Symptome gab ich China. Daraufhin sank das Fieber, der Schmerz ließ nach, und am nächsten Tag hatte sie normalen Stuhlgang. Am Tag nach China war sie fieberfrei. Einige Tage später war die Gallenblase darstellbar, und auf dem Röntgenbild waren deutlich große Konkremente zu erkennen. Die Operation förderte 18 Gallensteine zutage. Das Mittel hatte die Entzündung und den Schmerz gelindert und den Gallenfluss wieder in Gang gebracht; das änderte nichts daran, dass eine Operation notwendig war.
  - Bei Cholezystitis ist China mit CHELIDONIUM zu vergleichen. Bei CHELIDONIUM strahlen die Schmerzen nach hinten aus, besonders zum unteren Winkel des rechten Schulterblatts; dagegen hat China mehr Blähungen. Vergleiche auch BRYONIA, wo jedoch die Verschlimmerung durch Bewegung sehr viel stärker ausgeprägt ist als bei China.
  - China scheint auch nach Entfernung der Gallenblase angezeigt zu sein. Eine Cholezystektomie kann starke Auswirkungen auf den Stoffwechsel und die Knochen, besonders die Rückenwirbel haben. So habe ich festgestellt, dass in solchen Fällen schnell fortschreitende ar-

thritische Deformationen der Wirbelsäule auftreten können. In einigen Fällen, wo die Gallenblase entfernt worden war, hat CHININUM ARSENICOSUM, ein enger Verwandter von China, mir und vor allem den Patienten gute Dienste geleistet.
- China kann auch bei **Nierensteinkoliken** nützlich sein, in ähnlicher Weise, wie es oben für die größeren Gallensteine beschrieben wurde. Ist das Konkrement bereits in den Harnleiter vorgedrungen und klein genug, so kann das durch die Symptome angezeigte Mittel gelegentlich auch erreichen, dass es in die Blase weitertransportiert wird. Danach kann sich eine neue Symptomatik entwickeln, die ggf. auch ein neues Arzneimittel erforderlich macht.
- Bei **extremer Flatulenz** ist China, gemeinsam mit CARBO VEGETABILIS und LYCOPODIUM, eins der Hauptmittel. Die Modalitäten sind **Verschlimmerung durch leichte Berührung des Bauchs, Besserung durch harten Druck und keine Linderung durch Windabgang.** „Postoperativer Gasbauch mit Schmerzen, nicht besser durch Blähungsabgang" ist eine wohlbestätigte Indikation. Obst und Fisch verschlimmern; ebenso Sauerkraut, Kohl usw.; auch übermäßiges Teetrinken; Magen- oder Bauchbeschwerden von unsauberem Wasser oder verdorbenem Fleisch.

C

- **Schlimmer durch Genuss von Wein und anderen alkoholischen Getränken;** China hat sich bei Erschöpfung mit Reizbarkeit von Alkoholikern als nützlich erwiesen.
- **Völlegefühl, selbst wenn man nur wenig gegessen hat;** aber **nächtlicher Hunger, besonders auf Süßigkeiten,** steht nachts auf, um sich etwas zum Essen zu holen, wie PSORINUM. Neben dem Verlangen nach Süßem habe ich auch ein Verlangen nach scharf gewürzten Speisen festgestellt.
- **Appetitlosigkeit bei nebligem Wetter** weist auf China hin. Die Arznei ist auch in der Rubrik „Wolkiges Wetter verschlimmert" verzeichnet, aber hier ist das Hauptmittel RHUS TOXICODENDRON, wo Verschlimmerung auf allen drei Ebenen eintritt, geistig, emotional und körperlich.
- Die **Milz** und auch die Leber sind oft betroffen. Geschwollen, hart und besonders schmerzhaft (stechend, drückend, wie zerschlagen usw.), mit **extremer Berührungsempfindlichkeit.**
- **Diarrhö,** besonders nachts und nach dem Essen. „Mehrmals herausspritzende, schwarze, wässrige Stühle in der Nacht; **tagsüber nur nach dem Essen**" (Kent). Tyler gibt an, dass gerade bei Diarrhö einige der spektakulärsten Heilwirkungen von China beobachtet wurden; besonders bei **Sommerdurchfällen von Kindern mit schmerzlosen, unverdauten Stühlen, reichlich und erschöpfend.**
- China hat auch **Migräne,** heftige migräneartige Kopfschmerzen, die gegen 3 Uhr morgens auftreten; aber hier ist oft ein anderes eng verwandtes Mittel nützlicher, nämlich CHININUM SULFURICUM. Der Patient kann keinerlei Berührung ertragen, aber harter Druck bessert. (Das andere Mittel mit diesen Kopfschmerzmodalitäten ist MAGNESIA PHOSPHORICA.)
- China neigt zur Entwicklung von **Ödemen,** besonders an Beinen und Bauch. Die Schwellung ist oft sehr **weich und weiß, Fingerdruck erzeugt leicht Dellen.** Wassersucht nach Blutungen.
- „**Das Blut steigt nach dem Kopfe, die Stirne ist heiß und die Gliedmaßen sind kalt.**" Dies ist ein häufiges Symptom bei China-Fieberzuständen. Meist ist das Gesicht rot und heiß, der übrige Körper subjektiv und/oder objektiv kalt; oder nur innere Hitze im Gesicht, bei objektiv kalten Wangen und kaltem Stirnschweiß.
- Die Wechselfieber von China zeigen eine **Aufeinanderfolge deutlich ausgeprägter Stadien:** Fieberfrost, Fieberhitze und Schweißstadium sind fest umrissen und durch deutliche Intermissionen getrennt. Der **Schweiß** ist meistens **sehr stark, schwächend und erschöpfend,** besonders am **Rücken** und **im Nacken** und **an den Körperteilen, auf denen der Patient liegt.**
- Die Beziehung von Durst und Fieber bei China ist von Hahnemann besonders betont worden. Gewöhnlich besteht **kein Durst während des Frost- und des Hitzestadiums.** Dagegen kann **nach dem Froststadium und nach dem Hitzestadium heftiger Durst auf kaltes Wasser** auftreten. „Doch scheint die Fieberhitze mit Stichen über den ganzen Körper begleitet eine Ausnahme zu machen" (hier kann nach Hahnemann auch starker Durst vorhanden sein). Ferner fangen Fieberzustände

bei China oft „mit einem Nebenzufall an“ (Hahnemann): Herzklopfen; Niesen; große Ängstlichkeit; Übelkeit; großer Durst; Heißhunger; drückender Schmerz im Unterbauch; Kopfweh.

- Blutungen. China ist nicht nur bei den Folgen von Blutungen angezeigt, sondern auch bei den Blutungen selbst. „Es schwächt das Herz und beeinträchtigt den Kreislauf, verursacht Kongestionen und Blutungen, Anämie, vollkommene Erschlaffung und Kollaps“ (Clarke). Die Blutungen sind oft **reichlich und schwärzlich, mit Gerinnseln,** und meistens passiv. Blutungen aus allen Körperöffnungen. China hat Menorrhagie und Metrorrhagie, Epistaxis, Blutungen aus den Lungen, dem Mund und auch aus After und Harnwegen verursacht und geheilt. Bei **Erschöpfungszuständen mit Blutungen im Zusammenhang mit Geburten** ist China nicht selten indiziert; auch wenn blutige Lochien zu lange anhalten.
  - Blutungen können außer Schwäche, Ohnmachtsanwandlungen, Schwarzwerden vor den Augen, Ohrenklingen usw. auch Krämpfe, Zuckungen und Rucke hervorrufen. Kent gibt darüber hinaus an: „Als allgemeiner konstitutioneller Zustand zieht sich durch das Mittel eine Tendenz zu Kongestion und häufig auch Entzündung im Zusammenhang mit Blutungen. **Entzündung des blutenden Körperteils oder entfernter Teile.** Beispielsweise: Eine Frau hat eine Fehlgeburt, mit Blutung, und ohne ersichtlichen Anlass setzt eine Entzündung des Uterus oder der Lungen ein.“
  - Auch bei Veränderungen des Blutbilds kann die Arznei angezeigt sein: **Purpura haemorrhagica,** besonders nach Flüssigkeitsverlust (Stillen); Leukämie. Verringerter Hb-Wert.
- Einige Symptome zu den charakteristischen Schwäche- und Erschöpfungszuständen: „Mattigkeit und Schläfrigkeit nach dem Mittagessen; nach dem Abendessen; überhaupt nach dem Essen.“ Die Erschöpfung wird bei Bewegung oder körperlicher Anstrengung stärker verspürt. **„Abgespanntheit des ganzen Körpers, auch im Sitzen fühlbar, doch weit mehr im Gehen.“** „Mattigkeitsgefühl, besonders wenn er vom Sitze aufsteht; er möchte sich lieber wieder setzen und sinkt auch wohl, wenn er die Muskeln nicht anspannt, auf den Stuhl zurück, worauf ein wohltuendes Gefühl von Ruhe folgt.“ „Schwäche: **mit Kälte der Körperoberfläche; mit Unfähigkeit, die geringste Anstrengung zu unternehmen; mit übermäßiger Reizbarkeit und Empfindlichkeit**“ (Hering). **„Große Schwäche mit Zittern“** (Bönninghausen).
- Tyler: „Unter den Patienten, die in unsere Ambulanz kommen, gibt es immer eine Reihe von Menschen, die nicht nachweisbar krank sind, aber doch müde und ‚irgendwie nicht auf der Höhe‘; für sie wirkt China in Potenz oft wie ein wahrer Muntermacher.“

C

Lokalsymptome

Schwindel Eine gewisse „**Eingenommenheit**“, „**Wüstheit**“, „Schwere“ oder „Betäubung“ des Kopfes begleitet oft die Schwäche und das Fieber von China, besonders **nach Blutverlust.** Dies kann sich steigern zu Schwindelgefühl oder Schwindel, selbst zu **Ohnmachten,** und dabei oder davor sind **Tinnitus,** Schwarzwerden vor den Augen, Kälte der Haut, Übelkeit usw. beobachtet worden.

Kopfbenebelung mit spannendem Schmerz in Stirn und Augenhöhlen. „Früh ganz wüste im Kopfe, wie nach einem Rausche, mit Trockenheit im Munde.“ Dieses Benommenheitsgefühl ist oft mit Trägheit und Mattigkeit des Körpers und der Gliedmaßen verbunden, manchmal mit einem Drücken in Schläfen und Stirn. Es ist beschrieben worden als ein Gefühl „wie von Nachtwachen und Schlaflosigkeit“ oder „wie beim Schnupfen“ oder „wie Schwindel vom Tanze“. Dies wird nicht nur beim morgendlichen Erwachen, sondern besonders beim nächtlichen Erwachen aus dem Schlaf gespürt, mit einem Gefühl, als ob man noch im Traum wäre. „Beim Aufwachen die Nacht war es ihm wie schwindlig, sodass er sich nicht aufzurichten getraute.“ Beim China-Schwindel fällt auf, dass der **Kopf hintenüber sinken will. Bewegung und Gehen verschlimmern,** während Liegen bessert. Schwindel beim Aufrichten des Körpers.

Kopf **Verschlimmerung durch leichte Berührung und Besserung durch harten Druck** bei allen Arten von Kopfschmerzen. „Kopfweh links über dem Ohre, da darf ich mich nicht berühren“ (geheilter Fall von Keller). **Die ganze Kopfhaut sehr berührungsempfindlich, besonders die Haarwurzeln**

sind schmerzhaft: beim Kämmen oder jeder Bewegung des Haares, etwa beim Gehen im Freien, bei Luftzug usw.; während starker äußerer Druck oder Kratzen am Kopf bessert. Fast immer werden Kopfschmerzen von einer großen Empfindlichkeit der Kopfhaut begleitet.

- **Kopfschmerz, so empfindlich, als wenn die Hirnschale auseinander springen sollte; das Gehirn schlägt wellenförmig an die Hirnschale an.** Diese Art von „Zersprengungsschmerz" ist für gewöhnlich **schlimmer beim Auftreten, beim Gehen, bei jeder Bewegung, sogar beim Augenöffnen,** durch Licht und Geräusche; besser im Stillliegen im Dunkeln. Allerdings werden auch Fälle mit entgegengesetzten Modalitäten berichtet: „Kann den Kopf nicht stillhalten, wackelt mit demselben auf und ab, was bessert" (Hartlaub), oder: „Öffnen der Augen bessert" (Hering). Auch bei bestimmten Hinterkopfschmerzen gibt es eine Verschlimmerung in der Ruhe: „Kopfschmerz, der im Hinterkopf beginnt und sich über den ganzen Kopf ausbreitet, vom Morgen bis zum Nachmittag anhaltend; im Liegen am schlimmsten, kann nicht liegen oder sitzen, muss stehen oder gehen; so heftig, dass er ihn zum Wahnsinn treibt."
- Eine weitere Schmerzqualität, ebenfalls von großer Intensität, ist ein **heftig klopfender Kopfschmerz, wie ein Hämmern,** hauptsächlich oder ausschließlich in den Schläfen, mit **starkem Pulsieren der Schläfenadern oder der Karotiden,** manchmal mit Flimmern vor den Augen, Stechen zwischen Stirn und Schläfe; harter Druck bessert, wohingegen Bewegung des Kopfes verschlimmert. Oder: Scharfe, stechende Kopfschmerzen durch den Kopf hindurch, **von einer Schläfe bis zur anderen.**

Blutwallungen zum Kopf mit Kopfschmerzen und Ohrensausen, Schweißausbruch, Schwindel, oft periodisch. Hitze im Kopf, mit erweiterten Venen der Hände und/oder des Kopfes; bei kalten Gliedmaßen. Kopfschmerzen mit Nasenbluten, was diese momentan lindert.

Kopfweh, als wenn das Gehirn wund wäre, welches sich bei der geringsten Berührung des Kopfes und der Teile des Kopfes vermehrt, besonders aber durch angestrengte Aufmerksamkeit und tiefes Nachdenken, ja selbst durch Sprechen. Oder: Kopfweh erst wie krampfhaft im Wirbel, dann auf der Seite des Kopfs wie Zerschlagenheit, durch die geringste Bewegung vermehrt. Oder: „Kopfweh, als wäre das Gehirn wie zusammengeballt", starker Überreizung der Phantasie.

Halbseitige Kopfschmerzen, Migräne; jeden Tag zur gleichen Stunde wiederkehrend, besonders um 3 Uhr morgens (CHININUM SULFURICUM); mit Übelkeit und Erbrechen.

Drückendes Kopfweh, besonders nachts, mit Schlaflosigkeit. „Schlaflosigkeit bis Mitternacht, mit drückendem Schmerz über den ganzen Kopf." Kopfweh, als wenn das Gehirn von beiden Seiten zusammengepreßt würde; als wenn alles darin zu schwer wäre und **zur Stirn oder den Schläfen herausgedrückt werden sollte, durch starkes Aufdrücken mit der Hand erleichtert.** Heftig drückende Kopfschmerzen in der Tiefe des Gehirns, und wie Zusammenschnüren, vorzüglich in der rechten Stirnseite und am Hinterhaupt, beim Gehen sehr verstärkt.

Heftig **zuckendes Reißen** an mehreren Orten im Kopfe, das sich bei Bewegung und im Gehen vermehrt, im Liegen mindert. Es kann auch ein Zucken von der Schläfe in den Oberkiefer auftreten.

Kopfschmerzen schlimmer im Freien oder **durch den leichtesten Luftzug.** „Sobald die Luft an den Kopf kommt, fangen die Schmerzen an" (Kent). Auch: Kopfweh nach Sonnenlichtexposition; **Hinterkopfschmerzen nach Flüssigkeitsverlust.**

Schwere des Hinterkopfs, sinkt beim Aufrichten leicht hintenüber.

Schmerz, als packte jemand mit voller Hand die Haut auf dem oberen Teil des Kopfes; auch, als würden die Haare ausgerissen.

„Zusammenziehender, äußerer Schmerz links am Hinterhaupt; es ist, als würde die Haut auf einem Punkt zusammengezogen; durch Berührung nicht zu vermehren."

Brennender Schmerz auf der Stirn, und heißer Stirnschweiß. Oder auch: innerlich fühlbare Hitze im Gesicht, bei **kaltem Stirnschweiß.** Der Schweiß ist manchmal fettig.

Starker Schweiß in den Kopfhaaren beim Gehen im Freien.

Augen Augenentzündung, mit leicht geröteter Bindehaut; Bewegen beider Augen schmerzhaft, wie durch ein mechanisches Hindernis, **als wäre Sand oder ein anderer Fremdkörper unter den Augenli-**

dern. Starkes Tränen. **Empfindlichkeit gegen starkes Sonnen- oder künstliches Licht, Photophobie.**

Schmerzhaftigkeit der Augen bei Bewegung, bei jedem Versuch, sie anzustrengen, wie beim Lesen oder Schreiben, mit Übelkeit und heißem Aufsteigen aus dem Magen.

Schmerzloses Drücken in den Augen, wie von Müdigkeit und Schlafmangel. Oder auch ein „Schmerz aus der Augenbraue herab ins Augenlid, der dieses zuzudrücken scheint, als wenn es müde wäre". Beißen erst in dem einen, dann in dem anderen Auge, welches dabei tränt. Tränen der Augen mit kribbelnden Schmerzen an der Innenseite der Augenlider. Drückend beißender Schmerz in den Augen, wie von Salz; sie muss sie immer reiben.

Ziliar- oder Supraorbitalneuralgie; schlimmer bei der leichtesten Berührung; periodisch wiederkehrend, z. B. jeden Tag um 8 Uhr beginnend und um 14 oder 15 Uhr vollständig verschwindend. Der Schmerz kann äußerst heftig sein, „als wenn jemand ein Messer zwischen die Orbita und den Augapfel stieße und es rings in der Augenhöhle umdrehte, um das Auge auszustechen". Nächtliche stechende Schmerzen mit anschließendem Tränenfluss im linken Auge, nach verletzungsbedingtem Hornhautriss (geheilter Fall von Wegener). Flimmern und Funken vor den Augen, oder schwarze Punkte, oder vorübergehendes Schwarzwerden vor den Augen.

Trübsichtigkeit und Sehschwäche, mit erweiterten Pupillen, die kaum empfindlich sind; sie ziehen sich selbst bei plötzlich und stark einfallendem Licht nur wenig zusammen; kann schon auf relativ kurze Entfernung nur die größeren Umrisse deutlich erkennen. **Kann nicht lesen;** Buchstaben laufen untereinander, sind blass und scheinen nur eine schwärzliche Fläche mit weißer Einfassung darzustellen. Gerötete Augen, mit drückend brennendem Schmerz und viel Hitze darin.

Ohren **Klingen, Sausen oder Brausen in den Ohren, Tinnitus;** mit Schwäche, mit Kopfweh in den Schläfen, vor Schwindel, Ohnmacht usw. auftretend; auch **mit Schwerhörigkeit.** Morbus Menière. Ohrenklingen ist auch eine wohlbekannte Wirkung massiver Chinindosen.

Ein „pickendes Getön" im Ohr, wie von einer entfernten Uhr. Verstopftheitsgefühl, als läge etwas im Gehörgang; wie Schwerhörigkeit. Oder: **Unerträglichkeit jeden Geräusches,** mit Überreiztheit und Kleinmütigkeit.

Reißen in den Ohrläppchen, am Ohrknorpel und im äußeren Gehörgang; schlimmer durch die leiseste Berührung; Ohren rot und heiß, besonders die Ohrläppchen. Äußeres Ohr sehr berührungsempfindlich, manchmal entzündet. **Stechen in den Ohren.** Blutungen aus dem Ohr; übelriechende, blutige, eitrige Absonderungen.

Nase **Häufiges und starkes Nasenbluten,** besonders morgens nach dem Aufstehen aus dem Bett, oder nach kräftigem Schnäuzen. **Nasenbluten,** dem **heftiger Blutandrang nach dem Kopf mit aufgetriebenen Adern dort, Vollsein, Pressen und Hitze in der Nasenwurzel** sowie ein drückend-pulsierender Schmerz in der Stirn vorausgeht. Danach Schwäche, Singen und Brausen vor den Ohren, Gesichtsblässe, Ohnmachtsanwandlungen usw. **Blutsturz aus Nase und Mund.** Nasenbluten mit Kopfschmerzen, wobei diese momentan gelindert werden. Aussetzen der Menses, stattdessen Epistaxis (vikariierende Blutung).

Häufiges Niesen: gewaltsames, **trockenes** Niesen; Stockschnupfen mit viel Niesen.

Stockschnupfen mit Zahnweh und tränenden Augen. Oder: Üble Folgen von unterdrücktem Schnupfen.

Geruchssinn überempfindlich (Tabakrauch, Blumen, Kochdünste usw.). **Röte und Hitze der Nase,** manchmal **nur der Nase.**

Gesicht Eingefallenes, spitzes Gesicht, **bleich, krankhaft,** mit hohlen Augen und blauen Ringen, wie nach Ausschweifungen; oder erdfahl, graugelb; eingefallen und bleifarben, hippokratisch. Während der Fieberhitze oder bei Blutandrang: **Gesicht rot und heiß,** manchmal gedunsen, **Rest des Körpers kalt.** Manchmal ein unangenehmes Kältegefühl auf der objektiv warmen Stirn. Partielle Hitze und Röte: der Wangen und Ohrläppchen, auch nur einer Seite, mit Frösteln am ganzen Körper; nur der Nase. **Schweiß nur da, wo die Wange aufliegt** (um 3 Uhr nachts, nach dem Erwachen). **Adern im Gesicht aufgetrieben.**

Trockene oder brennende Lippen während des Hitzestadiums beim Fieber, **aber ohne Durst.** Lippen trocken, runzelig und aufgesprungen; schwarz belegt. Gesichtsneuralgie, die periodisch wiederkehrt; Schmerz schießend, zusammenschnürend, reißend, lanzinierend, brennend; schlimmer durch leises Streichen über den Wangenknochen; besser durch starkes Zusammenkneifen der schmerzhaften Wange mit der Hand. Gesichtsrose mit oder ohne Blasenbildung. Geschwollene Unterkieferdrüsen, in denen es besonders beim Schlucken sticht.

Mund Wühlende oder **klopfende Zahnschmerzen,** besonders nach dem Essen und nachts; **durch die leiseste Berührung ungemein gesteigert, durch festes Zusammenbeißen der Zähne und Drücken darauf gelindert.** Dabei andauernder Durchfall; jede Nacht starke Schweiße; so matt, dass sie kaum gehen kann; aufgetriebene Venen am Gesicht und Händen.

Ziehendes Zahnweh im Freien und bei Zugluft; schlimmer auch durch Tee, Körperbewegung usw.; besser durch äußere Wärme. Zahnweh bei stillenden Müttern, reißend, als würden die Zähne herausgezogen, **jedes Mal wenn das Kind an der Brust saugt. Zahnweh während des Schweißes.** Geschwulst des Zahnfleischs und der Lippen.

Zunge gelb oder mit einer dicken schmutzigweißen Kruste belegt; oder schwärzlich, ausgetrocknet, rissig. Schmerzhafte Schwellung hinten an der Seite der Zunge. Brennende Stiche auf der Zunge. „Es beißt auf der Mitte der Zunge, als wäre die Stelle wund oder verbrannt." **Beißen vorn auf der Zungenspitze, wie von Pfeffer, dann Zusammenfluss des Speichels auf dieser Stelle.** Ein Bläschen unter der Zunge, das bei Bewegung der Zunge schmerzt.

Mundtrockenheit oder Speichelansammlung im Mund, mit Übelkeit. Viele **Störungen des Geschmacks: überempfindlich,** alles schmeckt zu stark; oder **ständiger bitterer Geschmack, sogar Tabak schmeckt bitter beim Rauchen;** oder kein bitterer Mundgeschmack, aber alles in den Mund Genommene, selbst Wasser, schmeckt bitter; Brot schmeckt bitter oder sauer; Bier schmeckt sehr bitter. Oder alle Speisen schmecken **ungemein salzig,** manchmal mit bitterem Nachgeschmack. „Schleimiger Geschmack im Mund, der ihm die Butter verekelt." „Alles, was er genießt, schmeckt **fade, wie Holz, Stroh oder Lehm.**" Übler, fauler Mundgeruch morgens, vergeht, sobald man etwas isst. Oder: Schleim im Mund morgens nach Erwachen und etwas angestrengter Bewegung; glaubt, schlecht aus dem Mund zu riechen.

Hals **Zusammenziehende Empfindung im Hals, erschwertes Schlucken wie durch Verengung des Halses. Kratzige Empfindung** im Rachen oder am Gaumen, beim Schlucken, aber auch sonst; wie nach ranzigem Aufstoßen oder Sodbrennen. Lästiges Rauheitsgefühl im Halse.

Häufige Beschwerden wegen eines Gefühls nach dem Essen, als säße ein Klumpen in der Nähe des Brustbeins, als steckten die Speisen dort fest (PULSATILLA). Diese Empfindung ist etwas höher lokalisiert als das Gefühl des „hartgekochten Eis" von ABIES NIGRA. Auch ein Gefühl, als stiege eine Kugel vom Magen in den Hals, ist mit China beseitigt worden. „Es kommt ihm oft ein garstiger Schleim herauf."

Stimme, Atemwege, Husten, Atmung, Brust Heisere, raue Stimme; es scheint ihm etwas in der Kehle zu sitzen, sodass **der Klang von Sprache und Gesang tiefer und unreiner wird.** Heiserkeit von Schleimansammlung im Kehlkopf, bei langdauerndem Schnupfen und Brustbeengung. Wundheitsschmerz im Kehlkopf und in der Luftröhre; als Begleitsymptom von Keuchhusten.

- Fortwährender Reiz zum Hüsteln, früh nach dem Aufstehen, **wie von Schwefeldampf,** wobei nichts losgehustet wird, mehrere Morgen.
- Husten: heftig, krampfhaft, erschütternd, manchmal mit schmerzlicher Erschütterung in den Schulterblättern, auch mit Brechwürgen und Galleerbrechen; **von Lachen erregt,** oder von Sprechen, Tiefatmen, Trinken oder Bewegung; heftiger Husten gleich nach dem Essen.
- **Anfälle von erstickendem Nachthusten, nachts** um 2 oder 4 Uhr.
- „Heiserer Keuchhusten, von Kitzel in der Luftröhre oder wie von Schwefeldampf erregt, nachts und morgens ohne, am Tage und abends mit Auswurf von Eiter mit dunklem, geronnenem Blut vermischt, oder von zähem Schleim, mit fadem, salzigem oder saurem, seltener widerlich süßlichem Geschmack; mit Erbrechen von Blut oder Galle; im letzten Stadium des Keuchhustens und bei drohender Lungenlähmung, sowie bei großer Erschöpfung von Säfteverlust aller Art" (Bönninghausen).

Hämoptysis; starke Lungenblutung, mit großer Erschöpfung; auch mit **Ödem der Gliedmaßen;** in der Stillzeit, mit Völlegefühl, Beklommenheit, ängstlicher Unruhe in der Brust und Herzklopfen; mit Zusammenschnürungsgefühl in der Brust.

Pfeifende, krähende und giemende Geräusche beim Atmen. Schnarchendes Einatmen im Schlaf, manchmal blasendes Ausatmen. Atmung beengt, schwierig und schmerzhaft, mit schnellem Ausatmen; kurz und schnell; nur im Hochliegen möglich. **Brustbeengung, mit schwerem röchelndem Atem,** besonders beim Gehen, mit Rauheit der Brust; von langem Sprechen erregt; wie von Vollheit im Magen. Neigung zum Tiefatmen.

Erstickungsanfälle, als ob der Kehlkopf mit Schleim angefüllt wäre, besonders gegen Abend und **nachts beim Erwachen aus dem Schlaf.** Carleton Smith heilte einen Fall von Glottiskrampf, mit plötzlichen nächtlichen Attacken (um 3 Uhr). Der Mann erstickte beinahe, aber schließlich gelang es ihm mit einer ungeheuren Anstrengung, ein wenig Luft in die Lungen zu pressen, mit einem Geräusch, das aus einiger Entfernung zu hören war. Von da an wurde die Inspiration von Atemzug zu Atemzug leichter.

Dyspnoe mit Schleimrasseln und Schnappen nach Luft, möchte Luft zugefächelt bekommen, aber nicht zu stark. Asthmaanfälle: schlimmer bei feuchtem Wetter, im Herbst, oder nach Flüssigkeitsverlust.

Bronchitis mit **Unverträglichkeit der leisesten Berührung auf der Brust, selbst der Kleidung; lautes, grobes Rasseln in der Brust, extreme Schwäche.** Große Beklemmung der Brust in der Gegend der Magengrube, als wühlte etwas darin herum. **Brust äußerst berührungsempfindlich, verträgt weder Abklopfen noch Abhorchen.** Unten über die Brust drückend-ziehender Schmerz im Sitzen, der Angst verursacht; vergeht im Stehen und Gehen. Einige heftige Stiche in der Brust, gleich über der Herzgegend, in der Ruhe, besonders beim Lesen. Schmerz in der Seite, wie zerschlagen oder wie von einem Stoß. **Drücken in der Brust, wie von starkem Blutandrang, heftiges Herzklopfen;** blutige Sputa; plötzliche Erschöpfung.

Herz Herzbeklemmung, die die Atmung erschwert oder den Atem benimmt. **Viel Herzklopfen: mit Blutandrang zum Gesicht,** das heiß und rot wird, aber Kälte der Hände; oder zur Brust, mit Drücken darin; mit **aufgetriebenen Adern an bloßliegenden Körperteilen. Herzklopfen mit unregelmäßigem, aussetzendem Puls.** Ein Prüfer litt noch lange nach der Prüfung unter Herzklopfen und Pulsintermissionen, wobei **stets der neunte Pulsschlag aussetzte, gefolgt von drei bis vier schnellen Schlägen.** Diese Anfälle traten oft **nach Gemütsbewegungen** auf. Die physiologische Untersuchung ergab Erweiterung des rechten Herzens. Ähnliche Symptome wurden bei Wechselfieberpatienten beobachtet, die über längere Zeit Chinarinde, Chinin oder Chinoidin ein genommen hatten.

Herzklopfen mit hartem und schnellem Puls. Paroxysmale Tachykardie nach dem Essen. Ständige Müdigkeit, muss sich hinlegen, **weil sie bei jeder Bewegung so starkes Herzklopfen bekommt, dass sie nicht atmen kann.**

Magen Gänzliche Appetitlosigkeit mit **Gleichgültigkeit gegen Essen und Trinken;** oder extremer Ekel vor Speisen, die ihm sonst schmecken, schon wenn er nur davon reden hört, mit Abneigung gegen Arbeit, anhaltender Tagesschläfrigkeit und gelbem Augenweiß. **Appetitlosigkeit bei nebligem Wetter.** „Hunger und doch Mangel an Appetit; das richtig schmeckende Essen war ihm doch unangenehm im Munde.“ Oder: „Erst während des Essens entsteht einiger Appetit und etwas Wohlgeschmack an Speisen.“ **Wenig Appetit durch ständiges Sättigungsgefühl.** „Es ist immer, als wenn er sich satt gegessen, satt getrunken und bis zur Sättigung Tabak geraucht hätte, und doch hat er von all diesen Genüssen einen richtigen, guten Geschmack.“ Oder das Gegenteil: Heißhunger mit fadem Mundgeschmack, manchmal mit Übelkeit und vergeblicher Brechneigung. **Heißhunger, besonders nachts; steht auf, um etwas Süßes zu essen.** Daran ist bereits ein „launischer“ Appetit zu erkennen, was durch einige weitere Prüfungssymptome bestätigt wird:

„**Er hat Appetit auf mancherlei, weiß aber nicht genau, auf was**“ (häufig bei „genäschigen“ Kindern).

- „Sehnsucht oft nach unbekannten Dingen.“
  „**Verlangen nach Leckereien**“, eine **krankhafte Gier** auf Süßes oder Pikantes; oft bei Kindern, aber auch bei Erwachsenen, bei letzteren manchmal verbunden **mit zwanghaften sexuellen Phantasien.**

- Andere Verlangen: nach Saurem und Erfrischendem, besonders nach säuerlichem Obst; nach alkoholischen Getränken; **nach stark Gewürztem;** nach Kaffee (oder große Abneigung dagegen); nach gerösteten Kaffeebohnen oder Kaffeesatz.
- Abneigungen: gegen **Brot,** weil es sauer oder bitter schmeckt; **gegen Butter und andere Fette;** gegen Fleisch; gegen Bier – oder gegen Wasser, mit starkem Verlangen nach Bier.
- **Starker Durst, besonders auf kaltes Wasser; Neigung, öfter zu trinken, aber immer nur wenig auf einmal** (ARSENICUM).
- Speisen und Getränke, die schlecht vertragen werden und Verdauungsstörungen verursachen können: **Fisch; Tee;** saurer Wein, junges Bier, überhaupt Alkohol; **Obst;** Kohl, Sauerkraut; Milch.

Leeres, lautes Aufstoßen, das die Blähungen nicht lindert. Säuerliches Aufstoßen, besonders nach Milchgenuss oder Butterbrot. Sodbrennen nach jedem Essen, mit Speichelansammlung im Mund, leerem Brechwürgen und Magendrücken. Aufstoßen mit Geschmack des Gegessenen**. Bitteres Aufstoßen nach dem Essen.**

Viel Übelkeit mit vergeblichem Brechreiz, bei Heißhunger oder völliger Appetitlosigkeit. Gefühl von Leere und „Lätschigkeit" im Magen.

Häufiges und anhaltendes Erbrechen; von Blut; von Galle; saures Erbrechen, von Schleim, Wasser und Speisen. Blutbrechen mit großem Blutverlust, Schwäche und Blässe, Kälte von Händen und Füßen und großer Berührungsempfindlichkeit des Magens. **„Nach dem Genuss einer jeden, selbst wenigen Speise sogleich ein harter, langdauernder Druck im Magen**." Wundheitsgefühl mit Druck in der Magengrubengegend. Wundheitsschmerz wie von einem Magengeschwür, mit **extremer Empfindlichkeit gegen die leiseste Berührung.**

Magenschmerzen nach Säfteverlust; mit Wundheitsschmerz, Aufblähung und Drücken nach jedem Essen und Trinken; mit stetem Sattheitsgefühl; **schlimmer in der Ruhe, besser bei Bewegung.** Krampfhafte Magenschmerzen; Zusammenklemmen in der Magengrube, mit erschwertem Einatmen.

Ständiges Völlegefühl im Magen, durch Aufstoßen nicht im geringsten gelindert; fühlt sich immer satt, kann aber essen; Essen verschlimmert jedoch. Vollheit noch lange nach dem Essen, es steht ihm bis zum Hals.

Sehr **träge, schwache Verdauung, Beschwerden selbst nach der geringsten Mahlzeit, besonders wenn sie spät am Tag eingenommen wird.** „Die Speisen der Abendmahlzeit verweilen unverdaut im Magen." „Wenn sie spät zu Abend ißt, verdaut sie gar nicht."

Schaudern oder Frösteln mit Gänsehaut, oder Gefühl von innerer Kälte im Oberbauch, nach jedem Schluck, den man trinkt. **Kältegefühl im Magen** ist ein wohlbestätigtes China-Symptom.

Druck-, Schwere- und Vollheitsgefühl im Magen bei heftigem sicht- und fühlbarem Pulsieren in der Magengrube und unnennbarem Angstgefühl dort.

Abdomen Extreme **flatulente Auftreibung des ganzen Abdomens** (CARBO VEGETABILIS treibt besonders den Oberbauch, LYCOPODIUM den Unterbauch auf), sehr voll und gespannt, wie vollgestopft, **besonders nach dem Essen.** „Manchmal scheint es, als würde die Nahrung komplett in Gas umgewandelt" (Nash). Aus einem Fall von Keller: „Der Unterbauch ist dick, er bläht sich unmittelbar nach dem Essen. Je voller mein Bauch ist, desto mehr habe ich Hunger und Gelüste auf irgendetwas, auf Unterschiedliches." Blähungen von starkem Teekonsum. Die Blähungen verursachen **starke Kolikschmerzen**, besonders in der Nabelgegend. **Schmerzen schlimmer oder erneuert durch leichte Berührung, Kleiderdruck usw.; Zusammenkrümmen bessert.** Bewegung bessert im Allgemeinen: „Der Kranke befindet sich weit besser im nüchternen Zustande und bei angemessener Bewegung als nach dem Essen und bei steter Ruhe" (Hartmann).

Schneidende, krampfartige, kneifende Schmerzen, auch drückend und zusammenschnürend. „Blähungskolik tief im Unterbauch; die untersten Därme sind wie zusammengeschnürt, und die Blähungen bestreben sich vergeblich unter drückenden und spannenden Schmerzen sich herauszudrängen, und erregen selbst unter den kurzen Rippen Spannung und Ängstlichkeit." „Nach mäßigen Abendessen mit gutem Appetit sogleich Kolik, das ist: aufgetriebener Unterleib, und hie und da scharf drückende Schmerzen mit kneipenden untermischt, in allen Gedärmen." „Krampfhafter Schmerz im Unterleib, aus Drücken und Zusammenschnüren zusammengesetzt." Periodisches Wiederkehren der Bauschmerzen, genau zur selben Stunde, besonders nachts; auch morgens.

Viel **Gären im Bauch, besonders nach Genuss von Obst** (Kirschen). Viel Borborygmus in verschiedenen Teilen des Abdomens. „Abends, zwischen 6 und 10 Uhr, starkes Knurren und Herumgehen vieler Blähungen im Unterleibe, mit drückender Empfindung, worauf sie sehr übelriechend abgehen." **Starker und häufiger Blähungsabgang, oft sehr übelriechend, aber ohne jede Besserung; Verlangen aufzustoßen, was aber ebenfalls nicht erleichtert.** Vor oder bei Abgang einer Blähung Leibweh. „Wenn eine Blähung abgehen soll, kneipt's mit heftigen Schmerzen den Unterleib zusammen." „Vor Abgang einer Blähung fahren schneidende Schmerzen nach allen Richtungen durch den Unterleib."

Bauchschmerzen vor dem Stuhlgang, oder während und nach Urinieren. „Pressen und Schneiden in den Därmen während und nach dem Abgang eines weißlich trüben Harns." Bauchschmerzen mit Schaudern und starkem Durst; **Trinken löst wiederum ein Kältegefühl im Abdomen aus,** besonders im Oberbauch. Ein **zusammenkneifender Druck in der Nabelgegend abends im Bett** ist charakteristisch für China. Eine merkwürdige Empfindung ist: „**Es ist am Unterleibe, als liefe heißes Wasser daran herunter** (ein Überlaufen von Hitze am ganzen Körper und die Oberschenkel herab)."

Die Wirkung von China auf die Gallenblase wurde oben ausführlich beschrieben. Zu den Leber- und Milzsymptomen: In der **Milzgegend schneidendes Drücken oder Stechen** (CEANOTHUS). „Mehrere Anfälle von absetzendem Drücken in der Lebergegend beim Stehen, das sich beim Vorbeugen des Körpers verliert; beim Befühlen schmerzt die Gegend wie geschwürig." Stiche in der Leber, besonders bei Berührung, auch beim Ausatmen. Schwellung von Leber und Milz, auch mit Verhärtung, und Empfindlichkeit gegen Kleiderdruck. „Gürtel und Bänder scheinen zu fest, sie macht sie locker; es ist, als ob die Unterrippengegend zu eng wäre." Gelbsucht: bei Säuglingen, mit Tympanites, vergrößerter Milz und Leber; nach Gallensteinkolik; Ikterus, der plötzlich nach Erkältung entsteht.

Rektum und Stuhl Die ausgeprägteste Wirkung von China in diesem Bereich ist **Durchfall.**

- Er ist gewöhnlich (aber nicht immer) **schmerzlos,** mit viel Schwäche und Zittern, und die **Stühle enthalten unverdaute Nahrungsbestandteile;** oft begleitet von starkem Gären in den Gedärmen und viel Blähungen, mit dem Kot können große Mengen Gas abgehen. „Durchfall: es ist, als ob der Kot unverdaute Speisen enthielte; er geht in einzelnen Stückchen ab; **und wenn er fertig ist, reizt es ihn doch zum Stuhle, es geht aber nichts ab.**" Die Stühle sind dünn, häufig, reichlich und oft schwärzlich.
- Unverdaute durchfällige Stühle, **nur nachts und unmittelbar nach dem Essen,** oder immer gegen Morgen wiederkehrend.
- Durchfall wäßrigen Schleims.
- **Durchfall nach Genuss von Obst und Saurem,** Biertrinken usw.; bei heißem Wetter; nach schweren akuten Krankheiten. Periodisch wiederkehrender Durchfall, **jeden zweiten Tag.**
- Oft ist China bei erschöpfenden „Sommerdurchfällen" von Kindern angezeigt, hier allerdings mit starken, kneifenden Schmerzen. Aus den Prüfungen: „Weicher Stuhlgang mit beißend brennendem Schmerz im After, und mit Leibweh vor und nach jedem Stuhlgang." „Mit äußerster Gewalt muss er den Stuhl herauspressen, ob er gleich nicht hart, sondern breiig ist, und hierauf vergebliches Nötigen zum Stuhl, mit Schmerz."
- **Stühle mit mangelndem Gallenpigment; weiße Stühle, bei dunklem Harn.** Gelbe, schleimige, dünne, unwillkürliche Stühle.

China ist auch bei den dehydrierten Zuständen infolge von extremem Flüssigkeitsverlust bei Cholera angewandt worden, vor allem wenn extreme Erschöpfung bestand.

Durchfall ist die Hauptwirkung von China, es hat aber auch Verstopfung erzeugt: mit Anhäufung des Kotes im Mastdarm, Hitze im Kopf und Schwindelgefühl. Drücken im Mastdarm.

Harnorgane China kann bei **Nierenkolik** angezeigt sein: Nierensteine; Pyelonephritis. Stumpfstechender Schmerz in der Gegend der rechten Niere, beim Biegen des Körpers heftiger. Scharfe Schmerzen quer über die Nieren, schlimmer nachts. Schweregefühl, Berührungsempfindlichkeit.

- Nach meiner Erfahrung neigen Nierenkolikpatientinnen, die China benötigen, stark zu Entzündungen, besonders wenn es sich um schwangere Frauen handelt. Es kann etwa zunächst eine Zystopyelitis bestehen, die dann in die Nieren aufsteigt; dann stellt sich Albuminurie ein, der Blutdruck steigt, positiver Klebsiella-Befund im Urin, fast komatös vor Schmerz und Fieber, extreme Erschöpfung, drohende Eklampsie – ein erschreckendes Bild, bei dem China eine wertvolle Hilfe sein kann. Das sind freilich lebensgefährliche Zustände, die oft stationäre Behandlung erfordern!

- Daß China bei drohendem Nierenversagen ein wichtiges Mittel sein kann, zeigt auch der oben zitierte Fall von Wegener (vgl. S. 277).

Spärlicher, **dunkelfarbiger Urin mit ziegelrotem Satz.** Häufiger und so dringender Harndrang, dass der Urin unwillkürlich herausgepresst wird; aber auch: „Nach öfterem und fast vergeblichem Nötigen zum Harnlassen, ein Pressen in der Blase."

Brennender Schmerz in der Mündung der (männlichen) Harnröhre, während und nach dem Wasserlassen oder auch dauernd; besonders schmerzhaft beim Reiben der Kleider. Erschöpfung durch Missbrauch von Diuretika.

Männliche Genitalien Erhöhter Geschlechtstrieb, auch ständige lüsterne Phantasien Tag und Nacht, die sich ihm gegen seinen Willen aufdrängen, auch mit verstärktem Appetit auf Süßes, Pikantes usw. Häufige Erektionen; oder „**Impotenz bei aufgeregter, geiler Phantasie**". Folgen exzessiver sexueller Aktivität (Masturbation, Koitus usw.): Impotenz, Erschöpfung, „reizbare Schwäche", Kopfschmerzen, Asthenopie usw. **Zu frühe Ejakulation durch die geringste Reizung oder Erregung. Nächtliche Pollutionen, häufig, stark,** periodisch (3 Uhr nachts); schwächend, erschöpfend.

Anschwellen des Samenstrangs und Hodens, besonders des Nebenhodens, schmerzhaft bei Berührung. Hydrozele, bei Berührung schmerzhaft, aber auch ohne Berührung ein reißender, ziehender Schmerz in den geschwollenen Teilen. Orchitis. Reißender Schmerz im linken Hoden und in der linken Seite der Vorhaut, abends im Bett. Krampfhaft zusammenziehender Schmerz durch Hoden, Harnröhre und Eichel, abends. Wundheitsempfindung am Saum der Vorhaut, mit anhaltendem Brennen an der Harnröhrenmündung, beides vor allem schmerzhaft beim Reiben der Kleider.

Weibliche Genitalien Beim weiblichen Geschlecht ist die Libido ebenfalls erhöht, selbst bei Uterusblutungen oder nach einer Geburt. Die Hauptwirkung des Mittels in der weiblichen Genitalsphäre besteht jedoch in **starken** (gewöhnlich **passiven) Uterusblutungen, die oft lange andauern.** Bei solchen Blutungen und deren Folgen kann China heilen.

- Monatsblutung oft sehr stark, das **Blut geht in schwarzen Klumpen ab.** Während der Regel: Zuckungen, mit Brust- und Unterleibskrämpfen, Dysmenorrhö; Bauch aufgetrieben; Blutdrang nach dem Kopf, mit Pochen der Karotiden, gedunsenem Gesicht, hervorgetretenen, tränenden Augen, konvulsivischen Bewegungen der Lider, selbst Bewusstlosigkeit. Danach schwacher, zittriger Erschöpfungszustand, mit Ohrensausen und Ohnmacht.
- Mezger zitiert einen Fall: **Langanhaltende Monatsblutung,** oft zwei oder drei, selbst vier Wochen lang; heftige herabdrängende Schmerzen zu Beginn der Periode; starker Blutverlust, mit schwarzen Klumpen; große Müdigkeit, fürchtet Kälte außerordentlich; verstopft; anämisch. China C 30 brachte große Linderung.
- Ausbleiben der Menses: nach Verdruss, mit vikariierender Milchsekretion aus den Brüsten alle vier Wochen; mit gelber Gesichtsfarbe und trüber Gemütsstimmung.
- Blutandrang nach dem Uterus, mit Vollheitsgefühl und schmerzhaftem Drängen zur Vulva hin, besonders im Gehen. Schmerzhafte Schwere im Becken.
- **Uterusblutungen mit Abgang schwarzer Blutklumpen,** besonders **nach Geburten,** aber auch sonst; mit Uteruskrämpfen, Leibschneiden und Harndrang; **mit Erschöpfung, Ohnmachtsanfällen und Zuckungen; bei schwächlichen Frauen, die schon viel Blut verloren haben;** mit Ohrensausen, Kälte der Haut, Schwarzwerden vor den Augen, kaum wahrnehmbarem Puls. **Will angefächelt werden, braucht mehr Luft.**
- Bei habitueller Abortneigung, besonders wenn große Erregbarkeit besteht und jede Gemütsbewegung eine Blutung provoziert. Bei **Plazentaretention mit starken Blutungen,** mit ohnmachtartiger Schwäche, wachsgelber Farbe der Haut, die kühl ist, Zuckungen. Bei **zu lang andauern-**

den blutigen Lochien,** die in schwarzen, höchst übelriechenden Klumpen abgehen; mit schneidenden, drückend-zusammenschnürenden Schmerzen tief im Unterleib oder empfindlich ziehenden Schmerzen in den Ovarien, besonders beim Liegen und nachts.

- Bei **Metritis, Oophoritis oder anderen Entzündungen nach starkem Blutverlust.** „Bei einer Frau, die unter Uterusblutungen gelitten hat, sollte man jeden Moment auf eine plötzliche, scharfe Attacke von Oophoritis gefaßt sein" (Kent). Die **entzündeten Teile sind sehr empfindlich gegen die leichteste Berührung;** besonders die **Ovarialgegend, wo Berührung einen schießenden Schmerz auslöst.** Metritis mit stechenden oder drückend-ziehenden Schmerzen in den Eierstöcken bei der leichtesten Berührung und schmerzlosem Durchfall. Auch bei Phlegmasia alba dolens kann China angezeigt sein.

Vaginaler Ausfluss: vor der Regel, mit schmerzhaftem Herabdrängen zu Vulva und After hin; blutig-seröse Flüssigkeit, mit zeitweisem Abgang schwarzer Blutklümpchen oder stinkender, eiterartiger Substanz, bei lästigem Jucken in der Vulva und krampfhafter Zusammenziehung in den inneren Teilen. Oder: Ausfluss anstelle der Menses.

Verhärtungen an Zervix und Muttermund, die leichteste Berührung an diesen Stellen läßt die Kranke vor Schmerz zusammenfahren.

China ist auch ein wichtiges Mittel für die **Folgen verlängerten Stillens;** Erschöpfung, Anämie, Rheumatismus, Ödem usw. Zahnschmerzen bei stillenden Müttern („jedesmal wenn sie das Kind an die Brust nimmt"); Hämoptysis während der Laktation usw.

Beschwerden im Klimakterium, mit **extremer Kälteempfindlichkeit; Hitzewallungen, gefolgt von durchtränkenden Schweißen,** die oft ölig sind; pochende Kopfschmerzen und Anämie; Lienterie; Schwäche, Ohrenklingen usw.

Äußerer Hals und Rücken Spannen, Ziehen und Steifheit in den Halsmuskeln; im Nacken; auf einer Seite, besonders der linken. Rheumatische Schmerzen der Nackenmuskeln, die beim Drehen des Kopfs und durch leiseste Berührung erneuert werden.

Wirbelsäule äußerst berührungsempfindlich, der Schmerz schießt in den Kopf; besonders die Brustwirbel, zwischen den Schulterblättern (CHININUM SULFURICUM). Druck wie von einem Stein zwischen den Schulterblättern. Erschütterungsschmerz in den Schulterblättern, besonders beim Husten. Zusammenziehender Schmerz zwischen den Schulterblättern im Stehen. Rückenschmerz, der nachts, gewöhnlich nach dem Hinlegen beginnt, unter der rechten Schulter anfängt, sich bis in die Mitte zwischen den Schultern zieht und allmählich stechend wird; zuweilen erstreckt er sich bis zum Herzen.

Schmerzen wie von Messern im Rücken. Rheumatismus der Rückenmuskeln mit heftigem Kreuzschmerz beim Drehen des Körpers, sodass jede Bewegung vermieden wird, die Kranken nicht aufrecht stehen können und beim Versuch schreiend zu Boden fallen.

Dehnender Schmerz im Kreuz, wie von einer schweren Last oder wie nach langem Bücken. **Lumbago;** nächtlicher Kreuzschmerz beim Liegen auf dem Rücken. **Unerträglicher Schmerz im Kreuz wie von einem Krampf, oder wie zerschlagen, der bei der mindesten Bewegung plötzliche Schreie auspresst. Bei der geringsten Bewegung Schweiß im Nacken und Rücken.**

Extremitäten **Schlaffheit in allen Gliedern,** große Mattigkeit und Schwäche, mit Zittern in den Händen. Gliedmaßen taub und wie abgestorben, besonders diejenigen, auf denen man liegt, und **sehr schwer, als wenn Blei daran hinge.** Hughes empfiehlt China bei „jenem Erschlaffungszustand der Bänder der Gelenke, der (besonders in den Fußgelenken) bei jeder Anstrengung Schmerzen bereitet".

- Mit Kältegefühl verbundenes, fühlbares, aber unsichtbares Zittern in allen Gliedern. **Kälte der Extremitäten,** besonders der Hände und Füße, selbst in der warmen Stube; mit heißem Gesicht. Oder einseitige Kälte, besonders der Hände. **Eine Hand ist eiskalt oder wird so empfunden, die andere ist warm** (ein Fuß heiß, der andere kalt: LYCOPODIUM), ein Symptom, das von mehreren verschiedenen Prüfern beobachtet wurde.
- Viele Gliederschmerzen, vor allem solche von **zuckend-reißendem Charakter.** Sie werden meist in den Gelenken verspürt und immer **durch die leichteste Berührung ausgelöst oder wesentlich verschlimmert, durch harten Druck aber gebessert.** Bewegung kann verschlimmern oder bes-

sern. Lähmig zuckendes Reißen in den Röhrenknochen der Arme, bei Berührung heftiger (mehr als bei Bewegung). Lähmig zuckendes Reißen auf der Schulterhöhe, die bei Berührung empfindlich schmerzt; wenn der Schmerz vergangen ist, wird er durch Berührung wieder erregt; selbst der Druck der Kleidung auf der Schulter erregt ihn. Lähmig zuckendes Reißen, welches vom Humeruskopf ausgeht und sich (in Muskeln und Knochen) bis zu den Gliedern der Finger erstreckt, wo es weniger schmerzhaft wird und sich in ein feines und schwaches Reißen verliert; dabei ist der ganze Arm schwächer; durch Berührung vermehrt sich der Schmerz. Zuckendes Reißen in den Mittelhandknochen und Fingern, durch Befühlen verschlimmert. Reißen in den Knochen der untersten Fingerglieder der rechten Hand, besonders stark in den Gelenken. Feinstechendes Reißen im vorderen Gelenk des rechten Daumens.

- **Zittern der Hände, vor allem beim Schreiben.**
- Schmerzhaftes Ziehen an den Röhrenknochen der Beine. **Ziehender Schmerz auf dem Femur, als wenn die Knochenhaut mit einem stumpfen Messer geschabt würde.**
- Zuckendes Reißen an den Oberschenkeln, nach vorne und außen, nur von Berührung, nicht von Bewegung erregt.
- **Heiße Kniegeschwulst,** mit ziehendem Reißen, **das gegen Mitternacht aufweckt.** Chronische Synovitis der Kniegelenke.
- Reißen im Kniegelenk, das sich bald gegen den Oberschenkel, bald gegen den Unterschenkel erstreckt, mit **Mattigkeit des Teils, sodass das Gehen und Stehen erschwert wird;** mehr durch Berührung als durch Bewegung verstärkt.
- In den Knien zuckender Schmerz.
- **Gefühl im Unterschenkel, als wenn Strumpfbänder zu fest darum gebunden wären und als wenn er einschlafen und erstarren sollte.**
- Beim Gehen Stechen in den Schienbeinen, was in Ruhe verging.
- „Schmerzhafter **Krampf in der linken Wade, die Nacht,** beim Ausstrecken und Krümmen des Fußes, welcher am Schlafe hindert." Die Heilwirkung bei nächtlichen Wadenkrämpfen ist von Klunker mehrfach bestätigt worden. Neben anderen Fällen erlebte er auch bei sich selbst nächtliche Wadenkrämpfe, die langsam häufiger wurden, bis sie schließlich jede Nacht auftraten, manchmal sogar mehrmals pro Nacht; sie waren ein- oder beidseitig, aber mehr links, und griffen auf die übrige krurale Muskulatur über. Teils wurden sie ausgelöst durch Plantarflexion, teils rissen sie durch brutalen Schmerz aus dem Schlaf. Die Muskulatur blieb bis zum nächsten Tag schmerzhaft. China XM beseitigte die Schmerzen für mehrere Wochen, eine Wiederholung ließ sie dauerhaft verschwinden. Klunker heilte mit China auch eine spannende Empfindung in der Wade beim Gehen, die zum Stehenbleiben zwang; auch hier bestanden nächtliche Wadenkrämpfe.
- Füße fühlen sich müde, wie zerschlagen.
- Zuckendes Reißen in den Fußknochen: in den Fußwurzel-, Mittelfuß- und Zehenknochen, besonders in den Gelenken, nur von Berührung, nicht von Bewegung vermehrt. Rheumatismus der metatarsophalangealen Gelenke im linken Fuß, **extrem starke Schmerzen beim Tragen von Slippers oder Pantoffeln, fühlt sich aber recht wohl mit festen Schuhen.**
- **Ödematöses Anschwellen der Füße,** auch der Fußsohlen; typischerweise **sehr weich und weiß oder blaßrot,** aber in einigen Fällen auch gespannt, hart, rot und heiß, mit dunkelgefärbtem Urin.

Schlaf Hahnemann sagt: „Fast nie wird man die Rinde heilsam finden, wo nicht ähnliche Störungen der Nachtruhe, als diese Arznei bei Gesunden erzeugt, mit zugegen sind." Und in einer Fußnote fasst er diese Störungen zusammen: „**Unruhiger Nachtschlaf mit ängstigenden, aufschreckenden Träumen, nach denen man beim Erwachen nicht zur Besinnung kommen kann oder über die man sich dann noch fortängstigt,** sind der Chinarinde ganz eigen." Einige Prüfungssymptome dazu (s. auch oben, *Essenzielle Merkmale*):

- „**Schlaflosigkeit bis Mitternacht,** mit drückendem Schmerz über den ganzen Kopf." Häufig ist auch regelmäßiges Erwachen immer um die gleiche Stunde durch Schmerzen oder andere Beschwerden (mitternachts, 3 Uhr morgens).
- „**Verworrene, unsinnige Träume nach Mitternacht, mit halb unbesinnlichem Aufwachen**

vermischt.“ „Schwere Träume im Nachtschlafe, die ihn auch nach dem Aufwachen ängstigen.“ Verfolgungsträume sind charakteristisch.

- **Einschlafstörungen durch Ideenandrang, „Projektemachen“**; oder auch durch schreckliche Phantasien.

China-Menschen **schwitzen nachts sehr stark, sobald sie sich zudecken,** was sehr lästig sein kann, aber ihr schlaftrunkener Zustand hindert sie daran, sich zu besinnen und aufzustehen.

Der Schlaf ist nicht nur gestört und unerfrischend durch die schweren Träume und körperlichen Beschwerden, sondern auch wegen einer Neigung zum Schnarchen. „**Schnarchen und Wimmern im Schlafe, bei Kindern**.“ „Schnarchendes Ein- und Ausatmen im Schlaf.“ „**Im Schlaf erfolgt bald schnarchendes Einatmen, bald blasendes (pustendes) Ausatmen**.“ China-Patienten schlafen für gewöhnlich in der Rückenlage.

Der Schlafmangel bzw. der unruhige Schlaf kann zu starker Erschöpfung und reizbarer Schwäche führen, wie bei COCCULUS. Weil der Schlaf so unerfrischend ist, kommt oft keine Besserung von Schwächezuständen durch Schlaf zustande, selbst wenn er tief ist.

Tagsüber große Müdigkeit und Mattigkeit, auch mit Gähnen und Strecken, besonders nach den Mahlzeiten. „Nach dem Essen Mattigkeit, dass er sich hätte mögen legen und schlafen.“ „Mattigkeit und Schläfrigkeit nach dem Abendessen.“ „Sobald sie sich am Tage niedersetzt, nickt sie gleich ein und schlummert; legt sie sich aber nieder, wird sie vom leisesten Geräusch munter.“

Fieber, Frost, Schweiß Natürlich ist China wohlbekannt als Mittel bei **Intermittens** mit **ausgeprägter Periodizität** und **regelmäßiger Aufeinanderfolge des Frost-Hitze- und Schweißstadiums, gewöhnlich mit deutlichen Intermissionen.** Es ist häufig bei Fiebertypen wie Febris hectica, Febris remittens und Febris recurrens angewandt worden, aber schwerlich bei Febris continua. Die wichtigsten Fiebersymptome sind bereits unter „Allgemeines“ angegeben worden. Eine Ergänzung: Die Ausnahme von der gewöhnlichen **Durstlosigkeit bei der Fieberhitze** wird durch folgendes Prüfungssymptom repräsentiert: „Hitze über und über und feine Nadelstiche in der Haut des ganzen Körpers, vorzüglich am Halse, dabei heftiger Durst auf kaltes Wasser.“

Es sind eine Menge Hitze- und Frostsymptome beobachtet worden, bei denen oft das innere Empfinden und die äußere objektive Temperatur voneinander abwichen: Innerer Frost bei normaler Temperatur der Körperoberfläche; objektive Kälte am ganzen Körper ohne Frieren; ähnliches auch bei Hitze.

China ist generell sehr **frostig und kälteempfindlich,** mit kalten Händen und Füßen; besonders **Zugluft wird gefürchtet.** Kalte Körperoberfläche in Erschöpfungs- und Schwächezuständen. Einseitige Kälte, besonders der Hände. Frost und Schaudern kann auftreten oder **schlimmer werden nach Trinken;** nach jedem Schluck Wasser. Während des Hitzestadiums besteht oft das Verlangen, sich aufzudecken, aber manchmal kommt es von der geringsten Entblößung zum Schaudern.

Reichliches Schwitzen im Schlaf; am ganzen Körper oder nur auf der Seite, auf der er liegt. „Nach dem Aufwachen (die Nacht um 3 Uhr) Schweiß des Körpers mit Durst, doch kein Schweiß an den Füßen, **und am Kopfe bloß da, wo die Backe aufliegt**.“ Schwitzt die ganze Nacht unaufhörlich, auch wenn er nur leicht zugedeckt ist. „**Beim Zudecken schwitzt er sogleich sehr stark, über und über**.“ **Bei der geringsten Bewegung Schweiß, besonders im Nacken und Rücken.** Heißer Schweiß auf der Stirn, oder auch kalter Schweiß, besonders um Nase und Mund.

Haut Das wichtigste Symptom in diesem Bereich ist die **übermäßige, fast schmerzhafte Empfindlichkeit der Haut des ganzen Körpers,** selbst der Handflächen. **Blasser** Teint, anämisch, „bleichsüchtig“, auch schmutzigweiß, graugelb oder ikterisch. China hat **Ikterus** hervorgerufen und geheilt. Blaßrote oder weiße Ödeme. Schlaffe, trockene Haut; allgemeine Hautwassersucht, besonders auch nach übermäßigen Blutentziehungen.

Erysipel, auch rezidivierendes; Quincke-Ödem. Erythematöse oder urtikarielle Hautausschläge, mit ziemlich starker Rötung, Empfindlichkeit gegen Berührung und kalte Luft, bei einem gewissen Grad von Schwellung; kein Juckreiz, kein ausgesprochenes Brenngefühl. Bläschen und Pusteln. Dermatitis.

Cicuta virosa

Essenzielle Merkmale

Wenn man erfährt, dass sich **nach einer Kopfverletzung** der Charakter des Patienten verändert hat, und zwar **von Aggressivität und Unbeherrschtheit hin zu Nachgiebigkeit, Freundlichkeit und geradezu engelhaftem Wesen,** dann ist das Hauptmittel für einen solchen Fall Cicuta virosa. Ein solcher Wandel ist unmöglich ohne eine tiefgreifende und ernsthafte Affektion des Nervensystems, bei diesem Mittel oft in Form von **Krampfleiden.** Das bedeutet eine Verlagerung des Problems, und zwar von einer zentrumsnahen zu einer zentrumsferneren Hirnregion; doch zugleich wird durch den Schock das Ungleichgewicht im Organismus noch vergrößert.

Cicuta ist ein Arzneityp mit einem innerlichen Gewaltpotenzial, das vom Organismus des Patienten tief drinnen unter Verschluss gehalten wird. Äußerlich wirken solche Menschen friedlich, unschuldig, ja kindlich, solange der Organismus nicht in die Stürme einer Krise gerät; und diese äußert sich eben meist in **Konvulsionen.** Und wenn das innere Gewaltpotenzial tatsächlich in Gestalt epileptischer Krampfattacken an die Oberfläche gelangt, ist das ein erschreckendes Phänomen. Mit Entsetzen sieht man die grässlichen Verziehungen besonders der Gesichtsmuskeln, hört man die durchdringenden Schreie, nimmt man wahr, wie heftig die Kinnladen zusammengepresst sind, erkennt man, wie die Augen nach oben verdreht werden, sieht man den blutigen Schaum vor dem Mund, den unwillkürlichen Harn- und Stuhlabgang, den Zungenbiss. Dazu kommt heftigstes Schielen. Der Organismus scheint vollständig die Kontrolle verloren zu haben.

Doch wenn man einen Cicuta-Fall außerhalb einer solchen Krise aufnimmt, sieht es ganz anders aus. Man hat dann den Eindruck, es mit einer sehr friedlichen Person zu tun zu haben. So könnte man z. B. einen Mann vor sich sehen, den man nach seinen Gesichtszügen eigentlich für eine sehr triebhafte Person halten möchte, bis hin zur Gewalttätigkeit und Unbeherrschtheit; er hat dicke Lippen, dichte, breite Augenbrauen, tief eingegrabene Linien im Gesicht, grobe Züge – und zugleich wirkt er so sanft, dass man es gar nicht glauben mag. Solche Unschuld spricht aus dem Blick und dem Gesichtsausdruck des Patienten, dass man gleich spürt: entweder ist dies eine Maske, die er aufsetzt, um liebenswert zu erscheinen, oder es handelt sich um einen Cicuta-Zustand. Der Ausdruck „**engelhaftes Gesicht**" trifft es sehr genau. Unterhalb dieses Erscheinungsbildes wird freilich der aufmerksame Beobachter das andere Gesicht des Patienten erkennen: **Entstellung, Verzerrung, Heftigkeit, Gewalt, Strabismus, Zuckungen, krampfhafte Bewegungen.** Man spürt, dass ein solcher Mensch z. B. leicht zu einem jugendlichen Kriminellen werden könnte: er könnte stehlen, trinken, alle möglichen antisozialen Handlungen begehen. Es handelt sich hier nicht um wahre Unschuld, sondern um eine unschuldige Erscheinung. Das Gleichgewicht des Organismus ist tiefgreifend gestört; er schwankt zwischen den Extremen der unschuldigen, kindlichen Erscheinung und dem Ausdruck des Bösen, Boshaften, Schlechten. Tatsächlich wird man bei der Anamnese oft gerade so eine Geschichte erzählt bekommen: einen Wandel von der Bosheit des früheren Lebens zur Unschuld der Gegenwart, weil die Krankheit sich schlicht und einfach auf einen anderen Teil des Hirns verlagert hat – in Form von Krämpfen, von massiven epileptischen Anfällen, mit grässlichen Verziehungen der Gesichtsmuskeln und starkem Strabismus. Man kann resümieren: Die Kopfverletzung hat dazu geführt, dass die Gleichgewichtsstörung des Organismus in eine andere Hirnregion verschoben wurde, und zwar in eine, die relativ zur ursprünglichen als peripher betrachtet werden muss.

Wirkung auf das Nervensystem

Cicuta greift besonders das zentrale und periphere Nervensystem an. Das Wort, das die Cicuta-Wirkung in diesem Bereich wesenhaft charakterisiert, ist: **Verzerrung.** Solche Patienten werden von ihrem Organismus gezwungen, Verzerrungen, Entstellungen, Distorsionen im Nervensystem zu manifestieren. Das äußert sich in Grimassieren, Schielen, Krämpfen und krampfhaften Bewegungen der Extremitäten. Die Gliederkrämpfe sind so heftig, dass der Patient in die seltsamsten Stellungen geworfen wird. Das Delirium kann z. B. so aussehen: „Wahnsinn: nach ungewöhnlichem Schlafe, Hitze des Körpers; **sie sprang aus dem Bett, tanzte, lachte und trieb allerlei Narrheiten,** trank viel Wein, hüpfte immer umher, klatschte in die Hände und sah dabei sehr rot im Gesicht aus – die ganze Nacht hindurch." Oder so: „Geistige Aberrationen; singt, **führt höchst groteske Tanzschritte aus, schreit**."

Die peripheren Nerven befinden sich in einem solchen Erregungszustand, dass der Patient **auf eine Berührung hin, besonders am Kopf, erneut in Krämpfe verfallen** kann. Das gesamte Nervensystem ist angespannt und kann auf geringste Belastungen sehr heftig reagieren; **Geräusche,** Türenschlagen, ein Schrei oder plötzliche laute Musik führen zu Zuckungen, Krämpfen oder Verdrehungen der Gliedmaßen. Auch geringfügige **Verletzungen** können bei Cicuta-Patienten Krämpfe hervorrufen, z. B. wenn ein scharfer Knochensplitter oder eine Fischgräte im Hals steckenbleibt. Nach jeder Auseinandersetzung mit einer anderen Person, auch wenn sie in ganz gemäßigten Bahnen verläuft, fühlen sich diese Leute ganz fassungslos, durcheinander, aus dem Gleichgewicht geraten.

Doch wenn der ganze Aufruhr vorbei ist, vollführt der Organismus einen Umschlag in den genau entgegengesetzten Zustand, so als wollte er das Gleichgewicht wieder herstellen. Krankhafte Friedfertigkeit, Unterwürfigkeit, Nachgiebigkeit, Sanftheit, Nettigkeit, Freundlichkeit, Gehorsam – so sieht dieser entgegengesetzte Zustand aus, der keinerlei aggressive Regung mehr zuzulassen scheint.

Manchmal wird **der Blick des Patienten ganz starr,** so als ob er in die Unendlichkeit schaute; und aus dieser Starre kann nichts ihn herausholen. Es scheint, dass der Organismus diese kurzen Pausen benötigt, um sein Gleichgewicht wiederzufinden. Wenn die Patienten in einer solchen Phase massiv gestört werden, können sie die Besinnung verlieren oder Krämpfe bekommen. Das Mittel kann sowohl bei Petit mal als auch bei Grand mal angezeigt sein. Übrigens ist die Beziehung von Cicuta zu den **Augenmuskeln** ein wichtiges Element des Arzneibildes, das man sich unbedingt einprägen sollte.

Geist und Gemüt: unreif, kindlich, mitfühlend

In chronischen Krankheitszuständen, die Geist und Gemüt betreffen, fallen die Symptome der Unreife und des kindlichen, ja kindischen Wesens auf. Manchmal vermitteln die Patienten einen vollkommen unschuldigen Eindruck, sie wirken geläutert, als hätten sie ihre Vergangenheit total vergessen, als hätte alles Frühere keine Bedeutung mehr. Man sieht nicht den Ernst und die Tiefe, die man mit einem erwachsenen Menschen verbindet; sie sind oft zu naiv für ihr Alter und ihre Erfahrungen. In ihnen kann man die Schönheit und zugleich die Unreife des Kindes erkennen. Ein sehr charakteristisches Prüfungssymptom: „**Er deuchte sich wie ein Kind von 7, 8 Jahren, als wären ihm die Gegenstände sehr lieb und anziehend, wie einem Kind das Spielzeug.**"

Diese Art von Unreife ähnelt einigen anderen Arzneitypen.

- PULSATILLA, das viele Symptome mit Cicuta gemeinsam hat, ist ebenfalls ein bisschen naiv, die Patienten haben oft nicht gelernt, mit alltäglichen Konflikten umzugehen. PULSATILLA-Patienten versuchen immer, sich auf jemanden zu stützen, eine Person zu finden, die ihre Probleme für sie löst. Sie weinen und klagen viel; sanfte Charaktere, die nie das Kämpfen gelernt haben.
- BARYTA-CARBONICA-Patienten hingegen sind Menschen, die am liebsten im Status der Kindheit bleiben würden, weil sie sich darin wohlfühlen. Sie könnten z. B. sagen: „Ich will nicht erwachsen werden!"
- BUFO-Patienten sind ebenfalls oft unreif und geistig zurückgeblieben, doch sie haben gewöhnlich erheblich größere Probleme mit zwischenmenschlichen Kontakten. Es sind „schwierige" Typen, man kommt nicht leicht an sie heran, und deshalb sind sie häufig unfähig, emotionale oder sexuelle Beziehungen aufzubauen. Die Folge ist, dass sie zu übertriebenem Masturbieren neigen. Selbst wenn es ihnen gelingt, einen Sexualpartner zu finden, bleiben sie „schwierig" und zeigen beim Sex oft aggressives Verhalten.

Der sanfte, nachgiebige Charakter von Cicuta-Patienten kann auch in akuten Zuständen zum Ausdruck kommen: während die Konvulsionen durch extreme Heftigkeit in allen Bewegungen gekennzeichnet sind, ist der Patient „zwischen den Krampfanfällen sanft, friedlich und nachgiebig, was die Arznei von NUX VOMICA oder STRYCHNINUM unterscheidet" (Kent). Doch diese Gemütsverfassung zeigt sich auch in chronischen und konstitutionellen Fällen. Im Anamnesegespräch legen Cicuta-Patienten es oft darauf an, nett zu dem Arzt zu sein und ihm zu gefallen. Sie können nicht nein sagen, statt dessen präsentieren sie sich als glückliche, ruhige

Menschen. Streit und Konfrontationen versuchen sie möglichst zu vermeiden. Auch sehr **mitfühlend** sind Cicuta-Patienten oft, selbst bei Personen, die nicht zum näheren Bekanntschaftskreis zählen. „Er wird von traurigen Erzählungen heftig angegriffen“ (Hahnemann); durch freudige Anlässe leicht zu Tränen gerührt.

Die Unreife kann mit **schweren Krankheitserscheinungen auf der intellektuellen Ebene** verbunden sein, das Hirn scheint sich nicht weiterentwickeln zu wollen. In einem Fall von Tyler war die Patientin mit dreieinhalb Jahren auf den Kopf gefallen und hatte daraufhin vier Monate lang „bewusstlos und blind“ im Bett liegen müssen. Später bekam sie einen pustulösen Ausschlag am ganzen Kopf, der allopathisch behandelt wurde. Seitdem litt sie unter epileptischen Anfällen mit unwillkürlichem Harnabgang und heftigen klonischen Krämpfen, besonders nachts. In manchen Nächten wurden zwanzig bis dreißig Attacken gezählt. Vor ihrer Kopfverletzung war sie sehr intelligent gewesen, aber als Tyler sie sah, im Alter von 23 Jahren, war sie wie ein Baby. Sie konnte sich nicht allein waschen und anziehen. Wenn sie gefragt wurde, ob sie etwas zu essen wollte, sagte sie nein; aber wenn man das Essen dann vor sie hinstellte, aß sie. Tyler gab ihr Cicuta C 200 aufgrund der heftigen Konvulsionen, des Pustelausschlags und der „Folgen von Schlag auf den Kopf“, mit eindrucksvollem Erfolg. Nicht nur wurden die epileptischen Anfälle schwächer und seltener und hörten schließlich ganz auf, sondern auch ihr Verstand entwickelte sich deutlich zum Besseren. Sie lernte, sich allein anzuziehen und zu waschen, konnte viele Hausarbeiten selbst verrichten, ihr Gedächtnis besserte sich enorm usw. Der Fall wurde danach mehr als fünf Jahre lang beobachtet, bei steter Zunahme der Geisteskräfte; epileptische Anfälle kamen zunächst gelegentlich noch vor, nach Aufregungen, Krankheiten oder Verletzungen, später blieben sie über lange Zeiträume völlig aus. Tyler zitiert einen weiteren Fall mit ähnlichem Verlauf der Krankheit und der Behandlung – und ähnlich gutem Ausgang.

Argwohn, Menschenhass

Ein anderer Zug von Cicuta-Patienten scheint ganz im Gegensatz zu ihrem sanften Wesen zu stehen, nämlich Verachtung und Hass auf die Menschheit als solche. Sie sagen z. B., dass sie den Menschen kein Vertrauen schenken können, dass die Leute schlecht, verrückt, töricht sind, dass sie nichts mit ihnen zu tun haben wollen. Und solche Dinge sagen sie in einem Ton, der verrät, dass sie selbst gar nicht recht verstehen, was sie da reden. Es ist eben keine Haltung oder Einstellung, es ist ein Symptom: eine Art Wahnidee oder zwanghafte Einbildung. Bei der Fallaufnahme kann man unmittelbar merken, ob jemand mit Verstand und aus Erfahrung spricht oder ob ihm Krankheit und Verwirrung seine Worte eingeben. Dieser Unterschied ist sehr bedeutsam.

Hahnemann schreibt in seiner Prüfung: „**Geringschätzung und Verachtung der Menschheit;** er floh die Menschen, verabscheute ihre Torheiten im höchsten Grade, und sein Gemüt schien sich in Menschenhaß zu verwandeln; er zog sich in die Einsamkeit zurück.“ Und: „Mangel an Zutrauen zu den Menschen und **Menschenscheu;** er floh sie, blieb einsam und dachte über die Irrtümer derselben und über sich selbst ernsthaft nach.“ Die Patienten sind auch sehr **argwöhnisch.**

Benommenheit und Wahnideen

Cicuta-Patienten sind oft ziemlich durcheinander, und das kann sich bis zu veritablen Wahnideen steigern, die die eigene Identität, die Zeit und die Körperwahrnehmung betreffen.

- „**Er verwechselte Gegenwärtiges mit Vergangenem.**“
- „Dumm und dämisch.“ „**Gedankenlosigkeit, Unbesinnlichkeit, Sinnenberaubung.**“ „**Große Betäubung und Erschöpfung.**“
- „Den ganzen Tag die Gedanken verworren und schnell ohne Zusammenhang von einem auf den anderen Gegenstand überspringend, oft von quälerischer Beschaffenheit und trübe Seiten der Dinge hervorkehrend.“ „Alles ist verworren und fremdartig … Die Gesichter alter Freunde sehen fremd aus; er schaut sie an und fragt sich, ob das noch die gleichen Leute sind, die er einmal gekannt hat … Stimmen hören sich fremd an. Sehkraft, Geruchssinn, überhaupt alle Sinne sind gestört und verwirrt. Verwirrung in bezug auf die eigene Person, sein Alter, seine Umgebung“ (Kent).
- „**Er glaubte nicht, in den gewöhnlichen Verhältnissen zu leben; es deuchte ihm alles fremd und fast furchtbar;** es war, als wenn er aus ei-

nem hitzigen Fieber erwachte und allerlei Gestalten sähe, doch ohne körperliches Krankheitsgefühl.“ „Er ward gleichgültig gegen alles, und fing an zu zweifeln, ob dies auch wirklich der Zustand sei, in dem er sich befände.“ „Hat das Gefühl, als ob er an einem fremden Ort wäre, was Furcht auslöst.“

- „Während des Liegens im Bett, ein sonderbares Gefühl, als wenn sein ganzer Körper angeschwollen wäre, und zugleich (wachend) ein sonderbares Zusammenfahren, als ob er aus dem Bett fiele.“
- Delirium, kann nicht sprechen, ist nicht bei sich. „Glaubt, sie sehe einen riesigen Mann auf sich zukommen, der sich neben sie legt; sie bittet ihn wegzugehen, verfällt in Krämpfe und dreht sich auf den Bauch.“ **Extreme Heftigkeit der spastischen und Deliriumssymptome;** neigt zu unbedachten, absurden Handlungen (Guernsey). „Delirium, weint und singt; verliert das Bewußtsein bei offenen Augen; erkennt niemanden, aber antwortet auf Fragen, wenn man sie berührt und anspricht; plötzlich kehrt die Besinnung zurück, **und sie weiß nichts mehr von dem, was passiert ist.**“ Solche Gedächtnislücken können Stunden oder gar Tage umfassen (Kent).

Ein weiteres Thema der Cicuta-Pathologie ist der **Gegensatz von Selbstüberschätzung und Unsicherheit.** Ein interessantes Schwindelsymptom, das sehr schön die Unsicherheit aufzeigt: **„Sie glaubt sich fester stellen oder setzen zu müssen** ...“ Dieses seltsame Symptom kann sich in der Praxis z. B. so präsentieren: Der Patient scheint das Gefühl zu haben, er sitze nicht richtig auf seinem Stuhl. Mehrmals erhebt er sich, aber nicht ganz, sondern nur zehn oder zwanzig Zentimeter, und setzt sich dann gleich wieder hin. Während des Anamnesegesprächs tut er das immer wieder. Man könnte glauben, er werde jetzt gleich aufstehen und weggehen, aber er setzt sich jedesmal wieder hin. Es geht ihm nur darum, „sich fester zu setzen“, seiner Körperhaltung mehr Sicherheit zu verleihen.

Furcht, Angst, Depression

- „Aufgeregtheit, mit Kümmernis für die Zukunft, alles, was ihm begegnen könnte, stellt er sich gefährlich vor.“ „**Er dachte mit Ängstlichkeit an die Zukunft und war immer traurig.**“
- „Viel Blähungsanhäufung, mit immerwährender Angst und Verdrießlichkeit.“
- **„Große Schreckhaftigkeit; bei jeder Öffnung der Türe und bei jedem, auch nicht gar laut gesprochenen Wort** empfindet sie vor Schreck Stiche in der (linken) Seite des Kopfes.“
- „Traurigkeit, mehrere Tage lang.“ „Wo andere lustig waren, war er traurig.“ „Am liebsten einsam und ohne zu sprechen, mit Mangel an Entschließungskraft.“ „Liebt die Einsamkeit, große Abneigung gegen die Gesellschaft anderer.“
- „Zu keiner Arbeit aufgelegt, mürrisch und trüben Gedanken nachhängend.“ „Sehr beschäftigt mit unabweislich sich aufdrängenden Gedanken über menschliche Verhältnisse.“
- „Öfter wiederkehrendes Schluchzen und Weinen, mit Schmerz im Nacken, krampfhaftem Ziehen des Kopfes nach hinten und Zittern der Hände.“ „Wimmern, Winseln und Heulen.“

Krampfsymptome im Einzelnen

Der Wasserschierling ist wohlbekannt für seine Fähigkeit, **Konvulsionen und Spasmen heftigster Art** hervorzurufen und zu heilen. Klonische Krämpfe mit grässlichen oder lächerlichen Verdrehungen und Verziehungen der Gliedmaßen, der Gesichtsmuskeln, heftige Zuckungen von Kopf und Extremitäten; **tonische Krämpfe von extremer Stärke,** starrkrampfartig, jeder Muskel ist starr und hart wie Holz; auch Katalepsie mit Flexibilitas cerea; Trismus, oft mit Zähneknirschen und blutigem Schaum vor dem Mund, beißt sich auf die Zunge usw.; langanhaltender und sehr lauter **Singultus,** Zwerchfellkrämpfe mit starker Anschwellung in der Magengegend; usw. Die Liste der eindrucksvollen spasmodischen Symptome ist lang, aber besonders oft wird eine große Neigung berichtet, **Kopf und Rücken rückwärts zu biegen (Opisthotonus).** „Wie ein Bogen gekrümmter Rücken.“

Ein weiteres konvulsives Phänomen ist **Strabismus convergens** von spastischem Charakter. Kent: „Jedesmal wenn das Kind erschrickt, fängt es an zu schielen; von Berührung oder Erkältung oder auch nach einem Sturz, bei dem es sich den Kopf verletzt, oder in periodischen Abständen kommt es zu Strabismus.“

Schlundkrämpfe sind ebenfalls häufig. Sie können sehr gefährlich sein, ja durch **Atemstillstand**

lebensbedrohlich werden und mit völliger Unfähigkeit zu schlucken einhergehen. Schon eine leichte Verletzung kann bei Cicuta-Patienten derart bedrohliche Symptome hervorrufen, z. B. wenn ein scharfer Knochensplitter oder eine Fischgräte im Hals steckenbleibt; nicht die Verletzung als solche macht das Besondere und Bedrohliche dieses Zustands aus, sondern der übermäßig heftige Krampf, der durch sie ausgelöst wird.

- Einige besondere Merkmale der Konvulsionen: gewöhnlich **beginnen sie oben, am Kopf** oder in seiner Nähe (Zuckungen des Kopfes, um die Augen, auch Schlundkrämpfe) und **bewegen sich abwärts zum Rumpf und den Gliedmaßen** (entgegengesetzt: CUPRUM); **vom Zentrum zur Peripherie,** zuletzt die Akren ergreifend.
- Krampfanfälle werden erregt **durch jede noch so leichte Berührung, vom Öffnen der Tür, von jedem Geräusch** (wie z. B. wenn jemand im Zimmer spricht). Es besteht große **Empfindlichkeit und Abneigung gegen Berührungen am Kopf.** Auch Aufregung jeder Art kann Krampfattacken auslösen. Einige häufige Symptome eines Krampfanfalls: fällt zu Boden, lauter und heftiger Schluckauf, beißt sich auf die Zunge, unwillkürlicher Harnabgang mit heftiger Ausspritzung des Urins; Bewusstlosigkeit, mit weit offenen, hervorstehenden, stieren, glasigen Augen; Wimmern, Winseln und Heulen, selbst Beißen – oder auch Lachen; Atemstillstand, große Atemnot, und eine Unzahl weiterer Symptome.
- Die Attacken können ganz plötzlich auftreten, ohne jede Vorankündigung, aber es gibt auch einige deutlich umrissene **Aura-Symptome.** Etwa: **Angstgefühl; durchdringendes Geschrei; bekommt plötzlich ein ganz starres, unbewegliches Aussehen;** hört nichts mehr; Schluckauf; Druck auf dem Kopf, mit Ohrenklingen, Schwindelgefühl, Ohnmachtsanwandlung; Kältegefühl am Herzen, das sich zu den Gliedmaßen hin verbreitet; oder ein **plötzlicher Stoß, wie ein elektrischer Schlag, besonders wenn er im Epigastrium empfunden wird.** „Ein Stoß in der Gegend der Magengrube, wie mit einem Finger, wodurch er zusammenfährt und sich dann erst wieder sammelt und besinnt." Solche Empfindungen können schnell wie der Blitz in den Rücken fahren und Opisthotonus auslösen. Ähnliche Empfindungen kommen auch in anderen Körperregionen vor: **plötzliche Rucke durch Kopf, Arme, Finger und Beine, wie von elektrischen Schlägen;** oder Zusammenschütteln wie von Frost überlaufen.
- Ein starker Anfall wird fast ausnahmslos **in extreme Erschöpfung münden;** liegt da wie tot, ein komatöser Schlaf, der Stunden oder gar Tage andauert, kann folgen. Wie Farrington sagt, ist die Erschöpfung nur mit der von CHININUM ARSENICOSUM zu vergleichen. Häufig sind damit Gedächtnislücken von Stunden oder selbst Tagen verbunden.

Aufgrund all dieser Symptome hat Cicuta einen Ruf als Arznei bei **Epilepsie.** Die erwähnten Symptome deuten auf Grand mal hin, aber auch Petit mal wird durch viele Arzneizeichen abgedeckt, wie Tyler bemerkt. Geistesabwesenheit, plötzliche Gedankenlosigkeit und besonders eine **große Neigung zum Starren** bestätigen diese Indikation. Prüfungssymptome: „**Sehr geneigt, irgendwohin zu starren**." Oder diese Sequenz aus Hahnemanns *Reiner Arzneimittellehre:* „Starrsehen: sie sieht unverwandten Blicks auf ein und dieselbe Stelle hin und kann nicht anders, so gern sie auch wollte – sie ist dabei ihrer Sinne nicht ganz mächtig und muss sehr aufgeregt werden, um richtig zu antworten –; zwingt sie sich mit Gewalt, durch Wegdrehen des Kopfes, den Gegenstand mit den Augen zu verlassen, so verliert sie ihre Besinnung, und es wird ihr alles finster vor den Augen. – Wenn sie auch ihren Blick unverwandt auf ihren Gegenstand richtet, so sieht sie doch nichts genau; es fließt alles ineinander, wie in dem Zustand, wenn man allzu lange auf einen und denselben Gegenstand gesehen hat, wo einem, wie man sagt, die Augen vergehen. – Sieht sie lange nach derselben Stelle, so wird sie schläfrig und der Kopf wird ihr herabgedrückt, ob man gleich nichts davon sieht, da sie dann mit offenen, starren Augen keinen Buchstaben mehr erkennt. – Sooft man auch in sie hineinredet und sie dadurch aus ihrem unbesinnlichen Starrsehen herausreißt und durch Anrufen erweckt, so oft fällt sie doch immer wieder hinein, wobei man nur 50 Pulse in einer Minute fühlt. – Lässt man sie längere Zeit in Ruhe sitzen, so sinkt der Kopf allmählich herab, während die starren Augen auf denselben Punkt gerichtet bleiben, sodass, bei tieferem Sinken des Kopfes, die Pupillen fast hinter das obere

Augenlid zu liegen kommen; dann bekommt sie einen inneren Ruck, wodurch sie schnell auf eine kurze Zeit zur Besinnung kommt; sie verfällt dann wieder in eine ähnliche Unbesinnlichkeit, woraus sie von Zeit zu Zeit durch ein inneres Schütteln, was sie für einen Frostschauder ausgibt, geweckt wird."

Die spastischen und epileptiformen Symptome, aber auch andere wie Schwindel, Kopfweh und Ohnmachten sind oft **seit einer Kopfverletzung** vorhanden, die lange zurückliegen kann. **Folgen von Schlag auf den Kopf, von Gehirnerschütterung** oder evtl. auch von mechanischem Druck durch einen Hirntumor sind sehr charakteristisch für dieses Mittel. Wenn diese Causa während des Anamnesegesprächs ans Licht kommt, sollte man nicht nur an ARNICA, sondern eben auch an Cicuta virosa denken. Tyler sind einige sehr beeindruckende Heilungen von **Epilepsie seit einem Schlag auf den Kopf** gelungen, wobei die **geistige Entwicklung stark retardiert** war.

Ein weiteres Symptom in der Vorgeschichte, das auf diese Arznei hinweist, ist ein **Pustelausschlag, meist am Kopf und/oder im Gesicht,** häufig mit einem gelben Exsudat, das massive, honigartige Krusten bildet. Die Unterdrückung eines solchen Hautausschlags kann ebenfalls auslösende Ursache eines epileptischen Zustands oder anderer zerebraler Erkrankungen sein. Cicuta ist eine der Arzneien, die eine **besondere Affinität zu Hirn, Nervensystem und Haut** aufweisen. Überdies kann Aufregung jeder Art ein kausativer Faktor sein.

Cicuta ist nicht nur bei Epilepsie, sondern auch bei einer großen Zahl anderer Krampfbeschwerden angewandt worden, etwa: Eklampsie; Krämpfen schwangerer oder gebärender Frauen, Krämpfen im Wochenbett; Zahnungskrämpfen usw. Kent sagt: „Es war das alte Heilmittel bei Tetanus und Spasmen infolge von in die Haut eingezogenen Splittern." Zerebrospinale Meningitis mit heftigen Krampferscheinungen.

Ein Keynote **Großes Verlangen nach Kohlen und anderen unverdaulichen Dingen,** z. B. rohen Kartoffeln; Kinder kauen und schlucken so etwas mit offensichtlichem Behagen. Kent merkt an, dass dieses Merkmal beim Cicuta-Patienten seinen Grund auf der geistigen Ebene hat: „weil er unfähig ist, zwischen Essbarem und nicht zum Essen Geeignetem zu unterscheiden".

Allgemeinsymptome und Keynotes

Auf die Krampfneigung, den hervorstechendsten allgemeinen Zug von Cicuta virosa, ist bereits ausführlich eingegangen worden. Hier folgen daher lediglich einige Beschreibungen aus Vergiftungsfällen oder geheilten Fällen, die ein besonders plastisches Bild der Heftigkeit ergeben, welche die Konvulsionen annehmen können.

- „Epileptische Anfälle: eine Geschwulst im Magen erschütterte heftig das Zwerchfell, Schluckauf, Geschrei, Röte des Gesichts, Trismus, Verlust der Sinne und Verdrehung der Glieder traten ein."
- „Heftige Konvulsionen … Die Glieder warf er sonderbar umher und verdrehte sie; oft wurde ihm der Kopf nach hinten getrieben und der ganze Rücken im Bogen gekrümmt."
- „Krampfhafte Gliederverdrehungen, welche ihn zwei Fuß weit warfen."
- „Die Krämpfe nahmen an Heftigkeit zu; das Gesicht wurde dabei dunkelrot, die Lippen blau und ein blutiger Schaum trat vor den Mund."
- „Katalepsis: die Glieder hingen schlaff herab, wie bei einem Toten, ohne Atem."
- „Fallsucht-Anfall mit wunderbaren Verdrehungen der Glieder, des Oberkörpers und des Kopfes, mit bläulichem Gesicht und **auf einige Augenblicke unterbrochenem Atem,** mit Schaum vor dem Mund – und nach den Konvulsionen, als der Atem frei war, hatte er keinen Verstand und lag wie tot, gab kein Zeichen von Empfindung von sich, man mochte ihm zurufen oder ihn kneipen."
- Zittern aller Glieder, alle Bewegungen geschehen zitternd.
- Zucken und Rucken des Kopfes; auch beim Sprechen, die Sprache behindernd. Häufige unwillkürliche Rucke über den ganzen Körper.
- „Die heftigsten (tonischen) Krämpfe, sodass **weder die gekrümmten Finger aufgebogen noch die Gliedmaßen weder gebogen noch ausgedehnt werden konnten.**"

Aus einem Fall von Messerschmidt, dessen Symptome in Jahrs *Symptomencodex* und Herings *Guiding Symptoms* aufgenommen wurden: „Saß er ruhig, so schüttelte es ihn von Zeit zu Zeit zusammen, wie von Frost überlaufen, häufiger aber geschah es, dass er Rucke durch Kopf, Arme, Finger und Beine bekam, wie von elektrischen Schlägen."

Beschreibung eines Krampfzustands bei einer 17-Jährigen, deren Menarche noch nicht eingetreten war: „Die schmerzhaften Anfälle von Opisthotonus traten fast alle Minuten ein, dabei verdrehte sie die Augen, verzog das Gesicht auf eine grässliche Weise und stieß ein durchdringendes Geschrei aus; diese schrecklichen Anfälle wiederholten sich bei jeder Berührung, ja selbst wenn nur die Stubentüre wie gewöhnlich geöffnet wurde oder wenn jemand in der Stube stark sprach. **Sie konnte nicht das mindeste Geräusch vertragen, ohne sogleich laut aufzuschreien** … Körper und Glieder steif wie Holz …"

- „Konvulsionen und Verlust der Besinnung, Kopf permanent nach hinten gezogen, hohes Fieber, Erbrechen, erweiterte Pupillen, Doppeltsehen, Gesicht blass, aschfarben, ein durchfälliger Stuhl, dann Obstipation" (Hering).
- Einige weitere Allgemeinsymptome:
  - Matt besonders in den Knien und in den Rückenmuskeln, nach ganz kurzem Stehen. Auch nach geringer Anstrengung große Mattigkeit in den Beinen und Armen, beim Biegen schmerzhafte Steifheit im Rücken.
  - Ungemein ermattet, schwach und kraftlos; die Füße wollen ihn nicht mehr tragen, alle Muskeln versagen ihm ihren Dienst. Andererseits manchmal auch: „Leichtigkeit, Festigkeit in den Bewegungen … mit erhöhtem Kraftgefühl …"
  - Große Müdigkeit, mittags sogar noch mehr ermüdet als abends.
  - Ohnmachten von Druck auf den Kopf.
  - **„Sie verlangen alle nach dem warmen Ofen."**
- Auslösende Ursachen: Gehirnverletzungen, besonders Commotio; überhaupt Verletzungen; Unterdrückung von Pustelausschlägen an Kopf und Gesicht; Kälte; Gemütsbewegungen, besonders Schreck.
- Schlimmer von geringster Erschütterung, Geräusch und Berührung, besonders Berührung am Kopf; von Erkältung; von jedem Luftzug; von Tabakrauch; von Drehen des Kopfes.
- Besser durch Wärme; wenn man über die genaue Natur des Schmerzes nachdenkt (bei Kopfweh); durch Blähungsabgang.

Lokalsymptome

Schwindel Schwindel ist ein wichtiges Symptom von Cicuta virosa.

- Er kann verbunden sein mit einem **Gefühl, als fiele man nach vorn,** mit Schwanken wie berauscht, oder mit einem **Gefühl wie betrunken im Sitzen, Stehen und Gehen;** oft fällt der Patient tatsächlich zu Boden. „Beim Bücken ists, als sollte er mit dem Kopf vorstürzen."
- Der Schwindel kann begleitet werden von Ohrensausen, Gesichtsverdunklung, stechendem Kopfschmerz, Angst, Beklommenheit des Atems usw.

Schwindel, als bewegten sich alle Gegenstände in einem Kreis, selbst viele Stunden lang; oder **mit dem Eindruck, die Gegenstände kämen bald nahe, bald entfernten sie sich wieder;** oder **als bewegten sie sich herüber und hinüber.** Möchte sich festhalten aufgrund des „Wankens" der Gegenstände vor den Augen; **glaubt, sie selbst wanke.** Beim Gehen wird es dunkel vor den Augen, unter Schwindel und scheinbarem Schwanken der Gegenstände. Wenn er sich mühsam im Bett aufgerichtet hat, bekommt er einen Schwindel, die Gegenstände scheinen sich dann in einem Kreis zu drehen, es wird ihm dunkel vor den Augen und er muss sich sogleich wieder niederlegen. Drehschwindel, auch Gleichgewichtsstörungen ohne wirklichen Schwindel, **nach einer Kopfverletzung,** oft mit starken Kopfschmerzen und Sehstörungen. **Schwindelgefühl bis zur Ohnmacht von jeglichem Druck auf den Kopf,** besonders auf den Scheitel.

Kopf Krampfhafte **Rückwärtsbiegung** des Kopfes, oder er ist nach einer Seite gedreht, oder steif vorwärts gebogen, oder er sinkt langsam herab während einer Absence, mit Starrsehen; **Rucken und Zucken des Kopfes** als Vorankündigung von Krampfattacken. Heftige Rucke durch den Kopf wie elektrische Schläge. Sichtbarer Ruck am Kopf rückwärts beim Sprechen, **sodass er die auszusprechende Silbe gleichsam rückwärts ziehen und verschlucken muss,** fast wie beim Schluckauf. Zittern des Kopfes, mit Hochfahren und Zucken; schlimmer in der Kälte, besser durch Wärme und Ruhe.

Drückend betäubendes Kopfweh äußerlich an der Stirne, mehr in der Ruhe. Starkes Kopfweh im Hinterhaupt, wie dumpfer Druck und wie etwas Schnupfen dabei. **Halbseitiger Kopfschmerz,** wie ein Drücken, mehr äußerlich; oder **wie von Blutandrang, durch Aufrechtsitzen vergehend.** Ein hämmernder Schmerz in der Stirn, von mittags bis abends. **Kopfschmerz, der durch Blähungsabgang erleichtert wird.** Früh, beim Erwachen Kopfweh, gleich als wäre das Gehirn locker und würde erschüttert beim Gehen; wenn er darauf dachte, wie der Schmerz genau beschaffen sei, so war er verschwunden.

Druck in der Tiefe des Hirns, mit Schweregefühl im Vorder- und/oder Hinterhaupt. Große Abneigung gegen Druck auf den Kopf.

Langjährige Kopfschmerzen nach Kopfverletzung. Folgen von Gehirnerschütterung. Ist auch bei Fällen von zerebrospinaler Meningitis mit positiven Ergebnissen angewandt worden. Kinder mit Neigung zum Kopfschweiß im Schlaf.

Viele Ausschläge der Kopfhaut, meist pustulös, mit Brennschmerz, Eiterung und Bildung dicker gelber Krusten; Milchschorf. Nash berichtet von der Heilung einer jungen Frau mit Eczema capitis, das die gesamte Kopfhaut wie eine Kappe bedeckte.

Augen Hier ist das bemerkenswerteste Symptom die **Neigung zum Starren, mit weit offenen, oft glasigen Augen, Vergehen der Gedanken, Absencen.** Kann die Augen nicht abwenden von dem Gegenstand, den er anstarrt; erkennt nichts, bei offenen, starren Augen, der Kopf sinkt allmählich herab, während die starren Augen auf denselben Punkt gerichtet bleiben, sodass die Pupillen schließlich fast hinter das obere Augenlid zu liegen kommen; kann aus diesem Zustand aufgeweckt werden, etwa durch Anrufen, fällt aber gleich wieder in das geistesabwesende Starren zurück; oder ein innerer Ruck bringt sie zur Besinnung, aber sie fällt gleich wieder zurück.

Die Pupillen sind manchmal erst verengt, dann sehr erweitert, häufiger ist aber eine **starke Erweiterung ohne Reaktion auf Licht.** Auch intensive Photophobie kann bestehen. Zahlreiche weitere Störungen des Sehens: plötzliche Gesichtsverdunklung mit Schwindel; alles erscheint doppelt und von schwarzer Farbe, **im Wechsel mit Schwerhörigkeit;** Gegenstände bewegen sich herüber und hinüber, oder kommen bald nahe, bald entfernen sie sich, mit Schwindel und Wunsch, sich irgendwo festzuhalten; die Buchstaben scheinen sich zu drehen und haben, wie auch das Licht der Kerze, Regenbogenscheine um sich; diese Symptome können begleitet sein von Brennen in den Augen, Kopfweh über den Augenhöhlen, morgendlichem Verkleben der Lider und Erscheinen blauer Ränder um die Augen.

Strabismus, gewöhnlich Strabismus convergens, wenn er periodisch auftritt und spastischen Charakter hat oder durch Krämpfe ausgelöst wird. Strabismus nach einem Schlag aufs Auge.

Zuckungen und Krämpfe um die Augen herum; besonders **Zittern und Zucken der Lider.** „Ein Fippern unter dem unteren Augenlid in dem Kreismuskel." Hervortreten der Augen während der Konvulsionen.

Ohren Schwerhörigkeit; sie **hört nicht gut, wenn man nicht „stark in sie hineinredet" und sie darauf aufmerksam macht.** Schwerhörigkeit im Wechsel mit Doppelt- und Schwarzsehen. Schwerhörigkeit alter Leute. Dies kann verbunden sein mit einem Platzgeräusch, wie von einer Explosion, im (rechten) Ohr beim Schlucken.

Überempfindlichkeit gegen Geräusche ist andererseits ein wichtiges Charakteristikum in vielen Fällen. Geräusche können Konvulsionen, Kopfschmerzen, Schwindelanfälle, Durchfälle usw. auslösen oder erneuern.

Die Ohren können sich innerlich wie äußerlich sehr heiß anfühlen; oder aber sie sind kalt, mit kalten Extremitäten, bläulichen Nägeln usw. Bluten aus den Ohren, bei Gehirnerkrankungen; Herausspritzen des Blutes während der Konvulsionen. Wundheitsempfindung hinter dem Ohr, wie von einem Stoß oder Schlag zurückbleiben würde. Starke Hautausschläge an, vor und unter den Ohren; mit Brennen und Eiterung.

Nase Nasenbluten, Nase sehr berührungsempfindlich; bei geringer Berührung der Nase fängt sie an zu bluten. Gelber Ausfluss aus der Nase. Gelbbraune Schorfe selbst in den Nasenlöchern, bei Hautausschlägen im Gesicht. Sehr häufiges Niesen, ohne Schnupfen.

Gesicht Bei akuten Zuständen ist das Gesicht oft **rot, selbst dunkelrot,** mit blauen Lippen; oder auch leichenblass und kalt.

Krampfzustände, die besonders die **Gesichtsmuskeln** betreffen, mit **gräßlichen oder lächerlichen**

Verziehungen des Gesichts. Verdreht die Augen, stößt durchdringende Schreie aus. **Zusammenbeißen der Zahnleisten oder Zähne, wie bei Kieferklemme,** ist ebenfalls häufig, oft mit Zähneknirschen.

Nach Gehirnerschütterung kann das Gesicht gerötet sein, mit Kopfweh und unruhigem Schlaf; später blass und kalt.

Lippen brennend, schmerzend; eiternd, geschwürig; ist selbst bei bösartigen Lippenaffektionen mit günstigem Resultat angewandt worden.

Cicuta virosa ist eine wichtige Arznei bei **gewissen Gesichtsausschlägen: eitrig zusammenfließende Hautausschläge mit Brennschmerz und gelber Absonderung, wie Honig.** Ein Beispiel (geheilter Fall von Caspari): „Am linken Mundwinkel entsteht ein kleines Grindchen, welches nach dem Abkratzen sich immer mehr ausbreitet und ein gelbes Wasser ausfließen lässt, welches auf den Teilen, die es berührt, einen brennenden Schmerz erregt und sie wund macht. Diese wunden Stellen fangen nun ebenfalls an, ein solches Wasser auszusondern, welches in der Gestalt von honiggelben Grinden antrocknet und eine dicke Kruste bildet. Der Schmerz ist bloß brennend, selten und nur im Anfang des Entstehens einer neuen wunden Stelle zugleich fressend. Von der Mitte der linken Oberlippe fängt der Grind an und bedeckt den unteren Teil der Wange, das ganze Kinn und einen großen Teil der Haut unter dem Kinn. Die Submaxillardrüsen beider Seiten sind geschwollen, eine ist schmerzhaft. In beiden Nasenlöchern sind gelbbraune Schorfe befindlich … Sie hat einen sehr starken Appetit und möchte immer essen, wird nie satt …“ Oder: „Linsengroße Ausschlags-Erhöhungen im ganzen Gesicht (und an beiden Händen), welche bei ihrem Entstehen einen brennenden Schmerz verursachten, dann in eins zusammenflossen, von dunkelroter Farbe, neun Tage anhaltend, worauf die Abschälung erfolgte …“ (Hahnemann).

Bei männlichen Patienten ist vor allem die Hautregion, wo der Bart wächst, für solche Hautkrankheiten anfällig; die Krusten können den Bart völlig verfilzen und verkleben. Kent berichtet, dass Cicuta bei **Hautproblemen vom Rasieren** nützlich ist, besonders bei „Bartflechte“ (Trichophytia barbae profunda).

Mund **Weißliche wunde, geschwürige Stellen am Rand der Zunge,** bei Berührung sehr schmerzhaft; können sich auch auf die Innenseite der Lippen ausbreiten.

Trockene, belegte Zunge. Zunge angeschwollen, mit Geschwürchen an ihrem Rand; dick, unbeholfen, schwer beweglich; **mit schwierigem Sprechen.** Oder: „Beim Sprechen mehrerer Worte kann er wohl die ersten fünf, sechs Worte ohne Anstoß hervorbringen, bei den übrigen aber bekommt er, im Aussprechen des Wortes, einen kleinen, selbst von außen bemerkbaren Ruck am Kopf rückwärts, und zugleich zucken die Arme etwas, sodass er die auszusprechende Silbe gleichsam rückwärts ziehen und verschlucken muss, fast wie der Schluckauf zu tun pflegt.“

In konvulsivischen Zuständen: Schaum im und vor dem Mund, Trismus, beißt sich auf die Zunge (dies kommt auch nachts im Schlaf vor), Zähneknirschen.

Hals **Der Hals scheint innerlich wie zugewachsen zu sein** und äußerlich wie schmerzhaft zerschlagen beim Anfassen, mehrere Stunden sich verschlimmernd, unter Aufstoßen von Mittag bis Abend.

Schlundkrämpfe vom Verschlucken eines scharfen Knochensplitters oder einer Fischgräte, mit innerlicher Verschwellung des Halses; die Kehle verschließt sich, mit Unfähigkeit zu schlucken und Erstickungsgefahr; die Krämpfe können sich vom Schlund aus abwärts ausbreiten und den ganzen Körper erfassen. Zusammenschnürende Krämpfe des Pharynx und Ösophagus, durch unterschiedliche Ursachen bedingt; oft auch mit krampfhaftem Zusammenziehen der Hals- und Nackenmuskeln. Trockenheit des Halses, mit Durst.

Atmung, Brust Atembeklemmung, Atemnot; **Engheit auf der Brust, sodass sie kaum Atem bekommen kann, den ganzen Tag über.** Dies kann durch tonische Krämpfe in den Brustmuskeln bedingt sein und ist gelegentlich von heftigem Schluckauf begleitet. Während der Krampfanfälle ist **die Atmung häufig für Augenblicke unterbrochen,** danach Schnappen nach Luft; oder schnarchendes, ungleichmäßiges Atmen.

Empfindung auf der Brust und im Hals, als stäke etwas Voneinanderpressendes darin, wie eine

Faust dick, die das Atemholen verhindert und den Hals auseinandertreiben will. Hitzegefühl in der Brust, durch Tabakrauchen vermehrt; oder **Kältegefühl in der Brust,** besonders am Herzen, **das sich zu den Extremitäten hin verbreitet, danach Geneigtheit, starr nach einem Punkt hin zu sehen.** Am unteren Ende des Brustbeins ein Druck, wie nach einem Stoße und wie wund.

Herz Das Leitsymptom in diesem Bereich ist: „Beim Gehen plötzlich eignes **Gefühl, als bleibe der Herzschlag aus.**" **Es kommt ihm ans Herz, als wenn er ohnmächtig werden sollte;** mit Ängstlichkeit, Schweiß im Gesicht und Zittern der Hände. Zittriges Herzklopfen, zittriger Puls. Der Puls ist meist **verlangsamt und schwach,** manchmal kaum tastbar; allerdings ist auch beschleunigter Puls beobachtet worden.

Magen Appetitlosigkeit, mit Trockenheitsgefühl im Mund und Beeinträchtigung des Geschmacks. Beständiger Hunger und Esslust, auch wenn er eben erst gegessen hat. Mittags, Appetit zum Essen, aber der Appetit verschwand beim ersten Bissen; Sattheit und Drücken im Magen beim ersten Bissen.

Starker Durst auf kaltes Wasser, mit Trockenheit von Schlund und Hals, doch zugleich kann wegen krampfhafter Verschließung des Schlundes Schluckunfähigkeit bestehen.

Das wichtige Nahrungsverlangen ist eines **nach unverdaulichen Dingen wie Kohlen oder rohen Kartoffeln;** solche Dinge können mit offensichtlichem Genuss verzehrt werden. Auch ein Verlangen nach Wein ist beobachtet worden, sowie eine Abneigung gegen Eier und eine Unverträglichkeit von Milch, welche Blähungen verursachen kann.

Lauter, weit schallender Schluckauf; von Zwerchfellkrämpfen, mit Anschwellung in der Magengegend. In einigen Vergiftungsfällen war der Zwerchfellkrampf so heftig, dass er das Schlucken völlig verhinderte und auch durch Drücken auf den Magen nicht unterbunden werden konnte. **Singultus als Aurasymptom** bei Epilepsie.

Übelkeit, besonders morgens und während des Essens, mit stechend-reißendem Kopfschmerz. **Heftiges Erbrechen:** von Blut oder Galle; beim Versuch, sich aufzurichten; während der Schwangerschaft; mit Trismus, ohne dass dieser sich löst; abwechselnd mit tonischen Krämpfen in den Brustmuskeln und Verdrehung der Augen. Erbrechen mit Kopfweh, Durst und Trockenheit des Halses. „Es schwulkt ihr, wie durch Aufstoßen, eine sehr bittere, gelbe Feuchtigkeit, während sie sich bückte, aus dem Magen zum Munde heraus, und es brannte darauf im Schlunde den ganzen Vormittag." „Ein Gefühl aus dem Magen herauf, wie **Wasseraufschwulken; es wurde ihm übel und über und über heiß, und es floß ihm eine Menge aus dem Magen zum Mund heraufgekommenen Speichels zum Munde heraus.**"

Hitze, Brennen oder brennender Druck in Magen und Gedärmen. Stechender Schmerz in der Magengrube. **Klopfen in der Magengrube, die stark angeschwollen war** („eine Faust hoch"). **Ein Stoß in der Gegend der Magengrube, wie mit einem Finger, wodurch er zusammenfährt** und sich dann erst wieder sammelt und besinnt. Solche „Stoßgefühle" in der Magengegend können **schnell wie der Blitz gerade durch in den Rücken fahren und einen äußerst schmerzhaften Opisthotonus auslösen.**

Abdomen **Gleich nach dem Essen, Bauchweh und Schläfrigkeit;** auch ein Schwindel, als hätte man „einen getrunken". Heftiger brennender Schmerz in den Gedärmen.

Leibschmerzen, Erbrechen und Konvulsionen. Solche Leibschmerzen können extrem stark sein. **Unterleib aufgetrieben und bei Berührung sehr schmerzhaft.** Starker Meteorismus, mit Knurren und Kollern im Unterleib, als sollte man Stuhlgang haben; mit ständiger Angst und Verdrießlichkeit.

Rektum und Stuhl Ein interessantes Prüfungssymptom (Lembke): „Die Stühle hatten das Eigne, dass sie sich **ohne Vorboten plötzlich mit einem Drang meldeten, den zurückzuhalten kaum die Kraft hinreichte**, zugleich Zerschlagenheitsschmerz im Kreuz und allgemeines Kraftlosigkeitsgefühl; der Stuhl selbst stürzte plötzlich hervor und dann folgte einiges Drängen; Trieb zum Harnen war dabei häufig." **Dünner Kotstuhl mit heftigem, nicht aufzuhaltendem Harndrang, der nach gelassenem Urin sich gleich wieder meldet;** besonders nachts, nach Mitternacht. Fast stündlich Stuhl von schwarzem, aashaft riechendem Schleim in kleiner Menge, mit Drängen.

Obstipation; oder Stühle häufiger und dünner als sonst; oder durchfälliger Stuhl, gefolgt von Verstopfung. Reichliche, wässrige Durchfallstühle, erregt durch jedes Geräusch; gebessert in der Ruhe und im dunklen Zimmer.

Cicuta kann bei **Colitis ulcerosa** angezeigt sein, mit viel Bluten aus dem Anus und krampfhaften Schmerzen. De Baets beschreibt einen Fall *(Small Remedies),* wo der Patient nach einem Autounfall Kopfweh und epileptiforme Krampfzustände (allerdings bei negativem EEG-Befund!) entwickelt hatte. Er hatte schon früher zu Blutungen geneigt: wiederholtes Nasenbluten, mehrmals kleine Darmblutungen, was nach einer Kauterisation der Nase schlimmer wurde. Nachdem er PULSATILLA erhalten hatte, verschwand der Kopfschmerz, aber die Blutungen wurden immer schlimmer, bis er schließlich eine schwere Colitis mit zehn Blutungen am Tag entwickelte. Cicuta beseitigte die Blutungen und Krampfschmerzen ebenso wie die epileptiformen Krampfattacken.

Jucken innen im Mastdarm, gleich über dem After; nach dem Reiben schmerzte es brennend, ein Schmerz, welcher ihm jedes Mal Schauder erregte.

Harnwege Unwillkürlicher Harnabgang während der Konvulsionen, der Harn wird heftig ausgespritzt (in einem alten Vergiftungsbericht heißt es, der Junge „harnte mannshoch", nachdem er zu Boden gestürzt war). **Unwillkürlicher Urinabgang alter Männer,** mit großer Beängstigung und mit allgemeiner Ermattung und Kraftlosigkeit. Häufiger Harndrang; häufiges Wasserlassen. **Unaufhaltsamer Harndrang nach dem Stuhlgang,** nach Harnabgang sogleich erneuert. Oder auch: Harnverhaltung, mit Stuhlverstopfung.

Männliche Genitalien Die Hoden straff an den (äußeren) Leistenring gezogen. Wundartig ziehender Schmerz unter dem Penis bis zur Eichel, welcher zum Harnen nötigt. Dumpfes Stechen in der Fossa navicularis. Samenerguss ohne erotische Träume.

Weibliche Genitalien Verspätetes Einsetzen der Menses; **verzögerte Menarche.** Wenn dies der Fall ist, können heftige konvulsive Anfälle auftreten, wie in einem Fall von Bethmann, wo eine 17jährige, die noch nicht menstruiert hatte, schmerzhafteste Attacken von Opisthotonus bekam, einen nach dem anderen in schneller Folge. **Neuralgie des Steißbeins während der Regel.**

Übelkeit, Erbrechen und Sehstörungen während der Schwangerschaft. **Konvulsionen während der Schwangerschaft, der Geburt oder im Wochenbett;** sehr heftig, mit sonderbaren Verdrehungen des Oberkörpers und der Glieder, bläulichem Gesicht und **häufigen Unterbrechungen des Atems für einige Augenblicke.**

Äußerer Hals und Rücken Die Halsmuskeln sind **tonischen Krämpfen unterworfen, die den Kopf nach hinten zwingen,** manchmal mit Zittern der Hände und Weinen und Schluchzen. Die Muskeln können beim Krampf hart wie Holz werden. „**Eine Art Krampf in den Halsmuskeln: wenn er sich umsieht, kann er mit dem Kopf nicht gleich wieder zurück** – die Halsmuskeln geben nicht nach und wenn er's erzwingen wollte, würde es sehr weh tun." Spannen und Verkürzungsgefühl der Halsmuskeln ist charakteristisch. Hals äußerlich wie schmerzhaft zerschlagen beim Anfassen, mit krampfhafter Zuschnürung der Kehle nach Verschlucken einer Fischgräte.

Opisthotonus, „der Rücken wie ein Bogen gekrümmt", ist ein Leitsymptom. Manchmal geht dem ein „Stoßgefühl" in der Magengegend voraus. Der Krampf wird erneuert durch jede Berührung oder jedes Geräusch. Schmerzhafte Empfindung auf der inneren Fläche der Schulterblätter. Schmerz wie von einem Geschwür oder wie zerschlagen auf dem rechten Schulterblatt. Matt in den Rückenmuskeln, nach ganz kurzem Stehen; beim Biegen schmerzhafte Steifheit im Rücken. Ein rotes Bläschen auf dem rechten Schulterblatt, das beim Anfühlen sehr schmerzt. **Reißendes Zucken im Steißbein;** besonders während der Regel.

Extremitäten Die Symptome der Gliedmaßen sind meist spasmodischer Art und äußerst heftig, die geringste Berührung kann sie erneuern. „**Krampfhafte Gliederverdrehungen, welche ihn zwei Fuß weit warfen.**" Heftigste Konvulsionen der Gliedmaßen, der Patient wird in die seltsamsten Stellungen geworfen. **Rucken, Zucken, Zittern der Glieder. Öfteres unwillkürliches Zucken und Rucken in den Armen und Fingern; in den unteren**

Gliedmaßen. Die heftigsten tonischen Krämpfe, sodass weder die gekrümmten Finger aufgebogen noch die Gliedmaßen weder gebogen noch ausgedehnt werden konnten. Große Mattigkeit in den Beinen und Armen nach geringer Anstrengung. Völlige Kraftlosigkeit, die Muskeln versagen den Dienst; die Füße wollen ihn nicht mehr tragen.

Kalte Extremitäten, bläuliche Nägel. Die linke Seite scheint mehr betroffen als die rechte; oder Symptome erst links, dann rechts. **Zucken im linken Arm, den ganzen Tag;** teilt dem ganzen Körper einen Ruck mit.

Tonische Krämpfe, Arme an den Ellbogen gebeugt, Finger und Daumen eingekrümmt.

Totale Kraftlosigkeit der Arme und Finger; besonders nach Krampfanfällen. Beim Aufheben kommt ihr der Arm sehr schwer vor, und dabei sticht es ihr so heftig in der Achsel, dass sie den Arm nicht, ohne laut zu schreien, auf den Kopf bringen kann; sie darf nicht einmal die Finger bewegen; häufiger auf der linken Seite. **Zittern der Hände,** verbunden mit heftigem Schmerz am Hinterhaupt und Wurmleiden; oder mit krampfhaftem Rückwärtsziehen des Kopfes. Angeschwollene Adern auf den Händen. Taubheit, Kribbeln und Kälte in den Fingern; manchmal mit zuckenden oder zusammenfahrenden Bewegungen. Linsengroße Ausschlags-Erhöhungen an beiden Händen, selbst den Daumenballen, welche bei ihrem Entstehen einen brennenden Schmerz verursachen, dann in eins zusammenfließen, von dunkelroter Farbe.

Schmerzhaftes Starrheits- und Steifheitsgefühl in den Muskeln der unteren Gliedmaßen, sodass er gar nicht gehen konnte. Füße wollen ihn nicht mehr tragen, mit Taumeln und Hinfallen. **Sichtbares Zittern des einen Schenkels; sehr heftiges Zittern des linken Unterschenkels.** Heftiger Schmerz im linken Schenkel, der ihm die Bewegung verleidet und ihn zum Liegen zwingt; verbreitet sich über Unterschenkel und Fuß und scheint eine **horizontale Ausstreckung des Fußes** zu bewirken, **der schließlich eine gerade Linie mit dem Schienbein bildet.** Die Anfälle folgen einander im Abstand einer Viertelstunde und sind nachts viel schmerzhafter.

Schwäche in den Knien nach kurzem Stehen. Schwellung und Schmerz des linken Knies. Tritt beim Gehen nicht gehörig auf die Fußsohlen, **sie kippen viel einwärts, geht auf der äußeren Kante.** Mit dieser Ganganomalie ist manchmal ein bogenförmiges Schlenkern des Unterschenkels beim Gehen verbunden.

Schlaf **Große Schläfrigkeit direkt nach dem Mittagessen,** mit Bauchweh; fühlt sich mittags noch müder als abends. Langanhaltender Schlaf nach Konvulsionen, manchmal den ganzen Tag. Dämmerzustände, aus denen der Patient kaum aufgerüttelt werden kann; sie können nachts ebenso wie tagsüber auftreten. Öfteres Aufwachen aus dem Schlaf, wo er jedes Mal über und über schwitzte, wovon er sich aber eher gestärkt fühlt.

Plötzliches Auffahren aus dem Schlaf, mit einem Rucken in den Muskeln, das wie der Blitz durch den ganzen Körper zu fahren scheint; wie ein elektrischer Schlag, mit Anspannung aller Muskeln. Unruhiger Nachtschlaf, beißt sich im Schlaf wiederholt auf die Zunge. Nächtliche epileptische Anfälle; fährt aus dem Schlaf auf, hebt den Kopf, starrt vor sich hin, Atmung setzt aus, wird blau im Gesicht, schnappt ängstlich nach Luft; große Schweißperlen stehen auf der Stirn. Er hat jeden Morgen nicht ausgeschlafen, ist „nicht mit Schlaf gesättigt". In bestimmten Fällen, wo große Erregung vorliegt, kann auch totale Schlaflosigkeit bestehen.

Lebhafte Träume, welche die Begebenheiten des vergangenen Tages enthalten, ein Symptom, das in der klinischen Erfahrung mehrfach bestätigt werden konnte. Oder: Lebhafte, aber unerinnerliche Träume.

Fieber, Frost, Schweiß Kälte und Frösteln überwiegen bei dieser Arznei; **großes Verlangen nach dem warmen Ofen.** Wärme wird gewöhnlich lindern, während Kälte verschlimmert und manchmal Krampfzustände auslöst. Die Extremitäten und Ohren sind oft sehr kalt, aber dies kann mit großer Hitze und Röte der Ohren oder anderer Teile wechseln.

Seltsame Kältegefühle, die besonders aus der Brust zu kommen scheinen, aus der Herzregion, dann läuft es kalt an den Schenkeln herunter und über die Arme; sie können einen epileptischen Anfall ankündigen. Manchmal auch eigentümliche Hitzeempfindungen, am ganzen Körper oder speziell in der Brust, oder in Magen und Gedärmen.

Starker Nachtschweiß, besonders am Unterleib. Kinder, die im Schlaf zu Kopfschweiß neigen.

Haut Ein **Hautausschlag gelber Eiterpusteln, die gelbe Flüssigkeit absondern und zusammenfließende dicke, honiggelbe Grinde bilden, mit Brennschmerz des Exanthems,** weist stark auf Cicuta hin. Er tritt besonders an Kopf und Gesicht, manchmal auch an den Händen auf (siehe dort). Diese Art von Hautausschlag findet man nicht selten in der Vorgeschichte von epileptischen oder sonstigen Krampfleiden. **Zerebrale Krankheitsbilder, meist spasmodischer Art, nach Unterdrückung eines Hautausschlages** sind eine wohlbestätigte Indikation.

Nässendes Ekzem, das Exsudat trocknet zu einer harten, zitronenfarbenen Kruste, aber **ohne Jucken.** Brennendes Jucken über und über.

Cimicifuga racemosa

Essenzielle Merkmale

Die Cimicifuga-Person neigt zu **chronischen Kopfschmerzen und rheumatischen Beschwerden.** Besonders wird diese Arznei angezeigt sein, wenn sich die rheumatischen Beschwerden auf die Halsregion konzentrieren. Charakteristisch ist ein **steifer Hals, der unerträgliche Kopfschmerzen mit sich bringt** – oder auch ein **dumpfes Gefühl im Kopf, als wäre das Gehirn von einer Wolke eingehüllt.**

Alle Beschwerden werden **durch Zugluft, kaltes Wetter oder Wetterumschwünge vermehrt.** Jeder Wetterwechsel bringt schlimme Kopfschmerzen, die meist mit der typischen Halssteifigkeit beginnen. Auch Frauen, die **in der Zeit ihrer Periode unter unerträglichen Kopfschmerzen leiden** und elend aussehen, können Cimicifuga benötigen.

Erregung und Unruhe

Den Patienten wohnt oft ein hysterisches Element inne; in den früheren Stadien befinden sie sich in einem anhaltenden Zustand gesteigerter Erregung. Sie reden in hohem Tempo und wechseln dauernd das Thema, aber der Ton ihrer Stimme bleibt immer gleich; deshalb klingen sie trotz ihres lauten und aufgeregten Sprechen monoton, und es fällt dem Zuhörer schwer, ihnen zu folgen. Wenn man ihnen eine Frage stellt, liefern sie in der Antwort eine Unmenge an Informationen, die man eigentlich gar nicht braucht, aber man schafft es gar nicht, diese Patienten zu unterbrechen, weil sie so schnell reden – bei ihnen scheinen sich die Gedanken zu überstürzen. Merke: Wenn Patienten **schnell und pausenlos reden und sich dabei zwar aufregen, aber monoton klingen,** sollte man unter anderem an Cimicifuga denken.

„**Unablässiges, ungeordnetes Reden, wobei die Patienten von einem Gegenstand zum anderen springen.**“

In einem solchen Erregungszustand verspüren diese Menschen eine Unruhe, die in der Materia medica so beschrieben wird: „Allgemeine Unruhe und Rastlosigkeit im ganzen Organismus, sodass es schwierig ist, sich auf etwas Geschäftliches oder auf den Lernstoff zu konzentrieren.“ Oft hat man den Eindruck, dass sie gar nicht zuhören. Sie scheinen nur auf ihren inneren Gedankenstrom zu lauschen, der zur Äußerung drängt, und da sie diesen Gedankenstrom weder unterdrücken noch lenken können, sprechen sie ihn laut aus. Vor lauter Hast sagen sie manchmal etwas, was sie besser nicht gesagt hätten und was sie später bereuen. Die Erregung ergreift den ganzen Organismus, Körper und Geist gleichermaßen, und die Patienten müssen ständig in Bewegung bleiben, sonst werden sie verrückt. In den Prüfungen kann man Symptome finden wie dieses: „Unruhig und ungeduldig, kann nur ein paar Minuten lang lesen, dann muss sie aufstehen und herumlaufen, ermüdet aber schnell.“

Nervosität aus Angst oder Überanstrengung. „**Nervös, hippelig, erregbar, ruckartige Bewegungen**“ (Boger, Kent). Diese nervöse Unrast ist oft verbunden mit einem „**nervösen Schaudern**“ **ohne wirkliches Kältegefühl.**

Es ist interessant zu sehen, dass solche Patienten zwar einerseits ein Bild überwältigender Vitalität und enormer Energie bieten, besonders beim Reden, andererseits aber auch klagen, dass sie leicht in **Zustände großer Erschöpfung** geraten. Es ist, als ob der Organismus von einem Energiestrom angetrieben würde, der nicht zu bremsen und zu regulieren ist – der Patient kann nicht anders, als dem Strom nachzugeben. Er redet, bewegt sich, regt sich auf, bis er ganz erledigt ist. „Drang, ständig herumzulaufen, fühlt sich aber so schwach und müde, dass er kaum aufstehen kann.“

Häufig gibt es auch eine Art frei flottierende Angst, die sich gewöhnlich auf den eigenen Gesundheitszustand bezieht.

- Die Patienten haben das Gefühl, dass bei ihnen etwas nicht stimmt, dass etwas in ihrem Organismus schiefläuft, dass sie bald schwer krank werden usw. Ausgeprägt ist besonders die **Angst vor drohender Krankheit und vor dem Wahnsinnigwerden.** Diese Angst kommt vor allem dann auf, wenn der Organismus ohnehin unter Stress steht: wenn man sich etwas vorgenommen hat, was einem zuviel ist; wenn man auf einer weiten Reise ist; und bei Frauen während der Schwangerschaft. Schwangere können ein **festes Vorgefühl eines unglücklichen Ausgangs der Schwangerschaft** haben. In einem Fall setzte die Wehentätigkeit plötzlich aus, genau wie die Schwangere es zwanghaft befürchtet und vorausgesagt hatte. Cimicifuga überwand diese gefährliche Situation innerhalb von wenigen Minuten.
- **Todesfurcht.**
- Ängstlich, weint.
- Fährt beim Einschlafen plötzlich hoch, weil er sich einbildet zu fallen oder einer Gefahr aus dem Wege gehen zu müssen glaubt.
- **Tödliche Angst vor Ratten.** „Bildet sich ein, seltsame Objekte wären auf dem Bett oder im Zimmer, wie **Ratten,** Schafe usw."
- Gewitterangst.
- Angst, auf der Straße umzufallen.
- Große Nervosität, zupft ständig am Stuhl, während er redet; **hat dauernd das Gefühl, es werde etwas Schlimmes passieren;** am Rande des Wahnsinns.
- Verzweifelte **Sorge, nie mehr gesund zu werden.** Immer wieder wird der Behandler vom Patienten gefragt, ob er denn wirklich ganz bestimmt wieder gesund werde.

Cimicifuga-Patientinnen haben ein starkes **Kontrollbedürfnis.** Sie möchten ihren Zustand unter Kontrolle haben, aber auch die Menschen kontrollieren, die sie lieben, z. B. den Ehemann. Doch zugleich fühlt sich die Cimicifuga-Frau sehr abhängig von ihrem Mann. Sie wird schließlich sehr an ihm hängen – aber nur dann, wenn sie das Gefühl hat, die Situation im Griff zu haben. Es ist interessant zu beobachten, wie sich ihre Unsicherheit in Form dieses Bedürfnisses äußert, die geliebten Menschen möglichst total zu kontrollieren. Eine solche Patientin kann gut auf die sexuellen Signale des Partners reagieren und leicht in sexuelle Erregung geraten, aber trotzdem fühlt sie sich am besten, wenn sie glaubt, den Partner zu beherrschen.

Wenn wir uns eine Cimicifuga-Frau vorstellen, dann denken wir an eine zur Hysterie neigende Frau, die an Kopfschmerzen und rheumatischen Beschwerden leidet, insbesondere zur Zeit der Periode oder in den Wechseljahren; die sich zum pausenlosen Reden gedrängt fühlt, während sich ihr im Kopf alles dreht oder ein dumpfes betäubtes Gefühl vorherrscht; die eine untergründige Angst spürt, eine unheilbare chronische Krankheit zu bekommen, und ständig Bestätigung durch den sie liebenden Partner und den Arzt braucht – sie benötigt die Versicherung, dass alles gut werden wird.

Der Homöopath achtet sorgfältig auf all diese kleinen Züge, die einen Fall einzigartig machen und von allen anderen unterscheiden. Er muss jedoch immer daran denken, dass solche Merkmale eben nur dann Symptome sind, wenn sie das natürliche Maß übersteigen und dem Patienten Begrenzungen auferlegen. Kurz: Er muss sich sorgfältig Gewissheit verschaffen, dass es sich tatsächlich um krankhafte, pathologische Zustände handelt.

Depressionen, Niedergedrücktheit

In den ersten Stadien des mental-emotionalen Krankheitsbildes werden Cimicifuga-Patientinnen rastlos und ängstlich, wie beschrieben, doch später können sie in Depressionen verfallen. Sie fühlen sich traurig, verdüstert, schwerfällig und haben Suizidtendenzen; häufiges und tiefes Seufzen. „**Fühlt sich elend und niedergeschlagen;** Geist erscheint stumpf und schwerfällig."

Diese beiden Stadien, das der Unruhe und das der Niedergeschlagenheit, unterscheiden sich in ihrem Erscheinungsbild sehr deutlich. Doch ein sehr kennzeichnendes Symptom von Cimicifuga, das während aller Krankheitsstadien vorkommt, ist das Gefühl einer schwarzen Wolke um den Kopf. „**Gefühl, als hätte sich eine schwere schwarze Wolke auf sie gesenkt und hüllte ihren ganzen Kopf ein,** sodass alles finster und verworren war, während es ihr gleichzeitig **wie ein Bleigewicht auf dem Herzen** lag."

„Bekümmert und beunruhigt, mit Seufzen."
Mit dem depressiven Zustand kann „ein Gefühl von freudigem Zittern, mit Heiterkeit, spielerischer Laune und klarem Verstand" alternieren – eine Illustration der Veränderlichkeit dieses Arzneityps und zugleich ein Hinweis darauf, dass die Arznei bei manisch-depressiven Zuständen heilen kann.

- „Melancholisch; zeitweise ausgesprochen reizbar; besser, wenn die Regelblutung einsetzt."
- „Kann wegen quälend depressiver Gedanken nicht einschlafen."
- „Starke Depression, weint abends vor Erschöpfung."

In depressiven Zuständen ist ein interessantes Symptom: „**Sah Drähte, die einen Käfig um ihn bildeten.**" „**Niedergedrücktheit, selbst mit Suizidgedanken; nach Unterdrückung einer Neuralgie.**" Kent beschreibt die melancholischen Zustände so: „Überwältigende Traurigkeit, sie ist gramgebeugt. Sitzt Trübsal blasend herum." Er spricht von Cimicifuga-Frauen, die nur dasitzen und kein Wort sagen; aber „wenn man ihr Fragen stellt, bricht sie vielleicht in Tränen aus oder drückt auf andere Weise ihre maßlose Traurigkeit aus". Dieser Zustand mag an PULSATILLA erinnern, aber man kann die beiden Mittel eigentlich gar nicht verwechseln. PULSATILLA ist warmblütig, gern im Freien und hat nichts gegen Luftbewegung, Cimicifuga ist kalt und hasst Zugluft.

Manische und andere psychopathologische Zustände

- **Argwohn** ist ein ausgeprägtes Merkmal dieser Arzneipersönlichkeit. **Verdächtigt jeden;** an Verfolgungswahn grenzender Argwohn. „Furcht, die Hausbewohner wollten ihn töten." „Fühlt sich von aller Welt verlassen, alles ist gegen sie." In chronischen Zuständen werden diese Patienten alle möglichen Gründe finden, warum sie niemandem trauen können; in akuten Zuständen ist dieses Symptom beobachtet worden: „Will nicht einmal ihre Arznei einnehmen, weil angeblich irgendetwas damit nicht in Ordnung ist." „Verdächtigt ihren Mann, sie vergiftet zu haben." „Ständiger Argwohn gegen ihre Freunde, Abneigung gegen die, die ihr früher am liebsten waren." „Sieht manchmal unter dem Bett nach."
- In akuten Zuständen zeigen sich manchmal Symptome wie bei Delirium tremens: Übelkeit, Würgen, erweiterte Pupillen, Kopfschmerzen, die nach außen pressen, Gliederzittern, unablässiges, ungeordnetes Reden, wobei die Patienten von einem Gegenstand zum anderen springen, obwohl sie völlig vernünftig sind, wenn man sie anspricht; hellwach, schlaflos, bilden sich ein, dass seltsame Dinge auf dem Bett und im Zimmer sind, Ratten, Schafe usw.; manchmal schrecken sie aus ihrem **zusammenhanglosen Gerede** auf und stellen Fragen über anwesende Personen: Wer ist dies? Wer ist das? Was will er hier?; bei schnellem, vollem Puls und einem eigentümlich wilden Blick. „Sie erschrak häufig über die Einbildung, eine Maus liefe unter ihrem Stuhl hervor." „Ruft aus, dass sie Ratten, Mäuse und Insekten auf dem Bett, am Boden und an der Decke sieht."
- **Manien nach Verschwinden einer Neuralgie;** Abwechseln von manischen oder depressiven Zuständen einerseits, rheumatischen Schmerzen andererseits.
- **Wahnzustände im Wochenbett.** Zum Beispiel: Weiß nicht, was mit ihrem Kopf los ist, er fühlt sich so seltsam an, spricht unzusammenhängend, schreit, greift sich an die Brust, als hätte sie Schmerzen, versucht sich selbst zu verletzen.
- Delirium: mit extremer Unruhe, Sehnenhüpfen usw., fährt plötzlich hoch; mit wilden Wahnvorstellungen von Ratten usw. oder mit einem „wilden", seltsamen Gefühl im und am Kopf; erschrocken, zitternd, kann nicht an einer Stelle bleiben.
- Hysterische Zustände, depressive Verstimmungen, ja selbst akute Geisteskrankheiten, die während der Wechseljahre auftreten, sollten an Cimicifuga denken lassen.
- **Ängstlich und schlaflos;** während der Schwangerschaft. **Unbeschreibliche Furcht vor drohendem Unheil.** Träume von Katastrophen, aus denen er in großer Angst erwacht.
- Düstere Vorahnungen.
- Furcht, in geschlossenem Wagen zu fahren, hat Angst, zum Herausspringen genötigt zu sein.
- Akustische Halluzinationen: Hört Klopfen und Poltern im Haus, glaubt, dass da jemand herumläuft.
- Noch ein paar Geistessymptome
  - Große Vergesslichkeit, kann sich nicht konzentrieren, was sie sehr zornig macht.

- **Kann das rechte Wort nicht finden.** Das Wort, das sie sagen will, fällt ihr nicht ein.
- Gedächtnisschwäche, Vergesslichkeit. Vergisst, was sie getan hat.
- Geist stumpf: Gefühl wie halb betrunken, im Kopf scheint alles zu verschwimmen.
- **Allgemeines Trunkenheitsgefühl.** (Wirkt sich auch auf den Gleichgewichtssinn aus:) Muss beim Gehen sehr vorsichtig sein, aus Furcht zu fallen.
- Verstand stumpf und schwerfällig; kann ihre Gedanken nicht einmal lang genug sammeln, um ein paar Zeilen niederzuschreiben.
- Neigt zum Jähzorn. Reizbar; wird schon böse, wenn die geringste Kleinigkeit schiefgeht. Zornig, weil sie sich nicht konzentrieren kann.
- **Flaues Gefühl im Oberbauch, wenn man einen Bekannten trifft** – ähnlich wie das Gefühl bei einem plötzlichen Schreck.

Allgemeinsymptome und Keynotes

Allgemeines Diese Arznei hat eine starke Affinität zum **weiblichen Organismus,** speziell zu den Organen und Funktionen der Sexualität und Fortpflanzung bei der Frau. Sie ist erfolgreich in vielen Fällen von **drohender Fehlgeburt, Dysmenorrhö und neuralgischen Schmerzen des Uterus und der Ovarien** angewandt worden; zudem aber auch bei Symptomen auf allen Ebenen des Organismus und in allen Körperregionen, die irgendwie im Zusammenhang mit Fehlfunktionen der weiblichen Genitalien stehen. **Bei Uterusaffektionen** werden **Reflexschmerzen** beschrieben, die nach oben, nach unten oder von einer Seite zur anderen schießen können, und zwar an allen möglichen Lokalitäten, z. B. im Abdomen, die Seiten des Thorax hinauf, oder den Hals herauf zum Kopf, quer über die Hüften und die Oberschenkel herab usw. Solche Schmerzen können sich schließlich unter der linken Mamma festsetzen, und dann besteht ein dauerhafter **stechender oder schießender Schmerz unter der linken Brust.**

Eine große Zahl von Symptomen wird vorzugsweise zur Zeit der Monatsblutung auftreten. „**Schlimmer während der Menses**" ist eine sehr wichtige Modalität von Cimicifuga. Ähnliches gilt auch für das **Klimakterium:** Cimicifuga ist das Heilmittel in einer Unzahl von Beschwerden, die mit den Wechseljahren erscheinen. Und auch zu vielen Beschwerden von Schwangerschaft und Geburt hat die Arznei homöopathische Ähnlichkeit.

- Zu den auslösenden Ursachen eines Cimicifuga-Zustands gehören:
  - Die **Unterdrückung oder das Ausbleiben der Monatsblutung oder anderer Absonderungen,** besonders aus dem Uterus (etwa des Wochenflusses). Solche Causae können viele Beschwerden auf unterschiedlichen Ebenen veranlassen: manische und hysterische Zustände ebenso wie Depressionen und tiefe Melancholie; Chorea, Tremor usw.; starke Kopfschmerzen usw.
  - Unterdrückung von Absonderungen bei Erkältung, daraufhin schwere Krankheitserscheinungen auch auf der Gemütsebene: depressive oder manische Episoden, Chorea usw. „Katarrh, der Attacken von Rheumatismus vorangeht" (Hale), ist eine Cimicifuga-Indikation.
  - Weitere auslösende Ursachen sind emotionale Einflüsse aller Art, die zum Ausbleiben der Menses, zu Kopfschmerzen usw. führen können. Einige Beispiele für solche Emotionen: Angst, Schreck, Aufregung, enttäuschte Liebe, Leid, Trauer, Sorge, auch Sorgen wegen geschäftlicher Probleme, beruflicher Fehlschläge usw.
  - Ferner kann intellektuelle Überanstrengung Symptome auslösen, besonders Kopfschmerzen. „Studenten-Kopfweh" (Hering).
  - Da Cimicifuga-Patienten sehr **empfindlich gegen kalte Luft** sind, besonders feuchtkalte Luft und Zugluft, bekommen sie leicht Erkältungen, und diese können wiederum zahlreiche Symptome im ganzen Organismus nach sich ziehen. Wenn die Patienten kalter Luft oder Zugluft ausgesetzt sind, kommt es auch leicht zu steifem Hals, Lumbago oder anderen Beschwerden am Bewegungsapparat. Es sollte hier jedoch angemerkt werden, dass Kopfschmerzen an der frischen Luft gewöhnlich besser werden.
- Die Symptome sind ausgesprochen **veränderlich.** Sie **alternieren, wechseln die Qualität oder den Ort.** Wie Kent bereits sagte: „So ausgeprägt ist dieser Wechsel der Symptome, dass man das Alternieren als das Wesen des Falles begreifen kann

C

... Sie werden feststellen: wenn eine Symptomengruppe sehr stark wird, verschwinden andere Symptome temporär; die Symptome wechseln wie bei PULSATILLA ... Eine Frau mag sich mit einer Symptomengruppe in Ihrer Praxis vorstellen, ein paar Tage später hat sie vielleicht eine vollkommen andere Gruppe von Krankheitszeichen."

- „Agitiertheit und Schmerz sind die Zeichen von Cimicifuga in allen Bereichen" (Hughes). Die Agitiertheit zeigt sich in zahlreichen unwillkürlichen, „nervösen" Bewegungen. Unbehagen, Unruhe, Rastlosigkeit, die alle Ebenen des Organismus ergreifen: geistig, emotional, physisch.
  - **Nervöses Schaudern,** durch den Oberkörper und den hinteren (dorsalen) Teil des Körpers; ohne eigentliches Kältegefühl.
  - **Zittern am ganzen Körper;** so schwach und zittrig, kann weder gehen noch lernen.
  - **Zuckungen, Rucke,** generalisiert oder in einzelnen Teilen; **besonders in der linken Körperseite.** Oder „**nur in den Teilen, auf denen man liegt**". Ein Prüfungssymptom: „Nach dem Schlafengehen kam ein Zucken in der Seite auf, auf der er lag, und nötigte ihn dazu, sich umzudrehen; es begann als spürbares Zucken im linken Fuß." Kent gibt folgendes Beispiel: „So eine nervöse, hysterische, von Rheumatismus geplagte Frau braucht nicht dauernd generalisierte Zuckungen zu haben. Aber sobald sie zu Bett geht, beginnt die ganze Seite, auf der sie liegt, zu zucken, und sie kann nicht einschlafen. Legt sie sich auf den Rücken, zucken die Rücken- und Schultermuskeln und hindern sie am Schlafen. Sie dreht sich auf die andere Seite, aber bald fangen die Muskeln, auf die jetzt Druck ausgeübt wird, zu zucken an. Sie wird allmählich so unruhig und nervös, dass sie zur Verzweiflung getrieben wird."
  - **Chorea und veitstanzartige Bewegungen** können nach Cimicifuga verlangen. Solche Zustände können durch jegliche Störungen des Menstruationszyklus hervorgerufen werden und sind während der Menses normalerweise schlimmer. Das gilt auch, wenn die Monatsblutung ausbleibt; dann treten die Zuckungen anstelle der Blutung auf, zu der Zeit, wo sie eigentlich einsetzen sollte. Auch alle möglichen anderen Störungen im Uterusbereich können zu veitstanzartigen Symptomen führen. Weitere Causae: Aufregung; Kälteexposition; rheumatische Reizung der motorischen Nerven (Vorderstrang des Rückenmarks). Symptome der Chorea: anomale Bewegungen, nicht willkürlich steuerbar, in allen Körperteilen, die von motorischen Nerven innerviert sind, in glatten und quergestreiften Muskeln. Zuckende, ruckende, verdrehende Bewegungen, die von Schmerzen wie bei Neuralgien oder Rheumatismus begleitet sein können, oft verbunden mit Niedergeschlagenheit, Schlaflosigkeit und psychischen Störungen. Im Schlaf hören die Bewegungen auf oder fehlen ganz (Hale).
  - Ähnliches gilt für die Bewegungen des Herzens. Hale rühmt die Erfolge von Cimicifuga bei einem Krankheitsbild, das er „Chorea des Herzens" nennt: tumultuarische, unregelmäßige, unerwartete, seltsame Bewegungen des Herzens, verstärkt durch Emotionen, aufhörend im Schlaf.
  - Hale vertritt die Auffassung, dass Cimicifuga bei echten epileptischen Anfällen wahrscheinlich unwirksam sei und eher Zuständen entspreche, die dem Veitstanz ähneln. Aber die Literatur bietet auch einige Fälle epileptischer und epileptiformer Konvulsionen, die durch die Arznei geheilt wurden. Clarke erwähnt einen „inveterierten Fall", bei dem ein „wogendes Gefühl im Gehirn" in der Aura war. Hysterische oder epileptiforme Krämpfe mit zeitlicher Beziehung zu den Menses sind mehr als einmal mit Cimicifuga geheilt worden.
- Der **Schmerz** von Cimicifuga **wird sehr stark empfunden.** Cimicifuga-Patienten sind oft zierliche, empfindsame, nervöse und verfrorene Personen, für die Schmerzen völlig unerträglich sind. **Schmerzüberempfindlichkeit** ist ein starkes Merkmal der Arznei, wie bei CHAMOMILLA, aber mit anderen Konsequenzen. Phobische, ja psychotische Zustände, ausgelöst durch die Furcht vor den starken Schmerzen bei der Entbindung. Schmerzen können so intensiv empfunden werden, dass man das Gefühl hat, verrückt zu werden. Manchmal, wie bei starken Kopfschmerzen, wird dieses Gefühl auch laut ausgesprochen.

- Meist verschlimmert Bewegung die Schmerzen, doch die eigentümliche Unruhe von Cimicifuga nötigt die Patienten häufig trotzdem zum Herumlaufen.
- Cimicifuga hat verschiedene charakteristische Schmerzarten. Einerseits findet sich häufig eine **dumpfe Schmerzhaftigkeit wie wund und zerschlagen,** die in jedem Muskel empfunden wird. „Allgemeines Zerschlagenheitsgefühl, wie wund." „**Wehtun am ganzen Körper, wie nach schwerer körperlicher Arbeit.**" „Übermäßiger Muskelkater." Bei **steifem Hals** ist Cimicifuga häufig angezeigt, ebenso bei **Lumbago.** Starke Glieder-, Gelenk-, Rücken- und Nackenschmerzen wie bei bestimmten Infektionskrankheiten (Grippe, Scharlach usw.). Diese Schmerzqualität ist oft mit allgemeinem Schwäche- und Krankheitsgefühl verbunden, oder auch mit einem Gefühl wie verkatert. In Prüfungen und klinischen Fällen wird dies oft beschrieben als ein Gefühl, als ob man „die Nacht durchgemacht hätte"; oder wie nach Überanstrengung, oder wie nach Nachtwachen am Krankenbett.
- Eine andere Schmerzqualität ist ein scharfer, stechender Schmerz, der wie der Blitz von einem Körperteil in den anderen fährt: von einer Bauchseite in die andere, oder an der Seite hinauf, oder die Schenkel herab. Manchmal hört er auch an einer Stelle auf und kommt an einer anderen wieder. „Heftig stechender Schmerz … in der rechten Eierstockgegend, hinabschießend in den rechten Oberschenkel." Eine weitere wertvolle Beobachtung, die das „irreguläre" Wandern der Schmerzen betrifft: „Seltsam ist, dass der Patient Ihnen erzählen wird, in Verbindung mit einem Schmerz in einer Schulter bekomme er Schmerz im anderen Knie … Schmerzen auf entgegengesetzten Körperseiten, gekreuzt: in einer Schulter und dem anderen Knie; in einem Knie und dem anderen Fußgelenk; selbst in einer Halsseite und der anderen Schulter" (Margery Blackie).
- Die **rheumatismusartigen und myalgischen Schmerzen** finden sich an vielen Lokalitäten, aber besonders oft: in **Nacken,** Rücken, Hinterkopf; **Augenmuskeln;** Oberschenkeln, Oberarmen; im Thoraxbereich (Pleurodynie, Interkostalneuralgie); im Abdomen, vorzugsweise in der Region von Uterus und Ovarien. Reflexschmerzen im Zusammenhang mit Uterus- oder Ovarialreizung zeigen sich typischerweise unter der linken Brust.
- Aufgrund all dieser Schmerzsymptome ist Cimicifuga häufig erfolgreich bei den mannigfaltigen Krankheitszuständen angewandt worden, die man gewöhnlich unter den Namen „Rheumatismus" fasst. Einige Indikationen: bei entzündlichem Gelenkrheumatismus; bei rheumatoider Arthritis, besonders in Zusammenhang mit Uterusbeschwerden, die Schmerzen sind schlimmer nachts und bei feuchtem oder stürmischem Wetter.
- Eine Zusammenfassung der wichtigsten Modalitäten:
  - Schlimmer: **während der Menses** (auch davor und danach); durch **Gefühlsregungen; feuchtkalte Luft, Zugluft, Wind;** Alkohol (z. B. schon durch geringe Mengen Wein); Bewegung, Überanstrengung; nachts.
  - Besser: durch **warmes Einpacken;** aber Kopfweh und psychische Symptome sind meist **an der frischen Luft** besser; durch Essen.
  - Äußerer Druck erleichtert viele Schmerzen, erzeugt oder verstärkt aber andere, besonders in der Wirbelsäulenregion (HWS und obere BWS). Zuckungen und Zittern auf der Seite, auf der man liegt.

Lokalsymptome

Schwindel **Schwindel mit Vollheitsgefühl und dumpfem Wehtun im Scheitel;** auch mit Sehstörungen und geistiger Stumpfheit. Der Schwindel kann sehr stark werden, bis zu einem Grade, dass Aufsitzen unmöglich ist; dies ist oft ein Begleitsymptom starker Kopf-, Rücken- oder Gliederschmerzen.

Drehschwindel, nachts im Bett auftretend, besser an der frischen Luft. Schwindelgefühl und Ohnmachtsanwandlung am Morgen, mit Schmerz über den Augen, Übelkeit und Erbrechen; Ohnmachtsanfälle bei Uterusbeschwerden und -schmerzen. **Das Ohnmachtsgefühl wird gewöhnlich im Oberbauch empfunden,** ein Leitsymptom von Cimicifuga. Es kann durch hormonelle Ursachen bedingt sein oder von Emotionen veranlasst werden („flaues Gefühl, wenn man einen Bekannten trifft").

Kopf **Dumpfer Schmerz, besonders im Hinterkopf, der zum Scheitel** oder auch durch den Kopf hindurch **zu den Augen zieht.** Hale meint: „Fast alle Schmerzen im Kopf ziehen zu den Augäpfeln hin"; oder auch umgekehrt, Schmerzen schießen von den Augen aus zum Scheitel, bzw. an der Schädelbasis entlang zum Hinterkopf und Nacken. Eine weitere Bewegungsrichtung von Kopfschmerzen ist: vom Hinterkopf den Nacken und die Wirbelsäule herabschießend.

C

- Kopfschmerzen durch geistige Überanstrengung; durch Sorgen, etwa berufliche oder geschäftliche.
- Kopfschmerzen können von einem Drang begleitet sein, den Kopf hintenüberzuwerfen, was ein wenig zu lindern scheint. Das **Rückwärtsziehen von Kopf und Genick** ist ein gut betätigtes Cimicifuga-Symptom, das auch zur Anwendung des Mittels bei Fällen von zerebrospinaler Meningitis geführt hat.
- Ein weiteres charakteristisches Symptom ist ein scharf stechender oder brennender Schmerz, der in den Schläfen oder in der Stirn anfängt und sich über das ganze Gehirn verbreitet, mit Vollheits- und Hitzeempfindung. Dieser Schmerz erzeugt eine deutliche **Empfindlichkeit wie wund in der Okzipitalregion,** welche durch Bewegung sehr verstärkt wird.
- **Herauspressende Kopfschmerzen, als wäre nicht genug Platz im Schädel.** Dieses Gefühl, als wäre das Gehirn zu groß für den Schädel, kann die Form einer Empfindung annehmen, **als würde der Scheitel abgesprengt,** besonders stark beim Treppensteigen. Es gibt mannigfaltige Beschreibungen dieses Kopfschmerztyps: als würde sich der Schädel öffnen und schließen (CANNABIS INDICA), jedes Mal wenn man den Kopf oder die Augen bewegt; als wenn es den ganzen Kopf auseinanderreißt, ein Druck wie zum Ablassen, als wenn man ein Loch aufmachen müsste; als ob ihr Kopf ein Dampfkochtopf wäre, sie müsste da ein Ventil haben, das man aufmachen könnte; wie ein Keil von oben, der den Kopf nach beiden Seiten auseinanderdrückt usw.
- Weitere merkwürdige Empfindungen: als ob der Scheitel sich öffnete und kalte Luft ans Gehirn ließe. Das „Kalte-Luft-Gefühl" kann auch im Zusammenhang mit Einatmen durch die Nase auftreten, es ist dann, als wäre „die Basis des Gehirns bloßgelegt", sodass die kalte Luft es direkt berührt. Aber auch ein Hitzegefühl auf dem Kopf, direkt hinter dem Scheitel, wird von Farrington erwähnt, und zwar als leitendes Symptom bei „hysterischen Zuständen".
- Ein „wogendes Gefühl im Gehirn" oder auch ein „wildes", „verrücktes", „komisches" Gefühl im Kopf kann psychische Störungen begleiten oder eine Krampfattacke ankündigen.
- Ein wohlbestätigtes Symptom ist: „**Starker klopfender Schmerz, als würde mit jedem Herzschlag eine Kugel vom Hals zum Scheitel getrieben.**" Andere Autoren sprechen von einem Bolzen oder einem Nagel statt einer Kugel.
- Dumpfes Gefühl durch den ganzen Kopf, als hätte man eine Kneipentour gemacht.
- **Starker Schmerz in der Stirn, hinter oder über den Augenhöhlen, oft einseitig** (meist links, aber auch rechts), festsitzend oder zum Scheitel oder Hinterkopf durchschießend.
- Quälender Schmerz in Stirn, Augen und Schläfen, mit kalter Stirn, beim nächtlichen Erwachen.
- Kompressionsgefühl in den Schläfen.
- Reißender Schmerz im Scheitel, auf einer kleinen, münzgroßen Stelle.
- Die Kopfschmerzen sind oft begleitet von Übelkeit, Erbrechen und flauem Gefühl in der Magengrube. Bei Frauen zeigen sie oft eine Beziehung zur Sexualsphäre – viel schlimmer während der Periode, im Klimakterium usw.

Augen **Starkes, dumpfes Wehtun in einem oder beiden Augäpfeln** ist ein Leitsymptom. „Wenige Arzneien verursachen so starke und anhaltende Schmerzen in den Bulbi. Sie **erstrecken sich zu verschiedenen Teilen des Kopfes**" (Hale), etwa **zum Scheitel** oder an der Schädelbasis entlang **zum Hinterkopf.** Doch Cimicifuga hat auch festsitzenden Schmerz im Zentrum des Augapfels sowie eine Schmerzempfindung hinter dem Bulbus, „**zwischen dem Augapfel und der Pars orbitalis des Stirnbeins**". Auch bei **heftig stechenden und schießenden Augenschmerzen** kann Cimicifuga angezeigt sein, mit dem Gefühl, „als wäre eine Schrotkugel im Auge" oder „als ob Nadeln durch die Hornhaut in den Bulbus gebohrt würden", schlimmer beim Schließen der Augen. Quälende Augenschmerzen bei **Ziliarneuralgie.** Als unerträglich empfundene

Schmerzen, die zum Wahnsinn treiben, als würden die Augen herausgerissen. Leichteste Bewegung von Kopf oder Augen verschlimmert, gewöhnlich auch Licht; Druck kann verschlimmern oder bessern. Vergrößerungsgefühl, als würden die Augen aus den Höhlen gepresst.

Da Cimicifuga hauptsächlich auf die Muskeln des Auges wirkt, sind die Augen oft auch bei starken Schmerzempfindungen kaum gerötet. Doch es ist in den Prüfungen auch dieses Symptom beobachtet worden: „Während des Kopfwehs waren die Augen so rot, dass es jedem auffiel, obwohl keine unangenehmen Empfindungen darin registriert wurden."

Schmerzhaftigkeit und Sehstörungen durch längere Anstrengung der Augen, mit Lichtscheu.

In vielen Krankheitszuständen sind die **Pupillen erweitert,** mit schwarzen Flecken vor den Augen. In Mezgers Prüfungen wurde ein Flimmerskotom hervorgerufen, das etwa eine Viertelstunde anhielt, dann für den gleichen Zeitraum verschwand und wieder zurückkehrte. Auch Doppeltsehen, Asthenopie und andere Beeinträchtigungen des Visus werden berichtet, meist in Verbindung mit Kopfweh, Schwindel, Übelkeit, flauem Gefühl im Epigastrium usw.

Photophobie, besonders künstliches Licht ist unerträglich; mit schießenden Schmerzen in den Augäpfeln, großer Geräuschempfindlichkeit, unwillkürlichem Zucken der Lider.

Nach Hale soll Cimicifuga auch katarrhalische Bindehautentzündung geheilt haben.

Ohren **Tinnitus,** singende oder sausende Ohrgeräusche. Langjähriges starkes Ohrensausen mit Schwerhörigkeit. Große Geräuschempfindlichkeit bei diversen Beschwerden: Depressionen, Nervosität, Augenschmerzen, spasmodischen Wehen.

Nase Hier gibt es hauptsächlich ein bemerkenswertes Symptom, das ich in voller Länge aus der Prüfung zitiere: „Zunächst Nasenlöcher trocken und verstopft, bald darauf ein feuchter, offener Zustand derselben, mit **großer Empfindlichkeit gegen kalte Luft, als wäre die Basis des Gehirns bloßgelegt und jeder Atemzug brächte die Luft mit dem Gehirn in Berührung;** dies ist genau das Gefühl, das man **bei plötzlichem Wetterumschwung im Winter hat, nämlich bei Tauwetter nach trockener Kälte,** wenn der Südwind den Schnee schmelzen läßt." Andere Beschreibungen ähnlicher Empfindungen: „Atmen tut in der Nase weh, der Schmerz geht dann zur Stirn und quer hinüber zu den Schläfen, die Brauen entlang." Oder: „Wenn es im Zimmer oder draußen kalt ist und ich Luft hole, tut mir die Kälte in der Nasenwurzel weh."

Gesicht Das Gesicht kann totenbleich und kalt sein, besonders an der Stirn. Besonders im Klimakterium Wechsel von Blässe und Hitzewallungen. Wilder, angstvoller Ausdruck in delirösen oder psychotischen Zuständen. Neuralgie des Jochbeins; der Schmerz geht nachts weg, kommt aber am nächsten Tag wieder. Austrittspunkt des Nervus trigeminus druckempfindlich.

Mund Geschwollene Zunge, mit übelriechendem Atem, trockenem Hals, Schluckbeschwerden und rauer, heiserer Stimme. Geschwulst der Zungenwurzel. Tremor der Zunge.

Rheumatischer Zahnschmerz, dem ein Katarrh vorausgegangen ist. **Ein eigentümliches Unbehaglichkeitsgefühl in den Zähnen;** will hinlangen oder kauen. Unangenehmer Mundgeschmack und Ansammlung dicken Schleims auf den Zähnen. Heraufräuspern eines klebrigen, nach Kupfer schmeckenden Schleims. Spuckt dicken Speichel aus, der an Mund und Hals zu kleben scheint, nur schwer loszubekommen.

Bläschen an der Innenseite der Unterlippe, oder ein Geschwür an dieser Stelle. Mund und Zunge werden warm und trocken empfunden.

Aphasie; bringt keine Silbe heraus, obwohl sie sich anstrengt.

Hals Halsweh, besonders beim Schlucken, mit Dysphagie, Heiserkeit und einem ständigen unangenehmen Vollheitsgefühl im Schlund; manchmal verbunden mit Vollheitsgefühl im Scheitel und steifem Hals. **Empfindung, als wäre die Speiseröhre bis zum Brustbein hinauf voll.** Eigentümliches Prickeln an der hinteren Schlundwand, das sich zu den Schultern und zum oberen Brustraum hin ausbreitet, auch die Arme herab bis in die Fingerspitzen.

Verstärkte Sekretion dicken, klebrigen Schleims im Rachen.

Atmung und Brust **Nervöses Husten bei jedem Versuch zu sprechen;** oder „Reflexhusten" bei Affektionen der weiblichen Genitalsphäre. Husten während der Schwangerschaft. Trockener, kurzer, unablässiger Nachthusten. Der Husten wird meist durch einen **Kitzelreiz im Hals** erregt. Das Kitzelgefühl kann sich vom oberen Teil der Luftröhre bis in den Unterbauch erstrecken. Es kann ständig anwesend sein, obwohl mal stärker, mal schwächer.

Pleurodynie; Interkostalrheumatismus; beide Zustände meist einseitig, vor allem links. Stechende Schmerzen entlang der Knorpel der falschen Rippen links, stärker, wenn man einen langen Atemzug tut; mit kaltem Schweiß. Oder: Gleich nach dem Schlafengehen eine halbe Stunde lang durchstechender Schmerz in der linken Seite, sehr stark, verhindert eine Weile fast das Atmen. Aber auch: Heftiger Schmerz in der rechten Brustseite, kann sich nicht bewegen, ohne laut aufzuschreien; muss die Hand gegen die Seite pressen.

Ein greifender Schmerz in der linken Seite, gerade da, wo das Herz ist, der beim Vorbeugen auftritt, manchmal auch beim Stillsitzen beim und nach dem Essen.

Scharf stechende oder schneidende Schmerzen von einer Seite des Brustkorbs zur anderen. Anhaltender Schmerz unter der linken weiblichen Brust, oft zur Schulter und zum Arm ziehend; häufig auch zu anderen Lokalitäten wechselnd: Kopf, Hals, Rücken. Dieser Schmerz soll mit Reizung des Uterus oder der Eierstöcke zusammenhängen. Aber auch: „Wehtun wie wund in der linken Seite unter der Brustwarze, besser durch einen langen Atemzug, bei einem Mann" (Hale).

Myalgie des Zwerchfells. Madden beschreibt einen solchen Fall (zitiert nach Tyler): „Es war, als ob jemand seine Faust fest auf das Brustbein presste, als ob das Brustbein auf die Wirbelsäule zu gepreßt würde. Gehen rief die Anfälle hervor. **Es bestand nicht eigentlich Atemnot, wohl aber ein großer Drang, tief einzuatmen,** um das Kompressionsgefühl zu lindern. Waren die Anfälle stark, so dehnte sich der Schmerz den Ösophagus hinauf bis zum Pharynx aus und rief ein eigentümliches Prickeln an der Hinterwand des Schlundes hervor, welches sich zur Schulter und zum oberen Brustraum und die Arme hinab bis in die Fingerspitzen verbreitete. Ein paar Augenblicke völliger Ruhe brachten den Schmerz zum Verschwinden. In Ruhe kam diese Empfindung nie auf – außer bei zwei Anlässen, wo starke Gemütsbewegungen präsent waren. Sie war immer schlimmer nach dem Essen ..."

Gefühl, als wäre der obere Brustkorb in einen Schraubstock gespannt, zusammen mit Arm und Kopf.

Herz Schmerz in der Herzgegend, gefolgt von leichtem Herzklopfen; allmählich wird der Schmerz konstant und ist dann begleitet von häufigen Anfällen von Herzklopfen.

- Unruhe und Druckgefühl in der Herzgegend, besser durch Umhergehen an der frischen Luft; schlimmer abends im Bett, mit erschwertem Einschlafen. Anhaltendes Druckgefühl in der Herzgegend mit Beklemmung und Stechen. Tumultuarische, unregelmäßige, unerwartete und seltsame Bewegungen des Herzens, schlimmer von Gemütsbewegungen, aufhörend im Schlaf.
- **Stechen wie von Nadeln** in der Herzgegend, **mit leisem Zucken oder Pulsieren in den oberflächlichen Muskeln dieser Region.** Oder: Herzstechen nachts, mit heftigem Drehschwindel im Bett. Greifender Schmerz ums Herz herum bei Frauen, der das Einatmen verhindert, mit Herzklopfen und Ohnmachtsanwandlung.
- **Schmerz wie bei Angina pectoris, von der Herzgegend ausgehend, über die ganze Brust und zur linken Schulter, den linken Arm herab ausstrahlend;** mit Herzklopfen, Atemnot, kaltem Schweiß auf den Händen, Gefühllosigkeit; **linker Arm taub und wie an die Seite gefesselt.**
- **Anfälle von starkem Herzschmerz und Angst bei einer Frau in den Wechseljahren;** die Herzaktion scheint durch Krämpfe suspendiert, sie kann weder sprechen noch sich bewegen, glaubt zu ersticken; sitzt aufrecht da, mit dem Ausdruck größter Angst im Gesicht.
- Empfindung, als hätte das Herz zu schlagen aufgehört.
- Puls **unregelmäßig,** hart und voll oder **schwach und zittrig;** setzt jeden dritten oder vierten Schlag aus.

Magen Verlangen nach salzigen, scharfen, sauren Speisen; nach Kaffee. Üble Folgen von frischem Brot, Kohl, Spinat; Alkohol. Kaffee oder Tee bessert nicht selten die Kopfschmerzen, bisweilen auch Rückenschmerzen.

Ein Schlüsselsymptom von Cimicifuga ist ein **flaues, sackendes oder leeres Gefühl in der Magengegend.** Es kann aussetzen und wiederkehren, aber in vielen Fällen ist diese Empfindung beinahe konstant anwesend. Sie kann von einem Gefühl wie Zittern im Magen begleitet sein. Solche Empfindungen treten mit Übelkeit und Erbrechen auf, oder als Begleitsymptom von Kopfweh, Schwindel usw. „Flaues Gefühl im Epigastrium, das sich über den ganzen Kopf und Brustraum ausbreitet, gleich darauf eine pochende Empfindung am ganzen Körper." Oder: „Flaues Gefühl im Epigastrium, wenn man einen Bekannten trifft, eine Empfindung wie bei einem plötzlichen Schreck." Das Absacken kann mit einem **Völlegefühl** wechseln.

Übelkeit, Erbrechen, Aufstoßen und zahlreiche Symptome von Magenreizung, besonders bei Frauen. In den Prüfungen von Hill und Douglas zeigten sich diese Symptome nur bei den Prüferinnen, die männlichen Versuchspersonen berichteten kaum irgendetwas über Beeinträchtigungen am Magen.

Cimicifuga ist eine große Arznei bei **Übelkeit und Erbrechen in der Schwangerschaft,** auch mit Tremor am ganzen Körper und Schweiß, besonders wenn verbunden mit dem charakteristischen flauen Gefühl im Magen. Auch bei Erbrechen von Teetrinkern, Alkoholikern usw. Übelkeit mit Kopfweh. Die Übelkeit wird nicht nur in der Magengrube empfunden, sondern breitet sich über das ganze Abdomen aus. Selbst von „Übelkeit im Gaumen" wird berichtet, die von Stechen über dem Herzen begleitet war. Übelkeit, Schwindel, Ohnmacht, wenn der Magen leer ist, besser durch Essen. Eine Stelle zwischen dem vierten und fünften Halswirbel sehr berührungsempfindlich. Leichter Druck auf diese Stelle erzeugt Würgen und Brechreiz. „Erbricht eine grüne Masse; stöhnt und schlägt um sich; drückt beide Hände gegen den Kopf, um Linderung zu erzielen." Sofort nach dem Essen starke, krampfartige, manchmal bohrende Schmerzen in der Magengegend, die mehrere Stunden andauern und durch Wärmeanwendung besser werden.

Der Hunger wird durch Essen nur gemildert, er geht nicht ganz weg. Lautes Magenknurren nach dem Essen. Luftaufstoßen bei Migräne; Schwindel und Kopfschmerzen können durch das Aufstoßen gebessert werden.

Abdomen Periodisch sich wiederholende Kolikschmerzen mit Neigung zum Vorbeugen, gebessert nach Absetzen von Stuhl.

Scharf schießende Schmerzen quer durch den Unterbauch, von einer Seite zur anderen, besonders bei Frauen. Auch aufwärts (die Seiten hinauf) oder abwärts (die Schenkel herab) schießende Schmerzen. Neuralgische Schmerzen im Abdomen, wie bei Peritonitis; besonders nach Fehlgeburt oder Entbindung. Viel Flatulenz; abends häufig Schmerz von versetzten Blähungen und regelmäßiger Abgang von vermehrten Blähungen.

Ein ausgeprägtes Symptom aus Mezgers Prüfungen: **Starke Schmerzen in der Gallenblasengegend, in den Rücken ausstrahlend,** zur Mitte des rechten Schulterblattrandes, oder **in den rechten Brustkorb.** Besonders nach dem Essen und beim Gehen auftretend, durch frisches Brot und Kohl hervorgerufen oder verschlimmert; besonders stark von 20–22 Uhr; schlimmer im Liegen auf der rechten Seite, Druck mit der Hand, Gürteldruck, Erschütterung, etwa beim Fahren in der Straßenbahn; besser durch Bewegung in der frischen Luft, Hintenüberbeugen, trockene Wärme. **Schmerzhaftigkeit der Bauchmuskeln** („Muskelkater").

Rektum und Stuhl **Wechsel von Verstopfung und Durchfall.** Morgendiarrhö der Kinder. Häufige dünne, dunkle, **übelriechende Stühle.** Stuhl bleistiftartig, glänzend, gelegentlich frustraner Drang. **Stuhl wird hellgelb;** am nächsten Tag gesellt sich eine sehr starke Diurese hinzu.

Unvollständige Stuhlentleerungen, Stuhl klebt wie Lehm am After; dazwischen gelegentlich auch harter Stuhl mit Hämorrhoidalblutung.

Harnwege „**Nervöses Pinkeln**", Reizblase. Zum Beispiel: Hat ständig das Gefühl, als ob die Blase nicht leer geworden wäre, die Patientin muss alle Viertelstunden wieder auf die Toilette. Oder: Sehr starker, plötzlicher Harndrang, mit unwillkürlichem Harnabgang, wenn man ans Urinieren denkt oder das Wasser laufen hört.

Erhöhte Menge klaren Urins wird ausgeschieden, was ein großes Schwächegefühl des Patienten

zur Folge hat. Außerordentlich starke Diurese; in kurzen Abständen Entleerung von reichlichem, wasserklarem Urin; mit hellgelbem Stuhl. Solche Symptome können begleitet sein von allgemeiner nervöser Depression und flauem Gefühl im Magen; sie können „Nervenzufällen" verschiedener Art vorangehen oder folgen. Andererseits auch: **Erhöhte Ausscheidung von Feststoffen durch den Harn;** reichliche Ablagerung von Harnsäurekristallen (gelber Harnsand); von Zylindern. Übelriechender Harn. Urin leicht getrübt, stärker gefärbt, schärfer riechend, zeitweise mit Ziegelmehlsediment.

Männliche Genitalien Wehtun wie wund in Hoden und Samenstrang. Ist bei Spermatorrhö und deren Folgen angewandt worden, wie Hale berichtet. Laut Hughes soll Cimicifuga einen Fall von „Hypochondrie von Spermatorrhoe" geheilt haben.

Weibliche Genitalien Die Wirkung von Cimicifuga auf die weiblichen Organe ist stark und weitgespannt.

- Krämpfe und Kontraktionen, im Uterus empfunden. **Neuralgie des Uterus, mit großer Empfindlichkeit und Herabdrängen,** Schmerzen schießen die Bauchseiten hinauf und **quer durch den Unterbauch, von einer Seite zur anderen.**
- Kongestionierter Uterus; auch Endozervizitis, mit Hypertrophie des Gebärmutterhalses und Empfindlichkeit aller weiblichen Organe; mit allgemeinen nervösen Symptomen, die dem üblicherweise als Hysterie bezeichneten Krankheitszustand ähneln.
- Gewichtsgefühl und Empfindung von Herabdrängen in der Uterusregion, verbunden mit Schwere- und Trägheitsgefühl der unteren Extremitäten.
- **Uterusprolaps mit herabdrängenden Schmerzen,** besonders bei nervösen, melancholischen Frauen oder nach Abortus. Hale gibt an, dass in solchen Fällen oft zwei Schlüsselsymptome zu registrieren sind: **depressive Stimmung und flaues Gefühl im Magen.**
- **Ovarialneuralgie, mit scharf schießenden Schmerzen von einem Eierstock zum anderen;** oder Reflexschmerzen an anderen Körperstellen bzw. Ortswechsel der Schmerzen: zum Unterschenkel, zur **Region unter der linken Mamma,** die Seite hinauf zur Schulter; mit ungewöhnlich niedergedrückter Stimmung. **Brennen und Stechen in der Eierstockgegend,** links oder rechts, ähnlich dem gewohnten Mittelschmerz am Tag der Ovulation.
- **Menses unregelmäßig, verzögert oder ausbleibend, mit Krampfleiden oder psychischen Symptomen** zu der Zeit, wo die Regelblutung eintritt oder eintreten sollte. **Irregulär auch bezüglich der Blutmenge:** reichlich oder spärlich, aber in beiden Fällen mit dunklen Koagula.
  - **Extrem starke herabdrängende Schmerzen während der Menses;** auch **wandernde Schmerzen im Rücken und von einer Hüfte zur anderen sowie die Oberschenkel herab,** mit Gliederschmerzen; nötigen zum Hinlegen. Dabei nervöse, weinerliche Stimmung, Krämpfe, Berührungsempfindlichkeit des Hypogastriums usw. Vor solchen schmerzhaften Regelblutungen haben die Patientinnen oft die eigentümlichen Kopfschmerzen von Cimicifuga. **Zwischen den Perioden besteht große Schwäche und Erschöpfung,** manchmal auch nervöser Erethismus, neuralgische Schmerzen usw. Die Erschöpfung kann so groß sein, dass die Patientin kaum die Augenlider heben kann.
  - Auffällig ist, dass die Schmerzen nicht nachlassen, wenn die Blutung einsetzt, sondern mit der Blutung noch ansteigen. „Heftige greifende Schmerzen im Unterbauch, muss sich zusammenkrümmen; sie beginnen vor der Blutung, und **mit der Zunahme der Blutung nehmen auch die Schmerzen zu,** bis die Blutung ihren Höhepunkt erreicht hat; erst dann gehen die Schmerzen zurück" (H. N. Martin). Oder nach Kent: „Bei dieser Arznei leiden die Patientinnen in der Regel **während** der Monatsblutung."
  - Ausbleiben oder Verzögerung der Menses durch Erkältung, durch Fieber, durch Emotionen.
- **Rötlicher, dann dunkelgelber Ausfluss die letzten acht Tage vor der Menstruation.** Gelbgrüner Fluor, dünnflüssig, übelriechend, läuft die Beine herab.
- Zahlreiche Symptome während der **Schwangerschaft.** Unter anderem: **Übelkeit, Erbrechen,**

starke Blutungen, wehenartige Schmerzen, scharfe Schmerzen quer durch den Bauch, **Schlaflosigkeit,** selbst **schwere phobische, neurotische und psychotische Zustände. Überwältigende Furcht, dass die Schwangerschaft nicht gut ausgehen könnte.**

- Bei **habituellen Fehlgeburten,** besonders in den ersten Schwangerschaftsmonaten.
- Cimicifuga kann die **Wehen leichter machen und abkürzen.** Es kann daher angezeigt sein bei **Rigidität des Muttermundes;** bei **krampfhaften, sehr schmerzhaften und starken Wehen, die aussetzen** und manchmal stundenlang völlig aufhören; in Verbindung mit Ohnmachtsanfällen und großer Geräuschempfindlichkeit. Auch bei Untätigkeit des Uterus. Nervöses **Schaudern in den ersten Stadien der Wehen.**
- Kann heftige Nachwehen lindern, die mit Überempfindlichkeit, Übelkeit und Erbrechen verbunden sind; die Nachwehen werden hauptsächlich in der Leistengegend empfunden.
- Bei Ausbleiben des Wochenflusses nach Kälte oder emotionaler Aufregung; dadurch **manische oder depressive Zustände im Wochenbett.**
- **Schmerzen unter den Mammae, besonders links;** festsitzend, aufwärtsziehend oder wandernd.
- Auch Schmerzen in den Brüsten, z. B. Brennen, oder auch **prickelndes Gefühl darin, mit Schaudern.**
- Schließlich bei vielen **Beschwerden der Wechseljahre:** Hitzewallungen; Nervosität; Frösteln; Fettleibigkeit; herabdrängende Schmerzen, oder quer durchs Hypogastrium schießend; auch schwere psychische Pathologie.

Äußerer Hals und Rücken **Empfindungen von Steifheit und Kontraktion der Rücken- und Halsmuskeln mit starken rheumatischen Schmerzen** sind hier die prominentesten Symptome. Besonders das **Genick** und die **Lumbalregion** sind betroffen. Cimicifuga kann bei Schiefhals angezeigt sein, und bei **steifem Hals durch kalte Zugluft.** So empfindlich, dass **nicht einmal die Hände ohne heftige Schmerzen bewegt werden können.** Die großen Halsmuskeln sind sehr steif und rigide. Verkrampfung der Halsmuskeln bei Kopfbewegung. Es ist oft unmöglich, den Kopf zu drehen, weil die Schmerzen im Hals- und Nackenbereich so stark sind.

Dumpfer Hinterkopfschmerz, mit schießendem Schmerz den Rücken herab, der Kopf ist hintenüber geworfen. Manchmal ist es ein Gefühl wie Frostüberlaufen, das den Kopf nach hinten zu zwingen scheint.

Morgens beim Vorbeugen des Kopfes ein **starker, ziehend-spannender Schmerz an den Spitzen der Dornfortsätze der ersten drei Brustwirbel,** welcher mehrere Stunden lang anhält. Schmerz und Empfindlichkeit entlang der ganzen Wirbelsäule, mit schmerzhafter Empfindlichkeit aller Rückenmuskeln.

Frostüberlaufen den Rücken herab, von 11–12 Uhr, mit Schmerz unter dem linken Schulterblatt. Bei spinaler Reizung, wenn die Hals- und die ersten Brustwirbel besonders berührungs- und druckempfindlich sind. Druck zwischen dem vierten und fünften Halswirbel kann Brechwürgen hervorrufen.

Starke Rückenschmerzen während der Menses, die abwärts ziehen, die Oberschenkel herab; starkes Herabdrängen. **Schweregefühl und Schmerz in der Lumbosakralregion,** breitet sich manchmal um den ganzen Rumpf herum aus; unter dem Darmbeinkamm empfunden. Dumpfes, schweres Wehtun im Kreuz, besser durch Ruhe, schlimmer bei Bewegung.

Gefühl, als wenn das Kreuz zu kurz wäre. **Pochende Schmerzen** in der Lendengegend. Aufgrund der Symptome ist Cimicifuga nach Hale „eines der nützlichsten Mittel bei **Lumbago**", wie Hale sagt. Es ist auch erfolgreich bei **Ischialgie** angewandt worden, mit dem charakteristischen Abwärtsschießen des Schmerzes.

Extremitäten Zucken der Finger und Zehen. **Zittern in den Gliedern,** kann kaum gehen. Irreguläre Gliederbewegungen, besonders links; Beine unstet.

Gliederschmerzen wie bei Grippe, oder **außerordentliche Schmerzhaftigkeit aller Muskeln der Extremitäten** wie bei Muskelkater, oder neuralgische Schmerzen. Eine Prüfung erzeugte bei jeder Einnahme ein „unbehagliches Gefühl" durch alle Glieder, das „beinahe zum Schmerz wurde".

Ziehende Unrastempfindung in allen Extremitäten. Kalter Schweiß auf Händen und Füßen. Taubheit der Gliedmaßen.

Dumpfer Schmerz im rechten Arm, tief in den Muskeln, von der Schulter bis zum Handgelenk. Quälender Schmerz in den Armen, schlimmer, wenn der Abend naht. Andauernde unregelmäßige, veitstanzartige Bewegungen des linken Arms, der durch Willenskraft weder bewegt noch stillgehalten werden kann. Linker Arm taub und **wie an die Seite gefesselt.** Zittern der Finger beim Schreiben. Heftig stechender Schmerz, durchschießender Natur, im rechten Zeigefinger.

Druckgefühl um die Hüften oder Krämpfe dort, bei Fehlgeburt oder Entbindung. Oberschenkelmuskeln sehr steif, schmerzhaft und lahm, was als unerträglich empfunden wird. Längs des Ischiasnervs von der Mitte des Oberschenkels zur dorsalen und volaren Seite des Fußes, stechende und Druckschmerzen. Knieschmerzen beim Treppabgehen. Wadenkrämpfe. **Schmerz- und Verkürzungsgefühl in der Achillessehne,** mit Steifheit in dieser Region, besonders beim Gehen. Fersen wund, wie zerschlagen. **Dumpf brennender Schmerz in zweiten Gelenk der rechten Großzehe,** manchmal das Bein hinauf ausstrahlend.

Schlaf **Schlaflosigkeit,** besonders **in Kombination mit trauriger Stimmung und nervöser Unruhe;** nach Krankenpflege, in der Schwangerschaft, während der Wechseljahre usw.

Zucken der Seite, auf der man liegt, nach dem Zubettgehen, muss ständig die Lage wechseln, kann deshalb nicht einschlafen. Oder: Zucken beim Einschlafen, mit Fallgefühl (Keller).

Unruhiger Schlaf, besonders in der zweiten Nachthälfte. Wacht oft um 3 Uhr morgens auf.

Neigung, im Schlaf die Arme über dem Kopf zu kreuzen.

Nach einigen Stunden guten Schlafs **Träume, in Schwierigkeiten zu sein oder vor einem traurigen Dilemma zu stehen;** dadurch wird der Schlaf unruhig. **Träume von unglaublichen Katastrophen.** Schlaf wie betrunken, tief und schwer, fast wie im Koma. Schläfrig-benommener Zustand den ganzen Tag, mit viel Gähnen und Strecken und allgemeinem Trunkenheitsgefühl.

Fieber, Frost, Schweiß Cimicifuga-Patienten sind meist kälteempfindlich und frieren sehr leicht. Noch typischer ist aber **nervöses Schaudern ohne eigentliches Kältegefühl,** besonders im oberen und hinteren Bereich des Rumpfes. „Allgemeines inneres, nervöses Frostgefühl über den ganzen Körper." Schaudern während der Menses, im ersten Stadium der Wehen, bei Fehlgeburten. Gefühl von Hitze, Pochen und Vollheit im Kopf, bei Kopfweh.

Hitzewallungen und Fröste in den Wechseljahren; Gesicht wird abwechselnd blass und rot.

Starke Nachtschweiße, häufig kalt, besonders nach 3 Uhr morgens, manchmal noch den ganzen Tag anhaltend, mit schwachem, unregelmäßigem Puls und Schmerz unter der linken Brust; besonders bei Frauen, aber auch bei Männern; bei Leuten, deren Nervensystem durch lange Krankheit, Probleme oder Sorgen geschwächt ist.

Haut Empfindlichkeit der Körperoberfläche; Hyperalgesie der Haut, beim Darüberstreichen bemerkt. Ausschlag weißer Pusteln im Gesicht und am Hals; manchmal auch große rote Papeln.

Cina

Essenzielle Merkmale

Seit alters her ist Cina als **Wurmmittel** bekannt, besonders für Kinder mit Spulwürmern. Schon der alte Name „Wurmsamen" zeugt davon. Doch da die Homöopathie sich nicht allein auf „bewährte Indikationen" verlässt, wie gut bestätigt sie auch sein mögen, sondern über die Ähnlichkeit von Krankheits- und Arzneisymptomen als entscheidenden Wegweiser zur Arznei verfügt, werden wir auch Cina nicht allein auf die Diagnose „Würmer" hin verschreiben. Wie bei jeder Arznei müssen die Symptome aus Arzneiprüfungen und geheilten Fällen verglichen werden mit dem Symptomenbild, das uns der Kranke präsentiert. Die Prüfungssymptome zeigen freilich, dass jene bewährte Indikation gute Gründe hat, obwohl sie weder präzise genug noch ausreichend ist. Schließlich hilft Cina keineswegs bei allen „Spulwurm-Fällen", und andererseits gibt es eine Menge Kranke, bei denen Cina wirkt, obwohl sie keineswegs Würmer haben.

In Gemüt und Verhalten ähnelt der Zustand eines Cina-Patienten dem eines Menschen, der Würmer hat. Diese Patienten finden einfach keine Ruhe, ganz egal, wie es um sie herum aussehen mag. Irgendetwas scheint pausenlos an ihnen zu fressen – wie die

Würmer in ihrem Darm. Wenn ein Kind so unruhig ist, kann es vorkommen, dass es nach einer Cina-Gabe Würmer ausscheidet.

Geistig-emotionales Bild: Unzufriedenheit und Launenhaftigkeit

In gewisser Weise ähneln Cina-Patienten dem Bild von CALCIUM PHOSPHORICUM. **Unzufriedenheit** ist ein Wesenszug ihrer Persönlichkeit und ihres Verhaltens. Freilich ist diese Unzufriedenheit stärker und aktiver als bei CALCIUM PHOSPHORICUM, sie erreicht einen Grad, der mit CHAMOMILLA vergleichbar ist. Die Patienten, ob Erwachsene oder Kinder, werden außerordentlich **launisch.** Sie wissen einfach nicht, was sie eigentlich wollen. Was sie nicht wollen, wissen sie schon viel besser: sie wollen nicht berührt werden, am besten, man kommt ihnen gar nicht erst in die Nähe. Das Cina-Kind schreit und heult und möchte irgendetwas – geht man aber mit dem Gewünschten zu ihm hin und fragt: „Willst du das hier?", so schreit und wimmert es gleich wieder und stößt den eben noch verlangten Gegenstand von sich. So präsentiert sich das „Kapriziöse" von Cina: „Gib mir dies, gib mir jenes", aber wenn der Patient es bekommt, will er es nicht mehr und wirft es weg.

Zugrunde liegt dieser Disposition eine große innere Unruhe. Doch der Patient kann sie nicht in den Griff bekommen, er **weiß nicht, was er dagegen machen soll, er weiß nicht einmal, was er will.** Es ist, als wäre im Inneren einfach alles verkehrt und falsch. Diese Unruhe manifestiert sich in einer großen Zahl von Symptomen, die sowohl das Verhalten als auch die physische Ebene betreffen. So findet sich bei Cina **viel Jucken, besonders an der Nase; bohrt ständig in der Nase.** Zupft oder bohrt so lange in der Nase herum, bis es blutet. Oder die Kinder reiben dauernd die Nase am Kissen oder die Finger gegen die Nase. Auch der After juckt.

Ferner treffen wir oft **Zähneknirschen im Schlaf** an, ein Symptom, das auf Reizung der Hirnhäute und allgemein auf Aggressionen schließen lässt. Der Schlaf ist sehr unruhig und gestört, das Kind weint und schreit und brüllt, oft wacht es nicht einmal auf davon. Die Aggression ist aber keineswegs auf den Schlaf beschränkt. Auch tagsüber schreit und tobt das Cina-Kind, tritt oder schlägt andere und fängt dann wieder zu heulen an.

Man kann all dies auch unter den Begriff der Reizung, der Irritation fassen: **Reizung des Nervensystems, Reizung der Hirnhäute.** Sie kann schließlich zu **Krämpfen** führen. Bei einem Patienten, der sowohl unter Krämpfen leidet als auch Würmer ausscheidet, sollte Cina als erstes Mittel in Betracht gezogen werden. (Eine andere Möglichkeit ist TEUCRIUM.)

Zwei wichtige Schlüsselsymptome:

- Der Appetit ist sehr groß, alle möglichen Speisen werden verlangt, und er kommt nach dem Essen augenblicklich wieder – kaum ist die Mahlzeit beendet, will der Patient „mehr". **Heißhunger nach dem Essen, ja selbst unmittelbar nach Erbrechen.** „Wo er jemand essen sah, riss er ihm die Speisen mit Gewalt weg und verschlang sie mit großer Begierde." Dessen ungeachtet kann extreme Abmagerung bestehen; isst mehr als ordentlich und nimmt trotzdem kein Gramm zu. Charakteristisch ist ferner eine bestimmte Schlafposition, nämlich die **Knie-Brust-Lage oder auch Knie-Ellenbogen-Lage,** die uns von MEDORRHINUM her vertraut ist. Es gibt noch ein weiteres Mittel, das dieses Symptom in ausgeprägtem Grad hat, nämlich KALIUM CARBONICUM.
- Schließlich ist **Blässe des Gesichts,** besonders um den Mund, ein bemerkenswertes Symptom von Cina. Oft ist die **Mundgegend bläulich gefärbt,** und auch um die Augen zeigen sich bläuliche Ringe. Dieser Aspekt kann selbst während der Fieberhitze vorliegen. Manchmal wechselt das blasse, kühle Gesicht auch mit glühender Röte der Wangen. Allen gibt an, dass auch die „ungleiche Röte" mit einer roten und einer blassen Wange bei Cina beobachtet worden ist, doch deutet dies Symptom stärker auf CHAMOMILLA hin als auf Cina.

Einige wichtige Krankheitsbilder

- Cina ist bei zahlreichen Beschwerden angewandt worden, die mit Wurmleiden (besonders Spulwürmern) verbunden sein können: bei Verdauungsstörungen, Durchfall usw., besonders aber bei Krankheiten des Nervensystems, die Hirn oder Rückenmark einbeziehen: Spasmen, Konvulsionen usw.; auch Strabismus.
- Ferner kann Cina bei einer bestimmten Art von **Keuchhusten** angezeigt sein, besonders wenn

zwei Symptome präsent sind, die man als echte Keynotes bezeichnen kann: ein **Steifwerden des Körpers vor dem Hustenanfall,** manchmal mit wildem Blick und Verlust der Besinnung; und ein „**herabglucksendes Geräusch vom Hals zum Unterleib**“ **nach dem Husten,** mit Weinen, Ängstlichkeit, Schnappen nach Luft, der Patient wird ganz blass im Gesicht usw. Steifwerden und Herabglucksen sind auch dann wertvolle Hinweise auf die Arznei, wenn sie nicht in zeitlicher Beziehung zum Husten stehen oder wenn der Patient gar keinen Husten hat.

- Schon Hahnemann hat auf die Heilkraft von Cina bei „**gewissen mit Erbrechen und Heißhunger vergesellschafteten Wechselfiebern**“ hingewiesen. Auch bei Krampfzuständen und Beschwerden im Verdauungstrakt (Durchfall und Erbrechen usw.) ist der Heißhunger ein auffälliges Symptom. Gelegentlich kann er mit totaler Appetitlosigkeit abwechseln. „**Erbrechen oder fiebrige Krankheiten mit interkurrentem Heißhunger und beinah ganz reiner Zunge**“ ist eine Indikation, auf die hin Cina in zahlreichen Fällen mit Erfolg gegeben wurde. Dabei große Abmagerung, nicht selten jedoch mit dickem, vorgewölbtem Bauch.

Cina-Kind

Reizbarkeit, mit **stetem Weinen, Jammern und Stöhnen,** auch mit Treten und Schlagen. Ein Verlangen, dauernd herumgetragen zu werden, gibt es bei Cina ebenso wie bei CHAMOMILLA, doch Cina-Zustände sind oft auch mit einer **Abneigung gegen jegliche Berührung** verbunden. Kinder haben etwas dagegen, dass man ihnen auch nur in die Nähe kommt, sie **weinen oder versteifen sich schon, wenn man sie nur ansieht.** Das gilt besonders dann, wenn Fremde sie ansehen wollen (wie z. B. der Arzt).

Empfindlichkeit gegen alle Berührungen („touchiness“), seien diese emotionaler oder körperlicher Art, ist ein Wesenszug des Cina-Bildes. Praktisch alles kann die Patienten stören, und für jede Störung durch irgendwelche äußeren Einflüsse sind sie außerordentlich empfindlich. Jede Art von Ärger kann Symptome hervorbringen, etwa Krämpfe, Husten, Durchfall usw. Und körperliche Berührung führt ebenfalls sehr oft zu starken Symptomen.

- „Höchst weinerlich und klagend ist das Kind; **weint jämmerlich, wenn man es anfassen oder führen will.**“ Oder, aus einem geheilten Fall: „Sie war äußerst unhöflich, scheute vor allem zurück, verbarg ihr Gesicht, begann schon zu schmollen, wenn man sie nur ansah.“ Läßt sich durch kein Zureden beruhigen, **taub gegen Liebkosungen.** Auf der anderen Seite können Kinder auch kontinuierliche Aufmerksamkeit einfordern: Wenn das Kind wach ist, vergehen keine fünf Minuten, bis es zu schreien anfängt; **muss pausenlos gewiegt, herumgetragen oder auf den Knien geschaukelt werden,** Tag und Nacht.
- Kent drückt es so aus: „Während der kleine Patient ungnädig wird, wenn man ihn anfasst, will er doch herumgetragen und dauernd beschäftigt werden … Wenn man ihn aus der Wiege nimmt, schreit er, sobald man ihn berührt; die erste Berührung verschlimmert …“

Ein beachtenswertes Symptom ist, dass Kinder oft **keine Lust zum Spielen** haben, mit trotziger Laune und Schmollen. Kinder **extrem schlechtgelaunt; schreien und schlagen** nach allem. **Mit nichts zufrieden.** Sehr **dickköpfig.** In akuten Cina-Zuständen kann ein sonst gutmütiges Kind plötzlich extrem verdrossen, zänkisch, gereizt und „nervig“ werden. Kinder schreien, wenn man ihnen nicht den Willen tut.

„Erwacht unter jämmerlichem Weinen, Stöhnen und Schluchzen, mit unruhigen Bewegungen.“ „**Unaufhörliche Unruhe**.“ Die Unruhe setzt sich auch im Schlaf fort: Häufiges Umwenden von einer Lage in die andere, „Unbehaglichkeit halber“; Herumwerfen im Schlaf mit jämmerlichem Heulen und Schreien; fährt aus dem Schlaf hoch und schreit laut auf. **Kinder erwachen abends oder nachts vor Mitternacht vor Furcht oder Schreck,** fahren hoch, haben schreckliche Visionen, schreien, zittern und erzählen voller Angst davon. So panisch erschreckt, dass sie sich mit alarmierendem Gebrüll in die Arme der Mutter flüchten. Die furchtbaren Traumgesichte wollen nach dem Erwachen nicht weichen, oft hält das Kind sie auch im wachen Zustand noch für völlig real.

„Große Ernsthaftigkeit und **Empfindlichkeit;** er konnte leicht den geringsten Spaß übelnehmen.“ Reagiert auf jede Störung mit Verdauungsbeschwerden, Krämpfen oder Zuckungen. „Wenn man sie bestraft, verfallen sie in Krämpfe … Nach geringfügigen Irritationen versagt die Verdauung, sie bekommen Durchfall ... Wenn sie sich erschrecken, einen Klaps bekommen oder ausgeschimpft werden, werden Magen und Gehirn verstimmt ...“ (Kent).

Äußerst launisch. Verschmäht alles Angebotene, auch was ihm sonst am liebsten war. „**Begehrt viel und mancherlei.**“ Dieses Symptom, das als Kennzeichen des Cina-Heißhungers vielfach bestätigt werden konnte, erlaubt auch einen tiefen Einblick in die Gemütsverfassung von Cina. Tatsächlich hat Hahnemann es in der *Reinen Arzneimittellehre* auch nicht unter die Magen-, sondern unter die Gemütssymptome eingereiht.

Cina kann angezeigt sein bei unruhigen Kindern, die viel schreien und ständig getragen werden wollen, besonders wenn sie schon frühzeitig sehr stark „fremdeln“. Selbst im Schlaf Unruhe mit Zähneknirschen, auch wenn erst wenige Zähne vorhanden sind.

Oder: Schreiende Säuglinge, sie weinen die ganze Nacht ohne Unterbrechung, wenn man sie nicht herumträgt; mit Durchfall. Beruhigung auch beim Autofahren.

Doch auch dieses Symptom ist in den Prüfungen beobachtet worden: Gleichgültigkeit; weder etwas Angenehmes noch etwas Unangenehmes konnte den mindesten Eindruck auf ihn machen.

Konvulsionen, Delirium, Angst

- Delirium, besonders mit **lautem Aufschreien.**
- Irrereden.
- Aus einem Vergiftungsfall: „Jählings traten Konvulsionen aller Glieder ein, mit Bewusstlosigkeit und Schaum vor dem Mund. Nach einigen Minuten kam er wieder zu Sinnen, verfiel aber bald danach in Delirien und schrie oft laut auf, mit einzelnen Zuckungen an den Gliedern ... Patient schrie oft jählings auf und haschte dann mit den Händen bewusstlos in der Luft umher ...“
- Optische, akustische, Geruchs- und Geschmackshalluzinationen. Gelb- oder Violettsehen; die Dinge riechen und schmecken anders als sonst; Geschmacks- und Tastsinn übermäßig empfindlich oder auch pervertiert.
- Veitstanzartige Affektionen, die mit einem lauten Schrei beginnen und die ganze Nacht anhalten; Zuckungen besonders von Gesicht und Händen; oft nur einseitig, besonders links. „Arme und Beine in einer fortwährenden schleudernden Bewegung.“
- „Nachmittags (4 Uhr) **ein Anfall krampfhafter Ausstreckung des Körpers,** dann Zittern am Körper, mit blauen Lippen und weinerlichen Klagen über Schmerz der Brust, des Halses und aller Glieder.“ Solche Krämpfe können durch Zorn, aber auch durch Husten erregt werden, oft gehen sie dem Hustenanfall voraus. Sie können so stark sein, dass das Kind rücklings vom Schoß der Mutter geworfen wird.
- Cina kann auch epileptiforme oder eklamptische Krämpfe hervorrufen, doch gewöhnlich wird während des Anfalls nicht das Bewusstsein verloren.
- Folgendes Symptom wurde bei einem Vergiftungsfall beobachtet: „Heftige Stöße durch den ganzen Körper mit Stampfen der Füße nach unten und Stoßen mit dem Kopf nach oben und hinterwärts; vorzüglich heftig wurden die Stöße im unteren Teil der Brust und in der Oberbauchgegend von der aufgelegten Hand gefühlt ...“
- „Ein Stoß oder Schlag wie von Schmerz – der Patient fährt plötzlich hoch, als hätte er Schmerzen“ (Guernsey).
- Beim Gehen im Freien große Angst und Bangigkeit ums Herz, **als hätte er etwas Böses begangen.**

Allgemeinsymptome und Keynotes

Schon Hahnemann weist darauf hin, dass die Wirkung von Cina keineswegs auf Wurmleiden von Kindern beschränkt ist. Er führt aus, dass eine Wurmbehandlung mit materiellen Dosen dieser Arznei zwar die Askariden töten und austreiben mag, dass sie aber, wenn Cina nicht durch die Symptome angezeigt ist, die „krankhafte Beschaffenheit des Körpers, nämlich die sich entwickelnde Psora“ nicht zu heilen vermag, die die Ursache der Empfänglichkeit für Wurmleiden darstellt. Doch wenn Cina homöopathische Ähnlichkeit zum in Frage stehenden Zustand hat, wird es vollkommene Heilung bewirken.

Einige weitere Krankheitsbilder, bei denen Cina häufig wirksam ist, wurden oben schon angesprochen: Keuchhusten; Beschwerden, die von Heißhunger begleitet sind, selbst direkt nach dem Erbrechen Heißhunger, dennoch starke Abmagerung, doch manchmal mit vorgewölbtem, dickem Bauch. Ferner hat Cina Bettnässen geheilt, das bei jedem Vollmond schlimmer war. Die Patienten liegen oft vorzugsweise auf dem Bauch oder in Knie-Ellenbogen-Position.

- Viele Cina-Zustände können auf Reizungen im Bauchraum zurückgeführt werden, ob durch Spulwürmer oder aus anderen Gründen. **Gehirn und Rückenmark** sind besonders häufig von Reizungen betroffen.
- Charakteristisch ist eine **schmerzhafte Empfindlichkeit des ganzen Körpers beim Anfassen,** die physische Entsprechung der starken Empfindlichkeit auf der emotionalen Ebene. Die Schmerzen sind meist **wie wund und zerschlagen,** wie von einem Schlag oder Stoß. Ein weiteres interessantes Schmerzsymptom: „Hie und da am Körper, bald an den Gliedmaßen, Armen, Füßen, Zehen, bald in der Seite, oder am Rücken, bald am Nasenbeine, besonders aber am hinteren Kamm des Beckens (an der Hüfte) stumpfe Stiche, bisweilen wie ein Klemmen, bisweilen wie Drücken, bisweilen wie Stöße oder Rucke, bisweilen wie ein Jucken geartet; beim Daraufdrücken schmerzt die Stelle wie wund und zerschlagen."
- Symptome, die beim Gähnen auftreten, immer dann, wenn man gähnt. Zum Beispiel: „**Beim Gähnen, Zittern des Körpers mit Schauder-Empfindung.**" Der Reiz zum Gähnen ist unwiderstehlich, und sobald ihm nachgegeben wird, kommen die Schmerzen wieder oder verstärken sich.
- Kombinationen von Symptomen, die auf Cina hindeuten, sind etwa: „Kinder, die ständig gähnen und sich die Nase reiben, weil sie so juckt" (Borland). Oder: „Rollen des Kopfes und Reiben des Kopfes am Kissen bei Verdauungsstörungen" (Mezger). Manchmal werden bestimmte Symptome durch das Rollen des Kopfes gebessert, etwa Kopfschmerzen. Es kommt auch vor, dass der Kopf die ganze Zeit auf eine Seite gelehnt wird, in Verbindung mit großer Schläfrigkeit und Benommenheit. Ferner: Im Schlaf Zähneknirschen und unwillkürliche Kau- und Schluckbewegungen.
- **Saurer Körpergeruch bei Kindern.** Magenübersäuerung; Kinder, die saure Milch spucken und sauer aufstoßen.
- Kinder, die sehr blass und krank aussehen. Sie sind ausgesprochen geschwächt, aber trotz der Schwäche haben sie die charakteristischen Cina-Merkmale: Unruhe, Erregtheit, Übellaunigkeit, ständiges Schreien und Weinen, Reizbarkeit, Dickköpfigkeit usw.
- „**Kalter Schweiß, vor allem im Gesicht und an der Stirn**" (Bönninghausen) ist ein häufiges Begleitsymptom.
- Während CHAMOMILLA eher auf die Ohren wirkt, bevorzugt Cina die Augen. Vor allem Störungen des Farbensehens sind häufig: Gelbsehen (z. B. wird der blaue Himmel grün gesehen), Violettsehen. Auch Strabismus convergens ist mit dieser Arznei geheilt worden.
- Einige weitere Krampfsymptome: Krämpfe der **Streckmuskeln; das Kind wird plötzlich steif; herabglucksendes Geräusch** vom Hals zum Bauch, als würde Wasser aus einer Flasche gegossen. Rigor des ganzen Körpers. Kinderkrämpfe, die Arme werden von einer Seite zur anderen geworfen. Zucken, Rucken und Verdrehen der Gliedmaßen. Krampfanfälle treten vorzugsweise nachts auf. Das krampfhafte Ausstrecken und Versteifen kann durch Husten, **Ärger und Zorn** ausgelöst werden, ja selbst dadurch, **dass man den Patienten ansieht.**
- Eine interessante Beobachtung soll hier noch erwähnt werden, die noch der Bestätigung bedarf. Nach einem Bericht von Vasilyeva et al. im *British Homœopathic Journal* (81, 2, 1991) behandelte dieser 54 Kinder, die bei Tschernobyl der Verstrahlung ausgesetzt waren. Die Kinder befanden sich etwa 5 km vom Zentrum des Unglücks entfernt und konnten schon nach Stunden in ungefährdetes Gebiet evakuiert werden. Kurzeffekte zeigten sich sofort im Bereich der Schilddrüse und des Stoffwechsels. Die Autoren gewannen den Eindruck, dass die Verstrahlung, wenn es sich um kleinere Dosen handelt, besonders auf den Allgemeinzustand in Form mangelnder Infektabwehr und dergleichen wirkt. Neben CALCIUM CARBONICUM, CALCIUM PHOSPHORICUM und COLCHICUM in Hochpotenzen wurde auch Cina gegeben, das besonders erfolgreich zu sein schien. Diese Information könnte sich als wertvoll erweisen, wenn sie durch weitere Fälle bestätigt werden kann und wenn es gelingt, spezifische Symptome herauszuarbeiten.
- Zusammenfassend zu den Modalitäten von Cina: **Berührung** (selbst **Angesehenwerden**), Ärger

und Gähnen sind bereits als verschlimmernde Einflüsse genannt worden. Viele Symptome kommen vorzugsweise nachts bzw. **im Schlaf** auf. Eine weitere interessante Modalität ist: „**Symptome durch Anstrengen der Augen.**" Lesen oder scharfes Fixieren eines Gegenstandes, etwa bei Handarbeiten (Nähen), kann Kopf- und Augenschmerzen oder auch Trübsehen erregen und verschlimmern. Kent weist ferner auf eine Verstärkung der Beschwerden durch Hitze hin, besonders in der Sonne und im Sommer.

- Besser in der **Bauchlage** sowie durch **Wischen oder Reiben der Augen.** Außerdem durch passive Bewegungen (Gewiegtwerden, Autofahren), manchmal durch Rollen des Kopfes.

Lokalsymptome

Schwindel Schwindel mit Flimmern vor den Augen und Übelkeit. „Beim Aufstehen aus dem Bett ist's ihm schwarz vor den Augen, düselig im Kopf und ohnmächtig; er schwankt hin und her; beim Niederlegen wird's gleich besser."

Kopf Kopfweh, das mit Bauchschmerzen abwechselt. Wenn der Kopfschmerz vergeht, entsteht ein drückender Schmerz im Unterleib, und wenn dieser vergeht, wieder Kopfschmerz.

- Der Kopfschmerz mehrt sich durch Lesen und Nachdenken, mindert sich durch Bücken. **Kopfweh durch Anstrengung der Augen;** Kopfweh der Näherinnen (RUTA).
- Vor und bei dem Kopfweh ist die **Kopfhaut außerordentlich berührungsempfindlich.** Kinder vertragen weder Kämmen oder Bürsten noch Haareschneiden; Frauen müssen ihr Haar lösen, wenn sie Kopfweh haben.
- „**Mitten auf dem Scheitel, absetzendes Drücken, wie von einer schweren Last,** als würde das Gehirn niedergedrückt; **Daraufdrücken mehrt und erneuert den Schmerz.**" Oder: „Ein von oben nach unten pressender Schmerz äußerlich an der Stirne, als wenn ein Druck sich da allmählich herabsenkte."
- Dumpfer Kopfschmerz mit Angegriffenheit der Augen, morgens.
- Die Kopfschmerzen können von einem betäubten oder benommenen Gefühl im Kopf begleitet werden. „Beim Gehen im Freien betäubendes, inneres Kopfweh, besonders des Vorderhaupts, dann auch des Hinterhaupts." Oder: „Verdüsterndes Ziehen vom linken Stirnhügel nach der Nasenwurzel zu." Oder auch: „Ziehender Schmerz in der rechten Schläfe, in vertikaler Richtung, beim Husten Gefühl, als wollte sie bersten."
- Unter dem oberen Augenhöhlenrand ein langsamer, stumpfer Stich bis tief in das Gehirn hinein.
- Eine charakteristische Empfindung ist ein **Gefühl wie leer oder hohl im Kopf, bei Übelkeit und Brechreiz** (vgl. COCCULUS).
- Fieberhitze am meisten am Kopf, jedoch bei gelber Gesichtsfarbe und blauen Rändern um die Augen. Sehr heißer Kopf, äußerst berührungsempfindlich. Kalter Stirnschweiß.

Kinder lehnen den Kopf die ganze Zeit auf die Seite oder drehen ihn dauernd hin und her, was ihre Schmerzen zu erleichtern scheint. Cina kann bei Reizung der Meningen angezeigt sein, insbesondere wenn Beschwerden im Abdomen zugleich mit Symptomen des Gehirns bestehen oder mit ihnen abwechseln; Bauch geschwollen, heiß. Selbst bei Hydrocephalus und Enzephalitis ist die Arznei angewandt worden. Kent gibt folgende Symptome an: „Rollbewegung des Kopfes; häufige Kopfschmerzen; empfindlich gegen Erschütterung; Berührung oder Abklopfen der Wirbelsäulengegend führt zu Kopfweh; regelmäßig schlimmer in der Sonne, bei heißem Kopf und kalten Füßen."

Augen **Erweiterte Pupillen** bei äußerst vielen Beschwerden.

Ermüdung der Augen; Anstrengung der Augen erzeugt Kopf- und Augenschmerzen sowie Sehstörungen. Wischen oder Reiben der Augen bessert, zumindest eine Weile. „Beim Lesen eines Buches ist es ihm trübe vor den Augen, sodass er erst, nachdem er mit den Fingern stark gerieben hatte, wieder lesen konnte." „Abends, wenn er bei Licht scharf sehen (lesen) will, sieht er alles wie durch einen Flor; wischt er in den Augen, so wird's auf kurze Zeit besser." „Stumpfer Schmerz in den Augen bei Lesen und bei Geistesarbeit." Nach Kent und Boericke ist Cina in derartigen Fällen weniger bei jungen Leuten angezeigt; es passt eher auf das Alter, in dem die Altersweitsichtigkeit beginnt und das Lesen kleingedruckter Schrift bzw. das Sehen auf feine Handarbeiten zunehmend große Anstrengung der Augen erfordert.

Langdauernde Sehschwäche, mit Lichtscheu und Drücken in den Augen wie von Sand.

Strabismus, besonders wenn Helminthiasis vorliegt. Begleitsymptome: **blasses, kränkliches Aussehen, blau umrandete Augen,** öfteres Klagen über Leibschmerz in der Nabelgegend, öfterer Harndrang, eigentümliches, molkeähnliches Aussehen des Harns, **häufiges Bohren in der Nase,** beständiger Abfluss dünnen Schleims aus der Nase, stete Neigung zu räuspern mit hörbarem Schleimrasseln in den Luftwegen, öftere breiige Stuhlentleerungen.

Verändertes Farbensehen. In extremem Grad hat sich dieses Symptom bei Prüfern von SANTONINUM gezeigt, dem Hauptwirkstoff des Zitwersamens; aber auch bei Personen, die materielle Cina-Dosen „gegen Würmer" einnahmen, trat es auf. Am ausgeprägtesten war **Gelbsehen;** weiße Gegenstände erscheinen auffallend gelb, der blaue Himmel sieht grün aus. Häufig war auch **Violettsehen.** Solche Sehstörungen können bis zu einer Unfähigkeit fortschreiten, Farben zu unterscheiden; es kann auch zu **optischen Halluzinationen in leuchtenden Farben** kommen.

Auch die Augenlider können schwach und müde sein, so schwach, dass er sie den ganzen Vormittag kaum öffnen kann. **Häufiges kitzelndes Jucken oder Kribbeln der Augenwinkel und Lider, was zum Reiben nötigt.** Ein **Pulsieren des Augenbrauenmuskels,** eine Art Krampf.

Ohren Im äußeren Ohr ein krampfartiges Zucken. Unter dem Warzenfortsatz stumpfes Stechen, wie ein klemmendes Drücken; beim Daraufdrücken Gefühl wie von einem Schlag oder Stoß. Neigt dazu, in den Ohren zu bohren.

Nase Das Hauptsymptom in diesem Bereich ist die **Disposition zum ständigen Nasenbohren, bis die Nase blutet.** Dieses Verhalten, das besonders bei Kindern zu beobachten ist, wird häufig durch ein **unerträgliches Jucken in der Nase** provoziert. Auch **Zupfen oder Reiben an der Nase,** das Kind reibt die Nase an allem, was zur Verfügung steht: am Kissen, an der Schulter der Amme usw. Dabei große Unruhe, viel Weinen, übellauniges, garstiges Benehmen, gelegentlich auch Bettnässen.

Reichliches Nasenbluten, dunkel gefärbtes Blut, vorher jedes Mal heftiger Schmerz in der Stirn und fast unerträgliches Jucken in der Nase; blasses Aussehen. „Im linken Nasenloch in der Nasenscheidewand, ein brennendes Wehtun, wie wenn man einen Schorf abgekratzt hätte; schlimmer beim äußeren Betasten." Abends verstopfte Nase.

Heftiges Niesen; so heftig, dass es ihm in den Kopf fuhr und **zu den Schläfen herauspreßte;** der durch die Schläfen herauspressende Kopfschmerz blieb noch einige Zeit nachher. Oder: Niesen mit Stichen in den Schläfen. Cina kann in den Formen von Keuchhusten angezeigt sein, wo die Schleimhaut der Nase heftig affiziert ist, was sich durch starkes Jucken, Neigung zum Nasenbohren oder -reiben und öfteres Niesen, besonders nach dem Anfall, mit nachfolgendem Nasenbluten zu erkennen gibt.

Gesicht Der Cina-Aspekt ist sehr charakteristisch. **Blasses und kaltes Gesicht, manchmal selbst während der Fieberhitze, mit bläulichweißer Färbung um den Mund und die Nase und blauen Ringen um die Augen;** sieht sehr krank aus. Dies kann **mit glühender Röte und brennender Hitze der Wangen abwechseln.** Oder, wie Nash beobachtet hat, **rotes Gesicht bei großer Blässe um Mund und Nase.** „Aufgedunsenes, bläuliches Gesicht" (Hahnemann). Auch erdfahle oder gelbliche Färbung. Schneller Wechsel dieser Aspekte.

Gesichtsneuralgie mit einem Schmerz, als würden die beiden Jochbeine von einer Zange gepackt und zusammengedrückt; durch äußeren Druck vermehrt sich der Schmerz.

Muskelzucken im Gesicht und um die Augen, besonders in Verbindung mit Magen- und Darmbeschwerden. Muskelzuckungen an Gesicht und Händen, wie bei Chorea, manchmal einseitig (links). Krämpfe beginnen nicht selten mit einem isolierten Zucken in einer Gesichtsseite (vgl. CUPRUM).

Mund **Zähneknirschen nachts im Schlaf,** bei stetem Umherwerfen. Häufige unwillkürliche Kau- und Schlingbewegungen, besonders im Schlaf. Schluckbewegungen, als käme etwas die Kehle herauf. Fauliger oder saurer Geruch des Atems. **Reine Zunge bei den meisten Beschwerden** (Fieber, Erbrechen).

Hals **Schlucken sehr erschwert,** ja fast unmöglich, **besonders das Schlucken von Flüssigkeiten.** „Unvermögenheit zu schlingen; die Getränke kollern lange im Mund herum“ (Hahnemann).

Das Leitsymptom im Halsbereich ist aber das **hörbare Glucksen vom Hals die Speiseröhre hinab bis in den Unterleib.** Es tritt auf nach einem Hustenanfall, oder infolge einer Krampfattacke, die sich auf Zunge, Speiseröhre und Kehlkopf ausbreitet, oder auch einfach wenn man Flüssigkeiten schluckt. Hering beschreibt das Geräusch so: „als ob man aus einer Flasche Wasser ausgießt.“ Dieses Gurgelgeräusch weist immer stark auf Cina hin (vgl. auch HYDROCYANICUM acidum). Würge- und Erstickungsgefühl im Hals.

Atmung, Husten, Puls Cina hat Aphonie durch Erkältung geheilt, wo ACONITUM, PHOSPHORUS und SPONGIA versagten. Beim Versuch zu sprechen wird ein eigentümlich heiserer, tonloser Husten erregt, mit Schmerz im Kehlkopf. Morgens, nach dem Aufstehen, hängt im Kehlkopf Schleim, sodass er öfters räuspern muss, wonach der Schleim sich aber bald wieder erzeugt.

Sehr kurzer Atem, zuweilen mit Unterbrechungen, **sodass einzelne Atemzüge fehlten;** mit täglich zur selben Stunde wiederkehrendem Fieber. Oder: „Doppelte“ Inspiration, in zwei Akte geteilt. Lautes Röcheln, Keuchen oder Pfeifen beim Einatmen, bei beschleunigter, kurzer Atmung.

Bronchiolitis der Kinder; sie schreien, wenn man ihnen zu nahe kommt (vgl. ARNICA), schlucken hörbar nach dem Husten, schreien und sprechen im Schlaf; Schleimrasseln in den Bronchien, häufiges Reiben der Nase; erweiterte Pupillen; Zähneknirschen.

Erstickungsanfälle, besonders wegen schwieriger Expektoration. **Atembeklemmung, mit Gefühl, als läge das Brustbein zu eng an;** oder mit krampfartigem Zusammenziehen in der linken Brusthälfte.

Die Hustensymptome sind sehr eigentümlich.

- Zunächst die beiden oben erwähnten Leitsymptome, in voller Länge nach den Prüfungen wiedergegeben: „**Vor dem Husten richtet sich das Kind jähling auf, sieht sich starr um; der ganze Körper hat etwas Starres;** sie ist bewusstlos, gleich als wenn sie die Fallsucht bekommen sollte und so kommt darauf der Husten.“ „**Nach dem Husten wimmert das Kind: Au, Au! man hört ein herabglucksendes Geräusch; sie ist ängstlich, schnappt nach Luft und wird dabei ganz blass im Gesicht** – in zweiminütigen Anfällen.“
- Ein weiteres wohlbestätigtes Symptom: **Heiseres Hüsteln früh nach dem Aufstehen,** das seinen Erregungsreiz (**wie von Federstaub**) nach einer längeren Pause durchs Einatmen erhält. Ein ähnliches Hüsteln, ebenfalls von längeren Pausen unterbrochen, kann sich auch abends bemerkbar machen.
- Bönninghausen bietet eine ausgezeichnete Beschreibung des Cina-Hustens: **Keuchhusten in heftigen, periodisch wiederkehrenden Anfällen,** wie von Federstaub im Halse und von vielem festsitzendem Schleim im Halse erregt, morgens ohne, abends mit schwer sich lösendem, weißlich schleimigem, selten etwas blutigem, fast ganz geschmacklosem Auswurf. Verschlimmerung: Morgens und abends; in der Nacht die Anfälle seltener. Von Trinken. Tiefeinatmen. Gehen im Freien. **Drücken auf dem Kehlkopf.** Laufen. **Lesen und Schreiben. Liegen auf der rechten Seite.** Kalte Luft. **Gähnen.** Erwachen aus dem Schlaf. Genuss von Pfeffer.
- Periodischer, im Frühjahr und Herbst kommender Husten, krampfhaft, trocken, **von Würgen und Erbrechen begleitet,** seit einer Reihe von Jahren.
- Husten mit heftigem Niesen und Herauspressen oder Stichen in den Schläfen, besonders nach dem Hustenanfall, gefolgt von Nasenbluten. Trockener Husten, mit Niesen, Appetit- und Schlaflosigkeit.
- Anfälle krampfhaften Hustens in der Nacht, die in Krämpfen enden, d. h. plötzliche Erstarrung des Körpers, oder das Kind wird heftig hinten übergeworfen, fällt vom Schoß des Kindermädchens herab; mit Heißhunger, hartem, aufgetriebenem Bauch, Zupfen an der Nase und Stühlen, die aus Schleim und unverdauten Speisen bestehen.
- So heftiges Husten, dass ihm Tränen in die Augen treten, oder mit Schmerzen unter dem Brustbein, als wäre da etwas losgerissen, oder mit Brennen, Stechen und Wundheitsschmerz in der Brust.
- **Das Kind traut sich nicht zu sprechen oder sich zu bewegen, weil es Angst hat, damit einen neuen Hustenanfall zu provozieren** (vgl. BRYONIA).

Kleiner, harter, frequenter Puls; gelegentlich Aussetzen eines Schlages in langen Intervallen.

Magen Der **große Appetit** ist das wichtigste Symptom in diesem Bereich. **Starker Hunger kurz nach der Mahlzeit,** oder mitten in der Nacht; **mit nagendem Leeregefühl im Magen;** selbst **unmittelbar nach Erbrechen.** „Wenn das Kind alles getrunken hat, was es bei sich behalten kann, schreit es dennoch weiter nach dem Fläschchen, oder es spuckt und übergibt sich und entleert so seinen Magen, nur um mit Geschrei und Gejammer nach mehr zu verlangen ..." (Kent). Cina kann, wenn die Symptome übereinstimmen, bei Bulimie angezeigt sein. Der Heißhunger kann so extrem werden, dass das Kind es nicht erträgt, jemanden essen zu sehen; dann reißt es ihm die Speisen mit Gewalt weg und verschlingt sie, magert aber nichtsdestoweniger sehr ab. Manchmal wechselt Heißhunger mit völliger Appetitlosigkeit.

Interkurrenter Heißhunger ist ein wichtiges Symptom bei verschiedenen Krankheitsbildern, etwa bei intermittierenden Fiebern, und oft **wechselt der Hunger in schneller Folge mit Erbrechen ab.** Meist macht sich der Heißhunger in der fieberfreien Phase bemerkbar: direkt nach der Fieberhitze, vor dem Frost- oder nach dem Schweißstadium.

In Bezug auf die begehrten Lebensmittel ist eine ausgeprägte **Launenhaftigkeit** auffällig. Zwei Gemütssymptome, die auch auf den Appetit zutreffen:

- **„Begehrt viel und mancherlei."** **„Verschmäht alles Angebotene."**
- Oft besteht eine Abneigung gegen das „normale" Essen bei **Verlangen nach Süßigkeiten** oder **unersättlichem Verlangen nach Brot.**
- Abneigung des Säuglings vor der (gesunden) Muttermilch. Solche Abneigungen können durch eine Veränderung des Geschmacksempfindens bedingt sein, die sich in „Bittergeschmack des Brotes" manifestiert, oder, recht typisch, in diesem Schlüsselsymptom: **„Zusammenschaudern beim Nippen an Wein, als wäre es Essig oder der stärkste Whisky."**

Der Durst ist meistens groß, besonders bei Fieber, doch Trinken verursacht oft Beschwerden. **Übelkeit, Erbrechen und Durchfall gleich nach dem Trinken** ist ein charakteristisches Symptom. Das mehrfach erwähnte „herabglucksende Geräusch" ist beim Trinken manchmal deutlich zu hören.

Öfterer Schluckauf, auch im Schlaf. Übelkeit mit leerem, hohlem Gefühl im Kopf; auch während der Schwangerschaft.

Viel und heftiges Erbrechen; Zunge gewöhnlich nicht belegt, sondern **rein;** Pupillen meist erweitert. Erbricht: **nichts als Schleim;** Galle; das Gegessene. Verdauungsstörungen mit Übelkeit und Erbrechen, aber trotzdem Heißhunger; vor allem, wenn Helminthiasis besteht, aber auch sonst.

Steter Druck im Magen, nachts, was unruhig macht; bei Schwangeren. Quer über den Oberbauch, in der Gegend der Magengrube, ein Krampfschmerz oder krampfartiges Drücken, nach Tisch. In der Magengrube ein atembeengender Schmerz. Der Ort kann auch beschreiben werden als „unter dem Brustbein"; der Schmerz tendiert dazu, sich nach unten zu verbreiten, zum Nabel hin.

Abdomen Der Bauch ist häufig hart und aufgetrieben, vorgewölbt, auch heiß; dick auch dann, wenn der Rest des Körpers abgemagert ist. **Viel Bauchschmerz, vor allem in der Nabelgegend.** „Um den Nabel ein schmerzhaftes Winden, auch beim Drücken auf den Nabel Schmerz." Oder auch: „Bohrender Schmerz über dem Nabel, durch Daraufdrücken vergehend." Das letztere Symptom mag ein Grund für die Neigung sein, auf dem Bauch zu liegen. **Schneidend-kneifende Bauchschmerzen,** besonders bei **Wurmleiden;** nicht eher nachlassend, als bis der Prüfer Stuhlgang hatte. Kolikschmerzen mit Hitzewallungen und ständiger Bewegung der Bauchhaut.

Unangenehmes Wärmegefühl im Unterleib, das zuletzt in Kneipen übergeht. Leeregefühl im Unterleib, mit Blähungsabgang.

Rektum und Stuhl **Starkes Jucken am After,** zum Kratzen nötigend.

Viel **Durchfall:** wässrig; breiig; von Kot und Galle; **weiße, unwillkürliche Durchfallausleerungen; weißer Schleim in kleinen Stücken wie Popcorn; sofort nach dem Trinken;** während der Monatsblutung oder der Schwangerschaft.

Darmkatarrh, Kind schreit ununterbrochen, wenn man es nicht herumträgt, wölbt den Bauch mächtig vor beim Brüllen. Ausscheidung von Würmern, besonders Askariden.

Harnwege Häufiger Harndrang, mit vielem Urinabgang, den ganzen Tag über. **Unwillkürlicher Harnabgang, Bettnässen; schlimmer jedes Mal bei Vollmond;** oft mit Heißhunger verbunden. Der Urin ist für gewöhnlich **trüb,** entweder sogleich beim Lassen oder nach einigem Stehen. **Weißer und molkeähnlicher Harn,** manchmal streng riechend.

Weibliche Genitalien Uterusblutungen, besonders vor der Menarche. Wibmer berichtet von einer Zehnjährigen, die während des Cina-Gebrauchs Blutungen bekam; diese hörten sogleich wieder auf, sobald die Einnahme ausgesetzt wurde. Wehenartige, oft wiederkehrende Schmerzen im Unterleib, als ob eben die Monatsblutung kommen wollte.

Regel zu früh und zu stark, besonders bei Frauen, die viel mit Nasenjucken und innerer Unruhe geplagt sind, wo sie sich beständig, auch im Schlafe, umherwerfen.

Beschwerden während der Schwangerschaft: Durchfall, jedes Mal schlimmer nach Trinken; Zähneknirschen mit nächtlicher Unruhe und Umherwerfen; Neigung zum Erbrechen mit hohlem Gefühl im Kopf; fortwährendes nächtliches Magendrücken; Trübsehen, besser durch Reiben der Augen.

Äußerer Hals und Rücken Ziehend-reißender Schmerz im ganzen Rückgrat hinunter. Reißend-zuckende Schmerzen in der Mitte des Rückgrats. **Ermüdungsschmerz in den Lenden und im Rückgrat,** als hätte man lange gestanden; besonders wenn man sich zur Seite oder vorwärts beugt. Zerschlagenheitsschmerz im Kreuz, durch Bewegung nicht vermehrt.

Extremitäten **Zuckungen, Rucken, Verdrehungen der Gliedmaßen;** Arme von einer Seite zur anderen geworfen, Stampfbewegungen der Füße usw.

- Kalte Hände und Füße, manchmal durch Ofenwärme nicht gebessert; oder warme Hände bei blassem, kaltem Gesicht. Bohrend-krampfartiger Schmerz im linken Oberarm, nicht durch Bewegung vergehend. Krampfhaft ziehende Schmerzen in Armen und Händen.
- Handgelenk wie verrenkt. Intermittierendes krampfartiges Zusammenziehen der Hand. Schwäche der Hand, kann nichts festhalten. Einzelne, kleine, zuckende Stiche bald in der rechten, bald in der linken Hand. Krampfartiges Zucken in den Fingern; schnelles Einwärtszucken der Finger der rechten Hand.
- Rigidität der unteren Extremitäten; Kinder strecken die Beine krampfhaft von sich, oder das linke Bein ist in beständiger krampfhafter Bewegung und bleibt endlich, weit vom Körper abgewendet, unbeweglich liegen. Plötzlicher Verlust der Herrschaft über die unteren Gliedmaßen (Paraplegie), begleitet von unnatürlich starkem Hunger. Lahmheitsschmerz im linken Oberschenkel, unweit des Knies.

C

Schlaf Der Cina-Schlaf ist **sehr unruhig, mit ständigem Umherwerfen, Aufschreien, Weinen, Sprechen, Jammern, Aufschrecken, Zähneknirschen** usw. „Kann nicht einschlafen; im Moment des Einschlafens Auffahren, Schreien, Herumdrehen, Wegstrampeln der Bettdecke." Kinder, die nie lang auf einmal schlafen können; die nur einschlafen, wenn sie gewiegt werden; die im Schlaf gellend aufschreien (APIS); die die ganze Nacht hindurch schreien und brüllen.

Pavor nocturnus bei Kindern; sie erwachen zitternd und schreckerfüllt, schreien, lassen sich nicht beruhigen; sehen Gespenster; die Traumbilder bestehen im Wachzustand fort, werden für real gehalten. Das Cina-Kind **liegt oft gern auf dem Bauch** und kann manchmal nur in dieser Lage einschlafen. Kent: „Wenn man es dann auf die Seite dreht, wacht es wieder auf. Es kann in den Armen der Mutter einschlafen, wenn der Bauch auf ihrer Schulter ruht; aber legt sie es auf die Seite, so wacht es auf." Eine weitere typische Schlafposition ist: **„Im Schlaf kommt es auf Hände und Knie zu liegen"** (MEDORRHINUM). Schlaf im Aufrechtsitzen mit rückwärts oder auf die rechte Seite gelehntem Kopf. Das Kind lehnt die ganze Zeit den Kopf auf die Seite, mit schläfriger Benommenheit.

Krampfhaftes **Gähnen,** unbesieglich; durch das Gähnen werden Schmerzen verstärkt oder erneuert.

Fieber, Frost, Schweiß Die Wärmeregulation ist bei Cina-Patienten häufig gestört. Entweder **blasses, kaltes Gesicht selbst in der Fieberhitze,** bei warmen Händen, oder **brennende Hitze übers ganze Gesicht, mit glühender Röte der Wangen;** diese beiden Zustände können auch **in schneller Folge alternieren.**

Hitze im Fieber, am meisten am Kopf, bei gelber Gesichtsfarbe und blauen Rändern um die Augen. Der Fieberfrost ist oft stark ausgeprägt und **selbst am warmen Ofen nicht gebessert.** Den Rumpf überlaufender Schauder; Schauder über den Oberkörper nach dem Kopf herauf, als wollten sich die Haare sträuben; nicht erleichtert durch äußere Wärme.

Fieberschauder über den ganzen Körper, mit heißen Wangen. **Häufige Attacken sehr hohen Fiebers, die Hitze wird vor allem im Kopf empfunden.** Fieber, das täglich zur selben Stunde wiederkehrt; mit sehr kurzem Atem, mit Erbrechen des Gegessenen usw. **Wechselfieber mit Erbrechen und Heißhunger, der selbst gleich nach dem Erbrechen eintritt, mit reiner Zunge, erweiterten Pupillen** usw.

Kalter Schweiß, besonders an **Stirn, Nase und Händen.**

Haut **Ganze Körperoberfläche äußerst berührungsempfindlich. Viel Jucken, zum Kratzen, Reiben, Zupfen oder Bohren nötigend, was auch beständig geschieht;** reibt sich das Gesicht, die Ohren, die Nase, das Perineum, den After usw. Abends Ausschlag roter, juckender „Blütchen", welche schnell verschwinden.

Cistus canadensis

Essenzielle Merkmale

Ein dünnes, ausgezehrtes Individuum von schwacher Konstitution, mit geringen Abwehrkräften, **dauernd erkältet,** der geringste Anlass bringt schon die nächste Erkältung, jedes bisschen kalte Luft ist zuviel, „ich bin eigentlich immer erkältet", könnte diese Person sagen – so kann idealtypisch ein Patient aussehen, der Cistus benötigt. Man wird an das tuberkulinische Miasma denken, wenn man so einen Menschen vor sich hat. Die Schleimhäute sind entzündungsanfällig; **entweder werden sie dann ganz trocken oder sie sezernieren sehr stark.** Die Nase läuft, aus dem Hals wird ein dicker, zäher Schleim ausgeworfen; oder die Kehle ist so trocken, dass man dauernd Speichel schlucken muss, um sie zu benetzen.

Cistus ist eines der Hauptmittel bei Menschen, die sich leicht erkälten und stark unter Kälteeinflüssen leiden. Sie spüren die Kälte der Umgebung bis tief in die Knochen, bis ins Mark. **Kältegefühle in verschiedenen Körperteilen** treten auf: an der Zunge, in Kehlkopf und Luftröhre, kalter Speichel, Kälte im Magen, im Bauch, in den Lungen …

Und ein solches tuberkulinisches Individuum wird auch zur Entwicklung von **Drüsengeschwülsten** neigen; häufiges Anschwellen diverser Lymphknoten und Drüsen überall am Körper.

Cistus-Personen befinden sich in einem ständigen Erregungszustand, und ihr Nervensystem kann keine weitere Stimulation mehr aushalten. **Jede Art von Zorn, Gereiztheit, Kummer oder Ärger löst körperliche Symptome aus.** Wenn die Stimulation von einem negativen Gefühl ausgeht, verfallen sie in einen depressiven Zustand und fangen sich bald eine Erkältung ein, mit Stechen im Hals, Husten usw. Werden sie positiv stimuliert, so geraten sie in Euphorie. Diese Veränderlichkeit macht deutlich, in welch prekärem Zustand sie sich befinden. Es sind Menschen, die ohne das korrekte Mittel maligne Krankheiten entwickeln können, etwa Morbus Hodgkin oder einen bösartigen Tumor, oder auch andere ernsthafte Pathologien, wie etwa die Raynaud-Krankheit (vasospastisches Syndrom).

Ein charakteristisches Symptom ist ein **Verlangen nach sauren Speisen, speziell nach saurem Obst,** selbst während man unter Durchfall leidet; ferner ein starkes **Verlangen nach Käse.**

Cistus-Patienten sind oft unruhige, schwächliche, ängstliche Leute. Ihre Nerven kommen ihnen so geschwächt vor, dass sie **Lähmungserscheinungen** befürchten – nicht ohne Grund. In Angstzuständen tritt ein **Kribbelgefühl** auf, das einmal mehr die Wirkung der Arznei auf die peripheren Nerven demonstriert. Und **bei kaltem Wetter haben sie häufig Gliederschmerzen.** Stellen wir uns eine Person vor, die ihr ganzes Leben lang total verfroren war und der bei der geringsten Kälteexposition die Finger wehtaten; sie bekommt später massive **Durchblutungsstörungen,** und schließlich können sich sogar Nekrosen bilden. Bei einer solchen Krankheitsgeschichte kann Cistus angezeigt sein.

Allgemeinsymptome und Keynotes

Diese Beschreibung dürfte dem Lernenden im Normalfall genügen, um das Mittel zu erkennen. Doch sie soll nun mit weiteren Einzelheiten vervollständigt werden.

- Ein Leitsymptom von Cistus lautet: „**Jedes kalte Lüftchen macht beim Einatmen Halsweh,** in der warmen Stube nicht." Wie Margaret Tyler bereits festgestellt hat, kann die Arznei bei „ewigen Erkältungen" angezeigt sein, mit dauerndem Schnupfen und Husten, der sich vor allem in den Wintermonaten verschlimmert. Hale empfiehlt es als Mittel bei katarrhalischen Erkrankungen im Bereich von Luftröhre, Kehlkopf und Bronchien. Übrigens bezieht sich die Kälteempfindlichkeit keineswegs nur auf die Schleimhäute der Atemwege, sondern auch auf die Haut, wie an folgendem Prüfungssymptom zu sehen ist: „Die Fingerspitzen waren sehr empfindlich gegen Kälte, und der Schmerz wurde schärfer beim Kaltwerden derselben."
- Cistus ist nicht nur empfindlich gegen kalte Luft, es hat auch überall **Empfindungen von Kälte oder Kühle.** Einige Prüfungssymptome:
  - (Erst) „wird die **Zunge kühl,** dann der **Atem durch den Mund,** nachher **durch die Nase,** dann deutliches **Kühlheitsgefühl am Kehlkopf und Schildknorpel und in der Luftröhre,** viel **Speichel** im Munde, der auch kühl ist …" Und diese Kühle „hält besonders im Hals den ganzen Tag an".
  - Im Kopf: „In der sehr erwärmten Stube wird die Haut feucht; dabei **ist die Stirn nicht nur äußerlich kalt, sondern auch innerlich ist ein Gefühl von Kühle.**"
  - Im Verdauungssystem: „Vor und nach dem Essen **Kältegefühl, auch im Magen, kühles Aufstoßen.**" „**Kältegefühl im ganzen Unterleib.**"
  - Ferner: „Frostigkeit." „Kalte Füße." Bemerkenswert ist auch, dass der Patient selbst in der Fieberhitze zittert: „Starker Frost, darauf **Fieberhitze mit Zittern** …"
  - Die seltsamen Kälteempfindungen in Verbindung mit Atemwegssymptomen haben immer wieder zu erfolgreichen Verordnungen von Cistus canadensis geführt. Erwähnt sei ein Heuschnupfenfall von S. Reis (*Archiv für Homöopathik* 1996, Heft 3). Die Patientin hatte ihre Anfälle hauptsächlich morgens und abends. (Cistus hat: „Abends und morgens häufiges heftiges Niesen.") Zunächst trat Jucken in der Nase auf, dann ein Niesanfall; die inneren Augenwinkel juckten ebenfalls. Gegen Ende der Attacke hatte sie ein Gefühl, kalte Luft einzuatmen, ein Kältegefühl im Kehlkopfbereich, das Hustenreiz erzeugte, und dann zehn Minuten lang trockenen Husten. Dieses Leitsymptom brachte Reis auf Cistus. Es beseitigte neben den Heuschnupfensymptomen auch einen Hautausschlag an den Innenseiten der Oberschenkel, der abends juckte und wie eine Sonnenallergie aussah.
- Eine weitere seltsame Empfindung ist „**ein Gefühl von Weichheit" im Hals.** Clarke ist es gelungen, mit Hilfe dieses Symptoms einen Fall chronischer Halsschmerzen zu heilen, der jahrelang mit lokalen Applikationen behandelt worden war. Dicker, gelber Schleim hatte sich angesammelt, der mechanisch beseitigt werden musste. Der Patient klagte über ein „schwammiges Gefühl im Hals", was Clarke auf Cistus brachte. Kent erwähnt übrigens, dass bei Cistus „alle Schleimhäute einen dicken, gelben, übelriechenden Schleim absondern, sodass die Arznei bei veralteten, lästigen Katarrhen passt."
- Es gibt noch ein weiteres Keynote von Cistus, das sehr häufig wahlanzeigend für die Arznei gewesen ist, nämlich ein außergewöhnliches **Verlangen nach Käse.** Es gibt nicht allzu viele Mittel, die dieses Verlangen teilen; zu ihnen gehören unter anderem CHELIDONIUM, NITRICUM ACIDUM und PHOSPHORUS. Die Kombination **Erkältungsneigung – Kälteverschlimmerung – Kältegefühle – Käseverlangen** spricht sehr stark für Cistus canadensis, wie z. B. Margaret Tyler in zahlreichen Fällen festgestellt hat. So gelang es ihr, einen Kollegen, der „bei jeder Mahlzeit Käse aß", von einem chronischen Schnupfen mit plötzlichen, unkontrollierbaren Niesanfällen zu heilen. Einige Zeit später entwickelte er wochenlang bestehende, durch nichts gebesserte rheumatismusartige Schmerzen in der rechten Schulter, die von Cistus innerhalb einer Stunde beseitigt wurden. Zu den Prüfungssymptomen von

Cistus zählt auch: „Schmerz im vorderen Teil der rechten Schulter."

Schon in vor-homöopathischen Zeiten ist Cistus bekannt gewesen als Mittel bei **Geschwulst, Entzündung, Verhärtung und Eiterung von Drüsen und Lymphknoten.** Insbesondere wenn die **Parotiden** und die **Halslymphknoten** betroffen sind, wird das Mittel oft angezeigt sein, falls große Kälteempfindlichkeit vorliegt. Hering beschreibt schwere Fälle von tuberkulösen Veränderungen, Skrofulosis, auch mit Hämoptyse, die durch Cistus stark gebessert wurden. Bei Parotitis und Mumps, bei Pfeifferschem Drüsenfieber und sogar bei malignen Lymphomen sollte man an dieses Mittel denken (Hodgkin-Krankheit). Berichtet werden auch Fälle von Mastitis und Lippenkrebs, bei denen Cistus geholfen hat, und Lippe erwähnt, dass es eine Verhärtung in der linken Mamma erzeugt habe.

„**Jede Gemütsaufregung verschlimmert das Leiden ungemein**." Zum Beispiel ruft die Aufregung **Stiche im Hals** hervor, die wieder-um **Husten** erregen. Die Emotion, die die schlimmsten Folgen hat, scheint bei Cistus der **Ärger** zu sein, der ein schreckliches **Lähmungsgefühl** am ganzen Körper auslösen kann. „Leibliche Zeichen nach Ärger" bezeichnet Hering als einen wichtigen allgemeinen Zug der Arznei.

Ein Prüfungssymptom aus dem Gemütsbereich: „Nach dem Abendessen bis zum Schlafengehen Heiterkeit."

Eine allgemeine Modalität: „Morgens alles ärger."

Lokalsymptome

Kopf **Stirn äußerlich kühl, mit innerer Kälteempfindung.** Kopfweh im Vorderkopf, wenn zu spät zu Mittag gegessen wird; **verliert sich nach dem Essen.** In der Sprache des Repertoriums heißt dieses Prüfungssymptom: Kopfweh vom Fasten, wenn der Hunger nicht sogleich befriedigt wird.

Seitliche Kopfschmerzen mit Stechen im Auge. Ein Kopfweh wie ein Druck in der Nasenwurzel. Stechender Schmerz von den Schläfen bis in die Ohren. Kopfschmerzen, die sich abends verschlimmern und die ganze Nacht andauern (PULSATILLA). Stirnkopfschmerz mit kaltem Schweiß; je mehr er schwitzt, desto kälter wird ihm, und je kälter ihm wird, desto stärker wird der Schmerz.

Augen Stechen im Auge, mit Gefühl, als drehte sich darin etwas herum; mit Schmerzen an der Kopfseite. Stechen im linken Auge. Chronische Augenentzündungen. Jucken der inneren Canthi. Fissuren in den Augenwinkeln.

Ohren Ohrenfluss: wässrige Feuchtigkeit und stinkender Eiter. **Chronische Sekretion aus den Ohren,** die seit einer Exanthemkrankheit besteht. Innere Geschwulst der Ohren. **Anschwellen der Parotiden, mit kräftiger Rötung, starkem Fieberfrost und dann Fieberhitze mit Zittern.**

Flechtenartige Ausschläge an und in den Ohren, bis in den äußeren Gehörgang hinein. „Jucken im Ohr, nicht durch Kratzen gelindert; reibt und kratzt, bis die Oberfläche ganz roh ist" (Kent).

Nase **Abends und morgens häufiges, heftiges Niesen;** auch ohne Schnupfen oder irgendeine andere erkennbare Ursache; Nasenjucken kann vorausgehen. Heuschnupfen.

Kühles Gefühl oder Brennen in der Nase. Chronischer Schnupfen mit dickem, gelbem, übelriechendem Schleim und **Brennen oder Kälte in der Nase beim Einatmen.** Cistus kann sogar präventiv wirken: „Alle anderen Kinder in der Klasse hatten fürchterlichen Schnupfen, aber sie ist davon völlig verschont geblieben" (Tyler).

Schmerzhaftigkeit der Nasenspitze oder der linken Nasenseite, auch mit Entzündung und Schwellung. Überwiegend linksseitige Symptome. Empfindung von Brennen in der Nasenhöhle und dem Nasopharynx; auch Schmerzen wie roh dort. Die Atemwegssymptome von Cistus konzentrieren sich oft im Nasen-Rachen-Raum.

Gesicht Gefühl, als wollten sich die Gesichtsmuskeln auf eine Seite ziehen. Fliegende Hitze im Gesicht. Hitze und Brennen auf den Gesichtsknochen. Dicke Geschwulst vom Ohr bis zur Hälfte der Wange hinauf. Vesikuläres Erysipel im Gesicht. Lupus; an Mund und Nase, „Teile wegfressend".

Scharfes Stechen, unerträgliches Jucken und dicke Krusten im Gesicht, mit Brennen am rechten Jochbein. Aufgesprungene, blutende Lippen. Blutendes Geschwür an der Unterlippe, auch wenn bösartig. Knochenkaries am Unterkiefer.

Mund **Zahnfleisch skorbutartig angegriffen, geschwollen, von den Zähnen abgelöst,** leicht blutend, faulig riechend.

Trockenheit im Mund, besonders der Zunge und der Gaumendecke. **Trockenes Fleckchen im Mund,** die Trockenheit breitet sich auf den Hals aus. **Kühler Speichel im Mund.** „Wehe Zunge, wie roh auf der Oberfläche." „Riechender Atem."

Hals **Halsweh vom Einatmen kalter Luft** (aber nicht im warmen Zimmer).

- **Kalte Luft erzeugt oder verschlimmert alle möglichen Halsbeschwerden.** Dagegen **lindert Schlucken** normalerweise die Halsschmerzen.
- **Kühles Gefühl im Hals, das den ganzen Tag anhält.**
- **Schwammiges Gefühl von „Weichheit" im Hals.**

Neben diesen drei Schlüsselsymptomen fällt vor allem ein anhaltendes **Trockenheitsgefühl** im Hals auf, das von Hitzeempfindungen begleitet sein kann. Zum Beispiel: **Allgemeine Trockenheit im Hals, schlimmer nach Schlafen,** mit einem Gefühl, als würde es den Hals zerreißen; muss aufstehen und Wasser trinken; auch **Essen bessert.** Oder: „Er **muss fortwährend Speichel schlingen,** um die unleidliche Trockenheit zu lindern, besonders nachts." Oder auch: **Entzündeter, trockener Rachen ohne Trockenheitsgefühl.** Halstrockenheit von Mittags bis nach Mitternacht, vormittags gebessert. „Ein **trockenes Fleckchen im Hals** ein Jahr lang, dann allgemeine Trockenheit im Halse, **besser nach dem Essen, schlimmer nach Schlafen,** als würde er zerreißen, sie muss aufstehen und etwas Wasser trinken. Das innere Aussehen des Halses hat etwas Glasiges, hinten sieht man Streifen zähen Schleims. Besser in zwei Tagen" (geheilter Fall, nach Hering).

Empfindung im Hals **wie roh oder wund,** auch mit **Gefühl, als wäre Sand darin;** zeitweise Kitzeln oder Jucken im Hals. Schmerzhaftes Reißen im Hals beim Husten. Ausräuspern von dickem, zähem, gummiartigem Schleim, häufig gelb; das Ausräuspern bessert das Befinden des Patienten.

Eitrige Tonsillitis.

Atmung, Brust Juckendes Kratzen am Kehlkopf. **Kühles Gefühl und Schmerz in der Luftröhre.** Rohheitsgefühl in der oberen Brust, bis zum Hals herauf sich erstreckend. Abends nach dem Niederlegen und nachts im Bett Anfälle von Giemen beim Atmen, so laut, dass andere geweckt werden; mit einem **Gefühl, als wäre nicht genug Raum in der Luftröhre.** „Abends eine Viertelstunde nach dem Niederlegen, **Ameisenkriebeln durch den ganzen Körper mit ängstlicher Schweratmigkeit.** Er musste aufstehen und das Fenster aufmachen, um Luft zu schöpfen, was besserte. Sobald er sich aber wieder ins Bett legt, kamen dieselben Gefühle wieder."

Husten: von Stichen im Hals bei jeder Gemütsaufregung; mit schmerzhaftem Reißen im Hals; mit Auswurf von bitterem Schleim, auch von Blut; Anfälle trockenen Hustens, auf Niesattacken folgend; **in Verbindung mit Geschwulst der Halslymphknoten;** vom Gehen im Freien. „Nach Auswurf fühlt er sich stets viel erleichtert." **Chronische Katarrhe der Atemwege, besonders im Bereich der Luftröhre und der Bronchien.** Drücken auf der Brust.

Magen **Verlangen nach Käse,** auch nach anderen stark schmeckenden Speisen, insbesondere nach Saurem (Hering usw.); nach saurem Obst. „Diese Patienten möchten etwas Scharfes, Kräftiges, und besonders etwas Aufwärmendes, Aufbauendes, Stimulierendes: Hering, Käse; eben etwas ‚Starkes' " (Kent).

Häufig Übelkeit, auch mit Durchfall. **Kältegefühl im Magen vor und nach dem Essen, mit kühlem Aufstoßen.** Magenschmerz gleich nach dem Essen. Generell bewirkt Essen aber meist eine Besserung, etwa der Kopfschmerzen oder der Halstrockenheit.

Abdomen **Kältegefühl im ganzen Unterleib.** Viele Blähungen, mit Bauchauftreibung und Schmerzen; besonders abends, nachts und morgens. „Morgens beim Erwachen, unter den Hypochondern wie zerschlagen; dabei viele Blähungen." Die Blähungen stören den Schlaf.

Rektum und Stuhl Neigung zum Durchfall, auch chronischer Art; selbst chronische Dysenterie. **Diarrhö: nach Obstessen;** nach Kaffeetrinken; bei nassem Wetter; bei Patienten mit geschwollenen Drüsen. „Struma von Hühnereigröße; häufiger Durchfall" (Hering). Das Repertorium erwähnt auch Durchfall nach Gemüse. „Bis Tagesanbruch sehr dünner Stuhl, es spritzt ab, graulich gelb; bis Mittag noch drei Stühle."

Genitalien Öfteres Jucken am Hodensack. Mastitis, meist linksseitig, in Eiterung übergehend, bei großem Vollheitsgefühl in der Brust; größte Empfindlichkeit der Brüste gegen kalte Luft. „Als Tee nach Scharlach wegen Nachbeschwerden viel getrunken, machte Cistus eine Verhärtung der (linken) Mamma, die, für Krebs gehalten, mit Erfolg operiert wurde" (Lippe).

Äußerer Hals und Rücken **Drüsen und Lymphknoten am Hals geschwollen, entzündet, verhärtet oder eiternd.** Hering zitiert einen Fall von D. A. Tyler, in dem der Kopf durch skrofulöse Drüsengeschwülste und Geschwüre an Hals und Nacken auf eine Seite gezogen war. Cistus führte zum Aufgehen aller Geschwülste, die sich entleerten und heilten, der Kopf wurde wieder beweglich.

Brennender Zerschlagenheitsschmerz im Steißbein, der Sitzen nicht zulässt und durch Berührung verschlimmert wird; besonders während der Menses.

Extremitäten Zerschlagenheitsschmerz in allen Gliedern, wie ermüdet. Ziehen und Reißen in allen Gelenken, hauptsächlich in den Knie- und Fingergelenken. Abends Schmerz in den Knien, in der rechten Hand und linken Schulter.

Rheumatismusartige Schulterschmerzen. Schmerz im vorderen Teil der rechten Schulter. Abends heftiger Schmerz in der linken Schulter und in der Brust, mit einem Gefühl, als sollte der Prüfer den Schmerz durch Aufstoßen erleichtern. Harte, schwielige Stellen mit tiefen Rissen in den Handtellern, bei Arbeitern. Aufspringen und Bluten der Fingerspitzen, besonders im Winter und beim Waschen mit kaltem Wasser. **Fingerspitzen sehr kälteempfindlich, der Schmerz wird schärfer beim Kaltwerden.** Nässendes Ekzem der Fingerspitzen.

Schmerz in den Knien und im rechten Oberschenkel, im Gehen und Sitzen. **Kalte Füße.** Abends scharfes Stechen in der rechten großen Zehe.

Schlaf Sehr unruhige Nächte aufgrund von Blähungen oder lästiger Trockenheit im Hals. Ängstigende Träume.

Fieber, Frost, Schweiß Neigung zu **Frostigkeit,** mit **kalten Füßen.** Friert auch im warmen Zimmer. „Starker Frost, darauf **Fieberhitze mit Zittern;** dabei **schnelle Geschwulst der Ohr- und Halsdrüsen** mit hoher Röte derselben." Aber auch: Fieberhitze mit Durst und viel Trinken. Fliegende Hitze im Gesicht. Neigung zum Schwitzen, insbesondere zum Nachtschweiß. „Je mehr er schwitzt, desto kälter wird ihm."

Haut Jucken über den ganzen Körper ohne Ausschlag. **Bläschenausschläge.** Sie können der Gürtelrose ähneln oder eher wie Herpes wirken. Ein interessantes Prüfungssymptom von Bute: „Unterhalb des rechten Schulterblatts nach vorn herum entstand ein handgroßer, sehr entzündeter Fleck, bei Berührung wundschmerzend; bald darauf erschien auf dieser Stelle Blüten- (oder Bläschen-)Ausschlag in einer großen Gruppe, mit heftigem Brennen. Später zog sich ein Schmerz von dieser gürtelartigen Stelle bis zur linken Hüfte und bis in den Schoß herum, wie Rheumatismus; bei Bewegung war der Schmerz ärger."

„Flechten an den Händen, juckend, nach dem Abkratzen nässend, mit Hitze und Geschwulst." Blasenrose im Gesicht. Hautausschlag an der Innenseite der Oberschenkel, abends juckende „Pöckchen", Kratzen verschlimmert. Furunkel, die aus kleinen Eiterbläschen entstehen. Kleine, schmerzhafte Blütchen an Schultern und Brust, die leicht bluten und nur langsam heilen. Ameisenkribbeln am ganzen Körper, abends nach dem Hinlegen.

Clematis erecta

Essenzielle Merkmale

Clematis-Personen sind gewöhnlich **verschlossene** Individuen, die alles für sich behalten und niemandem ihr Herz ausschütten; sie haben keine wirklichen Freunde, denen sie etwas anvertrauen würden. Zugleich werden sie von einer großen Angst beherrscht: von der **Furcht, einer Missetat beschuldigt zu werden.** Diese Furcht reicht sehr tief in ihr Unbewusstes und spiegelt sich in vielen ihrer Träume. Sie **träumen, dass sie als Übeltäter bloßgestellt und verhaftet werden,** dass sie eines Verbrechens angeklagt werden, das sie nicht begangen haben.

„Traum, dass er wegen eines angeschuldigten Verbrechens unschuldig verhaftet werde", hat bereits Stapf in seinem Prüfungsbericht notiert. Diese Angst verfolgt den Clematis-Patienten pausenlos, aber sie kommt nicht an die Oberfläche, erreicht nicht sein Wachbewusstsein. Sie ist eine Art Hintergrundmusik seines Lebens.

Entwicklung der Clematis-Pathologie

Wir müssen den spezifischen Angstzustand verstehen, der in einem solchen Menschen herrscht: eine Angst, die auf ein Schuldgefühl zurückgeht und ihn niemals verlässt, aber nicht so stark wird, dass sie zum Wachbewusstsein vordringen und konkrete Gestalt annehmen könnte. Wenn diese Angst durchdringt, führt sie zu einem **Zustand moralischer Zerknirschung;** der gesamte Organismus verfällt in heftige Ausbrüche mit Heulen und Zittern, wie sie weiter unten näher beschrieben werden.

Da Clematis-Patienten leicht sexuell erregt werden, kommt es oft vor, dass sie verschiedene Affären nebeneinander haben; so kann es auch leicht passieren, dass sie sich eine Geschlechtskrankheit holen, besonders **Tripper.** Finden sie kein Ventil für ihren Sexualtrieb, so masturbieren sie; aber außereheliche, moralisch zumindest problematische Bettgeschichten sind bei ihnen sehr häufig. Doch die Patienten selbst verspüren in ihrer bewussten Psyche keine Schuldgefühle, sie haben nicht das Gefühl, etwas Falsches zu tun; freilich sieht es im Unbewussten ganz anders aus. Unterhalb des Wachbewusstseins liegt diese beständige **Sorge, dass die Anderen mit dem Finger auf sie zeigen könnten** – als hätten sie eine Missetat, eine Sünde, ein Unrecht oder gar ein Verbrechen begangen. Dies ist die Essenz der Psychopathologie eines Clematis-Falls. Das Mittel wirkt auf den **Sexualtrieb** und greift die **Genitalien** an; es erzeugt eine **Furcht, angeklagt, beschuldigt und verhaftet zu werden aufgrund eines Verbrechens, das man nicht begangen hat.**

Ein weiteres auffallendes Gemütssymptom dieser Arznei ist eine **Furcht vor dem Alleinsein,** die mit **Abneigung gegen jegliche Gesellschaft** gepaart ist. Eine eigentümliche Spannung, deren Gründe oben beschrieben wurden, herrscht auf der emotionalen Ebene. Die Patienten haben starke **Ängste, vor bevorstehendem Unglück,** überraschenden Unfällen, vor dem Tod, vor Bloßstellung und Verhaftung usw. Doch ihre innere Unruhe ist so groß, dass sie es sich **beinahe zu wünschen scheinen, dass das gefürchtete Ereignis eintritt,** weil sie dann von ihrem inneren Druck befreit würden. Sie scheinen das Gefühl zu haben, dass die Spannung endlich gelöst wäre, wenn das Beängstigende Wirklichkeit wird – dass sie dann endlich Ruhe finden würden.

Sie haben Angst, allein zu sein, aber jede Person geht ihnen furchtbar auf die Nerven, selbst diejenigen, die ihnen eigentlich am nächsten stehen. Dieser seltsam gespannte Zustand wird sehr schön von einem Prüfer beschrieben: „Eine dem Prüfer sonst nicht eigene Gereiztheit, Zornmütigkeit, Verdruss und Abscheu gegen jedermann; Fliehen der ihm sonst angenehmsten Gesellschaft und doch Furcht vor dem Alleinsein, Furcht, vom Tode überrascht zu werden, und doch dabei Sehnsucht nach der Todesruhe."

Das erste Zeichen eines solchen Spannungszustands ist häufig eine grundlos erscheinende, plötzlich auftretende Missstimmung. „Mürrisch, ohne Ursache, und missvergnügt" heißt es bei Hahnemann. Solche Missstimmungen häufen und intensivieren sich. Die Spannungsempfindungen können zu großer Traurigkeit und Niedergeschlagenheit führen. Diese Stimmungen werden sich dann oft in **heftigen Ausbrüchen** äußern, **mit lautem, erschöpfendem Weinen, Zittern am ganzen Körper** usw. Die Ausbrüche dauern gewöhnlich so lange, bis der Patient einfach nicht mehr kann und in den Schlaf der Erschöpfung sinkt.

Ein vernichtendes Gefühl moralischer Zerknirschung beherrscht den Clematis-Patienten in einem solchen Zustand. Dieses Zerknirschungsgefühl hat keinen Realitätsbezug mehr; es handelt sich um ein wahnhaftes Empfinden, eines schweren Verbrechens schuldig zu sein – viel schwerer als alles, was der Patient unter Umständen wirklich angestellt hat. In solchen Zuständen können auch noch andere Einbildungen auftreten: etwa ein **Gefühl, als ob Bett und Boden wankten,** oder die **Vorstellung, als stürzte man in einen Abgrund.** Clematis-Patienten haben auch eine überwältigende **Sehnsucht nach Ruhe und Geborgenheit, nach den geliebten Menschen und der vertrauten Umgebung,** kurz: nach der Heimat. Zwei Beschreibungen solcher Verstimmungen aus den österreichischen Prüfungen:

C

- „Bangigkeit, Weinerlichkeit, heiße Sehnsucht nach der Heimat und den Seinigen, endlich Ausbruch von Tränen bei heftigem Zittern des ganzen Körpers mit einem stundenlangen Weinen, das den ganzen Körper erschöpfte und selben zur Ruhe um 12 Uhr nachts nötigte."
- „Abends bemächtigte sich des Prüfers ein vernichtendes Gefühl moralischer Haltlosigkeit, sodass er mehr als eine halbe Stunde Tränen vergoß und dann in einen drei Stunden anhaltenden Schlaf verfiel."

Derartige Zustände sind es, die dazu geführt haben, dass man Clematis bei **Beschwerden von Heimweh und von moralischer Zerknirschung** empfohlen hat.

Depressive und manische Zustände

Es gibt jedoch auch tiefergreifende **depressive Zustände** von Clematis, wo das Ventil der Tränenausbrüche nicht mehr zur Verfügung steht. Dann versinkt der Patient in traurigen Gedanken, mag nicht mehr sprechen und nicht mehr aus dem Haus gehen, und endlich überkommt ihn eine tiefe Gleichgültigkeit, in der ihn nichts mehr rühren und bewegen kann. „Gleichgültig, still, fast gedankenlos" heißt es in den *Chronischen Krankheiten*, und: „Er sieht starr vor sich hin" (ganz ähnlich wie bei PULSATILLA). Eine andere Beschreibung lautet: „Unendlich verstimmt und missvergnügt; keine Neigung zum Sprechen; leichtes Versinken in Gedanken, ohne zu wissen, an was er gedacht hat." Dann können sogar Selbstmordgedanken auftreten, doch ohne jenen starken Impuls, in den Tod zu springen, wie ihn AURUMhat.

Auch auf **manische Zustände mit gesteigerter körperlicher Energie** kann Clematis passen; sie können zunächst zu **tranceartigen Stimmungen** führen, **in denen überhaupt nichts mehr so recht wahrgenommen und empfunden wird, vor allem nichts, was mit der eigenen Identität zusammenhängt.** Auch darauf wird dann wieder die Abspannung folgen, mit völliger Erschöpfung körperlicher und geistiger Art. Ein Beispiel: „Unwillkürliches Herumlaufen in den Straßen mit großer Leichtigkeit und auffallender Schnelligkeit, mehr einem Fortschweben gleichend, ohne dass er einen Ruheplatz weder im Freien noch im Zimmer finden konnte. Nachdem dieser Zustand ungefähr 2 Stunden angedauert und der Prüfer bei seinen Besuchen fast regelmäßig anstatt zwei Treppen drei oder vier hinauf gestürmt war, verfiel er in eine geistige Stimmung, deren klare Darlegung ihm nicht vollkommen gelang: Es war **keine Empfindung** vorhanden, **kein Fühlen irgendeines Körperteils, keine Willenskraft, keine Möglichkeit zu denken.** Abends trat eine Abspannung und bald darauf eine schmerzhafte Ermüdung aller Körperteile ein …"

Intellektuelle Fähigkeiten

Die intellektuellen Fähigkeiten sind bei Clematis-Patienten oft deutlich beeinträchtigt. Insbesondere **lässt das Gedächtnis immer mehr nach.** „Im Verlaufe des Tages eine besondere Gedächtnisschwäche; dieselbe derart zunehmend, dass die Notierung der Erscheinungen fast unmöglich war", berichtet ein Prüfer. Auch das Denkvermögen kann deutlich beeinträchtigt sein, verbunden mit „Abspannen des Geistes" und „Unaufgelegtheit zum Denken". Auch diese Symptome können einen „wellenförmigen" Verlauf nehmen, von verstärkter Anspannung der Geisteskräfte bis zur völligen Abspannung. „Eine besondere gesteigerte Erregbarkeit des Denkvermögens, welche jedoch, nur etwa eine halbe Stunde andauernd, einem mürrischen, durch Unaufgelegtheit zu geistigen Arbeiten begleiteten Befinden Platz machte." „Der erhöhten Denkkraft und Lust zu geistigen Arbeiten folgten Unlust und Abspannung, sowohl des Geistes als des ganzen Körpers."

Weitere Gemütssymptome

- **„Wünscht gar nicht ausgehen zu dürfen;** verdrießlich, maulfaul."
- **„In traurige Gedanken und Befürchtungen bevorstehenden Unglücks versunken."**
- „Unlust zu sprechen, **welche abends verging."**
- „Morgens heiteres Erwachen." „Der heiteren Gemütsstimmung folgte Missmut und Schläfrigkeit."
- „Eine Stunde nach dem Frühstück nahm er 5 Tropfen der Urtinktur. Ungefähr eine Stunde darauf wurde er mehr aufgeregt, seine Gemütsstimmung **heiterer,** er fühlte sich kräftiger und hatte mehr Lust zum Lesen und Denken. Dieser Zustand dauerte beinahe eine halbe Stunde, **dann folgte eine Abspannung des Geistes, Unlust zum Lesen und Denken, überhaupt ein beinahe rauschähnlicher Zustand; dabei trat eine angenehme Hauttranspiration ein** …"

- „Um 9 Uhr eine größere **Heiterkeit und Lust zu geistigen Arbeiten,** zugleich stellte sich eine **stärkere Transpiration** und ein Hautjucken ein; ungefähr um 10 Uhr fühlte er sich sehr matt; es überfiel ihn eine gewisse **Ängstlichkeit, er wurde schwermütig, das Gemüt gereizt** …"
- Wie oben ausgeführt, zeigen sich manche Tendenzen des Mittels besonders im Schlaf. So sollen hier noch einige bemerkenswerte Symptome aufgeführt werden, die mit Schlaf und Traum zu tun haben:
- „Nachts ängstliche Träume, mitunter von **Feuersgefahr.**"
- „Abends, beim Einschlafen, **heftiges Zusammenzucken des ganzen Körpers wie von elektrischen Schlägen und große Schreckhaftigkeit durch das Gefühl, als stürzte er in einen Abgrund.** Diese Erscheinung stellte sich binnen einer Stunde vier-, fünfmal ein und dauerte jedes Mal bloß einige Sekunden."
- „Unruhige Nacht mit öfterem plötzlichem Erwachen aus dem Schlaf durch ängstigende Träume und dem **Gefühle, als ob Bett und Boden wankten.**"
- „Oftes Aufschrecken aus dem Schlaf, dem ein Gefühl von Ängstlichkeit und Schweiß, besonders auf der Stirn folgt."
- „Schlaf unruhig, lebhafte Träume und starker Schweiß des ganzen Körpers die zweite Nachthälfte hindurch."
- „Obgleich erst um 12 Uhr zu Bette gegangen, erwachte er doch schon um 3 Uhr morgens, vollkommen ausgeschlafen, mit brennender Hitze in den Füßen und Händen, sodass er sie nicht unter der Bettdecke halten konnte und die kühlen Stellen aufsuchen musste. Endlich stand er um 4 Uhr auf, da er es wegen Unruhe und trockener Hitze im Bett nicht mehr aushalten konnte, und ging um halb 5 Uhr spazieren."
- Eine Gefühlstäuschung: „In den Händen ein Gefühl, als wären sie zu dick, dieselben trocken und heiß."

Allgemeinsymptome und Keynotes

In erster Linie greift diese Arznei das **Urogenitalsystem** an. Besonders E**ntzündungen und Verhärtungen der Hoden** erzeugt und heilt Clematis, oft verbunden mit **Beschwerden beim Wasserlassen;** Geschwülste und Verhärtungen im Bereich des Hodensacks, des Samenstrangs usw. Bei Frauen kommt es zu Entzündungen und Tumoren in den Eierstöcken und den Brüsten.

- **Nächtliche Verschlimmerung** ist ein Leitsymptom von Clematis. Wenn z. B. die Hoden (ohnehin die bevorzugte Lokalität der Clematis-Symptome) äußerst schmerzhaft entzündet sind, die Schmerzen aber nur nachts zu spüren sind, dann spricht das sehr für Clematis.
- Ein markantes körperliches Symptom von Clematis ist ein **intermittierendes Urinieren** (vgl. CONIUM), das häufig entweder auf eine Prostatahypertrophie oder auf eine krampfhafte oder durch Vernarbung bedingte **Verengung der Harnröhre** zurückgeht. Ein plastisches Bild bietet folgendes Prüfungssymptom (zitiert nach Stapfs *Beiträgen zur Reinen Arzneimittellehre,* wo es ausführlicher und klarer erscheint als in den *Chronischen Krankheiten*): „Den Vorrat von Urin in der Blase kann er nicht auf einmal entleeren; mitten im Laufen blieb er zurück; nach einer Weile (wenn er sich mit Fleiß dazu anstrengte) kam wieder ein Teil, stockte dann abermals **und so stockte er mehrmals, bis er fast heraus war; dann tröpfelte das Übrige wider seinen Willen in einzelnen Tropfen ab,** wohl eine Minute lang; in dem Zwischenraum des Harnstockens fühlt er ein stoßweises, reißendes Brennen im vorderen Teil der Harnröhre." Oder: **„Harnabgang auffallend langsam und in sehr dünnem Strahle."** Nicht selten spürt der Patient bei den letzten Tropfen ein heftiges Brennen in der Mündung der Harnröhre.
- Ein „klassischer" Fall von Harnröhrenstriktur nach Gonorrhö: „Beständiges Drängen zum Harnen, **kann aber die Blase nie völlig leeren.** Stellt er sich dazu an, so **erfordert es immer einige Zeit und Anstrengung, bis der Harn abfließt, was dann in einem dünnen, kurz dauernden Strahl geschieht. Bald darauf neuer Harndrang.** Während des Harnens zuweilen brennende Schmerzen in der Harnröhre und Ziehen in der Leistengegend und dem Samenstrang. Der Harn blaß mit kleinen Flocken. **Geschlechtstrieb aufgeregt; beim Koitus Schmerzen in der Harnröhre.** Verzweifelte Stimmung. Die Harnröhre

bei Druck nicht schmerzhaft; nirgends eine Schwellung oder Härte. Der eingeführte Katheter stieß im häutigen Teile (= Pars membranacea) auf ein Hindernis, welches nicht überwunden werden konnte." Clematis heilte den Kranken „soweit, dass er alle weitere Behandlung für überflüssig hielt".

- Auffällig sind auch Schmerzen im Blasenhals zu Beginn der Miktion und ein plötzlicher Harndrang, der zum schleunigen Wasserlassen nötigt, denn sonst geht der Urin in die Hose.
- Zudem neigt Clematis zur Entwicklung von **schmerzhaften Schwellungen, Entzündungen und auch Verhärtungen von Drüsen und Lymphknoten,** und zwar besonders in der **Genitalregion.** Davon sind in erster Linie die Keimdrüsen betroffen. Schon Stapf hat in der Einleitung zur Clematis-Prüfung angegeben: „Bei **Hodenentzündungen und schmerzhaften Hodenverhärtungen,** z. B. sogenannten Sandklößen, nach schlecht behandelten Trippern entstanden, habe ich mehrere Male die Heilkraft der Brennwaldrebe zu bemerken Gelegenheit gehabt." Einige Lokalsymptome bei Hodenleiden: Beide Hoden geschwollen, hart, mit heftigstem Schmerz bei Berührung und **nachts;** würgender und quetschender, plötzlich auftretender Hodenschmerz, mit Kälte der Extremitäten und Ohnmachtsanwandlung; Skrotum gespannt, oft auch heiß und rot. Bei der Frau sind es neben den **Eierstöcken** vor allem die **Brustdrüsen,** die angegriffen werden. „Geschwülste in der weiblichen Brust mit gleichzeitiger Affektion der ganzen Brustdrüse, besonders dann, wenn die Schmerzen bei Ostwind, bei kaltem Wetter überhaupt und **nachts** sich erhöhen."
- Ferner sind Affektionen der **Leistenlymphknoten** außerordentlich häufig. Diese schwellen an, manchmal übrigens nur auf einer Seite, und zwar gewöhnlich der rechten; die Geschwulst ist meist nicht sehr schmerzhaft, aber empfindlich gegen Berührung und auch Bewegung, wie z. B. Gehen. Aber auch Drüsen und Lymphknoten in anderen Körperregionen können betroffen sein: „Sehr starke Anschwellung der Schilddrüse." „Die Unterkieferdrüsen sind geschwollen, mit harten Knötchen, welche klopfen und spannen …"
- Schließlich hat Clematis noch eine besondere Affinität zur **Haut.** Es hat immer wieder **juckende und nässende Hautausschläge** hervorgerufen und geheilt. Besonders die Modalitäten sind hier bemerkenswert: eine Verschlimmerung in der Bettwärme; eine Verschlimmerung bei zunehmendem, aber eine Besserung bei abnehmendem Mond; und vor allem eine starke Beziehung zum Wasser. **Waschen oder Tauchen des betroffenen Körperteils in kaltes Wasser kann deutlich verschlimmern** oder (seltener) deutlich bessern, es wird die Hautaffektionen selten unberührt lassen. Einige Anhaltspunkte: „Feiner Stichschmerz über und über in den Händen, sobald man sie mit Wasser befeuchtet und wäscht" (nach Befeuchtung der Hände mit dem Clematis-Saft, Hahnemann). „Flechtenausschläge; Schuppenflechten, mit gelblicher, fressender Jauche; **langwierige, rote, nässende, mit unerträglichem Jucken in der Bettwärme und nach Waschen;** bei zunehmendem Mond sind die Flechten rot und nässend, bei abnehmendem aber blass und trocken; juckender, nässender Ausschlag, mit fressender Jauche, bei Hitze, Röte und Geschwulst der Haut" (Jahr, *Symptomencodex*). „Baden bessert Hautjucken" (Kent-Repertorium), ein Symptom, das Keller mehrfach bestätigen konnte.
- Einige eigentümliche Symptome:
  - Zusammenzucken des Körpers wie von elektrischen Schlägen beim Einschlafen.
  - „Dröhnen (Erzittern) durch den ganzen Körper, nach dem Niederlegen, besonders auf der (rechten) Seite, auf der er lag."
  - „Muskelzucken an fast allen fleischigen Teilen des Körpers."
  - „Beim Erwachen matter als beim Niederlegen; auch außerordentliche Mattigkeit, sodass er kaum das Bett verlassen wollte."
  - Schwächegefühl in den Beinen nach Tabakrauchen.
- Die meisten Symptome sind **schlimmer in der Nacht;** besonders gilt dies für Knochen- und Drüsenschmerzen aller Art.

Lokalsymptome

Kopf Benommenes, „düsteres" Gefühl im Kopf, in der Stirngegend lokalisiert, mit Neigung zu Schwindel.

- Heftige Kopfschmerzen, z. B.: Drückend-spannender Kopfschmerz im vorderen Teil des Gehirns, im Gehen heftiger als im Sitzen, mit Schwere des Kopfes. **Drückend-spannender Kopfschmerz in der ganzen rechten Kopfseite, wie in den Schädelknochen empfunden.** Bohrender Schmerz in der linken Schläfe. Hämmern und Stöße im Kopf; „Stöße im Gehirn, nach vorn heraus". **Stechend-tobendes Kopfweh, von innen nach außen, mit einem Gefühl, als ob der Schädel bersten sollte.**
- Nächtlicher Kopfschmerz, täglich nach Mitternacht, immer wieder aus dem Schlaf weckend; ein Druckschmerz vom Hinterkopf aus, als hätte man zu viel Alkohol getrunken oder „als hätte der Kopf eine schlechte Lage gehabt".
- Hinterkopfschmerzen, Übelkeit und Schwindel hervorrufend, die mit einem plötzlich eintretenden triefenden Kopfschweiß enden.
- Ein bemerkenswertes Prüfungssymptom: „Um 10 Uhr **Schwere des sehr warmen Kopfes und zugleich plötzliches Wärmegefühl im Mastdarme, mit nach einigen Minuten darauf folgendem Stuhldrange.** Um 10.15 wurde der heiße Kopf schwerer, schwankte von einer Seite zur anderen, sodass er kaum erhalten werden konnte; Prüfer ging … in ein Kaffeehaus, wurde in der dumpfigen Luft desselben vom Schwindel befallen, sodass er schnell einen Sitz ergreifen und nebst dem Kopfe den ganzen, sehr zitternder Körper stützen musste." Auch: „**Nach dem Essen und Mittagsschlafe bedeutende Hitze im Kopf** und in der Brust."

Die Kopfhaut ist häufig der Sitz von **Hautausschlägen.** Kleine **juckende Krusten** auf der behaarten Kopfhaut; **nässender Bläschenausschlag an Hinterhaupt und Nacken,** kribbelnd, feinstechend, juckend, schlimmer in der Bettwärme; häufig zu kleieartigen Schuppen austrocknend.

Augen Schon Stapf spricht von „einer Art schlimmer Augenentzündung", bei der von Clematis „viel zu erwarten" sei. Und bei Noack/Trinks heißt es: „**Chronische Ophthalmien mit Lichtscheu** …"

- Photophobie und auch Empfindlichkeit der Augen gegen Luftzug sind auffallende Symptome von Clematis in diesem Bereich.
- „Beißen in den Augen, am schlimmsten, wenn er sie zuschloss; nach dem Schließen, **wenn er sie wieder öffnete, war ihm das Licht höchst empfindlich.**"
- Und: „Beißen in den Augen, fast wundartig, mit Röte der Adern darin und Tränen; beim Schließen der Augen ward das Beißen heftiger und **das Auge so empfindlich gegen die Luft, dass er sich nicht getraute, sie wieder zu öffnen;** auch wards ihm ganz schwarz davor." Augenbeschwerden, die im Freien und speziell bei kalter Luft schlimmer werden.

Beschwerden von hellem Sonnenlicht. Brennende Schmerzen und Entzündung des **inneren Canthus;** dort auch ein „stechender Schmerz wie von einem scharfen und spitzigen Körper"; dabei „matter Blick". „An den inneren Augenwinkeln gelbliche Krusten."

Drückender Schmerz auf der Mitte des Bulbus. Starkes Tränen der Augen. In den Augen ein **Brennen, als strömte ein Feuer heraus, und Trockenheitsgefühl;** gerötet, glänzend, die Lider zum Schließen nötigend. Lidrandentzündungen mit beißendem Schmerz dort; Konjunktivitis, besonders wenn zugleich Tinea der Kopfhaut, der Brauen oder Wimpern besteht, mit **morgendlichem Verkleben der Lider.**

Ohren Brennender Schmerz an den beiden Ohrmuscheln mit Hitzeempfindung und wirklicher Hitze, die sich der berührenden Hand mitteilt. Glockengeläut vor den Ohren. Morgens kurzzeitige Gehörverminderung mit Ohrenklingen.

Gesicht „Krankhafte Blässe des Gesichts." Oder auch: Momentane, sich öfter wiederholende Anfälle von Gesichtshitze mit geröteten Wangen und einem Gefühl in den Augen, als ob ein Schleier vor ihnen wäre.

Gesichtsschmerzen, häufig von den Zähnen ausgehend, ziehend und zuckend, bis zum Auge und zum Ohr hin; das Auge wird außerordentlich lichtempfindlich; häufig **gebessert, wenn man kaltes Wasser im Mund hält**. „Schmerz der rechten Gesichtsseite, welche berührungsempfindlich ist; besser durch Tabakrauchen, schlimmer durch Liegen auf der schmerzenden Seite" (Hering).

Hautausschläge im Gesicht, an der Stirn, über den Augenbrauen, an der Nasenwurzel, an der Nasenspitze und am Kinn; zunächst ein feines Stechen, dann Herauskommen des Ausschlags, schließlich sich zu Eiterbläschen entwickelnd, bei Berührung schmerzhaft. Vesikuläre Ausschläge, besonders an den Lippen; juckende Blase an der Unterlippe.

Ein seltsames Symptom: **„Durch die Unterlippe der linken Seite ein brennend-schneidender Stich, als wenn sie zerschnitten würde."**

Krebs der Unterlippe. Die **Submandibulardrüsen schwellen an und bilden harte Knötchen aus,** mit Klopfen und Spannen, wie entzündet; sie schmerzen bei Berührung.

Mund Clematis ist recht viel bei **Zahnschmerzen** benutzt worden, auch bei **Schmerzen im Kopfbereich, die ihren Ausgangspunkt in den Zähnen haben oder von einem Eiterherd im Zahn bedingt sind.** Auffallend sind dabei besonders die Modalitäten:

- „Zahnschmerz erträglich bei Tage; **sobald er sich aber ins Bett legt und der Körper eine horizontale Lage angenommen hat, bis zur Verzweiflung steigend** und durch keine Lage und Richtung zu lindern."
- Zahn- und Kieferschmerzen, die im Warmen und besonders im Bett schlimmer werden.
- Auch Berührung verschlimmert die Schmerzen, während **kaltes Wasser im Mund sie wenigstens kurzzeitig lindert.**
- Ebenso erleichtert ein Saugen am Zahn mit der Zunge. (Die Eintragung des Mittels in der Rubrik „Zahnschmerz besser durch Einziehen von Luft" beruht auf einer falschen Übersetzung dieser Prüfungsbeobachtung.)

Verlängerungsgefühl der Zähne, insbesondere kariöser, mit Auslaufen von Wasser aus dem Mund. „Das Zahnfleisch der linken unteren Backenzähne schmerzt wie wund, am heftigsten beim Essen." Kleine, in Geschwüre übergehende Bläschen auf der Zunge und im Schlund.

Ein bemerkenswertes Prüfungssymptom: „Leise stechender Schmerz im rechten Gaumenzungenbogen, welcher die Zungenbewegung bedeutend beeinträchtigte. (Dort) ein ausgebildetes Geschwürchen … am rechten Zungenrande zwei tiefe Quereinschnitte, die äußerst schmerzhaft waren … den folgenden Tag in länglich runde, von etwas harten Rändern umgebene Wunden verwandelt … welche den peinlichsten Schmerz, der weder Kaltes noch Warmes in der Mundhöhle, noch irgendeine Bewegung der Zunge zuließ, verursachten."

Trockene Zunge morgens, beim Erwachen. Übler Mundgeruch, für andere Personen deutlich wahrnehmbar.

Atemwege, Brust Trockenheit und Brennen längs der ganzen Luftröhre, schlimmer nach Bewegung und im Freien, Wassertrinken hilft nicht dagegen.

Eine seltsame, **anfallartig auftretende Kurzatmigkeit,** die sich nach geringfügiger Anstrengung (Ersteigen eines Hügels, halbstündiges Gehen auf ebenem Weg) einstellt. Muss stehenbleiben; **„es war ihm, als könnte er keinen Atem mehr bekommen, wenn er noch ein paar Schritte machen würde"**, mit Hitzegefühl in der Brust, als ob man Blut spucken müsste; gegen 13 Uhr. Hitzegefühl in der Brust auch nach dem Essen und dem Mittagsschlaf.

Sehr heftiger Husten, mit ungleicher Atmung, bald beschleunigt, bald verlangsamt; Husten rau und bellend, mit Brennen auf der Innenfläche des Brustbeins und Stechen in beiden Lungen.

Beklemmung der Brust, auch wie bei einer heftigen Gemütsbewegung. Anhaltender Druckschmerz in der ganzen Brusthöhle. Stumpfe Bruststiche, etwas stärker beim Atmen. **Scharfes Stechen in der Herzgegend, von innen nach außen.**

Magen „Langandauernde Sattheit." Kann essen, und es schmeckt ihm; dennoch spürt er, dass ihm das Essen zu viel ist und er einfach „noch keine Speise nötig habe".

Widerwille gegen Bier. Nach dem Essen: Müdigkeit und Schläfrigkeit, dass man sich hinlegen muss, bei starkem Schlagen der Arterien; Übelkeit, besonders wenn man nach dem Essen eine Zigarette raucht, mit Schwäche in den Beinen, dass man sich hinlegen muss. **Das Schläfchen nach dem Essen ist ungewöhnlich fest;** wird man geweckt, so schläft man gleich wieder ein.

Unangenehmes Kältegefühl im Magen. Magendrücken nach dem Essen.

Abdomen Zerschlagenheitsschmerz der Lebergegend beim Befühlen und beim Bücken. Ein **Stechen**

von der Bauchhöhle zur Brust herauf während des Wasserlassens, das beim Einatmen stärker ist. Grimmen im Unterleib, besonders unter dem Nabel; eine halbe Stunde darauf breiige Stuhlentleerung mit Abgang vieler Blähungen.

Die meisten Symptome im Bauchbereich konzentrieren sich jedoch auf das **Hypogastrium** und die **Inguinalregionen.**

- **Herausdrücken im Bauchring, als ob ein Bruch entstehen sollte. Beide Leistengegenden schwellen an und spannen, insbesondere die rechte.** Schmerzhaftigkeit in der unteren Bauchgegend, bis zum Penis hin.
- Die **Leistenlymphknoten** sind besonders betroffen: **geschwollen, verhärtet, empfindlich;** schmerzlos oder schmerzhaft, letzteres besonders beim Gehen und nachts im Bett; empfindliches Spannen, Prickeln wie von Nadelstichen in den Lymphknoten oder auch **zuckender Schmerz darin.**
- Krätzeartige Pusteln in der Lendengegend.

Rektum und Stuhl Tagelange Stuhlverstopfung, harter Stuhl, der nur unter großer Anstrengung abgesetzt werden kann. Oder: Häufiger Stuhlgang, der immer dünner wird, aber ohne Leibschneiden. Brennen und Jucken am After nach einem leichten Stuhl.

Harnwege Weiter oben wurde bereits ausführlich das **intermittierende Urinieren** beschrieben und die Neigung zu **Strikturen der Harnröhre** erörtert. **Dünner, schwacher Harnstrahl, langsame Harnentleerung.** Darüber hinaus gibt es eine Reihe von entzündlichen, schmerzhaften Affektionen der Harnwege.

- **Brennen in der Harnröhre beim Wasserlassen** tritt häufig auf, oder auch: „Beim Anfang des Wasserlassens brennt (beißt) es am schlimmsten, **während des Harnabgangs sticht es zur Röhre hinaus, und nach dem Lassen brennt und beißt es noch nach;** außer dem Harnen reißt es im Gliede vor."
- Oder: „**Beim Harnen schmerzhaftes Ziehen im Samenstrang,** bis in den Unterleib", ja sogar ein Stechen bis zur Brust herauf. Übrigens trat auch „nach einem lauwarmen Fußbade von anderthalb Stunden Dauer" ein Brennen, Stechen und Wundheitsgefühl in der Harnröhrenmündung auf, insbesondere beim Wasserlassen.
- Harndrang mit beißendem Kitzel an der Mündung der Harnröhre. Die Schmerzen können sich auch auf den **unteren Rücken** ausdehnen. Harnbrennen und Harnzwang mit Schmerz in der Lumbalregion, das Pressen auf den Harn treibt Tränen in die Augen.
- Oder: **Schwer lastender Schmerz im unteren Rücken; beständiges Drängen zum Wasserlassen, das zunächst jedoch nicht gelingt;** dann tropfenweiser Harnabgang, bis schließlich doch eine Entleerung in vollem Strahl zustande kommt.

Häufiges Wasserlassen, aber jedes Mal wird nur eine geringe Menge ausgeschieden. Beim Abgang der letzten Tropfen brennender Schmerz in der Harnröhrenmündung. Fast immer **bleiben nach dem Wasserlassen Schmerzen zurück:** prickelndes Brennen in der Urethra; Kitzeln, Jucken und Stechen in deren Mündung. Oder auch: Heftiger Harndrang, wagt es nicht einmal, sich eine Hose anzuziehen; dennoch kommt der Urin nur tropfenweise; mit Schmerzen im Perineum; mit Brennen und gleichzeitigem Kältegefühl in der Harnröhre. Dieses **Kältegefühl in der Urethra** ist ein Keynote des Mittels. Eitrige Materie im Urin. Schmerzhaftigkeit der Urethra beim Betasten; sie kann sich anfühlen wie eine dicke Peitschenschnur. **Zusammenziehend-schneidender Schmerz in der Nierengegend,** beim Gehen. Flüchtige Stiche in der Harnröhre und ein **dumpf-spannender Schmerz in der Prostata.**

Männliche Genitalien **Anschwellung, Entzündung, Verhärtung und Schmerzhaftigkeit der Hoden** gehören zu den am besten bestätigten Indikationen von Clematis; es hat sogar bei Hodenkrebs vorteilhaft gewirkt. Die Hoden sind meist **schmerzhaft empfindlich;** sie können **schwer herabhängen,** besonders nach Umhergehen, oder **weit heraufgezogen** sein. Die Hodenschmerzen erstrecken sich nach oben und unten, besonders **in den Samenstrang,** die Leistengegend und die Oberschenkel. **„Aufwärts ziehender Schmerz in den Hoden und dem Samenstrang." „Empfindlichkeit im rechten Samenstrang und Heraufgezogenheit des rechten Hodens."** Erhöhte Empfindlichkeit in Hoden und Samenstrang, die sich zu einem höchst unangenehmen

Schmerz entwickelt, morgens im Bett. „Gesteigertes Wehegefühl in den Hoden und Samensträngen", gemildert durch heftigen Schweißausbruch. Schmerz und Anschwellung des rechten Samenstrangs, schlimmer nachts, beim Gehen und in der Bettwärme. Schweregefühl im linken Hoden mit Spannungsgefühl im rechten Samenstrang.

Zerschlagenheitsschmerz des (linken) Hodens bei Berührung, unter Ziehen und Dehnen in der Leistengegend, dem linken Oberschenkel und dem Hodensack; Skrotum schmerzt klemmend bei Berührung und Gehen. Auch der Hodensack kann stark geschwollen sein: **„Geschwulst der rechten Hälfte des Hodensacks, welche sich verdickte und samt dem Hoden tief herabhing;** 24 Stunden lang" (Hahnemann). Eine klassische Aufzählung der Symptome bei Orchitisfällen, die mit Clematis geheilt werden konnten: „Entzündliche Geschwulst und Härte der Hoden. Hoden schmerzhaft empfindlich, besonders bei Berührung und Bewegung; rot, aufgetrieben; Ziehen bis in den Samenstrang; klemmender Zerschlagenheitsschmerz beim Befühlen; dabei Ziehen und Dehnen in der Leistengegend, Oberschenkel und Hodensack; heftiges Fieber, Gliederschmerzen, Kopfweh, Erbrechen" (Rückert, *Klinische Erfahrungen,* 2:207). Einige weitere Lokalsymptome bei Hodenleiden können oben nachgelesen werden (vgl. S. 131).

Clematis neigt zu „Aufregung des Geschlechtstriebs" mit „unwillkürlichen Erektionen am Tage" und zur „sexuellen Erregung beim Sprechen mit Frauen", doch in diesem Zusammenhang ist ein merkwürdiges Symptom sehr charakteristisch: **„Abscheu vor Wollust,** den Tag über, **selbst während der Erektionen,** als wenn er den Geschlechtstrieb im Übermaß befriedigt hätte" oder **„als wäre ihm schon der Gedanke zuwider geworden.**"

Pollutionen, nachts oder im Mittagsschlaf. Während der Ejakulation brennender Schmerz in der Harnröhre, im Prostatabereich.

Weibliche Genitalien Besonders die **Brustdrüsen** und die **Eierstöcke** werden angegriffen, aber auch der Uterus.

- **Volle, schwere, empfindliche Brüste, auch mit verhärteten Knoten darin.** Brusttumoren, auch bösartige; stechende Schmerzen von innen nach außen; **Schmerzen schlimmer bei kaltem, trockenem Wind, in der Kälte und nachts; schwitzt stark, aber verträgt das Aufdecken nicht.** „Eine verhärtete Drüse unter der Brustwarze, welche beim Angreifen schmerzt."
- **Oophoritis und schmerzhafte Tumoren der Ovarien.** Wundmachender Ausfluss mit stechenden Schmerzen; Uterustumoren. **Aufwärtsstechende Schmerzen, besonders beim Wasserlassen und Einatmen.**

Monatsblutung kommt früher und stärker als sonst.

Äußerer Hals und Rücken Im Nacken nässender Ausschlag, bis zum Hinterkopf herauf. Unter der Spitze des rechten Schulterblatts Stiche, die das Atmen erschweren.

Zusammenziehend-schneidende Schmerzen in der Nierengegend, besonders beim Gehen. Schmerz in der Lumbalregion bei erfolglosem Harndrang sowie bei schwierigem Harnen. „Im Kreuze ein Brennen, das sich der ganzen rechten Rückenseite und rechten Schulter mitteilte." Ausgeprägtes Schwächegefühl der Rückenmuskeln in den Rückenmuskeln, wenn man auch nur leichte Bewegungen mit den Armen macht.

Extremitäten **Schwere, Müdigkeit und Zerschlagenheitsgefühl in allen Gliedern,** besonders morgens nach dem Erwachen, bei Bewegung im Freien nach und nach vergehend. Müdigkeit in allen Gliedern, die Knie haben keinen Halt und knicken leicht zusammen; nach einem Spaziergang. Gliederschwere beim Gehen und Treppensteigen, Schwäche in den Gliedern nach dem Essen; oder bei Übelkeit vom Tabakrauchen.

Ungewöhnliches Kraftgefühl, unwillkürliches Herumlaufen in den Straßen mit gesteigerter Schnelligkeit und Leichtigkeit; danach große Abspannung und Müdigkeit von Körper und Geist.

Achsellymphknoten geschwollen. Drückende oder ziehend-stechende Schmerzen in den Armmuskeln, in der Ellenbeuge und im Handgelenk. Rheumatismusähnliche Schmerzen in den Händen, besonders in Mittelhandknochen und Fingern. Gichtknoten der Fingergelenke.

Schwächegefühl in den Beinen nach Tabakrauchen; muss sich hinlegen. Schuppenartige Flechten an Ober- und Unterschenkeln. Harte, schmerzhafte Kniegeschwulst, auch als Folge von Gonorrhö.

„Dumpfe Schmerzen in beiden Knien, diese schwer, wie eingeschlafen, das Gehen hindernd, und **mit begrenztem Schweiß der Knie endend**." Rheumatische Schmerzen in den Fußgelenken. Auf den Zehen abends, beim Niederlegen, heftiges, zum Kratzen reizendes Jucken, und zwischen den Zehen Schweiß.

Schlaf **Andauernde Schläfrigkeit mit Unlust zur Arbeit, schon frühmorgens;** möchte gern aufstehen, schläft aber vor lauter Mattigkeit wieder ein. Kann abends, ganz gegen seine Gewohnheit, lange Zeit nicht einschlafen. Oder gar: **Kann die ganze Nacht nicht einschlafen, obwohl er so müde ist, dass ihm dauernd die Augen zufallen;** wegen eines innerlichen trockenen Hitzegefühls.

Unruhiger Nachtschlaf, mit Träumen, Umherwerfen und Umkehren der Bettdecke; **morgens unausgeschlafen** und nicht gestärkt. „Unruhige Nacht mit öfterem plötzlichen Erwachen aus dem Schlafe durch ängstigende Träume, und dem **Gefühl, als ob Bett und Boden wankten**."

Träume, verhaftet zu werden; Feuerträume.

Fieber, Frost, Schweiß **Schauder** über und über, obwohl die Luft warm ist, **bei der geringsten Entblößung.** Gefühl trockener Hitze, das die ganze Nacht den Schlaf abhält.

Starker Nachtschweiß. Wenn man schwitzt, verträgt man das Aufdecken nicht, wegen eines unangenehmen Kältegefühls. Fiebrige Krankheiten, bei denen auf Schüttelfrost gleich das Schweißstadium folgt, ohne Hitzegefühl dazwischen.

Haut Zahlreiche **nässende und juckende Hautausschläge,** die zur Abschuppung tendieren (zu den Modalitäten s. o.). Krätzeartige Pustelausschläge, die den ganzen Körper bedecken können. Entzündung der Haut, brennende Schmerzen, Rötung und Auftreten von Blasen, die berstend in Eiterung und Geschwürbildung übergehen. Miliaria-ähnliche Ausschläge, heftig juckend, die sich immer weiter verbreiten. Flechtenartige Ausschläge an Nacken und Hinterkopf, Ober- und Unterschenkel, an den Händen, im Gesicht usw. „An zahlreichen Stellen des Körpers ein **Prickeln, wie von Nadelstichen,** zum Kratzen nötigend."

Cocculus indicus

Essenzielle Merkmale

Menschen, die Cocculus benötigen, sind in mehrfacher Hinsicht **langsam.** Ihre Sinneswahrnehmungen sind verlangsamt, ihr Denken funktioniert langsamer, sie empfinden langsamer – die Patienten haben Schwierigkeiten, sich an äußere Einflüsse anzupassen. Ihnen wird schnell alles zu viel. Das Gehirn arbeitet langsam.

Ein echtes Schlüsselsymptom ist in diesem Zusammenhang die **langsame Umsetzung von Schmerzempfindungen auf der Haut.** Nach einem Nadelstich ins Bein dauert es mehrere Sekunden lang, bis man einen Schmerzenslaut des Patienten zu hören bekommt – erst nach dieser Zeit spürt er den Schmerz.

Er fühlt sich **„dumm im Kopfe"**, wie es in der Prüfung heißt, **benommen und als ob er berauscht wäre.** Wenn der Patient einen Satz einmal liest, versteht er ihn nicht, er muss ihn zwei- oder dreimal durchgehen, um den Inhalt wirklich aufnehmen zu können. Wenn er etwas gefragt wird, muss er vor einer Antwort lange überlegen. Er spürt eine Art Schwindel, ein dumpfes Gefühl im Kopf; kann sich nicht recht ausdrücken, kann nicht gut beschreiben, wie es ihm geht. Schwerfälligkeit, Stumpfheit, Langsamkeit des Geistes. In der *Reinen Arzneimittellehre* heißt es etwa: „Eingenommenheit und Betäubtheit des Kopfes." Cocculus-Patienten können sagen, dass sie sich dumm vorkommen, dass ihr Kopf wie leergefegt sei, dass ihnen absolut nichts einfällt usw. Ein **Gefühl wie hohl im Kopf** ist charakteristisch; manchmal ist es verbunden mit Taubheitsempfindungen in den Schläfen.

Die Augen können sich nicht schnell genug auf bewegte Gegenstände einstellen, es bestehen Akkommodationsstörungen. Dies ist einer der Gründe, warum Cocculus als ein Mittel bei **Seekrankheit,** Reisekrankheit usw. gilt. Wenn der Patient im Auto sitzt, kann er einfach nicht aus dem Fenster gucken, denn die Bilder, die von draußen zu ihm hereinkommen, sind ja bewegt; sein Gesichtssinn kann sie nicht bewältigen, und ihm wird schwindelig und übel davon. Er muss die Augen schließen. „Beim Fahren im Wagen ungemeine Übelkeit und Brecherlichkeit." Dasselbe gilt natürlich von der schaukeln-

C

den Bewegung eines Schiffs. Es ist, als wäre das ganze Nervensystem bis beinahe zum Stillstand abgebremst, die Sinneseindrücke werden sozusagen in Zeitlupe übermittelt, und es kommt zu Schwindel, Übelkeit, Benommenheit. Cocculus-Menschen sind deshalb nicht imstande zu reisen. Sie können sagen: „Ich kann gar nicht mehr Auto fahren, besonders wenn ich gar nicht fahre, sondern auf dem Beifahrersitz bin. Es sind diese Bilder, die an mir vorbeigleiten, ich werde mit ihnen nicht fertig, ich kann mich nicht darauf einstellen."

Die TABACUM-Seekrankheit ist im Vergleich dazu wesentlich akuter. Der TABACUM-Patient wird augenblicklich weiß im Gesicht, ihm wird furchtbar schlecht, und er erbricht sich. Für Cocculus ist Erbrechen nicht typisch, meist steht diese „ungemeine Übelkeit" im Vordergrund.

Schwindel und Übelkeit bekommen Cocculus-Patienten nicht nur bei dieser Art von „passiver Bewegung". Sie können z. B. auch durch das morgendliche Aufstehen ausgelöst werden: „**Wenn er sich im Bett aufrichtet, entsteht drehender Schwindel und Brecherlichkeit,** die ihn nötigt, sich wieder hinzulegen." Sämtliche Arten von Bewegung und insbesondere von Bewegung der Augen (bzw. der Objekte im Gesichtsfeld) führen zu solchen Symptomen. „Braucht massenhaft Zeit, um vorsichtig den Kopf zu drehen, wenn er sich umsehen will" (Kent). Der Schwindel kann beschrieben werden, als taumelte man über das schlingernde Deck eines Schiffes und drohte dauernd rückwärts umzufallen, oder einfach als „Schwindelanfall wie von Trunkenheit".

All diese Erscheinungen von Verlangsamung sind sichere Zeichen einer Lähmungstendenz. Bei Cocculus finden wir eine allgemeine Neigung zu **Lähmungen,** zu Schwerfälligkeit und Trägheit des gesamten Organismus. Kennzeichnend sind besonders **schmerzlose Lähmungszustände.**

Gestört ist auch der Zeitsinn von Cocculus-Patienten. „**Zeit vergeht zu schnell**" ist ein Leitsymptom dieser Arznei. „Kann es nicht wahrhaben, dass schon eine ganze Nacht vorbei ist. Eine Woche ist herum, aber ihm kommt es nur wie ein Augenblick vor, weil er so benommen ist" (Kent). Das entsprechende Prüfungssymptom Hahnemanns lautet: „Die Zeit vergeht ihm zu schnell und mehrere Stunden deuchten ihm so kurz wie nur eine Stunde."

Cocculus kann angezeigt sein in apathischen Zuständen, wo die Patienten mit geschlossenen Augen daliegen, aber durchaus bei Bewusstsein sind. Man kann sie ansprechen und ihnen Fragen stellen, und sie beantworten diese auch korrekt, freilich nicht ohne jedes Mal eine Weile darüber nachzudenken. Sie brauchen Zeit zum Antworten, denn sie müssen erst einmal die Frage richtig verstehen, sie sozusagen „sacken lassen", bevor sie reagieren können.

In diesen Zusammenhang gehört auch eine bemerkenswerte **Unfähigkeit, mit Überraschungen fertig zu werden.** „Er fürchtet sich vor allem jähling ihn Überraschenden", wie es bei Hahnemann heißt. Die Patienten neigen zum Trödeln und werden mit nichts fertig, bringen nichts zustande. Selbst ihre Sprache ist langsam. „Sie bekommt beim Reden eine Art Zusammenziehung im Munde und muss langsamer sprechen."

Schlafentzug als Causa

Die charakteristische Langsamkeit von Cocculus ist gewöhnlich ein Resultat von Erschöpfung; das Nervensystem ist geschwächt und ermüdet, weil es überfordert worden ist. Und das Nervensystem von Cocculus-Patienten reagiert besonders empfindlich auf **Schlafmangel.** Schlafmangel kann die schlimmsten Krankheitserscheinungen dieses Mittels hervorrufen, die sich dann dauerhaft als chronische Zustände festsetzen. „Die mindeste Abbrechung vom Schlafe erzeugt Kräfteverlust; er vermisst jede Stunde Schlaf." Besonders Schlafentzug bei der Pflege von Angehörigen oder Freunden ist eine charakteristische Causa. In diesem Fall kommen als Belastungsfaktoren nämlich die Angst und Sorge um die Kranken hinzu. Ein Cocculus-Zustand kann sich etwa bei einer Frau entwickeln, die ihren bettlägerigen Vater wochenlang gepflegt hat. Der Kummer, den sie nach seinem Tod empfindet, raubt ihr noch mehr Kraft; sie kann nicht weinen, ist nicht imstande, ihre Trauer auszudrücken. Höchstens im Traum mag ihr der Tod erscheinen. Cocculus ist also auch angezeigt bei **schlimmen Folgen von Kummer.** Empfindliche Gemüter; jede Art von Gemütsbewegung bringt ihn aus der Fassung, am meisten aber Kummer, Sorge und Trauer. Cocculus hat freilich auch **üble Folgen von Ärger, Zorn und Aufregung.**

Zorn und Ärger werden von Cocculus-Patienten normalerweise verdrängt und im Inneren verschlossen – bis schließlich der Zeitpunkt kommt, wo weitere Verdrängung nicht mehr möglich ist. Dann kommt es aus geringfügigem Anlass zu wahren Explosionen von Zorn und Wut. Beispielsweise schlägt die Cocculus-Frau dann ihre Kinder – doch daraufhin spürt sie Reue und Schuldgefühle und macht sich Selbstvorwürfe. Sie kann z. B. denken: Ich bin eine schlechte Mutter, ich habe es im Leben zu nichts gebracht, ich habe nichts erreicht, ich habe mir bloß Schwierigkeiten gemacht. Dann bekommt sie Angst, dass sie so viel wertvolle Zeit vergeudet hat. Deprimiert und apathisch schließt sie sich in ihr Zimmer ein und grübelt vor sich hin.

Schlafmangel kann auch ohne jegliche Zusatzbelastung ein Auslöser für einen Cocculus-Zustand sein. Es gibt freilich hier eine interessante Polarität: nicht nur Schlafmangel, auch Schlafen kann Symptome hervorbringen oder verschlimmern! „Alle Symptome und Beschwerden, vorzüglich im Kopfe, erhöhen sich durch Trinken, Essen, Schlafen und Sprechen." Die Nacht ist eine gefährliche Zeit: Wacht der Patient nachts auf, so fallen ihm alle möglichen unangenehmen Dinge wieder ein, und darum kann er dann nicht wieder einschlafen.

Angst um andere

Cocculus-Patienten haben eine bedeutende **Angst um andere,** genauer gesagt: um die Gesundheit von Freunden und Angehörigen. Diese Angst zeigt sich oft, wenn sie diese Menschen pflegen, und sie gehört zu den Belastungsfaktoren, die im Verein mit Schlafmangel einen Cocculus-Zustand herbeiführen können. Doch bei Cocculus gibt es auch eine Angst um die eigene Gesundheit. In der Prüfung heißt es: „Früh, Ängstlichkeit über Unheilbarkeit eines kleinen Übels", aber auch, und wichtiger: „Ernsthaft und über seine Gesundheit wenig besorgt **ist er sehr ängstlich über Unpässlichkeiten anderer**." Die Angst um andere kann verbunden sein mit Unfähigkeit, zu weinen, den eigenen Kummer zu zeigen usw. Zum Beispiel kann es vorkommen, dass ein Patient unfähig ist, mit der Familie in Urlaub zu fahren – weil er die Angst nicht los wird, es könnte seinen Angehörigen etwas zustoßen.

Oder die Angst um andere kann auch so aussehen: ein Freund ist ins Krankenhaus eingeliefert worden, und nun bleibt der Cocculus-Patient die ganze Nacht bei dem Kranken, ohne auch nur einen Moment zu schlafen. Weil er solche Angst hat, dass sein Freund sterben könnte, kann er sich keine Minute lang entspannen. Er spürt keine Müdigkeit, weil er völlig von der Sorge um den anderen und seine Gesundheit absorbiert ist. In mancher Hinsicht ist das ähnlich wie bei PHOSPHORUS, aber bei Cocculus beschränkt sich die Angst auf diejenigen, die ihm teuer sind.

Schwäche bis zur Lähmung

Wie oben ausgeführt, schwächt Cocculus die Nerven und verlangsamt ihre Funktion. Dieser Prozess kann fortschreiten bis zur Lähmung an Körper und Geist. Oft zeigen sich die ersten Lähmungserscheinungen im Bereich von Kopf und Hals; der Kopf kann nicht mehr frei aufrechtgehalten werden. „**Schwäche der Halsmuskeln mit Schwere des Kopfes** mehrere Tage; die Halsmuskeln schienen den Kopf nicht tragen zu können; er musste den Kopf bald hierhin, bald dorthin anlehnen, sonst schmerzten die Halsmuskeln; am erleichterndsten war das Rückwärts-Anlehnen" (aus der Prüfung). „Starkes Zittern, besonders des Kopfes, und Unmöglichkeit, denselben zu heben und frei zu halten" (klinische Beobachtung). Oder allgemeiner: „Sie ist so schwach, dass sie bei einer leichten Arbeit, die sie stehend zu verrichten pflegte, sich setzen muss."

Die Cocculus-Lähmung ist typischerweise nicht mit großen Schmerzen verbunden, wohl aber mit Steifheit der Gelenke. Das Fortschreiten des Krankheitsprozesses geschieht langsam, schleichend, heimtückisch; schließlich kann es zu generalisierter Paralyse kommen. Dann können sich Zustände ergeben, die als Multiple Sklerose diagnostiziert werden. Es handelt sich um eine Degeneration des Nervensystems, die sich über Jahre hinweg entwickelt. Die Lähmungen werden oft von Schwindel und duseligem Gefühl im Kopf begleitet. Ist einem solchen Prozess eine längere Periode von Schlaflosigkeit vorausgegangen, so ist dies ein starker Hinweis auf Cocculus.

Tiefe Traurigkeit

Es gibt eine Neigung zur Traurigkeit bei Cocculus-Personen, die durch Kränkungen oder auch durch Kummer oder Schlafmangel ausgelöst werden kann. „Er ist in den traurigsten Gedanken versunken und erlittene Beleidigungen sitzen tief in seinem Herzen." „Immerwährend traurige Gedanken, gleich als wenn er Beleidigungen erlitten hätte." Dann sitzt der Patient oft ganz introvertiert da, zieht sich von der Wirklichkeit zurück und grübelt ständig über den gleichen traurigen Gegenstand nach. „Auf einen einzigen unangenehmen Gegenstand gerichtete Gedanken; sie ist in sich vertieft und bemerkt nichts um sich her." „Sie sitzt in tiefen Gedanken."

Hahnemann schreibt, dass das Gemüt auch von Unterleibskrämpfen „ungemein zur Traurigkeit verstimmt" werden kann, „insonderheit beim weiblichen Geschlechte". Zustände von Dysmenorrhö mit Traurigkeit können mit einem Gefühl von Gewissensbissen verbunden sein, als hätte man etwas Böses begangen, und auch mit einem Drang, davonzulaufen und zu entfliehen. In melancholischen oder depressiven Gemütszuständen sind die Patienten oft ausgesprochen unzufrieden mit sich selbst. Sie tun nichts und wollen nichts, sitzen einfach nur da. „Er hat an nichts Gefallen und zu nichts Lust." „Er hat zu keiner Arbeit Lust."

Angst und Schreck

Die Cocculus-Ängste sind häufig stark, aber nicht sonderlich deutlich und klar umrissen. In den Arzneimittellehren ist z. B. von einer „Furcht vor unbekannten Gefahren" die Rede. **Plötzliche, heftigste Angst,** die mit einer Sorge verbunden ist, als hätte man ein großes Verbrechen begangen oder etwas Böses getan. Eine Beschreibung der anfallartig auftretenden Angst: „Er wollte schlummern, weil er heftige Neigung danach spürte, aber während er die Augen zutat, musste er sich auch sogleich wieder in die Höhe richten lassen, so fürchterlich sei die Empfindung gewesen, die er vom Einschlummern in seinem Gehirn gefühlt habe, den schreckhaftesten Träumen ähnlich" (Hahnemann). Es ist nicht überraschend, dass Cocculus **Schlaflosigkeit aufgrund heftiger Angstattacken** hat. Und die Furcht vor Überraschungen, die so charakteristisch für Cocculus ist, ist auch mit einer großen Schreckhaftigkeit verbunden. Ein geringes Geräusch erschreckt ihn und fährt durch alle Glieder. „Öfteres Erwachen aus dem Schlaf, wie durch Schreck."

Unruhe

Ruhelosigkeit und auch „unruhige Geschäftigkeit" sind ebenfalls hervorstechende Cocculus-Symptome. Vor allem bei Schmerz-zuständen fällt die körperliche Unruhe des Patienten auf. „Blähungskolik um Mitternacht; er erwacht und unaufhörlich erzeugen sich Blähungen mehrere Stunden lang; **er muss sich im Bett von einer auf die andere Seite legen, um sich zu erleichtern**." In anderen Fällen muss der Patient dauernd hin und her laufen und kann keinen Moment stillsitzen. Besonders bei Dysmenorrhö besteht große körperliche Unruhe.

Unruhe kann auch ein Grund für den Schlafmangel der Cocculus-Menschen sein, etwa in Verbindung mit Ideenzudrang. „Viele Ideen von Tags-Geschäften hinderten ihn am Einschlafen, eine Stunde lang, und er wachte um 1 Uhr auf, ohne wieder einschlafen zu können."

Geist und Gemüt: weitere Symptome

„Große Gemüts-Empfindlichkeit; es beleidigt ihn alles." „Er nimmt kleine Vergehungen und Unwahrheiten anderer sehr hoch auf und ärgert sich sehr darüber." „Leicht ärgerlich nimmt sie alles übel." Oder auch: „Sie ärgert sich über die geringste Kleinigkeit, bis zum Weinen, wobei die Pupillen verengert sind; nach dem Weinen Appetitlosigkeit."

Andererseits gibt es bei Cocculus eine seltsame Art von Stimmungswechseln. „Es ärgert ihn alles und verdrießt ihn; nach einigen Stunden wird er munter und aufgelegt zum Spaßmachen." Das kann sogar zu einem manischen Zustand ausarten: „Unwiderstehliche Neigung zu trällern und zu singen; wie eine Art Wahnsinn." Diese manische Stimmung kommt nicht selten bei Säufern vor, im Wechsel mit tiefster Traurigkeit oder Reizbarkeit; und tatsächlich ist Cocculus auch eines der Mittel bei Beschwerden infolge von Alkoholkonsum.

Vergesslichkeit: „Zerstreutheit (Gedächtnismangel); er vergisst leicht etwas, woran er nur eben erst gedacht hat." Wortfindungsstörungen: „Er findet oft nicht den richtigen Ausdruck für seine Gedanken." Langsames und schwerfälliges Auffassen und Denken.

Zusammenfassung wichtiger Leitsymptome

- **Beschwerden von Schlafentzug** und Neigung zu **See- und Reisekrankheit** gehören zu den bekanntesten und ausgeprägten Cocculus-Krankheitszuständen. Die **Lähmungen** von Cocculus sind meist **schmerzlos** oder schmerzarm; häufig bestehen zugleich **Hyperreflexien.**

- Im Zusammenhang mit zahlreichen Beschwerden tritt **Schwindel** auf, oft von Übelkeit bis zum Erbrechen und gelegentlich auch von Durchfall begleitet. Interessant ist eine massive **Verschlimmerung durch passive Bewegung, Schaukeln usw., jedoch auch durch Essen und Trinken.** Dies trifft besonders für die Kopfsymptome zu: „Kopf-Benebelung, am meisten durch Essen und Trinken vermehrt."
- Eine bemerkenswerte Empfindung von Cocculus ist ein eigentümliches **Hohlheits- oder Leeregefühl,** das vor allem im Kopf, in der Brust und im Bauch auftritt. „Kopfschmerzen, nach Essen und Trinken vermehrt, denen eine **Leerheit und Hohlheit im Kopfe** beigesellt war, für welche die Kranken keinen bezeichnenderen Ausdruck fanden", hat Hartmann in der Frühzeit der Homöopathie mit diesem Mittel beseitigt. Und zwei Prüfungssymptome lauten: „Es ist ihr im Unterleib so leer und hohl, als ob sie kein Eingeweide hätte." „Hörbares Kollern wie in der linken Seite der Brust, als wäre es von einer Leerheit darin, besonders beim Gehen fühlbar." Hering spricht von einem „schwindelartigen Leeregefühl, **als gäbe es überhaupt keinen Kopf**"!
- Einige wichtige Gemütssymptome: **Starkes Angstgefühl im Moment des Einschlafens** oder auch während des Schlafes, „wie ein Traum". Oder auch: „Er wacht die Nacht auf mit Furchtsamkeit, als wenn er sich vor Gespenstern zu fürchten hätte." Auch **Überraschungen und besonders unerwartete Geräusche werden gefürchtet.**
- Einbildung: „Sieht etwas Lebendiges an den Wänden, auf dem Boden, auf den Stühlen etc.; ‚es rollt immerfort und wird sich auf mich rollen'.
- Geistesstörungen nach Ausbleiben der Menses, mit fixen Ideen und psychotischen Schüben. „In den letzten zwei Irrsinnsperioden war sie vollständig toll, boshaft, anhaltend am Sprechen, tanzte und machte allerlei Gebärden."
- Neigung zu hysterischen Ohnmachten.
- Tendenz zur Introspektion; „sitzt in tiefen Gedanken", **bemerkt nichts um sich her.**
- „Früh nach dem Erwachen Trägheit und Unaufgelegtheit zu sprechen."

Allgemeinsymptome und Keynotes

- Cocculus ist eine Arznei mit sehr ausgeprägten allgemeinen Modalitäten, von denen einige bereits genannt wurden.
  - Auffallend ist eine Verschlimmerung durch **emotionale und mentale Faktoren,** besonders Kummer, Aufregung und Anstrengung des Geistes. Auch alles Überraschende verschlimmert den Zustand des Patienten, weil er keine Zeit hat, es in Ruhe aufzunehmen. Das gilt besonders für plötzliche **Geräusche und Erschütterungen,** welche Zusammenfahren, Aufschrecken, Zittern am ganzen Körper und zahlreiche andere „nervöse" Symptome hervorrufen können. Ferner verschlimmert **Bewegung** aller Art, speziell aber **Bewegung des Kopfes bzw. der Augen** oder **„passive" Bewegung im Schiff oder Wagen.** Besonders Schwindel und Übelkeit werden dadurch vermehrt. Neben **Schlafentzug** verschlimmert auch **Schlafen** sowie **Sprechen, Essen und Trinken.** Dies gilt besonders für den Kopfbereich, macht sich aber auch in anderen Körperregionen bemerkbar.
  - Ein weiterer „äußerer Einfluss" mit negativen Konsequenzen für den Kranken ist die **Luft,** und zwar **sowohl kalte als auch warme Luft.** „Unerträglichkeit der kalten und der warmen Luft." Besonders das Kopfweh wird durch kalte Luft extrem vermehrt. Andererseits wird die freie Luft selbst dann als zu kalt empfunden, wenn sie warm ist. Oder: „Mattscheibe, wenn ich in der Mittagspause rausgehe, als wenn ich die freie Luft nicht vertrage" (Keller, in: *Klassische Homöopathie* 1/89).
  - Starke Verschlimmerung von Kaffee, Alkohol, Tabak und anderen Genussdrogen. Unverträglichkeit von Wein, ganz aufgedreht schon nach einem Gläschen. Allerdings kann Durst auf Bier bestehen, wie schon Hahnemann in der Prüfung feststellte.
  - Schließlich hat Bönninghausen eine interessante Modalität beobachtet, die man im Gedächtnis behalten sollte: „Nachtschlaf ungestört, **nachts viel wohler als tags.**"
- Zu den generellen Merkmalen von Cocculus gehört Erschlaffung der Muskeln (und auch des

Geistes) mit Schwereempfindungen, bis hin zu Lähmungen und Ohnmachten. Freilich kann damit eine ungewöhnliche Empfindlichkeit gegenüber äußeren Eindrücken einhergehen; sie ist oft der Schwäche des Nervensystems geschuldet, das mit der Verarbeitung der Reize einfach „nicht nachkommt". „Er möchte vor Müdigkeit **in den Knien zusammensinken;** beim Gehen wankt er und **will auf die Seite fallen." „Anfälle von lähmiger Schwäche mit Rückenschmerz."** Auch: „Schmerzhafte Steifigkeit der Gelenke." Und: „Große Mattigkeit des Körpers, sodass es ihm Mühe machte, fest zu stehen." Halbseitige Lähmungen, besonders der linken Körperhälfte. „Bei Bewegung des Körpers, Ohnmacht, mit krampfhafter Verziehung der Gesichtsmuskeln."

- Auch die sensorischen Nerven können angegriffen sein. In diesem Fall herrschen Taubheitsempfindungen und Parästhesien in verschiedenen Körperteilen vor. Solche Symptome wechseln bei Cocculus übrigens gern von einer Körperseite zur anderen.
- Die Empfindlichkeit gegenüber äußeren Reizen hat in Verbindung mit einigen anderen Symptomen dazu geführt, dass Cocculus bei **Anorexia nervosa** empfohlen worden ist.
- Zu den „nervösen" Symptomen von Cocculus gehören Tremor und Spasmen. **Zittern, besonders aufgrund von Erregung, Überanstrengung oder Schmerzen.** Zuckungen isolierter Muskelgruppen. „Aufhüpfen einzelner Muskelteile vorzüglich an den Untergliedmaßen …" Einzelne Rucke wie elektrische Schläge durch den ganzen Körper. Epileptische Anfälle bei gehindertem Eintritt der Regel, oder wenn sich die Regel nur unter den heftigsten Koliken sehr schwer durcharbeitet. **Krämpfe als Folge von Schlafmangel.**
- In diesem Zusammenhang gibt es eine interessante Besonderheit von Cocculus, nämlich eine „**Rückwärtsneigung**". Sie kann sich in einer Empfindung ausdrücken, aber auch in einem realen Verhalten. So beobachtete Groß an einem Pferd: „Es ging taumelnd, wie betrunken. Es setzte sich auf das Hinterteil und schien hintenüber schlagen zu wollen." Eine Patientin von Keller sagte: „Wenn ich im Auto mitfahre, kommt es mir manchmal vor, als führe mein Mann das Auto rückwärts."
- Cocculus hat **Intentionstremor.** Tremor der Hände in dem Augenblick, in dem man etwas mit ihnen tun will, sie bewegen, etwas packen usw. Dies ist ein wichtiges Symptom in epileptiformen Zuständen und solchen, die der Multiplen Sklerose ähneln.
- Zu den Krankheitsbildern, bei denen Cocculus (wenn die Symptome passen!) besonders häufig wirksam ist, gehört neben der Seekrankheit noch ein weiteres: das **Menière-Syndrom** bzw. **Vestibularissyndrom** und verwandte Syndrome (etwa Tumarkin-Anfall).

Lokalsymptome

Schwindel Schwindel oder Duseligkeit **wie betrunken,** mit ohnmachtartigem Gefühl oder tatsächlicher Ohnmacht und mit **Übelkeit und Brechreiz, beim Fahren im Wagen oder Schiff und bei jeder Bewegung, besonders der Augen** oder der Gegenstände, die man sieht – dies ist der charakteristische Cocculus-Schwindel.

- Oft wird der Schwindel in der Stirn empfunden, wie bei diesem Prüfungssymptom: „Trunkenheitsschwindel und **dumm in der Stirne, als hätte er ein Brett vor dem Kopf.**"
- Andere Patienten sagen, dass sie den Schwindel im Hinterkopf spürten, mit einem **Gefühl, als würde dort hinten eine Klappe auf- und zugehen.** „Wenn er sich im Bett aufrichtet, entsteht drehender Schwindel und Brecherlichkeit, die ihn nötigt, sich wieder hinzulegen."
- Selbst beim **Heben des Kopfes** kann schon starker Schwindel mit Übelkeit und Ohnmacht eintreten, wie Carroll Dunham berichtet. Oder: In der frischen Luft Schwäche und Schwindel zum Hinfallen. „Beim Gehen wankt er und will auf die Seite fallen."

In einem Fall, wo der Schwindel in Anfällen auftrat, gab es eine ganze Reihe charakteristischer Begleitsymptome: „Alle 14 Tage Schwindelanfälle, mehrere Tage anhaltend. Schwindel im Sitzen, beim Aufrichten im Bett oder Stuhl, auch im Stehen, am häufigsten **nach Tische,** mit Trunkenheits- und Dummlichkeitsgefühl, Übelkeit, Pressen und Klopfen in den Schläfen und **wechselweiser Eingeschlafenheit bald der Füße, bald der Hände.** Im Anfall die Sprache schwer, nach demselben das Lesen und Denken."

Schwindel mit Herzklopfen, wenn man sich rasch bewegt oder von irgendeinem Affekt aufgeregt wird. Cocculus ist des öfteren erfolgreich bei **vestibulärem Schwindel** angewandt worden, mit Tinnitus, Nystagmus, Übelkeit usw.

Kopf **Kopfschmerz mit Übelkeit und Brechreiz,** „gleich als hätte er etwas zum Brechen eingenommen." **Übelkeits-Kopfschmerz vom Fahren im Wagen, im Schiff, in der Bahn** usw. Ein Schmerz in den Eingeweiden wie zerschlagen kann diesen Kopfschmerz begleiten. Zwei wichtige Modalitäten und ein interessantes Augensymptom können einem Kopfschmerz-Fall entnommen werden, den Hughes in seinen *Pharmacodynamics* referiert: „Das Kopfweh **begann kurz nach Erscheinen der Monatsblutung und ist seitdem regelmäßig zu diesem Zeitpunkt eingetreten.** Heftiges Kopfweh, beschrieben als ein dumpfer Schmerz, der den ganzen Kopf einnimmt; die Patientin hat Schwierigkeiten, den Schmerz genauer zu beschreiben; **sie kann keinen Augenblick lang auf dem Rücken liegen,** muss auf der Seite liegen; erträgt kein Licht, jedes Geräusch erregt Übelkeit und Erbrechen. Während des Kopfwehs fühlt sie sich wie seekrank, und wenn sie sich aufsetzt, **scheinen die Gegenstände vor ihren Augen auf und ab zu schwanken.** Die Hauptindikation für Cocculus war eine starke Neigung zur Übelkeit, als höbe sich der Magen und sackte wieder ab. Sie erzählte, dass Fahren im Wagen ihr Übelkeit verursachte, ja dass Übelkeit schon dadurch entstand, dass sie ein auf dem Wasser schaukelndes Schiff betrachtete."

- Die **Verschlimmerung in der Rückenlage** bezieht sich vor allem auf **Hinterkopfschmerzen.** Diese können in Hinterkopf und Nacken beginnen und bis zu den Schultern ausstrahlen. Farrington beschreibt einen Schmerz im Hinterkopf und im unteren Teil des Nackens, bei dem das wahlanzeigendes Symptom ein Gefühl war, **als würde sich der Hinterkopf abwechselnd öffnen und schließen.** Neben dieser seltsamen Empfindung gibt es natürlich das oben erwähnte **Gefühl wie leer und hohl im Kopf.** Und zwei eigentümliche Prüfungssymptome von Berridge: „Gefühl, als ob das Gehirn auf eine geringere Größe zusammengedrückt oder eingerollt würde." Und: „Empfindung, als ob die Nerven im Kopf fest angezogen würden."
- Cocculus hat auch Stirnkopfschmerzen, die die Augen mit einnehmen, wie in diesen beiden Prüfungssymptomen: „Kopfweh, als wenn die Augen herausgerissen würden." „Kopfweh, als wenn etwas die Augen mit Gewalt zuschlösse."
- Oft haben Kopfschmerzen die Qualität eines **Drückens von außen nach innen.** Etwa: „Kopf schmerzt wie zusammengebunden." „Drückendes Kopfweh, als wenn das Gehirn zusammengepresst würde." „Kopfweh in den Schläfen, als wäre der Kopf eingeschraubt."Ein anderer Cocculus-Kopfschmerz ist eher **klopfend,** so als sollte ein Schlaganfall kommen. „Klopfen im Scheitel, schlimmer durch Bewegen der Augen und Berührung mit den Fingern, mit Blutandrang zum Kopf." Heftiger Kopfschmerz, vom Scheitel ausgehend, auf die linke Seite der Stirn und der Nase sich ausdehnend, mit Gefühl von Beklemmung und Taumel.
- Alle Kopfsymptome sind **schlimmer durch Essen und Trinken, Sprechen, Schlafen, Geräusch und Erschütterung, kalte Luft und geistige Anstrengung;** auch Sonneneinstrahlung kann zu Kopfweh führen.
- Sehr häufig wird über ein **Schweregefühl des Kopfes** geklagt, nicht selten im Zusammenhang mit einer Schwäche der Halsmuskeln, die zum Anlehnen nötigt. Dies bessert freilich meist nur vorübergehend, sodass der Kopf bewegt und woanders angelehnt werden muss – ebenfalls ein Ausdruck der Cocculus-Unruhe. Auch „**konvulsives Zittern des Kopfes**" kommt vor.

„Grausen auf der linken Seite des Hinterhauptes, als wollten sich die Haare emporsträuben."

Augen Bereits erwähnt wurde das wichtigste Augensymptom, die **Akkommodationsschwierigkeiten, insbesondere bei der Einstellung auf sich bewegende Gegenstände.** Schwindel, Übelkeit, Kopfweh vom Sehen aus dem fahrenden Wagen, ja selbst vom Anblick eines auf den Wellen schaukelnden Bootes; Einbildung, die Gegenstände tanzten auf und ab. Weitere Sehstörungen: Trübsichtigkeit. „Sie sieht eine schwarze Gestalt vor den Augen, die vor ihr herging; beim Umdrehen drehte sie sich mit, und doch sah sie alles hell." Dunkle Flecken wie Fliegen vor den Augen, Mouches volantes.

Die Augenlider sind schwer und schmerzen, sodass man sie kaum öffnen bzw. offenhalten kann. **Drückender oder Zerschlagenheitsschmerz in den Augen** mit **Unvermögen, die Augenlider zu öffnen,** besonders nachts. Manchmal ist am Morgen ein Oberlid geschwollen, besonders das rechte. Statt Lähmungsgefühl oder Schwellung kann auch ein kurz dauerndes Zittern und Zucken der Lider auftreten.

Die Pupillen neigen zur Verengung, insbesondere in Verbindung mit Gemütssymptomen. „Sie ist trödelig, kann in Geschäften nichts zustande bringen und mit nichts fertig werden, bei verengten Pupillen." „Sie ärgert sich über die geringste Kleinigkeit, bis zum Weinen, wobei die Pupillen verengert sind." Bei einem 18jährigen Mädchen, das plötzlich mit glühendrotem Gesicht bewusstlos zu Boden gefallen war, wurde folgendes Symptom beobachtet: „Augen geschlossen; Augäpfel in steter Rotation begriffen, Pupillen sehr erweitert." Cocculus ist auch ein wichtiges Mittel bei **Nystagmus.**

Ohren Überempfindliches Gehör, **kann keinerlei Geräusch vertragen.** „Ein geringes Geräusch fuhr ihm durch alle Glieder" oder ließ ihn aufschrecken und erregte Zittern am ganzen Körper. **Vestibularissyndrom,** mit Schwerhörigkeit und Tinnitus; Menière-Krankheit. **Ohrgeräusch „wie Rauschen des Wassers"** oder wie stürmischer Wind, oder wie von einer Muschelschale ans Ohr gehalten, mit Schwerhörigkeit. Sausen oder Klingen in den Ohren. Oder: „Es liegt ihm abwechselnd vor den Ohren, als wenn sie verschlossen und taubhörig wären."

Nase Auch der Geruchssinn ist überempfindlich. Es gibt in diesem Bereich ein sehr charakteristisches Symptom: **Kann Essensgerüche nicht ertragen.** Die Prüfung liefert: **„Höchster Ekel vor dem Essen, schon der Geruch der Speisen erregt ihn,** und dennoch Hunger dabei."

„Sie schnaubt blutigen Schleim." Dieses in der *Reinen Arzneimittellehre* noch eingeklammerte Symptom ist mittlerweile mehrfach bestätigt worden. Lilienthal hat es während der Schwangerschaft beobachtet, Wegener sah es in dieser Form: „Am Tag vor der Regel morgens beim Erwachen Nasenbluten."

Gesicht Das Gesicht kann erdfahl oder bleifarben aussehen und großen Schmerz ausdrücken. Öfter ist es jedoch **rot, gedunsen und heiß** und wirkt **wie im Rausch,** wie betäubt und dumm. „Röte der Backen und Hitze im Gesicht, ohne Durst, in ganz kalter Stube."

In Krampfzuständen treten häufig Verzerrungen der Gesichtsmuskeln auf. Auch halbseitige Gesichtslähmung; linksseitige Lähmung; Schlaganfall. Es existiert ein Fallbericht über tic-ähnliche krampfhafte Bewegungen der Gesichtsmuskeln auf der rechten Seite (in Verbindung mit ähnlichen Bewegungen des rechten Beins und Arms), mit aufgetriebenem, gerötetem, wie erfroren aussehendem Gesicht. In diesem Fall fehlten jegliche Schmerzen, und die gewöhnlichen Aktivitäten des Patienten verliefen ansonsten ungestört; Cocculus heilte. Auch **Prosopalgie** hat die Arznei geheilt, wenn die Gesichtsschmerzen sehr weit ausstrahlten, selbst **bis in die Fingerspitzen.** Trigeminusneuralgie mit heftigem Zucken im betroffenen Nerv und objektiver Kälte des Gesichts.

Zittern des Unterkiefers und Klappern der Zähne beim Versuch zu sprechen. Geschwollene, harte Drüsen unter dem Unterkiefer, die schmerzen, wenn man über sie hinstreicht. Geschwulst der Ohrspeicheldrüse. Pustel unter dem rechten Mundwinkel, mit rotem Hof, bei Berührung spannend schmerzend.

Mund Veränderungen des Geschmackssinns, die zu Appetitlosigkeit und Ekel vor Essen beitragen. Oft wird über einen **metallischen Mundgeschmack** geklagt, manchmal „kupferig", **mit Appetitlosigkeit.** Er wird meist in der Gegend der Zungenwurzel gespürt. Es kann auch ein bitterer, saurer oder fauliger Geschmack vorkommen, oder so etwas wie ein fader Geschmack, wo die Speisen „wie ungemacht und ungesalzen" schmecken, oder schließlich ein scharfer und beißender Geschmack, wo alles „wie zu stark gesalzen oder gepfeffert" scheint. „Tabak schmeckt beim Rauchen bitter." Geschmacksveränderungen durch Husten: „Beim Husten bekommt sie einen sauren Geschmack in den Mund"; auch: Metallisch saurer Mundgeschmack nach dem Husten.

- Übelkeit, die bei Cocculus bekanntlich ein starkes Symptom ist, kann häufigen Speichelzufluss erregen. Doch oft sind Mund und Zunge eher trocken, manchmal mit, manchmal ohne Durst. „Trockenheit im Munde, die Nacht, ohne Durst." Oder: „Trockenheitsgefühl im Mund bei schaumartigem Speichel und heftigem Durst." Ein weißer oder weißgelblicher Zungenbelag kann auftreten. „Zunge weiß belegt, an den Rändern trocken, Geschmack bitter, Durst unlöschbar."
- **Die Sprache ist oft stark beeinträchtigt.** Zum Teil ist dies ein mentales Problem (s. o.), aber auch die Artikulationsorgane und ihre Nerven haben Teil daran. „Sprache ist murmelnd, **es kostet ihn Mühe, die Worte deutlich auszusprechen.**" Schwierigkeiten beim Sprechen, wie von Zungenlähmung. **Probleme, die Zungenbewegungen richtig zu koordinieren.** In der Prüfung finden wir: „Sie bekommt beim Reden eine Art Zusammenziehen im Munde und **muss langsamer sprechen.**"
- Ein seltsames Symptom: „Streckt er die Zunge weit heraus, so schmerzt sie ihm hinten wie zerschlagen." In den Zähnen gibt es eine eigentümliche Schmerzmodalität, nämlich: „Der hohle Zahn schmerzt bloß beim Essen selbst weicher Speisen, als wenn er ganz locker wäre, und dennoch **nicht beim leeren Zusammenbeißen außer dem Essen.**" Überhaupt scheinen Cocculus-Patienten sich oft besser zu fühlen, wenn sie die Zähne zusammenpressen. Wegener hat folgendes Symptom beobachtet: „Starkes Zahnfleischbluten; Tendenz, die Zähne zusammen- und die Zunge an die Schneidezähne zu pressen." Ein seltsames Gefühl ist ein „Frieren an den Zähnen" mit „schrillem feinem Ziehen an den Zahnrändern", das in einem geheilten Fall von Trigeminusneuralgie auftrat.

Hals **Krampf oder Lähmung von Speiseröhre und Schlund.** „Die Speiseröhre läßt das Schlingen nicht zu." Drückender Schmerz in den Mandeln, der beim Leerschlucken weit stärker ist als beim Schlucken von Speisen. **Trockenheit** und Rauheit in Rachen und Schlund, besonders beim Schlucken zu spüren, ohne Durst. Brennen in der Speiseröhre bis in den Hals herauf, mit Schwefelgeschmack im Mund. „Brennen im Schlund wie Feuer bis in die Gaumendecke, abends, und zugleich Schauder um den Kopf herum."

Atmung, Husten, Brust Die Atmung ist häufig durch ein **Gefühl von Zusammenziehung oder Zuschnürung behindert,** das an verschiedenen Orten empfunden werden kann. Zum Beispiel im Hals: „Im Halsgrübchen Gefühl, als wäre etwas da, was ihr die Luft versetzte: **es schnürt ihr die Kehle zu.**" Oder: „Eine Art wurgendes Zusammenschnüren oben im Schlund, was den Atem beengt und zugleich zum Husten reizt." In der Brust: „**Spannende Zusammenschnürung der rechten Brustseite,** welche das Atemholen beklemmt." Oder: „Beklemmung der Brust, vorzüglich am oberen Teil des Brustbeins, welche das Atemholen hemmt." Vor allem aber **im Epigastrium: „Ein Zusammenkneipen im Oberbauche, was den Odem benimmt.**" Oder: „**Klemmender, zusammenschnürender Schmerz im Oberbauche nach der Mahlzeit,** welcher nach der linken Bauchseite und der Brust zu geht."

Auch ein **Hustenreiz kann von Zusammenschnürungsgefühlen ausgelöst werden,** der manchmal andauernd bestehen bleibt: „Eine dämpfende (= erstickende), den Atem versetzende und die Luftröhre verengende Empfindung, die fast beständig zum Husten reizt." Oder: Hustenreiz ganz oben im Kehlkopf. Auch: „Sehr anstrengender Husten wegen einer Beklemmung der Brust, die jedes Mal erst beim Husten entstand"; besonders nachts.

Sehr charakteristisch ist ein bereits beschriebenes **Leeregefühl in der linken Brustseite.** Ein Patient wird mit dieser Formulierung wiedergegeben: „Hat in der linken Brusthälfte das Gefühl, als ob ihm da etwas fehle, **als ob es ihm hohl sei.**"

Herz Neigung zum **Herzklopfen.** „Eine zitternde Bewegung oder ein leises Pochen des Herzen, **wenn er sich rasch bewegt oder von irgendeinem Affekt aufgeregt wird.**" Häufig in Verbindung mit Schwindel und ohnmachtsähnlichem Gefühl, „muss sich an etwas festhalten". Manchmal wird beim Herzklopfen der Puls im ganzen Körper gespürt.

Meist ist der Puls klein und doch hart; er kann etwas beschleunigt sein, aber normalerweise nicht sehr.

Magen **Appetitlosigkeit mit Ekel vor allen Speisen und Getränken** ist ein wichtiger Zug des Mittels. Eine besondere Aversion kann gegen Saures aller Art bestehen. Und **durch Essen und Trinken verschlimmern sich** auch alle Beschwerden und Symptome. Speziell der Konsum von kalten Speisen und Getränken sowie von Kaffee, Tabak, Alkohol usw. wirkt sich negativ aus. Sehr überdreht nach einem Glas Wein, Übelkeit bis zum Erbrechen vom Tabakrauchen usw.

Es kann ein **Hungergefühl** in der Magengrube vorhanden sein, das fast den ganzen Tag anhält, aber selbst dieses Gefühl **wird durch Essen nicht oder kaum gemindert.** In der Prüfung wird es u. a. so beschrieben: „Empfindung im Magen, als wenn man lange nichts gegessen und den Hunger übergangen hätte." Patienten könnten auch sagen: Es ist **wie hohl im Magen,** wie ein Loch. Solche Hungergefühle ändern aber nichts an dem Cocculus-typischen Ekel vor Speisen, welcher so stark ist, dass er mit COLCHICUM verglichen werden kann.

Anorexie nach Kummer oder Aufregung; Bulimie. Schon in einem klassischen Fall von „Amenorrhoe mit Irrsinn" sind **„fixe Ideen" bezüglich des Essens** beschrieben: Wollte entweder gar nichts bzw. nichts als Brot und Wasser zu sich nehmen oder aß mit einer förmlichen Gier.

Verlangen nach bestimmten Speisen und Getränken sind bei Cocculus rar, doch eines ist bestätigt worden: „Durst auf Kaltes, besonders **Bier**" (das gut oder schlecht bekommen kann). Berichtet wird auch von einem Verlangen nach Senf und Salzigem und einer Abneigung gegen Fettes (besonders Fleisch) und Saures.

Übelkeit und Brechreiz sind natürlich sehr häufige Symptome bei Cocculus-Patienten.

- Sie sind oft mit **Drehschwindel** und manchmal auch mit **Kopfschmerzen** verbunden. „Brecherlichkeit im Zusammenhang mit Kopfweh und einem Schmerz in den Eingeweiden wie von Zerschlagenheit."
- Alle Beschwerden können von starker Übelkeit begleitet sein, selbst Ischiasschmerzen. Übelkeit bei Stuhlverstopfung.
- Zu den Auslösern der Übelkeit gehören, wie besprochen, **Fahren, Bewegung, Augenbewegung, Aufrichten im Bett, Heben des Kopfes** usw. „Sie kann sich früh im Bett kaum aufrichten vor Schlimmsein und Brecherlichkeit."
- Ferner rufen **Essensgerüche** stärkste Übelkeit hervor, aber auch der **Anblick von Essen,** ja der **Gedanke** daran. Kent schreibt: „Sie treten ans Bett und fragen die Krankenschwester: ‚Na, was haben Sie dem Patienten zu essen gegeben?', und schon fängt der an zu würgen."
- Ferner kann Übelkeit entstehen, **wenn man kalt wird oder sich erkältet,** und in diesem Fall ist sie von häufigem Speichelzufluss begleitet. Auch Essen und Trinken, ja selbst Sprechen führen dazu, dass dem Patienten schlecht wird. „Wenn sie isst, wird es ihr brecherlich übel."
- Übelkeit, wenn man das falsche Gebiss einsetzt.
- Interessant ist auch, wo die Übelkeit empfunden wird. „Nach jedem Trinken nachmittags Übelkeit, die meist im Munde zu sein scheint" (Hahnemann). Und Hering beschreibt, wie er selbst, als er seekrank war, „eine eigene, innerlich spannende Empfindung" hatte, „die aus der Magengegend bis in den Grund des Kopfes ging". Wenn **Übelkeit im Mund und im Kopf empfunden** wird, spricht das für Cocculus. Ein Gefühl, als höbe und senkte sich der Magen, kann sie begleiten.

Häufig kommt es nicht wirklich zum Erbrechen, sondern nur zu **angestrengtem, vergeblichem Würgen.** Die Übelkeit wird immer größer, aber es findet keine Entleerung des Magens statt. Es gibt aber auch wirkliches Erbrechen: von Schleim und Galle, von schleimiger Flüssigkeit usw.; das Erbrechen kostet oft große Anstrengung, bringt aber wenig Erleichterung.

Häufiges Aufstoßen, faulig oder bitter. Versucht aufzustoßen, aber **es gelingt nur unvollkommen, und daraus entsteht Schluckauf** (der stundenlang anhalten kann).

Eine charakteristische Empfindung im Magen ist ein **Gefühl, als ob sich ein Wurm darin bewegte.** Kneipende, klemmende, krampfartige oder **zusammenschnürende Schmerzen in der Magengegend, die den Atem benehmen.** „Zusammenschnürender Magenschmerz, der das Einschlafen verhindert." „Zusammenziehen im Magen mit Druck, besonders nach kalten Speisen und Getränken." „Drehen im Magen und unsägliches Wehgefühl, mit großer Übelkeit und Angstschweiß, doch ohne Erbrechen."

„Nach der Mahlzeit zittrige Empfindungen im Magen mit Singultus."

Neben dem charakteristischen „hohlen" Hungergefühl kommen auch Vollheitsempfindungen vor, die gelegentlich von Leeregefühlen gefolgt werden. „Schmerzhaftes Gefühl von Vollheit in der Magengegend, welches das Atmen erschwerte." Nicht selten nötigen die Magenschmerzen den Patienten zu ruhelosen Bewegungen, die den Schmerz lindern – wenn auch nur vorübergehend.

Abdomen Ein Keynote ist dieses Symptom: **„Es ist ihr im Unterleib so leer und hohl, als ob sie kein Eingeweide hätte."**

Starke Bauchauftreibung kommt recht oft vor. Besonders **im Zusammenhang mit der Menstruation** ist das der Fall, bei Dysmenorrhö mit verfrühtem Einsetzen der Blutung.

Bauchschmerzen verschlimmern sich von jeder Erschütterung und Bewegung, besonders bei jedem Schritt. Oft werden sie so beschrieben: „**als ob die inneren Teile einen scharfen Druck von einem Stein erlitten**"; „als ob scharfe Steine im Bauch gegeneinander rieben"; „als wenn innerlich ein Geschwür wäre". Oder es ist ein einfacher Druckschmerz „wie von einem schweren Stein" in der Nabelgegend. „Schmerz in den Eingeweiden wie von Zerschlagenheit." **Schneidend-zusammenziehender Schmerz im Bauch bei jeder Bewegung und jedem Atemzug,** verbunden mit einem Zusammenziehen im Rektum.

- Starke **Blähungskoliken, besonders um Mitternacht.** Im Zusammenhang dieser Windkoliken zeigt sich die charakteristische „**Ruhelosigkeit bei den Schmerzen**" besonders deutlich: „**Er muss sich im Bett von einer Seite auf die andere legen, um sich zu erleichtern**"; muss sich umherwälzen, zusammenkrümmen usw. **Die Erleichterung durch die Bewegung dauert immer nur kurz an.** „Bald nach dem (Abend-)Essen Blähungsbeschwerden; die Blähungen treiben bald diesen, bald jenen Teil der Gedärme auf und gehen schwierig ab." „Hörbares Knurren im Unterbauche. Zwei Kolikfälle, die ein plastisches Bild der Cocculus-Bauchschmerzen vermitteln: „Heftige, zusammenziehende und schneidende Schmerzen im Bauch, besonders der Nabelgegend … mit Umherwälzen und lauten Schmerzäußerungen. Bauch … bald krampfhaft gegen die Wirbelsäule eingezogen, bald aufgetrieben und gespannt, mit einzelnen wurstförmigen, ihre Stellen verändernden Wülsten." „Ziehender, reißender Schmerz in der reg. iliac. dextra in der Gegend des Coecum; Schmerz hört nie ganz auf, heftiger bei Druck, selbst leiser Berührung, remittiert indessen oft, um desto heftiger wiederzukehren. Während des Paroxysmus ziehen die heftigsten Schmerzen durch den ganzen Unterleib, sodass die Kranke beständig mit Armen und Beinen arbeitet, sich von einer Stelle auf die andere wirft, ohne in einer Lage Erleichterung zu finden."
- In den Hypochondrien fällt vor allem ein Zerschlagenheitsschmerz auf, ferner ein drückender oder stechender Schmerz in der Lebergegend. Das kennzeichnendste Symptom bei Leberbeschwerden stammt von Lippe und lautet: **„Leber tut mehr weh nach Zorn oder Ärger."**
- Cocculus ist häufig erfolgreich bei **Leistenbrüchen** angewandt worden, auch bei Disposition dazu infolge von **Schwäche der Bauchmuskeln.** Diese Indikation hat ihre Quelle in zwei Prüfungssymptomen von Hahnemann: „**Im rechten Bauchring lähmiger Schmerz, als wollte sich da etwas durchdrängen;** ein Bruch-Schmerz bloß beim Sitzen, der durch Aufstehen vergeht." **„Schmerzhafte Neigung zu einem Leistenbruch, besonders nach Aufstehen vom Sitze."** (Man beachte die widersprüchlichen Modalitäten: Verschlimmerung/Besserung durch Aufstehen vom Sitzen!) Auch das folgende Symptom passt in den Zusammenhang der Hernien: „In den Weichen innerlich alles voll und zu dick, wie ausgestopft; bloß in den beiden Seiten, vorn nicht, wohl aber im Vorwärtsschreiten, wo es war, als wenn sich das Dicke mit fortschöbe, und als gäbe sich alles auseinander." Cocculus hat allmählich entstehende, jede Nacht spontan zurücktretende Leistenbrüche ebenso geheilt wie akute eingeklemmte Brüche.

Rektum und Stuhl **Zusammenziehender Schmerz im After,** der am Sitzen hindert, nachmittags. Zusammenziehen im Mastdarm bei schmerzhafter, eine Woche zu früh eintretender Menstruation. „Nach erfolgtem Stuhlgang hinterdrein **heftiger Zwang im Mast-**

darm, bis zur Ohnmacht.“ Vorfall des Mastdarms nach dem Stuhl.

Durchfällige Stühle sind häufig **hell gefärbt oder blass** und zeigen sich tendenziell **nur tagsüber.** „Häufige, weißgelbliche, dünnflüssige Stühle.“

Aus einem Fall von Gauwerky: „Seit einem halben Jahr Durchfall … Die Stühle sind sehr dünn und gelblich, ohne Schmerzen und nur den Tag über … Nach jeder Anstrengung, dem kleinsten Gange ist sie fast ohnmächtig matt, fühlt sich überhaupt äußerst schwach … Sie hat an nichts Gefallen, weint leicht, ist verzagt und kleinmütig.“

Durchfall vom Fahren einer kurzen Strecke mit dem Bus oder Auto. Auch der Durchfall kann von einem Gefühl im Bauch begleitet sein, als rieben dort scharfe Steine gegeneinander.

Verstopfung: Nur jeden zweiten Tag harter Stuhl, welcher nur mit großer Mühe erfolgt.

Harnwege Ein **sehr häufiger Harndrang,** manchmal alle Viertelstunden, mit sehr geringem Harnabgang ist das ausgeprägteste Symptom in dieser Region. Cocculus ist schwangeren Frauen gegeben worden, die an dieser Beschwerde litten. Es ist jedoch auch reichlicher wässriger Harn beobachtet worden, der ebenfalls in kurzen Zwischenräumen gelassen wird.

Männliche Genitalien Erhöhte Empfindlichkeit der Geschlechtsteile, mit Aufreizung und Drang zum Koitus. Nächtliche Pollutionen. Schmerzen in beiden Hoden, ziehend oder wie zerschlagen, besonders bei Berührung. Jucken äußerlich am oder auch im Hodensack.

Weibliche Genitalien Die Zeit der **Menstruation** ist bei Cocculus-Patientinnen oft mit zahlreichen Problemen behaftet, ebenso übrigens wie die Zeiten ihres Aufhörens (d. h. Schwangerschaft und Klimakterium).

- Der weibliche Zyklus ist häufig sehr **unregelmäßig.** „Romantische Mädchen mit unregelmäßiger Periode.“ Sie setzt längere Zeit aus, und dann ist die Blutung schwach, oder an ihre Stelle tritt ein Ausfluss; oder die Blutung kommt **vorzeitig und sehr stark,** oft stromweise. In beiden Fällen aber neigen die Patientinnen zu starken Periodenschmerzen, und Cocculus ist eine wichtige Arznei bei **Dysmenorrhö mit schmerzhaften Unterleibskrämpfen.**
- Zwei Prüfungssymptome, die eine Vorstellung von der verfrühten und schmerzhaften Monatsblutung liefern: „**Monatzeit sieben Tage zu zeitig mit Auftreibung des Unterleibes und schneidend zusammenziehendem Schmerz im Bauch bei jeder Bewegung und jedem Atemzug;** zugleich ein Zusammenziehen im Mastdarm.“ „Monatreinigung acht Tage zu zeitig mit Auftreibung des Unterleibs und einem Schmerz in der Oberbauchgegend nicht nur bei jeder Bewegung – jeder Schritt ist schmerzhaft –, sondern auch im Sitzen, **als wenn die inneren Teile einen scharfen Druck von einem Stein erlitten;** bei äußerer Berührung schmerzen die Teile, als wenn innerlich ein Geschwür wäre.“ Und ein klinischer Fall: „Hat immer an profuser, zu zeitig wiederkehrender Periode gelitten; sie konnte nicht aufstehen, ohne dass zugleich ein Strom Blutes von ihr ging. Dabei blass, voll Verzweiflung und im höchsten Grade erschöpft.“ Die Menstruation bringt **äußerste Erschöpfung** mit sich, manchmal kann die Patientin **weder stehen noch sprechen vor Schwäche.** Solche Schwächezustände können auch bei verspäteter und spärlicher Blutung auftreten.
- Dysmenorrhö kann unter anderem auch ausgelöst werden durch **Kränkungen während der Menstruation;** dann entstehen heftige Bauchkrämpfe mit Heulen, Weinen und Stöhnen. Andererseits kann die Dysmenorrhö selbst wiederum das Gemüt „ungemein zur Traurigkeit verstimmen“, wie Hahnemann sagt.
- **Eine große Zahl von Symptomen kann mit der Menstruation einhergehen.** In einem klassischen Bericht werden etwa folgende aufgezählt: Bauchauftreibung, Stuhlverstopfung, **Übelkeit und öfteres Erbrechen,** Kopfschmerzen, **Schlaflosigkeit, Schwindel,** Kopfeingenommenheit, Brustkrampf, Zittern des ganzen Körpers, Ohnmachtsgefühl, **lähmungsartige Schwäche der unteren Extremitäten.** Cocculus hat auch Symptome beseitigt, die unmittelbar vor den Menses auftreten: Schlaflosigkeit eine Woche vor der Periode; Nasenbluten morgens am Tag vor der Periode; weinerliche und gereizte Stimmung vor und während der Blutung. **Hitzewallungen mit unre-**

gelmäßiger Blutung; vor oder in den Wechseljahren.

- Das Blut ist meist **dunkel, beinahe schwarz,** oder mit schwarzen Klumpen vermischt.
- Ausfluss **anstelle der Menstruation oder zwischen den Blutungen,** manchmal wie Fleischwasser aussehend. Kann beim Bücken oder Niederkauern gussweise abgehen.
- Auch schmerzloser, aber anhaltender **Blutabgang während der Schwangerschaft** ist mit Cocculus geheilt worden. **Sehr häufiger Harndrang bei Schwangeren** ist eine weitere bewährte Indikation.

„Schauder über die Brüste."

Äußerer Hals und Rücken Symptome von **Schwäche und Lähmung** herrschen in diesem Bereich vor. **Schwäche der Halsmuskeln mit Schwere des Kopfes,** die Halsmuskeln schienen den Kopf nicht tragen zu können. Steifigkeitsschmerz der Halsmuskeln beim Bewegen des Halses, auch beim Gähnen. Oder: **Schmerzhaftes Knacken der Halswirbel** bei Bewegung des Kopfes. Ein solches Knacken oder Knirschen oder Krachen kann verbunden sein mit einem Gefühl, als wäre der Nacken ausgerenkt. Oder auch: „Stechender Schmerz im Nacken beim Biegen des Kopfes nach vorne und hinten."

Ähnliche Symptome finden sich auch in anderen Teilen des Rückens, besonders in der Lumbalregion. „**Ein lähmiger Schmerz im Kreuze,** mit krampfigem Ziehen über die Hüften vor, was sie sehr am Gehen hindert, **mit ängstlichem, befürchtendem Gemüte**." Oder auch: „**Anfälle von lähmiger Schwäche mit Rückenschmerz**." Schmerz im Rücken, als wenn man sich zu viel bemüht oder verhoben hätte. „Zittern im Rücken." Andererseits gibt es auch Zustände erhöhter Empfindlichkeit der Wirbelsäule, entweder im Bereich einzelner Wirbel oder auf ihrer ganzen Länge. „Berührungsempfindlichkeit der Wirbel, kann aber den Schmerz nicht recht lokalisieren."

Druck in den Schulterblättern und im Nacken. Öfteres Stechen zwischen den Schulterblättern und im Kreuz.

Extremitäten Ein eigentümliches Symptom in diesem Bereich ist eine **schmerzhafte, lähmungsartige Steifheit der Gelenke. Ausgestreckte Gliedmaßen, die nur unter Schmerzen gebeugt werden können,** manchmal nur mit fremder Hilfe. Kent beschreibt diesen Zustand so: „Personen, die unter Ängsten gelitten haben und ganz erschöpft sind, liegen auf dem Rücken, strecken alle Viere von sich und können nur unter großen Schwierigkeiten aufstehen. Der Doktor … beugt die Glieder und die Patientin schreit laut auf, aber das Beugen tut ihr letztlich gut, und sie kann wieder aufstehen und umhergehen. So etwas findet man bei keinem anderen Mittel. Ein vollkommen nicht-entzündlicher Zustand, eine Art lähmige Steifheit …" In der Prüfung finden wir: „**Schmerz der Gliedmaßen bei der Bewegung, als wenn sie zerknickt oder zerbrochen wären**." Die lähmungsartige Starre kann von Knacken und Knarren in den Gelenken begleitet sein, oder von ziehenden Schmerzen, „der Empfindung nach in den Knochen". Einige weitere Symptome von Schwäche und Lähmung der Extremitäten bei Cocculus: „Schmerzhafte Lähmigkeit in den Armen und Beinen; sie kann kaum von dem Sitze aufstehen; dabei Appetitlosigkeit." „Hie und da in den Gliedmaßen ein empfindliches lähmiges Ziehen anhaltend und ruckweise, gleichsam wie im Knochen."

Gliederzittern ist ein recht häufiges Symptom. „**Zittern in allen Gliedern,** immer mit Frost, der auch in der warmen Stube nicht vergeht, vorzüglich abends."

Taubheitsempfindungen sind ein wichtiges Cocculus-Symptom, besonders „wandernde Taubheit", wie Kent es nennt. „**Eingeschlafenheit bald der Füße, bald der Hände, wechselweise,** in bald vorübergehenden Anfällen." Hände und Füße kalt und taub.

Ungeschicklichkeit und Koordinationsstörungen sind häufig; Gangataxie, unbeholfene, lahme Hände, lässt Dinge fallen usw. Zudem können heftige Krampfsymptome auftreten: „Arme und Schenkel von heftigen Krämpfen ergriffen, wurden anhaltend geschüttelt und gleichsam von dem Körper abwärts gestoßen. Während die Arme und Schenkel von den Krämpfen heftig bewegt wurden, kamen einzelne Rucke, wie elektrische Schläge, durch den ganzen Körper …"

Cocculus heilte auch einen Fall von akutem Gelenkrheumatismus, von einem Gelenk in das andere überspringend, mit Röte, Geschwulst und Unbeweglichkeit, wo die geringste Berührung und Bewegung heftigste Schmerzen verursachte.

Häufiges Einschlafen der Arme, mit kribbelnder Empfindung und **Lähmungsgefühl.** Dies gilt besonders für die Unterarme und Hände. „Eingeschlafenheit des Vorderarms, mit einem Gefühl in der Hand, als wenn sie geschwollen wäre und einem zusammenschnürenden Schmerz in den Muskeln; die Finger sind kühl, mit einer inneren Empfindung von Eiskälte." Wenn die Hände einschlafen, tun sie das eigenartigerweise oft **abwechselnd.** „**Bald die eine, bald die andere Hand ist wie gefühllos und eingeschlafen.**" Ein solches Alternieren findet sich auch bei anderen Empfindungen der Hände. Zum Beispiel: „Bald die eine, bald die andere Hand ist abwechselnd heiß und kalt." „Kalter Schweiß bald der einen, bald der anderen Hand." Das Lähmungsgefühl kann zu sehr störenden Problemen beim Gebrauch der Hände führen. Oft **zittern** die Hände, entweder unaufhörlich oder bei Annäherung an das Bewegungsziel (**Intentionstremor**). „**Die Hand zittert ihr beim Essen, und zwar desto mehr, je höher sie sie hebt.**" Manchmal sind die Patienten **unfähig, etwas zu ergreifen und festzuhalten; kleine Gegenstände, die sie in der Hand zu halten versuchen, entfallen ihnen gleich wieder.** Unvermögen, Tätigkeiten auszuführen, die Koordination verlangen; kann nicht mehr Klavier spielen, schreiben usw.

„Konvulsionen der Arme, mit Einschlagen des Daumens in die Faust." „Schmerzlich lähmiges Zucken durch die Finger." Einige Armschmerzen von Cocculus: Einzelne **Stiche** im Achselgelenk und in den Muskeln des Oberarms, besonders des rechten; in der Ruhe. Ungeheurer **ziehender Knochenschmerz im Achselgelenk und den Knochenröhren des Arms,** beim Heben des Arms nach einer Mahlzeit; bei Berührung schmerzen die Teile „wie zerschlagen und zerknirscht". Und eine seltsame Empfindung, die Hering beobachtet hat: „wie von einem Ziehen an ganz feinen, zarten Drähten oder Fasern, die ständig in Bewegung sind, beide Arme hinunter, vom Ellbogen bis zur Hand."

Schwäche und Taubheit der Untergliedmaßen: **Er möchte vor Müdigkeit in den Knien zusammensinken; beim Gehen wankt er und will auf die Seite fallen.** Große Mattigkeit des Körpers, sodass es ihm Mühe machte, fest zu stehen. Lähmung der Füße, mit pelzigem Gefühl in der Sohle und den Zehen beider Füße. Beim Gehen, unterstützt von der Pflegerin, **konnte sie die Füße nicht aufheben, sondern schob sie vorwärts;** bei längerem Sitzen die Füße **steif und ungelenk. Im Sitzen schlafen beide Füße ein,** oder auch nur der linke, mit Stechen darin wie von Stecknadeln. (In vielen Büchern ist von den „Fußsohlen" die Rede, doch das ist ein Missverständnis. Hahnemann spricht nämlich von „Unterfüßen", was Dialektausdruck für „Füße" ist – „Füße" wiederum bedeutet oft „Beine".) „Die Oberschenkel sind ihm gelähmt und wie zerschlagen." Knacken des Knies bei Bewegung. Hitze und Geschwulst der Füße, mit unablässigem, fressendem Jucken. Oder: Kalter Fußschweiß.

Schlaf Bekanntlich ist **Schlafmangel** bei Cocculus eine wichtige Causa für Beschwerden jeglicher Art. „**Die mindeste Abbrechung vom Schlafe erzeugt Kräfteverlust; er vermisst jede Stunde Schlaf.**" Zum Beispiel kann Schlafmangel zu Schlaflosigkeit führen; **so müde, dass man nicht einschlafen kann.** „Nach dem Niederlegen, im Bette, beständiges Gähnen und Renken der Glieder." Andererseits hat nicht nur Schlafentzug negative Folgen, sondern auch **Schlafen.** Es verschlimmert eine Reihe von Beschwerden, vor allem solche des Kopfes. Der Schlaf ist nämlich oft schwer, betäubend, wenig erholsam; Patient ist morgens nicht ausgeschlafen, gähnt unaufhörlich, schafft es nicht, die Augen aufzumachen. Zu den Prüfungssymptomen gehört: „**Unüberwindliche, wachende Schläfrigkeits-Betäubung**", wie ein Koma.

Der Cocculus-Schlaf wird von vielerlei Beschwerden gestört: von körperlichen Symptomen, wie von einem zusammenschnürenden Magenschmerz oder von einer mitternächtlichen Blähungskolik, aber auch von psychischen Faktoren. Besonders **Unruhe und heftige Angst** können Schlafstörungen bewirken. Die Unruhe kann in Begleitung von Schmerzen auftreten und mit Wälzen von einer Seite auf die andere verbunden sein, oder ein Unruhegefühl wird im ganzen Körper empfunden, mit Stechen und Beißen hier und da. Oder es ist eine Unruhe aufgrund von „Ideen von Tagesgeschäften", die am Einschlafen hindern und den Patienten um 1 Uhr nachts wecken. „**Schreckliche Angst, wie ein Traum,** welche jeden Versuch, einzuschlafen, verhindert." In einem Fall von Altschul wurde „**Schlaflosigkeit während der ersten Tage des Monatsflusses**" beobachtet, und auch **Schlaflosigkeit die Woche vor Einsetzen**

der Menstruation ist klinisch bestätigt worden. Bönninghausen hat andererseits folgende allgemeine Beobachtung verzeichnet: „Nachtschlaf ungestört, nachts viel wohler als tags."

Zwei interessante, gut abgesicherte Schlüsselsymptome: **Kann nur auf dem Bauch schlafen, mit einer Hand unter dem Kopf.** Und: **Träume von Sterben und Tod.** Etwa: Träumt vom Sturz der Mutter aus dem Fenster (wobei die Träumerin „seltsam unbekümmert blieb"). „Sehr lebhafte, **Furcht erregende Träume**."

Fieber, Frost, Schweiß **Hitzewallungen** sind von Cocculus hervorgerufen und geheilt worden, z. B. Hitzewallungen im Klimakterium. „**Hitze überläuft ihn sehr schnell und stark**" *(Reine Arzneimittellehre).* Hitzewellen mit **brennender Hitze in den Backen,** bei **ganz kalten Füßen.** Glühen der Wangen, dabei Frost am ganzen Körper.

Ein auffallendes Symptom ist der **schnelle Wechsel zwischen Hitze und Frost.** Oder auch: Beständiges Frösteln bei heiß anzufühlender Haut. Solches Frösteln kann als „inneres Frieren" beschrieben werden, mit einem Schauder, der den ganzen Körper durchrieselt, und mit Zittern der Gliedmaßen verbunden sein. Manchmal wird der Frost auch durch äußere Wärme nicht gebessert.

Viel **Schweiß über den ganzen Körper bei der mindesten Bewegung.** Schwitzen erleichtert gewöhnlich nicht, sondern schwächt und erschöpft den Organismus. Der Schweiß zeigt sich oft in Verbindung mit Symptomen wie Angst, Übelkeit und Schmerzen. **Starker Schweiß, der in Tropfen an Gesicht und Körper steht, häufig kalt** – oder auch kalt und heiß im Wechsel.

„Allgemeiner Frühschweiß, **am meisten auf der Brust** und am kranken Teile." Kalter Fußschweiß. „Schweiß am Körper von Abend bis Morgen, bei kaltem Gesichtsschweiß."

Hahnemann gibt als Indikation „einige Arten schleichender Nervenfieber" an. Cocculus ist bei Typhus und ähnlichen Krankheiten besonders dann mit Nutzen angewandt worden, wenn Gehirn und Zentrales Nervensystem am stärksten betroffen waren und die Symptome des Verdauungstrakts usw. demgegenüber nicht ins Gewicht fielen. Eine weitere „klassische" Indikation lautet: „Nervenfieber durch öftern Ärger erzeugt, oder mit Neigung zum Ärger" (Hartmann, zitiert nach Noack/Trinks/Müller, *Handbuch der homöopathischen Arzneimittellehre*).

Haut Ein heftiger **Juckreiz,** der sehr zum Kratzen reizt, ist das auffälligste Symptom in diesem Bereich. Das Jucken tritt vorzugsweise entweder **abends beim Ausziehen** („wie nach starkem Schweiße") oder **unter dem Federbett** auf.

Ausschlag roter, ungeformter Flecken auf der Haut, wie von Rotwein gefärbt, über die ganze Brust und an den Halsseiten hinter den Ohren.

Coffea cruda

Essenzielle Merkmale

Wie COCCULUS ist auch Coffea cruda eine Arznei, die bei **Folgen von Schlafmangel** angezeigt sein kann. Doch es gibt einen entscheidenden Unterschied: Im Gegensatz zu COCCULUS-Personen sind Coffea-Patienten „**beschleunigte**" Leute. Ihr Nervensystem arbeitet auf Hochtouren, Denken, Fühlen und Handeln spielen sich schneller und intensiver ab als gewöhnlich. „Schnell im Handeln."

Überempfindlichkeit – aufs äußerte gespannte Sinne

Und so ist Coffea eine Arznei für Menschen, die überempfindlich auf äußere Eindrücke reagieren und sich **übermäßig aufregen.** Die geringste Kleinigkeit führt zu gewaltiger Erregung, starke Ängste kommen auf. Dabei ist es nicht entscheidend, woher die Erregung kommt und ob sie als etwas Negatives oder Positives, Freudiges empfunden wird, es ist sozusagen nur ihr „absoluter Betrag" wichtig. So ist Coffea auch eine Arznei bei „**gefährlichen Zufällen von einer plötzlichen großen Freude**". Oder anders ausgedrückt: „bei üblen Folgen einer unerwarteten und übermäßigen Freude". In solchen Zuständen können die Patienten in Tränen ausbrechen.

Zu den Ängsten, die dann auftreten, gehört z. B. eine akute **Todesfurcht.** Dies ist besonders bei **Schmerzzuständen** der Fall, denn Coffea-Patienten spüren Schmerzen ganz außergewöhnlich stark. Die ungestümen, ungehemmten Angst-, Schmerz- und Unruhezustände können so aussehen: „Weinen,

Jammern, verzweiflungsvolle Todesfurcht; glaubt dem Tode nahe zu sein.“ „Ungestüme Ängstlichkeit und konstantes Jammern.“ „Äußerst aufgeregt, beständiges Umherwerfen, heftige Bewegungen der Extremitäten, beständige leidenschaftliche Ausrufungen über ihre heftigen Schmerzen, ihren gewiß eintretenden Tod usw.“ „Herzens- und befürchtende Gewissensangst.“ Und in der Prüfung heißt es: „Große Angst, dass sie sich nicht zu lassen weiß; sie zittert und kann die Schreibfeder nicht still halten.“ „**Ängstlichkeit und Untätigkeit**.“

Bei Coffea-Patienten **sind alle Sinne aufs äußerste gespannt,** ob Gesicht, Gehör, Geruch, Geschmack oder Tastsinn. Es „wird die Reizbarkeit der Sinnesorgane krankhaft gesteigert; die Sehkraft wird schärfer, das Gehör leiser, empfindlicher, der Geschmack feiner, das Gemeingefühl lebendiger ... selbst die nervöse Tätigkeit der Verdauungs- und Absonderungsorgane wird größer“ (Stapf), und das gilt für alle Organsysteme. Der Geist arbeitet mit raketenartiger Geschwindigkeit. Während eines Coffea-Zustands „denkt es“ dauernd in dem Patienten, die Gedanken jagen sich, und **der Schlaf will sich nicht einstellen, weil der Geist so munter und aufgeregt ist.** In der Prüfung heißt es: „**Schlaflosigkeit wegen einer übermäßigen Aufregung des Geistes und Körpers**.“ „**Ungemeine Munterkeit des Geistes und Körpers bis Mitternacht**.“ „Auf die abends genommene Gabe Kaffee äußerst aufgereizt und **schnell;** alle Bewegungen verrichtet er mit ungemeiner Leichtigkeit.“

Besonders das Gehör ist extrem überempfindlich. **Viele Symptome werden schlimmer durch Geräusche,** ähnlich wie bei THERIDION und ASARUM. Vor allem Schmerzen aller Art, auch etwa Gliederschmerzen, werden stärker durch Türenknallen, Klingeln oder sonstige störende Laute, und wie Kent sagt, kommt es auch vor, dass Coffea-Patienten in ihrer psychischen Exaltiertheit imaginäre Laute wahrnehmen; „sie sind so empfindlich, dass sie Töne hören, die für Gesunde nicht zu hören sind.“ Dagegen gibt es bei Coffea nicht die Furcht vor Geräuschen, wie sie bei BORAX zu finden ist.

Auffallend ist auch eine **Überempfindlichkeit des Gleichgewichtssinns,** nämlich gegen selbst ganz leichte „passive“ Bewegungen, etwa einer Hängematte, einer Hollywood-Schaukel o.ä. Als besonders unangenehm wird die Abwärtsbewegung empfunden. Es handelt sich hier aber nicht um die „Furcht vor Abwärtsbewegung“ von BORAX, sondern um ein **schmerzhaftes Angstgefühl bei der Abwärtsbewegung.**

Gesteigerte Schmerzempfindlichkeit

Ein sehr eindrückliches Beispiel für die gesteigerte Schmerzempfindlichkeit von Coffea liefert Kent in seinen *Lectures:* „Eine Frau hatte ihr eines Bein aus dem Bett gestreckt, und es war auf einer Seite feuerrot. Ich ging zu ihr hin, um das Bein anzufassen, da sagte sie: ‚Bitte berühren Sie es nicht, ich kann das nicht ertragen; ich kann es nicht einmal selber anfassen.‘ Ich fragte sie, wie lang das schon so sei, und sie antwortete: ‚Ach, das hat erst vor einer Stunde angefangen.‘ ... Verschlimmerung, wenn jemand im Zimmer herumläuft. Jene Frau verzog schon das Gesicht, wenn ich nur auf das Bett zuging ...“ Überheftige Schmerzen mit weinerlicher Laune. Ein paar Beispiele aus Kasuistiken: „Bei den stärksten (Zahn-)Schmerzen, wenn die Patienten ganz außer sich sind, weinen, zittern, voller Angst nicht wissen, was zu tun, und den Schmerz gar nicht beschreiben können“ (Hering). „Sie lief aus einer Stube weinend in die andere, obgleich sie selbst gestand, dass die Schmerzen so übermäßig nicht wären und dennoch sie so stark angriffen. Dabei große Hast, wie außer sich, da sie in gesunden Tagen sehr ruhig war“ (aus einem Fall von Bönninghausen).

Lebhafte Phantasie

Die Einbildungskraft wird von Coffea stark angeregt, vgl. das folgende Prüfungssymptom: „Lebhafte Phantasie, voller Pläne für die Zukunft; gegen seine Gewohnheit beständig entzückt und empfindelnd über Naturschönheiten, von welchen er Beschreibungen liest.“ Ähnliches gilt für den Intellekt, wo Ideenzudrang, Projektemacherei, Neigung zu spontanen Aktionen, **äußerste Erregung und Unruhe** bestehen. (Es) „kommen ihm tausenderlei Gedanken in den Kopf, und er erinnert sich längst vergangener Dinge.“ Kent sagt: „Erinnert sich an Gedichte, die er als Kind gelernt hat.“

Dazu kommt eine starke Erregung des Gemüts, die sich vor allem in Ärgerlichkeit und Traurigkeit, aber auch in schnell wechselnden Launen manifestiert. „Ärgerliches, sorgenvolles, weinerliches Gemüt.“ „Es fallen ihr nichts als ärgerliche, traurige Gedanken ein; sie heult laut und lässt sich durch nichts besänftigen.“ „Ärgerlich, er hätte alles gleich hinwerfen mögen." Nimmt Mitleid übel, weist es entrüstet zurück. Oder auch: Weint und lacht leicht; fängt mitten im Weinen plötzlich herzhaft an zu lachen, weint dann wieder. Bald freudig erregt, bald düsterer Stimmung.

Übermäßige Aufregung, Hyperaktivität, Schlaflosigkeit und Überempfindlichkeit aller Sinne – kein Wunder, dass sich da Kopfschmerzen einstellen. **Kopfschmerzen von Anstrengung des Geistes,** und allgemeiner gesagt: infolge der übermäßigen Erregung des Gehirns. Oft handelt es sich um **einseitige Migräne-Kopfschmerzen mit einem Gefühl, als würde ein Nagel ins Gehirn getrieben,** aber wie unter „Kopf" ausgeführt, gibt es auch andere Schmerzqualitäten beim Coffea-Kopfweh.

Differenzialdiagnose: Nux vomica

Infolge der enormen Überempfindlichkeit und Aufregung ähnelt das Coffea-Bild dem von NUX VOMICA, doch Coffea-Menschen fehlt die Härte und Aggressivität von NUX-Patienten. Man findet hier nicht diese psychische Verhärtung, die bisweilen zur Bösartigkeit und Gemeinheit ausarten kann. Nein, typisch für Coffea ist eine muntere, oft durchaus freudige Erregtheit, die eine ungeheure Intensität erreichen kann und aus diesem Grund zu Symptomen führt.

Tyler sagt in ihren *Arzneimittelbildern:* „Es ist die Schlaflosigkeit eines zu wachen und munteren Geistes, bedingt durch Freude, Erregung oder durch geistige Anspannung und Aktivität … Eine unserer Patientinnen war schwerkrank und so mitgenommen und schwach, dass der behandelnde Arzt sagte, man solle ihr eine Tasse starken Kaffee geben. So geschah es; anschließend war ich die halbe Nacht damit beschäftigt, immer wieder nach ihr zu sehen – und jedes Mal traf ich sie munter und fröhlich in ihrem Zimmer an. Es schien ihr nicht das geringste auszumachen, sie konnte nur einfach nicht schlafen. Schließlich gab ich ihr aus lauter Verzweiflung eine Dosis Coff. 200, und innerhalb weniger Minuten war die Patientin fest eingeschlafen."

Andererseits kann das Fehlen von Härte bei Coffea auch ein echter Mangel sein. Man sollte z. B. bei sehr sensiblen, erregbaren Menschen an Coffea denken, wenn ihnen die Willenskraft fehlt, eine Entscheidung zu treffen. Coffea-Patienten lassen sich oft eine ganze Menge bieten, man kann eine gewisse Unsicherheit in ihnen spüren.

Fassen wir zusammen: **Symptome aufgrund von Schlafmangel – Schlaflosigkeit mit Kopfschmerzen – übermäßige Erregung:** wo diese drei Merkmale vorliegen, handelt es sich sehr wahrscheinlich um einen Coffea-Fall.

Allgemeinsymptome und Keynotes

(Der Kaffee) „eignet sich … in medikamentöser Beziehung insbesondere für junge, vollblütige oder magere, **reizbare,** exaltierte, zu Krämpfen und Gliederzittern disponierte Individuen, … **Weintrinker,** für Leute, die eine **sitzende Lebensart** führen, vorzüglich wenn dabei **die Intelligenz vorwiegend in Anspruch genommen** und die Muskeltätigkeit vermindert wird, daher für Gelehrte etc. Er passt vorzüglich bei … üblen Folgen einer unerwarteten und übermäßigen Freude …" (so lautet eine klassische Zusammenfassung der Coffea-Indikationen).

- Die Patienten werden oft von Herzens- und Gewissensängsten mit allerhand Befürchtungen geplagt, reden sehr viel und sind schrecklich „aufgekratzt".
- Coffea-Patienten sind höchst **empfindlich gegen Alkohol,** speziell Wein. Schon eine ganz geringe Menge macht sie noch nervöser, als sie es ohnehin schon sind. Sie werden rot und heiß im Gesicht, ganz aufgedreht und können nicht schlafen. Ihr Problem besteht hier in der übergroßen Erregung.
- **Vermehrung aller Absonderungen:** Stuhl, Urin, Monatsblut usw. gehen stärker und schneller ab, erhöhte Sekretion aller Schleimhäute.
- **Unruhige Kinder mit Krampfneigung.** Coffea kann angezeigt sein bei Krämpfen zahnender Kinder, mit Zähneknirschen und Kälte der Gliedmaßen. Es ist auch angewandt worden bei „Schreien und Unruhe der Kinder, wenn das Kind, durch Schuld der Wärterin aus der Ruhe gekommen, schlafen will und doch nicht kann".

Lokalsymptome

Kopf Der charakteristische Kopfschmerz von Coffea wird in der Prüfung so beschrieben: **„Halbseitiger Kopfschmerz, als wenn ein Nagel in das Seitenbein eingeschlagen wäre."**Dieser Migräne-Kopfschmerz wird **durch frische Luft stark beein-**

flusst, meistens verschlimmert, gelegentlich aber auch gebessert. Zum Beispiel: Kopfweh, wie wenn das Gehirn zerrissen oder zertrümmert wäre, **welches beim Gehen in freier Luft entsteh**t und sich in der Stube bald wieder legt. Oder aber: Die Kopfschmerzen erneuern und verschlimmern sich nach dem Essen; **in freier Luft verschwinden sie und erneuern sich auf kurze Zeit in der Stube.**

Eine weitere charakteristische Modalität ist „**Kopfweh nach Geistesanstrengung**". Nach einigem Lesen kann sich z. B. ein **Zertrümmerungs-Kopfschmerz** einstellen.

Bei den Kopfschmerzen sollten die Coffea-Allgemeinsymptome vorhanden sein: Geräuschempfindlichkeit; die Schmerzen scheinen ganz unerträglich, machen weinerlich; der Kranke ist ganz außer sich, heult, schreit, wirft sich umher, hat große Angst, fürchtet sich vor der freien Luft, fröstelt.

„**Kopfweh wie allgemeine Spannung des Gehirns.**" Aufgrund dieses Symptoms ist Coffea bei Kopfschmerzen mit einem Gefühl, als wäre der Kopf zu klein, erfolgreich verordnet worden. Starker Blutandrang zum Kopf mit heißem und rotem Gesicht, besonders beim Reden.

Ein ungewöhnliches Coffea-Symptom ist ein **Gefühl von Geräuschen im Kopf.** „Im Scheitel fühlt und hört er bisweilen ein Knacken bei ruhigem Stillsitzen." „Knistern im Gehirn in der Gegend des Ohrs nach dem Takte des Pulses." „Sumsen, Hämmern und Schwere im Kopf erhöht sich zum Reißen und **als ob der Kopf zerspringen sollte** …"

Eine andere häufige Art des Kopfschmerzes: „Der Kopfschmerz ist zumeist klopfend und verbunden mit dem Gefühl eines stumpfen Drucks in der einen Schläfe. Übelkeit fehlt selten und ist bisweilen mit dem Gefühl von Leerheit des Magens verbunden, führt aber gewöhnlich nicht zum Erbrechen. Der Kopf ist heiß und schwer, seltener findet sich kühler Stirnschweiß; **es ist große Abgespanntheit und Müdigkeit vorhanden, die aber nicht zum Schlafen kommen lässt, sondern wegen ängstlicher Unruhe und Beklommenheit zu einer aufgeregten Mattigkeit führt, die ganz außerordentlich peinlich ist.**"

Augen Der **Gesichtssinn ist überempfindlich,** schärfer als sonst; kann kleine Schrift deutlich lesen. **Glänzende Augen** bei Erregungszuständen, Fieberbewegungen, Blutwallungen; gelegentlich erweiterte Pupillen. Brennen der Augen, bei klopfendem Kopfschmerz in den Schläfen.

Ohren **Sehr große Geräuschempfindlichkeit bei allen Schmerzzuständen,** egal welche Körperregion wehtut. Die **Geräusche werden schmerzhaft im Ohr empfunden:** jeder Schritt, jedes laute Wort. „Die Musik klingt ihm allzu stark, wie gellend; er darf nur die leisesten Töne auf dem Instrument anschlagen." Manchmal geradezu Hellhörigkeit wie bei OPIUM; **hört weit entfernte Geräusche,** in der Ferne schlagende Uhren usw., **die ihn wachhalten.** Akustische Halluzinationen. Ohrgeräusche, besonders bei Nervösen; die Geräusche scheinen „im Gehirn" zu sein. Knistern, Knacken, Sumsen („wie ein Bienenschwarm"). Auch: „Schwerhörigkeit, mit Sumsen im Ohre, Schlaflosigkeit und Aufregung der Einbildungskraft."

Nase Überempfindlicher Geruchssinn. Nasenbluten: morgens beim Aufstehen und abends, mehrere Tage hintereinander, mit Kopfschwere und mürrischer Verdrossenheit; auch beim Pressen zum Stuhl.

Gesicht **Rotes, heißes Gesicht** mit glänzenden Augen bei vielen Krankheitszuständen. „Hitze im Gesichte mit roten Wangen nach Tische." „Trockene Wärme im Gesicht", oder auch heißer Kopf mit Gesichtsschweiß bei innerlichem Frostschauder.

Trigeminusneuralgie mit überstarken Schmerzen, Gereiztheit, Empfindlichkeit, Weinerlichkeit und Stöhnen vor Schmerz.

Mund **Überempfindlicher Geschmackssinn. „Das Essen hat ihm einen guten, aber allzu starken Geschmack,** und er kann deshalb nicht viel essen; der Tabak schmeckte ihm gehörig, aber allzu stark, und er kann nicht viel rauchen." „Bittere Dinge schmecken ungewöhnlich stark bitter." Ein Mundgeschmack wie nach süßen Mandeln.

Coffea ist recht häufig angezeigt bei klopfenden **Zahnschmerzen** mit **sehr großer Unruhe, Weinen, Zittern, Angst und allgemeiner Aufregung.** Die Zahnschmerzen erneuern oder verschlimmern sich besonders nachts oder nach dem Essen; viel kennzeichnender ist jedoch eine andere Modalität: **Zahnschmerzen nur durch kaltes Wasser gelindert und**

zurückkehrend, sobald das Wasser im Mund warm geworden ist. Dieses Symptom ist ein sehr starker Hinweis auf Coffea.

Hals **Halsweh mit großer Schmerzhaftigkeit der leidenden Teile** und Geschwulst des Zäpfchens. **Angina:** mit Schnupfen und Hustenreiz, schlimmer im Freien; zugleich **Schlaflosigkeit, Hitze und empfindliches, weinerliches Gemüt;** besonders wenn der Schmerz an der Seite des Gaumens zum Schlund hin geht, stetig fortwährt und beim Schlucken schlimmer ist; wenn es über dem Zäpfchen geschwollen und das Zäpfchen länger ist; **der Patient meint, es sitze Schleim da, den er immer hinunterschlucken will,** mit Hitze und Trockenheit im Hals.

Der Hals wirkt wie entzündet; Geschwulst des Gaumensegels, die wie eine Anhäufung zähen Schleimes empfunden wird.

Atmung, Brust, Herz Morgens beim Erwachen ganz rau und heiser im Kehlkopf. Er **scheint von trockenem Schleim überzogen** zu sein und **sich krampfhaft zusammenzuziehen,** mit **plötzlichem trockenem Hüsteln.**

Coffea hat sich bei **Laryngospasmus** eines Säuglings als heilsam erwiesen. Das kleine Mädchen „schnappte anfangs des Tages einige Male, dann öfter, zuletzt in der Stunde 3–4 Male nach Luft, wobei sie in mehreren Absätzen einen eigentümlich giepsenden, jauchzenden Ton ausstieß; sie wurde dabei blau im Gesicht und schien ersticken zu wollen. Später gesellte sich hierzu häufiges schleimiges Erbrechen und anhaltende, mehr kalte Schweiße. Im Bade wurde sie gewöhnlich über und über blau und bekam ihre Erstickungszufälle."

Herzklopfen ist natürlich ein häufiges und starkes Coffea-Symptom. Heftiges, unregelmäßiges Herzklopfen mit Gliederzittern, besonders **nach Gemütsbewegungen, speziell freudigen,** mit Schlaflosigkeit, Ideenzudrang und maßloser Aufregung.

Magen „**Starker Hunger** vor Tische; begieriges **hastiges Essen.**" Allerdings gibt es auch die entgegengesetzte Wirkung: Appetitverminderung. Auch der Durst kann gesteigert sein; „**Nachtdurst;** er erwacht oft, um zu trinken." Geringer oder fehlender Durst bei Hitze des Körpers ist in der Pathogenese freilich ebenfalls vorhanden.

Übelkeit bei Migräne-Kopfschmerzen, oft mit einem Leeregefühl im Magen verbunden, aber meist ohne Erbrechen. Oder: „Stete Neigung zum Erbrechen, welche oben im Halse ihren Sitz hatte." **Magenkrämpfe mit größter Reizbarkeit und Empfindlichkeit,** Patient glaubt den Schmerz nicht aushalten zu können.

Abdomen Coffea kann sehr starke **Bauchschmerzen** haben, **mit Empfindlichkeit bis zur Verzweiflung, Rastlosigkeit, Krampfneigung, Schreien vor Schmerz, Frösteln** usw. Ein extremes Beispiel aus dem Prüfungsbericht: „Fürchterlich krampfartiger Leib- und Brustschmerz, und äußeres Benehmen wie in den stärksten Geburtswehen, unter Klagen, es wolle alle Gedärme zerschneiden, mit Konvulsionen; es krümmte ihr den Körper und zog ihr die Füße bis an den Kopf, unter schrecklichem Geschrei und Zähneknirschen; sie ward kalt und steif, gab peinliche Töne von sich, der Atem blieb weg."

Die Bauchschmerzen sind häufig drückend, auch „als wenn der Leib auseinanderspringen wollte". Kleiderdruck wird nicht vertragen, muss die Kleidung lockern.

Im Unterbauch ein Drücken zum Bauchring hin, als ob ein Bruch hervortreten wollte.

Rektum und Stuhl **Durchfall,** der oft Gründe hat wie z. B. Aufregung, Sorge, Überarbeitung oder Überraschung (auch freudige). Begleitet ist er von den Coffea-Allgemeinsymptomen (Weinerlichkeit, Überempfindlichkeit usw.). Durchfälle der Säuglinge und zahnender Kinder. „Vermehrte Schnelligkeit" des Stuhlgangs aufgrund nervöser Erregung.

Harnwege Häufiges und vermehrtes Urinieren; erhöhte Nierentätigkeit.

Männliche Genitalien Verstärkte sexuelle Erregung mit Erektionen, jedoch oft kein Samenerguss, sondern nur „große trockne Hitze des Körpers" (Hahnemann). Hodensack bleibt trotz der Erregung schlaff.

Weibliche Genitalien Auch bei Frauen sind Sexualverlangen und sexuelle Erregung verstärkt. „Übermäßige Erregtheit der weiblichen Teile, mit wollüstigem Jücken, starker Schleimabsonderung und öfterem Blutabgange" (Jahr). Die Vulva ist äußerst empfindlich, mit **Jucken, das stark zum Kratzen oder Reiben reizt; doch diesem Drang wird nicht nachgekommen, weil die Berührungsempfindlichkeit so groß ist.**

Starke Menstruationsblutung, häufige Uterusblutungen, reichliche Schleimabsonderung aus der Scheide. Coffea kann bei **Dysmenorrhö** angezeigt sein, mit **starken Unterleibskrämpfen,** etwa wie unter „Abdomen" beschrieben. Auch bei sonstigen **Metrorrhagien** mit ähnlichen Symptomen ist es in Betracht zu ziehen. Jäger beschreibt einen Fall: „Viel Fieber, Gesicht glänzend rot, das Blut ging unter den heftigsten Schmerzen in der Leistengegend in großen Stücken ab; jede Bewegung verschlimmert. Weinen, Jammern, verzweiflungsvolle **Todesfurcht;** glaubt dem Tode nahe zu sein." Häufige Gaben von Coffea C 3 brachten Ruhe, Schlaf, Aufhören der Schmerzen, Verminderung der Blutung und schließlich Wohlbefinden.

Uterusblutungen oder -entzündungen, die durch Gemütsbewegungen ausgelöst werden, insbesondere **plötzliche übergroße Freude.**

Zu den bekanntesten Coffea-Indikationen gehören „gewisse **übermäßig heftige Geburts- und Nachwehen**". Etwa: „Bei **vergeblicher Geburtsarbeit,** wenn die Wehen gar zu schmerzhaft sind, zum Verzweifeln" (Hering); kein Druck auf den Muttermund, statt dessen nur lebhafte Schmerzen im Kreuz. Auch in diesen Fällen ist wieder die ungeheure Aufregung das ausschlaggebende Symptom. Eine Beschreibung aus der Literatur: „**Äußerst aufgeregt, beständiges Umherwerfen,** heftige Bewegungen der Extremitäten, **beständige leidenschaftliche Ausrufungen über ihre heftigen Schmerzen, ihren gewiss eintretenden Tod** usw. Hochrotes, wie gedunsenes Gesicht, glänzende Augen, frequenter, aber matter, fast etwas leerer Puls."

Lochien übermäßig stark, mit erhöhter nervöser Empfindlichkeit.

Äußerer Hals und Rücken Lähmungsartiger Schmerz im Kreuz im Sitzen und Stehen.

Extremitäten **Zittern, Zucken und krampfhaftes Werfen der Glieder** in Erregungszuständen.

Die Hände zittern, **wenn man etwas still halten will.** „Große Angst, dass sie sich nicht zu lassen weiß; sie zittert und kann die Schreibfeder nicht still halten."

Nervenschmerzen in den Beinen, **Ischialgie** oder Femoralis-Neuralgien, die nicht selten **durch plötzliche Geräusche schlimmer** werden. Reißend-stechende Ischiasschmerzen, durch Gehen vermehrt, durch Druck vermindert, mit nächtlicher Unruhe und Schlaflosigkeit.

Schlaf **Schlaflosigkeit infolge einer übermäßigen Aufgeregtheit von Geist und Körper,** das ist hier natürlich das wichtigste Symptom. Schlaflosigkeit als Folge von Kaffeegenuss, von Überreizung, von angenehmer Erregung; Schlaflosigkeit, die nach einer schweren Krankheit zurückbleibt; Schlaflosigkeit vor oder nach Mitternacht, aufgrund starker Schmerzen, Ängstlichkeit, Unrast, Ideenzudrang usw. Wacht von jedem Geräusch auf.

Schlafstörungen der Kinder, **mit sehr großer Reizbarkeit und Empfindlichkeit** und **ständigem Wimmern und Jammern.**

Unruhiger, häufig gestörter Schlaf; sehr lange und lebhafte Träume. Oder auch: „Hang, sich zu legen, die Augen zu schließen, doch ohne schlafen zu können oder zu wollen."

Fieber, Frost, Schweiß Es fällt eine „bedeutende fieberhafte Wärmeentwicklung" auf, besonders **das Gesicht ist oft rot und heiß,** die Augen glänzen. Dagegen können die Gliedmaßen kalt sein, und es kann innerliches Frösteln bestehen.

Frostanfälle, durch Bewegung vermehrt. Frösteln durch den ganzen Körper (bei warmer Haut), merkbarer und stärker bei Bewegung des Körpers. **Große Kälteempfindlichkeit. Es läuft kalt den Rücken herunter,** danach schnelle Röte und Hitze des Gesichts; die Hände sind zunächst kalt und bleiben es am Handrücken auch, während sie auf der Innenfläche heiß werden. „Wiederholte Frostanfälle und Schauder im Rücken, bei gehörig warmem Körper." Kälte- und Frostgefühle im „hinteren Teil des Körpers".

Innerlicher Schauder, zugleich Hitze im Kopf und Schweiß im Gesicht. Oder: **Innerliches Frösteln bei äußerlicher Hitze** am ganzen Körper, besonders nach dem Zubettgehen.

Trockene Hitze oder Schweiß über und über.

„In der Fieberhitze redet sie bei offenen Augen irre, es sollte doch dies oder jenes herbeigeschafft werden." **Fieberhafte Aufregung, auch mit Neigung zum Weinen, Wehklagen und Jammern sowie extremer Schmerzempfindlichkeit,** bei allen möglichen Infektionskrankheiten (Masern, Scharlach usw.).

Haut **Größte Empfindlichkeit der Haut;** Juckreiz, aber **kann die juckende Stelle nicht anfassen, weil die Haut so extrem berührungsempfindlich ist.** Dies kann überall am Körper vorkommen. Erytheme mit extremer Berührungsempfindlichkeit.

Colchicum autumnale

Essenzielle Merkmale

Colchicum-Patienten sind sehr **empfindliche** und **reizbare** Personen, denn sie haben Schwierigkeiten, die Reize der Außenwelt aufzunehmen und zu verarbeiten: Licht, Essen, Fragen, Berührungen, Kontakte. Alle möglichen äußeren Einflüsse können sie ganz außer sich bringen, sie verlieren völlig die Fassung. Man könnte sagen, Colchicum-Leute sind nicht in der Lage, externe Stimuli zu verdauen.

Unhöflichkeit vertragen diese Menschen überhaupt nicht. Wenn sie reden, wünschen sie keinerlei Unterbrechungen. Eigentlich ist ihr Geist die ganze Zeit in einem halb benommenen, etwas konfusen Zustand, aber wenn man sie unterbricht, ist es aus: dann hört der Verstand zu arbeiten auf, ihr Geist wird stumpf, sie werden richtiggehend „vernagelt", stupide.

„Er ist **mürrisch, übellaunig, nichts ist ihm recht**." Diese gereizte Stimmung macht es verständlich, dass Colchicum-Patienten über „Ungezogenheiten anderer" oder über „die Unart eines Kindes" ganz außer sich geraten können. Die Nerven sind völlig überreizt, jegliche Belastung ist ganz und gar unerträglich. „Allgemeine Schmerzhaftigkeit und **allzu große Reizbarkeit** pflegen öfters den Schmerz zu begleiten."

Empfindlichkeit allen Reizen gegenüber

Schmerz vertragen Colchicum-Patienten generell nicht. Wenn sie krank sind, verlieren sie gleich den Mut. Wieder und wieder rufen sie ihren Homöopathen an und klagen bitterlich über dies oder jenes Symptom. Man stellt bald fest, dass nicht das geklagte Symptom das Problem ist, sondern der innere Zustand des Patienten. „Große Aufregung nach den kleinsten Nervenreizungen."

Besonders **empfindlich** sind Colchicum-Patienten gegen die **Berührung, ja sogar die Nähe elektrischer Geräte:** Telefone, Computer und andere Geräte, die elektromagnetische Wellen aussenden. Diese Menschen beschweren sich über starke Reaktionen, nachdem sie ein Handy angefasst haben oder in die Nähe eines Computers gekommen sind.

Der Verstand scheint gelähmt. Colchicum kann sich nichts merken, kann sich nicht konzentrieren und verliert schnell den Zusammenhang, den „roten Faden"; die Fähigkeit, logische Verbindungen herzustellen, leidet. Nur mit größter Anstrengung gelingt es dem Patienten, einen Gedankengang zu verfolgen. Wenn man ihm eine Frage stellt, kann er apathisch dasitzen, ohne zu antworten; es ist, als ob er nichts gehört hätte. Kurz gesagt: Der Empfang des Impulses ist gestört, er hat Schwierigkeiten, den Stimulus zu absorbieren. „**Gedächtnisschwäche;** er vergißt die Worte, indem er sie aussprechen will, und **kann nur mühsam und mit Anstrengung den früheren Ideengang wiederfinden** und im Sprechen fortfahren." Vergisst, was er schreiben wollte; lässt beim Schreiben Buchstaben, Silben oder ganze Wörter aus.

„Sehkraft geschärft, **intellektuelles Vermögen geschwächt; versteht nicht, was er liest,** selbst in den kürzesten Sätzen nicht." „Unfähig, Gedanken festzuhalten." Sobald der Patient mit seinen scharfen Augen **ein helles Licht sieht, gerät er ganz außer sich,** wird wild vor Zorn.

Geistige Anstrengung verschlimmert die Beschwerden aller Art noch, erschöpft die Kraftreserven vollends. „Jede Arbeit greift an, besonders Lesen und Schreiben." Ähnliches gilt für Anstrengung und Bewegung des Körpers. Nicht nur Schwächezustände, sondern auch Gliederschmerzen oder Magenbeschwerden werden **durch jede Bewegung ganz bedeutend verstärkt.** Es handelt sich um eine allgemeine Modalität. Etwa: „Er muss ganz zusammengekrümmt und ohne die mindeste Bewegung den ganzen Tag still liegen, indem sonst das ohnedies heftige Erbrechen noch heftiger wird; **jede Bewegung erregt und erneuert das Erbrechen**." Kent vergleicht diese Modalität mit BRYONIA: „Eine solche Bewegungsverschlimmerung, dass es ihm vor jeder Bewegung graut."

Empfindlichkeit gegen Gerüche

Doch die stärkste Wirkung auf Colchicum haben **Gerüche,** speziell **Essens- und Kochgerüche.** Fisch- oder Eiergeruch rufen Übelkeit und Erbrechen hervor und lassen den Patienten aus der Fassung geraten, u. Ä. gilt für eine harmlose Auseinandersetzung mit einem anderen Menschen. „**Äußere Veranlassungen, z. B. helles Licht, starke Gerüche, Berührungen, Ungezogenheiten anderer, bringen ihn ganz außer sich.**" „Der **Geruch von Schweinefleisch** (welches er früher sehr gut vertrug), ein helles Licht, eine Berührung, die Unart eines Kindes bringen ihn gleich außer sich." „**Der Geruch ist so krankhaft gesteigert, dass ihn schon etwas sonst ganz Indifferentes, z. B. Fleischbrühe, bis zum Übelsein angreift.**" „**Der Geruch eines frisch aufgeschlagenen Eies brachte ihn der Ohnmacht nahe.**" In Fällen, wo diese sehr starke Geruchsempfindlichkeit besteht, ist grundsätzlich an Colchicum zu denken. In einem berühmten Fall war dies etwa für Nash das wahlanzeigende Symptom bei einer Frau, die unter lebensbedrohlicher Diarrhö mit einer Unzahl von täglichen, direkt ins Bett entleerten Stühlen litt. Er gab ihr Colchicum, nachdem er erfahren hatte, dass ihr von Essensgerüchen entsetzlich übel wurde. Man musste dafür sorgen, dass sämtliche Türen zwischen ihrem Zimmer und der Küche ständig geschlossen waren. Aber auch bei anderen Krankheitsbildern, etwa bei Rheumatismus, ist dieses Symptom gewissermaßen ein Schrei nach Colchicum.

Kent schildert diesen Wesenszug von Colchicum besonders plastisch: „So empfindlich gegen Gerüche, dass er riecht, was andere nicht riechen … Kann weder Milch noch Eier, noch Suppe essen, denn schon beim bloßen Gedanken daran fängt er an zu würgen. Das geht tagelang so, die Familie hat schon Angst, dass der Kranke verhungert. Die Verschlimmerung durch Gerüche ist so stark, dass er davon besessen ist … Sagen Sie nicht ‚Essen' in Gegenwart eines Colchicum-Patienten; geben Sie ihm erst Colchicum, und bald wird er selbst etwas zu essen haben wollen."

Empfindlichkeit gegenüber Berührung, Schmerzempfindlichkeit

Wie schon die oben angeführten Prüfungssymptome zeigten, sind Colchicum-Patienten auch gegenüber anderen Reizen höchst empfindlich. Neben dem Gesichtssinn ist hier der Tastsinn stark betroffen. „Durch **Berührung des leidenden Teiles scheinen sich** in vielen Fällen die von Colchicum erregten **Beschwerden sehr zu vermehren**" heißt es in einer Fußnote des Prüfungsberichts.

Die **Schmerzempfindlichkeit** ist ebenfalls deutlich gesteigert. „Seine Leiden scheinen ihm unerträglich zu sein." Und, besonders charakteristisch: „Die Schmerzen scheinen ihm abends ganz unerträglich zu sein; er möchte gegen sich selbst wüten, **hätte er nur Kraft dazu.**"

Von der Schwäche bis zur Lähmung

Die Verbindung von extremer Erregbarkeit und physischer wie intellektueller Schwäche ist ein prominentes Merkmal von Colchicum. Ein charakteristisches Prüfungssymptom: „**Eine so große Niedergeschlagenheit des Geistes, Mattigkeit, Schmerzhaftigkeit und Empfindlichkeit des ganzen Körpers, dass er sich kaum rühren kann, ohne zu wimmern.**" Es ist eine Art **Lähmungsgefühl, das die Schmerzen begleitet.** Das kann sich auf die Gliedmaßen beziehen: „Sie fühlt eine so große Schwäche in den Muskeln der Extremitäten, dass sie glaubt, sie fallen ab." Oder das Verdauungssystem erscheint wie gelähmt, mit furchtbaren Durchfällen und völliger Unfähigkeit, Nährstoffe aufzunehmen. Der ganze Organismus ist dem Kollaps nahe: „Schnelles Sinken der Kräfte, dass er in 10 Stunden kaum noch imstande ist, vernehmlich zu sprechen oder über die Stube zu gehen."

So möchte der Colchicum-Patient auch nichts so sehr wie Ruhe. „**Große Sehnsucht nach Ruhe**" heißt es in den Prüfungen, auch „geistige Arbeitsunlust", und das in Verbindung mit „andauernder physischer Erregbarkeit".

Einige Krankheitsbilder

Colchicum kann angezeigt sein bei folgenden Zuständen.

- **Ruhrartige Zustände** mit zahlreichen Stuhl- oder Schleimentleerungen, wenn **extreme Erschöpfung, sehr starker Durst** und **äußerste**

Abneigung gegen Essen und besonders Essensgerüche vorhanden sind.

- **Enorme flatulente Bauchauftreibung** – es handelt sich um die schlimmsten Blähungen der ganzen Materia medica. Aufgeblähter Bauch ohne jegliche Darmtätigkeit, weder Winde noch Stuhl kommen heraus, als wäre das Colon gelähmt.
- **Rheumatische und gichtische Beschwerden, die zum Wandern und zur Metastasis neigen.**

Einige allgemeine Modalitäten

Alle Beschwerden werden durch **nasskaltes Wetter** ausgelöst oder massiv verstärkt. So hat Colchicum z. B. zahlreiche rheumatische Beschwerden geheilt, „die sich während oder unmittelbar nach feuchtkalter Witterung entwickelten". Ähnliches gilt für Magen-Darm-Krankheiten aller Art, besonders Durchfälle und Dysenterien, die sich vorzugsweise in den nassen Herbsttagen zeigen, und für Lähmungen, die nach Nasswerden des Körpers auftreten. „Lähmungen nach plötzlich unterdrücktem Schweiß des ganzen Körpers oder auch der sehr schweißigen Füße durch Nasswerden des Körpers." Kent merkt freilich an, dass auch die extreme Sommerhitze die Colchicum-Gicht verschlimmern kann, wenn die Harnsekretion vermindert ist.

Colchicum-Patienten geht es **schlechter durch Berührung, Bewegung und Anstrengung.** Doch noch auffälliger ist die massive **Verschlimmerung durch Gerüche, besonders von Eiern und Fisch.** Ferner ist die **Nacht** eine Zeit der generellen Verschlimmerung, insbesondere der Colchicum-Schmerzen. „Alle Arten von Schmerz sind von Eintritt der Nacht bis Tagesanbruch am stärksten."

Allgemeinsymptome und Keynotes

- Colchicum gilt seit alters her als Mittel „gegen" Rheumatismus, Gicht u. ä. Beschwerden, und die Schulmedizin verwendet noch heute Colchicin im akuten Gichtanfall.
- Charakteristisch für Colchicum ist vor allem Folgendes: die **lähmungsartigen Schwächezustände,** die mit den Schmerzen verbunden sind; die **Magen-Darm-Symptome,** die die Krankheitszustände begleiten oder ihnen vorausgehen; und die „**Wanderneigung**" des Rheumatismus: ein Gelenk nach dem anderen wird befallen, oft übrigens ohne besondere Rötung, manchmal sogar ohne Anschwellung. Hering hebt eine Tendenz „**von links nach rechts**" hervor, die sich auf ein Prüfungssymptom stützen kann: „Drückend ziehender Schmerz in der ganzen linken großen Zehe, dann ebenso in der rechten …" Recht häufig sind die kleineren Gelenke betroffen, etwa Hand- und Fuß-, Finger- und Zehengelenke. Bestehen nun auch noch Bewegungs- und Berührungsverschlimmerung und Überempfindlichkeit, speziell für Gerüche – dann ist es ziemlich wahrscheinlich, dass Colchicum angezeigt ist.
- Eine „klassische" Beschreibung von Gerstel: „Vor Beginn der reißenden Schmerzen, oder gleichzeitig mit ihnen, tritt ein **lähmungsartiges Gefühl der befallenen Teile, oft allgemeine Mattigkeit und Schwäche ein …** Die Kranken fühlen eine Mattigkeit und Schwäche der Muskeln der Arme und Beine, die **bei Bewegung besonders empfindlich** wird, es wird ihnen schwer, einen oft leichten Gegenstand zu halten, die Füße zu heben, besonders Treppen zu steigen oder über eine Schwelle zu gehen; sie gehen unsicher und stolpern leicht. Sitzen sie, wird ihnen das Aufstehen schwer; ebenso des Morgens das Aufstehen aus dem Bette. Die Zufälle begleitet Appetitlosigkeit, Durst, unruhiger Schlaf wegen der Gliederunruhe. Erst später prägen sich die Beschwerden schärfer aus; die **Gelenke werden abwechselnd, bald das eine, bald das andere, besonders empfindlich gegen Druck** und sind geschwollen, ohne Röte; es tritt der Gelenkrheumatismus deutlich in Szene … Eine Eigentümlichkeit ist, dass ihm gastrische Beschwerden teils vorausgehen, oder ihn fast immer begleiten."
- Zu den Colchicum-Indikationen gehört auch eine **Neigung zur Metastasis,** etwa ein Rheumatismus, der sich auf das Herz oder das Abdomen „schlägt".
- Ein weiteres charakteristisches Krankheitsbild ist durch öfteres **schmerzhaftes Drängen und Zwängen zum Stuhl** mit **durchfall- oder ruhrartigen, gelegentlich ausschließlich aus Schleim bestehenden Ausleerungen** gekennzeichnet. Die Menge des ausgeschiedenen Stuhls ist oft gering, gemessen an den enormen Beschwerden. Starke Schmerzen können solche Zustände begleiten, heftige Sphinkterkrämpfe, Leibschneiden usw.,

der Patient muss sich vor Schmerz zusammenkrümmen. Oft ist zugleich die Harnabsonderung vermindert, und es kommt zu **ödematösen Auftreibungen,** Aszites usw. Eine interessante Fallbeschreibung bei Brechdurchfall: „**Erbrechen erneuert sich durch jede Bewegung,** und sowie der Pat. sich aufrichtet, entsteht Schwindel, Herzklopfen mit Stichen am Herzen und tiefe Ohnmacht."

C

- „**Große Aufspannung des Unterleibes, als hätte sie zuviel gegessen;** selbst ohne das Geringste genossen zu haben; nach mäßigem Genuss ganz leichter Speise wird dies Gefühl um vieles stärker und lästiger." Eine klassische Indikation von Bönninghausen ist: Aufblähung von Kühen, nachdem sie nassen Klee gefressen haben.
- Zur Ergänzung hier noch einige Allgemeinsymptome, die bisher nicht erwähnt wurden:
  - „Gefühlsverminderung in einzelnen Organen", z. B. Empfindungslosigkeit der Zunge oder der Fingerspitzen.
  - „**Grimmen und Kriebeln** in einzelnen Zehen, im rechten Ballen, in den Fingern, Ohren und **einzelnen Stellen** der Gesichtshaut, **wie nach Erfrierung bei Änderung des Wetters zu entstehen pflegt.**"
  - Schmerzen an einzelnen Stellen, sowohl an der Körperoberfläche als auch in der Tiefe des Körpers, sind generell nicht selten. Sie werden beschrieben als „reißendes Spannen", „stechend-ziehende Rucke", „stechend-ruckendes Ziehen" usw. Häufig werden sie in den Muskeln gespürt, auch in den Ligamenten der Gelenke, manchmal auch im Periost. „Durch die Knochenhaut hinfahrende stechend-ziehende Rucke, **die jedesmal mit einem Lähmigkeitsgefühl und einer kurz dauernden wirklichen Lähmung verbunden sind.**"
  - Plötzliche reißende Rucke durch eine ganze Körperhälfte wie elektrische Schläge.
- Ein weiteres Keynote: Bei einer Colchicum-Vergiftung kam es zu folgendem Symptom: **Rechte Pupille mäßig erweitert, linke extrem zusammengezogen.** Dieses Symptom wurde in einem Krankheitsfall bestätigt. In diesem Fall war die linke Pupille des Patienten so weit kontrahiert, dass sie kaum mehr wahrnehmbar war, die rechte dagegen maximal erweitert; Colchicum heilte.

Lokalsymptome

Kopf Colchicum hat vor allem **drückende Hinterkopfschmerzen in der Gegend des Cerebellum,** die durch Bewegung, geistige Anstrengung und Schlafmangel erregt oder vermehrt werden. „Ein zwar nicht heftiges, aber sehr angreifendes Drücken in der Tiefe des kleinen Gehirns, durch die leichteste literarische Beschäftigung entstehend." „Drückende Schwere im Hinterkopf, besonders bei Bewegung oder leichtem Vorbeugen." Scharfes, sehr schmerzhaftes, ziehendes Reißen in der linken Kopfhälfte; meist im linken Augapfel beginnend und bis zum Hinterkopf durchgehend. Abendliche Kopfschmerzen, entweder die ganze Nacht andauernd oder nach einer Mahlzeit wieder aufhörend.

Seltsame Empfindungen in der Stirngegend: Zusammenschnürendes Gefühl über den Augen, mit großer Sehnsucht nach Ruhe und Abneigung gegen jede Arbeit, besonders Lesen und Schreiben. „**Kriebeln im Kopfe unter der Stirn.**" In der Kopfhaut ein feines Reißen, meist nur auf kleinen Stellen, besonders am Hinterkopf.

Augen Ein seltsames Schlüsselsymptom: **Linke Pupille extrem kontrahiert, rechte erweitert.** Starke Erweiterung der Pupillen mit geringer Lichtempfindlichkeit. Oder: Pupille natürlich groß, sehr lichtempfindlich, sich außerordentlich schnell, aber nur wenig kontrahierend.

Trübungen der Hornhaut oder der Linse. Bei einer Colchicum-Vergiftung kam es u. a. zu folgenden Symptomen: Trübung der Cornea und Vergrößerung des Volumens des Bulbus, Ablagerung einer eiterartigen Flüssigkeit auf dem Grunde der vorderen Augenkammer, vollkommener Linsenkapselstar mit Vergrößerung des Volumens der Linse …

Augenschmerzen: Ziehendes Wühlen in der Tiefe der Augäpfel. Kurzes, heftiges, scharfes Reißen im und um das rechte Auge. Reißen in den Kopf hinein, bis zum Hinterkopf.

Beißen im rechten Auge, besonders im äußeren Augenwinkel, mit etwas Tränen und dem Gefühl, als klebe der Winkel zusammen. Hordeolum internum an einer Meibom-Drüse am unteren Augenlid, mit Geschwulst des Lides und starker Nervenreizung. Brennen und Röte der Lidränder, wie bei Blepharokonjunktivitis.

Ohren Ohrenschmerzen; zwängendes Stechen, wie mit feinen Nadeln im Innern. „Wenn er in dem Zimmer einige Schritte geht, sind die Ohren wie verstopft und brausen." Otorrhö mit Reißen in den Ohren, nach Masern. Kribbeln in den Ohrmuscheln wie von einer alten Erfrierung.

Nase Hier fällt besonders die **starke Empfindlichkeit für Gerüche, speziell Essens- und Kochgerüche** auf, die zu den essenziellen Merkmalen der Arznei gehört und oben ausführlich erörtert wurde. Ohnmacht, Übelkeit und „außer sich", wenn man Fleisch, Fleischbrühe, Eier, Fisch usw. riecht.

Kribbeln in der Nase, auch mit Niesen. Nasenbluten, vor allem abends. „Wunder Schmerz" in der Nasenscheidewand, **besonders heftig beim Berühren der Stelle und beim Bewegen der Nase.** Nasenlöcher trocken und schwärzlich.

Gesicht Ausgeprägte Blässe um Nase und Mund, bei umschriebener Wangenröte. Ödematöse Geschwulst des Gesichtes, mit Empfindlichkeit gegen Berührung, Bewegung und Nässe.

Zuckend-ziehender Schmerz in den Gesichtsmuskeln, auch in der Tiefe der Knochen. In den Gesichtsknochen eine sehr unangenehme **Empfindung, „als würden sie in die Weite auseinandergetrieben"**; mit einzelnen ziehenden Rucken. Reißende und spannende Schmerzen auf der linken Gesichtsseite, bis in das Ohr und den Kopf. Kribbelgefühle auf der Gesichtshaut, wie von einer alten Erfrierung. Aufgesprungene Lippen. Ein klemmender, krampfartiger Schmerz am rechten Kiefergelenk.

Mund Die Speicheldrüsen werden durch Colchicum affiziert, und es kommt zu **anhaltendem wässrigem Speichelfluss,** der mit Verdauungsbeschwerden einhergeht (Übelkeit, Völlegefühl). Wässriger Speichelfluss mit Trockenheit des Halses. **Mundgeschmack bitter, fade;** alles schmeckt „wie alte Leinwand", selbst wenn es eigentlich einen kräftigen Eigengeschmack hat.

Zähne empfindlich und schmerzend, besonders beim Zusammenbeißen und überhaupt bei Berührung; Schmerzen nachts schlimmer. Dabei kann Lähmigkeitsgefühl und krampfartiger Schmerz im Kiefergelenk bestehen. Ziehender Schmerz in den Zähnen, wie er zu entstehen pflegt, wenn man auf etwas Warmes sogleich etwas Kaltes trinkt. Reißende Schmerzen in Kinnladen und Zahnfleisch, mit Verlängerungsgefühl der Zähne. Zähneknirschen.

Zunge schwer, steif, wie gelähmt, sogar gefühllos; Sprechen schwierig, nur unter Anstrengung möglich. Weißlicher, gelber oder bräunlich-schleimiger Zungenbelag, besonders morgens; dicke braune Sordes an Lippen, Zunge und Zähnen. Wärmegefühl und Trockenheit im Mund, mit gesteigertem Durst.

Hals Ein **beißendes Kribbeln oder Scharren** im Rachen und Hals, wie bei Schnupfen; es reizt zum Hüsteln und Räuspern. Dadurch löst sich dünner Schleim, der häufig ausgespuckt werden muss. Ansammlung **grünlichen Schleims** im Hals; dieser wird bisweilen beim Niesen unwillkürlich durch den Mund ausgeworfen.

Entzündung des ganzen Rachens; Angina, eitrige Mandelentzündung. Zusammenschnürung des Schlundes. Ein kratzendes Trockenheitsgefühl im Hals, trotz Ansammlung wäßrigen Speichels im Mund.

Atmung und Brust Morgendliche Heiserkeit mit rauem Hals; oder tiefe, hohle Stimme. Katarrh der Luftwege. **Schweratmig und „engbrüstig"**. Colchicum ist bei bestimmten **asthmatischen Beschwerden** angezeigt, mit **Dyspnoe, Brustbeklemmung und „öfterem spannendem Gefühl auf der Brust"**, auch mit heftigem Herzklopfen. Druckgefühle auf der Brust, auf wechselnden Stellen, mal ganz oben in Schulternähe, mal weit unten.

- **Asthmatische Beschwerden in Verbindung mit hydropischen Zuständen.** Etwa: **Hydrothorax,** wo bei **ödematöser Geschwulst der unteren Extremitäten** (oder Ödem an Händen und Füßen) eine Art Asthma vorhanden ist, **mit unaufhörlichem Harndrang und geringem, schmerzhaftem Harnabgang.** Atmung: **beschwerlich und schnell,** mit deutlich hörbarem Keuchen und Ächzen; ungleich und intermittierend. Nächtliche Dyspnoe mit Herzklopfen, besonders zwischen 23 und 3 Uhr.
- Ein eigenartiges Symptom: „Beim starken Ausatmen sticht es stumpf tief in der linken Brust, aber nicht beim Einatmen; bald darauf aber nur beim Einatmen." Kurzes, trockenes Husten oder Hüs-

teln, von Kitzel im Kehlkopf erregt. **„Nachthusten, mit unwillkürlichem Fortspritzen des Harns“** (Jahr). Chronischer Husten nachts, durch Kratzen auf der Brust erregt, mit viel Auswurf; zum Aufsitzen nötigend. Dabei Ödeme der Extremitäten und der Brust.

- **Stechende und reißende Schmerzen im Brustraum, vor allem in der Brustmuskulatur.** Etwa: „Stumpfreißender Schmerz in der rechten Brust, unfern der Achselgrube, der eine **wunde Empfindung, auch beim Befühlen und bei Bewegung,** nach sich zieht.“ „Früh im Bette und auch später, bei einiger körperlicher Bewegung, mehrere heftige Stiche in der linken Brust.“ „Stiche in den Brustmuskeln bei Bewegung des Brustkorbes.“ Rheumatismus der Brustmuskeln (Hering). Stumpf stechendes Reißen sehr tief im Innern der rechten Brust, wobei es schwer zu unterscheiden ist, ob es mehr im Rücken, „bis wohin es durchzugehen scheint“, oder mehr in der Brust ist. Plötzlich sehr heftig schneidende Schmerzen, wie mit einem scharfen Messer im rechten Brustkorb, die den Atem fast benehmen und zum Jammern nötigen.

Herz **Starkes Herzklopfen.** Herzklopfen mit Atemnot, gegen Mitternacht. „Sowie der Patient sich aufrichtet, entsteht Schwindel, Herzklopfen mit Stichen am Herzen und tiefe Ohnmacht“ (aus einem Cholera-Fall). Wenn bei schweren Ruhr- oder Brechdurchfallerkrankungen die Kräfte rapide gesunken waren und der Puls fadenförmig, ja bisweilen nicht mehr tastbar war, hat Colchicum mehrfach Genesung gebracht, wie Sybel in der *AHZ* berichtet (52:156). Auf diesen Bericht geht Herings fett hervorgehobene Angabe: „Puls fadenförmig, nicht tastbar“ zurück.

Wenn **rheumatisches Fieber unter Herzbeteiligung** verläuft; **Perikarderguss,** auch das Endokard wird in Mitleidenschaft gezogen. Ein Beispiel (Fall von Kidd, in: Rückert, *Klinische Erfahrungen,* Supplementband 1:895): Rheumatisches Fieber bei einem 10jährigen Jungen. Im Bett in sitzender Lage nach Atem schnappend und über einen heftigen Schmerz im Sternum klagend, der sich bis in die linke Schulter erstreckte. Puls schnell, schwach, unruhig und flatternd. Respiration beschleunigt und kurz. Große Angst, Unruhe und Schlaflosigkeit seit 48 Stunden; Zunge gelb belegt. Kein Appetit, viel Durst. Trockene, heiße Haut. Dumpfer Ton in der linken oberen Mammagegend bis zum unteren Rand des dritten Rippenknorpels hinauf. Herztöne murmelnd, schwach, undeutlich; man hört ein Pfeifen am Herzen. Perikarderguss, Endokard ebenfalls affiziert. Der Kranke hat schon öfter Rheumatismus gehabt. Colchicum, zunächst in halbstündlichen, dann in dreistündlichen Abständen gegeben, besserte bald und heilte in 14 Tagen.

Herzleiden, wenn die Eltern oder Großeltern unter Gicht litten.

Magen **Appetitlosigkeit bei starkem Durst.** Diese Kombination ist unter den Prüfern und in den klinischen Fällen die Regel. Zwar gibt es auch das Prüfungssymptom „Appetit ungewöhnlich groß“ – aber mehrfach bestätigt ist vor allem dies: **„Hat zu diesem und jenem Appetit, so wie er es aber sieht oder noch mehr riecht, schüttelt ihn Ekel und er kann nichts genießen.“** Die extreme Geruchsempfindlichkeit, der schlechte Mundgeschmack, der fade Geschmack der Speisen usw., all das verleidet das Essen, ruft Übelkeit bis zur Ohnmacht hervor und macht Nahrungsaufnahme oft unmöglich.

Von großem, brennendem, ja nicht zu stillendem, **unlöschbarem Durst** wird in Prüfungen und Kasuistiken immer wieder berichtet. Freilich kann auch Durstlosigkeit bestehen, und Hering hebt gerade dies mit zwei fetten Balken hervor. Seine Quelle ist ein interessanter Bericht von Kurtz (*AHZ* 26:89–92; Rückert, *Klinische Erfahrungen* 3:511), aus dem mehrere hochbewertete Symptome in die *Guiding Symptoms* übergegangen sind. Der Autor spricht von einer „Menge“ Rheumatismen, die er mit Colchicum geheilt habe. Dazu gehörten „fieberhafte Rheumatismen“ mit fast stetem Frösteln und trockener Haut ohne Schweiß, und: „kein Durst, oder doch nicht besonders gemehrter“. Es ist danach recht fraglich, ob die Hervorhebung der Durstlosigkeit in den *Guiding Symptoms* gerechtfertigt ist.

Bemerkenswert ist ein Verlangen nach kohlensäurehaltigen Getränken, insbesondere Champagner.

- Die **extreme Übelkeit von Essensgerüchen** (ja selbst vom Denken an Essen!) ist natürlich ein sehr charakteristisches Colchicum-Symptom. **Übelkeit: bis zur Ohnmacht; mit tödlicher Erschöpfung; mit großer Unruhe, zerstreutem Geist und gesunkenen Körperkräften.**

- Übelkeit mit Zusammenfließen wässrigen Speichels im Mund; **Übelkeit und Brechreiz infolge von Herunterschlucken des Speichels.**
- Größte Übelkeit mit **sehr heftigem Erbrechen, das durch jede Bewegung noch heftiger wird;** muss stillliegen, „ganz zusammengekrümmt und ohne die geringste Bewegung". Die Übelkeit entsteht besonders **in aufrechter Stellung.** „Wenn sie sich aufrichtet, kriebelts im Magen, wie zum Brechen."
- **Erbrechen mit wässrigem Durchfall; Brechdurchfälle. Starkes und gewaltsames Erbrechen von Speisen, später von Schleim und Galle, nach heftigem Brechwürgen.** Oder, in den Worten eines Prüfungssymptoms: „Heftiges Brechwürgen; nach langem Würgen kommt eine große Masse gelblich gefärbter, gallig bitter schmeckender Schleim heraus, welcher einen gallig-bitteren Geschmack im Rachen hinterlässt."
- Viel Luftaufstoßen, das nach nichts schmeckt; mit Brennen im Magen.

In der Magengegend fallen zwei starke, gegensätzliche Empfindungen auf: „**Der Magen scheint immer eiskalt zu sein**" und „**Lebhaftes Brennen im Epigastrium**".

Magendrücken, Magenkrämpfe, Schwere im Magen usw.; **mit starker äußerer Berührungsempfindlichkeit der Magengegend.** „Nota gastrica" (Kurtz) bei rheumatischen Beschwerden: leicht belegte Zunge, pappig-bitterlicher Geschmack, Appetitlosigkeit, Magendrücken, leeres Aufstoßen.

Abdomen **Starke, trommelartige Bauchauftreibung von Blähungen.** „Gleich unter den kurzen Rippen rechter Seite nach vorne hin, Schmerz wie von eingeklemmten Blähungen." Oder: „**Große Aufspannung des Unterleibes, als hätte sie zu viel gegessen;** selbst ohne das Geringste genossen zu haben; nach mäßigem Genuss ganz leichter Speise wird dies Gefühl um vieles stärker und lästiger." Dem homöopathischen Tierarzt bekannt als Mittel gegen Blähsucht bei Rindern, die zu viel nassen Klee gegessen haben.

Im Bauch können starke kneipende, zwickende oder klemmende Schmerzen vorhanden sein, auch Brennen oder Eiseskälte; oft besteht ausgeprägte äußere Berührungsempfindlichkeit. Kolikschmerzen; Colchicum kann bei **Colica mucomembranacea** angezeigt sein. Eine besondere Lokalität ist das **Colon sigmoideum,** wo **reißende Schmerzen** bestehen können, die durch Druck und nachts stärker werden. Andererseits gibt es auch annähernde Schmerzlosigkeit bei Dysenterie; „im Leib kein eigentlicher Schmerz, nur Kollern, Poltern, Gefühl, als solle alle Augenblicke Durchfall kommen." „Bauchfellwassersucht, auch mit einer Falte über dem Schambogen" (Jahr, *Symptomencodex*).

Rektum und Stuhl Colchicum ist aufgrund zahlreicher gut bestätigter Prüfungssymptome in diesem Bereich ein wichtiges Mittel bei **Durchfällen, ruhrartigen Beschwerden, Brechdurchfällen** usw. Zu den wichtigsten Symptomen gehören: **Höchst schmerzhafter Stuhldrang; heftigster Stuhlzwang.**

- Stühle, die **aus bloßem, durchsichtigem, gallertartigem Schleim** bestehen. Meist erleichtern sie die Bauchschmerzen, doch kann nach dem Abgang noch stundenlang ein quälender Schmerz in Rektum und After bestehen bleiben.
- **Blutige Stühle, mit Schleimhautfetzen vermischt** („Gedärm-Abschabsel"); der Stuhl enthält eine große Zahl **kleiner, weißer, fetzenartiger, häutiger Teilchen.**
- Darmblutungen mit Übelkeit zum Sterben, **nachdem man Kochgerüche in die Nase bekommen hat.**
- Beim Abgang des Stuhles kann ein **starker, schmerzhafter Krampf im Schließmuskel des Afters** auftreten, der jedoch auch unabhängig von der Stuhlentleerung vorkommt. „**Krampf im Schließmuskel des Afters, mit Frösteln darauf im Rücken,** welchem Drang zum Stuhle folgt, ohne sich doch hinlänglich der Exkremente entledigen zu können." Manchmal **tritt der Mastdarm beim Stuhlgang heraus.**

Die eher **geringe Ausscheidung trotz schmerzhaften Drängens,** die in diesem Prüfungssymptom ebenfalls angesprochen wird, ist bei Colchicum recht oft verzeichnet worden, obwohl auch **erschöpfende Durchfälle mit starker Dehydratation und Kollaps** beobachtet wurden.

- „Ungenüglicher Stuhl abends, obwohl es ziemlich dazu nötigte."
- Ferner: Ziemlich flüssige Stuhlgänge von sehr üblem Geruch, mit kleinen weißen Häutchen oder hellbläulichen Stoffen gemischt; sehr widerlich riechende Durchfallstühle, bestehend aus fahl

orange-gelber, schleimiger Flüssigkeit, mit vielen großen hellgelben Flocken ohne alle Fäces; wässrige Stuhlausleerungen in reichlichen Massen von gelber Farbe, usw.

- Einige klinische Angaben zu diesen Krankheitsbildern:
  - „**Herbstruhren,** mit Ausleerungen bloßen weißen Schleims und heftigem Zwängen."
  - Ruhr, wenn blutige Stühle mit Schleimfetzen unter heftigem Zwängen oder Heraustreten des Mastdarms zugegen sind, **mit starker Aufblähung des Bauches, Kolikschmerzen, Brennen und Zwängen auch beim Wasserlassen.**
  - Ruhr mit **Schmerzen besonders im Mastdarm, Drängen, Pressen, mit fortwährenden Ausleerungen von geringer Menge.**
  - „Fortwährender, höchst schmerzhafter und erschöpfender Durchfall von gallertartigen Schleimklumpen mit wässrig schleimiger Flüssigkeit; dabei **steter Harndrang und quälende Nierenschmerzen** bei völlig cessierender Harnabsonderung."
- Einige weitere Symptome im Bereich von Rektum und Stuhl:
  - Stuhldrang, der durch häufigen Blähungsabgang gemindert wird. „Der nicht eben harte, aber **sehr geringe** Stuhl wird **mit großer Anstrengung** herausgepresst."
  - Im After: feinstechendes Reißen; Kribbeln und heftiges Zucken; Brennen; Jucken, ganz leicht oder sehr stark; leichtes Prickeln.

Harnwege Die **Harnsekretion ist im Allgemeinen vermindert,** der **Urin hochgestellt, dunkel;** die **Harnwege sind gereizt** und schmerzen beim Wasserlassen, oft besteht **Tenesmus.** Insbesondere können **quälende Nierenschmerzen** vorhanden sein. Heftige, krampfhafte Schmerzen im Bereich der Lenden und Harnwege, mit **beständigem Harndrang** und Abgang geringer Mengen roten Urins. Beim Harnlassen ein brennendes Gefühl in der Harnröhre, als wäre sie wund. Unaufhörliches Brennen in den Harnwegen und wenig Harnabgang. Unwillkürliches Wegspritzen des Harns bei nächtlichem Husten.

Hydropische Zustände mit verringerter Harnsekretion. Stark betont wird in der Literatur der dunkle, Blut und Protein enthaltende Urin. „In zwei Fällen war die Wassersucht nach Scharlach mit **Abgang fast tintenhaften Urins** verbunden, ohne dass sich dabei andere Blutungen zeigten. Der Urin war deutlich eiweißhaltig" (Clotar Müller, zitiert nach Rückert, *Klinische Erfahrungen* 4:47). Ferner ist Brennen, Zwängen und Krampfen beim Harnabgang häufig. Etwa: Ödeme, „wo bei immerwährendem Harndrang, wie **Krampf in der Harnblase,** die geringe Quantität Harn sehr schmerzhaft abgeht".

Entzündliche Affektionen der Nieren. Etwa: „Heftiger Schmerz in der rechten Nierengegend; konnte nur auf dem Rücken liegen. Verschlimmerung durch Druck und Bewegung. Puls etwas voller und frequenter. Zunge rein, Durst mäßig. Harn trübe und einen orangefarbenen Ring (im Uringefäß) anlegend" (Goullon, zitiert nach Rückert, *Klinische Erfahrungen,* Supplementband 1:503).

Stapf resümiert in seinem Prüfungsbericht die Wirkungen von Colchicum im Bereich der Harnwege treffend so: Es „scheint der **spärliche, mit schmerzhaften Empfindungen und Zwängen begleitete Abgang dunkeln Harns** die Erstwirkung zu sein." Jahr formuliert so: „**Steter Harndrang, mit geringem Abgang … sparsamer Abgang dunklen, roten Harns, unter Brennen und Zwängen in der Harnröhre.**"

Männliche Genitalien Reißen in der Eichel oder im (linken) Samenstrang. Ödem des Hodensacks.

Weibliche Genitalien Colchicum hat eine Wirkung auf die Menstruationsblutung. Es kann sie entweder früher hervorrufen als sonst („7 Tage früher als gewöhnlich") oder zum Versiegen bringen („Die eben eingetretene Menstruation verschwindet wieder"). Die Arznei ist angewandt worden bei plötzlichem Versiegen der Monatsblutung, gefolgt von Hydrometra.

Bei **Schwangerschaftsübelkeit mit extremer Empfindlichkeit gegen Essensgerüche** ist Colchicum angezeigt, wenn die Symptome passen.

Äußerer Hals und Rücken **Starke Schmerzen in der Nierengegend,** besonders im Zusammenhang mit Nierenentzündungen, Ruhr, Durchfall u. a.; gebessert in der Rückenlage.

Rheumatische Schmerzen im Nacken und Rücken, in Schultern, Lenden, Hüften und Kreuz. Seltsame Zeitmodalitäten traten dabei in einem Fall von Williams auf: „Rheumatismus besonders in den Lenden und der linken Hüfte. Schmerzen meist nachmittags 4 Uhr sehr heftig, bis gegen 6 Uhr anhaltend, wo sie dann nachließen, abends um 8 oder 9 oder morgens 1 Uhr wiederkehrend, sich bis zur linken Schulter und der Brust ausdehnend und dann mehrere Stunden anhaltend."

Spannender Schmerz in den Halsmuskeln, äußerlich und beim Schlucken spürbar. Zwischen den Schulterblättern stechend-spannender Schmerz, **am meisten beim Bewegen,** muss eine Weile krumm gehen.

Zerschlagenheitsgefühl im Kreuz. Auf der Mitte des Kreuzbeins ein handgroßer, heftig schmerzender Fleck, der **bei der geringsten Berührung** unerträglich wehtut.

Extremitäten Einige Beschreibungen der rheumatischen Beschwerden an den Gelenken der Extremitäten aus der Literatur:

- „Fieberhafte Rheumatismen, ziehend-reißende (stechende) Schmerzen, meist **wandernd, ohne Röte** und (höchstens nur mäßiger, blasser) Geschwulst der Teile, abends, vorzüglich aber **nachts** erhöht, **durch Berührung und Bewegung verschlimmert**" (Kurtz).
- „Stechend-reißende Schmerzen, die mit Zunahme des Fiebers sich verstärken, nachts am unerträglichsten sind, gegen Morgen nachlassen und auf einen anderen Teil überspringen" (Hartmann).
- „Affektionen der Gelenke, doch ohne Geschwulst und Röte, bei allgemeiner Schmerzhaftigkeit des ganzen Körpers und allzu großer Reizbarkeit bei den Schmerzen" (ders.).

Es kann bei chronischen Fällen auch zu Kontrakturen kommen. So klagte ein Patient, dass seine Gelenke so schmerzten und „die Hacken so heraufgezogen wären", dass er nie wieder ordentlich würde laufen können.

Wahlanzeigend für den Colchicum-Rheumatismus sind freilich besonders die Merkmale, die oben schon erörtert wurden: **lähmungsartige Schwäche bei den Schmerzen, begleitende Magen-Darm-Symptome und Wanderneigung.** Dazu kommen die Modalitäten: **schlimmer durch Bewegung und Berührung;** oft erregt durch **nasse Kälte.** Einige Prüfungssymptome: „Ein bald stechend, bald ruckendes Ziehen (besonders früh), bald in den Muskeln der Schulter, bald der Hüfte, der rechten Seite." „Bald hie, bald da, kurze Stiche in den Gelenken." Jahr vermerkt eine interessante Indikation: „Bei warmem Wetter Reißen in den Gliedern, bei kaltem Stechen." Colchicum kann nämlich auch bei „Sommer-Rheumatismus" (Kent) angezeigt sein, mit verminderter Harnsekretion.

In den Armen so heftiger Lähmungsschmerz, dass er selbst leichte Dinge nicht recht halten kann. Rheumatisches Reißen in Schlüsselbein, Schulter, Arm, Ellbogen, Unterarm, Handgelenk und Fingern, besonders in den Ligamenten. Etwa: „Stechendes Reißen in den Gelenkbändern des kleinen Fingers rechter Hand." Fingerkrämpfe; krampfhafte Kontraktur der Fingergelenke, oder Gichtknoten dort. Ödem der Hände. Ein ungewöhnliches Symptom: **Kribbelgefühl in den Fingernägeln.**

Schmerzhafte Lähmungserscheinungen auch in den unteren Extremitäten: „Das Gehen ist sehr ungewiss und schwankend; teils wegen Schwäche, teils wegen der schnell kommenden und durch die Knochenhaut hinfahrenden **stechend-ziehenden Rucke,** die jedes Mal **mit einem Lähmigkeitsgefühl und einer kurz dauernden wirklichen Lähmung verbunden** sind." „Die schmerzhafte Muskellähmung, besonders in den Kniegelenken, macht, dass er nicht selten **zusammenknickt,** vorzüglich wenn er die Beine zur **Überschreitung eines höheren Gegenstandes,** z. B. der Türschwelle, anhebt."

Eine öfters bestätigte Indikation: Lähmungen nach plötzlich unterdrücktem Schweiß des ganzen Körpers oder auch der sehr schweißigen Füße durch Nasswerden des Körpers.

Rheumatische und gichtische Schmerzen, die die ganzen unteren Extremitäten einnehmen können, etwa von der Hüfte bis in die Unterschenkel fahren, oder sich im Fußbereich und namentlich im Großzehenbereich konzentrieren. Reißende Schmerzen auf dem Spann, dem Fußrücken oder in der Fußsohle. „Drückend ziehender **Schmerz in der ganzen linken großen Zehe, dann ebenso in der rechten,** und sodann in den mittleren linken Zehen. Der Schmerz ist mehr wie an der unteren Fläche der Zehen." Die linke große Zehe schmerzt, als wollte der Nagel ins Fleisch wachsen. Ein deutlicher Hinweis auf Colchicum ist es, **wenn Anstoßen der Zehen extrem**

C

schmerzhaft ist. Kribbeln in der inneren Fläche der großen, zweiten und dritten Zehe des rechten Fußes, als wären sie eingeschlafen. **Waden- und Fußsohlenkrämpfe. Ödematöse Anschwellung der Füße oder Beine.**

Schlaf Große Schläfrigkeit bei Tage, „unüberwindlicher Hang zum Schlafen", schläft beim Lesen ein (jedenfalls sofern die Schmerzen nicht zu stark sind). Schläft häufig auf dem Rücken (in dieser Lage können auch die Schmerzen schwächer sein), da er in der gewohnten Seitenlage nicht schlafen kann. Zum Beispiel: „Abends im Bett lange nicht einschlafen könnend, weil er auf der linken Seite, auf der er zu liegen gewohnt war, nicht liegen konnte. Es war ihm, als wenn ihn daselbst eine Falte drückte, und doch war dies durchaus nicht der Fall, im Gegenteil fand er, dass der Schmerz in der Milzgegend saß und durch äußeren Druck erst bemerkbar wurde" (Possart).

Unruhiger Schlaf, gestört durch schreckhafte Träume, Unruhe der Gliedmaßen oder Durchfall. Morgens fällt das Aufstehen aus dem Bett schwer, aufgrund der lähmungsartigen Schwäche.

Fieber, Frost, Schweiß Allgemeine Kälte, insbesondere **Kälte der Extremitäten;** der Hände und Füße. Stetes Frösteln und Frieren am ganzen Körper, auch in der warmen Stube. Aus einer Beschreibung von Kurtz (geheilte Rheumatiker): „**Fast stetes Frösteln, auch beim Ofen, nur von flüchtigem Hitze-überlaufen unterbrochen;** Haut nicht gerade brennend, aber doch trocken und ohne Schweiß, kein Durst, oder doch nicht besonders gemehrter." **Öftere Schauder im Rücken herab,** auch z. B. bei Sphinkterkrämpfen usw.

Trockene Hitze der Haut, besonders nachts. Oder, wie Hartmann schreibt: „Das (rheumatische) Fieber exacerbiert in den Nachmittagsstunden; der Kranke klagt dann über **immer mehr zunehmende trockene Hitze am ganzen Körper, mit Herzklopfen und Durst,** bei plötzlich eintretendem und ebenso plötzlich wieder verschwindendem Schweißausbruch."

Öfters fehlt der Schweiß völlig, doch es gibt auch „starke, sauer riechende Schweiße, ohne Linderung". Unterdrückung der Schweißsekretion infolge von Durchnässung kann zu Lähmungen führen.

Haut Die Haut ist meist weiß und zart; sie neigt nicht zur Rötung, Schwellungen sind eher blaß. Das gilt nicht nur bei Ödemen und Anasarka, sondern auch bei Rheumatismus und Gicht.

Kribbeln in einzelnen Stellen der Haut, besonders an vorspringenden Teilen (Finger, Zehen, Ohren), bei Wetteränderung, als ob man sich diese Stellen früher einmal erfroren hätte; Wetterfühligkeit. Stechen in der Haut, sodass es durch den ganzen Körper zuckt.

Colocynthis

Essenzielle Merkmale

Colocynthis ist eine Arznei, die das Abdomen angreift, besonders das Colon. Sie ruft Schleimhautentzündungen des Dickdarms hervor, die häufig mit Darmkrämpfen verbunden sind, und kann beim „Reizkolon" angezeigt sein (Colon irritabile). Es bestehen sehr starke Schmerzen im Unterleib, die durch **Druck** gelindert werden: insbesondere durch **Anziehen der Beine und Zusammenkrümmen** sowie durch **festen, harten Druck in den Bauch, etwa indem man sich über eine Tischkante oder Stuhllehne legt.** Oft hilft bei den Schmerzzuständen überhaupt nichts anderes; ohne Druck gegen den Bauch werden die Schmerzen tatsächlich unerträglich. Colocynthis ist entsprechend auch ein wichtiges Mittel bei Dysmenorrhö mit starken Unterleibskrämpfen, wenn die Modalität „**besser durch Zusammenkrümmen**" vorhanden ist. Auch eine Besserung durch Wärme kann vorliegen (die jedoch mehr für MAGNESIA PHOSPHORICA spricht); Essen und Trinken dagegen verschlimmern meist schon in geringer Menge. Ferner sind die Schmerzen nicht selten schlimmer in der Ruhe, und Bewegung, wie Umherwälzen usw., läßt sie eher erträglicher werden; oft findet der Patient in keiner Lage Ruhe.

Beschwerden durch zurückgehaltenen Zorn

Die Bauchschmerzen von Colocynthis haben oft etwas mit einer gewaltigen **Wut im Bauch** zu tun, die diese Patienten in sich hineingefressen haben. Diese Wut kann man auch im täglichen Leben zu spüren bekommen, nämlich wenn man der betreffenden

Person Fragen stellt und sie zum Sprechen bringen will. Das kann sie nicht ausstehen, und sie wird böse. In den Prüfungen heißt es: „**Unlust zu sprechen** den ganzen Tag." „Mürrisches Wesen; er nimmt alles übel und **gibt nicht gern Antwort**." „Sehr ärgerlich gereiztes Wesen; Wortkargheit." Und, besonders kennzeichnend: „Höchste Verdrießlichkeit; es ist ihm nichts recht; er ist äußerst ungeduldig; **es ärgert ihn jedes Wort, das er antworten soll, und setzt ihn in die peinlichste Verlegenheit;** es ärgert ihn alles, auch das Unschuldigste." Es ist das Bild eines Menschen, der zum Ausdruck bringt: Lasst mich bloß in Ruhe! Colocynthis kann angezeigt sein bei Leuten, die Schlimmes durchgemacht haben und die Wut, die sie empfinden, in sich aufgestaut haben; sie kann sich nicht in ihrer vollen Stärke Luft machen, und statt dessen kommen dann die Bauchkrämpfe, diese schrecklichen Schmerzen.

In den *Chronischen Krankheiten* heißt es, dass Colocynthis sich als besonders hilfreich erweist bei „Nachteile(n) und Beschwerden mannichfacher Art **von Indignation und Erbitterung**, oder innerer, nagender Kränkung über unwürdige Behandlung seiner selbst oder anderer, sein Mitleid erregender Personen", und zu den Folgen zählt Hahnemann Darmkrämpfe, krampfartige Koliken, Gallenkoliken usw. „**Heftige Koliken, besonders nach Ärgernis**." Hier ist Colocynthis mit STAPHISAGRIA zu vergleichen. Freilich: Beschwerden von zurückgehaltenem, aufgestautem **Zorn** weisen eher auf Colocynthis hin, bei STAPHISAGRIA dagegen liegt der Akzent auf dem Gefühl, erniedrigt und gekränkt worden zu sein. Und die Empfindlichkeit gegen Ungerechtigkeit verbindet Colocynthis mit CAUSTICUM, doch CAUSTICUM-Patienten fressen ihren Zorn nicht in sich hinein, sondern neigen zur Rebellion und zum Fanatismus.

Ich habe mehrmals Fälle gesehen, in denen nacheinander STAPHISAGRIA, CAUSTICUM und Colocynthis angezeigt waren, sozusagen „rotierend", d.h. die Symptome änderten sich zyklisch vom einen zum anderen Arzneibild. Es handelt sich um komplementäre Arzneien. Und bei schweren Fällen kann es vorkommen, dass dieser Zyklus erneut beginnt und eine grundlegende Besserung eintritt, sobald man die Serie der Mittel in höheren Potenzen gibt.

Übrigens ist hier mit „schweren Fällen" nicht gemeint, dass die physische Existenz bedroht ist. In diesem Zusammenhang bedeutet ein „schwerer Fall" für mich, dass ein Mensch unter pathologischen Symptomen leidet, die ihr Zentrum auf der geistig-seelischen Ebene haben. Setzt sich die Krankheit auf den höheren Ebenen der Existenz fest, dann droht sozusagen der Tod auf der geistig-seelischen Ebene.

Krämpfe und Krampfschmerzen

„Der Hauptcharakter der Koloquinte ist, Klamm-Schmerzen zu erregen, in inneren und äußeren Teilen, d.i. **tonische Krämpfe, mit klemmend drückenden Schmerzen**" (Hahnemann, *Chronische Krankheiten*). Diese „ungemeine Neigung der Muskeln aller Körperteile, sich schmerzhaft zu Klamm zusammenzuziehen", zeigt sich nicht nur bei Unterleibskrämpfen. Colocynthis kann daher bei krampfartigen Schmerzen aller Art angezeigt sein, insbesondere auch bei Kreuzschmerzen und vor allem **Ischialgien.** In diesen Fällen kommt zu den klemmenden Schmerzen oft noch ein Gefühl von Ameisenkribbeln, Eingeschlafensein, Pelzigkeit und Taubheit, oder Schmerzen und Taubheitsempfindungen wechseln sich ab.

Eine schlimme Plage sind kolikartige Bauchschmerzen von Säuglingen, etwa die sogenannten **Dreimonatskoliken.** Eine Faustregel: Wenn das Baby sich wegen der starken Schmerzen unwillkürlich zusammenkrümmt und die Beine extrem an den Bauch zieht, dann wird wahrscheinlich Colocynthis helfen. Geht es dem Kind besser und schläft es schließlich ein, wenn man es auf den Bauch legt, so spricht dies eher für BELLADONNA. Ein weiteres Mittel bei Dreimonatskoliken ist ILLICIUM (Sternanis), das früher den meisten Müttern als wirksames Hausmittel bekannt war – bis die pharmazeutische Industrie uns chemische Mittel bescherte.

Beschwerden von Ärger und Erbitterung

Colocynthis ist besonders bei Kolikschmerzen infolge von aufgestauter Wut angezeigt, doch es gibt eine Vielzahl von Beschwerden, die durch die Causa „**Ärgernis**" bzw. vor allem aufgestauten Ärger erzeugt werden können. **Wenn einem Krankheitszustand Ärger vorausgegangen ist,** sollte man stets auch Colocynthis im Auge behalten. Hahnemann erwähnt z.B.: „Zerschlagenheitsschmerz im Achselgelenk nach Ärgernis." Auch Kopfschmerzen, fiebrige Infektionen nach Abortus, Ischialgien und viele andere Beschwerden können nach Ärger auftreten, wie eine große Zahl von Heilungsberichten in der Literatur zeigt.

Kent beschreibt, wie sich ein Colocynthis-Zustand entwickeln kann: „Colocynthis erzeugt einen Zustand des Nervensystems, wie man ihn bei Leuten findet, die seit Jahren unter Ärger, Stress und Frustration leiden. Zum Beispiel: Geschäftsleute, mit deren Unternehmen es bergab geht; sie werden immer gereizter und leiden schließlich unter nervöser Erschöpfung." Moderner ausgedrückt könnte man z. B. sagen: Ein Angestellter, der eine sehr verantwortungsvolle Aufgabe zugewiesen bekommt, aber nicht die Mittel und Kompetenzen erhält, die notwendig wären, sie auch zu erfüllen; er schluckt seinen „Frust" herunter, leidet still vor sich hin und bekommt schließlich furchtbare Bauchschmerzen.

Kent beschreibt auch eine andere Art von „Beschwerden durch Ärgernis" sehr plastisch, nämlich diejenigen, die mit der **Reizbarkeit** der Colocynthis-Patienten zu tun haben: „Bei Neuralgien im Ovarialbereich; die Leidende zieht das Bein auf der schmerzhaften Seite so fest wie möglich an den Bauch und hält es dort fest. Der Arzt fragt: ‚Wie ist es denn zu diesen Schmerzen gekommen?' Und die Antwort wird wahrscheinlich ungefähr so lauten: ‚Meine Putzfrau hat schmutziges Wasser auf einem hübschen Läufer verschüttet, es gab eine Auseinandersetzung – und das habe ich nun davon.' "

Ein neueres Beispiel für die Colocynthis-Reizbarkeit: „Als z. B. in einer Autoschlange jemand eine Bananenschale wegwarf, regte er sich so auf, dass er den Betroffenen zur Rede stellte und einen Streit vom Zaun brach" (aus einem Fall von Wegener in der *Klassischen Homöopathie,* 6/93). Hier ist im übrigen auch etwa von dem Gerechtigkeitsempfinden von Colocynthis zu spüren, das bei Hahnemann in der Formulierung „Beschwerden von … innerer, nagender Kränkung über **unwürdige Behandlung** seiner selbst oder **anderer, sein Mitleid erregender Personen**" angesprochen wird.

Angst und Unruhe

Akute Colocynthis-Schmerzzustände sind meistens mit großer **Ängstlichkeit und Unruhe** verbunden. „**Klagt und jammert bitterlich Tag und Nacht**", schreibt Hering in den *Guiding Symptoms,* und Bönninghausen rechnet „Angst und Unruhe" sowie „Weinerlichkeit" zu den Charakteristika der Arznei.

So können z. B. extrem schmerzhafte Magen- und Bauchkrämpfe den Atem beengen und zu Angstzuständen führen, und nur „starkes Bewegen und Herumwälzen" verschafft ein wenig Linderung. Oder, wie Rückert schreibt: „Keine Körperlage schafft Ruhe oder Linderung, sie muss vor Schmerz laut schreien, will verzweifeln." Kopfschmerzen zwingen zum Weinen, Schreien und Umherlaufen im Zimmer, sie erlauben das Ruhigliegen nicht. Immer wieder finden sich in Fallberichten die Formulierungen „findet nirgends Ruhe" oder „Schmerzen gestatten weder Tag noch Nacht Ruhe".

Die starken Schmerzen sorgen nicht nur für Unruhe und Angst auf der emotionalen und seelischen Ebene, sie erzeugen auch Aufruhr im Körperlichen. So sind Leibschmerzen häufig von **Erbrechen und Durchfall** begleitet, die weniger mit Verdauungsproblemen zu tun haben als einfach eine Folge der überstarken Schmerzen sind. So geht dem Erbrechen, wie Kent betont, häufig auch keine Übelkeit voraus, „sondern Übelkeit und Erbrechen treten gleichzeitig auf, sobald der Schmerz eine bestimmte Intensität erreicht hat". Auch das Gesicht des Colocynthis-Patienten wird durch die extremen Schmerzen gezeichnet; es ist verzerrt und entstellt. „**Klemmender Bauchschmerz, als würden die Därme eingepreßt,** mit Schneiden gegen die Schambeingegend hin und solcher Heftigkeit unter dem Nabel, **dass es ihm die Gesichtsmuskeln verzerrte und die Augen zuzog**."

Unlust und Abspannung

Oben wurde bereits die Abneigung, ja Ärgerlichkeit erwähnt, die Colocynthis-Patienten zeigen, wenn man ihnen Fragen stellt und sie zum Antworten bewegen will. Es besteht zudem auch eine Abneigung gegen geistige Anstrengung jeder Art, „Unlust zum Studieren". Vor allem aber sind Colocynthis-Patienten nicht dazu aufgelegt, auf andere Leute zuzugehen und sich ihnen zu öffnen. In den österreichischen Nachprüfungen findet sich folgende Beobachtung: „Zu körperlicher und geistiger Arbeit, **selbst zum Besuchen teurer Personen unaufgelegt** – mattherzig." Oder, wie Kent es ausdrückt: „Seine Freunde gehen ihm auf die Nerven, er möchte nur allein sein."

Aber nicht nur der Wille, auch die Fähigkeit zur Konzentration und zur geistigen (und oft auch körperlichen) Anstrengung kann geschwächt sein. „Abspannung höchsten Grades (eine Stunde lang), sodass er zu körperlicher und geistiger Arbeit völlig untüchtig war", heißt es z. B. in der erwähnten österreichischen Prüfung. Und außerdem: „Der Kopf war umnebelt, schweres Besinnen, kein frischer Trieb, Gegenstände von Interesse aufzusuchen und aufzufassen." Dieser Mangel an Konzentrationsfähigkeit und geistiger Frische kann sich auch so manifestieren: „Eigentümliche Stimmung, die Festhaltung keines Gedankens gestattend."

Auf der körperlichen Ebene sind Zustände von Schwäche und Erschöpfung ebenfalls auffällig. „Allgemeine Abgeschlagenheit, Zerschlagenheitsgefühl im Kreuz und drückender Kopfschmerz; morgens." „Abends beim Gehen die **Empfindung, als ob alle Kräfte nachließen**." „Ohnmachten mit Kälte der äußeren Teile."

Modalitäten

Colocynthis ist eine Arznei, die durch starke allgemeine Modalitäten gekennzeichnet ist. Zu diesen Modalitäten gehören besonders:

- **Besserung durch festen Druck,** insbesondere durch Zusammenkrümmen, Anziehen der Beine usw. Dies hat Hering sehr plastisch so ausgedrückt: „Wenn die Kranken während der Anfälle **mit den Fäusten gegen den Unterleib andrücken** oder wie wütend **den Bauch gegen die Bettpfosten, gegen Tischecken oder dgl. anstemmen,** sich auf den Bauch legen und Kissen unterstopfen und so endlich wieder ruhig werden." Oder, wie es in den *Chronischen Krankheiten* heißt: „**Nur ein Druck auf den Bauch mit der Hand und die Einbiegung desselben minderten den Schmerz.**" Ähnliches gilt, mutatis mutandis, in Fällen von Ischialgie, Trigeminusneuralgie, Kopfschmerzen usw. **Wo fester Druck sonst unerträgliche Schmerzen bessert, ist an Colocynthis zu denken.** Allerdings kann es vorkommen, dass bei länger bestehenden Schmerzzuständen die kranken Teile schließlich berührungsempfindlich werden, sodass selbst Druck nicht mehr vertragen wird.
- Verschlimmerung bringen hingegen **Gemütsbewegungen, insbesondere Ärger, aber auch Kränkung.** Sie können alle möglichen Beschwerden hervorrufen oder verstärken. Margaret Tyler berichtet von einer Patientin mit furchtbaren Schmerzattacken; charakteristisch war: „Wenn sie sich aufregt, bekommt sie einen Anfall."
- Nicht so scharf ausgeprägt sind die folgenden Modalitäten: Essen und Trinken selbst geringer Mengen verschlimmert in den meisten Fällen ebenfalls, etwa bei Dysmenorrhö, Durchfall, Kolikschmerzen usw. Dagegen wird Bewegung meistens (wenn auch nicht immer) eher lindernd wirken, da die Schmerzen eine so starke Unruhe mit sich bringen. Auch Wärmeanwendung wirkt sich meistens eher positiv aus.
- Daneben gibt es noch zwei auffallende Verschlimmerungsmodalitäten, die sich in den Prüfungen teilweise mehrfach gezeigt haben und später klinisch bestätigt wurden, aber nicht so bekannt sind wie die oben genannten:
  - **Verschlimmerung um** 16 **Uhr** (vgl. LYCOPODIUM). Insbesondere Kolik- und Nervenschmerzen neigen dazu, um diese Uhrzeit aufzutreten oder schlimmer zu werden. So traten z. B. „furchtbare, zusammenziehende und drehende Kolikschmerzen in der Nabelgegend" sechs Tage hintereinander nachmittags um 16 Uhr auf, ebenso zeigte sich ein schneidender Schmerz „wie von einem Tischlerschnitzer" im Abdomen um diese Uhrzeit. In einem klinischen Fall kehrten Ischiasschmerzen regelmäßig um 16 Uhr wieder. Übrigens zeigen die Prüfungen auch, dass nachmittags gegen vier mehrfach durchfällige Stühle auftraten, mit Linderung vorhandener Leibschmerzen. Dies bestätigt nur noch die Bedeutung dieser Tageszeit.
  - Guernsey erwähnt in seinen *Keynotes* eine Verschlimmerung im Zusammenhang mit dem Wasserlassen, die auf ein bemerkenswertes Prüfungssymptom zurückgeht: „Empfindung von heftigem Druck in der linken Schläfe (Migräne?), den ganzen Nachmittag anhaltend, im Sitzen besser, beim Stehen und Gehen, **besonders aber beim Urinieren heftiger.**" Wenn bei Schmerzzuständen eine Verschlimmerung beim Wasserlassen festzustellen ist, sollte man unter anderem auch an Colocynthis denken.
- Colocynthis wirkt vorzugsweise auf die **linke Körperseite;** die meisten neuralgischen Zustände zeigen sich linksseitig.

Allgemeinsymptome und Keynotes

Schwindel Die starken Leibschmerzen von Colocynthis werden nicht selten von einem eigentümlichen Schwindel- und Benommenheitsgefühl eingeleitet. „**Dummheit und Schwindel im Kopfe beim Anfange des Leibwehs.**" Schwindel entsteht auch **beim schnellen Drehen des Kopfes;** der Patient spürt dabei ein Wanken in den Knien und glaubt, fallen zu müssen. Schwindel, Benommenheit und Betäubung werden vorzugsweise **in der linken Kopfseite empfunden,** speziell in der Schläfen- und Stirngegend.

C

Kopf Colocynthis-Patienten leiden oft unter **heftigen Kopfschmerzattacken,** wobei der Schmerz meist **periodisch wiederkehrt.**

- Mit diesen Schmerzanfällen ist oft **große Unruhe und Angst** verbunden. Ein Beispiel: Eine 24-jährige bekam Anfälle eines ungeheuer heftigen, drückenden, reißenden Kopfschmerzes. **Sie konnte dabei nicht liegen, richtete sich auf, krümmte sich zusammen, schrie und weinte.** Die Anfälle kehrten alle halben oder vollen Stunden wieder.
- Colocynthis paßt oft auf **halbseitige, migräneartige Kopfschmerzen, die auf das Gesicht ausstrahlen können.** Halbseitige Kopfschmerzattacken mit Übelkeit und Erbrechen; manchmal mit nachfolgenden Erstickungsanfällen und Blutandrang zum Kopf.
- Ein reißender oder reißend-wühlender Kopfschmerz, der im ganzen Gehirn gespürt wird und insbesondere **bei Bewegung der Augenlider schlimmer** wird. In der Stirn kann dabei ein Druckgefühl bestehen, „als wollte es die Stirn herauspressen". Drücken in der Stirn und in der Nasenwurzel, als ob ein heftiger Schnupfen kommen sollte.
- Eine weitere Modalität, die bei einem **pressend-drückenden Kopfschmerz im Vorderhaupt** auftritt, ist eine **Verschlimmerung beim Bücken und in der Rückenlage.** Oder auch: „Empfindlichkeit im Kopfe, als würde er zusammengepreßt, besonders im Vorderkopfe und in den Schläfen mit Schmerzhaftigkeit der Augäpfel, beim Bücken vermehrt, im Freien besser."
- Bohrende, bohrend-stechende und bohrend-reißende Schmerzen in der Stirn, den Schläfen und Kopfseiten. „**Drücken und dumpfes Klopfen in der linken Schläfe.** Das Drücken in der Schläfe wird nach und nach scharf und schneidend." Und: „Empfindung von heftigem **Druck in der linken Schläfe,** den ganzen Nachmittag anhaltend, im Sitzen besser, beim Stehen und Gehen, besonders aber **beim Urinieren heftiger.**" Spannender Druckschmerz über die ganze Stirn; besonders beim Absetzen eines ganz weichen und leicht durchschlüpfenden Stuhls. Plötzlicher stechender Schmerz in der Stirn, gegen die Nase hin. Ein „heftiger Stichschmerz in Stirn und Augen, von außen nach innen", der 90 Stunden lang Tag und Nacht anhielt und nur kurze Remissionen machte, wurde mit Colocynthis geheilt.
- „Kopfweh, wie von Zugluft, welches sich beim Gehen im Freien verliert" (Bönninghausen).
- Schmerzhaftigkeit der Haarwurzeln. Ein brennender Schmerz in der Stirnhaut, über den Augenbrauen.

Augen Die Kopfschmerzen im Stirnbereich beziehen oft auch die Augen mit ein; empfindlicher Druckschmerz in den Augäpfeln und Augenhöhlen, besonders beim Bücken. Manchmal besteht beim Bücken ein Gefühl, als ob das Auge herausfiele. Beißen oder brennendes Drücken in den Augen. Ein seltsames Symptom ist: „Abends stechendes Ziehen nach der Länge des linken Schienbeins, bis in die Fußwurzelknochen mit gleichzeitig brennendem Druck im linken Auge."

Scharf schneidende und stechende Schmerzen, die häufig vom Auge aus in den Kopf oder zur Nase hin ausstrahlen; durch festen Druck gebesserte Ziliarneuralgien. „Stiche, wie von Messern, im rechten Augapfel, bis zur Nasenwurzel hin." Reißender Schmerz im rechten Auge, mit Stechen über der Stirn beginnend und sich dann bis in die Schläfe erstreckend. Augenentzündungen mit brennenden, schneidenden Schmerzen im Auge, wütenden Kopfschmerzen, Blutandrang zum Kopf und starkem Ausfließen scharfer Feuchtigkeit aus den Augen. Iritis, Iridozyklitis, Chorioiditis.

Lästiges Zucken des rechten Oberlides, während der Kopfschmerzen.

Ohren Anhaltendes Rauschen und Klopfen in beiden Ohren. Sausen und Verstopftheitsgefühl im linken Ohr, rhythmisch kommend und gehend. Kribbeln oder juckendes Stechen im Ohr, auch schneidendes Stechen in der Ohrmuschel, alles verschwindend durch „Einbringen des Fingers".

Nase „Pochender und wühlender Schmerz von der Mitte der linken Nasenseite bis in die Nasenwurzel" *(Reine Arzneimittellehre)*. Fließschnupfen, besonders im Freien. Verstopfte Nase, auch mit Beeinträchtigung des Geruchssinns und Absonderung eitrigen Schleims aus der Nase.

Gesicht Colocynthis erzeugt und heilt **Gesichtsschmerzen, besonders linksseitige,** und ist entsprechend bei **Trigeminusneuralgien** angezeigt. In den Prüfungen kam z. B. vor: „Reißen und Spannen auf der linken Seite des Gesichts, bis an das Ohr und in den Kopf." „Drücken und Klemmen im linken Wangenknochen, das sich **bis ins linke Auge** zieht." Geheilt wurde unter anderem ein „**heftiges Reißen, Brennen und Stechen in der linken Gesichtsseite** bis hinter das Ohr, durch die Schläfe und den halben Kopf linker Seite"; die Patientin schrie vor Schmerzen und **fand nirgends Ruhe;** jede Berührung verschlimmerte. Ein weiterer Fall linksseitiger Prosopalgie war unter anderem von einem Pochen in den Zähnen begleitet, das bald hier, bald da zu spüren war. Die sehr heftigen Schmerzen waren reißend und spannend, mit einem **Gefühl, als würde die linke Gesichtsseite von der rechten abgerissen;** sie ließen ab und zu nach, kamen aber bald wieder und gestatteten ebenfalls weder Tag noch Nacht Ruhe; sie wurden durch Berührung und Bewegung vermehrt. In manchen Fällen wurden die Schmerzen so stark, dass es zu Übelkeit und Erbrechen kam. Oft ist das Gesicht auch äußerlich sehr empfindlich, besonders die Gegend unter dem Auge.

Bei Schmerzen in verschiedenen Körperteilen, besonders bei kolikartigen Leibschmerzen, sieht man dem Patienten sein Leiden deutlich am Gesicht an. Hahnemann beschreibt Bauchschmerzen von solcher Heftigkeit, „dass es ihm **die Gesichtsmuskeln verzerrte** und die Augen zuzog".

Meist ist das Gesicht eher blass, mit schlaffer Muskulatur und eingefallenen Augen, doch auch von Hitze und dunkler Röte ist die Rede, besonders bei Fieber und Neuralgien. Oder: Kolikschmerz, dabei „Gesicht ganz blass, heiß, verfallen". Reißende Schmerzen in den Wangen. Flüchtige, oft wiederkehrende Stiche im Oberkiefer.

Mund Neuralgische Zahnschmerzen in Verbindung mit entsprechenden Gesichtsschmerzen; besonders ein **Schmerz in der unteren Zahnreihe, als würde der Nerv gezerrt und angespannt** und dann wieder plötzlich losgelassen. Solche Schmerzen können mit Lumbago oder Ischialgie abwechseln. Oder: „Kopfschmerz zieht bis in die Zähne, wo es reißt, tobt und zuckt."

Ein nachhaltiger **bitterer Mundgeschmack,** der Ekel erregt, ist auffallend. Auch von einem metallischen, adstringierenden Geschmack auf der Zungenspitze ist die Rede. Brennen auf der Zungenspitze, und ein Gefühl, als wäre sie mit einer heißen Flüssigkeit verbrüht worden; schlimmer durch säuerliche Speisen. „Raue Zunge, als wenn Sand darauf gestreut wäre."

Hals Krampf im Schlund, mit leerem Aufstoßen, Herzklopfen und steter Neigung zum Würgen und Erbrechen. Gefühl von Rauheit und Kratzen im Hals, oder auch ein Zusammendrücken im Hals. Zusammenschnüren des Kehlkopfs, das zum öfteren Schlucken nötigt.

Atmung, Husten, Brust, Herz Im Kehlkopf eine Empfindung von Zusammenschnüren, mit Brustbeklemmung und Schluckdrang, die im Freien vergeht. Kitzelreiz im Kehlkopf, der zu trockenem Husten zwingt. Häufiger nächtlicher Kitzelhusten. Hüsteln beim Tabakrauchen. Auch: „Husten mit grünem Auswurf und Erhöhung des Kopfschmerzes."

Brustbeklemmung, abends oder nachts, besonders vor Mitternacht; wie von Zusammenpressung der Brust. Anfälle von nächtlicher Atemnot, mit langsamem, schwerem Atmen, was zum Husten zwingt. In einem Fall von Lumbago kam es zu „Seitenstechen bei jedem Atemzug, mit Bangigkeit und Beklemmung wie zum Ersticken", u. ä. Erstickungsanfälle wurden auch im Zusammenhang mit migräneartigen Kopfschmerzen beobachtet.

Schweratmig während der Periode. „Wenn er stillliegt, fühlt er den Schlag des Herzens und der Adern durch den ganzen Körper." Gefühl, als würde das Herz durch den aufgetriebenen Magen nach oben gedrängt.

Magen Heißhunger, mit besonderem Verlangen nach Brot und Bier. Oder: Verminderte Eßlust, obwohl das Essen richtig schmeckt. Oder auch: Ekel vor Speisen, von Kratzen im Schlund begleitet; der Ekel vergeht nach einem Glas Wasser. **Heftiger Durst.** Oder auch: „Viel Appetit zum Trinken, ohne Durst; der Mund ist immer wässrig, das Getränk schmeckt sehr gut, aber gleich nach jedem Trunk tritt ein fader Geschmack in den Mund."

- In den meisten Fällen, insbesondere bei Bauchschmerzen, Erbrechen und Durchfall, **wirken Essen und Trinken sich schon in geringen Mengen negativ aus.** Kolikschmerzen infolge von Trinken in erhitztem Zustand. „**Nach dem mindesten Genusse gleich Bauchweh und Durchfall**" (Jahr, *Symptomencodex*). „Nach jedem Genusse Kneipen in der Oberbauchgegend." Besonders **Kartoffeln** werden nicht vertragen. Dagegen **wirkt vor allem Kaffee lindernd auf die Bauchschmerzen,** indem er den Stuhlgang befördert; ähnliches gilt für Tabakrauchen.
- Heftiges, **leeres,** geruchloses Aufstoßen, das sich häufig wiederholt und bisweilen fast in Singultus übergeht.
- **Übelkeit und Erbrechen,** besonders in Fällen, wo es hauptsächlich **durch die Intensität eines Schmerzzustands bedingt** ist; **Erbrechen und/oder Durchfall nach Zorn und Entrüstung.** Übelkeit bis zum Einschlafen, und nach Erwachen wiederkehrend. Erbrochenes ist grünlich, oder eine gelbliche, seröse, bitter schmeckende Flüssigkeit wird erbrochen. Oft würgen die Patienten noch weiter, wenn der ganze Mageninhalt schon entleert worden ist.
- **Starke Schmerzen, reißender und wühlendschneidender Art,** die von der Brust und vom Bauch ausgehen und **von beiden Seiten gegen den Magen hinziehen;** sie werden **von Ärger und Entrüstung erregt** und **durch festen Druck und Zusammenkrümmen gebessert.**
- **Brennende** Schmerzen im Magen, selbst während des Essens. **Zusammenziehende, scharf zwickende, zusammenschnürende, kneipende, klemmende, greifende Schmerzen in Magen und Oberbauch, häufig mit Atembeengung und größter Unruhe.** In solchen Fällen kann auch große äußere Empfindlichkeit der Magengegend bestehen, wie in folgendem Prüfungsbericht: „Die Nacht schlaflos wegen beklemmenden Drucks in der Herzgrube und Zusammenschnüren des Magens; letzteres war so empfindlich, dass nicht einmal der Druck einer leichten Decke ertragen werden konnte." **Besserung durch festen Druck** ist freilich die weitaus markantere und häufigere Modalität.
- „Empfindliches Kneipen und Herumsuchen in der Magengegend." Magenkrämpfe, die durch Luftaufstoßen gemildert werden. Leere-, Schwäche- oder Vollheitsgefühle im Magen. Eine seltsame Beobachtung aus einer Prüfung: „Zu den Magenschmerzen treten immer zugleich Gesichts- und Zahnschmerzen."

Abdomen In diesem Bereich liegt wohl die Hauptwirkung von Colocynthis, und es gibt hier eine sehr große Zahl mehrfach hervorgerufener und geheilter Symptome.

- „**Heftige Koliken, besonders nach Ärgernis**" steht bei Hahnemann. Die Schmerzen konzentrieren sich meistens **in der Nabelgegend.** Es handelt sich oft um **kneipende oder „grimmende" Schmerzen,** aber auch ein **scharfes Schneiden** „wie mit einem Tischlerschnitzer", ein **Zusammenziehen,** ein **krampfhaftes „Klemmen"** sowie ein **kräftiges Stechen** sind gut bestätigte Schmerzqualitäten. Oder: „**Raffen in den Eingeweiden, als würde im ganzen Bauch mit Gewalt eingegriffen** ..." Auch ein „klemmender Bauchschmerz, als würden die Därme eingepreßt" oder gar „**als würden die Därme zwischen Steine eingeklemmt** und drohten herauszustürzen", ist charakteristisch. Schließlich findet man häufig **Schmerzen wie zerschlagen.** „Anhaltendes Bauchweh durch alle Eingeweide, aus Zerschlagenheitsschmerz und Drücken zusammengesetzt." „Den ganzen Vormittag unausgesetzt heftiger Schmerz in der Nabelgegend; dieser Schmerz ist auf den Umfang einer flachen Hand fixiert; es ist ein Zerschlagenheitsschmerz, der auf Druck nicht, wohl aber durch Gehen vermehrt, nach Luftaufstoßen erträglicher wird." „Große Empfindlichkeit und Zerschlagenheit im Unterleib."
- Die Bauchschmerzen sind von so ungeheurer Intensität, „dass es ihm die Gesichtsmuskeln verzerrte und die Augen zuzog". Vor allem aber sind ihre Modalitäten charakteristisch. Immer wieder

ist festgestellt worden, dass **starker Druck gegen den Bauch** (mit der Hand, der Tischkante, dem Bettpfosten usw.) **und Zusammenkrümmen bessern.** „Leibweh, welches ihn zwingt, sich zusammenzukrümmen und zu kauern" (*Reine Arzneimittellehre*). In der Ruhe tritt oft eher Verschlimmerung ein, aber „**starkes Bewegen und Herumwälzen**" **kann zur Minderung der Schmerzen führen. Essen und Trinken dagegen verschlimmert schon in kleinen Mengen.**

- Ein Ausstrahlen des Schmerzes findet sich recht häufig. Entweder zieht er von beiden Seiten nach der Mitte hin (etwa zum Nabel), oder er strahlt umgekehrt vom Nabel in alle Richtungen aus, unter anderem zum Rücken hin, der dem Kranken dann wie zerbrochen scheint.
- Einige charakteristische Beschreibungen der Leibschmerzen aus den Prüfungen:
  - Immer stärkeres Zusammenschnüren der Eingeweide, alle zehn bis zwanzig Minuten, das **durch starken Gegendruck mit der Hand verschwindet.**
  - Zusammenziehender Schmerz in der Nabelgegend, gleich nach dem Mittagessen.
  - Kneipen um den Nabel, **durch Obstgenuss vermehrt.**
  - Heftige, vom Nabel ausgehende, kolikartige Bauchschmerzen **mit häufigem erleichterndem Blähungsabgang.**
  - Erst Grimmen (Hin- und Her- und Durcheinanderziehen) in der Nabelgegend, welches sich allmählich wieder besänftigte, dann aber wiederkehrte und rasch in ein **Schneiden, wie mit einem Tischlerschnitzer,** überging, der in der Tiefe des Oberbauchs einschnitt, von da in bogenförmiger Richtung nach hinten und unten bis ans Becken durchzog, dort mit seiner Schneide sich aufwärts kehrte und wieder einschnitt. Das Schneiden im Unterbauch nimmt mehrmals die Richtung von hinten vor- und aufwärts und **wird durch laute, mit einiger Anstrengung abgehende Winde jedesmal erleichtert;** auch durch Zwang und unter demselben **im dünnen langsamen Zug abgehende schlüpfrige Blasen** und geringe Menge milden Schleims wird es erleichtert; es kehrt in Zwischenräumen von 5–15 Minuten immer in derselben Weise wieder; zuletzt entsteht eben auch nach einem solchen Zwischenraume bloß ein sehr schmerzhafter Drang abwärts, und in kurzem **stürzt mit einem Male eine Masse dünnen Darminhalts durch die keiner Willkür weiter gehorchenden Schließer;** derselbe ist mild; es wird dadurch nicht das mindeste Brennen oder Beißen am After erregt, vielmehr ist alle Umgebung wie durch Schleim schlüpfrig gemacht; dem Darminhalt selbst ist viel Schleimiges beigemischt; mit dessen Entleerung ist alles Leibschneiden verschwunden.
  - Gepackt von **furchtbaren, zusammenziehenden und drehenden Schmerzen in den Därmen, unmittelbar um den Nabel,** die sich späterhin über den ganzen oberen Teil des Bauches ausbreiteten, den unteren Teil aber ganz schmerzfrei ließen. Nach etwa einer Stunde reichlicher Stuhlgang und sofortige Erleichterung, die jedoch nicht lange anhielt, weil die Schmerzen bald wiederkamen …
  - Nachmittags heftige kneipende Schmerzen im Bauch, am ärgsten **drei Finger unter dem Nabel, zum Beugen nötigend,** erst nach einem breiigen Stuhl verschwindend. Bei einem anderen Prüfer hörten die Bauchschmerzen nach einem Stuhl nicht auf, sondern wurden sogar noch stärker und waren „**von einem frostigen Gefühl über den ganzen Körper begleitet**". Solche eigentümlichen Frostempfindungen beim Bauchweh gibt es in den Prüfungen mehrfach: „Leibschmerzen mit Unruhe im ganzen Körper, wobei **beide Wangen wie von kaltem Schauer durchweht werden, der vom Unterleib heraufsteigt** und nach stärkerem Schmerz sogleich wieder verschwindet."
- Einzelne tiefgehende **Stiche, wie von einer Nadel, bald in der rechten, bald in der linken Weiche.** Dieses Symptom trat bei einer Prüferin auf, die den Eindruck hatte, die Schmerzen hingen mit den **Eierstöcken** zusammen.
- Schmerzen von Leistenbrüchen. Auf diese Indikation deutet folgendes Prüfungssymptom hin: „In der Leiste **Schmerz, als drücke sich da ein Bruch heraus,** und beim Aufdrücken Schmerz, als gehe ein Bruch hinein …"
- Mehrfach geheilt wurde ein krampfartiger Schmerz in der linken Darmbein- und Leistengegend und links in der Beckenhöhle.

- Einige seltsame Symptome: „Gegen Mittag fährt ein schneidender Schmerz gleich einem elektrischen Schlag durch den Unterleib bis zum After." „Pulsieren in der Tiefe des Unterleibes." „Ein Drängen von beiden Seiten des Unterbauches nach der Mitte des Schoßes zu, wie Blähungen, welche nicht abgehen wollen, zur Samenentleerung reizend."
- Bei den Schmerzen ist der Unterleib häufig **stark aufgetrieben, oft trommelartig.** Ständige Borborygmi, auch „Knurren und Mauen im Bauch wie von Fröschen." Eingeklemmte Blähungen.

C

Rektum und Stuhl Colocynthis-Patienten leiden unter **häufigem und heftigem Stuhldrang, oft mit ungenügender Entleerung.** Sie neigen eher zum **Durchfall,** und „langwieriger Durchfall" gehört zu Hahnemanns Indikationen. Die Patienten können das Gefühl haben, als wären After und Mastdarm von lang anhaltendem Durchfall ganz ausgeleiert und geschwächt.

- Bei Diarrhö ist Colocynthis besonders dann angezeigt, wenn die **Stühle wäßrig** und **mit Schmerz in den Bauchseiten** verbunden sind; wenn sie **nur am Morgen** eintreten; wenn sie **als Reaktion auf starke Schmerzzustände oder auf Ärger und Entrüstung** entstehen**; wenn beim Abgang des Stuhls der Bauch möglichst dicht an die Oberschenkel angenähert wird;** wenn direkt **nach dem Essen flüssige Stühle unter Blähungsabgang** entleert werden; wenn der Durchfall durch das **geringste Essen oder Trinken** erneuert wird.
- Durchfällige Stühle bringen häufig vorübergehende Linderung der Bauchschmerzen, doch ist das keineswegs immer der Fall.
- Einige Beobachtungen zu Aussehen und Konsistenz der durchfälligen Stühle: „Grünlichgelbe, schaumige Durchfallstühle, von säuerlich-fauligem oder modrigem Geruch" (Bönninghausen). „Erst wässrig schleimige, dann gallige, dann blutige Stühle."

Bei Colocynthis gibt es aber auch verstopfte, harte Stühle. In einer der österreichischen Prüfungen heißt es: „Drängen zum Stuhle, jedoch ohne Entleerung, die erst eine Stunde später **in einzelnen, steinharten Stücken** erfolgte." Die Arznei hat einen eigenartigen Fall von Lähmung des Mastdarms bei einem vierjährigen Jungen geheilt; der feste Kot fiel mitten im Spiel beim Stehen unwillkürlich aus dem After heraus.

Bei einem Prüfer rief das Mittel einen **täglichen Blutabgang aus dem After** hervor, unter heftig stechendem und brennendem Schmerz in Kreuz und After, der nach einem Jahr immer noch nicht verschwunden war.

Hämorrhoiden, die beim Stehen, beim Sitzen und beim Stuhlgang schmerzen.

Harnwege **Häufiger Harndrang,** gelegentlich auch abwechselnd mit Stuhldrang; meist aber **mit wenig Harnabgang.** Colocynthis ist auf diese Beobachtung hin erfolgreich bei akutem Blasenkatarrh angewendet worden, etwa mit folgenden Symptomen: „Zuerst **schneidender Schmerz in der Nabelgegend,** nach der Gegend der Ovarien hinziehend, dann Drang zum Harnen mit Entleerung wenigen trüben, schleimigen Urins, der einen Schleimsatz sehr bald fallen läßt. Dann **wehenartige Schmerzen nach dem Verlauf der Ureter** und bis in den oberen Teil der Schenkel sich erstreckend, dann Brennen in der Harnröhre. **Wasserlassen alle Viertelstunden, das Schneiden in der Gegend des Blasengrundes läßt fast nicht nach** …"

In den Prüfungen ist allerdings auch „**Abgang** vielen, **wasserklaren Urins**" beobachtet worden, und das „in beiläufig stündlichen Zwischenräumen wiederholt". Ferner hat die Arznei bei **Chylurie** heilend gewirkt. „Harn beim Lassen weiß und trübe, gerinnt mit dem Erkalten zu einer milchweißen, gallertartigen Masse, welche beim Umkehren des Nachtgeschirrs wie eine Leber oder geronnenes Blut herausgleitet."

Schließlich wirkt Colocynthis auf die **Nieren.** Stechende und brennende Schmerzen in der Nieren- und Lendengegend. Zu den Prüfungssymptomen gehört ein heftiger Nachtschweiß „**urinartigen Geruches**". „Frühschweiß beim Erwachen, an den Unterschenkeln", besonders in Fällen von Nierenbeschwerden.

Männliche Genitalien Colocynthis ist bei **Paraphimose** angewandt worden, aufgrund folgenden Prüfungssymptoms: „Die Vorhaut zog sich zurück und war hinter der Eichel wie gelind eingeschnürt; sooft dieselbe auch vorwärts gebracht wurde, so war sie doch beim Erwachen jedes Mal wieder hinter der Eichel." Hahnemann spricht von einem „Drängen von beiden Seiten des Unterbauchs nach dem Schoß zu, … zur Samenentleerung reizend." Ferner: „Starker Geschlechtstrieb, mit Erektionen."

Weibliche Genitalien Die Causa „**Ärger, Entrüstung, Kränkung**" spielt auch hier eine wichtige Rolle. Die Arznei wurde erfolgreich angewandt bei **Ausbleiben oder Aufhören der Menstruation aufgrund von Ärgernis,** mit Kolikschmerzen, großer Angst und Unruhe. Aufhören des Wochenflusses nach Entrüstung.

Die schmerzhaften Unterleibskrämpfe, die unter „Abdomen" ausführlich erörtert wurden, machen Colocynthis natürlich zu einem sehr wichtigen Arzneimittel bei **Dysmenorrhö.** Die **Besserung durch Zusammenkrümmen und festen Druck** bildet hier das wichtigste Kennzeichen. Essen und Trinken verschlimmern nicht selten. Ein Beispiel: Kolikschmerzen jedes Mal vor dem Eintritt der Blutung. „Heftige schneidende Schmerzen um den Nabel, von da gegen die Weichen und die inneren Genitalien sich erstreckend, nur zuweilen eine halbe Stunde schweigend, in der Bettwärme verschwindend, mit Kälte der Füße verbunden … **Anziehen der Schenkel an den Unterleib erleichtert die Schmerzen**."

Auch bei anderen Schmerzen im Uterus- und Ovarialbereich, bei Neuralgien, bei tumorbedingten Schmerzen, bei Entzündungen usw. sollte an die Arznei gedacht werden, wenn die Abdominalsymptome und besonders die Modalitäten mit denen von Colocynthis übereinstimmen. Im Bereich der Ovarien werden speziell stechende Schmerzen verzeichnet: „Deutlich auf die Ovarien zu beziehende, einzelne tiefgehende **Stiche, wie von einer Nadel,** bald in der linken, bald in der rechten Weiche." In seiner *Gynäkologie und Geburtshilfe* gibt Hering an: „In den Eierstöcken unablässiges Bohren oder spannender **Schmerz, der zum Vorkrümmen zwingt, mit großer Unruhe**." Zysten der Eierstöcke mit Schmerzen, muss den Oberschenkel ganz zum Bauch heraufziehen, um den Schmerz zu lindern.

Bei einer lebensgefährlichen Entzündung nach Abortus im vierten Monat, die **nach einem „zufälligen Ärger**" eintrat, mit hohem Fieber und Delirium, wird von einer Heilung mit Colocynthis berichtet (von Attomyr). Das Mittel ist daraufhin bei „Kindbettfiebern, die einer Indignation, einer inneren Kränkung über unwürdige Behandlung teilweise ihr Entstehen mit verdanken", empfohlen worden. Eine weitere Indikation: „Schmerzhafte Knoten in den weiblichen Brüsten."

Äußerer Hals und Rücken Neuralgien verschiedener Art, **Lumbago, Ischialgie** usw. können mit Colocynthis geheilt werden.

Spannende und ziehende Schmerzen am Hals und den Schulterblättern. „Starker, strengziehender Schmerz in den linken Halsmuskeln, ärger bei Bewegung." „In den Nackenmuskeln ein Gefühl von Hindernis bei Bewegung des Halses", oder ein „lästiger Druck in der linken Nackenseite, beim Wenden vermehrt". In der Gegend des rechten Schulterblatts kann ein innerlicher Ziehschmerz auftreten, „als würden die Nerven und Gefäße angespannt". Wundheitsschmerz im linken Schulterblatt, in der Ruhe. Große Druckempfindlichkeit der Dornfortsätze der Halswirbel; auf Druck tritt ein Anfall von Gesichtsschmerz auf.

Gefühl einer schweren Last in der Lumbodorsalregion. Im Rücken, über den Hüften, Schmerz mit Übelkeit und Frost. Spannend-stechender Schmerz in der rechten Lende, nur beim Einatmen; am heftigsten in der Rückenlage. **Druckschmerz links in der Gegend des Iliosakralgelenks, mit gleichzeitigem Kribbeln im linken Fuß. Kreuzschmerzen, wie zerschlagen,** wie nach einem Gewaltmarsch. „Stechen im Kreuz bei Bewegung, so arg, **dass er nur auf den Knien und Armen gestützt etwas ruhen konnte,** jede andere Haltung des Körpers durchaus unerträglich."

Extremitäten Neuralgische und rheumatische Beschwerden mit **sehr starken ziehenden, reißenden, stechenden Schmerzen,** besonders im Bereich des **Nervus ischiadicus.** Von der Schulter bzw. Hüfte abwärts schießende Schmerzen. Es können auch Sensibilitätsstörungen und Parästhesien vorhanden sein; Gefühle von Ameisenlaufen, Eingeschlafensein, Pelzigkeit, Taubheit.

Steifigkeit in allen Gelenken. **Neigung der Muskeln, sich krampfhaft zusammenzuziehen;** auch Sehnenverkürzungen. „Zusammenziehung aller Gliedmaßen, sodass er einem Igel ähnelt." Zucken einzelner Muskelteile. „**Zerschlagenheitsschmerz**

im Achselgelenk, nach Ärgernis." Eitrige Anschwellung der Achsellymphknoten.

Reißendes Ziehen im linken Arm, bis in die Fingergelenke. **Die Hand ist nur schwer ganz aufzumachen, die Finger sind nicht leicht zu strecken;** mit krampfhaftem Schmerz in der Handfläche und stechenden Schmerzen in den Mittelhandknochen. Anhaltendes Gefühl von Steifigkeit in den Händen. Speziell im Daumen treten spannende oder ziehende Schmerzen auf, die dem Gefühl nach in den Sehnen sitzen; die Beweglichkeit wird gemindert.

C

Starke Schmerzen im Bereich von Becken, Hüften, Gesäß und Schenkeln, insbesondere Ischiasbeschwerden. Ein Prüfungssymptom von Müller, das die Art dieser Ischiasbeschwerden umreißt: „Zuerst einige lebhafte, urplötzlich auftretende und ebenso rasch dahinschwindende **stumpfe Stiche in der Hüftgegend** rechter Seite … Im Sitzen war's wohl besser, aber statt der zeitweiligen stumpfen Stiche fühlte er da eine **schwere Last in der Lumbodorsalgegend,** die in dieser Lage nicht mehr vollkommen wich und sich durch Liegen auf der linken Seite in etwas abschwächte. Dabei schien, doch nur für die subjektive Empfindung, **die Wärmeentwicklung in dem leidenden Teil gesteigert, das Betasten empfindlich.** Beim Aufstehen und Umhergehen traten die oben bezeichneten Stiche neuerdings ein, während das dumpfe Gefühl von Last dahinschwand, vielleicht nur von dem lebhafteren Stichschmerz verschleiert. Nachts in der Bettwärme beruhigte sich der Schmerz, weckte ihn aber zeitig morgens – etwa um 4 Uhr – aus dem Schlafe. Nun äußerte er sich klopfend, fast bohrend … **Der Ausgangspunkt des Leidens lag in der Sakralgegend, entsprechend der Bildungsstätte des Plexus ischiadicus, zog sich von da durch die Incisura ischiadica major gegen das Hüftgelenk, von welchem der Schmerz an der hinteren Seite des Schenkels gegen das Kniegelenk, die Fossa poplitea hin ausstrahlte.**" Bereits Hahnemann berichtet von erfolgreicher Anwendung der Koloquinte bei „**Hüftweh, wo das Hüftgelenk wie mit eisernen Klammern am Becken und der Kreuzbeingegend befestigt ist, mit periodisch aus dem Lendenmuskel in den Schenkel herabfahrenden Schmerzen.**" Die Schmerzen nötigen oft zum Stöhnen und Schreien und verhindern jede Bewegung. Übrigens kann auch bei derartigen Zuständen die Modalität „besser durch Zusammenkrümmen und Druck" belegt werden. So lag in einem Fall von Hirsch (Rückert, *Klinische Erfahrungen,* Supplementband 1:915) der Patient „**stets auf der kranken Hüfte mit möglichst nach aufwärts gezogenem Knie**" und schrie vor Schmerz bei jedem Versuch des Arztes, das Bein zu strecken.

Schmerzen auf einer münzgroßen Stelle, hoch am Oberschenkelknochen, die zum Hinken zwingen und als „tief in den Knochen hineinbohrend" empfunden werden.

Der Oberschenkel schmerzt beim Gehen, wie wenn der Psoasmuskel zu kurz wäre. **Stechend-reißende und ziehend-zuckende Schmerzen, von der Hüfte aus die Schenkel herab bis in die Kniekehle, manchmal sogar bis in die Knöchel;** gleichzeitig oder später Taubheitsempfindungen. Kältegefühl in den Knien, die objektiv aber warm sind. Seltsame Missempfindungen: „An der äußeren Seite der rechten Wade der Länge nach das **Gefühl von Einschlafen;** dieses Gefühl nimmt dem Umfange nach so zu, als wenn der Nerv seiner Peripherie nach anschwellen würde, und geht nach und nach in ein dumpfdrückendes Klemmen über, das sich langsam wieder verliert." Volumenzunahme der Füße, sodass die Stiefel am Rist zu eng werden. Auch die Füße neigen zum Einschlafen, speziell der linke; oder erst schläft der linke Fuß ein, und wenn dort das Gefühl zurückzukommen beginnt, schläft der rechte ein. Dumpf drückende, klemmende Schmerzen im Fußrücken, dem Gefühl nach im Periost der Fußwurzelknochen.

Schlaf **Schlaflosigkeit und Unruhe infolge von Ärger;** den Schlaf verscheuchende Schmerzen, auch mit Atembeklemmung und Beängstigung. „Im Schlaf liegt er fast immer auf dem Rücken, die eine Hand unter dem Hinterhaupt, den anderen Arm über dem Kopf."

Fieber, Frost, Schweiß **Kältegefühl im ganzen Körper** oder an einzelnen Stellen, z. B. in den Knien (die objektiv warm sind). Schaudern durch den ganzen Körper bei Hitze des Gesichts. Seltsame **Kälteempfindungen, die vom Unterleib aufsteigen,** in Verbindung mit Schmerzen. Etwa: „Leibschmerzen mit Unruhe im ganzen Körper, wobei beide Wangen wie von einem kalten Schauer durchweht werden, der vom Unterleib heraufsteigt und nach stärkerem Schmerz sogleich wieder verschwindet."

Schnelles Wärmeüberlaufen über den ganzen Körper. Hitzegefühl im Inneren des Körpers, besonders im Oberkörper, der auch äußerlich warm anzufühlen ist.

Zwei bedeutsame Schweiß-Symptome: Frühschweiß, beim Erwachen, **an den Unterschenkeln.** Nachts heftiger Schweiß an Kopf, Händen, Schenkeln und Füßen, **urinartigen Geruchs.**

Haut Jucken wie nach starkem Schweiß; früh beim Erwachen und nach dem Aufstehen, am ganzen Körper, besonders an Brust und Bauch.

Conium maculatum

Essenzielle Merkmale

Die Idee von Conium ist nicht in erster Linie die Lähmung, wie wir sie aus dem Bericht über Sokrates' Tod durch den „Schierlingsbecher" kennen. Wirkliche Paralyse stellt erst das Endresultat der Entwicklung der Conium-Pathologie dar, und es dauert oft sehr lange, bis es soweit ist: zehn, zwanzig, dreißig Jahre und mehr. Conium leidet unter **allmählich,** ganz allmählich zunehmender Schwäche und Parese. Das Wort, auf das es hier ankommt, ist „allmählich". Es geht hier typischerweise eher um die Idee der **Sklerose,** der **Verhärtung,** besonders **der Drüsen, die anschwellen und indurieren. Allmählich** zunehmende Schwäche mit Ausbildung von **Verhärtungen** während des gesundheitlichen Niedergangs – so sieht eine Conium-Krankheit aus.

Lähmung und Verhärtung auf der geistigen Ebene Dieser Prozess spielt sich auf allen drei Ebenen ab. Auf der geistigen Ebene beobachten wir einen **langsamen Verfall der Verstandeskräfte.** Nach und nach stumpft der Geist ab, man bekommt Schwierigkeiten beim Auffassen und Begreifen. Das Denken verlangsamt sich, das Gedächtnis wird schwächer, der Patient wird vergesslich. Die Sinnesorgane verlieren an Schärfe, und die geistigen Reserven gehen zur Neige. Eine **Unfähigkeit, geistige Anstrengungen über einen gewissen Zeitraum durchzuhalten,** ist häufig und charakteristisch. All dies jedoch ist auch bei anderen Arzneimitteln gar nicht so selten; das Typische ist die Langsamkeit, mit der es geschieht. Der Verfall ereignet sich so allmählich, dass der Patient es selbst nicht begreift. Erst nach Jahren wird er, wenn er an früher denkt, auf die Idee kommen zu fragen: Was geschieht denn hier eigentlich mit mir? Aber um das zu merken, braucht er eben Jahre. Und auch den anderen Leuten fällt nichts Besonderes auf, besonders wenn sie ihn jeden Tag sehen – denn der Prozess ist zu langsam und undramatisch. Selbst wenn der Patient schließlich spürt, dass etwas Tiefgreifendes und Schwerwiegendes mit ihm passiert, wird er oft nicht davon erzählen, denn es scheint ja auch sonst niemandem etwas aufgefallen zu sein. Endlich kommt es zu einer betäubungs-ähnlichen Abstumpfung, und nun wird der Patient spüren, dass sich hier definitiv ein schwerer Degenerationszustand anbahnt: ein Zustand der Imbezillität, der vorzeitigen Senilität.

Conium ruft sozusagen eine Sklerose oder Verhärtung bestimmter Areale im Gehirn hervor. Conium-Patienten sind Menschen, die sehr eingefahren wirken, wie eingerastet, in einem Ausmaß, dass sie **abergläubisch** werden. Conium ist eines der Hauptmittel bei Aberglauben, bei „abergläubigen Gedanken" (Hahnemann). Es ist wie eine Verhärtung in einer bestimmten Hirnregion. Die Patienten neigen zu **Zwangsgedanken und Zwangshandlungen** – in abgesonderten Bereichen. Das heißt, der Rest ihres Gehirns arbeitet wunderbar, in allem anderen sind sie normal, sie erfüllen ihre Pflichten, sie haben ihre Arbeit, sie sind funktionierende Mitglieder der Gesellschaft usw. – nur auf diesem einen Gebiet haben sie eine fixe Idee, mit der sie nicht fertig werden.

Solche „abergläubischen" Zwangsvorstellungen können harmloser und weniger harmlos wirken. Conium-Patienten mögen z. B. denken: Wenn ich um diese Straßenecke gehe, muss ich die Hauswand anfassen, sonst wird mir etwas Schlimmes passieren. Oder: Ich darf nicht auf die Ritzen zwischen den Gehwegplatten treten, denn dann wird ein Unglück passieren. Solche fixen Ideen können vor allem für die nächsten Angehörigen der Patienten sehr quälend sein.

Ich denke da an einen meiner Fälle. Die Ehefrau des Patienten erzählte mir, dass ihr Mann sich abends nicht die Hose ausziehen konnte, bevor es ganz still geworden war. Wenn er draußen noch ein

Auto hörte, war es ihm unmöglich. Er wartete, bis das Motorengeräusch völlig verklungen war, fing an, den Gürtel aufzumachen – da kam wieder ein Auto, und er konnte einfach nicht weitermachen. Dieser Patient war Manager in einer Bank, er hatte also eine verantwortungsvolle Stelle, und man merkte ihm sonst nichts an – aber diese Zwangsvorstellung konnte man ihm nicht ausreden.

Natürlich war das nicht alles, was ihm fehlte. Der Patient merkte auch, dass sein Gedächtnis allmählich nachgelassen hatte und dass er unter Konzentrationsstörungen zu leiden begann. Außerdem konnte er nicht mehr so viel lesen wie sonst, weil er das Gelesene nicht mehr so schnell begriff wie früher. All diese Verfallserscheinungen sind zusammen mit der Zwangshandlung verschwunden, seit der Mann sein Mittel bekommen hat: Conium, in einer 10 m-Einzelgabe.

Die fixen Ideen von Conium haben oft (aber nicht immer) etwas damit zu tun, dass man Ruhe haben will und sich an Fremden stört – ähnlich wie es in meinem Fallbeispiel war. So kommt es z. B. nicht selten vor, dass Conium-Patienten nicht die Toilette benutzen können, wenn Leute in der Nähe sind. Sie verhalten Harn und Stuhl und können darum fürchterliche Verstopfung bekommen, besonders auf Reisen, wo es oft kaum zu vermeiden ist, dass andere Leute in der Nähe sind. Es ist erstaunlich, wenn man sieht, wie solch ein Verhalten verschwindet, nachdem der Patient sein Heilmittel Conium erhalten hat.

Lähmung und Verhärtung auf der emotionalen Ebene

Auf der emotionalen Ebene kann man ebenfalls einen allmählichen Lähmungsprozess mit Verhärtungsneigung beobachten. Die Gefühle werden nach und nach immer mehr geschwächt und gelähmt, bis sie schließlich gar nicht mehr geäußert und in Bewegung gebracht werden können. Der Endzustand ist eine totale Gleichgültigkeit und Teilnahmslosigkeit, nichts kann mehr das Interesse der Patienten erregen.

Ist es so weit gekommen, dann bringen sie gar nicht mehr die Kraft auf, die Gefühle zu zeigen, die von den Umständen gefordert sind. Sie können sich nicht mehr über ein Geschenk freuen, sie können nicht mehr weinen, auch wenn sie es gerne täten – die Gefühle sind vielleicht noch da, aber sie sind versteinert, verhärtet, nicht mehr in Bewegung zu bringen. Dann sind die Patienten trübsinnig und unglücklich, sie wollen keine Gesellschaft und fühlen sich nicht mehr in der Lage, mit irgendjemandem zu kommunizieren.

Doch diese Gleichgültigkeit tritt nicht etwa schnell ein; es kann sehr lange dauern, bis es soweit ist. Und zuvor gibt es ein Stadium der Pathologie, in dem die Patienten sich Sorgen machen, weil sie endlich gemerkt haben, dass es mit ihnen langsam bergab geht. Sie haben Angst um ihre Gesundheit, sie fragen sich, was mit ihrem Kopf los ist und wie das enden soll. Und in solchen Angstzuständen möchten sie nicht gern allein sein. Das heißt, die Abneigung gegen Gesellschaft ist bei Conium kein sehr starkes Merkmal.

Und die Induration, die Härte – wie zeigt sie sich auf der emotionalen Ebene? Als eine Art Unempfindlichkeit. Conium-Patienten sind nicht „lieb und nett“, sondern es sind recht harte, irdische, materialistische und pragmatische Typen. Als Arzt werden Sie merken, dass es sich um fordernde Patienten handelt. Solange Sie ihnen helfen und ihnen auch nicht wehtun, sind diese Menschen durchaus loyal zu Ihnen. Sobald das ihrer Meinung nach nicht mehr so ist, werden Sie das schnell erfahren, denn die Patienten werden augenblicklich ihre Rechte einfordern.

Conium-Patienten sind Materialisten in einem anderen Sinn als etwa Leute, die PLATINA benötigen. Sie haben nicht die extreme Ichbezogenheit und Arroganz von PLATINA, sie halten sich nicht für etwas Besonderes oder für groß und erhaben. Aber ihre Bindungen beziehen sich auf die materielle Welt, auf ihr Eigentum, ihre Gewohnheiten, ihre Familie. Sie sagen: „Das gehört mir. Das ist mein Tisch. Das ist mein Haus.“ Wenn ihnen etwas davon weggenommen wird, kommt es zu einer Reaktion bei ihnen, einer krankhaften Reaktion, und sehr häufig ist das eine physische Verhärtung, ein **Tumor,** der in den meisten Fällen **bösartig** ist. (CALCIUM-Patienten haben gewöhnlich gutartige, Conium-Patienten gewöhnlich bösartige Tumoren.) Solche Krankheitserscheinungen nach einem Verlust können sehr schnell auftreten, ganz plötzlich, also durchaus in einer ganz anderen Geschwindigkeit, als wir es von der allmählichen Conium-Paralyse kennen. Wenn das Haus eines Patienten niederbrennt und viele wertvolle Dinge plötzlich verloren sind, kann er sehr schnell Symptome entwickeln, harte Tumoren, Krebsgeschwülste – und dann spricht vieles für Conium.

Causa: Unterdrückte Sexualität

Besonders ein Verlust ist es, der schnell zu einem Conium-Krankheitsbild führen kann, nämlich der **Verlust regelmäßiger sexueller Betätigung.** Bei Conium-Patienten ist es nicht selten, dass der Organismus so lange „mitmacht", wie ein Ventil auf der sexuellen Ebene existiert. Das bedeutet: Sie brauchen regelmäßig Sex, ihre Hormone brauchen regelmäßig „Auslauf", sonst geraten sie aus dem Gleichgewicht. Die „klassische" Formulierung lautet: „Hypochondrie, welche sich zuweilen bei ehelosen Mannspersonen mit streng züchtigen Grundsätzen einfindet" *(Reine Arzneimittellehre),* oder: „Hypochondrische Beschwerden, besonders bei unverheirateten streng enthaltsamen Personen" (Jahr, *Symptomencodex*).

So kommt es, dass man folgende Beobachtung machen kann: Conium ist recht häufig angezeigt bei Frauen, die eine Trennung hinter sich haben und keinen neuen Partner gefunden haben. Weibliche „Coniums" sind abhängig von der geregelten sexuellen Aktivität, an die sie gewöhnt sind; wenn z. B. ihr Mann stirbt, fällt es ihnen nicht leicht, eine neue Beziehung anzufangen. Und wenn dann das „hormonelle Ventil" fehlt, kommt es zu gesundheitlichen Störungen: angefangen vom Schwindel, der gewöhnlich auch wirklich als erstes Symptom auftritt, bis hin zu schweren Krankheiten, auch Krebs, und zwar speziell **Brustkrebs.** Auch **Krebs der Cervix uteri** ist häufig. Es ist das Bild einer harten Geschwulst – nicht ausschließlich der Drüsen, denn solche Erscheinungen können auch anderswo auftreten, aber hauptsächlich der Drüsen. Conium ist auch das Hauptmittel bei Krankheiten einer Drüse, die mit der sexuellen Aktivität des Mannes zu tun hat: der **Prostata.** Wenn ein Conium-Mann seinen Geschlechtstrieb nicht auslebt, wird als erste Drüse die Prostata betroffen sein, und dann kommt es zu Prostatahypertrophie oder gar **Prostatakrebs.** Ferner ist Conium ein wichtiges Mittel bei verhärteten und oft bösartigen **Geschwülsten der Hoden.**

Auch in dieser Hinsicht ist ein Vergleich mit PLATINA aufschlussreich. Conium-Patienten haben, ebenso wie diejenigen Personen, die PLATINA benötigen, einen starken Sexualtrieb, aber anders als diese sind sie eigentlich nicht außergewöhnlich sexualisiert, es ist keineswegs so, dass sie nur an Sex denken könnten; sie sehen Sex eher als etwas, was sie nun mal brauchen. Es sind illusionslose Leute, mit beiden Füßen auf dem Boden, irdisch, materiell, pragmatisch. Ihre Mentalität kann man vielleicht so beschreiben: Das Gute und Schöne im Leben, Essen, Trinken, Sex, ist dazu da, dass wir es genießen – das ist unser Recht. So neigen sie auch nicht zu Schuldgefühlen oder dergleichen, ebensowenig wie zu einer extremen Sexualisierung. Man muss sich das etwa so vorstellen: Sie wissen genau, ohne Sex und das „Loslassen" im Orgasmus geht es ihnen nicht gut, sie brauchen es regelmäßig, damit ihr Körper funktioniert, und das nehmen sie als Tatsache hin, man könnte sagen: als ihr Recht.

Wenn dieses Ventil plötzlich verstopft wird, wenn ihnen ihr „Recht" genommen ist, dann kommt zuerst eine Art Schwindelgefühl auf. Sie klagen ständig darüber. „Ich bin gar nicht mehr richtig klar im Kopf", sagen sie. Wenn der Schwindel schlimmer wird, kann es zum Menière-Syndrom kommen. Die Gegenstände scheinen sich um sie zu drehen. Besonders schlimm ist es, wenn sie im Bett liegen und sich auf die andere Seite drehen wollen; diese Bewegung „gibt ihnen den Rest". Bei plötzlichen Bewegungen, z. B. **wenn sie sich umsehen, dreht sich ihnen alles.** Die Patienten finden ihre Kopfbeschwerden sehr schwer zu beschreiben; manchmal nennen sie es nicht Schwindel, sondern sprechen von einem „Sausen innen im Kopf", von Geräuschen im Kopf, von „Duseligkeit" usw. In einem neueren argentinischen Fall (zitiert in *Klassische Homöopathie* 1993, Heft 5) bekam ein 57-jähriger Mann „Schwindel, schlimmer beim Umdrehen im Bett, mit **Gefühl, ihm sei das Gehirn eingeschlafen**", nachdem seine Frau ihn, wie er sagte, „zum Zölibat verurteilt habe". Oder sie beginnen zu zittern und fühlen sich am ganzen Körper wie gelähmt; auch geistig wie gelähmt, unfähig, ihren Pflichten nachzukommen, mit Konzentrationsstörungen; können geistige Anstrengung selbst über kurze Zeiträume nicht durchhalten.

Übrigens sind sie auch in ihrem Sexualverhalten wenig flexibel, sozusagen fixiert. Sie neigen keineswegs zur Promiskuität; im Gegenteil, wenn sie einmal beschlossen haben, dass sie mit jemandem zusammen sein möchten, dann bleiben sie auch dabei, bis der Tod sie scheidet. Und das sind auch die Conium-Patienten, mit denen wir es meistens zu tun haben: Leute, die plötzlich ihren Lebenspartner verloren haben und seitdem Symptome entwickeln. Dann schwellen Drüsen und Lymphknoten, sie fühlen sich nicht mehr „klar im Kopf" und leiden unter Kopfschmerzen, die häufig sehr stark sind, Kopfschmerzen in Verbindung mit Schwindel, sie fangen an zu zitttern … Hätte man hier nicht die Information, dass der Partner plötzlich gestorben ist und seitdem alle sexuellen Aktivitäten auf einen Schlag aufgehört haben, so würde man ein Mittel nach dem anderen geben, ohne dass es irgendetwas bewirkte.

Natürlich kommt eine solche Geschichte auch bei anderen Leuten vor, die nicht Conium benötigen – doch andere werden mit einer solchen Situation fertig, Conium-Patienten entwickeln unweigerlich pathologische Symptome.

Conium-Schwächezustände

Wie oben ausgeführt, nimmt die Schwäche bei Conium ganz allmählich immer mehr zu, bis hin zur völligen Lähmung, und das kann viele, viele Jahre dauern. Conium ist vor allem ein wichtiges Mittel bei Langzeit-Drogenkonsumenten. Es sind nicht die akuten Folgen hoher Dosen, die hier gemeint sind. Vielmehr geht es um Leute, die vorsichtiger mit den Drogen umgehen. Sie nehmen nur geringe Mengen, das aber über viele Jahre hinweg, und in einem ganz langsamen, zuerst kaum zu spürenden Prozess beginnen ihre geistigen, emotionalen und physischen Kräfte nachzulassen. Schließlich sind, nach vielen Jahren, alle geistigen Fähigkeiten wie gelähmt, man kann nicht mehr denken, auch die Vorstellungskraft arbeitet nicht mehr, alle Energien haben sich erschöpft. In solchen Fällen allmählicher Lähmung aufgrund mäßigen, aber langanhaltenden Drogengebrauchs wird häufig Conium angezeigt sein.

Zu den Drogen zähle ich hier auch Alkohol. Conium-Patienten reagieren ohnehin empfindlich auf Alkohol. Hahnemann schreibt: „Das mindeste Geistige berauscht ihn." Die Kopfschmerzen werden durch Alkohol stärker, der charakteristische Schwächungs- und Verfallsprozess wird durch Alkohol beschleunigt. Wir müssen in diesen Fällen aber daran denken, dass die Disposition zur Conium-Pathologie bereits „darunter" angelegt ist; Alkohol und Drogen können diesen Prozess beschleunigen und intensivieren, sie sind aber nicht die tiefste Ursache dafür.

Die Conium-Schwäche macht sich im physischen Bereich besonders auf dem Gebiet der Sexualität und der Harnausscheidung bemerkbar. Trotz des starken sexuellen Begehrens finden wir oft Schwäche des sexuellen Vermögens vor, bis hin zur Impotenz. Beim Mann kommt es leicht zu vorzeitigen Samenergüssen. Frauen können Orgasmen bekommen, ohne überhaupt einen Partner oder eine Partnerin zu berühren. Bei Hahnemann heißt es: „**Schon beim Tändeln mit Frauenzimmern entgeht ihm der Samen**." Und ich habe einmal eine Frau behandelt, die gewohnheitsmäßig mit Priestern flirtete. Ihr machte es Spaß, die Geistlichen zu erregen, und sie bekam einen Orgasmus davon, ohne dass es überhaupt zu einer körperlichen Berührung gekommen wäre. Dieses Symptom brachte mich auf Conium.

Man mag sich die Frage stellen, wieso ich hier von einem Schwächezustand schreibe. Doch tatsächlich verstehe ich es so: Die Sexualorgane sind geschwächt, beinahe gelähmt, sie sind nicht in der Lage, die sofortige Entladung im Orgasmus aufzuschieben. Ein bisschen Stimulation, und schon ist „es" passiert, und das war's dann.

Ein Schlüsselsymptom von Conium ist „**unterbrochenes Urinieren**". Bei Patienten in einem Conium-Zustand stoppt der Urin sehr oft plötzlich, mitten im Wasserlassen. Sie müssen einen Augenblick warten, dann fängt es wieder an zu laufen, nur um wieder abrupt aufzuhören. Das kann sich drei-, vier-, fünfmal wiederholen, bis die Blase endlich leer ist. „Der Harnabgang stockt plötzlich beim Urinieren und fließt nur erst nach einer Weile wieder" (Hahnemann).

Ein solches Symptom kann nicht nur mit Austreibungsschwäche der Blase zu tun haben, sondern auch mit Verengung der Harnröhrenlichtung. Wenn das aufgrund einer Vergrößerung der Prostata geschieht, kann ebenfalls Conium angezeigt sein. Bei entzündungs- und vernarbungsbedingten Harnröhrenstrikturen sollte man aber auch an THUJA oder MEDORRHINUM denken.

Conium-Schwindel

… gehört zu den herausragendsten Arzneizeichen. Er kann beim Aufstehen aus dem Bett oder vom Sitzen auftreten, auch beim Gehen, beim Treppabgehen oder im Liegen. Doch die charakteristische Modalität ist **Schwindel beim Bewegen der Augen oder des Kopfes, und zwar vor allem zur Seite hin,** wie als Erster Nash festgestellt hat. Bei dieser Art von Schwindel ist Conium das Hauptmittel, zusammen mit BELLADONNA, und zwar ganz besonders dann, wenn der Schwindel beim Umdrehen im Bett aufkommt. Conium hat hier auch Ähnlichkeit mit COCCULUS, denn auch der Conium-Schwindel hängt häufig mit Schwierigkeiten bei der Akkommodation der Augen zusammen. Einige Prüfer haben berichtet, dass Schwindelgefühle zunächst nur bei offenen Augen zu spüren waren, und zwar, sobald die Augen sich von einem Gegenstand lösten und einen anderen zu fixieren suchten; erst später wurden sie unabhängig von der Augenbewegung empfunden.

Nash gibt einen Fall: Ein Patient schien unter lokomotorischer Ataxie zu leiden. Das auffällige Symptom war, dass er beim Gehen zu taumeln anfing oder gar hinfiel, sobald er Kopf oder Augen auch nur geringfügig zur Seite drehte. Deshalb ging er, wenn er mit seiner Frau unterwegs war, immer vor oder hinter ihr, aber niemals neben ihr. Dieses eigentümliche Verhalten brachte Nash auf Conium. Und bei Clarke gibt es einen Fall von Lumbago mit „Schwindel beim Umdrehen im Bett", der mit Conium geheilt werden konnte.

Eine interessante Modalität

Conium-Beschwerden in den Extremitäten werden **gelindert durch Herunterhängenlassen** des betroffenen Gliedes. Diese Modalität ist ein seltenes und ungewöhnliches Symptom, das sofort an Conium denken lassen sollte. „Hier unterscheidet sich Conium von den meisten Arzneien. Schmerzen in den Beinen werden meistens doch eher gelindert, wenn man die Füße hochlegt, auf einen Stuhl oder auf ein Kissen im Bett. Aber der Patient, der Rheumatismus, Geschwüre am Unterschenkel oder sonst eigentümliche Beinleiden hat und Conium benötigt, liegt so da, dass die Beine bis zum Knie aus dem Bett baumeln" (Kent). Ein neueres Beispiel, wie diese Modalität genutzt werden kann, gibt Kishore in *Homeopathic Links,* 1/94: Bei einer 38jährigen Frau bildete sich eine höchst schmerzhafte Warze auf der Fußsohle, die insbesondere das Gehen zur Tortur werden ließ, aber selbst im Liegen sehr wehtat. Nach chirurgischer Entfernung kam sie insgesamt dreimal wieder zurück. Kishore fand heraus, dass es nur eine Position gab, in der der Schmerz erträglich war: im Bett liegend, wobei beide Beine über den Bettrand hingen. Conium C 200 bewirkte eine „dramatische Kur".

Geist und Gemüt: einige Symptome

Einige Prüfungssymptome, die zeigen, wie sich die Conium-Pathologie auf den Verstand auswirkt:

- „Dummheit; **schweres Begreifen dessen, was man liest,** mit Kopfeingenommenheit." „Dummheit, wie Betäubung, er versteht das Gelesene schwer." „Gedächtnismangel." „**Vergesslichkeit** und Schwäche im Kopf." „Er **kann sich beim Sprechen nicht gehörig ausdrücken** und nicht recht besinnen." **Unfähig, eine geistige Anstrengung durchzuhalten.**
- Nicht selten sind Zustände von Konzentrationsschwäche und Abwesenheit, ja **Verwirrung, insbesondere nach dem Erwachen aus dem Mittagsschlaf.**
- Es gibt eine Reihe von emotionalen Symptomen, bei denen **Ängstlichkeit, düstere Gedanken und Befürchtungen sowie Verdruss** überwiegen. Sie entsprechen dem Stadium, in dem der Patient sich allmählich seines Niedergangs bewusst wird, sind aber nicht an ein solches Stadium gebunden. Zum Beispiel: „In tiefes Nachdenken versunken, **dachte er befürchtend über Gegenwart und Zukunft nach** und suchte die Einsamkeit." „Hysterische Ängstlichkeit." „Unmut und Trübsinn." „Steter Mißmut und Ärger." „Verdrießliche Gemütsstimmung; er weiß nicht, womit er sich beschäftigen soll; die Zeit vergeht ihm zu langsam." Oder, aus einer Prüfung von Robinson: Sehr verdrießlich, ärgerlich, **Kleinigkeiten bringen sie leicht aus der Fassung.** Wo solche Symptome dominieren, kann auch ein recht widersprüchliches Verhältnis zu menschlicher Gesellschaft bestehen, wie es dieses Prüfungssymptom beschreibt: „Scheu vor Menschen, bei ihrer Annäherung, und dennoch Scheu vor Alleinsein."

Gerade im Zusammenhang mit der **Menstruation** sind auch Zustände von Empfindlichkeit, Weinerlichkeit und Unruhe verzeichnet worden: „**Vor Eintritt der Regel lag es ihr in allen Gliedern, mit Weinerlichkeit, Unruhe und ängstlicher Sorge**

über jede Kleinigkeit." Oder: „Sie wird leicht von Kleinigkeiten gerührt und zum Weinen bewegt." In den *Chronischen Krankheiten* wird sogar ein regelrechter Weinkrampf beschrieben, der später in Schwindel- und Schwächeanwandlungen übergeht: „Anfall: Allein zu Hause kam ihr eine **Neigung zum Weinen an, das, als sie ihr nachgab, in lautes Schlucksen ausartete,** dann Flimmern vor den Augen und undeutliches Sehen, dass sie sich beim Gehen anhalten musste; darauf Abspannung in allen Gliedern und dumpfes Kopfweh."

C

Eine recht große Zahl von Gemütssymptomen schließlich korrespondiert eher mit dem Stadium der Gleichgültigkeit, Apathie, ja emotionalen Lähmung und Versteinerung: „Sehr mißmutig, alle Nachmittage von 15–18 Uhr, als wenn ihn eine große Schuld drückte, dabei **gelähmt in allen Gliedern, gleichgültig und teilnahmslos.**" „Mürrisches Wesen; alles, was ihn umgab, machte einen widrigen Eindruck auf ihn." „Unlust zur Arbeit." „**Gemüt ohne alle angenehme Gefühle.**" „Hypochondrische Niedergeschlagenheit und Gleichgültigkeit, beim Gehen im Freien."

Conium ist bei **depressiven Verstimmungen** erfolgreich angewandt worden, und es liegt nahe, dass das depressive Element bei dieser Arznei im Vordergrund steht. So findet sich in der Literatur ein geheilter Fall einer Frau, die alle 14 Tage in „sehr unglückliche Stimmung" verfiel. Sie hatte keine Lust, sich anzukleiden, Nahrung zu sich zu nehmen, zu sprechen oder ihre Kinder zu sehen. Die periodische Wiederkehr des „unglücklichen" Zustands deutet schon an, dass Conium auch bei zyklisch verlaufenden manisch-depressiven Zuständen angezeigt sein könnte. Und wenn auch die depressive Seite überwiegt, so finden wir doch auch Prüfungssymptome wie das folgende: „Die Nähe und das Gerede vorbeigehender Leute ist ihm sehr zuwider, und es kommt ihn die Neigung an, sie anzupacken und zu misshandeln." Ein in der Literatur häufig wenigstens bruchstückweise zitierter geheilter Fall zeigt, dass Conium auch beim Wechsel ausgeprägt manischer und depressiver Phasen heilen kann: „Ein 16-jähriger … ward gemütskrank … Eigentümlich war, dass er abwechselnd 10 Tage in trüber und 10 Tage in aufgeregter Stimmung verbrachte. Er ist 10 Tage lang still, traurig und besorgt, pflückt an den Fingern, liegt meistens im Bett, gibt nur ungern Rede und Antwort, lässt nachts öfter Urin. Wüstheit im Kopf, sitzt öfters wie im Traum. Er ißt und trinkt, hat aber nur alle 3 Tage Stuhlausleerung; schwaches Gedächtnis. Furchtsam, zu keiner Arbeit zu bewegen. Schlaf höchst unruhig. Ist dann 10 Tage lang sehr aufgeregt, heftig, gebieterisch, zänkisch, schimpft leicht. Zieht gern seine besten Kleider an, kauft unnötige Sachen ein, achtet sie dann nicht, verschwendet oder ruiniert sie. Hat keine Lust zur Arbeit, geht spielen, sucht Händel, verträgt keinen Widerspruch. Er pflückt fast immer in der Nase, welche leicht blutet."

Allgemeinsymptome und Keynotes

- In der *Reinen Arzneimittellehre* weist Hahnemann auf eine Reihe von Symptomen hin, die auf Conium als ein Heilmittel der „Hypochondrie … bei ehelosen Mannspersonen mit streng züchtigen Grundsätzen" schließen lassen. Es handelt sich unter anderem um folgende Zeichen: „Beklemmung im Unterleibe." „**Eine Art Steifigkeit des Körpers; die Bewegung der Glieder, des Nackens usw. erregt ein widriges Gefühl.**" „Dummheit, wie Betäubung, er **versteht das Gelesene schwer.**" „Steter Missmut und Ärger." „Gemüt ohne alle angenehme Gefühle." „Nach einem kleinen Spaziergang fühlt er sich sehr **erschöpft und ermattet und ist wie gelähmt,** wobei die verdrießliche, hypochondrische Gemütsstimmung wieder eintritt." „Früh, Kälte und Frostigkeit des Körpers, mit **schwindliger Zusammengeschnürtheit des Gehirns,** und **gleichgültiger, niedergeschlagener Gemütsstimmung.**" Dazu eine Reihe von Gemütssymptomen, bei denen Ängstlichkeit, düstere Befürchtungen und Verdruss dominieren (sie werden teilweise oben, auf S. 277, zitiert).
- Zudem rühmt Hahnemann Conium als Mittel zur Heilung „**von Quetschung entstandener Drüsenverhärtungen** an der Lippe, den Brüsten usw." Es hat selbst bei Brustkrebs, der sich nach einem Schlag auf die Brust entwickelt hat, bei Lippenkrebs infolge des Drucks der Tabakspfeife auf die Lippe usw. Erfolge erzielt. Übrigens kann Conium auch bei unheilbaren Karzinomen palliativ wirken, selbst dann, wenn eine Strahlen- oder Chemotherapie eingeleitet wurde.
- Mattigkeit und Schwäche bis zur Ohnmacht. Auffällig ist besonders eine **zittrige Schwäche nach**

jedem Stuhlgang, die sich im Freien legt. Auch eine „plötzliche Erschlaffung beim Gehen" ist mit Conium geheilt worden. Meist handelt es sich jedoch, wie oben ausgeführt, um allmählich aufkommende und dafür um so tiefer greifende Schwächezustände. „Abspannung des Geistes und Körpers." „So schwach, dass sie sich legen muss." „Krank und matt, früh im Bett, mit Missmut, Schläfrigkeit und Schmerzen im Magen."

- Die Lähmungszustände von Conium **beginnen meist unten und arbeiten sich nach oben vor** (wie es auch bei Sokrates der Fall gewesen sein soll); diese Entwicklungsrichtung kann auch für andere Conium-Symptome zutreffen.
- **Anfälligkeit für Einflüsse von Kälte und Überanstrengung.** So haben Conium-Patienten sehr leicht **Beschwerden vom Verheben** und **neigen zu Erkältungen.** Besonders empfindlich sind sie gegen Folgen von Gehen im Freien, wo Anstrengung und Kälte kombiniert auftreten können: „Große Verkältlichkeit, selbst im Zimmer, nach Spazieren, wobei er geschwitzt hatte …" „Gehen im Freien mattet sie ab und die Luft greift sie an." Auch extreme Erschöpfung, plötzliche Ermattung oder verdrießliche Stimmung kommen im Zusammenhang mit „Spazieren" auf.
- Wärme dagegen bessert oft deutlich, besonders Sonnenwärme. „Frieren mit Zittern in allen Gliedern, sodass sie sich immer in der Sonnenwärme aufhalten muss." Dagegen wird helles Licht oft als sehr störend empfunden, und extreme Lichtscheu ist ein auffallendes Conium-Symptom.
- Zwei ungewöhnliche Symptome, die als Keynotes fungieren können:
  - **Schweiß, sobald man die Augen zutut.** Mit diesem Symptom als Wegweiser hat z. B. Lippe einen 80-jährigen geheilt, dessen Hauptbeschwerde eine halbseitige Lähmung war.
  - „**Die Kleider liegen wie eine Last auf Brust und Achseln.**"
  - Conium kann bei Pfeifferschem Drüsenfieber (Mononucleosis infectiosa) angezeigt sein, besonders in der glandulären Verlaufsform. Natürlich müssen die Symptome übereinstimmen. Andere Mittel, die bei dieser Krankheit relativ oft in Frage kommen, sind etwa IODIUM und MERCURIUS.

Lokalsymptome

Schwindel Ich verweise auf den Abschnitt *Conium-Schwindel.* Hier nur einige Prüfungs- und geheilte Symptome:

- Schwindel, früh beim Aufstehen aus dem Bett.
- Sehr duselig beim Gehen.
- **Schwindel im Kreise herum,** wenn er vom Sitz aufsteht.
- Schwindel, am schlimmsten im Liegen, als ginge das Bett im Kreis herum.
- Schwindel nach Bücken, beim Wiederaufrichten, als wollte der Kopf springen.
- **Schwindel beim Umsehen,** als wollte der Kranke auf die Seite fallen.
- „Beim Aufblicken von einem nahen zu einem entfernteren Gegenstand wurde das Sehen unscharf, und mich überkam plötzlich ein Schwindelgefühl. **Solange meine Augen auf einen bestimmten Gegenstand fixiert waren, verschwand der Schwindel** …" Ein weiterer Prüfer schwankte sogar beim Gehen, aber **als er die Augen schloss,** „konnte ich geradeaus und sicher gehen, und das sogar ohne jedes Schwindelgefühl …"

Kopf „**Heftiges Kopfweh mit Schwindel,** woran sie traurig und ohne zu sprechen, auf einer Stelle sitzend, drei, vier Tage lang zubrachte." Mit Schwindel verbundene Migräne-Kopfschmerzen, die von einer **Unfähigkeit, Wasser zu lassen,** begleitet sind. Auch Kopfschmerzen mit **ungenügenden, allzu kleinen Stuhlgängen** kommen vor.

Anhaltende Benommenheits- und Betäubungsgefühle im Kopf. „Stete Benommenheit des Vorderkopfes in der Stirn, in der Gegend der Augenbrauen und der Nasenwurzel." Dabei verschlimmert Alkohol schon in verdünnter Form und geringer Menge: „Selbst gewässerter Wein stieg ihm in den Kopf." Große **Empfindlichkeit** des Gehirns, insbesondere **gegen Erschütterung.** „Beim Schütteln des Kopfes Kopfweh von der Stirn bis zum Hinterhaupt, als sei etwas lose." „Bei jedem Tritte, im Gehen, ein Knipsen im Scheitel, ohne Schmerz." „Wuchten und Greifen in der Stirn, wie aus dem Magen, mit **so großer Empfindlichkeit des Gehirns, dass es schon vom Geräusch und vom Sprechen schmerzhaft erschüttert ward.**" Infolge von Überanstrengung beim Lernen. **Schweregefühle** im Kopf, besonders im

Hinterkopf, beim vorgebeugten Sitzen entstehend und durch Aufrichten wieder vergehend.

Seltsame Empfindungen: „**Taubheits- und Kältegefühl auf der einen Kopfseite.**" Gefühl in der rechten Gehirnhälfte, als wäre ein großer **Fremdkörper** darin. Heiße Stellen am Scheitel oder Hinterkopf, schlimmer bei Aufregung oder Überarbeitung. Ein Ziehen im Kopf, sobald man an die kalte Luft geht; es lässt nach beim Schließen der Augen. Dabei wird „große Schwäche im Kopf und im ganzen Körper" empfunden.

Häufig sind auswärts gerichtete starke Kopfschmerzen. Kopfweh wie zu voll, **als sollte der Kopf platzen,** morgens beim Erwachen. Stechende Kopfschmerzen, im Oberkopf und „zur Stirn heraus". Sehr starke Hinterkopfschmerzen bei jedem Herzschlag, „**als würde der Hinterkopf mit einem Messer durchbohrt**". Klopfendes Kopfweh, in der Stirn. Andererseits finden wir auch ein Gefühl von „**schwindliger Zusammengeschnürtheit des Gehirns**" vor, oder einen **Kopfschmerz „wie von äußerer Zusammengezogenheit**" oben auf dem Stirnbein, oder Kopfweh „**wie ein Zusammendrücken von beiden Schläfen aus,** nach jedem Essen".

Reißende Schmerzen einerseits im Hinterhaupt und Genick, andererseits in den Orbitae, mit andauernder Übelkeit, was zum Liegen zwingt. Kopfweh mit Schwarzwerden vor den Augen oder anderen Sehstörungen, auch mit einem **Gefühl, als ob so etwas wie eine Franse vor dem Auge herabfiele.**

Neigung zum Haarausfall.

Augen Eine **Schwäche der Augenmuskulatur und insbesondere der Akkommodation des Auges,** die bis zur Lähmung gehen kann, ist hier das bedeutendste Symptom. Aus Harleys Prüfung: „Trägheit der Adaptation des Auges. Unbewegte Gegenstände konnte ich gut erkennen, aber wenn man einen Gegenstand mit unebener Oberfläche vor den Augen bewegte, konnte ich nur verschwommen und neblig sehen, und daher wurde mir schwindlig." Die Arznei kann daher bei **Presbyopie** angezeigt sein, wie schon Hahnemann in der *Reinen Arzneimittellehre* vermutet hat. „Weitsichtigkeit: er konnte ziemlich entfernte Gegenstände deutlich erkennen" ist ein Prüfungssymptom.

„**Schwäche und Blenden der Augen, verbunden mit Schwindelgefühl und Schwäche des ganzen Körpers,** besonders der Arm- und Beinmuskeln, sodass ich beim Gehen taumelte wie einer, der zu viel Schnaps getrunken hat."

Auch **Doppeltsehen** kommt gelegentlich vor, ebenso wie Schielen usw. Alle Muskeln im Augenbereich sind betroffen, sodass jede Augenbewegung Probleme macht, etwa auch beim Umsehen, Wenden des Kopfes usw. Gefühl, als würden die Augen von der Nase weg nach außen gezogen. Und: „**Er konnte kaum die Augenlider heben, welche durch ein schweres Gewicht herabgedrückt zu werden schienen.**" **Sehschwäche** kann mit Conium geheilt werden, vor allem aber eine Reihe anderer **Sehstörungen.**

- Zum Beispiel: Vor den Augen **dunkle Punkte und farbige Streifen,** oder Wolken und lichte Flecken, oder auch **Bögen, die manchmal in allen Regenbogenfarben schillern;** Rotsehen.
- „Feurige, durcheinander sich bewegende Zacken vor dem Gesicht, wenn er die Augen zutut, nachts."
- **Sehr starke Lichtscheu,** häufig unter Fehlen jeglicher Entzündungszeichen am Auge. Selbst im Zimmer Blenden der Augen vom Tageslicht. Die Photophobie kann mit Lidkrampf verbunden sein. Aus einem klassischen Fall: „Mir ist öfters die bedeutendste Lichtscheu mit Augenliderkrampf vorgekommen, wo nach mühsamen Versuchen, die Augenlider voneinander zu ziehen, dieses endlich unter Hervorstürzen eines Stromes heißer Tränen gelang, aber sowohl Hornhaut als Sclerotica frei von Entzündung sich zeigten."

Verletzungsbedingte Sehstörungen; etwa: Augenentzündung nach Verletzung durch Holzsplitter, mit Trübung der Hornhaut; **Linsentrübung (Star) nach einem Stoß gegen das Auge;** usw.

Bedeutende und anhaltende Erweiterung der Pupillen. **Brennen in den Augen, und besonders auf der Innenfläche der Augenlider.** Drücken in den Augen, am meisten beim Lesen. Ein **beißender Schmerz im inneren Augenwinkel, als wäre etwas Ätzendes hineingekommen, mit Tränen des Auges.** Dieses Symptom ist kürzlich durch eine Heilung bestätigt worden (Waldecker, *Klassische Homöopathie* 6/90). Jucken unter den Augen, Reiben bessert nicht, sondern führt zu beißendem Brennen.

Gerstenkörner. Conium hat die Neigung zu Hordeola beseitigt, besonders in Fällen, „wo sich ein oder mehrere Gerstenkörner **verhärten,** um sich bei Gelegenheit wieder zu entzünden".

Gelbliche Verfärbung des Weißen im Auge. Die Augen neigen zum Hervortreten aus den Augenhöhlen. Ein seltsames Symptom von Bönninghausen: „Kältegefühl in den Augen, beim Gehen im Freien."

Ohren **Größere Ansammlungen von Ohrenschmalz,** bis hin zur Verschließung des äußeren Gehörgangs, was zu **Schwerhörigkeit** führt. Cerumen sieht verändert aus, blutrot oder „wie zerfaultes Papier, mit eiterähnlichem Schleim vermischt". Wenn der Pfropf beseitigt ist, hört der Patient besser, aber dann sammelt sich erneut Ohrenschmalz an. Besonders wenn diese Erscheinung **mit Leberschmerzen verbunden** ist, kann Conium heilend wirken.

Beim Schnäuzen fährt es vor die Ohren, die dann wie zugestopft sind. Oder: Schmerzhafte Empfindlichkeit des Gehörs, bei Geräusch Schreck verursachend.

Ohrgeräusche: helles Klingen, Sausen, Sumsen, „Wübbern und Brummen". Tinnitus, Menière-Krankheit.

Reißen und Stechen in den Ohren und ihrer Umgebung. Oder: Auswärts gerichtetes ziehendes Stechen im Ohr. **Anschwellung und Verhärtung der Parotis,** mit schmerzhaftem Spannen der Haut.

Nase Neigung zum Bohren in der Nase, welche leicht blutet. Nasenbluten beim Niesen. Übermäßig feiner Geruchssinn.

Brennen an den Nasenlöchern. Stechender Wundheitsschmerz in der Nasenscheidewand, auch an der Nasenspitze. Vor der Menstruation Schmerz inwendig in der Nasenwurzel, durch Schnäuzen und Druck vermehrt.

Allzu häufiges Niesen, oder **verstopfte Nase, auch chronisch.** „Jahrelange Nasenverstopfung" (Hahnemann). Ausfließen von Eiter aus der Nase, auch mit Blut vermischt.

Gesicht Reißend-stechender Gesichtsschmerz, dicht vor dem Ohr; oder ein Ziehen von der Kinnlade zum Ohr hin, oder auch schmerzhaftes Spannen in Ohrennähe. Gesichtsschmerzen, die hauptsächlich **nachts** auftreten.

Hautausschläge im Gesicht, juckend; pustulös oder vesikulär; fressende Geschwüre im Gesicht. Blasen an der Oberlippe, am Rande des Roten, schmerzhaft. **Verhärtete Geschwülste an den Wangen und besonders den Lippen, auch nach Druck oder Quetschung** (Tabakspfeife). Bösartige Tumoren der Lippen. Verhärtung und Anschwellung der Unterkieferdrüsen.

Mund Ziehende Zahnschmerzen bis durch die Schläfen, die vom Essen von Kaltem schlimmer werden, nicht aber von kalten Getränken. Ziehender, zuckender oder nagender Zahnschmerz mit einem Lockerheitsgefühl der Zähne, besonders beim Kauen.

Zunge steif, geschwollen und schmerzhaft, mit Artikulationsschwierigkeiten. Zungenlähmung.

Säuerlich schmeckender Speichel, oder bitterer Mundgeschmack.

Hals **Bitterkeit im Hals.** Stete Neigung zum Schlucken, besonders beim Gehen im Wind. Ein seltsames Aufsteigen im Hals, mit einer Empfindung von Vollheit, als sollte sich dort etwas festsetzen. Dies kann ein hysterisches Symptom sein (Globus hystericus): „**Drücken von der Magengrube herauf bis in den Schlund, als wollte ein runder Körper heraufsteigen**." Oder: „Vollheit im Halsgrübchen, mit versagendem Aufstoßen."

Atmung, Husten, Brust Hustenreiz im Kehlkopf, besonders in der Form, dass **ein „trockenes Fleckchen" im Kehlkopf zu sein scheint, wo es kribbelt und zu trockenem, fast stetem Husten reizt.** Auch ein juckender, kitzelnder oder kratzender Hustenreiz im Hals kommt vor.

Conium hat einen 13-jährigen Jungen geheilt, bei dem im Zusammenhang mit der Ausatmung ein „klappendes Geräusch" im Kehlkopf deutlich zu hören war. Diesem Geräusch gingen meist auffällige Zuckungen der rechtsseitigen Gesichtsmuskeln voraus.

Schwieriges Einatmen, auch mit Atemnot; mit Gefühl, als ob sich die Brust nicht richtig ausdehnte oder als ob sie zusammengeschnürt würde; besonders morgens beim Erwachen und abends im Bett.

- **Husten, der fast ausschließlich im Liegen auftritt, und zwar zu Anfang des Liegens, gleich wenn man sich hingelegt hat;** muss sich aufsetzen und abhusten, dann hat er Ruhe. **Husten, der**

durch Hinlegen und tiefes Atmen ausgelöst wird; besonders **abends und nachts. Lockerer Husten, ohne dass etwas ausgeworfen werden kann;** der durch das Husten gelöste Schleim muss geschluckt werden.

- Bönninghausen beschreibt den **Keuchhusten** von Conium so: „**Gewaltsame, krampfartige, nächtliche Keuchhustenanfälle, von Jücken und Kitzeln in Brust und Halse oder von einem trockenen Fleckchen im Kehlkopf erregt**, nachts ohne, am Tage mit schwierigem, blutig-eitrigem, zuweilen verhärtetem Auswurf von faulem Geschmack und Geruch." Conium ist nicht selten bei hartnäckigem trockenem Husten angezeigt, der nach einer Grippe oder Erkältung zurückbleibt.
- Husten, der Brechreiz im Gefolge hat. „Häufig war der **Nachthusten** so geartet, dass er sich zu unbestimmten Stunden, häufiger bei Nacht einstellte und ununterbrochen **so lange fortwährte, bis Würgen und Erbrechen eintrat,** wodurch eine unbedeutende Quantität schaumigen Schleims ausgeworfen wurde, der einen gelblichen eitrigen Kern hatte" (Mayrhofer, zitiert nach Rückerts *Klinischen Erfahrungen* 3:41). Husten, der vom Bauch herzukommen scheint, mit einem Gefühl, als müsste man den Bauch festhalten.
- Trockener Husten, der durch jegliche Kälteexposition erregt wird, selbst wenn man nur den Arm aus dem Bett streckt; dabei Schmerz in der linken Lungenspitze und Wundheitsgefühl an einer Stelle hinter dem Schlüsselbein, gerade in der Mitte zwischen Hals und Schulter. Der Schmerz in der Lungenspitze war schneidend-stechend und erstreckte sich abwärts und einwärts, zum Brustbein hin.

Stechende Schmerzen im Brustbein und im ganzen Brustraum sind bei Conium häufig. „**Starke Stiche in der Seite, wie Messerstiche, mit lautem Jammer darüber**." Oder: Heftiges Stechen in der rechten Brustseite, um die Mamilla herum, beim Gehen, und zwar jedesmal beim Einatmen; starker Druck mit der Hand auf die Brust mildert den Schmerz. **Scharfer Stoß mitten durch die Brust, vom Brustbein gegen die Wirbelsäule.**

Herz **Herzklopfen nach dem Stuhlgang, mit Aussetzen von Herzschlägen.** Starkes Herzklopfen; nach dem Trinken oder beim Aufstehen.

Magen Bei vielen Conium-Beschwerden besteht Appetitlosigkeit. Doch hat Conium ausgeprägte **Speiseverlangen: nach Salz und salzigen Speisen;** nach Saurem; **nach Kaffee.** Milch wird schlecht vertragen. Brot schmeckt nicht und „will nicht hinunter".

Leeres Aufstoßen ist häufig. Es kann morgens beginnen und sich den ganzen Tag über fortsetzen. Meist ist es geruch- und geschmacklos, es gibt aber auch „fauliges Aufstoßen".

Magenübersäuerung und Sodbrennen. „Nach dem Essen schwulkt ihr Saures aus dem Magen herauf."

Viel Übelkeit, nach jedem Essen, mit Brechreiz und oft genug auch mit Erbrechen. Conium kann bei **Hyperemesis gravidarum** angezeigt sein. Mehrfaches Erbrechen von 5 Uhr früh bis zum Frühstück; Erbrochenes zunächst weiß und schaumig, dann gelb und galleartig; auch tagsüber immer wieder Erbrechen.

Starke, **krampfartige Magenschmerzen, vor allem bei Neigung zur Obstipation.** Aus einer Fallbeschreibung: „Es kommt ihr vor, als ziehe es den Magen zusammen, es drücke wie eine schwere Last auf denselben, sie dürfe ihre Kleider nicht fest binden, der Magenkrampf höre nie ganz auf, lasse nur zeitweise nach und steigere sich wieder zu unerträglichen Leiden."

Zusammenziehende Magenschmerzen, verbunden mit Kältegefühl im Magen und im Rücken; **Wundheitsgefühl und Roheitsempfindung im Magen.** Bei **stärksten Magenschmerzen im Zusammenhang mit perforierendem Magengeschwür oder Magenkrebs** ist Conium mit Vorteil gegeben worden und hat die Schmerzen und das Allgemeinbefinden des Patienten deutlich bessern können. Die Schmerzen waren in einem Fall nagend und traten zwei bis drei Stunden nach dem Essen sowie nachts auf, in einem anderen Fall waren sie drückend-brennend und klemmend und pflanzten sich bis in den Rücken und die Schultern fort. Die bemerkenswerteste Modalität aber war: „**In der Knie-Ellenbogen-Lage sind die Schmerzen am erträglichsten.**"

Abdomen Bauchauftreibung, häufig **harter, gespannter Bauch, mit Blähungen.** „Härte und arge Aufgetriebenheit des Bauches, abends nach dem Essen; der Nabel ist hervorgetreten, was ihren Schlaf beunruhigt.“ Anschwellung der Mesenteriallymphknoten.

Vor allem **nach Milchgenuss** kommt es zu schneller Aufblähung des Unterleibes. Vor Abgang der Gase ist ein Schneiden im Leib zu spüren. Ein seltsames Begleitsymptom: „Auftreibung des Bauches, wie Blähungskolik, abends, nebst **Kälte des einen Fußes**“ (vgl. LYCOPODIUM).

Stiche, auch intermittierende, in der Lebergegend, oder schmerzhaftes Reißen dort. **Anschwellung der Leber** mit drückendem Schmerz **und Ansammlung von Ohrenschmalz** mit Schwerhörigkeit.

Um die Hypochondrien eine schmerzhafte Spannung, wie von einem zusammenschnürenden Band. Drückend-spannender Schmerz im linken Hypochondrium, bis an die Seite des Unterbauchs. **Beklemmendes Zusammenziehen des Unterbauches.** Zusammenziehender Schmerz im Unterbauch, wie zu Nachwehen. Starkes Kneipen im Bauch, wie zum Durchfall. Krampfartige und herabdrängende Bauchschmerzen, wie bei Menstruationsschmerzen oder Wehen.

Wundheitsgefühl im Bauch beim Gehen auf Steinpflaster. Zittern des ganzen Abdomens.

Rektum und Stuhl In diesem Bereich hat Conium einige sehr kennzeichnende und ungewöhnliche Symptome.

- So ist das Symptom „**Abgang kalter Blähungen**“ wohl einzigartig in der Materia medica. Und Clarke berichtet, dass in einem Fall von schlimmer Diarrhö, wo **die Stühle sich kalt anfühlten,** erfolgreich Conium gegeben wurde. Freilich gibt es auch die entgegengesetzte, viel „normalere“ Temperaturempfindung: „Beim Stuhlgang, Brennen im Mastdarm“ und „Hitze unten im Mastdarm“ (aber nicht im After!).
- Sehr kennzeichnend sind auch die Schwächeattacken nach dem Stuhl: **Nach jedem Stuhl zittrige Schwäche, die sich im Freien legt.** Und: **Nach dem Stuhl Herzklopfen, mit Aussetzen von Herzschlägen.**

Conium ist öfters bei **Stuhlverstopfung mit vergeblichem Stuhldrang oder ungenügenden Stuhlgängen** erfolgreich gegeben worden, auch wenn in Verbindung damit starke Magenkrämpfe auftraten. Harter Stuhl, nur alle zwei Tage. „**Steter Stuhldrang, ohne Stuhl**.“ „Häufiger Drang zum Stuhl, ohne Erfolg.“ „Täglich öfterer Stuhldrang, wobei jedes Mal etwas, aber nur sehr wenig abgeht.“ Doch die Arznei kann auch bei Durchfall angezeigt sein, insbesondere dann, wenn ein **wässriger oder flüssiger Stuhl mit harten Teilen vermischt** ist und mit geräuschvollen Winden abgeht. „Öftere Durchfallstühle, wie Wasser, mit vielem leerem Aufstoßen und reichlichem Harnabgang.“ Wässriger Durchfall mit Beimischung von unverdauten Nahrungsbestandteilen.

Mit Blut überzogene Stühle. Unwillkürlicher Abgang von Stuhl im Schlaf. Stechen im After, außerhalb des Stuhlgangs.

Harnwege Das bekannteste Symptom in diesem Bereich ist bereits oben genannt worden: „**Der Harnabgang stockt plötzlich beim Urinieren und fließt nur erst nach einer Weile wieder**.“ Häufig ist damit **Schneiden in der Harnröhre beim Wasserlassen** verbunden; auch Brennen beim oder nach dem Urinieren. Die Schwierigkeiten beim Wasserlassen können mit einer Austreibungsschwäche der Blase im Zusammenhang stehen, aber auch mit **Prostatahypertrophie.** Conium ist u. a. auch Hunden mit vergrößerter Prostata gegeben worden, die in der typischen Haltung mit angehobener Hinterpfote standen, aber keinen kräftigen Strahl hervorbrachten (vgl. Vingerling, in: *Klassische Homöopathie,* 5/88).

Der Harn geht leichter im Stehen ab, doch zu Beginn kommt selbst im Stehen kaum etwas; später aber fließt der Urin frei ab. Häufiger Harndrang und Strangurie; mit Brennen in der Harnröhre und Hitzegefühl während der Miktion.

Häufiges nächtliches Wasserlassen. „Mehrere Nächte muss er früh um 2 Uhr zum Harnen aufstehen.“ Harntröpfeln alter Männer. Trüber, weißlicher, dickflüssiger Harn.

Männliche Genitalien Ausführlich wurden in den früheren Abschnitten die **Folgen von plötzlichem Verlust des Sexualpartners** erörtert, die sich bei beiden Geschlechtern bemerkbar machen.

- Sexuelle Schwäche: **Impotenz; fehlende, inkomplette oder zu kurz anhaltende Erektionen; Ejaculatio praecox.** Niedergeschlagen und matt nach dem Koitus.

- Dagegen ist das sexuelle Begehren durchaus vorhanden. **Starkes Sexualverlangen mit mangelndem Sexualvermögen** ist charakteristisch. „Reger Geschlechtstrieb, ohne Erektion."
- **Häufiger Abgang von Prostatasekret, bei jeder Gemütsbewegung, beim Pressen auf den Stuhl** usw.; auch mit Jucken der Vorhaut.
- Nächtliche Pollutionen ohne erotische Träume. Spermatorrhö; stockender Harnabgang.
- **Anschwellung und Verhärtung der Hoden, besonders nach Quetschung; Hodenkrebs. Prostatakrebs.**
- Starke Hodenschmerzen. „**Schmerz, als schnitte ein Messer mitten durch den Hodensack, zwischen den Hoden hin bis über die Wurzel des Penis herauf,** öfters kurz wiederholt." Bei Clarke wird von einer Hodenquetschung mit Schmerzen berichtet, die dem eben zitierten Prüfungssymptom sehr ähnelten; Conium C 200 half binnen 5 Minuten! Auch: Druckschmerzen, Kneipen und Reißen in den Hoden.
- Schneiden in der Harnröhre beim Durchgang des Spermas.

Weibliche Genitalien Conium hat in diesem Bereich vor allem **Verhärtungen und harte Tumoren mit stechenden Schmerzen erzeugt** und geheilt. Es ist sehr oft bei **Brustkrebs und Uteruskrebs** angewandt worden, ebenso auch bei Verhärtung und Geschwulst der Ovarien. Einige Prüfungssymptome: „**Härte ihrer rechten Brust, mit Schmerz beim Befühlen und nächtlichen Stichen darin**." „**Stechen wie mit Nadeln in der linken Brustdrüse**." Besonders häufig erwies sich Conium als nützlich bei harten Tumoren, die sich **nach einem Stoß oder Schlag gegen die Brust** bildeten.

Ferner ist Conium angezeigt bei einer Vielzahl von Beschwerden, die mit dem weiblichen Zyklus zusammenhängen. Zu den **prämenstruellen** Symptomen, die Conium erzeugt und geheilt hat, gehören: Gliederschmerzen, **Weinerlichkeit, Unruhe und ängstliche Sorge über jede Kleinigkeit; Angstträume; Schmerzen in den Brüsten, insbesondere bei jeder Erschütterung;** trockene Hitze im ganzen Körper, jedoch ohne Durst; **stechende Schmerzen in der Lebergegend,** besonders nachts im Liegen und speziell beim Einatmen; Blähungen; Schmerzen innen in der Nasenwurzel.

Dysmenorrhö mit starken Uteruskrämpfen. Einige Beschreibungen: „Es fängt über der Scham an zu wühlen, spannt den ganzen Bauch auf, kommt in die Brust und sticht in der linken Seite." **Pressen nach unten und Ziehen im Oberschenkel** oder Stechen in der Vagina. Zusammenziehender Schmerz im Unterbauch, der beim Gehen im Freien vergeht. Begleitsymptome sind etwa: große Angst, wenn sie allein ist, dennoch Furcht vor Fremden und Gesellschaft; **Stechen in den Brüsten;** Kopfschmerzen; Ausschlag über den ganzen Körper, aus kleinen roten Knötchen bestehend, die nach Kratzen heftig brennen und mit dem Ende der Blutung wieder verschwinden.

Ferner hat Conium ein **Ausbleiben oder Aufhören der Regelblutung** bewirkt und ist entsprechend auch bei **Amenorrhö und damit zusammenhängenden Beschwerden** heilsam gewesen, ebenso auch bei allzu schwacher Blutung. Insbesondere wenn alle vier Wochen die oben genannten prämenstruellen Symptome eintreten, die Blutung aber völlig fehlt, kann Conium angezeigt sein. „**Aufhören der Menses nach Tauchen der Hände in kaltes Wasser**." Dieses Symptom hat in neuester Zeit z. B. zur Heilung einer Frau geführt, deren Blutung nach dem ersten Tag plötzlich aufhörte, nachdem sie mit den Händen in kaltem Wasser Sojabohnen entkernt hatte. Sie litt unter Schmerzen und Blutandrang in Abdomen, Rücken und Brüsten (was sonst nicht der Fall war). Die Causa ließ den Behandler an Conium denken, das sehr bald zum Wiedereinsetzen der Blutung und zur Schmerzfreiheit führte (vgl. Sharma, in: *Klassische Homöopathie* 6/92).

Ausfluss, dem viele Bauchschmerzen sowie ein Schwäche- und Lahmheitsgefühl im Kreuz vorausgehen; danach Mattigkeit. „**Scheidefluss weißen, scharfen Schleims, der Brennen verursacht**." „Dicklich milchfarbiger Weißfluss mit zusammenziehendem wehenartigem Bauchweh, von beiden Seiten her." Auch ein Ausfluss blutigen Schleims wird berichtet.

Conium kann ferner angezeigt sein bei Schwangerschaftserbrechen; bei völliger Schlaflosigkeit und **extremer Erschöpfung tagelang nach der Entbindung, mit außerordentlicher Photophobie;** bei Ausfließen von Milch aus den Brüsten lange nach der Entwöhnung des Kindes; aber auch bei starker Schrumpfung der Brustdrüsen. „Die weiblichen

Milchdrüsen schrumpfen vom Gebrauch des Conii zusammen, sodass der schönste volle Busen einer leeren Hautfalte gleicht“ (aus *Heraclides*).

Heftiges Jucken tief in der Vagina. Starke Stiche an den Schamteilen. Große Berührungsempfindlichkeit der Vulva.

Äußerer Hals und Rücken Conium ist ein wichtiges Mittel bei **verhärteten Geschwülsten der Halslymphknoten.** „Eingeschlafenheits-Kriebeln im Rückgrate.“ **Permanentes Taubheitsgefühl der Region um die Schulterblätter.**

Spannende Schmerzen im Rücken, besonders in den Muskeln unter den Scapulae, durch Heben der Arme verstärkt. Schmerzen wie verrenkt in der linken Seite des Rückens, auch im Hals. Stiche im Kreuz, mit Ziehen durch die Lendenwirbel, im Stehen. Kreuzschmerzen, besonders ein Abwärtsziehen und -drängen, im Zusammenhang mit der Menstruation, einem Uterusprolaps oder dergleichen.

Üble Folgen von Verletzungen des Rückens. Berichtet wird etwa der Fall eines jungen Mannes, der aus dem zweiten Stock aufs Straßenpflaster gestürzt war und noch nach über einem Jahr unter sehr empfindlichen Schmerzen in der Kreuzgegend litt, auf die er gefallen war, besonders beim Lachen, Niesen und schnelleren Atemholen. Conium hat zu durchgreifender, rapider und anhaltender Besserung der Schmerzen geführt.

Extremitäten Natürlich gehören Schwäche, Kraftlosigkeit, Abgeschlagenheit, Lähmungsgefühl und Lähmung der Extremitäten zu den Indikationen von Conium. „**Kraftlosigkeit beim Erwachen aus der Mittagsruhe,** die Arme und Beine sind wie abgeschlagen.“ Die Glieder sind steif, schwer und kaum zu gebrauchen, ihre Bewegung erregt ein „widriges Gefühl“; kann kaum gehen. **Lähmung zunächst der unteren, dann der oberen Extremitäten.**

Zittern aller Glieder.

Taubheits- und Kälteempfindungen, insbesondere in den Fingern und den Zehen, bisweilen von dort aus gegen den Rumpf vordringend.

Zerschlagenheitsgefühl in allen Gelenken, besonders in der Ruhe; bei Bewegung kaum oder gar nicht zu spüren.

Gefühl, als ob die Schultern wund gedrückt wären. Die Kleider scheinen wie eine Last darauf zu liegen. Anschwellung und Verhärtung der Achsellymphknoten, auch im Zusammenhang mit Knoten in den Brüsten. Krampfartiger Schmerz in den Muskeln der Unterarme, besonders beim Aufstützen der Arme. Knacken im Handgelenk, besonders abends. Schweiß der Handteller. Gelbe Flecken an den Fingern; **gelbe Fingernägel.** Stolpernder, taumelnder Gang, wie betrunken, zieht die Füße nach. Kann bei geschlossenen Augen geradeaus gehen, beginnt aber zu taumeln bei offenen Augen.

Schmerzen, die vom Hypogastrium in die Schenkel ziehen, bei Dysmenorrhö. Schwächegefühl bis zum Zittern im rechten Oberschenkel, beim Gehen. Oder: Beim Gehen im Freien, krampfartiger Schmerz in den vorderen Muskeln des rechten Oberschenkels. Müdigkeit und Ermüdungsschmerz in den Knien. Knacken der Knie beim Aufrichten. Wadenkrämpfe; spannende Steifheitsschmerzen in den Waden. „Schmerzhafte rötliche Flecken an den Waden, die später grün oder gelb werden, wie nach Kontusionen, und die Bewegung des wie von Sehnenverkürzung gekrümmten Fußes hindern.“ Taubheit und Unempfindlichkeit der Füße; sie werden leicht kalt, was Erkältungen zur Folge haben kann. **Kälte eines Fußes, bei Bauchauftreibung.** Gefühl, als stieße der Knochen durch die Ferse hindurch.

Schlaf Schlaflosigkeit und **spätes Einschlafen, erst nach Mitternacht.** Unruhiger Schlaf, Alpträume, Angst- und Schreckträume, die den Schlaf unterbrechen.

Träume von Toten und Leichen; von Leuten, die in Wirklichkeit noch leben, im Traum aber tot sind. Oder: **Betäubungsähnlicher, allzu tiefer Schlaf, der nicht erfrischt;** Verstärkung des Kopfwehs nach dem Schlaf. Besonders nach dem Erwachen aus einem **Mittagsschlaf** können „Unbesinnlichkeit“, Kraftlosigkeit, Verwirrung und andere Symptome auftreten. **Unüberwindliche Schläfrigkeit am Tage.** „Er konnte sich mit aller Mühe des Schlafs nicht enthalten, er mußte sich legen und schlafen.“

Fieber, Frost, Schweiß **Große innere und äußere Hitze, mit starker Nervosität.** Brennende Hitze im ganzen Körper. Gefühl innerer und äußerer Hitze nach dem Schlaf. Ein Fiebersymptom aus den *Chronischen Krankheiten:* „Hitzgefühl im ganzen Körper, auch äußerlich fühlbare stärkere Wärme der Haut, mit trockenen, klebrigen Lippen, ohne Durst, selbst mit Abneigung von Getränken und fadem Speichel im Munde; **Geräusch und helle Gegenstände greifen ihn an, sowie jede Bewegung; er wünscht mit geschlossenen Augen einsam zu sitzen.**"

Frösteln, Schauder und Kälte, besonders frühmorgens und nachmittags; um 5 Uhr; um 15–17 Uhr. „Frieren mit Zittern in allen Gliedern, **dass er sich immer in der Sonne aufhalten muss.**"

Der Conium-Schweiß hat eine sehr auffallende und wichtige Modalität: „Bloß beim Anfang des Schlafes, **sobald sie die Augen zutut,** einiger **Schweiß;** selbst am Tage, beim Schlummern im Sitzen."

Haut Hautjucken, besonders an den Rücken der Finger. „Juckende Stiche, wie von Flöhen, dicht aufeinanderfolgend, hie und da am ganzen Körper, doch einzeln, nie zwei auf einmal." Gelbe Verfärbung der Haut, auch der Fingernägel und des Weißen der Augen. Braune Flecken am Körper. **Nesselausschlag nach starker Körperbewegung. Hartnäckige flechtenartige Ausschläge:** an verschiedenen Körperstellen, um den Hals, hinter den Ohren, in der Kniekehle, an Händen und Unterarmen; meist **nässend** und **brennend schmerzend, schlimmer durch Wärme;** bisweilen handgroße Borken bildend. Ein Beispiel von Hartlaub: „Bekam plötzlich eine Flechte am Vorderarme. Sie fing an einer kleinen Stelle an und griff immer weiter um sich … die Haut nahm ein poröses, hochrotes, rohes Aussehen an und zeigte stellenweise Vertiefungen und Furchen. Hier und da bildeten sich von selbst wunde Stellen, aus welchen eine zähe, klebrige Lymphe, zuweilen auch etwas Blut, ausgesondert wurde, diese Lymphe trocknete dann zu einem weißen Schorf aus, unter welchem es jedoch noch fortnäßte; in den kranken Stellen äußerte sich, besonders abends, ein unerträgliches und unwiderstehliches, zum Kratzen reizendes, juckendes Fressen, und im Umkreis derselben waren unter der übrigens scheinbar gesunden Haut angeschwollene Drüsenknötchen zu fühlen, welche allmählich rot und endlich auch mit in die Flechte hineingezogen wurden."

Brennende Knötchen auf der Haut während der Menses, die mit dem Ende der Blutung verschwinden. Petechien, besonders bei alten Leuten. Neigung zu nekrotisierenden Geschwüren.

Corallium rubrum

Essenzielle Merkmale

Die typische Corallium-rubrum-Person gehört zu der Gruppe jener Unglücklichen, die ab einem bestimmten, gewöhnlich recht frühen Zeitpunkt in ihrem Leben unter ständiger Reizung der oberen Atemwege leiden. Sie scheinen eine Erkältung nach der anderen zu bekommen, und ihr Husten geht gar nicht mehr weg. Corallium rubrum kann z. B. angezeigt sein bei „ewigen Erkältungen", chronischem Schnupfen, chronischer Sinusitis und rezidivierenden Mandelentzündungen, **wenn die Infekte so dicht aufeinanderfolgen, dass der Patient praktisch das ganze Jahr über krank ist.** Besonders charakteristisch ist ein „**Schnellfeuerhusten**", wie ihn Guernsey beschrieben hat: „Keuchhusten oder sonstiger Husten, wo der Anfall mit extrem schnellem Husten beginnt und **die Attacken so dicht aufeinanderfolgen, dass sie beinahe ineinander übergehen.**" Nicht nur in akuten Fällen findet man dieses Ineinander-Übergehen der Anfälle.

Oft dürfte dieses Mittel Im Hinblick auf die Infekte mit MERCURIUS verwechselt werden, und zwar wegen seiner **Empfindlichkeit sowohl gegen Hitze als auch gegen Kälte.** Allgemein kann man festhalten, dass es Corallium-Patienten im Freien besser geht, insbesondere bezüglich ihrer Atembeschwerden.

Es gibt noch zwei weitere Organe bzw. Funktionen, die bei Corallium-Konstitutionen geschwächt sind.

- Da ist einmal die **Leber,** deren Funktion oft beeinträchtigt ist. Charakteristisch ist besonders eine große **Überempfindlichkeit gegen Alkohol, speziell Wein.** Dieser „betäubt ihn allsogleich".
- Und ein weiterer Schwerpunkt der Corallium-Wirkung sind die **Genitalien,** speziell die **männlichen.** Die Arznei hat sich als nützlich erwiesen bei **Balanitis,** mit roter, geschwollener, empfindlicher Eichel, die hier und da Risse bekommt und einige Tage später übelriechenden Schleim und gelblichgrünen Eiter absondert. Corallium kann auch angezeigt sein bei **Empfindlichkeit und Schmerzhaftigkeit der Vorhaut,** die **schon bei Berührung mit der Kleidung** wehtut. Die allgemeine Schwäche des Organismus manifestiert sich ferner in Pollutionen bei schlaffem Penis und

ohne erotische Gedanken oder Träume. In dieser Beziehung hat das Mittel Ähnlichkeiten mit SELENIUM – aufgrund der Neigung zur „passiven", „freien" Spermatorrhö, ohne Krämpfe, Schmerzen oder sonstige Empfindungen.

Es ist interessant zu beobachten, wie das Gemüt dieses Kranken seiner Nase ähnelt! Die Nase macht Probleme, indem sie dauernd läuft. Und das Gemüt folgt demselben Muster – kurz und bündig: Er schnieft jämmerlich vor sich hin. Klagen und Beschwerden scheinen in endlosem Strom aus ihm herauszulaufen wie das Sekret aus seinen Nasenlöchern; weinerliches Gejammer. Und in seinem traurigen Gesundheitszustand kann man auch das folgende Symptom gut verstehen: „Sehr wehleidig, er schimpft und flucht vor Schmerzen." Die meiste Zeit ist der Patient ärgerlich und schlecht gelaunt.

Und beim Corallium-Patienten laufen nicht nur die Nase, auch ein Strom von Klagen kommt aus seinem Mund, zudem läuft das Sperma aus, die Genitalien sind ausgetrocknet. Man bekommt den Eindruck eines Menschen mit schwachen Abwehrmechanismen – der Organismus wird mit Temperaturextremen ebenso wenig fertig wie mit Temperaturveränderungen, er verträgt Reizmittel wie Alkohol oder Drogen nicht, es fehlt ihm an sexueller Potenz und er wird immerfort Opfer von Viren, Bakterien oder sonstigen Keimen.

Allgemeinsymptome und Keynotes

- Diese Arznei wirkt kräftig auf die Schleimhäute, besonders diejenigen der Atemwege. Besonders bei Husten ist sie immer wieder erfolgreich gegeben worden, aber auch andere Beschwerden im Atemwegsbereich, vom Schnupfen über die Tonsillitis bis zur Bronchitis, können Corallium indizieren, wenn die Symptome übereinstimmen.
- Corallium rubrum hat neben dem oben beschriebenen „Schnellfeuerhusten" auch eine Art von „Salut-husten", wie Hering und -Clarke es nennen. Gemeint sind damit **einzelne, isolierte Stöße eines kurzen, trockenen Hustens, die den ganzen Tag über in einigermaßen regelmäßigen Abständen aufeinander folgen** – so ähnlich wie die im Minutenabstand abgefeuerten Salutschüsse nach dem Tod einer berühmten Persönlichkeit. Dieser Husten kann sich gelegentlich zu einem stürmischen, krampfhaften Anfall „verdichten" und intensivieren.
- Ein Ergebnis der Corallium-Wirkung auf die Schleimhäute ist, dass diese sehr empfindlich werden, und zwar insbesondere gegen jede **Temperaturveränderung der eingeatmeten Luft.** „Jede Luftveränderung bringt den Patienten zum Husten" (Hering), ganz besonders der Übergang vom Warmen ins Kalte, etwa **beim Verlassen eines warmen Zimmers.**
- Diese Empfindlichkeit lässt an CISTUS CANADENSIS denken, zumal sie bei Corallium ebenfalls mit eigentümlichen Kälteempfindungen von Kälte verbunden ist. Doch die Corallium-Empfindung ist eher die von **kaltem Wind oder Luftzug** im Körper, während bei CISTUS meist einfach von einem Gefühl der Kühle die Rede ist. Zu den Symptomen, die Corallium mehrfach hervorgerufen und geheilt hat, gehört z. B.: „Beim tiefen Einatmen ist's, **als wenn die Luft eiskalt wäre, die durch die Luftwege streift,** mit einigem Hustenreiz und vielem beschwerlichem Ausrachsen des Bronchialschleims, früh." In der Prüfung findet sich übrigens auch das Symptom: „**Große Trockenheit der Nasen- und Rachenschleimhaut.**" Doch sind die „Windgefühle" von Corallium keineswegs auf die Atemwege beschränkt. Sie können z. B. auch im Kopf wahrgenommen werden: „Beim schnellen Bewegen oder Schaukeln des Kopfes ist es ihr, **als ginge Wind durch die Schädelhöhle.**" Der Kopf kann „wie leer" und „wie hohl" sein, sodass der Wind hindurchzupfeifen scheint.
- Besonders empfindlich ist bei Corallium-Patienten der **Nasen-Rachen-Raum.** Nash hat dieses Mittel als „die nützlichste aller Arzneien bei **Retronasalkatarrh**" bezeichnet. Ein vielfach bestätigtes Prüfungssymptom: „**Starke Nasenschleimabsonderung durch die hinteren Nasenlöcher, was ihn zum steten Räuspern nötigt.**"
- Ein Schlüsselsymptom von Corallium rubrum bei allen möglichen Arten von Beschwerden ist ein **Verlangen nach sauren Speisen,** das sehr stark sein kann (vgl. HEPAR SULPHURIS, VERATRUM ALBUM). Besonders wenn die Schleimhäute der Atemwege affiziert sind, wie es oben beschrieben wurde, kann ein auffallendes Verlangen nach Saurem den Ausschlag für Corallium

rubrum geben. Und ein **Appetit auf Salziges, insbesondere auf gesalzenes Fleisch,** kann ebenfalls sehr ausgeprägt sein. Die beiden Speiseverlangen müssen übrigens keineswegs zusammen auftreten. Wenn eines von ihnen in ungewöhnlichem Maße vorhanden ist und weitere Symptome von Corallium vorliegen, sollte man aber auf jeden Fall an dieses „kleine" Mittel denken.

- Ein wichtiges Merkmal von Corallium ist schließlich die **Empfindlichkeit gegen beide Temperaturextreme,** also nicht nur gegen Kälte, sondern auch gegen Wärme. Dies ist ein gutes Unterscheidungskriterium zwischen HEPAR SULPHURIS und Corallium rubrum. In der Corallium-Prüfung heißt es: **„Deckt er sich im Bett auf, so ists ihm zu kalt, und unter der Decke zu heiß"** (vgl. MERCURIUS). Ist der Körper brennend heiß, so kann Entblößen lindern (etwa einen starken, zur Stirn herausdrückenden Kopfschmerz). Andererseits findet man in der Prüfung auch: „Die heißen Teile frieren beim Entblößen." Und schließlich: „Den Hitz- und Kältesymptomen tut künstliche Hitze wohl."
- Die Hautveränderungen des Mittels haben meist, wenigstens zunächst, seine eigene Farbe: **korallenrot.** „Anfangs korallen-, dann dunkel-, endlich kupferrote, glatte Flecke an der Handfläche und an einzelnen Fingern." Corallium hat aber nicht nur bei derartigen roseola-ähnlichen Effloreszenzen, sondern auch bei rauhen, frieselartigen roten Hautausschlägen heilend gewirkt, wenn sie ein mehr oder weniger rundes Areal einnahmen. Berichtet wird z. B. die schnelle und vollständiges Heilung eines Ausschlags an beiden Ellenbogen, der sich „wie eine Raspel anfühlte".
- Corallium ist ein vorwiegend **linksseitiges Mittel,** viele Symptome treten hauptsächlich oder ausschließlich auf der linken Körperseite auf.

Lokalsymptome

Kopf Bereits genannt wurden die Empfindungen, **als wäre der Kopf leer und hohl** und **als ginge beim Bewegen des Kopfes Wind durch den Schädel.** Andererseits gibt es auch Empfindungen des **Drückens von innen nach außen** und der **Vergrößerung:** „Der Kopf kommt ihr sehr groß, etwa um das Dreifache vergrößert vor." Heftiger Kopfschmerz, als wenn die Scheitelbeine auseinandergetrieben würden. Bücken verschlimmert diese Schmerzen meist und kann außerdem bewirken, dass alles Blut in Kopf und Gesicht schießt (BELLADONNA). Diese Symptome können Corallium bei einer **Sinusitis** indizieren. Ein weiteres Prüfungssymptom: **„Kopfschmerz wie vom Druck an der Stelle der Stirnhöhlen, bei vermehrter Absonderung des Nasenschleims,** im Freien erleichtert."

Eine interessante Modalität: „Äußerst heftiger Kopfschmerz, zur Stirn herausdrückend, der den Kopf von einem Ort zum andern zu bewegen nötigt, aber weder dadurch noch durch Aufsitzen, wohl aber **durch beinahe gänzliches Entblößen des brennend heißen Körpers** auf eine kurze Zeit **gelindert** wird." Drückender Kopfschmerz in der Stirn, sodass sie die Augen nicht offenhalten kann; besser durch Gehen und Bewegung im Freien. Drücken in Stirn und Schläfe, „wobei ihr das **Vorderhaupt wie plattgedrückt** erscheint".

Augen Drücken in den etwas geröteten Augen, als ob Sand darin wäre, abends. Beim Schließen der Augenlider heiße Empfindung im Auge, als ob es in Tränen schwämme.

Wundheitsschmerz der Augen, sobald die Augäpfel oder auch nur die Lider bewegt werden.

Nase Die bedeutsamsten Symptome in diesem Bereich sind die **starke Schleimsekretion durch die Choanen mit Nötigung zum Räuspern** und das **Gefühl, als wäre die eingeatmete Luft eiskalt.** Chronische Erkältungen mit Verstopfung der Nase, die gar nicht mehr aufhören wollen; eine Erkältung geht in die nächste über. **Verstopfung nur des linken Nasenlochs.** Große Trockenheit der Nasenschleimhaut. Ein seltsames Prüfungssymptom: „Nach zweitägigem Stockschnupfen ein sehr heftiger Fließschnupfen, wobei ein dem geschmolzenen Unschlitt (= Talg) ähnlicher, auch ähnliche Flecken in der Wäsche bildender Schleim in solcher Menge abfloss, dass in einer Stunde vier Sacktücher voll wurden. Der beschriebene geruchlose Schleim tröpfelte aus der Nase so frei heraus wie das Blut beim Nasenbluten, hörte auf eine kurze Zeit auf und kam dann wieder, durch 2 Wochen."

Schmerzgefühl, als würde das Nasenbein auseinandergetrieben, teils bis in die Stirnhöhle, teils gegen die Augen und bis in die Schläfen ziehend.

Gesicht Gesichtshitze, durch Vorbeugen des Kopfes vermehrt. **Wird blaurot und sogar schwarz im Gesicht,** bei heftigstem krampfhaftem Husten mit Atemnot. Gesichtsschmerzen, meist auf der linken Seite auftretend: „Ein äußerst empfindlicher Ziehschmerz in der äußeren Wand der linken Orbita, von wo aus sich der Schmerz bis hervor unter das Wangenbein erstreckte." Oder: Zerschlagenheitsschmerz des linken Wangenknochens, schlimmer bei Berührung. Ebenfalls linksseitig ist ein Verrenkungsschmerz im Kiefergelenk, der bei starker Abduktion des Unterkiefers sowie beim Beißen und Gähnen auftritt. Linke Submandibulardrüsen geschwollen und schmerzend, besonders beim Schlucken und Vorbeugen des Kopfes.

Aufgesprungene, schmerzhafte Lippen.

Mund Die beiden linken Zahnreihen werden wie stumpf empfunden, als ob die Zähne zu nah aneinander wären oder **als ob zwischen je zwei Zähnen etwas Zähes, Klebriges stecken würde.** Weiß belegte Zunge. Störungen des Geschmackssinns: alles schmeckt wie Sägespäne; Mehlspeisen schmecken wie Stroh; Bier schmeckt süß.

Hals Hier stechen das **Gefühl, als wäre die eingeatmete Luft eiskalt,** und die große **Trockenheit der Rachenschleimhaut** hervor. Sehr häufig rezidivierende Tonsillitiden. Katarrhalische Beschwerden im Hals. **Muss dauernd räuspern, weil so viel Schleim durch die Choanen in den Rachen kommt.**

Atemwege Das wichtigste Leitsymptom soll noch einmal im Originalwortlaut wiederholt werden: „**Beim tiefen Einatmen ist's, als wenn die Luft eiskalt wäre, die durch die Luftwege streift,** mit einigem Hustenreiz und vielem beschwerlichem Ausrachsen des Bronchialschleims, früh."

Schleimhäute von Hals und Brust so empfindlich, dass jede Temperaturveränderung der eingeatmeten Luft, insbesondere von Warm nach Kalt, Husten erregt.

Husten. Corallium hat sich als hilfreich erwiesen bei folgenden Hustenarten.

- **Schnellfeuerhusten;** Hustenattacken, die mit sehr schnellem Husten beginnen und **wo die Anfälle so dicht aufeinanderfolgen, dass sie fast ineinander überzugehen scheinen;** Patient hustet so lange, bis er schlaff wie eine Fetzenpuppe in die Kissen zurückfällt.
- „Saluthusten"; **einzelne, isolierte Hustenstöße in regelmäßigen Abständen den Tag über,** abends zu einem heftigen Krampfhustenanfall sich steigernd. Oder: Hustenanfälle alle 10–15 Minuten, gelegentlich eine Stunde lang aussetzend, besser nachmittags und abends, schlimmer nach Mitternacht und vormittags; starke Glottiskrämpfe, die den Husten kruppartig klingen lassen.
- Krampfhafter Husten der Kinder, der so heftig ist, **dass sie keine Luft mehr bekommen und blaurot bis schwarz im Gesicht werden,** mit Gefühl von Eiseskälte der eingeatmeten Luft. Dabei häufig **inspiratorischer Stridor.**
- **Hustenanfällen, die in der zweiten Nachthälfte und vor allem morgens schlimmer werden; den Attacken geht ein Erstickungsgefühl voraus.** Laryngospasmus, schlimmer im Schlaf und nach dem Aufwachen.
- Auswurf fühlt sich kalt an.

Magen Appetitlosigkeit; alles scheint wie Sägespäne zu schmecken; starker Durst. „**Verlangen nach Saurem.**" „**Verlangen nach gesalztem Fleisch.**" **Eine Stunde nach dem Essen: heiße Wangen, brennendheiße Stirn, kalte Füße.** Übelkeit: mit trockener Zunge; mit heftigem Kopfschmerz, sowohl Übelkeit als auch Kopfschmerz stark verschlimmert durch Aufsitzen.

Rektum und Stuhl Sechstägige Stuhlverstopfung, danach ein breiiger, reichlicher Stuhlgang.

Harnwege Harnbrennen. Lehmfarbiger Urin, mit ähnlich gefärbtem Bodensatz.

Balanitis, Eichel rot, geschwollen, Risse aufweisend, gelblichgrünen Eiter und übelriechenden Schleim abgebend. Anschwellen der Vorhaut, **deren Rand bei Berührung mit der Kleidung wund schmerzt.** Bändchen der Vorhaut schmerzt wie von feinen Nadeln verletzt. Starker Schweiß der Geschlechtsteile. Gehäufte Pollutionen im Schlaf; ohne Erektion, ohne erotische Träume; sexuelle Schwäche und **Spermatorrhö.**

Schlaf Schläft mit dem Kopf unter der Bettdecke. Er schläft vor Mitternacht nicht ein, wirft sich dabei im Bett umher, kann nirgends Ruhe finden. **Deckt er sich auf, so ists ihm zu kalt, und unter der Decke zu heiß.**

Haut **Roseola** u. ä. Effloreszenzen; glatte Flecke, erst korallen-, dann dunkel-, endlich kupferrot, an Handfläche und Fingern. Ein geheilter Fall eines anderen Hautausschlages: „Ein rauher, roter, juckender, frieselartiger Blütenausschlag, eine Rundung von 3 Zoll im Umfang bildend, wie eine Raspel sich anfühlend, schon 14 Tage bestehend und zu verschiedenen Zeiten sich verschlimmernd, an beiden Ellenbogen einer 52jährigen Frau, wich auf Corallium rubrum … in zwei Tagen, sodass man keine Spur davon auffinden konnte" (Rückert, *Klinische Erfahrungen,* Band 4, Seite 239).

Männliche Genitalien Corallium rubrum ist bei „oberflächlichen, hie und da speckigen, mehr aber roten Geschwüren an Eichel und Vorhaut, mit leicht entfernbarer, kopiöser, dünner, übelriechender Jauche bedeckt", benutzt worden.

Crocus sativus

Essenzielle Merkmale

Dieses Mittel werden Sie benötigen in Fällen von:

- wiederholten **Blutungen,** wenn das Blut **dick und zäh** herauskommt und sich selbst in **Fäden oder Strängen** auszieht, begleitet von einer Furcht, man werde an dieser Blutung bald sterben;
- einer eigentümlichen **Empfindung, als bewegte sich etwas Lebendiges im Bauch,** im Magen oder anderswo im Körper;
- manischen Zuständen mit **extremen, raschen Schwankungen zwischen entgegengesetzten Gemütszuständen;** gerade noch sind die Patienten euphorisch und wollen alle Welt küssen und umarmen, im nächsten Augenblick werden sie von Aggressionen, Zorn und Gewaltneigung überschwemmt;
- Zuständen **tiefster Reue** nach gewalttätigem und aggressivem Benehmen.

Gehen wir bei diesen Indikationen nun etwas mehr ins Detail.

Wiederholte Blutungen

Meist handelt es sich um Nasen- oder Uterusblutungen. Gleichzeitig besteht die erwähnte große Angst, demnächst zu sterben. „**Ist sehr besorgt um sein Leben, glaubt sterben zu müssen, unfähig zu Geschäften.**" Das Blut selbst ist meist dunkel, klumpig und fädig. Jede Bewegung kann die Hämorrhagie auslösen oder verschlimmern.

Bereits Stapf hält fest, dass Crocus „segensreich" ist „in einigen der schlimmsten Blutflüsse der Gebärmutter (und vielleicht auch einiger anderer Organe)". Und er berichtet: „Mehrfachen Erfahrungen zufolge charakterisieren sich die für Safran geeigneten **Blutflüsse** durch eine **besonders schwarze, dunkle Farbe** und **zähe Konsistenz** des abgesonderten Blutes, wie er denn auch für sich bei Gesunden Blutausleerungen dieser Art zu erregen geeignet ist." Die Prüfung selbst bietet hierzu: „Nasenbluten ganz zähen, dicken, dunkelschwarzen Blutes, mit kaltem Schweiß auf der Stirn, in großen Tropfen." Das Blut kommt oft schon geronnen heraus und zieht sich selbst in lange schwarze Stränge aus, die von der betreffenden Körperöffnung herabhängen. (Bei Crocus zieht das ausgeschiedene Blut lange Fäden, bei KALIUM BICHROMICUM ist es der Schleim.)

Herings Faustregel lautet: „Ist das Blut sehr schwarz und klumpig, gib Safran." Bei weitem die meisten Fälle von Blutungen, die mit Crocus geheilt wurden, waren Fälle von **Nasenbluten oder Uterusblutung;** doch es sind auch andere Lokalisationen beschrieben worden. Etwa: Husten mit Spucken dunklen, fädigen Blutes. Oder: Stühle, die dunkle Fäden geronnenen Blutes enthalten.

Hüpfende Empfindung, als bewege sich etwas

Die hüpfende Empfindung im Magen oder Bauch, wie von etwas Lebendigem darin. Sie kann auch in anderen Körperteilen gespürt werden. Clarke schildert einen Fall, wo ein schwer herzkrankes junges Mädchen im Krankenhaus einen hysterischen Lachanfall bekam. Die Patientin klagte außerdem über ein „hüpfendes" Gefühl in ihrem Inneren. Nach Crocus C 30 erholte sich die Patientin sehr bald von ihrem Herzleiden. Weitere Beispiele: „In der Herzgrubengegend, dem Bauch, an den Armen und an anderen Stellen des Körpers bisweilen Gefühl, als sei etwas Lebendiges, Hüpfendes darin." „Ein unschmerzhafter Schlag im Oberbauch, wie von etwas Lebendigem, das in die Höhe hüpfte." „Gefühl, als hüpfte in beiden Seiten seines Unterleibes innerlich etwas Lebendiges herum, mit Übelkeit und Frostschauer." „Gegen Abend Gefühl, als wenn sich etwas Lebendiges tief unten im Unterbauch bewegte."

Dieses Gefühl kann bei jeder Art von Krankheit auftreten (so z. B. bei dem oben beschriebenen Herzleiden). Häufig kommt es vor im Zusammenhang mit Beschwerden im Bereich der weiblichen Organe. Ein Prüfungssymptom lautet: „In der Nacht beim vollen Wachen empfindet sie in der linken Bauchseite wiederholte Schläge, wie sie sie in der vor mehreren Monaten beendigten Schwangerschaft von der Bewegung des Kindes erhalten hat." Entsprechend ist Crocus bei Schwangeren eingesetzt worden, die über ungewöhnlich starke und schmerzhafte **Fötusbewegungen** klagten. Die Arznei kann auch bei **Scheinschwangerschaften** mit geschwollenem Abdomen angezeigt sein, wenn die Patientin sich Kindsbewegungen einbildet. Andererseits sind auch Fälle beschrieben worden, wo ein objektiv sichtbares Hüpfen in den Muskeln durch Crocus beseitigt wurde, z. B. in einem Fall, zu dessen Symptomen charakteristischerweise unter anderem anhaltendes Nasenbluten zählte. Und das hüpfende Gefühl „wie von etwas Lebendigem" ist auch im Zusammenhang mit anderen Blutungen, insbesondere Uterusblutungen recht häufig.

Manisch-depressive Zustände

Meist wechseln bei diesem Mittel euphorische Zustände mit aggressiven, zorn- und gewaltgeladenen Phasen. Seltener kommt es auch zu depressiven Verstimmungen. Während der euphorischen bzw. aggressiven Phasen scheinen diese Patienten völlig unfähig zu sein, sich zu beherrschen. Solange die Euphorie andauert, möchten sie jeden, ja die ganze Welt küssen und umarmen; und sobald der entgegengesetzte Zustand der Aggression aufkommt, werden sie furchtbar wütend, ja sie können beim kleinsten Anlass gewalttätig werden. Sie möchten schlagen, beißen, verletzen, sogar töten. Wenn ein Mann seine Crocus-Frau beschreibt, kann er z. B. erzählen: „Manchmal ist sie so zärtlich und liebevoll, und dann wird sie wieder ohne jeden Grund ganz wild, aggressiv und unbeherrscht."

Bisweilen wechseln die manischen Schübe auch mit „tiefer Traurigkeit und Bänglichkeit", doch solche Stimmungen kommen seltener vor als die Wutanfälle. „Heitere Stimmung wechselt öfters mit trauriger ab." Zusätzlich kann eine tiefe ängstliche Unruhe auftreten: „So starke Ängstlichkeit, von Zeit zu Zeit, dass sie nicht liegen konnte, sondern Tag und Nacht zu sitzen genötigt war." Man denke auch an die Todesangst, die mit den Blutungen verbunden sein kann (s.o.).

Ein paar Beispiele für den raschen Wechsel zwischen Aggression und Euphorie oder Zärtlichkeit: „**Widerwärtige Stimmung, auffahrend, ärgerlich, zänkisch; eine Stunde später gesprächig, lustig, lachend, singend**." „Ist bisweilen auf Personen sehr ärgerlich und ergrimmt, und im nächsten Moment möchte sie sie umarmen." In Stapfs *Beiträgen zur Reinen Arzneimittellehre* wird von jeden Abend wiederkehrenden Krämpfen berichtet, mit „Wahnsinn ähnlichem Wechsel von zärtlicher Laune, Ausgelassenheit und Wutausbrüchen, mit Neigung zum Beißen."

Zustände von Reue nach Aggression

Besonders bemerkenswert ist der Wechsel von Aggression und Reue: nimmt alles gleich krumm, geht schnell in die Luft, und gleich reut es ihn wieder, jemandem wehgetan zu haben. Clarke schildert einen Fall: Ein junger Künstler litt unter heftigsten Wutanfällen, in deren Verlauf er zum Messer griff, um es nach seiner Mutter zu werfen. Unmittelbar danach versank er jedes Mal in tiefer Reue. Crocus konnte diesen Krankheitszustand vollständig beseitigen.

Kann man bei einem Patienten dieses höchst bezeichnende Phänomen feststellen, so ist Crocus *das* Mittel, an das zu denken ist. Während der aggressiven Phase verliert er völlig die Beherrschung und ist in der Lage, Dinge zu tun und zu sagen, die ihm hinterher schrecklich leidtun. Er kann dann wirklich gewalttätig werden, doch trotz des Kontrollverlusts bleibt das Bewusstsein des schuldhaften aggressiven Handelns erhalten, und sobald der Wutanfall vorbei ist, versinkt er in Zustände tiefster Reue. Er fällt auf die Knie, weint und fleht ein ums andere Mal um Vergebung – in einer übertriebenen, unangemessenen, durchaus krankhaften Weise.

Auch wenn noch nicht das Stadium der manisch-depressiven Störung erreicht ist, lässt sich bereits deutlich erkennen, dass das Pendel bei diesen Patienten zu weit ausschlägt. So ein Patient kann z. B. erzählen: „Zeitweise gebe ich eine Menge Geld aus, genieße, was sich bietet, freue mich über jede Veränderung, liebe die Abwechslung … und dann bin ich wieder so schwerfällig … ich will mich am liebsten gar nicht rühren und die ganze Zeit schlafen, werde rührselig und egozentrisch. Das Problem ist, dass ich keine Disziplin halten kann, dass ich die Beherrschung verliere, und dann schreie ich herum, ich brülle, ich heule…" In diesem Stadium neigen Patienten auch zu erhöhtem Alkoholkonsum, schon bei geringfügigen Problemen.

Zeichen von Euphorie und Hysterie

Euphorische Heiterkeitszustände können sich in regelmäßigen Abständen wiederholen, z. B. jede Woche (in einem Fall handelte es sich um „jeden Sonntag"). Die Patienten neigen zum übertriebenen Schwatzen und Witzereißen, ihre Verfassung grenzt an Irrsinn. Oberflächlich betrachtet erscheinen sie vielleicht noch ganz gesund, aber ein genauer und kritischer Beobachter wird feststellen, dass ihre Euphorie die Grenzen des Normalen bei weitem überschreitet. Zwanghaftes, hysterisches Lachen bis hin zum Lachkrampf gehört ebenfalls zu den spezifischen Zeichen der Crocus-Pathologie. Es kommt zu „Erscheinungen exzentrischer Lustigkeit, unmäßigen und unwillkürlichen Lachens" (Stapf).

„Übermäßig gesprächig." „Sehr heitere Laune, zu Scherzen aufgelegt." „Er ist überaus gut gelaunt und redet immer scherzend vor sich hin, ohne dass es ihm eher auffällt, als bis ihn andere darauf aufmerksam machen."

Außerdem besteht eine besondere Empfänglichkeit für Musik. Ein Prüfungssymptom: „Wenn jemand von ungefähr einen einzigen musikalischen Ton angibt, so fängt sie unwillkürlich an zu singen und muss dann über sich selbst lachen; doch bald singt sie wieder, ungeachtet aller Vorsätze, es zu unterlassen." Selbst im Schlaf können die Patienten vor sich hin singen. Wenn sie eigentlich sehr ärgerlich sind, kommt es doch vor, dass sie gleichzeitig fortwährend in Gedanken eine lustige Melodie wiederholen – nicht in der Absicht, sich zu beruhigen, sondern wie mechanisch, als eine automatische Gegenreaktion.

Die Euphorie des Gemüts kann begleitet sein von Zeichen körperlicher Schwäche. Etwa so: „Bei großer Hinfälligkeit und Erweiterung der Pupillen, gewaltige Neigung zu scherzen und zu lachen." Oder: „Bei Zeichen übertriebener, an Wahnsinn grenzender Freude Blässe, Kopfweh, Gesichtsverdunklung."

Wut und Zerknirschtsein

Eine echte Schwachstelle gibt es, die man oft in der Persönlichkeit von Crocus-Patienten finden kann: sie **vertragen es nicht, wenn jemand ihnen sagt, was sie tun sollen** – jedenfalls wenn dies ihrer Meinung nach in autoritärer Weise geschieht. Sie hassen jeden, der ihnen Vorschriften machen will. Crocus-Patienten sind oft Leute, die in ihrer Partnerschaft dominieren, der Boss sein wollen – sie möchten tun, was ihnen gefällt, und sonst gar nichts. Manche finden ein Ventil in politischen Aktionen für ihre soziale Gruppe, Minderheit oder „community", sie zetteln Streiks, Demonstrationen oder Revolten für deren Rechte an. Es handelt sich hier um auffallende, „übertriebene" Verhaltensweisen – man merkt, dass es nicht mehr mit rechten Dingen zugeht. Schon Kinder werden hysterisch und schreien die Leute an, die sie – so empfinden sie es jedenfalls – in ihrem freien Willen beschränken: „Ich hasse Dich, Du bist gemein!" Am liebsten würden sie beißen, zuschlagen, verletzen – darin zeigt sich ihr Crocus-Temperament. Solche Patienten können z. B. Leute anspucken oder sie können herumschreien: „Ich bringe jeden um, der es wagt, ein Tier zu töten" – obwohl sie durchaus selbst in der Lage sind, Tiere zu quälen. Die Wut muss heraus; wenn sie niemanden finden, auf den sie einreden können, sprechen sie mit sich selbst.

Man kann ihr Verhalten so deuten: Sie möchten im Zentrum der Aufmerksamkeit stehen, haben aber zugleich das Gefühl, dass die anderen sie nicht leiden können. Sobald die Szene vorbei ist, merken sie, dass sie übertrieben reagiert haben; es tut ihnen dann sehr leid, und sie bitten um Verzeihung. Dieses Phänomen des **Zerknirschtseins** gibt es bei Crocus auch in nach innen verlegter Form: Der Patient würde gern etwas sagen, aber im letzten Moment erscheint ihm das Wort, das ihm auf der Zunge liegt, als unnötig und ungerechtfertigt aggressiv, und so schluckt er es doch wieder herunter.

Die **Wutanfälle** wirken oft deshalb so erschreckend, weil sie ohne einen erkennbaren Auslöser zustande kommen. Die Patienten selbst können das Gefühl haben, dass die Wut über ihnen förmlich zusammenschlägt. In folgendem Prüfungssymptom ist das sehr schön ausgedrückt: „Bei einer geringfügigen Veranlassung, die sie ein andermal zum Lachen gereizt haben würde, gerät sie in den heftigsten Unwillen, fast in Wut, dass ihr alles Bewusstsein zu schwinden droht, später wundert sie sich selbst über diesen Ausbruch."

Allgemeinsymptome und Keynotes

Crocus-Patienten fühlen sich nicht selten ganz erledigt, müde und „fertig", denn ihre Symptome nehmen sie auf die Dauer ganz schön mit. Das gilt für den Blutverlust, aber auch für die Stimmungsschwankungen, wie oben ausgeführt.

- Beschränkt sich die **Mattigkeit** im Wesentlichen auf die körperliche Ebene, so können die Patienten sich mittels **geistiger Anregung** dagegen wehren. „Abends nach dem sehr einfachen und mäßigen Essen ungemein hinfällig, müde und matt, als hätte er die schwersten körperlichen Anstrengungen gehabt, mit großer Schläfrigkeit und schläfrigem Drücken in den Augenlidern und dem Gefühl, als wären sie geschwollen; literarische Beschäftigung vertrieb diese Mattigkeit." „Nach dem Abendessen fühlt er sich, gegen seine Gewohnheit, überaus schläfrig; beginnt er aber irgendein geisterregendes Geschäft – Lesen oder Schreiben – so wird er bald ganz munter."
- Es kann sich auch eine **Zerstreutheit und Vergesslichkeit** einstellen, die einer Absenz ähnelt, sodass man an Petit mal bei Epilepsie denken kann. „Es ist ihr plötzlich auf Augenblicke, als sollten ihr die Gedanken vergehen." „Große Vergesslichkeit, sie fragt nach etwas und weiß es durchaus im nächsten Augenblick nicht mehr, dass und was sie gefragt hat." „Wenn er etwas niederschreiben wollte, konnte er nicht, wegen Besinnungslosigkeit." „Gleichgültig gegen alles" heißt es in der Prüfung.
- Zwei ausgeprägte allgemeine Modalitäten: Die meisten Crocus-Zustände werden **im Freien besser** und verschlimmern sich in geschlossenen Räumen. Dies gilt nicht nur für Schwindel, Übelkeit und Benommenheit, sondern z. B. auch für tränende Augen: „Gefühl in den Augen, als wenn immer Wasser kommen sollte; in der freien Luft nicht, nur in der Stube." Und der Morgen ist die schlimmste Tageszeit: „**Früh ist ihr am unwohlsten.**"
- Auf eine kurze Formel gebracht kann man sagen: **Blutungen zähen, schwarzen Blutes – hüpfendes Gefühl wie von etwas Lebendigem** im Körperinneren – **rasches Schwanken zwischen entgegengesetzten Gemütszuständen:** das sind die drei bedeutsamsten Wesenszüge dieser Arznei. Selbstverständlich müssen sie nicht alle vorhanden sein; vielmehr sollte man bei jedem Fall, der eines dieser Symptome aufweist, unter anderem auch Crocus in Betracht ziehen.

Lokalsymptome

Schwindel, Kopf **Schwindel und Benommenheit, besser im Freien:** „Dumm im Kopfe, vorn, wie trunken und drehend, in der mäßig warmen Stube, nicht im Freien."

Blutandrang zum Kopf, mit sichtbarem Pulsieren der Schläfenadern, Pochen im Kopf, Schwindel und Angst; auch mit Nasenbluten.

Kopfschmerzen pochender, klopfender Art, bald an dieser, bald an jener Stelle, mit aufgetriebenen Blutgefäßen; auch mit Druck auf die Augen. Crocus passt besonders dann, wenn die Schmerzen im Klimakterium beginnen und am heftigsten zu der Zeit sind, zu der früher die Monatsblutung eintrat.

Plötzliches **Gefühl wie von einem breiten Stoß bis tief ins Gehirn hinein,** oder als würde ein stumpfer Pfeil in den Kopf gedrückt; lässt den Patienten zusammenfahren; in der Stirn oder Schläfe gespürt; gefolgt von schmerzlicher Benommenheit, die auf äußeren Druck verschwindet.

Augen Gefühl in den Augen, **als hätte man viel und heftig geweint,** mit Spannungs- und Schwellungsgefühl um die Augen. Gefühl, als ob die Augenlider geschwollen wären, mit Schläfrigkeit. Konjunktivitis mit diesen Symptomen, erst im linken, dann im rechten Auge, **dabei ein hüpfendes Gefühl im Bauch** wie von etwas Lebendigem.

Augenbeschwerden vom Lesen: drückende und wund brennende Schmerzen, trübes Sehen, Drang zum häufigen Blinzeln; Gefühl, als wären die Augen verschleiert und dabei doch ganz trocken; Tränen der Augen. „Er kann keinen Buchstaben lesen, ohne dass aus den sehr trüben Augen Wasser in Menge stürzt."

Trockene, brennende Augen, mit Gefühl wie von beißendem Rauch darin.

Neigung, mit den Augen zu blinzeln und in ihnen herumzuwischen; wegen trüben Sehens; wegen eines Gefühls, als ob ein Schleimhäutchen oder sonst etwas vor den Augen wäre; manchmal verbunden mit einem Zucken der Augenlider.

Neigung, die Augen von Zeit zu Zeit fest zuzudrücken.

Gefühl, als ob die Augen tränen sollten, das sich im Freien bessert.

Erweiterung der Pupillen, auch mit Hinfälligkeit und Neigung zum Lachen und Scherzen.

Sehen trüb, verschleiert oder verdunkelt, als wäre ein **Schleier** zwischen den Augen und dem Licht. Danach tanzen manchmal helle Sterne vor den Augen oder kleine Blitze entstehen davor, wie elektrische Funken.

Augenschmerz, als ob man durch eine zu starke Brille gesehen hätte (ohne dass das Sehen beeinträchtigt wäre).

Ein seltsames **Gefühl im Auge, als zöge ein kalter Luftzug hindurch,** mit empfindlichem Reißen und Trübsehen.

Ohren Sausen und Brausen vor den Ohren; auch mit Schwerhörigkeit, am meisten beim Bücken.

Nase Das wichtigste Symptom ist hier natürlich **Epistaxis,** wobei das ausgeschiedene Blut gewöhnlich **dunkelrot bis schwarz, zäh und geronnen** ist und **in langen Fäden von der Nase herunterhängt.** Dabei kalter Schweiß, der in großen Tropfen auf der Stirn steht, und Ohnmachtsneigung.

Das Nasenbluten ist leicht zu provozieren, **durch jede Bewegung** oder durch Naseputzen. Es kann zu großen Blutverlusten und tief greifender Beeinträchtigung des Allgemeinzustands kommen. Aus einem geheilten Fall von Hartlaub: „Nasenbluten linker Seite, täglich mehrmals … Vorher gelinder Druck in der Stirn; hält schon drei Wochen an. **Ist sehr besorgt um sein Leben, glaubt sterben zu müssen, unfähig zu Geschäften.** BELLADONNA und SULFUR ohne Erfolg. Dazu gesellte sich noch: beständige Kälte der Hände und Füße, gegen Abend Aufsteigen des Blutes nach dem Kopf, Wärme im Gesicht, Fippern im linken Augenlid, saurer Mundgeschmack. Puls voll, etwas schnell. Blutung regelmäßig jeden Morgen."

Hartlaub hat Crocus freilich auch erfolgreich bei einem habituellen hellroten Nasenbluten eingesetzt, bei einer Frau, die aus einer Bluterfamilie kam. Die Symptome waren: Epistaxis besonders bei heißer Witterung; rechte Nase stets trocken; Betäubungsgefühl in der rechten Kopfseite; Summen im rechten Ohr vor dem Bluten; Menses stark, alle drei Wochen erscheinend.

Noack, Trinks und Rückert referieren eine interessante Empfehlung: Beharrlich wiederkehrendes Nasenbluten bei frühreifen Kindern oder bei Spätentwicklern, wenn das Nasenbluten stundenlang dauert, sich täglich mehrmals wiederholt, von dunkler Farbe ist, geronnen aus der Nase kommt und von Ohnmachten begleitet wird.

Heftiges Niesen, aus der Nase wird blutiger Schleim ausgeschnaubt, oder dunkles, geronnenes Blut in Fäden.

Gesicht Heiß und glühendrot; oder auch erdfahl, gelblich, mit eingefallenen Wangen; besonders aber **Wechsel von Röte und Blässe.** „Hitze im Gesicht; es ist ihr sehr heiß im Gesicht und vor dem Kopf." „Hitzegefühl im Gesicht ohne beträchtliche Röte."

Umschriebene rote, brennende Flecke im Gesicht.

Lippen trocken, zum Aufspringen neigend.

Mund Zunge weiß belegt, aber eher trocken, morgens; nach dem Frühstück wird sie rein. Oder: weiß belegte, sehr feuchte Zunge; die Papillen stehen stark aufgerichtet.

Ungewohnte Wärme im Mund.

Saurer Mundgeschmack; widerlicher Mundgeruch.

Hals **Kratzen und Scharren im Hals,** das öfters zum Räuspern nötigt. Hinten am Gaumen eine scharfe, kratzige Empfindung, die beim Ausatmen bisweilen ein Kitzeln verursacht und zum Hüsteln zwingt; vor und nach dem Abendessen, aber nicht beim Essen.

Gefühl, als wäre das Zäpfchen erschlafft und verlängert; beim Schlucken, aber auch sonst; bei hysterischen Zuständen. Gefühl im Hals „wie von einem hineingedrängten Stöpsel", mehr beim Leerschlucken als beim Schlucken von Speisen; mit verlängertem, erschlafftem Zäpfchen und drückendem Gefühl im Hals.

Atemwege Heftiger **Husten,** angreifend, trocken, in Anfällen, muss lange husten, bis etwas ausgeworfen wird; durch Auflegen der Hand auf die Magengrube sehr erleichtert. Hämoptysis, **ausgeworfenes Blut dunkel, geronnen, fädig.**

Der Atem hat einen widerlich-kranken Geruch.

Schwere auf der Brust, **„es liegt ihr so schwer auf dem Herzen";** muss oft tief atmen.

Stumpfes Stechen in der linken Brustseite. Unten in der rechten Brusthälfte, wie unter den Rippen, eine Art **Hüpfen, wie von etwas Lebendigem.** Oder auch: in der linken Brustseite innerlich ein eigentümlicher zuckender Schmerz, als würde die Brust in Abständen mit einem Faden zum Rücken hingezogen.

Herz Großes Leeregefühl in der Herzgegend. Ängstliches Herzklopfen, mit „Unruhe im Blut"; stärker beim Treppensteigen. „Es kommt ihr warm herauf ans Herz, mit Ängstlichkeit und einiger Atembeklemmung, dass sie nicht tief atmen kann, bei Neigung zum Tiefatmen"; Gähnen bessert. „Es kommt eine Ängstlichkeit ans Herz, dann geht von da ein Mattigkeitsgefühl den ganzen Leib herab, als fiele dieser nieder"; sich fortsetzend bis zu den Füßen hinab. Gefühl, als läge am Herzen etwas Fremdes; bei schmerzhafter, starker Monatsblutung.

Magen Abneigungen gegen Bananen und Erdnussbutter; Verlangen nach Süßigkeiten, Salaten, Salz, Obst. Ungeheurer **Durst auf kalte Getränke,** besonders nachmittags.

Abends steter Durst, doch nach dem Trinken entsteht ein Übelkeitsgefühl im Unterleib, mit drückender und dehnender Empfindung dort. Gefühl wie Sodbrennen den Schlund hinauf, abends, mit Appetitlosigkeit, aber starkem Durst auf frisches Wasser; trinkt viel, und es schmeckt ihm, obwohl er vorher den Eindruck hatte, er würde gar nicht viel trinken können.

Übelkeitsgefühl in Brust und Hals, als sollte man sich gleich übergeben. Starke Empfindung von Übelkeit und Mattigkeit in der Gegend der Magengrube, **deutlich gemindert im Freien.**

Aufstoßen, das nach nichts schmeckt.

Auftreibung von Magen und Unterleib.

Ein schmerzloser Schlag im Oberbauch, wie von etwas Lebendigem, das in die Höhe hüpft. Oder: Kollern und Gären in der Gegend der Magengrube. Oder: ein **Ziehen, wie herüber und hinüber, auf und ab,** in der Magengrube. Leeregefühl in der Magengegend, auch bei gänzlicher Appetitlosigkeit.

Ein Magenleiden mit u. a. folgenden Symptomen wurde durch Crocus geheilt: Völlegefühl, Aufgetriebenheit des Magens, Aufstoßen, ranziges Sodbrennen, Brechreiz und schwieriges Erbrechen; fein schneidender Schmerz, in der Herzgegend beginnend, sich dann auf die Magengegend ausdehnend und dort festsetzend; auf dem Höhepunkt des Anfalls großer Atemmangel (vgl. Rückert, *Klinische Erfahrungen,* 1:636).

Abdomen **Auftreibung und Anschwellung des Abdomens. Gefühl, als hüpfte im Bauch etwas Lebendiges herum;** in der linken oder rechten Bauchseite; in beiden Bauchseiten; wie Kindsbewegungen bei einer Schwangerschaft; tief unten im Hypogastrium; mit Übelkeit, Frostschauder, Ohnmacht.

Stiche in einer Bauchseite, die den Atem benehmen. Schweregefühl im Bauch, mit herabdrückender Empfindung, wie bei der Monatsblutung. **Schneidende Schmerzen tief im Unterleib, zum Kreuz hin ziehend; besonders bei Uterusblutungen.**

Rektum und Stuhl **Empfindliches stumpfes Stechen im Bereich des Afters,** bisweilen durch die Kreuzgegend bis in die (linke) Leistengegend hinauf; der Schmerz in der Leistengegend bleibt zunächst bestehen, wird beim Einatmen sogar schlimmer, vergeht dann aber allmählich.

Kribbeln oder Jucken im After, wie von Würmern. **Seltsames Gefühl von „Krümmen" oder Winden im After,** das das ganze Nervensystem schmerzlich durchdringt.

Fäden geronnenen, dunklen Blutes im Stuhl. Hartnäckige Verstopfung bei Säuglingen.

Genitalien „Aufregung des Geschlechtstriebs", bei beiden Geschlechtern. Ansonsten gibt es praktisch keine Symptome der männlichen Genitalien, die von Bedeutung wären. Die **weibliche Sexualsphäre** gehört dagegen zu den wichtigsten Wirkungsgebieten von Crocus.

- **Gefühl, als sollte die Monatsblutung erscheinen,** mit Bauchweh und Zwängen nach den Ge-

schlechtsteilen. Die beiden wichtigsten Symptome im weiblichen Genitalbereich sind:
- **Uterusblutung schwarzen, zähen Blutes** (als Menorrhagie, Metrorrhagie, postpartale Blutung, Lochien usw.)
- **Bewegungen im Bauch wie von etwas Lebendigem** (Kindsbewegungen in der Schwangerschaft, Scheinschwangerschaft usw.).

- Regelblutung zu oft (alle drei Wochen) oder zu lange anhaltend (drei Wochen lang); zu reichlich; schmerzhaft.
- Beschwerden während der Regel: Vollheitsgefühl, Herzklopfen, Beängstigung, Schwermut, Zucken und Laufen in den Gliedern; Gefühl, als läge am Herzen etwas Fremdes; viel Durst, Auffahren beim Einschlafen, schwere Träume.

C

Uterusblutungen: bei der geringsten Bewegung, Blut dunkel, zäh, fast schwarz; auch jeweils bei Neu- und Vollmond; nach Frühgeburt; durch Tanzen, weites Gehen, schweres Heben oder Alkoholgenuss während der Menstruation veranlasst. „Ist das Blut mehr schwarz, klumpig, zähe, dehnig, **mit schneidenden Schmerzen tief im Unterleib, nach dem Kreuz zu ziehend,** verbunden, so empfiehlt sich Crocus" (Hartmann); doch auch wenn die Schmerzen fehlen, kann die Arznei angezeigt sein. „Sowie das Blut aus der Vulva kommt, **zieht es sich selbst in schwarze, strangartige Massen aus**" (Hering).

Einige **Begleitsymptome** der Uterusblutungen: **Bewegung im Bauch wie von etwas Lebendigem;** Gefühl, als ob sich etwas Lebendiges im Bauch rollte und umdrehte; Rollen, Drehen und Stoßen im Unterbauch; Ziehen wie auf und ab oder hin und her im Magen; Schweregefühl und Herabdrücken im Hypogastrium; öfter Ängstlichkeit und fliegende Hitze am ganzen Körper mit Prickeln in der Haut, als sollte Schweiß ausbrechen; Mattigkeit, Trägheit, Mutlosigkeit; Kopfweh, Schwindel, Flimmern vor den Augen, Übelkeit und erdfahle, gelbliche Gesichtsfarbe.

Äußerer Hals und Rücken Plötzliches Kältegefühl, als würde man mit kaltem Wasser begossen, in der linken Rückenhälfte. Ziehen im Kreuz; bei Uterusblutungen.

Extremitäten **Knacken der Gelenke** bei Bewegung, „nicht ohne schmerzhafte Empfindung derselben"; auch mit Gefühl wie ausgerenkt.

Leichtes Einschlafen der Extremitäten, auch z. B.: „Einschlafen einer Hand, eines Arms und eines Fußes." **Kälte der Gliedmaßen,** besonders bei Blutungen (Nasenbluten, Metrorrhagie).

Schmerz im Schultergelenk bei Bewegung des Oberarms, so **als läge der Humeruskopf nur locker in der Gelenkpfanne und wäre leicht auszurenken;** auch ein Schmerz, als ob er wirklich ausgekugelt wäre, bei einer schnellen Bewegung, mit Gelenkknacken. „Nach einigen leichten Bewegungen der Arme sogleich Zerschlagenheitsschmerz derselben." **Einschlafen beider Arme und Hände;** auch nachts, mit schmerzhaftem Kribbeln, das aus dem Schlaf weckt. Eine „unruhig brennende, kriebelnde Bewegung" in den Fingerspitzen, wie eingeschlafen, verbunden mit einem Spannungsgefühl, als wären sie fest umwickelt und das Blut könnte nicht darin zirkulieren; besser, wenn man die Finger zur Faust ballt. Frostbeulen an Händen und Fingern.

Heftiges Knacken, wie ein Knallen, im Hüftgelenk, bei Ausstrecken und Auswärtsbewegung des Oberschenkels. Hörbares Geräusch im Kniegelenk, „mit einer nicht ganz schmerzlosen Empfindung", beim Bücken. Frostbeulen an den Zehen.

Schlaf **Große Schläfrigkeit** und tiefer, fester, narkoseartiger Schlaf; „Schlafsucht". Die Schläfrigkeit kann ohne erkennbaren Grund aufkommen und mit einem **extremen Mattigkeitsgefühl** verbunden sein, als hätte man körperlich sehr schwer gearbeitet. Bisweilen ist sie **durch intellektuell anregende Betätigung zu vertreiben** (Lesen, Schreiben).

Schlaflosigkeit aufgrund eines Gefühls, als ob alles in der Patientin lebendig wäre.

Singen im Schlaf.

Sehr lebhafte Träume, insbesondere von allem, was am Tag getan und gedacht wurde, selbst von der geringsten Kleinigkeit. Oder: furchtbare Träume, etwa von Feuersbrunst. Oder: sehr viele und verworrene Träume, die am nächsten Morgen nur in Fragmenten erinnerlich sind.

Fieber, Frost, Schweiß „Den ganzen Nachmittag Frieren mit einigem Durst." Kälte der Extremitäten; Kältegefühl in einer Rückenhälfte, wie mit kaltem Wasser übergossen.

Heftige Hitzeempfindungen am ganzen Körper, besonders am Kopf und im Gesicht, mit geschwollenen Adern. Die Hitzegefühle sind manchmal mit glühender Röte verbunden; doch gibt es auch Hitzeempfindung mit Gesichtsblässe. Die **Empfindung fliegender Hitze** ist oft mit einem **Prickeln in der Haut** verbunden, als ob Schweiß ausbrechen sollte; dabei ist die Hauttemperatur objektiv eher niedriger als sonst.

Zwei seltsame Symptome: **Frostschauder vom Nacken bis in die Füße, jedoch nur an der hinteren Hälfte des Körpers;** bei warmem Gesicht. **Schweiß nur an der unteren Körperhälfte,** von der Taille an, bei nächtlichem Erwachen; beim Aufstehen Schwindelgefühl und „Gefühl in den Füßen, als rieselte kühler Schweiß herab".

Haut Kribbeln bald hier, bald da am ganzen Körper; auch Prickelgefühle mit innerer Hitzeempfindung. Scharlachröte der Haut des ganzen Körpers oder auch scharlachrote Flecken. Alte Narben beginnen wieder zu schmerzen, sie entzünden sich und eitern. Crocus kann bei der Heilung diverser Tumoren, insbesondere von Fettgeschwülsten, nützlich sein.

Crotalus horridus

Essenzielle Merkmale

An diese Arznei denkt man gewöhnlich dann, wenn LACHESIS angezeigt scheint, aber keine merkliche Besserung bringt. Es kommt auch vor, dass Lachesis einiges erreicht und CROTALUS dann zur Vervollständigung der Heilung benötigt wird. Doch das ist bei weitem nicht alles – es gibt definitiv ein eigenes, spezifisches Arzneibild des typischen Crotalus-horridus-Patienten.

Konstitutionelle Aspekte

Der konstitutionelle Crotalus-horridus-Patient ist ein lebhafter, spontaner Mensch. Er hat eine starke Persönlichkeit und bringt sie auch zur Geltung: stolz, selbstbewusst, von der eigenen Wichtigkeit überzeugt und recht egoistisch, hält er sich gern an vorderster Front der Ereignisse auf. Solche Leute **reden laut und viel, wenn sie auch dazu tendieren zu nuscheln, über ihre eigenen Worte zu stolpern und Worte auszulassen** wie LACHESIS-Patienten. Sie lieben das Leben und leben es voll aus; genießen es bis zum Äußersten, bis zu euphorischen, ja ekstatischen Verzückungszuständen.

Es ist eine interessante Beobachtung, dass das Klapperschlangengift Crotalus einen enormen **Blutandrang zum Kopf** auslöst. Diese Überversorgung der Gehirnzellen mit Sauerstoff scheint das Bild zu schaffen, das wir in den Frühstadien der Crotalus-Wirkung vorfinden: **übersteigerte Aktivität, euphorische Zustände.** Später kommt es zu Zersetzung und Verdünnung des Blutes, und dann wechselt das Krankheitsbild ins entgegengesetzte Extrem.

Crotalus-Patienten geraten oft in **Streit** mit anderen; sie träumen von Streit, besonders von Konflikten mit geliebten Menschen. Denken Sie an den Ausdruck „das Blut steigt ihm zu Kopfe", der ja ebenfalls Zorn und Streit bedeuten kann. An politischen oder kulturellen Diskussionen beteiligen sich diese Menschen sehr lebhaft; sie bringen ihre Gefühle spontan, direkt und nicht selten in aggressiver Form zum Ausdruck. Es sind emotionale, temperamentvolle Leute, die bekommen, was sie vom Leben wollen, auch wenn sie darum kämpfen müssen – und das tun sie, wenn es sich als nötig erweist.

Andererseits leiden Crotalus-Patienten unter vielen Ängsten und unter starkem **Argwohn.** Ihnen sind Ärzte und besonders Medikamente verdächtig, selbst von den homöopathischen Arzneien befürchten sie Schädigungen ihrer Gesundheit. Sie haben **Furcht vor dem eigenen Tod, besonders aber davor, dass jemand anderes stirbt;** Angst um die geliebten Menschen; aber auch Furcht vor Fremden, vor Menschenmassen und Klaustrophobie. Die zuletzt genannten Ängste kreisen um die Idee, dass sie **Beengung nicht ertragen können,** psychisch wie physisch, und Letzteres besonders in der Magengegend und am Hals. Auch dieses Symptom erinnert natürlich stark an Lachesis.

Sie hängen an ihren Freunden und Angehörigen und sorgen für sie. Wenn ihnen nahe stehende Menschen Probleme haben oder krank sind, leiden sie sehr darunter; doch das Entscheidende ist hier nicht ihr Mitgefühl, sondern ihr **Verantwortungsgefühl.** Wenn sie mit ansehen müssen, wie geliebte Menschen leiden, werden sie müde und matt bis zur Erschöpfung und machen sich Sorgen, aber sie reagieren nicht panisch, wie es bei PHOSPHORUS der Fall sein kann. Während PHOSPHORUS in Krisensituationen völlig durcheinander und handlungsunfähig sein kann, schreiten Crotalus-Patienten gerade dann zur Tat. Das dominierende Merkmal ist hier das Verantwortungsbewusstsein. Crotalus-Patienten überlegen dauernd, was sie denn machen könnten, um die Probleme ihrer Angehörigen zu lösen.

Wegen der Blutungsneigung oder der Angst um die eigenen Verwandten könnte man auf die Idee kommen, dass Crotalus und PHOSPHORUS Ähnlichkeiten aufweisen, aber in Wahrheit haben sie kaum etwas gemeinsam. Man kann sie eigentlich nicht verwechseln, die beiden Mittel liegen weit auseinander. So ist die Blutung bei Crotalus nicht ein „Austreten reinen Blutes", sondern es handelt sich um zersetztes Blut, dunkel, dünnflüssig, nicht gerinnend. Und das Mitgefühl von Crotalus richtet sich nicht auf jedermann (wie bei PHOSPHORUS), sondern nur auf diejenigen, die der Patient liebt, an denen er hängt, die er nicht verlieren möchte. Andererseits gibt es bei Crotalus ein starkes Element des Egoismus, das man bei PHOSPHORUS nicht findet.

Wenn die Probleme allmählich mehr in die Tiefe gehen, kommt es zur Reizbarkeit und manchmal auch zu einer gewissen Instabilität. Schon ein geringfügiger äußerer Einfluss kann zum Zusammenbruch des emotionalen Gleichgewichts führen. „Zittrige Schwäche überall, wie von Bangigkeit vor einem kommenden Unheil." „Übergroße Reizbarkeit, z. B. beim Lesen der Humboldt'schen Rede an die Naturforscher in Berlin wird er bis zu Tränen gerührt." Oder auch: „Schnippisch, barsch, widerspenstig, das mindeste Ärgernis regt ihn auf."

Diese Instabilität geht jedoch bald in einen Zustand über, der von Niedergeschlagenheit und Gleichgültigkeit gekennzeichnet ist. „Melancholisch, gleichgültig und menschenscheu wird der Leidende, bei plötzlicher Schwäche, Kopfweh, Herzweh und starkem Durchfall." „Niedergeschlagenheit und Gleichgültigkeit gegen alle Sachen." „Große Verstimmtheit und Abspannung." Traurigkeit und Todesgedanken. Die Arznei ist bei AIDS und AIDS-related complex erfolgreich eingesetzt worden, wenn die Symptome übereinstimmten; ebenso bei der Alzheimer-Krankheit.

Geist und Gemüt

Crotalus hat dramatische Wirkungen auf den Geist und kann schon bald Demenzzustände herbeiführen. Doch zunächst bekommen die Patienten Schwierigkeiten mit ihrer Arbeit. Sie empfinden eine Abneigung gegen geistige Tätigkeiten, bei beständiger Müdigkeit und ungewöhnlicher Trägheit. Das Gedächtnis lässt nach, der Patient findet einst wohlbekannte Straßen nicht mehr, vergisst Namen und Worte, bekommt Wortfindungsstörungen. Er will ein bestimmtes Wort sagen, aber es fällt ihm nicht ein, und so ersetzt er es durch ein anderes mit ähnlicher Bedeutung; dennoch weiß er, dass er nicht genau das gesagt hat, was er eigentlich sagen wollte. Die Sprechweise von Crotalus hat etwas Schwerfälliges, Unbeholfenes. Der Patient stolpert über seine eigenen Worte, nuschelt, verspricht sich, vergisst die Hälfte, weiß nicht mehr, wo er gerade war oder was er sagen wollte, sagt etwas anderes, als er eigentlich sagen wollte, und dröhnt trotzdem weiter wie ein Besoffener.

Die Patienten spüren übrigens genau, dass ihr Geist schnell verfällt. Sie vergessen den Namen ihres besten Freundes, und es dauert einige Zeit, bis er ihnen wieder einfällt. Fehler in der Rechtschreibung, Versprechen oder Verschreiben, Benutzen falscher Wörter – kurz, sie sind recht verwirrt.

Besonders schwierig ist es für Crotalus-Patienten, ihren Gefühlen Ausdruck zu verleihen, genauer gesagt: die rechten Worte dafür zu finden. Sie wissen sehr wohl, was sie empfinden, aber es fehlen ihnen die Worte, das anderen mitzuteilen. Sie müssen nach den Worten suchen, und es dauert ein paar Sekunden, bis sie ihrer habhaft geworden sind.

In diesem Zustand möchten sie möglichst wenig mit anderen zu tun haben, sie erscheinen menschenscheu. Auch sprechen sie nicht mehr gern mit ihren Mitmenschen, doch manchmal bekommt man mit, dass sie mit sich selbst reden.

Ihre Denkvorgänge haben den Zusammenhang eingebüßt, sie können einen Gedankengang nicht mehr lange verfolgen und die Gedanken nicht mehr festhalten, der Geist irrt ziellos umher. Clarke gibt ein ausdrucksstarkes Bild dieses Zustands: „Kann sich nicht auf ein Thema konzentrieren; Wahrnehmung und Auffassung wie benebelt, wäre auf der Straße glatt unter die Räder gekommen, wenn ihre Schwester nicht auf sie aufgepasst hätte; betritt einen Laden und weiß plötzlich nicht mehr, was sie kaufen wollte."

Vergleich zwischen Crotalus und Lachesis

Die beiden Schlangengifte haben eine Reihe von Symptomen gemeinsam, doch in unterschiedlicher Stärke:

- Bei beiden Mitteln **verschlimmert enge Kleidung,** aber Lachesis verträgt speziell enge in der Halsgegend nicht, während bei Crotalus die Verschlimmerung besonders bei Druck im Bauchraum und vor allem in der Magengegend auftritt.
- Die **Eifersucht** ist bei LACHESIS stärker.
- Die **Verschlimmerung vor der Periode** ist ebenfalls bei LACHESIS deutlicher ausgeprägt, genauso wie die Besserung, nachdem die Blutung eingesetzt hat.
- **Geschwätzigkeit** charakterisiert eher LACHESIS, doch das **Nuscheln und falsche Setzen von Wörtern** ist beiden Arzneitypen gemeinsam.
- Die **Furcht vor Menschen und Menschenscheu** ist bei Crotalus massiver.
- Die **Verschlimmerung im Schlaf** zeigt sich deutlicher bei LACHESIS.
- Beide Arzneien neigen zu **übermäßiger sexueller Erregung,** doch Crotalus **fehlt die Potenz,** die Lachesis im übermaß besitzt (und die den Lachesis-Patienten zur Masturbation treibt).
- **Extremes Misstrauen, Argwohn und Paranoia** zeichnen besonders Crotalus aus.

Allgemeinsymptome und Keynotes

- Dieses Schlangengift fällt besonders auf durch seine extreme Wirkung auf das **Blut.**
  - Crotalus horridus neigt zu **Blutungen aus allen Körperöffnungen,** aus den Augen, den Ohren, der Nase, dem Mund, dem Zahnfleisch, dem After, der Harnröhre; Blutungen unter den Nägeln hervor; „zuweilen treten große Quantitäten Blut, in Gestalt von Schweiß, auf die Oberfläche des Körpers". Die Arznei ist bei Gelbfieber und bei Schwarzwasserfieber angewandt worden, mit dem berüchtigten schwarzen Erbrechen, mit Melaena usw.; bei Magengeschwüren mit Kaffeesatzerbrechen; bei anhaltendem reichlichen Nasenbluten mit großer Erschöpfung, wie es z. B. in Fällen von Diphtherie vorkommt. Auch Hautblutungen in Form von Petechien, Purpura, Sugillationen, Suffusion usw., mit „blauen Flecken"; Blau- und vor allem Gelbfärbung können auf die Arznei hinweisen.
  - Das ausströmende Blut ist meist auffallend **dunkel** und **dünnflüssig,** es **gerinnt oft nicht,** sodass die Blutung lange anhält. Es kann auch einen üblen Geruch haben.
- Zudem ist Crotalus horridus eines der Hauptmittel bei **Sepsis.** Es kann angezeigt sein bei Sepsisherden, wo auch immer sie lokalisiert sind, bei Panaritium, bei Abszessen, bei Blutvergiftungen nach Verletzungen usw. Die septischen Prozesse gehen sehr rasant vor sich, mit großer Geschwindigkeit und häufig verbunden mit Gelbfärbung, gelegentlich auch Blaufärbung der Haut. Margaret Tyler gibt an, dass Crotalus in solchen Fällen besonders dann angezeigt war, wenn viel verdorben wirkendes, dunkles, ungerinnbares Blut vorhanden war.
- Blutungen und Zersetzungsprozesse gehen mit einem **schnellen Abnehmen der Kräfte** einher. „Kräfte schwanden so, dass er nicht der geringsten Anstrengung fähig war." „Mattigkeit und schnelles Abnehmen der Lebenskräfte." Crotalus-Patienten werden nach der geringsten Anstrengung müde; die Muskeln versagen ihre Dienste. Ohnmachtsanwandlungen und Schwächeanfälle sind häufig, auch in Verbindung mit Tremor am ganzen Leib. „Anwandlungen plötzlicher Schwäche, wie Ohnmacht, mit Gesichtsblässe."
- Es kommt rasch zu Zuständen von Bewusstseinstrübung, zu delirösen Zuständen, die sich jedoch sehr deutlich von denen von LACHESIS unterscheiden. Lachesis hat ein aktives, wildes, manisches Delirium, bei Crotalus ist es eher ein dösiger, „herabgesetzter", getrübter, passiver Zustand. Diese „herabgesetzte", dösige Qualität findet man nicht nur im Delirium; es handelt sich um einen allgemeinen Zug der fortgeschrittenen Crotalus-Krankheit auf geistigem Gebiet. „**Ungewöhnliche Trägheit und Dummlichkeit**" wurde z. B. in einer Prüfung hervorgerufen; der Prüfer „wusste sich nicht mehr gehörig auszudrücken" und schrieb daher manche Symptome nicht auf.
- Die intellektuelle Schwäche kann nun in chronischen Zuständen immer mehr zunehmen und schließlich zur **Demenz** führen, zum „Blödsinn", wie es in Herings Prüfung heißt. So ist Crotalus erfolgreich in einem Fall gegeben worden, wo sich

erste Symptome von Senilität einstellten. Der Patient begann Fehler in der Buchführung und beim Abfassen von Briefen zu machen; er vergaß Namen, Zahlen und Orte; dazu kamen eigentümliche Antipathien gegen Familienmitglieder und Einbildungen, von Feinden oder schrecklichen Tieren umgeben zu sein. „Erwachte in der Nacht und fand sich im Kampf mit imaginären Feinden."

- Einige wichtige Leitsymptome:
  - Crotalus neigt, mehr als alle anderen Schlangengifte, zur **Gelbfärbung.** Hämatogener Ikterus wird häufig nach dieser Arznei verlangen. „Gelbe Farbe des ganzen Körpers." Die **Leber** ist bei diesem Mittel ungewöhnlich stark und häufig angegriffen. Mit der Leberbeteiligung geht eine auffallende Tendenz zur **Rechtsseitigkeit** der Symptome einher, ganz im Gegensatz zu der Lachesis-typischen Linksseitigkeit. Schon Hering merkt in den „Wirkungen des Schlangengifts" an: „Crotalus hat unter seinen wenigen Zeichen doch entschiedene Mehrheit auf der rechten Seite." Chaffee hält fest: „Große Empfindlichkeit der Haut auf der ganzen rechten Hälfte des Körpers, sodass die leiseste Berührung Muskelzuckungen auf dieser Seite hervorruft."
  - Neben der Gelbfärbung sind auch Symptome von Zyanose, insbesondere von Akrenzyanose zu beobachten. Vor allem eine **bläulich-rote Nasenspitze** fällt auf; häufig ist auch die **Haut marmoriert.** Im Übrigen ist Crotalus nicht selten bei üblen Folgen von übermäßigem Alkoholkonsum angezeigt. „Delirium tremens; fast ständige Schläfrigkeit, kann aber nicht schlafen; Tremor; Taubheit der Extremitäten; zerrüttete Konstitution."
- Ferner bewirkt und heilt die Arznei massive **ödematöse Anschwellungen.** „Aufschwellen des ganzen Leibes." „Ödemartige Geschwulst des ganzen Körpers, besonders des Kopfes, nach Biss in den Fuß." Charakteristisch ist, dass die Haut dabei allgemein **kalt und trocken** ist, selbst wenn am befallenen Körperteil Rötung und Hitze eintreten (freilich ist selbst der betroffene Körperteil meistens eher kalt als warm); Lachesis dagegen ist typischerweise kalt und feucht.
- Einige Modalitäten von Crotalus, die es mit anderen Schlangengiften teilt:
  - Crotalus-Patienten geht es häufig **schlechter nach Schlaf,** sie „schlafen sich in die Verschlimmerung hinein", wie wir es von Lachesis kennen. Dies gilt vor allem für kopf- und Gliederschmerzen und für die charakteristischen Schwächezustände: „Morgens nach Erwachen wie zerschlagen, kann sich kaum ermannen zum Aufstehen" (Hering).
  - Ferner findet sich eine typische **Verschlimmerung in jedem Frühjahr.** Die „Frühjahrsbeschwerden" von Crotalus horridus können z. B. in Schwindel mit Kopfweh und Übelkeit bestehen; auch in Akne-artigen Gesichtsausschlägen, besonders wenn das Wetter warm ist; und schließlich in Verdauungsbeschwerden mit ungewohnter Unregelmäßigkeit des Stuhlgangs, Leibschneiden nach dem Essen und morgens, Schmerzhaftigkeit links neben der Magengrube usw.
  - Auch **der geringste Druck kann verschlimmern,** wobei die Druckempfindlichkeit von Crotalus sich mehr am Bauch als am Hals bemerkbar macht. „Unerträglichkeit der Kleidung um die Magengegend und unter den Hypochondern (in der Taille)."
- Ein Keynote dieser Arznei ist ein sehr starkes **Verlangen nach fettem Schweinefleisch,** selbst dann, wenn es nicht vertragen wird. Hering berichtet von einer Patientin mit galligem Erbrechen und Leberschmerzen, die morgens alles erbrach, was sie zu sich nahm; sie überkam bisweilen ein Verlangen nach fettem Schweinefleisch. Dieses Symptom konnte in letzter Zeit bestätigt werden, z. B. in einem Fall von langjähriger Trigeminusneuralgie, wo die Patientin Schweinefleisch in jeder Form sehr gern aß, während sie für anderes Fleisch nichts übrig hatte; Crotalus horridus heilte sie.
- Ein weiteres Keynote ist ein **modriger, schimmelartiger Mundgeruch,** der mit scharlachroter Zunge und Schluckbeschwerden verbunden sein kann.
- Ein paar Bemerkungen zu den Schmerzen von Crotalus-horridus-Patienten: meist setzen sie plötzlich ein, dauern dann eine geraume Zeit an (etwa eine halbe bis drei Stunden) und hören ebenso plötzlich wieder auf. Sie neigen zum häufigen Wiederkommen. Crotalus gehört zu den

Mitteln mit „diagonalen", kreuzweise auftretenden Gliederschmerzen, z. B.: nagender Schmerz im linken Fuß bei gleichzeitigem Ziehen in den Knochen des rechten Arms.
- Crotalus ist unter anderem bei Apoplexie angewandt worden, wenn ein stuporöser Zustand eintrat, mit „Sprachlosigkeit, Schlummer, aus dem er nicht aufgerüttelt werden konnte, mit Murmeln in den Bart hinein". Bei einem derartigen „murmelnden Delir" sollte man immer auch an diese Arznei denken.

Lokalsymptome

Kopf Crotalus horridus kann sehr starke Kopfschmerzen hervorrufen und heilen.
- Charakteristisch ist, dass sie sich **bis in die Augen erstrecken.** „Plötzlich ein heftiger ziehender Schmerz vom Scheitel bis in das rechte Auge, abends." „In der linken Kopfseite wechseln mehrere Schmerzen miteinander ab, wie: Ziehen, Drücken, Klemmen, Spannen und Zerschlagenheitsschmerz bis in die Zähne und Augenhöhlen." „Dumpfer, schwerer Schmerz und Hitze über den Augen und in den Seiten der Nase." Kopfschmerzen, die hinter dem linken Ohr beginnen und sich über die untere Hälfte der Stirn ziehen, wie ein Herabdrücken auf die Augen. „**Pressen und Drücken über den Augen.**"
- Stirnkopfschmerzen mit Übelkeit und Schwindel, besonders wenn sie **jedes Frühjahr wiederkehren.** Der Schmerz kann über einem, vorzugsweise dem rechten Auge sitzen, oder auch genau in der Mitte der Stirn. **Erwacht morgens mit Kopfweh über den Augen,** besonders zur Zeit der Regelblutung. **Schläft sich in die Kopfschmerzen hinein.**
- **Hinterkopfschmerzen, dumpf, schwer und pochend;** auch mit einem Gefühl, als ob man einen Schlag auf den Kopf bekommen hätte. Dieser Schmerz tritt besonders dann auf, wenn man sich, nachdem man eben aufgestanden war, wieder hinlegt.
- **Kopfweh mit Blutandrang zum Kopf, begleitet von Stuhlverstopfung.** Wellenförmig aus dem Genick, ja selbst aus dem Rücken in den Kopf aufsteigende Schmerzen, als ob das Blut in den Kopf drängte, durch jede Lageänderung hervorgerufen.

Ein eigentümliches Leichtigkeitsgefühl im Kopf, mit Drücken in den Schläfen, das zum Aufeinanderbeißen der Zähne nötigt. „Schütteln und Schwanken" im Oberkopf, besonders beim Treppensteigen und Schnellgehen. Muskelzucken und Pulsieren in den Schläfen.

Starkes Jucken auf der behaarten Kopfhaut; auch mit vermehrter Produktion von Schuppen. „Schauderlaufen über den Haarkopf, dass die Haare zu Berge stehen."

Augen Bei **Netzhautblutungen,** ob im Zusammenhang mit Retinopathia albuminurica oder spontan, gehört Crotalus zu den wichtigsten Mitteln. **Aus den Augen dringendes Blut, dunkel und nicht gerinnend.** Crotalus-Patienten haben häufig auch **Blutunterlaufungen unter den Augen.** Rote, tränende, wässrige Augen.

Das Augenweiß ist nicht selten **gelb verfärbt.** Crotalus horridus kann bei heftigen Augenschmerzen angezeigt sein. Brennende Schmerzen im Auge, mit Trockenheitsgefühl und Röte der Canthi und der Augenlider. „Bei Bewegung der Augen Schmerz wie inwendiger Druck, und als wenn die Augen inwendig zu trocken wären." Die Arznei hat einen Fall von Ziliarneuralgie geheilt, mit reißendem, bohrendem, bisweilen stechendem Schmerz, den die Patientin so beschrieb, „**als würde um das Auge rings ein Schnitt geführt**"; der Schmerz war morgens und abends schlimmer. Dabei bestand große Empfindlichkeit gegen Kerzenlicht sowie Schwellung der Lider. In einem anderen Fall waren die schneidenden Schmerzen rings um das Auge mit Sehstörungen verbunden: Amblyopie, Mouches volantes, verschiedenfarbige Flammen vor den Augen. Auch diese Symptome konnte Crotalus horridus beheben.

Momentanes Verschwinden der Sehkraft: beim Lesen; besonders bei feuchtem Wetter, mit Tränen der Augen.

Ohren **Reines Blut dringt aus den Ohren,** meist dunkel und nicht gerinnend. Auch übel riechende, blutige Otorrhö nach Exanthemkrankheiten, mit beträchtlicher Gehörverminderung. Gefühl wie verstopft im rechten Ohr, mit einem Ziehen im Inneren beider Ohren, besonders des rechten. Das Ziehen ist mit Hitzeempfindung und mit einem eigentümlichen Gefühl verbunden, „**als wollte Ohrenschmalz in die Mundhöhle fließen**“.

Nase **Starkes Nasenbluten, das Blut ist zumeist dunkel und flüssig.** Nash hat die Arznei vielfach erfolgreich bei dem profusen Nasenbluten eingesetzt, das in schweren Diphtheriefällen vorkommt und mit starker Erschöpfung verbunden ist. Aber auch: „Wenig helles, flüssiges Blut aus der Nase“ (Hering).

Ozaena nach Exanthemkrankheiten, mit blutiger Absonderung aus der Nase. **Auffallende bläuliche Röte der Nasenspitze,** die geschwollen und kalt ist; „Schnapsnase“, auch ohne Zusammenhang mit Alkoholkonsum.

Gesicht „Schlechte“ Gesichtsfarbe, bleigrau oder **gelb.** Auch blaurote, zyanotische Verfärbung von Nase und Lippen. Gesicht aufgetrieben, besonders im Bereich der Kieferwinkel; Parotiden und Submandibulardrüsen geschwollen. Bei Fieber mit Delir kann das Gesicht auch rot und aufgetrieben sein.

Erwacht **zähneknirschend** aus dem nächtlichen Schlaf, mit stark verzerrtem Gesicht, Mund und Nase sind nach links verzogen. Drückende Gesichtsschmerzen, z.B. tief in der Augenhöhle, hinter den Ohren und im Nasenbein, die **zum Zusammenbeißen der Zähne nötigen.**

Zitternde Lippen, bei Schwäche- und Ohnmachtsanwandlungen. **Trigeminusneuralgie mit auffälligem Verlangen nach Schweinefleisch.**

Crotalus kann ein häufig wiederkehrendes Erysipel im Gesicht im Keim ersticken.

Akne im Gesicht, besonders stark im Frühjahr; schlimmste Akneformen, mit blauroter Färbung der Haut und blutenden, teigig aufgedunsenen, „aufgegangenen“ Stellen.

Mund Eine **starke Anschwellung der Zunge** ist charakteristisch für Crotalus. „Zungengeschwulst hat nicht mehr Platz im Munde, bei Entzündung desselben.“ Das Sprechen kann dadurch sehr erschwert oder gar unmöglich sein. „Kann nicht sprechen, es ist, als ob Zunge und ganzer Schlund fest zugeschnürt wäre.“ Oft wird die geschwollene, manchmal dunkel verfärbte Zunge auch aus dem Mund herausgestreckt, **wobei die Spitze häufig zittert.**

Gelbe oder gelbbraune Zunge, mit trockenem Zentrum. Oder: Zunge rot und wund. Auch: Scharlachrote, glatte Zunge, wie poliert, mit **Modergeruch aus dem Mund;** dieser modrige, „schimmlige“ Geruch ist ein Keynote des Mittels. Ekelhaftes, klebriges Gefühl im Mund beim Aufwachen. Fauliger, bitterer oder ranziger Mundgeschmack.

Zahnfleischbluten. Weißes, wie gebleicht wirkendes Zahnfleisch. **Sepsisherde im Zahnfleisch.**

Jahrelanges, sehr intensives **nächtliches Zähneknirschen,** so massiv, dass die Backenzähne gebrochen sind. Oder auch: **Neigung, mit der Zunge an den unteren Schneidezähnen zu fühlen** – ein sehr nützliches Symptom, das sofort an Crotalus horridus denken lassen sollte.

Hals Trockener Hals, mit starkem Durst. **Gefühl, als wäre der ganze Schlund fest zugeschnürt,** mit Unmöglichkeit zu sprechen. Oder auch: häufiges Speichelschlucken, mit Gefühl, als würde der Hals zugedrückt, ohne Atembeengung.

Speiseröhrenkrämpfe, die das Schlucken jeglicher fester Speisen völlig unmöglich machen; selbst Suppe muss passiert werden, um alle Fasern und festen Teilchen zu entfernen. **Angina mit starker Vereiterung der Tonsillen und Gefahr der Blutvergiftung;** Streptokokken-Angina; auch Diphtheria septica. Kratziges, ranziges Gefühl den Schlund hinunter bis zum Magen, mit Drücken in der Magengrube.

Atemwege Heiserkeit und geschwächte, raue Stimme; auch Aphonie infolge von apoplexiebedingter Lähmung oder wegen Geschwulst der Zunge und Zuschnürung des Halses.

Hämoptysis. Husten mit Seitenstechen und blutigem Auswurf aus der Lunge. Keuchhusten, mit großer Erschöpfung und bläulicher Blässe im Gesicht nach dem Anfall, die nur langsam wieder verschwindet; Hustenattacke gefolgt von Purpura, Blutunterlaufung der Augen und Nasenbluten oder auch blutigem, schaumigem, zähem Auswurf. Schweratmigkeit und beschwerliches Atmen; verbunden mit Angst, Übelkeit, Durst und Durchfall. Asthma, mit Zyanose und großer Erschöpfung.

Starke Brustbeklemmung im Sitzen, fast bis zum Ohnmächtigwerden. Crotalus horridus wirkte lindernd bei einem hochbetagten Hydrothorax-Patienten, der große Brustbeklemmung in Verbindung mit nicht lösendem Husten und Obstipation hatte; die Arznei verhalf zu besserer Verdauung und freierem Atmen.

Schmerzen im Thorax. „Schmerz unterm linken Arm zieht in die linke Brust und schmerzt sehr beim Tiefatmen.“ „In der Mitte der Brust etwas zur rechten Seite ein scharfer Wundheitsschmerz und Stechen wie durch den Brustknochen; schlimmer beim Berühren, aber nicht durch Tiefatmen.“

Herz Herz- und Kreislaufschwäche, bei Asthma und anderen Krankheiten. Ein dumpfes, unablässiges Wehtun in der Herzgegend, das sich bis zum linken Schulterblatt und den linken Arm herab erstreckt, schlimmer beim Tiefatmen und Steigen. Herz tut weh beim Liegen auf der linken Seite. Herzklopfen, mit Wundheitsschmerz ums Herz und einem Gefühl, als ob sich das Herz überschlüge; auch mit Herzzittern. Schwacher, manchmal nicht tastbarer Puls.

Magen **Verträgt keinerlei Druck auf die Magengegend und die Hypochondrien, nicht einmal die gewohnten Kleider** – dies ist ein sehr wichtiges Leitsymptom dieser Arznei. Gefühl von Schmerzhaftigkeit in der Magengrube.

Tagelang wird alles heftig erbrochen, was man isst, der Magen kann nichts behalten. Erbrechen grüner Flüssigkeit; Galleerbrechen. Kann nicht auf der rechten Seite oder auf dem Rücken liegen, ohne augenblicklich dunkelgrüne Flüssigkeit zu erbrechen. **Hämatemesis, schwarzes Erbrechen,** bisweilen verbunden mit starken Würgegeräuschen; bei Gelbfieber, Schwarzwasserfieber, Magengeschwüren usw.

Starker, **brennender, unlöschbarer Durst.**

Verlangen nach fettem Schweinefleisch, selbst wenn es nicht vertragen wird, aber nach keiner anderen Fleischsorte; auch nach Zucker und nach Wein.

Sodbrennen den ganzen Tag, besonders nachmittags, mit Gefühl, als wäre die ganze Speiseröhre bis in den Mund voll ranziger Speisen; mit Aufstoßen, das nach dem Gegessenen schmeckt. **Sehr große Übelkeit:** von der geringsten Anstrengung, besonders bei Bewegung, beim Gehen und Stehen; im Sitzen gebessert; mit Kopfweh; mit Gefühl, es ob etwas Ranziges im Hals aufstiege und oben in der Brust stecken bliebe; **mit erfolglosen Versuchen zu erbrechen; mit Erbrechen alles Gegessenen.**

Seltsame **Gefühle von Unbehaglichkeit und Schwäche im Magen,** mit Vollheits- oder Leeregefühlen verbunden. Etwa: Drücken im Magen und Unbehaglichkeit um die Magen- und Herzgrubengegend, als ob man zu viel gegessen hätte, an eine Ohnmacht erinnernd. Oder: Schweregefühl im Magen und zittrige Schwäche, wie von Bangigkeit vor einem großen Unheil. Oder auch: flaues Hungergefühl mit Ohnmachtsanwandlung in der Magengegend, mit einer zitternden oder flatternden Empfindung etwas weiter unten.

C

Abdomen Die **Leber** wird von diesem Schlangengift besonders in Mitleidenschaft gezogen.

- **Gelbsucht, mit dunklen Blutungen aus allen Körperöffnungen; dunkler, spärlicher Urin.**
- Stichschmerz in der Leber beim Tiefatmen, durch Druck verschlimmert; Leber **äußerst empfindlich gegen den geringsten äußeren Druck.**
- Schmerz in der Lebergegend und zugleich auf der Schulterhöhe; weiße Stühle, galliges Erbrechen.
- Leberschmerzen mit Erbrechen von allem, was man isst; dennoch Verlangen nach fettem Schweinefleisch.
- Ein seltsames Symptom: Jucken in der Gegend der Leber und des Magens.

Schmerz in der linken Bauchseite, wie ein Schneiden durch die Milz. Leibschneiden morgens und nach dem Essen, das **jedes Jahr im Frühling** auftritt. Brennende Schmerzen in der Nabelgegend; oder auch vom Hypogastrium quer durch das Abdomen bis zum Kreuz. Schmerzen im Verlauf des Kolon. Vergrößerte, entzündete, auch eiternde Leistenlymphknoten.

Rektum und Stuhl **Blutungen aus dem After.** Blutige Stühle, auch unwillkürliche; Teerstühle. **Dysenterie; dunkle, flüssige, profuse Darmblutungen mit dem Stuhl,** auch beim Gehen oder Stehen dringt Blut aus dem After; mit Erschöpfung und Ohnmachtsneigung, Niedergeschlagenheit und Angst.

Häufiger durchfälliger Stuhlgang mit Leibschmerzen vom Nabel abwärts. **Durchfall mit Übelkeit, Erbrechen und Schaudern über den ganzen Körper;** Sommerdurchfälle. Crotalus hat jedoch auch, was weniger bekannt ist, Obstipation in Verbindung mit Blutstauungen. **Stuhlverstopfung mit Blutandrang zum Kopf und Kopfschmerzen;** auch mit Brustbeklemmung. Hellfarbige oder weiße Stühle, wenn die Leber angegriffen ist.

Harnwege **Blutungen aus der Harnröhre. Dunkler, „rauchig" gefärbter Urin** infolge der Beimischung von Blut; bei Nephropathien mit Proteinurie, z. B. während der Schwangerschaft. Der Urin kann sogar schwarz gefärbt sein und eine beinahe gallertige Masse bilden; bei Schwarzwasserfieber. Etwas vermehrter und stark gefärbter Urin, wie rotgelb; oder stark verminderte Ausscheidung roten, mit Blut vermengten Urins. Auch grünlichgelbe Färbung des Harns mit dicker, gallertartiger Konsistenz kommt vor.

Ein seltsames Symptom ist ein **schmerzhaftes Gefühl, als rollte eine Kugel in der Blase herum und drängte sich durch die Harnröhre.** Es trat erstmals auf im Zusammenhang mit Harnverhaltung bei einem achtjährigen Jungen. Der Schmerz war so stark, dass er laut schrie. In diesem Fall war auch äußerlich eine Geschwulst zu sehen, die sich drehend hin und her bewegte. Die Symptome wurden durch Crotalus horridus in der C 30 beseitigt.

Männliche Genitalien Ungewöhnliche sexuelle Erregung, nur tagsüber, bei gleichzeitiger totaler Erschlaffung der Geschlechtsteile; Impotenz.

Weibliche Genitalien **Unregelmäßigkeiten der Menstruation, auch mit Bauch- und Kopfschmerzen.** Zum Beispiel: Blutung eine Woche zu früh; stark, angekündigt durch Druckgefühl in Kopf und Ohren; mit der Blutung Bauch- und Rückenschmerzen sowie kalte Füße; dauert etwas länger als sonst, beim Aufhören der Blutung bleibt ein starker Stirnkopfschmerz zurück. Oder: Deutlich verspätete, **dunkle** und spärliche Blutung, mit starken Schmerzen zu Beginn. Ausbleiben der Menstruation, vikariierende Blutungen aus der Nase oder anderen Körperöffnungen; mit großer Erschöpfung der Lebenskraft.

Beschwerden der Wechseljahre: Hitzewallungen und Schweiße; Kopfweh und Schwindel; plötzliches Herzklopfen; **flaues Gefühl im Magen.** Bei derartigen Beschwerden ist Crotalus vor allem dann angezeigt, wenn Blutungen aus dem Uterus oder anderen Körperöffnungen vorhanden sind; das Blut ist dunkel, flüssig und oft übel riechend.

Nephropathien oder Erbrechen in der Schwangerschaft; **Schwangerschaftstoxikosen. Sehr übel riechender Wochenfluss,** auch mit starken Nachwehen.

Uterus- oder Brustkrebs, besonders mit Blutungen.

Äußerer Hals und Rücken Ein eigenartiger Schmerz von der rechten Schulter den Hals herauf, „als wenn vom Schulterknochen nach dem Hals hin **eine Sehne unter der Haut angespannt wäre, an welcher jemand zerrte**"; verschlimmert durch Druck sowie durch Bewegen des Arms, besonders nach hinten. Schmerz auf der Schulterhöhe mit Leberbeschwerden. Kreuzschmerzen während der Periode.

Extremitäten Crotalus horridus hat eine ausgeprägte Wirkung auf die Gliedmaßen.

- Es erzeugt besonders eine **Anschwellung der Füße** sowie **Gliederschmerzen, die meist in den Knochen zu sitzen scheinen.** Enorme Fußgeschwulst abends, muss abends und nachts größere Schuhe tragen.
- **Zusammenziehung der Beugesehnen und Entzündungen;** Sehnenscheidenentzündung. Kann die Hand bzw. die Finger nicht voll ausstrecken.
- **Entzündungen zwischen der Synovialmembran und den Sehnen mit Absonderung reichlicher, dicker Flüssigkeit;** es kommt zu „weichen" Geschwülsten im Verlauf der Sehnen.
- Bisweilen zeigen sich die Gliederschmerzen kreuzweise, „diagonal", z. B. im rechten Arm und linken Bein oder umgekehrt.
- Zerschlagenheitsschmerz in allen Knochen, der **nach dem Nachtschlaf** auftritt, also morgens beim Erwachen, und nach dem Aufstehen vergeht.
- Alle Glieder schmerzen, sodass man kaum liegen kann; bei fiebrigen Erkrankungen.
- Schwere der Arme und Beine, als ob die Knochen aus schwerem Holz wären.
- Eigentümliche „Taubheitsschmerzen", wie nach einem Krampf, in den Zehen und Fingern.
- **Blut dringt unter den Nägeln hervor.**

Zerschlagenheitsschmerz in den Schulterknochen nach hinten, besonders wenn man die Arme rückwärts bewegt. Wundheitsschmerz am rechten Olecranon, nach Stoß. **Eigentümliche Spannungsgefühle:** „Vollheit, Spannen und höchst unangenehmes Gefühl in der linken Hand an der Innenseite hinauf bis zur Achselhöhle." Oder: Spannungsgefühl wie eingeschnürt, vom Ellbogen die Vorderseite des Unterarms hinab, mit Schmerzen an einzelnen Stellen, die minutenlang anhalten und wieder vergehen, aber häufig wiederkommen. **Karpaltunnelsyndrom. Zittern der Hände,** besonders in der Ruhe. **Einschlafen der Hände bei der geringsten Anstrengung,** beim Nähen „sterben sie ab", wie die Patientin sagt. Heftiger Schmerz in der linken flachen Hand, wie nach einem Bienenstich, aber mehr krampfhaft; schlimmer durch Bewegung des Mittelfingers. Bläschenausschlag im Bereich des ersten Mittelhandknochens, mit **Zusammenziehung einiger Beugesehnen der Hand und Unfähigkeit, die Hand auszustrecken;** nach einigen Tagen vergehend, aber im Abstand von drei Monaten wiederholt. **Septische Prozesse:** Palmarabszesse, Panaritien usw.; auch Wundsepsis nach Verletzungen der Finger.

Einschlafen der Beine, wenn man sie übereinander legt, oder auch sonst beim Sitzen. „**Im ganzen rechten Bein hinunter, als wäre nur halbes Leben darin.** Beim Anspannen der Muskeln desselben, wozu ein unwillkürliches Gefühl treibt, schaudert der Oberkörper, bis zum Schüttern des Kopfes, mit Spannung der Stirn- und Nackenmuskeln." Ziehender Knochenschmerz im linken Bein, von der Hüfte bis in den Fuß. Dumpfer ziehender Schmerz wie durch das Knochenmark, vom linken Knie bis in die Fußsohle. **Eigentümliche Spannungsgefühle,** etwa: „Bei und nach Gehen auf der Straße Gefühl im rechten Bein, als wenn eine Sehne von der Fußsohle durch die Schenkelröhre hinaufgezogen wäre und der Fuß dadurch angezogen würde." Rheumatisches Ziehen in der rechten Kniekehle, zwischen den Sehnen. Wundheitsschmerz in der Wade und in der Fußsohle, durch Berührung verschlimmert.

Jeden Abend geschwollene Füße, jahrelang. Ein Krampfgefühl unter der linken kleinen Zehe, als ob sie gepackt und herumgedreht würde.

Schlaf **Große Schläfrigkeit, Dösigkeit, Benommenheit,** ist nur „halb da", kann aus dem Sopor nicht aufgerüttelt werden. Bisweilen ist der Patient trotz dieses schläfrigen Zustands unfähig, Schlaf zu finden. **Verschlimmerung der Symptome nach dem Schlaf:** Schwächezustände, Kopfschmerzen, Gliederschmerzen usw. Fühlt sich morgens so „erledigt", dass er kaum aus dem Bett kommt.

Träume: in allen Weltteilen umherzureisen; von Zank und Streit; von Friedhöfen. Ein Prüfer träumte, „er sei mit seinem Vater gänzlich zerfallen, der ihn nicht mehr als Sohn erkennen wolle, weil er der Homöopathie huldige."

C

Fieber, Frost, Schweiß Bei Crotalus überwiegt die **Kälte** deutlich. **Kalte, trockene Haut,** insbesondere kalte Extremitäten, kalte Hände und Füße, kalte Nasenspitze. Schaudern über den ganzen Körper, etwa bei Durchfall oder bei Anspannung der Muskeln; Schauder an der behaarten Kopfhaut. Es kann jedoch durchaus auch hohes Fieber auftreten, besonders bei septischen Prozessen. Hitzewallungen, fliegende Hitze, z. B. in der Menopause; brennende Schmerzen in den betroffenen Teilen.

Die Transpiration ist eher gering. Auffallend sind jedoch **plötzliche Ausbrüche von kaltem Schweiß.** Zudem sind mehrfach **blutige Schweiße** beobachtet worden. „Blut in Gestalt des Schweißes tritt in großen Quantitäten hervor."

Crotalus horridus kann bei vielen **fiebrigen Erkrankungen** angezeigt sein, besonders wo **große Blutungsneigung und Sepsistendenz** bestehen. Die Arznei ruft **Hämolyse** hervor. Sie hat eine Reihe von Heilungen etwa bei Gelbfieber und Schwarzwasserfieber, bei Wundfieber und bei Kindbettfieber vorzuweisen.

Haut **Gelbe Farbe des ganzen Körpers. Zyanose, insbesondere der Akren;** blaurote Färbung betroffener Stellen, **marmorierte Haut,** mit gelblichen Flecken. Trockene, steife, pergamentartige Haut, die meist kalt ist.

Ekchymosen, aber auch großflächige Hautblutungen und Blutunterlaufungen, mit blauer oder buntscheckiger Färbung. Alte Narben brechen wieder auf.

Hartnäckige Geschwüre; Panaritien, Abszesse; Nekrosen, Gangrän. Die Neigung zur Zersetzung und zum Untergang von Gewebe ist charakteristisch für dieses Schlangengift. Ein großer, entzündeter

Furunkel am rechten Oberarm bei einem zehnjährigen Jungen wurde zunächst lokal mit Breiumschlägen behandelt. Nach deren Entfernung erhielt er oral Crotalus C 30. Am folgenden Tag ging es ihm erheblich besser, nachts wurde unbemerkt Eiter entleert, und es kam bald zu vollständiger Heilung. Crotalus ist ein wichtiges Mittel bei **schlimmsten Akneformen,** mit violetter Hautverfärbung, blutenden Pusteln und teigigem „Aufgehen" der befallenen Stellen.

Stechendes Jucken abwechselnd an allen Körperteilen, am stärksten aber auf den Schulterblättern.

Croton tiglium

Essenzielle Merkmale

Diese Arznei wird besonders bei Fällen der folgenden Arten benötigt:

- Fälle **häufiger Diarrhö,** unter anderem bei Malabsorption, mit **plötzlichem Herausschießen des Stuhles in einem einzigen Schwall.** Danach ist der Patient völlig erschöpft und dehydriert. Dem Stuhlgang geht häufig ein schwappendes Geräusch in den Gedärmen voran. Gelbe, manchmal grünliche Stühle, breiig oder wässrig. Nimmt der Patient auch nur das Geringste zu sich, geht der Durchfall wieder los; das gilt selbst für Wasser. Am schlimmsten ist es nach Brot oder Bier. Auch: Fälle von **kolikartigen Bauchschmerzen** durch Blähungen, die **besser** werden, **sobald die Gase abgegangen sind.**
- Fälle von **unerträglich juckenden Bläschenausschlägen,** wo der Patient zwar einen Drang zum Kratzen verspürt, sich aber dennoch nicht kratzt, weil Kratzen so starke Schmerzen bereitet.
- Fälle von **Entzündung der Brustwarzen bei Stillenden, mit quälendem Schmerz bis zum Schulterblatt hindurch,** unmittelbar nachdem das Kind die Warze in den Mund nimmt.

Croton-tiglium-Patienten sind sehr unzufriedene, **missvergnügte, mürrische** Menschen. „Ärgerlichkeit und Verdrießlichkeit, dass ihm alles zuwider ist." Sie können überhaupt keine Schmerzen ertragen; sobald sie einen Schmerz verspüren, bekommen sie gleich **Angst, an einer schweren Krankheit zu leiden.** Ihre Psyche wird von solchen Vorstellungen förmlich überflutet, sie können an nichts anderes und an niemand anderen mehr denken; alles außerhalb von ihnen zählt nichts mehr. Wenn die Ehefrau eines Croton-tiglium-Patienten akut krank wird, während er in einem solchen Zustand ist, dann merkt er nicht einmal, dass sie in Gefahr schwebt! **„Gefühl, als könnte man nicht ‚aus sich herausdenken' "** – es ist eine ganz und gar **egozentrische** Haltung, die den Croton-Zustand prägt; die Patienten sind einfach nicht in der Lage, die Probleme anderer Leute auch nur wahrzunehmen. Eine Croton-Patientin nimmt die Beschwerden ihres Mannes überhaupt nicht wahr, weil sie so auf ihr eigenes Problem fixiert ist: „Ich bin so krank, ich leide die ganze Zeit, ich kriege Krebs, ich kriege eine ganz schlimme Krankheit!"

Es entwickelt sich häufig ein eigentümliches **Angstgefühl, als stehe ein Unglück bevor.** Solche Angstzustände können sich etwas bessern, wenn man das Haus verlässt und an der frischen Luft spazieren geht. Manchmal haben die Patienten das Gefühl, nicht mehr richtig oder tief genug atmen zu können, keine Luft mehr zu bekommen. **Sie fürchten langsam zu ersticken, ohne etwas dagegen tun zu können;** das kann zu wahren Verzweiflungszuständen führen.

Croton-tiglium-Patienten sind oft **traurig, ja trübsinnig und schwermütig.** **„Traurige Stimmung mit Unlust zur Arbeit"** heißt es in der Prüfung. Oder auch: „Er hat keine Freude zur Arbeit, möchte eher tändeln als sich ernsthaft beschäftigen." Benommen, dumm im Kopf, langsamer, schwerfälliger Verstand, was sich noch verschlimmert nach Essen glutenhaltiger Nahrungsmittel (Brot) oder Biertrinken.

Näheres zu den häufigsten Croton-Syndromen

- Man sollte immer an diese Arznei denken, wenn ein Patient unter **schussartigen Stuhlentleerungen in einem einzigen Schwall** leidet.
  - Starkes Drängen, dann plötzliches Herausschießen des Darminhalts auf einen Schlag. Die Durchfälle können schmerzhaft oder schmerzlos sein, doch nach der Stuhlentleerung bleiben nicht selten Schmerzen wie wund

im After bestehen. Manchmal werden sie so beschrieben, als ob sie von einem **Pflock** herrührten, der **im After stecken geblieben** wäre und herausgedrängt würde. Proktalgie nach dem Stuhlgang, teilweise Stunden und halbe Tage anhaltend, ist von Croton hervorgerufen und geheilt worden.
  - Den Stühlen geht häufig ein **schwappendes Geräusch in den Gedärmen** vorher, wie von Wasser, das man förmlich durch die Därme laufen hört und spürt. „Gießen in den Gedärmen, wie wenn lauter Wasser darin wäre, vorzüglich linkerseits."
  - **Druck auf den Nabel** kann einen Durchfall-Schub auslösen. Sobald leichter Druck auf den Nabel ausgeübt wird, ist ein **schmerzhaftes, drängendes Gefühl** im Bauch zu spüren, das dem Verlauf der Därme folgt, bis hin zum Mastdarm, der auch selbst durch den After nach außen drängen kann. Und auch **unmittelbar nach allem, was der Patient zu sich nimmt, ob in fester oder in flüssiger Form,** stellt sich der charakteristische Croton-Stuhlgang ein. Kent liefert ein zusammenfassendes Bild bei Durchfällen von Kindern: „Große Erschöpfung, Trommelbauch, viel Gurgeln in den Därmen, großes Flauheitsgefühl, und sobald das Kind auch nur einen Mundvoll Milch trinkt bzw. kurz an der Brust saugt, drückt es einen Schwall flüssigen oder breiigen Stuhls heraus."
- Viele Blähungen und starke Blähungskoliken; besser, sobald das Gas abgegangen ist. Manchmal gehen enorme Mengen Winde unwillkürlich ab, während man läuft.
- Auf der **Haut** ruft CROTON TIGLIUM Ausschläge mit sehr charakteristischen Symptomen und Entwicklungsstadien hervor.
  - Meist kommt es zunächst zu einer lebhaften Rötung, auf die sehr zahlreiche und kleine, ganz dicht beieinander stehende Bläschen folgen, die einen fürchterlichen Juckreiz mit sich bringen. Sie wandeln sich dann zu Pusteln. Kaum ist die Haut an einer Stelle wieder frei, zeigen sich an einer anderen zum Entsetzen des Patienten wieder Bläschen! Diese **Tendenz zur ständigen Erneuerung des Hautleidens** ist ein Charakteristikum.
  - Zudem sind Croton-Ekzeme, insbesondere bei Kindern, sehr häufig mit der beschriebenen Art von Durchfällen kombiniert – oder **Ekzem und Durchfall wechseln sich ab.** Übrigens kann das Ekzem auch mit anderen Zuständen alternieren, etwa mit einem charakteristischen Husten (s. u.), mit rheumatischen Gliederschmerzen oder mit Absonderungen aus der Nase oder den Ohren.
  - Der Croton-Hautausschlag kann sich über den ganzen Körper verbreiten, doch er hat ganz bestimmte **Prädilektionsstellen,** an erster Stelle die männliche Genitalregion und hier besonders den **Hodensack.** Ein stark juckender Bläschenausschlag am Skrotum ist in den Prüfungen immer wieder hervorgerufen worden. Beim weiblichen Geschlecht ist es nicht selten die Vulva, die von den Hautaffektionen betroffen ist. Ferner sind auch Gesicht und Kopf häufig Sitz der Ausschläge, und eine Reihe von Fällen von Milchschorf, Säuglingsekzem, aber auch Gesichtsrose usw. sind mit CROTON TIGLIUM geheilt worden.
  - Der **Juckreiz** von CROTON TIGLIUM hat eine Besonderheit, die als Keynote betrachtet werden muss. Er wird als **ungeheuer stark, ja unerträglich** empfunden, aber der Patient **kann sich nicht nennenswert kratzen,** weil die Haut zu empfindlich und wund ist und es zu sehr wehtun würde. Doch ein **ganz sanftes Kratzen oder, noch besser, Reiben lindert den Juckreiz** ganz erheblich! Hautausschläge mit sehr starkem Juckreiz, normales Kratzen verschlimmert, aber leichtes Reiben oder Darüberfahren mit den Fingernägeln mildert erheblich – das ist eine wichtige Croton-tiglium-Indikation.
  - Croton kann angezeigt sein bei Kontaktdermatitis durch den Giftsumach, wenn die Symptome passen; es ist ein Antidot zu RHUS TOXICODENDRON.
- Statt eines Ausschlags kann auch ein charakteristischer **Husten** auftreten. Er ist von **Erstickungsgefühlen** begleitet, „als ob die Luft nicht tief genug in die Zellen eindringen könne" und „als ob sich beim Einatmen die Lunge nicht ausdehne". Der erstickende Husten tritt vorzugsweise nachts auf und ist sehr viel schlimmer im Liegen. Ein Keyno-

te ist: **„Husten, sobald der Kopf das Kissen berührt.“** Der Patient muss manchmal die Nacht sitzend im Lehnstuhl verbringen, weil er im Bett sofort wieder von Erstickungsangst und Husten überfallen wird. Sollte ein solcher Zustand noch mit einem Hautausschlag einhergehen oder abwechseln, wie er oben beschrieben wurde, so sollte man unbedingt an dieses Mittel denken.

- Der „erstickende Husten“ kann von einem stechenden oder ziehenden **Schmerz** begleitet sein, der sich **von der Brust** (vorzugsweise von der linken Seite) **gerade nach hinten** erstreckt, zum Schulterblatt hin. Dieser Schmerz ist so beschrieben worden, als ob ein Faden an der Brust angeheftet wäre und als ob sie an diesem Faden nach hinten gezogen würde.
- Die **„Faden-Empfindung“** mit dem **rückwärts ziehenden Schmerz** ist aber keineswegs auf die Atmungsorgane beschränkt. Sie zeigt sich z. B. auch an der Mamma beim Stillen: „Im Wochenbett, jedes Mal wenn das Kind die Brust nimmt, ein höchst peinlicher Schmerz von der Brustwarze durch nach dem Schulterblatt zu.“ Ferner findet sie sich im Bereich der Augen, etwa bei Ziliarneuralgien: „Gefühl, als würde der Augapfel an einem Strick in den hinteren Teil des Kopfes gezogen.“ Und ähnlich wie bei PLUMBUM kann man eine ähnliche Empfindung des Einwärtsziehens auch in der Nabelgegend vorfinden. Es handelt sich hier um ein Allgemeinsymptom, das an jedem Körperteil auftreten kann.
- CROTON TIGLIUM neigt zu Ohnmachtsanwandlungen und Schwächezuständen, oft mit Schwindel und Übelkeit sowie aufsteigendem Hitzegefühl verbunden.
- Eine interessante Modalität: Eine Reihe von Symptomen (Atemnot, Schmerzen usw.) ist schlimmer im Liegen. Gelingt es dem Patienten aber dennoch, Ruhe und Schlaf zu finden, so bessert dies allgemein.

Lokalsymptome

Schwindel, Kopf Schwindelgefühle mit Benommenheit des Kopfes und Übelkeit; **sucht das Freie, aber die frische Luft verschlimmert nur;** sieht blass aus, fühlt sich matt und abgeschlagen. Kopf benommen, „düster“, schwer, benebelt, mit Gefühl von Stumpfheit. Diese Empfindungen scheinen besonders in der Stirn lokalisiert zu sein. „Eingenommenheit des Kopfes, besonders aber der Stirngegend mit Drücken und Schwere.“ Gerade beim Aufenthalt im Freien ist die Benommenheit besonders deutlich zu spüren. Sie kann von einem „Drängen und Winden gegen die Ausgänge der beiden Ohren“ begleitet sein. Schwerer, benommener, schmerzender Kopf, besonders morgens beim Erwachen (eine Ausnahme von der allgemeinen Besserung nach Schlaf).

Hitze und Schwere im Kopf mit Wehtun in den Augäpfeln beim Wenden der Augen; mit üblem Mundgeschmack, Ohnmachtsanwandlungen und fliegender Hitze.

Kribbeln am Hinterkopf während des durchfälligen Stuhlgangs. Die Kopfhaut ist sehr empfindlich; der **Druck eines Hutes ruft Kopfschmerzen hervor,** die nach Abnehmen des Hutes sogleich wieder aufhören. **Ekzeme der Kopfhaut, besonders bei Säuglingen;** vesikulär oder pustulös. Nach dem Austrocknen und Abschuppen bleibt die Haut empfindlich, gerötet und entzündet. Kaum ist eine Stelle einigermaßen geheilt, schießen an einer anderen Stelle neue Bläschen auf.

Augen In dieser Region fallen besonders Symptome **entzündlicher Reizung aller Gewebe des Auges** auf. Entzündung der Bindehaut, der Hornhaut, selbst der Iris; Entzündung, Anschwellung und Infiltration der Augenlider. Eiterung und Geschwürbildung; Pusteln und Ulzeration der Hornhaut, Hypopyon usw. Gefäßinjektion, **das ganze Auge sieht rot und wie roh aus.** Lichtscheu und heftige Schmerzen im Augenbereich können damit einhergehen, und oft findet man um das Auge herum und im ganzen Gesicht Bläschen- oder Pustelausschläge vor. In solchen entzündlichen Zuständen ist CROTON TIGLIUM ganz besonders dann angezeigt, wenn ein Schmerz vom Auge nach hinten, in den hinteren Teil des Kopfes hinein besteht, so **als würde das Auge an einem Strick nach hinten gezogen.** Oder, wie Kent es ausdrückt: „als zöge der Sehnerv das Auge nach hinten in den Kopf hinein.“ Wo dieses Leitsymptom vorhanden ist, wird die Arznei häufig auch bei Ziliarneuralgie angezeigt sein.

- Wundheitsschmerz im Augapfel beim Wenden der Augen; bei Kopfweh.

- Starkes Tränen der Augen.
- Jucken der Augenlider; ödematöse Geschwulst.
- Deutliches Zucken der Lider.
- Stechende Schmerzen in den Augäpfeln. Brennende Augenschmerzen.
- Schwarzwerden vor den Augen bei Übelkeit und Schwindel, besonders in freier Luft.

Ohren Ein **krampfartiges Zwängen im linken Ohr,** tief im Inneren. Drängen gegen beide Ohren, bei Benommenheit des Kopfes.

Otorrhö, wenn viel Juckreiz vorhanden ist.

Momentanes Vergehen des Gehörs auf beiden Ohren; bei Übelkeit und Schwindel. Schwerhörigkeit auf dem rechten Ohr.

Nase Entzündete Nase. Reizung der Nasenschleimhaut. Brennen in den Nasenlöchern, besonders im rechten, zum Reiben nötigend. Ein Fall von Teste: Ein vierjähriges Mädchen litt seit zwei Jahren an einer stinkenden Absonderung aus der Nase, die im Winter nachließ, aber nicht aufhörte und im Sommer wieder stärker wurde. Vorher hatte sie einen Bläschenausschlag an Brust und Hals gehabt, der von selbst verschwand – und drei oder vier Tage später begann die Nasenabsonderung. Teste gelang es nicht, eine Besserung herbeizuführen, bis er auf die Symptome des früheren Ausschlags hin CROTON TIGLIUM verschrieb – mit durchschlagendem Erfolg.

Gesicht Ein täuschendes Gefühl, als kröchen Insekten auf dem Gesicht. Entzündliche Affektionen der Gesichtshaut, halbseitig oder das ganze Gesicht erfassend.

Gesichtsrose mit heftigem Brennen, Anschwellung des Gesichts, ödematös geschwollenem, ausgesacktem, das Auge bedeckendem Lid, Blasen und Bläschen um das Auge, am Kinn und an anderen Stellen. Symmetrisches Erythem des Gesichts, mit deutlich spürbarer Erwärmung der Haut. Lippen trocken, aufgesprungen, spannend; Brennen der Lippen.

Mund Übler Mundgeschmack, klebriges, ekelhaftes Gefühl im Mund. **Empfindlichkeit der Zungenspitze:** „Gefühl und Geschmack an der Zungenspitze **elektrisch empfindlich** und süßlich-bitter." „Kitzelndes, beleidigendes und schmerzliches Gefühl an der Zungenspitze mit leerem, fadem Geschmack." Anschwellung der Glandula submandibularis, die bei Berührung schmerzt.

Hals Röte und Verlängerung des Zäpfchens. Anschwellen der Tonsillen, die bei Druck von außen schmerzen. Trockenheit des Schlundes mit Gereiztheit, wie bei Entzündung. Höchst unangenehmer kratziger Geschmack im Schlund, der durch nichts zu benehmen ist.

Gefühl, als wäre der Schlund zugeschnürt.

Ein fortwährender, unwiderstehlicher Drang, Speichel zu schlucken, mit empfindlichem Schmerz tief in der Speiseröhre, als ob auf der linken Seite eine kleine Kugel herausgepresst würde; nach Trinken kalten Wassers verschwindend.

Atemwege Chronische Heiserkeit mit chronischer Entzündung des Kehlkopfes und der Luftröhre. **Aphonie nach Masern oder nach Erkältung.** Zum Beispiel: Stimmlosigkeit nach kaltem Trinken in erhitztem Zustand, jahrelang anhaltend; vollkommen artikulierte, aber tonlose Sprache, kann kein lautes Wort von sich geben. **Gefühl, keine Luft zu bekommen.** „Es ist ihm, als ob die Luft nicht tief genug in die Zellen eindringen könne." „Es ist ihm, als ob sich beim Einatmen die Lunge nicht ausdehne."

Brustbeklemmung mit Unfähigkeit, tief einzuatmen und so viel Luft in die Lunge zu bekommen wie sonst. Starke Reizung der Atemwege, sodass Einatmen, besonders aber Tiefatmen Husten erregt.

- **Husten mit Atemnot.** Der Husten kommt meist **in der Nacht** auf und weckt aus dem Schlaf. Der Patient bekommt keine Luft, er kann nicht im Bett liegen bleiben und muss aufspringen; geht zunächst auf und ab, kann sich dann trotz Müdigkeit nicht wieder ins Bett legen, weil er Angst hat zu ersticken; muss im Stuhl oder im Bett sitzen, um zu husten; schläft dann im Sitzen ein. „**Husten, sobald der Kopf das Kissen berührt.**"
- **Husten mit „Fadengefühl":** als ob ein Faden an der Brust angeheftet wäre, an dem sie zum Rücken hin gezogen wird. Einige Beschreibungen ähnlicher schmerzhafter Empfindungen aus den Prüfungen und klinischen Erfahrungen: „Völle und Ergriffensein beider Brusthöhlen mit brennenden Stichen in der linken Brusthöhle und nach beiden Schulterblättern." „Heftige Stiche

durch die Mitte der linken Brustseite." Asthma mit Husten und einem ziehenden Schmerz, von der linken Brustseite zum Rücken hindurch.

- **Husten im Wechsel mit den Hautaffektionen.**

Magen Flaues, unangenehmes Leere- und Hungergefühl im Magen, mit Mattigkeit; mit Kollern im Leib.

- **Sehr starke Übelkeit mit Brechreiz,** aber mit relativ wenig Erbrechen; in den Prüfungen kommt gelegentlich auch profuses Erbrechen vor, doch dies ist bei Croton-tiglium-Zuständen die Ausnahme.
- **Übelkeit mit Schwindel und Vergehen der Sinne,** der Schweiß steht in großen Tropfen auf der Stirn; auch mit ungeheurem Würgen und Brechreiz; mit häufigem Abgang gelblicher oder grünlicher Flüssigkeit aus dem Darm.
- Übelkeit mit Gefühl, als drehte sich mehrmals hintereinander der Magen um.
- **Übelkeit nach jedem Trinken,** mit Aufstoßen.
- **Übelkeit lässt den Patienten das Freie suchen, aber an der Luft geht es ihm noch schlechter.**

Starkes Brennen im Magen, wie von glühenden Kohlen. Empfindlichkeit der Magengegend bei Berührung.

Abdomen **Geräusche im Bauch wie von Wasser,** die meist einen durchfälligen Stuhl ankündigen. „Gießen in den Gedärmen, wie wenn lauter Wasser darin wäre, meist linkerseits." „Gedärmschwappern wie von Wasser." „Im Bauch war ein starkes Schwappern von Flüssigkeit bemerkbar." Auch: „Gurren und Poltern im Bauch."

Die Bauchschmerzen konzentrieren sich vor allem auf den **Nabel.** Besonders bemerkenswert ist eine **Empfindung von Einwärtsziehen** in der Nabelgegend, die so beschrieben werden kann, **als würde der Nabel an einem Strick zum Rückgrat hingezogen** (PLUMBUM). Aber z. B. auch: „Zwicken um den Nabel." „Voller, aufgetriebener Leib, mit Grimmen über dem Nabel." Schmerz um den Nabel, als ob sich die Gedärme dort winden würden. Schneiden oberhalb des Nabels, wie wenn zwei Messer in den Gedärmen gegeneinander führen. Die **Nabelgegend ist auch besonders druckempfindlich.** „Leicht grimmendes Schmerzgefühl in den Gedärmen, besonders bei Berührung erhöht. Beim Aufdrücken auf den Nabel setzte sich das Schmerzgefühl bis zum Ausgang des Mastdarmes fort, der sich dabei immer etwas auswärts drängte."

Blähungen mit Bauchauftreibung und plätschernden Geräuschen. Drängen zum After hin und auf den Stuhl bei den Bauchschmerzen. „Herabdrängen im Bauch, als ob alles erschlafft wäre." Vor jedem Stuhl ein „grimmender" Schmerz, der im Colon transversum verortet wird. Die Bauchschmerzen werden erleichtert durch Trinken von heißer Milch oder Milchsuppe.

Ein seltsames Symptom: „Kriechen in den Lenden wie von Maikäfern."

Rektum und Stuhl Häufig **plötzlicher, gebieterischer Stuhldrang,** dann schnelle Entleerung von breiigem oder wässrigem Stuhl, der „schussweise" abgeht, üblicherweise **in einem einzigen „Schuss",** der jedoch eine große Menge hinausbefördert. Dies kann richtiggehend explosiv wirken, etwa als ob der After zunächst mit einem Pflock verschlossen wäre, der dann hinaus gedrückt wird. Einige Beschreibungen des charakteristischen Croton-Stuhles:

- Schneller Drang zum Stuhl und plötzliche, schussförmige, breiige Entleerung von schmutzig grüner Farbe und stinkend. Sehr weicher, breiiger, schleimiger und eiliger Stuhl von graugrünlich-schmutzigbrauner Farbe und schussartig abgehend. „Die Materie der Stühle ist immer sehr flüssig, gleicht gelbgefärbtem Wasser und geht schussweise ab." Ausleerungen von dunkelgrüner Flüssigkeit, darauf mehrere Tage Abmattung. „Sechs wässerige Stühle, die nur so schnell wegschossen." Plötzliche Ausleerungen, mit viel Windabgang verbunden.
- CROTON TIGLIUM ist daher mit Erfolg bei einer Reihe von Diarrhö-Fällen angewandt worden, insbesondere auch bei den **Sommerdurchfällen kleiner Kinder** (Cholera infantum, Säuglingsenteritis) und anderen choleraähnlichen Erkrankungen, wenn nicht das Erbrechen, sondern die Diarrhö im Vordergrund stand. Hering zitiert z. B.: „Plötzliche Stühle, ein Schuss und das Geschäft ist erledigt, große Erschöpfung danach; Cholera infantum." „Wässrige, gelbe, manchmal leicht grünlich gefärbte Stühle, in einem einzigen Schuss abgehend; **jeder Stuhl scheint das Kind vollkommen auszutrocknen.**" Ein Arzt berich-

tet, wie er selbst an choleraartigen Durchfällen erkrankte: „Wässrige, anfangs grünliche, dann immer blasser werdende Ausleerungen mit weißlichen Flocken darin, plötzlich drängend und wie im Schuss abgehend; vorher Kollern im Leib und etwas Kolik, bei der Ausleerung Schneiden und Empfindlichkeit im Bauch, nachher Brennen im After.“ CROTON TIGLIUM bewirkte sofortige Besserung und baldige Heilung.

- **Durchfallstühle unmittelbar nach jeglichem Essen oder Trinken,** selbst wenn es nur ein wenig Wasser oder Milch ist; bei Säuglingen unmittelbar auf das Saugen an der Mutterbrust folgend. **Stuhldrang schlimmer durch Bewegung.** „Sobald er aufsteht und sich bewegt, stellt sich plötzlicher Stuhldrang ein.“
- Mehrmals hintereinander sehr plötzlicher, gebieterischer Stuhldrang mit breiigem oder flüssigem Abgang, auf einen völlig normalen Stuhlgang folgend. Breiiger Stuhl mit **Brennen am After.** Schweiß im Gesicht oder auf der Stirn beim Stuhlgang. „Während des lichtgelben durchfälligen Stuhlgangs nach 12 Uhr Schweiß, Kriebeln am Hinterhaupt, Druck auf den Kehlkopf, besonders linkerseits.“

Beim Stuhlgang **Gefühl, als träte der Mastdarm aus dem After hervor,** oder auch wirklicher Rektumprolaps, auch mit einer Schmerzempfindung, die dem Verlauf der Därme bis zum After zu folgen scheint, besonders bei Druck auf die Nabelgegend.

Nach dem Stuhlgang Wundheitsgefühle im After, die sehr stark werden und sehr lange anhalten können, manchmal halbe Tage. Eine Beschreibung aus der Prüfung: „Nach der Stuhlentleerung ungemein schmerzhaftes, wundartiges Gefühl aus dem Inneren des Afters und Herausgetriebenheit und Anschwellung des Mastdarms nebst immerwährendem Drang zur nochmaligen Entleerung, wo sich beim Zusammendrücken des Bauches und Druck nach dem Darme der Schmerz bis zu den Genitalien erstreckte und an der Eichel stechend endete, dass er sich vor Schmerz, Angst und Beklemmung nicht zu lassen wusste und sich so ruhig als möglich halten musste.“

Männliche Genitalien **Starker Juckreiz und herpesartige Ausschläge,** Ekzeme usw. an den männlichen Geschlechtsteilen, insbesondere **am Hodensack,** gelegentlich auch an der Glans penis. Starkes, „fressendes“ Jucken („wie Ungeziefer“), besonders nachts, den Schlaf störend. Reiben oder Kratzen lindert das Jucken, erzeugt aber sexuelles Verlangen und Erektionen; oder: **starkes Kratzen unmöglich, weil die Haut so empfindlich ist; leichtes Reiben lindert deutlich.** Beim Gehen vermehrtes Jucken am Skrotum, ohne Rötung oder Ausschlag.

Roter, nässender Fleck am Oberschenkel, gegenüber dem Hodensack, stinkende Feuchtigkeit absondernd; wund schmerzend bei Berührung und beim Gehen.

Weibliche Genitalien Starker Juckreiz und Ausschlag sehr kleiner Bläschen an der Vulva; **leichtes Berühren der Bläschen lindert.**

Sehr empfindliche Brustwarzen bei stillenden Müttern. Das Stillen funktioniert in den ersten Tagen recht gut, doch dann plötzlich ein **sehr quälender Schmerz von der Brustwarze durch den Thorax zum Schulterblatt, sobald das Kind die Brust nimmt;** als ob ein Faden an der Brustwarze angeheftet wäre und sie nach hinten zöge. Der Schmerz kann Tränen in die Augen pressen und zu beständigem Auf- und Abgehen zwingen; er hält manchmal nächtelang an. Entzündete, harte, geschwollene Brüste, ebenfalls mit einem Schmerz von der Brustwarze durch zum Rücken.

Extremitäten Schwächegefühle in den Gliedmaßen.

CROTON TIGLIUM hat eine **Brachialgie** geheilt, mit reißendem und stechendem Schmerz im linken Arm, von der Schulter über den Ellbogen bis zum Handrücken; der Patient konnte den Arm nicht bewegen, vor allem aber **durfte er sich nicht hinlegen, da Liegen verschlechterte.** Nächtliche Verschlimmerung, der Schmerz hält vom Schlaf ab; gelingt es, ein wenig Schlaf zu finden, so wird der Schmerz gelindert, doch **jeder Versuch, den Arm zu bewegen, bringt ihn mit großer Heftigkeit zurück;** großes Schwere- und Lähmungsgefühl im Arm.

Plötzlich reißender Schmerz im Oberarm, besonders im Deltamuskel, zwei Stunden lang andauernd. Rheumatischer Schmerz im Oberarm, aus dem Schlaf weckend, während des Tages aber vergehend. Ungewöhnliche Wärme der Haut, besonders an den Händen, mit **auffallend angeschwollenen und hervortretenden Venen.**

Verrenkungs- oder Verstauchungsschmerzen im linken Fuß oder auch in beiden Füßen. Zum Beispiel: Beim Gehen dreimal nacheinander stechender und reißender Verrenkungsschmerz am Mittelfußknochen der großen Zehe, sodass man nicht auftreten kann. Oder: beim Sitzen Stechen am Rist des linken Fußes, wie wenn man sich ihn vertreten hätte. Ein geheilter Fall (Rückert, *Klinische Erfahrungen,* Supplementband 1:897): Seit vier Wochen Schmerz in beiden Füßen, der in der Ferse beginnt und zur großen Zehe ausstrahlt, mit Verrenkungsgefühl. Jede Bewegung verschlimmert. Auf dem Fußrücken geschwollene Venen, dazwischen rote, nicht wegdrückbare Flecke. Heilung mit Croton tiglium C 30.

Fieber, Frost, Schweiß Kälte der Füße bis an die Waden herauf. Hitzewallungen, aufsteigende Hitze, Schweiß auf der Stirn und im Gesicht, besonders bei Übelkeit und Durchfall. Fieberhafte Zustände bei Hautausschlägen, mit deutlicher Erwärmung der Haut.

Haut **Erytheme, Bläschen- und Pustelausschläge, stark juckend,** die den ganzen Körper überziehen können; ganz besonders gern aber am **Hodensack,** an der Vulva oder im Gesicht auftreten. **Immer wieder neues Auftreten von Bläschen,** bevor die Stellen richtig geheilt sind; alle Stadien des Ausschlags nebeneinander zu sehen.

- **Hautausschläge in Verbindung oder im Wechsel mit Durchfall, Husten** oder anderen Beschwerden.
- **Juckreiz sehr stark, unerträglich scheinend, aber festes Kratzen ist wegen der Empfindlichkeit der Haut unmöglich; ganz leichtes Reiben erleichtert jedoch.** Der Juckreiz ist oft von stechenden oder brennenden Schmerzen begleitet.
- **Empfindung, als wäre die Haut zu fest über den Körper gespannt.**
- Eine detaillierte Beschreibung eines Croton-Hautausschlags: „1. Rötung der Haut; auf eine lebhafte, von Jucken begleitete Wärme folgt ungefähr binnen 8 Stunden die Rötung des Teils. 2. Erscheinen von Bläschen; es zeigen sich unzählige kleine, nahe stehende, bald weiße, bald dunkelrote Bläschen auf der geröteten Hautfläche. 3. Erscheinen von Pusteln; am dritten Tage erscheinen an ihrer Spitze weiße, eine meist undurchsichtige Flüssigkeit enthaltende, mit einem rötlichen Hof umgebene Pusteln; die Rötung der Haut ist minder, während das Jucken fortdauert. 4. Abtrocknung; es sickert die Feuchtigkeit der offenen Pusteln fortwährend hervor, und der Eiter bildet beim Trocknen verschieden geformte, grauliche Platten, die Haut juckt noch etwas. 5. Abfall der Borken; die Borken trocknen ab, und die Epidermis regeneriert sich, es bildet sich an den Stellen, wo Bläschen und Pusteln sich befanden, eine Abschuppung."

Scharlachartiges Erythem über den ganzen Körper, auch mit frieselartigen Bläschen. Symmetrische Rötung und Erwärmung der Haut im Gesicht. Erysipel mit heftigem Brennen und Anschwellung. Croton tiglium kann angezeigt sein bei Kontaktdermatitis von Berührung einer Giftsumachpflanze; es ist ein Antidot zu RHUS-TOXICODENDRON.

Ein Fall von Teste: Ein Mann hatte seit 15 Jahren jedes Frühjahr Gichtattacken, außer zweimal, als ein äußerst hartnäckiges und lästiges Exanthem auftrat. Es bestand in intensiver Rötung der ganzen Körperoberfläche, begleitet von brennendem Jucken, besonders in den Handtellern, auf der Brust und hinter den Ohren. Dort bildeten sich auch zahlreiche kleine Bläschen heraus, die ein gelbes Exsudat abgaben. Das Exanthem dauerte immer drei Monate, egal wie es behandelt wurde. Als Teste den Patienten zu sehen bekam, litt er weder an Gicht noch an diesem Exanthem, sondern an Husten. Durch ein auf eigene Faust eingenommenes Medikament unterdrückte der Patient kurzzeitig den Husten, der bald zurückkehrte; doch in der Zwischenzeit hatte sich das alte Hautleiden wieder etabliert, und er war von Kopf bis Fuß von diesem scheußlichen Ekzem bedeckt. CROTON TIGLIUM ließ innerhalb eines Tages den Juckreiz verschwinden, und nach sechs Tagen war keine Spur der Krankheit mehr zu sehen, Husten und Hautausschlag waren verschwunden.

Cuprum

Essenzielle Merkmale

Der weitaus bedeutsamste Zug von Cuprum ist **Verkrampfung.** Cuprum-Menschen leiden unter Verkrampfungen auf allen Ebenen. Klonische und tonische Krämpfe, Konvulsionen und Tics, Grimassieren usw. auf der körperlichen Ebene – aber auch verkrampfte Gefühle und gehemmtes, verkrampftes Denken.

Die Krämpfe sind von **extremer Intensität.** Wenn Cuprum-Menschen eine ganz simple Bewegung machen, sich z. B. nachts im Bett umdrehen und die Beine ausstrecken, fährt ihnen ein so grässlicher Krampf ins Bein, dass sie **laut aufschreien.** Das ist besonders dann der Fall, wenn sie den ganzen Tag körperlich schwer gearbeitet haben und ganz erschöpft zu Bett gegangen sind; und auch in Fällen, wo die Leber angegriffen ist. Auch Causticum und können derartige **nächtliche Wadenkrämpfe** haben, aber niemals so stark wie Cuprum. Wir können sagen, Cuprum ist das verkrampfteste Mittel der ganzen Arzneimittellehre.

Emotionale Verkrampfung

Wie sollen wir den Begriff der emotionalen Verkrampfung verstehen? Der Patient findet kein Ventil für seine Gefühle, sie können nicht geäußert werden, und so kommt es zu Verspannungen, Hemmungen, Verkrampfungen. Cuprum-Personen haben oft sehr intensive, leidenschaftliche Emotionen und starke sexuelle Begierden, so stark, dass sie davor zurückschrecken. Besonders für junge Frauen gilt das – sie sind oft nicht in der Lage, sie zuzulassen oder auch nur zu spüren. Wenn einer Cuprum-Frau ihr starker Sexualtrieb bewusst wird, kann sie über sich selbst entsetzt sein und furchtbare Angst bekommen, dass die Begierde die Herrschaft über sie gewinnt, und diese Angst führt zu emotionaler und körperlicher Verkrampfung. Sie erschrickt, zieht sich zurück, verschließt sich, unterdrückt ihre Gefühle, verkrampft und verspannt sich und wird schließlich vollkommen frigide. Der Mechanismus spielt sich also so ab: Intensive Gefühle werden unterdrückt, weil man sie „nicht haben darf", und diese Unterdrückung wird zur Ursache physischer und psychischer Verkrampfung.

Körperliche Verkrampfung

Da kein Ventil für die emotionalen und physischen Bedürfnisse offen bleibt, kommt es häufig zu **Zwangshandlungen.** Zudem manifestiert sich die innere Spannung des Cuprum-Patienten immer wieder in körperlichen Reaktionen. Es besteht eine allgemeine Verspannung der Muskeln, und dazu eine massive Neigung zu jeder Form von Krämpfen, von schmerzlosen Zuckungen und Grimassen bis zu extrem schmerzhaften Muskelkrämpfen. Die **Krämpfe beginnen oft in den Extremitäten, in den Fingern und Zehen, und bewegen sich auf das Zentrum zu,** bis sie den Solarplexus erfassen. (Ihre Richtung ist also genau umgekehrt wie bei Cicuta virosa.) auch Magen- und Unterleibskrämpfe sind nicht selten, und die Patienten leiden manchmal jahrelang darunter. Epileptiforme Konvulsionen (Cuprum ist eines der Hauptmittel bei **Epilepsie**), die mit einer starken Diurese enden können.

Geistige Verkrampfung

Und wie sieht die Verkrampfung auf der Ebene des Geistes aus? Cuprum-Patienten spüren, dass ihr **Verstand nicht richtig arbeitet,** weil er so verkrampft ist. Die Fähigkeit, aufzufassen und zu verstehen, ist gestört, verlangsamt. Und weil der Cuprum-Patient das spürt, hat er den Eindruck, er müsse sich erst mal richtig mit der Materie befassen und den Gegenstand sorgfältig prüfen. Wenn er etwas Komplizierteres hört, sagt er: „Augenblick, lass mich erstmal überlegen." Und das versucht er dann, langsam und umständlich. „Was hattest du wieder gesagt?", wird er fragen, und diese Frage wird man noch öfter von ihm hören.

Dem Cuprum-Patienten fehlt die Leichtigkeit, die Wendigkeit, die Flexibilität, die Oberflächlichkeit, die man im Leben manchmal einfach braucht. Er ist zu verkrampft, um auch einmal fünf grade sein zu lassen. Und sein Bedürfnis, „der Sache gründlich nachzugehen", sein Verlangen, den eigenen intellektuellen Defiziten auf den Grund zu kommen, macht ihn ausgesprochen ernst. Diese **Ernsthaftigkeit** ist etwas Pathologisches, denn sie beruht auf einer Unfähigkeit zum Lockerlassen – auf einer geistigen Verkrampfung. So sieht der Eindruck aus, den man von einem konstitutionellen Cuprum-Patienten haben wird. Und man wird spüren, dass unter oder hinter den Symptomen etwas sehr Ernsthaftes vor sich geht, ein sehr tief greifender, schwerer Krankheitsprozess, der nicht leicht zu heilen ist.

Unterdrückung als Causa

Das zweite Schlüsselwort für Cuprum ist **Unterdrückung.** Die Unterdrückung, das Verschwinden oder

„Nach-innen-Schlagen" **von Hautausschlägen** ist eine sehr häufige Causa für Cuprum-Zustände. Wenn sich epileptische Anfälle, Konvulsionen oder Crampi nach der Unterdrückung eines Exanthems einstellen, wird sehr oft Cuprum das Heilmittel sein. Zincum hat dieselbe Causa, aber bei Zincum wird das Resultat eher in Zuckungen, zittern und allgemeiner Unruhe bestehen. Auch die **Unterdrückung von Ausscheidungen und Absonderungen** kann zu einem Cuprum-Krampfzustand führen, z. B. das Ausbleiben oder Verschwinden der Monatsblutung, aber auch das Aufhören eines Durchfalls oder Ausflusses. Kent gibt an: „Absonderungen, die seit langem bestanden haben; der Patient ist ganz geschwächt und ausgelaugt vor lauter Aufregung, aber die Sekretion hält ihn am Leben. Er wird allmählich schwächer, aber er kann sich halten, weil er diese Absonderung hat, wie ein Sicherheitsventil. Wenn sie plötzlich verschwindet oder beseitigt wird, kommen die Krämpfe auf." Eine weitere Causa, die schon bei Hahnemann genannt wird, ist die **Unterdrückung von Fußschweiß.**

Das ist das gleiche Muster, wie es schon oben für die emotionale Ebene herausgearbeitet wurde: intensive Gefühle – Unterdrückung mit aller Macht – starke Krämpfe.

Geschichte eines Cuprum-Falles

Wie kann es dazu kommen, dass sich ein solcher Zustand entwickelt? Werfen wir einmal einen Blick auf die Vorgeschichte eines konstitutionellen Cuprum-Patienten. Es ist eine idealtypische Geschichte, die ich hier erzähle. Sie kann in vielen Fällen anders aussehen, vor allem im Detail, und der Patient wird sie Ihnen kaum so erzählen können, aber sie wirft Licht auf das Wesen der Cuprum-Pathologie – und auf die Form von Unterdrückung, die deren Wurzel bildet.

In der Zeit des Heranwachsens, während der Pubertät erwachen die sexuellen Gefühle in den jungen Menschen, und oft macht die Phantasie zu dieser Zeit recht wilde Sprünge, besonders bei Menschen mit starken Gefühlen. Es kann nun geschehen, dass den Jugendlichen ihre eigenen sexuellen Tagträume und Wünsche abnorm vorkommen, zu stark, gefährlich und erschreckend – und das kann zu der Verkrampfung von Cuprum führen. Eine Jugendliche mit lebhafter Phantasie und starkem Sexualtrieb kann einen Schock bekommen, weil sie sich bestimmte sexuelle Handlungen vorstellt, sie imaginiert oder phantasiert und dann meint, sie sei hypersexuell, ein Sexmonster. Sie fragt sich, wie sie nur damit leben soll, dass sie (in ihrer Einbildung) „nicht normal ist" – und dann verfällt sie innerhalb eines Tages in Krämpfe. Es kommt vor, dass diese Krämpfe sie ihr ganzes Leben begleiten – wenn sie sich weiterhin kein Ventil gestattet. Diese starken Emotionen sind es, die zu Entsetzen und Schuldgefühlen führen, zu dem tief verwurzelten Glauben, die eigenen Gedanken und Gefühle seien schlecht, schlimm, böse und müssten daher unterdrückt werden. Ein **Schuldgefühl** liegt an der Wurzel der konstitutionellen Cuprum-Pathologie. „Als ich jung war, hatte ich Gefühle, die waren nicht richtig" – so kann man die Idee der Cuprum-Pathologie beschreiben.

Verschlossenheit und Härte

Die Unterdrückung der als schlimm empfundenen Vorstellungen und Wünsche kann zu einer sehr tief sitzenden, lebenslangen Störung führen. Hat eine solche Pathologie erst einmal 20 oder 30 Jahre lang bestanden, so kann vielleicht nicht einmal das Simillimum Cuprum die Unterdrückung und ihre Folgen vollständig beseitigen. Es ist nicht nur das sexuelle Begehren, das unterdrückt ist, bis hin zum dauerhaften Verlust der Libido. Konstitutionelle Cuprum-Menschen versuchen **alle** ihre Gefühle restlos zu kontrollieren und zu disziplinieren. Sie erwecken einen Eindruck von **Härte,** der so deutlich zu spüren ist wie bei ANACARDIUM und doch ganz andere Formen annimmt. Ihre Haltung wirkt hart, „hart gegen sich und andere", wie es oft ausgedrückt wird. Denn sie haben es weitgehend geschafft, ihre eigenen Gefühle und Bedürfnisse an die Kandare zu nehmen, und das praktizieren sie immer weiter – sie versuchen, jede Art von Gefühl zu kontrollieren, das ihren Panzer gefährden könnte.

Es liegt nahe, dass diese Menschen sehr **verschlossen** sind. Sie disziplinieren sich selbst, und sie suchen auch nach **Disziplin.** Das sind die Leute, die, wenn sie sich einer spirituellen oder religiösen Gruppe anschließen, diejenige mit der striktesten Disziplin auswählen. Sie nehmen alle Anweisungen und Regeln sehr ernst. Zuerst brauchen sie eine Weile, bis sie sie richtig aufgenommen haben; aber sobald sie die Regeln verstanden haben, halten sie sich auch daran – lückenlos, über Jahre. Es sind ernsthafte und beständige Gruppenmitglieder, die ihrer Gruppe über lange Zeit treu bleiben. Doch sie sind eben auch beständig verkrampft, im Geist, in den Gefühlen und im Körper. Mal eben ein Gefühl oder einen Gedanken zu äußern, das ist nichts für sie; sie können so etwas niemals leichthin.

Es ist wichtig, diese angespannte Haltung auch körperlich wahrzunehmen. Ein Cuprum-Patient mag es vielleicht einmal schaffen, eine halbe Stunde lang halbwegs entspannt dazusitzen, aber dann kommt schon wieder das Schuldgefühl auf oder dieser Gedanke, etwas stimme nicht mit ihm, und schon ist der Krampf oder die Verspannung wieder da.

Emotionale Ausbrüche

Cuprum-Patienten haben große Angst, vor allem vor ihren eigenen Gefühlen – wenn sie denen freien Lauf lassen, das spüren sie, dann wird das die anderen restlos überfordern. Und damit haben sie nicht einmal Unrecht. Gefühle, die über lange Zeit, über Jahre hinweg unterdrückt wurden, die sozusagen im Krampfstatus festgehalten wurden, haben eine zerstörerische Gewalt, wenn sie losgelassen werden – z. B. in einer Partnerschaft. Fast immer führt so etwas bei Cuprum-Patienten zu einem Krampfanfall, ja selbst zum Status epilepticus. Es gibt für sie einfach keine „normale", unverkrampfte Art, die eigenen Gefühle zu zeigen – es gibt nur den gewaltsamen Ausbruch und den Krampfanfall. Und regelmäßig kommt es auch tatsächlich auf der physischen Ebene zu Krämpfen. Das ist, wenn man so will, eine Art Ventil für die allzu große, zerstörerische Gewalt der unterdrückten Emotionen.

Wenn nach langer Zeit tatsächlich einmal die Gefühle eines Cuprum-Patienten durchbrechen, dann geschieht das mit enormer Gewalt. In den Prüfungs- und Vergiftungsberichten werden vor allem akute Ausbrüche geschildert, die eine gute Vorstellung von der Heftigkeit von Cuprum vermitteln. Es kann zu **Wutausbrüchen,** ja Raserei, und **unzusammenhängenden Reden** kommen, ja zu veritablen Manien mit gewalttätigem, wildem, sehr aktivem Verhalten und mit lebhaften Wahnvorstellungen. Es ist die Rede von Beißen und Schlagen und allen denkbaren aggressiven Verhaltensweisen. Aber es gibt auch in chronischen Fällen Ausbrüche, nämlich emotionale Ausbrüche von Zorn und Wut.

Bei solchen Ausbrüchen fehlt den Cuprum-Patienten alles Diplomatische, jegliche Rücksichtnahme, es ist ihnen egal, wer anwesend ist und was passieren kann. Das kann so aussehen: Ein Cuprum-Patient arbeitet in einem Team, z. B. um einen internationalen Kongress vorzubereiten. Er arbeitet hart und diszipliniert, erfüllt seine Arbeitsaufträge usw. Im Team gibt es eine Person, die egoistisch und unfähig ist – dauernd gibt es Streit, aber nicht mit dem Cuprum-Patienten. Der sagt sechs Monate lang kein einziges Wort über seinen Kollegen, er frisst alles in sich hinein – und irgendwann kommt der Augenblick, wo er explodiert. Dann kennt er kein Maß mehr, schließlich hat er sich sechs Monate lang lückenlos diszipliniert. Sein Wutausbruch ist so gewaltig, dass alle anderen Angst bekommen und ihn zu beruhigen versuchen, sie sagen, es sei nicht so wichtig oder nicht so schlimm … Nach diesem Ausbruch folgt wieder der Rückzug ins Schneckenhaus, der Cuprum-Patient ist den Druck für den Augenblick los; er möchte nicht darüber reden oder sich mit anderen austauschen. Er versteht selbst nicht, was da vorgegangen ist. Diese **krampfhaften, anfallartigen, wellenförmigen Wutausbrüche,** das ist Cuprum.

Wenn man einen solchen Wutausbruch nicht selbst miterlebt, ist es aber gar nicht so einfach, das Mittel zu erkennen, weil der Cuprum-Patient so verschlossen ist. Meistens gibt er freiwillig gar nichts preis, er antwortet nur auf Fragen und dann am liebsten ja, nein, weiß nicht, vielleicht oder „glaub schon". Vielleicht erzählt er: „Ja, ab und zu werde ich schon mal sehr wütend", aber damit wissen Sie noch nicht, **wie** wütend und **wie selten** er wütend wird. Das Höchste, was man von ihm erfährt, ist: „Stimmt schon, manchmal brauche ich sehr lange, bis ich wütend werde, aber dann bin ich wirklich schlimm." Wenn Sie so etwas hören und dazu von Zuckungen, Grimassen oder Krämpfen erfahren oder diese selbst beobachten, dann sollten Sie an Cuprum denken und weiterfragen. Mit sehr viel Behutsamkeit und Zuwendung kann es Ihnen gelingen, mehr zu erfahren, und dann wird der Patient vielleicht auch wirklich das Gefühl haben, das Gespräch habe ihn erleichtert. Übrigens ist es auch nicht gerade einfach, von einem Cuprum-Patienten eine Rückmeldung zu bekommen. Einer meiner Patienten brauchte volle drei Jahre, bis er zugestand, es gehe ihm nun besser. Man muss die Patienten genau beobachten und die kleinen Anzeichen der Besserung selbst registrieren, damit man ein Feedback hat und erfährt, ob das Mittel nun wirkt oder nicht.

Einige weitere Gemütssymptome

- Bereits erwähnt wurden die Symptome akuter Wahnzustände, wie sie in Prüfungen und Vergiftungsberichten beschrieben werden. Sie haben oft eine ausgesprochen **aggressive** Komponente: „Wahnsinn-Anfälle, er spuckt den Leuten in das Gesicht und lacht herzlich darüber." „Wut-Anfälle, öfters wiederkehrend; **sie bissen nach den Umstehenden.**" „Anfälle von mürrisch-tückischem Wahnsinn." Clarke nennt „Bosheit" (maliciousness) als Symptom von Cuprum. Und bei Hering findet man unter anderem diesen Fall: „Manie mit Beißen, Schlagen und Zerreißen von Dingen; närrische Gesten der Nachahmung; voller wahnsinniger, gehässiger Tricks"; oder auch diesen: „Plötzlich von Krämpfen befallen, mit Beißen; nach dem Anfall ist die Kleine böse zu ihrer Kinderfrau, beißt, schlägt, versucht sie mit allen Mitteln zu ärgern, lässt Urin und Kot auf den Fußboden."
- Doch selbst wenn diese Zustände nicht aggressiv sind, sie sind auf jeden Fall **aktiv und exaltiert,** nicht still und friedlich, man merkt den Beschreibungen die enorme Kraft an, von der die Prüfer oder Kranken getrieben werden: „Die Wahnsinn-Anfälle hatten vollen, schnellen, starken Puls, bei roten, entzündeten Augen, wilden Blicken und Reden ohne Zusammenhang, und endigten alle mit Schweiß." „Unzusammenhängende, delirierende Reden." „Exaltierter, ekstatischer Geist." Auch: „Einbildung, er sei ein kommandierender Soldaten-Hauptmann."
- Ferner sind **Ängste,** oft auch allgemeine Furchtsamkeit, bei Cuprum-Patienten recht häufig. Sie können mit **größter Unruhe** verbunden sein, auch mit tiefer Traurigkeit. Anfälle von **Todesangst;** große Angst, mit unruhigem Hin- und Herwerfen im Bett. **Unruhiges Umherwerfen und stete Unruhe.** Vor allem besteht **Angst vor Menschen,** die sich nähern, vor Fremden, vor Gesellschaft jeder Art, auch vor eingebildeten Personen. „Fixe Idee, dass er Gerichtspersonen sah, welche ihn dem Gericht übergeben wollten, versetzte ihn besonders in Angst; er brach darüber in Weinen und Jammern aus." Eine weitere Angst ist die **Befürchtung eines bevorstehenden Unglücks.** Aus einem Fall von Croserio: „Unüberwindliche Traurigkeit quält ihn seit mehreren Monaten, eine beständige Unruhe, als stünde ihm ein Unglück bevor, plagt ihn; er weint leicht und fürchtet den Verstand zu verlieren. **Auf dem Scheitel, wie im Gehirn, als ob sich da etwas rege, wie Würmer.**" Das letzte Symptom brachte Croserio auf die richtige Spur, denn in den *Chronischen Krankheiten* fand er: „Kriebelndes Gefühl im Scheitel." „Kriebelnde, stumpfe Empfindung im Wirbel des Kopfes, wie von Eingeschlafenheit, nebst einem herabdrückenden Gefühl und einiger Betäubung." Ein Kribbelgefühl im Scheitel oder Wirbel sollte an Cuprum denken lassen, vor allem wenn es in Verbindung mit Krämpfen (Epilepsie!) oder Angst- bzw. Wutanfällen auftritt. Eine „Ängstlichkeit, die er nicht unterdrücken konnte", hat sich übrigens auch in einem Fall von großer Abspannung nach geistiger Anstrengung gezeigt, der mit Cuprum geheilt werden konnte.
- Der Wunsch, allein zu sein, ist bei Cuprum stark ausgeprägt. „Melancholie; sie **flieht den Anblick der Menschen, sucht und liebt die Einsamkeit.**" Kinder wollen sich oft nicht anfassen lassen, scheuen vor jedem zurück, der ins Zimmer kommt. „Furchtsame Geistesverwirrung, er trachtet zu entfliehen." Hierher gehört auch ein interessantes Symptom aus den *Chronischen Krankheiten:* „Eine Art von Furchtsamkeit; es war ihm, als müsse er leise auftreten, um sich nicht Schaden zuzufügen oder seine Stubengenossen zu stören." Hier ist eine Furcht vor der eigenen unterdrückten Kraft und Energie in Worte gefasst, die ich oben schon einmal in anderer Form beschrieben habe: als Furcht vor dem Ausbrechen der eigenen Gefühle.

Allgemeinsymptome: der Cuprum-Aspekt

Ein sehr beredtes Zeichen für einen Cuprum-Zustand ist das **Einschlagen der Daumen.** Es zeigt oft den Beginn eines epileptischen Anfalls an, ist aber keineswegs nur dann zu beobachten, wenn es sich um einen manifesten Fall von epileptischen Konvulsionen handelt. Cuprum-Patienten können dieses

Symptom zu jeder Zeit aufweisen. Kent beschreibt es so: „Die Daumen werden in die Handflächen gezogen, und dann schließen sich die anderen Finger mit enormer Kraft über ihnen." Diese Geste drückt natürlich Verspannung, Verschlossenheit und Verkrampfung aus, eine Unfähigkeit, die eigenen wahren Gefühle nach außen zu bringen.

Ein weiteres Zeichen, das bereits beim ersten Anblick für Cuprum spricht, ist ein eigenartiger Teint: eine **graue, erdfahle oder auch leicht bräunliche Gesichtsfarbe, aber mit einem Stich ins Kupferfarbene.** Es ist kein Glanz, sondern eine stumpfe Färbung. Ein Patient mit einem solchen Aspekt: einer ungesunden, grau-kupferigen Hautfarbe und einer enormen Anspannung, die sich im Einschlagen der Daumen zeigt – ein solcher Patient sollte gleich an Cuprum denken lassen.

Und dazu kann **unwillkürliches Grimassieren** kommen, ähnlich wie bei AGARICUS, doch bei Cuprum ist die Muskelanspannung viel größer als bei AGARICUS. Alle Muskeln stehen unter Spannung, nicht nur die Gesichtsmuskeln. Dieses Grimassieren ist die Form, wie ihre eingesperrten Gefühle nach außen drängen. Cuprum-Patienten haben etwas in sich, was sie selbst nicht recht kennen, und sie versuchen es vor jedem zu verstecken, auch vor sich selbst. Und bis zu einem gewissen Grad gelingt ihnen das auch, doch ihre Tics können sie nicht beherrschen. Vielleicht haben sie sich einer Psychotherapie unterzogen oder alle möglichen anderen Anstrengungen unternommen, um den inneren Druck abzubauen, unter dem sie stehen – aber umsonst. Ich habe Patienten vor mir gehabt, die minutenlang die seltsamsten Grimassen schnitten – und sich dann wieder entspannen konnten, für kurze Zeit von ihrem Druck befreit, vielleicht eine Stunde lang, bis die Anspannung zurückkam. Solche Tics können bei den geringsten stimulierenden Emotionen auftreten. Sie sind übrigens nicht schmerzhaft, ganz anders als die Extremitäten- und Bauchkrämpfe, die ich oben beschrieben habe.

Eine extreme Form eines Tic-Syndroms ist das **Tourette-Syndrom,** eine Krankheit, die nicht leicht zu heilen ist. Es ist oft verbunden mit einem Drang, verbotene, „böse", unanständige Wörter auszusprechen. Cuprum gehört zu den ersten Arzneien, an die man in Tourette-Fällen denken muss. Aber natürlich muss das Grimassieren bei Cuprum nicht so extreme Formen annehmen. Cuprum kann echte Krämpfe oder Tics haben, aber auch nur eine starke Verspannung der Muskeln. Diese Spannung kann sich z. B. auch auf die Sprache auswirken; **Stammeln, Stottern und andere krampfhafte Störungen von Lautbildung und Sprachfluss.**

Krämpfe als Kurzschlussreaktion

Das „Durchschlagen" von der emotionalen oder geistigen Ebene auf die physische ist ein charakteristischer Zug von Cuprum. Und auf der physischen Ebene manifestiert es sich regelmäßig als irgendeine Form von Krampf. Zum Beispiel kann einem Cuprum-Patienten ganz plötzlich ein **Gedanke** kommen, **aus heiterem Himmel, mit ungeheurer Wucht, der einen Krampf erzeugt.** Meist haben solche Gedanken etwas mit **Selbstvorwürfen** zu tun: „Ach du liebe Zeit, gestern habe ich den und den vergessen zu grüßen!" oder: „O Gott, das war doch ganz falsch, was ich da gemacht habe" oder ähnlich. Und dieser unangenehme Gedanke, dieses Schuldgefühl kann vom Intellekt nicht verarbeitet werden, es ist, als ob dieser paralysiert wäre. Vielmehr schlägt das Schuldgefühl direkt durch auf den physischen Organismus, und ein Krampf tritt auf. Das „O Gott" oder „Ach du liebe Zeit" scheint nicht im Geiste zu verbleiben, sondern sofort ins Nervensystem transferiert zu werden – und dort erzeugt es einen Krampf: eine Zuckung, eine Grimasse, eine Konvulsion.

Typisch ist auch, dass sich Muskeln im Hals-, Brust- und Bauchbereich plötzlich zusammenziehen, besonders der Musculus rectus abdominis und die Musculi scaleni, aber auch z. B. der Schließmuskel des Afters. Die Patienten erzählen in einem solchen Fall oft, der Krampf komme beim Entspannen auf, z. B. beim Meditieren. In einem Zustand, wo der Geist leer erscheint, ohne ablenkende Gedanken oder Gefühle, da übernimmt das Nervensystem die Herrschaft, und die Krämpfe zeigen sich. Besonders schlimm ist es für Cuprum-Patienten, in einem solchen Augenblick in Gesellschaft zu sein, denn sie können gegen die Krämpfe nicht an, sie sind nicht in der Lage, ihr Eintreten zu verhindern. Bei Cuprum wird man kaum diese „Präventionstaktik" sehen, wie sie PALLADIUM haben kann: PALLADIUM-Patienten schieben die Krämpfe auf, bis sie allein sind; dann können sie „loslassen" und die Krämpfe oder Tics als wahre Erlösung genießen.

Akute Zustände

Cuprum kann auch bei Kindern angezeigt sein, hier aber in akuten Zuständen, besonders bei Asthma und Keuchhusten, Erbrechen, Gastritis usw.

- Die Symptome solcher akuten Zustände (ob bei Kindern oder Erwachsenen) zentrieren sich auf eine bestimmte Lokalität, nämlich den **Solarplexus.** Es gibt einen charakteristischen, **krampfartigen Schmerz** in dieser Region; er **strahlt zum Rücken hin aus.** Nicht alle Patienten werden diesen Schmerz auf die gleiche Weise beschreiben. Bei Noack/Trinks heißt es z. B.: „Ein scharf stechender, bis zum Rückgrat durchdringender, die Berührung nicht gut vertragender Schmerz mitten in der Nabelgegend." Und Kent berichtet, dass er oft am oder hinter dem Schwertfortsatz des Brustbeins empfunden werde; mal als zusammenschnürender Schmerz, mal als ob das Brustbein mit einem Messer am Rücken festgenagelt wäre usw. Dieser krampfartige Schmerz kann bei Asthma empfunden werden, mit extremer Dyspnoe, oder bei Angina pectoris oder auch bei kolikartigen Unterleibskrämpfen.
- Ferner gibt es einen akuten Zustand bei Männern, die ausgelaugt und erschöpft sind, z. B. von zuviel Alkohol und Sex. Sie sehen vorzeitig gealtert aus, bleich und müde, mit der stumpfen Kupferfarbe, die ich oben beschrieben habe. Ihnen fehlt jegliche Libido, und sie zwingen sich zum Sex – „weil ich meine Frau befriedigen muss", wie sie sagen – aber da macht ihnen ihr Körper einen Strich durch die Rechnung. Sie bekommen furchtbare Krämpfe, Wadenkrämpfe, Sohlenkrämpfe, Zehenkrämpfe, und diese hindern sie am Koitus. Die Krämpfe sind so stark, dass sie stöhnen und jammern.
- Durch die Verkrampfung **verändert sich auch die Stimme;** die Stimmbänder ziehen sich zusammen, und manchmal kommt ein Geräusch heraus, das bei Hering mit dem „Brüllen eines Kalbes" verglichen wird. Hahnemann erwähnt ein „Schreien wie Quaken der Frösche" oder auch „wie ein Kind".
- **Keuchhusten** und andere spasmodische Hustenformen, die den Patienten vollkommen atemlos machen und schließlich zu Zyanose führen. Solche Zustände habe ich selbst gesehen. Bemerkenswert ist dabei eine Modalität, die Bönninghausen besonders betont: **ein Schluck kaltes Wasser bessert.** „Kaltes Wasser wird vor allem den Krampf lösen, und so gewöhnt sich die Mutter des keuchhustenkranken Kindes bald daran, sofort ein Glas Wasser aus der Küche zu holen, wenn das Kind zu husten anfängt, und auch das Kind weiß schon, dass ein Glas kaltes Wasser lindern wird…" (Kent).
- Krampfartiges Asthma, die Anfälle treten vorzugsweise um 3 Uhr morgens auf. Man gewinnt den Eindruck, dieses Asthma habe nichts mit einer Entzündung etwa der Bronchien zu tun, sondern es sei ein rein spastischer Zustand, der vom Vagus ausgeht. Cuprum passt auf sehr schwere Asthmaformen. Auch das Asthma kann, wie andere Krämpfe bei Cuprum, von einem „Durchschlagen" emotionaler Erregung auf den Körper ausgelöst werden (vgl. Arnica). Große Angst oder „Wechsel von Lustigkeit und Niedergeschlagenheit" können Asthma- oder Keuchhustenattacken vorangehen.
- Ein seltsames Symptom: **„Das Getränk gluckert beim Trinken hörbar im Schlunde herab"** (vgl. Cina).
- Bei Menstruationskrämpfen, vor oder während der Regel, aber besonders dann, **wenn die Blutung ausbleibt und stattdessen Krämpfe auftreten.**

Krampfanfälle

Wie oben ausgeführt, kann Cuprum beinahe alle Arten von krampfhaften Affektionen haben. Besonders oft kommen Krämpfe nach Ärger oder vor allem **nach einem Schreck** vor. Clarke zitiert etwa den Fall eines kleinen Jungen, der epileptische Anfälle hatte, seitdem er einmal versehentlich in der Schule eingesperrt worden war. In einem klassischen Fall von Bethmann bekam ein Mädchen Chorea, nachdem es ein anderes Kind bei einem Krampfanfall gesehen hatte und darüber erschrocken war. **„Nervenübel mit allzu großer Feinheit und Empfindlichkeit der Sinne"** (Hahnemann).

Die krampfhaften Affektionen kehren „in unregelmäßigen Anfällen von ähnlichen Symptomengruppen" wieder, wie Hahnemann schreibt, und er nennt Beispiele für eine solche Symptomengruppe, etwa „Herzklopfen, Schwindel, Husten, Blutspeien, schmerzhafte Brust-Zusammenziehung, ausbleibender Atem". **Zyanose,** Blaufärbung des Gesichts und des Körpers, ist eine häufige Begleiterscheinung von Krampfattacken.

Gut belegt ist auch der **Beginn generalisierter Krämpfe in den Extremitäten, besonders den Akren** (Fingern und Zehen). Clarke erwähnt die Heilung eines jeweils stundenlang anhaltenden, tonischen Krampfes in den Zehen des rechten Fußes. Hier blieb also der Krampf auf die Gegend der Zehen beschränkt. Eine weitere Lokalisation von Krämpfen und Krampfschmerzen ist, wie oben schon angedeutet, der Brust- und Bauchraum, insbesondere die Gegend des **Solarplexus;** Krämpfe, die in den Fingern und Zehen oder auch in den Knien beginnen und sich zum Solarplexus hin ausbreiten. Hering gibt an: „Bei Chorea oder anderen klonischen Krämpfen der Schwangeren, wenn die Anfälle stets mit gewissen anderen (Cuprum-)Zeichen verbunden sind, oder auch wenn die Anfälle in einem Teil (einem Finger oder irgendeinem anderen Glied) anfangen und allmählich sich verbreiten, bis der ganze Leib Anteil nimmt ... Bei heftigen Krämpfen der Schwangeren, besonders in den Fingern und Zehen, oder in der Herzgrube" *(Gynäkologie und Geburtshilfe).*

Einige mehrfach hervorgerufene und geheilte Krampf-Symptome, die aus den *Chronischen Krankheiten* stammen: „Epileptische Konvulsionen, er zitterte, wankte und fiel bewußtlos nieder, ohne Schrei." „Epileptische Anfälle, bei denen Schaum vor den Mund tritt und der Rumpf auswärts gebogen, die Gliedmaßen aber auswärts gestoßen werden, bei offenem Munde." „Konvulsivische Anfälle im Schlafe, **Zucken mit den Fingern, den Armen und Händen rückwärts und einwärts nach dem Körper zu, in den Füßen auch zurückziehend;** sie machte die Augen bald auf und drehte sie, bald wieder zu, und zog den Mund." „Das Kind liegt auf dem Bauch und stößt krampfhaft den Hintern in die Höhe." Dass **Zuckungen auch und gerade im Schlafe** auftreten, ist ein bemerkenswertes Cuprum-Symptom, das die Arznei etwa von Agaricus unterscheidet. Allerdings werden die Krampfsymptome häufig **im Liegen gebessert.** „Periodischer Veitstanz, Verziehungen der Muskeln, mit Lachen, Grimassieren, exaltiertem und ekstatischem Geist; unregelmäßige Bewegungen, die in den Fingern und Zehen beginnen; Zuckungen, häufig auf eine Körperhälfte beschränkt; besser im Liegen" (Hering).

Einige klassische, mit Cuprum geheilte Fälle, deren Symptome in die großen Arzneimittellehren und in die Repertorien übergegangen sind:

- **„Zuerst Stechen und Brennen im linken Arm, dann heftige Konvulsionen desselben.** Der Arm wird mit so großer Gewalt hin- und hergeschleudert, dass der ganze Körper stets den Richtungen des Arms folgt; wird dabei ängstlich und weint; Anfälle in 24 Stunden 8–10-mal, zuerst werden die Finger ergriffen, später auch das Bein; Gesicht rot, Schweiß, Hitze und Durst. Hals auf der rechten Seite eingezogen, sodass sich das Gesicht den Achseln nähert. Während des Anfalles **verdreht sie anfangs die Augen, Gesicht und Körper auf grässliche Art, dann macht sie verschiedene Possen und verkriecht sich unter den Tisch.** Reizbar, abwechselnd bald sanftmütig und empfindsam, bald höchst widerspenstig" (Bethmann, Chorea bei einem siebenjährigen Mädchen).
- „Knabe, 10 Jahre, hatte seit einem Jahr epileptische Anfälle, die so ziemlich nach Monatsfrist wiederkamen. Ehe der Anfall eintrat, fühlte der Knabe immer ein **Ziehen im linken Arm** (Aura epileptica), **und es bewegte sich derselbe unwillkürlich an den Körper heran;** dann begann immer ein heftiger Anfall..." (Schrön).
- „Ein Kind ward allemal, wenn es weinte, völlig atemlos, blieb ganz weg unter krampfhaftem Hinüberziehen der Beine an den Hintern, und der Anfall dauerte oft eine Viertelstunde lang. Dabei war das Kind nicht etwa boshaft und zornig, wie wohl sonst manches, das sich, wenn es recht erbost ist, außer Atem schreit, vielmehr kam dieser Zufall **bei jedem Weinen gewöhnlicher Art"** (Groß).
- Es „trat 5–6mal täglich, 3 Tage lang, auch nachts aus dem Schlafe weckend, folgender Zustand ein: Die auf dem Sofa sitzende Kranke legt sich plötzlich mit dem Kopf um auf das Kissen, und zugleich erscheint ein **leichtes Schütteln des Kopfes,** wie wenn man etwas zu verneinen pflegt, in der Schnelligkeit von ungefähr 60mal auf die Minute. Die Augen sind dabei geschlossen, das Gesicht freundlich, die Augenlider zucken etwas, und unter ihnen sieht und fühlt man die krampfhaft rollenden Augäpfel. Zu Ende des Anfalls, wenn die Lider schon wieder geöffnet sind, dauert die Bewegung noch kurze Zeit fort. Außer

einem ziemlich heftigen Schmerz der Augäpfel während des Anfalls klagt die Kranke über nichts" (Battmann).

Übrigens ist in neuerer Zeit auch gezeigt worden, dass selbst Krampfanfälle bei Hunden mit Cuprum erfolgreich behandelt werden können.

Nicht unerwähnt bleiben soll hier auch die Verwendung von Cuprum bei Cholera. Es war Hahnemanns Cholera-Mittel für den Fall, dass Krämpfe, insbesondere **Wadenkrämpfe** im Vordergrund der Krankheit standen (während bei Dominanz der reichlichen Ausleerungen Veratrum angezeigt ist). Auch bei heutigen Versuchen in Südamerika, die Cholera oder choleraähnliche Erkrankungen mit Flüssigkeitszufuhr und homöopathischer Therapie zu behandeln, hat sich Cuprum als hilfreich erwiesen. Bei Rückert (*Klinische Erfahrungen,* Supplementband 1, Seite 472) sind einige wichtige Züge der Arznei zur Anwendung bei Cholera zusammengestellt, die auch bei anderen „Krankheitsnamen" von Bedeutung sind: „Bei **konvulsivischer Bewegung der Finger und Fußzehen, wenn die Wadenmuskeln zu Knäueln zusammengeballt werden** und bei **krampfartigen Kolikschmerzen ohne Erbrechen und Durchfall**."

Lokalsymptome

Allgemeinsymptome und Keynotes

Schwindel Schwindelanfälle: vor allem **beim In-die-Höhe-Sehen,** mit Schwarzwerden vor den Augen; beim Lesen, mit Mattigkeit. Lang anhaltender, ausgeprägter Schwindel, der bei allen Beschwerden fortdauert; verbunden mit Betäubung, mit Drehen im Kopf, mit Gefühl, als wollte der Kopf versinken usw.; **gebessert durch Stuhlentleerung.** So heftiger Schwindel, dass der Betroffene sich nicht einmal im Bett aufsetzen kann. Schwindel alter Leute.

Kopf Heftiger, dumpfer Kopfschmerz über der Glabella. Ein Schmerz im Vorderkopf **wie von einem Herausdrücken des Gehirns,** besonders beim Vorbeugen, mit Benommenheitsgefühl; auch Schmerz über dem linken Auge. Cuprum kann bei den Kopfschmerzen von Stirnhöhlenentzündung angezeigt sein. Zerschlagenheitsschmerz des Gehirns und der Orbitae, beim Wenden der Augen. **Schmerz im Kopf wie hohl.**

- Quälende, stechende **Kopfschmerzen in Abständen, mit deutlichen Remissionen dazwischen;** in verschiedenen Teilen des Kopfes, mal in der Stirn, mal im Scheitel, mal in den Schläfen oder im Hinterkopf; schlimmer durch den geringsten Druck. Oder ein **ständiges Kopfweh, das sich in bestimmten Abständen deutlich steigert,** mit einem Gefühl, als würde der Kopf mit kaltem Wasser übergossen.
- Kopfschmerzen, die auf einen epileptischen Anfall folgen.

Ein wichtiges Symptom ist ein **Kribbelgefühl wie eingeschlafen im Scheitel oder Wirbel.** Es kann z. B. Krämpfe oder Angstattacken ankündigen oder begleiten; auch wenn die Menstruation ausbleibt oder aufhört und dann ein solches Kribbelgefühl im Scheitel einsetzt, spricht das stark für Cuprum.

Augen Zerschlagenheitsschmerz der Augenhöhlen beim Wenden der Augen. Druckschmerz in den Augen. Starkes Jucken in den Augen, gegen Abend.

Schwarzwerden vor den Augen, als wäre ein Schleier davor; bei Schwindel. Plötzliches unscharfes und doppeltes Sehen nach einigen Stunden Eisenbahnfahrt; Lähmung des linken N. abducens. **Rote, entzündete Augen mit wildem Blick,** besonders während manischer Schübe oder bei Wutanfällen. Schwankend hin und her bewegte Augen; umherirrender Blick.

Zuckungen der Lider; Lidkrämpfe. Krampfhafte Bewegungen der Augäpfel bei geschlossenen Lidern, z. B.: „Die Augenlider waren geschlossen, aber in immerwährend zitternder Bewegung, die geröteten Augen bewegten sich hinter ihnen wie ein Perpendikel." Oder: Unter den geschlossenen Lidern sieht und fühlt man die krampfhaft rollenden Augäpfel.

Ohren Ein entferntes Trommeln in dem Ohr, auf dem man liegt, morgens im Bett, was jedes Mal beim Aufrichten vergeht. Bohrender Schmerz im Ohr und dahinter.

Nase **Gefühl eines starken Blutandrangs zur Nase.** Verstopfte Nase oder starker Fließschnupfen. Verlust des Geruchssinns, Beeinträchtigung des Geschmacks; verstopfte Nase, aber dennoch schleimige oder wässrige Nasensekrete; Sinusitis frontalis. Nasenbluten, bisweilen nur aus dem rechten Nasenloch.

Gesicht Das Gesicht ist meist blass, grau, fahl, oft mit einem Stich ins Bläuliche; **von stumpfer Kupferfarbe.** Schwarzblaue Ringe um die tief liegenden Augen. **Zyanotische Verfärbung; bläuliches Gesicht, blaue Lippen;** kalt, feucht, eingefallen. In akuten Krampf- oder Schmerzzuständen kann das Gesicht auch hochrot und gedunsen aussehen; der Normalfall ist jedoch eine graue oder bläuliche Gesichtsfarbe.

Tonische oder klonische Krämpfe im Gesicht; Risus sardonicus, **krampfhafte Zusammenziehung der Kinnladen,** Anspannung und Verzerrung aller Muskeln; **alle möglichen Arten von Tics und Grimassen**, Blinzeltic, Facialis-Tic usw.; Tourette-Syndrom. Schaum vor dem Mund bei epileptischen Krämpfen.

„Pressender Schmerz im Gesicht, vor dem Ohr." Cuprum hat eine Gesichtsneuralgie geheilt, bei der die Schmerzen vor allem hinter dem rechten Ohr, im Oberkiefer und im Jochbein empfunden wurden; der Schmerz wurde durch alle Gemütsbewegungen stärker, während Kauen, äußerer Druck und warmes Einpacken besserten. Allerdings konnte die Patientin Wärme am Kopf nicht vertragen, wenn sie keine Schmerzen hatte!

Mund Ein **veränderter Mundgeschmack** ist ein auffallendes Cuprum-Zeichen. Er ist von mehreren Prüfern als **metallisch** bezeichnet worden, auch als „**Kupfergeschmack**", obwohl die Geschmacksqualitäten, die sie sonst damit verbanden, stark voneinander abweichen. Zum Beispiel: „Kupferig-süßlicher Mundgeschmack." Oder: „Säuerlicher Geschmack im ganzen Mund, als würde die Zunge an Eisen gehalten." Am häufigsten wird von einem **bitteren** oder einem **süßen Mundgeschmack** berichtet. Gestörter, beeinträchtigter Geschmack; „das Essen schmeckt wie lauter Wasser".

Geschwüriges, vereitertes Zahnfleisch, oft mit einem grünen oder auch blauroten Saum.

Cuprum ist relativ häufig bei **schwieriger Zahnung** angezeigt, wenn diese mit **Krämpfen** verbunden ist. Die Krämpfe können sehr heftig sein und der Säuglingseklampsie ähneln, mit kreischendem Geschrei und Auswürgen von Schleim. Glossitis; partielle Zungenlähmung, mit Stottern und anderen Sprachstörungen.

Ein seltsames, aber mehrfach bestätigtes Symptom bei Krampfanfällen ist ein **schnelles Vor- und Zurückfahren der Zunge bei offenem Mund,** das dem Züngeln einer Schlange ähnelt. Dieses Symptom hat z. B. auch bei Krampfanfällen von Hunden einen Hinweis auf das Heilmittel Cuprum geliefert.

Hals Das auffallendste Symptom in diesem Bereich ist: „**Das Getränk gluckert beim Trinken hörbar im Schlunde herab**", ein Keynote von Cuprum bei zahlreichen Beschwerden. Häufig sind **krampfartige Zustände im Hals:** „Unvermögen zu sprechen, wegen Krampf in der Kehle." Oder: Zusammenschnürungsgefühl im Hals, besonders beim Schlucken. Oder: Quälendes Zusammenschnürungsgefühl entlang der Speiseröhre und quer über die Brust, am Zwerchfell; mit erfolglosen Versuchen zu erbrechen.

Bei Mandel- und Halsentzündungen ist der **Gaumen auffallend rot.** Stumpfes Stechen in der linken Tonsille, zugleich mit einem ebensolchen Einwärtsstechen am linken Unterkiefer; stärker bei Berührung von außen.

Atemwege **Eigentümliche Veränderungen der Stimme,** aufgrund von Krämpfen im Bereich der Sprachorgane: Schreien klingt wie Quaken von Fröschen oder gepresst wie bei einem kleinen Kind oder wie bei einem brüllenden Kalb. „Gebrochene, kieksende Stimme" (Kent) mit furchtbarem Beengungsgefühl im unteren Brustbereich. **Heiserkeit:** anhaltend, kann kein Wort sprechen, mit Neigung zum Hinlegen; setzt sofort ein, sobald man kalte, trockene Luft einatmet. Stimmritzenkrämpfe, mit Starrkrämpfen der Extremitäten.

- **Schwierige Atmung, auch Atemnot mit Erstickungsangst; Asthma.** „Krampfhafte Anfälle von Engbrüstigkeit; die Brust ist wie zusammengezogen, der Atem schwer bis zur Erstickung, und beim Nachlass dieser Krämpfe ein krampfhaftes Erbrechen, worauf der Anfall eine halbe Stunde lang nachließ."
- **Krampfhafte Zusammenziehung der Brust, die das Atmen erschwert und die ohnehin schon**

C

massiven Angstzustände noch verschlimmert. „Beängstigung und Drücken in der Brust; durch die Beängstigung sehr kurzatmig, am meisten im Sitzen." **So starke Dyspnoe, dass man nicht einmal ein Taschentuch vor dem Gesicht ertragen kann.** Sehr schnelle Atmung, mit „Schnurcheln" in den Bronchien.

- **Emotional bedingte Atembeschwerden;** wenn Gefühle nicht „herausgelassen" werden konnten und ein Krampfgefühl die Atmungsorgane erfasst. Ein Bericht von einem geheilten Asthmafall: „Anhaltend kurze, oberflächliche, schnelle Respiration mit kurzem, krampfhaftem Husten und Schleimrasseln auf der Brust. Beim Versuch, tief einzuatmen, verwandelt der Husten sich sogleich in einen Hustenanfall mit pfeifendem Einatmen.
- Die **Atembeengung wird vermehrt durch Husten, Lachen, Zurückbiegen des Oberkörpers nach hinten, Schnellgehen, Einatmen reizender Dämpfe** etc., Kitzeln und Jucken im Kehlkopf, Herzgrube beim Betasten schmerzhaft. Des Abends nach dem Niederlegen steigert sich dieser Zustand bis zum ausgebildeten Brustkrampf. Während der höchst kurzen, angstvollen, pfeifenden, mit sichtbarer Anstrengung vor sich gehenden Respiration sitzt der Knabe nach vorn gebeugt im Bett, hustet fortwährend weißen Schleim aus, der nach kurzem Stehen in eine wässrige Flüssigkeit zergeht, dabei Hitze und Schweiß über den ganzen Körper, Schmerzhaftigkeit des Unterleibes, besonders der Hypochonder. Lässt nach einigen Stunden dieser Zustand nach, so folgt ein dem Keuchhusten ähnlicher Krampfhusten mit dem Gefühl großer Leere und Schwäche in der Herzgrube." Zwerchfellkrämpfe mit ganz kurzem Atem, wie nach schnellem Laufen, und beständigem Auf- und Abwärtsbewegen der Bauchmuskeln und des Thorax; Liegen bessert.
- Cuprum ist ein wichtiges Mittel bei verschiedenen krampfhaften Hustenformen, besonders aber bei **Keuchhusten** in seinen „bösartigsten Formen" (Bönninghausen). Einige Charakteristika des Cuprum-Keuchhustens: Dem Anfall kann **große Angst vorhergehen; vom Husten werden die Kinder ganz starr** (CINA), die Luft bleibt ihnen weg, sie werden blau im Gesicht, und Zuckungen kommen hinzu; die Anfälle werden manchmal **durch Essen fester Speisen erregt,** und danach folgt Erbrechen, ebenfalls in erster Linie fester Speisen, bisweilen auch Konvulsionen; zwischen den Hustenanfällen Schleimrasseln; **Besserung durch Trinken kalten Wassers.** Bönninghausen beschreibt den Husten selbst: „Keuchhusten in langen, ununterbrochenen Anfällen, ohne eher abzusetzen, als bis der Atem ausbleibt, von Schleim in der Luftröhre oder von Krampf in der Kehle erregt, abends ganz trocken, morgens oft mit geringem Auswurf von Schleim mit dunklem Blut, von fauligem Geschmack und Geruch."
- Die **Unterbrechung, ja Unterdrückung des Atems durch den Husten** ist ein Charakteristikum von Cuprum; **Husten mit „Erstickungszufällen" und mit Würgen.** Die Anfälle können trotz ihrer Intensität sehr lange dauern; Hahnemann berichtet von halb- bis zweistündigen Hustenattacken. „Heftiger, aber trockener Husten, wobei sie einen reißenden Schmerz im Kopf empfand, nachts zwischen 11 und 1 Uhr; nach dem Husten starkes Herzklopfen, mehrere Minuten fortdauernd." Husten mit Ausschneuzen von Blut.

In der Brust, besonders im unteren Brustbereich, in der Gegend des Schwertfortsatzes des Brustbeins, **krampfartige Schmerzen,** entweder wie ein Zusammenziehen und Zuschnüren oder als ob die Brust mit einem Messer am Rückgrat festgeheftet wäre. Diese Schmerzen benehmen Atem und Stimme und erzeugen große Angst. Bemerkenswert ist hier folgende Modalität: „Schmerzhafte Zusammenziehung der Brust, **vorzüglich nach Trinken.**" Fast alle anderen Symptome im Atemwegsbereich weisen eine **Besserung durch Trinken** auf. Man könnte dies im Hahnemann'schen Sinn als „primäre Wechselwirkung" bezeichnen. Jedenfalls werden Cuprum-Krampfbeschwerden im Brustbereich durch Wassertrinken immer sehr deutlich beeinflusst – meist gebessert, bisweilen verschlimmert.

Seitenstechen mit einem Schrei vorher und nachher, den Schlaf unterbrechend. Gefühl von allzu viel Blutandrang zur Brust.

Cuprum hat **Lungenentzündungen** geheilt, mit Seitenstechen (meist linksseitig), Druckgefühl unter dem Sternum und starkem Schmerz beim Tiefatmen, der eine oberflächliche Atmung erzwingt. **Plötzliches** Einsetzen von Atemnot, Brustbeklemmung und Erstickungsgefühl; die Kranken müssen sitzen und leiden unter Erstickungsangst.

Herz **Ängstlichkeit ums Herz; bohrender Schmerz in der Herzgegend.** Scharfe Stiche, gleich unter dem Herzen, in der linken Brust. Cuprum kann bei Angina pectoris angezeigt sein, mit tödlichem **Beklemmungsgefühl und Schmerz hinter dem Processus xiphoideus** sowie starker Dyspnoe mit Erstickungsangst; besonders nach Aufregung oder körperlicher Belastung.

Magen Appetitlosigkeit; „das Essen schmeckt wie lauter Wasser". Starker Durst auf kühlende Getränke, besonders Wasser; **kaltes Wasser bessert zahlreiche Symptome, besonders den Husten, aber auch Erbrechen.** „Das Erbrechen ließ sich durch kaltes Wasser verhindern" (Hahnemann). Es wird jedoch auch von Erbrechen berichtet, das sich „gewöhnlich nach dem Trinken" einstellt. Milch wird nicht vertragen und ruft Wasseraufschwulken hervor.

Beständiges Aufstoßen, **heftige Übelkeit und gewaltsames Erbrechen,** das von Zeit zu Zeit wiederkehrt. Erbrechen mit Durchfall, sehr angreifend und anstrengend, mit heftigem Zwängen und Drücken im Magen. Das Erbrochene besteht oft aus einer grünlich-schleimigen Masse, die bitter schmeckt; manchmal wird jedoch auch nur süßlich schmeckender, klarer, sich in Fäden ziehender Speiseröhrenschleim erbrochen. **Starke Übelkeit mit viel Würgen und frustranem Erbrechen.** Schleimerbrechen, das Krampfattacken vorausgeht. **Bluterbrechen.** Cuprum hat bei Gelbfieber geholfen, wenn Hämatemesis bestand.

Ein charakteristisches Symptom ist ein starkes **Druckgefühl in der Magengrube,** das **in unregelmäßigen Abständen von heftigen, zusammenziehenden Schmerzen begleitet** wird. Magenkrämpfe. „Ungeheure, grausame Schmerzen im Magen und in der Magengegend." Ein Gefühl, als wäre etwas Bitteres im Magen. Ein interessanter „gastrischer" Fall von Lembke, der mit Cuprum geheilt wurde: „Eine 30jährige Frau leidet seit drei Wochen an Magendruck, Übelkeit, Aufstoßen, Poltern im Leibe; **eine Kugel geht ihr unter den Rippen hin und her mit den verschiedensten Tönen;** flüssige Speisen verschlimmern; sie genießt eigentlich gar nichts; **Zusammenbinden des Leibes erleichtert etwas;** Schlaflosigkeit; **im Liegen am besten.**"

Abdomen Alle Arten von krampfhaften Affektionen des Abdomens sind bei Cuprum zu finden. Die Bauchdecken sind häufig **straff gespannt,** ja **bretthart.** Heißer, berührungsempfindlicher, gespannter, manchmal auch eingezogener Unterleib. Krampfhafte Bewegungen der Bauchmuskeln. **Plötzliches krampfhaftes Zusammenziehen des geraden Bauchmuskels.** Krampfartige Kolikschmerzen im Bauch, intermittierend. „Gewaltige krampfhafte Bewegungen in den Därmen und im Magen." „Gewaltige Krämpfe im Unterleib und in den Ober- und Untergliedern, mit durchdringendem, quälendem Geschrei." Eine Beschreibung aus Noack/Trinks/Müllers *Handbuch:* „Krampfkolik; Unterleibskrämpfe, sehr häufig (alle zehn Minuten) und sehr heftig nur am Tage eintretend und nach einer Minute ebenso plötzlich wieder verschwindend; dabei während des Paroxysmus **ein scharf stechender, bis zum Rückgrat durchdringender, die Berührung nicht gut vertragender Schmerz mitten in der Nabelgegend.**"

Schneidende Bauchschmerzen unter dem Nabel. Druckschmerzen oder Herabdrücken im Bauch, wie von einem Stein oder sonst etwas Hartem, Schwerem. Ziehschmerz vom linken Hypochondrium bis zur Hüfte.

Rektum und Stuhl Cuprum ist seit Hahnemanns Zeiten bekannt als **Choleramittel, wenn die krampfhaften Affektionen dominieren.** Es kann auch angezeigt sein bei anderen Diarrhöen und Brechdurchfällen, auch z. B. bei so genannten Sommerdurchfällen von Kindern, wenn die Symptome passen. In solchen Krankheiten ist die Arznei z. B. angezeigt bei „einem **durch Berührung vermehrten** drückenden Schmerz in der Herzgrube, beim **hörbaren Herabgluckern des Getränks,** bei einem mit hartem Drucke gepaarten Erbrechen, dem eine bis zur ängstlichen Beengung des Atems zusammenziehende Empfindung in der Brust vorausging, sowie auch bei **klonischen Krämpfen in den Fingern und Fußzehen**" (Bakody). Oder „wenn sich gleich anfangs Ziehen und Spannen in den Muskeln, leichte Zuckungen oder späterhin stärkere und anhaltendere Krämpfe, namentlich in den Waden einfanden". Die Krämpfe bei Cholera und ähnlichen Erkrankungen können sich „in Form von schmerzhaften Zuckungen und Muskelspielen gestalten" (Gerstel).

Krämpfe sind in derartigen Affektionen ein unverzichtbares Merkmal von Cuprum. Die Entleerungen dagegen können sowohl recht gering als auch reichlich sein; für beides finden sich auch Beispiele in Prüfungen und Kasuistiken. So ist z. B. von gussweisen Entleerungen „großer Massen wässriger und weißer Materie, wie Molken" durch Erbrechen und Stuhlgang die Rede, oder auch von „wegspritzender, profuser Diarrhö", andererseits auch davon, dass **Unterleibs- und Muskelkrämpfe an die Stelle von Entleerungen treten.** „Bei konvulsivischer Bewegung der Finger und Fußzehen, **wenn die Wadenmuskeln zu Knäueln zusammengeballt werden,** und bei krampfartigen Kolikschmerzen ohne Erbrechen und Durchfall (Cholera sicca)." Stühle nicht häufig, aschgrau mit gräulichen Flocken.

Bei einem Fall von Diarrhö, der durch Verzehr gr ünspanbefleckter Nudeln entstand, bekam die Patientin gelblichen Durchfall, der sich vier- bis fünfmal in der Nacht wiederholte und dem jedes Mal Bauchgrimmen voranging. Ein seltsames Symptom war hier: „Abends fiebriges Gefühl, als führe ein kalter Wind von der Haut heraus." Die Erkrankung, durch Cuprum aceticum (= Grünspan) entstanden, konnte mit Cuprum metallicum C 30 geheilt werden! Potenziertes metallisches Kupfer wirkte hier also als Antidot von Kupferacetat in Substanz (s. auch unten, „Zur Arzneisubstanz").

Cuprum kann jedoch auch, was wenig bekannt ist, bei mehrtägiger Stuhlverstopfung angezeigt sein. Ein Bericht über chronische Kupfervergiftungen bei Arbeitern enthält ferner das Symptom: „**Stuhlverstopfung abwechselnd mit Durchfall**", das auch klinisch bestätigt worden ist. Plötzliche Schließmuskelkrämpfe, ausgelöst durch Schuldgefühle, Gewissensbisse, Selbstvorwürfe usw.

Harnwege Die Harnabsonderung kann unterdrückt oder aber deutlich vermehrt sein. Bei Krampfleiden oder Hirnaffektionen oder Cholera oft sehr spärlicher Urin, selbst Anurie; urämische Krämpfe. Andererseits: „Reichliche Entleerung klaren, wässrigen Urins während oder nach einem epileptischen Anfall."

Häufiger Harndrang; muss nachts zum Wasserlassen aufstehen. Häufiger Abgang eines übel riechenden, zähen Harns, ohne Bodensatz; oder dunkelroter, trüber Harn mit gelbem Satz.

Männliche Genitalien Koitus verhindert durch nervöse Waden- und Fußsohlenkrämpfe; bei vorzeitig gealterten jungen Männern oder bei alten Männern, die nach langer Enthaltsamkeit wieder mit einer Frau schlafen wollen.

Weibliche Genitalien Cuprum kann bei krampfhaften Affektionen im Zusammenhang mit dem weiblichen Zyklus angezeigt sein. **Unterleibskrämpfe und epileptiforme Krampfattacken vor, während oder nach der Monatsblutung.** „Cuprum empfiehlt sich namentlich bei solchen typischen Paroxysmen der heftigsten Art, die in den unerträglichsten Krämpfen im Unterleib bestehen, die sich bis nach der Brust herauf erstrecken, Ekel, Würgen, sogar Brechen hervorbringen, zugleich auch die Glieder mit affizieren und Krämpfe in diesen erzeugen, die den epileptischen sehr ähnlich sind, wobei die Kranke ein durchdringendes Geschrei ausstößt" (Hering). Besonders wenn die Monatsblutung ausbleibt und **stattdessen** Krämpfe eintreten, wird Cuprum angezeigt sein.

Heftige Krämpfe der Schwangeren, besonders in den Fingern, den Zehen oder dem Solarplexus. Klonische Krämpfe oder Zuckungen während der Schwangerschaft, **an den Akren beginnend** und sich auf den ganzen Körper ausdehnend. Krämpfe Gebärender, mit heftigem, gewaltsamem Erbrechen; mit Opisthotonus, Ausspreizen der Gliedmaßen und Öffnen des Mundes. Bei entsetzlich schmerzhaften **Nachwehen,** insbesondere der Mehrgebärenden; die Schmerzen sind krampfhaft und bringen Krämpfe in den Extremitäten hervor.

Äußerer Hals und Rücken Lähmung aller Rückenmuskeln bis zum Hals hinauf, mit klonischen Gliederkrämpfen, die an der Peripherie beginnen; bei Meningitis. Hyperästhesie der Wirbelsäule zwischen dem 6. Halswirbel und dem Kreuz; die geringste Berührung ist unerträglich. **Plötzliche krampfhafte Anspannung der Musculi scaleni.**

Extremitäten Hier sind natürlich die **in den Fingern und Zehen lokalisierten oder beginnenden**

Krämpfe die bedeutendsten Symptome. Zum Beispiel: „Periodisch eintretende krampfhafte Zusammenziehungen der Finger und Zehen, die oft so stark waren, dass eine fremde Gewalt die Finger kaum strecken konnte; diese krampfhaften Erscheinungen waren mit Schmerz verbunden." Oder: „Ständiges schmerzhaftes Zucken in den Händen und Füßen, welches bis in die Oberarme heraufzog und in den Unterschenkeln zum Wadenkrampf wurde; dies Zucken war abwechselnd in den Streck- und Beugesehnen." Kent beschreibt in seinen *Lectures* auch einen **Wechsel von heftigem Beugen und Strecken bei Konvulsionen,** etwa so: „Bei einem Kind schießt das Bein plötzlich mit großer Gewalt gerade nach vorn, dann wird es mit ebenso großer Gewalt wieder an den Bauch gezogen usw. Es ist nicht leicht, ein anderes Mittel mit diesem Symptom zu finden; Tabacum hat es, aber nicht viele andere." Aus einem mit Cuprum geheilten Fall: „Heftige, zum Schreien nötigende Schmerzen in den Gliedmaßen. **Die Beuger der Extremitäten waren stark kontrahiert, und die Kranke glaubte jeden Augenblick, die Gelenke müssten entzweibrechen.** Die Glieder waren heiß anzufühlen und sehr empfindlich gegen Berührung." Heftiges Ziehen und Spannen in den Muskeln der Extremitäten; oft mit Frösteln und Schaudern verbunden, ohne dass die Gliedmaßen objektiv kalt wären.

Ferner kann Cuprum **tonische Krämpfe haben, die in Lähmungen und Kontrakturen übergehen.** „Lähmungsartiges Gefühl in den Armen und Beinen, welches, obwohl nicht mit Schmerz verbunden, den Gebrauch der Glieder sehr erschwerte." Zusammenziehung von Gelenken, bis hin zur Ankylose, etwa im Schulter- oder Kniegelenk sowie in den Fingern und Zehen. Die Krämpfe und Versteifungen können schließlich zu größter Mattigkeit und Schwäche der Glieder führen.

Zucken in den Armen und Händen. **Eingeschlagene Daumen,** während der Krampfanfälle, aber auch unabhängig davon. Ein eigentümliches Gefühl in der rechten Hand und im Unterarm: Empfindung von Zusammenschnürung an verschiedenen Stellen und zugleich Gefühl starker Größenzunahme; die Hand kommt ihm bisweilen umfangreicher vor als der ganze Körper. Epileptische Aura: Ziehen im linken Arm, der sich zugleich unwillkürlich an den Rumpf heranbewegt; oder auch Ameisenkriechen und Reißen in der rechten Hand.

Kann nichts in der Hand halten, weil es ihr an Kraft fehlt, die Gegenstände fallen zu Boden. Greift krampfhaft in die leere Luft, bei Asthma. Taubheit und Lahmheit der linken Hand, besonders der Finger, in dem Bereich, der vom N. ulnaris innerviert wird.

Ein **schuppenbildendes, besonders abends stark juckendes Ekzem in der Ellenbeuge** ist bereits in der Prüfung hervorgerufen und in mehreren Fällen auch geheilt worden. Ferner sind von Cuprum bekannt: „Bläschen an den Fingerspitzen, welche Wasser von sich geben" (Hahnemann).

Sehr starke Wadenkrämpfe, manchmal sind die Wadenmuskeln „zu Knäueln zusammengeballt"; auch Krämpfe in den Fußsohlen und Zehen. Krampf vom Fußknöchel bis in die Wade. Wadenkrämpfe alter Leute. Ziehende und wühlende Schmerzen in und unter der Wade. Die Beine werden krampfhaft ans Gesäß hingezogen. Zusammenziehung des Kniegelenks.

Auffallende Erschöpfungs- und Lähmungszeichen im Kniegelenk. „Mattigkeit in den Kniegelenken, mit schmerzhaftem Ziehen beim Gehen und Stehen, was ihm sehr beschwerlich wird; die Knie wollen zusammenknicken." „Beim Aufstehen knickten ihr die Knie im Kniegelenk zusammen." Schmerzhafte Schwere im Fußgelenk.

Tonische Zehenkrämpfe, die Zehen verkrampfen sich in gebeugter Stellung. Eiskalte Füße oder Brennen der Fußsohlen. Fußschweiß. Cuprum ist angezeigt bei üblen Folgen von unterdrücktem Fußschweiß.

Schlaf Viel Gähnen, besonders abends. Gähnt und ist **schläfrig, jedoch ohne schlafen zu können,** aufgrund von Ideenzudrang. **Zuckungen und Rucke im Schlaf.** Die Krampfzustände des Tages können sich auch im tiefen Schlaf fortsetzen.

Fieber, Frost, Schweiß Objektive Kälte des Körpers, insbesondere der Extremitäten, auch mit Blaufärbung. **Eiskalte Hände und Füße,** mit Gliederkrämpfen. Frösteln, bevor ein Keuchhustenanfall beginnt. Schaudern und Frösteln bei Krämpfen, Ziehen und Spannen der Gliedmaßen, ohne dass diese objektiv kalt wären.

Hitze der Bauchdecken, mit Berührungsempfindlichkeit und bretthater Versteifung.

Sauer riechender Schweiß; Fußschweiß, auch unterdrückter.

Zwei seltsame Temperaturempfindungen: „Abends **fiebriges Gefühl, als führe ein kalter Wind von der Haut heraus**." Und: **Gefühl, als würde der Kopf mit kaltem Wasser übergossen,** bei Kopfweh.

Haut Wenn die Haut teigig und kalt ist und ihre Elastizität verloren hat. Bei **nässenden Ekzemen, besonders in den Ellenbeugen. Wenn Exantheme oder andere Hautmanifestationen von der Körperoberfläche verschwinden und nach innen schlagen, mit Krämpfen als Folge.** „Alte Geschwüre" (Hahnemann).

Zur Arzneisubstanz

Dieses Arzneibild heißt einfach „Cuprum", wie es auch in Hahnemanns *Chronischen Krankheiten* der Fall ist. Dagegen unterscheiden Allen (*Encyclopedia*) und Hering (*Guiding Symptoms*) zwischen Cuprum metallicum (bei Allen einfach als Cuprum bezeichnet) und Cuprum aceticum. Hahnemann dagegen hat das metallische Kupfer und den Grünspan (Cuprum aceticum) in einem einzigen Arzneibild zusammengefasst, und seinem Beispiel folgt auch der vorstehende Text.

Das hat zunächst einen einfachen Grund: Schon bei Hahnemanns eigenen Prüfungen ist es nicht durchgängig möglich, die Symptome einer bestimmten Kupfer-Substanz zuzuordnen. Ähnliches gilt für einen Teil der Vergiftungssymptome, die er zitiert. Vollends unmöglich ist dies bei den zahlreichen Symptomen aus geheilten Fällen, wie sie in den *Guiding Symptoms* zitiert sind. Bei zahlreichen Fällen, die dort unter Cuprum metallicum angeführt werden, war die angewandte Substanz in Wirklichkeit Cuprum aceticum, wie z. B. Rückerts *Klinischen Erfahrungen,* einer wichtigen Quelle der *Guiding Symptoms,* zu entnehmen ist. Andererseits ist die alleinige Angabe „Cuprum", die sich öfters findet, nicht eindeutig und kann durchaus verschiedene Präparate meinen.

Wie Hahnemanns Ausführungen in der Vorbemerkung zur Cuprum-Prüfung (*Chronische Krankheiten,* Band 3) entnommen werden kann, hält er zu diesem Zeitpunkt allein die Trituration von reinem metallischem Kupfer für die geeignete Verabreichungsform. Natürlich war dies erst möglich geworden, nachdem er die entsprechende, in Band 1, S. 183 ff. der *Chronischen Krankheiten* beschriebene Technik entdeckt hatte. Und mit Potenzen dieses Präparats ist die Homöopathie nach seinen Worten in der Lage, die schädlichen Kupferwirkungen „zum Heile anzuwenden". Hahnemann versteht unter diesen schädlichen Wirkungen im Übrigen ausdrücklich die „mit diesem Metall und seinen Auflösungen" bewirkten Symptome. Für die Zusammenfassung von Cuprum metallicum und aceticum als „Cuprum" können wir uns also auf Hahnemann berufen.

Interessant ist im Übrigen, dass Cuprum metallicum auch erfolgreich als Antidot bei einer Grünspan-Vergiftung verwendet worden ist (vgl. einen Fall von Kammerer, zitiert in Rückert, *Klinische Erfahrungen,* Band 1, Seite 831; im vorliegenden Band teilweise wiedergegeben unter „Rektum und Stuhl").

Cyclamen europaeum

Essenzielle Merkmale

An diese Arznei ist besonders bei folgenden **krankhaften Erscheinungen** zu denken:

- Cyclamen ist eine große Arznei für **Sehstörungen** unterschiedlicher Art, **insbesondere wenn sie mit Kopfweh, Schwindel und Menstruationsbeschwerden assoziiert sind.** Es hat in den Prüfungen regelmäßig das Sehvermögen beeinträchtigt und wird entsprechend heilend wirken. Auffallende Symptome sind **Flimmern, Funken- und Sternesehen;** auch Schielen. Übrigens können solche Probleme auch nach Unterdrückung von Hautausschlägen auftreten.
- Bei **Menstruationsbeschwerden,** die mit Sehstörungen oder Kopfweh zusammenfallen oder abwechseln oder diese beeinflussen. Die Blutung kann völlig ausbleiben, aber auch unregelmäßig auftreten oder sehr stark und schmerzhaft sein. Eine charakteristische **Modalität** bei Menorrhagie: **Solange die Patientin in Bewegung ist, stoppt die Blutung; setzt sie sich abends hin, so kommt die Blutung wieder, mit deutlicher Verschlimmerung des Befindens.**
- Bei einem eigentümlichen **Schwindelgefühl,** wenn der Patient den Eindruck hat, dass sich die

Möbel oder andere Gegenstände bewegen. Das muss kein Drehschwindel sein, es ist dem Patienten eher so, als drifteten die Möbel in eine bestimmte Richtung ab.

- Bei **Fersenschmerzen,** etwa: Brennender Wundheitsschmerz in den Fersen, fast wie im Knochen; besonders beim Sitzen und Stehen.
- Bei **Schmerzen an Orten, wo Knochen direkt unter der Haut liegen** (also auch an den Schienbeinen, Schlüsselbeinen usw.).
- Von zentraler Bedeutung ist ferner eine **Modalität,** die fast immer zutrifft (nur nicht für die letztgenannten Schmerzen): **Besserung, wenn man in Bewegung ist, schlechter im Stehen, im Sitzen, ja auch im Liegen.**

Geist und Gemüt

Wenn die Patienten auf der psychischen Ebene ein Cyclamen-Bild entwickeln, **suchen sie die Einsamkeit,** denn sie sind nicht nur niedergeschlagen, sondern leiden auch unter dem Gefühl, einen Fehler begangen zu haben – und darum möchten sie allein sein und weinen. Tatsächlich fühlen sie sich durch das Weinen besser. Zugleich empfinden sie eine starke **Abneigung gegen Zuwendung und Trost,** wie es auch bei PULSATILLA der Fall ist – doch ganz im Gegensatz zu PULSATILLA meiden Cyclamen-Patienten die frische Luft. Das hat übrigens nichts damit zu tun, dass sie sich leicht erkälten o. Ä; nein, es handelt sich um eine psychologisch bestimmte **Abneigung, draußen im Freien zu sein.** Übrigens kann dies durchaus mit einer bemerkenswerten **Klaustrophobie** verbunden sein, wo einem alle Zimmer zu eng vorkommen und man doch die Initiative nicht aufbringt, diese Enge zu verlassen und ins Freie zu gehen. Diese Symptome kann man schön in einem klassischen Cyclamen-Fall beobachten: Bei einer 16-Jährigen blieb die Periode zweieinhalb Monate lang aus. Dabei: „Verlust der früheren Munterkeit, Sucht nach Einsamkeit, sie wird durch jede Kleinigkeit beleidigt. Widerwille gegen Arbeit und gegen frische Luft. Langer Morgenschlaf … Äußerste Müdigkeit; öfteres Herzklopfen; Bangigkeit, **Gefühl, als wenn ihr alle Zimmer zu klein würden, und doch wollte sie nicht ins Freie gehen.** Einsamkeit und Weinen tut ihr gut. Vormittags häufig drückender Stirnschmerz und Schwindel." Cyclamen besserte bald den Kopfschmerz und den Schwindel, nach fünf Wochen kam schließlich die Periode wieder, und mit ihr erfolgte dauerhafte Heilung des gesamten Zustands (s. Rückert, *Klinische Erfahrungen,* Supplementband 1, S. 600).

Gewissensängste

Ein starker Zug der Arznei sind **übersteigerte** Gewissensängste und **Schuldgefühle,** manchmal auch mit Verfolgungswahn assoziiert. Sie bilden nicht selten die Wurzel für die **Niedergeschlagenheit und Verstimmung** dieser Patienten und Patientinnen. In Hahnemanns *Reiner Arzneimittellehre* heißt es: „Innerer Gram und Gewissensangst, als ob er seine Pflicht nicht erfüllt oder ein Verbrechen begangen hätte." **Niedergeschlagenheit, Traurigkeit und Weinerlichkeit** sind bei Cyclamen-Patienten häufige Symptome. Die melancholischen Stimmungen dieses Cyclamen-Typs sind bei Frauen dann besonders schlimm, wenn die Menstruation aussetzt; sobald sie wiederkommt, geht es ihnen besser. Sie können mit großen, unerklärlichen Ängsten und Bangigkeiten verbunden sein; Todesangst oder eine Angst, als stehe ihr ein großes Unglück bevor, oder auch schreckliche Verfolgungs- und Verlassenheitsängste.

Verdrießlichkeit und Missstimmung

Verdrießlichkeit und Missstimmung sind auffallende Züge des psychischen Bildes von Cyclamen. Sie erscheinen häufig völlig grundlos und können mit einer enormen Gereiztheit und mit großer Unlust einhergehen. „Unlust zu jeder Arbeit, bis gegen Abend; er kann sich nicht entschließen, auch nur das mindeste vorzunehmen." In solchen Stimmungen besteht sogar Unlust zu sprechen. Die Patienten mögen keine Gesellschaft und fliehen sie, so gut es geht; auf Zuwendung reagieren sie oft aggressiv, sie wollen allein sein. Eine Neigung zum Grübeln ist häufig.

Während tagsüber oft „höchste Verdrießlichkeit und Schläfrigkeit des Geistes" (Hahnemann) herrscht, können die Patienten nachts unter großer Unruhe und **Schlaflosigkeit** leiden. „Sehr unruhiger, von erschreckenden Träumen oft unterbrochener, nie erquickender Schlaf." Endlich schlafen sie doch ein wenig und erwachen dann morgens verdrießlich und übellaunig, mit benommenem Kopf und pappigem Geschmack im Mund. Die Verdrießlichkeit kann mit einem **Mangel an körperlichem Empfinden** gepaart sein: „Den ganzen Tag ist er verdrießlich, nicht zum Sprechen aufgelegt und gefühllos, sodass er wenig an seinem Körper fühlt." Andererseits kann auch eine erhebliche **Schlafneigung** bestehen, die sich z. B. in diesen Symptomen ausdrückt: „Große Neigung zum Schlummern, den ganzen Vormittag." „Längerer Frühschlaf."

Ein eigenartiges Cyclamen-Symptom in interessantem Kontrast zu den eben beschriebenen Zuständen ist ein **ekstatisches Gefühl,** das sogar körperlich zu spüren ist. „Manchmal ist er ganz verdrießlich und missmutig; aber schnell entsteht wieder ein unbekanntes, freudiges Gefühl, welches sich sogar durch **ein gelindes Beben in den Gelenken** zu erkennen gibt" (*Reine Arzneimittellehre*).

Abstumpfung, Schwäche

Wie das Gemüt von Cyclamen-Personen, so kann auch der Verstand **getrübt und abgestumpft** sein, manchmal fast wie betäubt. Das **Gedächtnis wird stumpf,** man kann sich selbst der jüngsten Vergangenheit kaum erinnern, wird vergesslich und neigt zum Verwechseln von Wörtern. Das Denkvermögen scheint wie gelähmt, ebenso wie der Antrieb zum Tätigwerden: „Stumpfheit des Geistes; ist zu keiner Arbeit aufgelegt oder fähig." Ein **„Gefühl von Verdummung"** (Possart) macht sich breit; fühlt sich unfähig zu denken und zu verstehen. Ein charakteristisches Prüfungssymptom für die Trübung von Geist und Emotionen: „Sein Geist ist in fortwährender Betäubung befangen, alle Kräfte desselben schlummern; er kann sich weder freuen noch betrüben, ob es ihm gleich immer ist wie nach einer (überstandenen) großen Betrübnis; nur wenn er angeregt wird, ists ihm etwas heller im Kopfe, und er benimmt sich dann wie einer, der aus dem Schlummer erwacht und nur halb verstanden hat, was um ihn vorgegangen war." So hat Cyclamen unter anderem einen Fall von Geistesstörung während des Klimakteriums geheilt, wo „der Geist so angegriffen war, dass die Patientin gleichgültig wurde gegenüber allem, was um sie herum vorging, und nicht mehr in der Lage war, ihren eigenen Fall zu beschreiben."

Mit diesen Abstumpfungs- und Betäubungszuständen korrespondiert oft auch eine **körperliche Mattigkeit und Abgeschlagenheit** mit schneller Ermüdung und Unlust, sich zu bewegen. „Erschlaffung im ganzen Körper; es war ihm lästig, auch nur ein Glied zu regen." Doch obwohl die Patienten sich häufig nicht gern bewegen (und nicht gern ins Freie gehen), kann **Bewegung deutlich bessern.** „Solange er sich bewegt, fühlt er außer Mattigkeit nichts, setzt er sich aber, so entsteht ein Jucken und eine Menge anderer Beschwerden." Besonders Bauchschmerzen und Menstruationsbeschwerden werden durch Bewegung besser.

Manchmal freilich erstrecken sich die Schwächezustände lediglich auf die körperliche Ebene, während die geistige und die emotionale Ebene unbeeinträchtigt sind. „Große Mattigkeit des Körpers, vorzüglich in den Knien, ob er sich gleich im Geiste stark fühlt und lebhaft ist." Auch ein Abwechseln zwischen körperlicher und geistiger Erschlaffung kommt vor.

Allgemeinsymptome und Keynotes

- Die **Sehstörungen** spielen eine überragende Rolle. Besonders charakteristisch sind alle Arten von **Flimmern vor den Augen,** sei es wie von Feuerfunken oder Feuerbällen, von „glänzenden Nadeln" oder von zahllosen Sternen. Aber auch eine Trübung oder Verdunkelung des Sehens ist sehr häufig. Die Patienten sehen so undeutlich, „wie durch Rauch oder Nebel", dass sie nicht mehr lesen oder handarbeiten können. Auch Farbensehen und Doppeltsehen sind Sehstörungen, die von Cyclamen hervorgerufen und geheilt worden sind. Das Doppeltsehen kann sich bis zu veritablen Sinnestäuschungen entwickeln. Eine Patientin, die an Dysmenorrhö litt und feurige Flammen vor den Augen sah, berichtete z. B. von dieser seltsamen Einbildung: Sie glaubte eine zweite Person in ihrem Bett liegen zu sehen, deren Körper sich mit ihrem eigenen ungefähr zur Hälfte überlappte.
- Zu dem eigentümlichen **„transparenten" Cyclamen-Schwindel,** der so oft die Sehstörungen und die Kopfschmerzen begleitet, hier eine bemerkenswerte Beschreibung von Margaret Tyler: „Beim Erwachen, wenn man nach vorn sieht, oder auch beim morgendlichen Aufsetzen oder Aufstehen sieht man die Objekte, auf die man die Augen richtet, unstet umherwirbeln und zu einer Seite, gewöhnlich der rechten, wegdriften; und

durch diesen Wirbel hindurch kann man die ganze Zeit die Gegenstände im Hintergrund unerschüttert und unbeweglich dastehen sehen (etwa einen großen Kleiderschrank)."

- Im Bereich der Verdauung fallen vor allem die Speiseverlangen und -abneigungen auf. Cyclamen hat eine Reihe von ausgeprägten **Abneigungen: gegen Fleisch, ganz besonders Schweinefleisch;** gegen Butterbrot; gegen Fettiges; gegen alle möglichen normalen Speisen. Dagegen steht ein **Verlangen nach Sardellen,** nach salzigen eingelegten Fischen. In anderen Fällen ist es wiederum so, dass alles, was sie essen, ihnen salzig schmeckt.
- Eine seltsame Empfindung, die mit ganz unterschiedlichen Lokalisationen auftreten kann, ist ein **Gefühl, als ob Tiere im Körper oder über den Körper liefen.** Zum Beispiel: „Gefühl, als ob große Tiere über ihren Körper laufen möchten." „Gefühl, als wenn ein Tier in das Herz herauflaufen möchte." „In den Gedärmen ein Laufen und Krabbeln, als sei etwas Lebendiges darin, welches sie unwillkürlich durch Reiben oder Aufdrücken mit den Händen zu beschwichtigen sucht" (vgl. CROCUS). „Laufen und Krabbeln, vom Magen und Bauch hinauf in die Brüste gehend."

Lokalsymptome

Schwindel Oben wurde bereits der **„transparente Schwindel"** von Cyclamen beschrieben: Ein Schwindel, bei dem man im Vordergrund die Gegenstände herumwirbeln sieht, während die Möbel im Hintergrund unbeweglich dastehen.

- **Drehschwindel:** „Die Gegenstände drehten sich wie im Kreis herum oder schienen eine mehr **schaukelnde** Bewegung zu machen." Schwindel, als schwankten alle Gegenstände um sie her.
- Der Schwindel nimmt im Allgemeinen **im Freien** zu; er mildert sich im Sitzen und im Zimmer. Schwindelig, besonders beim Gehen; doch auch wenn man stillsteht und sich anlehnt, ist es immer noch, wie wenn sich das Gehirn im Kopf bewegte oder wie wenn man mit geschlossenen Augen in einem Wagen führe.
- „Schwindliges Vollsein und Hitze im Kopf."
- Fast immer ist der Schwindel **mit Kopfschmerzen, besonders Stirnkopfschmerzen, und mit Sehstörungen verbunden:** Flimmern vor den Augen, Trübsehen, Gesichtsverdunklung usw.

Kopf Die Kopfschmerzen sind oft **betäubend und niederdrückend;** sie erfassen den ganzen Kopf oder eine Hälfte, wie bei Migräne. Sie sind besonders stark **bei fehlender Menstruationsblutung, zu der Zeit, zu der die Menstruation eigentlich einsetzen sollte;** besser, sobald die Blutung wirklich beginnt. Doch hat Cyclamen auch Kopfschmerzen geheilt, die alle acht bis vierzehn Tage auftraten und dann am stärksten waren, wenn sie mit der Menstruation zusammenfielen. Halbseitige Migräne-Kopfschmerzen mit Erbrechen.

Drückende Betäubung des ganzen Kopfes, **mit Verdunkelung vor den Augen; es war ihm wie ein Nebel vor dem Gesicht** und es zog ihm gleichsam die Augen zu. Benommener Kopf mit Schwarzwerden vor den Augen; oft sind bei solchen Kopfschmerzen Gedächtnis, Aufmerksamkeit oder Bewusstsein eingeschränkt. Ein Druckgefühl im Scheitel, „als wenn das Gehirn mit einem Tuche umzogen und ihm dadurch die Besinnlichkeit geraubt würde"; oder auch ein Gefühl, als wäre ihr der Kopf eingebunden.

Die **Stirn** ist der Ort, an dem sich der Kopfschmerz am stärksten und am häufigsten bemerkbar macht. Drückender Stirnkopfschmerz, der sehr heftig werden kann. Pressender Stirnschmerz mit Schwindel- und Ohnmachtsanfällen, bei Dysmenorrhö. Stechende Schmerzen in der Stirngegend.

Starke Kopfschmerzen gleich morgens beim Aufstehen, mit Flimmern vor den Augen. Sie können den ganzen Tag unvermindert anhalten oder sie klingen am Vormittag ab und kehren erst abends wieder zurück. Gefühl, als ob das Gehirn im Kopf hin und her schlackerte.

Augen Die Sehstörungen von Cyclamen wurden bereits beschrieben; hier noch einmal eine Zusammenfassung und einige Zitate aus der Literatur sowie einige zusätzliche Zeichen.

- Am häufigsten sind alle Arten von **Flimmern vor den Augen,** mit Sehen von Feuerbällen, glänzenden Nadeln, feurigen Flecken, Feuerfunken usw. usf. **Sieht zahllose Sterne.** Ferner kommt **Trübsehen wie durch Rauch oder Nebel** sehr oft vor, auch wirkliches **Dunkelwerden vor den Augen,** bis hin zum Ohnmächtigwerden. **Undeutliches Sehen, Farbensehen; Doppeltsehen.** Schwächerwerden der Sehkraft, etwa nach Unterdrückung eines Ausschlags.

- Unmöglichkeit von Handarbeiten oder Lesen aufgrund unterschiedlicher Sehstörungen. „Zeitweiliges Doppeltsehen, das sie ganz vom Stricken abhielt." „Die Konturen selbst größerer Gegenstände waren sehr undeutlich und das Lesen weder bei Tage noch bei Nacht möglich. "
- **Mückensehen** (Mouches volantes) bei intensiverem Licht.
- Farbensehen: „Sie sieht vor den Augen bald gelb, bald grün."
- Cyclamen hat auch **Strabismus** (convergens) geheilt, insbesondere wenn das linke Auge nach innen schielte.
- Halbsichtigkeit, sieht nur die linke Hälfte der Gegenstände.

Die Pupillen können erweitert oder kontrahiert sein, oder es findet ein **rascher Wechsel zwischen Kontraktion und Dilatation** statt. „Starke Kontraktion der Pupillen, nach 3–4 Sekunden Dilatation und so fort, bis endlich eine starke Kontraktion der Pupillen zurückbleibt." „Kontraktion und Dilatation wechseln in jeder Sekunde ab und scheinen von der Atmung abzuhängen, sie geschehen jeweils in dem Augenblick nach der In- oder Exspiration."

Anschwellen der oberen Augenlider; oder auch Gefühl, als ob die Lider geschwollen wären, mit Drücken, Trockenheit und heftigem, juckendem Stechen darin. Lidödem bei ausbleibender Menstruation oder auch bei Dysmenorrhö.

Ohren Ziehender Schmerz im rechten inneren Gehörgang, mit schlechterem Gehör auf dieser Seite. Gefühl im rechten Ohr, als ob es mit Baumwolle verstopft wäre oder als ob etwas vor das Ohr gehalten würde, sodass der Schall nicht gehörig eindringen könne. Ohrgeräusche: Sausen, Rauschen, Klingen.

Jucken im Ohr, wobei viel Ohrenschmalz anzutreffen ist.

Nase Verminderung des Geruchssinns, selbst intensive Gerüche werden nicht mehr wahrgenommen; auch im Zusammenhang mit chronischem Schnupfen. Heftiger Schnupfen, besonders morgens; viel Niesen dabei. Niesen mit gleichzeitigem Jucken im Ohr. Ein zehn Jahre bestehender reichlicher Schleimfluss aus der Nase, der von häufigem Niesen begleitet war und täglich drei Taschentücher füllte, zog Abstumpfung des Geruchs- und Geschmackssinns nach sich; er wurde mit Cyclamen geheilt.

Trockenheit in der Nase. Drückender Schmerz über dem Nasenbein.

Gesicht In vielen Fällen ist das Gesicht bleich und wirkt anämisch, die Augen sind eingefallen und mit blauen Ringen umgeben, die Lippen blass usw. Aber auch hektische Wangenröte mit glänzenden Augen kommt vor. Ein **unwillkürliches Zusammenziehen der Stirnmuskeln wie im Zorn.**

Knötchen-Ausschläge im Gesicht, die sich schnell mit weißer oder hellgelblicher Flüssigkeit füllen und dann einschrumpfen. Windpockennarben, die kaum mehr wahrnehmbar waren, verändern sich; sie zeichnen sich wieder deutlicher ab und färben sich dunkelrot.

Mund Das auffallendste und stärkste Symptom in diesem Bereich ist ein starker salziger Mundgeschmack. „Der Speichel von salzigem Geschmack, welcher sich jedem Genossenen mitteilt." **Salziger Geschmack alles Gegessenen.** Es kommt auch eine Abstumpfung des Geschmackssinns (und Geruchssinns) vor, mit „fadem und fast gar keinem Geschmack" der Speisen. Morgens fühlt sich bei Cyclamen-Patienten der Mund oft pappig oder klebrig an, dabei ist er voller Speichel. Auch ein **plötzlicher übler, fauler Geschmack im Mund** ist registriert worden.

Das Zahnfleisch sieht häufig blass aus, so wie die Lippen und die Gesichtshaut.

Atemwege **Heftiger Husten nachts, besonders im Schlaf beginnend.** Kitzeln, Kratzen und Trockenheitsgefühl in Kehlkopf und Luftröhre, besonders nachts, zu erstickendem Husten reizend.

Brustbeklemmung mit erschwertem Atemholen, möchte aber dennoch nicht ins Freie gehen. **Große Kurzatmigkeit, die durch schiere Schwäche bedingt scheint;** „es ist ihm, als wenn er nicht genug Kraft hätte, vollkommen Atem zu schöpfen."

Herz Drückender Schmerz in der linken Brusthälfte, besonders in der Herzgegend, als ob sich dort zu viel Blut gestaut hätte, mit fühlbarem Herzklopfen. Stiche in der Gegend der Herzspitze. **Starkes Herzklopfen,** mit stürmischer Herzaktion oder mit schwachem, beschleunigtem Herzschlag; Nonnensausen, auch Schwirren in der linken Brustseite. **Gefühl, als ob ein Tier in das Herz herauflaufen möchte.**

Magen **Appetit- und Durstlosigkeit.** Besonders morgens und abends kein Appetit; kaum dass man zu essen beginnt, ist man schon satt. Oder: **Nach wenigen Bissen einer Speise ekelt ihn diese an,** und er bringt nichts mehr davon hinunter, **mit Übelkeitsgefühl in Gaumen und Hals.**

Der Durst kann völlig fehlen, besonders tagsüber; **kehrt abends zurück, wenn Gesicht und Hände warm werden. Abneigung** besonders gegen bestimmte Speisen und Getränke: gegen Fett und Fleisch, besonders **Schweinefleisch;** gegen kaltes Essen, besonders **Butterbrot** (während warme Speisen manchmal etwas weniger ungern gegessen werden); gegen Bier. **Verlangen** nach **Salzigem,** besonders nach Sardellen; nach unverdaulichen Dingen (während alles gewöhnliche Essen abgelehnt wird). **Unverträglich: Schweinefleisch** und überhaupt fettes Fleisch, das zu Übelkeit mit Brechreiz und flauem Gefühl in der Magengegend führt. Oder auch: „Es wurde nur eine Limonade vertragen, alles Übrige verursachte Neigung zum Erbrechen“ (aus der österreichischen Nachprüfung).

Schluckauf, der beim Essen beginnt und auch danach noch einige Zeit andauert; besonders bei Schwangeren. Aufstoßen nach dem Essen, das jedes Mal zum Schluckauf führt. **Übelkeit kann im Magen, im Unterbauch oder auch in Hals und Gaumen empfunden werden.** „Bei Schwangeren Widerwille und Ekel am Gaumen und im Hals, auch wenn sie noch so wenig gegessen haben“ (Hering, *Gynäkologie und Geburtshilfe).* Erbrechen im Zusammenhang mit Migränekopfschmerzen, Schwindel, Sehstörungen und Mattigkeit. Magenschmerzen, die zum Rücken hindurchgehen, **in der Ruhe aufkommend, durch Bewegung gebessert.**

Abdomen Vollheitsgefühl und Auftreibung des Abdomens, mit Kollern in den Gedärmen und Blähungen. Dabei kann ein **Laufen und Krabbeln in den Gedärmen** bestehen, als sei etwas Lebendiges darin; die Patientin reibt sich unwillkürlich den Bauch oder übt mit den Händen Gegendruck aus, um dieses seltsame Gefühl zu beschwichtigen. „Unbehaglichkeit im Unterbauch, mit einiger Übelkeit darin.“

Bauchweh: Schmerzen und Unruhe im Bett, muss aufstehen und umhergehen, damit es besser wird; Knurren im Bauch mit Unwohlsein. Kolikartige Bauchschmerzen, krampfartig kneipend und zwickend, besonders nachts im Liegen; **muss aufstehen und umhergehen, was bessert.**

Rektum und Stuhl **Stuhlverstopfung, insbesondere bei Menstruationsbeschwerden;** Stuhl aus harten Klumpen bestehend. Stuhl wie „herausgeschossen“ (CROTON TIGLIUM), erst bröckelig, dann weich, mit Herzklopfen. Wässriger Durchfall, der sich nach jedem Kaffeegenuss erneuert; auch im Zusammenhang mit Zyklusstörungen und Migräne.

Druck und Hitze im Mastdarm, mit Schwellung der Hämorrhoidalgefäße.

Harnwege Öfterer, reichlicher Abgang eines wässrigen Harns. Oder: Seltene und spärliche Harnentleerung. Häufiger Harndrang mit wenig Abgang; auch vergebliches Drängen. Stechen in der Harnröhre und Drängen zum Harnen, wobei ein dunkelrotgelber Harn ausgestoßen wird, und zwar **„wie auf ein Mal“, auf einen Schlag.** Viel Sediment im Harn, der sauer reagiert; reichlich Chloride.

Männliche Genitalien Prostatabeschwerden mit Stechen und Druckgefühl in der Prostataregion beim Drängen auf Harn oder Stuhl.

Weibliche Genitalien Cyclamen ist eine Arznei, die vorzugsweise bei Frauen angezeigt sein wird, weil sie auf viele **Störungen des weiblichen Zyklus** passt.

- Bei Cyclamen-Frauen ist die **Monatsblutung oft schwach und selten oder fehlt ganz;** sie kann jedoch auch **sehr stark und schmerzhaft** sein, mit schwarzem Blut, das mit Blutgerinnseln oder Schleimfetzen vermischt ist.
- Eine wichtige Modalität zeigt sich in einem Fall von Menorrhagie: „Blutung dauert den ganzen Monat an; die Patientin wirkt blutleer, Mund, Zunge, Lippen bleich; **Blutung stoppt beinahe,**

solange sie bei der Arbeit und in Bewegung ist, aber sobald sie sich abends ruhig hinsetzt, kommt die Blutung wieder und hält auch nach dem Zubettgehen noch an; generell **geht es ihr am besten, solange sie in Bewegung ist.**" Das sind exakt die entgegengesetzten Modalitäten wie bei Pulsatilla. „Die Regel stellt sich unter heftigen, wehenartigen Schmerzen ein, nachdem den Tag über der Unterleib so bedeutend aufgetrieben war, dass sie sich kaum bücken konnte. Das Blut ging in großer Menge, schwarz und in Klumpen ab, während früher der Eintritt der Regel immer schmerzlos und das Blut hellrot und dünnflüssig war."

- Ein geheilter Fall von Dysmenorrhö: Bei einer jungen Frau war die Menstruation nach Durchnässung zehn Monate lang ausgeblieben, dann trat sie „unter dem Gebrauch von Hausmitteln" wieder ein, diesmal aber mit sehr heftigen Leibschmerzen. Danach hatte sie nur alle zwei bis vier Monate eine Menstruationsblutung, die jeweils sehr schmerzhaft war. „**Die wehenartigen, zusammenziehenden Schmerzen gehen vom Kreuz aus, laufen an beiden Bauchseiten zum Schoß herab und treten periodisch in Anfällen von ein bis zwei, auch fünf Minuten auf, während welcher Zeit nie Blut abgeht.**"
- Cyclamen hat in zahlreichen Fällen von **ausbleibender Monatsblutung** mit Bleichsucht geholfen. Eidherr beschreibt die konstantesten Symptome: Chlorotisches Aussehen (blasser Teint, blasse Lippen, blasses Zahnfleisch), Kopfschmerz, Schwindel, Schläfrigkeit, Müdigkeit, Frostigkeit, melancholische, weinerliche Stimmung; kein Appetit, kein Durst, Stuhlverstopfung; schwache, zu seltene, ganz fehlende Periode, schmerzhafte Periode; Herzklopfen, beschleunigter, schwacher Puls; Lidödem. In sehr vielen Fällen sind zusätzlich Sehstörungen beobachtet worden. In den meisten Fällen besserten sich alle Symptome, sobald die Menstruation wieder normal eintrat.
- Cyclamen hat z. B. die Periode wiedergebracht bei einer Frau, die **statt der Regel** alle drei bis vier Wochen Blutwallungen, **Kopfschmerzen, drückenden Schwindel,** öfteres Zittern der unteren Extremitäten und Drängen gegen die Schamteile hatte.

Ferner hat Cyclamen ein **Stechen und Spannen in den Brustdrüsen** hervorgerufen, mit Vergrößerung, Härte und Schmerzhaftigkeit der Brüste. In einer Prüfung wurde auch folgendes Symptom erzeugt: „Laufen und Krabbeln vom Magen und Bauch hinauf in die Brüste gehend, wo sie ein Gefühl hat, **als ströme Wind oder Luft aus den Brustwarzen**."

Extremitäten Teigig anzufühlende, kraftlose Skelettmuskulatur. **Gliederschmerzen an den Stellen, wo die Knochen direkt unter der Haut liegen** (Schienbeine, Schlüsselbeine).

Akuter Gelenkrheumatismus, wenn die Menstruation ausbleibt.

Schmerz über dem Ellbogengelenk wie von Stoß, Quetschung oder Zerschlagenheit, noch schmerzhafter bei Bewegung des Arms oder Berühren der Stelle. **Krampfartige, langsame Krümmung des rechten Daumens und Zeigefingers,** deren Spitzen sich einander nähern und mit Gewalt wieder ausgestreckt werden müssen. Cyclamen kann bei **Schreibkrämpfen** angezeigt sein. „Es ist ihr, als müsse sie alles aus den Händen fallen lassen."

In den Beugemuskeln des Unterschenkels ziehende Schmerzen, wenn man das Bein streckt; die Schmerzen scheinen aus der Kniekehle zu kommen und sich gegen die Zehenspitzen zu erstrecken. **Brennender Wundheitsschmerz an den Fersen, fast wie im Knochen; besonders beim Sitzen und Stehen.**

Schlaf Cyclamen kann sowohl **unruhige, schlaflose Nächte** als auch **ungewöhnlich tiefen, festen und langen Schlaf** haben; in beiden Fällen ist der Schlaf aber **nicht erholsam.** Unruhige, durch Träume unterbrochene Nacht. Schlaf erst gegen Morgen, mit Pollutionen. „Nach einer höchst unruhigen Nacht, und von unangenehmen Träumen öfters aus dem Schlaf aufgeschreckt, **erwachte er am Morgen matt und abgeschlagen.**" Oder: Tiefer Schlaf mit unklaren, Furcht erregenden Träumen. „Tieferer Schlaf als sonst." Längerer Morgenschlaf, auch mit Schnarchen. Große Neigung zu schlummern, den ganzen Vormittag. Oder auch: „Früh sehr zeitiges Erwachen; er kann nicht wieder einschlafen, und da er aufstehen wollte, konnte er vor Müdigkeit und Schläfrigkeit nicht." **Erwacht verdrießlich, mit Benommenheit und pappigem Mundgeschmack.**

Albträume gleich nach dem Einschlafen; wird wieder wach, kann aber nicht schreien.

Unruhiger Schlaf, Träume von Geld (Hahnemann).

Fieber und Frost **Kältegefühl im ganzen Körper,** das auch durch noch so viel Kleidung nicht gelindert werden kann. **Allgemeine Frostigkeit,** besonders bei Störungen des weiblichen Zyklus, mit blasser Haut und blassen Schleimhäuten.

Wechsel von Frost und Hitze. „Gegen Abend, erst Frost ohne Durst; dabei **große Empfindlichkeit gegen Kälte,** wobei es ihn oft plötzlich zusammenschüttelt und schaudert; dann Hitze an einzelnen Teilen mit Ängstlichkeit, als stünde ihm ein Unglück bevor."

Abends werden Gesicht und Hände warm, und dann stellt sich auch Durst ein, der den ganzen Tag über völlig gefehlt hatte.

KAPITEL

D Digitalis purpurea – Dulcamara

Digitalis purpurea

Essenzielle Merkmale

Wenn man das Wort „Digitalis" hört, wird man sicherlich nicht zuerst an die homöopathische Arzneimittellehre denken. Digitalispräparate werden bekanntlich seit langem in der Schulmedizin verwendet, hauptsächlich zur Stärkung der Kontraktionskraft des Herzens, sozusagen als Herztonikum. Doch Digitalis ist zugleich eine umfassend geprüfte homöopathische Arznei, die auch in vielen klinischen Fällen zur Heilung geführt hat.

Herzbeschwerden und -symptome

Natürlich hat Digitalis eine auffallende Organbeziehung zum Herzen. So sollen nun zunächst einmal wichtige Herzsymptome des Mittels beschrieben werden. Dazu gehört z. B. die **Bradykardie.** Hahnemann stellt fest, dass die Arznei **„in ihrer Erstwirkung den Puls ungemein verlangsamert",** und diese Verlangsamung des Pulses bei allen möglichen Beschwerden gehört zu den wichtigsten Symptomen von Digitalis. Besonders in der ersten Zeit eines Krankheitszustands kann die Pulsfrequenz sehr tief fallen, auf 40, ja 30 Schläge in der Minute; dafür kann der Puls später ungemein schnell werden, ein schwacher, fliegender, kaum zählbarer Puls.

Ein weiteres Digitaliszeichen am Herzen sind **Rhythmusstörungen** verschiedener Art; unregelmäßiger und ungleicher Puls. „Manchmal geringere, manchmal größere Expansion der Arterien"; Pulsus alternans. **Extrasystolen,** unregelmäßig oder nach jedem Schlag; Pulsus bigeminus. **Intermissionen unregelmäßiger Art und Länge:** „Der langsame, kleine Puls macht öfters kleinere oder größere Pausen."

Ein starkes subjektives Symptom ist ein **Gefühl, als stehe das Herz still, mit großem Angstgefühl und Notwendigkeit, den Atem anzuhalten.** Dieses Symptom folgt meist auf unvorsichtige, heftige Bewegungen, besonders mit den Armen nach oben. Wenn ein Patient glaubt, er dürfe sich nicht bewegen und müsse gar den Atem anhalten, sonst werde sein Herz stehen bleiben, dann ist dies ein sehr starker Hinweis auf Digitalis. (Dagegen hat GELSEMIUM ein Gefühl, als würde das Herz augenblicklich stehen bleiben, sobald man sich **nicht** mehr bewegt.) Bähr beschreibt, wie eine solche, der Angina pectoris ähnelnde Attacke bei einem Digitalis-Patienten aussehen kann: „Der Kranke fühlt mit Gefühl namenloser Angst und plötzlicher Ohnmachtsanwandlung das Herz stillstehen für einen Augenblick; dann folgen mehrere heftige, rasche Schläge, die mir eine Kranke beschrieb, **als wenn das Herz sich losgerissen hätte und frei an einem dünnen Faden hängend sich pendelartig bewegte.**" Eine andere Patientin hatte nach plötzlichen Armbewegungen das **Gefühl, als flattere das Herz hin und her;** es erfolgten einige sehr heftige Herzschläge, dann schien der Puls stillzustehen, um gleich wieder in unregelmäßiges Jagen zu verfallen. „Dabei ergreift sie eine ungeheure Todesangst mit ohnmachtartigem Niedersinken, jedoch ohne Verlust des Bewusstseins."

Eine auffällige Modalität ist die **Bewegungsverschlimmerung.** „Wenn der Puls langsam geworden ist, wird er durch die geringste körperliche Bewegung beschleunigt", heißt es in den *Chronischen Krankheiten,* und in einer späteren Monografie von Bähr, aus der viele Symptome des Arzneibildes stammen, wird festgehalten: „Jede geringste körperliche Bewegung übt einen blitzschnellen akzelerierenden Einfluss auf die Schnelligkeit des Pulses aus, so eine einfache Drehung des Kopfes etc."

Gewissensangst

Als wichtigster psychischer Zug ist die **Angst** zu nennen. Es handelt sich um eine eher unbestimmte, aber extrem starke, anfallsweise auftretende Angst, die mit einer depressiven Stimmung verbunden sein kann. Besonders charakteristisch ist eine Gewissensangst, die mit massiven **Selbstvorwürfen** verbunden ist (vgl. CYCLAMEN). „innere Angst, wie Gewissensangst, als habe er ein Verbrechen begangen oder Vorwürfe zu erwarten." „Ängstlichkeit, als habe er Böses begangen." Oder die Angst richtet sich auf die Zukunft statt auf die Vergangenheit, mit **bösen Ahnungen und Befürchtungen.** „Ängstlichkeit mit großer Furcht vor der Zukunft, am stärksten jeden Abend um 6 Uhr, mit Traurigkeit und Weinen, welches erleichtert." „Befürchtende Ahnungen trauriger Art, mit großer Niedergeschlagenheit, **durch Musik aufs höchste gesteigert**." Todesfurcht; auch eine Angst, den Verstand zu verlieren, ist klinisch beobachtet worden.

Die starken Angstgefühle sind oft mit großer Unruhe verbunden, auch mit **nervöser Schlaflosigkeit** und einem Gefühl, „als müsste man gleich in Stücke zerspringen", wie Kent ausführt. Sie haben ihren Sitz meistens **im Epigastrium,** also in der Gegend von Herz und Magen, und werden dort geradezu körperlich empfunden, als physische Todesangst. „Bangigkeit, wie aus dem Oberbauch." Präkordialangst. „Jeder Schock scheint sie körperlich im Epigastrium zu treffen, etwa auch schlechte Nachrichten." Ein charakteristisches Prüfungssymptom ist: „**Schwäche des Magens, gleichsam ein Hinsinken desselben, als ob das Leben verlöschen sollte**." Auch: „Brecherliche Übelkeit zum Sterben ... mit höchster Niedergeschlagenheit des Geistes und Bangigkeiten." Auf diese Weise können sich die Digitalis-Angstgefühle „zum Sterben" physisch manifestieren. Oder sie zeigen sich im Schlaf, nämlich in Form von **erschreckenden Fallträumen.** „Öfteres schreckhaftes Erwachen nachts, durch einen Traum, als fiele er von einer Höhe herab oder ins Wasser."

Niedergeschlagenheit

Digitalis-Patienten neigen zu **depressiven** Stimmungen. Sie mögen keine Gesellschaft und haben keine Lust, sich zu unterhalten oder etwas zu tun. Beständiges Seufzen, das etwas erleichtert. „Weinerliche Betrübnis über mancherlei, das ihm fehlgeschlagen." Oft ist die Traurigkeit dieser Menschen andererseits mit einer beträchtlichen **Erregbarkeit** verbunden, wie sie schon bei den starken Ängsten beobachtet werden konnte. Düstere Stimmung mit Verdrießlichkeit und Zanksucht. „Große Reizbarkeit; alles, besonders aber Trauriges, greift ihn sehr an, und die geringste Kleinigkeit kann ihn zu **trostloser Verzweiflung** bringen." Auch diese „traurige Reizbarkeit" wird manchmal geradezu körperlich gespürt, nämlich in einem Krankheitsgefühl, das sich besonders auf das Sehen auswirkt. „Er ist traurig und hat das Gefühl, als sei er ganz krank; **alle Gegenstände kommen ihm vor wie im Fieber,** gleich als hätte er das Sehgefühl wie im Fieber."

Dieser Symptomkomplex kann sich zu sehr akuten Krankheitszuständen steigern, mit Delirium, Halluzinationen, manischen Schüben, psychotischen Verwirrtheitszuständen, ja selbst Suizidversuchen. „Tobsüchtige Aufgeregtheit mit Melancholie wechselnd" (Bönninghausen). Bähr berichtet von einem mit Digitalis geheilten Fall, wo der Patient unter „delirierender Manie" bei vollständiger Schlaflosigkeit litt und nur mit Mühe davon abgehalten werden konnte, sich aus dem Fenster zu stürzen. „Angst und Traurigkeit, mit nächtlicher Schlaflosigkeit infolge von Herzschmerzen, als Folge von Enttäuschung in der Liebe."

Gedächtnisschwäche

Die Verstandeskräfte sind bei Digitalis spürbar beeinträchtigt. **Das Gedächtnis wird schwach.** „Das Denken fällt ihm schwer, und er vergaß alles gleich wieder, bei innerer und äußerer Hitze im Kopf." Digitalis-Patienten spüren oft eine eigentümliche Benommenheit des Kopfes, die ein wenig einem Rausch ähnelt. Die Fähigkeit zu denken wird „in hohem Grad beschränkt", doch das entspricht nicht dem subjektiven Gefühl des Patienten, der eher eine gesteigerte Gehirntätigkeit zu erleben glaubt. Um aus Jörgs Prüfung zu zitieren: „Leichte Benommenheit des Kopfes, einem geistigen oder ätherischen Rausche, einem scheinbaren Erweitern des Nervenlebens über seine gewöhnlichen Grenzen hinaus mehr gleichend als einer Beschränkung der Gehirntätigkeit." Besonders die Einbildungskraft kann außerordentlich lebhaft erscheinen.

Mit diesen geistigen Schwächezuständen korrespondiert auch massive körperliche Erschöpfung, besonders aber **Ohnmachtsneigung.** „Allgemeine Schwäche, als wären alle Teile des Körpers ermattet." „Jählings äußerste Mattigkeit, als wenn er das Bewusstsein verlieren sollte."

Sexualität
Der Fingerhut scheint **das sexuelle Begehren zu steigern, die Potenz aber zu vermindern** bis hin zur totalen Impotenz – und so prägt sich eine Tendenz zur Masturbation aus. **„Wollüstige Bilder"** drängen sich Tag und Nacht auf, und oft geht bei Männern auch nachts Sperma ab, worauf ein großes Mattigkeitsgefühl folgt; gelegentlich auch Schmerzen in Penis und Harnröhre. Sexuelle Erregung ist sehr leicht auszulösen, aber der Patient fühlt sich schrecklich müde und matt und nicht in der Lage, einen Partner zu finden. Und wenn das doch gelingt, kann er keine tiefe Befriedigung erreichen. In manchen Fällen führt diese Situation „großer Reizbarkeit neben großer Schwäche", vor allem bei Frauen, zu promiskem Geschlechtsverkehr.

Allgemeinsymptome und Keynotes

- Eine bemerkenswerte Empfindung ist ein **Gefühl von innerem Zucken, so als ginge ein elektrischer Schlag durch den Körper.**
- Wichtige allgemeine Modalitäten:
  - Digitalis geht es **in der warmen Zimmerluft schlechter,** doch auch Kälte wird oft Symptome auslösen.
  - Auffallend ist aber besonders eine **Verschlimmerung aller Zustände durch Bewegung,** insbesondere durch plötzliche, heftige Bewegungen, während Ruhe und besonders flache Rückenlage bessert.
  - Auch Gemütsbewegungen können sowohl die psychischen als auch die physischen Symptome verstärken. **Linksliegen** wirkt sich besonders negativ auf die Herzsymptome aus.
- Schließlich neigen Digitalis-Patienten sehr zur **Appetitlosigkeit,** und wenn sie sich zum Essen zwingen, verschlimmert dies ihre Symptome meist eher. Vor allem aber empfinden sie einen sehr starken **Ekel vor Essensgerüchen,** die tödliche Übelkeit provozieren (COCCULUS, COLCHICUM). Digitalis gehört zu den Mitteln, die Appetitlosigkeit und Ekel vor Speisen **bei großem Durst** haben. Es sei jedoch darauf hingewiesen, dass auch Gefühle von Heißhunger in der Pathogenese verzeichnet sind. Bei einer Digitalinum-Prüfung an sich selbst erwachte Bähr mit einem heftigen Hungergefühl, das schon nach kurzer Zeit von totaler Appetitlosigkeit abgelöst wurde, „als ob der Magen sehr angefüllt wäre und sein Inhalt oben im Hals anstände". Und diese Abfolge: Hunger beim Erwachen, bald darauf totale Appetitlosigkeit, ja Ekel bei Speisegerüchen, ist ebenfalls erfolgreich als Keynote für Digitalis benutzt worden.

Lokalsymptome

Schwindel, Kopf **Schwindel mit Ohnmachtsanwandlung und Schwächegefühlen.** „Schwindel mit beängstigendem Gefühl, wie wenn Ohnmacht eintreten sollte." Schwindel mit Zittern, besonders beim Treppensteigen; mit Schwäche der unteren Gliedmaßen.

Schwindel bei langsamem Puls, insbesondere beim Aufstehen vom Sitzen oder Liegen.

Schwindelgefühl mit beständigem Ohrenklingen.

Ein **benommenes Gefühl im ganzen Kopf,** dabei Einschränkung des Denkvermögens; manchmal auch mit dem rauschartigen Gefühl, als wäre die eigene Gehirntätigkeit eher erweitert als beschränkt. Seltsame Empfindungen im Inneren des Kopfes: Empfindung, als ob das Gehirn wie Wasser an beiden Seiten des Schädels anschlüge und ihn zersprengen wollte, pulsweise; „wallender Kopfschmerz" mit dieser Empfindung, besser beim Liegen und Vorbeugen, schlimmer beim Stehen und Zurückbeugen. Gefühl, als ob im Kopf etwas vorfiele, beim Bücken. Vor allem aber: **„Ein plötzlicher knackender Krach im Kopf, während des Mittagsschlafes, mit schreckhaftem Zusammenfahren."** Dieses „Krachgefühl" ist auch als „metallisch" beschrieben worden, oder „als wäre das aus dünnem Glas bestehende Gehirn mit einem Schlag zerschmettert worden", oder „als ob ein Pistolenschuss im Kopf widerhallte". Manchmal weckt es nicht aus dem Schlaf, sondern tritt nach dem Zubettgehen auf und verhindert das Einschlafen.

Ein „unbehagliches, spannendes Gefühl im Vorderkopf" kann auftreten, wenn man die Augen auf eine Seite dreht, ohne den Kopf zu bewegen.

Blutandrang zum Kopf, jedoch häufig mit blassem Gesicht; ein drückender und schwerer Kopfschmerz wie von Blutüberfülle im Kopf. Klopfende Kopfschmerzen, die in der Stirne oder auch im Grunde der Augenhöhlen empfunden werden. „Der

Digitaliskopfschmerz … hat im ganzen den Charakter der Migräne; er entsteht sehr plötzlich und in heftigen Anfällen, **scheint von einem plötzlichen Einschießen des Blutes in den Kopf herzurühren,** ist vorwiegend halbseitig und in der Stirn."

Halbseitige Kopfschmerzen, „wie ein inneres Jucken".

Drückende Kopfschmerzen vorn in der Stirn und in den Schläfen, die sich **durch angestrengtes Nachdenken verstärken.** „Ein ruckweises Drücken, bald in den Schläfen, bald im ganzen Kopf." Ein eigentümliches Symptom zeigte sich bei einem Fall von Ballard, der in Clarkes „Dictionary" zitiert wird. Der Patient hatte Kopfweh und Schwindel, und nach Trinken ging es ihm „im Kopf gar nicht gut". **Nach Trinken kalten Wassers setzte sich der Schmerz in der Stirn fest und erstreckte sich die Nase herab.** Schmerzen äußerlich am Kopf, vor allem drückend-stechende oder reißend-stechende Schmerzen an Stirnseite und Schläfe. **„Der Kopf fällt immer nach hinten, im Sitzen und Gehen,** als wenn die vorderen Halsmuskeln, wie gelähmt, keinen Halt hätten."

D

Augen Digitalis hat eine ganze Reihe von Sehstörungen:

- Das Farbensehen ist verändert. **Grünsehen oder Gelbsehen,** d. h. die Gegenstände sehen grün oder gelb aus; Gesichter erscheinen leichenblass; morgens sehen alle Gegenstände so aus, als wären sie mit Schnee bedeckt.
- Sieht einen zuckenden Schein von leuchtenden Farben, rot, grün oder gelb; in der Dämmerung. Oder: Regenbogenfarben umgeben wie ein Hof eine Kerzenflamme. **Flimmerskotom.**
- Vor den Augen scheinen dunkle, wie Fliegen wirkende Körper zu schweben, besonders wenn man weiter entfernte Gegenstände fixieren will. Wenn man die Augen bedeckt oder schließt, scheinen leuchtende Körper davor zu hüpfen.
- Eine vorüber ziehende Dunkelheit, wie eine Wolke oder ein Nebel, mindert die Sehkraft; manchmal auch nur im oberen Teil des Gesichtsfeldes. „Abends beim Gehen ist es, als ob der obere Teil des Sehfeldes von einer dunklen Wolke beschattet würde." **Trübsichtigkeit, wie ein Schleier vor den Augen; mit brennendem Schmerz im Bogen der rechten Augenbraue.**
- **Doppeltsehen,** oder auch Dreifachsehen. Die Augenbewegungen können in eigentümlicher Weise beeinträchtigt sein: „Hang beider Augen, sich nach der linken Seite zu drehen; wendete er sie mit Anstrengung nach der rechten Seite, so schmerzten sie, und er sah dann auf dieser Seite alle nahen Gegenstände doppelt und dreifach."
- Interessant ist auch ein **verändertes Sehgefühl,** das nicht einer der beschriebenen Sehstörungen zugerechnet werden kann. Zwei Prüfungs-Beobachtungen: „Die äußeren Gegenstände stellten sich in einem falschen Scheine dar; er sah sie nicht eigentlich doppelt, aber auch nicht im rechten Licht." „Alle Gegenstände kommen ihm vor wie im Fieber, gleich als hätte er das Sehgefühl wie im Fieber."

Die Pupillen können entweder erweitert oder kontrahiert sein, oft ist ihre Reaktion auf Licht herabgesetzt. **Entzündung der Meibom-Drüsen,** Hordeolum internum: blassrote Schwellung der Lidränder; stülpt man das Lid um, so erkennt man gelblichrötliche, abwärts verlaufende Stränge; Brennen der Lidränder und Photophobie.

Ophthalmie, die auf einen Schnupfen folgt, der plötzlich aufgehört hat. Entzündliche Röte der Bindehaut und der Lider; **Gefühl wie von Sand oder grobem Staub in den Augenwinkeln;** drückende Schmerzen oder durchfahrende Stiche im Auge; Photophobie; fortwährendes Tränen der Augen, vermehrt durch Einfall hellen Lichtes und durch kalte Luft; reichliche Eiterabsonderung in den Canthi.

Heftige Stiche durch das Auge hindurch, nachmittags im Liegen. **Blaufärbung der Augenlider** und anderer peripherer Teile (Lippen, Nägel); Zyanose. Morgens zugeklebte Augen.

Ohren **Zischen vor beiden Ohren, wie siedendes Wasser.** Wenn dieses Symptom im Zusammenhang mit **Schwerhörigkeit** auftrat, hat Digitalis bereits zu Hahnemanns Zeiten „nicht selten" Heilungen vollbracht, wie dieser in einer Fußnote anmerkt. Krachen im Kopf, beim Einschlafen oder aus dem Schlaf weckend. Einzelne Stiche äußerlich hinter dem Ohr. Drüsen an und hinter dem Ohr schmerzhaft geschwollen.

Nase Nasenbluten hellen Blutes; auch im Zusammenhang mit Zyanose. Kopfschmerz, der sich die

Nase herab erstreckt, nach Trinken kalten Wassers. **Sehr empfindlich gegen Essensgerüche,** die höchste Übelkeit erzeugen. **Schnupfen** „in hohem Grade", mit Husten; **kann kaum sprechen,** riecht nichts mehr. Auffallend ist ein heftiges und häufiges Niesen dabei.

Gesicht **Blasses, selbst bläuliches Gesicht,** eine bläuliche Tönung unter der Blässe; Augenlider, Lippen und Zunge blau. Selbst bei Kopfkongestionen kann das Gesicht auffallend blass bleiben. Gedunsenes, blasses oder livides Gesicht, auch mit Anschwellung der Venen um das Auge, an den Ohren und Lippen sowie an der Zunge.

Schwarze, entzündete, eiternde Mitesser in der Gesichtshaut. Trockene, ja ausgedörrte Lippen. Krämpfe auf einer (der linken) Gesichtsseite. Ziehende und stechende Gesichtsschmerzen, die durch Wärme verschlimmert werden; Digitalis hat unter anderem Prosopalgie infolge einer Gürtelrose im Gesicht geheilt.

Mund **Starker Speichelfluss.** Der Speichel kann **süß** schmecken und/oder einen sehr üblen Geruch verbreiten. Oder auch: **Bitterer Mundgeschmack;** insbesondere Brot schmeckt bitter.

Speichelansammlung im Mund, mit Ausspucken und **starker Übelkeit, sobald man ihn schluckt.** Speichelfluss mit Wundheit im gesamten Mundraum, auch an der Zunge und am Zahnfleisch.

Ein Gefühl im Mund wie sanft aufgeraut, **als wäre die Mundhöhle innen mit Samt überzogen;** mit fadem, schleimigem Mundgeschmack.

Zunge bleich, weiß belegt oder blau; auch mit angeschwollenen Blutgefäßen. Beim Digitalis-Erbrechen ist die Zunge häufig ganz rein. Anschwellen von Lippen und Zunge, dabei stinkender Speichelfluss und Anurie.

Atemwege Heiserkeit, hauptsächlich früh beim Erwachen; nach Nachtschweißen manchmal so groß, dass er nicht einmal sprechen kann. Schmerzlose Heiserkeit.

Festsitzender Schleim im Hals, der sich durch Husten löst. Oder auch: „Früh hängt Schleim in der Kehle, der sich leicht löst, aber, wenn er ihn auskotzen (= ausräuspern) will, gewöhnlich in den Schlund kommt, sodass er ihn verschlucken muss."

- **Die Atmung ist oft unregelmäßig und besteht aus einer Serie tiefer Seufzer. Kurzatmigkeit oder Atembeklemmung, die zu tiefem Atmen nötigt, doch auch das scheint nicht genug Sauerstoff zu bringen.** Einige Beschreibungen dieses sehr charakteristischen Symptoms: „Peinliche Engbrüstigkeit, viele Tage lang, er musste oft tief atmen, und doch war es ihm, als fehle ihm die Luft, vorzüglich beim Sitzen" (Hahnemann). Oder: „Höchst lästige Kurzatmigkeit, sowohl im Sitzen als auch im Gehen, am schlimmsten gegen Abend und abends. **Es ist der stete Wunsch da, recht tief ausholend zu atmen; versucht er dies, so ist es, als ob die Brust nur zur Hälfte mit Luft gefüllt würde.** Dazu gesellt sich, besonders beim Tiefatmen, ein Husten, der nur selten etwas geballten, harten Schleim zutage fördert. Alles sitzt zu fest am Körper. Lüftung der Kleider verschafft keinen Nutzen" (Bähr).
- Digitalis kann sowohl bei schneller, kurzer als auch bei tiefer, langsamer Atmung angezeigt sein; entscheidend ist das **Gefühl, dass der Lufthunger nicht gestillt werden kann.** In den *Chronischen Krankheiten* findet sich: „Atem schwer und langsam aus der Tiefe geholt", aber auch: „Kurzer, mangelnder Atem; er kann ihn nicht lange anhalten und muss schnell wieder neuen schöpfen."
- Eine bedeutsame, mehrfach bestätigte Empfindung im Zusammenhang mit diesem Luftmangel ist ein **Gefühl, als wären die inneren Teile in der Brust zusammengewachsen;** bekommt deshalb keine Luft, muss sich aufsetzen.

Aufgrund dieser und einer Reihe weiterer Symptome ist Digitalis nicht selten bei Asthma indiziert. Ein geheilter Fall von Bähr, dessen Symptome in die Arzneimittellehren und Repertorien eingegangen sind: „Ein 20-jähriger Bildhauer hatte asthmatische Anfälle. Gewöhnlich morgens zwischen 10 und 12 und nachmittags zwischen 16 und 18 Uhr stellt sich ganz plötzlich eine Beengung des Atmens ein mit Gefühl, als würde der Brustkorb zusammengeschnürt, mit Ängstlichkeit, die keine Ruhe läßt, ohne Hitze. Wenn die Atemnot am ärgsten ist, bisweilen ein Gefühl, als würde das Brustbein zerrissen. **Ruhige, horizontale Lage wirkt nach einiger Zeit besänftigend.**" Es gibt (wie schon oben angegeben) auch Digitalis-Fälle, wo Aufsetzen bessert; doch die

D

Besserung in horizontaler, vor allem in Rückenlage ist allgemein recht charakteristisch für diese Arznei. Das Gefühl, als wäre etwas in der Brust zusammengewachsen, kann Digitalis jedoch auch bei anderen Beschwerden indizieren, z. B. bei neuralgischen Thoraxschmerzen infolge von Verkühlung. In einem neueren Fall (Müller, in *Archiv für Homöopathik* 1993/2) wurde die Empfindung mit diesen Worten beschrieben: „als klebte in der Brust etwas zusammen, das beim Aufrichten auseinandergerissen würde, oder wie wenn aus einer Federkernmatratze sich eine Stahlfeder durch die Umhüllung drückte".

- Mit der Kurzatmigkeit von Digitalis kann ein schmerzhaftes **Gefühl von Angegriffenheit und Ermattung in der Brust** verbunden sein; ein solches Schwächegefühl hat kennzeichnenderweise seinen **Ursprung meist in der Magengegend** und steigt von dort in die Brust auf.
- Ein weiteres charakteristisches Symptom von Digitalis ist eine keuchende Atmung, besonders beim Einschlafen. Wie bei LACHESIS **hört der Atem beim Einschlafen auf, um plötzlich mit einem Keuchen eingezogen zu werden,** das wieder aufweckt. „Keuchende Atmung, jeder Atemzug wirkt so, als ob es ihr letzter wäre."

Der Husten von Digitalis ist am besten durch ein Zitat aus Bönninghausens Keuchhusten-Buch zu charakterisieren: „Hohler, tiefer Krampfhusten, von Rauheit und Kratzen im Gaumen und in der Luftröhre erregt, morgens ohne, abends mit wenigem, schwierig auszuwerfendem gelbem, gallertartigem Schleim **von süßlichem Geschmack, zuweilen auch mit etwas dunklem Blut.** Verschlimmerung: Um Mitternacht und um die Morgenzeit. Erhitzung. Essen. Kalt-Trinken. Sprechen. Gehen. Freie Luft. (Warme Stubenluft.) Beim Erwachen. Vorbiegen des Körpers." Nach dem Essen kann der Husten so stark sein, dass die Speisen erbrochen werden.

Trockener Husten, mit seltenem Auswurf, der aus harten Schleimkügelchen besteht. Auch Schmerzen im Thorax, besonders in der Herzgegend, die an rheumatische Schmerzen erinnern, können mit Digitalis geheilt werden. Sie können vom linken Rand des Brustbeins auf seine rechte Seite überwechseln und dann wieder zurückkehren.

Herz In den „essenziellen Merkmalen" wurden bereits einige wichtige Herzsymptome von Digitalis erwähnt, insbesondere die **Bradykardie,** die **Intermissionen und Extrasystolen,** die **Bewegungsverschlimmerung** und das **Gefühl, das Herz werde stillstehen, sobald man sich bewegte,** oft gefolgt von flatterndem Gefühl am Herzen. Es gibt jedoch eine sehr große Zahl von Digitalis-Herzsymptomen, da diese Arznei bekanntlich eine besondere Affinität zum Herzen hat.

- **Unregelmäßiger Puls,** sowohl was die Stärke bzw. die Expansion der Schlagadern angeht, als auch in Bezug auf die Frequenz. Etwa: „Langsamer Puls von 50 Schlägen, die ganz unregelmäßig waren, immer zwischen 3, 4 weichen ein voller und harter." „Bei einer Pulsfrequenz von 78 pro Minute 12–20 starke Schläge, denen 4 oder 5 ganz schwache folgen." **„Große Langsamkeit und Unregelmäßigkeit des Pulses."** „Der langsame, kleine Puls macht öfters **kleinere oder größere Pausen."** Langsamkeit des Pulses, besonders zu Beginn eines krankhaften Zustands, ist typisch für Digitalis-Fälle, und dieser langsame Puls ist meistens eher ungewöhnlich stark und hart. „Einzelne, heftige und langsame Herzschläge, mit plötzlicher starker Hitze im Hinterkopf und flüchtiger Ohnmacht, das Ganze nur einen Augenblick dauernd." (Die Stärkung der Herzkontraktion bei Verringerung der Frequenz ist bekanntlich die erwünschte Wirkung beim allopathischen Einsatz von Digitalis-Präparaten.) Allerdings kommt auch langsamer Puls vor, der klein und selbst fadenförmig ist, und die Arznei kann durchaus auch bei jagendem, rasendem, kaum fühlbarem Puls angezeigt sein. Sehr häufig liegt jedenfalls irgendeine Art von **Herzrhythmusstörung** vor, besonders **Bigeminie.** Auch **absolute Arrhythmie,** wobei auch Herzschlag und Radialispuls nicht synchron sind.
- Eine Beschreibung von Bähr: „Es folgen schnelleren Pulsschlägen eine Zahl vollerer, langsamerer in ganz unbestimmter Zahl. Die Intermissionen… füllen selten den Zeitraum von zwei Herzkontraktionen aus, gewöhnlich ist es eine Herzpulsation, die nach 3–5–7, selbst 15–16–18 Schlägen ausbleibt, als ob das Herz ausruhen wollte."
- Eine charakteristische Prüfungsbeobachtung: Puls 60 im Sitzen, 72 im Stehen, **die geringste Bewegung führte zu sofortiger Beschleunigung;** ich beobachtete meinen Puls, während ich zu-

nächst im Liegestuhl lag und mich dann langsam aufrecht setzte, und augenblicklich wurde der Puls **stoßweise schneller sowie viel kleiner und schwächer.** Oder auch: **Die geringste Muskelanstrengung führt zu mühsamer und intermittierender Herztätigkeit.**

- **Herzangst** ist ebenfalls ein wichtiges Symptom des Fingerhutes. „Drückende, pressend zusammenziehende Herzschläge, mit **Angst und krampfhaften Schmerzen im Brustbein und unter den Rippen,** welche sich bei Vorbiegung des Kopfes und Oberleibs vermehren." Oder: „Fast hörbare, stärkere Herzschläge, mit Angst und zusammenziehenden Schmerzen unter dem Brustbein." Manchmal wird auch ein Gefühl gespürt, als würde das Herz von einer Hand gepackt, die langsam zudrückt (vgl. CACTUS), besonders bei jeder Intermission des Pulses.
- Es gibt auch schwächere Ausprägungen von Herzangst, etwa ein „dumpfes, unangenehmes Gefühl" oder eine „Unbehaglichkeit" in der Herzgegend (Possart).
- **Plötzliche Anfälle von heftigem, arrhythmischem Herzklopfen** mit Gefühl unmittelbar bevorstehenden Todes und schrecklicher Angst; **durch die geringste Bewegung noch verschlimmert.** Auch: Gefühl von Unruhe und Herzpalpitationen beim Aufwärtsgehen geringer Steigungen, welche früher keinerlei Wirkung hatten.
- Herzklopfen infolge von Kummer, mit Schmerz auf der linken Brustseite und den linken Arm herab; auch mit Taubwerden der Finger. Anfälle von Herzklopfen mit großer Depression des Gemüts, Selbstvorwürfen, Angst und Furcht, den Verstand zu verlieren.
- Herzgeräusche: blasig, wie dumpfes Rauschen und Poltern.

Magen **Völlige Appetitlosigkeit, mit förmlichem Ekel vor Speisegeruch, bei reiner Zunge;** auch bei unbeschreiblichem Leeregefühl im Magen. Manchmal besteht Appetit auf bittere Speisen. Oder: Starkes Hungergefühl beim Erwachen, gefolgt von totaler Appetitlosigkeit mit Gefühl, als stünde das Essen ihm vom Magen bis an den Hals. **Heftiger Durst,** vor allem auf kalte und saure Getränke.

Größte Übelkeit: wie „zum Sterben"; in wiederkehrenden Anfällen; besonders morgens, beim Erwachen; mit Brechneigung und wirklichem Erbrechen. „Gefühl von Vollheit und Übelkeit, bei reiner Zunge." Die Übelkeit ist gewöhnlich verbunden mit einem **furchtbaren Schwächegefühl im Magen, „gleichsam ein Hinsinken desselben, als ob das Leben verlöschen sollte".** Dieses „todesartige" Gefühl ist ausgesprochen charakteristisch, und in der *Reinen Arzneimittellehre* heißt es: „Alle Kranke klagten darüber in denselben Ausdrücken." Auch extreme Niedergeschlagenheit und **Gefühle von „Bangigkeit" in der Magengegend** können die Übelkeit begleiten. Sehr charakteristisch für Digitalis ist es auch, wenn **die Übelkeit nach dem Erbrechen fortdauert.** Erbrechen von Schleim und Speisen, das Gegessene ist in weißen Schleim eingehüllt; mit Besserung der Bauchschmerzen. „Erbrechen, erst Speisen, dann Galle."

Ein scharfes Brennen, das sich vom Magen in die Speiseröhre erstreckt und den ganzen Tag anhält. Verdauungsstörungen mit morgendlicher Übelkeit, öfterem Erbrechen, bitterem Mundgeschmack, Appetitlosigkeit, Durst, Durchfall, Schwindel und Stirnkopfschmerzen. Stechende Schmerzen von der Magengrube aus, zu den Seiten und zum Rücken hin. Große Empfindlichkeit in der Magengegend, die zu öfterem Seufzen nötigt.

Abdomen Von Digitalis wird in diesem Bereich ganz besonders die **Leber** angegriffen. **Empfindlichkeit, Drücken, Anschwellung und Verhärtung in der Lebergegend,** besonders aber **Gelbsucht** sind häufige Symptome. Gelbsucht mit Krämpfen, mit grauen, aschfarbenen Stühlen. **Ikterus mit langsamem Puls.**

Ungewohntes **Vollheitsgefühl im Unterleib,** sowohl bei Appetitlosigkeit als auch bei gutem Appetit. Bauchschmerzen: zusammenziehend, oder **als ob die Därme zusammengedreht würden,** wiederum mit **furchtbarem, todesähnlichem Schwächegefühl** und „Hinsinken" im Magen. „Vermehrte Bewegungen im Darmkanal, die in leichtes Leibschneiden übergingen. Dieses Schneiden erstreckte sich später bis zum untersten Teil des Bauches, bis in die Gegend der Schamknochen, verwandelte sich daselbst in Drücken und Drängen, das bis durch die Beckenhöhle hinab bis zu den Hoden reichend gefühlt wurde" (Hartlaub/Trinks, *Reine Arzneimittellehre*). Oder auch: Leibschneiden mit Stuhldrang.

In der linken Seite des Unterleibs **Gefühl, als drängte sich da etwas durch.** Ein Gefühl von Wundheit im Bauchring, auf der linken Seite, als wollte ein Bruch heraustreten. Digitalis ist bei Einklemmung von Brüchen verordnet worden.

Rektum und Stuhl Besonders charakteristisch für Digitalis sind **helle, tonige, graue oder gar weiße Stühle, die meistens weich und breiig sind.**

- Durchfälle, auch heftige, die **aschfarben oder kalkweiß** sind; breiig, wässrig oder „von Kot mit Schleim gemischt". Durchfall, **danach gleich wieder Stuhldrang im Mastdarm.** Vor dem durchfälligen Stuhl Bauchschmerzen, drückend oder schneidend, die mit dem Stuhl verschwinden.
- Verstopfung: Stuhl träge, tagelang ganz fehlend; schwierig und gering; **grau und tonig.**
- Häufiger Stuhldrang, mit Harndrang; sehr kleine und weiche Stühle, die das Drängen kaum lindern.

D

Harnwege Digitalis ist häufig mit Erfolg bei **Ödemen und Hydrops** gegeben worden, besonders wenn die Wasseransammlung mit Herzproblemen zusammenhing. Dabei ist, wie Hahnemann in einer Fußnote schreibt, „die **Schwierigkeit zu harnen**" ein wesentlicher Zug der Arznei.

- **Häufiger, auch angestrengter Harndrang, der fruchtlos ist,** oder es gehen nur wenige Tropfen ab. Der Urin ist dann stark gefärbt, rötlich oder dunkelbraun und brennt beim Lassen.
- Schwieriger Abgang des Harns **wie von Verengung der Harnröhre:** ein pressend-brennendes Gefühl in der Mitte der Urethra, als ob es da zu eng wäre. Oder: Ein zusammenziehender Schmerz in der Blase, der das Wasserlassen erschwert. Oder auch: Das Urinieren schwierig, als ob kein Harn in der Blase wäre, und doch war starker Drang dazu vorhanden.
- Ein charakteristischer pochender oder schneidender Schmerz am Blasenhals beim Wasserlassen, **als ob ein Strohhalm vorwärts und rückwärts hindurch gezogen würde;** besonders nachts.
- **Harnverhaltung infolge von Vergrößerung der Prostata,** mit beständigem Drängen.

Eine andere Digitalis-Wirkung ist, dass der Harndrang nach dem Wasserlassen, auch wenn es reichlich war, nicht verschwindet. **„Steter Drang, den Urin zu lassen, auch nach dem Wasserlassen noch fortdauernd."** „Drängen nach der Harnblase, das bald das Gefühl erzeugte, als sei diese überfüllt, aber keineswegs verschwand, obgleich sie sich öfters des Urins entledigte." Oder auch: Nach Abgang einiger Tropfen wird der Harndrang noch stärker, vor Schmerz ist der Patient gezwungen, auf und ab zu gehen, obwohl die Bewegung den Drang sogar noch vermehrt (vgl. die Übelkeit, die nach dem Erbrechen fortdauert, und den Stuhldrang, der gleich nach dem durchfälligen Stuhlgang wieder da ist). Seltener ist reichliche Harnsekretion, die manchmal von schneidendem Ziehen in der Blase begleitet wird. „Unablässiger Drang zum Harnen, mit geringem Abgang jedesmal; dessen ungeachtet war die Absonderung sehr reichlich, 24 Stunden lang." „Öfterer, reichlicher Abgang blassgelben, wässrigen Harns." Nach derartiger Diurese kann wieder **Harnverhaltung** einsetzen, die **von Übelkeit und Erbrechen begleitet** wird.

Urin mit Bodensatz wie Ziegelmehl. **Fortwährender Harndrang, besonders nachts,** der zum Aufstehen nötigt; mit Schwindelgefühl, sobald man sich erhebt.

Männliche Genitalien **Beschwerden von Vergrößerung der Prostata;** schwieriges Wasserlassen, mit brennenden, schneidenden oder klopfenden Schmerzen; Restharn verbleibt in der Blase. Die Genitalien befinden sich häufig in einem Zustand **„großer Reizbarkeit neben großer Schwäche",** d. h. die Patienten neigen sehr zu **unerwünschten Erektionen und Pollutionen,** aber auch zu großer Erschlaffung der Geschlechtsteile mit **Impotenz** „Fortwährende Reizung der Genitalien; öftere, fast schmerzhafte Erektionen störten den Nachtschlaf." Die sexuelle Phantasie ist stark angeregt, Tag und Nacht kommen dem Prüfer „wollüstige Bilder" in den Sinn, und nachts geht Sperma ab. „Mehrmalige Empfindung die Nacht, als wenn Pollution kommen wollte, und es kam keine; früh eine klebrige Feuchtigkeit an der Harnröhrenmündung." Große sexuelle Begierde, aber unfähig, den Koitus zu vollziehen. Die Pollutionen sind oft gefolgt von **Schmerzen im Penis oder in der Harnröhre und besonders von Ermattungsgefühl.** Ein juckender Reiz in der Eichel, besonders wenn mit häufigem Harndrang verbunden. Digitalis ist auch bei **Hydrozele** mit Erfolg gegeben worden, selbst wenn die Schwellung extrem war. Jahr referiert: „Der Hodensack sieht aus wie eine Wasserblase."

Weibliche Genitalien Digitalis ist angewandt worden bei Ausbleiben der Menstruation und bei verspäteter Menarche, insbesondere wenn vikariierende Lungenblutungen bestanden; bei allzu starker Menstruation, die zeitweise wochenlang anhielt; bei **schmerzhafter Menstruation mit starken Leib- und Kreuzschmerzen;** bei **Hydrometra;** bei Ödem der Schamlippen, wodurch das Wasserlassen sehr beeinträchtigt wird. Es ist besonders dann angezeigt, wenn folgende Begleitsymptome vorliegen: **sehr langsamer Puls, auch mit Intermissionen; hellfarbige Stühle; sexuelle Phantasien Tag und Nacht.**

Plötzliche Hitzewallungen, unregelmäßiger Puls und Herzklopfen bei jeder Bewegung; im Klimakterium.

Extremitäten **Kalte Gliedmaßen.** Schmerzen aller Gelenke, wie gerädert, besonders nach dem Mittagsschlaf. Abspannung, lähmungsartige Schwäche und Abgeschlagenheit in allen Gliedern, besonders aber in den Beinen, wie nach einer großen Reise.

Pralle und schmerzhafte Geschwulst zunächst der Unterschenkel, bald darauf auch der Hände und Unterarme.

Schwere und lähmungsartige Schwäche im ganzen linken Arm; kann ihn kaum heben, ja nicht einmal eine Faust machen vor Schmerzen. Scharfe Schmerzen im linken Arm, mit Kribbeln in den Fingern, besonders im Zusammenhang mit Herzbeschwerden. Im Ellbogengelenk eine „dröhnende" Empfindung, als wollte der Arm einschlafen und als würde der Nerv gedrückt. Starkes Reißen am rechten Unterarm, eher äußerlich, bei Ruhe und Bewegung. Peinliches Gefühl von Abgeschlagenheit und Schwäche in der Handwurzel und im Unterarm. **Anschwellung einer Hand samt den Fingern,** besonders nachts. Zittern der Hände. **Leichtes, öfteres Einschlafen der Finger.** „Taubheit und Gefühllosigkeit der drei letzten Finger und des halben Ballens der rechten Hand." Kälte der einen Hand, bei Wärme der anderen.

Kraftlosigkeit und lähmungsartige Schwäche der Beine; ganz besonders in den Knien. Neigung zum Straucheln beim Gehen, vor allem bei kleinem, schwachem, seltenem und aussetzendem Puls. Mattigkeit der Unterschenkel, **muss sie beständig ausstrecken.** Ein Gefühl, **als ob ein rot glühender Draht plötzlich durch die Beine gestoßen würde.** Ödematöse Anschwellung der Füße und Unterschenkel, auch schmerzhaft; besonders tagsüber, nachts wieder vergehend; im Zusammenhang mit Verlust der Menstruation.

Schlaf Unruhiger und unerquicklicher Schlaf, mit **öfterem Erwachen wie durch Schreck.** Insbesondere **Träume, „als fiele er von einer Höhe herab oder ins Wasser",** schrecken öfters aus dem Schlaf auf. „Öfteres Erwachen, wie von Ängstlichkeit, und als wäre es schon Zeit, aufzustehen." „Durch unangenehme Träume voll fehlgeschlagener Absichten gestörter Schlaf." **Albträume gleich im ersten Schlaf;** wacht schweißgebadet und mit Herzklopfen auf. Auf dieses Prüfungssymptom hin gab Oehme in mehreren Fällen Digitalis mit durchschlagendem Erfolg.

Umherwerfen im Schlaf, kann auf keiner Stelle liegen; **liegt immer flach auf dem Rücken.** Schlaflosigkeit mit starkem Herzklopfen und Pulsieren im linken Ohr. Kann nicht einschlafen, wenn er auf der linken Seite liegt; dreht er sich um, schläft er sogleich ein. „Öftere große Schläfrigkeit", ja sogar „Schlafsucht", Lethargie.

Fieber, Frost, Schweiß **Kälte der Haut, besonders der Extremitäten.** Innere und äußere Kälte überall, mit klebrigem Schweiß und großer Kälteempfindlichkeit. Doch zugleich auch: **allgemeine Verschlimmerung durch „warme Stubenluft".**

Kälte, die an den äußersten Extremitäten beginnt und sich von da aus über den ganzen Körper ausbreitet. Kälte im ganzen Körper, auch äußerlich fühlbar; **bei objektiv und subjektiv warmem Gesicht.** „Frost über den ganzen Körper, bei Hitze und Röte des Gesichts." Das Gesicht kann jedoch auch blass oder bläulich bleiben, trotz Wärmegefühls. **Innere** Kälte. Inneres Frösteln im ganzen Körper, mit äußerlich fühlbarer, ungewöhnlicher Wärme. Schauder und Frösteln über den ganzen Rücken.

Wärme über den ganzen Körper mit kaltem Stirnschweiß; plötzliches Wärmegefühl über den ganzen Körper, gefolgt von Schwäche aller Körperteile. Hitzewallungen im Klimakterium, mit Herzklopfen und unregelmäßigem Puls.

Nachtschweiß; profuse, kalte Schweiße.

Haut **Allgemeine Blässe der Haut,** auch mit bläulichem Schein. Zyanose aufgrund von Herzproblemen; **Ikterus.** Ein eigentümliches fressendes Hautjucken an verschiedenen Körperteilen, das zum Kratzen reizt. Durch das Kratzen lässt der Juckreiz nach, kommt aber bald wieder. Kratzt man jedoch nicht, wird er immer stärker und wandelt sich zu „unausstehlich brennendem Nadelstechen".

Dioscorea villosa

Essenzielle Merkmale

D

Bei folgenden Zuständen bietet sich Dioscorea villosa an.

- Ein Patient leidet unter **quälenden, furchtbar heftigen Nervenschmerzen im Abdomen,** die so beschrieben werden, **als packte eine eiserne Hand die Eingeweide und drehte sie gewaltsam herum.** Er bewegt sich dauernd, zappelt im Bett herum, ohne dass das etwas nützte. Nur wenn er sich voll **ausstreckt,** ja hintenüber biegt, ist es einigermaßen auszuhalten; Zusammenkrümmen dagegen verschlimmert sogar. Er schreit vor Schmerzen, seine letzten Energiereserven sind erschöpft, er glaubt zu sterben – da lässt der Schmerz nach, und Ruhe kehrt ein, doch kurze Zeit später geht es wieder von vorne los. **Anfallsartig auftretende Schmerzen, die durch Ausstrecken besser, durch Zusammenkrümmen schlimmer werden** – das sind Dioscorea-Schmerzen. Ein solches Bild trifft man z. B. bei Colica mucosa oder auch bei Dysmenorrhö an; gewöhnlich wird dies Mittel eher angezeigt sein, wenn die Schmerzen neuralgischer und nicht entzündlicher Natur sind.
- Bei Schmerzen, die **von einer kleinen Stelle bis in die entferntesten Regionen ausstrahlen.** Der Ausgangspunkt der Schmerzen ist oft **so deutlich umrissen, dass man ihn mit der Fingerkuppe bedecken könnte.** Ein Patient kann sagen, er könne seinen Finger genau auf die schmerzende Stelle legen, und in einer Prüfung ist die Rede von einem Schmerz, „als ob eine Fingerspitze auf dem Nabel platziert würde und nach oben und hinten drückte". Doch dann strahlen sie plötzlich über den ganzen Körper aus und können bis in die entferntesten Bereiche, **bis in die Finger- und Zehenspitzen „fliegen".** Solche ausstrahlenden Schmerzen können z. B. von der Gallenblase oder den Nieren ausgehen – oder vom Herzen, wie bei Angina pectoris.
- Bei **stark riechendem Schweiß in der gesamten Genitalregion,** bei Männern speziell am Hodensack.
- Bei einer **Neigung zu Nagelgeschwüren,** insbesondere wenn die Schmerzen scharf schießend oder stechend sind.

Konstitutionelle Dioscorea-Patienten neigen zu chronischer **Müdigkeit** und wollen **allein sein,** damit sie sich entspannen können. Sie mögen keine Gesellschaft und meiden sie, und es geht ihnen auch wirklich schlechter, wenn sie nicht allein sind. Man könnte sie verschlossen nennen; aber besser passt noch „gallig", mürrisch, verdrossen, übellaunig: Sie sind ganz mit ihren gesundheitlichen Problemen befasst und wollen mit niemandem etwas zu tun haben. Ihre Ängste kreisen um ihre Eingeweide und knüpfen sich an Bauchschmerzen oder Stuhlgang. Ihre Haltung ist: Lass mich bloß in Ruhe (ähnlich wie bei BRYONIA). **Menschenscheu** und auch Furcht vor Menschenmassen kann sich einstellen. Konversation macht diese Leute nur noch müder. Sie fühlen sich **„stumpf und dumm",** können einem Gedankengang nicht mehr recht folgen. Eine **Antriebsschwäche** entwickelt sich, es fehlt ihnen an Ehrgeiz, ja später überhaupt an Interesse, irgendetwas zu tun. Ein Prüfungssymptom: „Unübliche Mattigkeit beim Erwachen, mit Abneigung gegen geistige Anstrengung." Solche Ermüdung kann auch mit großer Nervosität verbunden sein. „Fühle mich müde und matt, aber trotzdem laufe ich andauernd ruhelos im Zimmer umher." Auf der körperlichen Ebene neigen die Patienten zu **Ohnmachten.** Ein ohnmachtsartiges Schwächegefühl in der Magengegend ist charakteristisch, es kann aber auch sonst wo im Körper empfunden werden. „Beim Stuhlgang Schwächegefühl, fast wie Ohnmacht; ich habe Angst, bewusstlos zu werden."

Das Gedächtnis lässt nach, es treten Wortfindungsstörungen auf. Das auffälligste Symptom im Bereich des Intellekts ist eine **Unfähigkeit, die Dinge beim richtigen Namen zu nennen.** Der Patient sagt „rechts" statt „links" und „Arm" statt „Bein", merkt aber gleich, dass er sich vertan hat und korrigiert sich. Dennoch passiert es ihm immer wieder. In anderen Fällen verschluckt der Patient ständig das Ende eines Satzes oder die Endung eines Wortes, ist sich aber bewusst, dass das inkorrekt ist – denn regelmäßig korrigiert er sich hinterher.

Dioscorea scheint auch die Sexualhormone zu beeinflussen. Die Patienten werden zunächst hochgradig erregbar, haben viele sexuelle Träume, und Männer haben starke Erektionen und nächtliche Pollutionen. Doch dann fällt der Hormonspiegel steil ab, und die Patienten interessieren sich gar nicht mehr für das andere Geschlecht. Ein Auszug aus einem Prüfungsprotokoll: „Fühle mich abgestumpft und mürrisch; möchte allein sein; **möchte keine Gesellschaft haben;** eigentlich bin ich sonst sehr gern in Gesellschaft von Damen, aber jetzt erscheint mir der Gedanke förmlich abstoßend; **betrübliche Verminderung meines Geschlechtstriebs.**"

Wenn Männer in diesem Zustand eine Ejakulation haben (ob beim Geschlechtsverkehr, bei Masturbation oder als Pollution), sind sie **total erschöpft und fühlen sich elend und niedergeschlagen,** mit einem Gefühl, ihr Rücken sei lahm und ihre Knie gäben nach.

Dioscorea ist des Öfteren erfolgreich bei **Spermatorrhö mit psychischen Symptomen** eingesetzt worden: **große Niedergeschlagenheit, schlechtes Gedächtnis, Energiemangel und Antriebsschwäche.** Ein Spermatorrhö-Patient von Cushing blickte, wenn er sich in der Öffentlichkeit bewegte, ständig zu Boden, obwohl er sich große Mühe gab, sich seine Verstimmung nicht anmerken zu lassen. Er litt so sehr unter den Pollutionen, dass er die ganze Nacht wach zu bleiben versuchte, damit „es nicht wieder passierte".

Allgemeinsymptome und Keynotes

- Die Schmerzzustände von Dioscorea villosa sind, wie eingangs schon angerissen, sehr charakteristisch.
  - Ein **anhaltender, dauerhafter dumpfer Schmerz** in einem Körperteil, der sich in kürzeren oder längeren Abständen **plötzlich zu einem sehr scharfen, krampfartigen, unerträglichen Kolikschmerz steigert,** sollte immer an Dioscorea denken lassen. In den Prüfungen ist diese Schmerzqualität hauptsächlich im Abdomen beobachtet worden, besonders in der Nabelgegend: „Beständiger Schmerz in der Nabel- und Unterbauchregion, und alle paar Minuten starke schneidende, kolikähnliche Schmerzen in Magen und Dünndarm." „Ständiges dumpfes Wehtun in der ganzen Nabelgegend, mit häufigen scharf schneidenden Schmerzen durch den gesamten Dünndarm." Charakteristisch ist, dass der Kolikschmerz ebenso plötzlich wieder remittiert, ein dumpfer Dauerschmerz aber bestehen bleibt.
  - Die Schmerzattacken können von schneidender, kneipender, quetschender oder mahlender Art sein, doch am stärksten ausgeprägt ist ein **drehender** Schmerz, als ob in dem schmerzenden Körperteil etwas gewaltsam verdreht würde. Helmuth, einer der Pioniere bei der Erforschung dieser Arznei, fragte einen seiner Patienten, wie er die anfallsartig sich verschlimmernden Schmerzen in seiner rechten Bauchseite beschreiben könne. Der Patient antwortete, indem er seine Finger ineinander verdrehte: so sei der Schmerz beschaffen.
  - Der ausstrahlende Charakter vieler Dioscorea-Schmerzen wurde oben schon beschrieben. Ich möchte dazu einen sehr charakteristischen Fall von Hale zitieren: Eine Schwangere hatte Bauchschmerzen in der Sakralregion kurz vor und bei jedem Stuhlgang. Der Schmerz strahlte auf- und abwärts aus, bis er den ganzen Rumpf und die Extremitäten erfasste, bis in die Finger und Zehen, mit einem Gefühl, als sollte sie dort Krämpfe bekommen.
  - Solche Schmerzzustände betreffen meist den Bauch, insbesondere die Nabel- und die Magengegend. Doch sind sie darauf keineswegs beschränkt. „**Häufige scharfe, schießende Schmerzen von einem Teil des Körpers zum anderen**" gehören ganz allgemein zu den Leitsymptomen der Arznei. Hale fasst zusammen: „Wenn Sie bei irgendeinem Schmerzzustand im Bereich des Abdomens, des Magens, des Uterus, ja selbst des Herzens oder des Kopfes feststellen, dass es sich zwar um einen Dauer-

schmerz handelt, der sich aber anfallsartig verschlimmert, und dass er von krampfhaften Manifestationen (Erbrechen, Muskelkrämpfe) oder von sympathetischen Schmerzen in entfernten Körperteilen begleitet wird, so können Sie Dioscorea mit Vorteil verschreiben. Es hat z. B. remittierende Kopfschmerzen geheilt, die in Anfällen auftreten und von krampfartigen Bauchschmerzen begleitet sind; Gesichtsneuralgien; Kardialgien; Blähungs- und Krampfkoliken; schmerzhaften Tenesmus; Blasen- und Uteruskrämpfe; krampfhafte Affektionen der Gallengänge; Ischialgien, wo der Schmerz von der Hüfte bis ins Fußgelenk fährt."

- Schließlich sind besonders bei den Bauchschmerzen die **Modalitäten** von Dioscorea bedeutsam.
  - Dioscorea-Schmerzen werden gewöhnlich nur gebessert durch Ausstrecken, Aufrichten, Einnehmen einer gestreckten, aufrechten Körperhaltung, ob im Stehen, Sitzen oder Liegen, ja manchmal **durch bogenförmiges Rückwärtsbeugen, wie wenn man „eine Brücke macht".** „Scharfer Schmerz am Epigastrium, schlimmer durch Vorbeugen, gebessert durch Aufrechtstehen" (aus der Prüfung). Die **Besserung durch Ausstrecken und aufrechte Haltung** ist ein Leitsymptom von Dioscorea. In manchen Fällen wird nicht der geringste Druck auf den Bauch ertragen, selbst nicht der der Kleidung.
  - Eine weitere allgemeine Modalität ist eine **Besserung aller Symptome durch Bewegung,** besonders durch **fortgesetzte Bewegung im Freien.** Liegt der Patient im Bett, so lindert häufig Aufstehen, Strecken und Umhergehen im Zimmer die Beschwerden. Das gilt für die Bauchschmerzen, für die Nervosität usw., aber auch für rheumatische Schmerzen. „Hände und Finger tun weh und sind sehr steif; Schließen der Hand zur Faust ist sehr schmerzhaft; Fußgelenk, Füße und Zehen sind ebenfalls steif und schmerzen fortwährend. Nachdem er zwei Stunden lang Übungen gemacht hatte, waren die Hände und Füße ganz schmerzfrei" (vgl. RHUS TOXICODENDRON).
- Ein eigentümliches Symptom von Dioscorea ist eine **Übelkeit, die vor den Ohren empfunden wird.** „Gefühl vor beiden Ohren, als würde ich erbrechen." „Ein ziehender Schmerz vor beiden Ohren, wie er dem Erbrechen vorauszugehen pflegt."
- Die Verdauung ist häufig ein Problembereich von Dioscorea-Patienten. Die Arznei kann angezeigt sein bei Menschen, die ohnehin schon zu Blähungen und Magenschmerzen neigen, besonders aber **nach jeglicher Unregelmäßigkeit beim Essen heftigstes Bauchweh bekommen.** Sie essen einmal zu viel oder lassen eine Mahlzeit aus, tun sich an Torten oder ungewaschenem Obst gütlich – schon müssen sie große Schmerzen leiden. Besonders **starker Teekonsum** führt regelmäßig zu Bauchweh.

Lokalsymptome

Schwindel, Kopf Auch in diesem Bereich ist der **remittierende Charakter der Symptome** ein bedeutsames Zeichen. Zum Beispiel:

- Morgens kommen allmählich Schwindelgefühle auf, mit Rumoren in den Gedärmen; der Schwindel hält vielleicht eine Stunde an und lässt dann nach, **kehrt aber später plötzlich sehr intensiv zurück,** mit Hitzeempfindung im Kopf; nach einer halben Stunde mildert sich der Zustand, **bleibt aber mehr oder weniger stark auch noch den ganzen Abend bestehen.**
- Sehr scharfe, schneidende Schmerzen entlang der ganzen rechten Stirnseite, die nach hinten bis zum Ohr schießen; auch dieser Schmerz ist **nicht konstant, sondern remittierend;** er wird durch Druck und kalte Luft verschlimmert.

Vollheitsgefühl im Kopf, alsbald gefolgt oder auch begleitet von krampfartigen Bauchschmerzen.

Schwindelgefühle: beim Niesen; bei nächtlichem Erwachen, mit Mundtrockenheit und bitterem Mundgeschmack.

Die meisten Kopfschmerzen sind von dumpfem Charakter und in der Stirn oder den Schläfen lokalisiert. **Gefühl, als wären die Schläfen in einen Schraubstock gespannt,** besonders wenn zugleich Aufstoßen großer Mengen Luft vorhanden ist. Dumpfer Stirnkopfschmerz, mit Übelkeit; verlagert sich später auf die Nase, mit Fließschnupfen und weiteren Erkältungssymptomen.

Augen **Beißen in den Augen,** besonders abends. Es kann so stark werden, dass man das Gefühl hat, heiße Luft käme heraus und strömte über das Gesicht. Augen wund und empfindlich, mit **Fremdkörpergefühl.** Entweder Gefühl wie von einem großen, glatten Körper oder wie von kleinen Stöckchen darin. Morgens zugeklebte, schmerzende Augen. Die Symptome betreffen mehr die inneren als die äußeren Canthi.

Ohren Eine Reihe von **Missempfindungen und Schmerzen in der Gegend vor den Ohren.** Insbesondere: Ein **ziehender Schmerz wie vor Erbrechen;** ein Gefühl, als sollte man erbrechen. Auch: „Beim Husten solcher Schmerz am unteren Ende des Brustbeins, dass man sich kaum rühren kann; danach ein **hart drückender Schmerz vor dem rechten, später vor beiden Ohren, als sollte der Kopf zerspringen**…" Starke Absonderung von Ohrenschmalz; Kügelchen davon fallen aus dem Ohr. Nach Naseputzen starker Schmerz im linken Ohr.

Nase In diesem Bereich ist das auffälligste Symptom ein **konstanter übler Geruch in der Nase.** In den Prüfungen wird er so beschrieben: „wie von einem Kranken, der an biliöser Ruhr leidet"; „wie von galligen Stühlen" usw. Dabei ist die Nase trocken.

Heftiges Niesen mit Schwindelgefühl. Naseputzen erzeugt starken Ohrenschmerz.

Gesicht Schmerzen und Missempfindungen an den Kieferwinkeln, den Kiefergelenken und den Ohrspeicheldrüsen. **Trigeminusneuralgie,** mit den in den „essenziellen Merkmalen" beschriebenen Schmerzqualitäten und -modalitäten.

Trockene Lippen. **Mitesser.** Während der Prüfung verschwand ein Gesichtsausschlag „kleiner Pickelchen mit schwarzen Köpfen" (Cushing).

Mund **Mundtrockenheit,** besonders morgens, jedoch ohne Durst; mit **bitterem,** ekligem oder auch fadem Geschmack; der ganze Mund fühlt sich **klebrig** an. Gefühl, als wäre die Auskleidung der Mundhöhle ganz glatt, mit **bitterem Geschmack, so stark, dass es ihn schaudert.** Erwacht mit süßlichem Geschmack im Mund. „Mund trocken, bitter, wund, morgens um halb vier." „Wacht vier Uhr morgens auf, mit bitterem Geschmack, Mundtrockenheit und Schwindelgefühl."

Hals Ein **schmerzhaftes Gefühl im Schlund wie erkältet.** Beißende Schmerzen im Schlund. Trockenheit und Reizung im Hals.

Schluckdrang aufgrund der Halstrockenheit, aber **Schlucken führt zu Übelkeit und Schaudern.** Der Hals kann so trocken sein, dass aufgestoßene Luft nicht bis zum Mund kommt, sondern vorher stecken bleibt.

Dioscorea kann im Anfangsstadium einer Erkältung angezeigt sein, wenn die Symptome sich im Hals manifestieren und noch nicht auf Nase, Bronchien oder Brust übergegangen sind.

Atemwege Hüsteln, hervorgerufen durch anhaltenden Kitzel tief im Hals und in den Bronchien. „Hustenreiz morgens, dann ein heftiger Hustenanfall von Kitzel tief unten im Hals; bekomme gerade noch Luft, kann aber nicht gehen; schaumiger Auswurf, der aus dem Kopf zu kommen scheint; beim Husten solcher Schmerz am unteren Ende des Brustbeins, dass ich mich kaum bewegen kann, danach ein hart drückender Schmerz vor dem rechten, dann vor beiden Ohren, als sollte der Kopf zerspringen." Husten mit Schmerz in der Magengegend, dumpfem Schmerz in beiden Schläfen, bräunlich-gelb belegter Zunge und schwachen Schmerzen durch beide Brustseiten, mit Schläfenkopfschmerz.

Scharf schneidende oder hart drückende Lungenschmerzen in der Gegend der Brustwarzen, die den Atem zu benehmen scheinen. Tiefes Einatmen verschlimmert den Schmerz jedoch nicht, sondern bessert ihn oftmals sogar. Ebenso wirkt äußerer Druck auf die Brust lindernd. Schmerzen, die im Rücken beginnen und durch die Lungen hindurch zur Vorderseite der Brust schießen; oder von der linken Achselhöhle zur Brustwarze, die Brustseite herab und tief in die Lunge hinein. Dioscorea kann bei **Interkostalneuralgie** angezeigt sein.

Herz Scharf schneidender Schmerz in der Herzgegend, der den Atem benimmt und zum Stillstehen zwingt; auch mit ohnmachtartigem Schwächegefühl. Hale berichtet, dass Dioscorea nach diesen Indikationen bei Angina pectoris angewandt wurde.

Magen Ekel vor allen Speisen, bei bitterem, fadem oder süßlichem Mundgeschmack. **Aufstoßen von großen Mengen Luft,** entweder geschmacklos oder sauer und bitter; manchmal auch faulig schmeckend, wie nach verdorbenen Eiern. Die Ructus können von einem Druckgefühl im Kopf begleitet sein, als ob die Schläfen in einen Schraubstock gespannt wären; **oft überläuft es den Kranken während des Aufstoßens kalt.**

Magenschmerzen werden durch das Luftaufstoßen häufig gebessert. Zum Beispiel: **„Scharfer, krampfartiger Schmerz in der Magengrube, gefolgt von Heraufkommen, Aufstoßen und Ausrülpsen enormer Mengen geschmackloser Luft; danach Schluckauf und Abgang von Flatus."** „Quälende Schmerzen in der Magengegend, gebessert durch Aufstoßen saurer, bitterer Luft, mit Schaudern." „Dumpfer, schwerer Schmerz in der Magengrube, schlimmer nach dem Essen, besser durch reichliches Luftaufstoßen."

Schluckauf mit gleichzeitigem unwillkürlichem Abgang von Blähungen durch den Darm, mit Schaudern; nach einem leichten Abendessen.

Übelkeit mit Speiseekel. Die Übelkeit kann im Hals entstehen und sich auf den Magen ausbreiten; besonders charakteristisch ist aber ein **Übelkeitsgefühl vor den Ohren,** als wenn man sich übergeben müsste. „Milde, aber anhaltende Übelkeit, mit scharfen Schmerzen in der Nabel- und der rechten Darmbeingegend."

Sodbrennen, Erbrechen und Magenschmerzen während der Schwangerschaft oder auch während der Menstruation.

Ohnmachtartiges Schwächegefühl im Magen, auch Gefühl von Absacken.

Magenschmerzen, die durch Aufrechtstehen gelindert, durch Vorbeugen aber verschlimmert werden. Es kann sich um scharfe, stechend-schneidende Schmerzen handeln, aber auch um ein ohnmachtartiges Schmerzgefühl vom Magen zum Nabel hin.

Magenschmerzen, die zum Lockern der ohnehin schon sehr lockeren Kleidung nötigen. Völlegefühl in der Magengegend, als ob die Kleider zu eng wären. Magenweh wie von unverdauten Speisen im Magen, mit gelegentlichem Stechen und Hitzegefühl dort. Der Magen ist so empfindlich, dass keinerlei Druck darauf ertragen wird.

Dumpfer Dauerschmerz in der Magengegend, der sich häufig zu sehr intensiven, scharfen Schmerzen steigert. Gefühl von Schmerz und Unbehagen im Magen den ganzen Tag über, gelegentlich zu einem scharfen Schneiden anwachsend; schlimmer beim Vorbeugen, **manchmal hilft nur Umhergehen,** damit man wenigstens wieder richtig Luft bekommt; beim Hinsetzen nach Fahren oder Gehen besonders schlimm.

Krampfartiger Schmerz in Magen und Bauch, aber auch in entfernten Körperteilen, Armen und Beinen; besonders nach dem Zubettgehen. **Schmerzen, die vom Magen aus in alle Richtungen ausstrahlen** und manchmal plötzlich im Kopf oder in den Füßen auftauchen.

Schmerzqualitäten in der Magengegend: dumpf und schwer; scharf stechend, schneidend; brennend; krampfartig.

Scharfe Magenschmerzen, die sich zum linken Hypochondrium hin erstrecken.

Eine nützliche Indikation von Hale: „Ich habe es in großem Umfang angewandt bei Magenbeschwerden, die Verdauungsstörungen begleiten, nämlich: Dumpfer, ermüdender Schmerz in der Gegend des Mageneingangs; unmäßiges Aufstoßen; Magenkrämpfe und scharfes Stechen im Magen."

Abdomen Auch die Bauchschmerzen können dumpf drückend und scharf schneidend sowie krampfartig sein; besonders charakteristisch sind jedoch **drehende,** verdrehende, auch **kneifende, quetschende oder mahlende Schmerzen,** insbesondere in der Nabelgegend, aber auch anderswo.

Scharfe, drehende Schmerzen im linken Hypochondrium; zugleich dumpfer, schwerer, mahlender Schmerz in der Lebergegend. Scharfe Leberschmerzen, schneidend oder drückend; sich zur rechten Brustwarze hin erstreckend. Ein dumpfer, hart drückender Schmerz in der Gegend der Gallenblase. Dioscorea kann bei **Gallenkoliken** angezeigt sein.

Im Abschnitt „Die essenziellen Merkmale" wurden bereits zwei Prüfungssymptome zitiert, die die charakteristische Verbindung von Dauerschmerz, heftigen Schmerzattacken und Remissionen illustrieren; hier noch zwei klinische Fälle: „Sehr heftige Schmerzen im Hypogastrium, vollständige Obstipation, größte Empfindlichkeit der rechten Bauchseite. **Der Schmerz hat drehenden Charakter und ist anhaltend, jedoch in Anfällen massiv verschlimmert.**" Und: „Anhaltender heftiger Schmerz, alle drei bis fünf Minuten sehr stark verschlimmert; sitzt rechts unterhalb des Nabels, in der Nähe des Blinddarms."

- Anhaltender scharfer Schmerz **in der Nabelgegend und der ganzen unteren Darmregion,** mit Neigung zum Vorbeugen und Zusammenkrümmen; doch **gemildert wird der Schmerz vielmehr durch Aufrechtstehen,** was freilich ein Frösteln mit Schwächegefühl erzeugt. Auch ganz flache, ausgestreckte Rückenlage kann bessern.
- Drehende Schmerzen in der ganzen Darmregion, besonders im unteren Teil, die sich laufend verändern.
- Sehr starke schneidende, drehende Bauchschmerzen, **die in der Nabelgegend beginnen, dann aber über den ganzen Bauch ausstrahlen;** Druck kann bessern (sofern der Bauch nicht druckempfindlich ist, was freilich oft der Fall ist), tut es jedoch meistens nicht.
- Starke krampfartige Schmerzen, die **direkt unter dem Nabel beginnen, dann zum Rücken ausstrahlen und schließlich die Finger und Zehen erreichen,** wo der Schmerz sehr stark ist. Oder: Bauchschmerzen springen plötzlich auf weit entfernte Teile über, etwa auf die Akren.
- Plötzlich auftretender, dann konstanter pressender Schmerz, wie von etwas Schwerem, etwa fünf Zentimeter unter dem Nabel.
- Starker Schmerz, der **plötzlich an einer kleinen Stelle in der rechten Iliakalregion anfängt und in voller Stärke zwei Tage lang anhält; hört ganz plötzlich wieder auf,** mit einem Anfall von Erbrechen; diese Attacken wiederholen sich.
- Krampfschmerzen vom Sigma bis zum Rücken hindurch, mit Erbrechen. Oder auch: Schmerzen im Colon ascendens, transversum und descendens, zur Lendengegend hin ausstrahlend, mit starken Blähungsgeräuschen; Schmerz schlimmer beim Schlafengehen, besser durch Aufstehen aus dem Bett und Umhergehen.

Sehr viel Luft im Bauch. Wenn die Blähungen eingeklemmt sind und nicht herauskommen, können die Patienten fürchterliche Kolikschmerzen bekommen; aber **Rumoren im Bauch mit sehr starkem Blähungsabgang nach oben und unten** ist ebenfalls ein häufiges Dioscorea-Symptom. Blähungs- oder Stuhlabgang bessern oft die Bauchbeschwerden, manchmal gilt dies auch für Harnabgang. Schmerz und Empfindlichkeit in den Leistengegenden, besonders auf der linken Seite, manchmal bis in die Hoden ziehend.

Rektum und Stuhl Dioscorea kann bei **Durchfällen** heilend wirken, **die sehr früh am Morgen aus dem Bett treiben** (SULFUR). Es handelt sich meist um reichliche Mengen eines dünnen, gelben Stuhls, die unter Schmerzen und Brennen im After, starkem Drängen und Zwängen abgesetzt werden; auch schleimige, geleeartige, eiweißähnliche Stühle können vorkommen. Meistens gehen solchen Stühlen die **sehr starken, drehenden, kolikartigen Bauchschmerzen** in der Nabelgegend voraus, wie sie oben beschrieben wurden; Stuhlgang wird oft die Bauchschmerzen lindern, wenn das auch nicht immer der Fall ist. Auf den Stuhlgang kann ein **ohnmachtartiges Schwächegefühl** folgen.

Einige Prüfungssymptome: „Eiliger Stuhldrang, mit scharf schneidendem Schmerz in der Nabelgegend, der sich zum Rektum hin erstreckt, und mit **Schaudern beim sowie Frösteln nach dem Stuhl**." „Häufiger imperativer Stuhldrang, beginnend mit Schmerz im oberen Bereich des Kreuzes, der sich erst zum Rektum, dann zur Blase erstreckt und ein ohnmachtartiges Übelkeitsgefühl hervorruft; danach dumpfer Schmerz im Mastdarm und am Nabel, morgens."

Weniger bekannt ist, dass Dioscorea auch bei hartnäckiger Verstopfung heilen kann. In einem Fall hatte eine Frau nur ungefähr einmal die Woche Stuhldrang, obwohl sie überdurchschnittlich viel aß; dabei Völlegefühl und Aufgetriebenheit des Bauches, Benommenheit im Kopf.

Bei Koliken kann anhaltender Stuhl- und Harndrang bestehen, ohne dass viel ausgeschieden würde. Unwillkürliche Schleimabgänge aus dem After.

Hämorrhoiden. Kirschgroße Hämorrhoiden, die beim Stuhlgang heraustreten, mit großen Schmerzen am After; bleiben dann die ganze Zeit prolabiert. Schießender Schmerz von den Hämorrhoiden zur Lebergegend.

Harnwege Dioscorea hat keine eigentlichen Harnwegssymptome. Die Arznei kann jedoch angezeigt sein bei Kolikschmerzen aufgrund von Nierensteinen oder aufgrund von Behinderungen des Harnflusses (z. B. krampfhafter Harnröhrenstriktur), sofern die Symptome übereinstimmen.

Männliche Genitalien **Abgang von Sperma im Schlaf** ist hier das wichtigste Symptom. Es kann mit Reizzuständen der Genitalien verbunden sein, aber auch mit Erschlaffung.

Beständige Erregung der Geschlechtsteile, mit häufigen Erektionen, Tag und Nacht, sowie sexuellen Träumen. „Lebhafte Träume von Frauen die ganze Nacht." Häufiger sind jedoch **Pollutionen ohne sexuelle Erregung, Erektionen oder sexuell gefärbte Träume.** „Genitalien schlaff und kalt." Genitalien kalt, fast unempfindlich. „Stark verminderter Geschlechtstrieb; tagelang keine Erektionen."

Die Spermatorrhö kann von einer großen Zahl psychischer Symptome begleitet sein. Insbesondere depressive Verstimmungen bis hin zur Verzweiflung, Antriebsschwäche, Gedächtnisschwäche und Lahmheitsgefühle in Rücken und Knien sind häufig. In solchen Fällen sollte unbedingt an Dioscorea gedacht werden. Die Arznei kann angezeigt sein bei Wegbleiben des sexuellen Begehrens, mit Abstumpfungsgefühl und Abneigung gegen Gesellschaft; manchmal fühlt sich der Patient von Frauen förmlich abgestoßen, ohne sich das so recht erklären zu können.

Stark riechender Schweiß am Hodensack und im ganzen Schambereich. Schmerzen in der Lumbal- oder Inguinalregion, die sich über den Samenstrang in die Hoden ziehen; meist linksseitig, doch auch rechts oder beidseitig.

Weibliche Genitalien Dioscorea kann bei den bereits beschriebenen Kolikschmerzen angezeigt sein, wenn sie vom Uterus ausgehen, d. h. bei Dysmenorrhö oder auch bei „falschen Wehen". Eine mehrfach bestätigte Indikation von Hale: Starke Kolikschmerzen, **mit Krämpfen in den Beugesehnen von Fingern und Zehen, im Wechsel mit falschen Wehen,** bei einer Schwangeren.

Äußerer Hals und Rücken Lahmes Gefühl im Kreuz und Rücken. Schmerzen in der Gegend der Schulterblätter, die durch die Lunge hindurch nach vorn in die Gegend der Brustwarze schießen. Jucken und Brennen an beiden Schulterblättern. Ein ganz plötzlicher, sehr scharfer Schmerz in der linken Rückenseite, auf der Höhe der 10. Rippe; lässt den Prüfer zusammenzucken.

Extremitäten **Rheumatische Schmerzen, die nachts und frühmorgens stärker sind.** Zu Anfang der Bewegung werden die Schmerzen noch schlimmer, aber **auf fortgesetzte Bewegung tritt eine deutliche Besserung ein.**

Steife, schmerzende Hände und Finger, Füße und Zehen. Nach etwa zwei Stunden Bewegungsübungen tritt Schmerzfreiheit ein. **Krämpfe in den Beugesehnen der Finger und Zehen,** mit Bauchkoliken; auch bei Schwangeren. Auffallende Brüchigkeit der Finger- und Fußnägel. Linke Schulter schmerzhaft und wie lahm; **glaubt sie nicht bewegen zu können, doch wenn er es tut, merkt er, dass Bewegung bessert.** Gefühl wie von einem Dorn im Mittelfinger beider Hände, mit klopfenden Schmerzen; schießend-stechender Schmerz, wie in Knochennähe, mit Druckempfindlichkeit der schmerzenden Stelle. **Nagelgeschwür,** besonders bei scharf schießenden oder stechenden Schmerzen.

Hüftbeschwerden mit Schmerzen und Beeinträchtigungen des Gehens, besonders auf der rechten Seite; Ischiasschmerzen. Etwa: „Rechte Hüfte jeden Tag lahm, als wären die Gesäßmuskeln zu kurz, schlimmer beim Gehen, besser in der Ruhe." Oder: „Schmerz in der rechten Hüfte, der die Vorderseite des Schenkels herab bis in die Nähe des Knies zieht; muss hinken beim Gehen." Oder: „Den ganzen Tag krampfartiger Schmerz in der Hinterseite des rechten Oberschenkels, als ob die Muskeln zu kurz wären; tut weh beim Gehen." **Schwäche und Schmerzhaftigkeit der Knie.** Gehen ist zunächst schmerzhaft, doch bessert fortgesetzte Bewegung. Wechsel der Schmerzen von einem Knie zum anderen. „Dumpfes Wehtun in den Knien, das sich in die Unterschenkel erstreckt; es verschwindet beim Reiben, taucht aber dann in den Füßen auf. Hört man zu reiben auf, so kommt der Schmerz im Knie wieder. Bewegung des Kniegelenks mildert den Schmerz, ist aber erschwert aufgrund einer Empfindung von Trockenheit und Reibung, als gäbe es zu wenig Gelenkschmiere." Schmerz in der Unterseite des rechten großen Zehs, wie von einer Nadel; muss aufspringen und den Fuß ausschütteln. Schmerz und Empfindlichkeit in der vierten Zehe des rechten Fußes.

Schlaf Ungewöhnlich schläfrig, schläft nachmittags mit einem Buch in der Hand ein.

Schlaf verschlimmert eher; zahlreiche Beschwerden beim Erwachen: Mundtrockenheit und -bitterkeit, Stuhldrang, verklebte Augen, schlechte Laune, Abstumpfungsgefühl. Zum Beispiel: „Schlafe nachmittags in meinem Zimmer ein, was sehr ungewöhnlich ist; wache auf mit sehr bitterem Mund, Schmerzen in Darm und Rektum, Stuhldrang … fühle mich abgestumpft und wie dumm, vormittags war es mir gut gegangen."

Fieber, Frost, Schweiß Kälteüberlaufen oder Schaudern beim Stuhl, beim Aufstoßen, bei Mundbitterkeit usw.

Drosera rotundifolia

Essenzielle Merkmale

Der Sonnentau hat einen guten Ruf bei der Behandlung von Husten, insbesondere **Keuchhusten,** aber auch anderen Krankheiten der Atemwege: **Asthma,** chronischer Husten, Kehlkopf-, Bronchial- und Lungenaffektionen. Insbesondere Husten mit Erbrechen von Speisen und Schleim ist von dieser Arznei geheilt worden.

Besonders aber hat Drosera eine Affinität zur **Tuberkulose,** ihren Symptomen und Nachwirkungen – und zu allem, was unter dem **tuberkulinischen Miasma** gefasst werden kann. Es ist erfolgreich eingesetzt worden bei einer Vielzahl von Tuberkulosemanifestationen, z. B. an den Drüsen, besonders aber bei **Gelenk- und Knochentuberkulose.** Vor allem Margaret Tyler hat zahlreiche Erfahrungen damit; sie berichtet etwa von einer Spondylitis tuberculosa bei einem vierjährigen Jungen und von Skoliose bei einer jungen Frau, die mit Drosera so gebessert wurden, dass die Patienten dauerhaft beschwerdefrei waren.

Doch die entsprechenden Symptome können die Arznei natürlich auch bei anderen Krankheitsbildern indizieren: **Steifheit, Schmerz und Verkrümmung der Wirbelsäule;** Schmerzen und Versteifungen in den **Schulter-, Hüft-, Hand-, Fuß- und Fingergelenken** sowie in den **Röhrenknochen,** besonders den Schienbeinen.

Zudem gehört Drosera zu den wichtigsten Mitteln bei der Behandlung von **Narben** – insbesondere, aber keineswegs ausschließlich tuberkulösen. Immer wieder hat Tyler die Erfahrung gemacht, dass nach Drosera das **Narbengewebe sich vom Untergrund löste und nun frei darauf verschieblich war,** zugleich mit einer bedeutenden Besserung des Allgemeinzustands des betreffenden Patienten. In vielen Fällen ist nach einiger Zeit nichts mehr von der alten Narbe zu sehen!

Schließlich kann Drosera angezeigt sein bei **Hypertrophie von Lymphknoten- und Drüsengewebe.** Insbesondere die Unterkieferdrüsen, die zervikalen und die mesenterialen Lymphknoten sowie die Peyer-Plaques können stark vergrößert und verhärtet sein. Aber selbst Fälle von Schilddrüsenhypertrophie sind mit Drosera stark gebessert worden.

Angst und Argwohn

Das konstitutionelle Drosera-Bild ist vor allem durch Ängste und Argwohn gekennzeichnet: Drosera-Patienten leben häufig in **Furcht vor schlechten Nachrichten – und haben daher Furcht vor dem Briefkasten, dem Telefon, der Türklingel.** Ihr Gefühl sagt ihnen, dass irgendetwas Schlimmes in der Post sein wird; am liebsten würden sie die Post gar nicht öffnen, den Hörer nicht abnehmen. Ihre Angst ist stark, aber recht unbestimmt; genauer gesagt, sie könnten gar nicht genau benennen, was sie eigentlich befürchten. Man kann das auch als eine Furcht vor der modernen Welt und ihren vielen Möglichkeiten verstehen, die hier eben als Gefahren, als negative Potenziale wahrgenommen werden. Es besteht eine gewisse Ähnlichkeit mit MERCURIUS.

Solche Ängste können sich zu einem regelrechten **Verfolgungswahn** steigern. Typisch ist die Einbildung, dass alle Menschen hinter ihrem Rücken **Verschwörungen** anzetteln, hinterlistige Pläne, um sie zu übervorteilen, aus ihrer Arbeitsstelle herauszudrängen, sie um ihren Besitz zu bringen usw. Der Drosera-Patient glaubt, „Anfeindungen von allen Seiten" ausgesetzt zu sein, wie es in einem Prüfungssymptom heißt. „Ängstlichkeit, als wenn ihm seine Feinde keine Ruhe ließen, ihn beneideten und verfolgten." Es scheint ihm, als ob die anderen **hinter ihrer normalen alltäglichen Fassade etwas anderes, Fremdes und Furchtbares verbergen,** ein tückisches, hinterlistiges, neidisches, falsches Wesen.

Das kann so weit gehen, dass er die Leute gar nicht mehr für Menschen hält, sondern für fremde Intelligenzen, für Aliens, die es darauf abgesehen haben, ihn zu verderben. Eine **Furcht vor außerirdischen Wesen,** vor Aliens, Vampiren, Gespenstern oder dergleichen, ist charakteristisch für diesen Drosera-Zustand. Bei Patienten mit solchen paranoiden Symptomen kann man manchmal herausfinden, dass sie vor Jahren an Tuberkulosemanifestationen gelitten haben.

Diese Ängste steigern sich gegen Abend, in der Dämmerung und Dunkelheit. Besonders schlimm sind sie, wenn man allein ist. Denn was dem Drosera-Patienten gegen die Ängste vor dem Fremden und Unheimlichen hilft, ist vor allem das **Sprechen mit jemandem, den er kennt.** Solange diese normale Form von menschlicher Gesellschaft und Kommunikation bestehen bleibt, kann er seine Ängste zurückdrängen, sie erscheinen ihm beinahe unwirklich; doch sobald er allein gelassen wird, kommt der Verfolgungswahn mit Macht zurück und ergreift wieder Besitz von ihm. **Einsame Aktivitäten dagegen, wie vor allem das Lesen, verschlimmern** den psychischen Zustand des Drosera-Patienten; er wird immer unruhiger, liest einen Satz dreimal, legt das Buch weg und greift zu einem anderen. Nur die Gegenwart eines vertrauten Menschen kann die Unruhe und Angst zeitweise in Schranken halten.

Ein auffallender Zug von Drosera ist, dass die starken Ängste auch als **körperlich manifestierte Ängstlichkeit** gespürt werden können. Ein mulmiges Gefühl, das in der Gegend von Leber und Milz angesiedelt scheint, steigt langsam nach oben, zum Kopfe. Manchmal läuft dann plötzlich ein Hitzeschauer über den ganzen Körper und besonders über das Gesicht. Dieses mulmige Gefühl bezieht sich zunächst vor allem auf die erwähnten schlimmen Neuigkeiten, deren Eintreffen der Drosera-Patient ganz bestimmt erwartet.

Die Wahnvorstellungen von Drosera sind manchmal mit einem diffusen **Schuldgefühl verbunden,** als ob sie irgendetwas falsch gemacht hätten. Denn Drosera-Menschen sind im Allgemeinen sehr **eigensinnige** Personen. Haben sie einmal einen Entschluss gefasst, so arbeiten sie äußerst hartnäckig an der Ausführung ihres Vorhabens und lassen sich kaum davon abbringen. Doch manchmal finden die Zweifel an der Richtigkeit ihres Handelns, die sie in ihrem Bewusstsein nicht zulassen, ein Ventil in jener Angst vor Hiobsbotschaften, Verschwörungen und fremden Mächten. Eine Heilwirkung von Drosera in Hahnemanns *Reiner Arzneimittellehre* wird so beschrieben: „Fröhlicher, fester Mut; er befürchtete gar nichts Böses, weil er sich bewusst war, rechtschaffen gehandelt zu haben." Die kranken Drosera-Patienten sind von einem solchen guten Gewissen weit entfernt, und das kann ihre düsteren Verfolgungswahnideen bestärken.

Depression und Suizidneigung

Die Drosera-Ängste können bis zur Suizidneigung gehen. Dabei fühlen sich Drosera-Patienten ausschließlich vom **Wasser** angezogen. „Ängstlichkeit, vorzüglich abends, um 7, 8 Uhr, als wenn es ihn dazu triebe, ins Wasser zu springen, um sich durch Ersäufen das Leben zu nehmen – zu keiner anderen Todesart trieb es ihn nicht."

Die Ängstlichkeit ist häufig verbunden mit großer Unruhe und vor allem **tiefer Traurigkeit.** „Höchst unruhiges, trauriges Gemüt." Meist steht im Mittelpunkt die Sorge um das eigene Schicksal, verbunden mit dem Gefühl, von allen verfolgt und hintergangen zu werden.

Gereiztheit

Es gibt noch eine weitere Form des Drosera-Gemütszustands. Hier steht dann nicht die Ängstlichkeit, sondern eine extreme Gereiztheit im Vordergrund. Der Patient hat das **Gefühl, alles geschehe gerade ihm zum Trotz.** Wenn der Kugelschreiber am Telefon verschwunden ist, wenn die gewohnte Duschbad-Marke ausverkauft ist oder wenn schon die dritte Ampel auf Rot steht, muss das seinem Empfinden nach alles gegen ihn persönlich gerichtet sein. Er bekommt dann allerdings keine depressiven Anwandlungen, sondern **fürchterliche Wutanfälle,** deren Heftigkeit er sich hinterher selbst nicht erklären kann.

Allgemeinsymptome und Keynotes

Zwei bemerkenswerte Allgemeinsymptome: „Er ist schwach im ganzen Körper, mit eingefallenen Augen und Wangen." „Wehtun aller Glieder, auf denen er liegt, als wenn das Lager allzu hart und nicht genug Betten untergelegt wären" (ARNICA).

- Die häufigste und bekannteste körperliche Affektion von Drosera-Patienten ist natürlich der **Husten.** Jeder kennt Drosera als „**Keuchhustenmittel**", und schon Hahnemann hat die Arznei sehr erfolgreich bei Keuchhusten eingesetzt – freilich nur, wenn die Symptome übereinstimmten! Die Arznei ist nicht selten bei Keuchhusten kleiner Kinder angezeigt, aber auch bei krampfhaften Hustenanfällen Erwachsener. Dabei hat Drosera eine Reihe sehr charakteristischer Eigenheiten, die den Drosera-Husten deutlich von anderen Hustenarten absetzen.
  - Ein Charakteristikum des Drosera-Hustens ist die **Atemnot,** die mit ihm verbunden ist. „Husten, dessen Stöße so heftig aufeinander folgen, dass er kaum zu Atem kommen kann." Es kann zu realer Erstickungsgefahr kommen, mit Blauwerden und Anschwellen des Gesichts und Hervortreten der Augen. Die dem Sonnentau eigentümlichste Atmungsstörung ist jedoch ein **Gefühl von Brustbeklemmung, als würde die Luft beim Husten und Sprechen in den Atemwegen zurückgehalten, sodass sie nicht nach außen kommen kann.** Besonders das **Sprechen verschlimmert** die Brustbeklemmung und erschwert auch die Einatmung sehr; bei jedem Wort scheint es den Hals zusammenzuziehen. Es ist bemerkenswert, dass Sprechen einerseits die psychische Ängstlichkeit von Drosera deutlich mildert, andererseits die Atmung stark behindern kann.
  - Ferner ist mit dem Husten meist ein **massives, schmerzhaftes Zusammenschnürungsgefühl** verbunden, das die Brust, aber auch die **Hypochondrien** und sogar den **Unterbauch** betreffen kann; der Patient ist genötigt, die Hand auf die betreffende Stelle zu drücken, um den Schmerz wenigstens ein bisschen zu lindern. Beispielsweise: „Die Gegend unter den kurzen Rippen leidet einen zusammenziehenden Schmerz, welcher den Husten hemmt; er kann vor Schmerz nicht husten, wenn er nicht mit der Hand auf die Herzgrube drückt."
  - Mit diesem Zusammenschnürungsgefühl ist häufig **Brechreiz** verbunden, insbesondere dann, wenn durch Expektoration nichts ausgeworfen werden kann. „Unter dem Husten will er sich erbrechen." **„Beim Husten bricht er Wasser, Schleim und Speisen aus."** „Der Husten griff, wenn der Auswurf nicht gut war, den Unterleib an, wie ein Zusammengreifen und Brech-Heben."
  - Schließlich wird der Husten meist erregt durch einen eigentümlichen Kitzelreiz im Hals. Besonders wenn dieser Reiz mit einem **Gefühl** verbunden ist, **als ob sich etwas Weiches im Hals befände, etwa eine Feder,** spricht dies sehr für Drosera. Aber auch „brennende Rauheitsempfindung" und „rauhe, scharrige Trockenheitsempfindung" im Hals werden genannt. **„Husten durch Kitzelreiz im Kehlkopf, mit Erbrechen von Speisen"** ist eine bewährte Drosera-Indikation, die in zahllosen Fällen zur Heilung geführt hat.
  - **Husten mit Bluten aus der Nase oder dem Mund;** Epistaxis, Hämoptysis, Hämatemesis. Das Blut kann sowohl hellrot und schaumig als auch schwarz und geronnen sein. Blutungen auch aus anderen Körperteilen: Augen, Rektum usw.; Blutunterlaufungen, blutiger Durchfall.
  - Der Husten verschlimmert sich im Liegen, auch gleich nach dem Hinlegen. Die auffallendste Modalität aber ist eine **Verschlimmerung nach Mitternacht,** bis zum Morgen hin. Wenn der erste Teil der Nacht relativ beschwerdefrei ist, nach Mitternacht aber sehr heftiger Husten einsetzt, der aus dem Schlafe weckt, so ist dies ein starker Hinweis auf Drosera. Tagsüber werden Gemütsbewegungen mit Lachen oder Weinen zum Husten reizen, besonders aber Trinken (oder auch Essen) von Kaltem.
- Ferner kann Drosera, wie oben erwähnt, bei chronischen Krankheiten heilend wirken, die die **Gelenke und Knochen** in Mitleidenschaft ziehen, insbesondere die **Röhrenknochen** der Arme und Beine. Bei rheumatoider Arthritis, Morbus Paget und anderen, sehr schwer zu behandelnden Krankheitsbildern ist an Drosera zu denken. Besonders charakteristisch sind **starke nächtliche Schmerzen in der Tibia** oder in den Humeri. Hahnemann hebt u. a. dieses Symptom hervor: „Ein aus Nagen und Stichen zusammengesetzter Schmerz in den Knochenröhren der Arme und der Ober- und Unterschenkel, besonders stark an

den Gelenken, mit starken Stichen in den Gelenken, beim Bewegen weniger merkbar als in der Ruhe.“ Die Hand- und Fingergelenke können **krampfartig kontrahiert und in ihrer Beweglichkeit massiv eingeschränkt sein;** Ähnliches kann für die Gelenke der unteren Extremitäten gelten, mit Hinken beim Gehen.

- **„Epileptische Anfälle, mit Zuckungen der Glieder, nachfolgendem Schlaf und Blutauswurf“** (Jahr) ist meiner Erfahrung nach ebenfalls eine erfolgversprechende Indikation der Arznei.

Lokalsymptome

Schwindel, Kopf Schwindel beim Gehen im Freien, mit Neigung, auf die linke Seite zu fallen. Kopf benommen und schwer, besonders bei Fieber; auch mit klopfendem Schmerz im Hinterkopf.

Drückende Kopfschmerzen, besonders in der Stirn, mit Betäubung und Übelkeit. Nach außen drückende Schmerzen in Stirn und Jochbeinen. Reißende Schmerzen im Gehirn, vor allem im Stirnbereich, durch Augenbewegungen verschlimmert, aber **durch Stützen des Kopfs auf die Hand gemildert.** Druck mit der Hand gegen den schmerzenden Körperteil bessert bei fast allen Drosera-Schmerzen. Reißend spannender Kopfschmerz in der Stirn, beim Bücken heftiger. Dumpf ziehender Schmerz in der linken Gehirnseite, zur Schläfe hin.

Scharf schneidende Nadelstiche in der rechten Stirnseite.

Eine Reihe von Symptomen der Kopfhaut bzw. des äußeren Kopfes: Wundheitsempfindung in der rechten Schläfenhaut (in der Prüfung mehrfach aufgetreten). Beißendes Brennen am Scheitel; juckendes Nagen am Vorderkopf, durch Reiben vergehend; fressendes Jucken an der ganzen behaarten Kopfhaut, besonders aber an den Kopfseiten, zum Kratzen nötigend.

Augen Pupillen zunächst verengt, später erweitert. Eingefallene Augen, häufiger aber **hervortretende Augen,** besonders bei Keuchhusten. Drosera hat sogar einen ausgeprägten **Exophthalmus** bei starken Lymphknotenschwellungen fast völlig beseitigen können, wie Margaret Tyler aus ihrer Praxis berichtet.

Blutunterlaufene Augen, schwärzlich-blau gefärbte Augenlider, infolge von geborstenen Blutgefäßen; beim Husten. Starkes Stechen zu den Augen heraus, besonders beim Bücken.

Augenschwäche; wie ein Schleier vor den Augen, Buchstaben laufen ineinander. Drosera kann bei Weitsichtigkeit angezeigt sein, wenn bei dem Versuch, etwas Kleines scharf zu fixieren, ein Vibrieren vor den Augen gespürt wird.

Ohren Ohrgeräusche: Brausen, Summen oder ein Geräusch wie von einer weit entfernten Trommel; mit Schwerhörigkeit.

Stechen und Zwängen in den Ohren, besonders beim Schlucken. „Ein Schmerz im inneren, rechten Ohr, als wenn alles zusammengedrückt würde“, fast krampfartig.

Nase **Nasenbluten oder Ausschneuzen von Blut aus der Nase,** insbesondere bei Keuchhusten; **Hustenanfälle, die mit starkem Nasenbluten enden.** Häufiges Niesen, mit oder ohne Schnupfen.

Gesicht **Blauschwarz angelaufenes, gedunsenes Gesicht, mit vorstehenden Augen,** bei Hustenanfällen mit Atemnot; oder blass, mit eingefallenen Augen und Wangen. **Heißes Gesicht, überlaufende Gesichtshitze, bei eiskalten Händen;** mit Ängstlichkeit, als ob man eine unangenehme Nachricht erfahren sollte. Oder: Kälte der linken Gesichtshälfte, mit stechenden Schmerzen darin, rechte Gesichtshälfte aber heiß und trocken; nach Mitternacht.

Gesichtsschmerzen, die durch Druck und Berührung verschlimmert werden.

Unterlippe in der Mitte aufgesprungen (NATRIUM MURIATICUM, SEPIA). Lippen immer trocken, wenig Geschmackssinn.

In der linken Wange: prickelnd-brennender Schmerz unter dem Unterlid; plötzliches feines Zucken, das ihn zusammenfahren lässt. Brennender Schmerz in der Haut vor dem rechten Mundwinkel. Stechendes Reißen am linken Unterkiefer, wie im Periost. **Enorm vergrößerte Unterkieferdrüsen.** Gesichtsausschlag: Pusteln hie und da, beim Berühren fein stechend. Mitesser am Kinn. **Hinter und unter dem linken Ohr ein schmerzhafter Knoten.**

Mund **Blutungen aus dem Mund,** besonders bei Husten; blutiger Speichel. **Häufiges Ausfließen wässrigen Speichels;** auch im Zusammenhang mit Fieber.

Brot schmeckt bitter.

Stechendes Zahnweh morgens nach warmen Getränken; Kälteempfindung in der Krone eines Schneidezahns. Geschwürchen oder schmerzlose Geschwulst auf der Zunge. Feine, pickende Stiche auf dem Zungenrücken; stechendes Beißen in der Zungenspitze und rechten Zungenseite; Beißen wie von Pfeffer in der Wangenschleimhaut, linke Seite.

Hals Unangenehme Empfindungen im Hals: Brennende Rauheitsempfindung, gleich nach dem Mittagessen; **Gefühl wie von zurückgebliebenen Speisekrümchen;** Kratzen im Hals nach Genuss salziger Speisen. **Trockenheit im Schlund, bei Durstlosigkeit.** „Am weichen Gaumen und tief im Rachen eine rauhe, scharrige Trockenheitsempfindung, welche zum Hüsteln reizt." Ausräuspern gelben und grünen Schleims. Schwieriges Schlucken fester Speisen, als ob der Schlund verengt wäre. Stechen im Hals beim Schlucken.

Entzündung des Gaumensegels. **Struma,** mit Exophthalmus, stark beschleunigtem Puls (150), einer Kette bis walnussgroßer lymphadenomatöser Geschwülste entlang des Sternocleidomastoideus und bläulichen, verhärteten Stellen an beiden Waden, durchsetzt von Ulzerationen (Erythema induratum Bazin), Tb in der Familienanamnese. Nach Drosera C 200 erstaunliche Besserung aller Symptome (Margaret Tyler).

Atemwege **Schwache Stimme: heiser, hohl, kann nur mit Anstrengung und dann in einem tiefen Bass sprechen.** Chronische Heiserkeit als Folgeerscheinung der Masern, oder nach öfters wiederholten Katarrhen zurückbleibend. Chronischer Katarrh mit Wundheitsgefühl im Kehlkopf und Abnahme der Stärke der Stimme, welche nur mit Anstrengung normal, im gewöhnlichen Konversationston aber rau, heiser, gedämpft erscheint (bei einem professionellen Redner).

Kribbeln im Kehlkopf, das zum Hüsteln reizt, mit einem Gefühl, als ob sich dort ein weicher Körper (etwa eine Feder) befände, mit feinen Stichen im Kehlkopf bis zur rechten Seite des Schlundes.

Raue, „scharrige", **zum Hüsteln reizende Trockenheitsempfindung tief im Rachen,** mit gelbem Schleimauswurf und Heiserkeit.

Zerschlagenheitsgefühl im Kehlkopf beim Einatmen.

Laryngitis, akut oder chronisch, mit Chorditis; Kehlkopftuberkulose (hier bereits von Hahnemann empfohlen). Schleim in der Luftröhre, der bald verhärtet, bald weich erscheint und grau, grün oder gelb aussieht.

Atembeklemmung bei jedem Sprechen, bei jedem Wort zieht es ihm den Hals zusammen – aber keine Atmungsbeschwerden beim Gehen. **Schweratmig, besonders nach Mitternacht.** Die Arznei kann bei Asthma bronchiale angezeigt sein. **Erstickungsanfälle infolge der Heftigkeit und Geschwindigkeit der aufeinander folgenden Hustenattacken,** mit Blaufärbung des Gesichts und Schnappen nach Luft; inspiratorischer Stridor. **„Fühlt in der Brust eine Beklemmung, als hielte da etwas bei Husten und Sprechen die Luft zurück, dass der Atem nicht ausgestoßen werden könnte** (mehrere Tage lang)."

Der Husten von Drosera ist bereits in den „essenziellen Merkmalen" ausführlich beschrieben worden. Zur Ergänzung hier zunächst einige zusätzliche Prüfungssymptome von Hahnemann:

- **Ganz tief aus der Brust kommender Husten.** Abends, gleich nach dem Niederlegen, Husten. **Nachthusten.** Er wacht die Nacht, um 2 Uhr, auf kurze Zeit zum Husten auf und schläft dann wieder ein. Bruststechen beim Husten. **Beim Husten Schmerz in den Hypochondern, als wenn diese Gegend mit Gewalt zusammengeschnürt würde.**
- Eine zusammenfassende Beschreibung des Drosera-**Keuchhustens** aus dem Buch Bönninghausens über diese Krankheit: Heftiger Keuchhusten, in periodischen, alle ein bis drei Stunden wiederkehrenden Anfällen, **mit schnell aufeinander folgenden, bellenden oder klanglosen Stößen, die nicht zu Atem kommen lassen,** von Kitzel oder Trockenheitsgefühl oder **wie von weichen Federn im Kehlkopf erregt,** abends ohne, morgens mit etwas gelbem, meist bitterem Auswurf, den er niederschlingen muss. Verschlimmerung: Abends nach dem Niederlegen und noch mehr **nach Mitternacht.** Ruhe. Liegen im Bett. Wärme. Trinken. Tabakrauch. Lachen. Singen. Weinen. Erkältung. Nach Masern.

D

- Kent ergänzt, dass **Husten nach Essen oder Trinken von Kaltem** typisch für Drosera ist.
- Jahr gibt in seinem *Symptomencodex* an: **Trockener Krampfhusten, mit Brechwürgen;** Keuchhusten, mit Bluten aus Mund und Nase, Angst, Blauwerden des Gesichts, pfeifendem Atmen und -Erstickungsanfällen. Bluthusten, mit Auswurf hellroten, schaumigen oder schwarzen, geronnenen Blutes.
- Einige weitere klinische Beschreibungen des Keuchhustens: „Wenn der Keuchhusten voll ausgebildet ist, der Kranke vor schneller Aufeinanderfolge der Hustenstöße nicht soviel Zeit gewinnt, ordentlich einatmen zu können, wodurch Erstickungsgefahr eintritt, wenn der Husten durch Kribbeln und Kitzeln im Kehlkopf hervorgerufen und **das Kind häufig nach Mitternacht im Schlaf durch Anfälle gestört wird,** wenn Blut aus Mund und Nase hervorkommt und am Tage Singen, Lachen, Weinen, Gemütsbewegungen den Husten erregen …" (Hartmann).
- Wenn der Patient durch den Husten aufgeweckt wird, beginnt meist ein **Schweißausbruch** (Hering), entweder allgemein oder auf der Stirn, und häufig von kaltem Schweiß.
- „In Fällen, wo der Husten bereits mehrere Wochen stets zunehmend angedauert hatte, Tag und Nacht meist nach ein- bis zweistündigen Pausen und so heftig eintrat, dass die Kranken kaum dabei Luft schöpfen konnten und **zu Ende des Anfalls bei an die Wand gestemmtem Kopf viel zähen Schleim mit Speisen gemischt erbrachen,** oft auch das Gesicht gedunsen erschien …" (Bethmann).
- „Keuchhusten, am heftigsten nach Mitternacht, mit hellklingenden, schnell aufeinanderfolgenden Stößen, die nicht zu Atem kommen lassen, **blauschwärzlichem Gesicht, Gefühl von Zusammenschnüren in Brust und Hypochondern, zum Aufdrücken mit der Hand nötigend,** Bluten aus Nase oder Mund, von Trinken und Tabakrauch verschlimmert, zu Ende Erbrechen, erst Speisen und dann Schleim" (Bönninghausen).
- Ein weiteres bemerkenswertes Leitsymptom hat Schrön entdeckt und wiederholt beobachtet: **„Wenn dem Hustenanfall 15–20 Minuten ein Rasseln durch auf- oder absteigenden Schleim in den Bronchien vorhergeht,** dem dann die Kranken den Hustenanfall allein zugeschrieben wissen wollen."
- Weitere Symptome im Bereich von Atemwegen und Brust:
  - Der Geschmack des Ausgehusteten kann bitter oder salzig sein, morgens schmeckt es ekelhaft. Hartmann schreibt: „In einigen Arten Schwindsucht mit heftigen Brustschmerzen, Eiterauswurf und einem **faulen, eitrigen Geschmack** im Mund wird man sie immer mit Nutzen anwenden." Vor allem aber ist Drosera bei sekundären Formen von Tuberkulose erfolgreich angewendet worden, wie in den „essenziellen Merkmalen" angedeutet: Knochen- und Gelenktuberkulose, Wirbeltuberkulose, Hauttuberkulose usw.
  - Schmerzen in der Brust beim Niesen und Husten, muss sich die Brust halten.
  - Unerträgliches Stechen beim Husten und beim Tiefatmen oben in der Brustseite, nicht weit von der Achselhöhle, nur durch Aufdrücken der Hand etwas gemildert.
  - Dieser immer wieder auftauchenden **Besserung von Brustbeschwerden durch Druck** steht nur eine einzige Beobachtung von Jahr gegenüber: „Brustbein schmerzt wie unterschworen (= vereitert), beim Aufdrücken."

Magen Ekel vor Schweinefleisch. Vor allem fettes Fleisch löst Übelkeit aus, und die Arznei kann bei **Übelkeit von fettem Essen in der Schwangerschaft** angezeigt sein. Schon durch die bloße Vorstellung kann Übelkeit eintreten. Sie ist meist **am schlimmsten in der zweiten Nachthälfte** und morgens.

Durst, besonders morgens.

Bitteres oder saures Aufstoßen und „Hochkommen" in den Mund; bitterer Mundgeschmack beim Essen, besonders Brot schmeckt bitter; bitter im Mund morgens und vormittags. Saure Speisen werden schlecht vertragen und machen Bauchweh. Öfters Schluckauf.

Brechreiz und wirkliches Erbrechen von Wasser, Schleim und Speisen im Zusammenhang mit Husten. Erbrechen, das solange fortgesetzt wird, bis Galle hochkommt. **Hämatemesis.** Ein „klemmendes Spannen" in der Magengrube, als würde da alles nach innen gezogen, besonders bei tiefer Inspiration. Oder: Feines, flüchtiges Zusammenkrallen in der Magengrube.

Abdomen Am auffälligsten ist hier ein gewaltsames Gefühl von **Zusammenschnüren, Zusammenziehen oder „Zusammengreifen"** unter den Rippen oder auch im Hypogastrium, gewöhnlich im Zusammenhang mit Husten, das **zum Aufdrücken mit der Hand nötigt** (weil sonst der Schmerz zu groß wird) und häufig **Übelkeit und Brechreiz erregt.**

Plötzliches Zusammenziehen des Unterbauchs abends beim Liegen im Bett, wenn man ausatmet; wie ein Heben zum Brechen; Husten erregend. Ein „Zusammengreifen und Brechheben" im Abdomen, wenn der Husten keinen befriedigenden Auswurf produziert. Stechen in der rechten Bauchseite, im Sitzen. Ein „stumpfer, ziehender Stich" von der rechten Bauchseite quer über das Abdomen zur linken hin, fast den Atem benehmend; beim Gehen.

Beträchtliche Vergrößerung der Mesenteriallymphknoten; Hypertrophie der Peyer-Plaques.

Rektum und Stuhl Ein herauspressender Schmerz im Mastdarm, nicht mit dem Stuhlgang zusammenhängend.

Drosera-Patienten neigen zum **Durchfall,** der oft **mit Blut und Schleim vermischt** ist. Bis zu vierzehn durchfällige Stühle pro Tag. Die Diarrhö ist **am schlimmsten nach Mitternacht.**

Harnwege Häufiger Harndrang, meist aber jedes Mal nur geringe Harnmenge, oft nur wenige Tropfen. Brauner, stark riechender Urin. Oder: Öfterer, reichlicher Harnabgang, den ganzen Tag.

Männliche Genitalien Ziehender Stich von der linken Lendengegend bis in den Penis. Juckender, stumpfer Stich in der Eichel, einige Minuten lang anhaltend.

Weibliche Genitalien Verspätete oder ausbleibende Menstruation; verspätete Menarche. Ausfluss mit wehenartigen Bauchschmerzen. Übelkeit von fettem Essen während der Schwangerschaft, vor allem nach Mitternacht bis morgens, mit Bitterkeit im Mund beim Essen.

Äußerer Hals und Rücken **Nacken steif und bei Bewegung schmerzhaft.**

Rückenschmerzen wie zerschlagen, wie gerädert. Rheumatismusähnlicher Schmerz, der sich von einer Stelle zwischen den Schulterblättern zum Kreuz erstreckt, bei Bewegung. Ein stechendes Reißen vom Rückgrat bis zur linken vorderen Spina iliaca, beim Sitzen. Juckendes Stechen im Steißbein, beim Sitzen.

Drosera hat bei **massiven Veränderungen der Wirbelsäule, insbesondere infolge von Tuberkulose,** stark bessernd und gelegentlich heilend gewirkt, etwa bei Wirbeltuberkulose im Halsbereich, mit starker Deformation der Halswirbelsäule, Skoliose usw.

Extremitäten **Alle Gliedmaßen schmerzend, wie gelähmt, wie zerschlagen,** oft auch äußerlich schmerzhaft. Vor allem die Teile, auf denen man liegt, tun weh, als wäre die Unterlage zu hart. **Starker Schmerz in den Knochenröhren der Arme und Beine, besonders an den Gelenken, vor allem in der Ruhe.** Schmerzhaft stechendes Drücken in den Muskeln der oberen und unteren Gliedmaßen zugleich, in jeder Lage. Versteifung und Deformation der Gelenke, besonders der Hand und des Fußes; bei Tb, rheumatoider Arthritis usw.

Ein Vibrieren auf der rechten Schulter, bloß in der Ruhe. Schmerzen **im Schultergelenk** wie zerschlagen, beim Bewegen des Arms, auch beim Betasten. Oder: Schmerz in der Schulter, als sollte der Arm einschlafen und wäre matt und schwach; fortgesetzte Bewegung bessert. **Nächtliches Reißen in den Oberarmknochen,** das am Tag bei Bewegung vergeht. Schmerz im **Handgelenk** beim Beugen und Drehen der Hand.

Die Finger neigen dazu, sich krampfartig zusammenzuziehen, und können nur mit Mühe gerade ausgestreckt werden. Versteifung der Fingergelenke beim Zugreifen, als wollten die Sehnen nicht nachgeben; Krampf, sobald man etwas zu greifen versucht (etwa den Besenstiel). Erschwerung oder gar Unmöglichkeit des Faustschlusses. Eiskalte Hände, bei heißem Gesicht.

Lähmender Schmerz in Hüftgelenk, Oberschenkel und Fußgelenk, muss beim Gehen vor Schmerz hinken. Heftiger scharfer Stich im Sitzbein beim Aufstehen vom Sitzen. Drückender Ischiasschmerz, schlimmer durch Druck, Liegen auf dem schmerzenden Teil und Vorbeugen, besser durch Aufstehen aus dem Bett.

Empfindlicher Schmerz in Femur und Tibia, der nachts im Schlaf entsteht; muss beim Erwachen sogleich das Bein beugen, um den Schmerz zu erleichtern. In den hinteren Oberschenkelmuskeln drückender Schmerz, kann nicht darauf liegen; hört nach dem Aufstehen auf. Schneidendes Stechen in der Mitte der Vorderseite des Oberschenkels, das ab und zu wiederkehrt.

Schmerzhafte Steifheit der Kniekehlen, kann kaum die Knie beugen. Sehr starke nächtliche Schienbeinschmerzen; etwa bei Paget-Syndrom. Stechen in der Wadenbeinröhre aufwärts, nachts aus dem Schaf weckend. Fein schneidendes Stechen in der Wade, beim Sitzen entstehend, beim Gehen verschwindend.

Fußgelenke sehr steif, können nicht gebeugt werden. Reißende Schmerzen im Fußgelenk, wie wenn es ausgerenkt wäre. Kaltschweißige, stets frierende Füße.

Schlaf Öfteres Strecken und Gähnen, als ob man nicht ausgeschlafen hätte. **Öfteres nächtliches Erwachen:** als ob man schon ausgeschlafen hätte und jetzt aufstehen müsste; **„jedes Mal über anfangendem Schweißausbruch";** wie von Schreck oder Furcht, hat aber beim Erwachen keine Angst. **Schlaf nach Mitternacht häufig gestört,** vor allem durch Hustenanfälle, aber auch Übelkeit, Durchfall, Schweißausbrüche usw.

Fieber, Frost, Schweiß Ein andauerndes Kältegefühl ist vorherrschend; **„es ist ihm immer wie zu kalt, er kann sich nicht erwärmen."**

- Schaudert vor Kälte besonders bei der Ruhe; nicht wenn er sich bewegt. Friert selbst im Bett, auch dann, wenn der Körper objektiv keineswegs kühl ist.
- Fieberschauder über den ganzen Körper, mit Gesichtshitze und eiskalten Händen. Oder auch: Gesicht, Nase und Hände sind kalt.

Wärme und Hitze nur im oberen Teil des Körpers, insbesondere im Gesicht. Hitzegefühl überläuft den ganzen Körper, besonders aber das Gesicht, mit Ängstlichkeit, als sollte man etwas Unangenehmes erfahren.

Schweiß: nur im Gesicht, drei Nächte hintereinander; **beim nächtlichen Erwachen ausbrechend, vor allem wenn man durch einen Hustenanfall geweckt wird;** kalter Stirnschweiß; **Schweißausbruch gleich nach Mitternacht.**

Haut Heftiges Jucken beim abendlichen Auskleiden, beim Kratzen geht leicht die Haut ab. **Mitesser** im Gesicht, am Kinn, an Brust und Schulter. **Narbengewebe,** besonders tuberkulöses. Margaret Tyler hat bei Fällen von Hauttuberkulose enorme positive Wirkungen von Drosera-Hochpotenzen beobachtet. „Bei tuberkulöser Lymphadenitis verkleinern sich die Noduli, die alten Narben lösen sich vom Untergrund, treten an die Oberfläche und verschwinden allmählich; die Verfärbung der Haut geht zurück" (Tyler).

Dulcamara

Essenzielle Merkmale

Wenn Sie eine **Kombination von rheumatischen oder arthritischen Beschwerden mit chronischen Hautleiden** vorfinden, so sollten Sie prüfen, ob der Bittersüß angezeigt ist.

Gewöhnlich ist in diesem Fall auch eine **starke Reaktion auf nass-kaltes Wetter** anzutreffen; unter nasser Kälte haben Dulcamara-Patienten sehr zu leiden. Eine Berufsgruppe, die geradezu unter einer Dulcamara-Berufskrankheit litt, waren früher (als es noch keine Kühlschränke gab) die Kühlhausarbeiter und Eisverkäufer. Sie mussten Eisblöcke aus großen Behältern holen – und das hieß, sie mussten immer wieder ins Nasskalte. Kent schreibt: „Im Kühlraum müssen sie mit dem Eis umgehen, dann gehen sie hinaus in die Sommerhitze und erhitzen sich, dann wieder zurück in die Kälte …" In solchen Situationen entwickeln sich sehr leicht Dulcamara-Symptome, und umgekehrt vertragen Dulcamara kaum etwas schlechter als gerade dies. **Eis, Kälte, vor allem aber nasse Kälte** – das ist die wichtigste Causa dieser Arznei.

Eine weitere bemerkenswerte Indikation für Dulcamara ist eine **Lähmung einzelner Körperteile,** und zwar besonders **aufgrund feuchter Kälte.** Dagegen wird eine solche Lähmung, wenn sie auf trockene Kälte zurückgeht, nach CAUSTICUM (oder ACONITUM) verlangen. z. B.: ein Motorradfahrer bekommt nach einer nächtlichen Tour in der Kälte eine halbseitige Fazialislähmung. Nun ist es wichtig, herauszufinden, ob die Nacht trocken-kalt, frostig und sternklar war oder ob der Patient durch Schnee und Regen gefahren ist. Im ersten Fall kann Dulcamara kaum angezeigt sein, im zweiten dagegen kommt es sehr in Frage – ebenso wie CALCIUM CARBONICUM.

Entwickelt ein Patient nach Durchnässung o. Ä. eine Polyradikulitis, etwa das **Guillain-Barré-Syndrom,** so kann ebenfalls Dulcamara angezeigt sein, vor allem dann, **wenn zugleich auch noch eine Affektion der Haut vorliegt.** Bei der Differenzialdiagnose zwischen Dulcamara und CALCIUM CARBONICUM ist das ein wichtiger Punkt. Beide können zahlreiche Erkältungs- oder Verkühlungsbeschwerden infolge von Exposition gegenüber nasser Kälte bekommen, unter anderem Lähmungserscheinungen, rheumatische und arthritische Affektionen, aber wenn gleichzeitig ein Hautausschlag auftritt, z. B. eine Urtikaria oder eine Pemphigus-artige Hautveränderung, dann spricht dies stark für Dulcamara.

Besitzergreifende Liebe

Ich habe in meiner Praxis eine große Zahl von Dulcamara-Fällen gesehen, und dabei habe ich festgestellt, dass ein ganz bestimmter Frauentyp häufig diese Arznei benötigt. Es handelt sich um starke Persönlichkeiten, die auch zu starken Gefühlen von Liebe und Zuneigung fähig sind. Doch diese **Liebe** ist regelmäßig allzu Besitz ergreifend, allzu **dominierend.** Dabei ist dies keineswegs die blanke Herrschsucht, die sich nur als Liebe tarnt – nein, die Zuneigung der Dulcamara-Patientinnen zu ihrem Mann, ihrem Sohn, ihrer Tochter ist durchaus echt. Doch sie haben das **Gefühl, sie müssten ihre Lieben beschützen** – vor Krankheit, vor Ärger, vor fremden Ansprüchen. Eine genuine **Angst um andere** und besonders um ihre Angehörigen treibt sie an. Und darum regieren solche Frauen rücksichtslos in das Privatleben ihrer Angehörigen hinein, sie können einfach nicht aufhören damit. Von ihnen kann man Dinge hören wie: „Mein Sohn, Du hast die falsche Frau geheiratet, und deshalb muss ich Dich vor ihr beschützen. Darum tu jetzt das, was ich Dir sage."

Es ist interessant, dass Dulcamara-Patientinnen oft sexuell sehr aktive Frauen mit starken sexuellen Bedürfnissen sind. Wenn dieses gesteigerte sexuelle Begehren nicht befriedigt werden kann und unterdrückt wird, kann es sublimiert werden zu jener Art von Besitz ergreifender Liebe, die ich oben beschrieben habe – und die sich meist auf Verwandte und Angehörige richtet, ganz besonders aber auf den eigenen Sohn. Den beherrschen und manipulieren sie dann – mit der Begründung, sie machten sich Sorgen um ihn und müssten ihn beschützen. Sie sind in der Lage zu sagen: „Keiner wird mir nachsagen können, dass ich meinen Sohn nicht liebe, und keiner hat das Recht zu sagen, dass ich das nicht darf." Und es ist wahr, sie lieben ihn wirklich – aber mit welcher Leidenschaft! Sie können ihre Angehörigen geradezu erdrosseln mit dieser übermäßig Besitz ergreifenden Liebe. Und es ist gut möglich, dass sich dahinter Angst und Unsicherheit verbirgt, die wiederum aus sexueller Frustration entsteht.

Tadelt andere, Streitsucht

Allgemein (nicht nur für diesen Frauentyp) gilt: Dulcamara-Personen sind **übermäßig kritisch gegenüber anderen,** neigen zum **Herumstreiten** und zur **Ungeduld,** auch zur Launenhaftigkeit. „Ungeduldig, früh, er stampfte mit den Füßen, wollte alles wegwerfen, fing an zu phantasieren und zuletzt zu weinen" (aus den *Chronischen Krankheiten*). „Ungeduldiges Verlangen nach diesem und jenem, das verschmäht wird, sobald man es erhalten" (Jahr, *Symptomencodex*). Sie sind immer in Eile und sexuell sehr leicht erregbar. Frauen haben große Probleme **vor der Periode,** insbesondere auf der psychischen Ebene; dann können sie in wahnartige Zustände verfallen. Manchmal steigert sich zu dieser Zeit ihr ohnehin starkes sexuelles Begehren noch mehr, bis hin zu einer Art erotischer Besessenheit; auch die Missstimmung, Gereiztheit und Zanksucht kann vor der Monatsblutung noch zunehmen. Es kommt vor, dass sie fluchen, eine ganz grobe, von sexuellen Ausdrücken durchsetzte Sprache führen, Leute beschimpfen – ohne eigentlich wirklich zornig zu sein; einfach nur, weil es sie dazu treibt, vergleichbar mit ANACARDIUM oder NITRICUM ACIDUM. ein eigentümliches Prüfungssymptom von Dulcamara lautet, nach der *Reinen Arzneimittellehre* zitiert: „Nachmittags eine eigene Gemütsstimmung, als müsste er sich mit jedem zanken, ohne sich dabei zu ärgern."

Wahnideen (Delusions)

Wahnartige Zustände kommen auch **nachts** und vor allem **morgens beim Erwachen** vor – die schlimms-

D

te Tageszeit für Dulcamara. „Furchteinflößende und verworrene Träume; muss mitten in der Nacht aufstehen und im Zimmer umhergehen; **ein Gefühl von Versinken, als ob man durch das Bett fallen würde**." Gerade dieses Gefühl von Versinken ist eine kennzeichnende Wahnidee von Dulcamara. „Sie erwacht früh, wie von einem Ruf, und sieht eine sich immer vergrößernde Gespenstergestalt, welche in der Höhe zu verschwinden scheint."

Hier zeigt sich schon, dass derartige Zustände nicht wahnartig sein müssen, sondern auch von **Benommenheit und Verwirrung** geprägt sein können; von einer Abstumpfung von Geist und Gefühlen. Bisweilen schwindet auch das klare Bewusstsein, die Patienten scheinen nicht einmal mehr recht zu wissen, wo sie sich befinden; man hat den Eindruck, dass sie die Außenwelt gar nicht mehr zur Kenntnis nehmen, dass sie gar nicht reagieren, wenn sie angesprochen werden usw. Auch dies ist nachts oder morgens beim Erwachen am schlimmsten. Dann können auch depressive Verstimmungen aufkommen, mit plötzlichen Tränenausbrüchen, und es dauert eine Zeitlang, bis sie wieder „halbwegs zurück" sind.

Das führt uns zum geistigen Bild von Dulcamara. Die Patienten **können sich nicht konzentrieren, haben Wortfindungsstörungen, vergessen, was sie gerade sagen wollten.** Die Geisteskräfte versagen. Dazu kommt eine auffallende Unruhe, die Patienten können einfach nicht stillhalten. Verbindet man das mit den Hautaffektionen und rheumatischen Zuständen, dann könnte man auch an RHUS TOXICODENDRON denken. Doch DULCAMARA hat eine deutlich stärkere Tendenz zu Lähmungen, und auch der geistige Zustand ist so zu interpretieren: als ein Gefühl von geistiger Lähmung. Die erwähnten Konzentrations- und Gedächtnisschwächen fallen schließlich zusammen mit einer Gleichgültigkeit, als wäre einem alles egal, emotionale Antriebe und geistige Fähigkeiten, ja der ganze Organismus langt allmählich an einem toten Punkt an: Es ist, als ob ein Alzheimer-Krankheitszustand herannahte.

Allgemeinsymptome und typische Krankheitsbilder

Zunächst ein Krankheitsverlauf, der ganz typisch für eine Dulcamara-Pathologie ist: **Nach Zurücktreten eines Hautausschlags bekommt er Kopfweh, rheumatische Beschwerden oder eine Lähmung, was in feuchtkalter Umgebung erheblich schlimmer wird.** In diesem Verlauf sind die zentralen Wesenszüge der Arznei enthalten.

Ein paar Erläuterungen zum „Nasskalten":

- Besonders häufig folgen Dulcamara-Zustände auf **Wetterwechsel zu feuchtkaltem Wetter,** also z. B., wenn nach einer Reihe schöner Herbsttage Schneeregen einsetzt und alle Straßen voller Matsch sind. Im Mittelmeerraum sind Dulcamara-Beschwerden deswegen typische „Winterkrankheiten", in Mitteleuropa finden sie sich auch oft im Herbst und Frühling. „Heiße Tage und kalte Nächte" begünstigen ebenfalls das Auftreten einer akuten Dulcamara-Pathologie; Kent nennt als Beispiel die Landaufenthalte in den Bergen im Sommer, wie sie zu seiner Zeit im Osten der Vereinigten Staaten üblich waren: „Jedes Jahr, wenn die Frauen zu Ende des Sommers ihre kleinen Kinder wieder aus den Bergen in die Stadt bringen, haben wir wieder ein paar Dulcamara-Fälle." Denn in den Bergen ist tagsüber die Sonnenhitze stark, aber abends wird es schon sehr kalt, und die Babys erkälten sich und bekommen Durchfall. Oder die Erwachsenen erhitzen sich beim Spazierengehen, fangen an zu schwitzen, ziehen sich den Mantel aus und geraten dann in einen kalten Luftzug, der den Schweiß verschwinden lässt – Ergebnis: Erkältungen durch Schweißunterdrückung.
- Auch wenn man in einem **feuchtkalten Zimmer** leben muss, wenn man auf feuchtem Boden schläft usw., kann sich ein Dulcamara-Zustand einstellen. Bei Clarke wird z. B. ein Fall von Stimmbandlähmung zitiert, die „vom Schlafen über einem feuchten Keller" herrührte. Auch wenn man sich erkältet, weil man stundenlang im kalten Wasser gewatet ist (z. B. beim Angeln) oder gar weil man ins Wasser gefallen ist, wird die Arznei häufig angezeigt sein. Es sind Beschwerden von Flüchtlingen mit Dulcamara geheilt worden, die nach dem Versenken ihres Schiffs stundenlang im kalten Wasser schwimmen mussten, und auch Krankheiten, die sich nach Arbeiten im Freien einstellten, nachdem man von einem Regenguss überrascht wurde. Übrigens kann es sich hier durchaus um sehr

langwierige Erkrankungen handeln, die manchmal erst Jahre nach dem auslösenden Ereignis spürbar werden.

- Selbst das **Herunterstürzen kalter Getränke in erhitztem Zustand** kann Dulcamara-Beschwerden verursachen (vgl. BELLIS PERENNIS), und das, obwohl häufig ein unstillbarer durst auf möglichst kaltes Getränk besteht. Magenverstimmungen und Durchfälle können die Folge sein.
- Praktisch sämtliche Körperteile und Organe können von einer Dulcamara-Krankheit nach Exposition gegenüber nasser Kälte angegriffen werden. Natürlich sind Schnupfen, Husten und auch schwerere Affektionen der Atemwege häufig. In diesem Zusammenhang sind auch Stirnhöhlenentzündungen nicht selten, ebenso „katarrhalische" Kopfschmerzen bei nasskaltem Wetter. Ferner kommen Magenverstimmungen, Bauchschmerzen und Durchfälle vor. Blasen- und Nierenentzündungen mit der genannten Causa sollten immer an Dulcamara denken lassen. Und dabei ist die Wirkung der Arznei keineswegs auf akute Fälle beschränkt. Sie kann z. B., wie Kent sagt, den Organismus von Kindern „befestigen gegen die Neigung zu pausenlosen Erkältungen"; sie kann auch etwa eine chronisch rezidivierende Nierenentzündung dauerhaft heilen, wenn die Symptome passen. Über die besonders charakteristischen rheumatischen und arthritischen Leiden sowie Lähmungen wurde ja schon oben gehandelt.
- Die **Hautleiden** von Dulcamara, die so wichtig in der Differenzialdiagnose zu CALCIUM CARBONICUM sind, können Begleitsymptome einer **allergischen Beschwerde** sein, z. B. von Heuschnupfen oder Asthma, die ja häufig mit allergischen Hautreaktionen verbunden sind – freilich ist Dulcamara nur dann wirklich angezeigt, wenn die Symptome passen. Es kann sich um Nesselausschläge, Pemphigus-artige Erscheinungen o. Ä. handeln. Die Hautsymptome zeigen sich meist gleich zu Beginn der Erkrankung. Nasse Kälte kann sie verschlimmern, aber auch zu ihrem Verschwinden führen. Und in manchen Fällen kommen erst nach diesem Verschwinden des Ausschlages von der Körperoberfläche schwere Lähmungserscheinungen, Neuralgien, Ödeme u. ä. auf. Dulcamara ist mithin auch ein Mittel bei **Beschwerden nach Unterdrückung von Hautausschlägen durch nasse Kälte.**
- Dulcamara hat nicht nur auf die Haut, sondern auch auf die **Schleimhäute** eine starke Wirkung. Die Schleimhäute werden zu **übermäßiger Sekretion** angeregt, sodass es in der Nase, im Rachen, im Hals und in der Brust große Ansammlungen zähen Schleims gibt. Auch die Ausscheidungen aus der Blase und dem Darm sind häufig schleimig oder mit Schleim durchsetzt. In seinem Keuchhusten-Buch schreibt Bönninghausen: „Dulcamara ist wohl selten anders anzuwenden als da, wo nach unterdrückten Ausschlägen oder nach starker Erkältung … übermäßige Schleimabsonderung in inneren Teilen dasselbe anzeigt." Und unter den Begleitsymptomen des Keuchhustens nennt er: „Untätigkeit der äußeren Haut, bei übermäßigen Absonderungen der inneren Schleimhäute und Schleimdrüsen." Freilich ist die Untätigkeit der Haut mit „gänzlichem Mangel an Schweiß" (Bönninghausen) keineswegs in allen Dulcamara-Fällen zu finden (siehe auch unten, „Fieber, Frost, Schweiß").
- Charakteristisch für Dulcamara ist ein unscheinbares Symptom, das man oft ganz zufällig im Interview erfährt. Dulcamara-Patienten bekommen nämlich häufig ganz plötzlich **starken Harn- oder Stuhldrang, wenn ihnen kalt wird.** Wenn Sie dieses Symptom von einem Patienten hören, sollten Sie auf jeden Fall Dulcamara in Erwägung ziehen.
- Eine auffällige Lokalisation von Dulcamara bei Bauchschmerzen und Hautleiden ist der **Nabel.** In den Prüfungen zeigten sich stechende, kneipende, drehende, wühlende, nagende und pochende Schmerzen am Nabel und in der Nabelgegend. Bei Durchfällen, die mit Dulcamara geheilt wurden, verspürten die Patienten regelmäßig ein heftiges Schneiden in den Gedärmen um den Nabel herum vor dem Stuhl. Schmerzen, die ihr Zentrum „mitten im Loch" haben (Tyler); Hautausschläge im Nabel und um ihn herum.
- Die Dulcamara-Schmerzen sind häufig stechend und fallen vor allem durch ihre Richtung auf: Im Normalfall gehen sie **von innen nach außen.** Das gilt für den Kopf, den Rücken, die Glieder und den ganzen Körper. Hahnemann schreibt: „Stumpfe Stiche hie und da in den Gliedern und

am übrigen Körper, gewöhnlich herauswärts." Von dieser allgemeinen Regel gibt es nur wenige Ausnahmen.

- Ein seltsames Symptom: „Schmerz, als sollte der Leib in der Lendengegend über den Hüften abgeschnitten werden; vor Schmerz bewegt er sich hin und her, ohne still sitzen zu können, doch ohne Linderung."

Lokalsymptome

Schwindel Als er früh aus dem Bett aufstehen wollte, wäre er fast gefallen vor Schwindel, allgemeiner Schwäche und Zittern am ganzen Körper. Morgens beim Erwachen heißer Kopf mit Schwindelgefühl und Schwarzwerden vor den Augen. Schwindel beim Gehen, mittags vor dem Essen, als wenn alle Gegenstände vor ihm stehen blieben und es ihm schwarz vor den Augen würde.

Kopf Dulcamara heilt besonders „katarrhalische und rheumatische **Kopfschmerzen, die in naßkaltem Wetter schlimmer sind**". Nach einer Erkältung stellt sich ein Schnupfen ein, doch **plötzlich versiegt die Sekretion, die Atemwege fühlen sich extrem trocken an, und starke Kopfschmerzen beginnen.** Andererseits kann Dulcamara auch unter **dumpf drückenden Kopfschmerzen leiden, die mit starker Schleimabsonderung verbunden sind,** mit kräftigem Schnupfen, Stirnhöhlenentzündung und anderen Atemwegsaffektionen. „Dumpfer Kopfschmerz in Stirn und Nasenwurzel, **als hätte er ein Brett vor dem Kopf**." „Den ganzen Tag ein dumpfer Kopfschmerz, besonders am linken Stirnhügel. Abends wird der dumpfdrückende Kopfschmerz ärger, bei zunehmendem Schnupfen." Die Schmerzen können betäubend wirken und zu „Dummlichkeit" im Kopf führen. „Betäubender, drückender Kopfschmerz im Hinterhaupt, vom Nacken herauf."

Ferner findet man bei Dulcamara-Kopfschmerzen häufig ein **Stechen, Bohren oder Wühlen von innen nach außen;** wie oben schon erwähnt, ist diese Richtung der Schmerzen für Dulcamara allgemein charakteristisch. Einige Beispiele:

- Schwere in der Stirn, mehrere Tage lang, mit Stichen in der Schläfengegend von innen nach außen.
- Schwere des Kopfes, mit herausbohrendem Schmerz in der Schläfe und Stirn, wie auf Nachtschwärmerei.
- Bohrender Schmerz von innen heraus, bald in der Stirn, bald in den Schläfen.
- Wühlen und Drücken im ganzen Umfang der Stirn.

Manchmal wird auch ein **Gefühl von Auftreibung oder Vergrößerung des Gehirns** berichtet: „Heftiges Kopfweh wie ein Wühlen in der Mitte des Gehirns, im Vorderkopf, wie Düsterheit und Empfindung, als wäre das Gehirn aufgetrieben." „Gefühl, als habe sich der Hinterkopf vergrößert."

Schmerzen, als sollte der Kopf zerspringen, von der Stirn bis zum Nasensattel.

Kopfweh, das nur eine ganz kleine Stelle einnimmt, „wo es sich als Druck wie mit einem stumpfen Instrument artet".

- Einige Modalitäten, neben der bekannten Verschlimmerung durch nasse Kälte: Die Kopfschmerzen sind meist abends am stärksten; sie werden meist, im Gegensatz zu den allgemeinen Modalitäten, durch Bewegung verstärkt und in der Ruhe gemildert.
- Ein geheilter Fall: „Eine gesunde Frau von 40 Jahren bekam, nachdem sie plötzlich besinnungslos zu Boden gefallen und wieder zu sich gekommen war, folgenden Kopfschmerz: Starkes bohrendes Brennen in der Stirn und dem Scheitel, mit **Wühlen im Gehirn, von innen nach außen;** Gefühl, als wenn ein Brett vor der Stirn das Wühlen zurückdrücke. Bei jeder Bewegung, selbst beim Sprechen, der Schmerz heftiger; Schwerheitsgefühl im Kopf; Speichelzusammenfluss im Mund, bei Trockenheit der Zunge und Durst; Puls hart, gespannt; große Schwäche und Zerschlagenheit der Glieder. Sie erkrankte bei feuchter, regnerischer Witterung" (Gaspary).
- Weitere klinische Beobachtungen: „Kopfschmerzen besonders von Erkältung, z. B. heftiger drückender Stirnschmerz und Kopfbetäubung nach vorherigem Reißen in den Beinen, Fließschnupfen und darauf Nasenverstopfung, Mattigkeit, Appetitmangel, Bittergeschmack" (Hartlaub). Oder: Beständiger dumpfer Schmerz in Kopf, Brust und Magen, mit großer Unruhe, Niedergeschlagenheit, mühsamer Atmung, Benommenheit und Unfähigkeit, die Gedanken zu sammeln.

- Blutandrang zum Kopf, mit Ohrensausen und Schwerhörigkeit.
- Ein **Frösteln über Hinterkopf, Genick und Rücken, jeden Abend wiederkehrend,** mit Gefühl wie Sträuben der Haare.

Zahlreiche **Ausschläge auf dem Kopf, insbesondere Milchschorf und Ringelflechte.** Milchschorf mit dicken, gelben, braunen Grindborken; Ringelflechte der Kinder an der behaarten Kopfhaut.

Augen **Augenentzündungen an kalter, feuchter Luft;** auch allergisch bedingte Reizungen der Augen, etwa im Zusammenhang mit Heuschnupfen. Rötung der Augen, dicke, gelbe, eitrige Absonderungen. **„Jedes Mal, wenn ich mir eine Erkältung einfange, schlägt sie sich auf die Augen“**, zitiert Kent einen Patienten. Augenentzündung der Neugeborenen, bei Ausbleiben des Stuhles.

Lidptosis infolge von kalter Nässe, etwa wenn man bei Dauerregen im Freien gearbeitet hat. „Eine Art Lähmung des oberen Augenlides, als wenn es herabfallen sollte“ (aus der Prüfung). **Zucken der Augenlider, bei kalter Luft.**

Drücken in den Augen, beim Lesen verschlimmert. Geweitete Pupillen.

Trübsehen, dass man alles wie durch einen Schleier sieht. Funken vor den Augen. Ein Gefühl, als ob Feuer aus den Augen sprühte, beim Gehen in der Sonne; dasselbe Gefühl dann auch im Zimmer.

Ohren Kinder mit großer Neigung zu **katarrhalischen Mittelohrentzündungen nach jeder Erkältung.** Sehr starke Ohrenschmerzen, besonders nachts, in der Ruhe; die ganze Nacht hindurch, sodass man nicht schlafen kann. Morgens kann der Schmerz plötzlich aufhören, doch bleibt ein Rauschen im Ohr zurück. Ohrenschmerzen verbunden mit großer Übelkeit.

„Reißen im linken Ohr, mit Stichen darin von innen nach außen, dabei Trommeln und Bubbern vor dem Ohr, dass er nicht gut hört, und Knistern darin, beim Öffnen des Mundes, als ob es entzwei sei.“ Eine Art Prickeln, erst im einen, dann im anderen Ohr, als ob sehr kalte Luft hineingeraten wäre. Feine Stiche im Gehörgang und der Ohrspeicheldrüse; letztere ist häufig geschwollen.

Nase **Starke Neigung zu Erkältungen und Schnupfen,** vor allem mit **Verstopfung der Nase.** Patienten, die erzählen: „Doktor, wenn es draußen nasskalt ist, kriege ich immer gar keine Luft durch die Nase.“ Muss durch den Mund atmen, schnarcht deshalb stark im Schlaf.

Starkes Ausfließen von Schleim aus der Nase; Kinder mit ewig laufenden Nasen. Besonders aber dann angezeigt, **wenn der Fließschnupfen bei Einwirkung kalter Luft plötzlich aufhört und die Nasenlöcher sich verstopfen.** Trockener Schnupfen, wo die Sekretion an kalter Luft plötzlich aufhört und ein Gefühl extremer Trockenheit in den Atemwegen eintritt; nach Aufhören der Sekretion kommt es zu Kopfschmerzen, Aphonie oder anderen Komplikationen. Oder auch: sehr viel Schleim im Retronasalraum.

Schnupfen, der sich durch Bewegung bessert, in der Ruhe aber stärker wird. „Jedes Jahr, wenn die Nächte wieder kälter werden und die Herbstregen fallen, verstopft sich die Nase, der Patient muss dauernd niesen und wünscht, dass die Nase warm ist. Ich habe solche Leute gesehen, wie sie in der geheizten Stube saßen, mit einem in heißem Wasser ausgewrungenen Tuch über dem Gesicht, um den lästigen Katarrh der Nase und die Reizung der Augen zu lindern. **Hitze bessert die verstopfte Nase.** Mit dem heißen Tuch über dem Gesicht bekommen diese Patienten manchmal Luft durch die Nase, aber wenn sie z. B. der Nachtluft ausgesetzt sind oder sich in einem kalten Raum aufhalten müssen oder in kalten Regen geraten, geht es ihnen sehr schlecht“ (Kent).

Heuschnupfen und andere allergische Reaktionen, mit großer Empfindlichkeit gegen frisch gemähtes Gras; verstopfte Nase und rote, tränende Augen; besser durch Wärme, schlimmer durch Kälte.

Starkes Nasenbluten, das Blut ist hellrot und warm; mit Druckgefühl über der Nase und besonders im Bereich des Sinus sagittalis.

Gesicht **Neuralgien, Lähmungen und Krämpfe im Gesicht, nach geringster Kälteexposition;** besser durch äußere Wärme. Linksseitige Trigeminusneuralgie, die vom Jochbein auszugehen scheint; kurz vor dem Anfall werden die betroffenen Teile eiskalt; begleitet von Heißhunger. Nach Durchnässung zunächst Nervenschmerzen, dann linksseitige

Fazialislähmung; verbunden mit einem juckenden, roten Frieselausschlag, schlimmer bei nassem Wetter. Die **Verbindung von Nervenbeschwerden und Hautaffektionen** ist sehr charakteristisch für Dulcamara. Schiefgezogener Mund, Lähmung des Unterkiefers, beim Kaltwerden.

Krämpfe, die in den Gesichtsmuskeln beginnen und sich dann auf den ganzen Körper ausweiten. **Zuckende Bewegungen der Augenlider und Lippen bei kalter Luft.**

Zahlreiche Hauterscheinungen im Gesicht, vor allem **Impetigo;** Pusteln, milchschorfartige Krusten, Pickel, Bläschen. Zum Beispiel: „Aus kleinen, bald nahe aneinander liegenden, bald einzeln stehenden, mit rotem Hof umgebenen Pusteln, die schnell aufbersten, ergießt sich eine Menge zäher, klebriger, gelblicher Flüssigkeit, die schnell zu **dicken, gelben, braunen Grindborken** zusammentrocknet und Stirn, Schläfe, Wangen, Kinn usw. bedeckt; mit Mühe hält man die Kinder vom Kratzen ab, wozu sie das heftige Jucken, besonders nachts, zwingt. Unter den Schorfen dauert die eitrig-lymphatische Absonderung fort; abgefallene Krusten erzeugen sich schnell wieder."

Oder: „Eine Gruppe kleiner, stecknadelkopfgroßer, dicht beisammenstehender Bläschen mit rotem Hof, links auf der Backe nach dem Auge, und beim Mundwinkel, rechts am Halse, mit bis ins Bläuliche spielender Röte der Backen und bedeutenden Erkältungsbeschwerden."

Nässende Flechten auf den Backen. **Warzen im Gesicht.** Tyler berichtet von einer Patientin mit einer Warze auf dem Unterlid, die so groß war, dass sie das Sehen beeinträchtigte. Nach einer Gabe Dulcamara CM begann sie auszutrocknen, und die Patientin rieb sie im Verlauf der nächsten vierzehn Tage vollständig weg.

Blasses Gesicht, mit umschriebener Wangenröte. Aufgedunsenes Gesicht, brennend heiß.

Mund **Zungenlähmung infolge von feuchter Kälte** ist ein Leitsymptom von Dulcamara. Clarke gelang es, die von einem Sarkom an der Schädelbasis ausgehenden stechenden Schmerzen zum Vorderkopf massiv zu lindern. Damit verbunden war eine partielle Zungenlähmung, die das Wahl anzeigende Symptom für Dulcamara hergab.

Anschwellen und Lähmung der Zunge, was rasch schlimmer wird; spricht unartikuliert, bringt kein deutliches Wort mehr hervor; trotzdem versucht er andauernd zu sprechen. Geschwulst der Zunge, mit verhindertem Sprechen und Atmen. Juckendes Kribbeln auf der Zungenspitze.

Trockene, raue Zunge und heftiger Durst auf Kaltes, dennoch vermehrte Speichelabsonderung.

Zäher, seifenartiger Speichel, der in großer Menge ausfließt; dabei lockeres, schwammiges Zahnfleisch. Zähne stumpf und wie gefühllos. Bitterer Mundgeschmack. **Mundfäule, besonders nach Erkältung.** Ehrhardt behandelte 1839 zahlreiche Fälle einer Stomatitis-Epidemie, bei der Dulcamara dem Genius epidemicus entsprach. Seine Beschreibung in Auszügen: „Das Fieber war remittierend, morgens exacerbierend, und ließ mit Ausbruch des Mund-Exanthems nach; letzteres aber war bedeutend, entkräftete sehr, die Rekonvaleszenz zog sich in die Länge. Die Bewohner ganzer Ortschaften und Landstriche wurden zugleich befallen. Die Schleimhaut der Mundhöhle war in ihrer ganzen Ausbreitung sehr angeschwollen, hier und da roh und exkoriiert, hochrot, die vom Epithelium entblößten Stellen höchst schmerzhaft, Sprechen, Kauen, Schlucken sehr behindert, die Zähne mit zähem, schmutzigem Schleim dick belegt, in die Wangen und den Zungenrand tief eingedrückt. Atem und Ausflüsse des Kranken aashaft riechend, steter Speichelfluss." Ein Prüfungssymptom: „Am Inneren der Oberlippe, am Vorderteil des Gaumens, auch äußerlich um den Mund herum Blütchen und Geschwürchen, welche bei Bewegung der Teile reißend schmerzten."

Hals Von jeder Wetterveränderung zum Kalten **Halsentzündung mit Tonsillitis.** Erkältungen beginnen oft in der Nase und wandern über den Nasen-Rachen-Raum abwärts. Hyperämie der Uvula; Drücken im Hals, wie wenn das Zäpfchen zu lang wäre.

Sehr viel Schleim im Schlund, es kratzt im Hals, und der Patient ist zum ständigen Ausräuspern sehr zähen Schleims genötigt.

Atemwege **Heiserkeit** und raue Stimme, **von viel Schleim in der Luftröhre,** vor allem nach Erkältung. Wenn diese Beschwerden mit **Hautreaktionen** verbunden sind, weist dies zusätzlich auf Dulcamara hin. Braun berichtet von einem Fall, wo mit Heiserkeit und Husten Warzen an den Fingern und Berührungsempfindlichkeit der Haut am Oberkörper einhergingen (*AHZ* 2/1995).

- **Aphonie infolge von Stimmbandlähmung, weil man über einem feuchten Keller geschlafen hat** (Clarke); eine bemerkenswerte Lähmungserscheinung nach Exposition gegenüber feuchter Kälte.
- **Bronchitis** von Kindern und alten Leuten mit Mangel an Lebenswärme und verminderten Abwehrkräften.
- **Asthma** mit reichlicher Schleimsekretion, besonders bei nassem Wetter; zuvor können Ausschläge im Gesicht auftreten, bei deren Verschwinden beginnen die asthmatischen Beschwerden.
- Brustbeklemmung von Verschleimung; mühsames Atmen. Großer Beklemmungsschmerz in der ganzen Brust, besonders beim Ein- und Ausatmen.
- Husten bei nasskaltem Wetter oder auch von Nasswerden (etwa nachdem man ins Wasser gefallen ist); reichliche Schleimproduktion, muss aber lange husten, um den Schleim loszuwerden; besonders bei Kindern und alten Leuten. **„Eine Art Keuchhusten nach Erkältung“** (Hahnemann) oder auch **nach Zurücktreten von Hautausschlägen.** Feuchter Husten, besonders nach Erkältungen mit Heiserkeit, zuweilen mit nächtlichem Auswurf hellroten Blutes; oder keuchender, bellender Hus-ten, **schlimmer im Zimmer und im Liegen, besser bei Bewegung;** erregt durch Tiefatmen. Charakteristisch sind hier Causae und Modalitäten des Hustens, ferner die profuse Schleimabsonderung. Bönninghausen gibt in seinem Keuchhustenbuch folgende Kennzeichen des Dulcamara-Hustens an: „Keuchhusten von übermäßiger Schleimabsonderung im Kehlkopf und in der Luftröhre erregt, daher bei jedem Anfall beträchtlicher, leichter Auswurf von geschmacklosem Schleim, oft mit hellrotem Blut.“ Zu den Modalitäten der Verschlimmerung rechnet er unter anderem: „Lange Ruhe und darauf Anstrengung. Tiefatmen. **Nasse Kälte. Zurückgetretene Hautausschläge verschiedener Art.**“ Unter „Begleitung“ finden sich etwa: „Viel Schleim im Schlunde. Schleim-Erbrechen. Schleim-Durchfall. Schleimiger Bodensatz im Harn. Stockschnupfen in kalter Luft. Die Luftröhre voll von Schleim. Brustbeklemmung von Verschleimung. **Untätigkeit der äußeren Haut, bei übermäßigen Absonderungen der inneren Schleimhäute und Schleimdrüsen.** Gänzlicher Mangel an Schweiß.“
- Heftiges Stechen in der Brust, bald auf der rechten, bald auf der linken Seite; muss viel husten und wirft einen zähen Schleim aus.
- **Zahlreiche Schmerzen im Thoraxbereich, häufig neuralgischer Art.** Zum Beispiel: „Durch die linke Brustseite zieht sich in Absätzen ein sehr empfindlicher, wellenartiger Schmerz, fast wie reißender Druck.“ Eine Reihe stumpf stechender und schneidender Schmerzen; sie können von innen nach außen verlaufen (wie es in den meisten anderen Körperregionen der Fall ist, vgl. den Abschnitt „Die essenziellen Merkmale“), aber auch von außen nach innen. Einige Prüfungssymptome: „Stumpfer, betäubender Stich unter dem rechten Schlüsselbein in die Brust hinein.“ „Stechender Schmerz in der linken Brustseite, wie von einem stumpfen Messer, in der Gegend der fünften, sechsten Rippe.“ „Mitten auf dem Brustbein ein stechend reißender Schmerz, der durch die ganze Brust bis zum Rückgrat ging, im Sitzen, und beim Aufstehen verging.“ „Tief schneidender Schmerz in der linken Brustseite, dicht unter dem Schlüsselbein, durch Daraufdrücken vergehend.“

Herz Starkes, äußerlich fühlbares Herzklopfen, besonders nachts. Herzklopfen mit der eigenartigen Empfindung, „als fühlte er das Herz außerhalb der Brusthöhle schlagen“.

Magen **Verdauungsstörungen mit Frösteln, jedes Mal wenn das Wetter kalt wird.**

Hunger, aber zugleich Widerwillen, ja Ekel gegen jede Speise, mit einem Schaudern, als ob Erbrechen kommen wollte. Oder auch: „**Appetit, er verlangt viel, stößt es aber beim Darreichen zurück**.“ (Dieses Symptom, klinisch zuerst an einem 13 Monate alten Jungen mit Pemphigus und durchfälligen Stühlen beobachtet, ist auch als „kapriziöses“ Gemütssymptom verstanden und klinisch bestätigt worden.)

Abneigung gegen Kaffee. **Heftiger Durst auf Kaltes;** „das Getränk konnte er nicht kalt genug bekommen." Dennoch **werden kalte Getränke keineswegs sonderlich gut vertragen,** vielmehr oft sofort wieder erbrochen. Sie können auch Magenverstimmungen und sogar Brechdurchfall auslösen. Auch dies kann als „Folge nasser Kälte" verstanden werden.

Viel Aufstoßen. Leeres Aufstoßen, mit Schütteln wie von Ekel; wiederholtes Aufstoßen beim Essen, sodass einem das Gegessene wieder hochkommt.

Große Übelkeit mit Brechreiz, oft verbunden mit Frösteln. Übelkeit, die den Stuhldrang begleitet.

Erbrechen des Getrunkenen, auch von Galle, besonders aber **Schleimerbrechen.** „Erbrechen bloß zähen Schleims." „Es kommt ihm so warm in die Höhe und dann erfolgt Erbrechen von Schleim, morgens."

Gefühl von Aufgetriebenheit in der Magengrube, mit unangenehmer Leereempfindung im Bauch. Oder: Eingezogene Magengegend, mit brennendem Schmerz; bei Brechdurchfall.

Abdomen Sehr charakteristisch ist in diesem Bereich **Bauchweh „wie von Verkältung" bzw. „wie von naßkalter Witterung zu entstehen pflegt".** Solche Bauchschmerzen sind meist verbunden mit einem **Gefühl, als ob Durchfall entstehen sollte,** und nicht selten kommt es auch wirklich zu durchfälligen Stühlen. Einige Prüfungssymptome, die auf Schmerzqualitäten und Begleitsymptome hinweisen: „Knurren im Bauch, als wollte Stuhlgang erfolgen, mit etwas Kreuzweh." „Stumpfes Kneipen im Bauch, als wenn Durchfall entstehen wollte." „Es geht ihm kneipend und schneidend und wühlend im Bauch herum, als sollte Durchfall entstehen."

Eine sehr häufige Lokalisation von Bauchschmerzen, aber auch von Hautaffektionen ist der **Nabel.** Schmerzen, die „mitten im Loch" empfunden werden (M. Tyler), sollten an Dulcamara denken lassen. In der Prüfung kommen z. B. vor: „Drehendes Wühlen und Kneipen um die Nabelgegend." „Nagendes Pochen gleich über dem Nabel." „Stechender Schmerz in der Nabelgegend." Klinisch wurde in einer großen Zahl von Fällen, vor allem wo die Hauptbeschwerde Diarrhö war, ein Schneiden in den Gedärmen, besonders um den Nabel herum, beobachtet.

Eine seltsame Schmerzempfindung: „Heftiges Bauchkneipen, **als ob ein langer Wurm in den Eingeweiden auf und ab kröche und nagte und kneipte."**

Dulcamara hat auch eine deutliche Wirkung auf die **Leistenlymphknoten,** die sich vergrößern und entzünden können, besonders **nach Erkältung.** In Noack/Trinks/Müllers *Handbuch der homöopathischen Arzneimittellehre* wird ein geheilter Fall von Knorre resümiert: „Entzündliche Anschwellung der Leistendrüsen, durch Erkältung entstanden, vorzüglich schmerzhaft beim Bewegen der Füße und beim Versuch zu gehen, weniger bei Berührung, dabei ziehender, spannender Schmerz in dem affizierten Teil bis über den Schambogen verbreitet, Erbrechen, Durchfall, leichtes Fieber."

Rektum und Stuhl **Schleimige Durchfälle mit Bauchschmerzen, vor allem in der Nabelgegend, infolge von Erkältung** – das ist das charakteristische Krankheitsbild von Dulcamara in diesem Bereich. Jahr fasst die Symptome in seinem *Symptomencodex* so zusammen: „Schleimige Durchfälle, weiß oder grün oder gelb; Durchfälle mit Leibschmerzen nach Erkältung, besonders im Sommer, mit nächtlichen wässrigen Ausleerungen, oder mit Vorfall des Mastdarms; langwieriger blutiger Durchfall, mit Beißen am After, oder mit Erbrechen, Aufstoßen und Durst." Die übliche Causa der Durchfälle, „Erkältung" oder „Verkühlung", sieht in den meisten Fällen so aus, dass **plötzlich ein jäher Temperaturabfall** stattfindet. Das kann der Fall sein im Herbst (kalte Nächte nach heißen Tagen), bei Arbeitern in Kühlräumen (die aus dem Warmen immer wieder ins Kalte müssen), wenn man ins Wasser fällt oder (z. B.) beim Angeln durch kaltes Wasser watet, wenn man beim Wandern nasse Füße bekommt, ja selbst durch Trinken von Kaltem in erhitztem Zustand (vgl. BELLIS PERENNIS). **Sehr eiliger Stuhldrang, sobald einem kalt wird,** ist ein Leitsymptom der Arznei.

Der Durchfall ist meist **schleimig,** gelegentlich auch flüssig, und häufig von großer Mattigkeit gefolgt. Ein Prüfungssymptom: „Abends im ganzen Unterbauch Kneipen, mit Anregung zum Stuhl; … bekam einen starken, feuchteren Stuhl, und zuletzt viel, ganz dünnen, sauer riechenden Stuhl, worauf er sich erleichtert, aber matt fühlt." Häufig sind die Durchfälle von Übelkeit, manchmal auch Erbrechen begleitet. Ein Fall von Groß: „… litt nach Erkältung seit einem Monat an Durchfall. Heftiges Schneiden in den Gedärmen, besonders um den Nabel herum, dann Übelkeit, kalter Schweiß, flüssiger Stuhl und bisweilen zugleich Erbrechen. Die letzte Nacht folgten die Stühle ununterbrochen aufeinander, Übelkeit hörte nicht auf, zugleich Aufstoßen, stets lästiger Durst; im Mastdarm Beißen wie Salz; Ausleerungen oft grün, gallertartig." Auch schleimig-blutige Absonderungen sind mit Dulcamara geheilt worden. Die Arznei ist z. B. angezeigt bei ruhrartigen Durchfällen mit Grippesymptomen, etwa Ziehen, Reißen, Steifheit der Gliedmaßen, Nackensteifheit, Kreuzweh usw.

In den *Chronischen Krankheiten* wird auch eine ganze Reihe von Symptomen aufgezählt, die Dulcamara bei Obstipation indizieren könnten; doch gibt es bisher kaum klinische Bestätigungen. Immerhin könnte man bei andauerndem vergeblichem Stuhldrang mit Übelkeit an Dulcamara denken; berichtet wird ferner von Stuhlverstopfung als Begleitsymptom von Strangurie sowie von Ophthalmia neonatorum.

Harnwege Dulcamara ist recht häufig angezeigt bei **rezidivierenden Blasenentzündungen und auch Nierenbeckenentzündungen infolge von nasser Kälte,** etwa wenn man nach dem Baden noch längere Zeit im Badeanzug herumgesessen hat, aber auch z. B. nach Schiffbrüchen u. dgl. Es kann bei akuten und bei chronifizierten Harnwegsinfekten heilend wirken, auch dann, wenn die Causa schon sehr lange zurückliegt. Schleim, Eiter und Blut im Urin; beständiger, schmerzhafter Harndrang.

Clarke führt eine Symptomenkombination an, die Dulcamara indiziert: schleimig-eitriger Urin mit allgemeiner einseitiger Empfindlichkeit, besonders im Bauchraum. Ein geheilter Fall, der diese Indikation belegt: Harnbeschwerden seit Jahren; häufiges Wasserlassen, jedoch jedes Mal nur tropfenweiser Abgang; färbt die Wäsche gelb. Verschlimmerung nachmittags und bei nasskaltem Wetter. **Schmerzhaftigkeit über der linken Niere und in der linken Iliakalregion, besser nach Bewegung und in der Wärme.** Schwitzt schnell, erkältet sich leicht, bekommt dann immer Halsweh. Mag keine Süßigkeiten.

Ein Leitsymptom, das sofort aufhorchen lassen sollte: Sagt eine Patientin, **sie müsse augenblicklich Wasser lassen, wenn ihr kalt werde,** so ist unbedingt Dulcamara in Erwägung zu ziehen. Einige Prüfungssymptome: **Beim Wasserlassen Brennen in der Mündung der Harnröhre.** Trüber, weißlicher, auch übel riechender Harn; manchmal mit stinkendem Schweiß verbunden. Rötlich gefärbter, brennender Harn. Schleimiger, bald roter, bald weißer Satz im Harn.

Dulcamara kann bei Ischurie angezeigt sein, auch wenn diese chronisch ist. In Rückerts *Klinischen Erfahrungen* findet sich z. B. der Fall eines 60-jährigen Mannes, der nach einer Erkältung neun Jahre lang unter starken Harnbeschwerden litt. Die Symptome: „Fast beständiger Harndrang, Drang tief im Unterleib, von da in den Schoß, mit Brennen in den Hüften, als sollte Wasser kommen, aber es scheint ein Hindernis da zu sein. Dabei heftiges Drängen und heftiges schmerzhaftes Brennen durch das ganze männliche Glied. Harn geht bloß tropfenweise, in kleinen Absätzen ab, befördert durch Druck mit dem Finger auf die Prostata." Der Drang kehrte Tag und Nacht spätestens nach einer halben Stunde wieder; der Urin hatte einen zähen, schleimigen Satz, roch faulig und enthielt blutige Knötchen. Zu den Begleitsymptomen gehörte ein Zittern besonders des rechten Arms.

Ferner kann Dulcamara bei **unwillkürlichem Harnabgang infolge von Blasenlähmung** heilend wirken. Es hat auch eine 16-jährige geheilt, die zunächst unter Strangurie litt, welche nach einiger Zeit in Bettnässen übergegangen war; auffällige Gemütssymptome waren Ungeduld und Streitsucht.

Schließlich noch ein bemerkenswertes Symptom, das bei einem einjährigen, an Pemphigus leidenden Jungen beobachtet wurde: „Urin riecht stark, ist beim Abgang trübe, und **verursacht auf den von demselben benetzten Hautstellen juckendbrennende Schmerzen**." Nicht nur die Hautkrankheit, sondern auch das Harnwegssymptom wurde mit Dulcamara beseitigt. **Kombinationen von Harnwegs- und Hautsymptomen** kommen bei Dulcamara übrigens generell häufig vor, besonders nach Verkühlung.

Männliche Genitalien Eiternde, nässende Hautausschläge an den männlichen Geschlechtsteilen; Herpes genitalis. Hitze, Jucken und Reiz zum Koitus an den Genitalien.

Weibliche Genitalien **Gesteigertes sexuelles Begehren,** mit Hitzegefühl und Jucken in der Scham;

besonders bei feuchtkaltem Wetter. Hering schreibt in seiner *Gynäkologie und Geburtshilfe:* „Sowie das Wetter kalt wird, besonders nach plötzlichen Änderungen, und wenn feuchtes Wetter eintritt, verschlimmern sich alle ihre Beschwerden, sogar der Geschlechtstrieb ist vermehrt."

Monatsblutung vermindert und verspätet, auch ganz ausbleibend; besonders von Erkältung. Bei Ausbleiben der Menstruation sind die Brüste aufgetrieben und hart. **Frieselausschlag vor der Menstruation.** Dysmenorrhö bei Frauen, die zu Erkältungen neigen; die Haut zeigt am ganzen Körper Flecken.

Flechtenartige Ausschläge auf den großen Schamlippen, schlimmer bei jeder Wetterveränderung zum Kalten oder nach Verweilen an feuchtkalten Orten.

Drohende Frühgeburt, plötzliches Aufhören der Lochien, Unterdrückung der Milchsekretion – alles nach Kälte- oder Nässeexposition. Bei Stillenden die Milch spärlich, **die Haut empfindlich, besonders gegen Kälte;** Ausschläge zeigen sich nach Aussetzen an die Kälte.

Äußerer Hals und Rücken Schmerzen und Steifheit der Nackenmuskeln, besonders beim Seitwärtsdrehen des Kopfes; so als hätte der Kopf ungünstig gelegen. „Schnürender Schmerz in den Nackenmuskeln, als würde ihm der Hals umgedreht."

Anschwellung und Entzündung der zervikalen Lymphknoten, oft sehr schmerzhaft; jede Kopfbewegung tut weh. **Nackensteifheit, Rückenschmerzen, Lahmheit von Kreuz und Gliedern im Gefolge einer Verkühlung. Heftige stechende und drückende rheumatische Schmerzen im Rücken, nachts und in Ruhe stärker, bei Bewegung nachlassend; nach Kälteeinwirkung in verschwitztem Zustand.**

Heftig stechendes rheumatisches Ziehen in Kreuz und Schultern. Kreuzschmerzen, wie nach langem Bücken. **Lähmung des Kreuzes nach Erkältung;** Ziehen vom Kreuz durch den Schenkel herab, in der Ruhe, mit Stichen darin bei Bewegung, die sich durch Aufdrücken mindern. Kältegefühl im Kreuz; am Kreuzbein.

Eigentümliche Schmerzen im **Lendenbereich:** „In der Lende über der rechten Hüfte, ein tief schneidender Schmerz ... In der Lende über der linken Hüfte ein wühlend stechender Schmerz, der beim Gehen verging, im Sitzen aber wiederkam ... **Stumpfes Stechen, wie ein Herausdrängen, in beiden Lenden,** bei jedem Einatmen, während gekrümmten Sitzens."

Lähmungen und Sensibilitätsstörungen infolge von Rückenmarkserkrankungen. Etwa: Nach Erkältung zunächst leichtes Frösteln und dumpfer Schmerz in den unteren Hals- und oberen Brustwirbeln; Umdrehen im Bett und Aufrichten des Kopfes erschwert. Am nächsten Morgen die Arme schwer beweglich, wie hölzern, besonders die rechte Hand, in der Kribbeln und Taubheitsgefühl empfunden werden; Faustschluss unmöglich. Stuhlverhaltung. Halsteil des Rückgrates völlig steif.

Extremitäten **Schmerzen und Lähmungen der Gliedmaßen nach Kälteeinwirkung oder Durchnässung.** Bereits Hahnemann spricht von „Gliederreißen nach Verkältung" als bewährter klinischer Indikation. Großes Zerschlagenheitsgefühl in allen Gliedern, den ganzen Tag. „Es ist ihm frostig und unbehaglich in allen Gliedern." Zittern aller Glieder.

Rheumatisches Fieber. „Stechende und ziehend-reißende Gliederschmerzen, wie häufig nach Ablauf akuter Hautausschläge oder nach Erkältung, die meistens nachts oder auch abends in der Ruhe sich verschlimmern, weil größtenteils das Fieber mit starker Hitze, Trockenheit und Brennen der Haut, Durst in dieser Zeit exacerbiert, finden in Dulcamara ihr Heilmittel. Dulcamara passt mehr bei **Verkühlung, die plötzlich nach starkem Schweiß erfolgt**."

Schmerzen, wenn man in einer beliebigen Position verbleibt, nur durch Bewegung gemildert. Chronischer Muskelrheumatismus, der mit Darmkatarrh abwechselt.

Lähmungsschmerz wie von einer Quetschung im linken Arm, in der Ruhe; bei Bewegung stark gemindert; ohne Kraftverlust. Oder: Dumpfer, heftiger Schmerz im ganzen rechten Arm, wie nach einem Schlaganfall; **der Arm ist bleischwer, eiskalt und fast völlig gelähmt,** bei angespannten Muskeln. Zittern der Hände bei feuchtkalter Witterung.

Warzen bedecken die Hände; besonders an den Fingern und Handrücken. Erkältungssymptome an Atemwegen, Verdauungstrakt oder Harnwegen, mit Warzen an den Händen. Flechtenartige Ausschläge an den Armen, besonders aber den Händen. Viel Schweiß in den Handflächen.

Schmerzen in den Oberschenkeln, die beim Gehen verschwinden, dann aber „in Müdigkeit ausarten“ (Hahnemann); beim Sitzen kehren sie sogleich wieder. Sie können ziehend reißenden Charakters sein, oder es handelt sich um einen Dauerschmerz, der einmal als stechend, einmal als pochend, einmal als kneipend empfunden wird. Ziehen in den Oberschenkelmuskeln hier und da, mit Empfindlichkeit beim Betasten.

Ein **aufwärts gerichtetes Reißen** im rechten Schienbein, morgens. Unerträgliche Schienbeinschmerzen, besonders nachts und in der Ruhe, muss herumlaufen; am meisten bei feuchtem Wetter. Aufgedunsenheit und Anschwellung des Unterschenkels (nicht des Fußes), mit spannendem Schmerz und einer Empfindung von äußerster Müdigkeit, gegen Abend. Brennen in den Füßen; oder auch Kribbeln wie von Ameisen. Flechtenartige Hautausschläge an den Knien; an den Füßen.

Schlaf **Fährt beim Einschlafen in die Höhe, wie von Schreck.** Unruhiger Schlaf; wirft sich unbehaglich im Bett herum; **Schlaf oft von Schweißausbrüchen und verworrenen Träumen unterbrochen; schlimmer nach Mitternacht,** besonders aber nach 4 Uhr.

Furchteinflößende und verworrene Träume; muss mitten in der Nacht aufstehen und im Zimmer umhergehen; ein Gefühl von Versinken, als ob man durch das Bett fallen würde.

Schlaflosigkeit mit Unruhe und Zucken. Schnarcht sehr, mit offenem Mund. Sehr frühes Erwachen; dabei jedoch schwindlig und schwarz vor den Augen, müde und matt usw.

Fieber, Frost, Schweiß **Viel Frösteln, das im Allgemeinen vom Rücken ausgeht;** über Nacken und Hinterhaupt sich erstreckend. Im Rücken kann aber auch das Gegenteil empfunden werden: Brennen in der Haut des ganzen Rückens, als säße man am heißen Ofen. Auch: allgemeiner Schweiß, besonders im Rücken. Frösteln und Schauder begleiten oft die Dulcamara-Beschwerden oder kündigen sie an. „Schütteln, wie von Frost und Übelkeit, mit Kältegefühl und **Kälte am ganzen Körper, dass er sich am heißen Ofen nicht erwärmen konnte**.“

Hitze und Hitzegefühl über den ganzen Körper, besonders in den Händen. Heftiges Fieber, mit starker Hitze, Trockenheit der Haut und Phantasieren, das sich täglich wiederholt, im Abstand von 15–16 Stunden.

Schweiß: nachts am ganzen Körper, tagsüber unter den Achseln und in den Handflächen; tagelang anhaltend; übel riechend, mit gleichzeitigem Abgang übel riechenden Harns. Oder auch: **gänzlicher Mangel an Schweiß** (Bönninghausen). Ein zentrales Charakteristikum der Arznei ist: **Beschwerden, nachdem man geschwitzt hat und dann ins Kalte gekommen ist, sodass der Schweiß unterdrückt wurde.**

Haut Dulcamara hat eine sehr große Zahl von **Hautaffektionen,** die entweder allein stehen oder – was sehr oft vorkommt – andere Beschwerden begleiten (etwa im Bereich der Verdauung, der Atemwege, der Harnwege oder des Nervensystems).

Mitbeteiligung der Haut bei Erkältungen, Entzündungen, allergischen Reaktionen, wo auch immer diese sich im Organismus abspielen.

- Im Allgemeinen sind auch die Hautausschläge schlimmer durch Kälte und besonders nasse Kälte, obwohl gelegentlich das Gegenteil vorkommt. So berichtet Knorre und nach ihm Hering auch von fieberhaftem Nesselausschlag, der in der Kälte verschwand und dennoch von Dulcamara geheilt wurde. Typisch für Dulcamara ist jedoch auch bei Hautausschlägen die **Verschlimmerung oder Entstehung in nasser Kälte.**
- Feuchtkalte Luft kann auch das **Zurücktreten eines Exanthems** bewirken, das von schwerwiegenden Symptomen gefolgt wird. Dies ist eine Situation, die sehr charakteristisch für Dulcamara ist, und so wird Dulcamara in einer Vielzahl von Fällen helfen. Geheilt wurden mit dieser Arznei z. B.: Heftigste Gliederschmerzen und generalisiertes Ödem nach Zurücktreten eines Scharlachexanthems; Lähmung eines Arms oder der Zunge nach Unterdrückung von herpetischen Ausschlägen; Asthma oder Trigeminusneuralgie nach Vertreibung eines Gesichtsausschlags.
- Besonders häufige Formen der Hautausschläge: **Urtikaria über den ganzen Körper,** mit oder ohne Fieber und andere Erscheinungen. Flechtenartige Borken über den ganzen Körper; dicke, gelbbraune Krusten, wie bei Milchschorf, im Gesicht. Rote, flohstichartige Flecken. Herpes labialis und genitalis; „Fieberbläschen“.

- **Warzen,** besonders im Gesicht und an den Händen.
- Jahr gibt in seinem *Symptomencodex* bereits eine stattliche Liste geheilter Hautleiden an, darunter: „Flechtenausschläge: nässende, eiternde; trockene, kleienartig sich abschuppende; blasse, die beim Kratzen Wasser ergießen; rötliche mit rotem Hof, oder kleine, runde, gelbbräunliche, beim Kratzen blutend, mit rötlichem Rand, von kaltem Wasser schmerzend; Flechtenausschläge mit geschwollenen Drüsen; Flechten in den Gelenken. Juckende Pusteln, die zu Geschwüren werden und sich mit Schorf bedecken, besonders an den Untergliedern und der Rückseite des Körpers. Verdickte Hautstellen, die sich abschuppen."
- Die Dulcamara-Symptome ähneln besonders dem **Pemphigus und Pemphigoid,** und so hat die Arznei gerade bei diesen Hautaffektionen häufig Heilungen erzielt. Ein „klassischer" Fall mit auffallenden Gemütssymptomen: „Eine Art Blasenausschlag, es schießen erbsengroße, eine gelbliche, wässrige, durchscheinende Flüssigkeit enthaltende, auf rotem Grund sitzende, heftig juckende Blasen auf, welche unter sich fressende, eine etwas hellrötliche Jauche absondernde Geschwüre bilden, nach einigen Tagen eintrocknen, eine dicke, braunrote, bei Berührung schmerzhafte Borke erzeugen, die nach einigen Tagen abfällt und dann wieder auf etliche Tage einen hellroten Fleck hinterlässt. Der ganze Körper, am meisten aber die hintere Hälfte desselben, sowie die Extremitäten waren damit bedeckt, nur das Gesicht war frei davon." Der Patient, ein 13 Monate altes Kind, hatte unter anderem auch die Symptome: „Appetit, er verlangt viel, stößt es aber beim Darreichen zurück" und „Sehr unruhig, unleidlich, will bald da, bald dorthin."Bisweilen beschränken sich die Hautaffektionen auch auf bloße Empfindungen (ohne Effloreszenz). In der Prüfung finden sich etwa: „Stechendes Jucken an verschiedenen Körperteilen" und „Trockenheit, Hitze und Brennen der Haut." Aber auch eine bloße Berührungsempfindlichkeit der Haut am Oberkörper, die die Patientin sonst von Angina kennt, kann eine Dulcamara-Hautreaktion darstellen, wie Braun in der *AHZ* 2/1995 dokumentiert.

KAPITEL

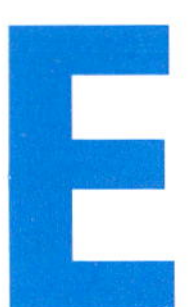

Elaps corallinus – Euphrasia officinalis

Elaps corallinus

Essenzielle Merkmale

Dieses Schlangengift zeichnet sich in erster Linie durch **Blutungen** aus, die **sehr dunkel, ja beinahe schwarz** sind. Es kann angezeigt sein bei Nasenbluten oder Uterusblutungen, aber speziell auch bei Tumoren mit derartigen schwarzen Blutungen, etwa Gebärmutterhalskrebs oder auch Magenkrebs mit Hämatemesis. Auch andere Sekrete sind sehr dunkel. Clarke bemerkt, dass Elaps sich durch die „**hervorstechende Schwärze**" seiner Absonderungen und Blutungen von den anderen Schlangengifte (hauptsächlich CROTALUS und LACHESIS) abhebe; sogar das Ohrenschmalz kann schwarz sein, wie Mure in seiner Prüfung beobachtet hat. Und Hering schreibt in dem Crotalus-Kapitel seiner *Guiding Symptoms,* dass „Elaps bei **Otorrhö** und Affektionen der **rechten Lunge** vorzuziehen sei". Tatsächlich sind für diese beiden Krankheitsbilder Heilungen mit Elaps überliefert – doch es gibt eine ganze Reihe ausgeprägter Symptome, die nur dem wenig bekannten Elaps eigentümlich sind.

Gehen wir zunächst auf die Symptome im Bereich von Geist und Gemüt ein. Hier stehen **ausgeprägte Ängste** und ein **widersprüchliches Verhältnis zu menschlicher Gesellschaft** im Vordergrund.

Elaps neigt zum **Stimmenhören,** ohne dass eine ausgesprochene psychische Krankheit vorliegen müsste. Nicht nur in Augenblicken besonderer Aufregung, sondern auch in normalen Unterhaltungen kann das Sprechen fremder Stimmen wahrgenommen werden. Und nicht nur das, auch **imaginäres Pfeifen und Singen** wird manchmal so deutlich gehört, dass die Patientin aufsteht, um die Quelle der Laute zu identifizieren. Zu diesen akustischen Halluzinationen kommen „Falschmeldungen" des Körperempfindens. So ist z. B. eine **Einbildung, immerfort vornüber zu kippen,** recht kennzeichnend.

Die bedeutsamste Angst von Elaps corallinus ist eine große **Furcht vor dem Alleinsein.** Diese Furcht teilt die Arznei natürlich mit vielen anderen Mitteln; doch sieht man sie im Zusammenhang mit ihrem auslösenden Moment, so ist sie recht charakteristisch. Die Patienten haben eine ausgeprägte **Furcht davor, dass etwas Schlimmes passieren könnte,** und daher kommt die Panik vor dem Alleinsein. Das Schlimme, vor dem sie Angst haben, ist gewöhnlich eine **Bedrohung durch andere Menschen:** Sie könnten einem zu nahe kommen, in die Privatsphäre eindringen, ja gewalttätig werden. In Lippes Prüfung ist von einer Furcht die Rede, „Rowdies könnten hereinkommen". Im Geist von Elaps-Menschen können solche Bedrohungsängste immer präsent sein, auch in ihren Tagträumen. So berichtet Mure von dieser Prüfererfahrung: „Träumereien am Tage, bildet sich ein, geschlagen zu werden."

Dass Elaps-Patienten menschliche Gesellschaft wünschen, hat damit zu tun, dass sie Schutz gegen Übergriffe anderer Menschen suchen. Schon ein Angesprochen werden kann aber von ihnen als Übergriff angesehen werden. „**Will nicht angeredet sein.**" In einem weiteren Prüfungssymptom wird davon gesprochen, dass der Prüfer „in einer tiefen Höhle sein möchte, wo er niemanden sehen kann". So ist zu der Furcht vor dem Alleinsein doch auch der **Wunsch nach Einsamkeit** hinzuzunehmen. „Möchte allein sein, sucht tagelang in einer Ecke des Vorzimmers Zuflucht."

Besonders durch das Verhalten anderer Menschen können sich bei Elaps-Patienten Zustände starker Gereiztheit, Streitsucht, ja sogar veritable Wutanfälle einstellen. „Gereizte, streitsüchtige Stimmung, mit Aufgeregtheit." „Neigung, zuzuschlagen und Streit anzufangen." Ja sogar: „Unwiderstehlicher Drang, aus vollem Hals zu schreien." Elaps-Menschen fühlen sich sehr leicht gestört, und dann gerät buchstäblich ihr Blut in Wallung. Wie es in einem Prüfungssymptom heißt: „**Bei der geringsten**

Widrigkeit Schauer über den ganzen Körper, das Blut scheint zu kochen, mit einem prickelnden Gefühl."

Weitere Ängste von Elaps corallinus: zunächst eine ausgesprochene **Furcht vor Regen und besonders vor Gewitter,** verbunden mit einer allgemeinen Verschlimmerung vor dem Ausbruch des Gewitters. Zudem bestehen **starke Ängste davor, eine tödliche Krankheit** zu haben; Bauchschmerzen werden schnell für Magenkrebs gehalten. Vor allem diese Krankheits- und Todesfurcht kann sich zu regelrechten Panikattacken steigern, mit „Zähneklappern und Zittern" (Boger). Auch Schlangenfurcht und allgemein Furcht vor Tieren habe ich beobachtet.

Entsprechend sind Elaps-Personen auch sehr **erregbare** Menschen mit einer Neigung zu Hysterie und Epilepsie, die sich bei Frauen besonders vor der Monatsblutung manifestiert. Epileptische Anfälle vor der Menstruation, nach Masturbation, Aufregung oder Alkoholkonsum. Ein eigentümliches Symptom aus Mures Prüfung weist darauf hin, dass die Patienten sogar in der Lage sind, **sich selbst zu beißen:** „Beißt sich im Schlaf in die Hand, ohne aufzuwachen. "

Zunächst können Elaps-Patienten unter großer Langeweile leiden. In späteren Stadien wird der Intellekt massiv angegriffen. Dies zeigt sich zunächst als Zerstreutheit, „Abwesenheit der Gedanken". Hören die Patienten in diesem Stadium jemanden sprechen, so regen sie sich nicht mehr auf – denn sie verstehen den Sinn der Worte oft gar nicht mehr richtig, obwohl sie die Laute sehr wohl hören. Schließlich kommt es zu totalen Absenzen, die wie Filmrisse erscheinen: „Vollkommener Verlust der Besinnung, Zeit vergeht unbemerkt" (aus Mures Prüfung).

Allgemeinsymptome und Keynotes

Neben seinen psychischen Symptomen verfügt Elaps über eine ganze Reihe sehr eigentümlicher und ungewöhnlicher Symptome auf der körperlichen Ebene, die als Keynotes gelten können. So z. B.:

- **Getränke und Obst liegen wie Eis im Magen und rufen ein Kältegefühl in der Brust hervor.** Oder: Nach kaltem Getränk Schaudern von Kopf bis Fuß, mit Zähneklappern. Dabei kann durchaus Verlangen nach kalten Getränken und sogar nach Eiskrem bestehen.
- **Zwölffingerdarmgeschwüre mit brennendem Schmerz, gebessert durch Liegen auf dem Bauch.** Diese ungewöhnliche Modalität sollte gleich an Elaps denken lassen.
- Ein **Gefühl, als bekäme man gerade einen Schlaganfall.** Aus Lippes Prüfung: „Als ob sie Hirnschlag bekäme, als ob alles Blut still stände und im Kopf angesammelt wäre, kalte Hände; dann als ob das Blut vom Kopf oder von den Fingerspitzen in den Körper strömte; besser beim Aufsein."
- Ein **Drang, den Kopf unablässig zu bewegen,** bedingt durch Übelkeit; mit nächtlichem Kopfschmerz, als ob das Gehirn wackelte.
- Seltsame Empfindungen **„wie durch ein Metallrohr"** (vgl. MERCURIUS CORROSIVUS). So scheinen Speisen oder Getränke schwer in den Magen zu stürzen, „wie durch ein Metallrohr". Oder: Gefühl, als ergösse sich plötzlich eine Flüssigkeitsmenge in den Bauch, so als ob sie ein Metallrohr in sich hätte, das plötzlich mit einer Klappe verschlossen würde.
- **Gefühl, als bewegten sich die Speisen korkenzieherartig durch den Ösophagus.**
- Schmerzen, als ob die Lungen herausgerissen würden; als ob das Brustfell abgezogen und die Lungen gewaltsam auseinander gerissen würden.
- Auffallend sind auch die Nahrungsmittelverlangen und -abneigungen. Besonders ein **Verlangen nach Orangen** ist bekannt; eine Prüferin wollte gar nichts anderes essen. Ferner wird von Verlangen nach Saurem, nach **Salat** und nach Rindfleisch berichtet. Die **größte Abneigung besteht gegen Brot,** das auch absolut nicht hinunter will; es kann durch die Nase wiederkommen. Außerdem findet man Widerwillen gegen Bananen, manchmal auch gegen Fleisch. Schließlich fällt ein großer **Durst nach gesüßter Buttermilch** auf.
- Einige Krankheitsbilder:
  - Schwächerwerden des Sehvermögens mit Sehen roter Punkte oder dunkler Flecken; oder alles erscheint weiß.
  - Otorrhö mit Ohrgeräuschen und Schwerhörigkeit. Katarrh des Nasopharynx, mit grünlichen

Krusten und subjektiv wahrgenommenem unangenehmem Geruch. Elaps ist relativ oft erfolgreich bei Erkrankungen im Hals-Nasen-Ohren-Raum angewandt worden.
- Schleimausfluss aus der Harnröhre.
- Affektionen vornehmlich der rechten Lunge, mit starken Schmerzen dort.
- Hautprobleme in der Axilla, etwa Hautausschlag mit eitriger Entzündung der Achsellymphknoten.
- Halbseitige Lähmungen. Etwa: „Rechte Seite taub, wie gelähmt, von der Schulter bis zum Knie. Am nächsten Morgen völlige Lähmung der rechten Seite, kann nicht aufstehen" (aus Mures Prüfung). Oder: „Taubheitsgefühl, mit großer Schwäche und Kälte in der ganzen linken Körperhälfte; Dysphagie; zeitweise Schwarzwerden vor den Augen mit Schwindel; Trübsehen; Tränen des rechten Auges; sehr schwache Menses; Schmerz in der rechten Brustseite und Schulter" (geheilter Fall in Herings *Guiding Symptoms).*
- Einige Modalitäten: Ruhe bessert im Allgemeinen, freilich wird eine Reihe von Symptomen auch im Gehen besser. **Verschlimmerung besonders durch Kaltes** (kalte Luft, kaltes Essen, **kalte Getränke**), auch vor einem Gewitter.

Lokalsymptome

Schwindel, Kopf Schwindel mit **Neigung, nach vorn zu fallen;** selbst wenn man ganz still steht oder sitzt, bildet man sich ein, vornüber zu kippen. Oder auch: Der Kopf fällt schwer nach vorne.

Nachts schreckliche Kopfschmerzen auf dem Scheitel, **als ob das Gehirn wackelte; sie kann den Kopf nicht ruhig halten wegen Übelkeit. Gefühl, als ob sich alles Blut im Kopf sammelte und dort bliebe;** oder: Beim Bücken schießt das Blut in den Kopf.

Ein jahrelang bestehender heftiger, stechender Schmerz in der Stirn mit Kopfschwere, der nur manchmal 8–10 Tage aussetzte, dann aber wiederkam, konnte mit Elaps geheilt werden. Er war begleitet von Ohrenbrausen mit linksseitiger Schwerhörigkeit sowie von Tränen der Augen mit Rötung und Schmerzhaftigkeit des linken Auges.

Hinterkopfschmerzen nach geistiger Anstrengung. Ziehende und zuweilen stechende Schmerzen von der Stirn zum Hinterkopf, mit Schmerzhaftigkeit an der Nasenwurzel und Schwindel. Gefühl von Beengung von der Mitte der Stirn nach dem Scheitel zu, mit Schwindel beim Bücken. Fremdkörpergefühl in der rechten Schläfe.

Starke Kopfschmerzen, wenn das Hungergefühl nicht augenblicklich befriedigt wird.

Augen Gefühl von Sand in den Augen. Augäpfel unter den Lidern wie klebrig und rau. **Starke Beeinträchtigung der Sehkraft, mit zahlreichen visuellen Illusionen.** Etwa: „Große rote, feurige Punkte, ins Violette gehend, dann Schwarzwerden vor den Augen, beim Aufrichten; schlimmer beim Denken oder Lesen." Oder: Blitze vor den Augen; dunkle Flecke, auch weiße oder rote; eine schwarze Scheibe; ein roter Balken; usw. Oder: Unsicheres Sehen, als ob die Handarbeit immer hin- und her schwankte; beim Lesen laufen die Buchstaben ineinander. Oder: Kann kaum Licht von Dunkelheit unterscheiden, alles erscheint weiß, selbst nachts; deutliche Besserung der Sehkraft nach Elaps (aus einem Fall von Decran, in Rückerts *Klinischen Erfahrungen,* Supplementband 1, S. 151).

Ohren Beim Reinigen der Ohren finden sich kleine Kügelchen **schwarzen, verhärteten Ohrenschmalzes.** Ausfluss einer **gelbgrünen Flüssigkeit aus dem Ohr,** morgens. **Ohrenfluss mit Schwerhörigkeit und Ohrgeräuschen.** Zum Beispiel: Schwerhörigkeit nach Otorrhö, die grünliche Flecke auf der Bettwäsche hinterlässt, mit Ohrensausen, schmerzlos. Oder: Übel riechendes Sekret aus dem rechten Ohr, mit Schwerhörigkeit auf dieser Seite; permanentes Ohrensausen; ferner Nasenbluten und Hautausschläge im Gesicht, besonders um die Nase herum; heiße, trockene Haut, aber trotzdem ist ihm dauernd kalt.

Plötzlich in der Nacht auftretende Anfälle von Schwerhörigkeit, mit beständigem Rauschen und zuweilen Knacken im Ohr. Ohrgeräusche: **Prasseln in den Ohren beim Schlucken,** bis zu zwei Stunden lang; anhaltendes Summen, als wäre eine Fliege im Gehörgang eingeschlossen. Jucken im Gehörgang, das sich in die Wange erstreckt; es scheint dem Ductus parotideus zu folgen.

Nase **Starkes Nasenbluten; Blut schwarz und stetig fließend;** nach heftigem Schnäuzen oder nach einem Schlag auf die Nase, oder auch plötzlich beim Gehen.

Übler Geruch. Aus der Nase und dem Nasopharynx, nur subjektiv oder auch objektiv. Übel riechende Absonderungen aus der Nase, die nach verfaulten Salzheringen stinken können.

Bekommt vom geringsten Luftzug Schnupfen. Nase meist verstopft, oft hoch oben in der Nasenhöhle, mit dumpfem Schmerz in der Stirn; muss durch den Mund atmen. Retronasalkatarrh mit grünlich-gelben Belägen im Nasenrachen. Stechende Schmerzen von der Nasenwurzel zu den Ohren, besonders beim Schlucken.

Hals **Krampfhafte Zusammenziehung der Speiseröhre** und eigentümliche Beschwerden und Missempfindungen beim Schlucken. „Der Durchgang von Flüssigkeiten wird durch die krampfhafte Kontraktion unterbrochen, **dann scheinen sie schwer in den Magen zu fallen.**" Nach dem Essen Obstruktion der Speiseröhre, als läge dort ein Schwamm. **„Die Speisen drehen sich korkenzieherartig die Speiseröhre hinunter, oder jeder einzelne Bissen scheint wie durch ein Metallrohr schwer in den Magen zu fallen,** welcher heftig zittert." Flüssigkeiten passieren die Speiseröhre mit einem gluckernden Geräusch. Brennen im Hals, wie von einem Senfpflaster innen im Halsgrübchen, beim Schlucken morgens; schlimmer von Heißem, besser von Kaltem.

Entzündungen des Nasopharynx, besonders mit grünlichen Belägen und subjektiv üblem Geruch. „Die hintere Rachenwand ist mit einem trockenen, grünlich-gelben Belag überzogen, runzlig und rissig, der sich zu den Choanen hinzieht; gelegentlich werden Teile davon abgelöst und durch Nase oder Mund abgesondert, wonach eine rauhe, geriefte Oberfläche zurückbleibt." Wenn der Patient dabei Fieber hat und die Haut heiß und trocken ist, klagt er ständig darüber, dass ihm kalt sei.

Mandelentzündung; Schlucken von Festem wie Flüssigem sehr schmerzhaft, ja fast unmöglich; **äußerer Hals sehr berührungsempfindlich.**

Atemwege Ein Geräusch im Hals wie das Schließen einer Klappe in der Luftröhre, sodass eine Luftsäule in den Pharynx kommt.

Kommt leicht außer Atem, besonders beim Treppensteigen; dieses chronische Leiden verschwand während Mures Prüfung vollständig. Gefühl einer schweren Last auf der Brust.

Heftige Attacken eines trockenen Hustens, die mit Expektoration schwarzen Blutes enden; dabei furchtbare Schmerzen in der Brust, als würden die Lungen herausgerissen, besonders **rechts oben.** Aushusten schwarzen Blutes, mit einem schmerzhaften Reißen, das vom Herzen herzukommen scheint. Trockener Husten nach plötzlicher Erkältung, in häufigen, immer wiederkehrenden Anfällen.

Gefühl in der Brust und im Brustbein, **als ob das Brustfell abgezogen und die Lungen gewaltsam auseinander gerissen würden.** Stechen in beiden Lungenspitzen, besonders aber in der **rechten.** Äußerst schmerzhaftes Ziehen in der rechten Brustseite, kann sich deshalb nicht nach rechts lehnen. Äußere Empfindlichkeit der Brust, insbesondere der **rechten** Seite. **Kältegefühl in der Brust nach Trinken.** Mure beschreibt ein besonders seltsames Gefühl, **„als ob Eiswasser auf- und abstiege, durch eine zylindrische Öffnung in der linken Lunge"**, die ebenfalls nach Trinken auftrat.

Herz Fühlbares Herzklopfen, mit Ängstlichkeit und Unsicherheit in den Händen.

Beschleunigter Puls.

Magen **Heißhungrig, kann aber nichts essen.** Oder: **totale Appetitlosigkeit, isst nichts als Orangen.** Oder: **heißhungrig, bekommt Kopfweh, wenn sie nicht sofort isst.**

Verlangen nach Orangen; nach Saurem, nach Salat, nach Rindfleisch; **Abneigung gegen Brot,** Bananen, Fleisch. „Einen ganzen Monat lang vermischt sich das Brot nicht mit den anderen Speisen; es kommt den ganzen Tag durch die Nase wieder, während andere Lebensmittel entweder verdaut oder durch den Mund wieder heraufgebracht werden." „Nachdem eine Orange zusammen mit Brot gegessen wurde, kommt die Orange zum Mund, das Brot aber zur Nase wieder herauf" (zwei Symptome aus Mures Prüfung). Starker Durst; Verlangen nach Milch, besonders nach **gesüßter Buttermilch.**

Sehr langsame Verdauung, muss nach jedem Mundvoll Speise etwas trinken. Saures Aufstoßen mit Verlangen nach kaltem Wasser und sogar Eis. Andererseits werden Getränke und insbesondere **Kaltes gar nicht gut vertragen.** Obst und Getränke **liegen wie Eis im Magen.** Vom Trinken bekommt man ein Kältegefühl in der Brust, ja selbst ein Schaudern von Kopf bis Fuß mit Zähneklappern. Frühstück bekommt ganz gut, das Mittagessen aber macht Beschwerden.

Nächtliche Übelkeit, die es nicht erlaubt, den Kopf ruhig zu halten. Schweregefühl im Magen nach dem Essen. Heftiges Zittern des Magens nach jedem Bissen. Brennen im Magen, das sich zum Zwölffingerdarm hin erstreckt. **Duodenalulkus, Schmerz besser durch Liegen auf dem Bauch.**

Abdomen Drücken im rechten Hypochondrium, an der rechten Seite der Leber. Plötzliche schneidende Bauchschmerzen, schlimmer im Sitzen, besser beim Umhergehen und wenn man die Hände in die Hüften stemmt. Ein minutenlanges „Herabdrücken von oben", die Patientin kann nicht stehen; schlimmer vom Trinken von Warmem.

Seltsame Empfindungen im Bauch: **Gefühl wie von einem Metallrohr,** durch das eine Flüssigkeitssäule in den Bauch entleert wird; mit heftigem Rumoren im Abdomen. Die Därme scheinen verdreht und dann verknotet zu werden, so als ob der Knoten die beiden Bauchseiten heftig zusammenzöge.

Rektum und Stuhl **Ausfluss schwarzen, flüssigen Blutes aus dem After.** Ausscheidung schwarzen Blutes mit dem Stuhl, mit starken Bauchschmerzen, als würden die Gedärme verdreht.

Harnwege Schleimabgang aus der Harnröhre. Roter Urin mit schleimigem Bodensatz. Harnzwang mit Rückenschmerzen und eiskalten Füßen.

Weibliche Genitalien **Abgang schwarzen Blutes zwischen den Menstruationsblutungen;** oder auch Menses im Abstand von zwei bis drei Wochen, mit reichlichem dunklem Blut. Gefühl, als ob etwas in der Gebärmutter bersten würde, danach ein anhaltender Strom dunklen Blutes, beim Versuch, Wasser zu lassen.

Epileptische Anfälle vor den Menses oder nach Masturbation. Die Aura kann ein deutlich sexuell getöntes Lustgefühl sein, das vom Unterleib zur Brust zieht und zum Anhalten des Atems reizt (vgl. etwa einen Fall von Müller in *AHZ* 1–2/1997).

Äußerer Hals und Rücken Spannen und Steifheit im Nacken, kann den Kopf nicht drehen. Drückender Schmerz im Genick, als ob das Cerebellum absacken wollte.

Schmerz, der im Rückenmark empfunden wird, vom Genick bis zum Kreuzbein.

Drückendes Gefühl, **als ob eine Eisenstange auf die Lenden oder das Kreuz drückte.**

Extremitäten Schmerzhafte Gliedmaßen, besonders nachts; bei rheumatischen Beschwerden.

Krampfartig zusammenziehender Schmerz im Schultergelenk, sich nach der Hand hin ziehend, als ob man in der Hand etwas Schweres getragen hätte. Unsicherheit und Unfestigkeit in den Händen. Das Blut scheint sich in der Hand zu sammeln, die ganz blau aussieht und wie gelähmt ist; man muss sie hochhalten.

Schmerzen, Steifheit und Verrenkungsgefühl im **Kniegelenk.** Elaps heilte einen Fall von stechenden Schmerzen über und unter dem Knie, die durch Bewegung und Bettwärme verschlimmert wurden. **Eiskalte Füße.**

Schlaf **Träume von Toten;** umarmt sie oder bohrt mit einem Messer in den Wunden einer Leiche herum. Beißt sich im Schlaf in die Hand, ohne aufzuwachen.

Fieber, Frost, Schweiß **Große Kälteempfindlichkeit.** Verträgt kalte Luft und feuchtes Wetter nicht, **vor allem aber keine kalten Getränke,** die wie Eis im Magen liegen und überall Kältegefühle und Schaudern hervorrufen.

Bei Fieber ist die Haut heiß und trocken, dennoch klagt der Patient pausenlos darüber, dass ihm zu kalt sei. „Abends fliegende Hitze, mit Gesichts- und Ohrenröte."

Haut Starkes Jucken in der **Achselhöhle,** mit flechtenartigem Ausschlag. Reizender Frieselausschlag in der rechten **Axilla,** mit rezidivierender Eiterung der Achsellymphknoten; seit sehr langer Zeit bestehend (mit Elaps C 200 geheilter Fall von Clarke). Hautausschläge im Gesicht, besonders um die

Nase herum; bei katarrhalischen Beschwerden im Hals-Nasen-Ohren-Bereich.

Eupatorium perfoliatum

Essenzielle Merkmale

Diese Arznei, der „Durchwachsenblättrige Wasserhanf" oder „Knochenheil" (englisch: boneset), entspricht dem Bild einer **Influenza mit Muskelschmerzen am ganzen Körper.** Wenn solch ein **generalisierter Muskelschmerz bis auf die Knochen hinunter bei allgemeinem Unwohlsein und Krankheitsgefühl** besteht – sei dies nun von einer echten Influenza, von einem grippalen Infekt, einer banalen Erkältung, einer Durchfallerkrankung oder auch einer Hepatitis hervorgerufen –, dann ist an Eupatorium perfoliatum zu denken.

Es besteht erhebliche Verwechslungsgefahr mit RHUS TOXICODENDRON. Wie ist zwischen diesen beiden Mitteln zu differenzieren? Zunächst einmal: Zwar haben beide Kälteverschlimmerung und Unruhe, doch beides ist bei RHUS TOXICODENDRON sehr viel stärker. Vor allem die Unruhe gibt ein gutes Unterscheidungsmerkmal ab, denn Eupatorium-Patienten haben eher eine physische Unruhe wider Willen: „Kann nicht stillhalten, **obwohl er sehr gerne ganz ruhig liegen würde.**" Und die **Bewegung mildert die Schmerzen meist nicht,** ja kann sie sogar deutlich verschlimmern. Das ist nicht die charakteristische Unruhe von RHUS-Patienten, die sich umdrehen und dann ein bisschen besser fühlen und diese Bewegungen ständig fortsetzen müssen. Auch neigen Eupatorium-Patienten zu **ungewöhnlich heftigem Durst,** was für RHUS-TOXICODENDRON-Patienten zumindest nicht typisch ist; sie sind meist eher durstlos, wenn auch nicht immer.

Eupatorium hat auch einiges mit BRYONIA gemeinsam. Vor allem ist die Reaktion auf Husten in beiden Fällen ähnlich: Der Husten erschüttert den ganzen Körper, die Bewegungen erzeugen eine große allgemeine Schmerzhaftigkeit wie wund; **muss sich die Brust halten.** Es ist nicht die massive allgemeine Bewegungsverschlimmerung von BRYONIA, aber die Verschlimmerung durch Husten ist beiden gemeinsam. Man kann sagen, Eupatorium liegt zwischen RHUS TOXICODENDRON und BRYONIA, was die Reaktion auf Bewegung angeht.

Die Muskel- und Knochenschmerzen von Eupatorium sind die stärksten der ganzen Arzneimittellehre. **„Unerträglicher Schmerz, als ob die Knochen gebrochen wären."** Das übertrifft die Schmerzen von RHUS und BRYONIA bei weitem; vor allem BRYONIA hat nicht diese extreme Schmerzhaftigkeit der Skelettmuskulatur.

Ein völlig anderes Bild bietet der Muskelschmerz von ARNICA: Er ist an der Oberfläche verortet und bleibt dort. ARNICA-Patienten senden überlaut die Botschaft aus: Fass mich bloß nicht an. Das ist bei Eupatorium ganz anders; Eupatorium-Patienten kann man anfassen und halten, **ihr Schmerz geht in die Tiefe, glatt bis in die Knochen hinein.**

Auffällig ist ferner, dass die Schmerzen die gesamte Skelettmuskulatur erfassen, auch die Muskeln der **Augäpfel.** Jede Bewegung und Berührung der Augen schmerzt.

Die Symptome von Eupatorium müssen unter dem Aspekt dieses Bildes gesehen werden: allgemeiner Muskelschmerz bis tief nach innen zu den Knochen, große Mattigkeit, Unwohlsein, Krankheitsgefühl. Wenn z. B. im Repertorium *Synthesis* von einer „Wahnidee" die Rede ist, weit gelaufen zu sein, so ist das eine irrige Interpretation – richtig ist statt dessen, dass die Patienten ihren Schmerz so beschreiben: Die Schmerzen sind wie von Überanstrengung, als ob ich weit gelaufen wäre. Das ist natürlich keine Wahnidee.

Nicht bestätigen kann ich übrigens auch ein weiteres Symptom, das in den Arzneimittellehren hoch eingeschätzt wird: das Galleerbrechen, das z. B. in Herings Fieber-Abschnitt in den *Guiding Symptoms* zwei fette Balken erhält. Ich habe das nie beobachten können. Es wird im Teil „Eine Auswahl von Symptomen" der Vollständigkeit halber angeführt, aber es deckt sich nicht mit meiner Erfahrung.

Es gibt in der Literatur recht unterschiedliche Aussagen bezüglich der Frage, ob Schwitzen die Symptome eines Eupatorium-perfoliatum-Zustands bessert. Kent sagt: „Er schwitzt ein bisschen, und man könnte hoffen, dass es ihm jetzt besser geht, was auch stimmt – ausgenommen die Kopfschmerzen, die sich oft bis zum Ende des Anfalls immer mehr verschlimmern und manchmal Tag und Nacht anhalten… “ Dem kann ich zustimmen. Meine Erfahrung ist, dass **durch Schweiß** gewöhnlich sogar eine recht deutliche **Besserung** eintritt.

Allgemeinsymptome und Keynotes

Eupatorium perfoliatum hat sich bei **banalen grippalen Infekten,** aber auch **bei epidemischer Influenza** als heilend erwiesen; ebenso bei intermittierenden und remittierenden Fiebertypen. Es hat bei Rückfallfieber, Malaria und sogar Gelbfieber geholfen. Kent beschreibt ausführlich seine Anwendung als Hausmittel (in Form eines Tees) bei Erkältungen in den ländlichen Gebieten des Ostens der Vereinigten Staaten. Er geht davon aus, dass die Wirkung dieses Tees auf das Ähnlichkeitsgesetz zurückzuführen ist, auch wenn die Farmer, die ihn anwendeten, nicht bewusst homöopathisch handelten. Wie jedes andere unserer Heilmittel auch, ist Eupatorium perfoliatum nach Symptomenähnlichkeit zu verschreiben.

- Das große Leitsymptom dieser Arznei wurde schon oben erwähnt und diskutiert: **sehr starke Muskel- und Knochenschmerzen, so als sollten die Knochen brechen.** Ein Prüfungssymptom von Williamson lautet: „Wehtun und Schmerzen wie wund und zerschlagen in den Waden, im Kreuz und in den Armen, über und unter den Ellbogen.“ Und ein weiteres: „Wehtun in den Knochen der Extremitäten, mit Wundheitsgefühl des Fleisches.“ Immer wieder tauchen die Ausdrücke „wund“, „wie zerschlagen“, „wie zerbrochen“ in den Prüfungen und Heilungsberichten auf. „Gefühl wie geprellt und zerbrochen am ganzen Körper.“
- Bei den Fieberzuständen von Eupatorium perfoliatum können auch Übelkeit und Erbrechen auftreten. Die Übelkeit ähnelt in gewisser Hinsicht der von COLCHICUM und COCCULUS, denn sie wird oft von **Koch- und Essensgerüchen,** ja selbst vom **Anblick von oder Gedanken an Essen** ausgelöst. Auch vom Essen selbst und insbesondere vom Trinken wird es den Patienten leicht übel. Das ist insofern bemerkenswert, als **regelmäßig sehr großer Durst auf kaltes Wasser** besteht, unter anderem auch in allen Fieberstadien. „Erbrechen, dem Durst vorausgeht.“ „Nach Trinken kalten Wassers: Schaudern und Erbrechen von Galle.“ „Unlöschbarer Durst, doch Trinken führt zu Übelkeit und Erbrechen und beschleunigt das Eintreten des Fieberfrostes.“ „Nach dem Essen sehr starke Schmerzen; findet keine Ruhe, bis alles wieder ausgebrochen ist.“
- Ein weiteres kennzeichnendes Symptom sind **rasende Kopfschmerzen, als ob der Kopf zerspringen wollte,** insbesondere im **Hinterkopf.** Der Kopf scheint zu voll mit Blut, ein kongestiver Kopfschmerz, den die Patienten, in Kents Beschreibung, mit „Ausdrücken der Heftigkeit und Gewalt“ schildern. Pulsierende Kopfschmerzen, mit Wundheitsgefühl im Inneren des Kopfes; klopfende Schmerzen an der Hirnbasis, die sich aufwärts durch den Kopf verbreiten. Sehr charakteristisch ist die oben erwähnte **Schmerzhaftigkeit der Augäpfel,** wie wund und zerschlagen im Zusammenhang mit dem Kopfweh.
- Eupatorium-Fieberzustände zeigen folgende Charakteristika:
  - In Eupatorium-Fieberzuständen ist im Allgemeinen **sowohl der Fieberfrost als auch die Fieberhitze stark,** während das Schweißstadium schwach ausgeprägt ist und sogar ganz fehlen kann. „Frost am Morgen, Hitze den Rest des Tages, aber kein Schweiß“ (aus der Prüfung). Wenn aber Schweiß (selbst nur geringfügiger) eintritt, bessert er meist deutlich. Andere Autoren, z. B. Frost, sprechen von „reichlichem Schweiß ohne Erleichterung“, was ich jedoch nicht bestätigen kann.
  - Eupatorium-perfoliatum-Patienten frieren leicht und sind außerordentlich **kälteempfindlich;** sie reagieren sehr stark auf kalte Luft, auf Zugluft und selbst auf kalte Getränke (vgl. DULCAMARA). Während des Fieberfrostes verlangen sie nach immer mehr warmen Decken, die sich förmlich auf ihrem Bett auftürmen. Jedes Aufdecken und jede Bewegung kann den Patienten frieren machen oder auch zu Übelkeit führen.
  - Der **Frost scheint entweder im Magen oder im Kreuz zu beginnen** und bevorzugt die **Morgenstunden.** Besonders Fieberfrost, der um 7 oder 9 Uhr morgens beginnt, spricht für Eupatorium perfoliatum. Häufig gehen ihm in der Nacht Prodromalerscheinungen voran. In Eupatorium-Zuständen kommt es häufig vor,

dass ein Fieberanfall etwa durch nächtlichen Hunger oder **Durst** oder durch Übelkeit angekündigt wird. „**Durst ein bis drei Stunden vor dem Frost;** er weiß, dass der Fieberfrost gleich kommen wird, weil er gar nicht genug trinken kann."
- Während der Fieberhitze scheint der Patient am ganzen Körper zu brennen; manchmal hat er ein Gefühl, als ob er elektrische Funken sprühte. „Brennen am Scheitel, Brennen an den Füßen, Brennen der Haut."

- Und schließlich neigen Eupatorium-perfoliatum-Patienten, besonders im Zusammenhang mit den heftigen Knochenschmerzen, zur Unruhe – ganz anders als bryonia-patienten, die ansonsten viel mit ihnen gemeinsam haben. Dabei **bessert die Bewegung meist nicht,** im Gegenteil, sie kann durchaus verschlimmern. Kent drückt das Charakteristikum von Eupatorium so aus: „**Der Patient würde ja gern ruhen,** aber die Schmerzen sind so stark, dass er sich bewegen muss, und so **erscheint** er ruhelos." Es handelt sich also um eine physische, schmerzbedingte Ruhelosigkeit, nicht um eine Unruhe des Gemüts. Sie ist verbunden mit Stöhnen, Ächzen, Schreien und Ängstlichkeit, vor allem aber mit tiefer, geradezu überwältigender **Traurigkeit** und **Verzweiflung.** In Berridges Prüfung zeigte sich dieses Symptom: „Konnte nicht im Bett liegen, aufgrund eines Gefühls, als ob jeder Knochen im Leibe zerschlagen wäre, dies löste ein Gefühl von Verzweiflung aus und ließ ihn stöhnen und laut aufschreien." Niedergeschlagenheit bis hin zur Verzweiflung wird mehrfach in Heilungsberichten erwähnt, und Kent hebt die Traurigkeit des Mittels im Kontrast zu der Gereiztheit von NUX VOMICA hervor. Dieses Gemütssymptom kann zur Differenzierung der beiden Arzneien in Fällen beitragen, wo große Kälteempfindlichkeit, starke Knochenschmerzen und Verlangen nach warmer Bedeckung vorhanden sind, Symptome, die NUX VOMICA und EUPATORIUM teilen.
- Ferner ist eine **Besserung, hauptsächlich der Schmerzen, durch Ablenkung** zu verzeichnen, insbesondere durch Unterhaltung mit anderen Menschen. In Williamsons Prüfung wurden z. B. Kopfschmerzen durch Unterhaltung gelindert.
- Einige weitere Krankheitsbilder, bei denen man an Eupatorium perfoliatum denken sollte, mit charakteristischen Symptomen der Arznei:
  - **Migräneartige Kopfschmerzen in Verbindung oder im Wechsel mit Gelenkschmerzen, jeden dritten und/oder siebten Tag schlimmer.**
  - Gleich beim morgendlichen Aufwachen Kopfschmerzen mit Übelkeit, welche den ganzen Tag anhält, jeden zweiten Tag; am dazwischen liegenden Tag guter Appetit.
  - Hinterkopfschmerz morgens nach dem Liegen, mit großem Schweregefühl darin, kann den Kopf nur mit Hilfe der Hände heben (vgl. CHELIDONIUM). Dieses Symptom kommt oft bei leber- oder Gallenkranken vor.
  - Bronchitis mit heftigem, rauem, heiserem, schmerzhaftem **Hus-ten, der den ganzen Körper erschüttern kann und starke Muskel- und Knochenschmerzen hervorruft,** und Kratzen im Hals. Charakteristisch ist hier eine **Besserung** des Hustens (und speziell der mit dem Husten verbundenen Schmerzen) **im Knien, vor allem in Knie-Ellenbogen-Lage.**
  - **Leber- und Gallebeschwerden mit Ikterus** sowie Vollheitsgefühl in der Lebergegend; kann keine feste Kleidung dort ertragen, **jede Erschütterung schmerzt;** mahagonifarbener Urin, weißlicher Stuhl.
  - Gicht und Rheumatismus, Anschwellung und Rötung der Finger-, Zehen- und Ellbogengelenke mit großer Kälteempfindlichkeit und starken Knochenschmerzen.
- Einige weitere Allgemeinsymptome und allgemeine Modalitäten:
  - **Kann nicht normal atmen, ja nicht einmal den Körper nach links oder rechts drehen, aufgrund eines starken Wundheitsgefühls hinter dem Sternum.** In diesem Fall nötigen die Schmerzen zum Stillhalten – eine Ausnahme, normalerweise machen Schmerzen das Stilliegen unerträglich. Das ändert jedoch nichts daran, dass **zahlreiche Symptome durch die Bewegung, zu der der Patient genötigt ist, und durch Erschütterung noch verschlimmert werden.**
  - Übelkeit von der geringsten Bewegung.

- **Eigentümliche, doppelte oder mehrfache Periodizitäten:** Kopfweh jeden dritten und siebten Tag; Verschlimmerung am Morgen des einen und am Nachmittag des nächsten Tages usw. Eine morgendliche Verschlimmerung aller Symptome ist recht häufig, jeden Morgen, jeden zweiten Morgen oder seltener.
- Allgemeine Verschlimmerung durch Kälte, kalte Luft, kaltes Getränk; Wetterfühligkeit, spürt ein nahendes Gewitter durch Schmerzen im großen Zeh.

- Abschließend sollen zwei geheilte Fälle aus der Literatur wiedergegeben werden: „Ein kräftiger, 35-jähriger Mann, von dunkler Gesichtsfarbe, ging an einem heißen Vormittag in ein Eishaus und blieb einige Zeit daselbst. Plötzlich befiel ihn Frösteln und Anwandlung von Ohnmacht. Eine Stunde später ein äußerst heftiger Frostanfall von mehreren Stunden Dauer. Danach anhaltende, brennende Hitze, worauf am nächsten Morgen wieder Kälte folgte. Als eben die Hitze wieder eintrat, sah ich den Kranken; Gesicht gerötet; Augen schwimmend, Sklerotika gelblich rot, Zunge dick und gelb belegt. Sehr heftiger Schmerz im Hinterkopf, und der ganze Kopf fühlt unerträgliche Schwere; Übelkeit und heftige Brechneigung und das Epigastrium äußerst empfindlich, Vollheit und Empfindlichkeit in der Lebergegend mit Stichen und Wundheit bei Bewegung und Husten. **Unerträglicher Schmerz im Rücken und den Gliedern, als ob die Knochen gebrochen wären.** Harn gering und dunkelbraun. Harter, trockener Husten und etwas Dyspnoe. Der Kranke lag still, obwohl er heftige Schmerzen hatte. Eupatorium 3, 3stündig. In 10 Stunden Beseitigung des Fiebers und am nächsten Tag war der Kranke frei von Schmerz“ (Dunham).
- „Influenza mit schwachem Puls und großer Erschöpfung; Knochenschmerzen, im Rücken und den Extremitäten; Mattigkeit; Haut schweißgebadet, bleich und krankhaft empfindlich“ (Hering).

Lokalsymptome

Schwindel, Kopf Ein schwindelartiges Gefühl früh am Morgen, das als ein **Herumwirbeln im Gehirn** beschrieben wurde. Der Prüfer sagt, es sei so gewesen, als ob man „auf ein Rüttelsieb gesetzt und zwei- oder dreimal herumgewirbelt würde“; die Empfindung wiederholte sich nach kurzer Pause. Schwindel mit Gefühl, nach links zu fallen.

- Zahlreiche Kopfschmerzen, von denen einige schon oben erwähnt wurden. Sie konzentrieren sich allgemein auf **Scheitel, Schädelbasis und Hinterkopf** und beginnen meistens gleich **morgens beim Erwachen,** oder auch etwas später (z. B. gegen 9 Uhr). **Periodische Kopfschmerzen,** die jeden zweiten, dritten oder siebten Tag wiederkehren; oder auch jeden dritten und siebten Tag; oder morgens an einem und nachmittags am nächsten Tag.
- Bei fiebrigen Erkrankungen **bessert Schwitzen die Kopfschmerzen nicht.**
- **Wundheitsgefühl und Pulsieren im Hinterkopf, besonders bei Bewegung; mit Schmerzhaftigkeit der Augäpfel.**
- „**Kopfweh, mit innerlichem Gefühl von Wundheit;** besser im Haus, schlimmer gleich wenn man ins Freie geht, **gelindert durch Unterhaltung**“ (aus Williamsons Prüfung).
- Frühmorgendliche Kopfschmerzen mit Übelkeit, jeden zweiten Tag.
- Morgendliche Schwere des Hinterkopfes, kann ihn nicht ohne Hilfe der Hände heben. Dieses Symptom kann von einem sehr quälenden Kopfschmerz gefolgt sein, der den ganzen Tag anhält.
- **Sehr starke Kopfschmerzen, als ob der Kopf zerspringen sollte; „es pocht, es reißt, es sticht, es brennt“** (Kent).
- Gefühl wie von einer fest anliegenden Metallkappe auf dem Kopf.
- Klopfende Kopfschmerzen, die in der Hirnbasis beginnen und sich nach oben ausbreiten.
- Schießende Schmerzen von einer Schläfe zur anderen, als ob das Blut quer durch den Kopf rauschte; von der linken zur rechten Kopfseite.
- Kopfweh in Verbindung oder im Wechsel mit Gelenkschmerzen; häufig verbunden mit Übelkeit und Erbrechen.
- Hitzegefühl oben auf dem Scheitel, durch Druck gelindert; mit Ohrensausen.
- Schmerzhaftigkeit am Tuber parietale, wie wund.
- Kopf krampfhaft nach hinten gezogen.

Augen **Schmerzhaftigkeit der Augäpfel wie wund und zerschlagen,** auch mit Unverträglichkeit hellen Lichtes; bei Kopfschmerzen und Fieber. Die Augen sind generell äußerst berührungs- und druck-, auch bewegungsempfindlich; es ist ein Gefühl, als hätte man nach einer Schlägerei ein „Veilchen" behalten. Rote Lidränder, mit klebriger Absonderung aus den Meibom-Drüsen.

Glänzende, schwimmende Augen, mit gelblichroter Verfärbung der Skleren; bei fieberhaftem Infekt mit Leberbeteiligung. Starkes Tränen der Augen, Lichtscheu.

Trübsehen, wenn man die Augen anstrengt, um kleine Gegenstände zu erfassen; die Prüferin konnte eine Woche lang nicht nähen.

Ohren Ohrensausen, mit Hitzegefühl am Scheitel.

Nase **Grippale Infekte mit starkem Schnupfen und Knochenschmerzen in jedem einzelnen Knochen.** Fließschnupfen mit Niesen und Heiserkeit. Äußerst geruchsempfindlich, besonders gegenüber **Kochgerüchen, welche Übelkeit auslösen.**

Gesicht Blasse oder gerötete Gesichtsfarbe, manchmal ein stumpfes Rotbraun wie Mahagoni, mit glänzenden Augen. Ängstlicher Gesichtsausdruck, bei erschwerter Atmung und Schlaflosigkeit.

Plötzliche starke Kontraktion der Muskeln der rechten Wange. Rhagaden der Mundwinkel.

Mund Zunge dick gelb oder weiß belegt. Mundschleimhaut blass. Modriger, säuerlicher Geruch des Atems.

Atemwege Husten mit Wundheitsgefühl und Hitze in den Bronchien; dabei heisere, raue Stimme und Kratzen im Hals. Kurzer, trockener Husten, der abends schlimmer ist.

- „Ein **Husten, der einen Wundheitsschmerz in der Brust hervorruft; dieser Schmerz war so schlimm, dass er in die Knie gehen musste, weil in kniender Position der Husten weniger weh tat;** dies dauerte einen Monat lang; der Husten dauerte danach in schwächerer Form noch lange fort und wurde schließlich durch eine Gabe Eupatorium perfoliatum 200 beseitigt" (Prüfungssymptom von Berridge). Die Linderung im Knien wird unter anderem durch einen Fall bestätigt, den Clarke schildert: „Der Patient wurde seit Jahren jeden Winter von einem trockenen Husten geplagt, dessen Anfälle einige Zeit andauerten. Nur wenn er auf Hände und Knie gestützt dalag, fand er Linderung."
- **Husten, der den ganzen Körper erschüttert, mit großer Schmerzhaftigkeit wie wund, vor allem in den Knochen; muss sich die Brust halten.**
- Husten bewirkt ein Stechen in der Lebergegend und ein Vollheitsgefühl im Kopf, treibt die Röte ins Gesicht und Tränen in die Augen.

Atembeklemmung, Dyspnoe. Angezeigt bei Asthma und Bronchitis, wenn die Dyspnoe so groß ist, dass Kopf und Schultern hoch gelagert werden müssen. Kann nicht tief einatmen wegen eines **starken Wundheitsgefühls** in der Brust, hinter dem Brustbein. „Ein raspelndes Gefühl in der Brust bei jedem tiefen Atemzug." Gefühl einer schweren Last hinter dem Brustbein. **Der retrosternale Schmerz kann auch jede seitliche Drehung des Rumpfes verunmöglichen.**

Herz Gefühl, als hätte das Herz zu wenig Platz. Oder: Beklemmung in der Mitte des Brustbeins, mit einem Gefühl, als ob etwas gegen das Herz drückte; dabei Herzklopfen.

Magen **Durst auf kaltes Wasser, besonders nachts;** doch kaltes Wasser wird nicht vertragen, löst Übelkeit und Erbrechen aus und beschleunigt das Eintreten des Fieberfrostes. „Schaudern nach jedem Schluck Wasser." Verlangen nach Eiskrem; nach säuerlichen Getränken.

Appetitlosigkeit jeden zweiten Tag, mit Übelkeit und Kopfschmerz; am dazwischen liegenden Tag ausgezeichneter Appetit. Nach dem Essen sehr starke Magenschmerzen, findet keine Ruhe, bis alles wieder erbrochen ist. **Ungewöhnlicher Hunger oder Durst kündigen nicht selten einen Fieberanfall an.** „Heißhunger vor oder bei Wechselfieber, oder nach Chinin-Einnahme." „Durst die ganze Nacht vor dem Fieberanfall." Auch einem Anfall von Erbrechen kann ungewöhnlich starker Durst vorausgehen.

Luftaufstoßen, mit einem Gefühl von Verstopftheit in der Magengegend. **Übelkeit: durch Gerüche,**

insbesondere Kochgerüche, aber auch den Anblick von oder gar den Gedanken an Essen; nach Trinken; nach jeder Bewegung, mit Frösteln; mit Frieren und sehr starkem Zittern; mit Kopfweh.

Erbrechen zunächst des Mageninhalts, dann von Galle. Erbrechen von Schleim und Galle, mit Zittern, Magenschmerz und Schwächegefühl bis hin zur Ohnmacht. Zur Bedeutung dieser beiden Symptome vgl. den Abschnitt „Die essenziellen Merkmale"; ich halte die Hervorhebung, die sie teilweise in der Literatur erfahren, nicht für gerechtfertigt.

Erbrechen unmittelbar nach jedem Trinken. „Übelkeit und Brechneigung und das Epigastrium äußerst empfindlich." Gefühl, als sollte etwas aus dem Magen hochkommen, ist aber nicht in der Lage, etwas heraufzubringen. Gefühl, als wäre der Magen von beiden Seiten zugeschnürt. Allgemeines Schaudern, das vom Magen ausgeht.

Abdomen Beschwerden der Leber und Gallenblase; Gelbsucht bei Malaria und anderen fieberhaften Erkrankungen. **Vollheits- und Wundheitsgefühl in der Lebergegend, mit großer Berührungs- und Druckempfindlichkeit;** eng anliegende Kleidung ist unerträglich. **Vollheit und Empfindlichkeit in der Lebergegend mit Stichen und Wundheit bei Bewegung und beim Husten.**

Rektum und Stuhl **Durchfällige Stühle,** mit beißendem Schmerz und Hitzegefühl im After. Die Stühle können wässrig oder halbflüssig sein, reichlich, grün gefärbt. Verstopfung, mit hellfarbigen Stühlen, denen der Gallenfarbstoff fehlt.

„Die Gelbsuchtattacken können oft mit Durchfall enden; reichliche, grüne, flüssige oder halbflüssige Ausleerungen; aber nachdem sich der Anfall hingezogen hat, bis eine einzige große Darmentleerung stattgefunden hat, verschwindet dieses Symptom, und ein sekundärer Zustand tritt ein, mit Obstipation und hellfarbigem Stuhl, oder Stuhl ohne Gallenfarbstoff" (Kent).

Harnwege Klarer, aber dunkel gefärbter Urin; manchmal dunkelbraun.

Äußerer Hals und Rücken Pulsierender, pochender Schmerz im Genick und Hinterkopf; im Liegen, besonders morgens, besser nach dem Aufstehen. **Rückenschmerzen wie wund und zerschlagen, wie von einer Prellung oder Quetschung, oder als ob die Wirbel gebrochen wären;** im ganzen Rücken, besonders aber im Kreuz.

Lähmungsartige Schwäche im Kreuz. Zittern im Rücken während des Fiebers. **Kälteüberlaufen, Schaudern, Frost, hauptsächlich im Rücken; oder im Rücken beginnend** und sich dann auf den ganzen Körper ausbreitend.

Extremitäten **Sehr starke Schmerzen in allen Gliedern, als ob die Knochen gebrochen wären. Heftige Wundheitsgefühle in den Knochen und Muskeln; alle Muskeln schmerzen wie bei einem schrecklichen Muskelkater. Knochenschmerzen begleiten alle Beschwerden oder leiten sie ein;** frühmorgendliche Knochenschmerzen, kurz vor einem Fieberanfall.

- **Schmerzen in den Armen, wie wund und zerschlagen, oder als wären die Knochen gebrochen; besonders im Bereich des Ellbogens und des Handgelenks.**
- Steife Arme und Finger, der Tastsinn der Fingerspitzen ist abgestumpft.
- Eiskalte Hände; oder heiße, gelegentlich auch feuchte Handflächen.
- Entzündete Gichtknoten an den Fingergelenken; Kalkablagerungen um die Fingergelenke, die die Beweglichkeit beeinträchtigen.
- Steifheit und allgemeine Schmerzhaftigkeit wie wund in den Beinen, wenn man aufsteht und losgehen will.
- **In den Beinen starke Schmerzen wie wund und zerschlagen, auch als wären die Knochen gebrochen; Schmerz in den Waden, als wäre darauf geschlagen worden.**
- Gicht, Arthritis, Rheumatismus usw.; entzündliche Anschwellungen der Gelenke an Fingern und Zehen, auch am Ellbogen. „Entzündung des linken Knies und des rechten Ellbogens; Schmerzen stärker zwischen 10 und 16 Uhr."
- Erschlaffen der Muskeln des linken Oberschenkels, als fielen sie vom Knochen.
- Krampfartige Schmerzen in den Beinen, die aus dem Schlaf wecken.
- Stechen in den Füßen, wie von feinen Nadeln, zu Beginn des Fieberfrostes.

- Schmerz im Grundgelenk des linken großen Zehs, der plötzlich zum entsprechenden Gelenk auf der rechten Seite springt. „Hatte eine Zeitlang einen schießenden Schmerz im rechten großen Zeh, bevor Regen oder ein Gewitter aufkam, sodass er Wetterumschwünge im voraus spürte; dies verschwand während der Prüfung und kam nicht mehr wieder" (aus Berridges Prüfung).
- Unerträglicher Schmerz unter den Zehennägeln beider Füße; bei Wechselfieber.
- Ödematöse Geschwulst der Unterschenkel und Füße, als Folge von Malaria oder anderen Krankheiten. Kent führt aus: „Wenn man jetzt Schwellungen der Extremitäten sieht, und man bekommt Symptome des früheren Zustands, die darauf hindeuten, dass damals Eupatorium perfoliatum angezeigt war, dann wird diese Arznei auch jetzt noch das Ödem heilen."

Fieber, Frost, Schweiß Auf die Symptome von Eupatorium perfoliatum in diesem Bereich wurde bereits im Abschnitt „Die essenziellen Merkmale" ausführlich eingegangen. Hier zur Ergänzung noch einmal einige Prüfungssymptome im Wortlaut:

- „Fieberfrost morgens, Fieberhitze den ganzen Tag, aber kein Schweiß."
- „Frost die ganze Nacht und morgens, mit Übelkeit von der geringsten Bewegung."
- „Frost mit sehr starkem Zittern und Übelkeit."
- „Der **Fieberanfall beginnt gewöhnlich morgens. Durst tritt mehrere Stunden vor dem Frost ein und hält während Frost und Hitze die ganze Zeit an.**"
- „Nächtlicher Schweiß, mit Frieren von jeder Bewegung oder vom geringsten Aufdecken."
- „Allgemeines Frösteln, das vom Magen ausgeht."

Dazu einige bewährte Symptome, die immer wieder die erfolgreiche Verschreibung von Eupatorium ermöglicht haben:

- Frost und Hitze sehr stark, stärker empfunden, als die objektive Körpertemperatur rechtfertigen würde; Schweiß gering oder fehlend.
- **Schmerz, als wären sämtliche Knochen gebrochen, vor dem Beginn des Fieberfrostes;** dieses Symptom kann auch alle Fieberphasen begleiten.
- Fieberfrost herbeigeführt oder beschleunigt durch Trinken kalten Wassers.
- Der Fieberfrost beginnt gewöhnlich im Kreuz und setzt morgens zwischen 7 und 9 Uhr ein.
- Durst während des Frostes und der Hitze, aber Erbrechen sofort nach dem kleinsten Schluck.
- Ein Fieberanfall kann durch eine große Zahl von relativ unspezifischen Prodromalerscheinungen angekündigt werden, etwa Heißhunger, Durst, Übelkeit, Kopfweh, Knochenschmerzen usw.

Haut Ikterus. Heiße, trockene Haut. Haut bleich und **krankhaft empfindlich;** kann vor Schmerz nicht liegen bleiben, sondern muss sich dauernd bewegen, **obwohl er viel lieber ruhen würde.**

Euphorbium

Essenzielle Merkmale

Dieses „kleine Mittel" gehört zu den Arzneien, die Hahnemann in seine *Chronischen Krankheiten* aufgenommen hat. Am bekanntesten ist seine Wirkung auf die Haut und auf die Schleimhäute des Verdauungstrakts.

Wann wird man Euphorbium benötigen? In erster Linie bei **rosenartigen Entzündungen im Gesicht. Brennende Schmerzen,** auch sehr starke, können die Arznei auch bei anderen Erkrankungen anzeigen, die nichts mit Erysipel zu tun haben, insbesondere als **Palliativum** bei brennenden **Knochenschmerzen im Fall von bösartigen Tumoren** (Sarkom u. a.). Ferner kann Euphorbium angezeigt sein, wenn etwa bei Hüftbeschwerden oder auch Ischialgie starke brennende Schmerzen auftreten, die sich nachts im Bett verschlimmern und zum Umhergehen zwingen; wichtig ist die **Ruheverschlimmerung und Bewegungsbesserung.** Und schließlich hat Euphorbium eine Beziehung zu den **Augen** und kann sowohl bei chronischen Augenentzündungen, wenn speziell die **Augenlider sehr stark schmerzen,** als auch bei Trübsichtigkeit, ja sogar **Linsentrübung durch Grauen Star** hilfreich sein.

Gehen wir etwas näher auf diese Krankheitsbilder ein:

Entzündungen im Gesicht

Euphorbium erzeugt und heilt **heftigste rosenartige Entzündungen der Haut, besonders im Gesicht. Extremes Brennen, starke Rötung und Anschwellung, Bildung von Blasen mit gelbem Inhalt** gehören zu seinen Symptomen, und so sollte man bei Erysipel, insbesondere bei der bullösen Form, immer auch an Euphorbium denken. Manchmal greift die Entzündung auf das Unterhautfettgewebe über, und es kommt zu eitriger Einschmelzung.

Zu den Begleitsymptomen gehören Allgemeinerscheinungen wie heftiges Fieber und große Mattigkeit; ferner starke klopfende Kopfschmerzen, hauptsächlich im Scheitel und Hinterkopf. Die Schmerzen sind in erster Linie **brennend,** und diese Schmerzqualität tritt bei fast allen Affektionen auf, auf die Euphorbium passt; Brennen im Gesicht, auf der Haut, in Mund, Hals, Magen, Bauch und After; **brennende Schmerzen in den Knochen und Gelenken.** Die Patienten fühlen sich **„ganz heiß", mit Mattigkeit und Schwereempfindungen überall.** Ein Prüfungssymptom von Hahnemann: „Große Hitze den ganzen Tag; alle Kleidung schien ihm wie eine Last, wie auch der ganze Körper ihm zu schwer war, als hätte er eine große Last aufgeladen." Ferner kommen spannende Schmerzen vor, die durch Berührung oder Druck deutlich verstärkt werden.

- Zwei auffallende Empfindungen in diesem Zusammenhang: ein **Gefühl, als ob eine dünne Schnur unter der Haut läge,** das eine strichweise, striemenartige Hautrötung begleitet; und **Bohren, Nagen und Wühlen vom Zahnfleisch bis ans Ohr, mit Jucken und Kribbeln in der Wange, wenn der Schmerz nachlässt,** in Begleitung einer entzündlichen Anschwellung der Wange.
- Euphorbium kann auch angezeigt sein, **wenn eine „dicke Backe" durch Zahnschmerzen bedingt ist.** Ein Fall, bei dem Rückert das Mittel erfolgreich eingesetzt hat: „Klopfende, pochende Schmerzen, und als würden die Zähne eingeschraubt, unter dem Augenzahn (= Eckzahn) eine bei Berührung sehr empfindliche schmerzhafte Geschwulst, ein Abszess, Backen dick geschwollen, rosenartig entzündet." Schmerzen wie zusammengepresst oder „wie eingeschraubt" sind recht charakteristisch für Euphorbium, und zwar nicht nur im Bereich der Zähne. In allen möglichen Regionen des Körpers finden sich einerseits **zusammenziehende oder -pressende,** andererseits **auseinander treibende Schmerzen,** etwa in Kopf, Magen, Bauch und Brust. Die Zahnschmerzen, auf die Euphorbium passt, verschlimmern sich gewöhnlich deutlich bei Berührung und beim Kauen.

Schmerzen

Überhaupt kann Euphorbium, wenn es durch die Symptome indiziert wird, sehr starke Schmerzen lindern, auch in Fällen, wo die Krankheit unheilbar ist. Insbesondere **brennende Schmerzen, wie sie bei Krebs auftreten können,** werden durch Euphorbium gebessert, wenn es angezeigt ist. Clarke berichtet z. B. von brennenden Knochenschmerzen in einem hoffnungslosen Fall von Sarkom der Beckenknochen; hier konnte Euphorbium C 6 bedeutende Schmerzlinderung bringen.

Die auffälligste Modalität von Euphorbium ist eine **Verschlimmerung in der Ruhe, bei Besserung durch Bewegung.** Sie bezieht sich hauptsächlich auf die Rheumatismus-ähnlichen Gliederschmerzen, die durch die Arznei hervorgerufen und geheilt werden. Euphorbium hat unter anderem auch Ischiasschmerzen mit dieser Modalität beseitigt. Die Schmerzen sind oft reißend oder drückend-stechend, doch besonders bei **brennenden Knochenschmerzen, etwa im Beckenbereich,** ist an Euphorbium zu denken. „Brennschmerz, nachts, in den Knochen der Hüfte und Oberschenkel, dass er oft darüber aufwachte, mehrere Nächte nacheinander" (Hahnemann, *Chronische Krankheiten*).

Gastritis, Darminfektionen

Ferner ist Euphorbium in bestimmten Fällen von **Gastritis** und bei manchen **Darminfektionen** angezeigt. Es ruft Übelkeit, Erbrechen und Durchfall hervor. **Im gesamten Verdauungstrakt kann sehr starkes Brennen empfunden werden, vom Hals bis in den After.** Brennen wie von Pfeffer oder wie von Feuer; „Brennen in Hals und Magen, als wenn eine Flamme herausströmte; er musste den Mund öffnen." Die Magen- und Bauchschmerzen sind ebenfalls massiv, brennend, zusammenziehend, zusammenschnürend, greifend, raffend oder auch auseinander treibend. Ein Keynote ist: „Zusammenziehung des Magens von allen Seiten her, nach der Mitte zu,

E

wie zusammengeschnürt, mit Zusammenlaufen des Speichels im Mund und Brecherlichkeit." Luftaufstoßen, Speichelfluss und Schaudern sind häufige Begleitsymptome. Durchfallstühle können wie gekochter Leim aussehen, besonders bei Schwangeren; den Stühlen geht oft Jucken im Mastdarm voraus, und sie werden begleitet von starken Schmerzen in Bauch und After.

Augenentzündungen

Die Augenbeziehung von Euphorbium manifestiert sich einerseits in einer Reihe von Symptomen der Augenlider: **heftiges Jucken in den Augenwinkeln und Augenlidern,** zum Reiben nötigend. **Blassrote Entzündung der Augenlider mit nächtlicher Eiterabsonderung,** wovon sie zusammenkleben. So empfiehlt schon Stapf die Arznei bei chronischen Ophthalmien mit „**sehr schmerzhaften Affektionen der Augenlider, welche heftig jucken, nässen, zuschwären**", und damit liegt eine Reihe von Heilungen vor. Andererseits gibt es sehr positive Erfahrungen mit diesem Symptom von Hahnemann: „**Kurzsichtigkeit und Trübsichtigkeit,** dass er die ihm bekannten Personen nur ganz in der Nähe, und auch da nur wie durch Flor, erkennen konnte." Selbst Linsentrübungen mit starker Abnahme der Sehfähigkeit, wo sich der Patient kaum mehr auf der Straße bewegen konnte, sind noch positiv beeinflusst worden (etwa in einem Fall von Bojanus). Schließlich können Euphorbium-Personen unter **eigenartigen Täuschungen des Gesichtssinnes** beim Sehen leiden. Eine wird so beschrieben: **„Alle Gegenstände erscheinen dem Gesicht in bunten Farben und wie zu groß,** dass er auch im Gehen die Beine immer hoch aufhebt, weil er glaubt, über Berge steigen zu müssen." Eine andere: **„Doppeltsehen; sieht er einen Menschen gehen, so ist es ihm, als ginge derselbe gleich noch einmal hinterher."**

Psychisches Bild

Euphorbium-Patienten werden von vielen Ängsten und Sorgen geplagt (besonders auffällig ist eine **Angst, Gift geschluckt zu haben** und deshalb sterben zu müssen). Doch es handelt sich bei ihnen eher um introvertierte Menschen, die ihre Ängste nicht äußern; sie wirken **still, ernsthaft und in sich gekehrt.** Am besten geht es ihnen, wenn sie durch eine ernsthafte Beschäftigung abgelenkt sind, und deswegen arbeiten sie gern. „Stille Ernsthaftigkeit mit Lust zur Arbeit" (Bönninghausen). Diese Gemütssymptome sind nicht selten im Zusammenhang mit Magenschleimhautentzündung, Magengeschwüren usw. anzutreffen; die Patienten „lassen nicht raus", was sie bedrückt, stattdessen stürzen sie sich in ihre Arbeit. Die **Furcht wird denn auch nicht selten körperlich im Verdauungstrakt empfunden,** etwa als „ängstliches Weh" oder dergleichen. Macht sich Sorgen um die Zukunft und seine Gesundheit.

Ein seltsames Gemütssymptom, das auch in einer recht skurril klingenden Repertoriumsrubrik seinen Ausdruck gefunden hat, ist die **„temporäre Verrücktheit"** von Euphorbium. Die Rubrik lautet „Geisteskrankheit, besteht darauf, sein Gebet am Schwanz seines Pferdes zu sprechen", und sie geht zurück auf ein Zitat aus Noack und Trinks *Handbuch der homöopathischen Arzneimittellehre.* Noack/Trinks zitieren nach Pereira: „Ein alter Euphorbium-Arbeiter (d.h. mit der Herstellung des Gummiharzes aus dem Milchsaft der Wolfsmilch beschäftigt) bestand während des Paroxismus darauf, sein Gebet an dem Schwanze des Mühlenpferdes herzusagen." Hering ergänzt: „Er kennt seine Verrücktheiten selbst, er möchte für sich sein und seine Ruhe haben." Auch wenn sie unter Wahnideen leiden, bleiben Euphorbium-Patienten eher still, reserviert, auf sich zurückgezogen und kontrolliert.

Allgemeinsymptome und Keynotes

- Diese Reserviertheit und Kontrolliertheit spiegelt sich auch auf der körperlichen Ebene wider.
  - Es gibt nämlich nicht nur den akuten „**heißen**" **Euphorbium-Zustand,** mit hohem Fieber, heißer Haut, brennender Röte und Anschwellung, wo der Krankheitsprozess massiv nach außen drängt.
  - Daneben existiert auch ein **Zustand des chronischen Wärmemangels,** bei dem sich alle vitalen Kräfte auf das Zentrum zurückziehen. Er manifestiert sich in Form von dauerndem Frieren und Frösteln, leichtem Einschlafen der Extremitäten, besonders der Beine bis über die Knie, in Unausgeschlafenheit und starker Tagesschläfrigkeit wie betäubt, in Ohnmachten usw. Charakteristisch ist folgendes Prüfungs-

symptom: „Gefühl, als wenn ihm Wärme mangelte und er die ganze Nacht nicht geschlafen und recht ausgeschweift hätte, wobei alle Adern auf den Händen verschwunden waren."

- Zum Abschluss noch drei ungewöhnliche Empfindungen, die als Keynotes von Euphorbium gelten können:
  - Mundgeschmack, als wäre dieser innerlich mit ranzigem Fett überzogen.
  - Gefühl von Beklemmung, als ob die Brust nicht weit genug wäre.
  - Gefühl, als wäre der linke Lungenflügel angewachsen, kann deshalb nicht tief Luft holen.

Lokalsymptome

Schwindel, Kopf Drehschwindel wie zum Hinfallen auf die rechte oder linke Seite; beim Gehen oder Stehen.

- Kopfweh, als sollte der Kopf **auseinander gepresst** werden. Ein Gefühl **wie eingeschraubt** im ganzen Gehirn und auch in den Jochbeinen, besonders im Zusammenhang mit Zahnweh. **Zusammenschnürender** Kopfschmerz im Hinterkopf. Dumpfes, betäubendes Drücken in der rechten Kopfhälfte; in der Stirn; über der linken Augenhöhle.
- Schmerzen wie geprellt am Hinterkopf oder an der Stirn, **schlimmer durch Ruhe und Hitze, besser durch Bewegung und Kühlen des Kopfes,** etwa durch ein feuchtes Taschentuch. Zerschlagenheitsschmerz am oder im Hinterkopf, kann nicht auf der schmerzenden Stelle liegen. Spannendes Drücken äußerlich am Kopf, besonders an der Stirn und den Nackenmuskeln.
- Äußerlicher Druckschmerz an der Stirn, über dem linken Auge, das tränt; kann es vor Schmerz nicht aufmachen.

Augen Oben wurden bereits die **schmerzhaften Lidaffektionen,** die **Neigung zum Trübsehen** und die **eigentümlichen Täuschungen des Gesichtssinns beim Sehen** beschrieben. Hier noch einige Ergänzungen:

- Beißen in den Augen, mit Tränen.
- Ein Trockenheitsgefühl in den Augenlidern, die aufs Auge zu drücken scheinen. „Im Auge drückt es wie Sand."
- Klebriges Gefühl, als ob das Auge voll Eiter wäre.
- Morgendliches Zusammenkleben der Augenlider, kann die Augen nur mit Mühe öffnen; auch bei **Blepharitis mit nächtlicher Eiterabsonderung.**
- **„Entzündungen der Augen, auch langwierige, besonders mit Jucken und Trockenheit in den Lidern und Winkeln"** (Jahr).
- Der oben angesprochene Katarakt-Fall von Bojanus, der in die Arzneimittellehren eingegangen ist, sei hier einmal ganz wiedergegeben: „Ein 53-jähriger, stets gesunder Mann leidet seit einem Jahr an Abnahme des Gesichts. Ziemlich ausgebildeter, jedoch noch nicht ganz reifer Linsenstar. Sehr undeutliches Sehen, kann auf der Straße nicht allein gehen. Euphorb. tinct., täglich 2mal 2 Tr. Nach 5 Wochen kann der Kranke schon etwas besser sehen, dennoch ist an den Augen keine Veränderung bemerklich; 6 Wochen später kann er schon Farben unterscheiden, während an den Augen nur eine beginnende Veränderung wahrgenommen werden kann. – Euphorb. tinct. wird fortgebraucht und erst gegen das Ende der Krankheit, also nachdem schon sehr bedeutende Besserung eingetreten war, wird Euphorb. tinct. im Wechsel mit SULFUR 12 (jenes früh, dieser Abends) gegeben. Nach 2 Jahren völlige Heilung, subjektiv und objektiv" (nach Rückerts *Klinischen Erfahrungen,* Supplementband 2, S. 184).

Ohren **Nächtliches Brausen vor den Ohren,** mit Zittern und Umherwerfen im Bett; kann nicht schlafen, ja nicht einmal die Augen zumachen. **Klingen im Ohr,** unter anderem auch beim Niesen. Zwitschern im Ohr, wie von Heimchen. Ohrenschmerzen, besonders wenn man sich im Freien aufhält.

Nase **Starke Schleimabsonderung aus der Nase,** besonders aus den Choanen, häufig ohne Niesen. „Starker Schleimabfluss aus der Nase, ohne Niesen, mit erstickendem Beißen darin bis in die Stirnhöhle, dass sie keine Luft kriegen kann."

Gesicht **„Rote, entzündete, schmerzhafte Backengeschwulst mit gelblichen Blasen, die eine dicke, gelbe Feuchtigkeit absondern"** (Bönninghausen). Dieses und eine ganze Reihe ähnlicher Symptome indizieren Euphorbium bei **Erysipelas bullo-**

E

sum. Zum Beispiel: „Spannschmerz im Backen, als wenn er geschwollen wäre." „Heftiges Brennen im Gesicht." „Rote, entzündliche Anschwellung der Wange, **mit Gefühl brennender Hitze**." „Geschwulst der linken Backe, mit Spannschmerz für sich und Stoßschmerz beim Daraufdrücken." Ein Fallbericht aus Herings *Guiding Symptoms:* „Erysipel der Wangen, dem Fieber und Frost im Wechsel vorausgehen; zusammenschnürende Kopfschmerzen, besonders im Hinterkopf; Brennen, Stechen und Jucken der befallenen Teile; gelbe Blasen." Merrill bemerkt in seinem Prüfungsbericht, dass Euphorbium in vielen Fällen eine phlegmonöse Entzündung der Gesichtshaut erzeugt, begleitet von heftigen pochenden Kopfschmerzen in Stirn und Oberkopf. „Die Arznei scheint eine besondere Affinität zum Gesicht und zum Kopf zu haben." Ein Prüfungssymptom aus den *Chronischen Krankheiten:* „Rote, entzündete Backengeschwulst, mit Bohren, Nagen und Wühlen vom Zahnfleisch bis ans Ohr, und mit Jucken und Kribbeln im Backen, wenn der Schmerz nachlässt."

Die Arznei kann natürlich auch angezeigt sein, wenn die Backe aus anderen Gründen geschwollen ist, etwa wegen eines entzündeten Zahnes.

Mund Euphorbium hat sich mehrfach bei kariesbedingten Zahnschmerzen als nützlich erwiesen.

- „Abbröckeln der Zähne" (Jahr). Stapf beschreibt die Schmerzen wie folgt: „Zahnschmerzen drückend-stechender Art, oder mit dem **Gefühl, als sei der Zahn eingeschraubt,** durch Berührung verschlimmert." In einem klinischen Fall handelte es sich um klopfende, pochende Schmerzen.
- Zu den Prüfungssymptomen zählen unter anderem: Zahnweh wie eingeschraubt im hohlen Zahn, mit Rucken darin, als sollte er herausgerissen werden. Zahnweh beim Anfang des Essens, mit Frost; ein nagendes Reißen, mit Kopfschmerz zugleich, wie zerrüttet vom Zahnschmerz und **wie eingeschraubt im Gehirn und in den Jochbeinen.** Zahnweh, das bei Berührung und beim Kauen sich verschlimmert, am vorletzten linken Backenzahn der oberen Reihe.
- Bei **Zahnschmerzen mit schmerzhafter, empfindlicher, eiternder Geschwulst des Zahnfleischs** und roter, entzündlicher Anschwellung der Wange ist ebenfalls an Euphorbium zu denken.

Zusammenfließen von viel Speichel im Mund, salzig schmeckend; mit Brechreiz, Schauder und starken Magenschmerzen; mit Brennen vom Mund bis zum Magen. Oder auch: „Speichelfluss nach vorgängigem Schauder und Greifen im Magen" (Bönninghausen). Ein **widerwärtiger Mundgeschmack, als wäre der Mund innerlich mit ranzigem Fett überzogen.**

Hals Brennen im Hals, bis in den Magen, wie von Pfeffer oder „als wenn eine Flamme herausströmte", zum Öffnen des Mundes nötigend; mit Hitze am ganzen Körper, Zittern und Ängstlichkeit; mit Brechreiz; mit Zusammenlaufen von Speichel im Mund, oder gar mit Auslaufen von Wasser aus dem Mund. „Am Gaumen oben löst sich ein Häutchen ab."

Atemwege Husten, ausgelöst durch einen brennenden Kitzel im oberen Teil der Luftröhre oder ein „leises Krabbeln im Hals". Oder: trockener, hohler Husten, von einem Kitzeln mitten in der Brust, in der Ruhe. Husten Tag und Nacht, mit Brustbeengung und Kurzatmigkeit; morgens viel Auswurf. Die Arznei kann bei Asthma angezeigt sein.

Starker, krampfhafter Husten, Tag und Nacht, der aus dem Schlaf weckt und sehr angreifend ist; der Husten ist trocken, mit stechenden Schmerzen, die von der Magengrube nach beiden Seiten der Brust zu zielen scheinen.

Beklemmungsgefühl, als ob die Brust nicht weit genug wäre, mit spannendem Schmerz in den rechten Brustmuskeln, besonders wenn man den Oberkörper nach rechts dreht.

Kann nicht tief durchatmen wegen eines Gefühls, als wäre der linke Lungenflügel angewachsen. Krampfhaftes **auseinander Pressen** in den unteren Teilen der Brust.

Wärmegefühl in der Mitte der Brust, als ob man heißes Essen verschluckt hätte. Stiche in der linken Brustseite, **in der Ruhe, bei Bewegung vergehend.**

Magen **Großer Hunger, bei schlaff herunterhängendem Magen, der Bauch ist so eingefallen, als ob er gar keinen hätte;** isst viel und mit dem größten Appetit.

Brennen in Hals, Magen und Bauch, wie von Feuer, von Pfeffer oder von glühenden Kohlen. Durst auf kalte Getränke.

Übelkeit, Erbrechen und Durchfall. Morgendliche Übelkeit von Säufern oder Schwangeren; die Kranken schütteln sich geradezu vor Übelkeit. Gastritis. Starke, hauptsächlich **brennende** oder **zusammenziehende** Magenschmerzen. Zum Beispiel: Krampfhafte Zusammenziehung des Magens mit Luftaufstoßen. Zusammenziehung des Magens von allen Seiten her nach der Mitte zu, wie zusammengeschnürt, mit Zusammenlaufen des Speichels im Mund und Brechreiz. Schmerzen in der linken Magenseite wie ein Greifen und Raffen, mit nachfolgender Zusammenschnürung des Magenmundes, unter vermehrter Absonderung salzigen Speichels und Schaudern auf der Haut. Schmerzhaftes Greifen im Magen, als wenn er zusammengedrückt würde, mit nachfolgendem Speichelfluss und Übelkeit zum Brechen.

Schmerz des Magens beim Betasten, als ob man darauf geschlagen worden wäre.

Abdomen Euphorbium ist angezeigt bei **kolikartigen, heftig brennenden, zusammenschnürenden oder auseinander treibenden Schmerzen im Unterleib.** Hitze und Unruhe im Unterleib.

Krampfhafte Blähungskolik, morgens im Bett; die Blähungen drücken gegen Hypochondrien und Brusthöhle und verursachen ein **krampfhaftes Auseinanderpressen und Zusammenschnüren, das durch Umdrehen besser wird, bei ruhiger Lage aber sofort wiederkommt.** Oder: Blähungskoliken werden nur dadurch besser, dass man den Kopf auf Ellbogen und Knie aufstützt; der resultierende Druck führt zum Abgang von Winden. Weitere Bauchschmerzen: „**Ängstliches, wundhaftes Weh im Unterbauch**“ (Hartlaub/Trinks); „Leibweh wie von innerer Wundheit“; ein Drehen und Winden oder Grimmen im gesamten Darmkanal, das von Durchfall gefolgt wird. Gefühl, als wenn der Bauch ganz leer wäre, wie nach einem Brechmittel, morgens; oder der **Bauch kommt einem so eingefallen vor, als ob man überhaupt keinen hätte,** bei großem Hunger und schlaff herabhängendem Magen.

Rektum und Stuhl **Durchfall, auch Brechdurchfall.** Während des Dranges wird häufig ein Jucken um den Mastdarm herum empfunden, das die Diarrhö ankündigt. Beim Stuhlgang Brennen am After, Bauchauftreibung und Bauchweh, als wäre man innerlich wund. Nach dem Stuhl Jucken in Mastdarm und After; oder **brennender Wundheitsschmerz um den Mastdarm herum.** Stapf fasst zusammen: Stuhlbeschwerden mit Tenesmus und schmerzlichen Empfindungen im After. Besonders bei Schwangeren können Durchfallstühle auftreten, die wie gekochter Leim aussehen.

Harnwege Harnbeschwerden mit Tenesmus und schmerzlichen Empfindungen in der Harnröhre. Strangurie. Tropfenweiser Harnabgang, mit stechendem Schmerz in der Eichel, gefolgt von normalem Wasserlassen.

Äußerer Hals und Rücken Spannen und Drücken in den Nackenmuskeln; steifes Genick. **Schmerzhaftigkeit des Steißbeins,** der Schmerz wird im Knochen empfunden; schlimmer beim Aufstehen und zu Beginn der Bewegung; berührungsempfindlich; **mit durchfälligen Stühlen, die den Steißbeinschmerz verschlimmern.**

Extremitäten Schmerzhafte Affektionen der Extremitäten. Rheumatische Gliederschmerzen, meistens reißender oder drückend-stechender Art, **fast nur in der Ruhe, bei Bewegung vergehend. Brennende Gelenk- und Knochenschmerzen.** Lähmungsartige Schwäche in den Gelenken, mit erschwertem Aufstehen vom Sitzen.

Spannschmerzen in der rechten Schulter, die am Heben des Arms hindern; **beim Spazierengehen nachlassend, in der Ruhe sogleich wieder stärker werdend.** Aber auch: „Im Achselgelenk Spannen wie Lähmung, früh, nach dem Aufstehen, durch Bewegung verschlimmert.“ Krampfhaftes Ziehen in der rechten Hand, beim Schreiben; **Schreibkrämpfe.**

Brennender Schmerz: in den Knochen der Hüfte und Oberschenkel, nachts, sodass man oft davon aufwacht; um die Fußgelenke herum, so stark, dass man schreien möchte, mit Hitze der Teile. **Schmerzen wie verrenkt: in beiden Hüftgelenken;** im linken Oberschenkel, ganz oben, bei der Schoßbeuge; in der linken Ferse, periodisch wiederkehrend. Schmerzhaftes lähmendes Gefühl der äußeren Seite des rechten Hüftgelenks beim Auftreten.

Spannschmerz von den Gesäßmuskeln bis in die Kniekehle, **als ob die Sehnen im linken Oberschenkel zu kurz wären;** beim Vorwärtsschreiten. Schmerz wie von einem Schlag auf die Außenseite der linken Wade. **Große Schwäche der Unterschenkel** bis ans Knie, als wollten sie zusammenbrechen und könnten den Körper nicht halten. **Häufiges Einschlafen der Füße bis über die Knie, beim Sitzen,** kann sie dann nicht von der Stelle rühren; mit schmerzhaftem Kribbeln darin.

Schlaf **Fühlt sich sehr unausgeschlafen und als ob es ihm an Körperwärme mangelte. Tagsüber große Schläfrigkeit,** besonders nach dem Mittagessen. Kann sich des Schlafes nicht erwehren, **fällt in einen betäubungsartigen Halbschlaf, aus dem er gar nicht mehr herauszufinden scheint.**

Schläft mit weit über den Kopf ausgestreckten Armen. Schlaflosigkeit und zittriges Umherwerfen im Bett, mit Brausen vor den Ohren. Nachts, beim Wachliegen im Bett, plötzliches Zusammenfahren, wie durch elektrischen Schlag. Ängstliche Träume.

Fieber, Frost, Schweiß **Mangel an Körperwärme, mit ständigem Frieren.** „Frostig am ganzen Körper, früh." Schauder über den ganzen Oberkörper. „Immer Frösteln, unter stetem Schweiß." Andererseits, vor allem in akuten Zuständen, auch **große Hitze mit Rötung der Haut und starkem Brennen.** Dabei **Mattigkeits- und Schweregefühle;** alles scheint zu schwer, selbst der eigene Körper, die Beine scheinen ihn nicht mehr tragen zu wollen.

Jeden Morgen im Bett und beim Aufstehen **Schweiß am Hals.**

Morgenschweiß an Ober- und Unterschenkeln, aber nicht an den Füßen. Morgens kalter Schweiß an den Unterschenkeln.

Haut Wie bereits beschrieben, kann Euphorbium **Erysipel** erzeugen und heilen, **mit starker Röte, Schwellung und Hitze der Haut.** Meist bilden sich gelbliche Blasen. Heftige Fiebererscheinungen begleiten die Beschwerden. „Euphorbium reizt die Haut, besonders bei reizbaren Personen, und erzeugt große Blasen mit gelblichem Serum. Dieser Ausschlag wird begleitet durch mehr oder weniger diffuse Hautrötung der affizierten Teile. Es scheint eine besondere Affinität zum Gesicht und zum Kopf zu haben und bewirkt in vielen Fällen, wenn das Gift zu diesen Teilen transportiert worden ist, heftige phlegmonöse Entzündung, die einem Anfall von Erysipel zum Verwechseln ähnlich ist, mit großer Anschwellung und heftigen klopfenden Schmerzen im Kopf, speziell in Stirn und Oberkopf" (Merrill).

Ein bemerkenswertes Prüfungssymptom: **Scharlachrote, drei bis vier Finger lange, parallel verlaufende Striemen am linken Unterarm,** die bei Berührung mit dem Finger jucken, beim Darüberstreichen mit dem Finger jedoch verschwinden; **mit einem Gefühl, als ob dünne Schnur unter der Haut läge.**

Stechendes, brennendes, fressendes oder kitzelndes Jucken an verschiedenen Stellen des Körpers, zum Kratzen reizend. Furunkel; alte Geschwüre; Nekrosen.

Euphrasia officinalis

Essenzielle Merkmale

Der Augentrost kann vor allem nützlich sein in Fällen **extremer Lichtscheu,** bis hin zum Lidkrampf; bei **Erkältungen** mit **viel scharfen brennenden Augensekreten,** während die **Nasenabsonderung meist mild** ist, d. h. nicht brennt oder ätzt; bei Blepharitis, die vor allem die **Lidränder** angreift; **bei Kombination oder Wechsel von Augenbeschwerden mit solchen in weit entfernten Körperteilen** (Bauchweh, Zyklusstörungen, Prostataleiden, Gicht); bei **Heuschnupfen,** wenn die genannten Augensymptome wenigstens teilweise vorhanden sind; und bei **ausschließlich tagsüber auftretendem Husten.**

Gehen wir zunächst näher auf die genannten Krankheitsbilder und Symptome ein. Ein großer Teil der Prüfungssymptome von Euphrasia bezieht sich auf die **Augen,** und die Arznei ist auch hauptsächlich bei Augenaffektionen verwendet worden. Insofern trägt sie ihren deutschen Namen „Augentrost" (und ihren englischen Namen „Eyebright") nicht zu Unrecht, wie schon Hahnemann in seinem Vorwort zur Euphrasia-Prüfung in der *Reinen Arzneimittellehre* bemerkt hat.

Scharf e Absonderungen aus Auge und Nase

Ich beginne mit dem bekanntesten und auffälligsten Symptom von Euphrasia, mit dem es einzig dasteht in der Materia medica: Es betrifft die Absonderungen bei Entzündungen der Augen- und Nasenschleimhaut. Die **Sekrete von den Augen,** sowohl die Tränenflüssigkeit als auch dickere, eitrig-schleimige Absonderungen, sind im Allgemeinen ausgesprochen scharf und brennend und **reizen die von ihnen benetzten Teile stark.** Auch die **Nasenabsonderung** fließt reichlich, doch sie ist **mild und macht Haut und Schleimhäute nicht wund.** Es ist also genau umgekehrt wie bei ALLIUM CEPA, das scharfe Nasensekrete und milden Tränenfluss hat.

Die Tränen bzw. schleimig-eitrigen Sekrete beißen und brennen im Auge, aber auch auf der Gesichtshaut; manchmal werden die von den Absonderungen berührten Stellen geradezu verätzt. In Herings *Guiding Symptoms* heißt es z. B., dass das Gewebe dann **wie lackiert** aussehen kann.

Das Auftreten dieser Symptomenkombination ist ein sehr starker Hinweis auf Euphrasia, und die Absonderungen aus den Augen sind tatsächlich fast in allen Fällen heiß, brennend, scharf und beißend. Der Ausfluss aus der Nase hingegen wird zwar meistens mild sein, doch kommt auch das Gegenteil vor. Zum Beispiel: „Fließschnupfen mit scharfem, wässrigem Ausfluss" (Bönninghausen). Oder: „Ausfluss wasserheller, scharfer Flüssigkeit durch die Nase" (Noack/Trinks). Auch solche Fälle hat Euphrasia geheilt! Man darf sich also nicht durch eine schematische Auffassung des Keynotes „Augenabsonderung scharf, Nasensekret mild" in die Irre leiten lassen; wenn es vorhanden ist, wird sehr wahrscheinlich Euphrasia angezeigt sein, doch durch einen scharfen Nasenkatarrh wird Euphrasia nicht kontraindiziert.

Euphrasia-Patienten haben gerötete, brennende, juckende Augen; es kann **Chemosis** vorhanden sein. Vor allem die **Lidränder sind rot, geschwollen, juckend und brennend.** In Verbindung mit anderen Charakteristika können diese Symptome die Arznei bei **Heuschnupfen** und anderen allergischen Reaktionen indizieren.

Fremdkörpergefühl im Auge

Ein Gefühl eines Fremdkörpers im Auge ist ebenfalls ein häufiges und starkes Euphrasia-Symptom; es kann ein Gefühl sein, als ob ein Sand- oder Staubkorn ins Auge geraten wäre, oder ein Haar scheint ins Auge zu hängen, sodass man ständig wischen muss. Eine sehr charakteristische Empfindung ist ein **Trockenheitsgefühl in den Augen,** so als ob man sehr müde wäre und eine schlaflose Nacht hinter sich hätte. Oder auch: „Gefühl, **als ob die Cornea viel mit Schleim überzogen wäre**."

Lichtscheu und Sehstörungen

All diese schmerzhaften und unangenehmen Empfindungen erzeugen **starken Drang zum Blinzeln,** der durch die **enorme Lichtscheu** des Mittels noch verstärkt wird. Der Patient muss oft das Zimmer abdunkeln lassen, damit er es noch aushalten kann. Die Lichtscheu kann sich bis hin zu Lidkrämpfen steigern. Ein interessantes Phänomen ist übrigens in diesem Zusammenhang, dass Euphrasia-Patienten häufig **erschreckende Träume von Feuer und Blitz** haben.

Der englische Name „Eyebright" spricht ein weiteres Thema der Euphrasia-Pathogenese an: Das Mittel hat in den Prüfungen eine **Verdunkelung** des Sehens hervorgerufen. Die Prüfer konnten Gegenstände nur wie durch einen Schleier sehen, manchmal so undeutlich, als wären sie ständig in Bewegung; das Licht scheint zu schwanken, so als ob das Stromnetz überlastet wäre und die Glühbirne plötzlich etwas schwächer brennen würde. Euphrasia kann in solchen Zuständen der Verdunkelung aufhellend wirken (bright = hell). Es ist übrigens nicht nur bei subjektiven Veränderungen des Visus erfolgreich eingesetzt worden, sondern auch z. B. bei Hornhauttrübungen (Pannus) und sogar nach Kataraktoperationen.

Die eitrig-schleimigen Absonderungen können so stark sein, **dass die Augenlider über Nacht verkleben.** Auch der Tränenfluss ist nicht nur scharf, sondern auch profus. Besonders im Wind und in kalter Luft beginnen sogleich die Tränen zu fließen.

Auffallend bei den Augenentzündungen von Euphrasia ist neben der starken und scharfen Sekretion auch eine massive Hyperämie, die nicht nur zur Rötung der Augen, sondern auch zu starker **Gefäßinjektion** führt. Schon in der *Reinen Arzneimittellehre* heißt es: „Bis nahe an die Hornhaut gehende Adern der weißen Augenhaut", u. ä. Beobachtungen sind in zahlreichen geheilten Fällen gemacht worden.

Symptomenkombination

Oben wurde auch **der Wechsel bzw. die Kombination von Augensymptomen mit Beschwerden in weit entfernten Körperteilen** erwähnt, ein eher wenig bekannter Zug des Augentrostes. Einige Beispiele: Augensymptome wechseln mit Bauchweh ab; wenn die Menstruation ausbleibt oder gestört ist, setzt eine Augenentzündung ein; Augenentzündung nach Beseitigung von Gichtschmerzen im Fuß; Tränen der Augen mit Niesen und Prostatabeschwerden.

Am häufigsten freilich sind die Augensymptome mit Schnupfen und anderen Atemwegssymptome verbunden. **Viel Niesen, manchmal pausenloser Niesreiz den ganzen Tag. Starker Fließschnupfen,** nicht nur nach vorn, zu den Nasenlöchern, sondern auch durch die Choanen abgesondert; gewöhnlich **nicht** reizend. **Schmerzhaftigkeit und Wundheit der inneren Nase;** manchmal auch großes Trockenheitsgefühl, zusammen mit derselben Empfindung in den Augen.

Oft sind die **Stirnhöhlen** mit betroffen, und es kommt zu „schmerzhafter Wüstheit" im Kopf und drückenden Stirnkopfschmerzen, vor allem in der Nähe der Nasenwurzel. „Drückend schneidende Schmerzen in den Augen, als bohrend nagender Schmerz bis in die Stirnhöhlen verbreitet."

Modalitäten

Am **Husten** dieser Arznei ist besonders eine Modalität bemerkenswert: Er tritt **nur tagsüber** auf oder ist am Tage jedenfalls weit schlimmer; „nachts hat er keinen Husten" (Hahnemann) oder jedenfalls nur wenig. Insbesondere **bessert das Liegen den Husten** (und häufig auch die Atembeschwerden!). Um aus einem Fall von Groß zu zitieren: „Nachts Ruhe vor dem Husten, aber **von dem Augenblick, wo er sich vom Lager erhob, bis da, wo er sich wieder legte, konnte er fast nicht zu Atem kommen,** ein ewiges Kitzeln in der Luftröhre unterhielt den Husten …" In diesem Punkt erinnert Euphrasia stark an MANGANUM.

Die meisten Symptome haben aber eine andere Verschlimmerungszeit, nämlich **gegen Abend.** Wie es Bönninghausen ausdrückt: **„Der Husten fast nur am Tage, nicht die Nacht; aber das Befinden überhaupt abends schlimmer.**" In einigen Fällen ist sogar eine Verschlimmerung des Schnupfens nachts und im Liegen beobachtet worden. Dies bringt Kent dazu, beim Euphrasia-Husten eine „äußerst seltene Symptomengruppe" zu konstatieren: Husten mit beschwerlichem Atmen und reichlichem Auswurf, zugleich mit Schnupfen oder auf Schnupfen folgend; dabei sind **Husten und Atembeschwerden nachts und im Liegen besser, der Schnupfen dagegen nachts und im Liegen schlimmer.** Grippefälle mit solchen paradoxen Modalitäten werden sehr wahrscheinlich durch Euphrasia geheilt werden, insbesondere wenn auch die Augen angegriffen sind.

Während der Taghusten ein vielfach bestätigtes Euphrasia-Symptom ist, kommt der nächtlichen Verschlimmerung des Schnupfens nicht die gleiche Bedeutung zu. Das heißt, ein Husten, der vorzugsweise in der Nacht auftritt, wird nicht auf Euphrasia ansprechen; doch auf einen tagsüber verstärkten Schnupfen kann die Arznei durchaus passen, wenn die Symptome übereinstimmen. In einem Fall, den Noack und Trinks zitieren, wurde übrigens folgende interessante Modalität beobachtet: „Fließschnupfen am Tage, Stockschnupfen nachts."

Eine prägnante Zusammenfassung des bisher Besprochenen von Constantin Hering: „Fließschnupfen, schlimmer abends, mit Tränenfluss und Husten weisen auf Euphrasia; besonders wenn die Absonderung von der Nase nicht scharf ist, die Tränen dagegen scharf, der Husten schlimmer den Tag über."

Es liegt nahe, dass tränende Augen und laufende Nasen im Freien schlimmer sind als im Zimmer, und tatsächlich ist mehrfach festgehalten worden, dass in Euphrasia-Fällen die **Augen gegen frische, besonders kalte Luft und Wind sehr empfindlich** waren (und natürlich auch gegen Sonnenlicht). Doch dies lässt sich keinesfalls verallgemeinern. So werden die charakteristischen Stirnkopfschmerzen im Allgemeinen im Freien gelindert, und **das allgemeine Befinden der Patienten ist außerhalb geschlossener Räume ganz generell besser.** Und wenn auch Husten, Schnupfen und Augensymptome meist durch Aufenthalt im Freien eher schlimmer werden, so kommt doch durchaus auch das Gegenteil vor, eine ausgeprägte Verstärkung der Beschwerden in geschlossenen Räumen.

Sprache und Sprechen

Euphrasia hat auch eine ausgeprägte Wirkung auf die Sprache und das Sprechen. Die Stimme wird leicht heiser, besonders morgens. Es stellt sich ein seltsames **Beengungsgefühl im Kehlkopf** ein, so als würde er zusammengedrückt. Im Hals sitzt **viel Schleim,** der manchmal durch Räuspern in großer Menge herausgebracht werden kann; doch in anderen Fällen scheint das Räuspern irgendwie gehemmt, und der Versuch, den störenden Schleim loszuwerden, kann zu **Brechwürgen und sogar Erbrechen der letzten Mahlzeit** führen.

Das Problem sitzt jedoch keineswegs nur im Kehlkopf und den Atemwerkzeugen. Vielmehr werden auch die **Wangen und Lippen leicht steif und hart** und hindern so massiv am Sprechen. Die Oberlippe kann anfallsweise so steif werden, als wäre sie aus Holz; es ist wie ein Krampf, der sprachliche Artikulation kurzzeitig völlig unmöglich macht.

Und schließlich hat Euphrasia auch Sprachstörungen, die ihre Wurzel im Gehirn haben. **Die Patienten setzen mehrfach an, ein Wort auszusprechen;** es ist wie ein Stottern, **nur bezieht es sich nicht nur auf einzelne Wörter, sondern auf ganze Satzteile.** Die Redewendung, die sie eben benutzt haben, scheint ihnen nicht mehr recht zu gefallen, und sie unterbrechen sich und versuchen dasselbe noch einmal anders zu sagen.

Manchmal scheinen also alle Funktionen, die für das Sprechen benötigt werden, gehemmt zu sein; Wangen und Lippen, Kehlkopf, Nerven und Gehirn scheinen nur widerwillig zu arbeiten. Auch von Gedächtnisschwäche ist bei Hering die Rede. Und es ist in diesem Zusammenhang nicht verwunderlich, dass unter den Geistessymptomen von Euphrasia **Unlust zu sprechen** hervorsticht.

Konstitutionelle Aspekte

Euphrasia-Patienten sind oft introvertiert und still, sie sagen meist nicht viel, sie teilen sich der Außenwelt nicht mit; und sie nehmen auch oft nicht viel von der Außenwelt in sich auf. „Träge, hypochondrisch; die äußeren Gegenstände hatten keinen Reiz, kein Leben für ihn" heißt es in der *Reinen Arzneimittellehre.* An Euphrasia könnte man daher denken bei depressiven Zuständen, die mit Augenbeschwerden und Sprachstörungen verbunden sind. (Übrigens bedeutet das lateinische, aus dem Griechischen entlehnte Wort „Euphrasia" „Frohsinn, Wohlbefinden".) Bei einem anderen Prüfer wurden statt der Teilnahmslosigkeit „verdrießliche Gemütsstimmung" und „große Reizbarkeit des Gemütes" beobachtet. Manchmal findet man ein übellauniges Schweigen mit gelegentlichen Wutausbrüchen.

Im Schlaf oder Halbschlaf, in Zuständen also, in denen die Kontrolle des Bewusstseins gelockert ist, neigen Euphrasia-Patienten zu Schreckensvisionen und Erschrecken. Das zeigt sich in den oben zitierten Träumen von „Feuersbrunst und Entzündungen vom Blitze", aber auch im öfteren Aufschrecken aus dem Schlaf. Eine Prüferin verfiel in einen fiebrigen Halbschlaf, in dem sie bei geschlossenen Augen große, fürchterliche Grimassen schneidende Gesichter vor sich sah.

Es gibt einige fiebrige Zustände, bei denen Euphrasia angezeigt sein kann. An erster Stelle stehen hier die **Masern,** insbesondere wenn die Masern-Konjunktivitis stark ausgeprägt ist. Die Symptome entsprechen besonders dem ersten Stadium der Masern (vor dem Ausbruch des Exanthems), mit Lichtscheu, starker Schleimabsonderung an den Lidern und heftigem Fließschnupfen; wenn die Augenabsonderung scharf und der Schnupfen mild ist und Husten vorhanden ist, der nachts schweigt oder deutlich gebessert ist, wird wahrscheinlich Euphrasia angezeigt sein. Auch **wenn das Masernexanthem nicht recht herauskommen will,** kann Euphrasia ihm zum Durchbruch verhelfen und den Krankheitsverlauf erleichtern und abkürzen – falls die Symptome übereinstimmen.

Auch bei „katarrhalischen Fiebern", bei Erkältungen mit Augenbeteiligung, grippalen Infekten und selbst Influenza kann Euphrasia passen. Hartmann nennt einige typische Euphrasia-Zeichen in solchen Krankheiten: „... bedeutende entzündliche Reizung der Schleimhäute der Augen mit Tränen derselben, Lichtscheu, eitrigem nächtlichem Zuschwären (= Zukleben der Augen), schmerzhafter Zerschlagenheit mit Hitze im Kopf, wie zum Zerspringen, bei häufigem Fließschnupfen, Schmerzhaftigkeit der inneren Nase, Niesen und starkem Auswurf, Husten besonders früh."

Lokalsymptome

Schwindel, Kopf Beim Erwachen Schwindelgefühl und Schwere im Kopf, mit Übelkeit und Schweißausbruch; Schwindel zum Seitwärtsfallen, durch jede Bewegung vergrößert.

Kopfschmerzen mit Katarrh der Augen und Nase; reichliche wässrige oder schleimige Absonderungen. Meist handelt es sich um einen **dumpfen Stirnkopfschmerz,** der in der Nähe der Nasenwurzel zu sitzen scheint und im Allgemeinen im Freien und durch Kälteanwendung gemildert wird. Bohrend-nagende Schmerzen in den Stirnhöhlen, die von den Augen zu kommen scheinen.

Sehr starker **Zerschlagenheitskopfschmerz bei Fließschnupfen;** der Patient muss sich hinlegen, weil er so erledigt ist, aber das macht den Kopfschmerz sogar noch schlimmer.

Kopfschmerz mit Blenden vom Sonnenlicht, als sollte der Schädel zerspringen. Oder: Sehr heftige klopfende Kopfschmerzen, das Klopfen kann äußerlich fühlbar sein; mit großer Lichtscheu und roten Augen, bei Masern.

Stechende Schmerzen, die im Gehirn gespürt werden. Sie sind schlimmer im Zimmer und besser im Freien; auch das Auflegen einer kühlen Hand auf die Schläfe kann den Schmerz lindern.

Halbseitige reißende Kopfschmerzen, besonders über einem Auge, in der Augenbrauengegend; bei Augenentzündungen. Der Schmerz kann sich bis in die Mitte der Stirn erstrecken und allmählich drückend werden.

Augen Die Symptome in diesem Bereich wurden schon oben ausführlich erörtert. Hier zunächst eine kurze Zusammenfassung und danach einige Ergänzungen aus den Prüfungen und der homöopathischen Literatur.

- Entzündung der Augen, insbesondere der Bindehaut, mit **starker Rötung und Schwellung, speziell der Lidränder,** mit Jucken, Brennen, **Trockenheits- und Fremdkörpergefühlen, die zum häufigen Blinzeln zwingen. Große Lichtscheu. Starker Tränenfluss,** auch Absonderung von Schleim und Eiter, wodurch die Lider nachts zukleben können; die wässrigen ebenso wie die schleimigen Sekrete sind meist **scharf und brennend** und greifen die von ihnen benetzten Teile an, während der Ausfluss aus der Nase gewöhnlich mild ist.
  - „Zuweilen ein Beißen in den Augen; es läuft **beißendes Wasser** heraus" (Hahnemann).
  - Schmerzhaftes Drücken im inneren linken Augenwinkel; das Auge tränt.
  - Schläfriges, trockenes Drücken in beiden Augen. Oder: „Lästige Trockenheit in den Augen, gleich als hätte er den Schlaf übergangen." Oder auch: „Die Augen schmerzen vom Lichtschein, als wenn man nicht ausgeschlafen hat."
  - Heftiges Drücken im rechten Auge, welches tränt; die Lider erscheinen dabei wie zusammengezogen, die Pupille trüb, das Auge wird als kalt empfunden; nach einer Stunde wechselt das Symptom zum linken Auge.
- **Drücken in der Augengegend mit Lichtscheu und Tränenfluss; muss das Zimmer verdunkeln lassen.** Lichtscheu und Schmerz der Augen besonders vom Tages- und Sonnenlicht. Lichtscheu, die bis zum Lidkrampf gehen kann.
- **Aufwulstung der Lidränder, mit Trockenheitsgefühl dort.**
- Trockenheit der Augen, die ihn vorzüglich beim Lesen oder Schreiben nötigt, die Augendeckel zu schließen.
- Drang zum Blinzeln, aufgrund einer „von beiden Seiten zusammenziehenden Empfindung" in den Augen. Oder: Beim Ausgehen Jucken in den Augen, zum öfteren Blinken und Wischen an denselben nötigend, worauf vermehrte Tränenabsonderung. Augendrücken und häufiges Blinken, im Dunkeln besser.
- **„Gefühl, als ob die Cornea viel mit Schleim überzogen wäre;** es blendet und nötigt ihn zum öfteren Schließen und Zusammendrücken der Augenlider."
- Störungen des Sehens: „Das Licht schien ihm zu wanken und bald dunkler, bald heller zu brennen." Verschwimmen der Buchstaben beim Lesen. **Getrübtes Sehen, wie durch einen Schleier.** „Eine halbe Stunde nach dem Aufstehen verdunkeln sich die Augen derart, dass er beinahe eine halbe Stunde nicht imstande ist, einen Gegenstand deutlich wahrzunehmen. Alles schien ihm in einen Flor eingehüllt und sich zu bewegen."
- Einige klinische Beschreibungen: „Augenentzündung: Geschwulst und Verklebung der Lider, **Injektion der Augen, schleimiger, mit Blut vermischter Ausfluss aus den Augen,** Fließschnupfen am Tag, Stockschnupfen nachts" (Noack/Trinks).

- **„Entzündung der Augen mit scharfen, beißenden Tränen und Lichtscheu“** (Bönninghausen).
- „Wenn es viel drückt im Auge, viel Schleim oder beißende Tränen ausfließen, die Lider sich zusammenziehen, das ganze Auge sehr rot ist; arge Kopfschmerzen und Schnupfen dabei, des Abends schlimmer“ (Hering).
- „Katarrhalische Ophthalmie seit drei Monaten. Conjunctivae chemotisch gerötet; **steter Tränenfluss; Ausfluss wasserheller, scharfer Flüssigkeit durch die Nase;** Lichtscheu, muss in dunkler Kammer sich aufhalten; drückend schneidende Schmerzen in den Augen, als bohrend nagender Schmerz bis in die Stirnhöhlen verbreitet; Hornhautgeschwüre“ (Weigel).
- „Augenentzündung infolge von Erkältung; **Konjunktiven der Lider und des Bulbus gerötet, mit injizierten Gefäßen, die aus den Augenwinkeln herkommen.** Unausstehliches Jucken, Schmerzgefühl wie von Sandkörnern, Tränen der Augen und Lichtscheu“ (Frank).
- „Augenentzündung mit morgendlicher Verklebung der Lider; Brennen, Jucken und Beißen; kalte Luft und Wind verursachen Tränenfluss; schlimmer im künstlichen Licht.“
- Heuschnupfen: mit Fremdkörpergefühl, Juckreiz und Trockenheitsempfindung in den Augen; mit Anschwellung der Augengegend und brennenden Tränen, die die Gesichtshaut wund machen; mit starker Photophobie.
- **„Ein Strom heißer, brennender Tränen aus den Augen, mit großer Lichtscheu; starker Ausfluss aus der Nase, ohne Brennen; Husten nur tagsüber; Masern.“**
- „Flecken, Bläschen und Geschwüre auf der Hornhaut; Pannus.“
- Wechsel von Augenbeschwerden und Leibweh; Ophthalmie und Hornhauttrübung, nachdem Gichtsymptome im Fuß verschwunden sind; „bei ausbleibendem oder gestörtem Monatlichen Augenentzündung, die Augen sind in Tränen gebadet“ (Hering).

Nase **Niesen mit starkem Fließschnupfen, sowohl vorne durch die Nase als auch durch die hinteren Nasenöffnungen geht viel Schleim ab.** Gewöhnlich sind zugleich die Augen angegriffen, mit Rötung, Schwellung und Tränen. Die Nasenabsonderung ist gewöhnlich **mild,** im Gegensatz zu den scharfen Tränen der Augen; aber auch scharfer, wässriger Ausfluss aus der Nase ist möglich.

Morgens häufiger Fließschnupfen, mit starkem Husten und viel Auswurf. Leicht fließender Schnupfen beim morgendlichen Erwachen, mit Drücken in der Stirn, in der Nähe der Nasenwurzel; kaltes Waschen des Körpers bessert. Schnupfen am stärksten abends, manchmal auch nachts, im Liegen; oder Fließschnupfen tagsüber, Stockschnupfen nachts.

Schnäuzen schmerzhaft, vor allem **die innere Nase ist empfindlich** und tut beim Naseputzen weh wie wund.

Den ganzen Tag anhaltender starker Niesreiz, auch ohne Erkältung und Schnupfen. Niesanfälle mit Jucken in der Nase und im Nasopharynx.

Große **Trockenheit** der Nase, zugleich auch der Augenlider. Anschwellung der äußeren Nase, mit Verhärtung. „Schmerzhaftes, trockenes Geschwür neben dem Nasenrücken, seit dem Ausbleiben des Monatlichen sich entwickelnd“ (Hering).

E

Gesicht **Frieselausschläge im Gesicht, besonders um die Augen herum,** in der Wärme juckend, beim Befeuchten rot werdend und brennend.

Brennen der Haut nach Benetzung mit der Tränenflüssigkeit, manchmal scheint sie regelrecht **angeätzt** zu werden, mit Aussehen „**wie lackiert**“. Pusteln neben den Nasenflügeln. **Steifheit der linken Wange beim Sprechen** und Kauen, mit Hitzegefühl und einzelnen Stichen darin.

Oberlippe steif und hart wie Holz. „Letzteres Übel kam periodisch und wie krampfhaft, die Lippe verzog sich und hinderte im Sprechen, ja machte dasselbe auf Augenblicke unmöglich.“

Mund Eine eigentümliche **Sprachstörung:** „Er setzt im Reden allzuoft an, sowohl beim ersten Wort (eine Art Stottern) als auch in den Perioden (= Sätzen) setzt er öfters an, um eine andere Wortfügung zu treffen – da er doch ehedem zusammenhängend sprach.“

Atemwege „Die Stimme ist am Morgen etwas heiser.“ Oder: Keine Heiserkeit abends, obwohl man lange laut gelesen hat; wohl aber schließlich ein **Druck im Kehlkopf,** als ob seine lichte Weite geringer würde.

Erkältungen, die von der Nase in den Kehlkopf absteigen, mit hartem Husten. **Viel Schleim im Hals.** Entweder häufiger Schleimauswurf durch freiwilliges Räuspern, oder es ist sehr schwierig, den Schleim zu lösen. **„Räuspern merklich gehemmt,** Atembeschwerden sehr groß"; Versuche zu räuspern können sogar zu Brechwürgen und Erbrechen führen. Morgens scheint Expektoration noch am besten möglich zu sein. „Abends hatte er mehrmals einen Reiz im Kehlkopf, der ihn zum Husten nötigte, worauf sich ein spannender Druck unter dem Sternum einstellte." Oder auch: „Beim Treppensteigen heftiger Husten, der durch Kitzel im Kehlkopf erregt wird und nach einigen Sekunden wieder aufhört."

Husten mit Brustschleim, der nicht losgehen will. Der Husten ist oft mit **Atemlosigkeit** verbunden („fast wie bei Keuchhusten") und tritt praktisch **nur tagsüber** auf; nachts, beim Liegen im Bett, stark gebessert oder ganz verschwindend.

- Hering gibt folgende zusammenfassende Indikation: „Euphrasia bei Husten mit starkem Schnupfen, der auch die Augen angreift, am Tage mit schwierigem Auswurf, zuweilen mit Atemversetzung, über Nacht gar nicht, des Morgens wieder ärger und mit vielem Schleimauswurf."
- Bönninghausen empfiehlt die Arznei bei folgendem Zustand: „Hustenanfälle, wie Keuchhusten, von vielem, fade schmeckendem, zuweilen blutstreifigem, wässrigem Schleim in der Brust und im Hals erregt, welcher sich schwer löst und nur in der Morgenzeit ausgeworfen werden kann. **Der Husten fast nur am Tag, nicht in der Nacht; aber das Befinden überhaupt abends besser.**"
- Kent lenkt besondere Aufmerksamkeit auf Fälle, wo der Schnupfen nachts und im Liegen schlimmer, der Husten aber nachts und im Liegen besser ist; diese seien prädestiniert für Euphrasia.
- Groß schildert einen geheilten Fall von **Husten im Wechsel mit Hämorrhoiden:** „Ein alter Forstmann, zu Husten geneigt, verlor die vierwöchentlich regelmäßig und stark fließenden Hämorrhoiden. Binnen Jahr und Tag folgender Zustand: Nachts Ruhe vor dem Husten, aber **von dem Augenblick, wo er sich vom Lager erhob, bis da, wo er sich wieder legte, konnte er fast nicht zu Atem kommen,** ein ewiges Kitzeln in der Luftröhre unterhielt den Husten, durch Tabakrauch vermehrt, nur beim Essen schwieg er und ließ sich durch Schlückchen Bier oder Wasser unterdrücken." Euphrasia besserte schnell, bald blieb der Husten ganz weg und die Hämorrhoiden stellten sich wieder ein.

Die Atmung kann deutlich erschwert sein: „Mühsames Atemholen, selbst im Zimmer." „Tiefatmen wird ihm schwer, selbst im Sitzen." **Dyspnoe, nachts im Liegen gebessert.** Druckschmerz unter dem Brustbein, besonders vormittags, mit flüchtigen Stichen hier und da in der Brust.

Magen, Abdomen Erbrechen infolge von Schleimräuspern. Beim Ausräuspern übel schmeckenden Schleims wird ihm übel, und das Frühstück kommt ihm wieder hoch. „Bauchkneipen in kurzen Anfällen." **Derartige Schmerzattacken wechseln stets mit den Augenbeschwerden ab.**

Rektum und Stuhl **Hämorrhoiden,** mit Brennen und Jucken am After; auch im Wechsel mit Husten oder anderen Beschwerden. Prolapsus ani, seit neun Monaten bestehend, verschwand dauerhaft, nachdem Euphrasia für Schnupfen und tränende Augen mit Lichtscheu gegeben worden war. Kondylome am After, mit sehr heftigem Brennen, besonders nachts. **Hartnäckige Stuhlverstopfung.** Manchmal wird der Kot endlich in großen, trockenen, harten Ballen abgesetzt, unter großen Schwierigkeiten; es ist, als ob er den After zerreißen würde.

Harnwege und Genitalien Öfteres Wasserlassen. **Prostatabeschwerden alter Männer, die nachts öfters zum Wasserlassen aufstehen müssen.** Clarke berichtet, dass Euphrasia, gegen tränende Augen und Niesen gegeben, nicht nur diese Symptome, sondern auch die Prostataprobleme besserte; seitdem sei die Arznei öfters bei solchen Beschwerden gegeben worden, mit gutem Erfolg.

Menstruation allzu kurz, manchmal dauert die Blutung nur eine Stunde lang. Augenentzündung mit Tränen, bei ausbleibender oder gestörter Menstruation.

Feigwarzen an den Geschlechtsteilen, juckend und stechend, besonders beim Gehen; wund und brennend beim Betasten.

Extremitäten Größte Mattigkeit, besonders in den Beinen, sodass man sich beim Gehen ungemein anstrengen muss.

Krampfartige Schmerzen an verschiedenen Stellen im Körper, besonders aber in den Waden. Kribbeln wie von einer Fliege die eine oder andere Extremität he-rauf, mit Taubheit des Teils.

Gichtschmerzen im Wechsel mit Augenentzündung; sobald die Gicht nachlässt, beginnt eine Ophthalmie mit Hornhauttrübung.

Schlaf Ungemeines Gähnen, beim Gehen im Freien. Große **Schläfrigkeit, die bei den Augen anzufangen scheint,** mit „schläfrigem, trockenem Drücken" in diesen.

Große Mattigkeit und fiebriger Halbschlaf, beim Schließen der Augen erscheinen große, grimassierende Gesichter. „Unterbrochener Schlaf, mit Hin- und Herrücken, das Unterbett dünkte ihm hart und er konnte keine ruhende Stelle finden" (vgl. ARNICA).

Nachts öfteres Erwachen, wie von Schreck. „Schreckliche Träume von Feuersbrunst und Entzündungen vom Blitze."

Fieber, Frost, Schweiß **Stete Frostigkeit;** Frieren besonders an den Armen, welche ganz kalt werden. Nachtschweiße, manchmal von starkem Geruch, besonders an der Brust. Grippale Infekte; Influenza; Masern.

Haut „Die ganze Nacht hindurch flüchtige, juckende Stiche bald hier, bald da." Euphrasia kann möglicherweise auch bei allergischen Hautreaktionen im Zusammenhang mit Heuschnupfen o. Ä. angezeigt sein. So gibt es etwa klinische Erfahrungen mit dieser Arznei bei allergisch bedingter Urtikaria, die jedoch noch der Bestätigung bedürfen.